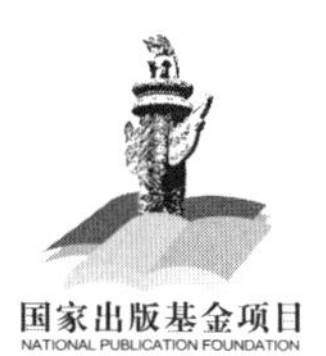

"十三五"國家重點出版物出版規劃項目

本草綱目研究集成

總主編 張志斌 鄭金生

本草綱目引文溯源 三

穀菜果木服器部

鄭金生 張志斌 主編

科学出版社
龍門書局
北京

内 容 簡 介

本書是“本草綱目研究集成”叢書的子書之一。書中正文充分汲取《本草綱目影校對照》的校勘成果，盡力存《本草綱目》原貌之真。注文（隨文見注）則全面追溯《本草綱目》引文來源（注明原書名、卷次、篇目），并摘録相對應的原文，以存原文之真。“溯源”之舉旨在映襯李時珍“翦繁去複”的深厚功力，彌補《本草綱目》引據欠明的某些不足，從而使本書能輔翼《本草綱目》，方便讀者參閱。從這個意義上來説，本書是當今《本草綱目》家族後續著作中唯一能同時展示引文與原文之真的新作，可供读者直接窺知李時珍所引資料的原貌。

本書適合中醫藥研究與臨床人員、文獻研究者參閱使用。

圖書在版編目（CIP）數據

本草綱目引文溯源. 三，穀菜果木服器部 / 鄭金生，張志斌主編. —北京：龍門書局，2019.4

（本草綱目研究集成）

國家出版基金項目　“十三五”國家重點出版物出版規劃項目

ISBN 978-7-5088-5574-5

Ⅰ. ①本…　Ⅱ. ①鄭…　②張…　Ⅲ. ①《本草綱目》- 研究　Ⅳ. ①R281.3

中國版本圖書館CIP數據核字（2019）第088185號

責任編輯：鮑　燕　曹麗英 / 責任校對：張鳳琴

責任印製：肖　興 / 封面設計：黄華斌

科学出版社
龍門書局　出版

北京东黄城根北街16号

邮政编码：100717

http://www.sciencep.com

北京匯瑞嘉合文化發展有限公司 印刷

科學出版社發行　各地新華書店經銷

*

2019年4月第　一　版　開本：787×1092　1/16

2019年4月第一次印刷　印張：62　3/4

字數：1 597 000

定價：360.00圓

（如有印裝質量問題，我社負責調換）

本草綱目研究集成

本草綱目研究集成

編輯委員會

本草綱目引文溯源

編輯委員會

主　　編　鄭金生　張志斌

副 主 編　汪惟剛　侯酉娟

助　　理　李　科　甄　艷　劉　悦

總序

進入21世紀,面向高概念時代,科學、人文互補互動,整體論、還原論朝向融通共進。中醫學人更應重視傳承,并在傳承基礎上創新。對享譽全球的重大古醫籍做認真系統的梳理、完善、發掘、升華,而正本清源,以提高學術影響力。晚近,雖有運用多基因網絡開展證候、方劑組學研究,其成果用現代科技語言表述,對醫療保健具有一定意義。然而積學以啓真,述學以爲道,系統化、規範化,多方位、高層次的文獻研究,當是一切中醫藥研究項目的本底,確是基礎的基礎,必須有清醒的認識,至關重要。

中醫千年古籍,貴爲今用。然古籍之所以能爲今用,端賴世代傳承,多方詮釋,始能溝通古今,勵行繼承創新。深思中醫學的發展史,實乃歷代醫家與時俱進,結合實踐,對前輩賢哲大家之醫籍、理論、概念、學説進行詮釋的歷史。而詮釋的任務在於傳達、翻譯、解釋、闡明與創新。詮釋就是要在客體(即被詮釋的文本)框架上,賦予時代的精神,增添時代的價值。無疑,詮釋也是創新。

明代李時珍好學敏思,勤於實踐,治學沉潛敦厚。博求百家而不倦,確係聞名古今之偉大醫藥科學家,備受中外各界人士景仰。明代著名學者王世貞稱其爲"真北斗以南一人",莫斯科大學將其敬列爲世界史上最偉大的六十名科學家之一(其中僅有兩位中國科學家)。其巨著《本草綱目》博而不繁,詳而知要,求性理之精微,乃格物之通典。英國著名生物學家達爾文稱之爲"中國古代百科全書"。2011年《本草綱目》被聯合國教科文組織列入"世界記憶名録"(同時被列入僅兩部中醫藥古籍),實爲中國傳統文化之優秀代表。欲使這樣一部不朽的寶典惠澤醫林,流傳後世,廣播世界,更當努力詮釋,整理發揚。此乃"本草綱目研究集成"叢書之所由作也。

中國中醫科學院成立60年以來,前輩學者名醫於坎坷中篳路藍縷,負重前行,啓迪後學,篤志薪火傳承。志斌張教授、金生鄭教授,出自前輩經緯李教授、繼興馬教授之門下,致力醫史文獻研究數十年,勤勉精進,研究成果纍累。2008年歲末,志斌、金生二位學長,聯袂應邀赴德國洪堡大學,參與《本草綱目》研究國際合作課題。歷時三年餘，所獲甚豐。2012 年兩位教授歸國後，向我提出開展《本草綱目》系列研究的建議，令我敬佩。這是具有現實意義的大事，旋即與二位共議籌謀，欲編纂成就一部大型叢書，命其名曰"本草綱目研究集成"。課題開始之初，得到中醫臨床基礎醫學研究所領導的支持，立項開展前期準備工作。2015 年《本草綱目研究集成》項目獲得國家出版基金資助，此爲課題順利開展的良好機遇與條件。

中醫藥學是將科學技術與人文精神融合得最好的學科，而《本草綱目》則是最能體現科學百科精神的古代本草學著作，除了豐富的醫藥學知識之外，也飽含語言文字學、古代哲學、儒釋道學、地理學、歷史學等社會科學内容與生物學、礦物學、博物學等自然科學内容，真可謂是"博大精深"。要做好、做深、做精《本草綱目》的詮釋研究，實非易事。在志斌、金生二教授具體組織下，聯合國内中醫、中藥、植物、歷史地理、語言文字、出版規範等方面專家，組成研究團隊。該團隊成員曾完成《中華大典》下屬之《藥學分典》《衛生學分典》《醫學分典・婦科總部》，以及《海外中醫珍善本古籍叢刊》《温病大成》《中醫養生大成》等多項大型課題與巨著編纂。如此多學科整合之團隊，不惟多領域知識兼備，且組織及編纂經驗豐富，已然積累衆多海内外珍稀古醫籍資料，是爲"本草綱目研究集成"編纂之堅實基礎。

李時珍生於明正德十三年(1518)。他窮畢生之智慧財力，殫精竭慮，嘔心瀝血，經三次大修，終於明萬曆六年(1578)編成《本草綱目》。至公元 2018 年，乃時珍誕辰 500 週年，亦恰逢《本草綱目》成書 440 週年。志斌、金生兩位教授及其團隊各位學者能團結一心，與科學出版社精誠合作，潛心數年，將我國古代名著《本草綱目》研究推向一個高峰！此志當勉，此誠可嘉，此舉堪贊！我國中醫事業有這樣一批不受浮躁世風之影響，矢志不渝於"自由之思想，獨立之精神"的學者，令我備受鼓舞。冀望書成之時培育一輩新知，壯大團隊。感慨之餘，聊撰數語，樂觀厥成。

中央文史研究館館員
中國工程院院士 王永炎

丙申年元月初六

總前言

“本草綱目研究集成”是本着重視傳承,并在傳承基礎上創新之目的,圍繞明代李時珍《本草綱目》(此下簡稱《綱目》)進行系統化、規範化,多方位、高層次整理研究而撰著的一套學術叢書。

《綱目》不僅是中華民族傳統文化的寶典,也是進入“世界記憶名録”、符合世界意義的文獻遺産。欲使這樣一部寶典惠澤當代,流芳後世,廣播世界,更當努力詮注闡釋,整理發揚。本叢書針對《綱目》之形制與内涵,以“存真、便用、完善、提高、發揚”爲宗旨,多方位進行系統深入研究,撰成多種專著,總稱爲“本草綱目研究集成”。

我國偉大的醫藥學家李時珍,深明天地品物生滅無窮,古今用藥隱顯有异;亦熟諳本草不可輕言,名不核則誤取,性不核則誤施,動關人命。故其奮編摩之志,窮畢生精力,編成《綱目》巨著。至公元2018年,乃李時珍誕辰500週年,亦恰逢《綱目》成書440週年。當此之際,我們選擇《綱目》系列研究作爲一項重點研究課題,希望能通過這樣一項純學術性的研究,來紀念偉大的醫藥學家李時珍。

爲集思廣益,本課題成員曾反復討論應從何處着手進行具有創新意義的研究。《綱目》問世400餘年間,以其爲資料淵藪,經節編、類纂、增删、續補、闡釋之後續本草多至數百。中、外基於《綱目》而形成的研究專著、簡體標點、注釋語譯、外文譯註等書,亦不下數百。至於相關研究文章則數以千計。盡管如此,至今《綱目》研究仍存在巨大的空間。諸如《綱目》文本之失真,嚴格意義現代標點本之缺如,系統追溯《綱目》所引原始文獻之空白,《綱目》藥物及藥圖全面研究之未備,書中涉及各種術語源流含義研究之貧乏,乃至《綱目》未收及後出本草資料尚未得到拾遺匯編等,都有待完善與彌補。

在明確了《綱目》研究尚存在的差距與空間之後,我們决定以“存真、便用、完善、提高、發揚”爲宗旨,編撰下列10種學術研究著作。

1.《本草綱目導讀》:此爲整個叢書之“序曲”。該書重點任務是引導讀者進入

《綱目》這座宏偉的"金谷園"。

2.《本草綱目影校對照》:將珍貴的《綱目》金陵本原刻影印,並結合校點文字及校記脚注,采用單雙頁對照形式,以繁體字竪排的版式配以現代標點,並首次標注書名綫、專名綫。這樣的影印與校點相結合方式,在《綱目》研究中尚屬首創。此舉旨在最大程度地保存《本草綱目》原刻及文本之真,且又便於現代讀者閱讀。

3.《本草綱目詳注》:全面注釋書中疑難詞彙術語,尤注重藥、病、書、人、地等名稱。此書名爲"詳注",力求選詞全面,切忌避難就易。注釋簡明有據,體現中外現代相關研究成果與中醫特色,以求便於現代運用,兼補《綱目》語焉不詳之憾。

4.《本草綱目引文溯源》:《綱目》"引文溯源"方式亦爲該叢書首創。《綱目》引文宏富,且經李時珍删繁汰蕪,萃取精華,故文多精簡,更切實用。然明人好改前人書,李時珍亦未能免俗,其删改之引文利弊兼存。此外,《綱目》雖能標注引文出處,却多有引而不確、注而不明之弊。本書追溯時珍引文之原文,旨在既顯現李時珍錘煉引文之功力,又保存《綱目》所引原文之真、落實文獻出處,提高該書的可信度,以便讀者更爲準確地理解《綱目》文義。

5.《本草綱目圖考》:書名"圖考",乃"考圖"之意。該書將《本草綱目》"一祖三系"之金陵本、江西本、錢(蔚起)本、張(紹棠)本這四大版本藥圖(各千餘幅)逐一進行比較,考其異同及與其前後諸藥圖之繼承關係,盡可能分析其異同之原委,以利考證藥物品種之本真,彌補《綱目》初始藥圖簡陋之不足。

6.《本草綱目藥物古今圖鑒》:以《綱目》所載藥物爲單元,彙聚古代傳統本草遺存之兩萬餘幅藥圖(含刻本墨綫圖及手繪彩圖),配以現代藥物基原精良攝影,并結合現代研究成果,逐一考察諸圖所示藥物基原。該書藥物雖基於《綱目》,然所鑒之圖涉及古今,其便用、提高之益,又非局促於《綱目》一書。

7.《本草綱目辭典》:此書之名雖非首創,然編纂三原則却係獨有:不避難藏拙、不鈔襲敷衍、立足時珍本意。堅持此三原則,旨在體現專書辭典特色,以别於此前之同名書。所收詞目涉及藥、病、書、人、地、方劑、炮製等術語,以及冷僻字詞典故。每一詞條將遵循史源學原則,追溯詞源,展示詞证,保证釋義之原創性。此書不惟有益於閱讀《綱目》,亦可有裨於閱讀其他中醫古籍。

8.《本草綱目續編》:該書雖非詮釋《綱目》,却屬繼承時珍遺志,發揚《綱目》傳統之新書。該書從時珍未見之本草古籍及時珍身後涌現之古代傳統醫藥書(截止於1911年)中遴選資料,擷粹删重,釋疑辨誤,仿《綱目》體例,編纂成書。該書是繼《綱目》之後,對傳統本草知識又一次彙編總結。

9.《本草綱目研究札記》:這是一部體裁靈活、文風多樣、内容廣泛的著作。目的在於展示上述諸書在校勘、注釋、溯源、考釋圖文等研究中之思路與依據。《綱目》被譽爲“中國古代的百科全書”，凡屬上述諸書尚未能窮盡之《綱目》相關研究，例如《綱目》相關的文化思考與文字研究等，都可以“研究札記”形式進入本書。因此，該書既可爲本叢書上述子書研究之總“後臺”，亦可爲《綱目》其他研究之新“舞臺”，庶幾可免遺珠之憾。

10. 全標原版本草綱目：屬本草綱目校點本，此分冊是應讀者需求、經編委會討論增加的，目的是為適應讀者購閱需求。將本草綱目影校對照的影印頁予以刪除，再次重訂全部校勘內容，保留“全標”（即全式標點，在現代標點符號之外，標注書名線、專名線）、“原版”（以多種金陵本原刻為校勘底本、繁體豎排）的特色，而成此書。故在本草綱目書名前冠以“全標原版”以明此本特點。

最後需要説明的是，由於項目設計的高度、難度及廣度，需要更多的研究時間。而且，在研究過程中，我們為了適應廣大讀者的強烈要求，在原計劃八種書的基礎上又增加了兩種。為了保證按時結項，我們對研究計畫進行再次調整，決定還是按完成八種書來結項，而將《本草綱目辭典》《本草綱目詳注》兩書移到稍後期再行完成。

本叢書學術指導委員會主任王永炎院士對詮釋學有一個引人入勝的理解，他認爲，詮釋學的任務在於傳達、解釋、闡明和創新，需要獨立之精神，自由之思想。本書的設計，正是基於這樣的一種精神。我們希望通過這樣可以單獨存在的各種子書，相互緊密關聯形成一個有機的整體，以期更好地存《綱目》真，使詮釋更爲合理，闡明更爲清晰，寓創新於其中。通過這樣的研究，使《綱目》這一不朽之作在我們這一代的手中，注入時代的血肉，體現學術的靈魂，插上創新的翅膀。

當然，我們也深知，《綱目》研究的諸多空白與短板，并非本叢書能一次全部解決。在《綱目》整理研究方面，我們不敢説能做到完美，但希望我們的努力，能使《綱目》研究朝着更爲完美的方向邁進一大步。

張志斌　鄭金生

2018 年 12 月 12 日

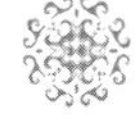

前言

《本草綱目引文溯源》(以下簡稱《溯源》)是“本草綱目研究集成”所含子書之一。該書與《本草綱目影校對照》(以下簡稱《影校對照》)爲掎角之勢,共同發揮“存真”“便用”的作用。《影校對照》重在保存符合李時珍本意的《本草綱目》真面。《溯源》重在保存《本草綱目》引文之原貌。二者合力,發揮方便現代讀者閱讀理解及使用《本草綱目》(以下簡稱《綱目》)的作用。

對《綱目》的引文“溯源”,是爲該書量身而设的一種整理方式。此法既能映襯體察李時珍“博極群書”“翦繁去複”之偉績,又能彌補《綱目》某些引而不確、注而不明的缺憾。《綱目》問世已400餘年,時珍當年所見的部分古籍已流散海外,或深藏民間,難以得見;又有若干時珍當年未能得見的珍善醫書版本或罕見書種也在近現代出土或浮現。因此,收集遺佚,追本溯源,就是编纂本書的全部工作。

溯源與校勘有何不同?這關係到《溯源》與《影校對照》兩書的差異,也涉及整理古籍的兩種不同方法。

校勘要解決原著中文字“訛、脱、衍、倒”,以保證原著文字準確。但《綱目》有其特殊之處,影響到校勘的施行。《綱目》不像宋代唐慎微的《證類本草》,只引録補遺而不加評述。《綱目》引文雖極爲廣博,但却是一部引證、評説俱備的論著。該書主要致力于遴選精論、驗方,以符實用,因此其引文多須“翦繁去複,繩謬訂訛”。對這樣的引文,如何去判定删改後的引文哪些屬於“訛脱”?哪些是作者有意而爲?若逢異必正,以還引文之原,豈非有悖李時珍編纂《綱目》之初衷?正是爲了存時珍《綱目》之真,《影校對照·凡例》規定:“《綱目》引文或有化裁、增減,只要不悖原意、文理通順者,一般不改不注。”

但僅有爲存《綱目》之真的校勘,也會留下遺憾。讀者若想深究或轉引《綱目》所引的原書文字,無法依靠傳統的校勘。那麽,有無兩全之策呢?現有的《綱目》校點本中,確實有過某些局部的嘗試。例如對某方的症狀、劑量、製法、服法等,不厭其煩在校語中指示引文與原文的差異之處,甚至予以校改。這樣的校勘,已超出了校勘“訛、脱、衍、倒”的職責範圍，又無益于讀者深究、引用原方之需求。更重要的是，《綱目》所引的古籍，出處欠明的非常之多。例如《綱目》所引的部分“好古”之言，在今存的王好古多種書中很難直接找到。更遑論《綱目》還引有二手材料、佚書等，查找起來更加困難。面對這樣的引文，若避而不言，忽而不校，則難免有避難藏拙之嫌。

直面這樣的兩難局面，我們只有另闢蹊徑。在古代，《本草綱目》的學術創新與藥物考辯等方面已臻登峰造極，其資料的宏富也遠勝宋代唐慎微的《證類本草》。但《綱目》對原文的剪裁訂正，以及文獻標示欠嚴謹等原因，使《綱目》的引文無法像《證類》那樣可供讀者直接引用，這是一大遺憾。既要存《綱目》之真，又要提高《綱目》的文獻價值，我們能想到的辦法就是將文字校勘與引文溯源剥離開來，另纂《溯源》一書，從而輔翼《綱目》，使之也能方便讀者直接參引《綱目》的原始文獻。

《溯源》是在《影校對照》的基礎上，全面追溯引文所在的原書，并展示相關的未經删改的原文。從版式来看，《溯源》同樣分正文与脚注兩部分。但《溯源》的脚注并非校正一字一詞，而是展示所引某家的原文。引文和原文比較，才能讓讀者深切了解李時珍引證之廣博，爬梳抉剔之深入，才能確切展示李時珍“翦繁去複”的深厚功力與標示出處的不足之處，還能讓讀者了解《綱目》引文的確切來源與原文全貌。引文的確切真實來源即其所在原書（含轉引之書）及位置（卷篇等）。明確引文之源是縷清相關學術源流的基本條件。這就是《溯源》與一般校勘書的不同之處。

毋庸諱言的是，世易時移，後人實際上已不可能將《綱目》引文全部還原。但設立此書，却能促使我們盡力追根窮源。即便有的引文未能溯到源頭，我們也將如實註明，以俟來者。也許熟知《綱目》的讀者會説：《綱目》“書考八百餘種”，卷一又列舉了引據的各類書目，據此溯源，何難之有？不錯，《綱目》卷一的引據書目確實是我們溯源的起點。但沿此書目逐一考察，就會發現種種問題。

《綱目》“引據古今醫家書目”“引據古今經史百家書目”兩節中，均區分“舊本”與“時珍所引”兩部分。所謂“舊本”，指唐宋諸家本草。“舊本”所載醫書 84 家，引用經史百家書 151 家，共 235 家。在《綱目》之前，《政和證類本草》書前的《證類本草所引經史方書》對此有初步總結。這份書目是元代刻書家晦明軒主人張存惠所爲，不過是將《證類本草》引文標題摘録匯編而已。其中遺漏甚多，且部分名目并非書名。例如“崔魏公傳”，見《證類本草・生薑》附方，内容是“唐崔魏公”夜暴亡的故事。爲醒目起見，《證類本草》將“唐崔魏公”四字用大字作標題，實則并無此書名。查找此故事的來源，實出五代末孫光憲的《北夢瑣言》。此類問題在“舊本”書目中多達數十處，可見這份書目很不嚴謹，無法單憑它來找書溯源。

李時珍自己所引醫書 276 家，經史百家書 440 家，共計 716 家。論質量，時珍所出書目比《證類本草所引經史方書》高出一截，没有將引文標題當作書名之類的錯誤，且多數著録書目是比較完整準確的。但囿於時代條件等限制，其新增書目里仍存在較多的不規範問題。所謂不規範，是指其所引“書目”無一定之規。例如無一手、二手資料之分，書名、篇名、方名、詩名等混雜而列，諸書著録項目（作者、書名）或有不全等。

在李時珍新引用的700多家書中，明顯可考屬轉引的二手醫書最少有36種，經史百家書則至少有84種。某些唐宋及其以前的佚散醫書大多屬於轉引（如《三十六黄方》《神醫普救方》《海上名方》《梁氏總要》《究原方》等）。經史書中的宋代及其以前的緯書（如《春秋題辭》《春秋元命包》《春秋考異郵》《禮斗威儀》《周易通卦驗》等）、地誌（如《蜀地志》《荆南志》《齊地記》《鄴中記》《臨川記》等）也大多屬於轉引。這些早已佚散的書目或篇目，只有通過李時珍曾引用過的類書（如《初學記》《藝文類聚》《太平御覽》等），或文獻價值較高的某些著作（如《水經注》《齊民要術》《外臺秘要》《證類本草》《婦人良方》《幼幼新書》《普濟方》等），才有可能搜索到其佚文。

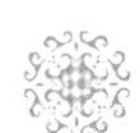

書目著録不規範，甚或錯誤，會嚴重影響引文的溯源。其中同名異書、異名同書，在《綱目》引據書目多次出現。例如所引的“某氏方”，多數都不是來自《某氏方》爲名的書，而是轉引他書中記載的某某人所傳方。例如胡氏方、葉氏方等，最後溯源所得，居然是來自不同的幾種書。而那些名爲《經驗方》《經驗良方》的書，同樣皆非特指。著名的《御藥院方》，實際上包括宋、元時的兩種書。對這樣的問題，必須一條一條引文去搜索其來源。《綱目》書名中的漏字、錯字、隨意簡稱、以篇名作書名等問題，也給溯源帶來很大的困難。例如《綱目》所出的《宣政録》一書，若查史志書目，可知是明代張錦所撰。但如果追溯《綱目》所引《宣政録》的文字，則發現其源頭是南宋江萬里的《宣政雜録》。又如《綱目》引據書目有《治聞説》，不載作者名。遍查古代書志無此書。《綱目》正文未再引此書名，但却轉引了《本草圖經》中的《洽聞記》。《洽聞記》是唐代鄭遂（一作鄭常）撰，未入時珍的引據書目。“洽”“治”形似，故書目的《治聞説》實爲《洽聞記》之筆誤。時珍標記引文時，或用書名，或用人名，無一定之規。例如金元醫家多標其名（杲、元素、好古、丹溪等），不言出何書。要查找這些醫家的言論所出，則必須搜尋他們的所有著作，甚至包括託名之書。有時一名之下，糅合此人幾種書籍之論，以致引文出處似是而非。追溯此類引文之難，有時難過尋找罕見之書。由此可見，《綱目》雖然列出了引據書目，但這僅僅是最初級的綫索。真正要溯到每條引文之源，必須依據《綱目》所引之文，逐一坐實它們的出處。

在這方面，劉衡如、劉山永父子已經做了大量的工作。人衛校點本《本草綱目》、華夏校注本《本草綱目》已經指出了很多《綱目》引用書目及引文出書標記的錯誤，這給我們溯源提供了很多便利。但劉氏父子這些工作，是爲校勘而做，故未展示引文原貌，也無須提示哪些是尚未尋得源頭的引文。他們能憑藉私家之力，廣校深勘，艱苦卓絶，不能奢望他們能親自滿世界去尋找可供溯源的原書。因此，劉氏父子校勘後所遺的溯源空間還很大,有待我們在前賢工作的基礎上進一步廣搜博集。

《綱目》所引的古籍,多數還留存到今,這是我們敢於溯源的基礎。但也有少數古籍散佚在外,或深藏未露,是爲溯源的難點之一。慶幸的是,我國的前輩學者對散佚在國外的古漢籍一貫十分關注。清末民初有識之士從日本已經回歸了大批散佚古醫籍。近二十年來,我們又開展了搶救回歸海外散佚古醫籍的課題,東渡日本,西赴歐美,複製回歸了400多種珍善本中醫古籍,編纂出版了《海外中醫珍善本古籍叢刊》。其中有《綱目》引用過的《日用本草》《儒醫精要》《醫宗三法》《黎居士簡易方論》《方氏編類家藏集要方》《選奇方後集》等數十種醫藥書,爲本書溯源發揮了巨大的作用,解决了很多疑難問題。例如元代吴瑞的《日用本草》,今國内所藏同名古籍實際上是一僞書。《綱目》所引的該書原本今國内早已佚散,殘存在日本龍谷大學圖書館。又如《綱目》引用的"禹講師經驗方",遍查古今書目均無所得,後在複製回歸的明代胡文焕校《華佗内照圖》之末,找到了題爲"新添長葛禹講師益之"等人的醫方(見《海外中醫珍善本古籍叢刊》,北京:中華書局,2016),最終確定了此書的源頭。可見海外所藏珍稀中醫古籍在本次溯源中發揮了巨大的作用。

此外,我們還通過各種途徑,關注網絡或民間新浮現的有關古籍。例如《綱目》著録的《太和山志》,史志著録了兩種同名的《大嶽太和山志》,一是明代洪熙、宣德間道士任自垣撰,一爲嘉靖間太監王佐始創,萬曆癸未(1583)宦官田玉增廣。後者成書太晚,前者未見《中國地方志聯合目録》等書記載,存佚不明。藉助網絡,我們尋得該書的明宣德六年(1431)序刊本(存《道藏補》),并購得其PDF档,又爲溯源增添一種原書。

《綱目》中引文所注出處,即便找到原書,也不等於成功,還必須在原書中找到所引的文字才算了結。因爲《綱目》的引文出處也有很多筆誤或張冠李戴等錯誤,必須一條一條加以核實。因此,《綱目》的引書雖不到千種,但需要落實的引文却數以萬計。尤其是轉引的條文,要根據其引文的時代、性質,鎖定最可能被引用的古籍,再耐心地一書一書反復搜查、核定。例如《綱目》卷23"蜀黍"附方,有治小便不通的"紅秫散"一方,注出"張文叔方"。此名没有進入引據書目,綫索全無。鑒於劉氏父子校勘時已經提供了此方見《普濟方》引用的信息,且云《普濟方》注明該方"出朱氏集驗方"。《朱氏集驗方》即宋代朱佐的《類編朱氏集驗醫方》,此書尚存。我們反復搜索該書而不得此方。是《普濟方》誤載?抑或今存朱氏書遺漏?對此必須進一步查實。又經搜索方名有關工具書、文獻價值較高的其他醫書,終於在元代羅天益《衛生寶鑒》搜到"紅秫散"。該方下亦注明"張文叔传。大妙"。但此張文叔是否是元代人,必須有佐證。經查《衛生寶鑒》引張文叔方5次,且在"續命丹"之下,載有"張文叔傳此二方。戊辰春,中書左丞張仲謙患半身不遂麻木,太醫劉子益與服之,汗大出,一服而愈。故録之"。再查張仲謙,確實爲元大臣,《元史》有名。又《衛生寶鑒》卷23記載羅天益曾治張仲謙風證。有了這些旁證,方可確定張文叔確是元初人,其名不可能見於宋代的《朱氏集驗方》,《普濟方》誤載也。查到這裡,此方才算找到了真實的源頭。《綱目》中類似這樣注而不明、引而不確的問題很多。又因《綱目》名氣很大,流傳甚廣,後世諸家往往不加核定即轉引其中引文,於是以訛傳訛、積重難返,不可避免地影響到學術源流的考鏡。

必須坦承的是,時光已過去了400多年,要全部還原《綱目》的引文原貌是不可能的,總會有些難以溯源的引文。這類引文主要有李時珍及其父親的未刊著作,還有幾十種來源不明或原著已佚、唯《綱目》存其佚文者。李時珍未刊著作主要有《瀕湖集簡方》《瀕湖醫案》。其父李言聞未刊醫書有《人參傳》《艾葉傳》(一名《蘄艾傳》)《痘疹證治》,這些書雖然見於《綱目》引用,但難窺全豹。李時珍引用、但今已佚散的書籍約有60餘種,其中包括明代汪機《本草會編》、鄧筆峰《衛生雜興》、董炳《集驗方》、《戴古渝經驗方》、王英《杏林摘要》、談野翁《試驗方》、張氏《灊江切要》、李知先《活人書括》、陸氏《積德堂經驗方》、葉夢得《水雲録》、《奚囊備急方》《孫一松試效方》《唐瑶經驗方》《試效録驗方》《藺氏經驗方》《阮氏經驗方》等。這類書籍目前還無法尋得其原著,難以溯源。對此,我們只能在《綱目》所引出處後加註予以説明。《素問》有云:"有者求之,無者求之。"本書溯源亦本此原則,凡能溯源者展示之,無法溯源者注明之,以便讀者了解引文所涉諸書的存佚狀況,且便於日後不斷尋覓,日臻完善。

將《綱目》一書的引文全面系統溯源的過程,宛如再走一次李時珍走過的編書之路,加深了我們對李時珍所歷艱辛的認識。如何將溯源結果與《綱目》引文對照,我們也曾設計過多種方案。最終我們確立在《影校對照》正文的基礎上,對每一出處加注,展示溯源結果。此舉既不傷《綱目》之真,又展示引文原貌。其中的技術處理細節,詳見本書凡例。由於我們的知識範圍有限,許多醫藥之外的文獻不很熟悉,故溯源所得文史資料可能缺陷更多。《溯源》所用之法,在《綱目》研究中尚屬首次。篳路藍縷,經驗不足,難免會在本書中留下種種不足之處,敬請海内外各界友人、廣大讀者予以批評指正。

鄭金生　張志斌

2018年4月7日

凡例

一、本書"溯源",系追溯《本草綱目》引文之源。通過在引文出處之後加脚注,將引文與溯源所得相應文字對照。

二、《本草綱目》引文有直接引文與間接引文之分。間接引文即所引諸家書中的二級引文,一般不再追溯其源。"時珍曰"之下亦常引文,但引文常夾敘夾議,不如其他直接引文規範。此類引文一般視同《本草綱目》直接引文,盡量予以溯源。若僅屬時珍敘事中提及的人名、書名,且引文易查易得者,則不再溯源。凡未注出處的醫方,若能溯及其源則加注説明。暫時無法溯及其源者則不加注。凡本書加注説明未能溯及其源者,乃初步意見,非定論也,有待今後再加考索。

三、若溯源所得之文過於冗長,則節取能覆蓋《本草綱目》引文或有助於理解原文的部分,其餘則省略之。省略部分加省略號"……"。若時珍引文已糅合多種書,或予提要概括者,則加注説明。

四、若一條引文有多個源頭,一般僅選取李時珍最有可能引用之文。其餘則酌情在文後括注本書編者意見。若有必要,亦可同時列舉多個源頭。

五、爲盡量不割裂所引原著文字,一般在某藥正名的最早出典之後,展示原著全文。其後若多次引用此書之文,則注以參前某注。藥物正名以後按引文順序,羅列溯源之文。若原書條文被《本草綱目》割裂、多處引用者,一般在首次出現該書時列舉其全文,後之再引處則注出参見前注序号,不再重复列舉。若原書條文甚長(如《圖經》之文),不在此例,可按實際溯源之文分别出注。

六、本書溯源結果采用脚注方式展現。注文角碼標在引文出處之後。注文則于原出處之後,依次列舉溯源所得之書名或簡稱、卷次、篇目(以上字體加粗)、原文。若屬轉引,則首列原書名,次列轉引書名、卷次、篇目。如:"《集注》見《證類》卷4'石膏'。"對溯源之文的校勘或其他説明,則在其末加"**按**"表述。

七、無須溯源之引文(如李時珍《瀕湖易簡方》、李言聞《人參傳》等),不加注説。

無法溯源之引文，加注説明原因。

八、《本草綱目》引文全同原書者，注文僅列原書相關信息（書名、卷次、篇目），不重複列舉原文。

九、脚注溯源文字中的小字，其前後加圓括號“（）”。其中《證類本草》中的《本經》《别録》文字，依原著分别采用陰文（黑底白字）、陽文（即無括號宋體字）表示。其後的古《藥對》七情文字原爲小字，則其前後照上例加圓括號。

十、本書溯源系用《本草綱目影校對照》正文爲工作本，故文本標點、用字取捨法、業經校改的文字皆從此本。但對工作本爲存李時珍《本草綱目》原意之真，僅加注指誤的某些誤字、衍字，或依據所引原書校改的某些重要文字，仍酌情保留或恢復金陵本原字，加圓括號爲標記。相對應的正字、補字則用六角括號“〔〕”爲標記。如“周（憲）〔定〕王”等。由於以上原因，《本草綱目》正文的圓括號用法與注文不同，正文僅標示誤字與衍文，注文主要用以標示小字。

十一、本書帶有頁碼的目録爲新編目録，與《本草綱目》正文保持一致。但《本草綱目》各卷前的分目録，其標題或與正文不一致。今將卷前分目録視爲專篇，可以改誤，却不求分目録与正文标题保持一致。

十二、本書文末附有“參考文獻”，列舉注文所引全部原書及轉引之書的簡稱、全稱、朝代、作者、版本等有關信息。“藥物正名索引”，爲本書藥物正名索引。

本草綱目引文溯源

一　圖例百病主治水火土金石部

二　草部

三　穀菜果木服器部

四　蟲鱗介禽獸人部

參考文獻

藥物正名索引

三　穀菜果木服器部

本草綱目菜部目録

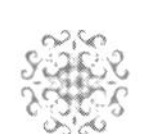

本草綱目木部目録

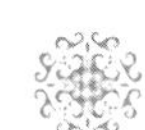

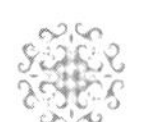

三

穀菜果木服器部

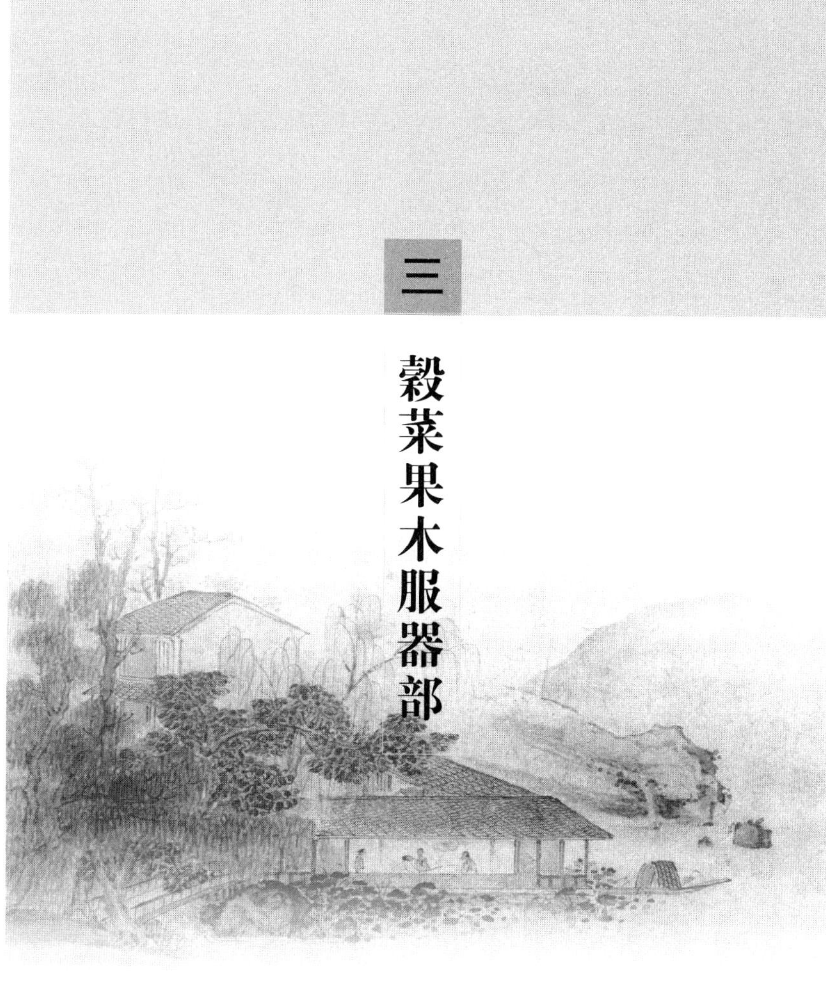

本草綱目穀部目録第二十二卷

李時珍曰：太古民無粒食，茹毛飲血。神農氏出，始嘗草别穀，以教民耕藝。又嘗草别藥，以救民疾夭。軒轅氏出，教以烹飪，制爲方劑，而後民始得遂養生之道。《周官》有五穀、六穀、九穀之名，詩人有八穀、百穀之詠，穀之類可謂繁矣。《素問》云：五穀爲養。以配肝、心、脾、肺、腎。职方氏辨九州之穀，地官辨土宜種稑之種，以教稼穡樹藝，皆所以重民天也。五方之氣，九州之産，百穀各異其性，豈可終日食之而不知其氣味損益乎。於是集草實之可粒食者爲穀部，凡七十三種。分爲四類：曰麻麥稻，曰稷粟，曰菽豆，曰造釀。舊本米穀部三品共五十九種。今併入九種，移一種入菜部，自草部移入一種。

《神農本草經》七種梁·陶弘景註　　《名醫别録》一十九種陶弘景註
《唐本草》二種唐·蘇恭　　《藥性本草》一種唐·甄權
《本草拾遺》十一種唐·陳藏器　　《海藥本草》一種唐·李珣
《食療本草》三種唐·孟詵　　《開寶本草》二種宋·馬志
《嘉祐本草》三種宋·掌禹錫　　《圖經本草》二種宋·蘇頌
《日用本草》一種元·吴瑞　　《本草補遺》一種元·朱震亨
《救荒本草》一種周(憲)〔定〕王　　《食鑑本草》一種明·寧原
《食物本草》三種明·汪穎　　《本草綱目》一十五種明·李時珍

【附註】魏李當之《藥録》　《吴普本草》　宋·雷斆《炮炙》
齊·徐之才《藥對》　唐·楊損之《删繁》　蕭炳《四聲》
孫思邈《千金》　南唐·陳士良《食性》　蜀·韓保昇《重註》
宋·寇宗奭《衍義》　金張元素《珍珠囊》　元·李杲《法象》
王好古《湯液》　明·王綸《集要》　汪機《會編》
陳嘉謨《蒙筌》

穀之一　麻麥稻類一十二種

胡麻《本經》○即油麻　亞麻《圖經》○即壁虱胡麻　大麻《本經》○即麻蕡

小麥《别録》 大麥《别録》 穬麥《别録》 雀麥《唐本》○即燕麥

蕎麥《嘉祐》 苦蕎麥《綱目》 稻《别録》○即糯米 粳《别録》

籼《綱目》

右附方舊七十三,新一百六十六。

本草綱目穀部第二十二卷

穀之一　麻麥稻類十一種

胡麻《别録》①上品【校正】今據沈存中、寇宗奭二説，併入《本經》②"青蘘"及《嘉祐》③新立"白油麻""胡麻油"爲一條。

【釋名】巨勝《本經》④、方莖吴普⑤、狗蝨《别録》⑥、油麻《食療》⑦、脂麻《衍義》⑧〇俗作芝麻，非。葉名青蘘音箱。莖名麻藍音皆，亦作稭。〇【時珍曰】按沈存中《筆談》⑨云：胡麻即今油麻，更無他説。古者中國止有大麻，其實爲蕡。漢使張騫始自大宛得油麻種

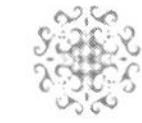

---

① 别録：**《本經》《别録》見《證類》卷 24"胡麻"**　**味甘，平**，無毒。**主傷中虚羸，補五内，益氣力，長肌肉，填髓腦。**堅筋骨。療金瘡止痛，及傷寒温瘧，大吐後虚熱羸困。**久服輕身不老，**明耳目，耐飢渴，延年。以作油，微寒，利大腸，胞衣不落。生者摩瘡腫，生秃髮。**一名巨勝**，一名狗蝨，一名方莖，一名鴻藏。**葉名青蘘。**生上黨川澤。（**按**：誤注出《别録》，原出本經。）

② 本經：見上注白字。

③ 嘉祐：**《嘉祐》見《證類》卷 24"白油麻"**　大寒，無毒。治虚勞，滑腸胃，行風氣，通血脉，去頭浮風，潤肌。食後生噉一合，終身不輟。與乳母食，其孩子永不病生。若客熱，可作飲汁服之。停久者，發霍亂。又生嚼傅小兒頭上諸瘡良。久食抽人肌肉。生則寒，炒則熱。又葉，擣和漿水，絞去滓，沐髮，去風潤髮。其油冷，常食所用也。無毒，發冷疾，滑骨髓，發藏腑渴，困脾藏，殺五黄，下三膲熱毒氣，通大小腸，治蛔心痛，傅一切瘡疥癬，殺一切蟲。取油一合，雞子兩顆，芒消一兩，攪服之，少時即瀉，治熱毒甚良。治飲食物，須逐日熬熟用，經宿即動氣。有牙齒并脾胃疾人，切不可喫。陳煮煎膏，生肌長肉，止痛，消癰腫，補皮裂。（新補，見孟詵及陳藏器、陳士良、日華子。）/**《别録》見《證類》卷 24"胡麻油"**　微寒，利大腸，胞衣不落，生者摩瘡腫，生秃髮。（**按**："胡麻油"當出《别録》。）

④ 本經：見本頁注①白字。

⑤ 吴普：**《御覽》卷 989"胡麻"**　《吴氏本草》曰：胡麻，一名方金……（**按**："方莖"當出"别録"。）

⑥ 别録：見本頁注①。

⑦ 食療：見本頁注③。

⑧ 衍義：**《衍義》卷 20"胡麻"**　諸家之説參差不一，止是今脂麻，更無他義……

⑨ 筆談：**《夢溪筆談》卷 26"藥議"**　胡麻，直是今油麻，更無他説……中國之麻，今謂之大麻是也。有實爲苴麻，無實爲枲，又曰牡麻。張騫始自大宛得麻油之種，亦謂之麻，故以胡麻别之，謂漢麻爲大麻也。

來,故名胡麻,以别中國大麻也。寇宗奭《衍義》①,亦據此釋胡麻,故今併入油麻焉。巨勝即胡麻之角巨如方勝者,非二物也。方莖以莖名,狗蝨以形名,油麻、脂麻謂其多脂油也。按張揖《廣雅》②胡麻一名藤弘。弘亦巨也。《别録》一名鴻藏者,乃藤弘之誤也。又杜寶《拾遺記》③云:隋大業四年,改胡麻曰交麻。

【集解】【《别録》④曰】胡麻一名巨勝,生上黨川澤,秋采之。青蘘,巨勝苗也,生中原川谷。【弘景⑤曰】胡麻,八穀之中,惟此爲良。純黑者名巨勝,巨者大也。本生大宛,故名胡麻。又以莖方者爲巨勝,圓者爲胡麻。【恭⑥曰】其角作八稜者爲巨勝,四稜者爲胡麻。都以烏者爲良,白者爲劣。【詵⑦曰】沃地種者八稜,山田種者四稜。土地有異,功力則同。【斅⑧曰】巨勝有七稜,色赤味酸澀者乃真。其八稜者、兩頭尖者、色紫黑者及烏油麻,並呼胡麻,誤矣。【頌⑨曰】胡麻處處種之,稀復野生。苗梗如麻,而葉圓鋭光澤。嫩時可作蔬,道家多食之。《本經》謂胡麻一名巨勝,陶弘景以莖之方圓分别,蘇恭以角稜多少分别,仙方有服胡麻、巨勝二法,功用小别,是皆以爲二物矣。或云即今油麻,本生胡中,形體類麻,故名胡麻。八穀之中最爲大勝,故名巨勝,乃一物二名。如此則是一物而有二種,如天雄、附子之類。故葛洪云:胡麻中有一葉兩尖者爲巨勝。《别録·序例》云:細麻即胡麻也,形扁扁爾,其莖方者名巨勝是也。今人所用胡麻之葉,如荏而狹尖。莖高四五尺。黄花,生子成房,如胡麻角而小。嫩時可食,甚甘滑,利大腸。皮亦可作布,類大麻,色黄而脆,俗亦謂之黄

---

① 衍義:見前頁注⑧。

② 廣雅:**《御覽》卷989"胡麻"** 《廣雅》曰:狗蝨、鉅勝。藤苰,胡麻也。/**《圖經》見《證類》卷24"胡麻"** 謹按《廣雅》云:狗蝨,巨勝也。藤苰,胡麻也。

③ 拾遺記:**《大業雜記》** 九月,自塞北還至東,都改胡牀爲交牀……(**按**:原文無"胡麻曰交麻"。)

④ 别録:見1683頁注①。

⑤ 弘景:**《集注》見《證類》卷24"胡麻"** 陶隱居云:八穀之中,惟此爲良。淳黑者名巨勝。巨者,大也,是爲大勝。本生大宛,故名胡麻。又,莖方名巨勝,莖圓名胡麻……

⑥ 恭:**《唐本草》見《證類》卷24"胡麻"** 《唐本》注云:此麻以角作八稜者爲巨勝,四稜者名胡麻。都以烏者良,白者劣爾……

⑦ 詵:**《食療》見《證類》卷24"胡麻"** 潤五藏,主火灼。山田種,爲四稜。土地有異,功力同……(**按**:原文無"沃地種者八稜"。)

⑧ 斅:**《炮炙論》見《證類》卷24"胡麻"** 雷公云:凡使,有四件。八稜者,兩頭尖、色紫黑者,又呼胡麻,並是誤也。其巨勝有七稜,色赤,味澀酸是真。又呼烏油麻,作巨勝亦誤……

⑨ 頌:**《圖經》見《證類》卷24"胡麻"** 胡麻……今並處處有之,皆園圃所種,稀復野生。苗梗如麻,而葉圓鋭光澤。嫩時可作蔬,道家多食之……陶隱居云:其莖方者名巨勝,圓者名胡麻。蘇恭云:其實作角八稜者,名巨勝,六稜、四稜者名胡麻。如此巨勝、胡麻爲二物矣。或云本生胡中,形體類麻,故名胡麻。又八穀之中,最爲大勝,故多巨勝。如此似一物二名也。然則《仙方》乃有服食胡麻、巨勝二法,功用小别。疑本一物而種之有二。如天雄、附子之類。故葛稚川亦云:胡麻中,有一葉兩莢者爲巨勝是也……一説今人用胡麻,葉如荏而狹尖,莖方,高四五尺。黄花,生子成房,如胡麻角而小。嫩葉可食,甚甘滑,利大腸。皮亦可作布,類大麻,色黄而脆,俗亦謂之黄麻。其實黑色,如韭子而粒細,味苦如膽,杵末略無膏油……《本草》注:服胡麻油,須生笮者,其蒸炒作者正可食及然爾,不入藥用。又序例謂細麻即胡麻也,形扁扁爾,其方莖者名巨勝。其説各異,然胡麻今服食家最爲要藥。乃爾差誤,豈復得效也。

麻。其實黑色，如韭子而粒細，味苦如膽，杵末略無膏油。其説各異。此乃服食家要藥，乃爾差誤，豈復得效也。【宗奭①曰】胡麻諸説參差不一，止是今人脂麻，更無他義。以其種來自大宛，故名胡麻。今胡地所出者皆肥大，其紋鵲，其色紫黑，取油亦多。《嘉祐本草》白油麻與此乃一物，但以色言之，比胡地之麻差淡，不全白爾。今人通呼脂麻，故二條治療大同。如川大黄、上黨人參之類，特以其地所宜立名，豈可與他土者爲二物乎？【時珍曰】胡麻即脂麻也。有遲、早二種，黑、白、赤三色，其莖皆方。秋開白花，亦有帶紫艷者。節節結角，長者寸許。有四稜、六稜者，房小而子少，七稜、八稜者，房大而子多，皆隨土地肥瘠而然。蘇恭以四稜爲胡麻，八稜爲巨勝，正謂其房勝巨大也。其莖高者三四尺。有一莖獨上者，角纏而子少；有開枝四散者，角繁而子多，皆因苗之稀稠而然也。其葉有本團而末鋭者，有本團而末分三丫如鴨掌形者，葛洪謂一葉兩尖爲巨勝者指此。蓋不知烏麻、白麻，皆有二種葉也。按《本經》胡麻一名巨勝，《吴普本草》一名方莖，《抱朴子》及《五符經》並云巨勝一名胡麻，其説甚明。至陶弘景始分莖之方圓。雷斅又以赤麻爲巨勝，謂烏麻非胡麻。《嘉祐本草》復出白油麻，以别胡麻。並不知巨勝即胡麻中丫葉巨勝而子肥者，故承誤啓疑如此。惟孟詵謂四稜、八稜爲土地肥瘠，寇宗奭據沈存中之説，斷然以脂麻爲胡麻，足以證諸家之誤矣。又賈思勰《齊民要術》種收胡麻法，即今種收脂麻之法，則其爲一物尤爲可據。今市肆間因莖分方圓之説，遂以茺蔚子僞爲巨勝，以黄麻子及大藜子僞爲胡麻，誤而又誤矣。茺蔚子長一分許，有三稜。黄麻子黑如細韭子，味苦。大藜子狀如壁蝨及酸棗核仁，味辛甘，並無脂油。不可不辨。梁簡文帝《勸醫文》②有云：世誤以灰滌菜子爲胡麻。則胡麻之訛，其來久矣。【慎微③曰】俗傳胡麻須夫婦同種則茂盛。故《本事詩》云：胡麻好種無人種，正是歸時又不歸。

胡麻。**【修治】**【弘景④曰】服食胡麻取烏色者，當九蒸九暴，熬擣餌之。斷穀，長生，充飢。雖易得而學者未能常服，况餘藥耶？蒸不熟，令人髮落。其性與伏苓相宜。俗方用之甚少，時以合湯丸爾。【斅⑤曰】凡修事以水淘去浮者，晒乾，以酒拌蒸，從巳至亥，出攤晒乾。臼中舂去粗皮，留薄皮。以小豆對拌，同炒。豆熟，去豆用之。

---

① 宗奭：**《衍義》卷 20“胡麻”**　諸家之説參差不一，止是今脂麻，更無他義。蓋其種出於大宛，故言胡麻。今胡地所出者皆肥大，其紋鵲，其色紫黑，故如此區别，取油亦多。故詩云：松下飯胡麻，此乃是所食之穀無疑，與白油麻爲一等，如川大黄、川當歸、川升麻、上党人參、齊州半夏之類，不可與他土者更爲二物。蓋特以其地之所宜立名也。是知胡麻與白油麻爲一物……

② 勸醫文：**《證類》卷 24“胡麻”**　梁《簡文帝勸醫文》：胡麻止救頭痛。今人云灰滌菜者，恐未是，蓋今之藜也……

③ 慎微：**《證類》卷 24“胡麻”**　《本事詩》云：“胡麻好種無人種，正是歸時君不歸。”俗傳云：胡麻，夫婦同種即生而茂熟，故詩句不取他物，唯以胡麻爲興也。

④ 弘景：**《集注》見《證類》卷 24“胡麻”**　……服食家當九蒸九暴，熬擣餌之。斷穀，長生，充飢。雖易得，俗中學者，猶不能常服，而况餘藥耶。蒸不熟，令人髮落，其性與茯苓相宜。俗方用之甚少，時以合湯、丸爾。

⑤ 斅：**《炮炙論》見《證類》卷 24“胡麻”**　……若修事一斤，先以水淘，浮者去之，沉者漉出，令乾，以酒拌蒸，從巳至亥，出攤曬乾，於臼中，舂令麤皮一重盡，拌小豆相對同炒，小豆熟即出，去小豆用之。上有薄皮去，留用，力在皮殼也。

【氣味】甘，平，無毒。【士良[①]曰】初食利大小腸，久食即否，去陳留新。○【《鏡源》[②]曰】巨勝可煮丹砂。【主治】傷中虛羸，補五内，益氣力，長肌肉，填髓腦。久服，輕身不老。《本經》[③]。堅筋骨，明耳目，耐飢渴，延年。療金瘡止痛，及傷寒温瘧大吐後，虛熱羸困。《别録》[④]。補中益氣，潤養五臟，補肺氣，止心驚，利大小腸，耐寒暑，逐風濕氣、遊風、頭風，治勞氣，産後羸困，催生落胞。細研塗髮令長。白蜜蒸餌，治百病。《日華》[⑤]。炒食，不生風。病風人久食，則步履端正，語言不蹇。李(廷)〔鵬〕飛[⑥]。生嚼塗小兒頭瘡，煎湯浴惡瘡、婦人陰瘡，大效。蘇恭[⑦]。

白油麻《嘉祐》[⑧]。【氣味】甘，大寒，無毒。【宗奭[⑨]曰】白脂麻，世用不可一日闕者，亦不至於大寒也。【原[⑩]曰】生者性寒而治疾，炒者性熱而發病，蒸者性温而補人。○【詵[⑪]曰】久食抽人肌肉。其汁停久者，飲之發霍亂。【主治】治虛勞，滑腸胃，行風氣，通血脉，去頭上浮風，潤肌肉。食後生噉一合，終身勿輟。又與乳母服之，孩子永不生病。客熱，可作飲汁服之。生嚼，傅小兒頭上諸瘡，良。孟詵[⑫]。仙方蒸以辟穀。蘇恭[⑬]。

【發明】【甄權[⑭]曰】巨勝乃仙經所重。以白蜜等分合服，名静神丸。治肺氣，潤五臟，其功

---

① 士良：**《食性》見《證類》卷24"胡麻"** ……初食利大小腸，久食即否，去陳留新。
② 鏡源：**《證類》卷24"胡麻"** 《丹房鏡源》云：巨勝煮丹砂。
③ 本經：見1683頁注①白字。
④ 别録：見1683頁注①。
⑤ 日華：**《日華子》見《證類》卷24"胡麻"** 胡麻，補中益氣，養五藏，治勞氣，産後羸困，耐寒暑，止心驚。子，利大小腸，催生落胞，逐風温氣、遊風、頭風，補肺氣，潤五藏，填精髓。細研塗髮長頭。白蜜蒸爲丸服，治百病。葉作湯沐潤毛髮，滑皮膚，益血色。
⑥ 李鵬飛：**《延壽書》卷3"米穀"** ……黑脂麻炒食之，不生風疾。風人日食之，則步履端正，語言不謇。
⑦ 蘇恭：**《唐本草》見《證類》卷24"胡麻"** ……生嚼塗小兒頭瘡及浸淫惡瘡，大效。
⑧ 嘉祐：見1683頁注③。
⑨ 宗奭：**《衍義》卷20"胡麻"** 今之用白油麻，世不可一日闕也。然亦不至於大寒，宜兩審之。
⑩ 原：**《食鑑本草》卷下"芝麻"** 生者性寒而治疾，炒則性熱而發病，蒸食性温而充饑。
⑪ 詵：見1683頁注③。
⑫ 孟詵：見1683頁注③。
⑬ 蘇恭：**《圖經》見《證類》卷24"胡麻"** ……食其實，當九蒸暴，熬擣之，可以斷穀……(**按**：誤注出處。)
⑭ 甄權：**《藥性論》見《證類》卷24"胡麻"** ……巨勝者，《仙經》所重，白蜜一升，子一升，合之，名曰静神丸。常服之，治肺氣，潤五藏。其功至多，亦能休糧，填人骨髓，甚有益於男子。患人虛而吸吸，加胡麻用。

甚多。亦能休糧，填人精髓，有益於男。患人虚而吸吸者，加而用之。【時珍曰】胡麻取油以白者爲勝，服食以黑者爲良，胡地者尤妙。取其黑色入通于腎，而能潤燥也。赤者狀如老茄子，殼厚油少，但可食爾，不堪服食。唯錢乙治小兒痘瘡變黑歸腎百祥丸，用赤脂麻煎湯送下，蓋亦取其解毒耳。《五符經》①有巨勝丸，云即胡麻，本生大宛，五穀之長也。服之不息，可以知萬物，通神明，與世常存。《參同契》②亦云：巨勝可延年，還丹入口中。古以胡麻爲仙藥而近世罕用，或者未必有此神驗，但久服有益而已耶。劉、阮③入天台，遇仙女，食胡麻飯。亦以胡麻同米作飯，爲仙家食品焉爾。又按蘇東坡《與程正輔書》④云：凡痔疾，宜斷酒肉與鹽酪、醬菜、厚味及粳米飯，唯宜食淡麪一味。及以九蒸胡麻即黑脂麻，同去皮茯苓，入少白蜜爲麨食之。日久氣力不衰而百病自去，而痔漸退。此乃長生要訣，但易知而難行爾。據此説，則胡麻爲脂麻尤可憑矣。其用茯苓，本陶氏註胡麻之説也。近人以脂麻擂爛去滓，入緑豆粉作腐食。其性平潤，最益老人。

【附方】舊十五，新十六。服食胡麻。《抱朴子》⑤云：用上黨胡麻三斗，淘净甑蒸，令氣遍。日乾，以水淘去沫再蒸，如此九度。以湯脱去皮，簸净，炒香爲末，白蜜或棗膏丸彈子大。每温酒化下一丸，日三服。忌毒魚、狗肉、生菜。服至百日，能除一切痼疾。一年身面光澤不飢，二年白髮返黑，三年齒落更生，四年水火不能害，五年行及奔馬，久服長生。若欲下之，飲葵菜汁。○孫真人⑥云：用胡麻三升，去黄褐者，蒸三十遍，微炒香爲末。入白蜜三升，杵三百下，丸梧桐子大。每旦服五十丸。人過四十以上，久服明目洞視，腸柔如筋也。○《仙方傳》⑦云：魯女生服胡麻、餌术，絶

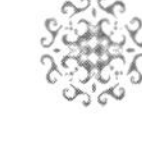

① 五符經：**《太上靈寶五符序》卷中"出外益體服食方"**　取麻子五升，温湯漬浸之，令開口，去皮，羊脂二斤，合麻子中仁微火煎熟，令飽爲度。渴飲水，欲飯自在，更合如前。麻者，五穀之長，可以知萬物，通神明……

② 参同契：**《參同契》上篇**　巨勝尚延年，還丹可入口。

③ 劉、阮：**《御覽》卷862"脯"**　《續齊諧記》曰：劉晨、阮肇入天台山，有女仙人爲設胡麻飯、山羊脯，因留連之。/**《證類》卷24"胡麻"**　《續齊諧記》：漢明帝永平十五年中，剡縣有劉晨、阮肇二人，入天台山採藥，迷失道路，忽逢一溪，過之、過遇二女，以劉、阮姓名呼之，如舊識耳。曰：郎等來何晚耶？遂邀之過家，設胡麻飯以延之。故《唐詩》有云：御羹和石髓，香飯進胡麻。

④ 與程正輔書：**《壽親養老》卷4"集方"**　茯苓麪：東坡《與程正輔書》云：舊苦痔疾二十一年，今忽大作，百藥不效，欲休粮以清浄勝之而未能，令断酒肉與鹽酪醬菜，凡有味物皆斷，又斷秔米飯，惟食淡麪一味，其間更食胡麻、茯苓麪，少許取飽。胡麻，黑脂麻是也，去皮九蒸曝。白茯苓去皮，入少白蜜爲麨，雜胡麻食之甚美。如此服食多日，氣力不衰而痔漸退。又云既絶肉、五味，只知此麨及淡麪，更不消别藥，百病自去。此長年之真訣，但易知而難行爾。

⑤ 抱朴子：**《證類》卷24"胡麻"**　《修真秘旨》：神仙服胡麻法：服之能除一切痼病，至一年面光澤、不飢，三年水火不能害，行及奔馬，久服長生。上黨者尤佳。胡麻三斗，浄淘入甑蒸，令氣遍出，日乾，以水淘去沫，却蒸，如此九度。以湯脱去皮，簸令浄，炒令香，杵爲末，蜜丸如彈子大。每温酒化下一丸。忌毒魚、生菜等。(**按**：《抱朴子》無此文，原出《修真秘旨》。)

⑥ 孫真人：**《證類》卷24"胡麻"**　孫真人：胡麻三升，去黄黑者，微熬令香，杵爲末。下白蜜三升，和調煎，杵三百杵，如梧桐子大丸。旦服三十丸，腸化爲筋。年若過四十已上，服之效。

⑦ 仙方傳：**《證類》卷24"胡麻"**　《神仙傳・魯(支)〔女〕生篇》：魯女生服胡麻，餌术，絶穀八十餘年，甚少壯，一日行三百里，走及麞鹿。(**按**：《御覽》卷394載《魯女生别傳》《神仙傳》等均爲同一故事。"仙方傳"乃誤書名。)

穀八十餘年,甚少壯,日行三百里,走及麞鹿。服食巨勝[①]。治五臟虛損,益氣力,堅筋骨。用巨勝九蒸九暴,收貯。每服二合,湯浸布裹。挼去皮再研,水濾汁煎飲,和粳米煮粥食之。○【時珍曰】古有服食胡麻、巨勝二法。方不出于一人,故有二法,其實一物也。白髮返黑。烏麻九蒸九晒,研末,棗膏丸,服之。《千金方》[②]。腰脚疼痛。新胡麻一升,熬香杵末。日服一小升,服至一斗永瘥。温酒、蜜湯、薑汁皆可下。《千金》[③]。手脚酸痛,微腫。用脂麻熬研五升,酒一升,浸一宿。隨意飲。《外臺》[④]。入水肢腫,作痛。生胡麻搗塗之。《千金》[⑤]。偶感風寒。脂麻炒焦,乘熱擂酒飲之。煖卧取微汗出良。中暑毒死。救生散:用新胡麻一升,微炒令黑,攤冷爲末,新汲水調服三錢。或丸彈子大,水下。《經驗後方》[⑥]。嘔啘不止。白油麻一大合,清油半斤,煎取三合,去麻温服。《近效方》[⑦]。牙齒痛腫。胡麻五升,水一斗,煮汁五升。含漱吐之,不過二劑,神良。《肘後》[⑧]。熱淋莖痛。烏麻子、蔓菁子各五合,炒黄,緋袋盛,以井花水三升浸之。每食前服一錢。《聖惠方》[⑨]。小兒下痢赤白。用油麻一合搗,和蜜湯服之。《外臺》[⑩]。解下胎毒。小兒初生,嚼生脂麻,綿包,與兒咂之,其毒自下。小兒急疳。油麻嚼傅之。《外臺》[⑪]。

---

① 服食巨勝:**《證類》卷24"胡麻"** 《聖惠方》:治五藏虛損,羸瘦,益氣力,堅筋骨。巨勝蒸暴各九遍,每取二合,用湯浸布裹,挼去皮再研,水濾取汁煎飲,和粳米煮粥食之。(**按**:原無出處,今溯得其源。《聖惠方》卷94"神仙服巨勝法"與此大異。)

② 千金方:**《千金方》卷13"頭面風第八"** 令白髮還黑方:烏麻九蒸九曝,末之,以棗膏丸,久服之佳。

③ 千金:**《千金翼方》卷17"脚氣第二"** 治腰脚疼方:胡麻子一斗,新者,右一味熬令香,搗篩,若不數篩,當脂出不下,日服壹小升,日三服,盡藥計一斗,即永差。酒飲、羹汁、蜜湯皆可服之。(**按**:《千金方》無此方,實出《千金翼方》。)

④ 外臺:**《外臺》卷19"脚氣腫滿方"** 又手脚酸痛,兼微腫方:烏麻五升,微熬,碎之,右一味以酒一升,漬一宿,隨多少飲之,盡更作,大佳。

⑤ 千金:**《千金方》卷25"卒死第一"** 治入水手足腫痛方:生胡麻搗,薄之。

⑥ 經驗後方:**《證類》卷24"胡麻"** 《經驗後方》:治暑毒。救生散:新胡麻一升,微炒令黑色,取出攤冷碾末,新汲水調三錢,又或丸如彈子,新水化下。凡著熱,外不得以冷物逼,外得冷即死。

⑦ 近效方:**《外臺》卷6"嘔逆吐方"** 新附《近效》療嘔逆方:白油麻一大合,以清酒半(勝)〔升〕,煎取三合,看冷熱得所,去油麻,以酒頓服之,立驗。無忌。

⑧ 肘後:**《證類》卷24"胡麻"** 《肘後方》……又方:治齒痛:胡麻五升,水一斗,煮取五升,含漱吐之。莖、葉皆可用之。姚云:神良,不過二劑,腫痛即愈。(**按**:今本《肘後方》無此方。)

⑨ 聖惠方:**《聖惠方》卷58"治熱淋諸方"** 治熱淋,小腸不利,莖中急痛……又方:烏麻子(五合)、蔓菁子(五合),右件藥同炒令黄色,一處研,用緋絹袋盛,以井華水三升浸,每於食前温一小盞服之。

⑩ 外臺:**《外臺》卷36"小兒赤白痢方"** 劉氏療小兒赤白痢方:油麻子(一撮許,炒令香),右一味搗末,以蜜作漿,調與服。大人亦療之。

⑪ 外臺:**《千金方》卷5"小兒雜病第九"** 治小兒疳瘡方……又方:嚼麻子敷之,日六七度。(**按**:《外臺》卷36"小兒疳濕瘡"有同方,云出《千金》。)

小兒軟癤。油麻炒焦，乘熱嚼爛傅之。譚氏《小兒方》①。頭面諸瘡。脂麻生嚼傅之。《普濟》②。小兒瘰癧。脂麻、連翹等分，爲末，頻頻食之。《簡便方》③。疔腫惡瘡。胡麻燒灰、針砂等分，爲末。醋和傅之，日三。《普濟方》④。痔瘡風腫，作痛。胡麻子煎湯洗之，即消。坐板瘡疥。生脂麻嚼傅之。筆峰《雜興》⑤。陰痒生瘡。胡麻嚼爛傅之，良。《肘後》⑥。乳瘡腫痛。用脂麻炒焦，研末，以燈窩油調塗即安。婦人乳少。脂麻炒研，入鹽少許，食之。唐氏⑦。湯火傷灼。胡麻生研如泥，塗之。《外臺》⑧。蜘蛛咬瘡。油麻研爛傅之。《經驗後方》⑨。諸蟲咬傷。同上。蚰蜒入耳。胡麻炒研，作袋枕之。梅師⑩。穀賊尸咽，喉中痛痒，此因誤吞穀芒，搶刺痒痛也。穀賊屬咽，尸咽屬喉，不可不分。用脂麻炒研，白湯調下。《三因方》⑪。癰瘡不合。烏麻炒黑，擣付之。《千金》⑫。小便尿血。胡麻三升杵末，以東流水二升浸一宿，平旦絞汁，頓熱服。《千金方》⑬。

胡麻油即香油。【弘景⑭曰】生笮者良。若蒸炒者，止可供食及然燈耳，不入藥用。【宗奭⑮曰】炒熟乘熱壓出油，謂之生油，但可點照。須再煎鍊，乃爲熟油，始可食，不中點照，亦一異也。如鐵自火中出而謂之生鐵，亦此義也。【時珍曰】入藥以烏麻油爲上，白麻油次之，須自笮乃良。若

---

① 小兒方：**《證類》卷24"白油麻"** 譚氏《小兒方》：治小兒軟癤。焦炒油麻，從銚子中取，乘熱嚼吐傅之止。

② 普濟：**《普濟方》卷363"頭瘡"** 治小兒頭瘡，及浸淫惡瘡，大效……胡麻人生嚼，塗之……

③ 簡便方：**《奇效單方》卷上"十二瘡瘍"** 治瘰癧未穿……一用：芝麻、連翹（等分），爲末，頻頻食之。

④ 普濟方：**《普濟方》卷273"諸疔腫"** 治疔腫胡麻塗敷方：胡麻（燒灰）、針砂，右和勻研細，用醋調如糊，塗腫上，日三易瘥。

⑤ 雜興：（**按**：書佚，無可溯源。）

⑥ 肘後：**《肘後方》卷5"治卒陰腫痛癩卵方第四十二"** 姚氏療陰癢生瘡：嚼胡麻塗之。

⑦ 唐氏：（**按**：或出《唐瑤經驗方》，書佚，無可溯源。）

⑧ 外臺：**《外臺》卷29"湯煎膏火所燒方"** 《肘後》療爲沸湯、煎膏所燒，火爛瘡方……又方：熟擣生胡麻如泥，以厚塗瘡上。（**按**：今本《肘後方》無此方。）

⑨ 經驗後方：**《證類》卷24"白油麻"** 《經驗後方》：治蚰蜒、蜘蛛子咬人。用油麻研傅之差……

⑩ 梅師：**《證類》卷24"胡麻"** 《梅師方》：治蚰蜒入耳：胡麻杵碎，以袋盛之爲枕。

⑪ 三因方：**《三因方》卷16"咽喉病證治"** 麻仁散：治穀賊尸咽，咽喉中癢。此因誤吞穀芒，搶刺癢痛。脂麻（炒，不以多少），右爲末，湯點服。凡穀賊屬咽，馬喉風屬喉，不可不分。

⑫ 千金：**《千金方》卷22"癰疽第二"** 治膿潰後瘡不合方：炒烏麻令黑熟，擣以敷之。

⑬ 千金方：**《千金方》卷21"尿血第三"** 治溺血方……又方：胡麻三升，擣細末，以東流水二升漬一宿，平旦絞去滓，煮兩沸，頓服之。

⑭ 弘景：**《集注》見《證類》卷24"胡麻油"** 陶隱居云：麻油生笮者，若蒸炒正可供作食及燃爾，不入藥用也。

⑮ 宗奭：**《衍義》卷20"白油麻"** ……炒熟乘熱壓出油，而謂之生油，但可點照。須再煎煉，方謂之熟油，始可食，復不中點照。亦一異也。如鐵自火中出而謂之生鐵，亦此義耳。

市肆者,不惟已經蒸炒,而又雜之以僞也。

【氣味】甘,微寒,無毒。

【主治】利大腸,産婦胞衣不落。生油摩腫,生禿髮。《别録》①。去頭面遊風。孫思邈②。主天行熱閟,腸内結熱。服一合,取利爲度。藏器③。主瘖啞,殺五黄,下三焦熱毒氣,通大小腸,治蚘心痛。傅一切惡瘡疥癬,殺一切蟲。取一合,和雞子兩顆,芒硝一兩,攪服。少時即瀉下熱毒,甚良。孟詵④。陳油:煎膏,生肌長肉止痛,消癰腫,補皮裂。《日華》⑤。治癰疽熱病。蘇頌⑥。解熱毒、食毒、蟲毒,殺諸蟲螻蟻。時珍。

燈盞殘油。【主治】能吐風痰食毒,塗癰腫熱毒。又治猘犬咬傷,以灌瘡口甚良。時珍。

【發明】【藏器⑦曰】大寒,乃常食所用,而發冷疾,滑精髓,發臟腑渴,困脾臟,令人體重損聲。【士良⑧曰】有牙齒疾及脾胃疾人,切不可吃。治飲食物須逐日熬熟用之。若經宿即動氣也。【劉完素⑨曰】油生于麻,麻温而油寒,同質而異性也。【震亨⑩曰】香油乃炒熟脂麻所出,食之美,且不致疾。若煎煉過,與火無異矣。【時珍曰】張華《博物志》⑪言:積油滿百石,則自能生火。陳霆《(黑)〔墨〕談》⑫言:衣絹有油,蒸熱則出火星。是油與火同性矣。用以煎煉食物,尤能動火生痰。陳氏謂之大寒,珍意不然。但生用之,有潤燥解毒、止痛消腫之功,似乎寒耳。且香油能殺蟲,而病髮癥者嗜油。煉油能自焚,而氣盡則反冷。此又物之玄理也。

---

① 别録:**《别録》見《證類》卷24"胡麻油"** 微寒,利大腸,胞衣不落,生者摩瘡腫,生禿髮。

② 孫思邈:**《千金方》卷26"穀米第四"** 胡麻……生者摩瘡腫,和禿髮,去頭面遊風……

③ 藏器:**《拾遺》見《證類》卷24"胡麻油"** 陳藏器云:胡麻油,大寒,主天行熱秘,腸内結熱。服一合,取利爲度。食油損聲,令體重。生油殺蟲,摩惡瘡。

④ 孟詵:**《食療》見《證類》卷24"胡麻油"** 主喑啞,塗之生毛髮。/見1683頁注③。

⑤ 日華:見1683頁注③。

⑥ 蘇頌:**《圖經》見《證類》卷24"白油麻"** ……然治癰疽,熱病……

⑦ 藏器:見1683頁注③。

⑧ 士良:見1683頁注③。

⑨ 劉完素:**《保命集》卷上"本草章第九"** ……油本生於麻,麻温而油寒,兹同質而異生也……

⑩ 震亨:**《衍義補遺·香油》** 須炒芝麻,乃可取之。人食之美,且不致病。若又煎煉食之,與火無異,戒之。

⑪ 博物志:**《博物志》卷3** 積油滿萬石,則自然生火……

⑫ 墨談:**《墨談》卷13** ……一日暮歸,入室更衣,暗中有火,星星自裙帶中出,晶熒流落,凡三四見,家人失色。忽意張茂先積油致火之説而所服乃吴綾,俗所謂油段子,工家又多以脂發光潤,兼時以被酒氣蒸,因是致火,本無他異也……

【附方】舊十,新二十六。**髮癥飲油**。《外臺》①云:病髮癥者,欲得飲油。用油一升,入香澤煎之。盛置病人頭邊,令氣入口鼻,勿與飲之。疲極眠睡,蟲當從口出。急以石灰粉手捉取抽盡,即是髮也。初出如不流水中濃菜形。〇又云:治胸喉間覺有癥蟲上下,嘗聞葱、豉食香,此乃髮癥蟲也。二日不食,開口而卧。以油煎葱、豉令香,置口邊。蟲當出,以物引去之,必愈。**髮瘕腰痛**。《南史》②云:宋明帝宫人腰痛牽心,發則氣絶。徐文伯診曰:髮瘕也。以油灌之。吐物如髮,引之長三尺,頭已成蛇,能動摇,懸之滴盡,惟一髮爾。**吐解蠱毒**。以清油多飲取吐。《嶺南方》③。**解河豚毒**。一時倉卒無藥,急以清麻油多灌,取吐出毒物即愈。《衛生易簡方》④。**解砒石毒**。麻油一碗,灌之。《衛生方》⑤。**大風熱疾**。《近效方》云:婆羅門僧療大風疾,并熱風手足不遂,壓丹石熱毒,用硝石一兩,生烏麻油二大升,同納鐺中,以土墼蓋口,紙泥固濟,細火煎之。初煎氣腥,藥熟則香氣發。更以生脂麻油二大升和合,微煎之。以意斟量得所,即内不津器中。凡大風人,用紙屋子坐病人,外面燒火發汗,日服一大合,壯者日二服。三七日,頭面皰瘡皆滅也。《圖經》⑥。**傷寒發黄**。生烏麻油一盞,水半盞,鷄子白一枚,和攪服盡。《外臺》⑦。**小兒發熱**。不拘風寒、飲食、時行、痘疹,並宜用之。以葱涎入香油内,手指蘸油摩擦小兒五心、頭面、項背

---

① 外臺:**《外臺》卷12"髮癥方"** ……《廣濟》療髮癥,乃由人因食而入,久即胸間如有蟲,上下去來,唯欲得飲油方:油一升,右一味以香澤煎之,大鎰鎊貯之,安病人頭邊,以口鼻臨油上,勿令得飲,及傅之鼻面,並令有香氣,當叫唤取飲,不得與之,必疲極眠睡,其髮癥當從口出飲油。人專守視之,並石灰一裹,見癥出,以灰粉手捉癥抽出,須臾抽盡,即是髮也。初從腹出,形如不流水中濃菜,隨髮長短,形亦如之。無忌……又療胸喉間覺有癥蟲上下,偏聞葱豉食香,此是髮蟲故也,方:油煎葱豉令香,二日不食,張口而卧,將油葱豉置口邊,蟲當漸出,徐徐以物引去之。無所忌。

② 南史:**《證類》卷24"白油麻"** 宋明帝宫人患腰痛牽心,發則氣絶。徐文伯視之曰:髮瘕。以油灌之,吐物如髮,引之長三尺,頭已成蛇,能動摇,懸之滴盡,唯一髮。(**按**:此故事原載《南史》卷32"張邵傳"。)

③ 嶺南方:(**按**:查《嶺南衛生方》無此方。《嶺南方》,一作《廣南方》,原書佚,無可溯源。)

④ 衛生易簡方:**《衛生易簡方》卷5"中諸毒物"** 治食河豚魚毒,一時困殆,倉卒無藥,急入清油多灌之,使毒物盡吐出爲愈。

⑤ 衛生方:**《衛生易簡方》卷5"中諸毒物"** 治中砒毒,煩躁,心腹絞痛,頭旋欲吐不吐,面青黑,四肢冷……又方:用麻油一碗,灌之。

⑥ 圖經:**《圖經》見《證類》卷24"白油麻"** ……《近效方》婆羅門僧療大風疾,并壓丹石熱毒熱風,手脚不遂。用消石一大兩,生烏麻油二大升,合内鐺中,以土墼蓋口,以紙泥固濟,勿令氣出,細進火煎之,其藥未熟時氣腥,候香氣發即熟,更以生油麻油二大升和合,又微火煎之,以意斟量得所,即内不津器中。服法:患大風者,用火爲使,在室中重作小紙屋子,外然火,令患人在紙屋中發汗,日服一大合,病人力壯,日二服,服之三七日,頭面皰瘡皆滅……

⑦ 外臺:**《外臺》卷1"崔氏方"** 又療傷寒三五日,疑有黄,則宜服此油方:取生烏麻清油一盞,水半盞,以雞子白一枚和之,熟攪令相得,作一服令盡。

諸處,最能解毒凉肌。《直指》①。**預解痘毒**。《外臺》②云:時行暄暖,恐發痘瘡。用生麻油一小盞,水一盞,旋旋傾下油内,柳枝攪稠如蜜。每服二三蜆殼,大人二合,卧時服之。三五服,大便快利,瘡自不生矣。此扁鵲油劑法也。〇《直指》③用麻油、童便各半盞,如上法服。**小兒初生**,大小便不通。用真香油一兩,皮硝少許,同煎滚。冷定,徐徐灌入口中,嚥下即通。《藺氏經驗方》④。**卒熱心痛**。生麻油一合,服之良。《肘後方》⑤。**鼻衄不止**。紙條蘸真麻油入鼻取嚏即愈。有人一夕衄血盈盆,用此而效。《普濟方》⑥。**胎死腹中**。清油和蜜等分,入湯頓服。《普濟方》⑦。**漏胎難産**。因血乾澀也,用清油半兩,好蜜一兩,同煎數十沸。温服,胎滑即下。他藥無益,以此助血爲效。《胎産須知》⑧。**産腸不收**。用油五斤,煉熟盆盛。令婦坐盆中,飯久。先用皂角炙,去皮研末。吹少許入鼻作嚏,立上。《斗門方》⑨。**癰疽發背**。初作即服此,使毒氣不内攻。以麻油一斤,銀器煎二十沸,和醇醋二椀。分五次,一日服盡。《直指》⑩。**腫毒初起**。麻油煎葱黑色,趁熱通手旋塗,自消。《百一選方》⑪。**喉痺腫痛**。生油一合灌之,立愈。《總録》⑫。

---

① 直指:**《仁齋小兒方》卷5"瘡疹證治"** 扁鵲油劑方:小兒方一二歲發熱,恐成瘡痘,以止之……又方:以手蘸麻油,摩其背脊中間,亦驗。

② 外臺:**《普濟方》卷403"痘瘡未見方可疏利"** 油劑法,治小兒臟腑伏熱毒,疹痘未盛,四肢微覺有熱,食物似減,頭髮乾燥,或熱進退:右以生麻油一小盞,温和熱水一小盞,旋旋傾熱水入油盞内,不住手以杖子打攪,直候熱水盡,更打令劑如蜜即止。夜卧時,三歲半小盞,一歲内外者每服二蜆殼,量大小加減,直候大小便微利,熱退,瘡痘不生也。(**按**:《外臺》無此方,另溯其源。)

③ 直指:**《仁齋小兒方》卷5"瘡疹證治"** 扁鵲油劑方:小兒方一二歲發熱,恐非親父子痘,以止之。生麻油、童子小便各半盞,上遂旋夾和,以柳枝頻攪,令如蜜,每服寺蜆殼許,服畢,令卧少時,但三四服,大小便利,身體熱退,即不成瘡痘之證。若形迹已露,則不可服也。

④ 藺氏經驗方:(**按**:書佚,無可溯源。)

⑤ 肘後方:**《肘後方》卷1"治卒心痛方第八"** 治卒心痛……又方:生油半合,温服,瘥。

⑥ 普濟方:**《普濟方》卷189"鼻衄"** 治鼻衄血……又方:以好麻紙撚内鼻中,頃之打嚏即愈。此方甚奇,有人一夕常衄盈盆,百藥不效,用此遂愈。

⑦ 普濟方:**《普濟方》卷343"下胎"** 療下死胎方……又方:以清油和蜜等分,入湯頓服。

⑧ 胎産須知:**《便産須知》卷上"催生藥方"** 胎因漏血,乾澀難産……油蜜散:清油、好蜜各半碗,右同煎數十沸,温服,胎滑即下。蓋縁無血胎乾,所以難産。他藥無益,以此助血即效。

⑨ 斗門方:**《證類》卷24"白油麻"** 《斗門方》:治産後脱腸不收。用油五斤煉熟,以盆盛後温却,令産婦坐油盆中,約一頓飯久。用皂角炙令脆,去麤皮爲末。少許吹入鼻中令作嚏,立差。神效。

⑩ 直指:**《直指方》卷22"癰疽證治"** 神仙截法:治癰疽發背毒瘡,發作便服,使毒氣不内攻,可保。真麻油(銀器内煎十餘沸,傾出候冷,一斤),右和醇酒二碗,分五次,蕩温,日夜服盡,解陰證沉毒。

⑪ 百一選方:**《百一選方》卷15"第二十三門"** 治結成腫實未潰,小便不通者:葱不拘多少,碎切,入麻油内煎令黑色,去葱不用,只收油,趁微熱,通手逐旋塗上,自消。

⑫ 總録:**《聖濟總録》卷122"喉痹"** 治急喉痹方:生油一合,右一味急灌之,立愈……

丹石毒發。發熱者，不得食熱物，不用火爲使，但着厚衣暖卧，取油一匙，含嚥。戒怒二七日也。○《枕中記》[①]云：服丹石人，先宜以麻油一升，薤白三升切，納油中，微火煎黑，去滓。合酒每服三合，百日氣血充盛也。**身面瘡疥**。方同下。**梅花秃癬**。用清油一椀，以小竹子燒火入内煎沸，瀝猪膽汁一箇和匀，剃頭擦之，二三日即愈。勿令日晒。《普濟方》[②]。**赤秃髮落**。香油、水等分，以銀釵攪和。日日擦之，髮生乃止。《普濟方》[③]。**髮落不生**。生胡麻油塗之。《普濟方》[④]。**令髮長黑**。生麻油、桑葉煎過，去滓。沐髮，令長數尺。《普濟》[⑤]。**滴耳治聾**。生油日滴三五次。候耳中塞出，即愈。《總録》[⑥]。**蚰蜒入耳**。劉禹錫《傳信方》用油麻油作煎餅，枕卧，須臾自出。李元淳尚書在河陽日，蚰蜒入耳，無計可爲。腦悶有聲，至以頭擊門柱。奏狀危困，因發御醫療之，不驗。忽有人獻此方，乃愈。《圖經》[⑦]。**蜘蛛咬毒**。香油和鹽，摻之。《普濟方》[⑧]。**冬月唇裂**。香油頻頻抹之。《相感志》[⑨]。**身面白癜**。以酒服生胡麻油一合，一日三服，至五斗瘥。慎生冷、猪、鷄、魚、蒜等百日。《千金》[⑩]。**小兒丹毒**。生麻油塗之。《千金》[⑪]。**打撲傷腫**。熟麻油和酒飲之，以火燒熱地卧之，覺即疼腫俱消。松陽民相毆，用此法，經

---

① 枕中記：**《證類》卷 24“白油麻”**　孫真人《枕中記》云：麻油一升，薤白三斤，切内油中，微火煎之，令薤黑，去滓，合酒服之半升三合，百脉血氣充盛。服金石人，先宜服此方。

② 普濟方：**《普濟方》卷 363“頭瘡”**　治小兒頭上梅花癩：用清油不拘多少，小竹子火灰内煨乾，煎令油沸，却以豬膽一個，燈上燎熟，針出膽汁，入油内。先剃頭，搽上，勿令日曬淋，二三日即愈。

③ 普濟方：**《普濟方》卷 48“赤秃”**　治秃髮復生(出《海上方》)：用香油、水各和一半，以銀釵攪之，使油水相入。擦傅頭上，髮則復生。

④ 普濟方：**《普濟方》卷 50“令髮生長”**　主生毛髮：以胡麻生油塗頭，令人生髮。

⑤ 普濟：**《千金方》卷 13“頭面風第八”**　髮墮落，令生長方……又方：麻葉、桑葉，右二味以泔煮，去滓，沐髮七遍，長六尺。(**按**：《普濟方》卷 50 引同方，少“麻葉”一味，云出《千金方》。)

⑥ 總録：**《聖濟總録》卷 114“耳聾”**　治耳聾，滴耳生油方：生油一合，右一味，滴入耳中，日三五次，候其塞出即差。

⑦ 圖經：**《圖經》見《證類》卷 24“白油麻”**　……劉禹錫《傳信方》：蚰蜒入耳，以油麻油作煎餅枕卧，須臾蚰蜒自出而差。李元淳尚書在河陽日，蚰蜒入耳，無計可爲，半月後腦中洪洪有聲，腦悶不可徹，至以頭自擊門柱，奏疾狀危極，因發御藥以療之，無差者。其爲受苦不念生存，忽有人獻此方，乃愈。

⑧ 普濟方：**《聖惠方》卷 57“治蜘蛛咬諸方”**　治蜘蛛咬作瘡，諸治不差方……又方：右鹽和油調塗之，數揩之，神驗。(**按**：《普濟方》卷 308“蜘蛛蜈蚣咬”引同方，云出《聖惠方》。)

⑨ 相感志：**《物類相感志·身體》**　冬月唇燥裂痛，不可以津潤，只用香麻油抹之，二三日便可……

⑩ 千金：**《千金方》卷 24“疥癬第四”**　治白癜風方……又方：以酒服生胡麻油一合，日三，稍稍加至五合，慎生肉、豬、雞、魚、蒜等，百日服五斗瘥。

⑪ 千金：**《千金方》卷 22“丹毒第四”**　治小兒天火丹……又方：生麻油塗之。

官驗之,了無痕迹。趙葵《行營雜録》①。**虎爪傷人**。先喫清油一盌,仍以油淋洗瘡口。趙原陽《濟急方》②。**毒蜂螫傷**。清油搽之妙。同上③。**毒蛇螫傷**。急飲好清油一二盞解毒,然後用藥也。《濟急良方》④。

麻枯餅。【時珍曰】此乃笮去油麻滓也。亦名麻籸,音辛。荒歲人亦食之。可以養魚肥田,亦《周禮》⑤草人强堅用蕡之義。

【附方】新二。**揩牙烏鬚**。麻枯八兩,鹽花三兩,用生地黄十斤取汁,同入鐺中熬乾。以鐵蓋覆之,鹽泥泥之。煅赤,取研末。日用三次,揩畢,飲薑茶。先從眉起,一月皆黑也。《養老書》⑥。**疽瘡有蟲**。生麻油滓貼之,綿裹,當有蟲出。《千金方》⑦。

青蘘音穰。○《本經》⑧上品。○【恭⑨曰】自草部移附此。

【釋名】夢神,巨勝苗也。生中原山谷。《别録》⑩。

【氣味】甘、寒,無毒。【主治】五臟邪氣,風寒濕痺,益氣,補腦髓,堅筋骨。久服耳目聰明,不飢不老,增壽。《本經》⑪。主傷暑熱。思邈⑫。作湯沐頭,去風潤髮,滑皮膚,益血色。《日華》⑬。治崩中血凝注者,生擣一升,熱湯

---

① 行營雜録:**《説郛》弓 47《行營雜録》**　松陽縣民有被毆,經縣驗傷,翊日引驗,了無瘢痕。宰怪而詰之。乃仇家使人要歸,飲以熟麻油酒,卧之火燒地上,覺而疼腫盡消。

② 濟急方:**《仙傳外科》卷 10"救解諸毒傷寒雜病一切等證"**　虎傷,先吃清油一碗,次用油洗瘡口。又以乾葛煎水洗,又以沙糖水調塗,仍服沙糖水一兩碗。

③ 同上:**《仙傳外科》卷 10"救解諸毒傷寒雜病一切等證"**　黄蜂蜇,以熱酒洗之立效。或用清油搽上。

④ 濟急良方:**《仙傳外科》卷 10"救解諸毒傷寒雜病一切等證"**　毒蛇傷,急飲好醋一二碗,令毒不隨血走。或飲清油一二盞亦可。然後用藥……

⑤ 周禮:**《周禮註疏》卷 16**　草人掌土化之灋……凡糞種……彊槩用蕡(鄭注:彊槩,彊堅者。)

⑥ 養老書:**《聖惠方》卷 41"揩齒令髭髮黑諸方"**　黑髭方……又方:麻枯(八兩,搗令碎)、鹽花(三兩)、肥生地黄(一斤),右搗絞取地黄汁,和前件藥於鐺中熬令乾,以鐵蓋子覆之,取炭末和鹽泥泥之,燒通赤,候冷搗羅爲末,常用揩齒了,含藥少時吐却,便吃薑茶一碗。欲得速見徵效,平明午後各一度揩之,即先從眉黑,一月内皆變黑矣。(**按**:《壽親養老新書》無此方,另溯其源。)

⑦ 千金方:**《千金方》卷 22"瘭疽第六"**　治疽潰後方……又方:以生麻油滓,綿裹布瘡上,蟲出。

⑧ 本經:《本經》《别録》見《證類》卷 24"青蘘"　味甘,寒,無毒。主五藏邪氣,風寒濕痺,益氣,補腦髓,堅筋骨。久服耳目聰明,不飢不老,增壽。巨勝苗也。生中原川谷。

⑨ 恭:**《唐本草》見《證類》卷 24"青蘘"**　《唐本》注云:青蘘,《本經》在草部上品中,既堪噉,今從胡麻條下。

⑩ 别録:**《證類》卷 24"胡麻"**　……秋採青蘘,一名夢神。/見本頁注⑧。

⑪ 本經:見本頁注⑧白字。

⑫ 思邈:**《千金方》卷 26"穀米第四"**　胡麻……葉名青蘘,主傷暑熱……

⑬ 日華:見 1683 頁注③。

絞汁半升服,立愈。甄權①。祛風,解毒,潤腸。又治飛絲入咽喉者,嚼之即愈。時珍。

【發明】【宗奭②曰】青蘘即油麻葉也。以湯浸,良久涎出稠黄色,婦人用之梳髮,與《日華》作湯沐髮之説法相符,則胡麻之爲脂麻無疑。【弘景③曰】胡麻葉甚肥滑,可沐頭。但不知云何服之。仙方並無用此,亦當陰乾爲丸散爾。【時珍曰】按服食家有種青蘘作菜食法,云秋間取巨勝子種畦中,如生菜之法。候苗出采食,滑美不減於葵。則本草所著者,亦茹蔬之功,非入丸散也。

胡麻花。【思邈④曰】七月采最上標頭者,陰乾用之。【藏器⑤曰】陰乾漬汁,溲麪食,至韌滑。【主治】生秃髮。思邈⑥。潤大腸。人身上生肉丁者,擦之即愈。時珍。

【附方】新一。眉毛不生。烏麻花陰乾爲末,以烏麻油漬之,日塗。《外臺秘要》⑦。

麻稭。【主治】燒灰,入點痣、去惡肉方中用。時珍。

【附方】新二。小兒鹽哮。脂麻稭瓦内燒存性,出火毒,研末。以淡豆腐蘸食之。《摘玄方》⑧。聤耳出膿。白麻藍刮取一合,花胭肢一枚,爲末。綿裹塞耳中。《聖濟總録》⑨。

亞麻宋《圖經》⑩

【釋名】鵶麻《圖經》⑪、壁虱胡麻《綱目》。

---

① 甄權:**《藥性論》見《證類》卷24"胡麻"** ……又患崩中血凝疰者,生取一升,擣,内熱湯中,絞取半升,立愈……

② 宗奭:**《衍義》卷20"青蘘"** 即油麻葉也。陶隱居注亦曰:胡麻葉也。胡地脂麻鶻色,子頗大。日華子云:葉作湯沐,潤毛髮,乃是今人所取胡麻葉。以湯浸之,良久涎出,湯遂稠黄色,婦人用之梳髮。由是言之,胡麻與白油麻,今之所謂脂麻者是矣。青蘘即其葉無疑。

③ 弘景:**《集注》見《證類》卷24"青蘘"** 陶隱居云:胡麻葉也。甚肥滑,亦可以沐頭,但不知云何服之。仙方並無用此法,正當陰乾擣爲丸散爾……

④ 思邈:**《千金方》卷26"穀米第四"** ……花主生秃髮,七月采最上頭者,陰乾用之。

⑤ 藏器:**《拾遺》見《證類》卷24"胡麻"** 陳藏器云:花陰乾,漬取汁,溲麪至韌,易滑。

⑥ 思邈:**《千金方》卷26"穀米第四"** 胡麻……花主生秃髮,七月采最上頭者,陰乾用之。

⑦ 外臺秘要:**《千金方》卷13"頭面風第八"** 生眉毛方……又方:七月烏麻花陰乾,末之,以生烏麻油漬之,二日一塗。(**按**:《外臺》卷32"生眉毛方"方同,原出《千金》。)

⑧ 摘玄方:**《丹溪摘玄》卷18"哮門"** 治哮嗽:(草)〔脂〕麻梗煅存性,瓦器内覆(令)〔冷〕,末之,生豆腐蘸二三寸食之,即效。如未痊,可或用肥豬肉三兩片蘸食之,甚效。

⑨ 聖濟總録:**《聖惠方》卷86"治小兒聤耳諸方"** 治小兒通耳:白麻藍皮散方:白麻藍皮(一兩)、花胭脂(半兩),右件藥搗羅爲末,滿塡耳孔中,經一兩度差。(**按**:《聖濟總録》無此方。《聖惠方》卷36"治聤耳方"下一方治聤耳出膿,無"白麻藍",用"麻子",與時珍所引方異。)

⑩ 圖經:**《圖經》見《證類》卷30"外草類・亞麻子"** 出兗州、威勝軍。味甘,微温,無毒。苗、葉俱青,花白色。八月上旬採其實用。又名鵶麻,治大風疾。

⑪ 圖經:見上注。

【集解】【頌①曰】亞麻子出兖州、威勝軍。苗葉俱青,花白色。八月上旬采其實用。【時珍曰】今陝西人亦種之,即壁虱胡麻也。其實亦可榨油點燈,氣惡不堪食。其莖穗頗似茺蔚,子不同。

子。【氣味】甘,微温,無毒。【主治】大風瘡癬。蘇頌②。

大麻《本經》③上品

【釋名】火麻《日用》④、黄麻俗名、漢麻《爾雅翼》⑤。雄者名枲麻《詩疏》⑥、牡麻同上。雌者名苴麻同上、荸麻音字。花名麻蕡《本經》⑦、麻勃。【時珍曰】麻從兩木在广下,象屋下泒麻之形也。木音泒,广音儼。餘見下注。云漢麻者,以别胡麻也。

【集解】【正誤】【《本經》⑧曰】麻蕡一名麻勃,麻花上勃勃者。七月七日采之良。麻子九月采。入土者損人。生太山川谷。【弘景⑨曰】麻蕡即牡麻,牡麻則無實。今人作布及履用之。【恭⑩曰】蕡即麻實,非花也。《爾雅》云:蕡,枲實。《儀禮》云:苴,麻之有蕡者。注云:有子之麻爲苴。皆謂子也。陶以蕡爲麻勃,謂勃勃然如花者,復重出麻子,誤矣。既以蕡爲米穀上品,花豈堪食乎。【藏器⑪曰】麻子,早春種爲春麻子,小而有毒。晚春種爲秋麻子,入藥佳。壓油可以油物。【宗奭⑫曰】麻子,海東毛羅島來者,大如蓮實,最勝。其次出上郡、北地者,大如豆。南地者子

① 頌:見前頁注⑩。

② 蘇頌:見前頁注⑩。

③ 本經:《本經》《别録》見《證類》卷24“麻蕡”味辛,平,有毒。主五勞七傷,利五藏,下血寒氣,破積止痺,散膿。多食令見鬼狂走,久服通神明,輕身。一名麻勃。此麻花上勃勃者。七月七日採良。

④ 日用:**《日用本草》卷2**　火麻子:績麻子也。

⑤ 爾雅翼:**《爾雅翼》卷1“麻”**　……别謂中國之麻爲漢麻,亦曰大麻。

⑥ 詩疏:**《毛詩草木鳥獸蟲魚疏》卷15“國風・豳”**　九月叔苴(……注云:苴麻之有實者也……)/**《周禮注疏》卷5“天官冢宰下”**　疏(……子夏傳云:牡麻者,枲麻也,則枲麻謂雄麻也……)(**按**:此條糅入兩家註疏,故“釋名”項下“同上”須加區别。)

⑦ 本經:見本頁注③白字。

⑧ 本經:見本頁注③。

⑨ 弘景:**《集注》見《證類》卷24“麻蕡”**　陶隱居云:麻蕡即牡麻,牡麻則無實,今人作布及履用之……

⑩ 恭:**《唐本草》見《證類》卷24“麻蕡”**　《唐本》注云:蕡,即麻實,非花也。《爾雅》云:蕡,枲實。《禮》云:苴,麻之有蕡者。注云:有子之麻爲苴。皆謂子爾。陶以一名麻勃,謂勃勃然如花者,即以爲花,重出子條,誤矣。既以麻蕡爲米之上品,今用花爲之,花豈爲堪食乎……

⑪ 藏器:**《拾遺》見《證類》卷24“麻蕡”**　……壓爲油,可以油物。早春種爲春麻,子小而有毒。晚春種爲秋麻,子入藥佳。

⑫ 宗奭:**《衍義》卷20“大麻子”**　海東來者最勝,大如蓮實,出毛羅島。其次出上郡北地,大如豆,南地者子小。

小。【頌①曰】麻子處處種之,績其皮以爲布者。農家擇其子之有斑黑文者,謂之雌麻,種之則結子繁。他子則不然也。《本經》麻蕡、麻子所主相同,而麻花非所食之物,蘇恭之論似當矣。然本草朱字云,麻蕡味辛,麻子味甘,又似二物。疑本草與《爾雅》《禮記》稱謂有不同者。又《藥性論》用麻花,云味苦,主諸風、女經不利。然則蕡也、子也、花也,其三物乎?【時珍曰】大麻即今火麻,亦曰黄麻。處處種之,剝麻收子。有雌有雄:雄者爲枲,雌者爲苴。大科如油麻。葉狹而長,狀如益母草葉,一枝七葉或九葉。五六月開細黄花成穗,隨即結實,大如胡荽子,可取油。剝其皮作麻。其稭白而有稜,輕虚可爲燭心。《齊民要術》②云:麻子放勃時,拔去雄者。若未放勃,先拔之,則不成子也。其子黑而重,可擣治爲燭。即此也。《本經》有麻蕡、麻子二條,謂蕡即麻勃,謂麻子入土者殺人。蘇恭謂蕡是麻子,非花也。蘇頌謂蕡、子、花爲三物。疑而不决。謹按《吴普本草》③云:麻勃一名麻花,味辛無毒。麻藍一名麻蕡,一名青葛,味辛甘有毒。麻葉有毒,食之殺人。麻子中仁無毒,先藏地中者,食之殺人。據此説則麻勃是花,麻蕡是實,麻仁是實中仁也。普,三國時人,去古未遠,説甚分明。《神農本經》以花爲蕡,以藏土、入土殺人,其文皆傳寫脱誤爾。陶氏及唐宋諸家,皆不考究而臆度疑似,可謂疏矣。今依吴氏改正於下。

麻勃。【普④曰】一名麻花。【時珍曰】觀《齊民要術》有放勃時拔去雄者之文,則勃爲花明矣。

【氣味】辛,温,無毒。【甄權⑤曰】苦,微熱,無毒。○畏牡蠣。入行血藥,以䗪蟲爲之使。

【主治】一百二十種惡風,黑色遍身苦癢,逐諸風惡血,治女人經候不通。《藥性》⑥。治健忘及金瘡内漏。時珍。

【發明】【弘景⑦曰】麻勃方藥少用。術家合人參服之,逆知未來事。【時珍曰】按《范汪

---

① 頌:**《圖經》見《證類》卷24"麻蕡"** 麻蕡,麻子,生泰山川谷,今處處有。皆田圃所蒔,績其皮以爲布者……按《本經》麻蕡主七傷,利五藏,多食令人狂走。觀古今方書,用麻子所治亦爾。又麻花,非所食之物,如蘇之論似當矣。然朱字云:麻蕡味辛,麻子味甘,此又似二物。疑本草與《爾雅》《禮記》有稱謂不同者耳。又古方亦有用麻花者,云味苦,主諸風及女經不利,以䗪蟲爲使。然則蕡也、子也、花也,其三物乎……農家種麻法:擇其子之有斑文者,謂之雌麻,云用此則結實繁,它子則不然……

② 齊民要術:**《齊民要術》卷2"種麻子第九"** 止取實者。種斑黑麻子(斑黒者饒實。崔寔曰:苴麻子黑,又實而重,擣治作燭,不作麻)……既放勃,拔去雄。(若未放勃去雄者,則不成子實。)

③ 吴普本草:**《御覽》卷995"麻"** 《吴氏本草經》曰:麻子中人,神農、岐伯:辛。雷公、扁鵲:無毒。不欲牡厲、白薇。先藏地中者食殺人。麻藍,一名麻蕡,一名青羊,一名青葛。神農:辛。岐伯:有毒。雷公:甘。畏牡厲、白薇。葉上有毒,食之殺人。麻勃,一名麻花。雷公:辛,無毒。畏牡厲。

④ 普:見上注。

⑤ 甄權:**《藥性論》見《證類》卷24"麻蕡"** 麻花,白麻是也。味苦,微熱,無毒。方用能治一百二十種惡風,黑色遍身苦癢,逐諸風惡血。主女人經候不通,䗪蟲爲使……/見本頁注③。

⑥ 藥性:見上注。

⑦ 弘景:**《集注》見《證類》卷24"麻蕡"** ……麻勃,方藥亦少用,術家合人參服,令逆知未來事……

方》①有治健忘方：七月七日收麻勃一升，人參二兩，爲末，蒸令氣遍。每臨卧服一刀圭，能盡知四方之事。此乃治健忘，服之能記四方事也。陶云逆知未來事，過言矣。又《外臺》②言生疔腫人忌見麻勃，見之即死者，用胡麻、針砂、燭燼爲末，醋和傅之。不知麻勃與疔何故相忌。亦如人有見漆即生瘡者，此理皆不可曉。

【附方】舊一，新二。**瘰癧初起**。七月七日麻花，五月五日艾葉，等分，作炷，灸之百壯。《外臺秘要》③。**金瘡内漏**。麻勃一兩，蒲黄二兩，爲末。酒服一錢匕，日三夜一。同上④。**風病麻木**。麻花四兩，草烏一兩，炒存性爲末，煉蜜調成膏。每服三分，白湯調下。

麻蕡。【普⑤曰】一名麻藍，一名青葛。【時珍曰】此當是麻子連殼者，故《周禮》⑥朝事之籩供蕡。《月令》食麻，與大麻可食、蕡可供，稍有分别，殼有毒而仁無毒也。

【氣味】**辛，平，有毒**。【普⑦曰】神農：辛。雷公：甘。岐伯：有毒。○畏牡蠣、白微。【主治】**五勞七傷。多服，令人見鬼狂走**。《本經》⑧。○【詵⑨曰】要見鬼者，取生麻子、菖蒲、鬼臼等分，杵丸彈子大。每朝向日服一丸。滿百日即見鬼也。**利五臟，下血寒氣，破積，止痺，散膿。久服通神明，輕身**。《别録》⑩。

【附方】舊一。**風癲百病**。麻子四升，水六升，猛火煮令芽生，去滓煎取二升，空心服之。或發，或不發，或多言語，勿怪之。但令人摩手足，頃定。進三劑愈。《千金》⑪。

---

① 范汪方：**《千金方》卷14"好忘第七"**　治好忘，久服聰明益智方……又方：七月七日麻勃一升，人參二兩，末之，蒸令氣遍，夜欲卧，服一刀圭，盡知四方之事。（**按**：原方未載出"范汪"，疑出處有誤。）

② 外臺：**《千金方》卷22"疔腫第一"**　治疔腫病忌見麻勃，見之即死者方：胡麻、燭燼、針沙（各等分），右三味末之，以醋和敷之。（**按**：《外臺》無此方，另溯其源。）

③ 外臺秘要：**《外臺》卷23"灸瘰癧法"**　一切瘰癧在項上及觸處，但有肉結凝，以作瘻瘡及癧節者……又方：七月七日日未出時取麻花，五月五日取艾，等分，合搗作炷，灸癧子一百壯。

④ 同上：**《千金方》卷25"火瘡第四"**　治金瘡内漏方……又方：七月七日麻勃一兩、蒲黄二兩，右二味酒服一錢匕，日五夜二。（**按**：《外臺》無此方，另溯其源。）

⑤ 普：見1697頁注③。

⑥ 周禮：**《周禮註疏》卷5"天官冢宰"**　朝事之籩，其實麷蕡……注：蕡，枲實也。鄭司農云……熬麥曰麷，麻曰蕡。

⑦ 普：見1697頁注③。

⑧ 本經：見1696頁注③白字。

⑨ 詵：**《食療》見《證類》卷24"麻蕡"**　……要見鬼者，取生麻子、昌蒲、鬼臼等分，杵爲丸，彈子大。每朝向日服一丸，服滿百日即見鬼也。

⑩ 别録：見1696頁注③。（**按**：此文與《本經》文相混。）

⑪ 千金：**《千金翼方》卷17"中風第一"**　治風癲狂及百病方：大麻子四升，上好者，右一味，以水六升，猛火煮令牙生，去滓煎取七升，旦空肚頓服。或不發，或多言語，勿怪之，但使人摩手足，須臾即定。凡進三劑，無不愈，令人身輕，衆邪皆去。（**按**：《證類》卷24"麻蕡"所附此方注出《千金方》。今本《千金方》無此方，見《千金翼》。）

麻仁。【修治】【宗奭①曰】麻仁極難去殼。取帛包置沸湯中,浸至冷出之。垂井中一夜,勿令着水。次日日中曝乾,就新瓦上挼去殻,簸揚取仁,粒粒皆完。張仲景麻仁丸,即此大麻子中仁也。

【氣味】甘,平,無毒。【詵②曰】微寒。【普③曰】先藏地中者,食之殺人。【士良④曰】多食損血脉,滑精氣,痿陽氣。婦人多食即發帶疾。○畏牡蠣、白微,惡茯苓。【主治】補中益氣。久服肥健,不老神仙。《本經》⑤。治中風汗出,逐水氣,利小便,破積血,復血脉,乳婦産後餘疾。沐髮,長潤。《别録》⑥。下氣,去風痺皮頑,令人心歡。炒香,浸小便,絞汁服之。婦人倒産,吞二七枚即正。藏器⑦。潤五臟,利大腸風熱結燥及熱淋。士良⑧。補虚勞,逐一切風氣,長肌肉,益毛髮,通乳汁,止消渴,催生難産。《日華》⑨。取汁煮粥,去五臟風,潤肺,治關節不通,髮落。孟詵⑩。利女人經脉,調大腸下痢。塗諸瘡癩,殺蟲。取汁煮粥食,止嘔逆。時珍。

【發明】【弘景⑪曰】麻子中仁,合丸藥并釀酒,大善。但性滑利。【劉完素⑫曰】麻,木穀也

---

① 宗奭:**《衍義》卷20“大麻子”** 去殻法:取麻子帛包之,沸湯中浸,湯冷出之,垂井中一夜,勿令著水。次日日中暴乾,就新瓦上挼去殻,簸揚取仁,粒粒皆完。張仲景麻仁丸,是用此大麻子。

② 詵:**《食療》見《證類》卷24“麻蕡”** 微寒……

③ 普:見1697頁注③。

④ 士良:**《食性》見《證類》卷24“麻蕡”** 陳士良云:大麻人,主肺臟,潤五藏,利大小便,疏風氣。不宜多食,損血脉,滑精氣,痿陽氣,婦人多食發帶疾。/見本頁注⑤。

⑤ 本經:**《本經》《别録》(《藥對》)見《證類》卷24“麻蕡”** **麻子:味甘,平**,無毒。**主補中益氣**,中風汗出,逐水,利小便,破積血,復血脉,乳婦産後餘疾,長髮,可爲沐藥。**久服肥健不老**,神仙。九月採,入土者損人。生太山川谷。(畏牡蠣、白薇、惡茯苓。)

⑥ 别録:見上注。

⑦ 藏器:**《拾遺》見《證類》卷24“麻蕡”** 《陳藏器本草》云:麻子,下氣,利小便,去風痺皮頑。炒令香,擣碎,小便浸取汁服,婦人倒産,吞二七枚即正。麻子去風,令人心歡……

⑧ 士良:見本頁注④。/**《藥性論》見《證類》卷24“麻蕡”** ……又云:大麻人,使。治大腸風熱結澀及熱淋……(**按**:此糅合二家之論。)

⑨ 日華:**《日華子》見《證類》卷24“麻蕡”** 大麻,補虚勞,逐一切風氣,長肌肉,益毛髮,去皮膚頑痺,下水氣及下乳,止消渴,催生,治横逆産。

⑩ 孟詵:**《食療》見《證類》卷24“麻蕡”** ……取汁煮粥,去五藏風,潤肺,治關節不通,髮落,通血脉,治氣……

⑪ 弘景:**《集注》見《證類》卷24“麻蕡”** ……其子中人,合丸藥并釀酒,大善,然而其性滑利……

⑫ 劉完素:**《保命集》卷上“本草論第九”** 麻,木穀而治風。豆,水穀而治水。所謂相同則相求者如此……

而治風，同氣相求也。【好古①曰】麻仁，手陽明、足太陰藥也。陽明病汗多、胃熱、便難，三者皆燥也。故用之以通潤也。【成無己②曰】脾欲緩，急食甘以緩之。麻仁之甘，以緩脾潤燥。

【附方】舊二十，新十八。服食法。麻子仁一升，白羊脂七兩，蜜蠟五兩，白蜜一合，和杵蒸食之，不飢耐老。《食療》③。耐老益氣，久服不飢。麻子仁二升，大豆一升，熬香爲末，蜜丸。日二服。《藥性論》④。大麻仁酒。治骨髓風毒疼痛，不可運動。用大麻仁水浸，取沉者一大升曝乾，於銀器中旋旋慢炒香熟，入木臼中搗至萬杵，待細如白粉即止，平分爲十帖。每用一帖，取家釀無灰酒一大椀，同麻粉，用柳槌蘸入砂盆中擂之，濾去殼，煎至減半。空腹温服一帖。輕者四五帖見效，甚者不出十帖，必失所苦，效不可言。《篋中方》⑤。麻子仁粥。治風水腹大，腰臍重痛，不可轉動。用冬麻子半斤研碎，水濾取汁，入粳米二合，煮稀粥，下葱、椒、薑、豉。空心食。《食醫心鏡》⑥。老人風痺。麻子煮粥，如上法食之。五淋澀痛。麻子煮粥，如上法食之。同上⑦。大便不通。麻子煮粥，如上法服之。《肘後方》⑧。麻子仁丸。治脾約，大便秘而小便數。麻子仁二升，芍藥半斤，厚朴一尺，大黄、枳實各一斤，杏仁一升，熬研，煉蜜丸梧桐子大。每以漿水下十丸，日三服。不知再加。張仲景方⑨。産後秘塞。許學士云：産後汗多則大便秘，難於用藥，

---

① 好古：**《湯液本草》卷3"麻仁"** 入足太陰經、手陽明經……《液》云：入足太陰、手陽明。汗多、胃熱、便難，三者皆燥濕而亡津液，故曰脾約。約者，約束之義。《内經》謂"燥者潤之"，故仲景以麻仁潤足太陰之燥及通腸也。

② 成無己：**《註解傷寒論》卷5"辨陽明病脉證并治法"** 麻仁丸方（……《内經》曰：脾欲緩，急食甘以緩之。麻子、杏仁之甘，緩脾而潤燥……）

③ 食療：**《食療》見《證類》卷24"麻蕡"** ……麻子一升，白羊脂七兩，蠟五兩，白蜜一合，和杵，蒸食之，不飢……

④ 藥性論：**《藥性論》見《證類》卷24"麻蕡"** ……又麻子二升，大豆一升，熬令香，擣末，蜜丸，日二服，令不飢，耐老益氣……

⑤ 篋中方：**《圖經》見《證類》卷24"麻蕡"** ……《篋中方》單服大麻人酒，治骨髓風毒，疼痛不可運動者。取大麻人水中浸，取沉者一大升，漉出暴乾，於銀器中旋旋炒，直須慢火，待香熟，調均，即入木臼中，令三兩人更互擣一二數，令及萬杵，看極細如白粉即止，平分爲十貼，每用一貼，取家釀無灰酒一大瓷湯椀，以砂盆、柳木槌子點酒，研麻粉，旋濾，取白酒直令麻粉盡，餘殼即去之，都合酒一處，煎取一半，待冷熱得所，空腹頓服，日服一貼，藥盡全差。輕者止於四五貼則見效。大抵甚者，不出十貼，必失所苦耳，其效不可勝紀……

⑥ 食醫心鏡：**《食醫心鏡》見《證類》卷24"麻蕡"** 治風水腹大，臍腰重痛，不可轉動。冬麻子半升碎，水研濾取汁，米二合，以麻子汁煮作稀粥，著葱、椒、薑、豉，空心食之。

⑦ 同上：**《食醫心鏡》見《證類》卷24"麻蕡"** ……又方：主五淋，小便赤少，莖中疼痛。冬麻子一升，杵研濾取汁二升，和米三合煮粥，著葱、椒及熟煮，空心服之。

⑧ 肘後方：**《外臺》卷27"大便不通方"** 《肘後》療大便不通方：研麻子，以米雜爲粥食之。

⑨ 張仲景方：**《傷寒論·辨陽明病脉證并治》** 趺陽脉浮而澀，浮則胃氣强，澀則小便數，浮滿相搏，大便則鞕，其脾爲約，麻子仁丸主之。麻子仁丸方：麻子仁（二升）、芍藥（半斤）、枳實（半斤，炙）、大黄（一斤，去皮）、厚朴（一尺，炙，去皮）、杏仁（一升，去皮尖，熬，别作脂），右六味蜜和丸如梧桐子大，飲服十丸，日三服。漸加，以知爲度。

惟麻子粥最穩。不惟産後可服,凡老人諸虚風秘皆得力也。用大麻子仁、紫蘇子各二合,洗浄研細,再以水研,濾取汁一盞,分二次煮粥啜之。《本事方》①。**産後瘀血**不盡。麻子仁五升,酒一升,漬一夜,明旦去滓,温服一升。不瘥,再服一升。不吐不下,不得與男子通一月,將養如初。《千金方》②。**胎損腹痛**。冬麻子一升,杵碎熬香,水二升煮汁,分服。《心鏡》③。**妊娠心痛**,煩悶。麻子仁一合研,水二盞,煎六分,去滓服。《聖惠》④。**月經不通**,或兩三月,或半年、一年者。用麻子仁二升,桃仁二兩,研匀,熱酒一升,浸一夜。日服一升。《普濟》⑤。**嘔逆不止**。麻仁三兩杵熬,水研取汁,着少鹽,喫,立效。李諫議常用,極妙。《外臺》⑥。**虚勞内熱**。下焦虚熱,骨節煩疼,肌肉急,小便不利,大便數少,少氣,吸吸口燥,熱淋。用大麻仁五合研,水二升,煮減半,分服。四五劑瘥。《外臺》⑦。**補下治渴**。麻子仁一升,水三升,煮四五沸去滓。冷服半升,日二。《藥性論》⑧。**消渴飲水**,日至數斗,小便赤澀。用秋麻子仁一升,水三升,煮三四沸。飲汁,不過五升瘥。《肘後方》⑨。**乳石發渴**。大麻仁三合,水三升,煮二升,時時呷之。《外臺》⑩。**飲酒咽爛**,口舌生瘡。大麻仁一升,黄芩二兩,爲末,蜜丸,含之。《千金方》⑪。**脚氣腫渴**。大麻仁

---

① 本事方:**《本事方》卷10“婦人諸疾”** 婦人産後有三種疾,郁冒則多汗,多汗則大便秘,故難於用藥。唯麻子蘇子粥,最佳且穩。紫蘇子、大麻子二味各半合,浄洗,研極細,用水再研,取汁一盞,分二次煮粥啜之。此粥不唯産後可服,大抵老人諸虚人風秘,皆得力。

② 千金方:**《千金方》卷3“惡露第五”** 治産後血不去,麻子酒方:麻子五升,擣,以酒一斗漬一宿,明旦去滓。温服一升,先食服;不瘥,夜服一升,不吐下。忌房事一月,將養如初産法。

③ 心鏡:**《證類》卷24“麻蕡”** 《食醫心鏡》……又方:主妊娠損動後腹痛。冬麻子一升,杵碎熬,以水二升煮,取汁熱沸,分爲三四服。

④ 聖惠:**《聖惠方》卷75“治妊娠心痛諸方”** 治妊娠心痛煩悶……又方:大麻人(一合,研),右以水一大盞,煎至六分,去滓,不計時候分温二服。

⑤ 普濟:**《普濟方》卷333“月水不通”** 治月水或至兩三月、半年、一年不通(出《肘後方》):桃仁(二兩)、麻子仁(二升),右合擣令匀,熱酒一升漬一宿,服一升,日一服。盡更作佳。(**按**:今本《肘後方》無此方。)

⑥ 外臺:**《外臺》卷6“嘔逆吐方”** 新附《近效》療嘔逆方……又方:麻人三合,熬擣,以水研取汁,著少鹽吃,立效。(李諫議用有效。)

⑦ 外臺:**《外臺》卷38“乳石發動熱氣上冲諸形候解壓方”** 又療虚勞,下焦虚熱,骨節煩疼,肌肉急,内痞,小便不利,大便數而少,吸吸口燥,少氣,折石熱方:大麻人(五合,研)、豉(二升),右二味以水四升合煮,取一升五合,分三服,三劑即止。

⑧ 藥性論:**《藥性論》見《證類》卷24“麻蕡”** ……補下焦,主治渴。又子一升,水三升,煮四五沸,去滓,冷服半升,日二服,差。

⑨ 肘後方:**《外臺》卷11“消渴不宜針灸方”** 《肘後》主消渴方:秋麻子一升,以水三升,煮三四沸,取汁飲之無限,不過五升差。(**按**:今本《肘後方》無此方。)

⑩ 外臺:**《聖濟總録》卷183“乳石發渴”** 治乳石發渴方:大麻人(研,一升),右一味每取三合,以水三升,煎取汁二升,時時飲之。(**按**:《外臺》無此方,今另溯其源。)

⑪ 千金方:**《千金方》卷25“卒死第一”** 治連月飲酒,咽喉爛,舌上生瘡方:大麻仁(一升)、黄芩(二兩,《肘後》用黄柏),右二味末之,蜜和丸,含之。

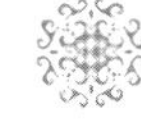

熬香,水研取一升。再入水三升,煮一升,入赤小豆,一升,煮熟,食豆飲汁。《外臺秘要》①。脚氣腹痺。大麻仁一升研碎,酒三升,漬三宿。温服大良。《外臺》②。血痢不止。《必效方》用麻子仁汁煮緑豆,空心食,極效。《外臺》③。小兒痢下赤白,體弱大困者。麻子仁三合,炒香研細末。每服一錢,漿水服,立效。《子母秘録》④。截腸怪病。大腸頭出寸餘,痛苦,乾則自落又出,名爲截腸病,若腸盡即不治。但初覺截時,用器盛脂麻油坐浸之,飲大麻子汁數升,即愈也。夏子益《奇疾方》⑤。金瘡瘀血在腹中。用大麻仁三升,葱白十四枚,搗熟,水九升,煮一升半,頓服。血出不盡,更服。《千金》⑥。腹中蟲病。大麻子仁三升,東行茱萸根八升,漬水。平旦服二升,至夜蟲下。《食療》⑦。小兒疳瘡。嚼麻子傅之,日六七度。《秘録》⑧。小兒頭瘡。麻子五升研細,水絞汁,和蜜傅之。《千金》⑨。白禿無髮。麻子三升炒焦研末,猪脂和塗,髮生爲度。《普濟方》⑩。髮落不生:蕡麻子汁煮粥,頻食之。《聖濟總録》⑪。聤耳出膿。麻子一合,花胭脂一分,研勻,作梃子,綿裹塞之。《聖惠方》⑫。大風癩疾。大麻仁三升淘晒,以酒一斗浸一

---

① 外臺秘要:**《外臺》卷 19"脚氣腫滿方"** 脚氣但腫不悶,經服利藥,法令人渴,但腫,縱不服利藥,亦遣人渴,宜利方:取大麻子熬令香,和水研取一大升,别以三大升水,煮一大升赤小豆,取一升汁,即内麻汁更煎三五沸,渴即飲之,冷熱任取。安穩。饑時啖豆亦佳。而利小便,止渴消腫,大良。

② 外臺:**《外臺》卷 19"脚氣腫滿方"** 文仲大麻子酒方,療脚氣上,脚腫小腹痹:大麻子一升,碎研,清酒三升漬三宿,温服隨性。兼療頭風,補益。此一方傳用大良。

③ 外臺:**《外臺》卷 25"白痢方"** 《必效》白痢方:麻子汁,右一味以汁煮取緑豆,空腹飽服,極效。

④ 子母秘録:**《證類》卷 24"麻蕡"** 《子母秘録》……又方:治小兒赤白痢,多體弱不堪,大困重者。麻子一合,炒令香熟,末服一錢匕,蜜漿水和服,立效。

⑤ 奇疾方:**《傳信適用方》卷下"夏子益治奇疾方三十八道"** 第三:大腸頭出寸餘,痛苦,直候乾,自退落,又出,名爲截腸病。若腸盡乃不治矣。但初覺截餘寸,治用油一盞,以臀坐之,飲大麻子汁數升,愈。

⑥ 千金:**《千金方》卷 25"火瘡第四"** 治金瘡腹中瘀血,二物湯方:大麻子(三升)、大葱白(二十枚),右使數人各搗令熟,著九升水,煮取一升半,頓服之。若血出不盡,腹中有膿血,更合服,當吐膿血耳。

⑦ 食療:**《食療》見《證類》卷 24"麻蕡"** ……《洞神經》又取大麻,日中服子末三升,東行茱萸根剉八升,漬之。平旦服之二升,至夜蟲下……

⑧ 秘録:**《證類》卷 24"麻蕡"** 《子母秘録》……又方:治小兒疳瘡。嚼麻子傅之,日六七度。

⑨ 千金:**《千金方》卷 5"癰疽瘰癧第八"** 治小兒頭面瘡疥方:麻子五升,末之,以水和,絞取汁,與蜜和敷之。

⑩ 普濟方:**《千金方》卷 13"頭面風第八"** 治禿頂方……又方:麻子三升熬焦,末之,以豬脂和塗之,髮生爲度。(**按**:《普濟方》卷 48"白禿"下有同方,云出《千金方》。)

⑪ 聖濟總録:**《食療》見《證類》卷 24"麻蕡"** 取汁煮粥,去五藏風,潤肺,治關節不通,髮落,通血脉,治氣。/**《普濟方》卷 50"鬚髮墮落"** 治髮落(出《本草》):取黄蕡麻汁煮粥食之。(**按**:《聖濟總録》無此方。另溯其源。)

⑫ 聖惠方:**《聖惠方》卷 36"治聤耳諸方"** 治聤耳,膿水不止,方:麻子(一合)、花胭脂(一分),右件藥都研爲末,滿耳塞藥,以綿輕擁,三兩上愈。

夜,研取白汁,濾入瓶中,重湯煮數沸收之。每飲一小盞,兼服茄根散、乳香丸,取效。《聖惠方》[①]。**卒被毒箭**。麻仁數升,杵汁飲。《肘後》[②]。**解射罔毒**。大麻子汁飲之良。《千金》[③]。**辟禳温疫**。麻子仁、赤小豆各二七枚,除夜着井中。飲水良。《龍魚河圖》[④]。**赤遊丹毒**。麻仁搗末,水和傅之。《千金方》[⑤]。**濕癬肥瘡**。大麻湁傅之,五日瘥。《千金方》[⑥]。**瘭疽出汁**,生手足肩背,纍纍如赤豆狀。剥净,以大麻子炒,研末摩之。《千金方》[⑦]。

油。【主治】熬黑壓油,傅頭,治髮落不生。煎熟,時時啜之,治硫黄毒發身熱。時珍。○出《千金方》[⑧]、《外臺秘要》[⑨]。

【附方】新一。**尸咽痛痒**。麻子燒脂,服之。《總録》[⑩]。

葉。【氣味】辛,有毒。【主治】搗汁服五合,下蚘蟲。搗爛傅蝎毒,俱效。蘇恭[⑪]。浸湯沐髮長潤,令白髮不生。【甄權[⑫]曰】以葉一握,同子五升搗和,浸三日,去滓沐髮。

---

① 聖惠方:**《聖惠方》卷 24"治大風疾諸方"** 大麻人酒法:大麻人三升,水淘令浄,候乾,以酒一斗浸一宿後,和酒研取白汁,以生絹濾過,却入瓷瓶中以重湯煮數沸即止,每遍取一小盞暖過下藥,仍兼服後散,相間服之。/服前藥後,宜服紫茄子根散方:紫茄子根(切,曝乾,搗羅,取末一斤)、白蘗末(二兩)、甘草(炙微赤,搗羅,取末一兩),右件藥相和令匀,早飯後至晚,常均匀服三服,每服以温水調下二錢。/治大風神驗方:通明乳香(二十兩)、苦參(四兩,肥好者,細剉),右先用好酒五升浸苦參,於瓷瓶内以重湯煮一復時,其鍋釜下火亦不用絶猛,但令常小沸爲候,經一復時足即取出,濾去滓,衹將酒浸乳香,於銀鍋内煎如餳即止,入天麻末四兩、大麻人二兩别研如膏,入於乳香膏内研攪令匀,慢火熬之,可圓即圓如梧桐子大,每日空心及夜飯前以大麻人酒下二十圓。(**按**:所云"茄根散""乳香丸"未出全方,今補。)

② 肘後:**《外臺》卷 29"被刀箭傷方"** 《小品》療被毒箭傷方……又方:食麻子數升,愈。搗飲其汁亦佳。(**按**:今本《肘後方》無此方,另溯其源。)

③ 千金:**《千金方》卷 24"解百藥毒第二"** 射罔毒:藍汁、大小豆汁、竹瀝、大麻子汁……

④ 龍魚河圖:**《證類》卷 24"麻蕡"** 《龍魚河圖》:曰:歲暮夕四更中,取二七豆子,二七麻子。家人頭少許髮,合麻子、豆著井中祝敕。并使其家竟年不遭傷寒,辟五温鬼。

⑤ 千金方:**《千金方》卷 22"丹毒第四"** 赤流腫丹毒方……又方:搗大麻子,水和敷之。

⑥ 千金方:**《千金方》卷 23"疥癬第四"** 治濕癬肥瘡方:用大麻湁傅之,五日差。

⑦ 千金方:**《千金方》卷 22"瘭疽第六"** 治瘭疽著手足肩背,忽發累累如赤豆,剥之汁出者方……又方:以麻子熬作末,摩上良。

⑧ 千金方:**《千金方》卷 13"頭面風第八"** 髮落不生,令長方:麻子一升,熬黑,壓取脂以敷頭,長髮妙。(**按**:此出處當置於"治髮落不生"之後。)

⑨ 外臺秘要:**《聖惠方》卷 38"治餌寒食五石諸雜石等發動解散兼下石諸方"** 治硫黄發遍身熱,方:右以大麻油二合,煎熟放温,以銅匙抄少許啜之,三五服效。(**按**:《外臺》無此方,另溯其源。)

⑩ 總録:**《聖濟總録》卷 123"尸咽喉"** 治尸咽喉中痛癢如得蟲毒方……又方:麻子,右一味燒取脂,酒調一錢匕服之,差。

⑪ 蘇恭:**《唐本草》見《證類》卷 24"麻蕡"** ……擣葉,水絞取汁,服五合,主蚘蟲。擣傅蠍毒,效。

⑫ 甄權:**《藥性論》見《證類》卷 24"麻蕡"** ……子五升研,同葉一握擣相和,浸三日去滓,沐髮,令白髮不生……

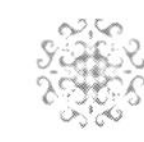

【發明】【時珍曰】按郭文《瘡科心要》①,烏金散治癰疽疔腫,時毒惡瘡。方中用火麻頭同麻黄諸藥發汗,則葉之有毒攻毒可知矣。《普濟方》②用之截瘧,尤可推焉。

【附方】新二。治瘧不止。火麻葉不問榮枯,鍋内文武火慢炒香,撮起,以紙蓋之,令出汗盡,爲末。臨發前用茶或酒下。移病人原睡處,其狀如醉,醒即愈。〇又方:火麻葉如上法爲末一兩,加縮砂、丁香、陳皮,末,各半兩,酒糊丸梧子大。每酒、茶任下五七丸。能治諸瘧,壯元氣。《普濟方》③。

黄麻。【主治】破血,通小便。時珍。

【附方】新二。熱淋脹痛。麻皮一兩,炙甘草三分,水二盞,煎一盞服,日二,取效。《聖惠方》④。跌撲折傷,疼痛。接骨方:黄麻燒灰、頭髮灰各一兩,乳香五錢,爲末。每服三錢,温酒下,立效。《王仲勉經驗方》⑤。

麻根。【主治】擣汁或煮汁服,主瘀血石淋。陶弘景⑥。治産難衣不出,破血壅脹,帶下、崩中不止者,以水煮服之,效。蘇恭⑦。治熱淋下血不止,取三九枚,洗净,水五升,煮三升,分服,血止神驗。《藥性》⑧。根及葉擣汁服,治撾打瘀血,心腹滿,氣短,及踠折骨痛不可忍者,皆效。無則以麻煮汁代之。蘇頌。〇出韋宙《獨行方》⑨。

---

① 瘡科心要:**《玉機微義》卷15"論腸癰"** 郭氏神效烏金散:治癰疽疔腫,時毒,附骨疽,諸惡瘡等證。若瘡黑陷如石堅,四肢冷,脉細,或時昏冒譫語,循衣煩渴危篤者,服此汗之,瘡起。蒼耳頭(五月五日午時收)、小草烏頭、火麻頭(火日收採)、木賊(去節)、蝦蟇頭、樺皮節(酥炙)、麻黄(去根節)。右晒乾各等分,同入磁器内,鹽泥固濟炭火内,從早鍛至申分,如黑煤色爲度。碾爲末,每服二錢。病重者三錢,用熱酒調下。未汗再一服,如汗乾,却服解毒疏利之藥……又名首功玄黑散。(**按**:元・郭文《瘡科心要》已佚,佚文見《玉機微義》。)

② 普濟方:**《普濟方》卷197"諸瘧"** (**按**:詳見下方。)

③ 普濟方:**《普濟方》卷197"諸瘧"** 治瘧方:用大麻葉,不問榮枯,入鍋内,文武火慢慢炒香,連鍋取下,以紙蓋其上,令汗出盡,然後碾爲細末。臨發時以前兩時辰,用茶湯或温酒濃調下,移患人元睡處,其狀如醉,醒即愈矣。前項大麻葉依前法爲末。加入縮砂、丁香、木香、陳皮爲末,比麻葉分兩減半,酒糊爲丸,蜜丸亦可,常以茶酒送下五七丸,能治諸疾,壯元氣。

④ 聖惠方:**《聖惠方》卷58"治熱淋諸方"** 治熱淋,小腹脹滿急痛,方:麻皮(一兩)、甘草(三分,炙微赤),右件藥細剉,以水二大盞,煎取一盞三分,去滓,食前分爲三服。

⑤ 王仲勉經驗方:(**按**:書佚,無可溯源。)

⑥ 陶弘景:**《集注》見《證類》卷24"麻蕡"** ……麻根汁及煮飲之,亦主瘀血,石淋。

⑦ 蘇恭:**《唐本草》見《證類》卷24"麻蕡"** ……根主産難,衣不出,破血壅脹,帶下崩中不止者,以水煮服之效……

⑧ 藥性:**《藥性論》見《證類》卷24"麻蕡"** ……又主下血不止,青麻根一十七枚,洗去土,以水五升,煮取三升,冷分六服。

⑨ 獨行方:**《圖經》見《證類》卷24"麻蕡"** ……唐・韋宙《獨行方》主踠折骨痛不可忍。用大麻根及葉,擣取汁一升飲之,非時即煮乾麻汁服亦同。亦主撾打瘀血,心腹滿,氣短,皆效……

漚麻汁。【主治】止消渴,治瘀血。蘇恭①。

小麥《别録》②中品【校正】《拾遺③·麥苗》併歸爲一。

【釋名】來。【時珍曰】來,亦作秾。許氏《説文》④云:天降瑞麥,一來二粦,象芒刺之形,天所來也。如足行來,故麥字從來從夊。夊音綏,足行也。《詩》云"貽我來、牟",是矣。又云:來象其實,夊象其根。梵書⑤名麥曰迦師,錯〔麥〕。

【集解】【頌⑥曰】大小麥秋種冬長,春秀夏實,具四時中和之氣,故爲五穀之貴。地暖處亦可春種,至夏便收。然比秋種者,四氣不足,故有毒。【時珍曰】北人種麥漫撒,南人種麥撮撒。北麥皮薄麪多,南麥反此。或云,收麥以蠶沙和之,辟蠹。或云,立秋前以蒼耳剉碎同晒收,亦不蛀。秋後則蟲已生矣。蓋麥性惡濕,故久雨水潦,即多不熟也。

小麥【氣味】甘,微寒,無毒。入少陰、太陽之經。【甄權⑦曰】平,有小毒。【恭⑧曰】小麥作湯,不許皮坼。坼則性温,不能消熱止煩也。【藏器⑨曰】小麥秋種夏熟,受四時氣足,兼有寒熱温凉。故麥凉、麴温、麩冷、麪熱,宜其然也。河、渭之西,白麥麪亦凉,以其春種,闕二氣也。【時珍曰】新麥性熱,陳麥平和。【主治】除客熱,止煩渴咽燥,利小便,養肝氣,止漏血唾血。令女人易孕。《别録》⑩。養心氣,心病宜食之。思邈⑪。煎湯飲,治暴淋。宗奭⑫。熬末服,殺腸中蚘蟲。《藥性》⑬。陳者煎湯飲,止虚汗。燒存性,

---

① 蘇恭:**《唐本草》見《證類》卷24"麻蕡"** ……漚麻汁,主消渴……

② 别録:**《别録》見《證類》卷25"小麥"** 味甘,微寒,無毒。主除熱,止躁渴咽乾,利小便,養肝氣,止漏血、唾血。以作麴,温,消穀,止痢。以作麪,温,不能消熱止煩。

③ 拾遺:**《拾遺》見《證類》卷25"小麥"** 陳藏器……又云:麥苗,味辛,寒,無毒。主酒疸目黄,消酒毒暴熱……

④ 説文:**《説文·來部》** 來:周所受瑞麥來粦。一來二縫,象芒朿之形。天所來也,故爲行來之來。《詩》曰:"詒我來粦"。凡來之屬皆从來。

⑤ 梵書:**《翻譯名義集》七"齋法四食第六十二"** 迦師(《後堂》云"唐言錯麥"。《慈和》云:"北人呼爲燕麥,南人呼爲雀麥。"《南泉抄》以錯麥爲大麥。《十誦》指迦師爲小麥飯。《事鈔》:錯麥與迦師一物也。(**按**:據以上所説,則時珍云"迦師錯",當爲"迦師,錯麥")

⑥ 頌:**《圖經》見《證類》卷25"小麥"** ……凡麥秋種冬長,春秀夏實,具四時中和之氣,故爲五穀之貴。大、小麥,地暖處亦可春種之,至夏便收。然比秋種者,四氣不足,故有毒……

⑦ 甄權:**《藥性論》見《證類》卷25"小麥"** 小麥臣,有小毒……

⑧ 恭:**《唐本草》見《證類》卷25"小麥"** 《唐本》注云:小麥湯用,不許皮坼,云坼則温,明麪不能消熱止煩也……

⑨ 藏器:**《拾遺》見《證類》卷25"小麥"** 《陳藏器本草》云:小麥,秋種夏熟,受四時氣足,自然兼有寒温,麪熱麩冷,宜其然也。河、渭已西,白麥麪凉,以其春種闕二時氣,使之然也。

⑩ 别録:見本頁注②。

⑪ 思邈:**《證類》卷25"小麥"** 孫真人:麥,心之穀也,心病宜食。主除熱止渴,利小便,養心氣。

⑫ 宗奭:**《衍義》卷20"小麥"** 暴淋,煎湯飲,爲麵作糊。

⑬ 藥性:**《藥性論》見《證類》卷25"小麥"** ……能殺腸中蛔蟲,熬末服。

油調，塗諸瘡、湯火傷灼。時珍。

【發明】【時珍曰】按《素問》①云：麥屬火，心之穀也。鄭玄②云：麥有孚甲，屬木。許慎③云：麥屬金，金王而生，火王而死。三説各異。而《别録》云，麥養肝氣，與鄭説合。孫思邈云，麥養心氣，與《素問》合。夷考其功，除煩、止渴、收汗、利溲、止血，皆心之病也，當以《素問》爲準。蓋許以時，鄭以形，而《素問》以功性，故立論不同爾。【震亨④曰】飢年用小麥代穀，須晒燥，以少水潤，舂去皮，煮爲飯食，可免麪熱之患。

【附方】舊三，新四。消渴心煩。用小麥作飯及粥食。《心鏡》⑤。老人五淋，身熱腹滿。小麥一升，通草二兩，水三升，煮一升，飲之即愈。《奉親書》⑥。項下癭氣。用小麥一升，醋一升漬之，晒乾爲末。以海藻洗，研末三兩，和勻。每以酒服方寸匕，日三。《小品》⑦。眉鍊頭瘡。用小麥燒存性，爲末。油調傅。《儒門事親》⑧。白癜風癬。用小麥攤石上，燒鐵物壓出油。搽之甚效。《醫學正傳》⑨。湯火傷灼，未成瘡者。用小麥炒黑，研入膩粉，油調塗之。勿犯冷水，必致爛。《袖珍方》⑩。金瘡腸出。用小麥五升，水九升，煮取四升，綿濾取汁，待極冷。令病人卧席上，含汁噀之，腸漸入，噀其背。並勿令病人知及多人見，傍人語即腸不入也。乃擡席四角輕摇，使腸自入。十日中，但略食羹物。慎勿驚動，即殺人。《劉涓子鬼遺方》⑪。

浮麥即水淘浮起者，焙用。【氣味】甘、鹹，寒，無毒。【主治】益氣除熱，止自汗盜汗，骨蒸虚熱，婦人勞熱。時珍。

---

① 素問：**《素問・五常政大論篇》** ……其穀麻麥（麻，木。麥，火穀也，麥色赤也。）

② 鄭玄：**《禮記・月令》** ……（麥實有孚甲，屬木……）

③ 許慎：**《説文・麥部》** ……麥，金也。金王而生，火王而死……

④ 震亨：**《衍義補遺・麪》** 熱而麩凉。饑年用以代穀，須曬麥令燥，以少水潤之，舂去皮，煮以爲飯食之，無麪熱之後患……

⑤ 心鏡：**《證類》卷25“小麥”** 《食醫心鏡》：主消渴口乾。小麥用炊作飯及煮粥食之。

⑥ 奉親書：**《壽親養老》卷1“食治老人諸疾方”** 食治老人五淋久不止，身體壯熱，小便滿悶，小麥湯方：小麥（一升）、通草（二兩），右以水煮取三升，去滓，漸漸食之，須臾當差。

⑦ 小品：**《外臺》卷23“癭病方”** 《小品》癭病者，始作與癭核相似……療癭方：小麥（一升），醇苦酒一升，漬小麥令釋，漉出暴燥，復漬，使苦酒盡，暴麥燥，擣篩，以海藻三兩别擣，以和麥末令調，酒服方寸匕，日三。禁鹽、生魚、生菜、豬肉。

⑧ 儒門事親：**《儒門事親》卷15“瘡瘍癰腫第一”** 治眉煉頭瘡：小麥不以多少，燒令黑色存性，爲末，以小油調，塗瘡上。

⑨ 醫學正傳：**《醫學正傳》卷6“瘡瘍”** 白癜風癬，以小麥攤石上，以鐵器燒紅，壓出油，搽之立效。

⑩ 袖珍方：**《袖珍方》卷4“折傷”** 治湯火傷未成瘡者（秘方）：用小麥炒黑爲度，研爲末，膩粉減半，油調塗之。

⑪ 鬼遺方：**《證類》卷25“小麥”** 《鬼遺方》：治金瘡腹腸出，不能内之。小麥五升，水九升，煮取四升，去滓綿濾，使極冷。令人含噀之，瘡腸漸漸入，冷噀其背。不宜多人見，不欲傍人語，又不須令病人知，腸不即入。取病人卧席四角，合病人舉摇，稍須臾便腸自入。十日中，食不飽，數食須使少。勿使驚，即殺人。

麥麩。【主治】時疾熱瘡，湯火瘡爛，撲損傷折瘀血，醋炒罯貼之。《日華》①。和麪作餅，止洩痢，調中去熱，健人。以醋拌蒸熱，袋盛，包熨人馬冷失腰脚傷折處，止痛散血。藏器②。醋蒸，熨手足風濕痺痛，寒濕脚氣，互易至汗出，並良。末服，止虚汗。時珍。

【發明】【時珍曰】麩乃麥皮也，與浮麥同性，而止汗之功次於浮麥，蓋浮麥無肉也。凡人身體疼痛及瘡瘍腫爛沾漬，或小兒暑月出痘瘡，潰爛不能着席睡卧者，並用夾褥盛麩縫合藉卧，性凉而軟，誠妙法也。

【附方】新七。虚汗盗汗。《衛生寶鑑》③用浮小麥文武火炒，爲末。每服二錢半，米飲下，日三服。或煎湯代茶飲。○一方：以猪觜脣煮熟切片，蘸食亦良。産後虚汗。小麥麩、牡蠣等分，爲末。以猪肉汁調服二錢，日二服。《胡氏婦人方》④。走氣作痛。用釅醋拌麩皮炒熱，袋盛熨之。《生生編》⑤。滅諸瘢痕。春夏用大麥麩，秋冬用小麥麩，篩粉和酥傅之。《總録》⑥。小兒眉瘡。小麥麩炒黑，研末，酒調傅之。小便尿血。麪麩炒香，以肥猪肉蘸食之。○《集玄方》⑦。

麪。【氣味】甘，温，有微毒。不能消熱止煩。《别録》⑧。【大明⑨曰】性壅熱，小動風氣，發丹石毒。【思邈⑩曰】多食，長宿澼，加客氣。○畏漢椒、蘿蔔。【主治】補虚。久

---

① 日華：**《日華子》見《證類》卷25"小麥"** ……麩，凉。治時疾熱瘡，湯火瘡爛，撲損傷折瘀血，醋炒貼罯……

② 藏器：**《拾遺》見《證類》卷25"小麥"** ……和麪作餅，止洩利，調中去熱，健人，蒸熱袋盛，熨人。馬冷失腰脚，和醋蒸，抱所傷折處，止痛散血……

③ 衛生寶鑑：**《衛生寶鑒》卷5"勞倦所傷虚中有熱"** 獨聖散：治盗汗及虚汗不止。右以浮小麥不以多少，文武火炒令焦，爲細末，每服二錢，米飲湯調下，頻服爲佳。（**按**：此下"一方"於《衛生寶鑑》未見。）

④ 胡氏婦人方：**《婦人良方》卷19"产後虚汗不止方论第六"** 止汗散：治産後盗汗不止，應多汗者皆可服。牡蠣（煅，研細）、小麥麩（炒令黄色，碾爲細末），右等分研細，煮生豬肉汁調下二錢，無時候……（二方出胡氏。）

⑤ 生生編：（**按**：僅見《綱目》引録。）

⑥ 總録：**《聖濟總録》卷101"滅瘢痕"** 治面上瘢痕凸，塗之，麥麨散方：右秋冬以小麥麨，春夏以大麥麨，細擣爲散，以酥和封瘢痕上。

⑦ 集玄方：（**按**：僅見《綱目》引録。）

⑧ 别録：見1705頁注②。

⑨ 大明：**《拾遺》見《證類》卷25"小麥"** 陳藏器……性擁熱，小動風氣……（**按**：誤注出處，當出《拾遺》。）

⑩ 思邈：**《千金方》卷26"穀米第四"** 麥……作面，温，無毒。主能消熱，止煩。不可多食，長宿澼，加客氣，難治。（**按**："畏漢椒、蘿蔔"未能溯得其源。或爲時珍之言。）

食實人膚體,厚腸胃,强氣力。藏器①。養氣,補不足,助五臟。《日華》②。水調服,治人中暑,馬病肺熱。宗奭③。傅癰腫損傷,散血止痛。生食,利大腸。水調服,止鼻衄吐血。時珍。

【發明】【詵④曰】麪有熱毒者,多是陳黦之色,又爲磨中石末在内故也。但杵食之即良。【藏器⑤曰】麪性熱,惟第二磨者凉,爲其近麸也。河、渭以西白麥麪性凉,以其春種,闕二氣也。【穎⑥曰】東南卑濕,春多雨水,麥已受濕氣,又不曾出汗,故食之作渴,動風氣,助濕發熱。西北高燥,春雨又少,麥不受濕,復入地窖出汗,北人禀厚少濕,故常食而不病也。【時珍曰】北麪性温,食之不渴。南麪性熱,食之煩渴。西邊麪性凉,皆地氣使然也。吞漢椒,食蘿蔔,皆能解其毒,見"蘿蔔"條。醫方中往往用飛羅麪,取其無石末而性平易爾。陳麥麪水煮食之無毒。以糟發脹者,能發病發瘡,惟作蒸餅和藥,取其易消也。按李(廷)〔鵬〕飛《延壽書》⑦云:北多霜雪,故麪無毒;南方雪少,故麪有毒。顧元慶《簷曝偶談》⑧云:江南麥花夜發,故發病;江北麥花晝發,故宜人。又曰:魚稻宜江淮,羊麪宜京洛,亦五方有宜不宜也。麪性雖熱,而寒食日以紙袋盛懸風處,數十年亦不壞,則熱性皆去而無毒矣。入藥尤良。

【附方】舊七,新二十一。熱渴心悶。温水一盞,調麪一兩,飲之。《聖濟總録》⑨。中暍卒死。井水和麪一大抄,服之。《千金》⑩。夜出盗汗。麥麪作彈丸,空心、卧時煮食之。次早服妙香散一帖,取效。内損吐血。飛羅麪略炒,以京墨汁或藕節汁調服二錢。《醫學集成》⑪。大衄血出。口耳皆出者。用白麪入鹽少許,冷水調服三錢。○《普濟方》⑫。中蠱吐

---

① 藏器:**《拾遺》見《證類》卷25"小麥"**　陳藏器……又云:麵,味甘,温。補虚,實人膚體,厚腸胃,强氣力……

② 日華:**《日華子》見《證類》卷25"小麥"**　麪,養氣,補不足,助五藏,久食實人……

③ 宗奭:**《衍義》卷20"小麥"**　入藥水調,治人中暑。馬病肺卒熱,亦以水調灌愈……

④ 詵:**《食療》見《證類》卷25"小麥"**　……又云:麪有熱毒者,爲多是陳黦之色。又,爲磨中石末在内,所以有毒,但杵食之即良……

⑤ 藏器:見1705頁注⑨。/**《拾遺》見《證類》卷25"小麥"**　……人作麪,第三磨者凉,爲近麸也。小麥,皮寒肉熱……

⑥ 穎:**《食物本草》卷1"穀類·小麥"**　麵筋……愚以東南地本卑濕,又雨水頗多,麥已受濕,又不曾出汗,食之故作渴,動風氣,助濕發熱。西北地本高燥,雨水又少,麥不受濕,復入地窖出汗,至八九月食之。又北人禀厚少濕,宜其常食而不病也。

⑦ 延壽書:**《延壽書》卷3"米穀"**　麥占四時,秋種夏收。西北多霜雪,面無毒。南方少雪,有毒。

⑧ 簷曝偶談:**《簷曝偶談》**　江南之麰麥,食之令人發病。江北之麰麥不然,何也?曰:江南之麰麥,其花自夜發,江北之麰麥,其花自晝發。試之果驗。又曰:魚稻宜江淮,羊面宜京洛,誠土地使然。

⑨ 聖濟總録:**《普濟方》卷179"虚熱渴"**　治熱渴心悶:麵,右取一兩,以温水一中盞,攪和服之。(**按**:《聖濟總録》無此方,另溯其源。)

⑩ 千金:**《千金方》卷25"卒死第一"**　治熱暍方……又方:水半升,和麵一大抄服之。

⑪ 醫學集成:**《醫學集成》卷8"吐血七十"**　羅麵丹:治内損吐血。飛羅麵略炒,京墨磨,下二錢。

⑫ 普濟方:**《普濟方》卷190"大衄"**　玉漿散(出《傳信方》):治大衄。右白麵不拘多少,每服三錢,用冷水調下。一方有鹽一錢。

血。小麥麪二合，水調服。半日當下出。《廣記》①。嘔噦不止。醋和麪作彈丸二三十枚，以沸湯煮熟，漉出，投漿水中，待温，吞三兩枚。噦定即不用再吞，未定至晚再吞。《兵部手集》②。寒痢白色。炒麪每以方寸匕入粥中食之。能療日瀉百行，師不救者。《外臺》③。泄痢不固。白麪一斤，炒焦黄。每日空心温水服一二匙。《正要》④。諸瘧久瘧。用三姓人家寒食麪各一合，五月五日午時采青蒿擂自然汁，和丸緑豆大。臨發日早無根水送下一丸。一方：加炒黄丹少許。《德生堂方》⑤。頭皮虚腫，薄如蒸餅，狀如裹水。以口嚼麪，傅之良。《梅師方》⑥。咽喉腫痛，卒不下食。白麪和醋，塗喉外腫處。《普濟方》⑦。婦人吹奶。水調麪煮糊欲熟，即投無灰酒一盞，攪勻熱飲。令人徐徐按之，藥行即瘳。《聖惠方》⑧。乳癰不消。白麪半斤炒黄，醋煮爲糊，塗之即消。《聖惠方》⑨。破傷風病。白麪、燒鹽各一撮，新水調塗之。《普濟方》⑩。金瘡血出不止。用生麪乾傅，五七日即愈。《藺氏經驗方》⑪。遠行脚趼成泡者。水調生麪塗之，一夜即平。《海上》⑫。折傷瘀損。白麪、卮子仁同搗，以水調，傅之即散。火燎成瘡。炒麪，入卮子仁末，和油傅之。《千金》⑬。瘡中惡肉。寒食麪二兩，巴豆五分，水和作餅，燒末摻

---

① 廣記：（**按**：未能溯得其源。）

② 兵部手集：**《證類》卷25"小麥"** 《兵部手集》：治嘔噦。麵、醋和作彈丸二三十箇，以沸湯煮，别盛漿水二斗已來，彈丸湯内漉出於漿中，看外熱氣稍減，乘熱吞三兩箇。其噦定，即不用吞餘者。加至七八丸尚未定，晚後飯前再作吞之。

③ 外台：**《外臺》卷25"冷痢方"** 《備急》葛氏療痢色白，食不消者，爲寒下方，……又方：好麵，炒，右一味擣篩，煮米粥，内麵方寸匕，日四五。云此療日百行，師不救者。

④ 正要：**《飲膳正要》卷2"食療諸病・治泄痢，腸胃不固"** 白麵（一斤，炒令焦黄），右件每日空心温水調一匙頭。

⑤ 德生堂方：**《普濟方》卷200"久瘧"** 祛瘧神應丸（出德生堂）：治久瘧及諸瘧疾，用三姓人家寒食日食用乾麵，每一家取一匙，爲細末，五月五日午時採青蒿擂取自然汁，和前麵爲丸如菉豆大，每服一丸。當日發，早晨取無根井水送下。一方：用黄丹一匙，炒過，與麵一處碾和勻。

⑥ 梅師方：**《證類》卷25"小麥"** 《梅師方》：治頭上皮虚腫，薄如蒸餅，狀如裹水，以口嚼麪傅之，差。

⑦ 普濟方：**《普濟方》卷63"咽喉腫痛"** 治咽喉卒腫痛，不下食方：用白麵不計多少，以苦酒和塗喉外腫處。

⑧ 聖惠方：**《證類》卷25"小麥"** 《經驗方》……又方：治吹奶。以水調麪煮如糊，欲熟即投無灰酒一盞，共攪之，極熱，令如稀粥，可飲即熱喫。仍令人徐徐按之，藥行即差。（**按**：《聖惠方》無此方，誤注出處。）

⑨ 聖惠方：**《聖惠方》卷71"治婦人乳癰諸方"** 治婦人乳癰不消，方：右用白麵半斤炒令黄色，用醋煮爲糊，塗於乳上即消。

⑩ 普濟方：**《普濟方》卷113"破傷風"** 治破傷風……又方：用白麵、燒鹽（各一撮），新水調塗瘡上。

⑪ 藺氏經驗方：（**按**：書佚，無可溯源。）

⑫ 海上：（**按**：已查《海上方》之類古籍，未能溯得其源。）

⑬ 千金：**《證類》卷25"小麥"** 《千金》……又方：治火瘡。熬麵，入梔子人末，和油傅。已成瘡者，篩白糖灰粉之或摻，差。（**按**：今本《千金方》無此方。）

之。《仙傳外科》①。白秃頭瘡。白麪、豆豉和研，酢和傅之。《普濟方》②。小兒口瘡。寒食麪五錢，硝石七錢，水調半錢塗足心，男左女右。《普濟方》③。婦人斷産。白麪一升，酒一升，煮沸去渣，分三服。經水至時前日夜、次日早及天明服之。陰冷悶痛，漸入腹腫滿。醋和麪熨之。《千金方》④。一切漏瘡。鹽、麪和團，燒研傅之。《千金方》⑤。瘭疽出汁。生手足肩背，纍纍如赤豆。剥净，以酒和麪傅之。《千金方》⑥。一切疔腫。麪和臘猪脂封之良。《梅師方》⑦。傷米食積。白麪一兩，白酒麴二丸，炒爲末。每服二匙，白湯調下。如傷肉食，山查湯下。《簡便方》⑧。

麥粉。【氣味】甘，凉，無毒。【主治】補中，益氣脉，和五臟，調經絡。又炒一合，湯服，斷下痢。孟詵⑨。醋熬成膏，消一切癰腫、湯火傷。時珍。

【發明】【時珍曰】麥粉乃是麩麪、麪洗觔澄出漿粉也。今人漿衣多用之，古方鮮用。按萬表《積善堂方》⑩云：烏龍膏治一切癰腫發背，無名腫毒，初發焮熱未破者，取效如神。用隔年小粉，愈久者愈佳，以鍋炒之。初炒如餳，久炒則乾，成黄黑色，冷定研末。陳米醋調成糊，熬如黑漆，瓷罐收之。用時攤紙上，剪孔貼之，即如冰冷，疼痛即止。少頃覺痒，乾亦不能動。久則腫毒自消，藥力亦盡而脱落，甚妙。此方蘇州杜水庵所傳，屢用有驗。藥易而功大，濟生者宜收藏之。

---

① 仙傳外科：**《仙傳外科》卷6“合用諸方”**　烏金散：去惡肉，潰滯膿。巴豆半錢、寒食麵二兩，右用水和麵作餅子，巴豆燒黑色，量瘡口大小，乾掞之。

② 普濟方：**《普濟方》卷48“白秃”**　治白秃方……又方：用麯、豆豉兩種，治下篩，酢和傅上。（一作面。）一方以米泔浄洗，用醋和傅之。

③ 普濟方：**《普濟方》卷365“口瘡等疾”**　神驗散：治小兒口瘡爛臭。寒衣面（五錢）、硝石（七錢），右同研，過夜新水調藥半錢，塗在紙花子上，男左女右貼於脚心。

④ 千金方：**《千金方》卷24“陰㿗第八”**　有人陰冷，漸漸冷氣入陰囊，腫滿恐死，日夜疼悶（《外台》作夜即痛悶），不得眠方……又方：醋和麵熨之。

⑤ 千金方：**《千金方》卷23“九漏第一”**　治一切漏方……又方：鹽、麪和，燒灰敷之。

⑥ 千金方：**《千金方》卷22“瘭疽第六”**　治瘭疽著手足肩背，忽發累累如赤豆，剥之汁出者方……又方：酒和麵敷之。

⑦ 梅師方：**《普濟方》卷273“諸疔瘡”**　治疔腫……又方：以麵和臘月豬脂，封上瘥。（**按**：未見《梅師方》有此方，另溯其源。）

⑧ 簡便方：**《奇效單方》卷上“八脾胃”**　治傷米食，用：白麵（一兩）、白酒藥（二丸，炒），爲末，每服二匙，不拘時白湯調下。如傷肉食，山楂煎湯調下。

⑨ 孟詵：**《食療》見《證類》卷25“小麥”**　孟詵云……作粉，補中益氣，和五藏，調脉。又炒粉一合和服，斷下痢……

⑩ 積善堂方：**《萬氏家抄濟世良方》卷4“癰疽”**　烏龍膏：治一切癰腫發背，無名腫毒初發，焮熱未破者。用陳年小粉不拘多少，入鍋炒令成黄黑色，取出待冷，碾極細，以陳米醋調稀稠得所。如過稀，微火熬之，其色如漆，磁瓶收貯。遇有腫毒，量所腫大小，用榜紙攤成膏藥，中剪一孔貼，露出毒頭，貼上疼痛即止。少頃覺癢，久則腫毒自消，甚妙。（**按**：《積善堂經驗方》與《萬氏家鈔（抄）濟世良方》均爲萬表所撰，此書可能誤記書名。）

麪筋。【氣味】甘，凉，無毒。【主治】解熱和中，勞熱人宜煮食之。時珍。寬中益氣。寧原①。

【發明】【時珍曰】麪筋，以麩與麪水中揉洗而成者。古人罕知，今爲素食要物，煮食甚良。今人多以油炒，則性熱矣。【宗奭②曰】生嚼白麪成筋，可粘禽、蟲。

麥麨即糗也。以麥蒸，磨成屑。【氣味】甘，微寒，無毒。【主治】消渴，止煩。《蜀本》③。

麥苗《拾遺》④。【氣味】辛，寒，無毒。【主治】消酒毒暴熱，酒疸目黄，並擣爛絞汁日飲之。又解蠱毒，煮汁濾服。藏器⑤。除煩悶，解時疾狂熱，退胸膈熱，利小腸。作虀食，甚益顔色。《日華》⑥。

麥奴。【藏器⑦曰】麥穗將熟時，上有黑黴者也。【主治】熱煩，天行熱毒。解丹石毒。藏器⑧。治陽毒温毒，熱極發狂大渴及温瘧。時珍。

【發明】【時珍曰】朱肱《南陽活人書》⑨治陽毒温毒、熱極發狂、發斑、大渴倍常者，用黑奴丸，水化服一丸，汗出或微利即愈。其方用小麥奴、梁上塵、釜底煤、竈突墨，同黄芩、麻黄、硝、黄等分爲末，蜜丸彈子大。蓋取火化者從治之義也。麥乃心之穀，屬火，而奴則麥實將成，爲濕熱所蒸，

---

① 寧原：**《食鑑本草》卷下"小麥麵"** 麵筋：（性凉，寒。）寬中益氣。

② 宗奭：**《衍義》卷20"小麥"** ……生嚼成筋，可以粘禽蟲。

③ 蜀本：**《蜀本草》見《證類》卷25"小麥"** 《蜀本》云：以作麨，微寒。主消渴，止煩……

④ 拾遺：**《拾遺》見《證類》卷25"小麥"** 陳藏器……又云：麥苗，味辛，寒，無毒。主酒疸目黄，消酒毒暴熱……

⑤ 藏器：見上注。（**按**："並擣……飲之"一句，《證類》引出"日華子"，時珍誤注"藏器"。"又解蠱毒，煮汁濾服"一句未能溯得其源。）

⑥ 日華：**《日華子》見《證類》卷25"小麥"** ……麥苗，凉。除煩悶，解時疾狂熱，消酒毒，退胸膈熱。患黄疸人絞汁服，并利小腸，作虀喫，甚益顔色。

⑦ 藏器：**《拾遺》見《證類》卷25"小麥"** 陳藏器……麥苗上黑黴名麥奴，主熱煩，解丹石，天行熱毒……

⑧ 藏器：見上注。

⑨ 南陽活人書：**《類證活人書》卷16"黑奴丸"** 時行熱病，六七日未得汗，脉洪大，或數，面赤目瞪，身體大熱，煩躁狂言欲走，大渴甚……大黄（一兩）、釜底煤（研入）、黄芩、芒消、灶突墨（研入）、梁上塵、小麥奴（各一兩）、麻黄（去節，泡一二沸，焙乾秤三兩），右件擣羅爲細末，煉蜜爲丸如彈子大，以新汲水研下一丸……小麥奴乃小麥未熟時，叢中不成麥，捻之成黑勃是也。無此亦得。此藥須是病人大渴倍常，燥盛渴者，乃可與之。不渴若與之，翻爲禍耳。（**按**：此方原出《外臺》卷1"古今録驗方"。見下注。）

上黑黴者，與釜煤、竈墨同一理也。其方出陳延之《小品方》①，名麥奴丸。初虞世《古今録驗》②名高堂丸、水解丸，誠救急良藥也。

稈。【主治】燒灰，入去疣痣、蝕惡肉膏中用。時珍。

大麥《别録》③中品

【釋名】牟麥。【時珍曰】麥之苗粒皆大於來，故得大名。牟亦大也，通作麰。

【集解】【弘景④曰】今稞麥一名牟麥，似穬麥，惟皮薄爾。【恭⑤曰】大麥出關中，即青稞麥，形似小麥而大，皮厚，故謂大麥，不似穬麥也。【頌⑥曰】大麥今南北皆能種蒔。穬麥有二種：一種類小麥而大，一種類大麥而大。【藏器⑦曰】大、穬二麥，前後兩出。蓋穬麥是連皮者，大麥是麥米，但分有殼、無殼也。蘇以青稞爲大麥，非矣。青稞似大麥，天生皮肉相離，秦隴、巴西種之。今人將當

---

① 小品方：**《外臺》卷1"古今録驗方"**　又麥奴丸，療傷寒五六日以上不解，熱在胸中，口噤不能言，唯欲飲水，爲敗傷寒，醫所不療，方：麻黄（去節）、大黄、芒消、竈突中墨、黄芩（各二分）、麥奴、梁上塵、釜底墨（各一分）。右八味，擣篩，蜜和如彈丸，以新汲水五合研一丸，病者渴欲飲水，但極飲冷水，不節升數，須臾當寒。寒訖汗出則愈……一名黑奴丸，小麥黑勃名爲麥奴是也。《肘後》、胡洽、《小品》《删繁》、張文仲、深師、范汪、《經心録》《廣濟》並同。

② 古今録驗：**《外臺》卷2"傷寒煩渴方"**　《古今録驗》……又高堂丸，療傷寒苦渴，煩滿欲死，令極飲水法，方：大黄（二分）、消石（三分，熬）、釜底墨（一分）、竈突中墨（一分）、黄芩（一分）、梁上塵（一分）、竈中黄土（一分）、麻黄（二分，去節）。胡洽用芒消、無黄土。右八味篩末，蜜和如彈丸大，取一丸著一盞水中，盡用服之，即自極飲水，汗出得熱除矣。一名黑奴丸，一名駐車丸。并療温瘧神良。並出第二卷中。（此方第一卷用小麥黑奴，名黑奴丸）。/**卷4"温病發斑方"**　《備急》療温毒發斑，赤斑者五死一生，黑斑者十死一生，大疫難救，黑奴丸方。麻黄（三兩去節）、大黄（二兩）、芒消（一兩）、黄芩（一兩）、釜底墨（一兩，研入）、竈尾墨（一兩，研入）、屋梁上塵（二兩，研入）。右七味，擣末，用蜜和如彈子大，新汲水五合，研一丸服之。若渴但與水，須臾當寒，寒訖便汗則解……此療六日胸中常大熱，口噤，名壞病。醫所不療，服此丸多差。胡洽、《小品》同，一名水解丸。又一方加小麥黑勃一兩，名爲麥奴丸。范汪、支方同。（**按**：此方與前"麥奴丸"多同。時珍於《古今録驗》書名前加"初虞世"3字，實誤。）

③ 别録：**《别録》（《藥對》）見《證類》卷25"大麥"**　味鹹，温、微寒，無毒。主消渴，除熱，益氣調中。又云：令人多熱，爲五穀長。（蜜爲之使。）

④ 弘景：**《集注》見《證類》卷25"大麥"**　陶隱居云：今稞麥一名麰（音牟）麥，似穬麥，惟皮薄爾。

⑤ 恭：**《唐本草》見《證類》卷25"大麥"**　《唐本》注云：大麥出關中，即青稞麥是。形似小麥而大，皮厚，故謂大麥，殊不似穬麥也……

⑥ 頌：**《圖經》見《證類》卷25"小麥"**　麥有大麥、小麥、穬麥、蕎麥，舊不著所出州土。蘇云大麥出關中，今南北之人皆能種蒔……穬麥有二種：一種類小麥，一種類大麥，皆比大、小麥差大……

⑦ 藏器：**《拾遺》見《證類》卷25"大麥"**　……大麥、穬麥，《本經》前後兩出。蘇云：青稞麥是大麥，《本經》有條，粳一稻二米，亦如大、穬兩麥。蘇云：稻是穀之通名，則穬是麥之皮號，麥之穬，猶米之與稻。《本經》于米麥條中重出皮殼兩件者，但爲有殼之與無殼也。蘇云：大麥是青稞，穬麥是大麥。如此則與米注不同，自相矛盾，愚謂大麥是麥米，穬麥是麥穀，與青稞種子不同，青稞似大麥，天生皮肉相離。秦隴已西種之，今人將當本麥米糶之，不能分也。

大麥米糶之，不能分也。【陳承①曰】小麥，今人以磨麪日用者爲之；大麥，今人以粒皮似稻者爲之，作飯滑，飼馬良。穬麥，今人以似小麥而大粒，色青黄，作麪脆硬，食多脹人。汴、洛、河北之間又呼爲黄稞。關中一種青稞，比近道者粒微小，色微青，專以飼馬，未見入藥用。然大、穬二麥，其名差互。今之穬麥似小麥而大者，當謂之大麥；今之大麥不似小麥而礦脆者，當謂之穬麥。不可不審。【時珍曰】大、穬二麥，註者不一。按《吴普本草》②：大麥一名穬麥，五穀之長也。王禎《農書》③云：青稞有大小二種，似大、小麥，而粒大皮薄，多麪無麩，西人種之，不過與大小麥異名而已。郭義恭《廣志》④云：大麥有黑穬麥。有稨麥，出凉州，似大麥。有赤麥，赤色而肥。據此則穬麥是大麥中一種皮厚而青色者也。大抵是一類異種，如粟、粳之種近百，總是一類，但方土有不同爾。故二麥主治不甚相遠。大麥亦有粘者，名糯麥，可以釀酒。

【氣味】鹹，温、微寒，無毒。爲五穀長，令人多熱。【詵⑤曰】暴食似脚弱，爲下氣故也。久服宜人。熟則有益，帶生則冷而損人。○石蜜爲之使⑥。【主治】消渴除熱，益氣調中。《别録》⑦。補虚劣，壯血脉，益顔色，實五臟，化穀食，止洩，不動風氣。久食，令人肥白，滑肌膚。爲麪勝於小麥，無躁熱。士良⑧。麪：平胃止渴，消食療脹滿。蘇恭⑨。久食頭髮不白。和針砂、没石子等，染髮黑色。孟詵⑩。寬胸下氣，凉血，消積進食。時珍。

---

① 陳承：**陳承"别説"見《證類》卷25"小麥"**　謹按：小麥，即今人所磨爲麵，日常食者。八九月種，夏至前熟。一種春種，作麵不及經年者良。大麥，今以粒皮似稻者爲之，作飯滑，飼馬良。穬麥，今以似小麥而大粒，色青黄，作麵脆鞕，食多脹人。京東、西，河北近京，又呼爲黄顆。關中又有一種青顆，比近道者粒微小，色微青，專以飼馬，未見入藥用。然大麥、穬麥二種，其名差互，今之穬麥與小麥相似而差大，宜爲之大麥。今之大麥不與小麥相似，而其皮礦脆，宜爲之穬麥。用此恐傳記因俗而差之爾，不可不審也。

② 吴普本草：**《御覽》卷838"麥"**　《吴氏本草》曰：大麥，一名穬麥，五穀之盛，無毒……

③ 農書：**《農書》卷27"小麥"**　……世又有所謂青稞麥，不過名與大小麥頗異爾……

④ 廣志：**《御覽》卷838"麥"**　《廣志》曰：虜，小麥，其實大。麰似大麥，形有二縫。稨麥似大麥，出凉州。旋麥，三月種，八月熟，出西方。赤麥，赤而肥，出鄭縣。有半夏小麥，有秀芒大麥，有黑穬麥。

⑤ 詵：**《食療》見《證類》卷25"大麥"**　……暴食之，亦稍似脚弱，爲下氣及腰腎故。久服甚宜人，熟即益人，帶生即冷損人。

⑥ 石蜜爲之使：**古本《藥對》**　見1712頁注③括號中七情文。

⑦ 别録：見1712頁注③。

⑧ 士良：**《食性》見《證類》卷25"大麥"**　陳士良云：大麥，補虚劣，壯血脉，益顔色，實五藏，化穀食。久食令人肥白，滑肌膚。爲麪勝小麥，無躁熱。

⑨ 蘇恭：**《唐本草》見《證類》卷25"大麥"**　……大麥麪，平胃止渴，消食療脹。

⑩ 孟詵：**《食療》見《證類》卷25"大麥"**　孟詵云：大麥，久食之，頭髮不白。和針沙、没石子等染髮黑色……

【發明】【宗奭①曰】大麥性平凉滑膩。有人患纏喉風，食不能下，用此麪作稀糊令嚥，以助胃氣而平。三伏中，朝廷作麨，以賜臣下。【震亨②曰】大麥初熟，人多炒食。此物有火，能生熱病，人不知也。【時珍曰】大麥作飯食，饗而有益，煮粥甚滑，磨麪作醬甚甘美。

【附方】舊四，新五。食飽煩脹，但欲卧者。大麥麪熬微香，每白湯服方寸匕，佳。《肘後方》③。膜外水氣。大麥麪、甘遂末各半兩，水和作餅，炙熟食，取利。《總録》④。小兒傷乳，腹脹煩悶欲睡。大麥麪生用，水調一錢服。白麪微炒亦可。《保幼大全》⑤。蠼螋尿瘡。大麥嚼傅之，日三上。《傷寒類要》⑥。腫毒已破。青大麥去鬚，炒暴花爲末，傅之，成靨，揭去又傅。數次即愈。麥芒入目。大麥煮汁洗之，即出。《孫真人方》⑦。湯火傷灼⑧。大麥炒黑，研末，細調搽之。被傷腸出。以大麥粥汁洗腸推入，但飲米糜，百日乃可。《千金》⑨。卒患淋痛。大麥三兩煎湯，入薑汁、蜂蜜，代茶飲。《聖惠方》⑩。

麥蘗見"蘗米"下。

苗。【主治】諸黄，利小便，杵汁日日服。《類要》⑪。冬月面目手足皴瘃，煮汁洗之。時珍。

【附方】新一。小便不通。陳大麥稭，煎濃汁，頻服。《簡便方》⑫。

大麥奴。【主治】解熱疾，消藥毒。藏器⑬。

---

① 宗奭：**《衍義》卷 20"大麥"**　性平、凉。有人患纏喉風，食不能下，將此面作稀糊，令咽之，既滑膩容易下嚥，以助胃氣。三伏中，朝廷作麨，以賜臣下，作蘗造餳。

② 震亨：**《衍義補遺·大麥》**　初熟時人多炒而食之，此等有火，能生熱病，人故不知……

③ 肘後方：**《肘後方》卷 4"治脾胃虚弱不能飲食方第三十四"**　治食過飽，煩悶，但欲卧而腹脹方：熬麪令微香，擣服方寸匕。得大麥生麪益佳。無麪，以糜亦得。

④ 總録：**《聖濟總録》卷 80"膜外氣"**　治膜外水氣，甘遂餅方：甘遂、大麥面（各半兩），右二味擣羅爲末，以水和作餅子，燒熟，熱服之。如不利，以熟飲投之。如利，以冷水洗手面即止。

⑤ 保幼大全：**《小兒衛生總微論》卷 13"食氣積癖論"**　大麥麵：治乳食過飽，煩悶腹脹，但欲睡。右以大麥生麵，水調服一錢。如無，麥蘗亦得。如無，只用白麵炒微香，調服一錢。

⑥ 傷寒類要：**《證類》卷 25"大麥"**　《傷寒類要》……又方：蠼螋尿瘡。嚼大麥以傅之，日三上。

⑦ 孫真人方：**《證類》卷 25"大麥"**　孫真人：麥芒入目，煮大麥汁洗之。

⑧ 湯火傷灼：**《普濟方》卷 277"湯火瘡"**　治湯火傷未成瘡者：用小麥炒黑爲度，研爲末，膩粉減半，油調塗之。（**按**：原無出處，今溯得其源。）

⑨ 千金：**《千金方》卷 25"火瘡第四"**　治被傷腸出不斷者方：（《肘後方》云：治腸出欲燥，而草土著腸者。）作大麥粥取汁洗腸，推納之，常研米粥飲之。二十日稍稍作强糜，百日後乃可瘥耳。

⑩ 聖惠方：**《聖惠方》卷 58"治卒淋澀痛諸方"**　治卒小便淋澀痛，宜服此方：大麥（三兩），右以水二大盞，煎取一盞三分，去滓，入生薑汁半合，蜜半合相和，食前分爲三服服之。

⑪ 類要：**《證類》卷 25"大麥"**　《傷寒類要》：治諸黄，杵苗汁服之。

⑫ 簡便方：**《奇效單方》卷下"十八五疸"**　治小便不通悶急者，用：大麥煎濃汁，不拘時温服。

⑬ 藏器：**《拾遺》見《證類》卷 25"小麥"**　陳藏器云……麥苗上黑黴名麥奴，主熱煩，解丹石，天行熱毒。

穬麥音礦○《别録》①中品

【釋名】【時珍曰】穬之殼厚而粗礦也。

【集解】【弘景②曰】穬麥是馬所食者。服食家並食大、穬二麥,令人輕健。【炳③曰】穬麥西川人種食之。山東、河北人正月種之,名春穬。形狀與大麥相似。【時珍曰】穬麥有二種:一類小麥而大,一類大麥而大。【頌④曰】穬麥即大麥一種皮厚者。陳藏器謂即大麥之連殼者,非也。按《别録》自有穬麥功用,其皮豈可食乎?詳"大麥"下。

【氣味】甘,微寒,無毒。【弘景⑤曰】此麥性熱而云微寒,恐是作屑與合殼異也。【恭⑥曰】穬麥性寒,陶云性熱,非矣。江東少有故也。【大明⑦曰】暴食似動冷氣,久即益人。【主治】輕身除熱。久服令人多力健行。作蘖温中消食。《别録》⑧。補中,不動風氣。作餅食,良。蕭炳⑨。

【發明】【時珍曰】《别録》⑩"麥蘖"附見"穬麥"下,而"大麥"下無之,則生蘖當以穬爲良也。今人通用,不復分别矣。

雀麥《唐本草》⑪【校正】自草部移入此。

【釋名】燕麥《唐本》⑫、蘥音藥、杜姥草《外臺》⑬、牛星草。【時珍曰】此野麥也。

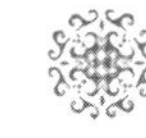

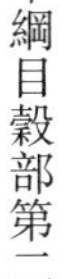

---

① 别録:**《别録》見《證類》卷 25"穬麥"** 味甘,微寒,無毒。主輕身,除熱。久服令人多力健行。以作蘖,温,消食和中。

② 弘景:**《集注》見《證類》卷 25"穬麥"** 陶隱居云,此是今馬所食者……服食家並食大、穬二麥,令人輕健。

③ 炳:**《四聲本草》見《證類》卷 25"穬麥"** ……大麥之類,西川人種食之。山東、河北人正月種之,名春穬,形狀與大麥相似。

④ 頌:**《圖經》見《證類》卷 25"小麥"** ……穬麥有二種:一種類小麥,一種類大麥,皆比大、小麥差大……/《拾遺》見**《證類》卷 25"大麥"** 陳藏器云……愚謂大麥是麥米,穬麥是麥穀。

⑤ 弘景:**《集注》見《證類》卷 25"穬麥"** ……性乃熱,而云微寒,恐是作屑與合殼異也……

⑥ 恭:**《唐本草》見《證類》卷 25"穬麥"** 《唐本》注云:穬麥性寒,陶云:性熱,非也。復云作屑與合殼異,此皆江東少有,故斟酌言之。

⑦ 大明:**《日華子》見《證類》卷 25"穬麥"** 作餅食不動氣。若暴食時間似動氣,多食即益人。

⑧ 别録:見本頁注①。

⑨ 蕭炳:**《四聲本草》見《證類》卷 25"穬麥"** 蕭炳云:穬麥,補中,不動風氣。先患冷氣人,即不相當……/見本頁注⑦。

⑩ 别録:見本頁注①。

⑪ 唐本草:**《證類》卷 11"雀麥"** 味甘,平,無毒。主女人産不出。煮汁飲之。一名蘥,一名燕麥。生故墟野林下。葉似麥。

⑫ 唐本:見上注。

⑬ 外臺:**《千金方》卷 6"齒病第六"** ……雀麥草,一名杜姥草……(**按**:《外臺》卷 22"䘌齒方"亦有同方,云出《千金》。)

燕雀所食,故名。《日華本草》①謂此爲瞿麥者,非矣。

【集解】【恭②曰】雀麥在處有之,生故墟野林下。苗葉似小麥而弱,其實似穬麥而細。【宗奭③曰】苗與麥同,但穗細長而疏。唐劉夢得所謂"菟葵燕麥,動摇春風"者也。【周(憲)〔定〕王④曰】燕麥穗極細,每穗又分小叉十數箇,子亦細小。春去皮,作麪蒸食,及作餅食,皆可救荒。

米。【氣味】甘,平,無毒。【主治】充飢滑腸。時珍。

苗。【氣味】甘,平,無毒。【主治】女人産不出,煮汁飲之。蘇恭⑤。

【附方】舊三。胎死腹中,胞衣不下,上搶心。用雀麥一把,水五升,煮二升,温服。《子母秘録》⑥。齒䘌并蟲,積年不瘥,從少至老者。用雀麥,一名杜姥草,俗名牛星草。用苦瓠葉三十枚,洗净。取草剪長二寸,以瓠葉作五包包之,廣一寸,厚五分,以三年酢漬之。至日中,以兩包火中炮令熱,納口中,熨齒外邊,冷更易之。取包置水中解視,即有蟲長三分。老者黄色,少者白色。多即二三十枚,少即一二十枚。此方甚妙。《外臺秘要》⑦。

蕎麥宋《嘉祐》⑧

【釋名】荍麥音翹、烏麥吴瑞⑨、花蕎。【時珍曰】蕎麥之莖弱而翹然,易長易收,磨麪

---

① 日華本草:**《日華子》見《證類》卷 8"瞿麥"** ……又名杜母草,燕麥,蘥麥……

② 恭:見 1715 頁注⑪。/**《開寶》見《證類》卷 11"雀麥"** 今注:苗似小麥而弱,實似穬麥而細。生嶺南,在處亦有。(**按**:此條糅入《開寶》之文。)

③ 宗奭:**《衍義》卷 12"雀麥"** 今謂之燕麥,其苗與麥同,但穗細長而疏。唐・劉夢得所謂"菟葵燕麥,動摇春風"者也。

④ 周定王:**《救荒本草》卷上之後"雀麥"** 苗似燕麥而又細弱,結穗像麥穗而極細小,每穗又分作小叉穗十數個,子甚細小。味甘,性平,無毒。救饑:采子,舂去皮,擣作面蒸食,作餅食亦可。

⑤ 蘇恭:見 1715 頁注⑪。

⑥ 子母秘録:**《證類》卷 11"雀麥"** 《子母秘録》:妊娠胎死腹中,若胞衣不下,上搶心。雀麥一把,水五升,煮二升汁服。

⑦ 外臺秘要:**《外臺》卷 22"䘌齒方"** 又療䘌齒并蟲積年不差,從少至老方:雀麥,一名牡姓草,似牛尾草。一味,苦瓠葉三十枚,淨洗,露一宿,平旦取草,屈長二寸,廣一寸,厚五分,以瓠葉裹縛作五六十裹子,以三年酢漬之,至日中,以兩裹火中炮令極熱,内口中齒外邊熨之,冷更易。取銅器,以水内中,解裹於水中洗之,即有蟲長三分,老者黄色,少者白色,多即三二十枚,少即一二十枚。此方甚妙。(《千金》同。)(**按**:《千金方》卷 6 下"齒病第六"有同方,其中"牡姓草"作"杜姥草"。)

⑧ 嘉祐:**《嘉祐》見《證類》卷 25"蕎麥"** 味甘,平、寒,無毒。實腸胃,益氣力。久食動風,令人頭眩。和豬肉食之,患熱風,脱人眉鬚,雖動諸病,猶挫丹石,能煉五藏滓穢,續精神。作飯與丹石人食之良。其飯法可蒸,使氣餾於烈日中暴令口開,使舂取人作飯。葉作茹,食之下氣,利耳目,多食即微洩。燒其穰作灰,淋洗六畜瘡,並驢、馬躁蹄。(新補。見陳藏器、孟詵、蕭炳、陳士良、日華子。)

⑨ 吴瑞:**《日用本草》卷 2"蕎麥"** 即烏麥也。

如麥,故曰蕎曰荍,而與麥同名也。俗亦呼爲甜蕎,以别苦蕎。楊慎《丹鉛録》①指烏麥爲燕麥,蓋未讀《日用本草》也。

【集解】【炳②曰】蕎麥作飯,須蒸使氣餾,烈日暴令開口,舂取米仁作之。【時珍曰】蕎麥南北皆有。立秋前後下種,八九月收刈,性最畏霜。苗高一二尺,赤莖緑葉,如烏桕樹葉。開小白花,繁密粲粲然。結實纍纍如羊蹄,實有三稜,老則烏黑色。王禎《農書》③云:北方多種。磨而爲麪,作煎餅,配蒜食。或作湯餅,謂之河漏,以供常食,滑細如粉,亞於麥麪。南方亦種,但作粉餌食,乃農家居冬穀也。

【氣味】甘,平,寒,無毒。【思邈④曰】酸,微寒。食之難消。久食動風,令人頭眩。作麪和猪、羊肉熱食,不過八九頓,即患熱風,鬚眉脱落,還生亦希。涇、邠以北,多此疾。又不可合黄魚食。【主治】實腸胃,益氣力,續精神,能鍊五臟滓穢。孟詵⑤。作飯食,壓丹石毒,甚良。蕭炳⑥。以醋調粉,塗小兒丹毒赤腫熱瘡。吴瑞⑦。降氣寬腸,磨積滯,消熱腫風痛,除白濁白帶,脾積洩瀉。以沙糖水調炒麪二錢服,治痢疾。炒焦,熱水衝服,治絞腸沙痛。時珍。

【發明】【穎⑧曰】本草言蕎麥能煉五臟滓穢。俗言一年沉積在腸胃者,食之亦消去也。【時珍曰】蕎麥最降氣寬腸,故能鍊腸胃滓滯,而治濁帶洩痢、腹痛上氣之疾,氣盛有濕熱者宜之。若脾胃虚寒人食之,則大脱元氣而落鬚眉,非所宜矣。孟詵云"益氣力"者,殆未然也。按楊起《簡便方》⑨云:肚腹微微作痛,出即瀉,瀉亦不多,日夜數行者,用蕎麥麪一味作飯,連食三四次即愈。予壯年患此兩月,瘦怯尤甚。用消食化氣藥俱不效,一僧授此而愈,轉用皆效,此可徵其鍊積滯之功矣。《普濟》治小兒天弔及歷節風方中亦用之。

---

① 丹鉛録:**《丹鉛總録》卷4"花木類"** 烏昧草:范文正公安撫江淮,進民間所食烏昧草,乞宣示六宫,傳諸戚里,以抑奢侈。烏昧草,即今野燕麥。淮南謂麥曰昧,故史從音爲文。

② 炳:見1716頁注⑧。

③ 農書:**《農書》卷28"蕎麥"** ……北方山後諸郡多種。治去皮殼,磨而爲麪,焦作煎餅,配蒜而食。或作湯餅,謂之河漏,滑細如粉,亞於麪麥。風俗所尚,供爲常食。然中土南方農家亦種,但晚收。磨食溲作餅餌,以補麪食,飽而有力,實農家居冬日之饌也。

④ 思邈:**《千金方》卷26"穀米第四"** 喬麥:味酸,微寒,無毒。食之難消,動大熱風。其葉生食動刺風,令人身癢。黄帝云:作面和豬、羊肉熱食之,不過八九頓,作熱風,令人眉鬚落,又還生,仍稀少。涇以北,多患此疾。

⑤ 孟詵:見1716頁注⑧。

⑥ 蕭炳:見1716頁注⑧。

⑦ 吴瑞:**《日用本草》卷2"蕎麥"** ……取粉醋調,能治小兒丹毒赤腫。

⑧ 穎:**《食物本草》卷1"穀類・蕎麥"** ……煉五臟滓穢。俗謂一年沉滯積在腸胃間,食此麥乃消去。

⑨ 簡便方:**《奇效單方》卷上"十痢疾"** 治腹微微作痛,痛來即瀉,瀉亦不多,每日夜舉發三四次,用一味蕎麥麵隨意作飯,連食三四次而愈。予壯年患此兩月,瘦怯尤甚,藥用消食化氣,開鬱降火等劑,俱未效。偶遇一僧授此方療之,後以傳告人,奏功甚大。

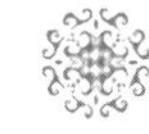

【附方】新十六。欬嗽上氣。蕎麥粉四兩,茶末二錢,生蜜二兩,水一椀,順手攪千下。飲之,良久下氣不止,即愈。《儒門事親》①。十水腫喘。生大戟一錢,蕎麥麪二錢,水和作餅,炙熟爲末。空心茶服,以大小便利爲度。《聖惠》②。男子白濁。魏元君濟生丹③:用莜麥炒焦爲末,雞子白和,丸梧子大。每服五十丸,鹽湯下,日三服。赤白帶下。方同上。禁口痢疾。蕎麥麪每服二錢,砂糖水調下。《坦仙方》④。癰疽發背,一切腫毒。莜麥麪、硫黄各二兩,爲末,井花水和作餅,晒收。每用一餅,磨水傅之。痛則令不痛,不痛則令痛,即愈。《直指》⑤。瘡頭黑凹。蕎麥麪煮食之,即發起。《直指》⑥。痘瘡潰爛。用蕎麥粉頻頻傅之。《痘疹方》⑦。湯火傷灼。用蕎麥麪炒黄研末,水和傅之,如神。《奇效方》⑧。蛇盤瘰癧,圍接項上。用蕎麥炒去殼、海藻、白殭蠶炒去絲,等分爲末。白梅浸湯,取肉減半,和丸緑豆大。每服六七十丸,食後、臨卧米飲下,日五服。其毒當從大便泄去。若與淡菜連服尤好。淡菜生於海藻上,亦治此也。忌豆腐、雞、羊、酒、麪。危氏方⑨。積聚敗血。通仙散:治男子敗積,女人敗血,不動真氣。用莜麥麪三錢,大黄二錢半,爲末。卧時酒調服之。《多能鄙事》⑩。頭風畏冷。李樓云:一人頭風,首裹重綿,三十年不愈。予以蕎麥粉二升,水調作二餅,更互合頭上,微汗即愈。《怪證奇方》⑪。頭風風眼。蕎麥作錢大餅,貼眼四角,以米大艾炷灸之,即效如神。染髮令黑。蕎麥、針砂各二錢,

① 儒門事親:**《儒門事親》卷15"咳嗽痰涎第八"** 三分茶:茶(二錢)、蜜(二兩)、蕎麥麵(四兩),右以新水一大碗,約打千餘數,連飲之。飲畢,良久下氣不可停,人喘自止。

② 聖惠:**《聖惠方》卷54"治十水腫諸方"** 治十種水病,腫滿喘促,不得眠卧,方:生大戟末(一錢)、蕎麥麵(二錢),右件藥以水和作餅子,慢火燒令黄熟,碾爲末,空心以茶清調下,相次以大小腸通利爲效。

③ 濟生丹:(**按**:查《南岳魏夫人傳》,未能溯得其源。)

④ 坦仙方:(**按**:查《湯液大法・皆效方》,未能溯得其源。)

⑤ 直指:**《直指方》卷22"癰疽證治"** 保安妙貼散:治癰疽發背腫毒。透明硫黄(爲細末)、蕎麥麵(各二兩),右用井花水調和作餅,焙乾收下。要得硫黄性和,用時再末之,入乳香少許,井水調,厚敷瘡上。如乾,以雞羽蘸新水潤之。如此至瘡愈方歇。通則不痛,不通則痛,神驗。

⑥ 直指:**《直指方》卷22"癰疽證治"** 當歸酒:治癰疽陰證,頭平向内,沉黯不疼,渾身患處不熱……蕎麥麵能發起,可煮食之。

⑦ 痘疹方:(**按**:已查《小兒痘疹方論》,未能溯得其源。)

⑧ 奇效方:**《奇效良方》卷54"瘡科通治方"** 治湯火燒方:右用蕎麥麵炒黄色,以井花水調敷,如神。

⑨ 危氏方:**《得效方》卷19"瘰癧"** 海菜圓:治癧生於頭項上,交接,名蛇盤癧者。宜早治之。海藻菜(蕎麥炒,去殼)、白僵蠶(炒斷絲),右爲末,取白梅肉泡湯爲圓梧桐子大,每服六七十圓。臨卧米飲送下。其毒當自大便去。忌豆腐、雞、羊、酒、麪,日六五服。

⑩ 多能鄙事:**《多能鄙事》卷6"百藥類・經效方"** 通仙散:男子敗精,婦人敗血,不動真氣。右以蕎麥麵二錢半,大黄末一錢半,臨卧温酒調服。

⑪ 怪證奇方:**《怪證奇方》卷下** 頭風,六月畏寒,重裹綿絮,三十年不愈。予以蕎麥粉二升,水調打餅二片,更换合産,微汗出即愈。

醋和，先以漿水洗净塗之，荷葉包至一更，洗去。再以無食子、訶子皮，大麥麪二錢，醋和塗之，荷葉包至天明，洗去即黑。《普濟》①。絞腸沙痛。蕎麥麪一撮炒黄，水烹服。《簡便方》②。小腸疝氣。蕎麥仁炒去尖，胡盧巴酒浸晒乾，各四兩，小茴香炒一兩，爲末，酒糊丸梧子大。每空心鹽酒下五十丸。兩月大便出白膿，去根。孫天仁《集效方》③。

葉。【主治】作茹食，下氣，利耳目。多食即微洩。士良④。○【孫⑤曰】生食，動刺風，令人身痒。

稭。【主治】燒灰淋汁取鹼熬乾，同石灰等分，蜜收。能爛癰疽，蝕惡肉，去靨痣，最良。穰作薦，辟壁虱。時珍。○【《日華》⑥曰】燒灰淋汁，洗六畜瘡，并驢、馬躁蹄。

【附方】新二。噎食。蕎麥稭燒灰淋汁，入鍋内煎取白霜一錢，入蓬砂一錢，研末。每酒服半錢。《海上方》⑦。壁虱蜈蚣。蕎麥稭作薦，并燒烟熏之。

苦蕎麥《綱目》

【集解】【時珍曰】苦蕎出南方，春社前後種之。莖青多枝，葉似蕎麥而尖，開花帶緑色，結實亦似蕎麥，稍尖而稜角不峭。其味苦惡，農家磨擣爲粉，蒸使氣餾，滴去黄汁，乃可作爲糕餌食之，色如豬肝。穀之下者，聊濟荒爾。

【氣味】甘、苦，温，有小毒。【時珍曰】多食傷胃，發風動氣，能發諸病，有黄疾人尤當禁之。

【附方】新一。明目枕。苦蕎皮、黑豆皮、緑豆皮、決明子、菊花，同作枕，至老明目。鄧才《雜興方》⑧。

---

① 普濟：**《聖濟總録》卷 101“烏髭髮”** 染髭黑方：蕎麵、針沙（醋炒，爲末，各二錢），右二味，先用醋和漿水洗髭後，用藥塗畢，外用荷葉裹之，約一更時却洗去，再用後方。後方：無食子、訶梨勒皮（各二兩），右二味，擣羅爲末，每用二錢，大麥面二錢，醋和漿水，調塗髭上，外以荷葉裹，至曉洗去。（**按**：《普濟方》卷 49“烏鬚髮”引同方，云出《聖濟總録》。）

② 簡便方：**《奇效單方》卷上“十一諸痛”** 治絞腸沙痛不可忍，或用：蕎麥一撮，炒焦，以水烹下服之亦可。

③ 集效方：**《萬應方》卷 3“諸氣湯藥”** 治疝氣方：葫蘆巴（酒浸曬乾）、蕎麥仁（炒去尖，各四錢）、小茴香（一兩），右爲細末，酒糊爲丸桐子大，每服五十丸，空心鹽酒送下。服兩月，大便出白膿，去根。

④ 士良：見 1716 頁注⑧。

⑤ 孫：**《千金方》卷 26“穀米第四”** 喬麥……食之難消，動大熱風。其葉生食動刺風，令人身癢……

⑥ 日華：見 1716 頁注⑧。

⑦ 海上方：（**按**：已查孫氏及温氏《海上仙方》，未能溯得其源。）

⑧ 雜興方：（**按**：書佚，無可溯源。）

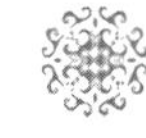

稻《别録》①下品

【釋名】稌音杜、糯亦作粳。○【時珍曰】稻、稌者，秔、糯之通稱。《物理論》②所謂“稻者溉種之總稱”是矣。本草則專指糯以爲稻也。稻從舀，音函，象人在臼上治稻之義。稌則方言稻音之轉爾。其性粘軟，故謂之糯。【潁③曰】糯米緩筋，令人多睡，其性懦也。

【集解】【弘景④曰】道家方藥有稻米、粳米俱用者，此則兩物也。稻米白如霜，江東無此，故通呼粳爲稻耳，不知色類復云何也？【恭⑤曰】稻者，穬穀之通名。《爾雅》云：稌，稻也。秔者不粘之稱，一曰秫。氾勝之云：三月種秔稻，四月種秫稻。即並稻也。陶謂爲二，蓋不可解也。【志⑥曰】此稻米即糯米也。其粒大小似秔米，細糠白如雪。今通呼秔、糯二穀爲稻，所以惑之。按李含光《音義》引字書解“粳”字云“稻也”，“稻”字云“稻屬也，不粘”，“粢”字云“稻餅也”。粢蓋糯也。【禹錫⑦曰】《爾雅》云：稌，稻。郭璞註云：別二名也。今沛國呼稌。《周頌》云：豐年多黍多稌。《禮記》云：牛宜稌。《豳風》云：十月穫稻。皆是一物也。《説文》云：秔，稻屬也。沛國謂稻爲糯。《字林》云：糯，粘稻也。秔，不粘稻也。然秔、糯甚相類，以粘不粘爲異爾。當依《説文》以稻爲糯。顔師古《刊謬正俗》云：本草稻米，即今之糯米也。或通呼粳、糯爲稻。孔子云：食夫稻。《周官》有稻人。漢有稻田使者。並通指秔、糯而言。所以後人混稱，不知稻即糯也。【宗奭⑧曰】稻米，今造酒糯稻也。其性温，故可爲酒。酒爲陽，故多熱。西域、天竺土溽熱，稻歲四熟，亦可驗矣。【時珍曰】糯稻，南方水田多種之。其性粘，可以釀酒，可以爲粢，可以蒸糕，可以熬餳，可以炒食。其類亦多，其

---

① 别録：**《别録》見《證類》卷26“稻米”**　味苦。主温中，令人多熱，大便堅。

② 物理論：**《物理論》**　……粱者，黍稷之總名。稻者，溉種之總名。菽者，衆豆之總名……

③ 潁：**《食物本草》卷1“穀類・糯米”**　……久食身軟，以緩筋也。又云：寒，使人多睡……以其性懦所致……

④ 弘景：**《集注》見《證類》卷26“稻米”**　陶隱居云：道家方藥有俱用稻米、粳米，此則是兩物矣。云稻米白如霜。又，江東無此，皆通呼粳爲稻爾。不知其色類復云何也。

⑤ 恭：**《唐本草》見《證類》卷26“稻米”**　《唐本》注云：稻者，穬穀通名。《爾雅》云：稌，稻也。秔者，不糯之稱，一曰秈。氾勝之云：秔稻、秫稻，三月種秔稻，四月種秫稻，即並稻也。今陶爲二事，深不可解也。

⑥ 志：**《開寶》見《證類》卷26“稻米”**　今按：李含光《音義》云：按字書解粳字云稻也，解秔字云稻屬也，不粘。解粢字云稻餅也。明稻米作粢，蓋糯米爾。其細糠白如霜，粒大小似秔米，但體性粘𥻗爲異。然今通呼秔、糯穀爲稻，所以惑之……

⑦ 禹錫：**《嘉祐》見《證類》卷26“稻米”**　按《爾雅》云：稌，稻。釋曰：別二名也。郭云：今沛國呼稌。《詩・周頌》云：豐年多黍多稌。《禮記・内則》云：牛宜稌。《豳風・七月》云：十月穫稻。是一物也。《説文》云：沛國爲稻爲糯。秔，稌屬也。《字林》云：糯，粘稻也。秔，稻不粘者。然秔、糯甚相類，粘不粘爲異耳。依《説文》稻即糯也。江東呼糯。顔師古《刊謬正俗》云：《本草》所謂稻米者，今之糯米耳……然後以稻是有芒之穀，故於後或通呼粳糯，總謂之稻。孔子曰：食夫稻。《周官》有稻人之職，漢置稻田使者。此並指屬稻、糯之一色，所以後人混糯，不知稻本是糯耳。

⑧ 宗奭：**《衍義》卷20“稻米”**　今造酒者是此，水田米皆謂之稻。前既言粳米，即此稻米，乃糯稻無疑。温，故可以爲酒，酒爲陽，故多熱。又令人大便堅，非糯稻孰能與於此。《西域記》：天竺國土溽熱，稻歲四熟，亦可驗矣。

穀殼有紅、白二色,或有毛,或無毛。其米亦有赤、白二色,赤者酒多糟少。一種粒白如霜,長三四分者。《齊民要術》①糯有九格、雉木、大黄、馬首、虎皮、火色等名是矣。古人釀酒多用秫,故諸説論糯稻往往費辯也。秫乃糯粟,見本條。

稻米。【氣味】苦,温,無毒。【思邈②曰】味甘。【宗奭③曰】性温。【頌④曰】糯米性寒,作酒則熱,糟乃温平,亦如大豆與豉、醬之性不同也。【詵⑤曰】凉。發風動氣,使人多睡,不可多食。【藏器⑥曰】久食令人身軟,緩人筋也。小猫、犬食之,亦脚屈不能行。馬食之,足重。妊婦雜肉食之,令子不利。【蕭炳⑦曰】擁諸經絡氣,使四肢不收,發風昏昏。【士良⑧曰】久食發心悸,及癰疽瘡癤中痛。合酒食之,醉難醒。【時珍曰】糯性粘滯難化,小兒、病人最宜忌之。【主治】作飯温中,令人多熱,大便堅。《别録》⑨。能行榮衛中血積,解芫青、斑蝥毒。士良⑩。益氣止泄。思邈⑪。補中益氣。止霍亂後吐逆不止,以一合研水服之。大明⑫。以駱駝脂作煎餅食,主痔疾。蕭炳⑬。作糜一斗食,主消渴。藏器⑭。暖脾胃,止虚寒洩痢,縮小便,收自汗,發痘瘡。時珍。

【發明】【思邈⑮曰】粳米味甘,脾之穀也,脾病宜食之。【楊士瀛⑯曰】痘疹用粳米,取其解毒,能釀而發之也。【時珍曰】糯米性温,釀酒則熱,熬餳尤甚,故脾肺虚寒者宜之。若素有痰熱風

---

① 齊民要術:**《齊民要術》卷2“水稻第十一”** 《爾雅》曰……稻米,一名糯(奴亂反)米。俗云亂米,非也。有九稆秫、雉目秫、大黄秫、棠秫、馬牙秫、長江秫、惠成秫、黄般秫、方滿秫、虎皮秫、蒥柰秫,皆米也。

② 思邈:**《千金方》卷26“穀米第四”** 糯米:味苦,温,無毒……

③ 宗奭:見1720頁注⑧。

④ 頌:**《圖經》見《證類》卷26“稻米”** ……糯米性寒,作酒則熱,糟乃温平,亦如大豆與豉、醬不同之類耳。

⑤ 詵:**《食療》見《證類》卷26“稻米”** 孟詵云:糯米,寒。使人多睡。發風動氣,不可多食……

⑥ 藏器:**《拾遺》見《證類》卷26“稻米”** 陳藏器云:糯米,性微寒,妊身與雜肉食之不利子。作糜食一斗,主消渴。久食之,令人身軟。黍米及糯,飼小貓、犬,令脚屈不能行,緩人筋故也。

⑦ 蕭炳:**《四聲本草》見《證類》卷26“稻米”** 蕭炳云:糯米,擁諸經絡氣,使四肢不收,發風昏昏……

⑧ 士良:**《食性》見《證類》卷26“稻米”** 陳士良云:糯米,能行榮衛中血,積久食,發心悸及癰疽瘡癤中痛。不可合酒共食,醉難醒。解芫菁毒。

⑨ 别録:見1720頁注①。

⑩ 士良:見本頁注⑧。

⑪ 思邈:**《證類》卷26“稻米”** 孫真人:糯米味甘,脾之穀,脾病宜食,益氣止泄。

⑫ 大明:**《日華子》見《證類》卷26“稻米”** 糯米,凉,無毒。補中益氣,止霍亂。取一合,以水研服,煮粥……

⑬ 蕭炳:**《四聲本草》見《證類》卷26“稻米”** ……主痔疾,駱駝脂作煎餅服之。空腹與服,勿令病人知。

⑭ 藏器:見本頁注⑥。

⑮ 思邈:見本頁注⑪。

⑯ 楊士瀛:**《仁齋小方論》卷5“瘡疹證治”** 加味四聖散:治瘡痘出不快及變陷者……糯米解毒,能釀而發之。

病,及脾病不能轉輸,食之最能發病成積。孟詵、蘇頌或言其性涼、性寒者,謬説也。《别録》已謂其温中堅大便,令人多熱,是豈寒凉者乎?今人冷洩者,炒食即止。老人小便數者,作粢糕或丸子,夜食亦止。其温肺暖脾可驗矣。痘證用之,亦取此義。

【附方】舊五,新十六。**霍亂煩渴**不止。糯米三合,水五升,蜜一合,研汁分服,或煮汁服。《楊氏産乳》①。**消渴飲水**。方同上。**三消渴病**。梅花湯:用糯穀炒出白花、桑根白皮等分。每用一兩,水二椀,煎汁飲之。《三因方》②。**下痢禁口**。糯穀一升炒出白花去殼,用薑汁拌濕再炒,爲末。每服一匙,湯下,三服即止。《經驗良方》③。**久洩食減**。糯米一升,水浸一宿瀝乾,慢炒熟,磨篩,入懷慶山藥一兩。每日清晨用半盞,入砂糖二匙,胡椒末少許,以極滚湯調食。其味極佳,大有滋補。久服令人精暖有子,秘方也。松篁《經驗方》④。**鼻衄不止**,服藥不應。獨聖散:用糯米微炒黄,爲末。每服二錢,新汲水調下。仍吹少許入鼻中。《簡要濟衆方》⑤。**勞心吐血**。糯米半兩,蓮子心七枚,爲末,酒服。孫仲盈云:曾用多效。或以墨汁作丸服之。《澹寮方》⑥。**自汗不止**。糯米、小麥麩同炒,爲末,每服三錢,米飲下。或煮猪肉點食。**小便白濁**。白糯丸:治人夜小便脚停白濁,老人、虚人多此證,令人卒死,大能耗人精液,主頭昏重。用糯米五升炒赤黑,白芷一兩,爲末,糯粉糊丸梧子大。每服五十丸,木饅頭煎湯下。無此,用《局方》補腎湯下。若後生稟賦怯弱,房室太過,小便太多,水管蹇澀,小便如膏脂,入石菖蒲、牡蠣粉甚效。《經驗良方》⑦。**女人白淫**。糙糯米、花椒等分,炒爲末,醋糊丸梧子大,每服三四十丸,食前醋湯

---

① 楊氏産乳:**《證類》卷26"稻米"**　《楊氏産乳》:療霍亂,心煩悶亂,渴不止。糯米三合,以水五升細研,和蜜一合,研濾取汁,分兩服。

② 三因方:**《三因方》卷10"三消治法"**　梅花湯:治三消渴利神。糯穀(旋炒作爆蓬)、桑根白皮(厚者切細,等分),右每用秤一兩許,水一大碗,煮取半碗,渴則飲,不拘時。

③ 經驗良方:(**按**:同名書甚多,未能溯得其源。)

④ 松篁經驗方:**《保壽堂方》卷3"痢瀉門"**　治泄瀉少進飲食:用糯米一升,水浸一宿,瀝乾,慢火炒令極熱,磨細羅過如飛麪,將懷慶山藥一兩,碾末入米粉内。每日侵晨用半盞,再入砂糖二茶匙,胡椒末少許,將極滚湯調食。其味極佳,且不厭人,大有資補。久服之,其精寒不能成孕者亦孕之,蓋有山藥在内故也。此是一秘方,勿輕視之。

⑤ 簡要濟衆方:**《證類》卷26"稻米"**　《簡要濟衆》:治鼻衄不止,服藥不應。獨聖散:糯米微炒黄,爲末。每服二錢,新汲水調下。

⑥ 澹寮方:**《澹寮方》卷5"失血門"**　勞心吐血:蓮子(七箇)、糯米(三七粒)。右末,湯點服。/**《普濟方》卷188"吐血不止"**　神效丸(出《澹寮方》):治吐血不止,兼勞心吐血。蓮子心(七個)、江米(各半兩),右爲細末,細墨研濃汁,同煎二味和丸如梧桐子大,每服二十丸,新水下。一方作末,酒調服,名蓮心散。一方湯點服,孫仲盈云:曾以此治人,多有得效。(**按**:《澹寮方》僅有《普濟方》所引"一方湯點服"之方。時珍所引當取自《普濟方》。)

⑦ 經驗良方:**《普濟方》卷33"腎虚漏濁遺精"**　白糯丸《經驗良方》:治小便凝停白濁,老人多有此證,令人卒死,大能耗人精液,主頭昏。大白芷(一兩,爲末)、真糯米(五錢重,炒赤色),右爲末,糯米爲丸,煎木饅頭湯吞下。無木饅頭,用根亦可。後却用《局方》補腎湯調補。如後生稟賦怯弱,房室太過,小便太多,水道蹇澀,小便如膏脂,加石菖蒲、牡蠣即效。

下。楊起《簡便方》[1]。**胎動不安**，下黄水。用糯米一合，黄芪、芎藭各五錢，水一升，煎八合，分服。《産寶》[2]。**小兒頭瘡**。糯米飯燒灰，入輕粉，清油調傅。《普濟方》[3]。**纏蛇丹毒**。糯米粉和鹽，嚼塗之。《濟急方》[4]。**打撲傷損**：諸瘡。寒食日浸糯米，逐日易水，至小滿取出，日乾爲末，用水調塗之。《便民圖纂》[5]。**金瘡癰腫**及竹木簽刺等毒。用糯米三升，於端午前四十九日，以冷水浸之。一日兩换水，輕淘轉，勿令攪碎。至端午日取出陰乾，絹袋盛，掛通風處。每用旋取炒黑爲末，冷水調如膏藥，隨瘡大小裹定瘡口，外以布包定勿動，直候瘡瘥。○若金瘡犯生水作膿腫甚者，急裹一二食久，即不作膿腫也。若癰疽初發，纔覺焮腫，急貼之，一夜便消。《靈苑方》[6]。**喉痺吒腮**[7]。用前膏貼項下及腫處，一夜便消。乾即换之，當令濕爲妙。**竹木簽刺**[8]。用前膏貼之，一夜刺出在藥内也。**顛犬咬傷**。糯米一合，斑蝥七枚同炒，蝥黄去之；再入七枚，再炒黄去之；又入七枚，待米出烟，去蝥爲末。油調傅之，小便利下佳。《醫方大成》[9]。**荒年代糧**。稻米一斗淘汰，百蒸百曝，擣末，日食一飡，以水調之。服至三十日止，可一年不食。《肘後》[10]。**虚勞不足**。糯米入猪肚内蒸乾，擣作丸子，日日服之。**腰痛虚寒**。糯米二升，炒熟袋盛，拴靠痛

---

① 簡便方：**《奇效單方》卷下“廿一婦人”** 治白淫，用：花椒、糙糯米（等分，炒），爲末，釅醋打糊丸桐子大，每三四十丸，食前醋湯下。

② 産寶：**《婦人良方》卷12“胎動不安方論第四”** 黄芪湯：治胎動不安，腹痛，下黄汁。糯米（一合）、黄芪、川芎（各一兩），右細剉，水一大盞，煎至一盞三分，温服。

③ 普濟方：**《普濟方》卷363“頭瘡”** 治小兒頭上生瘡及肥瘡瘡方：用糯米飯燒灰，入輕粉，清油調傅。

④ 濟急方：**《仙傳外科》卷10“救解諸毒傷寒雜病一切等證”** 治纏蛇丹……一方：糯米粉和鹽同嚼，唾患處。

⑤ 便民圖纂：**《便民圖纂》卷8“祈禳類”** 三月……是日水浸糯米，逐日换水，至小滿漉出，曬乾炒黄，爲末，水調，治打撲傷損及諸瘡腫處。

⑥ 靈苑方：**《證類》卷26“稻米”** 《靈苑方》：治金瘡水毒及竹木簽刺，癰疽熱毒等。糯米三升，揀去粳米，入瓷盆内，於端午前四十九日，以冷水浸之。一日兩度换水，輕以手淘轉，逼去水，勿令攪碎。浸至端午日，取出陰乾，生絹袋盛，掛通風處。旋取少許，炒令焦黑，碾爲末，冷水調如膏藥，隨大小裹定瘡口，外以絹帛包定，更不要動，直候瘡愈。若金瘡誤犯生水，瘡口作膿，洪腫漸甚者，急以藥膏裹定，一二食久，其腫處已消，更不作膿，直至瘡合。若癰疽毒瘡初發，纔覺焮腫赤熱，急以藥膏貼之，明日揭看，腫毒一夜便消。

⑦ 喉痺吒腮：**《證類》卷26“稻米”** 《靈苑方》……喉閉及咽喉腫痛，吒腮。並用藥貼項下及腫處。（**按**：《綱目》無出處，實與前方同出《靈苑方》。下方同此。）

⑧ 竹木簽刺：**《證類》卷26“稻米”** 《靈苑方》……竹木簽刺者。臨卧貼之，明日看其刺出在藥内。若貼腫處，乾即换之，常令濕爲妙。惟金瘡及水毒不可换，恐傷動瘡口。

⑨ 醫方大成：**《醫方大成》卷8“急救諸方”** 秘方：治顛犬所傷，用班貓大者二十一隻，去頭翅並足，用糯米一勺，先將班貓七隻入米内，於微火上炒，不令米赤。去此班貓，别入七隻，再於前米内炒，令班貓色變，復去之。又别用七隻，如前法炒，以米出青煙爲度。去班貓不用，以米研爲粉，用冷水入清油少許，空心調服。須又再進一服，以小便利下惡毒爲度……

⑩ 肘後：**《肘後方》卷4“治卒絶糧失食饑憊欲死方第三十五”** 若遇荒年穀貴，無以充糧，應須藥濟命者：取稻米一斗，淘汰之，百蒸百曝，擣，日一餐。以水得，三十日都止，則可終身不食，日行三百里。

處。内以八角茴香研酒服。談埜翁《試驗方》①。

米泔。【氣味】甘,凉,無毒。【主治】益氣,止煩渴霍亂,解毒。食鴨肉不消者,頓飲一盞,即消。時珍。

【附方】舊一。煩渴不止。糯米泔任意飲之,即定。研汁亦可。《外臺》②。

糯稻花。【主治】陰乾,入揩牙、烏鬚方用。時珍。

稻穰即稻稈。【氣味】辛、甘,熱,無毒。【主治】黄病如金色,煮汁浸之。仍以穀芒炒黄爲末,酒服。藏器③。燒灰,治墜撲傷損。蘇頌④。燒灰浸水飲,止消渴。淋汁,浸腸痔。挼穰藉鞾鞵,暖足,去寒濕氣。時珍。

【發明】【頌⑤曰】稻稈灰方出劉禹錫《傳信方》。云湖南李從事墜馬撲傷損,用稻稈燒灰,以新熟酒連糟入鹽和,淋取汁,淋痛處,立瘥也。【時珍曰】稻穰煮治作紙,嫩心取以爲鞵,皆大爲民利。其紙不可貼瘡,能爛肉。按《江湖紀聞》⑥云:有人壁虱入耳,頭痛不可忍,百藥不效。用稻稈灰煎汁灌入,即死而出也。

【附方】舊一,新八。消渴飲水。取稻穰中心燒灰。每以湯浸一合,澄清飲之。危氏⑦。喉痺腫痛。稻草燒取墨烟,醋調吹鼻中,或灌入喉中,滚出痰,立愈。《普濟》⑧。熱病餘毒,攻手足疼痛欲脱,用稻穰灰煮汁漬之。《肘後方》⑨。下血成痔。稻藁燒灰淋汁,熱漬三五度,瘥。崔氏《纂要》⑩。湯火傷瘡。用稻草灰冷水淘七遍,帶濕攤上,乾即易。若瘡濕者,焙乾油

---

① 試驗方:(**按**:未見原書,待考。)

② 外臺:**《外臺》卷6"霍亂煩渴方"** 《必效》霍亂渴方:糯米二升,(濤)〔淘〕取泔飲訖則定。若不渴不須。一方渴者服之並當飽。又云:研糯米取白汁,恣意飲之,以差爲度。

③ 藏器:**《拾遺》見《證類》卷26"稻米"** 陳藏器……又云:稻穰,主黄病,身作金色,煮汁浸之。又稻穀芒,炒令黄,細研作末,酒服之。

④ 蘇頌:**《圖經》見《證類》卷26"稻米"** ……入藥最多,稻稈灰亦主病。見劉禹錫《傳信方》云:湖南李從事治馬墜撲損,用稻稈燒灰,用新熟酒未壓者,和糟入鹽和合,淋前灰,取汁,以淋痛處,立差。直至背損亦可淋用。好糟淋灰亦得,不必新壓酒也……

⑤ 頌:見上注。

⑥ 江湖紀聞:**《江湖紀聞》卷4"鬼神·鬼獻藥方"** 寶祐年間,龍興富家子患頭痛不可忍,百藥俱試,逾年不愈……聞傍有人語云:某人之病,乃壁虱入耳,晝伏夜動。治之方只用稻稈燒灰滓汁,伺夜静投數勺於耳,即愈……如法治之。越一日,便覺清醒。逾數日,壁虱皮出於耳者盈掬,遂愈。

⑦ 危氏:**《得效方》卷7"痟渴"** 治渴:糯稻稈灰,取中一尺燒,淋汁飲。或不燒,便煎服亦妙。

⑧ 普濟:**《普濟方》卷61"喉痹"** 治喉痹:用稻草燒煙,如做墨法,取細煙,酸醋調,吹入鼻中。如咽得,用蘆筒送下喉,少頃,打滚吐出涎,立愈。

⑨ 肘後方:**《肘後方》卷2"治傷寒時氣温病方第十三"** 治毒攻手足腫,疼痛欲斷方……又方:以稻穰灰汁漬足。

⑩ 纂要:**《外臺》卷26"大便下血風冷積年變作痔方"** 《備急》療大便血,風冷積年,多變作痔方:燒稻藁灰,淋汁,煎熱漬之三五度佳。(崔氏、《肘後》、文仲同。)

傅，二三次可愈。《衛生易簡方》①。**惡蟲入耳**。香油合稻稈灰汁，滴入之。《聖濟總録》②。**噎食不下**。赤稻細稍，燒灰，滚湯一椀，隔絹淋汁三次，取汁，入丁香一枚，白荳蔻半枚，米一盞，煮粥食，神效。《摘玄妙方》③。**小便白濁**。糯稻草煎濃汁，露一夜，服之。同上④。**解砒石毒**。稻草燒灰，淋汁，調青黛三錢服。○《醫方摘要》⑤。

穀穎。穀芒也。作穩，非。【主治】黄病，爲末酒服。又解蠱毒，煎汁飲。《日華》⑥。

糯穅。【主治】齒黄，燒取白灰，旦旦擦之。時珍。

粳音庚○《别録》⑦中品

【釋名】秔與粳同。○【時珍曰】粳乃穀稻之總名也。有早、中、晚三收。諸本草獨以晚稻爲粳者，非矣。粘者爲糯，不粘者爲粳。糯者懦也，粳者硬也。但入解熱藥，以晚粳爲良爾。

【集解】【弘景⑧曰】粳米，即今人常食之米，但有白、赤、小、大異族四五種，猶同一類也。可作廩米。【詵⑨曰】淮、泗之間最多。襄、洛土粳米，亦堅實而香。南方多收火稻，最補益人。諸處雖多粳米，但充飢耳。【時珍曰】粳有水、旱二稻。南方土下塗泥，多宜水稻。北方地平，惟澤土宜旱稻。西南夷亦有燒山地爲畬田種旱稻者，謂之火米。古者惟下種成畦，故祭祀謂稻爲嘉蔬，今人皆拔秧栽插矣。其種近百，各各不同，俱隨土地所宜也。其穀之(先)〔光〕、芒、長、短、大、細，百不同也。其米之赤、白、紫、烏、堅、鬆、香、否，不同也。其性之温、凉、寒、熱，亦因土産形色而異也。真臘有水稻，高丈許，隨水而長。南方有一歲再熟之稻。蘇頌之香粳，長白如玉，可充御貢。皆粳之稍異者也。

---

① 衛生易簡方：**《衛生易簡方》卷10"湯火傷"** 治湯火傷……又方：用稻草灰不拘多少，冷水淘七遍，帶濕攤上，乾即易。若瘡濕，焙灰乾，油調敷，二三次可愈。

② 聖濟總録：**《得效方》卷10"耳病"** 惡蟲入耳……又，香油、稻稈灰汁……滴耳……(**按**：《聖濟總録》無此方。《普濟方》卷55"百蟲入耳"引同方，云出《危氏方》。)

③ 摘玄妙方：**《丹溪摘玄》卷12"翻胃門"** 噎食粥方：用赤稻草細燒，擇净五百莖，長尺許，以火化存性，用滚湯一碗淋灰，裝以絹隔之，淋再三，取汁入丁香一個、白豆蔻半兩，米一盞，同汁煮爲粥下，吃即下噎。可服他藥，神效。

④ 同上：**《丹溪摘玄》卷15"赤白濁門"** 一人便濁當有半年，或時夢遺。其人形體瘦損，常以糯稻草濃煎湯，露一宿，服之。寬膈，清上凉下。

⑤ 醫方摘要：**《醫方摘要》卷12"解砒毒"** 解砒毒，用稻草燒灰，滚水濾過，調青黛服之。

⑥ 日華：**《日華子》見《證類》卷26"稻米"** ……稻穩，治蠱毒，濃煎汁服。稻稈，治黄病通身，煮汁服。

⑦ 别録：**《别録》見《證類》卷25"粳米"** 味甘、苦，平，無毒。主益氣，止煩止洩。

⑧ 弘景：**《集注》見《證類》卷25"粳米"** 陶隱居云：此即人常所食米，但有白、赤、尖、大異族四五種，猶同一類也。前陳廩米亦是此種，以廩軍人，故曰廩爾。

⑨ 詵：**《食療》見《證類》卷25"粳米"** 《食療》云：淮泗之間米多。京都、襄州土粳米亦香，堅實。又，諸處雖多，但充飢而已。/**《食療》見《證類》卷25"粳米"** 孟詵云……江南貯倉人皆多收火稻。其火稻宜人，温中益氣，補下元……

粳米。【氣味】甘、苦，平，無毒。【思邈①曰】生者寒，燔者熱。【時珍曰】北粳凉，南粳温。赤粳熱，白粳凉，晚白粳寒。新粳熱，陳粳凉。凡人嗜生米，久成米瘕，治之以鷄屎白。○【頴②曰】新米乍食，動風氣。陳者下氣，病人尤宜。【詵③曰】常食乾粳飯，令人熱中，唇口乾。不可同馬肉食，發痼疾。不可和蒼耳食，令人卒心痛，急燒倉米灰和蜜漿服之，不爾即死。【主治】益氣，止煩，止渴，止洩。《别録》④。温中，和胃氣，長肌肉。《蜀本》⑤。補中，壯筋骨，益腸胃。《日華》⑥。煮汁，主心痛，止渴，斷熱毒下痢。孟詵⑦。合芡實作粥食，益精强志，聰耳明目。好古⑧。通血脉，和五臟，好顔色。時珍。出《養生集要》⑨。常食乾粳飯，令人不噎。孫思邈⑩。

【發明】【詵⑪曰】粳米赤者粒大而香，水漬之有味益人。大抵新熟者動氣，經年者亦發病。惟江南人多收火稻貯倉，燒去毛，至春舂米食之，即不發病，宜人，温中益氣，補下元也。【宗奭⑫曰】粳以白晚米爲第一，早熟米不及也。平和五臟，補益血氣，其功莫逮。然稍生則復不益脾，過熟乃佳。【頴⑬曰】粳有早、中、晚三收，以晚白米爲第一。各處所産種類甚多，氣味不能無少異，而亦不大相遠也。天生五穀，所以養人，得之則生，不得則死。惟此穀得天地中和之氣，同造化生育之功，故非他物可比。入藥之功在所略爾。【好古⑭曰】本草言粳米益脾胃，而張仲景白虎湯用之入肺。

---

① 思邈：**《千金方》卷26“穀米第四”** ……又云：生者冷，燔者熱。

② 頴：**《食物本草》卷1“穀類·粳米”** ……新者乍食，亦少動風氣。陳者更下氣，病人尤宜……

③ 詵：**《食療》見《證類》卷25“粳米”** 孟詵云……若常食乾飯，令人熱中，唇口乾。不可和蒼耳食之，令人卒心痛，即急燒倉米灰，和蜜漿服之，不爾即死。不可與馬肉同食之，發痼疾。

④ 别録：見1725頁注⑦。

⑤ 蜀本：**《蜀本草》見《證類》卷25“粳米”** 斷下痢，和胃氣，長肌肉，温中。

⑥ 日華：**《日華子》見《證類》卷25“粳米”** 補中，壯筋骨，補腸胃。

⑦ 孟詵：**《食療》見《證類》卷25“粳米”** 孟詵云……白粳米汁，主心痛，止渴，斷熱毒痢……

⑧ 好古：**《湯液本草》卷6“粳米”** 《液》云……與熟雞頭相合，作粥食之，可以益精强志，耳目聰明。

⑨ 養生集要：**《御覽》卷839“稻”** 《養生要集》曰……秔米味甘，主利五藏，長肌膚，好顔色。（**按**：《養生要集》爲東晉·張湛撰，書佚，《御覽》等書存其佚文。此處書名有筆誤。）

⑩ 孫思邈：**《千金方》卷16“噎塞第六”** 治諸噎方：常食乾粳米飯，即不噎。

⑪ 詵：**《食療》見《證類》卷25“粳米”** 孟詵云……其赤則粒大而香……又，水漬有味，益人。都大新熟者動氣。經再年者亦發病。江南貯倉人皆多收火稻。其火稻宜人，温中益氣，補下元。燒之去芒，舂舂米食之，即不發病耳……

⑫ 宗奭：**《衍義》卷20“粳米”** 白晚米爲第一，早熟米不及也。平和五藏，補益胃氣，其功莫逮。然稍生則復不益脾，過熟則佳。

⑬ 頴：**《食物本草》卷1“穀類·粳米”** ……有早、中、晚三收，以白晚米爲第一。各處所産，種數甚多，氣味不能無少異，而亦不大相遠也。天生五穀，所以養人，得之則生，不得則死。此其得天地中和之氣，同造化生育之功，故不比它物可名言也。本草所主在藥，故略耳。

⑭ 好古：**《湯液本草》卷6“粳米”** 本草諸家共言益脾胃，如何白虎湯用之入肺？以其陽明爲胃之經，色爲西方之白，故入肺也。然治陽明之經，即在胃也。色白，味甘寒，入手太陰。又少陰證桃花湯用此，甘以補正氣。竹葉石膏湯用此，甘以益不足。

以味甘爲陽明之經,色白爲西方之象,而氣寒入手太陰也。少陰證桃花湯用之以補正氣。竹葉石膏湯用之以益不足。【時珍曰】粳稻六七月收者爲早粳,止可充食。八九月收者爲遲粳,十月收者爲晚粳。北方氣寒,粳性多凉,八九月收者即可入藥。南方氣熱,粳性多温,惟十月晚稻氣凉乃可入藥。遲粳、晚粳得金氣多,故色白者入肺而解熱也。早粳得土氣多,故赤者益脾而白者益胃。若滇、嶺之粳則性熱,惟彼土宜之耳。

【附方】舊二,新十。**霍亂吐瀉**,煩渴欲絶。用粳米二合研粉,入水二盞研汁,和淡竹瀝一合,頓服。《普濟》①。**赤痢熱躁**。粳米半升,水研取汁,入油瓷瓶中,蠟紙封口,沉井底一夜,平旦服之。吴内翰家乳母病此,服之有效。《普濟方》②。**自汗不止**。粳米粉絹包,頻頻撲之。**五種尸病**。粳米二升,水六升,煮一沸服,日三。《肘後》③。**卒心氣痛**。粳米二升,水六升,煮六七沸服。《肘後方》④。**米瘕嗜米**。有人好食米,久則成癥,不得米則吐出清水,得米即止,米不消化,久亦斃人。用白米五合,鷄屎一升,同炒焦爲末。水一升,頓服。少時吐出癥如研米汁,或白沫淡水,乃愈也。○《千金方》⑤。**小兒初生**三日,應開腸胃、助穀神者。碎米濃作汁飲,如乳酪,頻以豆許與兒飲之。二七日可與哺,慎不得與雜藥也。《肘後方》⑥。**初生無皮**,色赤,但有紅筋,乃受胎未足也。用早白米粉撲之,肌膚自生。《聖濟方》⑦。**小兒甜瘡**⑧,生於面耳。令母頻嚼白米,卧時塗之。不過三五次,即愈。**荒年辟穀**。粳米一升,酒三升漬之,暴乾又漬,酒盡。取出稍食之,可辟三十日。足一斗三升,辟穀一年。《肘後方》⑨。**胎動腹痛**,急下黄汁。用

---

① 普濟:**《聖濟總録》卷39"霍亂心煩"** 治霍亂狂悶煩渴,吐瀉無度,氣欲絶者,竹瀝飲方:淡竹瀝(一合)、粳米(一合,炒),以水二盞同研,去滓取汁,右二味和匀頓服之。(**按**:《普濟方》無此方,另溯其源。)

② 普濟方:**《普濟方》卷212"血痢"** 治血痢熱燥:用水研粳米半升,取汁令盡,以汁置有油瓷瓶,蠟紙封口,沉井底,平旦服之。吴内翰家乳嫗病,服之而愈。

③ 肘後:**《肘後方》卷1"治卒中五尸方第六"** 凡五尸……又方:粳米二升,水六升,煮一沸服之。

④ 肘後方:**《肘後方》卷1"治卒腹痛方第九"** 治卒腹痛方……又方:粳米二升,以水六升,煮二七沸,飲之。

⑤ 千金方:**《千金方》卷11"堅癥積聚第五"** 治米癥,常欲食米,若不得米,則胸中清水出方:雞屎(一升)、白米(五合),右二味合炒令米焦,擣末,以水二升,頓服取盡,須臾吐出病如研米。若無米,當出痰。永憎米,不復食。

⑥ 肘後方:**《幼幼新書》卷4"哺兒法第六"** 《葛氏肘後》小兒新生三日,應開腹助穀神:碎米濃作汁,飲如乳酪,與兒大豆許,數令咽之,頻與三豆許,三七日可與哺,慎不得取,次與雜藥紅雪,少少得也。(**按**:今本《肘後方》無此方。)

⑦ 聖濟方:**《普濟方》卷360"總論"** 米粉散(出《經驗良方》):治小兒初生下,遍身無皮,俱是紅肉。宜速以白占米研爲細末,乾撲,候皮肉生乾方止。(**按**:《聖濟總録》無此方,另溯其源。)

⑧ 小兒甜瘡:**《儒門事親》卷5"甜瘡"** 夫小兒甜瘡久不愈者,俗呼曰香瘡是也,多於面部兩耳前有。一法:令母口中嚼白米成膏子,臨卧塗之,不過三五上則愈矣……(**按**:原無出處,今溯得其源。)

⑨ 肘後方:**《肘後方》卷4"治卒絶糧失食饑憊欲死方第三十五"** 若遇荒年穀貴,無以充糧,應須藥濟命者……又方:粳米一斗,酒三升,漬之,出曝之,又漬酒盡,止,出稍食之,渴飲之,辟三十日。足一斛二升,辟周年。

粳米五升，黄芪六兩，水七升，煎二升，分四服。《聖惠》①。赤根丁腫。白粉熬黑，和蜜傅之。《千金方》②。

淅二泔。【釋名】米瀋。【時珍曰】淅，音錫，洗米也。瀋，汁也。泔，甘汁也。第二次者，清而可用，故曰淅二泔。

【氣味】甘，寒，無毒。【主治】清熱，止煩渴，利小便。凉血。時珍。

【發明】【戴原禮③曰】風熱赤眼，以淅二泔睡時冷調洗肝散、菊花散之類，服之。

【附方】新四。吐血不止。陳紅米泔水，温服一鍾，日三次。《普濟方》④。鼻出衄血。頻飲淅二泔，仍以真麻油或蘿蔔汁滴入之。《證治要訣》⑤。鼻上酒查。以淅二泔食後冷飲。外以硫黄入大菜頭内，煨碾塗之。《證治要訣》⑥。服藥過劑悶亂者。粳米瀋飲之。《外臺》⑦。

炒米湯。【主治】益胃除濕。不去火毒，令人作渴。時珍。

粳穀奴穀穗煤黑者。【主治】走馬喉痺，燒研，酒服方寸匕，立效。時珍。〇出《千金》⑧。

禾稈。【主治】解砒毒，燒灰，新汲水淋汁濾清，冷服一椀，毒當下出。時珍。〇出《衛生易簡方》⑨。

秈音仙〇《綱目》

【釋名】占稻綱目、早稻。【時珍曰】秈亦粳屬之先熟而鮮明之者，故謂之秈。種自占城

---

① 聖惠：**《婦人良方》卷12"妊娠忽然下黄汁如膠或如豆汁胎動腹痛方第九"** 療妊娠忽然下黄汁如膠，或如豆汁，胎動腹痛。粳米（五升）、黄芪（六兩），上以水七升，煎取二升，分爲四服。（**按**：《聖惠》卷75有方與此不盡同。《普濟》卷344"諸血"下引方與此全同，云出《大全良方》。）

② 千金方：**《千金方》卷22"疔腫第一"** 治赤根疔方：熬白粉令黑，蜜和敷之良。

③ 戴原禮：**《證治要訣》卷10"拾遺門·眼"** 風熱，赤甚者，於黑神散、消風散二藥中，放冷，消風頭高，間以（折）〔淅〕二泔，睡時冷調洗肝散或菊花散服……

④ 普濟方：**《普濟方》卷189"吐血衄血"** 治吐血鼻衄……又方：用陳紅米泔水一鐘，温服。

⑤ 證治要訣：**《證治要訣》卷4"諸血門·鼻衄"** ……凡鼻衄，並茅花湯調止衄散，時進（折）〔淅〕二泔，仍令其以麻油滴入鼻。或以蘿蔔汁滴入亦可……

⑥ 證治要訣：**《證治要訣》卷10"拾遺門·鼻"** 酒齇鼻屬肺風，有不能飲而自生者，非盡因酒，酒齇乃俗呼耳。宜一味（折）〔淅〕二泔，食後用冷飲。外用硫黄入大菜頭内，碾塗之……

⑦ 外臺：**《外臺》卷31"服藥過劑及中毒方"** 服藥過劑及中毒，多煩悶欲死方……又方：青粳米，取其沉汁五升，飲之。

⑧ 千金：**《千金方》卷6"喉病第七"** 凡喉痹深腫連頰，吐氣數者，名馬喉痹，治之方……又方：燒穀奴灰，酒服之，立破。

⑨ 衛生易簡方：**《衛生易簡方》卷5"中諸毒物"** 治中砒毒……又方：用早禾稈燒灰，新汲水淋汁，絹濾過，冷服一碗。

國，故謂之占。俗作粘者。非矣。

【集解】【時珍曰】秈似粳而粒小，始自閩入，得種於占城國。宋真宗遣使就閩取三萬斛，分給諸道爲種，故今各處皆有之。高仰處俱可種，其熟最早，六七月可收。品類亦多，有赤、白二色，與粳大同小異。

秈米。【氣味】甘，温，無毒。【主治】温中益氣，養胃和脾，除濕止洩。時珍。

稈。【主治】反胃，燒灰淋汁温服令吐。蓋胃中有蟲，能殺之也。《普濟》①。

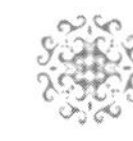

① 普濟：**《普濟方》卷36“胃反”**　治翻胃……又方：用旱禾稿燒灰淋汁，帶温服之，令吐。蓋胃中有蟲，灰能殺之。

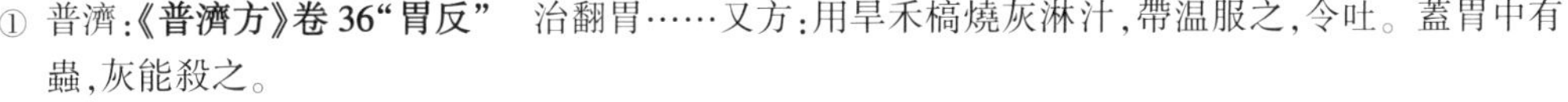

本草綱目穀部目録第二十三卷

穀之二　稷粟類一十八種

右附方舊二十七,新五十三。

本草綱目穀部第二十三卷

穀之二　稷粟類一十九種

稷《别録》①上品

【釋名】穄音祭、粢音咨。○【時珍曰】稷，從禾從畟，畟音即，諧聲也。又進力治稼也。《詩》②云"畟畟良耜"是矣，種稷者必畟畟進力也。南人承北音，呼稷爲穄，謂其米可供祭也。《禮記》③：祭宗廟稷曰明粢。《爾雅》④云：粢，稷也。羅願⑤云：稷、穄、粢皆一物，語音之輕重耳。赤者名穈，白者名芑，黑者名秬。註見"黍"下。

【集解】【弘景⑥曰】稷米人亦不識，書記多云黍與稷相似。又註黍米云：穄米與黍米相似，而粒殊大，食之不宜人，言發宿病。《詩》云：黍稷稻粱，禾麻菽麥。此八穀也，俗猶莫能辨證，況芝英乎？【蘇恭⑦曰】《吕氏春秋》云：飯之美者，有阳山之穄。高誘註云：關西謂之穈，音糜，冀州謂之緊，音牽去聲。《廣雅》云：緊，穄也。《禮記》云：稷曰明粢。《爾雅》云：粢，稷也。《説文》云：稷乃五穀長，田正也。此乃官名，非穀號也。先儒以稷爲粟類，或言粟之上者，皆説其義，而不知其實也。

---

① 別録：**《别録》見《證類》卷 26"稷米"**　味甘，無毒。主益氣，補不足。

② 詩：**《詩・周頌・良耜》**　畟畟良耜，俶載南畝。

③ 禮記：**《御覽》卷 840"稷"**　《禮記・曲禮下》曰：凡祭宗廟稷曰明粢。

④ 爾雅：**《爾雅・釋草》（郭注）**　粢，稷。（今江東人呼粟爲粢）

⑤ 羅願：**《爾雅翼》卷 1"稷"**　……稷又名齋，或爲粢，故祭祀之號稷曰明粢，而言粢盛者本之故，諸穀因皆有粢名。……稷又名爲穄。《吕氏春秋》曰：飯之美者……然則稷也，粢也，穄也，特語音有輕重耳……

⑥ 弘景：**《集注》見《證類》卷 26"稷米"**　陶隱居云：稷米亦不識，書多云黍與稷相似。又有稌，亦不知是何米。《詩》云：黍、稷、稻、粱、禾、麻、菽、麥，此即八穀也，俗人莫能證辨，如此穀稼尚弗能明，而況芝英乎……

⑦ 蘇恭：**《唐本草》見《證類》卷 26"稷米"**　《唐本》注云：《吕氏春秋》云：飯之美者，有陽山之穄。高誘曰：關西謂之穈，冀州謂之緊（音捧）。《廣雅》云：緊，穄也。《禮記》云：祭宗廟稷曰明粢。《穆天子傳》云：赤烏之人獻穄百載。《説文》云：稷，五穀長，田正也。自商已來，周棄主之，此官名，非穀號也。又按先儒以爲粟類，或言粟之上者。《爾雅》云：粢，稷也。《傳》云：粢盛，解云黍稷爲粢。氾勝之《種植書》又不言稷。陶云：八穀者，黍、稷、稻、粱、禾、麻、菽、麥，俗人尚不能辨，況芝英乎？即有稷禾，明非粟也。《本草》有稷，不載穄，稷即穄也。今楚人謂之稷，關中謂之糜，呼其米爲黃米，與黍爲仙秫，故其苗與黍同類。陶引《詩》云"稷"，恐與黍相似斯並得之矣。儒家但説其義，而不知其實也……

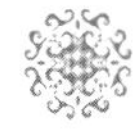

按氾勝之《種植書》,有黍不言稷。本草有稷不載穄,穄即稷也。楚人謂之稷,關中謂之糜,呼其米爲黄米。其苗與黍同類,故呼黍爲秈秫。陶言與黍相似者,得之矣。【藏器①曰】稷、穄一物也,塞北最多,如黍黑色。【詵②曰】稷在八穀之中,最爲下苗。黍乃作酒,此乃作飯,用之殊塗。【頌③曰】稷米,出粟處皆能種之。今人不甚珍此,惟祠事用之。農家惟以備他穀之不熟,則爲糧耳。【宗奭④曰】稷米今謂之穄米,先諸米熟,其香可愛,故取以供祭祀。然發故疾,只堪作飯,不粘,其味淡。【時珍曰】稷與黍,一類二種也。粘者爲黍,不粘者爲稷。稷可作飯,黍可釀酒。猶稻之有粳與糯也。陳藏器獨指黑黍爲稷,亦偏矣。稷、黍之苗似粟而低小有毛,結子成枝而殊散,其粒如粟而光滑。三月下種,五六月可收,亦有七八月收者。其色有赤、白、黄、黑數種,黑者禾稍高,今俗通呼爲黍子,不復呼稷矣。北邊地寒,種之有補。河西出者,顆粒尤硬。稷熟最早,作飯疏爽香美,爲五穀之長而屬土,故祠穀神者以稷配社。五穀不可遍祭,祭其長以該之也。上古以厲山氏之子爲稷主,至成湯始易以后稷,皆有功於農事者云。

【正誤】【吴瑞⑤曰】稷苗似蘆,粒亦大,南人呼爲蘆穄。孫炎《正義》云:稷即粟也。○【時珍曰】稷、黍之苗雖頗似粟,而結子不同。粟穗叢聚攢簇,稷、黍之粒疏散成枝。孫氏謂稷爲粟,誤矣。蘆穄即蜀黍也,其莖苗高大如蘆。而今之祭祀者,不知稷即黍之不粘者,往往以蘆穄爲稷,故吴氏亦襲其誤也。今並正之。

稷米。【氣味】甘,寒,無毒。【詵⑥曰】多食發二十六種冷病氣。不與瓠子同食,發冷病,但飲黍釀汁即瘥。又不可與附子同服。【主治】益氣,補不足。《别録》⑦。治熱,壓丹石毒發熱,解苦瓠毒。《日華》⑧。作飯食,安中利胃宜脾。《心鏡》⑨。凉血解

---

① 藏器:**《拾遺》見《證類》卷26"稷米"** ……按糜、穄一物,性冷,塞北最多。《廣雅》云:穄也,如黍黑色……

② 詵:**《食療》見《證類》卷26"稷米"** 孟詵云……八穀之中,最爲下苗。黍乃作酒,此乃作飯,用之殊途……

③ 頌:**《圖經》見《證類》卷26"稷米"** 稷米,今所謂穄米也。舊不著所出州土,今出粟米處皆能種之。書傳皆稱稷爲五穀之長,五穀不可遍祭,故祀其長以配社……今人不甚珍此,惟祠事則用之。農家種之,以備他穀之不熟,則爲糧耳。

④ 宗奭:**《衍義》卷20"稷米"** 今謂之穄米,先諸米熟。又其香可愛,故取以供祭祀。然發故疾,只堪爲飯,不粘著,其味淡。

⑤ 吴瑞:**《日用本草》卷2"稷米"** 苗似蘆,北人名爲烏米,南人名除,爲五穀之長。/**《齊民要術》卷1"種穀第三"** (……孫炎曰:稷,粟也……)

⑥ 詵:**《食療》見《證類》卷26"稷米"** 孟詵云:稷,益諸不足。山東多食。服丹石人發熱,食之熱消也。發三十六種冷病氣……不與瓠子同食,令冷病發。發即黍釀汁,飲之即差。/**《日華子》見《證類》卷26"稷米"** ……不可與川附子同服。(**按**:此條糅入兩家之説。)

⑦ 别録:見1731頁注①。

⑧ 日華:**《日華子》見《證類》卷26"稷米"** 稷米,冷。治熱,壓丹石毒,多食發冷氣。能解苦瓠毒……

⑨ 心鏡:**《證類》卷26"稷米"** 《食醫心鏡》:益氣力,安中補不足,利胃宜脾。稷米飯食之良。

暑。時珍。○《生生編》①。

【發明】【時珍曰】按孫真人②云：稷，脾之穀也。脾病宜食之。氾勝之③云：燒黍稷則瓠死，此物性相制也。稷米、黍穰，能解苦瓠之毒。《淮南萬畢術》④云：祠塚之黍，啖兒令不思母。此亦有所厭耶。

【附方】新四。補中益氣。羊肉一脚，熬湯，入河西稷米、葱、鹽，煮粥食之。《飲膳正要》⑤。卒啘不止。粢米粉，井花水服之良。《肘後》⑥。癰疽發背。粢米粉熬黑，以雞子白和塗練上，剪孔貼之，乾則易，神效。葛氏方⑦。辟除瘟疫，令不相染。以穄米爲末，頓服之。《肘後方》⑧。

根。【主治】心氣痛，産難。時珍。

【附方】新二。心氣疼痛。高粱根煎湯温服，甚效。横生難産。重陽日取高粱根，名爪龍，陰乾，燒存性，研末。酒服二錢，即下。

黍《别録》⑨中品【校正】《别録》⑩中品"丹黍米"，今併爲一。

【釋名】赤黍曰虋音門，曰穈音穈。白黍曰芑音起。黑黍曰秬音距。一稃二米曰秠音疕。並《爾雅》⑪。○【時珍曰】按許慎《説文》⑫云：黍可爲酒，從禾入水爲意也。魏

---

① 生生編：(**按**：僅見《綱目》引録。)

② 孫真人：**《千金方》卷26"穀米第四"** 稷米……宜脾。/**《千金方》卷29"五臟六腑變化旁通訣第四"** 五臟……脾(土五)……五穀……稷。

③ 氾勝之：**《御覽》卷979"瓠"** 《風俗通》曰：燒穰殺瓠。俗説家人燒黍穰，則使田中瓠枯死也。(**按**：未能溯得氾勝之有此語。另溯其源。)

④ 淮南萬畢術：**《御覽》卷850"黍"** 《淮南萬畢術》曰：取冢墓黍啖兒，不思母。(取新冢前祠黍，用啖兒，則不思母也。)

⑤ 飲膳正要：**《飲膳正要》卷1"聚珍異饌・河西米湯粥"** 補中益氣。羊肉(一脚子，卸成事件)、河西米(二升)，右熬成湯，濾浄，下河西米，淘洗浄，次下細乞馬、米、葱、鹽，同熬成粥。或不用乞馬亦可。

⑥ 肘後：**《肘後方》卷4"治卒胃反嘔啘方第三十"** 葛氏治卒乾嘔不息方……又方：粢米三升，爲粉，井花水服之，良。

⑦ 葛氏方：**《肘後方》卷5"治癰疽妒乳諸毒腫方第三十六"** 葛氏療奶發，諸癰疽發背及乳方……又方：熬粢粉令黑，雞子白和之，塗練上以貼癰，小穿練上，作小口泄毒氣。燥易之，神秘。

⑧ 肘後方：**《肘後方》卷2"治瘴氣疫癘温毒諸方第十五"** 斷温病令不相染……又方：用麥蘖服穄米、乾薑，又云麻子仁。可作三種服之。

⑨ 别録：**《别録》見《證類》卷25"黍米"** 味甘，温，無毒。主益氣補中。多熱，令人煩。

⑩ 别録：**《别録》見《證類》卷25"丹黍米"** 味苦，微温，無毒。主欬逆，霍亂止洩，除熱，止煩渴。

⑪ 爾雅：**《爾雅・釋草》(郭注)** 虋，赤苗。(今之赤粱粟。芑，白苗。(今之白粱粟。皆好穀。秬，黑黍。(《詩》曰維秬，維秠。)秠，一稃二米。(此亦黑黍，但中米異耳……)

⑫ 説文：**《説文・黍部》** 黍……孔子曰：黍可爲酒，禾入水也……

子才《六書精藴》①云：禾下從氽，象細粒散垂之形。氾勝之②云：黍者暑也。待暑而生，暑後乃成也。《詩》③云：誕降嘉種，維秬維秠，維穈維芑。穈即虋音轉也。郭璞④以虋、芑爲粱、粟，以秠即黑黍之二米者，羅願⑤以秠爲來牟，皆非矣。

【集解】【弘景⑥曰】黍，荆、郢州及江北皆種之。其苗如蘆而異於粟，粒亦大。今人多呼秫粟爲黍，非矣。北人作黍飯，方藥釀黍米酒，皆用秫黍也。《别録》丹黍米，即赤黍米也。亦出北間，江東時有，而非土所宜，多入神藥用。又有黑黍名秬，釀酒，供祭祀用。【恭⑦曰】黍有數種。其苗亦不似蘆，雖似粟而非粟也。【頌⑧曰】今汴、洛、河、陝間皆種之。《爾雅》云：虋，赤苗。芑，白苗。秬，黑黍。是也。李巡云：秠是黑黍中一稃有二米者。古之定律者，以上黨秬黍之中者累之，以生律度衡量。後人取此黍定之，終不能協律。或云：秬乃黍之中者，一稃二米之黍也。此黍得天地中和之氣而生，蓋不常有。有則一穗皆同二米，粒並均勻無小大，故可定律。他黍則不然。地有肥瘠，歲有凶穰，故米有大小不常矣。今上黨民間，或值豐歲，往往得二米者。但稀闊，故不以充貢爾。【時珍曰】黍乃稷之粘者。亦有赤、白、黄、黑數種，其苗色亦然。郭義恭《廣志》⑨有赤黍、白黍、黄黍、大黑黍、牛黍、燕頷、馬革、驢皮、稻尾諸名。俱以三月種者爲上時，五月即熟。四月種者爲中時，七月即

---

① 六書精藴：**《六書精藴》卷6"草木"** 黍……下象其粒細而□結多。舊説黍可爲酉。從禾入水……

② 氾勝之：**《御覽》卷842"黍"** 《氾勝之書》曰：黍者，暑也。種必待暑。先夏至二十日，此時有雨，强土可種黍，畝三升……

③ 詩：**《詩·大雅·生民》** 誕降嘉種，維秬維秠，維穈維芑。

④ 郭璞：**《爾雅·釋草》(郭注)** 虋，赤苗(今之赤粱粟)。芑，白苗(今之白粱粟，皆好穀)。秬，黑黍(《詩》曰"維秬維秠")。秠，一稃二米(此亦黑黍，但中米異耳……

⑤ 羅願：**《爾雅翼》卷1"秠"** ……秠與來麰，皆后稷所受於天，皆一稃二米，則是秠者正此来麰爾……

⑥ 弘景：**《集注》見《證類》卷25"黍米"** 陶隱居云：荆、郢州及江北皆種此。其苗如蘆而異於粟，粒亦大。粟而多是秫，今人又呼秫粟爲黍，非也。北人作黍飯，方藥釀黍米酒，則皆用秫黍也……/**"丹黍米"** 陶隱居云：此即赤黍米也，亦出北間，江東時有種，而非土所宜，多入神藥用。又，黑黍名秬，共釀酒祭祀用之。

⑦ 恭：**《唐本草》見《證類》卷25"黍米"** 《唐本》注云：黍有數種，已備註前條，今此通論丹黑黍米爾，亦不似蘆，雖似粟而非粟也……

⑧ 頌：**《圖經》見《證類》卷25"丹黍米"** ……今京東西、河、陝間皆種之……謹按《爾雅》云：虋，赤苗。秬，黑黍。秠，一稃二米……李巡云：秬即黑黍之大者名也。秠是黑黍中一稃有二米者，别名爲秠。若然秬、秠皆黑黍矣……古之定律，以上黨黑牡秬黍之中者累之，以生律度量衡。後之人取此黍定之，終不能説協律。一説：秬，黍之中者，乃一稃二米之黍也。此黍得天地中和之氣乃生，蓋不常有。有則一穗皆同二米，米粒皆勻無大小，得此，然後可以定鐘律。古今所以不能協聲律者，以無此黍也。他黍則不然，地有腴瘠，歲有凶穰，則米之大小不常，何由知其中者，此説爲信然矣。今上黨民間或值豐歲，往往得二米者，皆如此説，但稀闊而得之，故不以充貢耳……

⑨ 廣志：**《御覽》卷842"黍"** 《廣志》曰：有牛黍，有稻尾秀成赤黍，有馬革、大黑黍，或云秬黍，有温屯黄黍，有嫗亡燕鴿之名。

熟。五月種者爲下時，八月乃熟。《詩》①云秬鬯一卣，則黍之爲酒尚也。白者亞於糯，赤者最粘，可蒸食，俱可作餳。古人以黍粘履，以黍雪桃，皆取其粘也。菰葉裹成稯食，謂之角黍。《淮南萬畢術》②云：穫黍置溝，即生蠐螬。

【正誤】【頌③曰】粘者爲秫，可以釀酒，北人謂爲黄米，亦曰黄糯；不粘者爲黍，可食。如稻之有粳、糯也。○【時珍曰】此誤以黍爲稷，以秫爲黍也。蓋稷之粘者爲黍，粟之粘者爲秫，粳之粘者爲糯。《别録》本文著黍、秫、糯、稻之性味功用甚明，而註者不諳，往往謬誤如此。今俗不知分别，通呼秫與黍爲黄米矣。

黍米此通指諸黍米也。【氣味】甘，温，無毒。久食令人多熱煩。《别録》④。○【詵⑤曰】性寒，有小毒，發故疾。久食昏五臟，令人好睡，緩人筋骨，絶血脉。小兒多食，令久不能行。小猫、犬食之，其脚跼屈。合葵菜食，成痼疾。合牛肉、白酒食，生寸白蟲。【李(廷)〔鵬〕飛⑥曰】五種黍米，多食閉氣。【主治】益氣，補中。《别録》⑦。燒灰和油，塗杖瘡，止痛，不作瘢。孟詵⑧。嚼濃汁，塗小兒鵝口瘡，有效。時珍。

【發明】【思邈⑨曰】黍米，肺之穀也。肺病宜食之。主益氣。【時珍曰】按羅願⑩云：黍者暑也。以其象火，爲南方之穀。蓋黍最粘滯，與糯米同性，其氣温暖，故功能補肺，而多食作煩熱，緩筋骨也。孟氏謂其性寒，非矣。

【附方】舊二，新二。男子陰易。黍米二兩，煮薄粥和酒飲，發汗即愈。《聖濟總録》⑪。心痛不瘥四十年者。黍米淘汁，温服隨意。《經驗方》⑫。湯火灼傷，未成瘡者。黍米、女麴

---

① 詩：**《詩·大雅·江漢》** 釐爾圭瓚，秬鬯一卣。告于文人，錫山土田。

② 淮南萬畢術：**《爾雅翼》卷24"蠐螬"** ……《淮南萬畢術》曰：黍成蠐螬。言以秋冬穫黍置溝中，即生蠐螬也……

③ 頌：**《圖經》見《證類》卷25"丹黍米"** ……然有二種米：粘者爲秫，可以釀酒。不粘者爲黍，可食。如稻之有粳、糯耳……北人謂秫爲黄米，亦謂之黄糯，釀酒比糯稻差劣也。

④ 别録：見1733頁注⑧。

⑤ 詵：**《食療》見《證類》卷25"黍米"** 孟詵云……謹按：性寒，有少毒。不堪久服，昏五藏，令人好睡。仙家重此。作酒最勝餘糧……不得與小兒食之，令不能行。若與小貓、犬食之，其脚便跼曲，行不正。緩人筋骨，絶血脉。/《食療》：合葵菜食之，成痼疾。於黍米中藏乾脯，通食禁。云牛肉不得和黍米、白酒，食之必生寸白蟲。

⑥ 李鵬飛：**《延壽書》卷3"米穀"** 五種黍米，合葵食之，成痼疾。藏脯於中，食之閉氣。肺病者，宜此。

⑦ 别録：别録：見1733頁注⑧。

⑧ 孟詵：**《食療》見《證類》卷25"黍米"** ……又，燒爲灰，和油塗杖瘡，不作瘢，止痛……

⑨ 思邈：**《證類》卷25"黍米"** 孫真人：黍米，肺之穀也。肺病宜食。主益氣。

⑩ 羅願：**《爾雅翼》卷1"黍"** 禾屬而黏者也。以大暑而種，故謂之黍……

⑪ 聖濟總録：**《普濟方》卷146"傷寒後陰陽易"** 治傷寒男子陰易：用黍米三兩，煮薄飲，酒和飲之，發汗出愈。隨人加減。(**按**：《聖濟總録》無此方，另溯其源。)

⑫ 經驗方：**《證類》卷25"黍米"** 《經驗方》：治四十年心痛不差。黍米淘汁，温服，隨多少。

等分,各炒焦研末,鷄子白調塗之。煮粥亦可。《肘後方》①。**閃肭脱臼**,赤黑腫痛。用黍米粉、鐵漿粉各半斤,葱一斤,同炒存性,研末。以醋調服三次後,水調入少醋貼之。《集成》②。

丹黍米《别録》③中品。〇即赤黍也。《爾雅》④謂之虋。【瑞⑤曰】浙人呼爲紅蓮米。江南多白黍,間有紅者,呼爲赤蝦米。【宗奭⑥曰】丹黍皮赤,其米黄。惟可爲糜,不堪爲飯,粘着難解。【原⑦曰】穗熟色赤,故屬火。北人以之釀酒作糕。

【氣味】甘,微寒,無毒。【思邈⑧曰】微温。【大明⑨曰】温,有小毒。不可合蜜及葵同食。【宗奭⑩曰】動風性熱,多食難消。〇餘同黍米。【主治】欬逆上氣,霍亂,止洩利,除熱,止煩渴。《别録》⑪。下氣,止欬嗽,退熱。大明⑫。治鼈瘕,以新熟者淘泔汁,生服一升,不過三二度愈。孟詵⑬。

【附方】舊二,新二。**男子陰易**。用丹黍米三兩,煮薄飲,酒和飲,令發汗即愈。《傷寒類要》⑭。**小兒鵝口**不乳者。丹黍米嚼汁塗之。《子母秘録》⑮。**飲酒不醉**。取赤黍漬以狐血,陰乾。酒飲時,取一丸置舌下含之,令人不醉。《萬畢術》方⑯。**令婦不妬**。取虋,即赤黍也,同薏苡等分,爲丸。常服之。同上⑰。

---

① 肘後方:**《外臺》卷29"湯火所灼未成瘡及已成瘡方"** 《肘後》療湯火所灼,未成瘡者方……又方:黍米、女麴(等分),右二味各(異)熬令黑如炭,搗下,以雞子白和塗之,良。(**按**:今本《肘後方》無此方。)

② 集成:**《醫學集成》卷11"閃肭脱臼"** 二粉膏:治閃肭脱臼,赤腫青黑腫痛。黍米粉(半斤,如無,以菉豆(大)〔代〕)、麩漿粉(半斤),右用葱一斤,同炒成黑炭十兩,和匀,好醋調貼,三次後水調,入少醋。骨折處亦用此付。

③ 别録:見1733頁注⑨。

④ 爾雅:**《爾雅·釋草》** 虋,赤苗。

⑤ 瑞:**《日用本草》卷2"黍米"** 浙人呼爲紅蓮米。江南種皆白色。間有紅色者,名赤蝦米。

⑥ 宗奭:**《衍義》卷20"丹黍米"** 黍皮赤,其米黄。惟可爲糜,不堪爲飯,粘著難解。然亦動風。

⑦ 原:**《食鑑本草》卷下"赤黍米"** 味甘,温。穗熟色赤,故有火。北人以之造酒。

⑧ 思邈:**《千金方》卷26"穀米第四"** 丹黍米:味苦,微温,無毒。

⑨ 大明:**《日華子》見《證類》卷25"丹黍米"** 赤黍米,温……不可合蜜并葵同食。

⑩ 宗奭:見本頁注⑥。

⑪ 别録:見1733頁注⑨。

⑫ 大明:**《日華子》見《證類》卷25"丹黍米"** ……下氣,止欬嗽,除煩止渴,退熱……

⑬ 孟詵:**《食療》見《證類》卷25"黍米"** 孟詵云:黍米,性寒。患鼈瘕者,以新熟赤黍米淘取泔汁,生服一升,不過三兩度愈……

⑭ 傷寒類要:**《證類》卷25"丹黍米"** 《傷寒類要》:傷寒後,男子陰易。米三兩煮薄飲,酒和飲之。發汗出愈,隨人加減。

⑮ 子母秘録:**《證類》卷25"丹黍米"** 《子母秘録》:小兒鵝口不乳,丹黍米汁傅上。

⑯ 萬畢術方:**《御覽》卷842"黍"** 《淮南萬畢術》曰:取麥門冬、赤黍漬以狐血,陰乾之,欲飲酒,取一丸置舌下,酒吞之,令人不醉。門冬、赤黍、薏苡爲丸,令婦人不妬。

⑰ 同上:見上注。

穰莖并根。【氣味】辛,熱,有小毒。【詵[①]曰】醉卧黍穰,令人生厲。人家取其莖穗作提拂掃地,用以煮汁入藥,更佳。【主治】煮汁飲之,解苦瓠毒。浴身,去浮腫。和小豆煮汁服,下小便。孟詵[②]。燒灰酒服方寸匕,治妊娠尿血。丹黍根莖:煮汁服,利小便,止上喘。時珍。

【附方】舊一,新三。**通身水腫**[③]。以黍莖掃帚煮湯浴之。**脚氣衝心**。黍穰一石煮汁,入椒目一升,更煎十沸,漬脚,三四度愈。《外臺秘要》[④]。**天行豌瘡**,不拘人畜。用黍穰濃煮汁洗之。一莖者是穄穰,不可用。《千金》[⑤]。**瘡腫傷風**,中水痛劇者。黍穰燒烟,熏令汁出,愈。《千金方》[⑥]。

蜀黍《食物》[⑦]

【釋名】蜀秫俗名、蘆穄《食物》[⑧]、蘆粟並俗、木稷《廣雅》[⑨]、荻粱同上、高粱。【時珍曰】蜀黍不甚經見,而今北方最多。按《廣雅》[⑩]:荻粱,木稷也。蓋此亦黍稷之類,而高大如蘆荻者,故俗有諸名。種始自蜀,故謂之蜀黍。

【集解】【穎[⑪]曰】蜀黍北地種之,以備缺粮,餘及牛馬。穀之最長者。南人呼爲蘆穄。【時珍曰】蜀黍宜下地。春月布種,秋月收之。莖高丈許,狀似蘆荻而内實。葉亦似蘆。穗大如帚。粒大如椒,紅黑色。米性堅實,黄赤色。有二種:粘者可和糯秫釀酒作餌;不粘者可以作糕煮粥。可以濟荒,可以養畜。稍可作帚,莖可織箔席、編籬、供爨,最有利於民者。今人祭祀用以代稷者,誤矣。

---

① 詵:**《諸病源候論》卷2"諸癩候"** 酒癩者。酒醉卧黍穰上因汗體虚風從外入……/**《證類》卷26"稷米"** 《食療》:黍之莖穗,人家用作提拂,以將掃地。食苦瓠毒,煮汁飲之即止。又,破提掃,煮取汁,浴之去浮腫。又,和小豆煮汁服之,下小便。(**按**:此條糅合兩家之説。)

② 孟詵:見上注《食療》。

③ 通身水腫:見上注《食療》。

④ 外臺秘要:**《外臺》卷18"脚氣冲心煩悶方"** 《廣濟》療脚氣冲心悶,洗脚漬湯方:麋穰(一石,内釜中),右一味多煮取濃汁,去滓,内椒目一斗,更煎十餘沸,漬脚三兩度。

⑤ 千金:**《千金方》卷10"傷寒雜治第一"** 治人及六畜時氣熱病,豌豆瘡方:濃煮黍穰汁洗之。一莖是穄穰,即不瘥。瘡若黑者,搗蒜封之。

⑥ 千金方:**《千金方》卷25"被打第三"** 凡因瘡而腫痛,劇者數日死;或中風寒,或中水,或中狐尿刺,治之方:燒黍穰,若牛馬尿,若生桑條,取得多煙之物燒熏,汗出愈。

⑦ 食物:**《食物本草》卷1"穀類·秫蜀"** 穀之最長,米粒亦大而多者。北地種之,以備缺糧。否則喂牛馬也。南人呼爲蘆穄。

⑧ 食物:見上注。

⑨ 廣雅:**《廣雅》卷10"釋草"** 藋粱,木稷也。(**按**:《廣雅》無"荻粱"之名。《太平御覽》亦作"藋粱",或"荻"爲"藋"之誤。)

⑩ 廣雅:見上注。

⑪ 穎:見本頁注⑦。

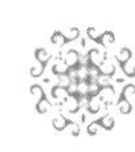

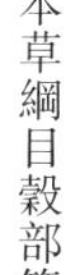

其穀殼浸水色紅,可以紅酒。《博物志》①云:地種蜀黍,年久多蛇。

米。【氣味】甘,澀,温,無毒。【主治】温中,澀腸胃,止霍亂。粘者與黍米功同。時珍。

根。【主治】煮汁服,利小便,止喘滿。燒灰酒服,治産難有效。時珍。

【附方】新一。小便不通,止喘。紅秫散:用紅秫黍根二兩,扁蓄一兩半,燈心百莖。每服各半兩,流水煎服。張文叔方②。

玉蜀黍《綱目》

【釋名】玉高粱。

【集解】【時珍曰】玉蜀黍種出西土,種者亦罕。其苗葉俱似蜀黍而肥矮,亦似薏苡。苗高三四尺。六七月開花成穗如秕麥狀。苗心别出一苞,如椶魚形,苞上出白鬚垂垂。久則苞拆子出,顆顆攢簇。子亦大如椶子,黄白色,可煠炒食之。炒拆白花,如炒拆糯穀之狀。

米。【氣味】甘,平,無毒。【主治】調中開胃。時珍。

根葉。【氣味】【主治】小便淋瀝沙石,痛不可忍,煎湯頻飲。時珍。

粱《别録》③中品【校正】《别録》④中品有"青粱米""黄粱米""白粱米",今併爲一。

【釋名】【時珍曰】粱者,良也,穀之良者也。或云種出自梁州,或云粱米性凉,故得粱名,皆各執已見也。粱即粟也。考之《周禮》⑤,九穀、六穀之名,有粱無粟可知矣。自漢以後,始以大而毛長者爲粱,細而毛短者爲粟。今則通呼爲粟,而粱之名反隱矣。今世俗稱粟中之大穗長芒,粗粒而有紅毛、白毛、黄毛之品者,即粱也。黄白青赤,亦隨色命名耳。郭義恭《廣志》⑥有解粱、貝粱、遼東赤粱之名,乃因地命名也。

---

① 博物志:**《博物志》卷2** 《莊子》曰:地三年種蜀黍,其後七年多蛇。

② 張文叔方:**《衛生實鑒》卷11"胞痹門"** 紅秫散(張文叔傳):治小便不通,上喘:扁蓄(一兩半)、燈草(一百根)、紅秫黍根(二兩),右㕮咀,每服五錢,用河水二盞,煎至七分,去渣,熱服,空心食前。

③ 别録:**《别録》見《證類》卷25"青粱米"** 味甘,微寒,無毒。主胃痺,熱中消渴,止洩痢,利小便,益氣補中,輕身長年。

④ 别録:**《别録》見《證類》卷25"黄粱米"** 味甘,平,無毒。主益氣和中,止洩。/**《别録》見《證類》卷25"白粱米"** 味甘,微寒,無毒。主除熱,益氣。

⑤ 周禮:**《周禮注疏》卷2** 以九職任萬民。一曰三農,生九穀……(鄭司農云:三農,平地、山、澤也。九穀:黍、稷、秫、稻、麻、大小豆、大小麥……玄謂三農原隰及平地。九穀無秫、大麥,而有粱、苽……)/**《周禮注疏》卷19** ……辨六齍之名物與其用,使六宫之人共奉之。(齍,讀爲粢。六粢謂六穀:黍、稷、稻、粱、麥、苽……)

⑥ 廣志:**《御覽》卷842"粱"** 《廣志》曰:有具粱、解粱,遼東赤粱。魏武帝以爲粥。

【集解】【弘景[①]曰】凡云粱米，皆是粟類，惟其牙頭色異爲分别耳。氾勝之云，粱是秫粟，則不爾也。黄粱出青、冀州，東間不見有。白粱處處有之，襄陽竹根者爲佳。青粱江東少有。又漢中一種枲粱，粒如粟而皮黑，可食，釀酒甚消玉。【恭[②]曰】粱雖粟類，細論則别。黄粱出蜀、漢、商、浙間，穗大毛長，穀米俱粗於白粱，而收子少，不耐水旱。食之香美，勝於諸粱，人號竹根黄。陶以竹根爲白粱，非矣。白粱穗大多毛且長，而穀粗扁長，不似粟圓也。米亦白而大，食之香美，亞於黄粱。青粱穀穗有毛而粒青，米亦微青而細於黄白粱，其粒似青稞而少粗，早熟而收薄。夏月食之，極爲清凉。但味短色惡，不如黄白粱，故人少種之。作餳清白，勝於餘米。【頌[③]曰】粱者，粟類也。粟雖粒細而功用則無别也。今汴、洛、河、陝間多種白粱，而青、黄稀有，因其損地力而收穫少也。【宗奭[④]曰】黄粱、白粱，西洛農家多種，爲飯尤佳。餘用不甚相宜。

黄粱米《别録》[⑤]中品。【氣味】甘，平，無毒。【主治】益氣，和中，止洩。《别録》[⑥]。去客風頑痹。《日華》[⑦]。止霍亂下痢，利小便，除煩熱。時珍。

【發明】【宗奭[⑧]曰】青粱、白粱，性皆微凉。獨黄粱性味甘平，豈非得土之中和氣多耶？【頌[⑨]曰】諸粱比之他穀，最益脾胃。

【附方】舊四，新一。霍亂煩躁。黄粱米粉半升，水升半，和絞如白飲，頓服。《外臺》[⑩]。

---

① 弘景：**《集注》見《證類》卷25"青粱米"** 陶隱居云：凡云粱米，皆是粟類，惟其牙頭色異爲分别爾。青粱出此，今江東少有。氾勝之書云：粱是秫粟，今俗用則不爾。/**"黄粱米"** 陶隱居云：黄粱，出青、翼州，此間不見有爾。/**"白粱米"** 陶隱居云：今處處有，襄陽竹根者最佳。所以夏月作粟餐，亦以除熱。/**卷26"稷米"** 陶隱居……又，漢中有一種名枲粱，粒如粟而皮黑亦可食，釀爲酒，甚消玉……

② 恭：**《唐本草》見《證類》卷25"青粱米"** 《唐本》注云：青粱殼穗有毛，粒青，米亦微青而細于黄、白粱也。穀粒似青稞而少麤。夏月食之，極爲清凉，但以味短色惡，不如黄、白粱，故人少種之。此穀早熟而收少也，作餳，清白勝餘米。/**"白粱米"** 《唐本》注云：白粱穗大，多毛且長。諸粱都相似，而白粱穀麤扁長，不似粟圓也。米亦白而大，食之香美，爲黄粱之亞矣。陶云竹根，竹根乃黄粱，非白粱也。然粱雖粟類，細論則别，謂作粟餐，殊乖的稱也。/**"黄粱米"** 《唐本》注云：黄粱出蜀、漢，商、浙間亦種之。穗大毛長，穀米俱麤於白粱，而收子少，不耐水旱。食之香美，逾於諸粱，人號爲竹根黄……

③ 頌：**《圖經》見《證類》卷25"青粱米"** 粱米，有青粱、黄粱、白粱，皆粟類也……今惟京東、西，河、陝間種時，皆白粱耳，青、黄乃稀有……大抵人多種粟而少種粱，以其損地力而收穫少……

④ 宗奭：**《衍義》卷20"青、黄、白粱米"** 今黄、白二種，西洛間農家多種，爲飯尤佳，餘用則不相宜……

⑤ 别録：見1738頁注④。

⑥ 别録：見1738頁注④。

⑦ 日華：**《日華子》見《證類》卷25"黄粱米"** 去客風，治頑痹。

⑧ 宗奭：**《衍義》卷20"青、黄、白粱米"** 此三種，食之不及黄粱。青、白二種，性皆微凉，獨黄粱性甘平，豈非得土之中和氣多邪？

⑨ 頌：**《圖經》見《證類》卷25"青粱米"** ……而諸粱食之，比他穀最益脾胃，性亦相似耳……

⑩ 外臺：**《外臺》卷6"霍亂煩躁方"** 《備急》療霍亂煩躁方：黄粱米粉半升，水一升半，和攪如白飲，頓服。糯米亦得。

霍亂大渴不止,多飲則殺人。黄粱米五升,水一斗,煮清三升,稍稍飲之。《肘後》①。小兒鼻乾,無涕,腦熱也。用黄米粉、生礬末各一兩。每以一錢,水調貼顖上,日二次。《普濟》②。小兒赤丹。用土番黄米粉,和鷄子白塗之。《兵部手集》③。小兒生瘡,滿身面如火燒。以黄粱米研粉,和蜜水傅之,以瘥爲度。《外臺》④。

白粱米《别録》⑤中品。【氣味】甘,微寒,無毒。【主治】除熱,益氣。《别録》⑥。除胸膈中客熱,移五臟氣,緩筋骨。凡患胃虚并嘔吐食及水者,以米汁二合,薑汁一合,和服之,佳。孟詵⑦。炊飯食之,和中,止煩渴。時珍。

【附方】舊二。霍亂不止。白粱米五合,水一升,和煮粥食。《千金方》⑧。手足生疣。取白粱米粉,鐵銚炒赤研末。以衆人唾和塗之,厚一寸,即消。《肘後》⑨。

青粱米《别録》⑩中品。【氣味】甘,微寒,無毒。【主治】胃痺,熱中消渴,止洩痢,利小便,益氣補中,輕身長年。煮粥食之。《别録》⑪。建脾,治洩精。大明⑫。

【發明】【時珍曰】今粟中有大而青黑色者是也。其穀芒多、米少,禀受金水之氣,其性最凉,而宜病人。【詵⑬曰】青粱米可辟穀。以純苦酒浸三日,百蒸百晒,藏之。遠行,日一飧之,可度十

---

① 肘後:**《肘後方》卷2“治卒霍亂諸急方第十二”** ……治霍亂吐下後,大渴多飲則煞人方:以黄〔粱〕米五升,水一斗煮之,令得三升,清澄稍稍飲之,莫飲餘物也。(**按**:據《證類》卷25“黄粱米”,此條脱“粱”字。)

② 普濟:**《普濟方》卷364“小兒腦熱鼻乾無涕”** 白礬塗方:治小兒腦熱鼻乾。白礬生末、黄米粉(各一兩),右每用一錢,清水半合,調如泥,塗腦上,日三次。

③ 兵部手集:**《證類》卷25“黄粱米”** 《兵部手集》:治孩子赤丹不止。土番黄米粉、雞子白和傅之。

④ 外臺:**《外臺》卷36“小兒惡瘡方”** 又療小兒面及身上生瘡,如火燒方:取黄米一升,末,以蜜水和塗之,差爲度。

⑤ 别録:見1738頁注④。

⑥ 别録:見1738頁注④。

⑦ 孟詵:**《食療》見《證類》卷25“白粱米”** 孟詵云:白粱米,患胃虚并嘔吐食及水者,用米汁二合,生薑汁一合,服之。性微寒,除胸膈中客熱,移五藏氣,續筋骨。此北人長食者是,亦堪作粉。

⑧ 千金方:**《千金翼方》卷18“霍亂第一”** 治霍亂吐痢心煩不止方……又方:粱米粉五合,水一升半和之如粥,頓服,須臾即止。

⑨ 肘後:**《證類》卷25“白粱米”** 《肘後方》:手足忽發疣:取粱粉,鐵鐺熬令赤以塗之,以衆人唾和塗上,厚一寸,即消。(**按**:今本《肘後方》無此方。)

⑩ 别録:見1738頁注③。

⑪ 别録:見1738頁注③。

⑫ 大明:**《日華子》見《證類》卷25“青粱米”** 健脾,治洩精……

⑬ 詵:**《食療》見《證類》卷25“青粱米”** 孟詵云:青粱米,以純苦酒一斗漬之,三日出,百蒸百暴,好裹藏之。遠行一飡,十日不飢。重飡,四百九十日不飢。又方:以米一斗,赤石脂三斤,合以水漬之,令足相淹。置於暖處二三日。上清白衣,擣爲丸如李大。日服三丸,不飢。謹按《靈寶五符經》中,白鮮米九蒸九暴,作辟穀糧。此文用青粱米,未見有别出處,其米微寒,常作飯食之,澀於黄、白米,體性相似。

日。若重飡之，四百九十日不飢也。又方：以米一斗，赤石脂三斤，水漬置暖處，一二日，上青白衣，搗爲丸如李大。日服三丸，亦不飢也。按《靈寶五符經》中，白鮮米九蒸九暴，作辟穀粮。而此用青粱米，未見出處。

【附方】新七。**補脾益胃**。羊肉湯入青粱米、葱、鹽，煮粥食。《正要》①。**脾虚泄痢**。青粱米半升，神麴一合，日日煮粥食，即愈。《養老書》②。**冷氣心痛**。桃仁二兩去皮，水研絞汁，入青粱米四合，煮粥常食。《養老書》③。**五淋澀痛**。青粱米四合，入漿水煮粥，下土蘇末三兩，每日空心食之。同上④。**老人血淋**⑤。車前五合，綿裹煮汁，入青粱米四合，煮粥飲汁。亦能明目，引熱下行。**乳石發渴**。青粱米煮汁飲之。《外臺》⑥。**一切毒藥**及鴆毒，煩懣不止。用甘草三兩，水五升，煮取二升，去滓，入黍米粉一兩，白蜜三兩，煎如薄粥食之。《外臺》⑦。

粟《别録》⑧中品

【釋名】**籼粟**。【時珍曰】粟古文作㮚，象穗在禾上之形。而《春秋題辭》⑨云：西乃金所立，米爲陽之精，故西字合米爲粟。此鑿説也。許慎⑩云：粟之爲言續也，續於穀也。古者以粟爲黍、稷、粱、秫之總稱，而今之粟，在古但呼爲粱。後人乃專以粱之細者名粟，故唐《孟詵本草》言人不識粟，而近世皆不識粱也。大抵粘者爲秫，不粘者爲粟。故呼此爲籼粟，以别秫而配籼。北人謂之小米也。

---

① 正要：**《飲膳正要》卷1"聚珍異饌・乞馬粥"** 補脾胃，益氣力：羊肉一脚子，卸成事件，熬成湯，濾净，粱米二升，淘洗净，上件用精肉切碎乞馬，先將米下湯内，次下乞馬、米、葱、鹽，熬成粥……

② 養老書：**《壽親養老》卷1"食治老人瀉痢諸方"** 食治老人脾虚氣弱，食不消化，泄痢無定，麴末粥方：神麴(二兩，搗爲末)、青粱米(四合，净淘)，右相和煮粥，空心食之。常三五服，立愈。

③ 養老書：**《壽親養老》卷1"食治冷氣諸方"** 食治老人冷氣，心痛無時，往往發動，不能食，桃仁粥方：桃仁(二兩，去皮尖，研，水淘取)、青粱米(四合，淘研)，右以桃仁汁煮作粥，空心食之。常服除冷温中。

④ 同上：**《壽親養老》卷1"食治諸淋方"** 食治老人五淋燥痛，小便不多，秘澀不通，蘇粥方：土蘇(二兩)、青粱米(四合，淘净)、漿水(二升)，右煮作粥，臨熟下蘇攪之，空心食之，日一服尤佳。

⑤ 老人血淋：**《壽親養老》卷1"食治諸淋方"** 食治老人淋病，小便下血，身體熱盛，車前子飲：車前子五合，綿裹，水煮取汁，青粱米四合，淘研，右煮煎汁作飲，空心食之。常服亦明目，去熱毒。(**按**：原無出處，今溯其源。)

⑥ 外臺：**《外臺》卷38"石發熱煩及渴方"** 又療消渴方……又方：煮青粱米汁飲之。

⑦ 外臺：**《外臺》卷31"解諸藥草中毒方"** 《千金翼》：療藥毒不止，解煩悶方：甘草(二兩，炙切)、白粱粉(一升)、蜜(四兩)，右三味以水三升，煮甘草取二升，去滓，内粉湯中，攪令調，下蜜煎令熟如薄粥，適寒温飲一升。(千金同。)(**按**：查《千金翼》《千金方》皆有同方，所用皆爲"粱米"。三書劑量各異。)

⑧ 别録：**《别録》見《證類》卷25"粟米"** 味鹹，微寒，無毒。主養腎氣，去胃脾中熱，益氣。陳者味苦，主胃熱消渴，利小便。

⑨ 春秋題辭：**《御覽》卷840"粟"** 又《説題辭》曰……西者金所立，米者陽精，故西字合米而爲粟。

⑩ 許慎：**《説文・𠧪部》** 㮚，嘉穀實也。从𠧪从米。孔子曰：㮚之爲言續也。

【集解】【弘景①曰】粟，江南西間所種皆是。其粒細於粱，熟舂令白，亦當白粱，呼爲白粱粟，或呼爲粢米。【恭②曰】粟類多種，而並細於諸粱。北土常食，與粱有别。粢乃稷米，陶註非矣。【詵③曰】粟，顆粒小者是，今人多不識之。其粱米粒粗大，隨色别之。南方多畬田，種之極易。舂粒細香美，少虚怯，秖於灰中種之，又不鋤治故也。北田所種多鋤之，即難舂。不鋤即草翳死，都由土地使然爾。【時珍曰】粟，即粱也。穗大而毛長粒粗者爲粱，穗小而毛短粒細者爲粟。苗俱似茅。種類凡數十，有青、赤、黄、白、黑諸色，或因姓氏地名，或因形似時令，隨義賦名。故早則有趕麥黄、百日粮之類；中則有八月黄、老軍頭之類；晚則有雁頭青、寒露粟之類。按賈思勰《齊民要術》④云：粟之成熟有早晚，苗稈有高下，收實有息耗，質性有强弱，米味有美惡，山澤有異宜。順天時，量地利，則用力少而成功多。任性返道，勞而無穫。大抵早粟皮薄米實，晚粟皮厚米少。

粟米即小米。【氣味】鹹，微寒，無毒。【時珍曰】鹹、淡。【宗奭⑤曰】生者難化。熟者滯氣，隔食，生蟲。【藏器⑥曰】胃冷者不宜多食。粟浸水至敗者，損人。【瑞⑦曰】與杏人同食，令人吐瀉。雁食粟，足重不能飛。【主治】養腎氣，去脾胃中熱，益氣。陳者：苦，寒，治胃熱消渴，利小便。《别録》⑧。止痢，壓丹石熱。孟詵⑨。水煮服，治熱腹痛及鼻衄。爲粉，和水濾汁，解諸毒，治霍亂及轉筋入腹，又治卒得鬼打。藏器⑩。解小麥毒，發熱。士良⑪。治反胃熱痢。煮粥食，益丹田，補虚損，開腸

---

① 弘景：**《集注》見《證類》卷25“粟米”** 陶隱居云：江東所種及西間皆是，其粒細于粱米，熟舂令白，亦以當白粱，呼爲白粱粟。陳者謂經三五年者，或呼爲粢米……

② 恭：**《唐本草》見《證類》卷25“粟米”** 《唐本》注云：粟類多種，而並細於諸粱，北土常食，與粱有别。陶云：當白粱，又云：或呼爲粢，粢則是稷，稷乃穄之異名也……

③ 詵：**《食療》見《證類》卷25“粟米”** 孟詵云：粟米，陳者止痢，甚壓丹石熱。顆粒小者是。今人間多不識耳。其粱米粒麤大，隨色别之。南方多畬田，種之極易。舂粒細，香美，少虚怯，只爲灰中種之，又不鋤治故也。得北田種之，若不鋤之，即草翳死。若鋤之，即難舂。都由土地使然耳。但取好地，肥瘦得所由，熟犁，又細鋤，即得滑實。

④ 齊民要術：**《齊民要術》卷1“種穀第三”** 凡穀成熟有早晚，苗稈有高下，收實有多少，質性有强弱，米味有美惡，粒實有息耗。地勢有良薄，山澤有異宜。順天時，量地利，則用力少而成功多。任情返道，勞而無獲。

⑤ 宗奭：(**按**：《衍義》此文見於“栗”條。疑時珍因“粟”“栗”形似而致誤。)

⑥ 藏器：**《拾遺》見《證類》卷25“粟米”** ……粟强浸米至敗者損人……胃冷者不宜多食……

⑦ 瑞：**《日用本草》卷2“粟米”** 與杏仁同食，令人吐瀉。煮粥性暖。/**《博物志》卷2** 雁食粟，則翼重不能飛。(**按**：此條合并兩家之説。“翼重”，《證類》卷25“粟”引《博物志》作“足重”。)

⑧ 别録：見1741頁注⑧。

⑨ 孟詵：見本頁注③。

⑩ 藏器：**《拾遺》見《證類》卷25“粟米”** 陳藏器云：粉解諸毒，主卒得鬼打，水攪服之。亦主熱腹痛，鼻衄，並水煮服之。秔粟總堪爲粉……又云：泔，主霍亂，新研米清水和濾取汁服，亦主轉筋入腹……

⑪ 士良：**《食性》見《證類》卷25“粟米”陳士良** 云：粳粟米，五穀中最硬，得漿水即易化，解小麥虚熱。

胃。時珍。○《生生編》①。

【發明】【弘景②曰】陳粟乃三五年者，尤解煩悶，服食家亦將食之。【宗奭③曰】粟米利小便，故能益脾胃。【震亨④曰】粟屬水與土。陳者最硬難化，得漿水乃化也。【時珍曰】粟之味鹹淡，氣寒下滲，腎之穀也，腎病宜食之。虚熱消(濁)〔渴〕洩痢，皆腎病也。滲利小便，所以洩腎邪也。降胃火，故脾胃之病宜食之。

【附方】舊五，新四。胃熱消渴。以陳粟米炊飯，食之良。《食醫心镜》⑤。反胃吐食。脾胃氣弱，食不消化，湯飲不下。用粟米半升杵粉，水丸梧子大。七枚煮熟，入少鹽，空心和汁吞下。或云：納醋中吞之，得下便已。《心鏡》⑥。鼻衄不止。粟米粉，水煮服之。《普濟》⑦。嬰孩初生七日，助穀神以導達腸胃。研粟米煮粥如飴，每日哺少許。姚和衆方⑧。孩子赤丹。嚼粟米傅之。《兵部手集》⑨。小兒重舌。嚼粟米哺之。《秘録》⑩。雜物眯目不出。用生粟米七粒，嚼爛取汁，洗之即出。《總録》⑪。湯火灼傷。粟米炒焦投水，澄取汁，煎稠如糖。頻傅之，能止痛，滅瘢痕。一方：半生半炒，研末，酒調傅之。崔行功《纂要》⑫。熊虎爪傷。嚼粟塗之。葛氏方⑬。

---

① 生生編：(**按**：僅見《綱目》引録。)

② 弘景：**《集注》見《證類》卷25“粟米”** ……陳者謂經三五年者，或呼爲粢米。以上作粉尤解煩悶，服食家亦將食之。

③ 宗奭：**《衍義》卷20“粟米”** 利小便，故益脾胃。

④ 震亨：**《衍義補遺·栗》** 栗屬水與土。陳者難化。《衍義》云：生者難化，熟者滯氣，隔食，生蟲……/**《本草發揮》卷2“粟米”** 丹溪云：粟，屬水與土。陳者硬而難化，惟得漿水則易化。(**按**：核查《證類》卷23、《衍義》卷18之“栗”條，内容均與《衍義補遺》所言合，故“栗”字爲正。時珍據《本草發揮》引此言，實誤。)

⑤ 食醫心鏡：**《證類》卷25“粟米”** 《食醫心鏡》……又方：主胃中熱，消渴，利小便，以陳粟米炊飯食。

⑥ 心鏡：**《證類》卷25“粟米”** 《食醫心鏡》：主脾胃氣弱，食不消化，嘔逆反胃，湯飲不下。粟米半升杵如粉，水和丸如梧子，煮令熟，點少鹽，空心和汁吞下。

⑦ 普濟：**《證類》卷25“粟米”** 陳藏器云……粉……亦主熱腹痛，鼻衄，并水煮服之。/**《普濟方》卷189“鼻衄”** 治鼻衄(出《本草》)：用粟米粉，水煮服之。(**按**：《普濟方》據《拾遺》撰成此方，時珍復引《普濟方》。)

⑧ 姚和衆方：**《證類》卷25“粟米”** 姚和衆：小孩初生七日，助穀神以導達腸胃。研粟米煮粥飲，厚薄如乳，每日研與半粟穀。

⑨ 兵部手集：**《證類》卷25“粟米”** 《兵部手集》：治孩子赤丹不止，研粟米傅之。

⑩ 秘録：**《證類》卷25“粟米”** 《子母秘録》：治小兒重舌，用粟哺之。

⑪ 總録：**《聖濟總録》卷113“眯目”** 治雜物眯目不出方……又方：生粟米七顆，右一味爛嚼，並唾洗之，即出。

⑫ 纂要：**《外臺》卷29“湯火瘡無問大小方”** 《救急》療湯火瘡，無問大小秘要方：取粟熬令焦黑，投水中，攪之良久，濾取汁，重煎如糖，以敷瘡上，並滅瘢。(崔氏同。)(**按**：所引“一方”未能溯得其源。)

⑬ 葛氏方：**《肘後方》卷7“治爲熊虎爪牙所傷毒痛方第五十”** 葛氏方……又方：嚼粟，塗之。

粟泔汁。【主治】霍亂卒熱,心煩渴,飲數升立瘥。臭泔:止消渴尤良。蘇恭①。酸泔及澱:洗皮膚瘙疥,殺蟲。飲之,主五痔。和臭樗皮煎服,治小兒疳痢。藏器②。

【附方】新一。眼熱赤腫。粟米泔澱極酸者、生地黄等分,研勾攤絹上,方圓二寸,貼目上熨之。乾即易。《總録》③。疳瘡月蝕。寒食泔澱,傅之良。《千金》④。

粟糠。【主治】痔漏脱肛,和諸藥薰之。時珍。

粟奴。【主治】利小腸,除煩懣。時珍。

【發明】【時珍曰】粟奴,即粟苗成穗時生黑煤者。古方不用。《聖惠》⑤治小腸結澀不通,心煩悶亂,有粟奴湯。用粟奴、苦竹鬚、小豆蘖、炙甘草各一兩,燈心十寸,葱白五寸,銅錢七文,水煎分服。取效乃止。

粟廪米見後"陳廪米"下。

粟蘖米見後"蘖米"下。

粟糗見後"麨"下。

秫音术○《别録》⑥中品

【釋名】衆音終○《爾雅》⑦、糯秫《唐本》⑧、糯粟《唐本》、黄糯。【時珍曰】秫字篆文,象其禾體柔弱之形,俗呼糯粟是矣。北人呼爲黄糯,亦曰黄米。釀酒劣於糯也。

---

① 蘇恭:**《唐本草》見《證類》卷25"粟米"** ……其米泔汁,主霍亂卒熱,心煩渴,飲數升立差。臭泔,止消渴尤良……

② 藏器:**《拾遺》見《證類》卷25"粟米"** ……酸泔,洗皮膚瘡疥,服主五野雞病及消渴。下澱酸者,殺蟲及惡瘡,和臭樗皮煎服,主疳痢。樗皮一名武目樹……

③ 總録:**《聖濟總録》卷103"目赤腫痛"** 治目赤腫痛,地黄膏方:生地黄、粟米飯澱(極醋者),右二味等分,爛研相和如膏,勾攤于薄紗絹上,方圓可二寸,用貼熨眼,乾熱即换。

④ 千金:**《千金方》卷15"疳濕痢第九"** ……凡所患處,或著口齗咽喉,下部疳與月蝕並不痛,令人不覺。其治用五月五日蝦蟆,角蒿,救月木,寒食泔澱,但得一事單用之,燒作灰,和臘月豬脂敷之,逐用便瘥。極須慎口味耳。

⑤ 聖惠:**《聖惠方》卷58"治小便不通諸方"** 治小腸結澀不通,心煩悶亂,坐卧不安,宜服此方:小豆蘖(一分)、苦竹髭(一分)、粟奴(一分)、甘草(一分,炙微赤,剉)、燈心(一束)、銅錢(七文)、葱白(五寸),右件藥以水二大盞,煎至一盞三分,去滓,食前分爲三服。

⑥ 别録:**《别録》見《證類》卷25"秫米"** 味甘,微寒。止寒熱,利大腸,療漆瘡。

⑦ 爾雅:**《爾雅·釋草》(郭注)** 衆,秫。(謂黏粟也。)

⑧ 唐本:**《唐本草》見《證類》卷25"秫米"** ……今大都呼粟糯爲秫稻,秫爲糯矣……(**按**:"釋名"本項下"唐本"同此。)

【集解】【恭①曰】秫是稻秫也。今人呼粟糯爲秫。北土多以釀酒，而汁少於黍米。凡黍、稷，粟、秫，粳、糯，三穀皆有秈、糯也。【禹錫②曰】秫米似黍米而粒小，可作酒。【宗奭③曰】秫米初搗出淡黄白色，亦如糯，不堪作飯，最粘，故宜作酒。【時珍曰】秫即粱米、粟米之粘者。有赤、白、黄三色，皆可釀酒、熬糖、作餈糕食之。蘇頌《圖經》④謂秫爲黍之粘者，許慎《説文》⑤謂秫爲稷之粘者，崔豹《古今註》⑥謂秫爲稻之粘者，皆誤也。惟蘇恭以粟、秫分秈、糯，孫炎註《爾雅》⑦謂秫爲粘粟者得之。

秫米即黄米。【氣味】甘，微寒，無毒。【詵⑧曰】性平。不可常食，擁五臟氣，動風，迷悶人。【時珍曰】按《養生集》⑨云：味酸性熱，粘滯，易成黄積病，小兒不宜多食。【主治】寒熱，利大腸，療漆瘡。《别録》⑩。治筋骨攣急，殺瘡疥毒熱。生搗，和鷄子白傅毒腫良。孟詵⑪。主犬咬，凍瘡，嚼傅之。《日華》⑫。治肺瘧及陽盛陰虚，夜不得眠，及食鵝鴨成癥，妊娠下黄汁。時珍。

【發明】【弘景⑬曰】北人以此米作酒煮糖，肥軟易消。方藥不正用，惟嚼以塗漆瘡及釀諸藥醪爾。【時珍曰】秫者，肺之穀也，肺病宜食之。故能去寒熱，利大腸。大腸者肺之合，而肺病多作皮寒熱也。《千金》⑭治肺瘧方用之，取此義也。《靈樞經》⑮岐伯治陽盛陰虚，夜不得瞑，半夏湯中

---

① 恭：**《唐本草》見《證類》卷 25"秫米"**　《唐本》注云：此米功用是稻秫也。今大都呼粟糯爲秫稻，秫爲糯矣。北土亦多以粟秫釀酒，而汁少於黍米。粟秫應有别功，但《本草》不載。凡黍、稷，粟、秫，粳、糯，此三穀之秈、秫也。

② 禹錫：**《嘉祐》見《證類》卷 25"秫米"**　顔師古《刊謬正俗》云：今之所謂秫米者，似黍米而粒小者耳，亦堪作酒。

③ 宗奭：**《衍義》卷 20"秫米"**　初搗出淡黄白色，經久色如糯，用作酒者是。此米亦不堪爲飯，最粘，故宜酒。

④ 圖經：**《圖經》見《證類》卷 25"丹黍米"**　丹黍米……有二種米，粘者爲秫，可以釀酒。

⑤ 説文：**《説文·禾部》**　秫，稷之黏者。

⑥ 古今注：**《古今注》卷下"草木第六"**　稻之黏者爲黍……/禾之黏者爲黍(亦謂之，亦曰黄黍。)

⑦ 孫炎注爾雅：**《御覽》卷 839"秫"**　《爾雅》曰：衆，秫也。(孫炎注曰：秫，稷粟也。)

⑧ 詵：**《食療》見《證類》卷 25"秫米"**　孟詵云：秫米，其性平……擁五藏氣，動風，不可常食……

⑨ 養生集：(**按**：僅見《綱目》引録。)

⑩ 别録：見 1744 頁注⑥。

⑪ 孟詵：**《食療》見《證類》卷 25"秫米"**　……能殺瘡疥毒熱……又，生擣和雞子白，傅毒腫良。

⑫ 日華：**《日華子》見《證類》卷 25"秫米"**　無毒。犬咬、凍瘡，並嚼傅。

⑬ 弘景：**《集注》見《證類》卷 25"秫米"**　陶隱居云：(此)〔北〕人以作酒及煮糖者，肥軟易消。方藥不正用，惟嚼以塗漆瘡及釀諸藥醪。

⑭ 千金：**《千金方》卷 10"温瘧第六"**　治肺熱痰聚胸中，來去不定，轉爲瘧……恒山湯方……

⑮ 靈樞經：**《靈樞·邪客》**　……今厥氣客於五藏六府，則衛氣獨衛其外，行於陽，不得入於陰。行於陽，則陽氣盛，陽氣盛，則陽蹻陷。不得入於陰，陰虚，故目不瞑……飲以半夏湯一劑，陰陽已通，其卧立至……

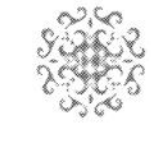

用之,取其益陰氣而利大腸也。大腸利則陽不盛矣。方見"半夏"條。又《異苑》[①]云:宋元嘉中,有人食鴨成癥瘕。醫以秫米研粉調水服之。須臾煩躁,吐出一鴨雛而瘥也。《千金方》[②]治食鴨肉成病,胸滿面赤,不能食者,以秫米泔一盞飲之。

【附方】舊三,新三。赤痢不止。秫米一把,鯽魚酢二臠,薤白一虎口,煮粥食之。《普濟方》[③]。筋骨攣急。詵[④]曰:用秫米一石,麴三斗,地黄一斤,茵蔯蒿炙黄半斤,一依釀酒法服之,良。肺瘧寒熱,痰聚胸中,病至令人心寒,寒甚乃熱,善驚如有所見。恒山三錢,甘草半錢,秫米三十五粒,水煎。未發時,分作三次服。《千金》[⑤]。妊娠下水,黄色如膠,或如小豆汁。秫米、黄芪各一兩,水七升,煎三升,分三服。梅師[⑥]。浸淫惡瘡,有汁,多發於心,不早治,周身則殺人。熬秫米令黄黑,杵末傅之。《肘後方》[⑦]。久泄胃弱。黄米炒爲粉。每用數匙,沙糖拌食。《簡便方》[⑧]。

根【主治】煮湯,洗風。孟詵[⑨]。

䅉子衫、慘二音○《救荒》[⑩]

【釋名】龍爪粟、鴨爪稗。【時珍曰】䅉乃不粘之稱也。又不實之貌也。龍爪、鴨爪,象其穗歧之形。

【集解】【周(憲)〔定〕王[⑪]曰】䅉子生水田中及下濕地。葉似稻,但差短。稍頭結穗,仿佛稗子穗。其子如黍粒大,茶褐色。擣米煮粥、炊飯、磨麵皆宜。【時珍曰】䅉子,山東、河南亦五月種

---

① 異苑:**《異苑》卷 8** 元嘉中,章安有人噉鴨肉,乃成瘕病,胸滿面赤,不得飲食。醫令服秫米瀋。須臾煩悶,吐一鴨雛,身啄翅皆已成就,惟左脚故綴昔所食肉。病遂獲差。

② 千金方:**《千金方》卷 24"解食毒第一"** 治食鵝鴨肉成病,胸滿面赤,不下食者方:服秫米泔,良。

③ 普濟方:**《普濟方》卷 212"赤痢"** 療下赤痢方:秫米(一把)、鯽魚鮓(二臠)、薤白(一虎口,細切),右以合煮,如作粥法啖之。

④ 詵:**《食療》見《證類》卷 25"秫米"** ……又,米一石,麴三斗,和地黄一斤,茵蔯蒿一斤,炙令黄,一依釀酒法。服之治筋骨攣急。

⑤ 千金:**《千金方》卷 10"温瘧第六"** 治肺熱痰聚胸中,來去不定,轉爲瘧,其狀令人心寒,寒甚則發熱,熱間則善驚,如有所見者,恒山湯方:恒山(三兩)、秫米(二百二十粒)、甘草(半兩),右三味,㕮咀,以水七升,煮取三升,分三服,至發時令三服盡。

⑥ 梅師:**《證類》卷 25"秫米"** 《梅師方》:治妊娠忽下黄水如膠,或如小豆汁:秫米、黄耆各一兩,細剉,以水七升,煎取三升,分服。

⑦ 肘後方:**《證類》卷 25"秫米"** 《肘後方》:卒得浸淫瘡有汁,多發於心,不早治,周身則殺人:熬秫米令黄黑,杵以傅之。

⑧ 簡便方:**《奇效單方》卷上"十痢疾"** 治久瀉不進飲食,以黄米炒,爲粉,每數匙,用沙糖調吃。

⑨ 孟詵:**《食療》見《證類》卷 25"秫米"** 孟詵云……根,煮作湯,洗風。

⑩ 救荒:**《救荒》卷上之後"䅉子"** 生水田中及下濕地内。苗葉似稻,但差短,稍頭結穗,仿佛稗子穗,其子如黍粒大,茶褐色。味甘。救饑:采子搗米煮粥,或磨作面蒸食亦可。

⑪ 周定王:見上注。

之。苗如茭黍，八九月抽莖，有三稜，如水中藨草之莖。開細花，簇簇結穗如粟穗而分數岐，如鷹爪之狀。内有細子如黍粒而細，赤色。其稃甚薄，其味粗澀。

【氣味】甘，濇，無毒。【主治】補中益氣，厚腸胃，濟飢。

稗音敗○《綱目》

【釋名】【時珍曰】稗乃禾之卑賤者也，故字從卑。

【集解】【弘景①曰】稗子亦可食。又有烏禾，生野中如稗，荒年可代粮而殺蟲，煮以沃地，螻、蚓皆死。【藏器②曰】稗有二種，一種黄白色，一種紫黑色。紫黑者似芑有毛，北人呼爲烏禾。【時珍曰】稗處處野生，最能亂苗。其莖、葉、穗粒並如黍稷。一斗可得米三升。故曰：五穀不熟，不如稊稗。稊苗似稗而穗如粟，有紫毛，即烏禾也。《爾雅》謂之英，音迭。【周(憲)〔定〕王③曰】稗有水稗、旱稗。水稗生田中。旱稗苗葉似䅟子，色深緑，根下葉帶紫色。稍頭出扁穗，結子如黍粒，茶褐色，味微苦，性温。以煮粥、炊飯、磨麪食之皆宜。

稗米。【氣味】辛、甘、苦，微寒，無毒。【頴④曰】辛、脆。【主治】作飯食，益氣宜脾，故曹植有芳菰精稗之稱。時珍。

苗、根。【主治】金瘡及傷損血出不已，搗傅或研末糝之即止，甚驗。時珍。

狼尾草《拾遺》⑤

【釋名】稂音郎、董蓈《爾》⑥作童粱、狼茅《爾雅》⑦、孟《爾雅》、宿田翁《詩疏》⑧、

---

① 弘景：**《集注》見《證類》卷26“稷米”** 陶隱居……又有烏禾，生野中如䅬，荒年代糧而殺蟲，煮以沃地，螻蚓皆死。䅬亦可食。凡此之類，復有數種爾。

② 藏器：**《拾遺》見《證類》卷26“稷米”** 陳藏器云……稗有二種：一黄白，一紫黑。其紫黑者芑，有毛，北人呼爲烏禾。

③ 周定王：**《救荒》卷上之後“稗子”** 有二種：水稗生水田邊，旱稗生田野中。今皆處處有之。苗葉似䅟子，葉色深緑，脚葉頗帶紫色，稍頭出匾穗，結子如黍粒大，茶褐色。味微苦，性微温。救饑：采子搗米煮粥食、蒸食尤佳，或磨作麵食皆可。

④ 穎：**《食物本草》卷1“稗子米”** 味脆，氣辛。

⑤ 拾遺：**《拾遺》見《證類》卷26“一十一種陳藏器餘·狼尾草”** 子作黍食之，令人不飢。似茅，作穗，生澤地。《廣志》云：可作黍。《爾雅》云：孟，狼尾。今人呼爲狼茅子。蒯草子，亦堪食，如粳米，苗似茅。

⑥ 爾：**《爾雅·釋草》** 稂，童粱。

⑦ 爾雅：**《爾雅·釋草》(郭注)** 孟，狼尾。（似茅，今人亦以覆屋。）/**《爾雅翼》卷8“稂”** ……《廣志》曰：可作黍……今人呼爲狼茅子。然則此物似是稂爾。稂既有實如黍，故能亂苗……（**按**：“狼茅”實出《爾雅翼》。此名下之“爾雅”同此。）

⑧ 詩疏：**《毛詩草木鳥獸蟲魚疏》卷上“浸彼苞稂”** ……今人謂之宿田翁，或謂守田也。（**按**：“釋名”項下“詩疏”同此。）

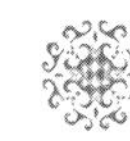

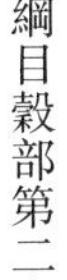

守田《詩疏》。○【時珍曰】狼尾，其穗象形也。秀而不成，嶷然在田，故有宿田、守田之稱。

【集解】【藏器①曰】狼尾生澤地，似茅作穗。《廣志》云：子可作黍食。《爾雅》云：孟，狼尾。似茅，可以覆屋。是也。【時珍曰】狼尾，莖、葉、穗、粒並如粟，而穗色紫黄，有毛。荒年亦可采食。許慎《説文》②云：禾粟之穗，生而不成者，謂之董蓈。其秀而不實者，名狗尾草。見草部。

【附録】**蒯草**。【藏器③曰】蒯草苗似茅，可織席爲索。子亦堪食，如粳米。

米。【氣味】甘，平，無毒。【主治】作飯食之，令人不饑。藏器④。

東廧音墻○《拾遺》⑤。

【釋名】

【集解】【藏器⑥曰】東廧生河西。苗似蓬，子似葵。九月、十月熟，可爲飯食。河西人語曰：貸我東廧，償爾田粱。《廣志》云：東廧子粒似葵，青黑色。并、凉間有之。【時珍曰】相如賦"東廧彫胡"，即此。《魏書》⑦云：烏丸地宜東廧，似穄，可作白酒。又《廣志》⑧云：梁禾，蔓生，其子如葵子，其米粉白如麵，可作饘粥。六月種，九月收。牛食之尤肥。此亦一穀，似東廧者也。

子。【氣味】甘，平，無毒。【主治】益氣輕身。久服，不飢，堅筋骨，能步行。藏器⑨。

菰米《綱目》

【釋名】茭米《文選》⑩、彫蓬《爾雅》⑪、彫苽《説文》⑫○《唐韻》⑬作蔣胡、雕胡。【時珍曰】菰本作苽，茭草也。其中生菌如瓜形，可食，故謂之苽。其米須霜彫時采之，故謂之彫苽。

---

① 藏器：見1747頁注⑤。

② 説文：**《説文·艸部》** 蓈：禾粟之采，生而不成者，謂之董蓈。

③ 藏器：見1747頁注⑤。

④ 藏器：見1747頁注⑤。

⑤ 拾遺：**《拾遺》見《證類》卷26"一十一種陳藏器餘·東廧"** 味甘，平，無毒。益氣輕身，久服不飢，堅筋骨，能步行。生河西，苗似蓬，子似葵，可爲飯。《魏書》曰：東廧生焉，九月、十月熟。《廣志》曰：東廧之子，似葵，青色。并凉間有之。河西人語，貸我東廧，償爾田粱。廧(疾羊切。)

⑥ 藏器：見上注。

⑦ 魏書：見上注引《魏書》。

⑧ 廣志：**《齊民要術》卷10"五穀果蓏菜茹非中國物者第九十二·禾"** 《廣志》曰：梁禾蔓生，實如葵子，米粉白如麵。可爲饘粥。牛食以肥。六月種，九月熟。

⑨ 藏器：見本頁注⑤。

⑩ 文選：(**按**：查《六臣注文選》，未能溯得其源。)

⑪ 爾雅：**《爾雅·釋草》** 齧，彫蓬。

⑫ 説文：**《説文·艸部》** 苽：雕苽。一名蔣。

⑬ 唐韻：(**按**：已查《唐韻》，未能溯得其源。)

或訛爲雕胡。枚乘《七發》①謂之安胡。《爾雅》：齧，彫蓬；薦，黍蓬也。孫炎②註云：彫蓬即茭米。古人以爲五飯之一者。鄭樵《通志》③云：彫蓬即米茭，可作飯食，故謂之齧。其黍蓬即茭之不結實者，惟堪作薦，故謂之薦。楊慎《卮言》④云：蓬有水、陸二種。彫蓬乃水蓬，彫苽是也。黍蓬乃旱蓬，青科是也。青科結實如黍，羌人食之，今松州有焉。珍按：鄭、楊二説不同，然皆有理，蓋蓬類非一種故也。

【集解】【弘景⑤曰】菰米一名彫胡，可作餅食。【藏器⑥曰】彫胡是菰蔣草米，古人所貴。故《内則》云：魚宜苽。皆水物也。曹子建《七啓》云：芳菰精稗。謂二草之實，可以爲飯也。【頌⑦曰】菰生水中，葉如蒲葦。其苗有莖梗者，謂之菰蔣草。至秋結實，乃彫胡米也。古人以爲美饌。今飢歲人猶采以當粮。葛洪《西京雜記》云：漢太液池邊，皆是彫胡、紫籜、緑節、蒲叢之類。蓋菰之有米者，長安人謂之彫胡；菰之有首者，謂之緑節。葭蘆之未解葉者，謂之紫籜也。【宗奭⑧曰】菰蔣花如葦。結青子，細若青麻黄，長幾寸。野人收之，合粟爲粥食之，甚濟飢也。【時珍曰】彫胡九月抽莖，開花如葦芀。結實長寸許，霜後采之，大如茅針，皮黑褐色。其米甚白而滑膩，作飯香脆。杜甫詩“波漂菰米連雲黑”者，即此。《周禮》供御乃六穀、九穀之數，《管子》⑨书謂之雁膳，故收米入此。其茭笋、菰根，別見菜部。

【氣味】甘，冷，無毒。【主治】止渴。藏器⑩。解煩熱，調腸胃。時珍。

蓬草子《拾遺》⑪

【釋名】

【集解】【時珍曰】《陳藏器本草》載蓬草子，不具形狀。珍按：蓬類不一。有彫蓬，即菰草

---

① 七發：**《六臣注文選》卷34“七發”**　楚苗之食，安胡之飯。

② 孫炎：**《丹鉛總録》卷20“詩話類”**　彫苽……孫炎云：米茭也，米可作飯，古人以爲五飯之一。

③ 通志：**《通志・昆蟲草木略・草類》**　菰曰蓬，今人謂之茭。《爾雅》曰：齧，彫蓬。薦，黍蓬。彫蓬者，米茭也，其米謂之彫胡，可作飯，故曰齧。黍蓬者，野茭也，不能結實，惟堪薦藉，故曰薦。

④ 卮言：（**按**：查楊慎諸書，未能溯得其源。）

⑤ 弘景：**《集注》見《證類》卷26“稷米”**　陶隱居……菰米一名雕胡，可作餅。

⑥ 藏器：**《拾遺》見《證類》卷26“稷米”**　陳藏器云：雕胡，是菰蔣草米，古今所貴。雕胡，性冷，止渴。《内則》云：魚宜菰、梟粱……/曹子建《七啓》：芳菰精稗。注云：菰，稗草名，其實如細米，可以爲飯。

⑦ 頌：**《圖經》見《證類》卷11“菰根”**　……生水中，葉如蒲葦輩，刈以秣馬甚肥……其苗有莖梗者，謂之菰蔣草。至秋結實，乃雕胡米也。古人以爲美饌，今饑歲人猶採以當糧。《西京雜記》云：漢太池邊，皆是雕胡、紫籜、緣節、蒲叢之類。菰之有米者，長安人謂爲雕胡。葭蘆之米，解葉者紫籜。菰之有首者，謂之緑節是也……

⑧ 宗奭：**《衍義》卷12“菰根”**　河朔邊人止以此苗飼馬，曰菰蔣，及作薦。花如葦，結青子，細若青麻黄，長幾寸。彼人收之，合粟爲粥，食之甚濟饑……

⑨ 管子：**《管子・地員》**　五殖之狀，甚澤以疏，離坼以臞塉，其種雁膳。

⑩ 藏器：見本頁注⑥。

⑪ 拾遺：**《拾遺》見《證類》卷26“一十一種陳藏器餘・蓬草子”**　作飯食之，無異粳米，儉年食之也。

也，見“菰米”下。有黍蓬，即青科也。又有黄蓬草、飛蓬草。不識陳氏所指果何蓬也？以理推之，非黄蓬即青科爾。黄蓬草生湖澤中，葉如菰蒲，秋月結實成穗，子細如彫胡米。飢年人采食之，須浸洗曝舂，乃不苦澀。青科西南夷人種之，葉如茭黍，秋月結實成穗，有子如赤黍而細，其稃甚薄，曝舂炊食。又粟類有七稜青科、八稜青科，麥類有青稞、黄稞，皆非此類，乃物異名同也。其飛蓬乃藜蒿之類，末大本小，風易拔之，故號飛蓬。子如灰藋菜子，亦可濟荒。又《魏略》①云：鮑出遇飢歲，采蓬實，日得數斗，爲母作食。《西京雜記》②云：宫中正月上辰，出池邊盥濯，食蓬餌，以祓邪氣。此皆不知所采乃何蓬也？大抵三種蓬子，亦不甚相遠。

子。【氣味】酸、澀，平，無毒。【主治】作飯食之，益飢，無異粳米。藏器③。

岗草音網〇《拾遺》④

【釋名】皇《爾雅》⑤、守田同上、守氣同。【時珍曰】皇、岗，音相近也。

【集解】【藏器⑥曰】岗草生水田中，苗似小麥而小。四月熟，可作飯。【時珍曰】《爾雅》⑦：皇，守田。郭璞云：一名守氣，生廢田中，似燕麥，子如彫胡，可食。

米。【氣味】甘，寒，無毒。【主治】作飯，去熱，利腸胃，益氣力。久食，不飢。藏器⑧。

蒒草《海藥》⑨

【釋名】自然穀《海藥》⑩、禹餘糧。

---

① 魏略：**《御覽》卷997“蓬”**　《魏略》曰：鮑出，值飢餓，採蓬實，得數斗，爲母作食。

② 西景雜記：**《西京雜記》卷上**　戚夫人……正月上辰，出池邊盥濯，食蓬餌，以祓妖邪……

③ 藏器：見1749頁注⑪。

④ 拾遺：**《拾遺》見《證類》卷26“一十一種陳藏器餘·岗米”**　味甘，寒，無毒。主利腸胃，益氣力，久食不飢，去熱，益人，可爲飯。生水田中，苗子似小麥而小，四月熟。《爾雅》云：皇，守田。似燕麥，可食。一名守氣也。

⑤ 爾雅：**《爾雅·釋草》（郭璞注）**　皇，守田。（似燕麥，子如彫胡，米可食，生廢田中，一名守氣。）（**按**：“釋名”項下“爾雅”皆同此。）

⑥ 藏器：見本頁注④。

⑦ 爾雅：見本頁注⑤。

⑧ 藏器：見本頁注④。

⑨ 海藥：**《拾遺》見《證類》卷26“一十一種陳藏器餘·師草實”**　味甘，平，無毒。主不飢輕身。出東海州島，似大麥，秋熟，一名禹餘糧，非石之餘糧也。（**按**：“師草實”首出《拾遺》，非出《海藥》。時珍或據《博物志》改作“蒒草實”。）

⑩ 海藥：**《海藥》見《證類》卷26“一十一種陳藏器餘·師草實”**　《海藥》……一名然穀……

【集解】【藏器[1]曰】《博物志》云:东海洲上有草名曰䓘。有實食之如大麥。七月熟,民斂穫至冬乃訖。呼爲自然穀,亦曰禹餘糧。此非石之禹餘糧也。【珣[2]曰】䓘實如毬子,八月收之。彼民常食,中國未曾見也。【時珍曰】按《方孝孺集》[3]有《海米行》,蓋亦䓘草之類也。其詩云:海邊有草名海米,大非蓬蒿小非薺。婦女携籃晝作群,采摘仍於海中洗。歸來滌釜燒松枝,煮米爲飯充朝飢。莫辭苦澀咽不下,性命聊假須臾時。

子。【氣味】甘,平,無毒。【主治】不飢,輕身。藏器[4]。補虚羸損乏,温腸胃,止嘔逆。久食健人。李珣[5]。

薏苡《本經》[6]上品【校正】據《千金方》[7],自草部移入此。

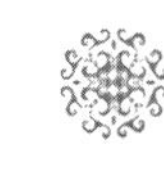

【釋名】解蠡音禮○《本經》[8]、芑實音起○《别録》[9]、贛米《别録》、○音感。陶氏[10]作簳珠,雷氏[11]作穢米。回回米《救荒本草》[12]、薏珠子《圖經》[13]。○【時珍曰】薏苡名義未詳。其葉似蠡實葉而解散。又似芑黍之苗,故有解蠡、芑實之名。贛米乃其堅硬者,有贛强之意。苗名屋菼。《救荒本草》[14]云:回回米又呼西番蜀秫。俗名草珠兒。

【集解】【《别録》[15]曰】薏苡仁生真定平澤及田野。八月采實,采根無時。【弘景[16]曰】真定

---

① 藏器:見1750頁注⑨。/**《博物志》卷3"異草木"** 海上有草焉,名䓘,其實食之如大麥,七月稔,俗名曰自然穀,或曰禹餘糧。

② 珣:**《海藥》見《證類》卷26"一十一種陳藏器餘·師草實"** 《海藥》:其實如毬子,八月收之。彼常食之物。主補虚羸乏損,温腸胃,止嘔逆。久食健人。一名然穀。中國人未曾見也。

③ 方孝孺集:**《遜志齋集》卷24"海米行"** 海邊有草名海米,大非蓬蒿小非薺。婦女携籃晝作羣,採掇仍於海中洗。歸來滌釜燒松枝,煮米爲飯充朝飢。莫辭苦澀不下咽,性命聊假須臾時……

④ 藏器:見1750頁注⑨。

⑤ 李珣:見1750頁注②。

⑥ 本經:**《本經》**《别録》見《證類》卷6"**薏苡人**" **味甘,微寒**,無毒。**主筋急拘攣,不可屈伸,風濕痺,下氣**,除筋骨邪氣不仁,利腸胃,消水腫,令人能食。**久服輕身益氣。其根,下三蟲。一名解蠡**,一名屋菼(音毯),一名起實,一名贛(音感)。生真定平澤及田野。八月採實,採根無時。

⑦ 千金方:**《千金方》卷26"穀米第四"** 薏苡仁……

⑧ 本經:見本頁注⑥白字。

⑨ 别録:見本頁注⑥。(**按**:"釋名"項下"别録"同此。)

⑩ 陶氏:**《集注》見《證類》卷6"薏苡人"** ……彼土呼爲簳珠……

⑪ 雷氏:**《炮炙論》見《證類》卷6"薏苡人"** ……穢米,顆大無味……

⑫ 救荒本草:**《救荒》卷上之後"回回米"** 《本草》名苡薏米人……

⑬ 圖經:**《圖經》見《證類》卷6"薏苡人"** ……故呼意珠子……

⑭ 救荒本草:**《救荒》卷上之後"回回米"** ……俗名草珠兒,又呼爲西番蜀秫(音蜀述)。

⑮ 别録:見本頁注⑥。

⑯ 弘景:**《集注》見《證類》卷6"薏苡人"** 陶隱居云:真定縣屬常山郡,近道處處有,多生人家。交阯者子最大,彼土呼爲簳珠。馬援大取將還,人讒以爲真珠也。實重累者爲良。用之取中人……

縣屬常山郡。近道處處多有,人家種之。出交趾者子最大,彼土呼爲簳珠。故馬援在交趾餌之,載還爲種,人讒以爲珍珠也。實重纍者爲良。取仁用。【志①曰】今多用梁漢者,氣劣於真定。取青白色者良。取子於甑中蒸使氣餾,曝乾挼之,得仁矣。亦可磨取之。【頌②曰】薏苡所在有之。春生苗莖,高三四尺。葉如黍葉。開紅白花,作穗。五六月結實,青白色,形如珠子而稍長,故人呼爲薏珠子。小兒多以線穿如貫珠爲戲。九月、十月采其實。【斅③曰】凡使勿用䆉米,顆大無味,時人呼爲粳䆉是也。薏苡仁顆小色青味甘,咬着粘人齒也。【時珍曰】薏苡人多種之。二三月宿根自生。葉如初生芭茅。五六月抽莖開花結實。有二種。一種粘牙者,尖而殼薄,即薏苡也。其米白色如糯米,可作粥飯及磨麪食,亦可同米釀酒。一種圓而殼厚堅硬者,即菩提子也。其米少,即粳䆉也。但可穿作念經數珠,故人亦呼爲念珠云。其根並白色,大如匙柄,糺結而味甘也。

薏苡仁。【修治】【斅④曰】凡使,每一兩以糯米一兩同炒熟,去糯米用。亦有更以鹽湯煮過者。

【氣味】甘,微寒,無毒。【詵⑤曰】平。【主治】筋急拘攣,不可屈伸,久風濕痺,下氣。久服輕身益氣。《本經》⑥。除筋骨中邪氣不仁,利腸胃,消水腫,令人能食。《别録》⑦。炊飯作麪食,主不飢,温氣。煮飲,止消渴,殺蚘蟲。藏器⑧。治肺痿肺氣,積膿血,欬嗽涕唾,上氣。煎服,破毒腫。甄權⑨。去乾濕脚氣,大驗。孟詵⑩。健脾益胃,補肺清熱,去風勝濕。炊飯食,治冷氣。煎飲,利小便熱淋。時珍。

---

① 志:**《開寶》見《證類》卷6"薏苡人"** 又按《别本》注云:今多用梁漢者,氣力劣於真定,取青水色者良。/**《拾遺》見《證類》卷6"薏苡人"** 《陳藏器本草》云:薏苡收子,蒸令氣餾,暴乾,磨取人,炊作飯及作麪……(**按**:此條糅合二家之説。)

② 頌:**《圖經》見《證類》卷6"薏苡人"** 薏苡人,生真定平澤及田野,今所在有之。春生苗,莖高三四尺。葉如黍。開紅白花作穗子。五月、六月結實,青白色,形如珠子而稍長,故呼意珠子。小兒多以線穿如貫珠爲戲。八月採實,採根無時。今人通以九月、十月採,用其實中人……

③ 斅:**《炮炙論》見《證類》卷6"薏苡人"** 雷公曰:凡使,勿用䆉米,顆大無味,其䆉米,時人呼爲粳䆉是也。若薏苡人,顆小色青,味甘,咬著黏人齒。夫用一兩,以糯米二兩同熬,令糯米熟,去糯米取使,若更以鹽湯煮過,别是一般修制亦得。

④ 斅:見上注。

⑤ 詵:**《食療》見《證類》卷6"薏苡人"** 孟詵云:性平……

⑥ 本經:見1751頁注⑥白字。

⑦ 别録:見1751頁注⑥。

⑧ 藏器:**《拾遺》見《證類》卷6"薏苡人"** ……主不飢,温氣,輕身。煮汁飲之,主消渴。/陳藏器餘:主消渴,煞蚘蟲……

⑨ 甄權:**《藥性論》見《證類》卷6"薏苡人"** 能治熱風,筋脉攣急,能令人食。主肺痿肺氣,吐膿血,欬嗽涕唾,上氣。昔馬援煎服之,破五溪毒腫……

⑩ 孟詵:**《食療》見《證類》卷6"薏苡人"** ……去乾濕脚氣,大驗。

【發明】【宗奭①曰】薏苡仁,《本經》云微寒,主筋急拘攣。拘攣有兩等。《素問》註中,大筋受熱,則縮而短,故攣急不伸,此是因熱而拘攣也,故可用薏苡。若《素問》言因寒則筋急者,不可更用此也。蓋受寒使人筋急,受熱使人筋攣,若但受熱不曾受寒,亦使人筋緩,受濕則又引長無力也。此藥力勢和緩,凡用須加倍即見效。【震亨②曰】寒則筋急,熱則筋縮。急因於堅强,縮因於短促。若受濕則弛,弛則引長。然寒與濕未嘗不挾熱。三者皆因於濕,然外濕非内濕啓之不能成病。故濕之爲病,因酒而魚肉繼之。甘滑、陳久、燒炙、辛香,皆致濕之因也。【時珍曰】薏苡仁屬土,陽明藥也,故能建脾益胃。虚則補其母,故肺痿、肺癰用之。筋骨之病,以治陽明爲本,故拘攣筋急風痺者用之。上能勝水除濕,故泄痢水腫用之。按古方小續命湯註云:中風,筋急拘攣,語遲脉弦者,加薏苡仁。亦扶脾抑肝之義。又《後漢書》③云:馬援在交趾嘗餌薏苡實,云能輕身資慾以勝瘴氣也。又張師正《倦游録》④云:辛稼軒忽患疝疾,重墜大如盃。一道人教以薏珠用東壁黄土炒過,水煮爲膏服,數服即消。程沙隨病此,稼軒授之亦效。本草薏苡乃上品養心藥,故此有功。頌⑤曰:薏苡仁,心肺之藥多用之。故范汪治肺癰,張仲景治風濕、胸痺,並有方法。《濟生方》⑥治肺損咯血,以熟猪肺切,蘸薏苡仁末,空心食之。薏苡補肺,猪肺引經也。趙君猷言屢用有效。

---

① 宗奭:**《衍義》卷7"薏苡仁"** ……《本經》云:微寒,主筋急拘攣。拘攣有兩等,《素問》注中,大筋受熱,則縮而短,縮短,故攣急不伸,此是因熱而拘攣也,故可用薏苡仁。若《素問》言因寒即筋急者,不可更用此也。凡用之,須倍於他藥,此物力勢和緩,須倍加用即見效。蓋受寒即能使人筋急,受熱故使人筋攣。若但熱而不曾受寒,亦能使人筋緩。受濕則又引長無力。

② 震亨:**《衍義補遺·薏苡仁》** 寒則筋急,熱則筋縮。急因於堅强,縮因於短促。若受濕則弛,弛因於寬而長。然寒與濕,未嘗不挾熱,二者皆因於濕熱。外濕非内濕有以啓之,不能成病,故濕之病因,酒麵爲多,而魚與肉繼以成之者,甘滑、陳久、燒炙、辛香、乾硬,皆致濕之因。宜戒哉……

③ 後漢書:**《後漢書》卷24"馬援傳"** ……初,援在交阯,常餌薏苡實,用能輕身省慾,以勝瘴氣。南方薏苡實大,援欲以爲種,軍還,載之一車……(**按**:《證類》卷6"薏苡人"下亦引此事。)

④ 倦游録:**《游宦紀聞》卷5** 辛稼軒初自北方還朝,官建康,忽得𤸪疝之疾,重墜大如杯。有道人教以取葉珠(即薏苡仁也),用東方壁土炒黄色,然後水煮爛,入砂盆内研成膏,每用無灰酒調下二錢,即消。沙隨先生晚年亦得此疾,辛親授此方,服之亦消。然城郭人患,不能得葉珠,只於生藥舖買薏苡仁,亦佳。按《本草》,薏苡仁上等,上上之藥,爲君主養命,多服不傷,能輕身養命,不老延年者……(**按**:北宋·張師正《倦游雜録》未見此文。辛稼軒乃南宋人,其事不當見於《倦游雜録》。今另溯其源。)

⑤ 頌:**《圖經》見《證類》卷6"薏苡人"** ……古方大抵心肺藥多用之。韋丹治肺癰,心胸甲錯者,淳苦酒煮薏苡人令濃,微温頓服之。肺有血當吐愈……根之入藥者,葛洪治卒心腹煩滿,又胸脅痛者,剉根濃煮汁,服三升乃定。今人多取葉爲飲,香益中空膈,甚勝其雜他藥用者。張仲景治風濕身煩疼日晡劇者,與麻黄杏人薏苡人湯:麻黄三兩,杏人三十枚,甘草、薏苡人各一兩,四物以水四升,煮取二升,分温再服。又:治胸痺偏緩急者,薏苡人附子散方:薏苡人十五兩,大附子十枚炮,二物杵末,每服方寸匕,日三。

⑥ 濟生方:**《百一選方》卷6"第七門"** 治咯血,趙君猷云屢試得效。薏苡仁不拘多少,爲細末,以煮熟豬胰切作片,蘸藥,食後微空時取意食之。蓋薏苡仁能補肺,以豬胰導入經絡耳。(**按**:《濟生方》無此方,另溯其源。)

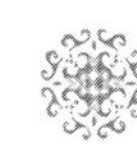

【附方】舊五,新九。薏苡仁飯。治冷氣,用薏苡仁舂熟,炊爲飯食,氣味欲如麥飯乃佳。或煮粥亦好。《廣濟方》①。薏苡仁粥②。治久風濕痺,補正氣,利腸胃,消水腫,除胸中邪氣,治筋脉拘攣。薏苡仁爲末,同粳米煮粥,日日食之,良。風濕身疼,日晡劇者,張仲景麻黄杏仁薏苡仁湯主之。麻黄三兩,杏仁二十枚,甘草、薏苡仁各一兩,以水四升,煮取二升,分再服。《金匱要略》③。水腫喘急。用郁李仁二兩研,以水濾汁,煮薏苡仁飯,日二食之。《獨行方》④。沙石熱淋,痛不可忍。用玉秫,即薏苡仁也,子、葉、根皆可用,水煎熱飲,夏月冷飲,以通爲度。《楊氏經驗方》⑤。消渴飲水。薏苡仁煮粥飲,并煮粥食之。周痺緩急偏者。薏苡仁十五兩,大附子十枚炮,爲末。每服方寸匕,日三。○張仲景方⑥。肺痿咳唾膿血。薏苡仁十兩杵破,水三升,煎一升,酒少許,服之。梅師⑦。肺癰咳唾,心胸甲錯者。以淳苦酒煮薏苡仁令濃,微温頓服。肺有血,當吐出愈。《范汪方》⑧。肺癰咯血。薏苡仁三合搗爛,水二大盞,煮取一盞,入酒少許,分二服。《濟生》⑨。喉卒癰腫。吞薏苡仁二枚,良。《外臺》⑩。癰疽不潰。薏苡仁一枚,吞之。《姚僧坦方》⑪。孕中有癰。薏苡仁煮汁,頻頻飲之。《婦人良方

---

① 廣濟方:**《圖經》見《證類》卷6"薏苡人"** ……《廣濟方》治冷氣,薏苡人飯粥法:細舂其人,炊爲飯,氣味欲勻如麥飯乃佳。或煮粥亦好,自任無忌……

② 薏苡仁粥:**《證類》卷6"薏苡人"** 《食醫心鏡》:治筋脉拘攣,久風濕痺,下氣,除骨中邪氣,利腸胃,消水腫,久服輕身,益氣力。薏苡人一升,搗爲散。每服以水二升,煮兩匙末作粥,空腹食之。(**按**:原無出處,今溯得其源。)

③ 金匱要略:**《金匱·痓濕暍病脉證》** 病者一身盡疼,發熱,日晡所劇者,名風濕。此病傷於汗出當風,或久傷取冷所致也。可與麻黄杏仁薏苡甘草湯。麻黄杏仁薏苡甘草湯方:麻黄(去節,半兩,湯泡)、甘草(一兩,炙)、薏苡仁(半兩)、杏仁(十個,去皮尖,炒),右剉麻豆大,每服四錢匕,水盞半,煮八分,去滓温服。有微汗,避風。

④ 獨行方:**《圖經》見《證類》卷14"郁李人"** ……韋宙《獨行方》療脚氣浮腫,心腹滿,大小便不通,氣急喘息者。以郁李人十二分,擣碎,水研取汁,薏苡人擣碎如粟米,取三合,以汁煮米作粥,空腹飡之,佳……

⑤ 楊氏經驗方:(**按**:未見原書,待考。)

⑥ 張仲景方:**《金匱·胸痹心痛短氣病脉證治》** 胸痹緩急者,薏苡附子散主之。薏苡附子散方:薏苡仁(十五兩)、大附子(十枚,炮),右二味杵爲散,服方寸匕,日三服。

⑦ 梅師:**《證類》卷6"薏苡人"** 《梅師方》:肺疾唾膿血。取薏苡人十兩杵碎,以水三升,煎取一升,入酒少許服之。

⑧ 范汪方:**《外臺》卷10"肺癰方"** 《古今録驗》:療肺癰方:薏苡仁(一升)、醇苦酒(三升),右二味,煮取一升,温令頓服,有膿血當吐。(范汪、《經心録》同。)

⑨ 濟生:**《聖惠方》61"治肺癰諸方"** 治肺癰,吐膿血,方:薏苡人(三合),右搗碎,以水二大盞,煮取一大盞,去滓,分温二服,當下膿血便愈。(**按**:《濟生方》無此方,另溯其源。)

⑩ 外臺:**《證類》卷6"薏苡人"** 《外臺秘要》……又方:咽喉卒癰腫,吞薏苡人二枚。(**按**:此方見《外臺》卷23"咽喉腫方",云出《肘後》。今本《肘後》卷5有近似方。)

⑪ 姚僧坦方:**《肘後方》卷5"治癰疽妒乳諸毒腫方第三十六"** 癰已有膿,當使壞方……又方:吞薏苡子一枚。勿多。(**按**:未見"姚僧坦方"有此方。另溯其源。)

補遺》①。牙齒𧏾痛。薏苡仁、桔梗生研末,點服。不拘大人、小兒。《永類方》②。

根。【氣味】甘,微寒,無毒。【主治】下三蟲。《本經》③。煮汁糜食甚香,去蚘蟲,大效。弘景④。煮服,墮胎。藏器⑤。治卒心腹煩滿及胸脇痛者,剉煮濃汁,服三升乃定。蘇頌⑥。〇出《肘後方》。擣汁和酒服,治黄疸有效。時珍。

【附方】舊二,新二。黄疸如金。薏苡根煎湯頻服。蛔蟲心痛。薏苡根一斤切,水七升,煮三升,服之,蟲死盡出也。梅師⑦。經水不通。薏苡根一兩,水煎服之。不過數服,效。《海上方》⑧。牙齒風痛。薏苡根四兩,水煮含漱,冷即易之。《延年秘録》⑨。

葉。【主治】作飲氣香,益中空膈。蘇頌⑩。暑月煎飲,暖胃益氣血。初生小兒浴之,無病。時珍。〇出《瑣碎録》⑪。

罌子粟宋《開寶》⑫

【釋名】米囊子《開寶》⑬、御米同上、象穀。【時珍曰】其實狀如罌子,其米如粟,乃象乎穀而可以供御,故有諸名。

---

① 婦人良方補遺:**《婦人良方補遺》卷15"龔彦德孕癰方論第十"**〔熊附〕:治孕中有癰:薏苡仁煮汁飲之。

② 永類方:**《永類鈐方》卷2"雜病口"** 𧏾齒:桔梗、薏苡仁爲末,點服。小兒亦可用。

③ 本經:見1751頁注⑥白字。

④ 弘景:**《集注》見《證類》卷6"薏苡人"** ……今小兒病蚘蟲,取根煮汁糜食之,甚香,而去蚘蟲大效。

⑤ 藏器:**《拾遺》見《證類》卷6"薏苡人"** 陳藏器餘……根煮服,墮胎。

⑥ 蘇頌:**《圖經》見《證類》卷6"薏苡人"** ……根之入藥者,葛洪治卒心腹煩滿,又胸脅痛者,剉根濃煮汁,服三升乃定……(**按**:《肘後》卷1"治心腹煩滿方第十一"附方同。)

⑦ 梅師:**《證類》卷6"薏苡人"** 《外臺秘要》……又方:蛔蟲攻心腹痛。薏苡根二斤切,水七升,煮取三升。先食盡服之,蟲死盡出。(**按**:此方與《證類》引"梅師"方相鄰,故誤注出"梅師"。《外臺》卷26"蛔蟲方"有同方,云出《集驗》。)

⑧ 海上方:(**按**:已查孫氏、温氏《海上方》,未能溯得其源。)

⑨ 延年秘録:**《外臺》卷22"牙齒風齲方"** 《延年》療牙齒風齲方……又方:薏苡根四兩,切,右一味以水四升,煮取二升含,冷易之。

⑩ 蘇頌:**《圖經》見《證類》卷6"薏苡人"** ……今人多取葉爲飲,香益中空膈,甚勝其雜他藥用者……

⑪ 瑣碎録:**《醫説》卷10"薏苡浴兒"** 薏苡葉煎湯,浴初生嬰兒,一生少病。暑月可作熟水,暖胃,益氣血。(《瑣碎録》。)

⑫ 開寶:**《開寶》見《證類》卷26"罌子粟"** 味甘,平,無毒。主丹石發動,不下食,和竹瀝煮作粥食之,極美。一名象(穀)〔穀〕,一名米囊,一名御米。花紅白色,似髇(音哮)箭頭,中有米,亦名囊子。

⑬ 開寶:見上注。(**按**:"釋名"項下"同上"及"象穀"同此。)

【集解】【藏器①曰】嵩陽子云:罌粟花有四葉,紅白色,上有淺紅暈子。其囊形如髇箭頭,中有細米。【頌②曰】處處有之,人多蒔以爲飾。花有紅、白二種,微腥氣。其實形如瓶子,有米粒極細。圃人隔年糞地,九月布子,涉冬至春,始生苗,極繁茂。不爾則不生,生亦不茂。俟瓶焦黄,乃采之。【宗奭③曰】其花亦有千葉者。一罌凡數千萬粒。大小如葶藶子而色白。【時珍曰】罌粟秋種冬生,嫩苗作蔬食甚佳。葉如白苣,三四月抽薹結青苞,花開則苞脱。花凡四瓣,大如仰盞,罌在花中,鬚蕊裹之。花開三日即謝,而罌在莖頭,長一二寸,大如馬兜鈴,上有蓋,下有蒂,宛然如酒罌。中有白米極細,可煮粥和飯食。水研濾漿,同緑豆粉作腐食尤佳。亦可取油。其殻入藥甚多,而本草不載,乃知古人不用之也。江東人呼千葉者爲麗春花。或謂是罌粟别種,蓋亦不然。其花變態,本自不常。有白者、紅者、紫者、粉紅者、杏黄者、半紅者、半紫者、半白者。艷麗可愛,故曰麗春,又曰賽牡丹,曰錦被花。詳見《游默齋花譜》④。

米。【氣味】甘,平,無毒。【宗奭⑤曰】性寒。多食利二便,動膀胱氣。【主治】丹石發動,不下飲食,和竹瀝煮作粥食,極美。《開寶》⑥。○【寇⑦曰】服石人研此水煮,加蜜作湯飲,甚宜。行風氣,逐邪熱,治反胃胸中痰滯。頌⑧。治瀉痢,潤燥。時珍。

【附方】舊一,新一。反胃吐食。罌粟粥:用白罌粟米三合,人參末三大錢,生山芋五寸細切。研三物,以水二升三合,煮取六合,入生薑汁及鹽花少許,和匀分服。不計早晚,亦不妨别服

---

① 藏器:**《拾遺》見《證類》卷26“甖子粟”**　陳藏器云:甖子粟,嵩陽子曰:其花四葉,有淺紅暈子也。(**按**:“其囊形如髇箭頭,中有細米”乃《圖經》文。見下注。)

② 頌:**《圖經》見《證類》卷26“甖子粟”**　甖子粟,舊不著所出州土,今處處有之,人家園庭多蒔以爲飾。花有紅、白二種,微腥氣。其實作瓶子,似髇箭頭,中有米極細,種之甚難。圃人隔年糞地,九月布子,涉冬至春始生,苗極繁茂矣。不爾種之多不出,出亦不茂。俟其瓶焦黄則採之……

③ 宗奭:**《衍義》卷20“罌子粟”**　其花亦有多葉者,其子一罌數千萬粒,大小如葶藶子,其色白。來年種則佳……

④ 游默齋花譜:**《古今合璧事類備要》别集卷31“麗春花”**　……事類:《游默齋花譜》:(淳熙甲辰,客金陵,得異草曰麗春,罌粟别種也……根苗止一類,而具數種之色,有紅者、紫者、白者、傅粉之紅者、丹杏之黄者。而紅復數品,有徹紅者、半紅者、白膚而絳唇者、丹衣而素純者。又有殷者如染茜,下爲黒趺之端加白章焉。餘不盡名……)

⑤ 宗奭:**《圖經》見《證類》卷26“甖子粟”**　……然性寒,利大小腸,不宜多食。食過度則動膀胱氣耳……(**按**:寇宗奭《衍義》無此文,當出《圖經》。)

⑥ 開寶:見1755頁注⑬。

⑦ 寇:**《衍義》卷20“罌子粟”**　……研子,以水煎,仍加蜜爲罌粟湯,服石人甚宜飲。

⑧ 頌:**《圖經》見《證類》卷26“甖子粟”**　……主行風氣,驅逐邪熱,治反胃,胸中痰滯及丹石發動,亦可合竹瀝作粥,大佳……罌粟粥法:白罌粟米二合,人參末三大錢,生山芋五寸長,細切,研。三物以水一升二合,煮取六合,入生薑汁及鹽花少許,攪匀,分二服,不計早晚,食之亦不妨别服湯丸。

湯丸。《圖經》①。

泄痢赤白。罌粟子炒，罌粟殼炙，等分爲末，煉蜜丸梧子大。每服三十丸，米飲下。有人經驗。《百一選方》②。

殼。【修治】【時珍曰】凡用以水洗潤，去蒂及筋膜，取外薄皮，陰乾細切，以米醋拌炒入藥。亦有蜜炒、蜜炙者。

【氣味】酸、濇，微寒，無毒。【時珍曰】得醋、烏梅、橘皮良。【主治】止瀉痢，固脱肛，治遺精久欬，斂肺澀腸，止心腹筋骨諸痛。時珍。

【發明】【杲③曰】收斂固氣。能入腎，故治骨病尤宜。【震亨④曰】今人虚勞欬嗽，多用粟殼止劫；及濕熱泄痢者，用之止澀。其治病之功雖急，殺人如劍，宜深戒之。又曰：治嗽多用粟殼，不必疑，但要先去病根，此乃收後藥也。治痢亦同。凡痢須先散邪行滯，豈可遽投粟殼、龍骨之藥，以閉塞腸胃？邪氣得補而愈甚，所以變症作而淹延不已也。【時珍曰】酸主收澀，故初病不可用之。泄瀉下痢既久，則氣散不固而腸滑肛脱。欬嗽諸痛既久，則氣散不收而肺脹痛劇。故俱宜此澀之固之，收之斂之。按楊氏《直指方》⑤云：粟殼治痢，人皆薄之固矣。然下痢日久，腹中無積痛，當止澀者，豈容不澀？不有此劑，何以對治乎？但要有輔佐耳。又王碩《易簡方》⑥云：粟殼治痢如神。但性緊澀，多令嘔逆，故人畏而不敢服。若用醋制，加以烏梅，則用得法矣。或同四君子藥，尤不致閉胃妨食而獲奇功也。

【附方】新八。**熱痢便血**。粟殼醋炙一兩，陳皮半兩，爲末，每服三錢，烏梅湯下。《普

---

① 圖經：見前頁注⑧。

② 百一選方：**《百一選方》卷6"第八門"** 治赤白痢，並臟腑等疾。臧將仕之女服之有驗。罌粟殼（去穰蒂令浄，炙黄）、罌粟子（炒令微黑），右同爲細末，煉蜜爲元如小雞頭大，每服十元，十五元。赤痢，甘草湯下。白痢，乾薑湯下。瀉，米飲下。小兒，元如粟米大，量大小加減服之。

③ 杲：**《本草發揮》卷2"御米殼"** （即瞿粟殼）潔古云：味酸，澀。主收，固氣。/**《醫學啓源》卷下"用藥備旨·法象餘品"** 酸澀，固收正氣。（**按**：上二書所載，均出張潔古。時珍所引"入腎"之説，未能溯得其源。）

④ 震亨：**《衍義補遺·御米殼》** ……今人虚勞嗽者，多用止嗽；及濕熱泄痢者，用止痢。治病之功雖急，殺人如劍，深可戒之。/**《丹溪心法》卷2"咳嗽"** 治嗽多用粟殼，不必疑，但要先去病根，此乃收後藥也。治痢亦同。/**卷2"治痢十法"** ……大要以散風邪，行滯氣，開胃脘爲先，不可遽用肉豆蔻、訶子、白术輩以補住寒邪，不可投米殼、龍骨輩以閉澀腸胃。邪得補而愈盛，故證變作，所以日夕淹延而未已也……（**按**：以上糅合朱震亨相關書中諸論。）

⑤ 直指方：**《直指方》卷2"證治提綱·瘧痢用常山罌粟殼"** 常山治瘧，罌粟殼治痢，人皆薄之固也。然下痢日久，腹中無痛，當澀腸豈容不澀？瘧以痰水作恙，法當吐痰逐水，又豈容不爲之吐下？于斯時也，不有罌粟殼、常山之劑，其何以爲對治乎？但中間有藥輔之耳。

⑥ 易簡方：**《易簡方·斷下湯》** ……凡罌粟殼治痢服之，其效如神。但性緊澀，多令人嘔逆。既用醋制，加以烏梅，不致爲患。然嘔吐人，則不可服……瀉痢之用罌粟殼，人多不敢服，令制度得宜，服之不妨。但用之，令有撙節，自獲奇功……

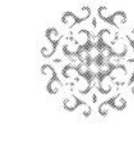

濟方》①。久痢不止②。罌粟殼醋炙爲末,蜜丸彈子大。每服一丸,水一盞,薑三片,煎八分,温服。○又方③:粟殼十兩去膜,分作三分,一分醋炒,一分蜜炒,一分生用。並爲末,蜜丸芡子大。每服三十丸,米湯下。○《集要》④百中散:用粟殼蜜炙,厚朴薑制,各四兩,爲細末。每服一錢,米飲下。忌生冷。小兒下痢。神仙救苦散:治小兒赤白痢下,日夜百行不止。用罌粟殼半兩,醋炒爲末,再以銅器炒過,檳榔半兩炒赤,研末,各收。每用等分,赤痢蜜湯服,白痢沙餹湯下。忌口味。《全幼心鑑》⑤。水泄不止。罌粟殼一枚去蒂膜,烏梅肉、大棗肉各十枚,水一盞,煎七分,温服。《經驗》⑥。久嗽不止。穀氣素壯人用之即效。粟殼去筋,蜜炙爲末。每服五分,蜜湯下。危氏方⑦。久欬虚嗽。賈同知百勞散:治欬嗽多年,自汗。用罌粟殼二兩半,去蒂膜,醋炒取一兩,烏梅半兩,焙爲末。每服二錢,卧時白湯下。《宣明方》⑧。

嫩苗。【氣味】甘,平,無毒。【主治】作蔬食,除熱潤燥,開胃厚腸。時珍。

阿芙蓉《綱目》

【釋名】阿片。【時珍曰】俗作鵶片,名義未詳。或云:阿,方音稱我也。以其花色似芙蓉而得此名。

---

① 普濟方:**《普濟方》卷 211“熱痢”**　粟殼散:治熱痢便血無度。罌粟殼(一兩)、陳皮(半兩),右爲細末,每服三錢,水一盞,烏梅一個,煎至七分,温服。

② 久痢不止:**《醫林集要》卷 4“痢門”**　獨神丸:治痢疾。粟殼(去蒂膈,醋炒黄),爲末,一味煉蜜丸,彈子大一丸,薑三片,煎服二丸。如桐子大,每服五十丸。赤利甘草湯下,白利乾薑湯下。(**按**:原無出處,今溯其源。)

③ 又方:**《得效方》卷 6“下痢”**　獨神圓:治痢神效。罌粟殼(十兩重,分作叁分,去穰及蒂、萼,壹分醋炒,壹分生用,壹分蜜炙),右爲末,用蜜圓如小指頭大。紅痢,生地黄、春茶煎湯嚼下。白痢,烏梅、甘草節。但爲末,貳錢,陳米、鹽梅湯亦效。(**按**:原無出處,今溯其源。)

④ 集要:**《醫林集要》卷 4“痢門”**　百中散:治一切痢,不問赤白,一日去五六十行,只一服便疏,三日愈。粟殼(蜜炒赤色,四兩)、厚朴(制,四兩),右爲末,米湯調服。忌生冷、油膩、魚鮮、毒物。

⑤ 全幼心鑑:**《全幼心鑒》卷 4“痢”**　神仙救生散:治嬰孩小兒痢疾赤白,晝夜百十行不止。檳榔(去臍,切片,炒赤色)、罌粟殼(去蒂蓋,□炒焦黄色,各五錢,另擣爲末,用銅鍋炒),右二味藥各自收用,和勾。紅痢,蜜湯。白痢,沙糖湯。赤白痢,沙糖、蜜同煎湯。食前調化服。忌葷腥、醃鹹、生冷之物。

⑥ 經驗:**《普濟方》卷 208“水瀉”**　梅棗湯(出《護命方》):治水瀉不止。棗子(大者十枚)、罌粟穀(一枚)、烏梅(十個),右剉爲粗末,每服二錢,以水一盞,煎七分,去滓温服,不拘時候。(**按**:原出處欠明晰,今溯其源。)

⑦ 危氏方:**《得效方》卷 5“咳嗽”**　治穀氣素壯人久嗽即效:粟殼一味,净去筋膜,蜜炙,爲末,每服用蜜湯下。

⑧ 宣明方:**《宣明論方》卷 9“痰飲總論”**　寧神散:治一切痰嗽不已者,諸藥無效,世傳極驗。御米囊(一斤,生,醋炒)、烏梅(四兩),右爲末,每服二三錢,沸湯點服,食後,日三服。/賈同知方:御米殼(一兩,炒)、烏梅肉(半兩),依前法服之。康少伊傳,煎烏梅湯尤妙。

【集解】【時珍曰】阿芙蓉前代罕聞,近方有用者,云是罌粟花之津液也。罌粟結青苞時,午後以大針刺其外面青皮,勿損裏面硬皮,或三五處,次早津出,以竹刀刮,收入瓷器,陰乾用之。故今市者猶有苞片在内。王氏《醫林集要》①言是天方國種紅罌粟花,不令水淹頭,七八月花謝後,刺青皮取之者。案此花五月實枯,安得七八月後尚有青皮?或方土不同乎?

【氣味】酸,濇,温,微毒。【主治】瀉痢脱肛不止,能濇丈夫精氣。時珍。

【發明】【時珍曰】俗人房中術用之。京師售一粒金丹,云通治百病,皆方伎家之術耳。

【附方】新四。久痢。阿芙蓉小豆許,空心温水化下,日一服。忌葱、蒜、漿水。若渴,飲蜜水解之。《集要》②。赤白痢下。鴉片、木香、黄連、白术各一分,研末,飯丸小豆大。壯者一分,老幼半分,空心米飲下。忌酸物、生冷、油膩、茶、酒、麪,無不止者。口渴,略飲米湯。〇一方:罌粟花未開時,外有兩片青葉包之,花開即落,收取爲末。每米飲服一錢,神效。赤痢用紅花者,白痢用白花者。一粒金丹。真阿芙蓉一分,粳米飯擣作三丸。每服一丸,未效再進一丸,不可多服。忌醋,令人腸斷。風癱,熱酒下。口目喎邪,羌活湯下。百節痛,獨活湯下。正頭風,羌活湯下。偏頭風,川芎湯下。眩運,防風湯下。陰毒,豆淋酒下。瘧疾,桃柳枝湯下。痰喘,葶藶湯下。久嗽,乾薑、阿膠湯下。勞嗽,款冬花湯下。吐泄,藿香湯下。赤痢,黄連湯下。白痢,薑湯下。禁口痢,白术湯下。諸氣痛,木香酒下。熱痛,巵子湯下。臍下痛,燈心湯下。小腸氣,川楝、茴香湯下。血氣痛,乳香湯下。脇痛,熱酒下。噎食,生薑、丁香湯下。女人血崩,五靈脂湯下。小兒慢脾風,砂仁湯下。龔雲林《醫鑑》③。

---

① 醫林集要:**《醫林集要》卷4“痢門·易簡諸方”** 阿芙蓉:天方國傳,專治久痢不止及一切冷證。打溝陰水,種紅罌粟花於畦上,勿令水渰頭,至七八月間於花卸後三五日,其殼即罌粟殼。於午後殼上用大針刺開,外面背皮裡面硬皮不動,或三四處,次日早津出,用竹刀刮收,入磁器内陰乾。每用小豆大一粒,空心温水化下。忌葱、蒜、漿水。如熱渴,以蜜水解之。小兒黄米大一粒。治冷證,加後藥。如阿芙蓉一錢,其藥每味一錢,俱爲末,蜜和丸如桐子大,每服一丸,温水下。瓦鵲腦、蓽撥、丁香、胡椒、草果、附子(炮)、胡蘿蔔子、肉豆蔻(煨)。

② 集要:見上注。

③ 醫鑑:**《古今醫鑑》卷8“通治”(8卷本)** 一粒金丹:阿芙蓉要真正者,一分,用粳米飯同搗爛作丸,分作三丸,每服一丸。未效更進一丸,不可多服。要忌醋,食之令人腸斷。宜照引服,大效不可盡述。中風癱瘓,熱酒吞下。口眼喎邪,羌活湯下。百節酸疼,獨活湯下……陰毒傷寒,炒黑豆淋酒下……偏頭風,川芎湯下。正頭風,羌活湯下。雷頭風,薄荷湯下。暈頭風,防風湯下。頭風,遍身寒熱,麻黄湯下……小腸氣,川練子湯下。膀胱氣,小茴香湯下。疝氣,肉蓯蓉湯下。痢疾去紅,黄連湯下。痢疾去白,乾薑湯下。痢疾噤口,白术湯下……霍亂吐瀉,藿香湯下……瘧疾,桃柳枝湯下,勞咳,款冬花湯下……虚嗽,乾薑阿膠湯下……一切氣痛,木香磨酒……熱痛,山梔子湯下。臍下痛,燈心湯下。兩脅痛,熱酒下……喘急,葶藶湯下。血氣痛,乳香湯下。噎食,生薑丁香湯下……血崩,續斷湯下。血不止,五靈脂湯下……(**按:**所引“小兒慢脾風。砂仁湯下”一句,未見於《醫鑑》。)

本草綱目穀部目録第二十四卷

穀之三　菽豆類十四種

大豆《本經》	大豆黄卷《本經》	黄大豆《食鑑》	赤小豆《本經》
腐婢《本經》	緑豆《開寶》	白豆《嘉祐》	穭豆《拾遺》
豌豆《拾遺》	蠶豆《食物》	豇豆《綱目》	藊豆《別録》
刀豆《綱目》	黎豆《拾遺》〇即貍豆		

右附方舊五十一,新一百。

本草綱目穀部第二十四卷

穀之三　菽豆類一十四種

大豆《本經》①中品【校正】【禹錫曰】原附"大豆黄卷"②下,今分出。

【釋名】尗俗作菽。○【時珍曰】豆、尗皆莢穀之總稱也。篆文尗,象莢生附莖下垂之形。豆象子在莢中之形。《廣雅》③云:大豆,菽也。小豆,荅也。角曰莢,葉曰藿,莖曰萁。

【集解】【《别録》④曰】大豆生太山平澤,九月采之。【頌⑤曰】今處處種之。黑白二種,入藥用黑者。緊小者爲雄,用之尤佳。【宗奭⑥曰】大豆有緑、褐、黑三種,有大小兩類。大者出江、浙、湖南、湖北;小者生他處,入藥力更佳。又可硙爲腐食。【時珍曰】大豆有黑、白、黄、褐、青、斑數色。黑者名烏豆,可入藥及充食,作豉。黄者可作腐,榨油,造醬。餘但可作腐及炒食而已。皆以夏至前後下種,苗高三四尺,葉團有尖,秋開小白花成叢,結莢長寸餘,經霜乃枯。按《吕氏春秋》⑦云:得時之豆,長莖短足,其莢二七爲族,多枝數節。大菽則圓,小菽則團。先時者必長蔓,浮葉疏節,小莢不

---

① 本經:**《本經》《别録》(《藥對》)見《證類》卷25"生大豆"**　味甘,平。**塗癰腫,煮汁飲殺鬼毒,止痛**,逐水脹,除胃中熱痺,傷中,淋露,下瘀血,散五藏結積内寒,殺烏頭毒。久服令人身重。炒爲屑,味甘。主胃中熱,去腫除痺,消穀,止腹脹。**生**太山**平澤**。九月採。(惡五参、龍膽。得前胡、烏喙、杏人、牡蠣良。)(**按**:以上爲《嘉祐》從《本經》"大豆黄卷"中新分條後的"生大豆"文。該條屬"大豆黄卷"後半部。其中"生大豆""生平澤"6字,《證類》原爲黑大字,今據《唐本草》殘卷改作白字。)

② 大豆黄卷:(**按**:《本經》"大豆黄卷"原條前半部見下文該條,此處不重複列入。)

③ 廣雅:**《廣雅》卷10"釋草"**　大豆,尗也。小豆,荅也。

④ 别録:見本頁注①。

⑤ 頌:**《圖經》見《證類》卷25"生大豆"**　……今處處有之……大豆有黑白二種:黑者入藥,白者不用。其緊小者爲雄豆,入藥尤佳……

⑥ 宗奭:**《衍義》卷20"生大豆"**　有緑、褐、黑三種。亦有大、小兩等。其大者出江、浙、湖南、北,黑小者生他處。今用小者,力更佳……暑月旋作,恐酸壞,又可硙爲腐食之。

⑦ 吕氏春秋:**《吕氏春秋》卷26"審時"**　得時之菽,長莖而短足,其莢二七以爲族,多枝數節,競葉蕃實。大菽則圓,小菽則摶以芳。稱之重,食之息以香,如此者不蟲。先時者,必長以蔓,浮葉疏節,小莢不實。後時者,短莖疏節,本虚不實。

實。後時者，必短莖疏節，本虚不實。又氾勝之《種植書》①云：夏至種豆，不用深耕。豆花憎見日，見日則黄爛而根焦矣。知歲所宜，以囊盛豆子，平量埋陰地，冬至後十五日發取量之，最多者種焉。蓋大豆保歲易得，可以備凶年，小豆不保歲而難得也。

黑大豆。【氣味】甘，平，無毒。久服令人身重。【岐伯②曰】生温，熟寒。【藏器③曰】大豆生平，炒食極熱，煮食甚寒，作豉極冷，造醬及生黄卷則平。牛食之温，馬食之冷。一體之中，用之數變。○【之才④曰】惡五參、龍膽。得前胡、烏喙、杏仁、牡蠣、諸膽汁良。【詵⑤曰】大豆黄屑忌猪肉。小兒以炒豆、猪肉同食，必壅氣致死，十有八九。十歲已上不畏也。【時珍曰】服萆麻子者忌炒豆，犯之脹滿致死。服厚朴者亦忌之，動氣也。【主治】生研，塗癰腫。煮汁飲，殺鬼毒，止痛。《本經》⑥。逐水脹，除胃中熱痺，傷中淋露，下瘀血，散五臟結積内寒。殺烏頭毒。炒爲屑，主胃中熱，除痺去腫，止腹脹消穀。《别録》⑦。煮食，治温毒水腫。《唐本》⑧。調中下氣，通關脉，制金石藥毒，牛馬温毒。《日華》⑨。煮汁，解礜石、砒石、甘遂、天雄、附子、射罔、巴豆、芫青、斑蝥、百藥之毒及蠱毒。入藥治下痢臍痛。衝酒，治風痙及陰毒腹痛。牛膽貯之，止消渴。時珍。炒黑，熱投酒中飲之，治風痺癱緩口噤，産後頭風。食罷生吞半兩，去心胸煩熱，熱風恍惚，明目鎮心，温補。久服好顏色，變白不老。煮食性寒，下熱氣腫，壓丹石煩熱，消腫。藏器⑩。主中風脚弱，産後諸疾。同甘草煮湯飲，去一切熱毒氣，治風毒脚氣。煮食，治心痛，筋攣膝痛，脹

---

① 種植書：**《御覽》卷841"百穀部"** 《氾勝之書》曰：大豆保歲易爲宜，古所以備兇年也……大豆夏至後二十日尚可種。小豆不保歲，難得……又曰：夏至二十日可種豆，帶甲而生，不用深耕。豆花憎見日，則黄爛而根焦矣。知歲所宜，以囊盛種，平量埋陰地。冬至後五十日以發，取量之最多者種焉。（**按**：《種植書》原名《氾勝之書》。）

② 岐伯：**《御覽》卷841"豆"** 《吴氏本草》曰……生大豆，神農、岐伯：生□熟寒……（**按**："岐伯生"後脱一字。尚志鈞輯《吴普本草》據學本、鮑本、從本補"温"字。）

③ 藏器：**《拾遺》見《證類》卷25"生大豆"** ……大豆炒食極熱，煮食之及作豉極冷。黄卷及醬，平。牛食温，馬食冷，一體之中，用之數變。

④ 之才：**古本《藥對》** 見1761頁注①括號中七情文。

⑤ 詵：**《食療》見《證類》卷25"生大豆"** ……大豆黄屑忌豬肉。小兒不得與炒豆食之。若食了，忽食豬肉，必壅氣致死，十有八九。十歲已上，不畏。

⑥ 本經：見1761頁注①白字。

⑦ 别録：見1761頁注①。

⑧ 唐本：**《蜀本草》見《證類》卷25"生大豆"** 《蜀本》注云：煮食之，主温毒水腫。（**按**：原作《唐本》。據《嘉祐》引《蜀本》注，當爲《蜀本》。）

⑨ 日華：**《日華子》見《證類》卷25"生大豆"** 黑豆，調中下氣，通關脉，制金石藥毒，治牛、馬温毒。

⑩ 藏器：**《拾遺》見《證類》卷25"生大豆"** 《陳藏器本草》云：大豆，炒令黑，煙未斷，及熱投酒中，主風痺癱緩，口噤，産後諸風。食罷，生服半兩，去心胸煩熱，熱風恍惚，明目鎮心，温補。久服好顏色，變白，去風，不忘。煮食，寒。下熱氣腫，壓丹石煩熱。汁解諸藥毒，消腫……

滿。同桑柴灰汁煮食，下水鼓腹脹。和飯擣，塗一切毒腫。療男女人陰腫，以綿裹納之。孟詵①。治腎病，利水下氣，制諸風熱，活血，解諸毒。時珍。

【發明】【頌②曰】仙方修治末服之，可以辟穀度飢。然多食令人體重，久則如故也。【甄權③曰】每食後磨拭吞三十粒，令人長生。初服時似身重，一年以後，便覺身輕，又益陽道也。【潁④曰】陶華以黑豆入鹽煮，常時食之，云能補腎。蓋豆乃腎之穀，其形類腎，而又黑色通腎，引之以鹽，所以妙也。【時珍曰】按《養老書》⑤云：李守愚每晨水吞黑豆二七枚，謂之五臟穀，到老不衰。夫豆有五色，各治五臟。惟黑豆屬水性寒，爲腎之穀，入腎功多，故能治水消脹下氣，制風熱而活血解毒，所謂同氣相求也。又按古方稱大豆解百藥毒，予每試之大不然。又加甘草，其驗乃奇。如此之事，不可不知。

【附方】舊三十二，新三十四。服食大豆。令人長肌膚，益顏色，填骨髓，加氣力，補虚能食，不過兩劑。大豆五升，如作醬法，取黄擣末，以豬肪鍊膏和丸梧子大。每服五十丸至百丸，温酒下。神驗秘方也。肥人不可服之。《延年秘録》⑥。救荒濟飢。《博物志》⑦云：左慈荒年法用大豆粗細調勾者，生熟挼令光，暖徹豆内。先日不食，以冷水頓服訖。一切魚肉菜果，不得復經口。渴即飲冷水。初小困，十數日後，體力壯健，不復思食也。○黄山谷⑧救荒法：黑豆、貫衆各一升，煮熟去衆，晒

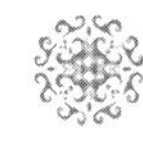

---

① 孟詵：**《食療》見《證類》卷25“生大豆”**　《食療》云：微寒。主中風脚弱，産後諸疾。若和甘草煮湯飲之，去一切熱毒氣，善治風毒脚氣。煮食之，主心痛，筋攣膝痛，脹滿……/孟詵云：大豆，寒。和飯擣塗一切毒腫。療男女陰腫，以綿裹内之……和桑柴灰汁煮之，下水鼓腹脹……

② 頌：**《圖經》見《證類》卷25“生大豆”**　……《仙方》修製黄末，可以辟穀度饑歲。然多食令人體重，久則如故矣……

③ 甄權：**《食療》見《證類》卷25“生大豆”**　孟詵云……又，每食後浄磨拭，吞雞子大，令人長生。初服時似身重，一年已後，便覺身輕。又益陽道。（**按**：誤注出處，當出《食療》。）

④ 潁：**《食物本草》卷1“穀類·黑大豆”**　……陶節庵以黑豆入鹽煮，時常食之，謂能補腎。蓋豆味鹹，腎之穀，又形類腎，黑色屬水也，妙哉。

⑤ 養老書：**《壽親養老》卷4**　李守愚取黑豆緊小而圓者，侵晨以井花水吞二七粒。謂之五藏穀，到老視聴不衰。

⑥ 延年秘録：**《外臺》卷17“長肌膚方”**　《延年》服大豆法：令人長肌膚，益顏色，填骨髓，加氣力，補虚，又能嗜食。瘦人服兩劑，即令肥充不可識，肥人不得服之方。大豆（五升，取肥好者，一依作醬法料理，取黄），右一味擣末，以絹篩之，以豬肪脂好銷煉如法，去滓，以膏和豆末作圓訖，以油帛裹之，著於磁器中收之。一服如梧子五十丸，細細加至一百丸，日再，以酒飲任用下之。一無所禁，瘦人不過兩劑即大肥。服十日已，去食不知飽也。秘驗神方。

⑦ 博物志：**《證類》卷25“生大豆”**　《博物志》云：左元亮荒年法：擇大豆麤細調勻，必生熟挼之令有光，熜氣徹豆，則内先下食一日，以冷水頓服訖。其魚肉菜果，不得復經口。渴即飲水，慎不可煖飲。初小困，十數月後，體力壯健，不復思食。

⑧ 黄山谷：**《輟耕録》卷15“煮豆帖”**　黄山谷《煮豆帖》云……煮黑豆法：碓豆一升，挼莎極浄，用貫衆一斤，細剉如骰子，同豆斟酌水多少，慢火煮豆香熟，日乾之，翻覆令展盡餘汁，簸取黑豆，去貫衆，空心日啗五七粒，食百草、木枝葉，皆有味，可飽也……

乾。每日空心啖五七粒。食百木枝葉皆有味,可飽也。○王氏《農書》①云:辟穀之方,見於石刻。水旱蟲荒,國有代有,甚則懷金立鵠,易子炊骸。爲民父母者,不可不知此法也。昔晉惠帝永寧二年,黄門侍郎劉景先表奏:臣遇太白山隱氏,傳濟飢辟穀仙方。臣家大小七十餘口,更不食别物。若不如斯,臣一家甘受刑戮。其方用大豆五斗淘净,蒸三遍去皮。用大麻子三斗浸一宿,亦蒸三遍,令口開取仁。各擣爲末,和擣作團如拳大。入甑内蒸,從戌至子時止,寅時出甑,午時晒乾爲末。乾服之,以飽爲度。不得食一切物。第一頓得七日不飢,第二頓得四十九日不飢,第三頓三百日不飢,第四頓得二千四百日不飢,更不必服,永不飢也。不問老少,但依法服食,令人强壯,容貌紅白,永不憔悴。口渴,即研大麻子湯飲之,轉更滋潤臟腑。若要重喫物,用葵子三合研末,煎湯冷服,取下藥如金色,任喫諸物,並無所損。前知隨州朱頌教民用之有驗,序其首尾,勒石於漢陽大别山太平興國寺。○又方②:用黑豆五斗淘净,蒸三蒸,晒乾,去皮爲末。秋麻子三升,浸去皮,晒研。糯米三斗做粥,和擣爲劑如拳大,入甑中蒸一宿,取晒爲末。用紅小棗五斗煮,去皮核,和爲劑如拳大,再蒸一夜。服之,至飽爲度。如渴,飲麻子水,便滋潤臟腑也。脂麻亦可。但不得食一切之物。**炒豆紫湯**。【頌③曰】古方有紫湯,破血去風,除氣防熱,産後兩日,尤宜服之。用烏豆五升,清酒一斗,炒豆令烟絶,投酒中,待酒紫赤色,去豆。量性服之,可日夜三盞,神驗。中風口噤,加鷄屎白二升和炒,投之。**豆淋酒法**。【宗奭④

---

① 農書:**《農書》卷36"備荒論"**　蓋聞天灾流行,國家代有……其或懷金立鵠,易子炊骸。荒饑之極,則辟穀之法亦可用之。辟穀方者,出於晉惠帝時,黄門侍郎劉景先,遇太白山隱士所傳。曾見石本。後人用之多驗,今録於此。昔晉惠帝時永寧二年,黄門侍郎劉景先表奏:臣遇太白山隱士,傳濟飢辟穀僊方上進。言臣家大小七十餘口,更不食别物,惟水一色。若不如斯,臣一家甘受刑戮。今將真方鏤板廣傳見下。大豆五斗,净淘洗,蒸三徧,去皮。又用大麻子三斗,浸一宿,漉出,蒸三徧,合口閉。右件二味,豆黄擣爲末,麻仁亦細擣,漸下豆黄同擣令匀,作團子如拳大。入甑内蒸。從初更進火,蒸至夜半子時住火。直至寅時出甑,午時曬乾。擣爲末,乾服之,以飽爲度。不得食一切物。第一頓得七日不飢,第二頓得四十九日不飢,第三頓得三百日不飢,第四頓得二千四百日不飢。更不服,永不飢也。不問老少,但依法服食,令人强壯,容貌紅白,永不憔悴。渴即研大麻子湯飲之,轉更滋潤臟腑。若要重喫物,用葵子三合許,末煎,冷服取下。其藥如金色。任喫諸物,並無所損。前知隨州朱頔,教民用之有驗。序其首尾,勒石於漢陽軍大别山太平興國寺……

② 又方:**《農書》卷36"備荒論"**　……又傳寫方:用黑豆五斗淘净,蒸三徧,曬乾去皮,細末。秋麻子三斗,温浸一宿,去皮曬乾,爲細末。細糯米三斗,做粥,熟和,擣前二味爲劑。右件三味,合擣作團如拳大,入甑中蒸一宿,從一更發火,蒸至寅時日出,方才取出甑。曬至日午令乾,再擣爲末。用小棗五斗,煮去皮核,同前三味爲劑,如拳頭大,再入甑中蒸一夜,服之以飽爲度。如渴者,淘麻子水飲之,便更滋潤臟腑。無芝蔴汁,白湯亦得。少飲,不得别食一切之物。

③ 頌:**《圖經》見《證類》卷25"生大豆"**　……古方有紫湯,破血去風,除氣防熱,産後兩日,尤宜服之。烏豆五升,選擇令净,清酒一斗半,炒豆令煙向絶,投於酒中,看酒赤紫色乃去豆,量性服之。可日夜三盞。如中風口噤,即加雞屎白二升和熬,投酒中,神驗……

④ 宗奭:**《衍義》卷20"生大豆"**　又治産後百病,血熱,並中風疾痱、止痛,背强口噤,但煩熱瘈瘲,若渴,身背腫,劇嘔逆……/**《證類》卷25"生大豆"**　《子母秘録》:主産後中風困篤,或背强口噤,或但煩熱苦渴,或身頭皆重,或身癢極,嘔逆,直視,此皆虚熱中風。大豆三升,熬令極熟,候無聲,器盛,以酒五升沃之,熱投可得二升,盡服之,温覆令少汗出,身潤即愈。産後得依常稍服之,以防風氣,又消結血。(**按**:時珍乃據此二則揉合而成文。)

曰】治産後百病，或血熱，覺有餘血、水氣，或中風困篤，或背强口噤，或但煩熱瘈瘲口渴，或身頭皆腫，或身痒嘔逆直視，或手足頑痺，頭旋眼眩，此皆虚熱中風也。用大豆三升熬熟，至微烟出，入瓶中，以酒五升沃之，經一日以上。服酒一升，温覆令少汗出，身潤即愈。口噤者加獨活半斤，微微搥破，同沃之。産後宜常服，以防風氣，又消結血。**中風口喎**。即上方，日服一升。《千金》①。**頭風頭痛**。即上方，密封七日，温服。《千金》②。**破傷中風**，口噤。《千金方》③用大豆一升，熬去腥氣，勿使太熟，杵末，蒸令氣遍，取下甑，以酒一升淋之。温服一升，取汗。傅膏瘡上，即愈。○《經驗方》④用黑豆四十枚，朱砂二十文，同研末。以酒半盞，調一字服之。**頸項强硬**，不得顧視。大豆一升，蒸變色，囊裹枕之。《千金》⑤。**暴得風疾**，四肢攣縮不能行。取大豆三升，淘浄濕蒸，以醋二升，傾入瓶中，鋪於地上，設席豆上，令病人卧之。仍重蓋五六層衣，豆冷漸漸却衣。仍令一人於被内引挽攣急處。更蒸豆再作，并飲荆瀝湯。如此三日三夜即休。崔氏《纂要》⑥。**風入臓中**。治新久腫，風入臓中。以大豆一斗，水五斗，煮取一斗二升，去滓。入美酒斗半，煎取九升。旦服三升取汗，神驗。《千金翼》⑦。**風毒攻心**，煩躁恍惚。大豆半升淘浄，以水二升，煮取七合，食後服之。《心鏡》⑧。**卒風不語**。大豆煮汁，煎稠如飴，含之，并飲汁。《肘後方》⑨。**喉痺不**

---

① 千金：**《千金方》卷8“風懿第六”** 治卒中風口喎方：炒大豆三升令焦，以酒三升淋取汁，頓服之。

② 千金：**《千金方》卷13“頭面風第八”** 治頭風大豆酒方：大豆三升，炒令無聲，先以一斗二升瓶盛清酒九升，乘豆熱即傾著酒中，密泥頭七日，温服之。

③ 千金方：**《千金方》卷25“被打第三”** 治頭破腦出，中風口噤方：大豆一斗，熬去腥，勿使太熟，搗末，熟蒸之氣遍合甑，下盆中，以酒一斗淋之。温服一升，覆取汗。敷杏仁膏瘡上。

④ 經驗方：**《證類》卷25“生大豆”** 《經驗方》……又方：治破傷風神效。黑豆四十個，朱砂二十文，同研爲末。以酒半盞，以上調一字下。

⑤ 千金：**《千金方》卷13“頭面風第八”** 治頭項强，不得顧視方：蒸好大豆一斗，令變色，納囊中枕之。

⑥ 纂要：**《外臺》卷19“風四肢拘攣不得屈伸方”** 崔氏療暴得風，四肢攣縮枯細，不能行動，用大豆蒸，貧人不能辦藥者，可依此方。取大豆三升，浄揀擇淘之，漉出蒸之，待氣溜下甑，傾二大升釅醋甑中，和攪令遍，於密屋内地上設鋪席一帛帕，傾豆著帕上，仍以五六重綿衣覆豆，令病人於豆上卧，以被覆之。若豆冷漸漸却綿衣，令一人於被内引挽攣急處。却綿衣盡，豆冷收取，更著甑中，依前法蒸熱下甑，復著升半酢和豆，一準前法，用鋪設，每一收豆，作二升荆瀝湯與病人飲，饑即任食。日再度，夜一度，如此經三日三夜即休。忌風。

⑦ 千金翼：**《千金翼方》卷19“水腫第三”** 男女新久腫，得惡暴風入腹，婦人新産上溷，清風入藏腹中如馬鞭者，嘘吸短氣咳嗽，一味大豆煎方：大豆一斗，擇令浄，右以水五斗，煮之得一斗三升，澄清，去下濁者，内釜中，以一斗半美酒内汁中，煎取九升，宿勿食，旦服三升，温覆取汗。兩食頃，當下去風氣，腫減。慎風冷，十日平復如故……神驗，千金不傳。

⑧ 心鏡：**《證類》卷25“生大豆”** 《食醫心鏡》：治風毒攻心，煩躁恍惚。大豆半升浄淘，以水二升，煮取七合，去滓，食後服。

⑨ 肘後方：**《肘後方》卷3“治卒風喑不得語方第二十”** 治卒不得語方……又方：煮大豆，煎其汁令如飴，含之，亦但濃煮，飲之。

語。同上法。《千金》①。**卒然失音**。詵②曰:用生大豆一升,青竹筭子四十九枚,長四寸,闊一分,水煮熟,日夜二服,瘥。**熱毒攻眼**,赤痛瞼浮。用黑豆一升,分作十袋,沸湯中蒸過,更互熨之,三遍則愈。《普濟方》③。**卒然中惡**。大豆二七枚,鷄子黄一個,酒半升,和勻頓服。《千金》④。**陰毒傷寒**危篤者。用黑豆炒乾投酒,熱飲或灌之。吐則復飲,汗出爲度。《居家必用》⑤。**腸痛如打**。大豆半升熬焦,入酒一升煮沸,飲取醉。《肘後》⑥。**腰脇卒痛**。大豆炒二升,酒三升,煮二升,頓服。《肘後》⑦。**卒然腰痛**。大豆六升,水拌濕,炒熱,布裹熨之,冷即易。乃張文仲所處方也。《延年秘録》⑧。**脚氣衝心**,煩悶不識人。以大豆一升,水三升,濃煮汁,服半升。未定再服。《廣利方》⑨。**身面浮腫**。《千金》⑩用烏豆一升,水五升,煮汁三升,入酒五升,更煮三升,分温三服。不瘥再合。○王璆《百一選方》⑪用烏豆煮至皮乾,爲末。每服二錢,米飲下。建炎初,吴内翰女孫忽發腫凸,吴檢《外臺》得此方,服之立效。**新久水腫**。大豆一斗,清水一斗,煮取八升,去豆,入薄酒八升,再煎取八升服之。再三服,水當從小便中出。《范汪方》⑫。**腹中痞硬**。夏秋之交,露坐夜久,腹中痞,如群石在腹。用大豆半升,生薑八分,水三升,煎一升

---

① 千金:**《千金方》卷6“喉病第七”**　治喉痹卒不得語方……又方:煮大豆汁,含之。無豆,用豉亦佳。

② 詵:**《食療》見《證類》卷25“生大豆”**　孟詵云……又,卒失音,生大豆一升,青竹筭子四十九枚,長四寸,闊一分,和水煮熟,日夜二服,差……

③ 普濟方:**《普濟方》卷86“熨烙”**　熨眼方:治熱毒風攻眼赤痛,並瞼浮腫。右黑豆揀擇一升,分作十處,將軟絹帛裹定,於沸湯内蘸過,乘熱更互熨之。每一分三度入湯,用豆盡當愈。

④ 千金:**《千金方》卷25“卒死第一”**　治中惡方……又方:大豆二七粒,末,雞子黄並酒相和,頓服。

⑤ 居家必用:**《居家必用》壬集“陰毒證諸方”**　吐法:治陰毒危急者,大黑豆不拘多少,燒鍋乾炒,投無灰酒浸之,去豆,乘熱大椀飲,或灌下,即吐復飲,汗出爲度。

⑥ 肘後:**《肘後方》卷4“治卒患腰脅痛諸方第三十二”**　脅痛如打方:大豆半升,熬令焦,好酒一升,煮之令沸,熟飲取醉。

⑦ 肘後:**《證類》卷25“生大豆”**　《肘後方》……又方:治腰脅卒痛,背痛:大豆二升,酒三升,煮取二升,頓服佳。(**按**:今本《肘後》無此方。)

⑧ 延年秘録:**《外臺》卷17“風濕腰痛方”**　《延年》……又療腰痛大豆熨法:大豆六升,水拌令濕,炒令熱,以布裹,隔一重衣熨痛處,令暖氣徹,冷即易之。張文仲處。

⑨ 廣利方:**《證類》卷25“生大豆”**　《廣利方》:治脚氣衝心,煩悶亂,不識人。大豆一升,水三升,濃煮取汁,頓服半升。如未定。可更服半升,即定。

⑩ 千金:**《證類》卷25“生大豆”**　《千金》……又方:治身浮腫:用烏豆一升,水五升,煮取三升汁,去滓,内酒五升,更取三升,分温三服。不差,再合服之。(**按**:今本《千金方》無此方。)

⑪ 百一選方:**《百一選方》卷12“第十八門”**　治水腫:黑豆(煮,去皮,乾,爲末,米飲調下一二錢。有小女子,發腫臍凸,服之立效。出《外臺》。)(**按**:時珍所引“建炎初吴内翰”云云不見於該書此方。)

⑫ 范汪方:**《外臺》卷20“男女新久腫方”**　范汪療久腫新腫方:黑大豆一斗,清水一斗,煮之令得八升,去豆,以八升薄酒投中,更微火上煎,令得八升,一服之爲佳。不能者,亦可分再三服,腫當隨小便去……

已來,頓服瘥。《經驗方》①。**霍亂脹痛**。大豆生研,水服方寸匕。《普濟》②。**水痢不止**。大豆一升炒,白术半兩,爲末。每服三錢,米飲下。《指南方》③。**赤痢臍痛**。黑豆、茱萸子二件,搓摩,吞嚥之,良。《經驗》④。**赤白下痢**。方見"豬膽"。**男子便血**。黑豆一升,炒焦研末,熱酒淋之,去豆飲酒,神效。《活人心統》⑤。**一切下血**。雄黑豆緊小者,以皂角湯微浸,炒熟去皮爲末,煉豬脂和丸梧子大。每服三十丸,陳米飲下。華佗《中藏經》⑥。**小兒沙淋**。黑豆一百二十個,生甘草一寸,新水煮熟,入滑石末,乘熱飲之,良。《全幼心鑑》⑦。**腎虚消渴**難治者。黑大豆炒、天花粉等分,爲末。糊丸梧子大。每黑豆湯下七十丸,日二。名救活丸。《普濟方》⑧。**消渴飲水**。烏豆置牛膽中,陰乾百日,吞盡即瘥。《肘後方》⑨。**晝夜不眠**。以新布火炙熨目,并蒸大豆,更番囊盛枕之,冷即易,終夜常枕之,即愈。《肘後方》⑩。**疫癘發腫**。大黑豆二合炒熟,炙甘草一錢,水一盞煎汁,時時飲之。《夷堅志》⑪云:靖康二年春,京師大疫。有異人書此方於壁間,用之立驗也。**乳石發熱**。烏豆二升,水九升,銅器煮五升汁,熬稠一升,飲之。《外臺秘

---

① 經驗方:**《證類》卷25"生大豆"** 《經驗方》……又方:治秋夏之交,露坐夜久,腹中痞,如群石在腹方:大豆半升,生薑八分,水二升,煎取一升已來,頓服差。

② 普濟:**《普濟方》卷202"霍亂心下痞逆"** 治霍亂吐瀉,心腹作痛……又方:用生大豆屑。酒和服方寸。

③ 指南方:**《普濟方》卷192"諸腫"** 大豆散(出《指南方》):治利水。大豆(一升,炒香)、白术(二兩),右爲細末,每服三錢,温米飲下。

④ 經驗:**《證類》卷25"生大豆"** 《經驗方》……又方:治赤痢,臍下痛。黑豆、茱萸子二件,搓摩,吞咽之,宜良。

⑤ 活人心統:**《活人心統》卷3"失血門"** 治男子便血赤椤者:用黑豆一升,炒焦黑色,研末,好酒一鏇,去豆末,飲酒,神效。

⑥ 中藏經:**《普濟方》卷38"臟風下血"** 理大腸一切下血(出華陀藏經方):取雄黑豆緊小長者,不拘多少,微以皂湯浸發,炒熟去皮,爲細末,煉豬脂爲丸梧桐子大,每服三十丸,陳米飲服。熟水亦得,甚效。

⑦ 全幼心鑑:**《全幼心鑑》卷4"淋"** 草豆湯:治嬰孩小兒沙石淋。甘草(一寸,生)、黑豆(一百二十粒),右㕮咀,用新水煮,乘熱入滑石末煎,食前服。

⑧ 普濟方:**《普濟方》卷178"痟腎"** 救活丸:治腎虚痟渴難治者。天花粉、大黑豆(炒),右等分爲末,麵糊丸如梧桐子大,黑豆百粒湯下。

⑨ 肘後方:**《證類》卷25"生大豆"** 《肘後方》……又方:治消渴得效:取烏豆置牛膽中,陰乾百日,吞之即差。(**按**:今本《肘後方》無此方。)

⑩ 肘後方:**《肘後方》卷4"治虚損羸瘦不堪勞動方第三十三"** 治卒連時不得眠方:暮以新布火炙,以熨目。並蒸大豆,更番囊貯枕,枕冷復更易熱,終夜常枕熱豆,即立愈也。

⑪ 夷堅志:**《夷堅志》再補"仙傳治疫方"** 靖康二年春,京師大疫。有異人書一方於齋舍,凡因疫發腫者,服之無不效。其方:黑豆二合,炒令香熱,甘草二寸,炙黄,以水二盞,煎其半,時時呷之。(庚志。)

要》①。**解礜砒毒**。大豆煮汁飲之,良。《肘後》②。**酒食諸毒**。大豆一升,煮汁服,得吐即愈。《廣記》③。**解諸魚毒**。大豆煮汁飲之。《衛生方》④。**解巴豆毒**,下利不止。大豆煮汁一升,飲之。《肘後方》⑤。**惡刺瘡痛**。大豆煮汁漬之,取瘥。《千金》⑥。**湯火灼瘡**。大豆煮汁塗之,易愈,無斑。《子母秘録》⑦。**打頭青腫**。豆黄末水和傅之。《千金方》⑧。**折傷墮墜**,瘀血在腹,氣短。大豆五升,水一斗,煮汁二升,頓服。劇者不過三作。《千金方》⑨。**豌瘡煩躁**。大豆煮汁飲之,佳。《子母秘録》⑩。**痘瘡濕爛**。黑大豆研末,傅之。**小兒頭瘡**。黑豆炒存性,研,水調傅之。《普濟方》⑪。**身面疣目**。七月七日,以大豆拭疣上三過。使本人種豆於南向屋東頭第二溜中。豆生葉,以熱湯沃殺,即愈。《外臺秘要》⑫。**染髮令烏**。醋煮黑大豆,去豆煎稠,染之。《千金》⑬。**牙齒不生**。不拘大人小兒,年多者。用黑豆三十粒,牛糞火内燒令烟盡,研入麝香少許。先以針挑破血出,以少許揩之。不得見風,忌酸鹹物。《經驗方》⑭。**牙齒疼**

---

① 外臺秘要:**《外臺》卷 38“乳石發動熱氣上冲諸形候解壓方”** 又療乳石發……又方:烏豆二升,右一味以水九升,煮取五升,去滓,以銅鉢重湯煮,取一升,每服一匙,以盡即差。未定更作佳。

② 肘後:**《肘後方》卷 7“治卒中諸藥毒救解方第六十五”** 中礬石毒,以大豆汁解之。

③ 廣記:**《事林廣記》戊集卷下“解酒食毒”** 飲酒毒,大黑豆一升,煮汁二升服之,立吐即愈。(**按**:《傳信適用方》卷下“解諸毒救危死”有同方。)

④ 衛生方:**《衛生易簡方》卷 5“中諸毒物”** 治食諸魚中毒:用橘皮汁、大豆汁……調服。

⑤ 肘後方:**《肘後方》卷 7“治卒中諸藥毒救解方第六十五”** 中巴豆毒:黄連,小豆藿汁,大豆汁,並可解之。

⑥ 千金:**《千金方》卷 25“被打第三”** 治惡刺方……又方:濃煮大豆汁,漬取瘥。

⑦ 子母秘録:**《證類》卷 25“生大豆”** 《子母秘録》……又方:治小兒湯火瘡:水煮大豆汁塗上,易差無斑。

⑧ 千金方:**《千金方》卷 25“被打第三”** 治被打擊頭眼青腫方……又方:大豆黄末,水和塗之。

⑨ 千金方:**《千金方》卷 25“被打第三”** 治墮馬落車及樹,崩血、腹滿、短氣方:大豆五升,以水一斗,煮取二升,去豆,一服令盡。劇者不過三作。

⑩ 子母秘録:**《證類》卷 25“生大豆”** 《子母秘録》……又方:治小兒斑瘡,豌豆瘡。熟煮大豆,取汁服之佳。

⑪ 普濟方:**《聖惠方》卷 90“治小兒頭瘡諸方”** 治小兒頭瘡,晝開出膿,夜即復合者,宜用此方……又方:右以黑豆一合炒令存性,搗羅爲末,以水調塗之。(**按**:《普濟方》卷 363“頭瘡”有同方,云出《聖惠方》。)

⑫ 外臺秘要:**《外臺》卷 29“疣目方”** 《集驗》療去疣目方:七月七日以大豆一合,拭疣目上,三過訖,使病疣目人種豆,著南向屋東頭第二雷中,豆生四葉,以熱湯沃殺,疣目便去矣。(《千金》、《肘後》、范汪同。)

⑬ 千金:**《證類》卷 25“生大豆”** 《千金方》……又方:令髮鬢烏黑,醋煮大豆,黑者去豆煎令稠,傅髮。(**按**:今本《千金方》無此方。《肘後方》卷 6“治面皰髮禿身臭心惛鄙醜第五十二”有同方。)

⑭ 經驗方:**《證類》卷 25“生大豆”** 《經驗方》:治小兒、大人多年牙齒不生。用黑豆三十粒,牛糞火内燒令煙盡,細研,入麝香少許,一處研勻。先以針挑不生齒處,令血出,用末少許揩。不得見風,忌酸、鹹物。

痛。黑豆煮酒，頻頻漱之，良。周密《浩然齋抄》①。月經不斷。用前紫湯服之，佳。妊娠腰痛。大豆一升，酒三升，煮七合，空心飲之。《心鏡》②。子死腹中，月數未足，母欲悶絶者。用大豆三升，以醋煮濃汁。頓服立出。《産乳》③。胞衣不下。大豆半升，醇酒三升，煮一升半，分三服。《産書》④。辟禳時氣。以新布盛大豆一斗，納井中一宿取出。每服七粒，佳。《類要》⑤。菜中蛇蠱。蛇毒入菜果中，食令人得病，名蛇蠱。大豆爲末，酒漬絞汁，服半升。身如蟲行。大豆水漬絞漿，旦旦洗之，或加少麪沐髮亦良。《千金方》⑥。小兒丹毒。濃煮大豆汁，塗之甚良。《千金》⑦。風疽瘡疥。凡脚腨及曲脉中痒，搔則黄汁出者，是也。以青竹筒三尺，着大豆一升在内，以馬屎、糠火燒熏，以器承兩頭取汁，搽之。先以泔清和鹽洗之。不過三度，極效。《千金》⑧。肝虚目暗，迎風下淚。用臘月牯牛膽，盛黑豆懸風處。取出，每夜吞三七粒，久久自明。《龍木論》⑨。小兒胎熱。黑豆二錢，甘草一錢，入燈心七寸，淡竹葉一片，水煎。《全幼心鑑》⑩。天蛇頭指，痛臭甚者。黑豆生研末，入繭内，籠之。《濟急方》⑪。

大豆皮。【主治】生用，療痘瘡目瞖。嚼爛，傅小兒尿灰瘡。時珍。

豆葉。【主治】搗傅蛇蛟，頻易取瘥。時珍。○出《廣利方》⑫。

---

① 浩然齋抄：《説郛》卷20《浩然齋視聽抄》 ……齒腫痛，黑豆酒煮汁，嗽之。

② 心鏡：《證類》卷25"生大豆" 《食醫心鏡》……又方：主妊娠腰中痛。大豆一升，以酒三升，煮取七合，去滓，空心服之。

③ 産乳：《證類》卷25"生大豆" 《楊氏産乳》：療有孕月數未足，子死腹中不出，母欲悶絶。取大豆三升，以醋煮濃汁三升。頓服，立出。

④ 産書：《證類》卷25"生大豆" 《産書》……又方：治胞衣不下。以大豆大半升，醇酒三升，煮取折半，分三服。

⑤ 類要：《證類》卷25"生大豆" 《傷寒類要》：辟温病。以新布盛大豆一斗，内井中一宿出，服七粒佳。

⑥ 千金方：《千金方》卷23"惡疾大風第五" 治風，身體如蟲行方……又方：以大豆漬飯漿水，旦旦温洗面，洗頭髮。不净，加少面。勿以水濯之，不過十度洗。

⑦ 千金：《千金方》卷22"丹毒第四" 治小兒丹毒方……又方：濃煮大豆汁塗之良，瘥亦無瘢痕。

⑧ 千金：《千金方》卷22"瘭疽第六" 治脚腨及曲脉中癢，搔之黄汁出，是風疽。方：以青竹筒一枚，徑一寸半，長三尺，當中著大豆一升，以糠、馬屎二物燒爲火，當竹筒中燒之，以器承兩頭取汁。先以泔清和鹽熱洗瘡了，即塗豆汁，不過三度，極效。

⑨ 龍木論：《眼科龍木論》卷10"獸部" ……《藥性論》：臘月牝牛膽盛黑豆一百粒，後百日開取，食後夜間吞三七粒，鎮肝明目。黑豆盛汁，不計多少。

⑩ 全幼心鑑：《全幼心鑑》卷2"胎熱" 治嬰孩小兒胎熱。甘草（一錢）、黑豆（二錢）、淡竹葉（二片），右㕮咀，用水入燈薪七莖煎，不拘時候服。

⑪ 濟急方：《仙傳外科》卷10"救解諸毒傷寒雜病一切等證" 蛇頭指痛不可忍，臭不可聞……又方：黑豆生用爲末，却將黄梔子殼一個，納豆末於内，籠縛在指頭上，即安。

⑫ 廣利方：《證類》卷25"生大豆" 《廣利方》……又方：治蛇咬方：取黑豆葉，剉杵傅之，日三易，良。

【發明】【時珍曰】按《抱朴子内篇》①云：相國張文蔚莊内有鼠狼穴，養四子爲蛇所吞。鼠狼雌雄情切，乃於穴外坋土壅穴。俟蛇出頭，度其回轉不便，當腰咬斷而劈腹，銜出四子，尚有氣。置於穴外，銜豆葉嚼而傅之，皆活。後人以豆葉治蛇咬，蓋本於此。

【附方】新二。止渴急方。大豆苗嫩者三五十莖，塗酥炙黄爲末。每服二錢，人參湯下。《聖濟總録》②。小便血淋。大豆葉一把，水四升，煮二升，頓服。《聖惠方》③。

花。【主治】主目盲，翳膜。時珍。

大豆黄卷《本經》④中品

【釋名】豆糵。【弘景⑤曰】黑大豆爲糵牙，生五寸長，便乾之，名爲黄卷，用之熬過，服食所須。【時珍曰】一法：壬癸日以井華水浸大豆，候生芽，取皮，陰乾用。

【氣味】甘，平，無毒。【普⑥曰】得前胡、杏子、牡蠣、烏喙、天雄、鼠屎，共蜜和良。惡海藻、龍膽。【主治】濕痺，筋攣膝痛。《本經》⑦。五臟不足，胃氣結積，益氣止痛，去黑皯，潤肌膚皮毛。《别録》⑧。破婦人惡血。孟詵⑨。○【頌⑩曰】古方蓐婦藥中多用之。宜腎。思邈⑪。除胃中積熱，消水病脹滿。時珍。

【附方】新四。大豆糵散。治周痺邪在血脉之中，本痺不痛，上下周身故名。此藥注五

---

① 抱朴子内篇：**《北夢瑣言》卷12"鼠狼智"**　相國張公文蔚莊在東都北（一作柏）坡，莊内有鼠狼穴，養四子，爲蛇所吞，鼠狼雄雌情切，於穴外坋土，恰容蛇頭，俟其出穴，果入所坋處出頭，度其回轉不及，當腰齧斷而劈蛇腹，銜出四子，尚有氣，置於穴外，銜豆葉，嚼而傅之，皆活。何微物而有情有智若是乎，最靈者人，胡不思也？（**按**：《抱朴子内外篇》皆無此方，今另溯其源。）

② 聖濟總録：**《聖濟總録》卷58"消渴"**　止渴備急方：大豆芽，右以嫩者三五莖，塗酥炙令黄熟，擣羅爲散，每服二錢匕，煎人參湯調下。

③ 聖惠方：**《千金方》卷21"淋閉第二"**　治血淋……又方：以水四升，煮大豆葉一把，取二升，頓服之。（**按**：《聖惠方》無此方，另溯其源。）

④ 本經：**《本經》《别録》見《證類》卷25"大豆黄卷"**　**味甘，平**，無毒。**主濕痺筋攣，膝痛**，五藏胃氣結積，益氣，止毒，去黑皯，潤澤皮毛。

⑤ 弘景：**《集注》見《證類》卷25"赤小豆"**　陶隱居云：大、小豆共條，猶如葱、薤義也。以大豆爲糵芽，生便乾之，名爲黄卷。用之亦熬，服食所須……

⑥ 普：**《御覽》卷841"豆"**　《吴氏本草》曰：大豆黄卷：神農、黄帝、雷公：無毒。採無時。去面皯。得前胡、烏喙、杏子、牡厲、天雄、鼠屎，共蜜和佳。不欲海藻、龍膽。此法大豆初出土黄芽是也。（**按**：其中畏惡與《證類》卷25"生大豆"條古本《藥對》多同。）

⑦ 本經：見本頁注④白字。

⑧ 别録：見本頁注④。

⑨ 孟詵：**《食療》見《證類》卷25"大豆黄卷"**　卷糵長五分者，破婦人惡血良。

⑩ 頌：**《圖經》見《證類》卷25"生大豆"**　……黄卷是以生豆爲糵，待其芽出便暴乾取用，方書名黄卷皮，今蓐婦藥中用之……

⑪ 思邈：**《千金方》卷26"穀米第四"**　大豆黄卷……宜腎。

臟留滯,胃中結聚。益氣出毒,潤皮毛,補腎氣。用大豆蘖一斤炒香,爲末。每服半錢,温酒調下,日三服。《宣明方》①。**頭風濕痺**,筋攣膝痛,胃中積熱,大便秘澀。黄卷散:用大豆黄卷炒一升,酥半兩,爲末。食前温水服一匙,日二服。《普濟方》②。**水病腫滿**,喘急,大小便澀。大豆黄卷醋炒、大黄炒等分,爲細末。葱、橘皮湯服二錢,平明以利爲度。《聖濟總録》③。**小兒撮口**。初生豆芽研爛,絞汁和乳,灌少許良。《普濟方》④。

黄大豆《食鑑》⑤

【集解】【時珍曰】大豆有黑、青、黄、白、斑數色,惟黑者入藥,而黄、白豆炒食作腐,造醬笮油,盛爲時用,不可不知别其性味也。周(憲)〔定〕王⑥曰:黄豆苗高一二尺,葉似黑大豆葉而大,結角比黑豆角稍肥大。其莢、葉嫩時可食,甘美。

【氣味】甘,温,無毒。【時珍曰】生温,炒熱微毒。多食,壅氣生痰動嗽,令人身重,發面黄瘡疥。【主治】寬中下氣,利大腸,消水脹腫毒。寧原⑦。研末,熟水和,塗痘後癰。時珍。

【附方】新一。痘後生瘡。黄豆燒黑研末,香油調塗。

豆油。【氣味】辛、甘,熱,微毒。【主治】塗瘡疥,解髮脂。時珍。

稭。【主治】燒灰,入點痣、去惡肉藥。時珍。

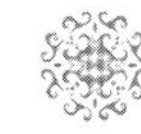

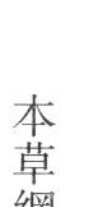

---

① 宣明方:**《宣明論方》卷2"周痹證"** 《黄帝針經》云:在血脉之中,隨上下。木痹不痛,今能上下周身,故以名之。大豆蘖散主之。治周痹注,五臟留滯胃中結聚。益氣出毒,潤皮毛,補腎氣。大豆蘖(一斤,炒香熟),右爲末,每服半錢,温酒調下,空心,加至一錢,日三服。

② 普濟方:**《普濟方》卷39"大便秘澀不通"** 大豆麨方:治諸風濕痹,筋攣膝痛,胃中積熱,口瘡煩悶,大便秘澀。大豆黄卷(炒熟,搗末,一升)、酥(半兩),右研匀,不拘食前後,温水調下一匙。

③ 聖濟總録:**《聖濟總録》卷80"水氣遍身腫滿"** 治水病通身腫滿,喘急,大小便澀,大豆散方:大豆黄(醋拌,炒乾)、大黄(微煨,去皮,各一兩),右二味搗羅爲散,每服二錢匕,臨卧時煎葱橘皮湯調下,平明以利大腸爲度。

④ 普濟方:**《聖惠方》卷82"治小兒撮口諸方"** 治小兒撮口及發噤方……又方:右以初生時豆芽,爛研,以乳汁調與兒吃。或生研絞取汁,少許與服亦得。(**按**:《普濟方》卷360"臍風撮口"引同方,出《聖惠方》。)

⑤ 食鑑:**《食鑑本草》卷下"黄豆"** 寬中下氣,利大腸,消水脹,消腫毒。

⑥ 周定王:**《救荒》卷下之後** 黄豆苗:今處處有之,人家田園中多種。苗高一二尺,葉似黑豆葉而大,結角,比黑豆角稍肥大,其葉味甘。

⑦ 寧原:見本頁注⑤。

赤小豆《本經》①中品【校正】自"大豆"分出。

【釋名】赤豆恭②、紅豆俗、荅《廣雅》③。葉名藿。【時珍曰】案《詩》④云:黍稷稻粱,禾麻菽麥。此即八穀也。董仲舒⑤註云:菽是大豆,有兩種。小豆名荅,有三四種。王禎⑥云:今之赤豆、白豆、緑豆、登豆,皆小豆也。此則入藥用赤小者也。

【集解】【頌⑦曰】赤小豆,今江淮間多種之。【宗奭⑧曰】關西、河北、汴、洛多食之。【時珍曰】此豆以緊小而赤黯色者入藥,其稍大而鮮紅、淡紅色者,並不治病。俱于夏至後下種,苗科高尺許,枝葉似豇豆,葉微圓峭而小。至秋開花,似豇豆花而小,淡銀褐色,有腐氣。結莢長二三寸,比緑豆莢稍大,皮色微白帶紅。三青二黄時即收之,可煮可炒,可作粥、飯、餛飩餡,並良也。

【氣味】甘、酸,平,無毒。【思邈⑨曰】甘、鹹,冷。合魚鮓食成消渴,作醬同飯食成口瘡。【藏器⑩曰】驢食足輕,人食身重。【主治】下水腫,排癰腫膿血。《本經》⑪。療寒熱,熱中,消渴,止洩痢,利小便,下腹脹滿,吐逆卒澼。《别録》⑫。治熱毒,散惡血,除煩滿,通氣,健脾胃,令人美食。擣末,同雞子白塗一切熱毒癰腫。煮汁,洗小兒黄爛瘡,不過三度。權⑬。縮氣行風,堅筋骨,抽肌肉。久食瘦人。士良⑭。散氣,去關節煩熱,令人心孔開。暴痢後,氣滿不能食者,煮食

---

① 本經:**《本經》《别録》見《證類》卷25"赤小豆"** 味甘、酸,平,無毒。**主下水,排癰腫膿血**,寒熱,熱中消渴,止洩,利小便,吐逆,卒澼,下脹滿。

② 恭:**《千金方》卷26"穀米第四"** 赤小豆……一名赤豆。(**按**:未見蘇恭有"赤豆"之文。另溯其源。)

③ 廣雅:**《廣雅》卷10"釋草"** 小豆,荅也。

④ 詩:**《詩·豳風·七月》** 九月築場圃,十月納禾稼。黍、稷、重、穋、禾、麻、菽、麥。(**按**:《毛傳》:"後熟曰重,先熟曰穋。")

⑤ 董仲舒:**《集注》見《證類》卷26"稷米"** 陶隱居云……董仲舒云:禾是粟苗,麻是胡麻,枲是大麻,菽是大豆。大豆有兩種,小豆小名荅(丁合切)有三四種……

⑥ 王禎:**《農書》卷28"小豆"** ……今世有小豆,有菉豆、赤豆、白豆、江豆、(营)〔登〕豆,皆小豆類也……

⑦ 頌:**《圖經》見《證類》卷25"赤小豆"** 赤小豆……今江淮間尤多種蒔……

⑧ 宗奭:**《衍義》卷20"赤小豆"** ……關西河北、京東、西多食之……

⑨ 思邈:**《千金方》卷26"穀米"** 赤小豆:味甘、鹹,平,冷,無毒……/**《證類》卷25"赤小豆"** 孫真人云:赤、白豆合魚鮓食之成消渴,小豆醬合魚鮓食之成口瘡。

⑩ 藏器:**《拾遺》見《證類》卷25"赤小豆"** 《陳藏器本草》云……驢食脚輕,人食體重。

⑪ 本經:見本頁注①本經白字。

⑫ 别録:見本頁注①本經。

⑬ 權:**《藥性論》見《證類》卷25"赤小豆"** 赤小豆,使,味甘。能消熱毒癰腫,散惡血不盡,煩滿,治水腫,皮肌脹滿。擣薄塗癰腫上,主小兒急黄爛瘡。取汁令洗之,不過三度差。能令人美食。末與雞子白調,塗熱毒癰腫差。通氣,健脾胃。

⑭ 士良:**《食性》見《證類》卷25"赤小豆"** 陳士良云:赤小豆,微寒。縮氣行風,抽肌肉。久食瘦人,堅筋骨,療水氣。解小麥熱毒。

一頓即愈。和鯉魚煮食，甚治脚氣。詵①。解小麥熱毒。煮汁，解酒病。解油衣粘綴。《日華》②。辟瘟疫，治産難，下胞衣，通乳汁。和鯉魚、蠡魚、鯽魚、黄雌雞煮食，並能利水消腫。時珍。

【發明】【弘景③曰】小豆逐津液，利小便。久服令人肌膚枯燥。【頌④曰】水氣、脚氣最爲急用。有人患脚氣，以袋盛此豆，朝夕踐踏展轉之，久久遂愈。【好古⑤曰】治水者惟知治水，而不知補胃則失之壅滯。赤小豆消水通氣而健脾胃，乃其藥也。【藏器⑥曰】赤小豆和桑根白皮煮食，去濕氣痺腫。和通草煮食則下氣無限，名脱氣丸。【時珍曰】赤小豆小而色赤，心之穀也。其性下行，通乎小腸，能入陰分，治有形之病。故行津液，利小便，消脹除腫，止吐，而治下痢腸澼，解酒病，除寒熱癰腫，排膿散血而通乳汁，下胞衣産難，皆病之有形者。久服則降令太過，津血滲洩，所以令人肌瘦身重也。其吹鼻瓜蒂散及辟瘟疫用之，亦取其通氣除濕散熱耳。或言共工氏⑦有不才子，以冬至死爲疫鬼而畏赤豆，故于是日作小豆粥厭之，亦傅會之妄説也。又案陳自明《婦人良方》⑧云：予婦食素，産後七日，乳脉不行，服藥無效。偶得赤小豆一升，煮粥食之，當夜遂行。因閲本草載此，謾記之。又《朱氏集驗方》⑨云：宋仁宗在東宫時，患痄腮，命道士贊寧治之。取小豆七七粒爲末，傅之而愈。中貴人任承亮後患惡瘡近死，尚書郎傅永授以藥立愈。叩其方，赤小豆也。予苦脇疽，既至五臟，醫

---

① 詵：**《食療》見《證類》卷25"赤小豆"** 《食療》云：和鯉魚爛煮食之，甚治脚氣及大腹水腫。别有諸治，具在魚條中。散氣，去關節煩熱。令人心孔開，止小便數。緑、赤者並可食。暴痢後，氣滿不能食，煮一頓服之即愈。

② 日華：**《日華子》見《證類》卷25"赤小豆"** 赤豆粉，治煩解熱毒，排膿，補血脉，解油衣粘綴甚妙……

③ 弘景：**《集注》見《證類》卷25"赤小豆"** 陶隱居……小豆性逐津液，久服令人枯燥矣。

④ 頌：**《圖經》見《證類》卷25"赤小豆"** ……主水氣，脚氣方最急用……昔人有患脚氣，用此豆作袋置足下，朝夕輾轉踐踏之，其疾遂愈……

⑤ 好古：**《醫壘元戎》卷10"藏用丸加减例"** 凡治水者，人惟知治水，而不知補胃。如補胃多失之壅滯，當用何法？《本草》云：赤小豆治水腫，通氣，補脾胃。

⑥ 藏器：**《拾遺》見《證類》卷25"赤小豆"** 《陳藏器本草》云：赤小豆和桑根白皮煮食之，主温氣痺腫。小豆和通草煮食之，當下氣無限，名脱氣丸……

⑦ 共工氏：**《爾雅翼》卷1"菽"** ……説云：共工氏有不才子，以冬至日死爲疫鬼，畏赤小豆，故冬至日以爲粥厭之……

⑧ 婦人良方：**《婦人良方》卷23"産後乳汁或行或不行方論第十一"** 余荆布因産前食素，得疾羸弱，産後乳脉不行，已七十日，服諸藥無效。嬰兒甚苦，偶有人送赤豆一斗，遂如常煮豆粥食之，當夜乳脉通行。閲《本草》，赤小豆能通好乳，謾載之。

⑨ 朱氏集驗方：**《朱氏集驗方》卷12"瘡癤"** 赤小豆：善治惡瘡併赤腫及（詐）〔痄〕腮，無不愈者。仁宗在東宫時，常患（詐）〔痄〕腮，命道士贊能治療，取赤小豆七七粒爲末，傅之而愈。中貴任承亮在旁知狀，後自患惡瘡瀕死，尚書郎傅求授以藥，立愈。問其方，赤小豆也。久之，沿官過豫章，或苦脅疽，幾至五臟，醫者治之甚捷。承亮曰：君得非用赤小豆耶？醫驚拜曰：某用此活三十口，願勿復言。有僧發背如爛瓜，周鄰家乳婢後疽作，用之皆如神。其法：細末，水調傅瘡及四傍赤腫，藥落再傅之。又一本爲末，每服二錢，水一盞煎服。仍用新汲水調藥傅之。緣赤豆粉粘物，既乾難揭，則用苧麻根爲末和之，便不粘也。此法尤佳。

以藥治之甚驗。承亮曰:得非赤小豆耶? 醫謝曰:某用此活三十口,願勿復言。有僧發背如爛瓜,鄰家乳婢用此治之如神。此藥治一切癰疽瘡疥及赤腫,不拘善惡,但水調塗之,無不愈者。但其性粘,乾則難揭,入苧根末即不粘,此法尤佳。

【附方】舊十八,新十九。**水氣腫脹**。頌[①]曰:用赤小豆五合,大蒜一顆,生薑五錢,商陸根一條,並碎破,同水煮爛,去藥,空心食豆,旋旋啜汁令盡,腫立消也。〇韋宙《獨行方》[②]治水腫從脚起,入腹則殺人。赤小豆一斗,煮極爛,取汁五升,温漬足膝。若已入腹,但食小豆,勿雜食,亦愈。〇梅師[③]治水腫。以東行花桑枝燒灰一升,淋汁,煮赤小豆一升以代飯,良。

水蠱腹大,動揺有聲,皮膚黑者。用赤小豆三升,白茅根一握,水煮食豆,以消爲度。《肘後》[④]。**辟禳瘟疫**。《五行書》[⑤]云:正月朔旦及十五日,以赤小豆二七枚,麻子七枚,投井中,辟瘟疫甚效。〇又正月七日,新布囊盛赤小豆置井中,三日取出,男吞七枚,女吞二七枚,竟年無病也。

辟厭疾病。正月元旦,面東,以虀水吞赤小豆三七枚,一年無諸疾。〇又七月立秋日,面西,以井華水吞赤小豆七枚,一秋不犯痢疾。

傷寒狐惑。張仲景曰:狐惑病,脉數,無熱微煩,默默但欲卧,汗出。初得三四日,目赤如鳩,七八日,目四眦黄黑。若能食者,膿已成也。赤豆當歸散主之。赤小豆三升,水浸令芽出,當歸三兩,爲末。漿水服方寸匕,日三服。《金匱要略》[⑥]。

下部卒痛,如鳥啄之狀。用小豆、大豆各一升,蒸熟,作二囊,更互坐之,即止。《肘後方》[⑦]。

水穀痢疾。小豆一合,鎔蠟三兩,頓服取效。《必效方》[⑧]。

---

① 頌:**《圖經》見《證類》卷25"赤小豆"** ……其法用此豆五合,葫一頭,生薑一分,並碎破,商陸根一條,切,同水煮豆爛,湯成,適寒温,去葫等。細嚼豆,空腹食之,旋旋啜汁令盡,腫立消便止。

② 獨行方:**《圖經》見《證類》卷25"赤小豆"** ……韋宙《獨行方》療水腫,從脚起入腹則殺人。亦用赤小豆一斗,煮令極爛,取汁四五升,温漬膝以下。若已入腹,但服小豆,勿雜食,亦愈。

③ 梅師:**《證類》卷13"桑根白皮"** 《梅師方》:治水腫,坐卧不得,頭面身體悉腫。取東引花桑枝,燒灰淋汁,煮赤小豆。空心食令飽,飢即食盡,不得喫飲。

④ 肘後:**《肘後方》卷4"治卒大腹水病方第二十五"** 若唯腹大動揺水聲,皮膚黑,名曰水蠱……又方:白茅根(一大把)、小豆(三升),水三升,煮取乾,去茅根食豆,水隨小便下。

⑤ 五行書:**《齊民要術》卷2"小豆第七"** 《雜五行書》曰:常以正月旦,亦用月半,以麻子二七顆,赤小豆七枚,置井中,辟疫病甚神驗。又曰:正月七日,七月七日,男吞赤小豆七顆,女吞十四枚,竟年無病,令疫病不相染。

⑥ 金匱要略:**《金匱·百合狐惑陰陽毒病脉證并治》** 病者脉數,無熱微煩,默默但欲卧,汗出。初得之三四日,目赤如鳩眼。七八日,目四眦黑。若能食者,膿已成也,赤小豆當歸散主之。赤小豆當歸散方:赤小豆(三升,浸令芽出,曝乾)、當歸(三兩),右二味杵爲散,漿水服方寸匕,日三服。

⑦ 肘後方:**《肘後方》卷2"治傷寒時氣温病方第十三"** 治下部卒痛,如鳥啄之方:赤小豆、大豆(各一升),合擣,兩囊貯,蒸之令熟,更互坐,即愈。

⑧ 必效方:**《外臺》卷25"水穀痢方"** 《必效》療水穀痢方:小豆(一升,煮)、蠟(二兩,煮),右二味和,頓服之即愈。

熱毒下血，或因食熱物發動。赤小豆末，水服方寸匕。《梅師方》①。

腸痔有血。小豆二升，苦酒五升，煮熟日乾，再浸至酒盡乃止，爲末。酒服一錢，日三服。《肘後方》②。

舌上出血如簪孔。小豆一升，杵碎，水三升和，絞汁服。《肘後方》③。

熱淋血淋。不拘男女，用赤小豆三合，慢火炒，爲末，煨葱一莖，擂酒熱調二錢服。《修真秘旨》④。重舌鵝口。赤小豆末，醋和塗之。《普濟方》⑤。小兒不語。四五歲不語者，赤小豆末，酒和，傅舌下。《千金》⑥。牙齒疼痛。紅豆末擦牙吐涎，及吹鼻中。一方入銅青少許。一方入花鹼少許。《家寶方》⑦。中酒嘔逆。赤小豆煮汁，徐徐飲之。《食鑑本草》⑧。頻致墮胎。赤小豆末，酒服方寸匕，日二服。《千金》⑨。妊娠行經。方同上。婦人難産。《産寶》⑩用赤小豆生吞七枚，佳。〇《集驗》⑪治難産日久氣乏，用赤小豆一升，以水九升，煮取汁，入炙過黄明膠一兩，同煎少時。一服五合，不過三四服即産。胞衣不下。用赤小豆，男七枚，女二七枚，東流水吞服之。《救急方》⑫。産後目閉，心悶。赤小豆生研，東流水服方匕。不瘥更服。

---

① 梅師方：**《證類》卷 25“赤小豆”** 《梅師方》：治熱毒下血，或因食熱物發動：以赤小豆杵末，水調下方寸匕。

② 肘後方：**《證類》卷 25“赤小豆”** 《肘後方》……又方：治腸痔，大便常血：小豆一升，苦酒五升，煮豆熟，出乾，復内法酒中，候酒盡止，末，酒服方寸匕，日三度。

③ 肘後方：**《證類》卷 25“赤小豆”** 《肘後方》……又方：舌上忽出血如簪孔：小豆一升，杵碎，水三升和，攪取汁飲。

④ 修真秘旨：**《證類》卷 25“赤小豆”** 《修真秘旨》：理淋方：椎赤小豆三合，慢火炒熟爲末，煨葱一莖細剉，暖酒調二錢匕。男子、女人熱淋、血淋並療。

⑤ 普濟方：**《聖惠方》卷 89“治小兒重舌諸方”** 治小兒重舌方……又方：右以赤小豆搗羅爲末，和醋塗舌下。（**按**：《普濟方》卷 365“舌腫等疾”引同方，云出《聖惠方》。）

⑥ 千金：**《千金方》卷 5“小兒雜病第五”** 治小兒四五歲不語方：末赤小豆，酒和，敷舌下。

⑦ 家寶方：**《衛生家寶方》卷 5“烏髭鬚”** 治一切牙疼……又方：用紅豆爲末，搐鼻立止。/**《普濟方》卷 66“牙齒疼痛”** 治牙疼方……又方：用赤小豆不以多少，炒黄色，研細。有銅青加少許，如無不用。擦牙疼效。/**《衛生易簡方》卷 7“牙齒”** 治牙疼……又方用紅豆二錢，花城少許，爲末，隨牙疼處，左右鼻内搐之。（**按**：此條已含三方。）

⑧ 食鑑本草：**《食鑑本草》卷下“紅豆”** 東坡方：治中酒，嘔吐煩亂，煮赤小豆汁，徐徐飲之。

⑨ 千金：**《千金方》卷 2“妊娠諸病第四”** 治妊娠數墮胎方：赤小豆末，酒服方寸，日二。亦治妊娠數月，月水尚來者。

⑩ 産寶：**《證類》卷 25“赤小豆”** 《産寶》：治難産方：赤小豆生吞七枚出，若是女，二七枚佳。

⑪ 集驗：**《千金方》卷 2“産難第五”** 治産難累日，氣力乏盡，不能得生，此是宿有病。方：赤小豆（二升）、阿膠（二兩），右二味以水九升，煮豆令熟，去滓，納膠令烊，一服五合，不覺更服，不過在服即出。（**按**：未能查得《集驗》有此方，另溯其源。）

⑫ 救急方：**《急救良方》卷 2“婦人第三十八”** 治胎衣不下……又方：用赤小豆一升，炒過，用水三升，煮二升，去豆取汁，温服，胎衣立下。

《肘後方》①。**産後悶滿**,不能食。用小豆二七枚,燒研,冷水頓服,佳。《千金方》②。**乳汁不通**。赤小豆煮汁飲之。《産書》③。**婦人吹奶**。赤小豆酒研,温服,以滓傅之。熊氏④。**婦人乳腫**。小豆、莽草等分,爲末,苦酒和傅佳。梅師⑤。**癰疽初作**。赤小豆末,水和塗之,毒即消散,頻用有效。《小品方》⑥。**石癰諸癰**。赤小豆五合,納苦酒中五宿,炒研,以苦酒和塗即消。加栝樓根等分。《范汪方》⑦。**痘後癰毒**。赤小豆末,鷄子白調塗傅之。**顋頰熱腫**。赤小豆末,和蜜塗之,一夜即消。或加芙蓉葉末尤妙。**丹毒如火**。赤小豆末,和鷄子白,時時塗之不已,逐手即消。《小品方》⑧。**風瘙癮疹**⑨。赤小豆、荆芥穗等分,爲末,鷄子清調塗之。**金瘡煩滿**。赤小豆一升,苦酒浸一日,熬燥再浸,滿三日,令黑色,爲末。每服方寸匕,日三服。《千金》⑩。**六畜肉毒**。小豆一升,燒研。水服三方寸匕,神良。《千金方》⑪。

葉。【主治】去煩熱,止小便數。《别録》⑫。**煮食明目**。《日華》⑬。

【發明】【時珍曰】小豆利小便,而藿止小便,與麻黄發汗而根止汗同意,物理之異如此。

---

① 肘後方:**《證類》卷25"赤小豆"**　《肘後方》……又方:産後心悶目不開:生赤小豆杵末,東流水服方寸匕。不差更服。

② 千金方:**《千金方》卷3"虚煩第二"**　赤小豆散治産後煩悶,不能食,虚滿方:赤小豆三七枚,燒作末,以冷水和,頓服之。

③ 産書:**《證類》卷25"赤小豆"**　《産書》:下乳汁。煮赤小豆取汁飲,即下。

④ 熊氏:**《〈婦人良方〉校注補遺》卷23"産後妒乳方論第十四・婦人女子乳頭生小淺熱瘡,搔之黄汁出方附"**〔熊附〕産後吹奶、妒奶,但未結成癰,或成癰,未作有膿者,又:赤小豆,酒研爛,温酒服,滓封患處。

⑤ 梅師:**《證類》卷25"赤小豆"**　《梅師方》……又方:治婦人乳腫不得消:小豆、莽草等分,爲末,苦酒和傅之,佳。

⑥ 小品方:**《證類》卷25"赤小豆"**　《小品方》:治疽初作。以小豆末,醋傅之亦消。

⑦ 范汪方:**《外臺》卷24"癰疽方"**　又發癰至堅而有根者,名爲石癰……凡癰腫,有肥人用貼宜栝樓根,和平體宜赤小豆貼方:以赤小豆五合,内苦酒中熬之畢,擣爲散,以苦酒和之,塗拭紙上貼腫,從發腫兩頭以下。(范汪同。)

⑧ 小品方:**《圖經》見《證類》卷25"赤小豆"**　……亦主丹毒,《小品方》以赤小豆末和雞子白,如泥塗之,塗之不已,逐手即消也……

⑨ 風瘙癮疹:**《仁齋直指》卷24"癮疹證治"**　治癮疹……又方:赤小豆、荆芥穗晒,爲末,雞子清調,薄傅。(**按**:原無出處,今溯得其源。)

⑩ 千金:**《千金方》卷25"火瘡第四"**　治金瘡煩滿方:赤小豆一升,以苦酒漬之,熬令燥,復漬,滿三日令色黑,服方寸匕,日三。

⑪ 千金方:**《千金方》卷24"解食毒第一"**　治食六畜肉中毒方……又方:燒小豆一升末,服三方寸匕,神良。

⑫ 别録:**《唐本草》見《證類》卷25"赤小豆"**　《唐本》注云:《别録》云:葉名藿。止小便數,去煩熱。

⑬ 日華:**《日華子》見《證類》卷25"赤小豆"**　……葉食之明目。

【附方】舊一,新一。小便頻數。小豆葉一斤,入豉汁中煮,和作羹食之。《心鏡》①。小兒遺尿。小豆葉擣汁服之。《千金》②。

芽。【主治】妊娠數月,經水時來,名曰漏胎。或因房室,名曰傷胎。用此爲末,温酒服方寸匕,日三,得效乃止。時珍。○出《普濟》③。

腐婢《本經》④下品

【集解】【《别録》⑤曰】腐婢生漢中,小豆花也。七月采之,陰乾四十日。【弘景⑥曰】花與實異用,故不同品。方家不用。未解何故有腐婢之名?《本經》不言是小豆花,《别録》乃云,未審是否?今海邊有小樹,狀如巵子,莖條多曲,氣似腐臭。土人呼爲腐婢,療瘧有效。以酒漬皮服,療心腹疾。此當是真,此條應入木部也。【恭⑦曰】腐婢相承以爲葛花。葛花消酒大勝,而小豆全無此效,當以葛花爲真。【禹錫⑧曰】按《别本》云:小豆花亦有腐氣。與葛花同服,飲酒不醉。與《本經》治酒病相合。陶、蘇二説並非。【甄權⑨曰】腐婢即赤小豆花也。【頌⑩曰】海邊小樹、葛花、赤小豆

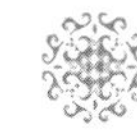

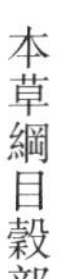

---

① 心鏡:**《證類》卷25"赤小豆"** 《食醫心鏡》……又方:主小便數:小豆葉一斤,於豉汁中煮,調和作羹食之。煮粥亦佳。

② 千金:**《千金方》卷5"小兒雜病第九"** 治小兒遺尿方……又方:小豆葉擣汁服。

③ 普濟:**《普濟方》卷342"漏胎"** 療妊娠數月日,猶經水時時來者,名曰漏胞。若因房室勞有所去,名曰傷胎。用赤小豆五升,濕地種之,令生牙,乾之,下篩。懷身數月日,經水尚來,以温酒服方寸匕,日三,得效便停。

④ 本經:**《本經》《别録》見《證類》卷26"腐婢"** 味辛,平,無毒。主痎瘧寒熱,邪氣,洩痢,陰不起,止消渴,病酒頭痛。生漢中,即小豆花也。七月採,陰乾。

⑤ 别録:見上注。

⑥ 弘景:**《集注》見《證類》卷26"腐婢"** 陶隱居云:花用異實,故其類不得同品,方家都不用之,今自可依其所主以爲療也。但未解何故有腐婢之名?《本經》不云是小豆花,後醫顯之爾,未知審是否?今海邊有小樹,狀似梔子,莖條多曲,氣作腐臭,土人呼爲腐婢,用療瘧有效。亦酒漬皮療心腹。恐此當是真。若爾,此條應在木部下品卷中。

⑦ 恭:**《唐本草》見《證類》卷26"腐婢"** 《唐本》注云:腐婢,山南相承,以爲葛花。《本經》云小豆花,陶復稱海邊小樹,未知孰是?然葛花消酒,大勝豆花。葛根亦能消酒,小豆全無此效。校量葛、豆二花,葛爲真也。

⑧ 禹錫:**《開寶》見《證類》卷26"腐婢"** 今按《别本》注云:小豆花亦有腐氣。《經》云:病酒頭痛,即明其療同矣。葛根條中見其花并小豆花,乾末服方寸匕,飲酒不知醉。唐注證葛花是腐婢,非也。陶云:海邊有小樹,土人呼爲腐婢,其如《經》稱小豆花是腐婢。二家所説證據並非。(**按**:非出"禹錫",乃見於《開寶》。)

⑨ 甄權:**《藥性論》見《證類》卷26"腐婢"** 赤小豆花名腐婢……

⑩ 頌:**《圖經》見《證類》卷26"腐婢"** 腐婢,小豆花也……陶隱居以爲海邊有小木,狀似梔子,氣作臭腐,土人呼爲腐婢,疑是此。蘇恭云:山南相承,呼爲葛花是也……然則三物皆有腐婢名,是異類同名耳……

花,三物皆有腐婢之名,名同物異也。【宗奭[①]曰】腐婢既在穀部,豆花爲是,不必多辯。【時珍曰】葛花已見本條。小豆能利小便,治熱中,下氣止渴,與腐婢主療相同,其爲豆花無疑。但小豆有數種,甄氏《藥性論》獨指爲赤小豆,今姑從之。

【氣味】辛,平,無毒。【主治】痎瘧,寒熱邪氣,洩痢,陰不起。止消渴,病酒頭痛。《本經》[②]。○《心鏡》[③]云:上證,用花同豉汁、五味,煮羹食之。消酒毒,明目,下水氣,治小兒丹毒熱核,散氣滿不能食,煮一頓食之。《藥性》[④]。治熱中積熱,痔瘻下血。時珍。○《宣明》[⑤]葛花丸中用之。

【附方】新二。飲酒不醉。小豆花、葉陰乾百日爲末,水服方寸匕。或加葛花等分。《千金》[⑥]。疔瘡惡腫。小豆花末,傅之。《普濟方》[⑦]。

緑豆宋《開寶》[⑧]

【釋名】【時珍曰】緑以色名也。舊本作菉者,非矣。

【集解】【志[⑨]曰】緑豆圓小者佳。粉作餌,炙食之良。大者名稙豆,苗、子相似,亦能下氣治霍亂也。【瑞[⑩]曰】有官緑、油緑,主療則一。【時珍曰】緑豆處處種之。三四月下種,苗高尺許,葉小而有毛,至秋開小花,莢如赤豆莢。粒粗而色鮮者爲官緑,皮薄而粉多;粒小而色深者爲油緑,皮厚

---

① 宗奭:**陳承"别説"見《證類》卷26"腐婢"** 謹按:腐婢今既收在此,乃是小豆花,設有别物同名,自從所説,不必多辨……(**按**:非出"宗奭",乃見於陳承"别説"。)

② 本經:見1777頁注④白字。

③ 心鏡:**《證類》卷26"腐婢"** 《食醫心鏡》:主痎瘧,寒熱邪氣,洩痢,陰氣不足,止渴及病酒頭痛。以小豆花於豉中煮,五味調和,作羹食之。

④ 藥性:**《藥性論》見《證類》卷26"腐婢"** ……能消酒毒,明目,散氣滿不能食,煮一頓服之。又下水氣,并治小兒丹毒熱腫。

⑤ 宣明:**《宣明論方》卷13"痔瘻門·藥證方"** 黄耆葛花丸:治腸中久積熱,痔瘻下血疼痛。黄耆、葛花、黄赤小豆花(各一兩)、白芍、赤芍藥、黄芩、當歸(各三分)、猬皮(一箇)、檳榔、白蒺藜、皂角子仁(炒,各半兩)、生地黄(焙,一兩),右爲末,煉蜜和丸如桐子大,每服二十丸至三十丸,煎桑白皮湯下。食前槐子煎湯下亦得。

⑥ 千金:**《千金方》卷25"卒死第一"** 飲酒令人不醉方……又方:葛花、小豆花(各等分),右二味合爲末,服三方寸匕,飲時仍進葛根汁、芹汁及枇杷葉飲,並能倍酒……又方:小豆花葉,陰乾百日,末服之。

⑦ 普濟方:**《千金方》卷22"疔腫第一"** 治疔腫病……又方:以小豆花爲末,敷之瘥。/**《普濟方》卷273"諸瘡腫門"** 又方治疔肿……又方,以小豆花为末。敷之瘥。(**按**:此方雖見《普濟方》,然《千金方》更早。)

⑧ 開寶:**《開寶》見《證類》卷25"菉豆"** 味甘,寒,無毒。主丹毒煩熱,風疹,藥石發動,熱氣奔豘,生研絞汁服。亦煮食,消腫下氣,壓熱解石。用之勿去皮,令人小壅,當是皮寒肉平。圓小緑者佳。又有稙豆,苗子相似,主霍亂吐下,取葉擣絞汁,和少醋温服。子亦下氣。

⑨ 志:見上注。

⑩ 瑞:**《日用本草》卷2"青豆"** 緑豆:圓小緑者佳。官緑、油緑,治療則一。

而粉少。早種者,呼爲摘緑,可頻摘也。遲種呼爲拔緑,一拔而已。北人用之甚廣,可作豆粥、豆飯、豆酒,爒食、麨食,磨而爲麪,澄濾取粉,可以作餌頓餻,盪皮搓索,爲食中要物。以水浸濕生白芽,又爲菜中佳品。牛馬之食亦多賴之。真濟世之良穀也。

【氣味】甘,寒,無毒。【藏器①曰】用之宜連皮,去皮則令人少壅氣,蓋皮寒而肉平也。〇反榧子殼,害人。合鯉魚鮓食,久則令人肝黄成渴病。【主治】煮食,消腫下氣,壓熱解毒。生研絞汁服,治丹毒煩熱,風瘮,藥石發動,熱氣奔豚。《開寶》②。治寒熱熱中,止泄痢卒澼,利小便脹滿。思邈③。厚腸胃。作枕,明目,治頭風頭痛。除吐逆。《日華》④。補益元氣,和調五臟,安精神,行十二經脉,去浮風,潤皮膚,宜常食之。煮汁,止消渴。孟詵⑤。解一切藥草、牛馬、金石諸毒。寧原⑥。治痘毒,利腫脹。時珍。

【發明】【時珍曰】緑豆肉平皮寒,解金石、砒霜、草木一切諸毒,宜連皮生研水服。按《夷堅志》⑦云:有人服附子酒多,頭腫如斗,唇裂血流。急求緑豆、黑豆各數合嚼食,并煎湯飲之,乃解也。

【附方】新十。扁鵲三豆飲⑧。治天行痘瘡,預服此飲,疏解熱毒,縱出亦少。用緑豆、赤小豆、黑大豆各一升,甘草節二兩,以水八升,煮極熟。任意食豆飲汁,七日乃止。〇一方:加黄大豆、白大豆,名五豆飲。痘後癰毒初起,以三豆膏治之神效。緑豆、赤小豆、黑大豆等分,爲末。

---

① 藏器:**《食療》見《證類》卷25"菉豆"** ……今人食皆撻去皮,即有少擁氣。若愈病,須和皮,故不可去……/**《千金方》卷26"穀米第四"** 青小豆……黄帝云:青小豆合鯉魚鮓食之,令人肝黄,五年成乾痟病。(**按**:本條誤注出處,乃糅合《食療》《千金》之論而成。所引"反榧子殼"未能溯得其源。)

② 開寶:見1778頁注⑧。

③ 思邈:**《千金方》卷26"穀米第四"** 青小豆……主寒熱熱中,消渴,止泄利,利小便,除吐逆卒澼,下腹脹滿。

④ 日華:**《日華子》見《證類》卷25"菉豆"** 菉豆,冷。益氣,除熱毒風,厚腸胃,作枕明目,治頭風頭痛。(**按**:"除吐逆"乃移入《千金方》之文。見上注。)

⑤ 孟詵:**《食療》見《證類》卷25"菉豆"** ……謹按:補益,和五藏,安精神,行十二經脉,此最爲良……又,研汁煮飲服之,治消渴。又,去浮風,益氣力,潤皮肉,可長食之。

⑥ 寧原:**《食鑑本草》卷下"緑豆"** 味甘,寒。除煩熱,消丹毒風疹。解一切藥草、蟲魚、牛馬、金石等毒。和五臟,安精神。

⑦ 夷堅志:**《醫説》卷6"中仙茅附子毒"** ……其兄詵因感疾,醫盧生勸服附子酒……乃與妻使飲。行數里,妻頭腫如斗,唇裂血流。下駐道傍,呼隨行李職醫,告之。李使黑豆、菉豆各數合,生嚼之,且煎湯併飲。至曉,腫始消……(並出己志)(**按**:今本《夷堅志》無此文。)

⑧ 扁鵲三豆飲:**《傷寒總病論》卷4"温病發斑治法"** 天行瘡痘,預服此則不發。三豆飲子:赤小豆、黑豆、菉豆(各一升)、甘草(一兩),浄淘,水八升煮熟,逐日空心任性食豆飲汁。七日永不發。(**按**:原無出處,今溯得其源。)

醋調時時掃塗，即消。《醫學正傳》①。**防痘入眼**。用緑豆七粒，令兒自投井中，頻視七遍，乃還。**小兒丹腫**。緑豆五錢，大黄二錢，爲末，用生薄荷汁入蜜調塗。《全幼心鑑》②。**赤痢不止**。以大麻子，水研濾汁，煮緑豆食之，極效。粥食亦可。《必效方》③。**老人淋痛**。青豆二升，橘皮二兩，煮豆粥，下麻子汁一升，空心漸食之，併飲其汁，甚驗。《養老書》④。**消渴飲水**。緑豆煮汁，並作粥食。《普濟方》⑤。**心氣疼痛**。緑豆廿一粒，胡椒十四粒，同研，白湯調服即止。**多食易飢**。緑豆、黄麥、糯米各一升，炒熟磨粉。每以白湯服一盃，三五日見效。**十種水氣**。用緑豆二合半，大附子一隻，去皮臍，切作兩片，水三椀，煮熟，空心卧時食豆。次日將附子兩片作四片，再以緑豆二合半，如前煮食。第三日别以緑豆、附子如前煮食。第四日如第二日法煮食。水從小便下，腫自消。未消再服。忌生冷、毒物、鹽、酒六十日，無不效者。《朱氏集驗方》⑥。

緑豆粉。【氣味】甘，涼、平，無毒。【原⑦曰】其膠粘者，脾胃虚人不可多食。○【瑞⑧曰】勿近杏仁，則爛不能作索。【主治】解諸熱，益氣，解酒食諸毒，治發背癰疽瘡腫及湯火傷灼。吴瑞⑨。痘瘡濕爛不結痂疕者，乾撲之良。寧原⑩。新水調服，治霍亂轉筋，解諸藥毒死，心頭尚温者。時珍。解菰菌、砒毒。汪穎⑪。

---

① 醫學正傳：**《醫學正傳》卷8"痘疹"**　（祖傳方）凡痘後不問癰毒發於何經，初起紅腫時，却用黑、緑、赤三豆，以酸醋浸，研漿，時時以鵝翎刷之，隨手退去，其效如神。（**按**：該書無"三豆膏"，今録相似之"祖傳方"。）

② 全幼心鑑：**《全幼心鑒》卷2"十肿腫丹"**　緑袍散：緑豆（五錢），大黄（二錢），右爲極細末，用生薄荷搗汁入蜜塗。

③ 必效方：**《外臺》卷25"白痢方"**　《必效》白痢方：麻子汁，右一味，以汁煮取菉豆，空腹飽服，極妙。

④ 養老書：**《壽親養老》卷1"食治諸淋方"**　食治老人淋，煩熱，小便莖中痛，澀少不快利，青豆方：青豆（二升）、橘皮（二兩）、麻子汁（一升），右煮豆臨熟即下麻子汁，空心漸食之，併服其汁，皆驗。

⑤ 普濟方：**《普濟方》卷177"痟渴"**　治痟渴：緑豆，右研汁，煮飲服之。

⑥ 朱氏集驗方：**《朱氏集驗方》卷4"虚腫"**　制緑豆：治十種水氣，脾腎氣浮腫，悉皆治之。大附子（一隻，去皮臍，切作二片用）、緑豆（二合半，水三碗半，入瓷器内煮，候乾熟），右取出，乘熱，空心，只吃緑豆，其附子留住。次日將附子兩片作四片，再用緑豆二合半，水三碗半，同煮乾熟，乘熱，空心，吃緑豆。第三日再别用附子一隻，緑豆二合半，如前過度，服之。又第四日亦如前第二日法度服之。每一日臨卧時吃豆，但依此資次。凡服四日，其水從小便下，腫自消退。如未退，再以前藥服之。忌生冷、毒物、鹽、酒六十日，無不效者。

⑦ 原：**《食鑑本草》卷下"緑豆粉"**　解諸熱。熟者膠粘，難得克化，脾胃虚弱人、病者忌之。

⑧ 瑞：**《日用本草》卷2"青豆"**　不可近杏仁粉，爛不能索。

⑨ 吴瑞：**《日用本草》卷2"青豆"**　緑豆粉……主益氣，除熱毒，發背癰疽，瘡癤及湯火瘡。解酒食毒。

⑩ 寧原：**《食鑑本草》卷下"緑豆粉"**　《痘疹方》：小兒痘疹十餘日，濕爛不結痂者，以乾豆粉貼之。

⑪ 汪穎：**《食物本草》卷1"穀類"**　緑豆……一云：爲粉蕩皮，能解酒毒。以水調服之，亦能解菰、砒毒。

【發明】【時珍曰】緑豆色緑，小豆之屬木者也，通於厥陰、陽明。其性稍平，消腫治豆之功雖同赤豆，而壓熱解毒之力過之。且益氣厚腸胃，通經脉，無久服枯人之忌。但以作凉粉，造豆酒，或偏於冷，或偏於熱，能致人病，皆人所爲，非豆之咎也。豆粉須以緑色粘膩者爲真。外科治癰疽有内托護心散，極言其神效，丹溪朱氏有論發揮。【震亨①曰】《外科精要》謂内托散，一日至三日進十數服，可免毒氣内攻臟腑。切詳緑豆解丹毒，治石毒，味甘，入陽明，性寒能補爲君。以乳香去惡腫，入少陰，性温善竄爲佐。甘草性緩，解五金、八石、百藥毒爲佳。想此方專爲服丹石發疽者設也。若夫年老者、病深者、證備者，體虚者，緑豆雖補，將有不勝其任之患。五香連翹湯亦非必用之劑。必當助氣壯胃，使根本堅固，而行經活血爲佐，參以經絡時令，使毒氣外發，此則内托之本意，治施之早，可以内消也。

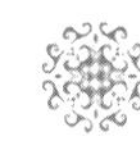

【附方】新十二。**護心散**。又名内托散、乳香萬全散。凡有疽疾，一日至三日之内，宜連進十餘服，方免變證，使毒氣出外。服之稍遲，毒氣内攻，漸生嘔吐，或鼻生瘡菌，不食即危矣。四五日後，亦宜間服之。用真緑豆粉一兩，乳香半兩，燈心同研和勻，以生甘草濃煎湯調下一錢，時時呷之。若毒氣冲心，有嘔逆之證，大宜服此。蓋緑豆壓熱下氣，消腫解毒。乳香消諸癰腫毒。服至一兩，則香徹瘡孔中，真聖藥也。李嗣立《外科方》②。**瘡氣嘔吐**。緑豆粉三錢，乾胭脂半錢，研勻。新汲水調下，一服立止。《普濟》③。**霍亂吐利**。緑豆粉、白糖各二兩，新汲水調服，即愈。《生生編》④。**解燒酒毒**。緑豆粉盪皮，多食之即解。**解鴆酒毒**。緑豆粉三合，水調服。**解砒**

本草綱目穀部第二十四卷

---

① 震亨：**《玉機微義》卷15"内托之劑"**　《聖濟》托裹湯：治諸疔腫發背，曾經汗下，毒氣投心，迷悶嘔吐而痛。可服二三次。又名内托散。乳香（明者一兩）、真菉豆粉（四兩，一方止用二兩），右二味合勻，每服一錢或二錢，甘草煎湯調下。按丹溪曰：《精要》謂内托散，一日至三日之内進十數服，防毒氣攻衝臟腑，名護心散。切詳菉豆解丹毒，又言治石毒，味甘入陽明，性寒能補，爲君。以乳香去惡腫，入少陰，性温善竄，爲佐。甘草性緩，解五金八石及百藥毒，爲使。想此方專爲服丹石而發疽者設，不因丹石而發疽，恐非必用之劑。又次與五香連翹湯、射干散散結氣，消瘀血……癰疽因積毒在臟腑，非一朝夕，今發於外，宜以標重爲治，當先助氣壯胃，使根本堅固，而行經活血爲佐。參以經絡、時令，使毒氣外發。此正仲景解表，用麻黄、桂枝之意，治施之早，可以内消，此乃内托之本意。與夫年老者、病深者、證備者、體虚者，菉豆雖補，將有不勝重任之患矣……（**按**：查丹溪諸書，唯《丹溪纂要》卷4"瘡瘍"有關癰疽闡述，與時珍引文意同而文異。）

② 外科方：**《外科精要》卷上"痈疽既灸服药护脏腑论"**　李氏云：背疽之方雖多，得效者殊少，今擇用驗者録之，庶不致誤人。如護心散，凡有疽疾，早進數服，使毒氣外出，而無嘔吐之患。否則咽喉口舌生瘡，或黑爛如菌。若瘡發四五日之後，宜間用别藥治之……護心散：緑豆末（一兩）、明乳香（研半兩），右煎生甘草湯調，時時與呷，使藥常在膈間。/**卷中"用药温凉须防秘泄论"**　乳香消毒，绿豆清热，真良药也。（**按**：上文"李氏"即李嗣立。時珍將《外科精要》護心散有關論説集成此條。）

③ 普濟：**《普濟方》卷272"諸瘡"**　紅玉飲子：治瘡氣嘔吐，噁心不止。乾胭脂（半錢）、菉豆粉（三錢），右研勻，新汲水調下，只一服立止。

④ 生生編：（**按**：僅見《綱目》引録。）

石毒。绿豆粉、寒水石等分,以藍根汁調服三五錢。《衛生易簡》①。解諸藥毒。已死,但心頭温者,用绿豆粉調水服。《衛生易簡方》②。打撲傷損。用绿豆粉新銚炒紫,新汲井水調傅,以杉木皮縛定,其效如神。此汀人陳氏夢傳之方。《澹寮方》③。杖瘡疼痛。绿豆粉炒研,以鷄子白和塗之,妙。《生生编》④。外腎生瘡。绿豆粉、蚯蚓糞等分,研塗之。暑月痱瘡。绿豆粉二兩,滑石一兩,和勻撲之。一加蛤粉二兩。《簡易方》⑤。一切腫毒。初起,用绿豆粉炒黄黑色,猪牙皂莢一兩,爲末,用米醋調敷之。皮破者油調之。邵真人《經驗方》⑥。

豆皮。【氣味】甘,寒,無毒。【主治】解熱毒,退目翳。時珍。

【附方】新一。通神散。治瘢痘目生翳。绿豆皮、白菊花、穀精草等分,爲末。每用一錢,以乾柹餅一枚,粟米泔一盞,同煮乾。食柹,日三服。淺者五七日見效,遠者半月見效。《直指方》⑦。

豆莢。【主治】赤痢經年不愈,蒸熟,隨意食之良。時珍。〇出《普濟》⑧。

豆花。【主治】解酒毒。時珍。

豆芽。【氣味】甘,平,無毒。【主治】解酒毒熱毒,利三焦。時珍。

【發明】【時珍曰】諸豆生芽皆腥韌不堪,惟此豆之芽白美獨異。今人視爲尋常,而古人未知者也。但受濕熱鬱浥之氣,故頗發瘡動氣,與绿豆之性稍有不同。

豆葉。【主治】霍亂吐下,絞汁和醋少許,温服。《開寶》⑨。

---

① 衛生易簡:**《衛生易簡方》卷 5“中諸毒物”** 治中砒毒……又方:用寒水石、绿豆粉末,以藍根研水調下。或單用绿豆擂水服。

② 衛生易簡方:**《衛生易簡方》卷 5“中諸毒物”** 治中諸藥毒死,但心間暖,不妨,乃是熱物犯之……又方:用绿豆粉調水服。

③ 澹寮方:**《澹寮方》卷 12“傷損門”** 治打撲傷折手足:绿豆粉,新鐵銚内炒令真紫色,新汲井水調令成稀膏,厚付損處,須教遍滿,貼以紙花,將杉木片縛定,神效。

④ 生生编:(**按**:僅見《綱目》引録。)

⑤ 簡易方:**《衛生易簡方》卷 6“熱痱”** 治熱痱瘡遍身如蠶子……又方:用蚌粉四兩、绿豆粉二兩、滑石一兩,爲末,乾擦之。

⑥ 經驗方:**《秘傳經驗方》** 拔毒散:治一切腫毒瘡癤。菉豆粉(四兩,炒黄黑色)、豬牙皂角(一兩,炙),右爲細末,諸毒初起,用米醋調敷。瘡破用油調敷。

⑦ 直指方:**《得效方》卷 11“瘡疹”** 通聖散:治豆瘡入眼生翳。菉豆皮、穀精草(去根)、白菊花(各壹兩),右剉散,每服二大錢,乾柿一枚,生粟米泔一盞同煎,候米泔盡,只將乾柹去核食之,不拘時候,日三枚。淺者五七日可效,遠者半月。(**按**:《仁齋直指方》無此方,另溯其源。)

⑧ 普濟:**《普濟方》卷 212“赤痢”** 治赤痢經年不愈:右用绿豆角蒸熟,隨意食之。如無绿豆角,只蒸好绿豆,煮粥食之,當效。

⑨ 開寶:見 1778 頁注⑧。

白豆宋《嘉祐》①

【釋名】飯豆。

【集解】【詵②曰】白豆苗,嫩者可作菜食,生食亦妙。【頴③曰】浙東一種味甚勝,用以作醬、作腐極佳。北方水白豆相似而不及也。【原④曰】白豆即飯豆也,粥飯皆可拌食。【時珍曰】飯豆,小豆之白者也,亦有土黄色者。豆大如绿豆而長。四五月種之。苗葉似赤小豆而略尖,可食,莢亦似小豆。一種蓑豆,葉如大豆,可作飯、作腐,亦其類也。

【氣味】甘,平,無毒。【原⑤曰】鹹,平。【主治】補五臟,調中,助十二經脉。孟詵⑥。煖腸胃。《日華》⑦。殺鬼氣。腎之穀,腎病宜食之。思邈⑧。

葉。【主治】煮食,利五臟,下氣。《日華》⑨。

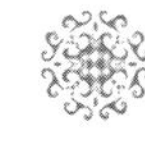

穭豆《拾遺》⑩○音吕

【釋名】【時珍曰】穭乃自生稻名也。此豆原是野生,故名。今人亦種之于下地矣。

【集解】【藏器⑪曰】穭豆生田野,小而黑,堪作醬。《爾雅》戎菽一名驢豆,古名豋豆是也。【瑞⑫曰】穭豆即黑豆中最細者。【時珍曰】此即黑小豆也。小科細粒,霜後乃熟。陳氏指爲戎菽,誤矣。《爾雅》亦無此文。戎菽乃胡豆,豋豆乃鹿豆,見菜部。並四月熟。

【氣味】甘,温,無毒。【主治】去賊風風痺,婦人産後冷血,炒令焦黑,及熱投酒中,漸漸飲之。藏器⑬。

---

① 嘉祐:**《嘉祐》見《證類》卷25"白豆"** 平,無毒。補五藏,益中,助十二經脉,調中,暖腸胃。葉,利五藏,下氣。嫩者可作菜食,生食之亦佳,可常食。(新補,見孟詵及日華子。)

② 詵:見上注。

③ 頴:**《食物本草》卷1"白豆"** 浙東一種味甚勝,用以作醬、作腐,極佳。北之水白豆相似而不及也。青、黄、班等豆,本草不著,大率相類,亦不及也。

④ 原:(**按**:《食鑑本草》無此文,未能溯及其源。)

⑤ 原:**《食鑑本草》卷下"白豆"** 味鹹,平,無毒。

⑥ 孟詵:見本頁注①。

⑦ 日華:見本頁注①。

⑧ 思邈:**《證類》卷25"白豆"** 《孫真人食忌》:白豆,味鹹。腎之穀,腎病宜食,煞鬼氣。

⑨ 日華:見本頁注①。

⑩ 拾遺:**《拾遺》見《證類》卷25"生大豆"** 陳藏器云:穭(音吕)豆,味甘,温,無毒。炒令黑,及熱投酒中,漸漸飲之,去賊風風痺,婦人産後冷血。堪作醬。生田野,小黑。《爾雅》云:戎菽一名驢豆,一名豋豆。

⑪ 藏器:見上注。

⑫ 瑞:**《日用本草》卷2"穭豆"** 黑豆中最細者。

⑬ 藏器:見本頁注⑩。

豌豆《拾遺》①

【釋名】胡豆《拾遺》②、戎菽《爾雅》③、回鶻豆《遼志》④、○《飲膳正要》⑤作回回豆。回回，即回鶻國也。畢豆《唐史》⑥、○崔寔《月令》⑦作蹕豆。青小豆《千金》⑧、青斑豆《別録》⑨、麻累。【時珍曰】胡豆，豌豆也。其苗柔弱宛宛，故得豌名。種出胡戎，嫩時青色，老則斑麻，故有胡、戎、青斑、麻累諸名。陳藏器《拾遺》雖有胡豆，但云苗似豆，生田野間，米中往往有之。然豌豆、蠶豆皆有胡豆之名。陳氏所云蓋豌豆也。豌豆之粒小，故米中有之。《爾雅》⑩：戎菽，謂之荏菽。《管子》⑪：山戎出荏菽，布之天下。並註云：即胡豆也。《唐史》⑫：畢豆出自西戎回鶻地面。張揖《廣雅》⑬：畢豆、豌豆，留豆也。《別録・序例》⑭云：丸藥如胡豆大者，即青斑豆也。孫思邈《千金方》⑮云：青小豆一名胡豆，一名麻累。《鄴中記》⑯云：石虎諱胡，改胡豆爲國豆。此數説，皆指豌豆也。蓋古昔呼豌豆爲胡豆，今則蜀人專呼蠶豆爲胡豆，而豌豆名胡豆，人不知矣。又鄉人亦呼豌豆大者爲淮豆，蓋回鶻音相近也。

【集解】【時珍曰】豌豆種出西胡，今北土甚多。八九月下種，苗生柔弱如蔓，有鬚。葉似蒺藜葉，兩兩對生，嫩時可食。三四月開小花如蛾形，淡紫色。結莢長寸許，子圓如藥丸，亦似甘草子。出胡地者大如杏仁。煮、炒皆佳，磨粉麪甚白細膩。百穀之中，最爲先登。又有野豌豆，粒小不堪，

---

① 拾遺：**《拾遺》見《證類》卷 26"一十一種陳藏器餘・胡豆子"** 味甘，無毒。主消渴，勿與鹽煮食之。苗似豆，生野田間，米中往往有之。

② 拾遺：見上注。

③ 爾雅：**《爾雅・釋名》(郭注)** 戎叔，謂之荏菽。(即胡豆也。)

④ 遼志：(**按**：查《全遼志》，未能溯得其源。)

⑤ 飲膳正要：**《飲膳正要》卷 3"穀品部・回回豆子"** ……出在回回地面，苗似豆……

⑥ 唐史：(**按**：未能溯得其源。考《初學記》等書有"蹕豆"，或因用字不同，無法認定爲此文之源。)

⑦ 崔寔月令：(**按**：《齊民要術》卷 2"大豆"引"崔寔曰正月可種蹕豆"，未知是否即時珍所云"崔寔月令"。)

⑧ 千金：**《千金方》卷 26"穀米第四"** 青小豆……一名麻累，一名胡豆……

⑨ 別録：**《證類》卷 1"梁・陶隱居序"** ……如胡豆者，即今青斑豆是也……(**按**：時珍將《別録》視爲陶弘景所撰，故將"陶隱居序"注出《別録》)

⑩ 爾雅：見本頁注③。

⑪ 管子：**《管子・戒》(房玄齡注)** 北伐山戎，出冬葱與戎菽，布之天下(……戎菽，胡豆。)

⑫ 唐史：(**按**：未能溯得《唐史》有時珍所引之語，待考。)

⑬ 廣雅：**《廣雅》卷 10"釋草"** 蹕(布兮)豆、豌(烏丸)豆，蹓(留)豆也。

⑭ 別録・序例：**《證類》卷 1"梁・陶隱居序"** 凡丸藥，有云……如胡豆者，即今青斑豆是也，以二大麻子準之……

⑮ 千金方：見本頁注⑧。

⑯ 鄴中記：**《藝文類聚》卷 85"豆"** 《鄴中記》曰：石勒諱胡，胡物皆改名，胡餅曰麻餅，胡綏曰香綏，胡豆曰國豆。

惟苗可茹,名翹揺,見菜部。𤵢

【氣味】甘,平,無毒。【思邈[①]曰】甘、鹹,温、平,濇。【瑞[②]曰】多食發氣病。【主治】消渴,淡煮食之,良。藏器[③]。治寒熱熱中,除吐逆,止泄痢澼下,利小便,腹脹滿。思邈[④]。調營衛,益中平氣。煮食,下乳汁。可作醬用。瑞[⑤]。煮飲,殺鬼毒心病,解乳石毒發。研末,塗癰腫痘瘡。作澡豆,去䵟黵,令人面光澤。時珍。

【發明】【時珍曰】豌豆屬土,故其所主病多係脾胃。元時飲膳,每用此豆擣去皮,同羊肉治食,云補中益氣。今爲日用之物,而唐、宋本草見遺,可謂缺典矣。《千金》、《外臺》洗面澡豆方,盛用畢豆麪,亦取其白膩耳。

【附方】新三。四聖丹。治小兒痘中有疔,或紫黑而大,或黑壞而臭,或中有黑線,此症十死八九,惟牛都御史得秘傳此方點之最妙。用豌豆四十九粒燒存性,頭髪灰三分,真珠十四粒炒研爲末,以油燕脂同杵成膏。先以簪挑疔破,咂去惡血,以少許點之,即時變紅活色。服石毒發。胡豆半升擣研,以水八合絞汁飲之,即愈。《外臺》[⑥]。霍亂吐利。豌豆三合,香菜三兩,爲末,水三盞,煎一盞,分二服。《聖惠》[⑦]。

蠶豆《食物》[⑧]

【釋名】胡豆。【時珍曰】豆莢狀如老蠶,故名。王禎《農書》[⑨]謂其蠶時始熟故名,亦通。《吴瑞本草》[⑩]以此爲豌豆,誤矣。此豆種亦自西胡來,雖與豌豆同名、同時種,而形性迥别。《太平御覽》[⑪]云:張騫使外國,得胡豆種歸。指此也。今蜀人呼此爲胡豆,而豌豆不復名胡豆矣。

【集解】【時珍曰】蠶豆南土種之,蜀中尤多。八月下種,冬生嫩苗可茹。方莖中空。葉狀如

---

① 思邈:**《千金方》卷26“穀米第四”** 青小豆:味甘、鹹,温、平、澀,無毒……
② 瑞:**《日用本草》卷2“豌豆”** ……能發氣病。
③ 藏器:見1784頁注①。
④ 思邈:**《千金方》卷26“穀米第四”** 青小豆……主寒熱,熱中,消渴。止瀉利,利小便。除吐逆卒澼,下腹脹滿。
⑤ 瑞:**《日用本草》卷2“豌豆”** 主調順榮衛,益中平氣。可作醬用。
⑥ 外臺:**《外臺》卷38“乳石發動熱氣上冲諸形候解壓方”** 又解一切石發方(僧珍法):胡豆半升,右一味搗研之,以水八合,絞取汁飲之,即差。虚弱人半升,中平,以意量之。
⑦ 聖惠:**《聖惠方》卷47“治霍亂諸方”** 治霍亂吐利轉筋,心膈煩悶……又方:豌豆(三合)、香菜(三兩),右件藥以水三大盞煎至一盞半,去滓,分爲三服,温服之,如人行五里再服。
⑧ 食物:**《食物本草》卷1“蠶豆”** 味甘,温,氣微辛。主快胃,利五臟。或點茶,或炒食,佳。又有筋豆、蛾眉豆、虎爪豆、羊眼豆、㛹豆、豇豆類,只可茶食而已。一種刀豆,長尺許,可入醬用之。
⑨ 農書:**《農書》卷28“豌豆”** 豌豆……又謂之蠶豆,以其蠶時熟也……
⑩ 吴瑞本草:**《日用本草》卷2“豌豆”** 一名蠶豆……
⑪ 太平御覽:**《御覽》卷841“豆”** 張騫使外國,得胡麻、〔胡〕豆,或曰戎菽……

匙頭,本圓末尖,面緑背白,柔厚,一枝三葉。二月開花如蛾狀,紫白色,又如豇豆花。結角連綴如大豆,頗似蠶形。蜀人收其子以備荒歉。

【氣味】甘、微辛,平,無毒。【主治】快胃,和臟腑。汪穎①。

【發明】【時珍曰】蠶豆本草失載。萬表《積善堂方》②言:一女子誤吞針入腹。諸醫不能治。一人教令煮蠶豆同韭菜食之,針自大便同出。此亦可驗其性之利臟腑也。

苗。【氣味】苦、微甘,温。【主治】酒醉不省,油鹽炒熟,煮湯灌之,效。穎③。

豇豆《綱目》

【釋名】䜷𧄍音絳雙。【時珍曰】此豆紅色居多,莢必雙生,故有豇、䜷𧄍之名。《廣雅》④指爲胡豆,誤矣。

【集解】【時珍曰】豇豆處處三四月種之。一種蔓長丈餘,一種蔓短。其葉俱本大末尖,嫩時可茹。其花有紅、白二色。莢有白、紅、紫、赤、斑駁數色,長者至二尺,嫩時充菜,老則收子。此豆可菜、可果、可穀,備用最多,乃豆中之上品,而本草失收,何哉?

【氣味】甘、鹹,平,無毒。【主治】理中益氣,補腎健胃,和五臟,調營衛,生精髓,止消渴,吐逆泄痢,小便數,解鼠莽毒。時珍。

【發明】【時珍曰】豇豆開花結莢,必兩兩並垂,有習坎之義。豆子微曲,如人腎形,所謂豆爲腎穀者,宜以此當之。昔盧廉夫教人補腎氣,每日空心煮豇豆,入少鹽食之,蓋得此理。與諸疾無禁,但水腫忌補腎,不宜多食耳。又《袖珍方》⑤云:中鼠莽毒者,以豇豆煮汁飲即解。欲試者,先刈鼠莽苗,以汁潑之,便根爛不生。此則物理然也。

藊豆音扁○《别録》⑥中品

【釋名】沿籬豆俗、蛾眉豆。【時珍曰】藊本作扁,莢形扁也。沿籬,蔓延也。蛾眉,象豆脊有白路之形也。

① 汪穎:見1785頁注⑧。

② 積善堂方:(**按**:查《萬氏積善堂集驗方》及《萬氏家抄濟世良方》無此方。)

③ 穎:(**按**:《食物本草》"蠶豆"無時珍所引文。)

④ 廣雅:**《廣雅》卷10"釋草"**　胡豆,䜷(乎江)𧄍(雙)也。

⑤ 袖珍方:**《袖珍方》卷4"救急諸方"**　解鼠莽草毒(秘方):用大黑江豆煮汁服之。如欲試其驗,先則鼠莽苗葉以豆汁澆其根,從此敗爛不復生矣。

⑥ 别録:**《别録》見《證類》卷25"藊豆"**　味甘,微温。主和中下氣。葉:主霍亂吐下不止。

【集解】【弘景①曰】藊豆人家種之于籬垣，其莢蒸食甚美。【頌②曰】蔓延而上，大葉細花，花有紫、白二色，莢生花下。其實有黑、白二種，白者温而黑者小冷，入藥用白者。黑者名鵲豆，蓋以其黑間有白道，如鵲羽也。【時珍曰】扁豆二月下種，蔓生延纏。葉大如盃，團而有尖。其花狀如小蛾，有翅尾形。其莢凡十餘樣，或長或團，或如龍爪、虎爪，或如猪耳、刀鐮，種種不同，皆纍纍成枝。白露後實更繁衍，嫩時可充蔬食茶料，老則收子煮食。子有黑、白、赤、斑四色。一種莢硬不堪食。惟豆子粗圓而色白者可入藥。本草不分别，亦缺文也。

白扁豆。【修治】【時珍曰】凡用取硬殼扁豆子，連皮炒熟入藥。亦有水浸去皮及生用者，從本方。

【氣味】甘，微温，無毒。【詵③曰】微寒，患冷人勿食。【弘景④曰】患寒熱者不可食。

【主治】和中下氣。《别録》⑤。補五臟，主嘔逆。久服頭不白。孟詵⑥。療霍亂吐利不止，研末和醋服之。蘇恭⑦。行風氣，治女子帶下，解酒毒、河豚魚毒。蘇頌⑧。解一切草木毒，生嚼及煮汁飲，取效。甄權⑨。止泄痢，消暑，暖脾胃，除濕熱，止消渴。時珍。

【發明】【時珍曰】硬殼白扁豆，其子充實，白而微黄，其氣腥香，其性温平，得乎中和，脾之穀也。入太陰氣分，通利三焦，能化清降濁，故專治中宫之病，消暑除濕而解毒也。其軟殼及黑鵲色者，其性微凉，但可供食，亦調脾胃。

【附方】新九。霍亂吐利。扁豆、香薷各一升，水六升，煮二升，分服。《千金》⑩。霍

---

① 弘景：**《集注》見《證類》卷 25“藊豆”** 陶隱居云：人家種之於籬援，其莢蒸食甚美……

② 頌：**《圖經》見《證類》卷 25“藊豆”** 藊豆，舊不著所出州土，今處處有之。人家多種於籬援間，蔓延而上，大葉細花，花有紫、白二色，莢生花下。其實亦有黑、白二種，白者温而黑者小冷，入藥當用白者……黑色者亦名鵲豆，以其黑間而有白道如鵲羽耳。

③ 詵：**《食療》見《證類》卷 25“藊豆”** 微寒……患冷氣人勿食……

④ 弘景：**《集注》見《證類》卷 25“藊豆”** ……患寒熱病者，不可食。

⑤ 别録：見 1786 頁注⑥。

⑥ 孟詵：**《食療》見《證類》卷 25“藊豆”** ……主嘔逆，久食頭不白……/**《日華子》見《證類》卷 25“藊豆”** ……補五藏……(**按**：糅入《日華子》之文。)

⑦ 蘇恭：**《食療》見《證類》卷 25“藊豆”** 孟詵云：藊豆，療霍亂吐痢不止，末和醋服之，下氣……(**按**：誤注出處，實出《食療》。)

⑧ 蘇頌：**《圖經》見《證類》卷 25“藊豆”** ……主行風氣，女子帶下，兼殺一切草木及酒毒，亦解河豚毒……

⑨ 甄權：**《藥性論》見《證類》卷 25“藊豆”** 白藊豆，亦可單用。主解一切草木毒，生嚼及煎湯服，取效。

⑩ 千金：**《千金方》卷 20“霍亂第六”** 治霍亂方：扁豆(一升)、香薷(一升)，右二味以水六升，煮取二升，分服。單用亦得。

亂轉筋。白扁豆爲末，醋和服。《普濟方》①。消渴飲水。金豆丸：用白扁豆浸去皮，爲末，以天花粉汁同蜜和，丸梧子大，金薄爲衣，每服二三十丸，天花粉汁下，日二服。忌炙煿酒色。次服滋腎藥。《仁存堂方》②。赤白帶下。白扁豆炒，爲末，用米飲每服二錢。毒藥墮胎，女人服草藥墮胎腹痛者。生白扁豆去皮，爲末，米飲服方寸匕。濃煎汁飲亦可。凡服藥胎氣已傷未墮者，或口噤手强，自汗頭低，似乎中風，九死一生。醫多不識，作風治，必死無疑。中砒霜毒。白扁豆生研，水絞汁飲。並《永類方》③。六畜肉毒。白扁豆燒存性研，温水服之，良。《事林廣記》④。諸鳥肉毒。生扁豆末，冷水服之。同上⑤。惡瘡痂痒，作痛。以扁豆擣封，痂落即愈。《肘後》⑥。

花。【主治】女子赤白帶下，乾末米飲服之。蘇頌⑦。焙研服，治崩帶。作餛飩食，治泄痢。擂水飲，解中一切藥毒垂死。功同扁豆。時珍。

【附方】新二。血崩不止。白扁豆花焙乾，爲末。每服二錢，空心炒米煮飲，入鹽少許，調下即效。《奇效良方》⑧。一切泄痢。白扁豆花正開者，擇浄勿洗，以滚湯瀹過，和小猪脊胆肉一條，葱一根，胡椒七粒，醬汁拌匀，就以瀹豆花汁和麪，包作小餛飩，炙熟食之。《必用食治方》⑨。

葉。【主治】霍亂吐下不止。《别録》⑩。吐利後轉筋，生擣一把，入少酢

① 普濟方：**《食療》見《證類》卷25"藊豆"**　孟詵云：藊豆，療霍亂吐痢不止，末和醋服之，下氣。又，吐痢後轉筋，生擣葉一把，以少酢浸汁，服之立差。其豆如緑豆，餅食亦可。（**按**：《普濟方》卷201"霍亂吐利"將《食療》兩方糅合爲一方，注"出本草"。時珍又摘引《普濟方》此方。）

② 仁存堂方：**《普濟方》卷177"痟渴"**　治痟渴丸，又一法（出《仁存方》）：白扁豆（浄煮爛，去皮，一兩），右爲末，以蜜入天花粉汁，同丸梧桐子大，用金銀箔爲衣，每服二十丸，用瓜蔞根汁下，次用麥門冬湯下，病退，日二服。忌炙煿酒色。次服補養藥……

③ 永類方：**《永類鈐方》卷18"妊娠誤服毒藥傷動胎氣"**　又，補遺方：治服草藥墮孕腹痛：白扁豆（生，去皮），爲細末，米飲調服方寸匕。但濃煎服亦可。並解誤中砒霜毒，及婦人赤白帶下，要炒黄，爲末，米飲調下。

④ 事林廣記：**《事林廣記》戊集卷下"中諸肉毒"**　六畜肉毒……燒白匾豆末、黄蘗末，並解。

⑤ 同上：**《事林廣記》戊集卷下"中禽魚毒"**　食鴆鳥毒，生扁豆末，温水下。

⑥ 肘後：**《肘後方》卷5"治卒發丹火惡瘡方第三十八"**　惡瘡連痂癢痛：擣扁豆，封，痂落即瘥。（**按**：《證類》卷11"萹蓄"有同方，主藥爲"萹竹"。《普濟方》及《綱目》兩方皆録。）

⑦ 蘇頌：**《圖經》見《證類》卷25"藊豆"**　……花亦主女子赤白下，乾末米飲和服……

⑧ 奇效良方：**《奇效良方》卷63"調經通治方"**　豆花散：治婦人白崩。右用白扁豆花焙乾爲末，炒米煮飲，入燒鹽，空心服數次即效。紫者勿用。

⑨ 必用食治方：（**按**：查《居家必用事類全集》無此方，未能溯得其源。）

⑩ 别録：見1786頁注⑥。

絞汁服，立瘥。蘇恭①。醋炙研服，治瘕疾。孟詵②。杵傅蛇咬。大明③。

藤。【主治】霍亂，同蘆蘀、人參、倉米等分，煎服。時珍。

刀豆《綱目》

【釋名】挾劍豆。【時珍曰】以莢形命名也。案段成式《酉陽雜俎》④云：樂浪有挾劍豆，莢生橫斜，如人挾劍。即此豆也。

【集解】【穎⑤曰】刀豆長尺許，可入醬用。【時珍曰】刀豆人多種之。三月下種，蔓生引一二丈，葉如豇豆葉而稍長大，五、六、七月開紫花如蛾形。結莢，長者近尺，微似皂莢，扁而劍脊，三棱宛然。嫩時煮食、醬食、蜜煎皆佳。老則收子，子大如拇指頭，淡紅色。同猪肉、雞肉煮食，尤美。

【氣味】甘，平，無毒。【主治】温中下氣，利腸胃，止餢逆，益腎補元。時珍。

【發明】【時珍曰】刀豆本草失載，惟近時小書載其暖而補元陽也。又有人病後餢逆不止，聲聞鄰家。或令取刀豆子燒存性，白湯調服二錢即止。此亦取其下氣歸元，而逆自止也。

黎豆《拾遺》⑥【校正】自草部移入此。

【釋名】貍豆《綱目》、虎豆。【藏器⑦曰】豆子作貍首文，故名。【時珍曰】黎亦黑色也。此豆莢老則黑色，有毛露筋，如虎、貍指爪。其子亦有點，如虎、貍之班，煮之汁黑。故有諸名。

【集解】【藏器⑧曰】黎豆生江南，蔓如葛，子如皂莢子，作貍首文。人炒食之，別無功用。陶氏註"蚺蛇膽"云如黎豆者，即此也。《爾雅》⑨云：諸慮，一名虎涉。又註"櫐根"云：苗如豆。《爾雅》：攝，虎櫐。郭璞註云：江東呼櫐爲藤，似葛而粗大。纏蔓林樹，莢有毛刺。一名豆蔲，今虎豆也，千歲櫐是矣。【時珍曰】《爾雅》虎櫐，即貍豆也。古人謂藤爲櫐，後人訛櫐爲貍矣。《爾雅》山櫐、虎櫐，原是二種。陳氏合而爲一，謂諸慮一名虎涉，又以爲千歲櫐，並誤矣。"千歲櫐"見草部。貍豆

---

① 蘇恭：**《圖經》見《證類》卷 25"藊豆"** ……葉主吐痢後轉筋，生擣，研以少酢，浸取汁飲之，立止……（**按**：誤注出處，實出《圖經》。）

② 孟詵：**《食療》見《證類》卷 25"藊豆"** ……其葉治瘕，和醋煮。理轉筋，葉汁醋服效。

③ 大明：**《日華子》見《證類》卷 25"藊豆"** ……葉傅蛇蟲咬。

④ 酉陽雜俎：**《酉陽雜俎》卷 19"草篇"** 挾劍豆，樂浪東有融澤之中，生豆莢，形似人挾劍，橫斜而生。

⑤ 穎：**《食物本草》卷 1"穀類"** 蠶豆……一種刀豆，長尺許，可入醬用之。

⑥ 拾遺：**《拾遺》見《證類》卷 11"一十一種陳藏器餘・梨豆"** 蚺蛇注陶云"蛇膽如梨豆，生江南。蔓如葛，子如皂莢子，作狸首文，故名梨豆。"《爾雅》云：慮，涉子。人炒食之，一名虎涉，別無功。

⑦ 藏器：見上注。

⑧ 藏器：見上注。

⑨ 爾雅：**《爾雅・釋木》(郭注)** 諸慮，山櫐。（今江東呼櫐爲藤，似葛而粗大。）欇，虎櫐。（今虎頭纏蔓林樹而生，莢有毛刺。今江東呼爲欄欇。音涉。）

野生，山人亦有種之者。三月下種生蔓。其葉如豇豆葉，但文理偏斜。六七月開花成簇，紫色，狀如扁豆花。一枝結莢十餘，長三四寸，大如拇指，有白茸毛。老則黑而露筋，宛如乾熊指爪之狀。其子如刀豆子，淡紫色，有斑點如貍文。煮去黑汁，同猪、雞肉再煮食，味乃佳。

【氣味】甘、微苦，温，有小毒。多食令人悶。【主治】温中益氣。時珍。

本草綱目穀部目録第二十五卷

穀之四　造釀類二十九種

右附方舊八十,新一百。

本草綱目穀部第二十五卷

穀之四　造釀類二十九種

大豆豉《别録》①中品

【釋名】【時珍曰】按劉熙《釋名》②云：豉，嗜也。調和五味，可甘嗜也。許慎《説文》③謂豉爲配鹽幽菽者，乃鹹豉也。

【集解】【弘景④曰】豉出襄陽、錢塘者香美而濃，入藥取中心者佳。【藏器⑤曰】蒲州豉味鹹，作法與諸豉不同，其味烈。陜州有豉汁，經十年不敗。入藥並不如今之豉心，爲其無鹽故也。【詵⑥曰】陜府豉汁，甚勝常豉。其法以大豆爲黄蒸，每一斗，加鹽四升，椒四兩，春三日、夏二日即成。半熟加生薑五兩，既潔净且精也。【時珍曰】豉，諸大豆皆可爲之，以黑豆者入藥。有淡豉、鹹豉，治病多用淡豉汁及鹹者，當隨方法。其豉心乃合豉時取其中心者，非剥皮取心也。此説見《外臺秘要》⑦。造淡豉法：用黑大豆二三斗，六月内淘净，水浸一宿瀝乾，蒸熟取出攤席上，候微温，蒿覆。每三日一看，候黄衣上遍，不可太過。取晒簸净，以水拌，乾濕得所，以汁出指間爲準。安甕中，築實，桑葉蓋厚三寸，密封泥，於日中晒七日，取出，曝一時，又以水拌入甕。如此七次，再蒸過，攤去火氣，甕收築封即成矣。造鹹豉法：用大豆一斗，水浸三日，淘蒸攤罯，候上黄取出簸净，水淘漉乾。每四斤，入鹽一斤，薑絲半斤，椒、橘、蘇、茴、杏仁拌匀，入甕。上面水浸過一寸，以葉蓋封口，晒一月乃成也。造豉汁法：十月至正月，用好豉三斗，清麻油熬令烟斷，以一升拌豉蒸過，攤冷晒乾，拌再蒸，凡三遍。以白鹽一斗擣和，以湯淋汁三四斗，入净釜。下椒、薑、葱、橘絲同煎，三分減一，貯於不津

---

① 别録：**《别録》見《證類》卷 25"豉"**　味苦，寒，無毒。主傷寒，頭痛寒熱，瘴氣惡毒，煩躁滿悶，虚勞喘吸，兩脚疼冷。又殺六畜胎子諸毒。

② 釋名：**《釋名》卷 4"釋飲食第十三"**　豉，嗜也。五味調和，須之而成，乃可甘嗜也。故齊人謂豉聲如嗜也。

③ 説文：**《説文·尗部》**　枝，配鹽幽尗也……

④ 弘景：**《集注》見《證類》卷 25"豉"**　……好者出襄陽、錢塘，香美而濃，取中心者彌善。

⑤ 藏器：**《拾遺》見《證類》卷 25"豉"**　陳藏器云：蒲州豉……作法與諸豉不同，其味烈。陜州又有豉汁，經年不敗，大除煩熱，入藥並不如今之豉心，爲其無鹽故也。

⑥ 詵：**《食療》見《證類》卷 25"豉"**　陜府豉汁，甚勝於常豉。以大豆爲黄蒸，每一斗加鹽四升，椒四兩，春三日，夏兩日，冬五日即成。半熟，加生薑五兩，既潔且精，勝埋於馬糞中……

⑦ 外臺秘要：（**按**：查《外臺秘要》等書，未能溯得其源。）

器中，香美絶勝也。有麩豉、瓜豉、醬豉諸品皆可爲之，但充食品，不入藥用也。

淡豉。【氣味】苦，寒，無毒。【思邈[①]曰】苦、甘，寒，濇。得醯良。【杲[②]曰】陰中之陰也。【主治】傷寒頭痛寒熱，瘴氣惡毒，煩躁滿悶，虚勞喘吸，兩脚疼冷。殺六畜胎子諸毒。《别録》[③]。治時疾熱病，發汗。熬末，能止盗汗，除煩。生擣爲丸服，治寒熱風，胸中生瘡。煮服，治血痢腹痛。研塗陰莖生瘡。《藥性》[④]。治瘧疾骨蒸，中毒藥蠱氣，犬咬。大明[⑤]。下氣調中，治傷寒温毒，發癍嘔逆。時珍。○《千金》[⑥]治温毒黑膏用之。

蒲州豉。【氣味】鹹，寒，無毒。【主治】解煩熱熱毒，寒熱虚勞，調中發汗，通關節，殺腥氣，傷寒鼻塞。陝州豉汁：亦除煩熱。藏器[⑦]。

【發明】【弘景[⑧]曰】豉，食中常用，春夏之氣不和，蒸炒以酒漬服之至佳。依康伯法，先以醋、酒溲蒸曝燥，麻油和，再蒸曝之，凡三過，末椒、薑治和進食，大勝今時油豉也。患脚人，常將漬酒飲之，以滓傅脚，皆瘥。【頌[⑨]曰】古今方書用豉治病最多，江南人善作豉，凡得時氣，即先用葱豉湯服之取汗，往往便瘥也。【時珍曰】陶説康伯豉法，見《博物志》[⑩]，云原出外國，中國謂之康伯，乃傳此法之姓名耳。其豉調中下氣最妙。黑豆性平，作豉則温。既經蒸罯，故能升能散。得葱則發汗，得鹽則能吐，得酒則治風，得薤則治痢，得蒜則止血，炒熟則又能止汗，亦麻黄根節之義也。

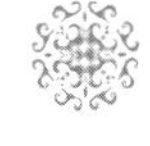

---

① 思邈：**《千金方》卷26"穀米第四"** 大豆豉：味苦、甘、寒，澀，無毒。/**《藥性論》見《證類》卷25"豉"** 豆豉，得醯良……

② 杲：**《本草發揮》卷3"豉"** 東垣云：豉，苦寒，純陰。（**按**："陰中之陰"未能溯得其源。）

③ 别録：見1792頁注①。

④ 藥性：**《藥性論》見《證類》卷25"豉"** ……主下血痢如刺者……又傷寒暴痢腹痛者……熬末能止汗，主除煩躁。治時疾熱病，發汗。又治陰莖上瘡痛爛……又寒熱風，胸中瘡，生者可擣爲丸，良。

⑤ 大明：**《日華子》見《證類》卷25"豉"** 治中毒藥，蠱氣，瘧疾，骨蒸，并治犬咬。

⑥ 千金：**《普濟方》卷404"瘡疹發斑"** 黑膏，治温毒發斑：豆豉（一合）、生地黄（四兩，切），右用豬脂半斤合和露之，煎令三分，取二絞去滓，再入雄黄、麝末攪和，量大小服之。其毒從皮膚中出則愈。忌蕪荑。（**按**：《千金方》《千金翼方》皆無此方，另溯其源。）

⑦ 藏器：**《拾遺》見《證類》卷25"豉"** 陳藏器云：蒲州豉，味鹹，無毒。主解煩熱熱毒，寒熱虚勞，調中發汗，通關節，殺腥氣，傷寒鼻塞……陝州又有豉汁，經年不敗，大除煩熱……

⑧ 弘景：**《集注》見《證類》卷25"豉"** 陶隱居云：豉，食中之常用。春夏天氣不和，蒸炒以酒漬服之，至佳。依康伯法：先以醋酒溲蒸暴燥，以麻油和，又蒸暴之，凡三過，乃末椒、乾薑屑合和，以進食，勝今作油豉也。患脚人常將其酒浸，以滓傅脚皆差……

⑨ 頌：**《圖經》見《證類》卷25"生大豆"** ……古今方書用豉治病最多……今江南人凡得時氣，必先用此湯服之，往往便差。

⑩ 博物志：**《博物志》"逸文"** 外國有豉法：以苦酒溲豆，暴令極乾，以麻油蒸之。蒸訖，復暴三過，乃止。然後細擣椒屑，篩下，隨多少合投之。中國謂之康伯，以是胡人姓名傳此法者，云下氣調和。

【附方】舊三十一,新一十八。傷寒發汗。頌①曰:葛洪《肘後方》云,傷寒有數種,庸人卒不能分别者,今取一藥兼療之,凡初覺頭痛身熱,脉洪,一二日,便以葱豉湯治之。用葱白一虎口,豉一升,綿裹,水三升,煮一升,頓服。不汗更作,加葛根三兩;再不汗,加麻黄三兩。○《肘後》②又法:用葱湯煮米粥,入鹽豉食之,取汗。○又法:用豉一升,小男溺三升,煎一升,分服取汗。傷寒不解。傷寒汗出不解,已三四日,胸中悶惡者。用豉一升,鹽一合,水四升,煮一升半,分服取吐,此秘法也。《梅師方》③。辟除温疫。豉和白术浸酒,常服之。梅師④。傷寒懊憹。吐下後心中懊憹,大下後身熱不去,心中痛者,並用巵子豉湯吐之。肥巵子十四枚,水二盞,煮一盞,入豉半兩,同煮至七分,去滓服。得吐,止後服。《傷寒論》⑤。傷寒餘毒。傷寒後毒氣攻手足及身體虚腫。用豉五合微炒,以酒一升半,同煎五七沸,任性飲之。《簡要濟衆》⑥。傷寒目翳。燒豉二七枚,研末吹之。《肘後》⑦。傷寒暴痢。《藥性論》⑧曰:以豉一升,薤白一握,水三升,煮薤熟,納豉更煮,色黑去豉,分爲二服。血痢不止。用豉、大蒜等分,杵丸梧子大。每服三十丸,鹽湯下。王氏《博濟》⑨。血痢如刺。《藥性論》⑩曰:以豉一升,水漬相淹,煎兩沸,絞汁頓服。不瘥再作。

---

① 頌:**《圖經》見《證類》卷25“生大豆”** ……葛洪《肘後方》云:療傷寒有數種,庸人不能分别,今取一藥兼療。若初覺頭痛肉熱,脉洪起一二日,便作此加減葱豉湯。葱白一虎口,豉一升,綿裹,以水三升,煮取一升,頓服取汗。若不汗,更作,加葛根三兩,水五升,煮取二升,分再服,必得汗,即差。不汗更作,加麻黄三兩,去節。諸名醫方皆用此。更有加減法甚多……

② 肘後:**《肘後方》卷2“治傷寒時氣温病方第十三”** ……又用葱湯研米二合,水一升,煮之,少時下鹽、豉,後納葱白四物,令火煎取三升,分服取汗也……又方:豉一升,小男溺三升,煎取一升,分爲再服,取汗。

③ 梅師方:**《證類》卷25“豉”** 《梅師方》:治傷寒,汗出不解,已三四日,胸中悶吐方:豉一升,鹽一合,水四升,煎取一升半,分服當吐。

④ 梅師:**《證類》卷25“豉”** 《梅師方》……又方:辟温疫法:熬豉和白术浸酒,常服之。

⑤ 傷寒論:**《傷寒論·辨太陽病脉證並治》** 發汗後,水藥不得入口爲逆。若更發汗,必吐下不止。發汗吐下後,虚煩不得眠,若劇者,必反復顛倒,心中懊憹,梔子豉湯主之。若少氣者,梔子甘草豉湯主之。若嘔者,梔子生豉湯主之。梔子豉湯方:梔子(十四個,擘)、香豉(四合,綿裹),右二味以水四升,先煮梔子,得二升半,内豉煮取一升半,去滓,分爲二服,温進一服。得吐者止後服。

⑥ 簡要濟衆:**《證類》卷25“豉”** 《簡要濟衆》:主傷寒後毒氣攻手足及身體虚腫豉酒方:豉五合微炒,以酒一升半,同煎五、七沸,任性稍熱服之。

⑦ 肘後:**《肘後方》卷2“治傷寒時氣温病方第十三”** 若生翳者:燒豉二七枚,末,内管中以吹。

⑧ 藥性論:**《藥性論》見《證類》卷25“豉”** ……又傷寒暴痢腹痛者,豉一升,薤白一握切,以水三升,先煮薤,内豉更煮,湯色黑去豉,分爲二服。不差再服。

⑨ 博濟:**《證類》卷25“豉”** 《王氏博濟》:治藏毒,下血不止。用豉、大蒜等分,一處杵匀,丸如梧子大。每服鹽湯下三十丸,血痢亦治。

⑩ 藥性論:**《藥性論》見《證類》卷25“豉”** ……主下血痢如刺者,豉一升,水漬纔令相淹,煎一兩沸,絞汁頓服。不差可再服。

赤白重下。葛氏①用豆豉熬小焦，搗服一合，日三。或炒焦，以水浸汁服，亦驗。○《外臺》②用豉心炒爲末一升，分四服，酒下，入口即斷也。臟毒下血。烏犀散：用淡豉十文，大蒜二枚煨，同搗丸梧子大。煎香菜湯服二十丸，日二服，安乃止。永絶根本，無所忌。○廬州彭大祥云：此藥甚妙，但大蒜九蒸乃佳，仍以冷韲水送下。昔朱元成言其姪及陸子楫提刑皆服此，數十年之疾，更不復作也。《究原方》③。小便血條。淡豆豉一撮，煎湯空腹飲。或入酒服。《危氏得效方》④。瘧疾寒熱。煮豉湯飲數升，得大吐即愈。《肘後方》⑤。小兒寒熱，惡氣中人。以濕豉研丸鷄子大，以摩腮上及手足心六七遍，又摩心、臍上，旋旋咒之了，破豉丸看有細毛，棄道中，即便瘥也。《食醫心鏡》⑥。盜汗不止。詵⑦曰：以豉一升微炒香，清酒三升漬三日，取汁冷暖任服。不瘥更作，三兩劑即止。齁喘痰積。凡天雨便發，坐卧不得，飲食不進，乃肺竅久積冷痰，遇陰氣觸動則發也。用此一服即愈，服至七八次，即出惡痰數升，藥性亦隨而出，即斷根矣。用江西淡豆豉一兩，蒸搗如泥，入砒霜末一錢，枯白礬三錢，丸緑豆大。每用冷茶、冷水送下七丸，甚者九丸，小兒五丸，即高枕仰卧。忌食熱物等。《皆效方》⑧。風毒膝攣，骨節痛。用豉心五升，九蒸九暴，以酒一斗浸

---

① 葛氏：**《外臺》卷 25"重下方"** 《備急》療重下方。此即赤白痢下也，令人下部疼重，故名重下。葛氏方：豉熬令少焦，右一味搗取一合，日再三服。又熬豉令焦，水一升淋取汁服，冷則用酒淋，日三服之。（**按**：今本《肘後方》無此方。）

② 外臺：**《外臺》卷 25"赤白痢方"** 《救急》療赤白痢，無問新舊，入口即斷方：香豉心（豉心謂合豉其中心者，熟而且好，不是去皮取心，勿浪用之），右一味以取豉熅令乾香，搗爲末，壯年者一大升豉心爲四服，小兒量與之。

③ 究原丸：**《百一選方》卷 14"第二十二門"** 治腸風……又方，朱解元成言傳，其兒子雲知丞與渠，及陸子揖提刑皆服之，數十年之疾更不復作。右淡豆豉不以多少，研令極細，入剥浄大蒜，逐旋同研，候可元爲度，元如梧桐子大。遇發時，絶早空心用陳米飲先下五十元，午時再服一百元，以病安而止，可以永絶根本，無所忌。廬州彭知録大辯亦云，此藥甚妙。其方所用大蒜先蒸九次，然後和藥，仍以冷齏水送下，病止即輟藥。（**按**：《普濟方》卷 38"臟毒下血"有"究原丸，一名烏犀丸"與此同，云出《百一選方》。）

④ 危氏得效方：**《得效方》卷 7"失血"** 單方：療小遺出血條。淡豆豉一撮，煎湯服，效。

⑤ 肘後方：**《肘後方》卷 3"治寒熱諸瘧方第十六"** 治瘧病方……又方：多煮豉湯，飲數升，令得大吐便瘥。

⑥ 食醫心鏡：**《證類》卷 25"豉"** 《食醫心鏡》……又方：小兒寒熱，惡氣中人。以濕豉爲丸如雞子大，以摩腮上及手足心六七遍，又摩心、臍上，旋旋祝之了，破豉丸看有細毛，棄道中即差。

⑦ 詵：**《食療》見《證類》卷 25"豉"** 孟詵云：豉，能治久盜汗患者，以一升微炒令香，清酒三升漬，滿三日取汁，冷暖任人服之，不差，更作三兩劑即止。

⑧ 皆效方：**《皆效方》** 紫金丹：凡天欲雨便齁喘，一至坐卧不得，飲食不進。乃肺竅中積久冷痰，乘天陰氣從背脊而侵，從鼻口而入，則肺脹作聲。此病有苦至終身者，亦有母子相傳者。昔市中一道人賣此藥，一服即愈……每服不過七八次，覺有痰腥臭，白色，吐至數升，砒性亦隨而出，是斷根矣，何毒之有。砒霜（用金脚者，生研爲末，一錢）、白礬（煅過，另研爲末，三錢）、江西淡鹽豆豉（一兩，蒸軟，研如泥，旋加砒霜令勻），右研勻，撚爲丸菉豆大。疾發者，用涼茶，或冷水送下七丸，甚者九丸，小兒老人五丸服下。忌熱湯粥。宜高枕仰卧，以不喘爲愈。

經宿，空心隨性温飲。《食醫心鏡》①。**手足不隨**。豉三升，水九升，煮三升，分三服。又法：豉一升微熬，囊貯漬三升酒中三宿。温服，常令微醉爲佳。《肘後方》②。**頭風疼痛**。豉湯洗頭，避風取瘥。《孫真人方》③。**卒不得語**。煮豉汁，加入美酒服之。《肘後》④。**喉痺不語**。煮豉汁一升服，覆取汗。仍着桂末于舌下，嚥之。《千金》⑤。**咽生瘜肉**。鹽豉和擣塗之。先刺破出血乃用，神效。《聖濟總録》⑥。**口舌生瘡**，胸膈疼痛者。用焦豉末，含一宿即瘥。《聖惠方》⑦。**舌上血出**如針孔者。豉三升，水三升，煮沸。服一升，日三服。《葛氏方》⑧。**墮胎血下**，煩滿。用豉一升，水三升，煮三沸，調鹿角末服方寸匕。《子母秘録》⑨方。**妊娠動胎**。豉汁服，妙。華佗方也。同上⑩。**婦人難産**。乃兒枕破與敗血裹其子也。以勝金散逐其敗血即順矣。用鹽豉一兩，以舊青布裹了，燒赤、乳細，入麝香一錢，爲末，取秤錘燒紅淬酒，調服一大盞。《郭稽中方》⑪。**小兒胎毒**。淡豉煎濃汁，與三五口，其毒自下。又能助脾氣，消乳食。《聖惠》⑫。**小兒哯乳**。用鹹豉七箇去皮，膩粉一錢，同研，丸黍米大。每服三五丸，藿香湯下。《全幼心鑑》⑬。

---

① 食醫心鏡：**《證類》卷25“豉”**　《食醫心鏡》：主風毒，脚膝攣急，骨節痛。豉心五升，九蒸九暴，以酒一斗取浸經宿，空心隨性緩飲之。

② 肘後方：**《肘後方》卷3“治中風諸急方第十九”**　若手足不隨方……又方：豉三升，水九升，煮取三升，分三服。又取豉一升，微熬，囊貯，漬三升酒中三宿，温服，微令醉爲佳。

③ 孫真人方：**《證類》卷25“豉”**　孫真人：治頭風痛，以豉湯洗頭，避風即差。

④ 肘後：**《肘後方》卷3“治卒風喑不得語方第二十”**　治卒不得語方……又方：煮豉汁，稍服之一日，可美酒半升中攪，分爲三服。

⑤ 千金：**《證類》卷25“豉”**　《千金方》……又方：治喉痹卒不語，煮豉汁一升服，覆取汗。亦可末桂著舌下，漸咽。（**按**：《千金方》卷6、卷8兩見此方。）

⑥ 聖濟總録：**《聖濟總録》卷123“懸癰腫”**　治懸癰腫長生息肉及舌腫方……又方：鹽、豉（各等分），右二味，以鹽和豉塗患處，日三五次。

⑦ 聖惠方：**《聖惠方》卷36“治口舌生瘡諸方”**　治口舌生瘡，胸膈疼痛，宜服此方：右焦炒豉細研爲末，含之一宿，差。

⑧ 葛氏方：**《證類》卷25“豉”**　葛氏方……又方：舌上出血如針孔：取豉三升，水三升，煮之沸，去滓，服一升，日三。

⑨ 子母秘録：**《證類》卷25“豉”**　《子母秘録》……又方：治墮胎血下盡煩滿：豉一升，水三升，三沸煮，末鹿角服方寸匕。

⑩ 同上：**《證類》卷25“豉”**　《子母秘録》：華佗安胎：豉汁服之妙。

⑪ 郭稽中方：**《産育保慶集》卷上**　第二論曰：難産者何？答曰：胎側有成形塊，呼爲兒枕。子欲生時，枕破，與敗血裹其子，故難産。但服勝金散，逐其敗血，即自生。若逆生横生，並皆治之。勝金散：麝香（一錢）、鹽豉（一兩，用舊青布裹了，燒令通紅，急以乳鉢槌碎，爲末），右共爲末，取秤槌燒紅，經酒淬之，調下藥一錢匕。

⑫ 聖惠：**《嬰童百問》卷1“初誕第一問”**　……又法下胎毒，臨産落草時，濃煎淡豉汁服極好。不可與辰砂、黄連、輕粉等。（**按**：《聖惠方》無此方，另溯其源。）

⑬ 全幼心鑑：**《全幼心鑑》卷2“斷乳法”**　鹽豉圓：治嬰孩小兒哯乳不止。鹹豉（口内含去皮，七粒）、膩粉（一錢），右爲研，如黍米大，每服三圓或五圓，用藿香葉煎湯，食前服。乳頭吻亦得。

小兒丹毒，作瘡出水。豉炒烟盡爲末，油調傅之。《姚和衆方》①。小兒頭瘡。以黄泥裹豉煨熟取研，以蓴菜油調傅之。《勝金》②。發背癰腫。已潰未潰，用香豉三升，入少水搗成泥，照腫處大小作餅，厚三分。瘡有孔，勿覆孔上。鋪豉餅，以艾列於上灸之。但使温温，勿令破肉。如熱痛，即急易之，患當減快，一日二次灸之。如先有孔，以汁出爲妙。《千金方》③。一切惡瘡。熬豉爲末傅之，不過三四次。出《楊氏産乳》④。陰莖生瘡痛爛者。以豉一分，蚯蚓濕泥二分，水研和塗上，乾即易之。禁熱食、酒、蒜、芥菜。《藥性論》⑤。蠼螋尿瘡。杵豉傅之。良。《千金》⑥。蟲刺螫人。豉心嚼敷，少頃見豉中有毛即瘥。不見再傅，晝夜勿絶，見毛爲度。《外臺》⑦。蹉跌破傷筋骨。用豉三升，水三升，漬濃汁飲之，止心悶。《千金》⑧。毆傷瘀聚，腹中悶滿。豉一升，水三升，煮三沸，分服。不瘥再作。《千金》⑨。解蜀椒毒。豉汁飲之。《千金方》⑩。中牛馬毒。豉汁和人乳頻服之，效。《衛生易簡》⑪。小蝦蟆毒。小蝦蟆有毒，食之令小便秘澀，臍下悶痛，有至死者。以生豉一合，投新汲水半椀，浸濃汁，頓飲之，即愈。《茆亭客話》⑫。中酒成病。豉、葱白各半升，水二升，煮一升，頓服。《千金方》⑬。服藥過劑悶亂者。豉汁飲

① 姚和衆方：《證類》卷25"豉" 姚和衆：治小兒丹毒，破作瘡，黄水出。焦炒豉令煙絶，爲末，油調傅之。

② 勝金：《證類》卷25"豉" 《勝金方》：治小兒頭上生惡瘡。以黄泥聚豉煨熟，冷後取出豆豉爲末，以蓴菜油傅之，差。

③ 千金方：《千金方》卷22"發背第三" 治發背及癰腫已潰未潰方：香豉三升，少與水和，熟搗成强泥，可腫作餅子，厚三分以上。有孔勿覆孔上。布豉餅，以艾列其上灸之，使温温而熱，勿令破肉。如熱痛，即急易之，患當減。快得安穩，一日二度灸之。如先有瘡孔，孔中得汁出即瘥。

④ 楊氏産乳：《證類》卷25"豉" 《楊氏産乳》：療惡瘡。熬豉爲末傅之，不過三四次。

⑤ 藥性論：《藥性論》見《證類》卷25"豉" ……又治陰莖上瘡痛爛，豉一分，蚯蚓濕泥二分，水研和塗上，乾易，禁熱食酒、菜、蒜。

⑥ 千金：《千金方》卷25"蛇毒第二" 治蠼螋尿方……又方：搗豉封之。

⑦ 外臺：《外臺》卷29"狐刺方" 崔氏療狐刺方：取好豉心，以足爲限，但覺被刺，即熟嚼豉以薄之，少頃，看豉中當見毛。不見，又速嚼豉，數薄之，以晝夜勿絶，但以毛盡便愈。

⑧ 千金：《千金方》卷25"被打第三" 治四肢骨碎，筋傷蹉跌方：以水二升，漬豉三升，取汁服之。

⑨ 千金：《千金方》卷25"被打第三" 治被毆擊損傷，聚血腹滿煩悶方：豉一升，以水三升，煮三沸，分再服，不瘥重作……

⑩ 千金方：《千金方》卷24"解百藥毒第二" 蜀椒毒……豉汁……水調服。

⑪ 衛生易簡：《衛生易簡方》卷5"中諸毒物" 治食馬肝、牛肉中毒：用人乳和豉汁服之，神效。

⑫ 茆亭客話：《證類》卷25"豉" 《茆亭客話》：蝦蟇小者有毒，主人小便秘澀，臍下憋，疼痛至死者。以生豉一合，投新汲水半碗，浸令水濃，頓飲之，愈。

⑬ 千金方：《千金方》卷25"卒死第一" 治病酒方：豉、葱白各一升，右二味，以水四升，煮取二升，頓服之。

之。《千金》①。雜物眯目。不出,用豉三七枚,浸水洗目,視之即出。《總録》②方。刺在肉中。嚼豉塗之。《千金方》③。小兒病淋。方見"蒸餅"發明下。腫從脚起。豉汁飲之,以滓傅之。《肘後方》④。

豆黄《食療》⑤【校正】原附"大豆"下,今分出。

【釋名】【時珍曰】造法:用黑豆一斗蒸熟,鋪席上,以蒿覆之,如盦醬法,待上黄,取出晒乾,搗末收用。

【氣味】甘,温,無毒。【詵⑥曰】忌猪肉。【主治】濕痺膝痛,五臟不足氣,胃氣結積,壯氣力,潤肌膚,益顔色,填骨髓,補虚損,能食,肥健人。以錬猪脂和丸,每服百丸,神驗秘方也。肥人勿服。詵。〇出《延年秘録方》⑦。生嚼,塗陰痒汗出。時珍。

【附方】新二。脾弱不食。餌此當食。大豆黄二升,大麻子三升熬香,爲末。每服一合,飲下,日四五服任意。《千金方》⑧。打擊青腫。大豆黄爲末,水和塗之。《外臺秘要》⑨。

豆腐《日用》⑩

【集解】【時珍曰】豆腐之法,始於漢·淮南王劉安。凡黑豆、黄豆及白豆、泥豆、豌豆、緑豆之類,皆可爲之。造法:水浸磑碎,濾去滓,煎成,以鹽鹵汁或山礬葉或酸漿、醋澱就釜收之,又有入

---

① 千金:**《千金方》卷24"解百藥毒第二"** 服藥過劑悶亂者方:吞……豉汁……

② 總録:**《聖濟總録》卷113"眯目"** 治雲母等入眼方……又方:豉(三七粒),右一味,以水浸洗目,視之即出。

③ 千金方:**《千金方》卷25"被打第三"** 治刺在人肉中不出方……又方:嚼豉塗之。

④ 肘後方:**《肘後方》卷3"治卒身面腫滿方第二十四"** 若腫從脚起,稍上進者,入腹則煞人,治之方……又方:煮豉汁飲。以滓敷脚。

⑤ 食療:**《證類》卷25"生大豆"** 孟詵……其豆黄,主濕痺膝痛,五藏不足氣,胃氣結積,益氣,潤肌膚。末之收成,煉豬膏爲丸,服之能肥健人……

⑥ 詵:**《食療》見《證類》卷25"生大豆"** ……大豆黄屑忌豬肉……

⑦ 延年秘録方:見本頁注⑤。/**《外臺》卷17"長肌膚方"** 《延年》服大豆法:令人長肌膚,益顔色,填骨髓,加氣力,補虚,又能嗜食。瘦人服兩劑,即令肥充不可識,肥人不得服之方。大豆(五升,取肥好者,一依作醬法,料理取黄),右一味搗末,以絹篩之,以豬肪脂好銷煉如法,去滓,以膏和豆末作圓訖,以油帛裹之,著於磁器中收之。一服如梧子五十丸,細細加至一百丸,日再,以酒飲任用下之。一無所禁,瘦人不過兩劑即大肥。服十日已,去食不知飽也。秘驗神方。

⑧ 千金方:**《千金方》卷15"脾虚實第二"** 麻豆散,主脾氣弱,不下食,餌此以當食方:大豆黄(二升)、大麻子(三升,熬令香),右二味治下篩,飲和服一合,日四五,任情多少。

⑨ 外臺秘要:**《千金方》卷25"被打第三"** 治被打擊頭眼青腫方……又方:大豆黄末,水和塗之。(**按**:《外臺》卷29引同方,云出《千金》。)

⑩ 日用:**《日用本草》卷2"豆腐"** 味甘,性寒,有毒。能發腎氣,瘡疥,頭風。杏仁可解。

缸内以石膏末收者。大抵得鹹、苦、酸、辛之物，皆可收斂爾。其面上凝結者，揭取晾乾，名豆腐皮，入饌甚佳也。

【氣味】甘、鹹，寒，有小毒。【原①曰】性平。【頌②曰】寒而動氣。【瑞③曰】發腎氣、瘡疥、頭風，杏仁可解。【時珍曰】按《延壽書》④云：有人好食豆腐，中毒，醫不能治。作腐家言：萊菔入湯中則腐不成。遂以萊菔湯下藥而愈。大抵暑月恐有人汗，尤宜慎之。【主治】寬中益氣，和脾胃，消脹滿，下大腸濁氣。寧原⑤。清熱散血。時珍。

【附方】新四。休息久痢。白豆腐，醋煎食之，即愈。《普濟方》⑥。赤眼腫痛。有數種，皆肝熱血凝也。用消風熱藥服之。夜用鹽收豆腐片貼之，酸漿者勿用。《證治要訣》⑦。杖瘡青腫。豆腐切片貼之，頻易。一法：以燒酒煮貼之，色紅即易，不紅乃已。《拔萃方》⑧。燒酒醉死，心頭熱者。用熱豆腐細切片，遍身貼之，貼冷即換之，甦省乃止。

陳廩米《别録》⑨下品

【釋名】陳倉米古名、老米俗名、火米。【時珍曰】有屋曰廩，無屋曰倉，皆官積也。方曰倉，圓曰囷，皆私積也。老亦陳也。火米有三：有火蒸治成者，有火燒治成者，又有畬田火米，與此不同。

【集解】【弘景⑩曰】陳廩米即粳米久入倉陳赤者。以廩軍人，故曰廩爾。方中多用之。人以作醋，勝於新粳米也。【藏器⑪曰】廩米，吴人以粟爲良，漢地以粳爲善。亦猶吴紵鄭縞，貴遠賤近之意。確論其功，粟當居前。【宗奭⑫曰】諸家註説不言是粳是粟，然二米陳者性皆冷，煎煮亦無膏

---

① 原：**《食鑑本草》卷下"豆腐"** 味甘，平。

② 頌：**《圖經》見《證類》卷25"生大豆"** ……作腐則寒而動氣……

③ 瑞：見1798頁注⑩。

④ 延壽書：**《延壽書》卷3"米穀"** ……有好食豆腐中毒，不能治。更醫至中途，遇作腐人家相爭。因問，妻誤將萊菔湯置鍋中，腐更不成。醫得其説，以萊菔湯下藥而愈。（萊菔，即蘿蔔也。）

⑤ 寧原：**《食鑑本草》卷下"豆腐"** 寬中益氣，和脾胃，下大腸濁氣，消脹滿。

⑥ 普濟方：**《普濟方》卷213"休息痢"** 患休息痢者：以醋煎白豆腐食之，即愈。

⑦ 證治要訣：**《證治要訣》卷10"拾遺門・眼"** 赤眼有數種，氣毒赤者，熱壅赤者，有時眼赤者，無非血壅肝經所主。蓋肝主血，通竅於眼。赤眼之病，大率皆由於肝，並黑神散、消風散等分，白湯調，食後睡時服。仍用豆腐切片傅其上，鹽就者可用，酸漿者不可用，即烏豆傅盦之意。

⑧ 拔萃方：（**按**：未能溯得其源。）

⑨ 别録：**《别録》見《證類》卷26"陳廩米"** 味鹹、酸，温，無毒。主下氣，除煩渴，調胃，止洩。

⑩ 弘景：**《集注》見《證類》卷26"陳廩米"** 陶隱居云：此今久入倉陳赤者，湯中多用之。人以作醋，勝於新粳米也。（**按**：原文無"以廩軍人"語。）

⑪ 藏器：**《拾遺》見《證類》卷26"陳廩米"** 陳藏器云……吴人以粟爲良，漢地以粳爲善，亦猶吴紵鄭縞，蓋貴遠賤近之義焉。確論其功，粟居前也。

⑫ 宗奭：**《衍義》卷20"陳廩米"** 今經與諸家注説，皆不言是粳米爲，復是粟米。然粳、粟二米，陳者性皆冷，頻食之令人自利，與經所説稍戾……

膩，頻食令人自利，與經説稍戾。【時珍曰】廩米北人多用粟，南人多用粳及秈，並水浸蒸晒爲之，亦有火燒過治成者。入倉陳久，皆氣過色變，故古人謂之紅粟、紅腐，陳陳相因也。

【氣味】鹹、酸，温，無毒。【藏器①曰】廩米熱食即熱，冷食即冷，假以火氣也，體自温平。同馬肉食，發痼疾。【時珍曰】廩米年久，其性多凉，但炒食則温爾，豈有熱食即熱者乎。【主治】下氣，除煩渴，調胃止洩。《别録》②。補五臟，澀腸胃。《日華》③。暖脾，去憊氣，宜作湯食。士良④。炊飯食，止痢，補中益氣，堅筋骨，通血脉，起陽道。以飯和酢擣，封毒腫惡瘡，立瘥。北人以飯置甕中，水浸令酸，食之，暖五臟六腑之氣。研米服，去卒心痛。孟詵⑤。寬中消食，多食易飢。寧原⑥。調腸胃，利小便，止渴除熱。時珍。

【發明】【時珍曰】陳倉米煮汁不渾，初時氣味俱盡，故冲淡可以養胃。古人多以煮汁煎藥，亦取其調腸胃、利小便、去濕熱之功也。《千金方》⑦治洞注下利，炒此米研末飲服者，亦取此義。《日華子》謂其澀腸胃，寇氏謂其冷利，皆非中論。

【附方】新五。霍亂大渴，能殺人。以黄倉米三升，水一斗，煮汁澄清飲，良。《永類鈐方》⑧。反胃膈氣，不下食者。太倉散：用倉米或白米，日西時以水微拌濕，自想日氣如在米中。次日晒乾，袋盛掛風處。每以一撮，水煎和汁飲之，即時便下。〇又方：陳倉米炊飯焙研。每五兩入沉香末半兩，和匀。每米飲服二三錢。《普濟方》⑨。諸般積聚。太倉丸：治脾胃飢飽不時生病，及諸般積聚，百物所傷。陳倉米四兩，以巴豆二十一粒去皮同炒，至米香豆黑，勿令米

---

① 藏器：**《拾遺》見《證類》卷26"陳廩米"** 陳藏器云：和馬肉食之，發痼疾。凡熱食即熱，冷食即冷，假以火氣也，體自温平……

② 别録：見1799頁注⑨。

③ 日華：**《日華子》見《證類》卷26"陳廩米"** 陳倉米，補五藏，澀腸胃。

④ 士良：**《食性》見《證類》卷26"陳廩米"** 陳士良云：陳倉米，平胃口，止洩瀉，煖脾，去憊氣，宜作湯食。

⑤ 孟詵：**《食療》見《證類》卷26"陳廩米"** 炊作乾飯食之，止痢。補中益氣，堅筋骨，通血脉，起陽道。又，毒腫惡瘡，久陳者蒸作飯，和酢封腫上，立差。卒心痛，研取汁服之。北人炊之，於甕中水浸令酸，食之煖五藏六腑之氣。

⑥ 寧原：**《食鑑本草》卷下"陳倉米"** 平胃寬中，下氣消食，除煩渴，止泄痢。多食易饑。

⑦ 千金方：**《千金方》卷15"小兒痢第十"** 治少小洞注下痢方……又方：炒倉米，末飲服之。

⑧ 永類鈐方：**《永類鈐方》卷4"雜病霍亂吐利"** 霍亂大渴，能殺人。以黄倉米五升，水一斗，煮三升，稍飲之。

⑨ 普濟方：**《普濟方》卷36"胃反"** （大）〔太〕蒼散：治胃反，及膈氣不下食。用（蒼）〔倉〕米或白米，遇日西時於日下水微拌濕，自心中想日氣如在米中，便在日中曬乾，紙袋盛掛通風處。每服水煎一撮，和汁飲之，即時便下。一方：陳（蒼）〔倉〕米（炊飯，焙乾爲末，五兩）、沉香末（五錢），令匀，米飲調下。

焦，揀去豆不用，入去白橘皮四兩，爲末，糊丸梧子大。每薑湯服五丸，日二服。《百一選方》①。暑月吐瀉。陳倉米二升，麥芽四兩，黄連四兩切，同蒸熟，焙研爲末，水丸梧子大。每服百丸，白湯送下。

飯《拾遺》②

【釋名】

【集解】【時珍曰】飯食，諸穀皆可爲之，各隨米性，詳見本條。然有入藥諸飯，不可類從者，應當别出。大抵皆取粳、籼、粟米者爾。

新炊飯。【主治】人尿牀，以熱飯一盞，傾尿牀處，拌與食之，勿令病者知。又乘熱傅腫毒，良。時珍。

寒食飯饋飯也。【主治】滅瘢痕及雜瘡，研末傅之。藏器③。燒灰酒服，治食本米飲成積，黄瘦腹痛者，甚效。孫思邈④。傷寒食復，用此飯燒研，米飲服二三錢，效。時珍。

祀竈飯。【主治】卒噎，取一粒食之，即下。燒研，搽鼻中瘡。時珍。

盆邊零飯。【主治】鼻中生瘡，燒研傅之。時珍。

齒中殘飯。【主治】蝎咬毒痛，傅之即止。時珍。

飧飯飧音孫，即水飯也。【主治】熱食，解渴除煩。時珍。

荷葉燒飯。【主治】厚脾胃，通三焦，資助生發之氣。時珍。

【發明】【李杲⑤曰】易水張潔古枳术丸，用荷葉裹燒飯爲丸。蓋荷之爲物，色青中空，象乎震卦風木。在人爲足少陽膽同手少陽三焦，爲生化萬物之根蒂。用此物以成其化，胃氣何由不上升乎？更以燒飯和藥，與白术協力，滋養穀氣，令胃厚不致再傷，其利廣矣大矣。【時珍曰】按韓悉《醫

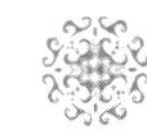

① 百一選方：**《百一選方》卷2"第三門"** 治脾胃因飢飽不時生病，太倉元，蔣簽判方：橘皮（不去白，湯洗，一兩）、陳倉米（用簸去空者，半兩），右二味爲細末，薑汁糊爲元如梧桐子大，每服五七十元，米飲湯下。等分亦可。

② 拾遺：**《證類》卷26"一十一種陳藏器餘・寒食飰"** 主滅瘢痕，有舊瘢及雜瘡，並細研傅之。飯灰，主病後食勞。

③ 藏器：見上注。

④ 孫思邈：（**按**：已查孫思邈諸書，未能溯得其源。）

⑤ 李杲：**《蘭室秘藏》卷上"飲食勞倦門・脾胃虚損論"** 易水張先生……設下一藥：枳實一兩，麩炒黄色爲度，白术二兩，只此二味，荷葉裹，燒飯爲丸……荷葉之物，中央空，象震卦之體……生化萬物之根蒂也……人之飲食入胃，營氣上行，即少陽甲膽之氣也。其手少陽三焦經，人之元氣也……荷葉……其色青，形乃空，青而象風木者也。食藥感此氣之化，胃氣何由不上升乎……更以燒飯和藥，與白术協力，滋養穀氣而補，令胃厚再不至内傷其利廣矣！大矣……

通》①云:東南人不識北方炊飯無甑,類乎爲燒,如燒菜之意,遂訛以荷葉包飯入灰火燒煨,雖丹溪亦未之辯。但以新荷葉煮湯,入粳米造飯,氣味亦全也。凡粳米造飯,用荷葉湯者寬中,芥葉湯者豁痰,紫蘇湯者行氣解肌,薄荷湯者去熱,淡竹葉湯者辟暑,皆可類推也。

青精乾石䭀飯宋《圖經》②

【釋名】烏飯。【頌③曰】按陶隱居《登真隱訣》載:太極真人青精乾石䭀飯法。䭀音信。䭀之爲言殗也,謂以酒、蜜、藥草輩溲而曝之也。亦作䂀。凡内外諸書並無此字,惟施於此飯之名耳。《陳藏器本草》④名烏飯。

【集解】【頌⑤曰】《登真隱訣》載南燭草木名狀,註見木部本條下。其作飯法:以生白粳米一斛五斗舂治,淅取一斛二斗。用南燭木葉五斤,燥者三斤亦可,雜莖皮煮取汁,極令清冷以溲米,米釋炊之。從四月至八月末,用新生葉色皆深;九月至三月,用宿葉色皆淺。可隨時進退其斤兩。又采軟枝莖皮,於石臼中擣碎。假令四五月中作,可用十許斤熟舂,以斛二斗湯浸染得一斛也。比來只以水漬一二宿,不必用湯。漉而炊之,初米正作緑色,蒸過便如紺色。若色不好,亦可淘去,更以新汁漬之,洒潰皆用此汁,惟令飯作正青色乃止。高格曝乾,當三蒸曝,每蒸輒以葉汁溲令浥浥。每日可服二升,勿復血食。填胃補髓,消滅三蟲。《上元寶經》云:子服草木之王,氣與神通;子食青燭之津,命不復殞。此之謂也。今茅山道士亦作此飯,或以寄遠。重蒸過食之,甚香甘也。【藏器⑥

---

① 醫通:**《韓氏醫通》卷下"方訣無隱章第八"** 枳术方燒飯法:易水張氏製此方,東垣晚年始悟用荷葉中虚之義。詎意東南人不識北方炊飯無甑,類乎爲燒,遂訛以荷葉包飯入灰火燒煨,雖丹溪亦未之辯……先用新碧荷葉數十煮湯,去葉入粳米,亦如尋常造飯之法,甑内以荷鋪。蓋北方無甑,亦隨常法。但米入湯,自然透緑,方全氣味。/**"藥性裁成章第七"** 粳米造飯,用荷葉煮湯者寬中,芥菜葉者豁痰,紫蘇葉者行氣解肌,薄荷葉者氣〔去〕熱,淡竹葉者辟暑。

② 圖經:**《圖經》見《證類》卷14"南燭枝葉"** ……作飯法:以生白粳米一斛五斗,更舂治,淅取一斛二斗。木葉五斤,燥者用三斤亦可,雜莖皮益嘉,煮取汁,極令清冷,以瀟米,米釋炊之。瀟,即溲字也。今課其時月,從四月生新葉,至八月末色皆深,九月至三月用宿葉,色皆淺,可隨時進退其斤兩,寧小。多合採軟枝莖皮,于石臼中擣碎。假令四、五月中作,可用十許斤熟舂,以斛二斗湯漬染得一斛,以九斗淹斛二斗米。比來正爾用水漬一二宿,不必隨湯煮漬米,令上可走蝦,周時乃漉而炊之。初漬米正作緑色,既得蒸便如紺,若一過汁漬,不得好色,亦可淘去,更以新汁漬之。洒潰皆用此汁,當令飯作正青色乃止。向所餘汁一斗,以共三過洒飯,預作高格暴令乾,當三過蒸暴,每一燥輒以青汁搜令浥浥耳。日可服二升,勿復血食。亦以填胃補髓,消滅三蟲。《上元寶經》曰:子服草木之王,氣與神通。子食青燭之津,命不復殞。此之謂也。今茅山道士亦作此飯,或以寄遠,重蒸過食之,甚香甘也……

③ 頌:**《圖經》見《證類》卷14"南燭枝葉"** ……謹按陶隱居《登真隱訣》載太極真人青精乾石䭀飯法:䭀(音迅)。䭀之爲言飧也,謂以酒、蜜、藥草輩,飧搜而暴之也。亦作䂀。凡内外諸書,並無此字,惟施於今飯之名耳……

④ 陳藏器本草:**《拾遺》見《證類》卷14"南燭莖葉"** ……取汁炊飯,名烏飯……

⑤ 頌:見本頁注②。

⑥ 藏器:**《拾遺》見《證類》卷14"南燭莖葉"** ……取莖葉擣碎,漬汁浸粳米,九浸九蒸九暴,米粒緊小,正黑如毉珠,袋盛之,可通遠方……

曰】烏飯法:取南燭莖葉擣碎,漬汁浸粳米,九浸九蒸九曝,米粒緊小,黑如瑿珠,袋盛可以適遠方也。【時珍曰】此飯乃仙家服食之法,而今之釋家多於四月八日造之以供佛耳。造者又入柹葉、白楊葉數十枝以助色,或又加生鐵一塊者,止知取其上色,不知乃服食家所忌也。

【氣味】甘,平,無毒。【主治】日進一合,不飢,益顔色,堅筋骨,能行。藏器①。益腸胃,補髓,滅三蟲,久服變白却老。蘇頌②。○出太極真人法③。

粥《拾遺》④

【釋名】糜。【時珍曰】粥字象米在釜中相屬之形。《釋名》⑤云:煮米爲糜,使糜爛也。粥濁於糜,育育然也。厚曰饘,薄曰酏。

小麥粥。【主治】止消渴煩熱。時珍。

寒食粥用杏仁和諸花作之。【主治】咳嗽,下血氣,調中。藏器⑥。

糯米○秫米○黍米粥。【氣味】甘,温,無毒。【主治】益氣,治脾胃虚寒,洩痢吐逆,小兒痘瘡白色。時珍。

粳米○秈米○粟米○粱米粥。【氣味】甘,温、平,無毒。【主治】利小便,止煩渴,養脾胃。時珍。

【發明】【時珍曰】按羅天益《寶鑑》⑦云:粳、粟米粥,氣薄味淡,陽中之陰也。所以淡滲下行,能利小便。韓悉《醫通》⑧云:一人病淋,素不服藥。予令專啖粟米粥,絶去他味。旬餘減,月餘痊。此五穀治病之理也。又張耒《粥記》⑨云:每晨起,食粥一大椀。空腹胃虚,穀氣便作,所補不細。又極柔膩,與腸胃相得,最爲飲食之〔良〕。妙(訣)齐和尚説山中僧:每將旦一粥,甚繫利害。

---

① 藏器:**《拾遺》見《證類》卷14"南燭莖葉"** ……日進一合,不饑,益顔色,堅筋骨,能行……

② 蘇頌:**《圖經》見《證類》卷14"南燭枝葉"** ……亦以填胃補髓,消滅三蟲……/**《拾遺》見《證類》卷14"南燭枝葉"** ……止泄除睡,强筋,益氣力,久服輕身長年,令人不饑,變白去老……

③ 太極真人法:(**按**:此法見《雲笈七籤》卷74、《登真隱訣輯校》"太極真人青精乾石䭀飯上仙靈方"。)

④ 拾遺:**《證類》卷26"一十一種陳藏器餘·寒食麥人粥"** 有小毒。主咳嗽,下熱氣,調中。和杏人作之佳也。

⑤ 釋名:**《釋名》卷4"釋飲食第十三"** 糜,煮米使糜爛也。粥濯於糜,粥粥然也……寒粥末稻米,投寒水中,育育然也。

⑥ 藏器:見本頁注④。

⑦ 寶鑑:**《衛生寶鑒》卷21"升降者天地之氣交"** 粥:淡,爲陽中之陽,所以利小便。

⑧ 醫通:**《韓氏醫通》卷下"藥性裁成章第七"** 粳米造飯……一人淋,素不服藥。予教以專啖粟米粥,絶他味。旬餘減,月餘痊。此五穀治病之理。

⑨ 粥記:**《柯山集》卷42"粥記贈邠老"** 張安定每晨起食粥一大椀,空腹胃虚,穀氣便作,所補不細,又極柔膩,與腸腑相得,最爲飲食之良。妙齊和尚説山中僧:每將旦一粥,甚係利害。如或不食,則終日覺臟腑燥渴。蓋能暢胃氣,生津液也。今勸人每日食粥,以爲養生之要,必大笑。大抵養性命,求安樂,亦無深遠難知之事,正在寢食之間耳。

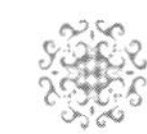

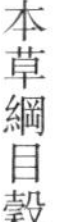

如不食,則終日覺臟腑燥涸。蓋粥能暢胃氣,生津液也。大抵養生求安樂,亦無深遠難知之事,不過寢食之間爾。故作此勸人每日食粥,勿大笑也。又蘇軾帖①云:夜飢甚,吴子野勸食白粥,云能推陳致新,利膈益胃。粥既快美,粥後一覺,妙不可言也。此皆著粥之有益如此。諸穀作粥,詳見本條。古方有用藥物、粳、粟、粱米作粥,治病甚多。今略取其可常食者,集於下方,以備參考云。

【附録】諸藥粥。

赤小豆粥:利小便,消水腫脚氣,辟邪癘。

緑豆粥:解熱毒,止煩渴。

御米粥:治反胃,利大腸。

薏苡仁粥:除濕熱,利腸胃。

蓮子粉粥:健脾胃,止洩痢。

芡實粉粥:固精氣,明耳目。

菱實粉粥:益腸胃,解内熱。

栗子粥:補腎氣,益腰脚。

薯蕷粥:補腎精,固腸胃。

芋粥:寬腸胃,令人不饑。

百合粉粥:潤肺調中。

蘿蔔粥:消食利膈。

胡蘿蔔粥:寬中下氣。

馬齒莧粥:治痺消腫。

油菜粥:調中下氣。

莙蓬菜粥:健胃益脾。

波稜菜粥:和中潤燥。

薺菜粥:明目利肝。

芹菜粥:去伏熱,利大小腸。

芥菜粥:豁痰辟惡。

葵菜粥:潤燥寬腸。

韭菜粥:温中暖下。

葱豉粥:發汗解肌。

---

① 蘇軾帖:**《醫説》卷7"粥能暢胃生津液"**　……後又見東坡一帖云:夜飢甚,吴子野勸食白粥云:能推陳致新,利膈養胃,僧家五更食粥,良有以也。粥既美快,粥後一覺,尤不可説。

伏苓粉粥:清上實下。

松子仁粥:潤心肺,調大腸。

酸棗仁粥:治煩熱,益膽氣。

枸杞子粥:補精血,益腎氣。

薤白粥:治老人冷利。

生薑粥:温中辟惡。

花椒粥:辟瘴禦寒。

茴香粥:和胃治疝。

胡椒粥、**茱萸粥**、**辣米粥**:並治心腹疼痛。

麻子粥、**胡麻粥**、**郁李仁粥**:並潤腸治痺。

蘇子粥:下氣利膈。

竹葉湯粥:止渴清心。

猪腎粥、**羊腎粥**、**鹿腎粥**:並補腎虚諸疾。

羊肝粥、**鷄肝粥**:並補肝虚,明目。

羊汁粥、**鷄汁粥**:並治勞損。

鴨汁粥、**鯉魚汁粥**:並消水腫。

牛乳粥:補虚羸。

酥蜜粥:養心肺。

鹿角膠入粥食,助元陽,治諸虚。

炒麪入粥食,止白痢。○燒鹽入粥食,止血痢。

麨尺沼切○《拾遺》①【校正】原附"粟"下,今分出。

【釋名】糗去九切。○【時珍曰】麨以炒成,其臭香。故糗從臭,麨從炒省也。劉熙《釋名》②云:糗,齲也。飯而磨之,使齲碎也。

【集解】【恭③曰】麨,蒸米、麥熬過,磨作之。【藏器④曰】河東人以麥爲之,北人以粟爲之,

① 拾遺:**《拾遺》見《證類》卷25"粟米"**　陳藏器……又云:糗,一名麵(昌少切),味酸,寒。和水服之,解煩熱,止洩,實大腸,壓石熱,止渴。河東人以麥爲之,麤者爲乾糗糧,東人以粳米爲之,炒乾磨成也。

② 釋名:**《釋名》卷4"釋飲食第十三"**　糗,齲也。飯而磨之,使齲碎也。

③ 恭:**《唐本草》見《證類》卷25"粟米"**　……米麥麨,味甘、苦,寒,無毒。主寒中,除熱渴,解煩,消石氣。蒸米麥熬磨作之,一名糗也。

④ 藏器:見本頁注①。

東人以粳米爲之,炒乾飯磨成也。粗者爲乾糗糧。

米麥麨。【氣味】甘、苦,微寒,無毒。【藏器①曰】酸,寒。【主治】寒中,除熱渴,消石氣。蘇頌②。和水服,解煩熱,止洩,實大腸。藏器③。炒米湯:止煩渴。時珍。

餻《綱目》

【釋名】粢。【時珍曰】餻以黍、糯合粳米粉蒸成,狀如凝膏也。單糯粉作者曰粢。米粉合豆末、糖、蜜蒸成者曰餌。《釋名》④云:粢,慈軟也。餌,而也,相粘而也。揚雄《方言》⑤云:餌謂之餻,或謂之粢,或謂之酹,音令,或謂之餣,音浥。然亦微有分别,不可不知之也。

【氣味】甘,温,無毒。【時珍曰】粳米餻易消導。粢餻最難尅化,損脾成積,小兒尤宜禁之。【主治】粳餻:養脾胃厚腸,益氣和中。粢餻:益氣暖中,縮小便,堅大便,效。時珍。

【發明】【時珍曰】晚粳米餻,可代蒸餅丸脾胃藥,取其易化也。糯米粢可代糯糊丸丹藥,取其相粘也。九日登高米餻,亦可入藥。按《聖惠方》⑥治山瘴瘧有餻角飲:九月九日取米餻角陰乾半兩,寒食飯二百粒,豉一百粒,獨蒜一枚,恒山一兩,以水二盞,浸一夜,五更煎至一盞,頓服,當下利爲度。

【附方】新一。老人泄瀉。乾餻一兩,薑湯泡化,代飯。《簡便方》⑦。

糉《綱目》

【釋名】角黍。【時珍曰】糉俗作粽。古人以菰、蘆葉裹黍米煮成,尖角,如糉櫚葉心之形,

---

① 藏器:見1805頁注①。

② 蘇頌:見1805頁注③。(**按**:誤注出處,當出《唐本草》。)

③ 藏器:見1805頁注①。

④ 釋名:**《釋名》卷4"釋飲食第十三"** 餌,而也,相黏而也。兖豫曰:溏浹就形名之也。餈,漬也。烝燥屑,使相潤漬,餅之也。

⑤ 方言:**《方言》卷13** 餌謂之餻,或謂之粢,或謂之酹(音鈴),或謂之餣(央怯反),或謂之魭(音元)。

⑥ 聖惠方:**《聖惠方》卷52"治山瘴瘧諸方"** 治山瘴瘧,餻角飲子方:米餻角(半兩,九月九日者)、寒食飯(二百粒)、恒山(一兩,剉)、豉(一百粒)、獨顆蒜(一枚),右件藥以清水二大盞浸一宿,至五更初煎至一盞,去滓,空腹頓服,當下利爲度。

⑦ 簡便方:**《奇效單方》卷上"八脾胃"** 藥糕方:薏苡仁粉、蓮肉粉、雞頭實粉、白蒺藜粉、百合粉、乾山藥粉,以上俱擇新鮮潔精,淘洗極浄,各另搗爲細末,每味各浄粉一升,用白沙糖二升,粳米粉一斗一升,糯米粉二升,拌極匀,蒸成糕,切成小片,曬乾,用小竹蔞裝盛。每日不拘時,或用炒米湯浸服。或乾嚼服不拘。極能養脾胃,扶元氣。京師諸老多服之。(**按**:時珍唯言"乾餻",未言製法,今録之備參。)

故曰糉,曰角黍。近世多用糯米矣。今俗五月五日以爲節物相餽送。或言爲祭屈原,作此投江,以飼蛟龍也。

【氣味】甘,温,無毒。【主治】五月五日取糉尖,和截瘧藥,良。時珍。

寒具《綱目》

【釋名】捻頭錢乙①、環餅《要術》②、饊。【時珍曰】寒具冬春可留數月,及寒食禁烟用之,故名寒具。捻頭,捻其頭也。環餅,象環釧形也。饊,易消散也。服虔《通俗文》③謂之餲,張揖《廣雅》④謂之粰梳,《楚辭》⑤謂之粔籹,《雜字解詁》⑥謂之膏環。

【集解】【時珍曰】錢乙⑦方中有捻頭散,葛洪《肘後》⑧有捻頭湯,醫書不載。按鄭玄註《周禮》⑨云"寒具"。米食也。賈思勰《要術》⑩云:環餅一名寒具,以水搜,入牛羊脂和作之,入口即碎。林洪《清供》⑪云:寒具,捻頭也。以糯粉和麪,麻油煎成。以餹食之,可留月餘,宜禁烟用。觀此,則寒具即今饊子也。以糯粉和麪,入少鹽,牽索紐捻成環釧之形,油煎食之。劉禹錫《寒具詩》⑫云:纖手搓成玉數尋,碧油煎出嫩黄深。夜來春睡無輕重,壓褊佳人纏臂金。

【氣味】甘、鹹,温,無毒。【主治】利大小便,潤腸,温中益氣。時珍。

【附方】新二。錢氏捻頭散。治小兒小便不通。用延胡索、苦楝子等分,爲末。每服半

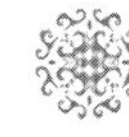

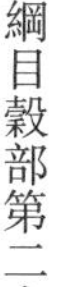

---

① 錢乙:**《小兒藥證直訣》卷下**捻頭散……捻頭湯下……
② 要術:**《齊民要術》卷9"餅法第八十二·細環餅截餅**(環餅,一名寒具。截餅,一名蝎子。)"
③ 通俗文:**《御覽》卷860"寒具"** 《通俗文》曰:寒具謂之餲。
④ 廣雅:**《廣雅》卷8"釋器"** 粰(浮)梳(流),糈(所居師舉反)饊也。
⑤ 楚辭:**《爾雅翼》卷1"釋草·黍"** ……黍又擣以爲餳,謂之餦餭,《楚辭》曰:粔籹蜜餌有餦餭。言以蜜和米麪,煎作粔籹……
⑥ 雜字解詁:**《御覽》卷860"粔籹"** 《雜字解詁》曰:粔籹,膏環也。
⑦ 錢乙:見本頁注①。
⑧ 肘後:(**按**:查《肘後》,未能溯得其源。)
⑨ 周禮:**《周禮注疏》卷5"天官冢宰下"** ……朝事之籩,其實麷(……鄭司農云:朝事謂清朝,未食先進寒具,口實之籩,故麥曰麷……)
⑩ 要術:**《齊民要術》卷9"餅法第八十二·細環餅截餅**(環餅一名寒具,截餅一名蝎子)" 皆須以蜜調水溲麵。若無蜜,煮棗取汁,牛羊脂膏亦得。用牛羊乳亦好,令餅美脆。截餅,純用乳溲者。(入口即碎,脆如凌雪。)
⑪ 清供:**《説郛》弓74《山家清供·寒具》** ……寒具無可疑者,閩人會姍名煎餔,以糯粉和麵油煎,沃以糖食之,不濯手則能汙物,且可留月餘。宜禁烟用也……
⑫ 寒具詩:**《東坡全集》卷29"寒具**(乃捻頭,出劉禹錫《佳語》)" 纖手搓來玉數尋,碧油煎出嫩黄深。夜來春睡無輕重,壓匾佳人纏臂金。

錢或一錢,以捻頭湯食前調下。如無捻頭,滴油數點代之。錢氏《小兒方》①。血痢不止②。地榆晒研爲末。每服二錢,摻在羊血上,炙熱食之,以捻頭煎湯送下。或以地榆煮汁,熬如飴狀,一服三合,捻頭湯化下。

蒸餅《綱目》

【釋名】【時珍曰】按劉熙《釋名》③云:餅者,并也,溲麪使合并也。有蒸餅、湯餅、胡餅、索餅、酥餅之屬,皆隨形命名也。

【集解】【時珍曰】小麥麪修治食品甚多,惟蒸餅其來最古,是酵糟發成單麪所造,丸藥所須,且能治疾,而本草不載,亦一缺也。惟臘月及寒食日蒸之,至皮裂,去皮懸之風乾。臨時以水浸脹,擂爛濾過,和脾胃及三焦藥,甚易消化。且麪已過性,不助濕熱。其以果菜、油膩諸物爲餡者,不堪入藥。

【氣味】甘,平,無毒。【主治】消食,養脾胃,温中化滯,益氣和血,止汗,利三焦,通水道。時珍。

【發明】【時珍曰】按愛竹《談藪》④云:宋寧宗爲郡王時,病淋,日夜凡三百起。國醫罔措,或舉孫琳治之。琳用蒸餅、大蒜、淡豆豉三物搗丸,令以温水下三十丸。曰:今日進三服,病當减三之一,明日亦然,三日病除。已而果然,賜以千緡。或問其説,琳曰:小兒何緣有淋?只是水道不利,三物皆能通利故爾。若琳者,其可與語醫矣。

【附方】新六。積年下血。寒食蒸餅、烏龍尾各一兩,皂角七挺去皮酥炙,爲末,蜜丸。米飲每服二十丸。《聖惠方》⑤。下痢赤白。治營衛氣虚,風邪襲入腸胃之間,便痢赤白,臍腹疞痛,裏急後重,煩渴脹滿,不進飲食,用乾蒸餅蜜拌炒二兩,御米殼蜜炒四兩,爲末,煉蜜丸芡子大。

---

① 小兒方:**《小兒藥證直訣》卷下"捻頭散"** 治小便不通方。延胡索、川苦楝(各等分),右同爲細末,每服伍分或壹錢,撚頭湯調下,量多少與之。如無撚頭湯,即湯中滴油數點,食前。

② 血痢不止:**《普濟方》卷212"血痢"** 治血痢不止:右用地榆净洗,爲細末,曝乾,再細研,每服二錢,摻在羊血上,火炙熟,爛嚼,米飲下。如不喫葷,即以捻頭煎湯調下。一方用根切,煮令似飴糖,一服三合。(**按**:原無出處,今溯得其源。)

③ 釋名:**《釋名》卷4"釋飲食第十三"** 餅,並也。溲麪使合併也。胡餅,作之大漫沍也。亦言以胡麻著上也。蒸餅、湯餅、蠍餅、髓餅、金餅、索餅之屬,皆隨形而名之也。

④ 談藪:**《談藪》** 孫琳路鈐,本殿前司健兒。寧宗爲郡王,病淋,日夜凡三百起,國醫罔措。有與孫善者薦其能。光宗時在東宫,亟使人召之至。孫求二十錢買大蒜、淡豉、蒸餅三物,爛研,合和爲丸,令以温水下三十丸。且曰:今日進三服,病當退三分之一。明日再進,如之三日則病除。已而果然。賞以千緡,奏官右列。或問其説,孫曰:小兒何緣有淋,只是水道不通利,蒜、豉皆通利,無他巧也……

⑤ 聖惠方:**《聖惠方》卷60"治積年腸風下血不止諸方"** 治積年腸風下血不止,面色萎黄,肌體枯悴……又方:皂莢(七梃,不蚛肥者,去黑皮,塗酥炙黄熟,去子)、寒食蒸餅(二兩)、烏龍尾(二兩),右件藥搗羅爲末,煉蜜和搗一二百杵,圓如梧桐子大,每於食前以温粥飲下二十圓。

每服一丸，水一盞，煎化熱服。《傳信適用妙方》①。崩中下血。陳年蒸餅，燒存性，米飲服二錢。盜汗自汗。每夜卧時，帶飢喫蒸餅一枚，不過數日即止。《醫林集要》②。一切折傷。寒食蒸餅爲末。每服二錢，酒下，甚驗。《肘後方》③。湯火傷灼。饅頭餅燒存性，研末，油調塗傅之。《肘後方》④。

女麴《拾遺》⑤【校正】原附"小麥"下，今分出。

【釋名】䴷子音桓、黄子。【時珍曰】此乃女人以完麥罨成黄子，故有諸名。

【集解】【恭⑥曰】女麴，完小麥爲飯，和成罨之，待上黄衣，取晒。

【氣味】甘，温，無毒。【主治】消食下氣，止洩痢，下胎，破冷血。蘇恭⑦。

黄蒸《拾遺》⑧【校正】原附"小麥"下，今分出。

【釋名】黄衣蘇恭⑨、麥黄。【時珍曰】此乃以米、麥粉和罨，待其薰蒸成黄，故有諸名。

【集解】【恭⑩曰】黄蒸，磨小麥粉拌水和成餅，麻葉裹，待上黄衣，取晒。【藏器⑪曰】黄蒸與䴷子不殊。北人以小麥，南人以粳米，六七月作之，生緑塵者佳。【時珍曰】女麴蒸麥飯罨成，黄蒸磨米、麥粉罨成，稍有不同也。

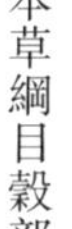

① 傳信適用妙方：**《傳信適用方》卷上"治泄瀉下痢"** 御愛圓：治榮衛氣虚，風邪進襲臟腑之間，值腸胃虚弱，糟粕不聚，便利赤白，或作膿血，臍腹疼痛，心胸痞滿，裏急後重，煩滿渴逆，脅肋脹悶，腸内虚鳴，四肢倦乏，不進飲食，並宜服之。（黄鼎臣傳。）御米殼（四兩，以蜜炒黄紫焦色）、乾蒸餅（切如骰子塊，以蜜炒焦色），右爲細末，煉蜜爲圓如雞子黄大，每服一粒，水一盞，煎化爲度，熱服，不拘時候。

② 醫林集要：**《醫林集要》卷10"自汗"** 一方，止盜汗自汗，臨卧時放令少饑，吃宿蒸餅一枚，不吃湯水，只乾吃盡便就枕，不過兩三服效。

③ 肘後方：**《證類》卷25"小麥"** 《肘後方》……又方：一切傷折：寒食蒸餅，不限多少，末，酒服之，驗。

④ 肘後方：（**按**：查今本《肘後方》無此方。）

⑤ 拾遺：**《唐本草》見《證類》卷25"小麥"** ……又有女麴、黄蒸。女麴，完小麥爲之，一名䴷子。黄蒸，磨小麥爲之，一名黄衣。並消食，止洩痢，下胎，破冷血也。（**按**：誤注出處，實出《唐本草》。）

⑥ 恭：見上注。

⑦ 蘇恭：見上注。

⑧ 拾遺：**《唐本草》見《證類》卷25"小麥"** ……黄蒸，磨小麥爲之，一名黄衣……（**按**：誤注出處，實出《唐本草》。）

⑨ 蘇恭：見上注。

⑩ 恭：見上注。（**按**："麻葉裹"不見於原文。）

⑪ 藏器：**《拾遺》見《證類》卷25"小麥"** 陳藏器……又云：女麴，又名䴷子。按䴷子與黄蒸不殊。黄蒸，温補，消諸生物。北人以小麥，南人以粳米，皆六、七月作之。蘇又云磨破之，謂當完作之，亦呼爲黄衣，塵緑者佳。

【氣味】【主治】並同女麴。蘇恭①。温補,能消諸生物。藏器②。温中下氣,消食除煩。《日華》③。治食黄、黄汗。時珍。

【附方】新一。癊黄疸疾,或黄汗染衣,涕唾皆黄。用好黄蒸二升,每夜以水二升浸,微暖於銅器中,平旦絞汁半升,極效。《必效方》④。

麴宋《嘉祐》⑤

【釋名】酒母。【時珍曰】麴以米、麥包罨而成,故字從麥、從米、從包省文,會意也。酒非麴不生,故曰酒母。《書》云"若作酒醴,爾惟麴櫱"是矣。劉熙《釋名》⑥云:麴,朽也,鬱使生衣敗朽也。

【集解】【藏器⑦曰】麴,六月作者良。入藥須陳久者,炒香用。【時珍曰】麴有麥、麪、米造者不一,皆酒醋所須,俱能消導,功不甚遠。造大小麥麴法:用大麥米或小麥連皮井水淘净,晒乾。六月六日磨碎,以淘麥水和作塊,楮葉包紥,懸風處,七十日可用矣。造麪麴法:三伏時,用白麪五斤,緑豆五升,以蓼汁煮爛。辣蓼末五兩,杏仁泥十兩,和踏成餅,楮葉裹,懸風處,候生黄收之。造白麴法:用麪五斤,糯米粉一斗,水拌微濕,篩過踏餅,楮葉包,掛風處,五十日成矣。又米麴法:用糯米粉一斗,自然蓼汁和作圓丸,楮葉包,掛風處,七七日晒收。此數種麴皆可入藥。其各地有入諸藥草及毒藥者,皆有毒,惟可造酒,不可入藥也。

小麥麴。【氣味】甘,温,無毒。【震亨⑧曰】麩皮麴:凉,入大腸經。【主治】消穀止痢。《别録》⑨。平胃氣,消食痔,治小兒食癎。蘇恭⑩。調中下氣,開胃,療

---

① 蘇恭:**《唐本草》見《證類》卷25"小麥"** ……又有女麴、黄蒸……並消食,止洩痢,下胎,破冷血也。

② 藏器:見1809頁注⑪。

③ 日華:**《日華子》見《證類》卷25"小麥"** ……又云:麥黄,暖。温中下氣,消食除煩……

④ 必效方:**《外臺》卷4"癊黄方"** 《必效》療癊黄,眼睛黄,汗染衣,涕唾黄方:好黄蒸(二大升),右一味每夜以水二大升浸,微煖令熱,勿令沸,銅器中平旦絞取汁半升,飲之。餘汁須飲則飲。冬日微煖服,夏冷飲。每夜則浸,依前服之亦得。每夜小便中浸白帛片,取色退爲驗。兩方並極效。忌麪、羊肉、豬、魚。

⑤ 嘉祐:**《嘉祐》見《證類》卷25"麴"** 味甘,大暖。療臟腑中風氣,調中下氣,開胃消宿食。主霍亂,心膈氣,痰逆,除煩,破癥結及補虚,去冷氣,除腸胃中塞,不下食,令人有顔色,六月作者良。陳久者入藥,用之當炒令香,六畜食米脹欲死者,煮麴汁灌之立消,落胎並下鬼胎。又,神麴,使,無毒。能化水穀宿食癥氣,建脾暖胃。(新補,見陳藏器、孟詵、蕭炳、陳士良、日華子。)

⑥ 釋名:**《釋名》卷4"釋飲食第十三"** 麴,朽也,鬱之使生衣朽敗也。

⑦ 藏器:見本頁注⑤。

⑧ 震亨:**《衍義補遺·神麯》** 性温,入胃。麩皮麪性凉,入大腸……

⑨ 别録:**《别録》見《證類》卷25"小麥"** ……以作麴,温,消穀,止痢。

⑩ 蘇恭:**《唐本草》見《證類》卷25"小麥"** ……小麥麴止痢,平胃,主小兒痢,消食痔……

臟腑中風寒。藏器①。主霍亂、心膈氣、痰逆，除煩，破癥結。孟詵②。補虚，去冷氣，除腸胃中塞，不下食，令人有顔色。吴瑞③。落胎，并下鬼胎。《日華》④。止河魚之腹疾。梁簡文帝《勸醫文》⑤。

大麥麴。【氣味】同前。【主治】消食和中，下生胎，破血。取五升，以水斗煮三沸，分五服，其子如糜，令母肥盛。時珍。

麪麴、米麴。【氣味】同前。【主治】消食積、酒積、糯米積，研末酒服立愈。餘功同小麥麴。時珍。○出《千金》⑥。

【附方】舊五，新四。米穀食積。炒麴末，白湯調服二錢，日三服。三焦滯氣。陳麴炒、萊菔子炒等分。每用三錢，水煎，入麝香少許服。《普濟》⑦。小腹堅大如盤，胸滿，食不能消化。用麴末，湯服方寸匕，日三。《千金》⑧。水痢百起。六月六日麴炒黄、馬藺子等分，爲末，米飲服方寸匕。無馬藺子，用牛骨灰代之。《普濟方》⑨。赤白痢下，水穀不消。以麴熬粟米粥服方寸匕，日四五服。《肘後方》⑩。酒毒便血。麴一塊，濕紙包煨，爲末。空心米飲服二錢，神效。傷寒食復。麴一餅，煮汁飲之，良。《類要方》⑪。胎動不安，或上搶心，下血者。生麴餅研末，水和絞汁，服三升。《肘後》⑫。狐刺尿瘡。麴末和獨頭蒜，杵如麥粒，納瘡孔中，蟲出愈。《古今録驗》⑬。

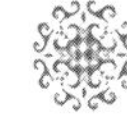

---

① 藏器：見1810頁注⑤。
② 孟詵：見1810頁注⑤。
③ 吴瑞：見1810頁注⑤。（**按**：誤注出處。吴瑞乃元人，不應爲宋時書所稱引。實出《嘉祐》。）
④ 日華：見1810頁注⑤。
⑤ 勸醫文：**《證類》卷25"麴"** 梁簡文帝《勸醫文》：麥麴，止河魚之腹疾。
⑥ 千金：（**按**：《千金方》無此文。）
⑦ 普濟：**《普濟方》卷43"三焦脹"** 神麯湯：治三焦滯氣。神麯（炒黄）、萊菔子（炒黄，等分），右爲散，每服三錢，水一盞，煎三四沸，去滓，入麝香少許，再煎一沸，温服，不拘時候。
⑧ 千金：**《千金方》卷11"堅癥積聚第五"** 治少腹堅，大如盤，胸中脹，食不消，婦人瘦瘠者之……又方：飲服上好麴末方寸匕，日三，瘥。
⑨ 普濟方：**《普濟方》卷211"冷痢"** 治水痢百起：以馬藺子，用六月六日麪熬令黄，各等分，爲末，空心米飲服，甚效。如無六月六日麪，用常麪，或牛骨灰等分，亦得。
⑩ 肘後方：**《證類本草》卷25"麴"** 《肘後方》治赤白痢下，水穀食不消：以麴熬粟米粥，服方寸匕，日四五止。（**按**：今本《肘後方》無此方。）
⑪ 類要方：**《證類》卷25"麴"** 《傷寒類要》治傷寒飲食勞復，以麴一餅，煮取汁飲之。
⑫ 肘後：**《證類本草》卷25"麴"** 《肘後方》……又方：妊娠卒胎動不安，或腰痛，胎轉搶心，下血不止：生麴半餅碎末，水和絞取汁，服三升。（**按**：今本《肘後方》無此方。）
⑬ 古今録驗：**《證類》卷25"麴"** 《古今録驗》治狐刺。取麴末和獨頭蒜，杵如帽簪頭，内瘡孔中，蟲出愈。

神麴《藥性論》①

【釋名】【集解】【時珍曰】昔人用麴,多是造酒之麴。後醫乃造神麴,專以供藥,力更勝之。蓋取諸神聚會之日造之,故得神名。賈思勰《齊民要術》②雖有造神麴古法,繁瑣不便。近時造法更簡易也。葉氏《水雲録》③云:五月五日,或六月六日,或三伏日,用白麪百斤,青蒿自然汁三升,赤小豆末、杏仁泥各三升,蒼耳自然汁、野蓼自然汁各三升,以配白虎、青龍、朱雀、玄武、勾陳、螣蛇六神,用汁和麪、豆、杏仁作餅,麻葉或楮葉包罯,如造醬黄法,待生黄衣,晒收之。

【氣味】甘、辛,温,無毒。【元素④曰】陽中之陽也,入足陽明經。凡用須火炒黄,以助土氣。陳久者良。【主治】化水穀宿食,癥結積滯,健脾暖胃。《藥性》⑤。養胃氣,治赤白痢。元素⑥。消食下氣,除痰逆、霍亂、泄痢、脹滿諸疾,其功與麴同。閃挫腰痛者,煅過淬酒温服有效。婦人産後欲回乳者,炒研,酒服二錢,日二即止,甚驗。時珍。

【發明】【時珍曰】按倪維德《啓微集》⑦云:神麴治目病,生用能發其生氣,熟用能斂其暴氣也。

【附方】舊一,新六。胃虚不剋。神麴半斤,麥芽五升,杏仁一升,各炒,爲末,煉蜜丸彈

① 藥性論:**《嘉祐》見《證類》卷25"麴"** ……又神麴,使,元毒。能化水穀宿食癥氣,建脾暖胃。(**按**:此條原附"麴"條中,乃《嘉祐》據陳藏器、孟詵、蕭炳、陳士良、日華子諸家之説撰成,未參《藥性論》。誤注出處。)

② 齊民要術:**《齊民要術》卷7"造神麴并酒第六十四"** 凡作三斛麥麴法,蒸、炒、生各一斛,炒麥黄,莫令焦,生麥擇治,甚令精好種,各别磨,磨欲細,磨乾,合和之,七月取甲寅日,使童子著青衣,日未出時,面向殺地汲水二十斛,勿令人潑水,水長亦可瀉却,莫令人用。其和麴之時面向殺地和之,令使絶强。團麴之人皆是童子小兒,亦面向殺地。有污穢者不使,不得令入室近團麴。當日使訖,不得隔宿。屋用草屋,勿使用瓦屋。地須淨掃,不得穢惡。勿令濕,畫地爲阡陌,擊成四巷,作麴人各置巷中假置麴王……其麴餅手團二寸半,厚九分。

③ 水雲録:(**按**:未見葉夢得《水雲録》原書,待考。)

④ 元素:**《醫學啓源》卷下"用藥備旨·熱浮長"** 氣之厚者,陽中之陽……神麴……《主治秘要》云:辛,陽,益胃氣。炒黄色用。/**《湯液本草》卷6"神麴"** ……入足陽明經。/**《衍義補遺·神麯》** ……健脾暖胃,赤白痢下水穀。陳久者良。(**按**:時珍所引,乃綜合以上三書而成,非僅張元素一人之説。)

⑤ 藥性:見本頁注①。

⑥ 元素:見本頁注④。

⑦ 啓微集:**《原機啓微》卷下** 千金磁硃丸……神麴辛温甘。化脾胃中宿食爲優。生用者發其生氣,熟用者斂其暴氣也……

子大。每食後嚼化一丸。《普濟方》①。**壯脾進食**。療痞滿暑泄，麯术丸。用神麯炒，蒼术泔制炒，等分爲末，糊丸梧子大。每米飲服五十丸。冷者加乾薑或吴茱萸。《肘後百一選方②》。**健胃思食**。消食丸：治脾胃俱虚，不能消化水穀，胸膈痞悶，腹脇膨脹，連年累月，食減嗜卧，口無味。神麯六兩，麥蘖炒三兩，乾薑炮四兩，烏梅肉焙四兩，爲末，蜜丸梧子大。每米飲服五十丸，日三服。《和劑局方》③。**虚寒反胃**。方同上。**暴泄不止**。神麯炒二兩，茱萸湯泡炒半兩，爲末，醋糊丸梧子大，每服五十丸，米飲下。《百一選方》④。**産後運絶**。神麯炒，爲末，水服方寸匕。《千金方》⑤。**食積心痛**。陳神麯一塊燒紅，淬酒二大椀，服之。《摘玄方》⑥。

紅麯《丹溪補遺》⑦

【集解】【時珍曰】紅麯本草不載，法出近世，亦奇術也。其法：白粳米一石五斗，水淘，浸一宿，作飯。分作十五處，入麯母三斤，搓揉令勻，併作一處，以帛密覆。熱即去帛攤開，覺温急堆起，又密覆。次日日中又作三堆，過一時分作五堆，再一時合作一堆，又過一時分作十五堆，稍温又作一堆，如此數次。第三日，用大桶盛新汲水，以竹籮盛麯作五六分，蘸濕完又作一堆，如前法作一次。第四日，如前又蘸。若麯半沉半浮，再依前法作一次，又蘸。若盡浮則成矣，取出日乾收之。其米過心者謂之生黄，入酒及鮓醢中，鮮紅可愛。未過心者不甚佳。入藥以陳久者良。

---

① 普濟方：**《千金方》卷15"脾虚實第二"** 麯蘖散：主消穀能食，除腸中水氣臚脹方。法麯、杏仁、麥蘖（各五兩），右三味治下篩，食後酒服一合，日三。（**按**：《普濟方》卷35"胃中宿食"所引方同，云出《千金方》。）

② 肘後百一選方：**《肘後方》卷4"治脾胃虚弱不能飲食方"** 治腹中虚冷，不能飲食，食輒不消，羸瘦致之四肢尫弱，百疾因此互生……又方：术二斤，麯一斤，熬令黄搗蜜丸如梧子大，服三十丸，日三。若大冷可加乾薑三兩。/**《局方》卷6"治瀉痢"** 麯术圓：治時暑暴瀉，壯脾温胃，進美飲食，及療飲食所傷，胸膈痞悶。神麴（炒）、蒼术（米泔浸一宿，焙乾，各等分，爲末），右末，麵糊爲丸如梧桐子大。每服三十圓，不拘時，米飲吞下。（**按**：此所載麯术丸，乃糅合此二方而成。）

③ 和劑局方：**《局方》卷3"治一切氣"** 消食丸：治脾胃俱虚，不能消化水穀，胸膈痞悶，腹脅時脹，連年累月，食減嗜卧，口苦無味，虚羸少氣。又治胸中有寒，飲食不下，反胃翻心，霍亂嘔吐，及病後新虚，不勝穀氣。或因病氣衰，食不復常，並宜服之。烏梅（去核，焙乾）、乾薑（炮，各四兩）、小麥（炒黄，三兩）、神麯（搗末，炒，六兩），右件爲末，煉蜜和搜爲丸如梧桐子大，每服十五丸，加至二十丸，米飲下，日二服，不計時候。

④ 百一選方：**《百一選方》卷6"第八門"** 斷下丸，治暴瀉，孫盈仲方：神麯（微炒）、吴茱萸（緑色者，揀浄，泡洗七遍，各一兩），右二味爲細末，以酸米醋爲元如梧桐子大，每服五十元至壹百元，空心食前米飲湯下。

⑤ 千金方：**《千金方》卷2"産難第五"** 治産乳運絶方……又方：神麯末，水服方寸匕。亦治産難。

⑥ 摘玄方：**《丹溪摘玄》卷13"心氣痛"** 治閃剉腰痛，轉動不得，又兼心氣痛：又多年神麯，如奉入燒紅，淬酒内，約二大塊，盞浸，酒温即飲。

⑦ 丹溪補遺：**《衍義補遺·神麯》** ……俱消食積。紅麯活血消食，健脾暖胃，〔治〕赤白痢，下水穀。陳久者良。（**按**：底本脱"治"字，據嘉靖本補。）

【氣味】甘,温,無毒。【瑞[①]曰】釀酒則辛熱,有小毒,發腸風痔瘻、脚氣、哮喘痰嗽諸疾。【主治】消食活血,健脾燥胃,治赤白痢下水穀。震亨[②]。釀酒,破血,行藥勢,殺山嵐瘴氣,治打撲傷損。吴瑞[③]。治女人血氣痛,及産後惡血不盡,擂酒飲之,良。時珍。

【發明】【時珍曰】人之水穀入於胃,受中焦濕熱薰蒸,游溢精氣,日化爲紅,散布臟腑經絡,是爲營血,此造化自然之微妙也。造紅麴者,以白米飯受濕熱鬱蒸,變而爲紅,即成真色,久亦不渝,此乃人窺造化之巧者也。故紅麴有治脾胃營血之功,得同氣相求之理。

【附方】新四。濕熱泄痢。丹溪青六丸:用六一散,加炒紅麴五錢,爲末,蒸餅和丸梧子大。每服五七十丸,白湯下,日三服。○《丹溪心法》[④]。小兒吐逆頻併,不進乳食,手足心熱。用紅麴年久者三錢半,白术麸炒一錢半,甘草炙一錢,爲末。每服半錢,煎棗子米湯下。《(經)〔普〕濟》[⑤]。小兒頭瘡。因傷濕入水成毒,濃汁不止。用紅麴嚼罨之,甚效。《百一選方》[⑥]。心腹作痛。赤麴、香附、乳香等分,爲末,酒服。《摘玄方》[⑦]。

蘖米《别録》[⑧]中品

【釋名】【弘景[⑨]曰】此是以米作蘖,非别米名也。【恭[⑩]曰】蘖猶孽也,生不以理之名也。皆當以可生之物生之,取其蘖中之米入藥。按《食經》用稻蘖,稻即穬穀之總名。陶謂以米作蘖,非矣。米豈能更生乎?

---

① 瑞:**《日用本草》卷8"酒"** 紅酒:以紅麴釀成者。味苦、甘、辛,大熱,有毒。發脚氣,腸風下血,痔瘻,哮喘,咳嗽,痰飲諸疾……

② 震亨:見1813頁注⑦。

③ 吴瑞:**《日用本草》卷8"酒"** 紅酒:以紅麴釀成者……主行藥勢,破血,殺毒,辟山嵐寒氣及治打撲傷損尤妙。

④ 丹溪心法:**《丹溪心法》卷2"泄瀉十"** 清六丸:去三焦濕熱。治泄瀉多與清化丸同用,並不單用。兼治産後腹痛或自利者,能補脾補血。亦治血痢。六一散(一料)、紅麴(炒,半兩,活血。又云二兩半),右爲末,飯丸梧子大,每五七十丸,白湯下。

⑤ 普濟:**《普濟方》卷394"嬰孩吐瀉門·嘔吐"** 平胃散,治吐逆頻併,手足心熱,不進乳食。紅麯(三錢半,年久者)、甘草(炙,一錢)、白术(一錢半,麸炒),右爲末,每服半錢,煎棗子、米飲。

⑥ 百一選方:**《百一選方》卷19"第二十七門"** 治小兒頭上有瘡,因入湯入水成毒,濃水出不止。唐仲舉安孫親用之驗。紅麴不以多少,口爛嚼,罨之立效。

⑦ 摘玄方:**《丹溪摘玄》卷13"腹痛門"** 赤附散:治腹疼。赤麴、香附、乳香,右末之,酒調服。

⑧ 别録:**《别録》見《證類》卷25"蘖米"** 味苦,無毒。主寒中,下氣,除熱。

⑨ 弘景:**《集注》見《證類》卷25"蘖米"** 陶隱居云:此是以米爲蘖爾,非别米名也……

⑩ 恭:**《唐本草》見《證類》卷25"蘖米"** 《唐本注》云:蘖者,生不以理之名也,皆當以可生之物爲之。陶稱以米爲蘖,其米豈更能生乎?止當取蘖中之米爾。按《食經》稱用稻蘖,稻即穬穀之名,明非米作。

【集解】【宗奭①曰】蘗米,粟蘗也。【時珍曰】《别録》止云蘗米,不云粟作也。蘇恭言凡穀皆可生者,是矣。有粟、黍、穀、麥、豆諸蘗,皆水浸脹,候生芽曝乾去鬚,取其中米,炒研麪用。其功皆主消導。今併集於左方。《日華子》②謂蘗米爲作醋黄子者,亦誤矣。

粟蘗,一名粟芽。【氣味】苦,温,無毒。【宗奭③曰】今穀神散中用之,性温於麥蘗。【主治】寒中,下氣,除熱。《别録》④。除煩,消宿食,開胃。《日華》⑤。爲末和脂傅面,令皮膚悦澤。陶弘景⑥。

稻蘗,一名穀芽。【氣味】甘,温,無毒。【主治】快脾開胃,下氣和中,消食化積。時珍。

【附方】新一。啓脾進食。穀神丸:用穀蘗四兩爲末,入薑汁、鹽少許,和作餅,焙乾,入炙甘草、砂仁、白术麸炒各一兩,爲末,白湯點服之,或丸服。《澹寮方》⑦。

穬麥蘗,一名麥芽。【氣味】鹹,温,無毒。【主治】消食和中。《别録》⑧。破冷氣,去心腹脹滿。《藥性》⑨。開胃,止霍亂,除煩悶,消痰飲,破癥結,能催生落胎。《日華》⑩。補脾胃虚,寬腸下氣,腹鳴者用之。元素⑪。消化一切米、麪、諸果食積。時珍。

【發明】【好古⑫曰】麥芽、神麴二藥,胃氣虚人宜服之,以代戊己腐熟水穀。豆蔻、縮砂、烏梅、木瓜、芍藥、五味子爲之使。【時珍曰】麥蘗、穀芽、粟蘗,皆能消導米、麪、諸果食積。觀造餳者用之,可以類推矣。但有積者能消化,無積而久服,則消人元氣也,不可不知。若久服者,須同白术

---

① 宗奭:**《衍義》卷20“蘗米”** 此則粟蘗也。

② 日華子:**《日華子》見《證類》卷25“蘗米”** 蘗米……又名黄子。可作米醋。

③ 宗奭:**《衍義》卷20“蘗米”** 今穀神散中用之,性又温於大麥蘗。

④ 别録:見1814頁注⑧。

⑤ 日華:**《日華子》見《證類》卷25“蘗米”** 蘗米,温。能除煩,消宿食,開胃……

⑥ 陶弘景:**《集注》見《證類》卷25“蘗米”** ……末其米脂和傅面,亦使皮膚悦澤,爲熱不及麥蘗也。

⑦ 澹寮方:**《澹寮方》卷4“脾胃門”** 穀神湯:啓脾進食。穀芽(四兩,擇減穀,允取三兩,净却爲末,入薑汁、鹽少許作餅子,焙乾)、粉草(略炙)、縮砂仁、白术(去蘆,麸炒,各一兩),右共爲細末,入鹽點服。

⑧ 别録:**《别録》見《證類》卷25“穬麥”** ……以作蘗,温。消食和中。

⑨ 藥性:**《藥性論》見《證類》卷25“大麥”** 大麥蘗,使,味甘,無毒。能消化宿食,破冷氣,去心腹脹滿。

⑩ 日華:**《日華子》見《證類》卷25“大麥”** 麥蘗,温中下氣,開胃,止霍亂,除煩,消痰,破癥結,能催生落胎。

⑪ 元素:**《醫學啓源》卷下“用藥備旨·大麥蘗”** ……補脾胃虚,寬腸胃……/**《本草發揮》卷3“大麥蘗”** 丹溪云:麥蘗,行上焦之滯血,腹中鳴者用之。(**按**:《醫學啓源》之功效,亦見《湯液本草》《本草發揮》引用。然“腹鳴者用之”,乃時珍糅入丹溪之説。)

⑫ 好古:**《湯液本草》卷6“大麥蘗”** ……大麥蘗並神麴二藥,氣虚人宜服,以代戊己,腐熟水穀。與豆蔻、縮砂、木瓜、芍藥、五味子、烏梅爲之使。

諸藥兼消，則無害也矣。

【附方】舊三，新五。快膈進食。麥蘖四兩，神麴二兩，白术、橘皮各一兩，爲末，蒸餅丸梧子大。每人參湯下三五十丸，效。穀勞嗜卧。飽食便卧，得穀勞病，令人四肢煩重，嘿嘿欲卧，食畢輒甚。用大麥蘖一升，椒一兩，並炒，乾薑三兩，擣末。每服方寸匕，白湯下，日三。《肘後》①。腹中虚冷，食輒不消，羸瘦弱乏，因生百疾。大麥蘖五升，小麥麪半斤，豉五合，杏仁二升，皆熬黄香，擣篩，糊丸彈子大。每服一丸，白湯下。《肘後方》②。産後腹脹不通，轉氣急，坐卧不安。以麥蘖一合，爲末。和酒服，良久通轉，神驗。此乃供奉輔太初傳與崔郎中方也。李絳《兵部手集》③方。産後青腫。乃血水積也。乾漆、大麥蘖等分，爲末。新瓦中鋪漆一層，蘖一層，重重令滿，鹽泥固濟，煅赤研末。熱酒調服二錢。産後諸疾並宜。《婦人經驗方》④。産後秘塞，五七日不通。不宜妄服藥丸。宜用大麥芽炒黄爲末，每服三錢，沸湯調下，與粥間服。《婦人良方》⑤。妊娠去胎。《外臺》⑥治妊娠欲去胎，麥蘖一升，蜜一升，服之即下。○《小品》⑦用大麥芽一升，水三升，煮二升，分三服，神效。産後回乳。産婦無子食乳，乳不消，令人發熱惡寒。用大麥蘖二兩，炒爲末。每服五錢，白湯下，甚良。《丹溪纂要》⑧方。

飴餹《别録》⑨上品

【釋名】餳音徐盈切。○【時珍曰】按劉熙《釋名》⑩云：餹之清者曰飴，形怡怡然也。稠者

---

① 肘後：**《肘後方》卷4“治脾胃虚弱不能飲食方第三十四”** 治飽食便卧，得穀勞病，令人四肢煩重，嘿嘿欲卧，食畢輒甚方：大麥（一升）、椒（一兩，並熬）、乾薑（三兩），擣末，服方寸匕，日三四服。

② 肘後方：**《肘後方》卷4“治脾胃虚弱不能飲食方第三十四”** 腹中虚冷，不能飲食，食輒不消，羸瘦致之，四肢尫弱，百疾因此互生……又方：麵（半斤）、麥蘖（五升）、豉（五合）、杏仁（二升），皆熬令黄香，擣篩，丸如彈，服一枚，後稍增之。

③ 兵部手集：**《證類》卷25“大麥”** 《兵部手集》治産後腹中皷脹不通轉，氣急，坐卧不安。供奉輔太初與崔家方：以麥蘖末一合，和酒服食，良久通轉。崔郎中云神驗。

④ 婦人經驗方：**《婦人良方》卷22“産後四肢浮腫方論第十”** 治産後遍身青腫疼痛，産後血水疾。（出《婦人經驗方》。）乾漆、大麥蘖（等分），右各爲細末，以新瓦罐子中鋪一重麥蘖、一重乾漆，如此填滿，用鹽泥固濟，火煅通赤，放冷，研爲散。但是産後諸疾，熱酒調下二錢。

⑤ 婦人良方：**《婦人良方》卷23“産後大便秘澀方論第二”** 療産後五七日不大便，切不宜妄服藥，先宜用麥蘖散方：大麥芽不以多少，右炒黄爲末，每服三錢，沸湯調下，與粥間服。

⑥ 外臺：**《證類》卷25“大麥”** 《外臺秘要》治妊娠得病去胎方：麥蘖一升，和蜜一升，服之即下，神驗。（**按**：今本《外臺》未見此方。）

⑦ 小品：**《外臺》卷33“妊娠得病欲去子方”** 《小品》療妊娠得病，事須去胎方。（通按：麥芽、神麴墮胎如神，凡有孕者不可妄用。）麥蘖一升，末，和煮二升，服之即下，神效。

⑧ 丹溪纂要：**《丹溪纂要》卷4“第七十七婦人證”** 或無子食乳者，要消乳，用麥蘖二兩，炒，爲末，作四服，湯調下。

⑨ 别録：**《别録》見《證類》卷24“飴糖”** 味甘，微温，主補虚乏，止渴，去血。

⑩ 釋名：**《釋名》卷4“釋飲食第十三”** 飴，小弱於餳，形怡怡也。

曰餳，强硬如錫也。如餳而濁者曰餔，《方言》①謂之餦餭，音長皇。《楚辭》②云"粔籹蜜餌(用)〔有〕餦餭"是也。【嘉謨③曰】因色紫類琥珀，方中謂之膠飴，乾枯者名餳。

【集解】【弘景④曰】方家用飴，乃云膠飴，是濕餹如厚蜜者。其寧結及牽白者餳餹，不入藥用。【韓保昇⑤曰】飴，即軟餹也。北人謂之餳，糯米、粳米、秫粟米、蜀秫米、大麻子、枳椇子、黄精、白朮並堪熬造。惟以糯米作者入藥，粟米者次之，餘但可食耳。【時珍曰】飴餳用麥蘖或穀芽同諸米熬煎而成，古人寒食多食餳，故醫方亦收用之。

【氣味】甘，大温，無毒。入太陰經。【宗奭⑥曰】多食動脾風。【震亨⑦曰】飴餹屬土而成於火，大發濕中之熱。寇氏謂其動脾風，言末而遺本矣。【時珍曰】凡中滿吐逆、秘結牙䘌、赤目疳病者，切宜忌之，生痰動火最甚。甘屬土，腎病毋多食甘，甘傷腎，骨痛而齒落，皆指此類也。

【主治】補虚乏，止渴去血。《别録》⑧。補虚冷，益氣力，止腸鳴咽痛，治唾血，消痰潤肺止嗽。思邈⑨。建脾胃，補中，治吐血。打損瘀血者，熬焦酒服，能下惡血。又傷寒大毒嗽，於蔓菁、薤汁中煮一沸，頓服之，良。孟詵⑩。脾弱不思食人少用，能和胃氣。亦用和藥。寇宗奭⑪。解附子、草烏頭毒。時珍。

【發明】【弘景⑫曰】古方建中湯多用之。餹與酒皆用米蘖，而餹居上品，酒居中品。是餹以

---

① 方言：**《方言》卷13** 餳，謂之餦餭(即乾飴也)。

② 楚辭：**《楚辭·招魂》** ……粔(音巨)籹(音女)蜜餌有餦餭(音張皇)些。

③ 嘉謨：**《本草蒙筌》卷5"飴糖"** 因色紫類琥珀，方中又謂膠飴。乾枯名餳，不入湯藥。

④ 弘景：**《集注》見《證類》卷24"飴糖"** 陶隱居云：方家用飴糖，乃云膠飴，皆是濕糖如厚蜜者，建中湯多用之。其凝强及牽白者，不入藥。今酒麴、糖用蘖，猶同是米麥，而爲中上之異。糖當以和潤爲優，酒以醺亂爲劣也。

⑤ 韓保昇：**《蜀本草》見《證類》卷24"飴糖"** 《蜀本》：《圖經》云：飴即軟糖也，北人謂之餳。粳米、粟米、大麻、白朮、黄精、枳椇子等並堪作之，惟以糯米作者入藥。

⑥ 宗奭：**《衍義》卷20"飴糖"** 即餳是也。多食動脾風。

⑦ 震亨：**《衍義補遺·飴》** 屬土，成於火，大發濕中之熱。《衍義》云"動脾風"，是言其末而遺其本也。

⑧ 别録：見1816頁注⑨。

⑨ 思邈：**《千金方》卷26"穀米第四"** 飴：味甘，微温，無毒。補虚冷，益氣力，止腸鳴，咽痛，除唾血，却卒嗽。

⑩ 孟詵：**《食療》見《證類》卷24"飴糖"** 孟詵云：餳糖，補虚，止渴，建脾胃氣，去留血，補中。白者以蔓菁汁煮，頓服之。/《食療》主吐血，建脾。凝强者爲良。主打損瘀血，熬令焦，和酒服之，能下惡血。又，傷寒大毒嗽，于蔓菁、薤汁中煮一沸，頓服之。

⑪ 寇宗奭：**《衍義》卷20"飴糖"** 不思食人少食之。亦使脾胃氣和。

⑫ 弘景：見本頁注④。

和潤爲優，酒以醺亂爲劣也。【成無己①曰】脾欲緩，急食甘以緩之。膠飴之甘以緩中也。【好古②曰】飴乃脾經氣分藥也，甘能補脾之不足。【時珍曰】《集異記》③云：（刑）〔邢〕曹進，河朔健將也。爲飛矢中目，拔矢而鏃留于中，鉗之不動，痛困俟死。忽夢胡僧令以米汁注之必愈。廣詢于人，無悟者。一日一僧丐食，肖所夢者，叩之。僧云：但以寒食餳（默）〔點〕之。如法用之，清凉，頓減酸楚。至夜瘡痒，用力一鉗而出。旬日而瘥。

【附方】舊二，新九。**老人煩渴**。寒食大麥一升，水七升，煎五升，入赤餳二合，渴即飲之。《奉親書》④。**蛟龍癥病**。凡人正二月食芹菜，誤食蛟龍精者，爲蛟龍病，發則似癇，面色青黄。每服寒食餳五合，日三服。吐出蛟龍，有兩頭可驗。吐蚘者勿用。《金匱要略》⑤。**魚臍疔瘡**。寒食餳塗之，良。乾者燒灰。《千金方》⑥。**瘭疽毒瘡**。臘月飴餹，晝夜浸之，數日則愈。《千金方》⑦。**誤吞稻芒**。白餳頻食。《簡便方》⑧。**魚骨骾咽**不能出。用飴餹丸鷄子黄大吞之。不下再吞。《肘後方》⑨。**誤吞錢釵**及竹木。取飴糖一斤，漸漸食盡，便出。《外

---

① 成無己：**《註解傷寒論》卷3"辨太陽病脉證并治法第六"** 小建中湯方：（……建中者，建脾也。《内經》曰：脾欲緩，急食甘以緩之。膠飴、大棗、甘草之甘以緩中也。……）

② 好古：**《湯液本草》卷6"飴"** ……味甘。無毒。入足太陰經藥。/《液》云：補虚乏……（**按**：時珍所引末句非好古之言。然《湯液本草》此條引成聊攝云："《内經》曰：脾欲緩，急食甘以緩之。膠飴、大棗之甘，以緩中也。"又卷3"大棗"引東垣云"甘以補脾經不足"。疑時珍據之添補末句。）

③ 集異記：**《集異記·邢曹進》** 贈工部尚書邢曹進，至德以來，名爲河朔之健將也。守職魏郡，爲田承嗣所縻。曾因討叛，飛矢中肩。左右與之拔箭而鏃留於骨，微露其末焉。即以鐵鉗，遣有力者挾而出之。痛毒則極，其鏃堅然不可摇動。曹進痛楚，計無所施……呻吟忍耐，俟死而已。忽因晝寢，夢見胡僧立於庭中。曹進則以所苦訴之。胡僧胡僧久而謂曰：能以米汁注於其中，當自愈矣。及寤，即言於醫工。醫工曰：米汁即泔，豈宜潰瘡哉？遂令廣詢於人，人莫有諭者。明日，忽有胡僧詣門丐食，因遽召入，而曹進中堂遥見，乃昨之所夢者矣。即延之座右，告以危苦。胡僧曰：何不灌以寒食餳？當知其神驗也。曹進遂悟餳爲米汁，况所見復肖夢中。則取之如法以點，應手清凉，頓減酸楚。及既夜，其瘡稍癢，即令如前繃縛，用力以拔，鉗纔及瞼，鏃已突然而出。後傅藥，不旬日而差矣。

④ 奉親書：**《壽親養老》卷1"食治老人煩渴熱諸方"** 食治老人煩渴不止，飲水不定，轉渴舌捲乾焦，大麥湯方：大麥（二升）、赤餳（二合），右以水七升，煎取五升，去滓下餳調之，渴即服愈。

⑤ 金匱要略：**《金匱·果實菜穀禁忌并治》** 春秋二時，龍帶精入芹菜中，人偶食之爲病，發時手青，腹滿痛不可，名蛟龍病，治之方：硬糖二三升，右一味，日兩度服之，吐出如蜥蜴三五枚，差。

⑥ 千金方：**《千金方》卷22"疔腫第一"** 魚臍疔瘡似新火針瘡，四邊赤，中央黑色，可針刺之，若不大痛即殺人，治之方……又方：以寒食餳敷之良。又硬者，燒灰塗貼即瘥。

⑦ 千金方：**《千金方》卷22"瘭疽第六"** 治瘭沮著手足肩背，忽發累累如赤豆，剥之汁出者方……又方：臘月糖晝夜浸之，數日乃愈。

⑧ 簡便方：**《奇效單方》卷下"廿二小兒"** 治兒稻芒入口……一法以白餳食之，尤妙。

⑨ 肘後方：**《肘後方》卷6"治卒諸雜物鯁不下方第四十七"** 魚骨鯁在喉中，衆法不能去者方：取飴糖丸如雞子黄大，吞之。不去又吞，以漸大作丸，用得效。

臺》①。**箭鏃不出**。《醫説》②良。**服藥過劑**，悶亂者。飴糖食之。《千金》③。**草烏頭毒**及天雄、附子毒。並食飴餹即解。《總録》④。**手足瘑瘡**。炒臘月餹，薄之。《千金方》⑤。**火燒成瘡**。白餹燒灰，粉之即燥，易瘥。《小品方》⑥。

醬《别録》⑦下品

【釋名】【時珍曰】按劉熙《釋名》⑧云：醬者，將也。能制食物之毒，如將之平暴惡也。

【集解】【時珍曰】麪醬有大麥、小麥、甜醬、麩醬之屬，豆醬有大豆、小豆、豌豆及豆油之屬。豆油法：用大豆三斗，水煮糜，以麪二十四斤，拌罨成黄。每十斤，入鹽八斤，井水四十斤，攪晒成油收取之。大豆醬法：用豆炒磨成粉，一斗入麪三斗和匀，切片罨黄，晒之。每十斤入鹽五斤，井水淹過，晒成收之。小豆醬法：用豆磨浄，和麪罨黄，次年再磨。每十斤入鹽五斤，以臘水淹過，晒成收之。豌豆醬法：用豆水浸，蒸軟晒乾去皮。每一斗入小麥一斗，磨麪和切，蒸過盦黄，晒乾。每十斤入鹽五升，水二十斤，晒成收之。麩醬法：用小麥麩蒸熟罨黄，晒乾磨碎。每十斤入鹽三斤，熟湯二十斤，晒成收之。甜麪醬：用小麥麪和劑，切片蒸熟，盦黄晒簸。每十斤入鹽三斤，熟水二十斤，晒成收之。小麥麪醬：用生麪水和，布包踏餅，罨黄晒鬆。每十斤入鹽五斤，水二十斤，晒成收之。大麥醬：用黑豆一斗炒熟，水浸半日，同煮爛，以大麥麪二十斤拌匀，篩下麪，用煮豆汁和劑，切片蒸熟，罨黄晒擣。每一斗入鹽二斤，井水八斤，晒成黑甜而汁清。又有麻滓醬：用麻枯餅擣蒸，以麪和匀罨黄如常，用鹽水晒成，色味甘美也。

【氣味】**鹹，冷利，無毒**。【時珍曰】麪醬：鹹。豆醬、甜醬、豆油、大麥醬、麩醬：皆鹹、甘。【詵⑨曰】多食發小兒無辜，生痰動氣。妊娠合雀肉食之，令兒面黑。【頌⑩曰】麥醬和鯉魚食，

---

① 外臺：**《外臺》卷8"雜誤吞物方"**　《古今録驗》療誤吞銀環及釵者方：取飴糖一斤，一頓漸漸食盡，多食之，環及釵便出。

② 醫説：（**按**：此方見1818頁注③《集異記》，誤注《醫説》。）

③ 千金：**《千金方》卷24"解百藥毒第二"**　服藥過劑悶亂者方：吞……飴糖……

④ 總録：**《千金方》卷24"解百藥毒第二"**　烏頭、天雄、附子毒：用大豆汁、飴糖、防風、遠志、棗肉。（**按**：《聖濟總録》無此方，另溯其源。）

⑤ 千金方：**《千金方》卷22"瘰疽第六"**　治瘑瘡方……又方：炒臘月糖薄之。

⑥ 小品方：**《千金方》卷25"火瘡第四"**　治火瘡方……又方……已成瘡者，燒白糖灰，粉之即燥，立瘥。（**按**：《外臺》卷29引同方，云系"《千金》療火瘡方"，然《千金》"白糖灰"，《外臺》作"白煻灰"，意義不一。"小品方"當爲誤注。）

⑦ 别録：**《别録》見《證類》卷26"醬"**　味鹹、酸，冷利。主除熱，止煩滿，殺百藥，熱湯及火毒。

⑧ 釋名：**《釋名》卷4"釋飲食第十三"**　漿，將也。飲之寒温多少，與體相將順也。

⑨ 詵：**《食療》見《證類》卷26"醬"**　主火毒，殺百藥，發小兒無辜……/**《證類》卷26"醬"**　《楊氏産乳》妊娠，不得豆醬合雀肉食之，令兒面黑。（**按**：此條補入《楊氏産乳》方之内容。）

⑩ 頌：**《四聲本草》見《證類》卷25"小麥"**　蕭炳云：麥醬和鯉魚食之，令人口瘡。（**按**：此非出"蘇頌"之口，乃據"蕭炳云"。）

生口瘡。【主治】除熱,止煩滿,殺百藥及熱湯火毒。《别録》①。殺一切魚、肉、菜蔬、蕈毒,并治蛇、蟲、蜂、蠆等毒。《日華》②。醬汁灌入下部,治大便不通。灌耳中,治飛蛾、蟲、蟻入耳。塗猘犬咬及湯火傷灼未成瘡者,有效。又中砒毒,調水服即解。出时珍方。

【發明】【弘景③曰】醬多以豆作,純麥者少。入藥當以豆醬,陳久者彌好也。又有魚醬、肉醬,皆呼爲醢,不入藥用。【詵④曰】小麥醬殺藥力,不如豆醬。又有麞、鹿、兔、雉及鱧魚醬,皆不可久食也。【宗奭⑤曰】聖人不得醬不食,意欲五味和,五臟悦而受之,此亦安樂之一端也。【時珍曰】不得醬不食,亦兼取其殺飲食百藥之毒也。

【附方】舊六。手指掣痛。醬清和蜜,温熱浸之,愈乃止。《千金》⑥。癧瘍風駁。醬清和石硫黄細末,日日揩之。《外臺秘要》⑦。妊娠下血。豆醬二升,去汁取豆,炒研。酒服方寸匕,日三。《古今録驗》⑧。妊娠尿血。豆醬一大盞熬乾,生地黄二兩,爲末。每服一錢,米飲下。《普濟方》⑨。浸淫瘡癬。醬瓣和人尿,塗之。《千金翼》⑩。解輕粉毒。服輕粉口破者,以三年陳醬化水,頻漱之。《瀕湖集簡方》。

榆仁醬《食療》⑪【校正】原附"醬"下,今分出。

【集解】【時珍曰】造法:取榆仁水浸一伏時,袋盛,揉洗去涎,以蓼汁拌晒,如此七次,同發過

---

① 别録:見1819頁注⑦。

② 日華:**《日華子》見《證類》卷26"醬"**　醬,無毒。殺一切魚、肉、菜蔬、蕈毒。並治蛇、蟲、蜂、蠆等毒。

③ 弘景:**《集注》見《證類》卷26"醬"**　陶隱居云:醬多以豆作,純麥者少。今此當是豆者,亦以久久者彌好。又有肉醬、魚醬,皆呼爲醢,不入藥用。

④ 詵:**《食療》見《證類》卷26"醬"**　……小麥醬,不如豆〔醬〕……麞、雉、兔及鱧魚醬,皆不可多食。爲陳久故也。

⑤ 宗奭:**《衍義》卷20"醬"**　聖人以謂不得即不食,意欲五味和,五藏悦而受之。此亦安樂之一端。

⑥ 千金:**《千金方》卷22"瘭疽第六"**　治手足指掣痛不可忍方:醬清和蜜温塗之。

⑦ 外臺秘要:**《外臺》卷15"癧瘍風方"**　《救急》療癧瘍方……又方:以醬汁研石硫黄作泥,以生布揩破,以傅瘍上。

⑧ 古今録驗:**《外臺》卷33"妊娠下血及尿血方"**　《古今録驗》療妊娠下血,豆醬散方:豆醬二升,漉去汁,熬令燥,末,酒服方寸匕,日五六服。

⑨ 普濟方:**《普濟方》卷344"諸血"**　治妊娠尿血方(出《海上方》):豆醬(一大盞,微焙令乾)、生乾地黄(二兩),右擣羅爲末,每於食前以粥飲調下一錢服之。

⑩ 千金翼:**《千金翼方》卷24"疥癬第八"**　治癬方:净洗瘡,取醬瓣,尿和塗之,差止。

⑪ 食療:**《食療》見《證類》卷26"醬"**　……又,榆人醬,亦辛美,殺諸蟲,利大小便,心腹惡氣。不宜多食……

麫麴，如造醬法下鹽晒之。每一升，麴四斤，鹽一斤，水五斤。崔寔《月令》①謂之䤈醶，是也。音牟偷。

【氣味】辛美，温，無毒。【主治】利大小便、心腹惡氣，殺諸蟲。不宜多食。孟詵②。

蕪荑醬《食療》③【校正】原附"醬"下，今分出。

【集解】【時珍曰】造法與榆仁醬同。

【氣味】辛美，微臭，温，無毒。多食落髮。【主治】殺三蟲，功力强於榆仁醬。孟詵④。

【發明】【張從正⑤曰】北人亦多食乳酪酥脯甘美之物，皆生蟲之萌也。而不生蟲者，蓋食中多胡荽、蕪荑、鹵汁，殺九蟲之物也。

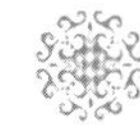

醋《别録》⑥下品

【釋名】酢音醋、醯音兮、苦酒。【弘景⑦曰】醋酒爲用，無所不入，愈久愈良，亦謂之醯。以有苦味，俗呼苦酒。丹家又加餘物，謂爲華池左味。【時珍曰】劉熙《釋名》⑧云：醋，措也。能措置食毒也。古方多用酢字也。

【集解】【恭⑨曰】醋有數種，有米醋、麥醋、麴醋、糠醋、糟醋、餳醋、桃醋，葡萄、大棗、蘡薁等諸雜果醋，會意者亦極酸烈。惟米醋二三年者入藥。餘止可噉，不可入藥也。【詵⑩曰】北人多爲糟

---

① 月令：**《齊民要術》卷 5"種榆白楊第四十六"** 崔寔曰：二月榆莢成，及青收，乾以爲旨蓄（旨，美也。蓄，積也。司部收青莢，小蒸，曝之，至冬以釀酒，滑香，宜養老。詩云：我有旨蓄，亦以御冬也）。色變白，將落，可作䤈醶。（能助肺，殺諸蟲，下氣。）隨節早晏，勿失其適。（䤈音牟，醶音頭，榆醬。）

② 孟詵：見 1820 頁注⑪。

③ 食療：**《食療》見《證類》卷 26"醬"** ……又，蕪荑醬，功力强於榆人醬。多食落髮……

④ 孟詵：見上注。

⑤ 張從正：**《儒門事親》卷 2"偶有所遇厥疾獲瘳記十一"** ……又如北方貴人，愛食乳酪、牛酥羊、生魚膾、鹿脯、豬臘、海味甘肥之物，皆蟲之萌也。然而不生蟲者，蓋筵會中多胡荽、蕪荑、醬鹵汁，皆能殺九蟲。此二者，亦偶得服食法耳。智者讀此，當觸類而長之。

⑥ 别録：**《别録》見《證類》卷 26"醋"** 味酸，温，無毒。主消癰腫，散水氣，殺邪毒。

⑦ 弘景：**《集注》見《證類》卷 26"醋"** 陶隱居云：醋酒爲用，無所不入，逾久逾良，亦謂之醯，以有苦味，俗呼爲苦酒。丹家又加餘物，謂爲華池左味，但不可多食之，損人肌藏。

⑧ 釋名：**《釋名》卷 4"釋飲食第十三"** 苦酒，淳。毒甚者酢，苦也。

⑨ 恭：**《唐本草》見《證類》卷 26"醋"** 《唐本》注云：醋有數種，此言米醋。若蜜醋、麥醋、麴醋、桃醋、葡萄、大棗、蘡薁等諸雜果醋及糠糟等醋，會意者亦極酸烈。止可啖之，不可入藥也。

⑩ 詵：**《食療》見《證類》卷 26"醋"** 孟詵云……又，江外人多爲米醋，北人多爲糟醋……/《食療》……用米醋佳，小麥醋不及，糟多妨忌。大麥醋，微寒。餘如小麥也。

醋，江河人多爲米醋。小麥醋不及，糟醋爲多妨忌也。大麥醋良。【藏器①曰】蘇言葡萄、大棗諸果堪作醋，緣渠是荆楚人，土地儉嗇，果敗則以釀酒也。糟醋猶不入藥，况於果乎？【時珍曰】米醋：三伏時用倉米一斗，淘浄蒸飯，攤冷盦黄，晒簸，水淋浄。别以倉米二斗蒸飯，和匀入甕，以水淹過，密封暖處，三七日成矣。糯米醋：秋社日，用糯米一斗淘蒸，用六月六日造成小麥大麴和匀，用水二斗，入甕封釀，三七日成矣。粟米醋：用陳粟米一斗，淘浸七日，再蒸淘熟，入甕密封，日夕攪之，七日成矣。小麥醋：用小麥水浸三日，蒸熟盦黄，入甕水淹，七七日成矣。大麥醋：用大麥米一斗，水浸蒸飯，盦黄晒乾，水淋過，再以麥飯二斗和匀，入水封閉，三七日成矣。餳醋：用餳一斤，水三升煎化，入白麴末二兩，瓶封晒成。其餘糟、糠等醋，皆不入藥，不能盡紀也。

米醋。【氣味】酸、苦，温，無毒。【詵②曰】大麥醋微寒，餘醋並同。【弘景③曰】多食損人肌臟。【藏器④曰】多食損筋骨，亦損胃。不益男子，損人顔色。醋發諸藥，不可同食。【時珍曰】酸屬木，脾病毋多食酸。酸傷脾，肉腸而唇揭。○服伏苓、丹參人，不可食醋。《鏡源》⑤曰：米醋煮制四黄、丹砂、膽礬、常山諸藥也。【主治】消癰腫，散水氣，殺邪毒。《别録》⑥。理諸藥，消毒。扁鵲⑦。治産後血運，除癥塊堅積，消食，殺惡毒，破結氣、心中酸水痰飲。藏器⑧。下氣除煩，治婦人心痛血氣，并産後及傷損金瘡出血昏運，殺一切魚、肉、菜毒。《日華》⑨。醋磨青木香，止卒心痛、血氣痛。浸黄蘗含之，治口瘡。調大黄末，塗腫毒。煎生大黄服，治痃癖甚良。孟詵⑩。散瘀

① 藏器：**《拾遺》見《證類》卷26“醋”**　……蘇云：葡萄、大棗皆堪作酢，緣渠是荆楚人，土地儉嗇，果敗猶取以釀醋，糟醋猶不入藥，况於果乎？

② 詵：見1821頁注⑩。

③ 弘景：見1821頁注⑦。

④ 藏器：**《拾遺》見《證類》卷26“醋”**　……多食損筋骨。然藥中用之，當取二三年米酢良……/**《食療》見《證類》卷26“醋”**　孟詵云：醋，多食損人胃……發諸藥，不可同食……/**《日華子》見《證類》卷26“醋”**　日華子……又云：米醋功用同醋，多食不益男子，損人顔色。（**按**：時珍乃揉合此數條而成文。）

⑤ 鏡源：**《丹房鑑源》卷下“雜藥汁篇第十五”**　苦酒、膽礬左味，米醋右味。（煮四黄，化諸藥。）（**按**：未見有“丹砂、常山”藥名。）

⑥ 别録：見1821頁注⑥。

⑦ 扁鵲：**《證類》卷26“醋”**　《食醫心鏡》……扁鵲云：多食醋損人骨，能理諸藥毒熱。

⑧ 藏器：**《拾遺》見《證類》卷26“醋”**　陳藏器云：醋，破血運，除癥塊堅積，消食，殺惡毒，破結氣，心中酸水痰飲……

⑨ 日華：**《日華子》見《證類》卷26“醋”**　醋，治産後婦人並傷損及金瘡血運，下氣，除煩，破癥結。治婦人心痛，助諸藥力，殺一切魚、肉、菜毒。

⑩ 孟詵：**《食療》見《證類》卷26“醋”**　……又，人口有瘡，以黄蘗皮醋漬，含之即愈……研青木香服之，止卒心痛、血氣等。又，大黄塗腫，米醋飛丹用之。/**《食療》見《證類》卷26“醋”**　治痃癖，醋煎大黄，生者甚效……

血，治黄疸、黄汗。【好古①曰】張仲景治黄汗，有黄芪芍藥桂枝苦酒湯；治黄疸，有麻黄醇酒湯，用苦酒、清酒。方見《金匱要略》。

【發明】【宗奭②曰】米醋比諸醋最釅，入藥多用之，穀氣全也，故勝糟醋。産婦房中，常以火炭沃醋氣爲佳，酸益血也。以磨雄黄，塗蜂蠆毒，亦取其收而不散之義。今人食酸則齒軟，謂其水生木，水氣弱，木氣强故如是。造靴皮者，須得醋而紋皺，故知其性收斂，不負酸收之意。【時珍曰】按孫光憲《北夢瑣言》③云：一婢抱兒落炭火上燒灼，以醋泥傅之，旋愈無痕。又一少年，眼中常見一鏡。趙卿謂之曰：來晨以魚鱠奉候。及期延至，從容久之。少年飢甚，見臺上一甌芥醋，旋旋啜之，遂覺胸中豁然，眼花不見。卿云：君喫魚鱠太多，魚畏芥醋，故權誑而愈其疾也。觀此二事，可證《别録》治癰腫、殺邪毒之驗也。大抵醋治諸瘡腫積塊，心腹疼痛，痰水血病，殺魚、肉、菜及諸蟲毒氣，無非取其酸收之義，而又有散瘀解毒之功。李（廷）〔鵬〕飛④云：醋能少飲，辟寒勝酒。黄戬自幼不食醋，年逾八十，猶能傳神也。

【附方】舊二十，新十三。身體卒腫。醋和蚯蚓屎傅之。《千金》⑤。白虎風毒。以三年釅醋五升，煎五沸，切葱白三升，煎一沸漉出，以布染乘熱裹之，痛止乃已。《外臺秘要》⑥。霍亂吐利。鹽、醋煎服甚良。《如宜方》⑦。霍亂煩脹，未得吐下。以好苦酒三升飲之。《千金

---

① 好古：**《湯液本草》卷6“苦酒”**　《液》云……及讀《金匱》，治黄疸，有麻黄醇酒湯：右以美清酒五升，煮二升，苦酒也。前治黄汗，有黄芪芍藥桂枝苦酒湯。

② 宗奭：**《衍義》卷20“醋”**　酒糟爲之，乞鄰者是此物。然有米醋、麥醋、棗醋。米醋最釅，入藥多用，穀氣全也，故勝糟醋。産婦房中常得醋氣則爲佳，酸益血也。磨雄黄塗蜂蠆，亦取其收而不散也。今人食酸則齒軟，謂其水生木，水氣弱，木氣盛，故如是。造靴皮須得此而紋皺，故知其性收斂，不負酸收之説。

③ 北夢瑣言：**《北夢瑣言》卷10“療疑病”**　唐時……有一年少，眼中常見一小鏡子，醫工趙卿診之，與少年期，來晨以魚膾奉候，少年及期赴之，延於閣子内，且令從容。俟客退後，方得攀接，俄而設臺于上，施一甌芥醋，更無他味。卿亦未出，迨日（一作禺）中久候不至。少年飢甚，且聞醋香，不免輕啜之，逡巡又啜之，覺胸中豁然，眼花不見，因竭甌啜之。趙卿探知方出，少年以啜醋慚謝。卿曰：郎君啜鱠太多，非醬醋不快，又有魚鱗在胸中，所以眼花。適來所備醬醋，只欲郎君因飢以啜之，果愈此疾。烹鮮（一作鱗）之會，乃權誑也，請退謀餐，他妙多斯類也，非庸醫所及也。凡欲以倉扁之術求食者，得不勉之哉。（**按**：查《北夢瑣言》無“一婢……旋愈無痕”之文。）

④ 李鵬飛：**《延壽書》卷3“人元之壽・五味”**　……有云：飲少熱醋，辟寒勝酒。（黄戬云：自幼不食醋，今逾八十，尤能傳神。）

⑤ 千金：**《證類》卷26“醋”**　《千金方》……又方，治身體手足卒腫大，醋和蚯蚓屎傅之。（**按**：今本《千金方》無此方。）

⑥ 外臺秘要：**《外臺》卷13“白虎方”**　又療風毒腫，一切惡腫，白虎病並差方：取三年釅醋五升，熱煎三五沸，切葱白三二升，煮一沸許，即爪籬漉出，布帛熱裹，當病上熨之，以差爲度。

⑦ 如宜方：**《普濟方》卷201“霍亂吐痢”**　治霍亂氣併……又：鹽醋煎服。（出《如宜方》）

方》①。足上轉筋。以故綿浸醋中,甑蒸熱裹之,冷即易,勿停,取瘥止。《外臺》②。出汗不滴,瘦却腰脚,并耳聾者。米醋浸荆三稜,夏四日,冬六日,爲末。醋湯調下二錢,即瘥。《經驗後方》③。腋下胡臭。三年釅酢和石灰傅之。《外臺》④。癧瘍風病。酢和硫黄末傅之。《外臺秘要》⑤。癰疽不潰。苦酒和雀屎如小豆大,傅瘡頭上即穿也。《肘後方》⑥。舌腫不消。以酢和釜底墨,厚傅舌之上下,脱則更傅,須臾即消。《千金方》⑦。木舌腫强。餹醋時時含漱。《普濟方》⑧。牙齒疼痛。大醋一升,煮枸杞白皮一升,取半升,含嗽即瘥。《肘後方》⑨。鼻中出血⑩。酢和胡粉半棗許服。〇又法:用醋和土,塗陰囊,乾即易之。《千金方》⑪。塞耳治聾。以醇酢微火炙附子,削尖塞之。《千金方》⑫。面黯雀卵。苦酒漬术,常常拭之。《肘後方》⑬。中砒石毒。飲釅醋,得吐即愈。不可飲水。《廣記》⑭。服硫發癰。酢和豉研膏傅

① 千金方:**《證類》卷26“醋”** 《千金方》……又方:治霍亂,心腹脹痛,煩滿短氣,未得吐下。飲好苦酒三升,小、老、羸者可飲一二升。(**按**:今本《千金方》無此方。另《肘後方》卷2“治卒霍亂諸急方第十二”有同方。)

② 外臺:**《外臺》卷6“霍亂轉筋方”** 又療轉筋方:取故綿,多取釅醋,甑中蒸及熱,用裹病人脚,冷更易,勿停,差止。

③ 經驗後方:**《證類》卷26“醋”** 《經驗後方》:治汗不溜,瘦却腰脚並耳聾。米醋浸荆三稜,夏浸四日,冬浸六日,杵爲末。醋湯調下三錢匕。

④ 外臺:**《外臺》卷23“腋臭方”** 主胡臭方……又方:三年苦酒和石灰傅之。

⑤ 外臺秘要:**《千金方》卷23“疥癬第四”** 治瘍(易)〔瘍〕方……又方:醋磨硫黄塗之,最上。(**按**:《外臺》卷15“癧瘍風方”有此方,云出《千金》。)

⑥ 肘後方:**《肘後方》卷5“治癰疽妒乳諸毒腫方第三十六”** 又癰已有膿,當使壞方……又方:以苦酒和雀屎,塗癰頭上如小豆。

⑦ 千金方:**《千金方》卷6“舌病第四”** 治舌腫起如豬胞方:釜下墨末,以醋厚敷舌上下,脱去更敷,須臾即消……

⑧ 普濟方:**《普濟方》卷365“舌腫等疾”** 治舌腫强滿:宜滿口含糖醋,甚良。

⑨ 肘後方:**《證類》卷26“醋”** 《肘後方》……又方:齒痛漱方:大醋一升,煮枸杞白皮一升,取半升,含之即差。(**按**:今本《肘後方》無此方。)

⑩ 鼻中出血:**《普濟方》卷189“鼻血不止”** 治鼻血出不止(出《肘後方》):右以醋和糊粉半棗許服。(**按**:原無出處,今另溯其源。)

⑪ 千金方:**《千金方》卷6“鼻病第二”** 治鼻衄方……又方:淳醋和土,塗陰囊上,易之。

⑫ 千金方:**《千金方》卷6“耳疾第八”** 治耳聾、齒痛……又方:淳醋微火煎附子一宿,削令可入耳,以綿裹塞之。

⑬ 肘後方:**《肘後方》卷6“治面皰髮秃身臭心昏鄙醜方第四十九”** 面多皯黯,或似雀卵色者:苦酒煮术,常以拭面,稍稍自去。

⑭ 廣記:**《事林廣記》戊集卷下“解砒霜毒”** 飲釅醋可以吐砒毒,只不可飲水。

之，燥則易。《千金方》[1]。**食鷄子毒**。飲醋少許即消。《廣記》[2]。**渾身虱出**。方見石部“(鹽石)〔食鹽〕”。**毒殺傷螫**。清醋急飲一二盌，令毒氣不散，然後用藥。《濟急方》[3]。**蠍刺螫人**。酢磨附子汁傅之。《食醫心鏡》[4]。**蜈蚣咬毒**。醋磨生鐵傅之。《篋中方》[5]。**蜘蛛咬毒**。同上方。**蠼螋尿瘡**。以醋和胡粉傅之。《千金方》[6]。**諸蟲入耳**。凡百節、蚰蜒、蟻入耳，以苦酒注入，起行即出。錢相公《篋中方》[7]。**湯火傷灼**[8]。即以酸醋淋洗，并以醋泥塗之甚妙，亦無瘢痕也。**狼煙入口**。以醋少許飲之。秘方[9]。**足上凍瘡**[10]。以醋洗足，研藕傅之。**胎死不下**，月未足者。大豆煮醋服三升，立便分解。未下再服。《子母秘録》[11]。**胞衣不下**，腹滿則殺人。以水入醋少許，噀面，神效。《聖惠方》[12]。**鬼擊卒死**。吹醋少許入鼻中。《千金》[13]。**乳癰堅硬**。以罐盛醋，燒熱石投之二次，温漬之。冷則更燒石投之，不過三次即愈。《千金》[14]。**疔腫初起**[15]。用麪圍住，以針亂刺瘡上。銅器煎醋沸，傾入圍中，令容一盞。冷即易，三度根即出也。

---

① 千金方：**《證類》卷 26“醋”**　《千金方》……治單服硫黄發爲癰。以醋和豉研如膏，傅癰上，燥則易之。(**按**：今本《千金方》無此方，時珍引出《證類》。其方亦見**《千金翼方》卷 15“解散發動第三”**)

② 廣記：**《事林廣記》戊集卷下“中諸肉毒”**　雞子毒，淳醋飲數呷，可以愈。

③ 濟急方：**《仙傳外科》卷 10“救解諸毒傷寒雜病一切等證”**　毒蛇傷，急飲好醋一二碗，令毒氣不隨血走。或飲清油一二盞亦可。然後用藥。

④ 食醫心鏡：**《證類》卷 26“醋”**　《食醫心鏡》……又方：治蠍螫人，以醋磨附子傅之。

⑤ 篋中方：**《證類》卷 26“醋”**　錢相公《篋中方》……又方：治蜈蚣、蜘蛛毒，以醋磨生鐵傅之。

⑥ 千金方：**《千金方》卷 25“蛇毒第二”**　治蠼螋尿方……又方：醋和胡粉塗之。

⑦ 篋中方：**《證類》卷 26“醋”**　錢相公《篋中方》：治百節、蚰蜒並蟻入耳。以苦醋注之，起行即起。

⑧ 湯火傷灼：**《普濟方》卷 277“湯火瘡”**　治火燒瘡，止痛，令無瘢痕。(出《海上名方》。)以酸醋傾净地上，磨取醋泥敷之。昔有人抱孩子擁爐，不覺落火上，遽以醋泥敷之，至晚不痛，亦無瘢痕。(**按**：原無出處，今溯其源。)

⑨ 秘方：**《普濟方》卷 251“中毒門評”**　又方，解狼烟毒入口，用飲少醋解。

⑩ 足上凍瘡：**《衛生易簡方》卷 8“手足”**　治凍脚瘡……又方：用熱醋湯洗，研藕貼之。(**按**：原無出處，今溯得其源。)

⑪ 子母秘録：**《證類》卷 26“醋”**　《子母秘録》：治妊娠月未足，胎死不出。醋煮大豆，服三升，死兒立便分解。如未下再服。

⑫ 聖惠方：**《聖濟總録》卷 159“産難”**　治難産並胞衣不出又方：令人含醋噀面，悶即解。(**按**：《聖惠方》無此方，今另溯其源。)

⑬ 千金：**《千金方》卷 25“卒死第一”**　鬼擊之病，得之無漸，卒著人如刀刺狀，胸脅腹内絞急切痛，不可抑按，或即吐血，或鼻口血出，或下血，一名鬼排。治之方……又方：吹醋少許鼻中。

⑭ 千金：**《千金方》卷 23“腸癰第二”**　治乳癰堅方：以水罐中盛醋泔清，燒石令熱，納中沸止。更燒如前，少熱，納乳漬之。冷更燒石納漬，不過三燒石，即愈。

⑮ 疔腫初起：**《千金方》卷 22“疔腫第一”**　犯疔瘡方……又方：以麪圍瘡如前法，以針亂刺瘡，銅器煮醋令沸，瀉著麪圍中，令容一盞。冷則易之，三度根即出。(**按**：原無出處，今溯得其源。)

酒《别録》①中品【校正】《拾遺》②"糟笥酒""社酒",今併爲一。

【釋名】【時珍曰】按許氏《説文》③云:酒,就也。所以就人之善惡也。一説:酒字篆文象酒在卣中之狀。《飲膳標題④》云:酒之清者曰釀,濁者曰盎;厚曰醇,薄曰醨;重釀曰酎,一宿曰醴;美曰醑,未榨曰醅;紅曰醍,緑曰醽,白曰醝。

【集解】【恭⑤曰】酒有秫、黍、粳、糯、粟、麴、蜜、葡萄等色。凡作酒醴須麴,而葡萄、蜜等酒獨不用麴。諸酒醇醨不同,惟米酒入藥用。【藏器⑥曰】凡好酒欲熟時,皆能候風潮而轉,此是合陰陽也。【詵⑦曰】酒有紫酒、薑酒、桑椹酒、葱豉酒、葡萄酒、蜜酒,及地黄、牛膝、虎骨、牛蒡、大豆、枸杞、通草、仙靈脾、狗肉汁等,皆可和釀作酒,俱各有方。【宗奭⑧曰】《戰國策》云:帝女儀狄造酒,進之於禹。《説文》云,少康造酒,即杜康也。然本草已著酒名,《素問》亦有酒漿,則酒自黄帝始,非儀狄矣。古方用酒,有醇酒、春酒、白酒、清酒、美酒、糟下酒、粳酒、秫黍酒、葡萄酒、地黄酒、蜜酒,有灰酒、新熟無灰酒、社壇餘胙酒。今人所用,有糯酒、煮酒、小豆麴酒、香藥麴酒、鹿頭酒、羔兒等酒。江、浙、湖南、北又以糯粉入衆藥,和爲麴,曰餅子酒。至於官務中,亦有四夷酒,中國不可取以爲法。

---

① 别録:**《别録》見《證類》卷25"酒"**　味苦、甘、辛,大熱,有毒。主行藥勢,殺百邪惡毒氣。

② 拾遺:**《證類》卷26"一十一種陳藏器餘・糟笥中酒"**　/(文見本藥條"糟笥節中酒"下)**《證類》卷26"一十一種陳藏器餘・社酒"**　(文見本藥條"社壇餘胙酒"下)

③ 説文:**《説文・酉部》**　酒:就也。所以就人性之善惡。

④ 飲膳標題:**《古今合璧事類備要外集》卷44"飲膳門・酒"**　飲膳標題(……酒,一也,而有清濁、厚薄、甜苦、紅緑白三色之别。故清者曰醥,清而甜者曰酏(餘支反),濁者曰醠,亦曰□(莫公反),濁而微清者曰醆,厚者曰醇,亦曰醹。需重釀曰酎,薄者曰醨。甜而一宿熟者曰醴,美者曰醑,苦者曰醶(旨善反),紅者曰醍,緑者曰醽,白者曰醝……)

⑤ 恭:**《唐本草》見《證類》卷25"酒"**　《唐本》注云:酒有葡萄、秫、黍、杭、粟、麴、蜜等。作酒醴以麴爲,而葡萄、蜜等獨不用麴。飲葡萄酒能消痰破癖。諸酒醇醨不同,惟米酒入藥用。

⑥ 藏器:**《拾遺》見《證類》卷25"酒"**　……凡好酒欲熟,皆能候風潮而轉,此是合陰陽矣……

⑦ 詵:**《食療》見《證類》卷25"酒"**　紫酒,治角弓風。薑酒,主偏風中惡。桑椹酒,補五藏,明耳目。葱豉酒,解煩熱,補虚勞。蜜酒,療風疹。地黄、牛膝、虎骨、仙靈脾、通草、大豆、牛蒡、枸杞等,皆可和釀作酒,在别方。蒲桃子釀酒,益氣調中,耐飢强志,取藤汁釀酒亦佳,狗肉汁釀酒,大補。

⑧ 宗奭:**《衍義》卷20"酒"**　《吕氏春秋》曰:儀狄造酒。《戰國策》曰:帝女儀狄造酒,進之于禹。然《本草》中已著酒名,信非儀狄明矣。又讀《素問》首言以妄爲常,以酒爲漿,如此則酒自黄帝始,非儀狄也。古方用酒,有醇酒、春酒、社壇餘胙酒、糟下酒、白酒、清酒、好酒、美酒、葡萄酒、秫黍酒、杭酒、蜜酒、有灰酒、新熟無灰酒、地黄酒。今有糯酒、煮酒、小豆麴酒、香藥麴酒、鹿頭酒、羔兒等酒。今江、浙、湖南、北,又以糯米粉入衆藥,和合爲麴,曰餅子酒。至於官務中,亦用四夷酒,更别中國不可取以爲法。今醫家所用酒,正宜斟酌。但飲家惟取其味,不顧入藥如何爾。然久之未見不作疾者,蓋此物損益兼行,可不慎歟!漢賜丞相上樽酒,糯爲上,稷爲中,粟爲下者。今入藥佐使,專以糯米,用清水白麵麴所造爲正。古人造麴,未見入諸藥合和者,如此則功力和厚,皆勝餘酒。今人又以麥櫱造者,蓋止是醴爾,非酒也。《書》曰:若作酒醴,爾爲麴櫱。酒則須用麴,醴故用櫱。蓋酒與醴,其氣味甚相遼,治療豈不殊也。/**《説文・巾部》**　……古者少康初作箕、帚、秫酒。少康,杜康也……

今醫家所用,正宜斟酌。但飲家惟取其味,不顧入藥何如爾,然久之未見不作疾者。蓋此物損益兼行,可不慎歟?漢賜丞相上尊酒,糯爲上,稷爲中,粟爲下。今入藥佐使,專用糯米,以清水白麪麴所造爲正。古人造麴未見入諸藥,所以功力和厚,皆勝餘酒。今人又以蘗造者,蓋止是醴,非酒也。《書》云:若作酒醴,爾惟麴蘗。酒則用麴,醴則用蘗,氣味甚相遼,治療豈不殊也?【頴①曰】入藥用東陽酒最佳,其酒自古擅名。《事林廣記》所載釀法,其麴亦用藥。今則絶無,惟用麩麪、蓼汁拌造,假其辛辣之力,蓼亦解毒,清香遠達,色復金黄,飲之至醉,不頭痛,不口乾,不作瀉。其水秤之重於他水,鄰邑所造俱不然,皆水土之美也。處州金盆露,水和薑汁造麴,以浮飯造釀,醇美可尚,而色香劣於東陽,以其水不及也。江西麻姑酒,以泉得名,而麴有群藥。金陵瓶酒,麴米無嫌,而水有鹼。且用灰,味太甘,多能聚痰。山東秋露白,色純味烈。蘇州小瓶酒,麴有葱及紅豆、川烏之類,飲之頭痛口渴。淮安緑豆酒,麴有緑豆,能解毒,然亦有灰不美。【時珍曰】東陽酒即金華酒,古蘭陵也,李太白詩所謂"蘭陵美酒鬱金香"即此,常飲、入藥俱良。山西襄陵酒、薊州薏苡酒皆清烈,但麴中亦有藥物。黄酒有灰。秦、蜀有咂嘛酒,用稻、麥、黍、秫、藥麴,小罌封釀而成,以筒吸飲。穀氣既雜,酒不清美,並不可入藥。

米酒。【氣味】苦、甘、辛,大熱,有毒。【詵②曰】久飲傷神損壽,軟筋骨,動氣痢。醉卧當風,則成癜風。醉浴冷水成痛痺。服丹砂人飲之,頭痛吐熱。【士良③曰】凡服丹砂、北庭、石亭脂、鍾乳、礜石、生薑,並不可長用酒下,能引石藥氣入四肢,滯血化爲癰疽。【藏器④曰】凡酒忌諸甜物。酒漿照人無影,不可飲。祭酒自耗,不可飲。酒合乳飲,令人氣結。同牛肉食,令人生蟲。酒後卧黍穰,食猪肉,患大風。【時珍曰】酒後食芥及辣物,緩人筋骨。酒後飲茶,傷腎臟,腰脚重墜,膀胱冷痛,兼患痰飲水腫、消渴攣痛之疾。一切毒藥,因酒得者難治。又酒得鹹而解者,水制火也,酒性上而鹹潤下也。又畏枳椇、葛花、赤豆花、緑豆粉者,寒勝熱也。【主治】行藥勢,殺百邪

---

① 頴:**《食物本草》卷4"味類·酒"** ……東陽酒,其水最佳,稱之重於它水,其酒自古擅名。《事林廣記》所載釀法,麯亦入藥,今則絶無。惟用麩麯蓼汁拌造,假其辛辣之力,蓼性解毒,亦無甚礙。俗人因其水好,競造薄酒,味雖少酸,一種清香遠達,入門就聞。雖鄰邑所造,俱不然也。好事者清水和麩麪造麯,米多水少,造酒其味辛而不厲,美而不甜,色復金黄瑩徹,天香風味奇絶,飲醉并不頭痛口乾,此皆水土之美故也……江西麻姑酒,以泉得名,今真泉亦少,其麯乃群藥所造……南京瓶酒,麯米無嫌,以其水有鹼,亦着少灰,太甜,多飲留中聚痰。山東秋露白色,純味洌。蘇州小瓶酒麯有葱及川烏、紅豆之類,飲之頭痛口渴……淮安菉豆酒,麯有菉豆,乃解毒良物固佳,但服藥飲之,藥無力,亦有灰,不美。

② 詵:**《食療》見《證類》卷25"酒"** 孟詵云:酒,味苦。主百邪毒,行百藥。當酒卧,以扇扇,或中惡風。久飲傷神損壽……久服之,厚腸胃,化筋。初服之時,甚動氣痢。與百藥相宜。祇服丹砂人飲之,即頭痛吐熱……

③ 士良:**《食性》見《證類》卷25"酒"** 陳士良云:凡服食凡砂、北庭、石亭脂、鐘乳石、礜石、生薑,並不可長久以酒下,遂引石藥氣入四肢,滯血化爲癰疽。

④ 藏器:**《拾遺》見《證類》卷25"酒"** 陳藏器……又云:諸米酒有毒。酒漿照人無影,不可飲。酒不可合乳飲之,令人氣結。白酒食牛肉,令腹内生蟲。酒後不得卧,黍穰食豬肉,令人患大風。凡酒忌諸甜物……

惡毒氣。《别録》①。通血脉,厚腸胃,潤皮膚,散濕氣,消憂發怒,宣言暢意。藏器②。養脾氣,扶肝,除風下氣。孟詵③。解馬肉、桐油毒,丹石發動諸病,熱飲之甚良。時珍。

糟底酒。三年臘糟下取之。開胃下食,暖水臟,温腸胃,消宿食,禦風寒,殺一切蔬菜毒。《日華》④。止嘔噦,摩風瘙、腰膝疼痛。孫思邈⑤。

老酒。臘月釀造者,可經數十年不壞。和血養氣,暖胃辟寒,發痰動火。時珍。

春酒。清明釀造者,亦可經久。常服令人肥白。孟詵⑥。蠼螋尿瘡,飲之至醉,須臾蟲出如米也。李絳《兵部手集》⑦。

社壇餘胙酒《拾遺》⑧。治小兒語遲,納口中佳。又以噴屋四角,辟蚊子。藏器。飲之治聾。【時珍曰】按《海録碎事》⑨云:俗傳社酒治聾,故李濤有"社翁今日没心情,爲寄治聾酒一瓶"之句。

糟筍節中酒。【氣味】鹹,平,無毒。【主治】飲之主噦氣嘔逆,或加小兒乳及牛乳同服。又摩癧瘍風。藏器⑩。

東陽酒。【氣味】甘、辛,無毒。【主治】用制諸藥良。

【發明】【弘景⑪曰】大寒凝海,惟酒不冰,明其性熱,獨冠群物。藥家多用以行其勢,人飲多

---

① 别録:見1826頁注①。

② 藏器:**《拾遺》見《證類》卷25"酒"** 陳藏器云:酒,本功外,殺百邪,去惡氣,通血脉,厚腸胃,潤皮膚,散石氣,消憂發怒,宣言暢意……

③ 孟詵:**《食療》見《證類》卷25"酒"** ……謹按……又,通脉,養脾氣,扶肝……朝朝服之,甚去一切風……/**《日華子》見《證類》卷25"酒"** 酒,通血脉,厚腸胃,除風及下氣……(**按**:"除風下氣"乃《日華子》之語。)

④ 日華:**《日華子》見《證類》卷25"酒"** ……又云:糟下酒,暖。開胃下食,暖水藏,温腸胃,消宿食,禦風寒。殺一切蔬菜毒。多食微毒。

⑤ 孫思邈:**《證類》卷25"酒"** 孫真人:空腹飲酒醉,必患嘔逆。又方:治風癬,暖酒以蜜中攪之,飲一杯即差。又方:治腰膝疼痛久不已,糟底酒摩腰脚及痛處、筋攣處。

⑥ 孟詵:**《食療》見《證類》卷25"酒"** ……昔有人常服春酒,令人肥白矣。

⑦ 兵部手集:**《證類》卷25"酒"** 《兵部手集》:治蜘蛛遍身成瘡。取上好春酒飲醉,使人翻不得一向卧,恐酒毒腐人,須臾蟲於肉中小如米自出。

⑧ 拾遺:**《證類》卷26"一十一種陳藏器餘·社酒"** 噴屋四壁去蚊子,内小兒口中令速語。此祭祀社餘者酒也。

⑨ 海録碎事:**《海録碎事》卷2"天部下·社門"** 治聾酒:俗言社日酒治聾,故李昉贈李濤云:社翁今日没心情,爲乏治聾酒一瓶。(社翁,李濤小字也。)

⑩ 藏器:**《證類》卷26"一十一種陳藏器餘·糟筍中酒"** 味鹹,平,無毒。主噦氣,嘔逆,小兒乳和少牛乳飲之,亦可單服。少許磨癧瘍風,此糟筍節中水也。

⑪ 弘景:**《集注》見《證類》卷25"酒"** 陶隱居云:大寒凝海,惟酒不冰,明其性熱獨冠群物。藥家多須以行其勢。人飲之,使體弊神惛,是其有毒故也……

則體弊神昏，是其有毒故也。《博物志》①云：王肅、張衡、馬均三人，冒霧晨行。一人飲酒，一人飽食，一人空腹。空腹者死，飽食者病，飲酒者健。此酒勢辟惡，勝於作食之效也。【好古②曰】酒能行諸經不止，與附子相同。味之辛者能散，苦者能下，甘者能居中而緩。用爲導引，可以通行一身之表，至極高分。味淡者則利小便而速下也。古人惟以麥造麴醸黍，已爲辛熱有毒。今之醞者加以烏頭、巴豆、砒霜、薑、桂、石灰、竈灰之類大毒大熱之藥，以增其氣味。豈不傷冲和，損精神，涸榮衛，竭天癸，而夭夫人壽耶？【震亨③曰】本草止言酒熱而有毒，不言其濕中發熱，近於相火，醉後振寒戰慄可見矣。又性喜升，氣必隨之，痰鬱于上，溺澀于下，恣飲寒涼，其熱内鬱，肺氣大傷。其始也病淺，或嘔吐，或自汗，或瘡疥，或鼻皶，或泄利，或心脾痛，尚可散而去之。其久也病深，或消渴，或内疽，或肺痿，或鼓脹，或失明，或哮喘，或勞瘵，或癲癇，或痔漏，爲難名之病，非具眼未易處也。夫醇酒性大熱，飲者適口，不自覺也。理宜冷飲，有三益焉。過于肺，入於胃，然後微温，肺得温中之意，可以補氣。次得寒中之温，可以養胃。冷酒行遲，傳化以漸，人不得恣飲也。今則不然，圖取快喉舌焉爾。【潁④曰】人知戒早飲，而不知夜飲更甚。既醉既飽，睡而就枕，熱擁傷心傷目。夜氣收斂，酒以發之，亂其清明，勞其脾胃，停濕生瘡，動火助慾，因而致病者多矣。朱子云：以醉爲節可也。【機⑤曰】按扁鵲⑥云：過飲腐腸爛胃，潰髓蒸筋，傷神損壽。昔有客訪周顗⑦，出美酒二石。顗飲一石二

---

① 博物志：**《博物志》卷10**　王尒、張衡、馬均皆冒重霧行，一人無恙，一人病，一人死。問其故，無恙人曰：我飲酒，病者飽食，死者空腹。

② 好古：**《湯液本草》卷6"酒"**　……能行諸經不止，與附子相同。味辛者能散，味苦者能下，味甘者居中而緩也。爲導引，可以通行一身之表，至極高之分。若味淡者，則利小便而速下……/**《本草發揮》卷3"酒"**　海藏云：古人惟以麥造麴，醸黍已爲辛熱有毒，嚴戒如此。況今之醞者，加以烏頭、巴豆、薑、桂之類大毒大熱之藥，以增其氣味，益加辛熱之餘烈，豈不傷冲和，損精神，涸榮衛，竭天癸，夭人壽耶……（**按**：時珍糅二書之好古説爲一條，且另增砒霜、石灰、竈灰三藥於文内。）

③ 震亨：**《衍義補遺·酒》**　《本草》止言其熱而有毒，不言其濕中發熱，近於相火，大醉後，振寒戰栗者可見矣。又云：酒性善升，氣必隨之，痰鬱於上，溺澀於下，肺受賊邪，金體大燥，恐飲寒涼，其熱内鬱，肺氣得熱，必大傷耗。其始也病淺，或嘔吐，或自汗，或疼癢，或鼻皶，或自泄，或心脾痛，尚可散而出之。病深，或消渴，爲内疽，爲肺痿，爲内痔，爲鼓脹，爲失明，爲哮喘，爲勞嗽，爲癲癇，爲難明之病，倘非具眼，未悒處治，可不謹乎？（陶云：大寒凝海，惟酒不冰，大熱明矣。方藥所用，行藥熱故也。）/**《格致餘論》"醇酒宜冷飲論"**　醇酒大熱大毒，清香美味，既適於口，行氣和血，亦宜於體，由是飲者不自覺其過於多也……若是醇者，理宜冷飲，過於肺，入於胃，然後漸温。肺先得温中之寒，可以補氣，一益也。次得寒中之温，可以養胃，二益也。冷酒行遲，傳化以漸，不可恣飲，三益也。古人終日百拜，不過三爵，既無酒病，亦免酒禍……今則不然，不顧受傷，只圖取快，蓋熱飲有三樂存焉，膈滯通快，喉舌辛美，蓋行可多……（**按**：時珍乃揉合此二節而成文。）

④ 潁：**《食物本草》卷4"味類·酒"**　……愚謂人只知不飲早酒，而不知夜飲更不宜。睡而就枕，熱擁傷心傷目。夜氣收斂，酒以發之，傷其清明。既醉既飽，飲食聚中，傷勞脾胃，停濕生痰。酒能生火助欲，因而不謹致病。朱子曰：但以醉爲節可也。

⑤ 機：（**按**：或出佚書《本草會編》。今將其所引文分别溯源。）

⑥ 扁鵲：**《千金方》卷26"穀米第四"**　酒……扁鵲云：久飲酒者，腐腸爛胃，潰髓蒸筋，傷神損壽。

⑦ 周顗：**《晉書·周顗傳》**　……有舊對從北來，顗遇之欣然，乃出酒二石共飲，各大醉。及顗醒，使視客，已腐脅而死。

斗,客飲八斗。次明,顗無所苦,客已脇穿而死矣。豈非犯扁鵲之戒乎。【時珍曰】酒,天之美禄也。麪麴之酒,少飲則和血行氣,壯神禦寒,消愁遣興。痛飲則傷神耗血,損胃亡精,生痰動火。邵堯夫①詩云:"美酒飲教微醉後。"此得飲酒之妙,所謂醉中趣、壺中天者也。若夫沉湎無度,醉以爲常者,輕則致疾敗行,甚則喪邦亡家而隕軀命,其害可勝言哉? 此大禹②所以疏儀狄,周公所以著《酒誥》③,爲世範戒也。

【附方】舊十一,新六。**驚怖卒死**。温酒灌之即醒。**鬼擊諸病**。卒然着人,如刀刺狀,胸脇腹内切痛,不可抑按,或吐血、鼻血、下血,一名鬼排。以醇酒吹兩鼻内,良。《肘後》④。**馬氣入瘡**。或馬汗、馬毛入瘡,皆致腫痛煩熱,入腹則殺人。多飲醇酒,至醉即愈,妙。《肘後方》⑤。**虎傷人瘡**。但飲酒,常令大醉,當吐毛出。梅師⑥。**蛇咬成瘡**。暖酒淋洗瘡上,日三次。《廣利方》⑦。**蜘蛛瘡毒**。同上方。**毒蜂螫人**。方同上。**咽傷聲破**。酒一合,酥一匕,乾薑末二匕,和服,日三次。《十便良方》⑧。**卅年耳聾**。酒三升,漬牡荆子一升,七日去滓,任性飲之。《千金方》⑨。**天行餘毒**,手足腫痛欲斷。作坑深三尺,燒熱灌酒,着屐居坑上,以衣壅之,勿令泄氣。《類要方》⑩。**下部痔䘌**。掘地作小坑,燒赤,以酒沃之,納吴茱萸在内坐之。不過三度,良。《外臺》⑪。**産後血悶**。清酒一升,和生地黄汁煎服。梅師⑫。**身面疣目**。盗酸酒

---

① 邵堯夫:**《古今事文類聚前集》卷8"天時部・古詩"** 安樂窩(邵堯夫)……美酒飲教微醉後,好花看到半開時……

② 大禹:**《戰國策》卷23"魏二"** ……儀狄作酒而美,進之禹。禹飲而甘之,遂疏儀狄絶旨酒,曰:後世必有以酒亡其國者……

③ 酒誥:**《説郛》弓94《酒乘》** 周公作《酒誥》一篇。

④ 肘後:**《肘後方》卷1"治卒得鬼擊方第四"** 鬼擊之病,得之無漸,卒著如人力刺狀,胸脅腹内,絞急切痛,不可抑按,或即吐血,或鼻中出血,或下血,一名鬼排。治之方……又方:以淳酒吹納兩鼻中。

⑤ 肘後方:**《肘後方》卷7"治卒毒及狐溺棘所毒方第五十二"** 人體上先有瘡而乘馬,馬汗,若馬毛入瘡中,或但爲馬氣所蒸,皆致腫痛煩熱,入腹則殺人……又方:多飲淳酒,取醉即愈。

⑥ 梅師:**《證類》卷25"酒"** 《梅師方》:治虎傷人瘡。但飲酒,常令大醉,當吐毛出。

⑦ 廣利方:**《證類》卷25"酒"** 《廣利方》:治蛇咬瘡。煖酒淋洗瘡上,日三易。

⑧ 十便良方:**《十便良方》卷21"咽喉"** 立效散:治咽喉癢痛,語聲不出,宜服此方。乾薑末、酥(各一錢)、酒(十盞),右件藥一處調和,空腹温過服之。

⑨ 千金方:**《千金方》卷6"耳疾第八"** 治耳聾方……又方:酒三升,碎牡荆子二升,浸七日,去滓,任性服盡,雖三十年久聾亦瘥。

⑩ 類要方:**《證類》卷25"酒"** 《傷寒類要》:天行病毒攻手足,疼痛欲斷。作坑令深三尺,大小容足,燒令中熱,以酒灌坑中,著屐踞坑上,衣壅勿令泄氣。

⑪ 外臺:**《外臺》卷26"痔下部如蟲齧方"** 文仲療痔,下部如蟲齧方……又方:掘地作小坑,燒令赤,以酒沃中。擣吴茱萸三升,内中,及熱以板覆上,開一小孔,以下部坐上,冷乃下,不過三度即差。

⑫ 梅師:**《證類》卷25"酒"** 《梅師方》……又方:治産後有血,心煩腹痛。清酒一升,生地黄汁和煎二十沸,分三服。

醇,洗而咒之曰:疣疣,不知羞。酸酒醇,洗你頭。急急如律令。咒七遍,自愈。《外臺》①。**斷酒不飲**。酒七升,朱砂半兩,瓶浸緊封,安猪圈内,任豬摇動,七日取出,頓飲。〇又方:正月一日酒五升,淋碓頭杵下,取飲之。《千金方》②。**丈夫脚冷**不隨,不能行者。用淳酒三斗,水三斗,入甕中,灰火温之,漬脚至膝。常着灰火,勿令冷,三日止。《千金方》③。**海水傷裂**。凡人爲海水鹹物所傷,及風吹裂,痛不可忍。用蜜半斤,水酒三十斤,防風、當歸、羌活、荆芥各二兩爲末,煎湯浴之。一夕即愈。《使琉球録》④。

【附諸酒方】【時珍曰】本草及諸書並有治病釀酒諸方。今輯其簡要者,以備参考。藥品多者,不能盡録。

愈瘧酒。治諸瘧疾,頻頻温飲之。四月八日,水一石,麴一斤爲末,俱酘水中。待酢煎之,一石取七斗。待冷,入麴四斤。一宿,上生白沫起。炊秫一石冷酘,三日酒成。賈思勰《齊民要術》⑤。

屠蘇酒。陳延之《小品方》⑥云:此華佗方也。元旦飲之,辟疫癘一切不正之氣。造法:用赤术、桂心各七錢五分,防風一兩,菝葜五錢,蜀椒、桔梗、大黄五錢七分,烏頭二錢五分,赤小豆十四枚,以三角絳囊盛之,除夜懸井底,元旦取出置酒中,煎數沸。舉家東向,從少至長,次第飲之。藥滓還投井中,歲飲此水,一世無病。〇【時珍曰】蘇魁,鬼名。此藥屠割鬼爽,故名。或云,草庵名也。

逡巡酒。補虚益氣,去一切風痺濕氣。久服益壽耐老,好顔色。造法:三月三日收桃花三兩三錢,五月五日收馬藺花五兩五錢,六月六日收脂麻花六兩六錢,九月九日收黄甘菊花九兩九錢,陰乾。十二月八日取臘水三斗。待春分,取桃仁四十九枚好者,去皮尖,白麪十斤正,同前花和作

---

① 外臺:**《外臺》卷 29"疣目方"** 崔氏疣目方……又方:盗取一酘酒醋以摩疣上,咒曰:疣、疣,不知羞,一酘酒醋洗你頭,急急如律令。咒滿七遍,久即自愈。

② 千金方:**《千金方》卷 25"卒死第一"** 斷酒方:酒七升著瓶中,熟朱砂半兩著酒中,急塞瓶口,安著豬圈中,任豬摇動。經十日取酒服飲盡。又方:正月一日酒五升,淋碓頭,擣一下,取飲之。

③ 千金方:**《千金方》卷 19"腰痛第七"** 治丈夫腰脚冷,不隨,不能行方:右醇酒三斗,水三斗,合著甕中,温漬脚至膝,三日止。冷則甕下常著灰火,勿使冷。手足煩者,小便三升,盆中温漬手足。

④ 使琉球録:**《使琉球録》卷上"高澄·操舟記"** ……(舟人)言訖,若有苦楚狀。詢之,乃持舵時身爲鹹水所拍,北風裂之,故痛不可忍也。遂命醫人吴念三療之。用蜜半斤,淡酒三十斤,防風、當歸等藥末半斤,煎湯浴之,一夕而愈矣。

⑤ 齊民要術:**《齊民要術》卷 7"笨麴餅酒第六十六"** 愈瘧酒法:四月八月作,用水一石,麴一斤,擣作末,俱酘水中。酒酢,煎一石,取七斗,以麴四斤,須漿冷酘麴,一宿上生白沫起,炊秫一石,冷酘中,三日酒成。

⑥ 小品方:**《肘後方》卷 8"治百病備急丸散膏諸要方第六十九"** 《小品》正朝屠蘇酒法,令人不病瘟疫。大黄(五分)、川椒(五分)、术、桂(各三分)、桔梗(四分)、烏頭(一分)、拔楔(二分),七物細切,以絹囊貯之。十二月晦日正中時,懸置井中至泥,正曉拜慶前出之,正旦取藥置酒中,屠蘇飲之於東向。藥置井中,能迎歲,可世無此病。此華佗法,武帝有方驗中。從小至大,少隨所堪,一人飲,一家無患,飲藥三朝。一方有防風一兩。(**按**:《外臺》卷 4"温病"下亦有此方,文異。時珍引文乃數方揉合而成。)

麴，紙包四十九日。用時白水一瓶，麴一丸，麪一塊，封良久成矣。如淡再加一丸。

五加皮酒。去一切風濕痿痺，壯筋骨，填精髓。用五加皮洗刮去骨煎汁，和麴、米釀成，飲之。或切碎袋盛，浸酒煮飲。或加當歸、牛膝、地榆諸藥。

白楊皮酒。治風毒脚氣，腹中痰癖如石。以白楊皮切片，浸酒起飲。

女貞皮酒。治風虚，補腰膝。女貞皮切片，浸酒煮飲之。

仙靈脾酒。治偏風不遂，强筋堅骨。仙靈脾一斤，袋盛，浸無灰酒二斗，密封三日，飲之。《聖惠方》①。

薏苡仁酒。去風濕，强筋骨，健脾胃。用絶好薏苡仁粉，同麴、米釀酒，或袋盛煮酒飲之。

天門冬酒。潤五臟，和血脉。久服除五勞七傷，癲癇惡疾。常令酒氣相接，勿令大醉，忌生冷。十日當出風疹毒氣，三十日乃已，五十日不知風吹也。冬月用天門冬去心煮汁，同麴、米釀成。初熟微酸，久乃味佳。《千金》②。

百靈藤酒。治諸風。百靈藤十斤，水一石，煎汁三斗，入糯米三斗，神麴九斤，如常釀成。三五日，更炊糯飯投之，即熟。澄清日飲，以汗出爲效。《聖惠方》③。

白石英酒。治風濕周痺，肢節濕痛，及腎虚耳聾。用白石英、磁石煅醋淬七次各五兩，絹袋盛，浸酒中五六日，温飲。酒少更添之。《聖濟總録》④。

地黄酒。補虚弱，壯筋骨，通血脉，治腹痛，變白髮。用生肥地黄絞汁，同麴、米封密器中。

---

① 聖惠方：**《聖惠方》卷21“治偏風諸方”** 治偏風手足不遂，皮膚不仁，宜服仙靈脾浸酒方：仙靈脾（一斤，好者），右細剉，以生絹袋盛於不津器中，用無灰酒二斗浸之，以厚紙重重密封，不得通氣，春夏三日，秋冬五日後旋開取，每日隨性暖飲之，常令醺醺，不得大醉。若酒盡，再合服之，無不效驗。合時切忌雞犬見。

② 千金：**《千金方》卷14“風癲第五”** 天門冬酒，通治五臟六腑大風，洞泄虚弱，五勞七傷，結滯氣，冷熱諸風，癲癇惡疾，耳聾頭風，四肢拘攣，猥退歷節，萬病皆主之。久服延年輕身，齒落更生，髮白更黑方：天門冬與百部相似，天門冬味甘兩頭方，百部細長而味苦，令人利。擣絞取汁一斗，漬麴二升，麴發，以糯米二斗，准家醖法造酒。春夏極冷下飯，秋冬温如人肌酘之，酒熟，取清服一盞，常令酒氣相接，勿至醉吐。慎生冷、醋滑、雞豬、魚蒜，特慎鯉魚，亦忌油膩。此是一斗汁法，餘一石二石亦准此爲大率。服藥十日覺身體隱疹大癢，二十日更大癢，三十日乃漸止，此皆是風氣出去故也。四十日即覺身心朗然大快，似有所得；五十日更覺大快，當風不著人，身中諸風悉盡。

③ 聖惠方：**《聖惠方》卷25“治一切風通用浸酒藥諸方”** 治風，百靈藤釀酒方：百靈藤（十斤，以水一石煎取三斗）、神麴（九兩，微炒黄色，擣末）、糯米（三斗，炊作飯），右候飯冷，即熟揉麴末入飯中，並藥汁同入於甕中，一如醖酒法，經三五日看沫盡，即更炊一斗糯米飯，候冷投入甕中，即熟澄清，更三日後，每日不計早晚温飲一小盞，服後覺渾身汗出爲效。

④ 聖濟總録：**《聖濟總録》卷20“周痹”** 治風濕周痹，肢節中痛，不可持物，行動無力，耳聾及腎藏虚損，益精髓，保神守中，白石英浸酒方：白石英（碎如大麻粒）、磁石（火煅令赤，醋淬，如此五遍，擣，各五兩），右二味粗擣篩，生絹囊貯，以酒一升浸，經五六日，每服不計時，隨性温服，服將盡，可更添酒浸之。

五七日啓之，中有緑汁，真精英也，宜先飲之，乃濾汁藏貯。加牛膝汁效更速，亦有加群藥者。

牛膝酒。壯筋骨，治痿痺，補虛損，除久瘧。用牛膝煎汁，和麴、米釀酒。或切碎袋盛浸酒煮飲。

當歸酒。和血脉，堅筋骨，止諸痛，調經水。當歸煎汁，或釀或浸，並如上法。

菖蒲酒[①]。治三十六風，一十二痺，通血脉，治骨痿，久服耳目聰明。石菖蒲煎汁，或釀或浸，並如上法。

枸杞酒。補虛弱，益精氣，去冷風，壯陽道，止目淚，健腰脚。用甘州枸杞子煮爛搗汁，和麴、米釀酒。或以子同生地黄袋盛，浸酒煮飲。

人參酒。補中益氣，通治諸虛。用人參末同麴、米釀酒。或袋盛浸酒煮飲。

薯蕷酒。治諸風眩運，益精髓，壯脾胃。用薯蕷粉同麴、米釀酒。或同山茱萸、五味子、人參諸藥浸酒煮飲。

伏苓酒。治頭風虛眩，暖腰膝，主五勞七傷。用伏苓粉同麴、米釀酒飲之。

菊花酒。治頭風，明耳目，去痿痺，消百病。用甘菊花煎汁，同麴、米釀酒。或加地黄、當歸、枸杞諸藥亦佳。

黄精酒。壯筋骨，益精髓，變白髮，治百病。用黄精、蒼术各四斤，枸杞根、柏葉各五斤，天門冬三斤，煮汁一石，同麴十斤，糯米一石，如常釀酒飲。

桑椹酒。補五臟，明耳目。治水腫，不下則滿，下之則虛，入腹則十無一活。用桑椹搗汁煎過，同麴、米如常釀酒飲。

术酒[②]。治一切風濕筋骨諸病，駐顔色，耐寒暑。用术三十斤，去皮搗，以東流水三石，漬三十日，取汁，露一夜，浸麴、米釀成飲。

蜜酒。孫真人[③]曰：治風疹風癬。用沙蜜一斤，糯飯一升，麪麴五兩，熟水五升，同入瓶内，封七日成酒。尋常以蜜入酒代之亦良。

---

① 菖蒲酒：**《聖惠方》卷95"菖蒲酒方"**　菖蒲酒：主大風十二痹，通血脉，調榮衛，治骨立萎黄，醫所不治者。服一劑，服經百日，顔色豐足，氣力倍常，耳目聰明，行及奔馬，髮白更黑，齒落再生，晝夜有光，延年益壽，久服得與神通：菖蒲（削治薄切曝乾，一斗，以生絹袋盛之）。右以好酒一碩入不津甕中，安藥囊在酒中，密封泥之，百日發視之，如緑葉色，復炊一斗秫米内酒中，復封四十日，便漉去滓。温飲一盞，日三。其藥滓曝乾，搗細羅爲散，酒調一錢，服之尤妙。（**按**：原無出處，今溯得其源。）

② 术酒：**《聖惠方》卷95"术酒方"**　术酒方：术（三十斤，去黑皮），右浄洗搗碎，以東流水三碩於不津器中漬之二十日，壓漉去滓，以汁于甕中盛，夜間候流星過時，抄自己姓名置在汁中，如是五夜，其汁當變如血，旋取汁以漬麴，如家醖法造酒。酒熟任性飲之，十日萬病除，百日白髮再黑，齒落更生，面有光澤，久服延年不老。忌桃李、雀肉。（**按**：原無出處，今溯得其源。）

③ 孫真人：**《醫壘元戎》卷2"王朝奉議論并方"**　蜜酒：好蜜（二斤）、水（一碗）、細麯（二升）、好乾酵（二兩），右先熬蜜水，去華沫令絶，冷下酵，每日三攪，三日熟。（**按**："孫真人曰"未能溯得其源，録近似方以備參。）

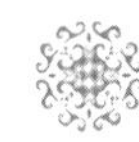

蓼酒。久服聰明耳目,脾胃健壯。以蓼煎汁,和麴、米釀酒飲。

薑酒。詵①曰:治偏風,中惡疰忤,心腹冷痛,以薑浸酒,暖服一椀即止。○一法:用薑汁和麴造酒,如常服之,佳。

葱豉酒。詵②曰:解煩熱,補虚勞,治傷寒頭痛寒熱及冷痢腸痛,解肌發汗。並以葱根、豆豉浸酒煮飲。

茴香酒。治卒腎氣痛,偏墜牽引,及心腹痛。茴香浸酒,煮飲之。舶茴尤妙。

縮砂酒。消食和中,下氣,止心腹痛。砂仁炒研,袋盛浸酒,煮飲。

莎根酒。治心中客熱,膀胱、脇下氣鬱,常憂不樂。以莎根一斤切,熬香,袋盛浸酒。日夜服之,常令酒氣相續。

茵蔯酒。治風疾,筋骨攣急。用茵蔯蒿炙黄一斤,秫米一石,麴三斤,如常釀酒飲。

青蒿酒。治虚勞久瘧。青蒿擣汁,煎過,如常釀酒飲。

百部酒。治一切久近咳嗽。百部根切炒,袋盛浸酒,頻頻飲之。

海藻酒。治瘿氣。海藻一斤,洗净浸酒,日夜細飲。

黄藥酒。治諸瘿氣。萬州黄藥切片,袋盛浸酒,煮飲。

仙茆酒。治精氣虚寒,陽痿膝弱,腰痛痺緩,諸虚之病。用仙茆九蒸九晒,浸酒飲。

通草酒。續五臟氣,通十二經脉,利三焦。通草子煎汁,同麴、米釀酒飲。

南藤酒。治風虚,逐冷氣,除痺痛,强腰脚。石南藤煎汁,同麴、米釀酒飲。

松液酒。治一切風痺脚氣。於大松下掘坑,置甕承取其津液一斤,釀糯米五斗,取酒飲之。

松節酒。治冷風虚弱,筋骨攣痛,脚氣緩痺。松節煮汁,同麴、米釀酒飲。松葉煎汁亦可。

柏葉酒。治風痺,歷節作痛。東向側柏葉煮汁,同麴、米釀酒飲。

椒柏酒。元旦飲之,辟一切疫癘不正之氣。除夕以椒三七粒,東向側柏葉七枝,浸酒一瓶飲之。

竹葉酒。治諸風熱病,清心暢意。淡竹葉煎汁,如常釀酒飲。

槐枝酒。治大麻痿痺。槐枝煮汁,如常釀酒飲。

枳茹酒。治中風身直,口僻眼急。用枳殻刮茹,浸酒飲之。

牛蒡酒。治諸風毒,利腰脚。用牛蒡根切片,浸酒飲之。

巨勝酒。治風虚痺弱,腰膝疼痛。用巨勝子二升炒香,薏苡仁二升,生地黄半斤,袋盛浸酒飲之。

麻仁酒。治骨髓風毒,痛不能動者。取大麻子中仁炒香,袋盛浸酒飲之。

---

① 詵:《食療》見《證類》卷25“酒”　……薑酒,主偏風中惡……

② 詵:《食療》見《證類》卷25“酒”　……葱豉酒,解煩熱,補虚勞……

桃皮酒。治水腫,利小便。桃皮煎汁,同秫米釀酒飲。

紅麴酒。治腹中及産後瘀血。紅麴浸酒煮飲。

神麴酒。治閃朒腰痛。神麴燒赤,淬酒飲之。

柘根酒。治耳聾。方具"柘根"下。

磁石酒。治腎虚耳聾。用磁石、木通、菖蒲等分,袋盛酒浸日飲。

蠶沙酒。治風緩頑痹,諸節不隨,腹内宿痛。用原蠶沙炒黄,袋盛浸酒飲。

花蛇酒。治諸風頑痹癱緩,攣急疼痛,惡瘡疥癩。用白花蛇肉一條,袋盛,同麴置於缸底,糯飯蓋之,三七日取酒飲。又有群藥煮酒方甚多。

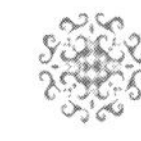

烏蛇酒。治療、釀法同上。

蚺蛇酒。治諸風痛痹,殺蟲辟瘴,治癩風、疥癬、惡瘡。用蚺蛇肉一斤,羌活一兩,袋盛,同麴置於缸底,糯飯蓋之,釀成酒飲。亦可浸酒。詳見本條。○頴①曰:廣西蛇酒,壜上安蛇數寸,其麴則采山中草藥,不能無毒也。

蝮蛇酒。治惡瘡諸瘻,惡風頑痹,癲疾。取活蝮蛇一條,同醇酒一斗,封埋馬溺處,周年取出,蛇已消化。每服數盃,當身體習習而愈也。

紫酒。治卒風,口偏不語,及角弓反張,煩亂欲死,及鼓脹不消。以鷄屎白一升炒焦,投酒中,待紫色去滓頻飲。

豆淋酒。破血去風,治男子中風口喎,陰毒腹痛,及小便尿血,婦人産後一切中風諸病。用黑豆炒焦,以酒淋之,温飲。

霹靂酒。治疝氣偏墜,婦人崩中下血,胎産不下。以鐵器燒赤,浸酒飲之。

龜肉酒。治十年咳嗽。釀法詳見《龜》條。

虎骨酒。治臂脛疼痛,歷節風,腎虚,膀胱寒痛。虎脛骨一具,炙黄搥碎,同麴、米如常釀酒飲。亦可浸酒。詳見《虎》條。

麋骨酒。治陰虚腎弱,久服令人肥白。麋骨煮汁,同麴、米如常釀酒飲之。

鹿頭酒。治虚勞不足,消渴,夜夢鬼物,補益精氣。鹿頭煮爛擣泥,連汁和麴、米釀酒飲。少入葱、椒。

鹿茸酒。治陽虚痿弱,小便頻數,勞損諸虚。用鹿茸、山藥浸酒服。詳見"鹿茸"下。

戊戌酒。詵②曰:大補元陽。頴③曰:其性大熱,陰虚無冷病人,不宜飲之。用黄狗肉一隻煮糜,連汁和麴、米釀酒飲之。

---

① 頴:**《食物本草》卷4"味類·酒"** ……廣西蛇酒,壇上有蛇數寸許,言能去風,其麯乃山中采草所造,良毒,不能無慮……

② 詵:**《食療》見《證類》卷25"酒"** ……狗肉汁釀酒,大補。

③ 頴:**《食物本草》卷4"味類"** ……狗肉酒大補。然性大熱,若陰虚人及無冷病人飲之成病……

羊羔酒[①]。大補元氣，健脾胃，益腰腎。宣和化成殿真方：用米一石，如常浸漿，嫩肥羊肉七斤，麴十四兩，杏仁一斤，同煮爛，連汁拌末，入木香一兩同釀，勿犯水，十日熟，極甘滑。○一法：羊肉五斤蒸爛，酒浸一宿，入消梨七個，同搗取汁，和麴、米釀酒飲之。

膃肭臍酒。助陽氣，益精髓，破癥結冷氣，大補益人。膃肭臍酒浸擂爛，同麴、米如常釀酒飲之。

燒酒《綱目》

【釋名】火酒《綱目》、阿剌吉酒《飲膳正要》[②]。

【集解】【時珍曰】燒酒非古法也。自元時始創其法，用濃酒和糟入甑，蒸令氣上，用器承取滴露。凡酸壞之酒，皆可蒸燒。近時惟以糯米，或粳米，或黍，或秫，或大麥蒸熟，和麴釀甕中七日，以甑蒸取。其清如水，味極濃烈，蓋酒露也。【潁[③]曰】暹羅酒以燒酒復燒二次，入珍寶異香。其壜每個以檀香十數斤燒烟薰令如漆，然後入酒蠟封，埋土中二三年，絶去燒氣，取出用之。曾有人携至舶，能飲三四盃即醉，價直數倍也。有積病者，飲一二盃即愈，且殺蠱。予親見二人飲此，打下活蟲長二寸許，謂之魚蠱云。

【氣味】辛、甘，大熱，有大毒。【時珍曰】過飲敗胃傷膽，喪心損壽，甚則黑腸腐胃而死。與薑、蒜同食，令人生痔。○鹽、冷水、緑豆粉解其毒。【主治】消冷積寒氣，燥濕痰，開鬱結，止水泄，治霍亂，瘧疾，噎膈，心腹冷痛，陰毒欲死，殺蟲辟瘴，利小便，堅大便，洗赤目腫痛，有效。時珍。

【發明】【時珍曰】燒酒，純陽毒物也。面有細花者爲真。與火同性，得火即燃，同乎焰硝。北人四時飲之，南人止暑月飲之。其味辛甘，升揚發散；其氣燥熱，勝濕祛寒。故能開怫鬱而消沉積，通膈噎而散痰飲，治泄瘧而止冷痛也。辛先入肺，和水飲之，則抑使下行，通調水道，而小便長白。熱能燥金耗血，大腸受刑，故令大便燥結，與薑、蒜同飲即生痔也。若夫暑月飲之，汗出而膈快身凉。赤目洗之，淚出而腫消赤散，此乃從治之方焉。過飲不節，殺人頃刻。近之市沽，又加以砒

---

① 羊羔酒：**《壽親養老》卷3"羊羔酒"**　米一石，如常法浸漿，肥羊肉七斤，麴十四兩，諸麴皆可，將羊肉切作四方塊，爛煮，杏仁一斤同煮，留汁七斗許，拌米飯麴，更用木香一兩同醞，不得犯水，十日熟，味極甘滑。（此宣和化成殿方。）（**按**：原無出處，今溯其源。）

② 飲膳正要：**《飲膳正要》卷3"米穀品・酒"**　阿剌吉酒……用好酒蒸熬取露成阿剌吉。

③ 潁：**《食物本草》卷4"味類"**　……暹羅酒：以燒酒復燒二次，入珍貴異香，每壜一個，用檀香十數斤，燒煙薰之如漆，然後入酒蠟封，埋土中二三年，絶去燒氣，取出用之。有帶至舶上者，能飲之人三四杯即醉，價值比常數十倍。有積病者飲一二杯即愈，且殺蠱。予親見二人飲此酒，打下活蟲長二寸許，謂之鞋底魚蠱。

石、草烏、辣灰、香藥，助而引之，是假盜以刃矣。善攝生者宜戒之。按劉克用《病機賦》①云：有人病赤目，以燒酒入鹽飲之，而痛止腫消。蓋燒酒性走，引鹽通行經絡，使鬱結開而邪熱散。此亦反治劫劑也。

【附方】新七。**冷氣心痛**。燒酒入飛鹽飲，即止。**陰毒腹痛**。燒酒温飲，汗出即止。**嘔逆不止**。真火酒一盃，新汲井水一盃，和服甚妙。瀕湖。**寒濕泄瀉**，小便清者。以頭燒酒飲之，即止。**耳中有核**，如棗核大，痛不可動者。以火酒滴入，仰之半時，即可鉗出。李樓《奇方》②。**風蟲牙痛**。燒酒浸花椒，頻頻漱之。**寒痰咳嗽**。燒酒四兩，猪脂、蜜、香油、茶末各四兩，同浸酒内，煮成一處。每日挑食，以茶下之，取效。

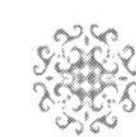

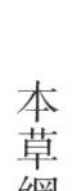

葡萄酒《綱目》

【集解】【詵③曰】葡萄可釀酒，藤汁亦佳。【時珍曰】葡萄酒有二樣：釀成者味佳，有如燒酒法者有大毒。釀者，取汁同麴，如常釀糯米飯法。無汁，用乾葡萄末亦可。魏文帝④所謂葡萄釀酒，甘於麴米，醉而易醒者也。燒者取葡萄數十斤，同大麴釀酢，取入甑蒸之，以器承其滴露，紅色可愛。古者西域造之，唐時破高昌，始得其法。按《梁四公記》⑤云：高昌獻蒲桃乾凍酒。杰公曰：蒲桃皮薄者味美，皮厚者味苦。八風谷凍成之酒，終年不壞。葉子奇《草木子》⑥云：元朝於冀寧等路造蒲桃酒，八月至太行山辨其真僞。真者下水即流，僞者得水即冰凍矣。久藏者中有一塊，雖極寒，其餘皆冰，獨此不冰，乃酒之精液也，飲之令人透腋而死。酒至二三年，亦有大毒。《飲膳正要》⑦云：酒有數等，出哈剌火者最烈，西番者次之，平陽、太原者又次之。或云：葡萄久貯，亦自成酒，芳甘酷烈，此真葡萄酒也。

---

① 病機賦：**《病機賦》** 目昧腫者，乃熱鬱氣閉（……有人以燒酒入鹽飲之，目腫消者，反以燒酒熱能治目痛。殊不知燒酒性走，引鹽而通行榮衛，使鬱結開而邪熱散而目得明矣。此亦劫敵反治之一端也，學者知之。）

② 奇方：**《怪證奇方》卷上** 治耳内有丁如棗核大，痛不可動，後用火酒滴耳内，令仰上半時，以箝取出絶根。

③ 詵：**《食療》見《證類》卷 25"酒"** ……蒲桃子釀酒，益氣調中，耐飢强志，取藤汁釀酒亦佳……

④ 魏文帝：**《御覽》卷 972"蒲萄"** 魏文帝詔羣臣曰：中國珍果甚多，且復爲説蒲萄……又釀以爲酒，甘於麴糵，善醉而易醒……

⑤ 梁四公記：**《太平廣記》卷 81"異人一·梁四公"** 高昌國遣使貢鹽二顆，顆如大斗，狀白似玉。乾蒲桃、刺蜜、凍酒、白麥麵……帝問杰公羣物之異。對曰……蒲桃，洿林者皮薄味美，無半者皮厚味苦，酒是八風谷凍成者，終年不壞……

⑥ 草木子：**《草木子》卷 3 下"雜制篇"** 法酒……每歲於冀寧等路造蒲萄酒。八月至太行山中辨其真僞。真者不冰，傾之則流注。僞者雜水即冰凌而腹堅矣。其久藏者，中有一塊，雖極寒，其餘皆冰，而此不冰，蓋蒲萄酒之精液也，飲之則令人透液而死。二三年宿蒲萄酒，飲之有大毒，亦令人死。此皆元朝之法酒，古無有也。

⑦ 飲膳正要：**《飲膳正要》卷 3"米穀品·酒"** 葡萄酒，益氣調中，耐饑强志。酒有數等，有西番者，有哈剌者，有平陽太原者，其味都不及哈剌火者，田地酒最佳。

醲酒。【氣味】甘、辛,熱,微毒。【時珍曰】有熱疾、齒疾、瘡疹人,不可飲之。【主治】暖腰腎,駐顏色,耐寒。時珍。

燒酒。【氣味】辛、甘,大熱,有大毒。【時珍曰】大熱大毒,甚於燒酒。北人習而不覺,南人切不可輕生飲之。【主治】益氣調中,耐飢强志。《正要》①。消痰破癖。汪頴②。

糟《綱目》

【釋名】粕《綱目》。

【集解】【時珍曰】糯、秫、黍、麥,皆可蒸釀酒、醋,熬煎餳、飴,化成糟粕。酒糟須用臘月及清明、重陽造者,瀝乾,入少鹽收之。藏物不敗,揉物能軟。若榨乾者無味矣。醋糟用三伏造者良。

酒糟。【氣味】甘、辛,無毒。【主治】温中消食,除冷氣,殺腥,去草、菜毒,潤皮膚,調臟腑。蘇恭③。罯撲損瘀血,浸水洗凍瘡,搗傅蛇咬、蜂叮毒。《日華》④。

【發明】【時珍曰】酒糟有麴蘗之性,能活血行經止痛,故治傷損有功。按許叔微《本事方》⑤云:治踠折傷筋骨,痛不可忍者。用生地黄一斤,藏瓜薑糟一斤,生薑四兩,都炒熱,布裹罯傷處,冷即易之。曾有人傷折,醫令捕一生龜,將殺用之。夜夢龜傳此方,用之而愈也。又《類編》⑥所載,只用藏瓜薑糟一物,入赤小豆末和勻,罯於斷傷處,以杉片或白桐片夾之,云不過三日即痊可也。

【附方】新四。手足皸裂。紅糟、臘猪脂、薑汁、鹽等分,研爛,炒熱擦之,裂内甚痛,少頃即合,再擦數次即安。《袖珍方》⑦。鶴膝風病。酒醅糟四兩,肥皂一個去子,芒硝一兩,五味子

---

① 正要:見前頁注⑦。

② 汪頴:**《唐本草》見《證類》卷 25"酒"** ……飲葡萄酒能消痰破癖……(**按**:《食物本草》無此說,原出《唐本草》。)

③ 蘇恭:**《拾遺》見《證類》卷 25"酒"** 陳藏器……又云:甜糟,味鹹,温,無毒。主温中,冷氣,消食,殺腥。去草菜毒,藏物不敗,糅物能軟。潤皮膚,調腑藏……(**按**:誤注出處,當見《拾遺》。)

④ 日華:**《日華子》見《證類》卷 25"酒"** 日華子……又云:糟罯撲損瘀血,浸洗凍瘡,及傅蛇、蜂叮毒。

⑤ 本事方:**《聖惠方》卷 67"治踠折破骨傷筋諸方"** 曾有人傷折,宜用生龜,尋捕得一龜,未用之間,患人忽然睡,夢見龜告言曰:勿相害,吾有奇方可療,於夢中龜授此方:生地黄(一斤,切)、藏瓜薑糟(一斤)、生薑(四兩,切)。右件藥都炒令勻熱,以布裹罯傷折處,冷即易之,極妙也。(**按**:《本事方》無此方,另溯其源。)

⑥ 類編:**《朱氏集驗方》卷 13"龜獻奇方治傷折方論"** 又論(類編):……往日有龜傳一方於人而贖命,用淹藏瓜糟罯斷處,次將杉板夾定,方書亦嘗記載,如更增赤小豆一味,拌入糟中,然後板夾,不過三日即十全安愈……

⑦ 袖珍方:**《袖珍方》卷 3"癰疽瘡癤"** 四聖膏(《聖惠方》孫氏):治手足皸裂如蒸梨,雖春夏亦如此。薑汁、紅糟、豬脂、食鹽(各等分),右研爛炒熟,擦入皸折内一時,雖痛,少頃便皮軟皸合,三二次用擦即安。(**按**:《聖惠方》無此方。)

一兩，砂糖一兩，薑汁半甌研勻，日日塗之。加入燒酒尤妙也。**暴發紅腫**，痛不可忍者。臘糟糟之。談埜翁《試驗方》①。**杖瘡青腫**。用濕綿紙鋪傷處，以燒過酒糟搗爛，厚鋪紙上。良久，痛處如蟻行，熱氣上升即散。《簡便方》②。

大麥醋糟。【氣味】酸，微寒，無毒。【主治】氣滯風壅，手臂脚膝痛，炒熱，布裹熨之，三兩換當愈。孟詵③。

乾餳糟。【氣味】甘，温，無毒。【主治】反胃吐食，暖脾胃，化飲食，益氣緩中。時珍。

【發明】【時珍曰】餳以蘖成，暖而消導，故其糟能化滯緩中，養脾止吐也。按繼洪《澹寮方》④云：甘露湯治反胃嘔吐不止，服此利胸膈，養脾胃，進飲食。用乾餳糟六兩，生薑四兩，二味同搗作餅，或焙或晒，入炙甘草末二兩，鹽少許，點湯服之。常熟一富人病反胃，往京口甘露寺設水陸，泊舟岸下。夢一僧持湯一杯與之，飲罷，便覺胸快。次早入寺，供湯者乃夢中所見僧，常以此湯待賓，故易名曰甘露湯。予在臨汀療一小吏旋愈，切勿忽之。

【附方】新一。**脾胃虚弱**。平胃散等分末一斤，入乾糖糟炒二斤半，生薑一斤半，紅棗三百個，煮取肉焙乾，通爲末。逐日點湯服。《摘玄》⑤。

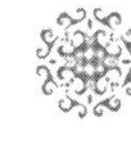

米粃《食物》⑥

【釋名】米皮糠。【時珍曰】粃，亦紕薄之義也。

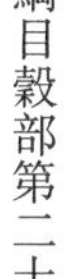

① 試驗方：(**按**：未見原書，待考。)

② 簡便方：**《奇效單方》卷上“十二瘡瘍”** 治杖傷，先以綿紙水濕平鋪傷處，後用燒過酒糟，以水搗爛，鋪紙上令厚，良久痛處如蟻行，有熱氣升起，即散。

③ 孟詵：**《食療》見《證類》卷26“醋”** ……氣滯風壅，手臂、脚膝痛。炒醋糟裹之，三兩易，當差……

④ 澹寮方：**《澹寮方》卷3“嘔吐門”** 翻胃：乾餳糟頭(酢餳之滓也，六分)、和皮生薑(肆分)，右相拌，搗爛，捏作餅子，或焙或曬，每拾兩入炙甘草貳兩，同碾細末，白湯點服。/**《壽親養老新書》卷2“集方”** 甘露飲：常服快利胸膈，調養脾胃，快進飲食。乾餳糟頭(酢者，六分)、生薑(四分，洗淨和皮)，右相拌搗爛，捏作餅子，或焙或曬令乾，每十兩，用甘草二兩炙，同碾，羅爲末，每服二錢，入少鹽，沸湯點，不拘時候。此方專治翻胃嘔吐不止，飲食減少。常州一富人病翻胃，往京口甘露寺設水陸，泊舟岸下。夢一僧持湯一杯與之，飲罷，猶記其香味，便覺胸膈少快。早入寺，知客供湯，乃是夢中所飲者，胸膈尤快，遂求其方，修製數十服，後疾遂瘥，名曰觀音應夢散。予得之，常以待賓，易名曰甘露飲。在臨(河)〔汀〕療一書吏，旋愈，切勿忽之(陳書林)。(**按**：《普濟方》卷36“胃反・甘露湯”與此方同，云出《澹寮方》。時珍轉引自《普濟方》。《澹寮方》亦有此方，然無得方及治驗經歷。元・鄒鉉《壽親養老書》完整記録此方，可知最早見於南宋書林陳曄《經驗方》，初名爲甘露飲。)

⑤ 摘玄方：**《丹溪摘玄》卷11“脾胃門”** 治胃脘痛，胸前。甘露平胃散：蒼术(二斤)、厚朴(制)、陳皮、甘草(各一斤二兩)、乾糖飴糟(二斤半，炒)、生薑(一斤半)、棗(三百個)，右作一處，水煮，焙乾爲末，白湯調下。如氣□，紫蘇、砂仁湯調下。

⑥ 食物：**《食物本草》卷1“穀類・粃米”** 味甘，平。通腸開胃，下氣，磨積塊。製作糗食，延年不饑，充滑膚體，可以頤養。昔陳平食糠而肥。粃米，即精米上細糠也。

【集解】【頴①曰】米粃，即精米上細糠也。昔陳平食糠覈而肥也。【時珍曰】糠，諸粟穀之殼也。其近米之細者爲米粃，味極甜。儉年人多以豆屑或草木花實可食者，和劑蒸煮，以救飢云。

【氣味】甘，平，無毒。【主治】通腸開胃，下氣，磨積塊。作糗食不飢，充滑膚體，可以頤養。汪頴②。

舂杵頭細糠《别録》③中品【校正】【禹錫④曰】自草部移入此。

【集解】【時珍曰】凡穀皆有糠，此當用粳、稻、粟、秫之糠也。北方多用杵，南方多用碓，入藥並同。丹家言糠火鍊物，力倍於常也。

【氣味】辛、甘，熱。【震亨⑤曰】穀殼屬金，糠之性則熱也。【主治】卒噎，刮取含之。《别録》⑥。○亦可煎湯呷之。燒研，水服方寸匕，令婦人易産。時珍。○出《子母秘録》⑦。

【發明】【弘景⑧曰】治噎用此，亦是舂搗義爾。天下事理，多相影嚮如此。

【附方】舊一，新一。膈氣噎塞，飲食不下。用碓觜上細糠，蜜丸彈子大，時時含嚥津液。《聖惠》⑨。咽喉妨礙，如有物吞吐不利。杵頭糠、人參各一錢，石蓮肉炒一錢，水煎服，日三次。《聖濟總録》⑩。

① 頴：見前頁注⑥。
② 汪頴：見前頁注⑥。
③ 别録：**《别録》見《證類》卷25"舂杵頭細糠"** 主卒噎。
④ 禹錫：**《嘉祐》見《證類》卷25"舂杵頭細糠"** ……自草部今移。)(**按**：本品在《千金翼方》卷3所録《唐本草》本文中屬"草部下品之下。《嘉祐》將其移至米穀部中品。")
⑤ 震亨：**《格致餘論·呃逆論》** ……穀屬金，糠之性熱。麥屬陽，麩之性涼……
⑥ 别録：見本頁下注⑦弘景。(**按**：此條當出陶隱居《集注》。時珍以《别録》爲陶隱居撰，故注出"别録"。)
⑦ 子母秘録：**《證類》卷25"舂杵頭細糠"** 《子母秘録》：令易産：以糠燒末，服方寸匕。
⑧ 弘景：**《集注》見《證類》卷25"舂杵頭細糠"** 陶隱居云：食卒噎不下，刮取含之即去，亦是舂擣義爾。天下事理，多有相影響如此也。自草部今移。
⑨ 聖惠：**《聖惠方》卷50"治膈氣咽喉噎塞諸方"** 治膈氣，咽喉噎塞，食飲不下……又方：右以碓觜上細糠，蜜圓如彈子大，不計時候含一圓，細細咽津。
⑩ 聖濟總録：**《聖濟總録》卷124"咽喉中如有物妨悶"** 治咽喉如有物噎塞，飲食不下，石蓮湯方：石蓮子(炒，取肉)、人參、杵頭糠(各一分)，右三味粗擣篩，每服三錢匕，水一盞，煎至六分，去滓，温服，食後，日三。

本草綱目菜部目録第二十六卷

李時珍曰：凡草木之可茹者謂之菜。韭、薤、葵、葱、藿，五菜也。《素問》云：五穀爲養，五菜爲充。所以輔佐穀氣，疏通壅滯也。古者三農生九穀，場圃蓺草木，以備饑饉，菜固不止于五而已。我國初周(憲)〔定〕王圖草木之可濟生者四百餘種，爲《救荒本草》，厥有旨哉。夫陰之所生，本在五味；陰之五宫，傷在五味。謹和五味，臟腑以通，氣血以流，骨正筋柔，腠理以密，可以長久。是以《内則》有訓，食醫有方，菜之于人，補非小也。但五氣之良毒各不同，五味之所入有偏勝，民生日用而不知。乃搜可茹之草，凡一百五種爲菜部。分爲五類：曰薰辛，曰柔滑，曰蓏，曰水，曰芝栭。舊本菜部三品，共六十五種。今併入五種，移十三種入草部，六種入果部。自草部移入及併二十三種，自穀部移入一種，果部移入一種，外類有名未用移入三種。

《神農本草經》一十三種梁・陶弘景註　《名醫别録》一十七種梁・陶弘景註
《唐本草》七種唐蘇恭　《千金・食治》二種唐孫思邈
《本草拾遺》一十三種唐・陳藏器　《食療本草》三種唐・孟詵、張鼎
《食性本草》一種南唐・陳士良　《蜀本草》二種蜀韓保昇
《日華本草》二種宋人大明　《開寶本草》六種宋・馬志
《嘉祐本草》十種宋・掌禹錫　《圖經本草》四種宋・蘇頌
《證類本草》一種宋・唐慎微　《日用本草》三種元・吴瑞
《食物本草》二種明・汪穎　《食鑒本草》一種明・寧原
《救荒本草》一種明・周王　《本草綱目》一十七種明・李時珍

【附注】魏・李當之《藥録》　《吴普本草》　宋・雷斅《炮炙》
齊・徐之才《藥對》　唐・甄權《藥性》　蕭炳《四聲》
唐・李珣《海藥》　楊損之《删繁》　宋・寇宗奭《衍義》
金・張元素《珍珠囊》　元・李杲《法象》　王好古《湯液》
元・朱震亨《補遺》　明・汪機《會編》　明・陳嘉謨《蒙筌》

菜之一　葷辛類三十二種

韭《别録》　山韭《千金》○孝文韭附　葱《别録》　茖葱《千金》

胡葱《開寶》　薤《别録》○即藠子。蓼蕎附　蒜《别録》
山蒜《拾遺》　葫《别録》○即大蒜　五辛菜《拾遺》　蕓薹《唐本》○即油菜
菘《别録》○即白菜　芥别録　白芥《開寶》　蕪菁《别録》○即蔓菁
萊菔《唐本》○即蘿蔔　生薑《别録》　乾薑《本經》○天竺乾薑附
茼蒿《嘉祐》　邪蒿《嘉祐》　胡荽《嘉祐》　胡蘿蔔《綱目》
水斳《本經》○即芹菜　堇《唐本》○即旱芹　紫堇《圖經》　馬蘄《唐本》
蘹香《唐本》○即茴香　蒔蘿《開寶》○蜀胡爛、數低、池得勒、馬思荅吉附
羅勒《嘉祐》○即蘭香　白花菜《食物》　蔊菜《綱目》　草豉《拾遺》

右附方舊一百五十，新二百九十二。

本草綱目菜部第二十六卷

菜之一　葷菜類三十二種

韭《别録》①中品

【釋名】草鍾乳《拾遺》②、起陽草《侯氏藥譜》③。○【頌④曰】案許慎《説文》：韭字象葉出地上形。一種而久生，故謂之韭。一歲三四割，其根不傷，至冬壅培之，先春復生，信乎久生者也。【藏器⑤曰】俗謂韭是草鍾乳，言其温補也。【時珍曰】韭之莖名韭白，根名韭黄，花名韭菁。《禮記》⑥謂韭爲豐本，言其美在根也。薤之美在白，韭之美在黄，黄乃未出土者。

【集解】【時珍曰】韭叢生豐本，長葉青翠。可以根分，可以子種。其性内生，不得外長。葉高三寸便剪，剪忌日中。一歲不過五剪，收子者只可一剪。八月開花成叢，收取腌藏供饌，謂之長生韭，言剪而復生，久而不乏也。九月收子，其子黑色而扁，須風處陰乾，勿令浥鬱。北人至冬移根于土窖中，培以馬屎，暖則即長，高可尺許，不見風日，其葉黄嫩，謂之韭黄，豪貴皆珍之。韭之爲菜，可生可熟，可菹可久，乃菜中最有益者也。羅願《爾雅翼》⑦云：物久必變，故老韭爲莧。【頌⑧曰】鄭玄言政道得則陰物變爲陽，故葱變爲韭。可驗葱冷而韭温也。

【氣味】辛、微酸，温，濇，無毒。【時珍曰】生：辛，濇。熟：甘、酸。【大明⑨曰】熱。

---

① 别録：**《别録》見《證類》卷 28"韭"**　味辛、微酸，温，無毒。歸心，安五藏，除胃中熱，利病人，可久食……根：主養髮。

② 拾遺：**《拾遺》見《證類》卷 28"韭"**　……俗云韭葉是草鐘乳……

③ 侯氏藥譜：（**按**：《説郛》弓 106 侯寧極《藥譜》查無此藥名。）

④ 頌：**《圖經》見《證類》卷 28"韭"**　韭，舊不著所出州土，今處處有之。謹按許慎《説文》云：菜名，一種而久者，故謂之韭。故圃人種蒔，一歲而三四割之，其根不傷，至冬壅培之，先春而復生，信乎一種而久者也……

⑤ 藏器：**《拾遺》見《證類》卷 28"韭"**　……俗云韭葉是草鐘乳，言其宜人，信然也。

⑥ 禮記：**《禮記·曲禮》**　凡祭宗廟之禮……韭曰豐本……

⑦ 爾雅翼：**《爾雅翼》卷 5"韭"**　物久必變，故老韭爲莧。

⑧ 頌：**《圖經》見《證類》卷 28"韭"**　……《易稽覽圖》云：政道得，則陰物變爲陽。鄭康成注云：若葱變爲韭是也。然則葱冷而韭温，可驗矣……

⑨ 大明：**《日華子》見《證類》卷 28"韭"**　韭，熱……

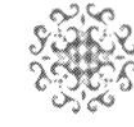

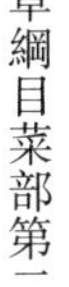

【宗奭[①]曰】春食則香,夏食則臭,多食則能昏神暗目,酒後尤忌。【詵[②]曰】熱病後十日食之,即發困。五月多食,乏氣力。冬月多食,動宿飲,吐水。不可與蜜及牛肉同食。【主治】歸心,安五臟,除胃中熱,利病人,可久食。《别録》[③]。【時珍曰】案《千金方》[④]作"可久食,不利病人"。葉:煮鯽魚鮓食,斷卒下痢。根:入生髮膏用。弘景[⑤]。根、葉:煮食,温中下氣,補虚益陽,調和臟腑,令人能食,止洩血膿,腹中冷痛。生擣汁服,主胸痺骨痛不可觸者,又解藥毒,療狂狗咬人欲發者,亦塗諸蛇虺、蠍蠆、惡蟲毒。藏器[⑥]。煮食,充肺氣,除心腹痼冷痃癖。擣汁服,治肥白人中風失音。《日華》[⑦]。煮食,歸腎壯陽,止洩精,暖腰膝。寧原[⑧]。煠熟,以鹽、醋空心喫十頓,治胸膈噎氣。擣汁服,治胸痺刺痛如錐,即吐出胸中惡血,甚驗。又灌初生小兒,吐去惡水惡血,永無諸病。詵[⑨]。主吐血,唾血,衄血,尿血,婦人經脉逆行,打撲傷損及膈噎病。擣汁澄清,和童尿飲之,能消散胃脘瘀血,甚效。震亨[⑩]。飲生汁,主上氣喘息欲絶,解肉脯毒。煮汁飲,止消渴盗汗。熏産婦血運,洗腸痔脱肛。時珍。

---

① 宗奭:**《衍義》卷19"韭"**　春食則香,夏食則臭,多食則昏神。

② 詵:**《食療》見《證類》卷28"韭"**　孟詵云:熱病後十日,不可食熱韭,食之即發困。……/《食療》……五月勿食韭。/**《日華子》見《證類》卷28"韭"**　《日華子》……多食昏神暗目,酒後尤忌,不可與蜜同食。/**《證類》卷28"韭"**　黄帝云:霜韭凍,不可生食,動宿飲,令人必吐水出。五月勿食,損人滋味,令人乏氣力。(**按**:韭之禁忌,雖注"詵曰",實糅合多書而成。)

③ 别録:見1843頁注①。

④ 千金方:**《千金方》卷26"食治·菜蔬第三"**　韭……辛歸心,宜肝,可久食,安五臟,除胃中熱。不利病人,其心腹有痼冷者,食之必加劇……

⑤ 弘景:**《集注》見《證類》卷28"韭"**　……用根,入生髮膏。用葉,以煮鯽魚鮓,斷卒下痢多驗……

⑥ 藏器:**《拾遺》見《證類》卷28"韭"**　《陳藏器本草》云:韭,温中下氣,補虚,調和藏腑,令人能食,益陽,止洩白膿,腹冷痛,並煮食之。葉及根,生擣絞汁服,解藥毒。療狂狗咬人欲發者。亦殺諸蛇、虺、蠍、惡蟲毒……又擣根汁多服,主胸痺骨痛不可觸者……

⑦ 日華:**《日華子》見《證類》卷28"韭"**　……下氣,補虚,和腑藏,益陽,止泄精,尿血,暖腰膝,除心腹痼冷,胸中痺冷,痃癖氣及腹痛等食之。肥白人中風失音,研汁服。心脾骨痛甚,生研服……

⑧ 寧原:**《食鑑本草》卷下"韭"**　歸腎、心,安五臟,除胃中熱,補虚,壯陽事,暖腰膝……

⑨ 詵:**《食療》見《證類》卷28"韭"**　亦可作菹,空心食之,甚驗。此物炸熟,以鹽、醋空心吃一碟,可十頓以上。甚治胸膈咽氣,利胸膈,甚驗。初生孩子,可擣根汁灌之,即吐出胸中惡血,永無諸病……/孟詵云……或痛徹背上,不治或至死。可取生韭或根五斤,洗,擣汁灌少許,即吐胸中惡血。

⑩ 震亨:**《丹溪心法》卷2"衄血二十二"**　……經血逆行,成血腥,或吐血,或唾血,用韭汁服之,立效……/**《衍義補遺·韭》**　研取汁,冷飲,細呷之,可下膈中瘀血甚效。以其屬金而有水與土,且性急……(**按**:"擣汁……甚效"一句,查丹溪書,未能溯得其源。)

【發明】【弘景①曰】此菜殊辛臭，雖煮食之，便出猶熏灼，不如葱、薤，熟即無氣，最是養生所忌。【頌②曰】菜中此物最温而益人，宜常食之。昔人正月節食五辛以辟癘氣，謂韭、薤、葱、蒜、薑也。【宗奭③曰】韭黄未出糞土，最不益人，食之滯氣，蓋含噎鬱未申之氣故也。孔子曰"不時不食"，正謂此輩。花食之亦動風。【思邈④曰】韭味酸，肝病宜食之，大益人心。【時珍曰】韭，葉熱根温，功用相同。生則辛而散血，熟則甘而補中。入足厥陰經，乃肝之菜也。《素問》⑤言"心病宜食韭"，□《食鑒本草》⑥言"歸腎"，文雖異而理則相貫。蓋心乃肝之子，腎乃肝之母，母能令子實，虚則補其母也。道家目爲五葷之一，謂其能昏人神而動虚陽也。有一貧叟病噎膈，食入即吐，胸中刺痛。或令取韭汁入鹽、梅、鹵汁少許，細呷，得入漸加，忽吐稠涎數升而愈。此亦仲景治胸痺用薤白，皆取其辛温能散胃脘痰飲惡血之義也。【震亨⑦曰】心痛有食熱物及怒鬱，或氐血留于胃口作痛者，宜用韭汁、桔梗加入藥中，開提氣血。有腎氣上攻以致心痛者，宜用韭汁和五苓散爲丸，空心茴香湯下。蓋韭性急，能散胃口血滯也。又反胃宜用韭汁二盃，入薑汁、牛乳各一盃，細細温服。蓋韭汁消血，薑汁下氣消痰和胃，牛乳能解熱潤燥補虚也。一人臘月飲刮剁酒三盃，自後食必屈曲下膈，硬澀微痛，右脉甚澀，關脉沉。此污血在胃脘之口，氣因鬱而成痰，隘塞食道也。遂以韭汁半盞，細細冷呷，盡半斤而愈。

【附方】舊十一，新廿一。胸痺急痛。詵曰：胸痺痛如錐刺，不得俛仰，白汗出，或痛徹背上，不治或至死。可取生韭或根五斤，洗，擣汁服之。《食療本草》⑧。陰陽易病。男子陰腫，小腹絞痛，頭重眼花，宜豭鼠屎湯主之。用豭鼠屎十四枚，韭根一大把，水二盞，煮七分，去滓再煎二

---

① 弘景：**《集注》見《證類》卷 28"韭"** ……但此菜殊辛臭，雖煮食之，便出猶奇熏灼，不如葱、薤熟即無氣，最是養性所忌也。

② 頌：**《圖經》見《證類》卷 28"韭"** ……在菜中，此物最温而益人，宜常食之……/**《證類》卷 28"韭"** 《食醫心鏡》……又云：正月之節食五辛以辟厲氣，蒜、葱、韭、薤、薑。（**按**：此條糅入《食醫心鏡》之説。）

③ 宗奭：**《衍義》卷 19"韭"** ……未出糞土爲韭黄，最不益人，食之即滯氣。蓋含噎鬱未〔申〕之氣，故如是。孔子曰：不時不食，正爲此輩。花，食之動風。

④ 思邈：**《千金方》卷 26"菜蔬第三"** 韭：味辛、酸，温、濇，無毒。辛歸心，宜肝……二月、三月食韭，大益人心。

⑤ 素問：**《素問・藏氣法時論篇》** ……心色赤，宜食酸……韭，皆酸。

⑥ 食鑒本草：**《食鑑本草》卷下** ……歸腎心……

⑦ 震亨：**《丹溪心法》卷 4"心脾痛七十"** ……假如心痛，有因平日喜食熱物，以致死血留於胃口作痛，用桃仁承氣湯下之，切記！輕者用韭汁、桔梗，能開提其氣，血藥中兼用之……/【附録】……有腎氣上攻以致心痛，用生韭研汁，和五苓散爲丸，空心茴香湯下。/**《丹溪纂要》卷 2"第十八噎膈"** 一法：用韭汁二兩，牛乳一盞，生薑半兩，頓服神效。（**按**：此條難以溯及全同之文，其後半亦不知是否震亨所云，今僅羅列相關疑似之文。）

⑧ 食療本草：**《食療》見《證類》卷 28"韭"** 孟詵云……又，胸痹，心中急痛如錐刺，不得俯仰，白汗出。或痛徹背上，不治或至死。可取生韭或根五斤，洗，擣汁灌少許，即吐胸中惡血。

沸,温服,得汗愈。未汗再服。《南陽活人書》①。傷寒勞復。方同上。卒然中惡。擣韭汁,灌鼻中便甦。《食醫心鏡》②。卧忽不寤。勿以火照之,但痛齧拇指甲際而唾其面則活。取韭擣汁吹入鼻中,冬月則用韭根。《肘後方》③。風忤邪惡。韭根一把,烏梅十四個,吴茱萸炒半升,水一斗煮之。仍以病人櫛内入,煮三沸。櫛浮者生,沉者死。煮至三升,分三服。《金匱要略》④。喘息欲絶⑤。韭汁飲一升,效。夜出盗汗。韭根四十九根,水二升,煮一升,頓服。《千金方》⑥。消渴引飲。韭苗日用三五兩,或炒或作羹,勿入鹽,入醬無妨。喫至十斤即住,極效。過清明勿喫。有人病此,引飲無度,得此方而愈。秦運副方⑦。喉腫難食。韭一把,擣熬傅之,冷即易。《千金方》⑧。水穀痢疾。韭葉作羹、粥、煠、炒,任食之,良。《食醫心鏡》⑨。脱肛不收。生韭一斤切,以酥拌炒熟,綿裹作二包,更互熨之,以入爲度。《聖惠》⑩。痔瘡作痛。用盆盛沸湯,以器蓋之,留一孔。用洗浄韭菜一把,泡湯中。乘熱坐孔上,先熏後洗,數次自然脱體也。《袖珍方》⑪。小兒胎毒。初生時,以韭汁少許灌之,即吐出惡水惡血,永無諸疾。《四聲本草》⑫。小兒腹脹。韭根擣汁,和猪肪煎服一合。間日一服,取愈。《秘録》⑬。小兒患黄。

① 南陽活人書:**《聖濟總録》卷 29"傷寒陰陽易"** 治傷寒後陰陽易,身體重,小腹裏急,陰頭微腫,立效湯方:韭(一握,切)、雄鼠糞(二十七枚,炒),右二味都用水三盞,煎至二盞,去滓,不計時候,一日服令盡,汗出即愈。(**按**:《類證活人書》卷 18 所載"雄鼠屎湯",雖亦治傷寒勞復,但方組與時珍所引不同,故另溯其源。)

② 食醫心鏡:**《證類》卷 28"韭"** 《食醫心鏡》:……又方:卒中惡,擣韭汁灌鼻中。

③ 肘後方:**《肘後方》卷 1"治卒魘寐不寤方第五"** 卧忽不寤,勿以火照,火照之殺人。但痛齧其踵及足拇指甲際,而多唾其面,即活……又方:取韭擣,以汁吹鼻孔。冬月可掘取根,取汁灌於口中。

④ 金匱要略:**《金匱·雜療方》** 救卒死客忤死……又方:韮根(一把)、烏梅(二十個)、吴茱萸(半升,炒),右三味以水一斗煮之。以病人櫛内中三沸,櫛浮者生,沉者死,煮取三升,去滓,分飲之。

⑤ 喘息欲絶:**《肘後方》卷 3"治卒上氣咳嗽方第二十三"** 治卒上氣,鳴息便欲絶方:擣韭絞汁,飲一升許,立愈。(**按**:原無出處,今溯得其源。)

⑥ 千金方:**《千金方》卷 10"傷寒雜治第一"** 治盗汗及汗無時方:韭根四十九枚,水二升,煮一升,頓服。

⑦ 秦運副方:**《證類》卷 28"韭"** 秦運副云:有人消渴,引飲無度,或令食韭苗,其渴遂止。法要日喫三五兩,或炒,或作羹,無入鹽,極效。但喫得十斤即佳。過清明勿喫,入醬無妨。

⑧ 千金方:**《千金方》卷 6"喉病第七"** 治喉卒腫不下食方:以韭一把,擣熬薄之,冷則易。

⑨ 食醫心鏡:**《證類》卷 28"韭"** 《食醫心鏡》:止水穀痢,作羹、粥、炸、炒,任食之。

⑩ 聖惠:**《聖惠方》卷 60"治脱肛諸方"** 治脱肛不縮……又方:右取生韭一斤細切,以酥拌炒令熟,分爲兩處,以軟帛裹,更互熨之,冷即再易,以入爲度。

⑪ 袖珍方:**《袖珍方》卷 3"痔漏"** 痔瘡(《經驗方》):右用韭菜不以多少,先燒熱湯,以盆盛湯在内,盆上用器具蓋之,留一竅,却以韭菜於湯内泡之,以穀道坐竅上,令氣蒸薫,候温,用韭菜輕輕洗瘡數次,自然脱體。

⑫ 四聲本草:**《四聲本草》見《證類》卷 28"韭"** 蕭炳云……小兒初生,與韭根汁灌之,即吐出惡水,令無病。

⑬ 秘録:**《證類》卷 28"韭"** 《子母秘録》……又方:治小兒腹脹。韭根擣汁,和豬脂煎服一合。

韭根擣汁，日滴鼻中取黄水，取效。同上①。**痘瘡不發**。韭根煎湯服之。《海上方》②。**産後嘔水**。産後因怒哭傷肝，嘔青緑水。用韭葉一斤取汁，入薑汁少許，和飲遂愈。《摘玄方》③。**産後血運**。韭菜切，安瓶中，沃以熱醋，令氣入鼻中，即省。《丹溪心法》④。**赤白帶下**。韭根擣汁，和童尿露一夜，空心温服取效。《海上仙方》⑤。**鼻衄不止**。韭根、葱根同擣棗大，塞入鼻中，頻易，兩三度即止。《千金方》⑥。**五般瘡癬**。韭根炒存性，擣末，以猪脂和塗之。數度愈。《經驗方》⑦。**金瘡出血**。韭汁和風化石灰日乾。每用爲末傅之，效。《瀕湖集簡方》。**刺傷中水**腫痛。煮韭熱搨之。《千金》⑧。**漆瘡作痒**。韭葉杵傅。《斗門方》⑨。**猘狗咬傷**。七日一發。三七日不發，乃脱也。急于無風處，以冷水洗净，即服韭汁一盌。隔七日又一盌，四十九日共服七盌。須百日忌食酸、鹹，一年忌食魚腥，終身忌食狗肉，方得保全。否則十有九死。徐木齋云：此法出《肘後方》。有風犬一日咬三人，止一人用此得活，親見有效。《簡便》⑩。**百蟲入耳**。韭汁灌之即出。《千金方》⑪。**聤耳出汁**。韭汁日滴三次。《聖惠方》⑫。**牙齒蟲䘌**。韭菜連根洗擣，同人家地板上泥和傅痛處腮上，以紙蓋住。一時取下，有細蟲在泥上，可除根。○又方：韭根十個，川椒二十粒，香油少許，以水桶上泥同擣，傅病牙頰上。良久有蟲出，數次即愈也。**解肉脯毒**。凡肉密器蓋過夜者爲鬱肉，屋漏沾着者爲漏脯，皆有毒。擣韭汁飲之。張文仲《備急

---

① 同上：**《證類》卷28“韭”**　《子母秘録》：治小兒患黄：擣韭根汁，滴兒鼻中，如大豆許。

② 海上方：（**按**：查《海上方》相關書，未能溯得其源。）

③ 摘玄方：（**按**：查《丹溪摘玄》及名《摘玄》之書，未能溯得其源。）

④ 丹溪心法：**《丹溪心法》卷5“産後九十二”**　産後血暈，因虚火載血上行，漸漸暈來……又方：以韭葉細切，盛於有嘴瓶中，以熱醋沃之，急封其口，以嘴塞産婦鼻中，可愈眩冒。

⑤ 海上仙方：（**按**：查《海上仙方》相關書，未能溯得其源。）

⑥ 千金方：**《千金方》卷6“鼻病第二”**　治鼻衄方……又方：韭根、葱根取汁，懸頭著一棗大，納鼻中，少時更著，兩三度瘥。葱白搗汁亦得。

⑦ 經驗方：**《證類》卷28“韭”**　《經驗方》：治五般瘡癬。以韭根炒存性，旋擣末，以豬脂油調傅之，三度差。

⑧ 千金：**《千金方》卷25“被打第三”**　治刺傷中風水方……又方：煮韭熱搨之。

⑨ 斗門方：**《證類》卷28“韭”**　《斗門方》：治漆咬，用韭葉研傅之。

⑩ 簡便：**《奇效單方》卷下“廿三雜治”**　治風犬咬人：急於無風處，以冷水洗净，即服韭菜汁一碗，（膈）〔隔〕七日又一碗，四十九日共七碗。百日忌食鹹酸，一年忌食魚腥，終身忌狗肉，方得保全。否則十傷九死。徐云：風犬一日咬三人，止一人用此方得活，親〔見〕其驗。（**按**：《簡便方》未見此方，另溯其源。）

⑪ 千金方：**《證類》卷28“韭”**　《千金方》：治百蟲入耳。擣韭汁灌耳中，即差。（**按**：《千金方》無此方，方見《千金翼方》卷11“耳病第十一”。）

⑫ 聖惠方：**《聖惠方》卷89“治小兒聤耳諸方”**　治小兒聤耳……又方：右研韭汁點之，日二三度用之。

方》①。**食物中毒**。生韭汁服數升良。《千金》②。

韭子。【**修治**】【大明③曰】入藥揀净，蒸熟暴乾，簸去黑皮，炒黄用。【**氣味**】**辛、甘，温，無毒**。【時珍曰】陽也。伏石鍾乳、乳香。【**主治**】**夢中洩精，溺白**。《别録》④。**暖腰膝，治鬼交，甚效**。《日華》⑤。**補肝及命門，治小便頻數、遺尿，女人白淫、白帶**。時珍。

【**發明**】【頌⑥曰】韭子得龍骨、桑螵蛸，主漏精補中。葛洪、孫思邈諸方多用之。【弘景⑦曰】韭子入棘刺諸丸，主漏精。【時珍曰】棘刺丸方見《外臺秘要》⑧，治諸勞洩，小便數，藥多不録。案《梅師方》⑨治遺精，用韭子五合，白龍骨一兩，爲末，空心酒服方寸匕。《千金方》⑩治夢遺，小便數，用韭子二兩，桑螵蛸一兩，微炒研末，每旦酒服二錢。《三因方》⑪治下元虚冷，小便不禁，或成白濁，有家韭子丸。蓋韭乃肝之菜，入足厥陰經。腎主閉藏，肝主疏洩。《素問》⑫曰：足厥陰病則遺尿。思想無窮，入房太甚，發爲筋痿，及爲白淫。男隨溲而下，女子綿綿而下。韭子之治遺精漏泄、小便頻數、女人帶下者，能入厥陰，補下焦肝及命門之不足。命門者，藏精之府，故同治云。

---

① 備急方：**《外臺》卷31“解飲食相害成病百件”** 張文仲……又方：擣生韭，絞取汁，服一二升。冬月連根取，和水洗，絞之。用薤亦佳。凡肉閉在密器中經宿者，爲鬱肉。茅屋溜下沾脯，爲漏脯，並有大毒。

② 千金：**《千金方》卷24“解食毒第一”** 治食百物中毒方……又方：服生韭汁數升。

③ 大明：**《日華子》見《證類》卷28“韭”** ……入藥炒用。/**《圖經》見《證類》卷28“韭”** ……崔元亮《海上方》治腰脚，韭子一升，揀擇，蒸兩炊已來，暴乾，簸去黑皮，炒令黄……（**按**：此條實以《圖經》文爲主。）

④ 别録：**《别録》見《證類》卷28“韭”** ……子：主夢泄精，溺白……

⑤ 日華：**《日華子》見《證類》卷28“韭”** 又云：子暖腰膝，治鬼交甚效……

⑥ 頌：**《圖經》見《證類》卷28“韭”** ……韭子得桑螵蛸、龙骨，主漏精。葛洪、孙思邈皆有方……

⑦ 弘景：**《集注》見《證類》卷28“韭”** 陶隱居云：韭子入棘刺諸丸，主漏精……

⑧ 外臺秘要：（**按**：《外臺》卷16“虚勞尿精方”中有《古今録驗》、深師方兩個“棘刺丸”方，方組均無“韭子”。）

⑨ 梅師方：**《證類》卷16“龍骨”** 《梅師方》：治失精，暫睡即洩。白龍骨四分，韭子五合，右件爲散子。空心酒調方寸匕服。

⑩ 千金方：**《聖惠方》卷30“治虚勞夢泄諸方”** 治虚勞夢泄立效……又方：韭子（二兩，微炒）、桑螵蛸（一兩，微炒），右件藥搗細羅爲散，每服空心以温酒調下一錢，晚食前再服。（**按**：《千金方》無此方，另溯其源。）

⑪ 三因方：**《三因方》卷12“遺尿失禁証治”** 家韭子丸：治少長遺尿，及男子虚極，陽氣衰敗，小便白濁，夜夢泄精。此藥補養元氣，進飲食。韭子（六兩）、鹿茸（四兩，酥炙）、蓯蓉、牛膝、熟地、當歸（各二兩）、巴戟、兔絲、杜仲（各一兩半）、石斛、肉桂、炮薑（各一兩），右爲末，酒糊丸，每服五十丸，加至百丸，鹽湯温酒下。小兒遺尿多，因胞寒，亦稟受不足故也，别作小丸服之。

⑫ 素問：**《素問·痿論篇》** ……思想無窮，所願不得，意淫於外，入房太甚，宗筋弛縱，發爲筋痿，及爲白淫。

【附方】舊三,新四。**夢遺溺白**。藏器[①]曰:韭子每日空心生呑一二十粒,鹽湯下。○《聖惠》[②]治虚勞傷腎,夢中洩精,用韭子二兩,微炒爲末。食前温酒服二錢匕。**虚勞溺精**。用新韭子二升,十月霜後采之,好酒八合漬一宿。以晴明日,童子向南擣一萬杵。平旦温酒服方寸匕,日再服之。《外臺秘要》[③]。**夢洩遺尿**。韭子一升,稻米二斗,水一斗七升,煮粥取汁六升,分三服。《千金方》[④]。**玉莖强中**。玉莖强硬不痿,精流不住,時時如針刺,捏之則脆碎,病名强中,乃腎滿漏疾也。用韭子、破故紙各一兩,爲末。每服三錢,水一盞,煎服。日三即住。《經驗方》[⑤]。**腰脚無力**。韭子一升揀净,蒸兩炊久,暴乾,簸去黑皮,炒黄擣粉。安息香二大兩,水煮一二百沸,慢火炒赤色。和擣爲丸梧子大。如乾入少蜜。每日空腹酒下三十丸。以飯三五匙壓之,大佳。崔元亮《海上方》[⑥]。**女人帶下**,及男子腎虚冷,夢遺。用韭子七升,醋煮千沸,焙,研末,煉蜜丸梧子大。每服三十丸,空心温酒下。《千金方》[⑦]。**煙熏蟲牙**。用瓦片煅紅,安韭子數粒,清油數點,待烟起,以筒吸引至痛處。良久,以温水漱,吐有小蟲出爲效。未盡再熏。《救急易方》[⑧]。

山韭《千金》[⑨]

【釋名】藿音育、韱音纖。並未詳。

---

① 藏器:**《拾遺》見《證類》卷28"韭"** 陳藏器注云:取子生呑三十粒,空心鹽湯下,止夢泄精溺白,大效。

② 聖惠:**《聖惠方》卷30"治虚勞夢泄諸方"** 治虚勞腎損,夢中泄精,韭子散方:韭子(二兩,微炒),右件藥擣細羅爲散,每於食前以温酒調下二錢。

③ 外臺秘要:**《千金方》卷19"精極第四"** 治虚勞尿精方……又方:新韭子二升,十月霜後采者,好酒八合漬一宿,明旦日色好,童子向南搗一萬杵。平旦温酒五合,服方寸匕,日二。(**按**:《外臺》卷16"虚勞尿精方"有同方,云出《千金》。)

④ 千金方:**《千金方》卷19"精極第四"** 治虚勞尿精方:韭子(二升)、稻米(三升),右二味以水一斗七升,煮如粥,取汁六升,爲三服。精溢同此。

⑤ 經驗方:**《普濟方》卷33"腎虚漏濁遺精"** 治玉莖硬不痿,即腎精流無歇時,精如針狀,撚之則碎,乃爲精漏疾矣。(出《經驗方》):用韭子、破故紙各一兩,爲末,每服三錢,水一盞,煎至六分,每日三次飲之,愈即住服。

⑥ 海上方:**《圖經》見《證類》卷28"韭"** ……崔元亮《海上方》治腰脚,韭子一升,揀擇,蒸兩炊已來,暴乾,簸去黑皮,炒令黄,搗成粉。安息香二大兩,水煮一二百沸訖,緩火炒令赤色,二物相和,搗爲丸。如乾,入蜜亦得。每日空腹以酒下二十丸以來訖,以飯三五匙壓之,大佳。根亦入藥用。

⑦ 千金方:**《聖濟總録》卷185"補虚固精"** 治腎藏虚冷,腰胯酸疼,腿膝冷痹,夜多小便,夢寐遺泄,日漸羸瘦,面無顔色,兼治女人惡露,赤白帶下。韭子丸方:韭子(七升,净揀),右一味以醋湯煮千百沸,取出焙乾,旋炒令作油麻香,搗羅爲末,煉蜜和丸如梧桐子大,每日空心温酒下二十丸,加至三十丸。(**按**:今本《千金方》無此方,另溯其源。)

⑧ 救急易方:**《新增救急易方》卷4"齒門"** 薰牙蟲法:先用一碗盛水,以小盞一箇覆碗内,以瓦片燒紅,安盞足上,滴清油一點在瓦上,將韭菜子數粒放油上,用竹作一筒,用糊,將覆煙上,却吸竹筒内煙,薰痛處。更用水漱出蟲。不盡再薰。(出《衛生寶鑒》)(**按**:查《衛生寶鑑》無此方。)

⑨ 千金:**《千金方》卷26"菜蔬第三"** 藿:味鹹、寒、澀,無毒。宜腎,主大小便數,去煩熱。(**按**:《千金》有山韭之實,無山韭之名。參下文"集解"。)

【集解】【頌①曰】薤，山韭也。山中往往有之，而人多不識。形性亦與家韭相類，但根白，葉如燈心苗耳。《韓詩》云，六月食鬱及薁，謂此也。【時珍曰】案《爾雅》②云：薤，山韭也。許慎《説文》③云：韱，山韭也。金幼孜《北征録》④云：北邊雲臺戍地，多野韭、沙葱，人皆采而食之。即此也。蘇氏以《詩》之"鬱"即此，未知是否。又吕忱《字林》⑤云：莶，(童)〔音〕嚴，水韭也。野生水涯，葉如韭而細長，可食。觀此，則知野韭又有山、水二種，氣味或不相遠也。

【氣味】鹹，寒，濇，無毒。【主治】宜腎，主大小便數，去煩熱，治毛髮。《千金》⑥。

【發明】【時珍曰】薤，腎之菜也，腎病宜食之。諸家本草不載，而孫思邈《千金方》收之。他書"薤"字多訛作"藿"字，藿乃豆葉也。陳直《奉親養老書》⑦有薤菜羹，即此也。其方治老人脾胃氣弱，飲食不强。用薤菜四兩，鯽魚肉五兩，煮羹，下五味并少麵食，每三五日一作之，云極補益。

【附録】孝文韭《拾遺》⑧。【藏器⑨曰】辛，温，無毒。主腹内冷，脹滿，洩痢腸澼，温中補虚，令人能行。生塞北山谷，狀如韭，人多食之，云是後魏孝文帝所種。又有諸葛韭，孔明所種，比韭更長，彼人食之。【時珍曰】此亦山韭也，但因人命名耳。

葱《别録》⑩中品

【釋名】芤《綱目》、菜伯同、和事草同、鹿胎。【時珍曰】葱從悤，外直中空，有悤通之象也。芤者，草中有孔也，故字從孔，芤脉象之。葱初生曰葱針，葉曰葱青，衣曰葱袍，莖曰葱白，葉中涕曰葱苒。諸物皆宜，故云菜伯、和事。

---

① 頌：**《圖經》見《證類》卷 28"韭"**　……又有一種山韭，形性亦相類，但根白，葉如燈心苗。《爾雅》所謂薤，山韭。《韓詩》云：六月食鬱及薤，皆謂此也。山中往往有之，而人多不識耳……

② 爾雅：**《爾雅·釋草》**　薤，山韭。

③ 説文：**《説文·韭部》**　韱：山韭也。

④ 北征録：**《北征録》**　……初五日早，發蒼山峽，午次雲臺戍地，多野韭、沙葱，人多采食。

⑤ 字林：**《北户録》卷 2"水韭"**　生於池塘中。葉似韭，有二三尺者，五六月堪食，不葷而脆。得非龍爪薤乎……《字林》云：莶(音嚴)，水中野韭也。

⑥ 千金：見 1849 頁注⑨。

⑦ 奉親養老書：**《壽親養老》卷 1"食治老人脾胃氣弱方"**　食治老人脾胃氣弱，飲食不多，羸乏，(藿)〔薤〕菜羹方：(藿)〔薤〕菜(四兩，切之)、鯽魚(五兩)，右煮作羹，下五味、椒薑，并調少麵，空心食之。常以三五日服，極補益。

⑧ 拾遺：**《證類》卷 6"四十六種陳藏器餘·孝文韭"**　味辛，温，無毒。主腹内冷脹滿，泄痢腸澼，温中補虚。生塞北山谷。如韭，人多食之能行。云昔後魏孝文帝所種。以是爲名。又有山韭，亦如韭，生山間，主毛髮。又有石蒜，生石間。又有澤蒜，根如小蒜，葉如韭，生平澤，並温補下氣。又滑水源。又有諸葛亮韭，而長彼人食之，是蜀魏時諸葛亮所種也。

⑨ 藏器：見上注。

⑩ 别録：**《本經》《别録》見《證類》卷 28"葱實"**　味辛，温，無毒。主明目，補中不足其莖。葱白，平，可作湯，主傷寒，寒熱，出汗，中風，面目腫，傷寒骨肉痛，喉痺不通，安胎，歸目，除肝邪氣，安中，利五藏，益目睛，殺百藥毒。葱根：主傷寒頭痛……

【集解】【恭①曰】葱有數種，山葱曰茖葱，療病似胡葱。其人間食葱有二種。一種凍葱，經冬不死，分莖栽蒔而無子。一種漢葱，冬即葉枯。食用入藥，凍葱最善，氣味亦佳也。【保昇②曰】葱凡四種。冬葱即凍葱也，夏衰冬盛，莖葉俱軟美，山南、江左有之。漢葱莖實硬而味薄，冬即葉枯。胡葱莖葉粗硬，根若金燈。茖葱生于山谷，不入藥用。【頌③曰】入藥用山葱、胡葱，食品用冬葱、漢葱。又有一種樓葱，亦冬葱類，江南人呼爲龍角葱，淮、楚間多種之，其皮赤，每莖上出歧如八角，故云。【瑞④曰】龍角即龍爪葱，又名羊角葱。莖上生根，移下蒔之。【時珍曰】冬葱即慈葱，或名太官葱。謂其莖柔細而香，可以經冬，太官上供宜之，故有數名。漢葱一名木葱，其莖粗硬，故有木名。冬葱無子。漢葱春末開花成叢，青白色。其子味辛色黑，有皺文，作三瓣狀。收取陰乾，勿令浥鬱，可種可栽。

葱莖白。【氣味】辛，平。葉：温。根鬚：平。並無毒。【弘景⑤曰】葱有寒熱，白冷青熱，傷寒湯中不得用青也。【宗奭⑥曰】葱主發散，多食昏人神。【詵⑦曰】葱宜冬月食。不可過多，損鬚髮，發人虚氣上冲，五臟閉絶，爲其開骨節出汗之故也。【思邈⑧曰】正月食生葱，令人面上起遊風。生葱同蜜食，作下利。燒葱同蜜食，壅氣殺人。【張仲景⑨曰】生葱合棗食，令人病。合犬、雉肉食，多令人病血。【時珍曰】服地黄、常山人，忌食葱。

【主治】作湯，治傷寒寒熱，中風面目浮腫，能出汗。《本經》⑩。傷寒骨肉碎痛，喉痺不通，安胎，歸目益目睛，除肝中邪氣，安中，利五臟，殺百藥毒。根：治傷寒頭痛。《别録》⑪。主天行時疾，頭痛熱狂，霍亂轉筋，及奔豚氣，脚

---

① 恭：**《唐本草》見《證類》卷28“葱實”** 《唐本》注云：葱有數種，山葱曰茖葱，療病以胡葱……其人間食葱，又有二種：有凍葱，即經冬不死，分莖栽蒔而無子也。又有漢葱，冬即葉枯。食用入藥，凍葱最善，氣味亦佳。

② 保昇：**《蜀本草》見《證類》卷28“葱實”** 《蜀本》：《圖經》云：葱有冬葱、漢葱、胡葱、茖葱，凡四種。冬葱夏衰冬盛，莖葉俱軟美。山南、江左有之。漢葱冬枯，其莖實硬而味薄。胡葱莖葉粗短，根若金燈，能療腫毒。茖葱生於山谷，不入藥用。

③ 頌：**《圖經》見《證類》卷28“葱實”** ……葱有數種：入藥用山葱、胡葱。食品用凍葱、漢葱……又有一種樓葱，亦冬葱類也，江南人呼龍角葱，言其苗有八角，故云爾。淮、楚間多種之……

④ 瑞：**《日用本草》卷7“葱”** 有數種……葉上生根名龍爪葱……

⑤ 弘景：**《集注》見《證類》卷28“薤”** 陶隱居……葱亦有寒熱，白冷，青熱，傷寒湯不得令有青也……

⑥ 宗奭：**《衍義》卷19“葱實”** 此物大抵以發散爲功，多食昏人神。

⑦ 詵：**《食療》見《證類》卷28“葱實”** 孟詵云……冬葱最善，宜冬月食，不宜多。虚人患氣者，多食發氣，上冲人，五藏閉絶，虚人胃。開骨節，出汗，故温爾。

⑧ 思邈：**《證類》卷28“葱實”** 《孫真人食忌》：正月勿多食生葱，食之發面上游風。若燒葱和蜜食，殺人。

⑨ 張仲景：**《金匱·果實菜穀禁忌并治》** 棗合生葱食之，令人病。生葱和雄雞、雉、白犬肉食之，令人七竅經年流血。

⑩ 本經：見1850頁注⑩白字。

⑪ 别録：見1850頁注⑩。

氣,心腹痛,目眩,止心迷悶。大明①。通關節,止衄血,利大小便。孟詵②。治陽明下痢、下血。李杲③。達表和裏,止血。寧原④。除風濕,身痛麻痺,蟲積心痛,止大人陽脱,陰毒腹痛,小兒盤腸内鈞,婦人妊娠溺血,通乳汁,散乳癰,利耳鳴,塗猘犬傷,制蚯蚓毒。時珍。殺一切魚、肉毒。士良⑤。

【發明】【元素⑥曰】葱莖白味辛而甘平,氣厚味薄,升也,陽也。入手太陰、足陽明經,專主發散,以通上下陽氣。故《活人書》⑦治傷寒頭痛如破,用連鬚葱白湯主之。張仲景⑧治少陰病,下利清穀,裹寒外熱,厥逆脉微者,白通湯主之,内用葱白。若面色赤者,四逆湯加葱白。腹中痛者,去葱白。成無己⑨解之云:腎惡燥,急食辛以潤之。葱白辛温以通陽氣也。【時珍曰】葱乃釋家五葷之一。生辛散,熟甘温,外實中空,肺之菜也,肺病宜食之。肺主氣,外應皮毛,其合陽明。故所治之症多屬太陰、陽明,皆取其發散通氣之功,通氣故能解毒及理血病。氣者血之帥也,氣通則血活矣。金瘡磕損,折傷血出,疼痛不止者,王璆《百一選方》⑩,用葱白、沙糖等分研封之。云痛立止,更無痕瘢也。葱葉亦可用。又葱管吹鹽入玉莖内,治小便不通及轉脬危急者,極有捷效。余常用,治數人得驗。

【附方】舊十二,新卅二。感冒風寒。初起即用葱白一握,淡豆豉半合,泡湯服之,取汗。

---

① 大明:**《日華子》見《證類》卷28"葱實"** 葱,治天行時疾,頭痛熱狂,通大小腸,霍亂轉筋及賁豚氣,脚氣,心腹痛,目眩及止心迷悶……

② 孟詵:**《食療》見《證類》卷28"葱實"** 《食療》……虚人患氣者,多食發氣。爲通和關節,出汗之故也……又,止血衄,利小便。

③ 李杲:**《珍珠囊·諸品藥性主治指掌》(《醫要集覽》本)"葱白"** 止傷寒陽明下痢之苦。(**按**:"下血"二字未能溯得其源。)

④ 寧原:**《食鑒本草》卷下"葱"** 主傷寒寒熱,骨肉酸痛,汗不出。能達表和裹,除肝經邪氣,明目。治中風,面浮腫,咽喉不通,安胎止血……

⑤ 士良:**《圖經》見《證類》卷28"葱實"** ……凡葱皆能殺魚肉毒,食品所不能闕也……(**按**:非出"士良",原見《圖經》。)

⑥ 元素:**《湯液本草》卷6"葱白"** 入手太陰經、足陽明經。《液》云:以通上下之陽也。《心》云:通陽氣,辛而甘,氣厚味薄,陽也。發散風邪。(**按**:此條乃綜合《湯液》之文而成,非盡出"元素"。)

⑦ 活人書:**《類證活人書》卷9"問頭疼"** 頭疼者……若已發汗,或未發汗,頭痛如破者,連鬚葱白湯……

⑧ 張仲景:**《傷寒論·少陰病辨證論治》** 少陰病,下利,白通湯主之……少陰病,下利清穀,裹寒外熱,手足厥逆,脉微欲絶,身反不惡寒,其人面赤色,或腹痛……通脉四逆湯主之。

⑨ 成無己:**《註解傷寒論》卷6"辨少陰病脉證并治法第十一"** 少陰病,下利,白通湯主之……(《内經》曰:腎苦燥,急食辛以潤之。葱白之辛,以通陽氣。薑附之辛,以散陰寒。)

⑩ 百一選方:**《百一選方》卷13"第二十一門"** 治湯火傷……又方,禹錫侄:葱白、砂糖,右二味相等,爛研傅之,痛立止,仍無瘢痕。(**按**:"葱管吹鹽"治驗非出《百一選方》。)

《瀕湖集簡方》。**傷寒頭痛**如破者。連鬚葱白半斤，生薑二兩，水煮温服。《活人書》[①]。**時疾頭痛**，發熱者。以連根葱白二十根，和米煮粥，入醋少許，熱食取汗即解。《濟生秘覽》[②]。**數種傷寒**。初起一二日，不能分别者，用上法取汗。**傷寒勞復**，因交接者，腹痛卵腫。用葱白擣爛，苦酒一盞，和服之。《千金方》[③]。**風濕身痛**。生葱擂爛，入香油數點，水煎，調川芎藭、鬱金末一錢服，取吐。《丹溪心法》[④]。**妊娠傷寒**，赤斑變爲黑斑，尿血者。以葱白一把，水三升，煮熟服汁，食葱令盡，取汗。《傷寒類要》[⑤]。**六月孕動**，困篤難救者。葱白一大握，水三升，煎一升，去滓頓服。《楊氏産乳》[⑥]。**胎動下血**[⑦]，腰痛搶心。用葱白煮濃汁飲之。未死即安，已死即出。未效再服。一方：加川芎。一方：用銀器同米煮粥及羹食。《梅師方》[⑧]。**卒中惡死**。或先病，或平居寢卧，奄忽而死，皆是中惡。急取葱心黄刺入鼻孔中，男左女右，入七八寸，鼻、目血出即甦。○又法：用葱刺入耳中五寸，以鼻中血出即活也。如無血出，即不可治矣。相傳此扁鵲秘方也。《崔氏纂要》[⑨]。**小兒卒死**無故者。取葱白納入下部及兩鼻孔中，氣通或嚔即活。陳氏《經驗方》[⑩]。**小兒盤腸**，内釣腹痛。用葱湯洗兒腹，仍以炒葱擣貼臍上。良久，尿出痛止。湯氏《嬰孩寶鑑》[⑪]。**陰毒腹痛**厥逆，唇青卵縮，六脉欲絶者。用葱一束，去根及青，留白二寸，烘熱安臍上，以熨斗火熨之，葱壞則易，良久熱氣透入，手足温有汗即瘥，乃服四逆湯。若熨而手足不温，不可治。

---

① 活人書：**《類證活人书》卷18**　連鬚葱白湯：治傷寒已發汗，或未汗，頭疼如破。生薑（二兩）、連鬚葱白（寸切，半升），右以水二升，煮一升，去滓，分作二三服。

② 濟生秘覽：（**按**：書佚，無可溯源。）

③ 千金方：**《肘後方》卷2"治時氣病起諸勞複方第十四"**　治交接勞復卵腫或縮，腹中絞痛便絶死方……又方：葱頭搗，以苦酒和服，亦佳。（**按**：今本《千金方》無此方，另溯其源。）

④ 丹溪心法：（**按**：查丹溪諸書，未能溯得其源。）

⑤ 傷寒類要：**《證類》卷28"葱實"**　《傷寒類要》：治婦人妊娠七月，若傷寒壯熱，赤斑變爲黑斑，溺血：以葱一把，水三升，煮令熱，服之取汗，食葱令盡。

⑥ 楊氏産乳：**《證類》卷28"葱實"**　《楊氏産乳》：主胎動，五六個月，困篤難較者。葱白一大握，水三升，煎取一升，去滓頓服。

⑦ 胎動下血：**《證類》卷28"葱實"**　《楊氏産乳》……又方：主胎動，腰痛搶心，或下血。取葱白不限多少，濃煮汁飲之。（**按**：原無出處，實出《楊氏産乳》。）

⑧ 梅師方：**《證類》卷28"葱實"**　《梅師方》：治胎動不安，以銀器煮葱白羹服之。

⑨ 崔氏纂要：**《外臺》卷28"卒死方二十"**　又卒死，或先有病痛，或居常倒仆，奄忽而絶，皆是中惡之類，療方：取葱刺鼻，令入數寸，須使目中血出乃佳。一云耳中血出佳，此扁鵲法。（……崔氏亦療中惡……）/又方：以葱刺耳，耳中、鼻中血出者勿怪，無血難療之，有血者是活候也……男刺左鼻，女刺右鼻孔，令入七寸餘無苦，立效。亦療自縊死，此扁鵲法。

⑩ 陳氏經驗方：（**按**：書佚，未能溯得其源。）

⑪ 嬰孩寶鑑：**《普濟方》卷361"盤腸氣瘹啼"**　盤腸氣痛：其證傴僂腰𪘲，乾哭無淚，額有汗。以葱一握，水煮，以湯淋洗兒腹，以葱頻熨臍間，良久，屎出痛止。（**按**：未能溯得其源，今録近似方備參。）

朱肱《南陽活人書》[①]。**脱陽危症**[②]。凡人大吐大泄之後，四肢厥冷，不省人事，或與女子交後，小腹腎痛，外腎搐縮，冷汗出厥逆，須臾不救。先以葱白炒熱熨臍，後以葱白三七莖擂爛，用酒煮灌之，陽氣即回。此華陀救卒病方也。**卒心急痛**，牙關緊閉欲絶。以老葱白五莖去皮鬚，擣膏，以匙送入咽中，灌以麻油四兩，但得下咽即甦。少頃，蟲積皆化黄水而下，永不再發。累得救人。《瑞竹堂方》[③]。**霍亂煩躁**，坐卧不安。葱白二十莖，大棗二十枚，水三升，煎二升，分服。《梅師方》[④]。**蛔蟲心痛**。用葱莖白二寸，鉛粉二錢，擣丸服之，即止。葱能通氣，粉能殺蟲也。《楊氏經驗方》[⑤]。**腹皮麻痺**不仁者。多煮葱白食之即自愈。危氏方[⑥]。**小便閉脹**，不治殺人。葱白三斤，剉炒帕盛二個，更互熨小腹，氣透即通也。許學士《本事方》[⑦]。**大小便閉**。擣葱白和酢，封小腹上。仍灸七壯。《外臺秘要》[⑧]。**大腸虚閉**。匀氣散：用連鬚葱一根，薑一塊，鹽一捻，淡豉三七粒，擣作餅，烘掩臍中，紮定。良久氣通即通，不通再作。楊氏《直指方》[⑨]。**小兒虚閉**。葱白三根煎湯，調生蜜、阿膠末服。仍以葱頭染蜜，插入肛門。少頃即通。《全幼心鑑》[⑩]。**急淋**

---

① 南陽活人書：**《類證活人书》卷 16** 葱熨法：治氣虚陽脱，體冷無脉，氣息欲絶，不省人，及傷寒陰厥，百藥不效。葱以索纏如繩許大，切去根及葉，唯存白，長二寸許，如大餅餤，先以火熁一面，令通熱，又勿令灼人，乃以熱處搭病人臍，連臍下，其上以熨斗滿貯火熨之，令葱餅中熱氣鬱鬱入肌肉中，須預作三四餅，一餅壞，不可熨，又易一餅，良久病人當漸醒，手足温，有汗即差。更服四逆湯輩，温其内……

② 脱陽危症：**《得效方》卷 8“虚損”** 大固陽湯：治脱陽證，或因大吐大瀉之後，四肢逆冷，元氣不接，不醒人事。或傷寒新瘥，誤行房，小腹緊痛，外腎搐縮，面黑氣喘，冷汗自出，亦是脱陽證，須臾不救……又方：白連鬚三七莖，細剉，砂盆内研細，用酒伍升，煮至貳升，分作三服，灌之，陽氣即回……（**按**：原無出處。《得效方》此方近似，然無“華陀救卒病”字樣。今據考此方亦見《丹溪心法附餘》卷 24“華佗十件危病方”，則時珍或引自《附餘》。）

③ 瑞竹堂方：**《瑞竹堂方》卷 2“心氣痛門”** 治急心氣疼，《海上方》急救男子婦人心疼，禁了牙關欲死者，可急救之。隔年老葱白，右將老葱白三五根，去皮須葉，擂爲膏，將病人口斡開，用銀銅匙將葱膏送入咽喉中，用香油四兩灌送。膏油不可少用，但得葱膏下喉中，其人即蘇。少時將腹中所停蟲病等物化爲黄水，微利爲佳。除根，永不再發，累曾救得人效。

④ 梅師方：**《證類》卷 28“葱實”** 《梅師方》……又方：治霍亂後煩躁，卧不安穩。葱白二十莖，大棗二十枚，以水三升，煎取二升，分服。

⑤ 楊氏經驗方：（**按**：書佚，無可溯源。）

⑥ 危氏方：**《得效方》卷 10“怪疾”** 腹上麻痹不仁，多煮葱白吃之，自愈。

⑦ 本事方：**《本事方》卷 3“膀胱疝氣小腸精漏”** 治小便難，小腸脹，不急治殺人：右用葱白三斤，細剉炒令熱，以帕子裹，分作兩處，更替熨臍下即通。

⑧ 外臺秘要：**《證類》卷 28“葱實”** 《外臺秘要》……又方：治大小腸不通：擣葱白以酢和，封小腹上。（**按**：今本《外臺》無此方，惟《證類》引此。）

⑨ 直指方：**《直指方》卷 15“大小便不通證治”** 掩臍法：治小便大便不通。連根葱（一莖，不得洗，帶土）、生薑（一塊）、淡豆豉（二十一粒）、鹽（二匙），同研爛，捏餅烘熱，掩臍中，以帛紮定，良久氣透自通。不然再换一劑。

⑩ 全幼心鑑：**《全幼心鑒》卷 2“大便秘澀”** 膠蜜湯：治嬰孩小兒虚秘。葱白（三莖），右用水煎，去葱，入阿膠炒，及生蜜溶化，食前服。（**按**：“葱頭染蜜，插入肛門”之法，未能溯得其源。）

陰腫。泥葱半斤,煨熱杵爛,貼臍上。《外臺》①。**小便淋澀**,或有血者。以赤根樓葱近根截一寸許,安臍中,以艾灸七壯。《經驗方》②。**小兒不尿**:乃胎熱也。用大葱白切四片,用乳汁半盞,同煎片時,分作四服即通。不飲乳者,服之即飲乳。若臍四旁有青黑色及口撮者,不可救也。《全幼心鑑》③。**腫毒尿閉**。因腫毒未潰,小便不通。用葱切,入麻油煎至黑色,去葱取油,時塗腫處,即通。《普濟》④。**水癊病腫**。葱根白皮煮汁,服一盞,當下水出。病已困者,取根擣爛,坐之取氣,水自下。《聖濟録》⑤。**陰囊腫痛**。葱白、乳香擣塗,即時痛止腫消。又方:用煨葱入鹽,杵如泥,塗之。**小便溺血**。葱白一握,鬱金一兩,水一升,煎二合,温服。一日三次。《普濟方》⑥。**腸痔有血**。葱白三斤,煮湯熏洗,立效。《外臺》⑦。**赤白下痢**。葱白一握細切,和米煮粥,日日食之。《食醫心鏡》⑧。**便毒初起**。葱白炒熱,布包,熨數次,乃用傅藥,即消。○《永類方》⑨用葱根和蜜擣傅,以紙密護之。外服通氣藥,即愈。**癧疽腫硬**。烏金散:治癧瘤腫硬無頭,不變色者。米粉四兩,葱白一兩,同炒黑,研末,醋調貼一伏時,又换,以消爲度。《外科精義》⑩。**一切**

---

① 外臺:**《證類》卷28"葱實"**　《外臺秘要》……又方:治急氣淋,陰腎腫:泥葱半斤煨過,爛擣貼臍上。(**按**:今本《外臺》無此方,惟《證類》引此。)

② 經驗方:**《證類》卷28"葱實"**　《經驗方》:治小便淋澀,或有血。以赤根樓葱近根截一寸許,安臍中上,以艾灸七壯。

③ 全幼心鑑:**《全幼心鑒》卷2"不尿證"**　小兒初生不尿者,皆因在胎之時,母食□□□□□之物,熱氣流入胎中,兒因飲血,是以生下肚臌脹,臍腎腫,如覺臍加傍有青黑□色及口撮,即不可救也。如未有青黑色,不飲乳者,服葱乳湯。右葱白寸長者,切片四散,用乳汁半小盞同煎片時,分作四次服,即通。不飲乳者服之即喫乳。

④ 普濟:**《百一選方》卷15"第二十三門"**　治結成腫實未潰,小便不通者。葱不拘多少,碎切,入麻油内煎令黑色,去葱不用,只收油,趁微熱,通手逐旋塗上,自消。(**按**:《普濟方》卷272"諸瘡腫"有同方,云出《百一選方》。)

⑤ 聖濟録:**《證類》卷14"二十六種陳藏器餘・楤根"**　……主水癊。取根白皮煮汁服之一盞,當下水,如病已困,取根擣碎,坐其取氣,水自下。(**按**:《聖濟總録》無此方。考《普濟方》卷193"濕腫"有"治水癊"方,云出"本草",與時珍所引同。溯其源即《拾遺》"楤根"之方。"楤根"載於木部,據其形態,即今五加科植物楤木,非葱也,不當誤入"葱"條。)

⑥ 普濟方:**《普濟方》卷215"小便出血"**　治尿血不止(出《肘後方》):用鬱金一兩,爲末,葱白調和,水煎,温服。(**按**:今本《肘後方》無此方。)

⑦ 外臺:**《證類》卷28"葱實"**　《外臺秘要》:治腸痔,大便常血。取葱白三五斤,煮作湯,盆中坐,立差。(**按**:《外臺》卷26"諸痔方"有"又痔正發疼痛方。以葱和鬚濃煮湯,置盆中坐浸之,須臾即當痛止。")

⑧ 食醫心鏡:**《證類》卷28"葱實"**　《食醫心鏡》:主赤白痢:以葱一握細切,和米煮粥,空心食之。

⑨ 永類鈐方:**《永類鈐方》卷7"偏癧"**　又名瘡瘼……又,擂葱根,入蜜和勻,貼腫處,用紙封,不令走氣。外服樺皮通氣等藥。

⑩ 外科精義:**《外科精義》卷下**　烏金散:治癧瘤腫硬無頭,不變色者。米粉(四兩)、葱白(一兩,細切),右同炒黑色,杵爲細末,每用看多少,醋調,攤紙上,貼病處,一伏時换一次,消爲度。

腫毒。葱汁漬之,日四五度。乳癰初起。葱汁一升,頓服即散。並《千金》①。疔瘡惡腫。刺破,以老葱、生蜜杵貼。兩時疔出,以醋湯洗之,神效。《聖濟録》②。小兒禿瘡。冷泔洗净,以羊角葱擣泥,入蜜和塗之,神效。楊氏③。刺瘡金瘡,百治不效。葱煎濃汁漬之,甚良。金瘡瘀血在腹者。大葱白二十枚,麻子三升,杵碎,水九升,煮一升半,頓服。當吐出膿血而愈。未盡再服。並《千金方》④。血壅怪病。人徧身忽然肉出如錐,既痒且痛,不能飲食,名血壅。不速治,必潰膿血。以赤皮葱燒灰淋洗,飲豉湯數盞自安。夏子益《怪病奇方》⑤。解金銀毒。葱白煮汁飲之。《外臺秘要》⑥。腦破骨折。蜜和葱白擣匀,厚封立效。《肘後方》⑦。自縊垂死⑧。葱心刺耳、鼻中,有血出,即甦。

葉。【主治】煨研,傅金瘡水入皸腫。鹽研,傅蛇、蟲傷及中射工、溪毒。《日華》⑨。主水病足腫。蘇頌⑩。利五臟,益目精,發黄疸。思邈⑪。

---

① 千金:**《千金方》卷23"腸癰第二"** 治乳癰方……又方:取葱白搗敷之,並絞汁一升,頓服即愈。(**按**:此方前"一切腫毒"方,查《千金方》無此方,未能溯及其源。)

② 聖濟録:**《普濟方》卷273"諸疔瘡"** 專治疔瘡(出《神效方》):用生蜜與來年老葱去須葉,用白,一處研成膏。先將瘡用竹篦刺破,然後用藥於瘡上攤之,用緋白蓋覆。如人行二十裏,覺疔出,然後以熱醋湯洗之,立瘥。(**按**:《聖濟總録》無此方,另溯其源。)

③ 楊氏:(**按**:出處信息過簡,未能溯得其源。)

④ 千金:**《千金方》卷25"火瘡第四"** 凡金瘡若刺瘡,瘡痛不忍,百治不瘥者方:葱一把,以水三升,煮數沸,漬洗瘡,止痛良。/**《千金翼方》卷25"火瘡第四"** 治金瘡腹中瘀血,二物湯方:大麻子三升、大葱白二十枚,右使數人各搗令熟,著九升水,煮取一升半,頓服之。若血出不盡,腹中有膿血,更合服,當吐膿血耳。

⑤ 怪病奇方:**《傳信適用方》卷下"夏子益治奇疾方三十八道"** 第三十:遍身忽然肉出如錐,既癢且痛,不能飲食,此名血住。若不速治,必潰而膿出。治以赤皮葱燒灰淋洗,吃豉湯三盞,自安矣。

⑥ 外臺秘要:(**按**:《外臺》無此方,未能溯得其源。)

⑦ 肘後方:**《證類》卷28"葱實"** 《肘後方》:腦骨破及骨折。葱白細研和蜜,厚封損處,立差。(**按**:今本《肘後方》無此方。)

⑧ 自縊垂死:**《肘後方》卷1"救卒中惡死方第一"** 救卒死……又方:以葱刺耳,耳中、鼻中血出者莫怪,無血難治。有血是候,時當捧兩手忽放之,須臾死人自當舉手撈人,言痛乃止……(**按**:原無出處,今溯其源。)

⑨ 日華:**《日華子》見《證類》卷28"葱實"** ……取其莖葉,用鹽研,罯蛇蟲傷并金瘡。水入皸腫,煨研罯傅。中射工溪毒,鹽研罯傅……

⑩ 蘇頌:**《圖經》見《證類》卷28"葱實"** ……唐韋宙《獨行方》主水病兩足腫者……

⑪ 思邈:**《千金方》卷26"菜蔬第三"** ……其青葉:温,辛,歸目。除肝中邪氣,安中,利五臟,益目精,發黄疸,殺百藥毒……

【發明】【頌①曰】煨葱治打撲損，見劉禹錫《傳信方》，云得于崔給事。取葱新折者，煻火煨熱剥皮，其間有涕，便將罨損處。仍多煨，續續易熱者。崔云：頃在澤、潞，與李抱真作判官。李相方以毬杖按毬子，其軍將以杖相格，因傷李相拇指并爪甲劈裂。遽索金創藥裹之，强索酒飲，而面色愈青，忍痛不止。有軍吏言此方，遂用之。三易面色却赤，斯須云已不痛。凡十數度，用熱葱并涕纏裹其指，遂畢席笑語。【時珍曰】按《張氏經驗方》②云：金創折傷血出，用葱白連葉煨熱，或鍋烙炒熱，擣爛傅之，冷即再易。石城尉戴堯臣，試馬損大指，血出淋漓。余用此方，再易而痛止。翌日洗面，不見痕跡。宋推官、鮑縣尹皆得此方，每有殺傷氣未絶者，亟令用此，活人甚衆。又凡人頭目重悶疼痛，時珍每用葱葉插入鼻内二三寸，并耳内，氣通即便清爽也。

【附方】舊三，新二。水病足腫。葱莖葉煮湯漬之，日三五次，妙。韋宙《獨行方》③。

小便不通。葱白連葉擣爛，入蜜，合外腎上即通。《永類鈐方》④。

瘡傷風水腫痛。取葱青葉和乾薑、黄蘗等分，煮湯浸洗立愈。《食療》⑤。

蜘蛛咬瘡，遍身生瘡。青葱葉一莖去尖，入蚯蚓一條在内，待化成水，取點咬處即愈。李絳《兵部手集》⑥。

代指毒痛。取萎黄葱葉煮汁，熱漬之。《千金方》⑦。

汁。【氣味】辛，温，滑，無毒。

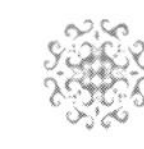

---

① 頌：**《圖經》見《證類》卷 28“葱實”** ……煨葱治打撲損，見劉禹錫《傳信方》，云得于崔給事，取葱新折者，便入煻灰火煨，承熱剥皮擘開，其間有涕，便將罯損處。仍多煨，取續續易熱者。崔云：頃在澤潞，與李抱真作判官，李相方以毬杖按毬子，其軍將以杖相格，便乘勢不能止，因傷李相拇指并爪甲擘裂，遽索金創藥裹之，强坐，頻索酒喫，至數盞已過量，而面色愈青，忍痛不止。有軍吏言此方，遂用之。三易，面色却赤，斯須云已不痛。凡十數度用熱葱并涕緾裹其指，遂畢席笑語……

② 張氏經驗方：**《外科精要》卷下“金瘡箭鏃竹木刺傷湯火方”** 張氏經驗方：治刀傷磕損，血不止，痛難禁。此方出荆門軍點頭録，余分教石城鄉人戴堯臣作尉，試馬于伴宫之前，馬劣，撥人予籬，戴損大指，甲離肉，血淋。余偶記此方，亟令人將葱白煨爛，乘熱縛定，痛與血隨止，葱冷再易，遂不復痛，翌日洗面，全不見痕迹……推官宋琢定驗兩處殺傷，氣偶未絶，亟令保甲取葱白鍋内炒熱，以傅傷處，繼而呻吟，再易葱，而傷者無事矣……樂平人好鬬多傷，每有殺傷，公事未暇詰問，先將葱白傅傷損者，活人甚衆……

③ 獨行方：**《圖經》見《證類》卷 28“葱實”** ……唐韋宙《獨行方》主水病兩足腫者，剉葱葉及莖，煮令爛，漬之，日三五作乃佳。

④ 永類鈐方：**《永類鈐方》卷 6“雜病淋閉”** 氣淋，小便澀，常有餘瀝：葱白連葉搗，入蜜貼合外腎上，即通。

⑤ 食療：**《食療》見《證類》卷 28“葱實”** 葉……又治瘡中有風水，腫疼。取青葉、乾薑、黄蘗相和，煮作湯，浸洗之，立愈……

⑥ 兵部手集：**《證類》卷 28“葱實”** 《兵部手集》：治蜘蛛齧，遍身成瘡。青葱葉一莖，去小尖頭作孔子，以蚯蚓一條入葱葉中，緊捏兩頭，勿令通氣，但摇動，即化爲水，點咬處，即差。

⑦ 千金方：**《千金方》卷 22“瘭疽第六”** 治代指方……又方：取萎黄葱葉煮沸漬之。

【主治】溺血。飲之,解藜蘆及桂毒。《别録》①。散瘀血,止衄止痛,治頭痛耳聾,消痔漏,解衆藥毒。時珍。能消桂爲水,化五石,仙方所用。弘景②。

【發明】【時珍曰】葱汁即葱涕,功同葱白。古方多用葱涎丸藥,亦取其通散上焦風氣也。《勝金方》③取汁入酒少許滴鼻中,治衄血不止,云即覺血從腦散下也。又唐瑶《經驗方》④,以葱汁和蜜少許服之,亦佳。云鄰媪用此甚效,老僕試之亦驗。二物同食害人,何以能治此疾?恐人脾胃不同,非甚急不可輕試也。【慎微⑤曰】《三洞要録》云:葱者,菜之伯也,能消金、錫、玉、石。神仙消金玉漿法:于冬至日,以壺盧盛葱汁及根,埋庭中。次年夏至發出,盡化爲水。以法漬金、玉、銀、青石各三分,自消矣。暴乾如飴,食之可休粮,亦曰金漿也。

【附方】舊四,新一。衄血不止。方見上。

金瘡出血不止。取葱炙熱,挼汁塗之即止。《梅師方》⑥。

火焰丹毒,從頭起者。生葱汁塗之。

痔瘻作痛。葱涎、白蜜和塗之,先以木鼈子煎湯熏洗,其冷如冰即效。一人苦此,早間用之,午刻即安也。唐仲舉方⑦。

解鉤吻毒。面青口噤欲死,以葱涕啖之,即解。《千金》⑧。

鬚。【主治】通氣。孟詵⑨。療飽食房勞,血滲入大腸,便血,腸澼成痔。日乾,研末,每服二錢,温酒下。時珍。

【附方】舊一。喉中腫塞,氣不通者。葱鬚陰乾爲末,每用二錢,入蒲州膽礬末一錢,和匀。每用一字吹之。《杜壬方》⑩。

---

① 别録:……葱汁:平,温,主溺血,解藜蘆毒。/**《千金方》卷26“菜蔬第三”** ……葱中涕及生葱汁:平,滑。止尿血,解藜蘆及桂毒。(**按**:此條糅入《千金方》文字。)

② 弘景:**《集注》見《證類》卷28“薤”** 陶隱居……能消桂爲水,亦化五石,仙方所用……

③ 勝金方:**《證類》卷28“葱實”** 《勝金方》:治鼻衄血,以葱白一握,擣裂汁,投酒少許,抄三兩滴入鼻内,差。

④ 唐瑶經驗方:(**按**:書佚,無可溯源。)

⑤ 慎微:**《證類》卷28“葱實”** 《三洞要録》:神仙消金玉漿法:葱者,菜之伯,雖臭而有用,消金、玉、錫、石也。又以冬至日,取葫蘆盛葱汁,根莖埋於庭中,到夏至發之,盡爲水,以漬金、玉、銀、青石,各三分,自消矣。曝令乾如飴,可休糧,久服神仙,亦曰金漿也。

⑥ 梅師方:**《證類》卷28“葱實”** 《梅師方》……又方:治驚,金瘡出血不止。取葱炙令熱,挼取汁,傅瘡上,即血止。

⑦ 唐仲舉方:(**按**:書佚,無可溯源。)

⑧ 千金:**《千金方》卷24“解百藥毒第二”** 治鉤吻毒,困欲死,面青口噤,逆冷身痹方……又方:啖葱涕。葱涕治諸毒。

⑨ 孟詵:**《食療》見《證類》卷28“葱實”** ……葱白及須,平。通氣,主傷寒頭痛……

⑩ 杜壬方:**《證類》卷28“葱實”** 杜壬:治喉中瘡腫。葱鬚陰乾爲末,蒲州膽礬一錢,葱末二錢,研匀一字,入竹管中,吹病處。

花。【主治】心脾痛如錐刀刺，腹脹。用一升，同吴茱萸一升，水八合，煎七合，去滓，分三服，立效。頌。○出《崔元亮方》①。

實。【氣味】辛，大温，無毒。【主治】明目，補中氣不足。《本經》②。温中益精。《日華》③。宜肺，歸頭。思邈④。

【附方】舊一。眼暗補中。葱子半升爲末，每取一匙，煎湯一升半，去滓，入米煮粥食之。亦可爲末，蜜丸梧子大，食後米湯服一二十丸，日三服。《食醫心鏡》⑤。

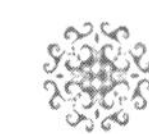

茖葱音格○《千金》⑥

【釋名】山葱。

【集解】【保昇⑦曰】茖葱生山谷，不入藥用。【頌⑧曰】《爾雅》云：茖，山葱也。《説文》云：茖葱生山中，細莖大葉。食之香美於常葱，宜入藥用。【時珍曰】茖葱，野葱也，山原平地皆有之。生沙地者名沙葱，生水澤者名水葱，野人皆食之。開白花，結子如小葱頭。世俗不察胡葱即蒜葱，誤指此爲胡葱。詳見《胡葱》下。保昇言不入藥用，蘇頌言入藥宜用山葱、胡葱。今考孫思邈《千金·食性》，自有茖葱功用，而諸本失收，今采補之。

【氣味】辛，微温，無毒。【時珍曰】佛家以茖葱爲五葷之一。見"蒜"下。【主治】除瘴氣惡毒。久食强志，益膽氣。思邈⑨。主諸惡載、狐尿刺毒，山溪中沙蝨、射工等毒。煮汁浸，或擣傅，大效。亦兼小蒜、茱萸輩，不獨用也。蘇恭⑩。

---

① 崔元亮方：**《圖經》見《證類》卷28"葱實"** ……又葱花亦入藥，見崔元亮《海上方》，治脾心痛，痛則腹脹如錐刀刺者。吴茱萸一升，葱花一升，以水一大升八合，煎七合，去滓，分二服，立效。

② 本經：見1850頁注⑩白字。

③ 日華：**《日華子》見《證類》卷28"葱實"** ……子，温中，補不足，益精明目……

④ 思邈：**《千金方》卷26"菜蔬第三"** 葱實：味辛，温，無毒。宜肺。辛歸頭，明目，補中不足……

⑤ 食醫心鏡：**《證類》卷28"葱實"** 《食醫心鏡》……又方：理眼暗，補不足。葱實大半升爲末，每度取一匙頭，水二升，煮取一升半，濾取滓，葺米煮粥食，良久食之。又擣葱實，丸蜜和如梧子大，食後飲汁服一二十丸，日二三服，亦甚明目。

⑥ 千金：**《千金方》卷26"菜蔬第三"** 格葱：味辛，微温，無毒。除瘴氣惡毒。久食益膽氣，强志。其子，主泄精。

⑦ 保昇：**《蜀本草》見《證類》卷28"葱實"** 《蜀本》：《圖經》云……茖葱生於山谷，不入藥用。

⑧ 頌：**《圖經》見《證類》卷28"葱實"** ……山葱生山中，細莖大葉，食之香美于常葱。一名茖葱。《爾雅》所謂茖，山葱是也……（**按**：時珍所引，已糅合《嘉祐》所引《説文》。）

⑨ 思邈：見本頁注⑥。

⑩ 蘇恭：**《唐本草》見《證類》卷28"葱實"** 《唐本》注云：葱有數種，山葱曰茖葱，療病以胡葱，主諸惡載，狐尿刺毒，山溪中沙虱、射工等毒。煮汁浸或搗傅大效，亦兼小蒜、茱萸輩，不獨用也……

子。【氣味】同葱。【主治】洩精。思邈①。

胡葱宋《開寶》②

【釋名】蒜葱《綱目》、回回葱。【時珍曰】按《孫真人食忌》③作葫葱,因其根似葫蒜故也。俗稱蒜葱,正合此義。元人《飲膳正要》④作回回葱,似言其來自胡地,故曰胡葱耳。

【集解】【詵⑤曰】胡葱生蜀郡山谷。狀似大蒜而小,形圓皮赤,稍長而鋭。五月、六月采。【保昇⑥曰】葱凡四種:冬葱夏枯;漢葱冬枯;胡葱莖葉粗短,根若金燈;茖葱於生山谷。【頌⑦曰】胡葱類食葱,而根莖皆細白。或云:根莖微短如金燈。或云:似大蒜而小,皮赤梢長而鋭。【時珍曰】胡葱即蒜葱也,孟詵、韓保昇所説是矣,非野葱也。野葱名茖葱,似葱而小。胡葱乃人種蒔,八月下種,五月收取,葉似葱而根似蒜,其味如薤,不甚臭。江西有水晶葱,蒜根葱葉,蓋其類也。李(廷)〔鵬〕飛《延壽書》⑧,言胡葱即蒚子,蓋因相似而誤爾。今俗皆以野葱爲胡葱,因不識蒜葱,故指茖葱爲之,謬矣。

【修治】【斅⑨曰】凡采得依紋擘碎,用緑梅子相對拌蒸一伏時,去梅子,砂盆中研如膏,瓦器晒乾用。

【氣味】辛,温,無毒。【時珍曰】生則辛平,熟則甘温。【詵⑩曰】亦是薰物。久食傷神損性,令人多忘,損目明,絶血脉,發痼疾。患胡臭、䘌齒人,食之轉甚。【思邈⑪曰】四月勿食葫葱,

---

① 思邈:見前頁注⑥。

② 開寶:**《開寶》見《證類》卷29“胡葱”** 味辛,温中消穀,下氣,殺蟲。久食傷神損性,令人多忘,損目明,尤發痼疾。患胡臭人不可食,令轉甚。其狀似大蒜而小,形圓皮赤,稍長而鋭。生蜀郡山谷。五月、六月采。

③ 孫真人食忌:(**按**:未能溯得其源。考“葫葱”一名,可見於《拾遺·諸草有毒》,今存《證類》卷11,云“食葫葱、青魚令人腹生蟲”。)

④ 飲膳正要:**《飲膳正要》卷3“菜品·回回葱”** 回回葱:味辛,温,無毒。温中消穀,下氣,殺蟲。久食發病。

⑤ 詵:見本頁注②開寶。(**按**:誤注出處,當見於《開寶》。)

⑥ 保昇:**《蜀本草》見《證類》卷28“葱實”** 《蜀本》:《圖經》云:葱有冬葱、漢葱、胡葱、茖葱,凡四種。冬葱夏衰冬盛,莖葉俱軟美。山南、江左有之。漢葱冬枯,其莖實硬而味薄。胡葱莖葉粗短,根若金莖,能療腫毒,茖葱生於山谷,不入藥用。

⑦ 頌:**《圖經》見《證類》卷28“葱實”** ……胡葱類食葱,而根莖皆細白。又云:莖葉微短如金燈者是也。舊别有條云:生蜀郡山谷,似大蒜而小,形圓皮赤,稍長而鋭……

⑧ 延壽書:(**按**:《三元參贊延壽書》無此説。)

⑨ 斅:**《炮炙論》見《證類》卷29“胡葱”** 雷公:云:凡使,采得依文碎擘,用緑梅子相對拌蒸一伏時,去緑梅子,於砂盆中研如膏,新瓦器中攤,日乾用。

⑩ 詵:**《食療》見《證類》卷29“胡葱”** 胡葱……久食之令人多忘。根發痼疾……又,患胡臭、䘌齒人不可食,轉極甚。謹按:利五藏不足氣,亦傷絶血脉氣。多食損神,此是熏物耳。

⑪ 思邈:**《證類》卷29“胡葱”** 孫真人:四月勿食胡葱,令人氣喘,多驚。

令人氣喘多驚。【主治】温中下氣，消穀能食，殺蟲，利五臟不足氣。孟詵①。療腫毒。保昇②。

【發明】【時珍曰】方術煮溪澗白石爲粮，及煮牛、馬、驢骨令軟，皆用胡葱，則亦軟堅之物也。陶弘景言葱能化五石，消桂爲水，則是諸葱皆能軟石。故今人採莟葱煮石，謂之胡葱也。

【附方】新一。身面浮腫，小便不利，喘急。用胡葱十莖，赤小豆三合，消石一兩，以水五升，煮葱、豆至熟，同擂成膏，每空心温酒服半匙。《聖惠方》③。

子。【主治】中諸毒肉，吐血不止，萎黄悴者，以一升，水煮，冷服半升，日一夜一，血定乃止。孟詵④。

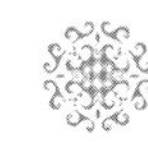

薤音械。○《别録》⑤中品

【釋名】藠子音叫，或作蕎者非、莜子音釣、火葱《綱目》、菜芝《别録》⑥、鴻薈音會。【時珍曰】薤本文作䪥，韭類也。故字從韭，從㲋，音概，諧聲也。今人因其根白，呼爲藠子，江南人訛爲莜子。其葉類葱而根如蒜，收種宜火熏，故俗人稱爲火葱。羅願⑦云：物莫美于芝，故薤爲菜芝。蘇頌復附莜子於"蒜"條，誤矣。

【集解】【《别録》⑧曰】薤生魯山平澤。【恭⑨曰】薤是韭類。葉似韭而闊，多白而無實。有赤、白二種，白者補而美，赤者苦而無味。【頌⑩曰】薤處處有之。春秋分蒔，至冬葉枯。《爾雅》云：

---

① 孟詵：**《食療》見《證類》卷29"胡葱"**　胡葱，平。主消穀，能食……謹按：利五藏不足氣……（**按**："温中下氣，……殺蟲"乃《開寶》功效，誤入其中。）

② 保昇：見1860頁注⑥。

③ 聖惠方：**《聖惠方》卷54"治身面卒浮腫諸方"**　治卒身面浮腫，腹脹，大小便不利，喘息稍急……又方：赤小豆（一升）、胡葱（十莖，細切）、消石（一兩），右件藥以水五升並葱同煮，令豆熟，候水乾，於砂盆中入消石研如膏，每日空腹以燒酒調下半匙。

④ 孟詵：**《食療》見《證類》卷29"胡葱"**　胡葱……又，食著諸毒肉，吐血不止，痿黄悴者。取子一升，洗煮使破，取汁停冷。服半升，日一服，夜一服，血定止……

⑤ 别録：**《本經》《别録》見《證類》卷28"薤"**　味辛、苦，温，無毒。主金瘡瘡敗，輕身，不飢耐老，歸於骨。菜芝也。除寒熱，去水氣，温中，散結，利病人。諸瘡，中風寒水腫，以塗之。生魯山平澤。（**按**：誤注出處，當出《本經》。）

⑥ 别録：見上注。

⑦ 羅願：**《爾雅翼》卷5"䪥"**　……夫物英華之美者，莫如芝，故蓮曰水芝，芋曰土芝，蜜曰衆口芝，薤曰菜芝……

⑧ 别録：見本頁注⑤。

⑨ 恭：**《唐本草》見《證類》卷28"薤"**　《唐本》注云：薤乃是韭類，葉不似葱，今云同類，不識所以然。薤有赤、白二種：白者補而美，赤者主金瘡及風，苦而無味，今别顯條於此也。

⑩ 頌：**《圖經》見《證類》卷28"薤"**　薤，生魯山平澤，今處處有之……皆春分蒔之，至冬而葉枯。《爾雅》云：䪥，鴻薈。又云：葝，山薤。山薤莖葉亦與家薤相類，而根長，葉差大，僅若鹿葱，體性亦與家薤同，然今少用……

葝,山薤也。生山中,莖葉與家薤相類,而根差長,葉差大,僅若鹿葱,體性亦與家薤同。今人少用。【宗奭[①]曰】薤葉如金燈葉,差狹而更光。故古人言薤露者,以其光滑難竚之義。【時珍曰】薤八月栽根,正月分蒔,宜肥壤。數枝一本則茂而根大。葉狀似韭。韭葉中實而扁,有劍脊。薤葉中空,似細葱葉而有稜,氣亦如葱。二月開細花,紫白色。根如小蒜,一本數顆,相依而生。五月葉青則掘之,否則肉不滿也。其根煮食、芼酒、糟藏、醋浸皆宜。故《内則》[②]云:切葱、薤實諸醯以柔之。白樂天詩[③]云"酥暖薤白酒",謂以酥炒薤白投酒中也。一種水晶葱,葱葉蒜根,與薤相似,不臭,亦其類也。按王禎《農書》[④]云:野薤俗名天薤。生麥原中,葉似薤而小,味益辛,亦可供食,但不多有。即《爾雅》山薤是也。

薤白。【氣味】辛、苦,温,滑,無毒。【好古[⑤]曰】入手陽明經。【頌[⑥]曰】薤宜去青留白,白冷而青熱也。【詵[⑦]曰】發熱病,不宜多食。三四月勿食生者。【大明[⑧]曰】生食引涕唾。不可與牛肉同食,令人作癥瘕。【主治】金瘡瘡敗。輕身,不飢耐老。《本經》[⑨]。歸骨,除寒熱,去水氣,温中,散結氣。作羹食,利病人。諸瘡中風寒水氣腫痛,擣塗之。《别録》[⑩]。煮食,耐寒,調中補不足,止久痢冷瀉,肥健人。《日華》[⑪]。治洩痢下重,能泄下焦陽明氣滯。李杲[⑫]。【好古[⑬]曰】下重者,氣滯也。四逆散加此以泄氣滯。治少陰病厥逆洩痢,及胸痺刺痛,下氣散血,安胎。時珍。心病宜食之。利産婦。思邈[⑭]。治女人帶下赤白,作羹食之。骨哽在咽不去者,食之即下。

---

① 宗奭:**《衍義》卷19"薤"** 葉如金燈葉,並狹而更光。故古人言薤露者,以其光滑難竚之義。
② 内則:**《禮記·内則》** ……切葱若薤,實諸醯以柔之。
③ 白樂天詩:**《白氏長慶集》卷63"春寒"** 今朝春氣寒,自問何所欲。蘇煖薤白酒,乳和地黄粥……
④ 農書:**《農書》卷30"薤"** ……又一種麥,原中自生者,俗呼爲天薤,即野薤也,葉比家薤而小,味益辛,即《爾雅》所載:葝,山薤也。亦可供食,但不多有耳……
⑤ 好古:**《湯液本草》卷6"薤白"** 氣温,味苦、辛。無毒。入手陽明經。
⑥ 頌:**《圖經》見《證類》卷28"薤"** ……凡用葱薤,皆去青留白,云白冷而青熱也。故斷赤下方,取薤白同黄蘗煮服之,言其性冷而解毒也……
⑦ 詵:**《食療》見《證類》卷28"薤"** ……又,發熱病,不宜多食。三月勿食生者……
⑧ 大明:**《日華子》見《證類》卷28"薤"** ……生食引涕唾。不可與牛肉同食,令人作癥瘕。四月不可食也。
⑨ 本經:見1861頁注⑤白字。
⑩ 别録:見1861頁注⑤。
⑪ 日華:**《日華子》見《證類》卷28"薤"** 輕身耐寒,調中,補不足。食之能止久痢冷瀉,肥健人……
⑫ 李杲:**《湯液本草》卷6"薤白"** 入手陽明經……《心》云:治泄痢下重,下焦氣滯,泄滯氣。(**按**:疑時珍以"《心》云"出"東垣先生《用藥心法》",故注出"李杲"。)
⑬ 好古:**《湯液本草》卷6"薤白"** 《本草》云……下重者,氣滯也。四逆散加此,以洩氣滯。
⑭ 思邈:**《千金方》卷26"菜蔬第三"** 薤……宜心……除寒熱,去水氣,温中,散結氣,利産婦病人……

孟詵①。補虚解毒。蘇頌②。白者補益,赤者療金瘡及風,生肌肉。蘇恭③。與蜜同擣,塗湯火傷,甚速。宗奭④。温補,助陽道。時珍。

【發明】【弘景⑤曰】薤性温補,仙方及服食家皆須之,偏入諸膏用。不可生噉,葷辛爲忌。【詵⑥曰】薤,白色者最好,雖有辛,不葷五臟。學道人長服之,可通神安魂魄,益氣續筋力。【頌⑦曰】白薤之白,性冷而補。又曰:莜子煮與蓐婦飲,易産。亦主脚氣。【時珍曰】薤味辛氣温。諸家言其温補,而蘇頌《圖經》獨謂其冷補。按杜甫《薤詩》⑧云:束比青芻色,圓齊玉筯頭。衰年關膈冷,味暖併無憂。亦言其温補,與經文相合。則冷補之説,蓋不然也。又按王禎云:薤生則氣辛,熟則甘美。種之不蠹,食之有益。故學道人資之,老人宜之。然道家以薤爲五葷之一,而諸氏言其不葷何耶? 薛用弱《齊諧志》⑨云:安陸郭坦兄得天行病後,遂能大餐,每日食至一斛。五年,家貧行乞。一日大飢,至一園,食薤一畦,大蒜一畦。便悶極卧地,吐一物如籠,漸漸縮小。有人撮飯於上,即消成水,而病尋瘳也。按此亦薤散結、蒜消癥之驗也。【宗奭⑩曰】薤葉光滑,露亦難竚。《千金》治肺氣喘急方中用之,亦取其滑泄之義。

【附方】舊十五,新八。胸痺刺痛。張仲景⑪括樓薤白湯,治胸痺痛徹心背,喘息欬唾短氣,喉中燥痒,寸脉沉遲,關脉弦數,不治殺人。用栝樓實一枚,薤白半升,白酒七升,煮二升,分二

---

① 孟詵:**《食療》見《證類》卷 28“薤”** ……可作羹。又,治女人赤白帶下……骨鯁在咽不去者,食之即下。

② 蘇頌:**《圖經》見《證類》卷 28“薤”** ……薤雖辛而不葷五藏,故道家長餌之,兼補虚,最宜人……故斷赤下方,取薤白同黄檗煮服之,言其性冷而解毒也……

③ 蘇恭:見 1861 頁注⑨。

④ 宗奭:**《衍義》卷 19“薤”** ……與蜜同搗,塗湯火傷,其效甚速。

⑤ 弘景:**《集注》見《證類》卷 28“薤”** 陶隱居……薤又温補,仙方及服食家皆須之,偏入諸膏用,不可生噉,葷辛爲忌。

⑥ 詵:**《食療》見《證類》卷 28“薤”** 孟詵云……白色者最好。雖有辛不葷五藏。學道人長服之,可通神,安魂魄,益氣,續筋力。

⑦ 頌:**《圖經》見《證類》卷 28“薤”** ……白者冷補……/**《圖經》見《證類》卷 29“蒜”** ……又有一種似大蒜而多瓣,有葷氣,彼人謂之莜子,主脚氣。宜煮與蓐婦飲之,易産。江北則無。

⑧ 杜甫薤詩:**《全唐詩》卷 225“杜甫・秋日阮隱居致薤三十束”** ……束比青芻色,圓齊玉箸頭。衰年關膈冷,味煖併無憂。

⑨ 齊諧志:**《醫説》卷 7“奇疾・消食籠”** 《齊諧記》云:江夏郡安陸縣隆安中,有人姓郭名坦,兄弟三人,大兒得天行病後,遂大能食,日食斛米。家給五年,貧罄後,乞至一家門前,已得飯,復乞於其後門,此家語云:汝已就前門食,那得復從後門來。其人答曰:實不知君家有兩門,腹大飢不可忍。後門有三畦薤,一畦大蒜,因啗之兩畦,便大悶極,卧地,須臾大吐,吐一物似籠,因出地漸小。主人持飯出,不復食。遂撮飯著所吐物上,即消成水,此病尋差。(東坡《物類相感志》)(**按**:薛用弱撰《集異記》,非《齊諧志》,著録有誤。)

⑩ 宗奭:見 1862 頁注①。

⑪ 張仲景:**《金匱・胸痹心痛短氣病脉證治》** 胸痹之病,喘息咳唾,胸背痛,短氣,寸口脉沉而遲,關上小緊數,栝蔞薤白白酒湯主之。栝蔞薤白白酒湯方:栝蔞實(一枚,搗)、薤白(半斤)、白酒(七升),右三味同煮取二升,分温再服。

服。○《千金》①治胸痺半夏薤白湯,用薤白四兩,半夏一合,枳實半兩,生薑一兩,栝樓實半枚,㕮咀,以白截漿三升,煮一升,温服,日三。○《肘後》②治胸痛,瘥而復發。薤根五升,擣汁飲之,立瘥。○截,音在,酢漿也。**卒中惡死**。卒死,或先病,或平居寢卧奄忽而死,皆是中惡。以薤汁灌入鼻中便省。《肘後》③。**霍亂乾嘔**不止者。取薤一虎口,以水三升,煮取一半,頓服。不過三作即已。韋宙《獨行方》④。**奔豚氣痛**。薤白擣汁飲之。《肘後方》⑤。**赤痢不止**。薤同黄蘗煮汁服之。陳藏器⑥。**赤白痢下**。薤白一握,同米煮粥,日食之。《食醫心鏡》⑦。**小兒疳痢**:薤白生擣如泥,以粳米粉和蜜作餅,炙熟與食。不過三兩服。《楊氏産乳》⑧。**産後諸痢**。多煮薤白食,仍以羊腎脂同炒食之。《范汪方》⑨。**妊娠胎動**,腹内冷痛。薤白一升,當歸四兩,水五升,煮二升,分三服。《古今録驗》⑩。**鬱肉脯毒**。杵薤汁,服二三升良。《葛洪方》⑪。**瘡犯惡露**,甚者殺人。薤白擣爛,以帛裹煨熟,去帛傅之,冷即易换。亦可擣作餅,以艾灸之,熱氣入瘡,水出即瘥也。《梅師方》⑫。**手指赤色**,隨月生死。以生薤一把,苦酒煮熟,擣爛塗之,愈乃

---

① 千金:**《千金方》卷 13“胸痺第七”** 胸痺之病,喘息咳唾,胸背痛,短氣,寸脉沉而遲,關右小緊數,栝樓湯主之,方:栝樓實(一枚)、薤白(一斤)、半夏(半升)、生薑(四兩)、枳實(二兩),右五味㕮咀,以白截漿一斗,煮取四升,服一升,日三。

② 肘後:**《肘後方》卷 4“治卒患胸痺痛方第二十九”** 若已瘥復發者:下韭根五斤,搗絞取汁,飲之愈。(**按**:“韭”,《外台》卷 12“胸痹欬唾短气方”引同方作“薤”。)

③ 肘後:**《肘後方》卷 1“救卒中惡死方第一”** 救卒死,或先病痛,或常居寢卧,奄忽而絶,皆是中惡,救之方……又張仲景諸要方:搗薤汁以灌鼻中。

④ 獨行方:**《圖經》見《證類》卷 28“薤”** ……唐韋宙《獨行方》主霍亂,乾嘔不息。取薤一虎口,以水三升,煮取半,頓服,不過三作即已。又卒得胸痛差而復發者,取薤根五斤,擣絞汁飲之,立止。

⑤ 肘後方:(**按**:今本《肘後方》無此方,未能溯得其源。)

⑥ 陳藏器:**《拾遺》見《證類》卷 28“薤”** 《陳藏器本草》云:薤,調中,主久痢不差,腹内常惡者,但多煮食之。赤痢取薤致黄檗者服之,差。

⑦ 食醫心鏡:**《證類》卷 28“薤”** 《食醫心鏡》:主赤白痢下:薤白一握,切,煮作粥食之。

⑧ 楊氏産乳:**《證類》卷 28“薤”** 《楊氏産乳》:療疳痢。薤白二握。生擣如泥,以粳米泥二物蜜調相和,捏作餅,炙取熟與吃,不過三兩服。

⑨ 范汪方:**《證類》卷 28“薤”** 范汪……又方:産後諸痢。宜煮薤白食之,惟多益好。用肥羊肉去脂,作炙食之。或以羊腎脂炒薤白食,尤佳。

⑩ 古今録驗:**《婦人良方》卷 12“姙娠心腹痛方論第十二”** 《古今録驗》療姙娠腹内冷痛,忽胎動。薤白(一升)、當歸(切,四兩),右以水五升,煮取二升,作三服。亦將小便服,將去一炊頃出。

⑪ 葛洪方:**《肘後方》卷 7“治食中諸毒方第六十六”** 食鬱肉,謂在蜜器中經宿者,及漏脯、茅屋汁沾脯。爲漏脯,此前並有毒……又方:搗薤汁服二三升,各連取,以少水和之。

⑫ 梅師方:**《證類》卷 28“薤”** 《梅師方》:有傷手足而犯惡露,殺人,不可治。以薤白爛擣,以帛囊之,著煻火使薤白極熱,去帛,以薤傅瘡,以帛急裹之,冷即易。亦可搗作餅子,以艾灸之,使熱氣入瘡中,水下,差。

止。《肘後方》[1]。疥瘡痛癢。煮薤葉，擣爛塗之。同上[2]。灸瘡腫痛。薤白一升，猪脂一斤，切，以苦酒浸一宿，微火煎三上三下，去滓塗之。《梅師方》[3]。手足瘑瘡。生薤一把，以熱醋投入，以封瘡上，取效。《千金》[4]。毒蛇螫傷。薤白擣傅。《徐王方》[5]。虎犬咬傷。薤白擣汁飲之，並塗之。日三服，瘥乃止。《葛洪方》[6]。諸魚骨哽。薤白嚼柔，以繩繫中，吞到哽處，引之即出。同上[7]。誤吞釵鐶。取薤白曝萎，煮熟勿切，食一大束，釵即隨出。《葛洪方》[8]。目中風翳作痛。取薤白截斷，安膜上令遍。痛作復爲之。《范汪方》[9]。咽喉腫痛。薤根醋擣傅腫處。冷即易之。《聖惠》[10]。

【附録】蓼蕎《拾遺》[11]。【藏器[12]曰】味辛，温，無毒。主霍亂腹冷脹滿，冷氣攻擊，腹滿不調，産後血攻，胸膈刺痛，煮服之。生平澤，其苗如葱、韭。【時珍曰】此亦山薤之類，方名不同耳。

蒜《别録》[13]下品

【釋名】小蒜《别録》[14]、茆蒜音卯、葷菜。【時珍曰】蒜字從祘，音蒜，諧聲也。又象蒜

---

① 肘後方：**《證類》卷 28“薤”** 《肘後方》……又方：手指赤，隨月生死：以生薤一把，苦酒中煮沸，熟出以傅之，即愈。（**按**：今本《肘後方》無此方。）

② 同上：**《證類》卷 28“薤”** 《葛氏方》：治疥瘡：煮薤葉洗亦佳。擣如泥傅之亦得。

③ 梅師方：**《證類》卷 28“薤”** 《梅師方》……又方：灸瘡腫痛。薤白切一升，豬脂一升細切，以苦酒浸經宿，微火煎三上三下，去滓傅上。

④ 千金：**《千金方》卷 22“瘭疽第六”** 治瘑瘡方：醋一升温令沸，以生薤一把納中，封瘡上，瘥爲度。

⑤ 徐王方：**《普濟方》卷 7“治卒青蛙蝮虺衆蛇所螫方”** 徐王治蛇毒方……又方：擣薤傅之。

⑥ 葛洪方：**《肘後方》卷 7“治卒爲猘犬所咬毒方第五十一”** 療猘犬咬人方……又方：擣薤汁敷之。又飲一升，日三，瘡乃瘥。

⑦ 同上：**《肘後方》卷 6“治卒諸雜物鯁不下方第四十七”** 食諸魚骨鯁……又方：小嚼薤白令柔，以繩系中，持繩端，吞薤到鯁處，引之，鯁當隨出。

⑧ 葛洪方：**《肘後方》卷 6“治卒誤吞諸物及患方第四十八”** 葛氏誤吞釵方：取薤曝令萎，煮使熟，勿切，食一大束，釵即隨出。生麥葉若蘩縷，皆可用。

⑨ 范汪方：**《證類》卷 28“薤”** 范汪：治目中風腫痛。取薤白截，仍以膚上令遍膜，皆差。頭卒痛者，止之。/**《聖濟總録》卷 109“息肉淫膚”** 治息肉淫膚赤白膜……又方：薤白（新者），右一味以刀截，安膚翳上，令遍膜皆著，痛止復爲。（**按**：“痛作復爲之”乃參引《聖濟總録》。）

⑩ 聖惠：**《聖濟總録》卷 122“咽喉腫痛”** 治喉咽卒腫，食飲不通，擣薤膏方：薤（一握），右一味爛擣醋和，傅腫上，冷復易，佳。（**按**：《聖惠方》無此方，另溯其源。）

⑪ 拾遺：**《證類》卷 6“四十六種陳藏器餘·蓼蕎”** 味辛，温，無毒。主霍亂，腹冷脹滿，冷氣攻擊，腹内不調，産後血攻，胸脅刺痛。煮服之，亦食其苗如葱韭。亦擣傅蛇咬瘡。生高原，如小蒜而長。産後作羹，食之良。

⑫ 藏器：見上注。

⑬ 别録：**《别録》見《證類》卷 29“蒜”** （小蒜也）。味辛，温，有小毒。歸脾、腎。主霍亂，腹中不安，消穀，理胃温中，除邪痺毒氣。五月五日採之。

⑭ 别録：見上注。

根之形。中國初惟有此，後因漢人得葫蒜於西域，遂呼此爲小蒜以别之。故伏侯《古今注》①云：蒜，茆蒜也，俗謂之小蒜。胡國有蒜，十子一株，名曰胡蒜，俗謂之大蒜是矣。蒜乃五葷之一，故許氏《説文》②謂之葷菜。五葷即五辛，謂其辛臭昏神伐性也。練形家以小蒜、大蒜、韭、芸薹、胡荽爲五葷，道家以韭、薤、蒜、芸薹、胡荽爲五葷，佛家以大蒜、小蒜、興渠、慈葱、茖葱爲五葷。興渠，即阿魏也。雖各不同，然皆辛熏之物，生食增恚，熟食發淫，有損性靈，故絶之也。

【集解】【《别録》③曰】蒜，小蒜也。五月五日采之。【弘景④曰】小蒜生葉時，可煮和食。至五月葉枯，取根名亂子，正爾噉之，亦甚熏臭。【保昇⑤曰】小蒜野生，處處有之。小者一名亂，音亂；一名蒚，音力。苗、葉、根、子皆似葫，而細數倍也。《爾雅》云：蒚，山蒜也。《説文》云：蒜，葷菜也。菜之美者，雲夢之葷。生山中者，名蒚。【頌⑥曰】本草謂大蒜爲葫，小蒜爲蒜，而《説文》所謂葷菜者乃大蒜也，蒚即小蒜也。書傳載物之别名不同如此，用藥不可不審。【宗奭⑦曰】小蒜即蒚也。苗如葱針，根白，大者如烏芋子。兼根煮食，謂之宅蒜。【時珍曰】家蒜有二種。根莖俱小而瓣少，辣甚者，蒜也，小蒜也。根莖俱大而瓣多，辛而帶甘者，葫也，大蒜也。按孫炎《爾雅正義》⑧云：帝登蒚山，遭蕕芋毒，將死，得蒜嚙食乃解，遂收植之，能殺腥羶蟲魚之毒。又孫愐《唐韻》⑨云：張騫使西域，始得大蒜種歸。據此則小蒜之種，自蒚移栽，從古已有。故《爾雅》以蒚爲山蒜，所以别家蒜也。大蒜之種，自胡地移來，至漢始有。故《别録》以葫爲大蒜，所以見中國之蒜小也。又王禎《農書》⑩云：一種澤蒜，最易滋蔓，隨斸隨合。熟時采子，漫散種之。吴人調鼎多用此根作菹，更勝葱、韭也。按此正《别録》所謂小蒜是也。其始自野澤移來，故有澤名，而寇氏誤作宅字矣。諸家皆以野生山蒜、澤蒜解家蒔之小蒜，皆失於詳考。小蒜雖出於蒚，既經人力栽培，則性氣不能不移。故不得

---

① 古今注：**《古今注》卷下"草木第六"**　蒜，卵蒜也。俗人謂之小蒜。胡國有蒜，十許子共爲一株，籜幕裹之，名爲胡蒜，尤辛於小蒜，俗人亦呼之爲大蒜。（**按**：《中華古今注》無此文。時珍誤冠"伏侯"之名於書名前。）

② 説文：**《説文·艸部》**　蒜，葷菜。

③ 别録：見1865頁注⑬。

④ 弘景：**《集注》見《證類》卷29"蒜"**　陶隱居云：小蒜生葉時，可煮和食。至五月葉枯，取根名亂子，正爾噉之，亦甚熏臭……

⑤ 保昇：**《蜀本草》見《證類》卷29"蒜"**　《蜀本》：《圖經》云：小蒜野生，小者一名亂，一名蒚。苗、葉根、子似葫而細數倍也。《爾雅》云：蒚，山蒜。釋曰：《説文》云：葷菜也。一云菜之美者，雲夢之葷菜。生山中者名蒚。（**按**：《説文》無"菜之美者，雲夢之葷菜"語，不知其源。）

⑥ 頌：**《圖經》見《證類》卷29"蒜"**　……今本經謂大蒜爲葫，小蒜爲蒜。而《爾雅》《説文》所謂蒜，葷菜者，乃今大蒜也，蒚乃今小蒜也。書傳載物之别名不同如此，用藥不可不審也……

⑦ 宗奭：**《衍義》卷19"蒜"**　小蒜也，又謂之蒚。苗如葱針，根白，大者如烏芋子。兼根煮食之，又謂之宅蒜。

⑧ 爾雅正義：**《爾雅翼》卷5"蒚"**　……《爾雅》則以小蒜爲蒜，大蒜爲葫，承俗稱爾。孫炎乃云：帝登蒚山，遭蕕芋草毒將死，得蒜，乃嚙之解毒。乃收植之，能殺蟲魚之毒，攝諸腥羶。則是蒚是山名，其上出蒜耳。與郭異説也。

⑨ 唐韻：**《重修廣韻》卷4"二十九"**　蒜（葷菜。張騫使西域，得大蒜、胡荽。）

⑩ 農書：**《農書》卷30"蒜"**　……又一種澤蒜，可以香食。吴人調鼎，率多用此根解菹，更勝葱韭。此物易滋蔓，隨斸隨合，熟時採之，漫散種之……

不辨。

蒜。小蒜根也。【氣味】辛，温，有小毒。【弘景[1]曰】味辛性熱。損人，不可長食。【思邈[2]曰】無毒。三月勿久食，傷人志性。《黄帝書》云：同生魚食，令人奪氣，陰核疼。【瑞[3]曰】脚氣風病人及時病後忌食之。【主治】歸脾腎，主霍亂、腹中不安，消穀，理胃温中，除邪痺毒氣。《别録》[4]。主溪毒。弘景[5]。下氣，治蠱毒，傅蛇、蟲、沙虱瘡。《日華》[6]。【恭[7]曰】此蒜與胡葱相得。主惡蛓毒、山溪中沙虱、水毒，大效。山人俚獠時用之。塗丁腫甚良。孟詵[8]。

葉。【主治】心煩痛，解諸毒，小兒丹瘮。思邈[9]。

【發明】【頌[10]曰】古方多用小蒜治中冷霍亂，煮汁飲之。南齊・褚澄治李道念雞瘕，便瘥。【宗奭[11]曰】華陀用蒜齏，即此蒜也。【時珍曰】案李延壽《南史》[12]云：李道念病已五年。丞相褚澄診之。曰：非冷非熱，當是食白瀹雞子過多也。取蒜一升煮食，吐出一物涎裹，視之乃雞雛，翅足俱全。澄曰：未盡也。更吐之，凡十二枚而愈。或以蒜字作蘇字者，誤矣。范曄《後漢書》[13]云：華陀見一人病噎，食不得下，令取餅店家蒜齏大醋二升飲之，立吐一蛇。病者縣蛇于車，造陀家，見壁北縣蛇數

---

① 弘景：**《集注》見《證類》卷29"蒜"** ……味辛，性熱……食之損人，不可長服。

② 思邈：**《千金方》卷26"菜蔬第三"** 小蒜……無毒……黄帝云：食小蒜啖生魚，令人奪氣，陰核疼求死。三月勿食小蒜，傷人志性。

③ 瑞：**《日用本草》卷7"蒜"** ……三月忌食，不可常食，損人。脚氣風病人，忌食魚、蒜、匏等。

④ 别録：見1865頁注⑬。

⑤ 弘景：**《集注》見《證類》卷29"蒜"** ……主中冷，霍亂，煮飲之。亦主溪毒……

⑥ 日華：**《日華子》見《證類》卷29"蒜"** 小蒜，熱，有毒。下氣，止霍亂吐瀉，消宿食，治蠱毒，傅蛇蟲、沙虱瘡……

⑦ 恭：**《唐本草》見《證類》卷29"蒜"** 《唐本》注云：此蒜與胡葱相得，主惡蛓毒、山溪中沙虱水毒大效。山人、俚、獠時用之也。

⑧ 孟詵：**《食療》見《證類》卷29"蒜"** 孟詵云：小蒜亦主諸蠱毒，丁腫，甚良……

⑨ 思邈：**《千金方》卷26"菜蔬第三"** 小蒜……葉：主心煩痛，解諸毒，小兒丹瘮……

⑩ 頌：**《圖經》見《證類》卷29"蒜"** ……古方多用小蒜治霍亂，煮汁飲之。南齊褚澄用蒜治李道念雞瘕，便差。

⑪ 宗奭：**《衍義》卷19"蒜"** 華佗用蒜齏，是此物。

⑫ 南史：**《南史》卷28"褚裕之傳"** 澄字彦道……善醫術。建元中，爲吴郡太守，百姓李道念以公事到郡。澄見謂曰：汝有重疾。答曰：舊有冷疾，至今五年，衆醫不差。澄爲診脉，謂曰：汝疾非冷非熱，當是食白瀹雞子過多所致。令取蘇一升煮服之，始一服，乃吐得一物，如升，涎裹之動，開看是雞雛，羽翅爪距具足，能行走。澄曰：此未盡。更服所餘藥，又吐得如向者雞十三頭，而病都差，當時稱妙……

⑬ 後漢書：**《後漢書》卷82下"華佗傳"** ……佗嘗行道，見有病咽塞者，因語之曰：向來道隅有賣餅人，(萍)〔蒜〕齏甚酸，可取三升飲之，病自當去。即如佗言，立吐一蛇，乃懸於車而候佗。時佗小兒戲於門中，迎見，自相謂曰：客車邊有物，必是逢我翁也。乃客進，顧視壁北，懸蛇以十數，乃知其奇。

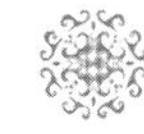

十，乃知其奇。又夏子益《奇疾方》[①]云：人頭面上有光，他人手近之如火熾者，此中蠱也。用蒜汁半兩，和酒服之，當吐出如蛇狀。觀三書所載，則蒜乃吐蠱要藥，而後人鮮有知者。

【附方】舊七，新七。**時氣温病**，初得頭痛，壯熱脉大。即以小蒜一升，杵汁三合，頓服。不過再作便愈。《肘後方》[②]。**霍亂脹滿**，不得吐下，名乾霍亂。小蒜一升，水三升，煮一升，頓服。《肘後方》[③]。**霍亂轉筋**，入腹殺人。以小蒜、鹽各一兩，擣傅臍中，灸七壯，立止。《聖濟録》[④]。**積年心痛**不可忍，不拘十年、五年者，隨手見效。濃醋煮小蒜食飽，勿著鹽。曾用之有效，再不發也。《兵部手集》[⑤]。**水毒中人**。一名中溪，一名中濕，一名水病，似射工而無物。初得惡寒，頭目微疼，旦醒暮劇，手足逆冷。三日則生蟲，食下不痒不痛。過六七日蟲食五臟，注下不禁。以小蒜三升，煮微熟，大熟即無力，以浴身。若身發赤斑文者，毋以他病治之也。《肘後方》[⑥]。**射工中人**成瘡者。取蒜切片，貼瘡上，灸七壯。《千金》[⑦]。**止截瘧疾**。小蒜不拘多少，研泥，入黄丹少許，丸如芡子大。每服一丸，面東新汲水下，至妙。唐慎微[⑧]。**陰腫如刺**汗出者。小蒜一升，韭根一升，楊柳根二斤，酒三升，煎沸乘熱熏之。《永類方》[⑨]。**惡核腫結**。小蒜、吴茱萸等

---

① 奇疾方：**《傳信適用方》卷下"夏子益治奇疾方三十八道"**　第三十六：頭面發熱有光色，他人手近之如火燒。治用蒜汁半兩，酒調下，吐出蛇狀，遂安。

② 肘後方：**《肘後方》卷2"治傷寒時氣温病方第十三"**　治傷寒及時氣温病及頭痛，壯熱脉大，始得一日方……又方：小蒜一升，搗取汁三合，頓服之。不過再作便瘥。

③ 肘後方：**《肘後方》卷2"治卒霍亂諸急方第十二"**　治霍亂心腹脹痛，煩滿短氣，未得吐下方……又方：小蒜一升，㕮咀，以水三升，煮取一升，頓服之。

④ 聖濟録：**《聖惠方》卷47"治霍亂心腹痛諸方"**　治霍亂轉筋，腹痛不止，方：小蒜（一分）、鹽（一分），右件藥爛擣，内少許於臍中，上以艾火灸五七壯，立效。（**按**：《聖濟總録》無此方，另溯其源。）

⑤ 兵部手集：**《證類》卷29"蒜"**　兵部手集：治心痛不可忍，十年、五年者，隨手效。以小蒜釅醋煮，頓服之取飽，不用著鹽。絳外家人患心痛十餘年，諸藥不差，服此更不發。

⑥ 肘後方：**《肘後方》卷7"治卒中溪毒方第六十一"**　葛氏：水毒中人，一名中溪，一名中濕，一名水病。似射工而無物，其診法：初得之惡寒，頭微痛，目眶疼，心中煩懊，四肢振焮，腰背骨節皆强，筋急，兩膝疼，或翕翕然而熱，但欲睡，旦醒暮劇，手足逆冷至肘膝，二三日則腹中生蟲，食人下部，肛中有瘡，不痛不癢，不令人覺，視之乃知耳。不即治，過六七日下部膿潰，蟲上食五臟，熱甚煩，毒注下不禁……以小蒜五升，㕮咀，投湯中，莫令大熱，熱即無力，去滓，消息適寒温以浴。若身體發亦斑紋者是也，其無者非也，當作他病治之。

⑦ 千金：**《普濟方》卷308"射工中人"**　治射工毒：用獨頭蒜切之，厚三分以來，貼瘡上，灸之令熱氣射入，即瘥。（**按**：《千金方》無此方，另溯其源。）

⑧ 唐慎微：**《證類》卷29"蒜"**　治瘧：用蒜不拘多少，研極爛，和黄丹少許，以聚爲度，丸如雞頭大，候乾。每服一丸，新汲水下，面東服，至妙。

⑨ 永類方：**《永類鈐方》卷6"雜病陰腫"**　卒痛如刺，大汗出：小蒜（一升）、韭根（一斤）、楊柳根（一斤，剉），酒三升，煎沸，乘熱熏之。

分，擣傅即散。《肘後》①。五色丹毒無常，及發足踝者。杵蒜厚傅，頻易。葛氏②。小兒白秃。頭上團團白色，以蒜切，日揩之。《子母秘録》③。蛇蠍螫人。小蒜擣汁服，以滓傅之。《肘後》④。蜈蚣咬瘡。嚼小蒜塗之，良。《肘後方》⑤。蚰蜒入耳。小蒜洗浄，擣汁滴之，未出再滴。李絳《兵部手集》⑥。

山蒜《拾遺》⑦

【釋名】蒚音歷、澤蒜。

【集解】【頌⑧曰】江南一種山蒜，似大蒜而臭。【藏器⑨曰】澤蒜根如小蒜，葉如韭。又生石間者名石蒜，與蒜無異。【時珍曰】山蒜、澤蒜、石蒜，同一物也，但分生于山、澤、石間不同耳。人間栽蒔小蒜，始自三種移成，故猶有澤蒜之稱。《爾雅》⑩云：蒚，山蒜也。今京口有蒜山，産蒜是也。處處有之，不獨江南。又吕忱《字林》⑪云：莳，水中蒜也。則蒜不但産于山，而又産于水也。別有山慈姑、水仙花、老鴉蒜、石蒜之類，根葉皆似蒜而不可食，其花亦異。並見草部下。

【氣味】辛，温，無毒。

【主治】山蒜：治積塊及婦人血瘕，用苦醋磨服，多效。蘇頌⑫。澤蒜、石蒜：並温補下氣，滑水源。藏器⑬。

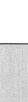

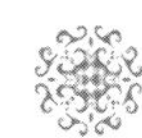

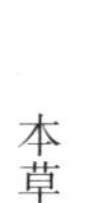

---

① 肘後：**《肘後方》卷5"治癰疽妒乳諸毒腫方第三十六"** 若惡核腫結不肯散者：吴茱萸、小蒜（等分），合擣敷之。單蒜亦得。

② 葛氏：**《外臺》卷30"丹毒方"** 《肘後》夫丹者，惡毒之氣，五色無常……又療發足踝方：擣蒜如泥，以厚塗，乾即易之。（**按**：今本《肘後方》無此方。）

③ 子母秘録：**《證類》卷29"葫"** 《子母秘録》……又方：治小兒白秃瘡，凡頭上團團然白色，以蒜揩白處，早朝使之。

④ 肘後：**《肘後方》卷7"治卒青蛙蝮虺衆蛇所螫方第五十三"** 徐王治蛇毒方……又方：搗小蒜飲汁，以滓敷瘡上。

⑤ 肘後方：**《肘後方》卷7"治卒蜈蚣蜘蛛所螫方第五十六"** 葛氏方又方：嚼大蒜，若小蒜，或桑樹白汁塗之。亦以麻履底土，揩之，良。

⑥ 兵部手集：**《證類》卷29"蒜"** 《兵部手集》……又方：蚰蜒入耳。小蒜汁理一切蟲入耳皆同。

⑦ 拾遺：**《證類》卷6"四十六種陳藏器餘·孝文韭"** ……又有石蒜，生石間。又有澤蒜，根如小蒜，葉如韭，生平澤，並温補下氣。又滑水源……

⑧ 頌：**《圖經》見《證類》卷29"蒜"** ……江南又有一種山蒜，似大蒜臭。山人以治積塊及婦人血瘕，以苦醋摩服多效……

⑨ 藏器：見本頁注⑦。

⑩ 爾雅：**《爾雅·釋草》** 蒚，山蒜。

⑪ 字林：**《御覽》卷980"莳"** 《字林》曰：莳菜似蒜，生水中。

⑫ 蘇頌：見本頁注⑧。

⑬ 藏器：見本頁注⑦。

葫《别録》①下品

【釋名】大蒜弘景②、葷菜。【弘景③曰】今人謂葫爲大蒜,蒜爲小蒜,以其氣類相似也。【時珍曰】案孫愐《唐韻》④云:張騫使西域,始得大蒜、胡荽。則小蒜乃中土舊有,而大蒜出胡地,故有胡名。二蒜皆屬五葷,故通可稱葷。詳見"蒜"下。

【集解】【《别録》⑤曰】葫,大蒜也。五月五日采,獨子者入藥尤佳。【保昇⑥曰】葫出梁州者,大徑二寸,最美少辛;涇陽者,皮赤甚辣。【頌⑦曰】今處處園圃種之。每顆六七瓣,初種一瓣,當年便成獨子葫,至明年則復其本矣。其花中有實,亦作葫瓣狀而極小,亦可種之。【時珍曰】大、小二蒜皆八月種。春食苗,夏初食薹,五月食根,秋月收種。北人不可一日無者也。

【氣味】辛,温,有毒。久食損人目。【弘景⑧曰】性最熏臭,不可食。俗人作齏以噉鱠肉,損性伐命,莫此之甚。惟可生食,不中煮也。【恭⑨曰】此物煮羹臛爲饌中之俊,而陶云不中煮,當是未經試耳。【藏器⑩曰】初食不利目,多食却明。久食令人血清,使毛髮白。【時珍曰】久食傷肝損眼。故嵇康《養生論》⑪云:葷辛害目,此爲甚耳。今北人嗜蒜宿炕,故盲瞽最多。陳氏乃云多食明目,與《别録》相左,何耶?【震亨⑫曰】大蒜屬火,性熱喜散,快膈,善化肉,暑月人多食之。傷氣之禍,積久自見,養生者忌之。化肉之功,不足論也。【穎⑬曰】多食傷肺、傷脾、傷肝膽,生痰助火

---

① 别録:**《别録》見《證類》卷29"葫"** (蒜也)。味辛,温,有毒。主散癰腫,䘌瘡,除風邪,殺毒氣。獨子者亦佳。歸五藏。久食傷人,損目明。五月五日採。

② 弘景:**《集注》見《證類》卷29"葫"** 陶隱居云:今人謂葫爲大蒜……

③ 弘景:**《集注》見《證類》卷29"葫"** 陶隱居云:今人謂葫爲大蒜,謂蒜爲小蒜,以其氣類相似也……

④ 唐韻:**《重修廣韻》卷4"二十九"** 蒜(葷菜。張騫使西域,得大蒜、胡荽。)

⑤ 别録:見本頁注①。

⑥ 保昇:**《蜀本草》見《證類》卷29"葫"** 《蜀本》:《圖經》云:大蒜,今出梁州者最美而少辛,大者徑二寸。涇陽者皮赤甚辣。其餘並相似也。

⑦ 頌:**《圖經》見《證類》卷29"葫"** 葫,大蒜也。舊不著所出州土,今處處有之,人家園圃所蒔也。每頭六七瓣,初種一瓣,當年便成獨子葫,至明年則復其本矣。然其花中有實,亦葫瓣狀而極小,亦可種之。五月五日採……

⑧ 弘景:**《集注》見《證類》卷29"葫"** ……性最熏臭,不可食。俗人作齏以噉膾肉,損性伐命,莫此之甚。此物惟生食,不中煮……

⑨ 恭:**《唐本草》見《證類》卷29"葫"** 《唐本》注云:此物煮爲羹臛,極俊美,熏氣亦微。下氣消穀,除風破冷,足爲饌中之俊。而注云不中煮,自當是未經試爾。

⑩ 藏器:**《拾遺》見《證類》卷29"葫"**……初食不利目,多食却明。久食令人血清,使毛髮白……

⑪ 養生論:**《嵇中散集》卷3"養生論"** ……薰辛害目,豚魚不養,常世所識也……

⑫ 震亨:**《衍義補遺·大蒜》** 性熱喜散,善化肉,故人喜食。屬火。多用於暑月,其傷脾傷氣之禍,積久自見,化肉之功不足言也。其志養生者,宜自知之。久食傷肝氣,損目,令人面無顔色。

⑬ 穎:**《食物本草》卷1"菜類·大蒜"** ……雖曰人喜食多於暑月,但生食久食,傷肝氣,損目明,面無顔色,又傷肺傷脾,引痰,宜戒之。/**《食鑑本草》卷下"瓜菜"** 大蒜……久食傷肝膽,損目明,生痰助火,昏神。(**按**:引文糅合《食物本草》《食鑑本草》之文而成。)

昏神。【思邈[①]曰】四月、八月食葫,傷神,令人喘悸,口味多爽。多食生葫行房,傷肝氣,令人面無色。生葫合青魚鮓食,令人腹内生瘡,腸中腫,又成疝瘕,發黄疾。合蜜食,殺人。凡服一切補藥,不可食之。【主治】歸五臟,散癰腫䘌瘡,除風邪,殺毒氣。《别録》[②]。下氣,消穀,化肉。蘇恭[③]。去水惡瘴氣,除風濕,破冷氣,爛痃癖,伏邪惡,宣通温補,療瘡癬,殺鬼去痛。藏器[④]。健脾胃,治腎氣,止霍亂轉筋腹痛,除邪祟,解温疫,療勞瘧冷風,傳風損冷痛,惡瘡、蛇蟲、蠱毒、溪毒、沙蝨,並擣貼之。熟醋浸,經年者良。《日華》[⑤]。温水擣爛服,治中暑不醒。擣貼足心,止鼻衄不止。和豆豉丸服,治暴下血,通水道。宗奭[⑥]。擣汁飲,治吐血心痛。煮汁飲,治角弓反張。同鯽魚丸,治膈氣。同蛤粉丸,治水腫。同黄丹丸,治痢瘧、孕痢。同乳香丸,治腹痛。擣膏敷臍,能達下焦消水,利大小便。貼足心,能引熱下行,治泄瀉暴痢及乾濕霍亂,止衄血。納肛中,能通幽門,治關格不通。時珍。

【發明】【宗奭[⑦]曰】葫氣極葷,置臭肉中反能掩臭。凡中暑毒人,爛嚼三兩瓣,温水送之,下咽即知,但禁飲冷水。又鼻衄不止者,擣貼足心,衄止即拭去。【時珍曰】葫蒜入太陰、陽明,其氣薰烈,能通五藏,達諸竅,去寒濕,闢邪惡,消癰腫,化癥積肉食,此其功也。故王禎[⑧]稱之云:味久不變,可以資生,可以致遠,化臭腐爲神奇,調鼎俎,代醯醬。携之旅塗,則炎風瘴雨不能加,食餲腊毒不能害。夏月食之解暑氣。北方食肉麵尤不可無。乃食经之上品,日用之多助者也。蓋不知其辛能散氣,熱能助火,傷肺損目,昏神伐性之害,荏苒受之而不悟也。嘗有一婦,衄血一晝夜不止,諸治

---

① 思邈:**《千金方》卷26“菜蔬第三”** 葫……黄帝云:生葫合青魚食之,令人腹内生瘡,腸中腫,又成疝瘕。多食生葫行房,傷肝氣,令人面無色。四月八月勿食葫,傷人神,損膽氣,令人喘悸,脅肋氣急,口味多爽。

② 别録:見1870頁注①。

③ 蘇恭:見1870頁注⑨。(**按**:“化肉”乃摘取《衍義補遺·大蒜》之文。)

④ 藏器:**《拾遺》見《證類》卷29“葫”** 《陳藏器本草》云:大蒜,去水惡瘴氣,除風濕,破冷氣,爛痃癖,伏邪惡,宣通温補。無以加之……療瘡癬。生食去蛇、蟲、溪、蠱等毒……獨顆者殺鬼,去痛,入用最良。

⑤ 日華:**《日華子》見《證類》卷29“葫”** 蒜,建脾,治腎氣,止霍亂轉筋,腹痛,除邪辟温,去蠱毒,療勞瘧,冷風痃癖,温疫氣,傳風拍冷痛,蛇蟲傷,惡瘡疥,溪毒沙虱,並擣貼之,熟醋浸之,經年者良。

⑥ 宗奭:**《衍義》卷19“葫”** 大蒜也,其氣極葷,然置臭肉中,掩臭氣。中暑毒人,爛嚼三兩瓣,以温水送下之咽,即知。仍禁飲冷水。又患暴下血,以葫五七枚,去梗皮,量多少入豆豉,搗爲膏,可丸即丸梧子大,以米飲下五六十丸,無不愈者。又鼻衄,爛研一顆,塗兩足心下,才止便拭去。

⑦ 宗奭:見上注。

⑧ 王禎:**《農書》卷30“蒜”** ……案諸菜之葷者,惟宜採鮮食之,經日則不美。惟蒜雖久而味不變,可以資生,可以致遠,施之臭腐,則化爲神奇,用之鼎俎,則可代醯醬,旅途尤爲有功。炎風瘴雨之所不能加,食餲腊毒之所不能害,此亦食經之上品,日用之多助者也。其可不廣種之哉。

不效。時珍令以蒜傅足心,即時血止,真奇方也。又葉石林《避暑録》①云:一僕暑月馳馬,忽仆地欲絶。同舍王相教用大蒜及道上熱土各一握研爛,以新汲水一盞和取汁,决齒灌之,少頃即甦。相傳徐州市門忽有版書此方,咸以爲神仙救人云。【藏器②曰】昔有患痃癖者,夢人教每日食大蒜三顆。初服遂至瞑眩吐逆,下部如火。後有人教取數片,合皮截却兩頭吞之,名曰内灸,果獲大效也。【頌③曰】經言葫散癰腫。按李絳《兵部手集》方云:毒瘡腫毒,號叫,卧眠不得,人不能别者。取獨頭蒜兩顆擣爛,麻油和,厚傅瘡上,乾即易之。屢用救人,無不神效。盧坦侍郎肩上瘡作,連心痛悶,用此便瘥。又李僕射患腦癰久不瘥,盧與此方亦瘥。又葛洪《肘後方》云:凡背腫,取獨顆蒜横截一分,安腫頭上,炷艾如梧子大,灸蒜百壯,不覺漸消,多灸爲善。勿令大熱,若覺痛即擎起蒜。蒜焦更换新者,勿令損皮肉。洪嘗苦小腹下患一大腫,灸之亦瘥。數用灸人,無不應效。又江寧府紫極宫刻石記其事云:但是發背及癰疽、惡瘡、腫核初起有異,皆可灸之,不計壯數。惟要痛者灸至不痛,不痛者灸至痛極而止。疣贅之類灸之,亦便成痂自脱,其效如神。乃知方書無空言者。但人不能以意詳審,則不得盡應耳。【時珍曰】按李迅《論蒜錢灸法》④云:癰疽之法,着灸勝于用藥。緣熱毒中

---

① 避暑録:**《避暑録話》卷上** ……崇寧己酉歲,余爲書局時,一養僕爲馳馬至局中,忽仆地,氣即絶,急以五苓大順散等灌之,皆不驗。已踰時,同舍王相使取大蒜一握,道上熱土雜研爛,以新水和之,摅去滓,刔其齒灌之,有頃即蘇。至暮,此僕復爲余御而歸。乃知藥病相對有如此者。此方本徐州沛縣城門忽有板書釘其上,或傳神仙欲以救人者。沈存中、王聖美皆著其説,而余親驗之。

② 藏器:**《拾遺》見《證類》卷29“葫”** ……昔患痃癖者,嘗夢人教每日食三顆大蒜,初時依夢,遂至瞑眩,口中吐逆,下部如火,後有人教令取數片合皮,截却兩頭吞之,名爲内灸,依此大效……

③ 頌:**《圖經》見《證類》卷29“葫”** ……謹按本經云:主散癰腫。李絳《兵部手集方》療毒瘡腫,號叫卧不得,人不别者。取獨頭蒜兩顆,細擣,以油麻和,厚傅瘡上,乾即易之。頃年,盧坦侍郎任東畿尉,肩上瘡作,連心痛悶,用此便差。後李僕射患腦癰,久不差,盧與此方便愈。絳得此方,傳救數人,無不神效。葛洪《肘後方》灸背腫令消法云:取獨顆蒜,横截厚一分,安腫頭上,炷艾如梧桐子,灸蒜上百壯,不覺消,數數灸,惟多爲善,勿令大熱,若覺痛即擎起蒜,蒜焦更换用新者,勿令損皮肉,如有體乾不須灸。洪嘗苦小腹下患一大腫,灸之亦差。每用灸人,無不立效。又今江寧府紫極宫刻石記其法云:但是發背及癰疽、惡瘡、腫核等,皆灸之。其法與此略同,其小别者,乃云初覺皮肉間有異,知是必作瘡者。切大蒜如銅錢厚片,安腫處灸之,不計壯數,其人被苦初覺痛者,以痛定爲准。初不覺痛者,灸至極痛而止。前後用此法救人,無不應者。若是疣贅之類,亦如此灸之,便成痂自脱,其效如神。乃知方書之載無空言,但患人不能以意詳之,故不得盡應耳。

④ 論蒜錢灸法:**《外科精要》卷上“論鬲蒜灸得效須先知庶使預前有備第五”** 李氏云:治疽之法,著艾之功勝於用藥。緣熱毒中鬲,上下不通,必得毒氣發泄,然後解散……著艾之初,須初發一日之内,尖頭如麻豆大時便好措手。其法用大獨頭蒜(《本草》名葫)薄切如小錢大,亦如錢厚,以蒜錢貼於疽頂尖上,以熟艾炷安於蒜錢上,灸之三壯一易蒜錢。若灸時疼痛,要灸之不痛。初灸時不痛,要灸至痛,然後止,大概以百壯爲準……一能使瘡不開大,二内肉不壞,三瘡口易合,一舉而三得之……但頭上見疽,或項以上見疽,則不可用此法灸,反增其疾。(《兵部手集》同。)/**《外科精要》卷上“灸法論要引證辨惑論第八”** 史氏序……要記至辛巳年六月望日,母氏忽言背胛間微癢。視之有赤半寸許方,有白粒如黍粟。記器之言,乃急着艾,其赤隨消,故二七壯而止。信宿復覺微痛,視之有赤下流,長二寸,闊如韭葉。舉家不悉,皆以前灸爲(轉下頁注)

鬲,上下不通。必得毒氣發洩,然後解散。凡初發一日之内,便用大獨頭蒜切如小錢厚,貼頂上灸之。三壯一易,大概以百壯爲率。一使瘡不開大,二使内肉不壞,三瘡口易合,一舉而三得之。但頭及項以上,切不可用此,恐引氣上,更生大禍也。又史源記蒜灸之功云:母氏背胛作痒,有赤暈半寸,白粒如黍。灸二七壯,其赤隨消。信宿有赤流下長二寸,舉家歸咎于灸。外醫用膏護之,日增一暈,二十二日,横斜約六七寸,痛楚不勝。或言一尼病此,得灸而愈。予奔問之。尼云:劇時昏不知人,但聞范奉議坐守灸八百餘壯方甦,約艾一篩。予亟歸,以炷如銀杏大,灸十數,殊不覺。乃灸四旁赤處,皆痛。每一壯爐則赤隨縮入,三十餘壯,赤暈收退。蓋灸遲則初發處肉已壞,故不痛,直待灸到好肉方痛也。至夜則火焮滿背,瘡高阜而熱,夜得安寢矣。至曉如覆一甌,高三四寸,上有百數小竅,色正黑,調理而安。蓋高阜者,毒外出也。小竅多,毒不聚也。色正黑,皮肉壞也。非艾火出其毒於壞肉之裏,則内逼五臟而危矣。庸醫敷貼凉冷消散之説,何可信哉?

【附方】舊十六,新三十一。**背瘡灸法**。凡覺背上腫硬疼痛,用濕紙貼尋瘡頭。用大蒜十顆,淡豉半合,乳香一錢,細研。隨瘡頭大小,用竹片作圈圍定,填藥於内二分厚,着艾灸之。痛灸至痒,痒灸至痛,以百壯爲率。與蒜錢灸法同功。《外科精要》①。**疔腫惡毒**。用門臼灰一撮羅細,以獨蒜或新蒜薹染灰擦瘡口,候瘡自然出少汗,再擦少頃,即消散也。雖發背癰腫,亦可擦之。**五色丹毒**無常色,及發足踝者。擣蒜厚傅,乾即易之。《肘後方》②。**關格脹滿**,大小便不通。獨頭蒜燒熟去皮,綿裹納下部,氣立通也。《外臺秘要》③。**乾濕霍亂**轉筋。用大蒜擣塗足心,立

(接上頁注)悔,親戚交謫,謂赤熱如何用火,有詆器之者。遂呼外醫用膏藥覆之,益引一日夜,增一暈,至二十二日,衡斜約六七寸,痛楚不勝,間一呻吟,聽之心碎。蒼忙詢告,或云等慈寺尼智全者,前病瘡甚大,得灸而愈。奔問之,全云:劇時昏不知,但小師輩言范八奉議(忠宣之子)守定灸八百壯方甦,約艾一篩爾。亟歸白之,見從始以銀杏作炷其上,十數殊不覺。乃截四旁赤引,其炷減四之三,皆覺痛,七壯後覺癢,每一壯爐,則赤隨縮入,灸至三十餘壯,赤暈收退。病者信,遂以艾作團梅杏大,灸其上,漸加至雞黄大,約四十團方覺痛。視火焦處已寸餘,蓋灸之遲,而初發處肉已壞,壞肉盛,隔至好肉方痛爾。四旁知痛者,肉未壞也……以《千金》所説,與潘氏高阜之言求之,突然高者,毒氣出外而聚也。百數小竅者,毒未聚而浮攻肌膚也。色正黑者,皮與肉俱壞也。非艾火出其毒於壞肉之裏,則五藏逼矣。至是方悟《明堂圖》與煙蘿子所畫五藏在背如懸掛。然今毒行分肉間,待其外穿潰,則内虚外實,虚則易入,實則難出,較然可見。而聽庸醫用尋常赤腫敷貼凉冷藥以消散之,此借寇兵也……

① 外科精要:**《外科精要》卷上"背疽根脚闊大未有尖頂尋灸穴法第六"** 李氏云:凡覺背上腫硬疼痛,用濕紙貼腫上,看先乾處便是癰頂。可用大蒜拾頭,淡豉半合,乳香一塊如龍眼大,細研,隨瘡頭大小,用竹片作圈子,竹片闊二分許,隨其大小頓在瘡頭上,將所研藥填平,鋪艾灸之。若痛處灸至癢爲度,若癢處灸至痛爲度。亦以百壯爲率。但頭上見疽,及項以上見疽,千萬不可用此法灸之,反增其疾。

② 肘後方:**《外臺》卷30"丹毒方"** 《肘後》夫丹者,惡毒之氣,五色無常……又療發足踝方:搗蒜如泥,以厚塗,乾即易之。(**按**:今本《肘後》無此方。)

③ 外臺秘要:**《證類》卷29"葫"** 《外臺秘要》……又方:關格脹滿,大小便不通。獨頭蒜燒熟去皮,綿裹納下部,氣立通。(**按**:此方見《外臺》卷27,云出《千金》,見《千金方》卷15"秘澀第六"下。)

愈。《永類鈐方》①。**水氣腫滿**。大蒜、田螺、車前子等分,熬膏攤貼臍中,水從便漩而下,數日即愈。象山民人患水腫,一卜者傳此,用之有效。仇遠《稗史》②。**山嵐瘴氣**。生、熟大蒜各七片,共食之。少頃腹鳴,或吐血,或大便泄,即愈。《攝生妙用方》③。**瘧疾寒熱**。《肘後》④用獨頭蒜炭上燒之,酒服方寸匕。〇《簡便》⑤用桃仁半片,放内關穴上,將獨蒜擣爛罨之,縛住,男左女右,即止。鄰嫗用此治人屢效。〇《普濟方》⑥:端午日取獨頭蒜煨熟,入礬紅等分,擣丸芡子大,每白湯嚼下一丸。**寒瘧冷痢**。端午日以獨頭蒜十個,黄丹二錢,擣丸梧子大。每服九丸,長流水下,甚妙。《普濟方》⑦。**泄瀉暴痢**。大蒜擣貼兩足心。亦可貼臍中。《千金方》⑧。**下痢禁口**⑨,及小兒泄痢。方並同上。**腸毒下血**。蒜連丸:用獨蒜煨擣,和黄連末爲丸,日日米湯服之。《濟生方》⑩。**暴下血病**。用葫五七枚,去皮研膏,入豆豉擣丸梧子大。每米飲下五六十丸,無不愈者。寇宗奭《本草衍義》⑪。**鼻血不止**,服藥不應。用蒜一枚,去皮研如泥,作錢大餅子,厚一豆許。左鼻血出貼左足心,右鼻血出貼右足心,兩鼻俱出俱貼之。立瘥。《簡要濟衆方》⑫。**血逆心**

① 永類鈐方:**《永類鈐方》卷 13"霍亂"** 治霍亂欲吐不吐……又無藥處,以生蒜頭研細,塗五心,即止。

② 稗史:(**按**:已查《説郛》載《稗史》,未能溯得其源。)

③ 攝生妙用方:**《攝生衆妙方》卷 4"疫瘴門"** 治山嵐瘴氣……又方:用生、熟大蒜各七片,共細嚼食之,少頃腹中鳴,或口吐血,或大便泄氣,即愈。

④ 肘後:**《肘後方》卷 3"治寒熱諸瘧方第十六"** 治瘧病方……又方,用:獨父蒜于白炭上燒之,末,服方寸匕。

⑤ 簡便:**《奇效單方》卷上"九瘧疾"** 治瘧法:以桃仁半斤,放在内關上,將小獨頭蒜搗爛,罨在桃仁上,以布條縛之。男左女右,臨發日先一二時行之即止。鄰嫗治人屢效。

⑥ 普濟方:**《奇效良方》卷 12"足厥陰肝瘧"** 獨蒜丸:能截脾寒。右於五月五日,用大蒜不以多少,搗爛,次入礬紅拌匀,爲丸如圓眼大,每服一丸,大蒜湯嚼下。(**按**:《普濟方》無此方,今録近似方以備參。)

⑦ 普濟方:**《三因方》卷 6"瘧病不内外因證治・瘧丹二方"** 治諸瘧,無問寒温久近,悉主之……又方:黄丹(不計多少),右五月五日用獨頭蒜煨熟,研細,搜丸梧桐子大,每服五丸,當發前一食頃,桃柳枝煎湯調下。(**按**:《普濟方》卷 197"諸瘧"引同方,云出《三因方》。)

⑧ 千金方:**《證類》卷 29"葫"** 《千金方》:治暴痢,搗蒜兩足下貼之。(**按**:今本《千金方》無此方。)

⑨ 下痢禁口:**《千金方》卷 15"小兒痢第十"** 治小兒冷痢方……又方:搗蒜,薄兩足下。(**按**:此方主治不盡相合,録之備參。)

⑩ 濟生方:**《濟生方》卷 6"五痔腸風臟毒門・腸風臟毒論治"** 蒜連圓:治臟毒下血。鷹爪黄連(去須,不拘多少),右爲細末,用獨蒜頭一顆,煨香熟,研和入臼杵熟,圓如梧桐子大,每服三四十圓,空心陳米飲送下。

⑪ 本草衍義:**《衍義》卷 19"葫"**……又患暴下血,以葫五、七枚,去梗皮,量多少入豆豉,擣爲膏。可丸,即丸梧子大,以米飲下五六十丸,無不愈者。

⑫ 簡要濟衆方:**《證類》卷 29"葫"** 《簡要濟衆》:治鼻血不止,服藥不應。宜用蒜一枚,去皮細研如泥,攤一餅子如錢大,厚一豆許,左鼻血出,貼左脚心;右鼻血出,貼右脚心;如兩鼻血出,即貼兩脚下,立差。血止,急以温水洗脚心。

痛。生蒜擣汁,服二升即愈。《肘後》①。**鬼疰腹痛**不可忍者。獨頭蒜一枚,香墨如棗大,擣和醬汁一合,頓服。《永類鈐方》②。**心腹冷痛**。法醋浸至二三年蒜,食至數顆,其效如神。李時珍《瀕湖集簡方》。**夜啼腹痛**,面青,冷證也。用大蒜一枚煨研日乾,乳香五分,擣丸芥子大。每服七丸,乳汁下。《危氏得效方》③。**寒濕氣痛**。端午日收獨蒜,同辰粉擣塗之。唐瑶《經驗方》④。**鬼毒風氣**。獨頭蒜一枚,和雄黄、杏仁研爲丸,空腹飲下三丸。静坐少時,當下毛出即安。孟詵《食療本草》⑤。**狗咽氣塞**,喘息不通,須臾欲絶。用獨頭蒜二枚削去兩頭,塞鼻中。左患塞右,右患塞左。候口中膿血出,立效。《聖惠》⑥。**喉痺腫痛**。大蒜塞耳鼻中,日二易之。《肘後方》⑦。**魚骨哽咽**。獨頭蒜塞鼻中,自出。《十便良方》⑧。**牙齒疼痛**。獨頭蒜煨熱切熨痛處,轉易之。亦主蟲痛。《外臺秘要》⑨。**眉毛動摇**,目不能交睫,唤之不應,但能飲食。用蒜三兩杵汁,調酒飲,即愈。夏子益《奇疾方》⑩。**腦瀉鼻淵**。大蒜切片貼足心,取效止。《摘玄方》⑪。頭

---

① 肘後:**《證類》卷29"葫"** 《千金方》……又方:治血出逆心,煩悶心痛。生蒜擣汁,服二升則差。(**按**:今本《肘後方》《千金方》均無此方。)

② 永類鈐方:**《永類鈐方》卷7"尸疰"** 惡疰,腹痛不可忍……又:獨頭蒜(一個)、香墨(如棗大),搗和,醬汁一合,頓服。

③ 危氏得效方:**《得效方》卷12"夜啼"** 蒜圓:治冷證腹痛,夜啼,面青手冷:大蒜(壹枚,慢火煨香熟,取出細切,爛研,日中或火上焙半乾,研)、乳香(半錢,别研),右研勾,圓如芥子大,每服七粒,乳空時服。

④ 唐瑶經驗方:(**按**:書佚,無可溯源。)

⑤ 食療本草:**《食療》見《證類》卷29"葫"** 孟詵:……下一切冷毒風氣,又,獨頭者一枚,和雄黄、杏人研爲丸,空腹飲下三丸,静坐少時,患鬼氣者當汗出,即差。

⑥ 聖惠:**《聖濟總録》卷123"狗咽"** 治咽喉忽覺氣塞,喘息不通,須臾欲絶方:獨顆蒜(一枚),右一味削去兩頭,可塞鼻竅,患左塞右鼻,患右塞左鼻,喉口中膿血出,立效。(**按**:《聖惠方》無此方,另溯其源。)

⑦ 肘後方:**《外臺》卷23"喉痹方"** 《肘後》療喉痹者,喉裹腫塞痹痛,水漿不下入,七八日即殺人,療之方……又方:剥葫塞耳、鼻孔,日再易之,有效。(**按**:今本《肘後》無此方。)

⑧ 十便良方:**《普濟方》卷64"骨鯁"** 治魚骨鯁不出(出《經驗良方》):用蒜内鼻中即出。獨顆者,殺鬼去痛,入藥用最良。(**按**:《十便良方》無此方,另溯其源。)

⑨ 外臺秘要:**《外臺》卷22"牙齒疼痛方"** 《必效》療牙齒疼痛方……又方:獨頭蒜煨之,乘熱截一頭,以熨痛上,轉易之。亦主蟲痛。

⑩ 奇疾方:**《傳信適用方》卷下"夏子益治奇疾方三十八道"** 第三十一:眉毛摇動,目不能視、交睫,唤之不應,但能飲食。有經日不交者。治用蒜三兩,取汁,酒調下,立愈。

⑪ 摘玄方:**《丹溪摘玄》卷18"鼻門"** 積年腦漏,腦瀉,川烏散:防風、白附子、細辛、茯苓、川烏、菖蒲、乾薑(春夏減)、白芷、川芎、甘草(節,等分),右末之,每三錢,嚼生葱白湯下。再以大蒜切片,貼(肺)〔脚〕心,立效。

風苦痛。《易簡方》①用大蒜研汁嗃鼻中。○《聖濟録》②用大蒜七個去皮,先燒紅地,以蒜逐個于地上磨成膏子。却以僵蠶一兩,去頭足,安蒜上,碗覆一夜,勿令透氣。只取蠶研末,嗃入鼻内,口中含水,甚效。**小兒驚風**。《總録》③:方同上。**小兒臍風**。獨頭蒜切片,安臍上,以艾灸之。口中有蒜氣,即止。黎居士《簡易方》④。**小兒氣淋**。宋寧宗爲郡王時病淋,日夜凡三百起。國醫罔措。或舉孫琳治之。琳用大蒜、淡豆豉、蒸餅三物擣丸,令以温水下三十丸。曰:今日進三服,病當减三之一,明日亦然,三日病除。已而果然,賜以千緡。或問其説。琳曰:小兒何緣有淋?只是水道不利,三物皆能通利故也。愛竹翁《談藪》⑤。**産後中風**,角弓反張,不語。用大蒜三十瓣,以水三升,煮一升,灌之即甦。張傑《子母秘録》⑥。**金瘡中風**,角弓反張。取蒜一升去心,無灰酒四升煮極爛,并滓服之。須臾得汗即瘥。《外臺秘要》⑦。**婦人陰腫**作痒。蒜湯洗之,效乃止。《永類鈐方》⑧。**陰汗作痒**。大蒜、淡豉擣丸梧子大,硃砂爲衣,每空腹燈心湯下三十丸。**小便淋瀝**。或有或無。用大蒜一個,紙包煨熟,露一夜,空心新水送下。《朱氏集驗方》⑨。**小兒白**

---

① 易簡方:**《急救良方》卷1"头痛第七"** 治头痛……又方:用大蒜一枚,去皮研取汁,令病人仰卧垂头,以箸蘸点入鼻中,急入脑眼中泪出。(**按**:查《易簡》或《簡易》諸書,均無此方。今録近似方備參。)

② 聖濟録:**《普濟方》卷45"風頭痛"** 大蒜嗃鼻法,一名嗃鼻法(出《仁存方》),治頭風頭痛不可忍。亦可嗃小兒驚風。右用蒜七個,先燒地通紅,掃出火,將蒜去皮,逐個於紅地上磨成膏子在地上,却將僵蠶一兩,去嘴足,安在蒜上,用碗覆定四邊,勿透氣,來日取出。只用僵蠶爲末,先含水一口,將藥末豆大,嗃於鼻内,立效。(**按**:《聖濟總録》無此方,另溯得其源。)

③ 總録:見上注。

④ 簡易方:**《黎居士簡易方》卷11"胸膈背膂腋脅臍腹腰膝"** 治小兒臍風:獨頭蒜切片,安臍上,以艾灸,口中有蒜氣即止,立效。

⑤ 談藪:**《談藪》** 孫琳路鈐,本殿前司健兒。寧宗爲郡王病淋,日夜凡三百起,國醫罔措。有與孫善者薦其能。光宗時在東宫,亟使人召之至。孫求二十錢買大蒜、淡豉、蒸餅三物,爛研,合和爲丸,令以温水下三十丸。且曰:今日進三服,病當退三分之一。明日再進,如之三日則病除。已而果然,賞以千緡,奏官右列。或問其説,孫曰:小兒何緣有淋,只是水道不通利,蒜、豉皆通利,無他巧也。

⑥ 子母秘録:**《證類》卷29"葫"** 《子母秘録》:治産後中風,角弓反張,不語:大蒜三十瓣,以水三升,煮取一升,拗口灌之,差。

⑦ 外臺秘要:**《外臺》卷29"金瘡中風方"** 《必效》療金瘡中風,角弓反張者方……又方:取蒜一大升,破去心,以無灰酒四升,煮蒜令極爛,並滓服一大升以來,須臾汗如雨出,則差。

⑧ 永類鈐方:**《永類鈐方》卷17"陰腫或癢、陰挺下脱"** 治陰癢……又方:野紫蘇,或蒜,或枸杞根,煎湯洗。

⑨ 朱氏集驗方:**《普濟方》卷214"總論"** 治小便淋瀝,或有或無:用大蒜一枚,紙包煨過,露一夜,來日空心用新水送下。(**按**:《朱氏集驗方》無此方,另溯其源。)

秃團團然。切蒜日日揩之。《秘録》①。**閉口椒毒**,氣閉欲絶者。煮蒜食之。張仲景方②。**射工溪毒**。獨頭蒜切三分厚,貼上灸之,令蒜氣射入即瘥。《梅師方》③。**蜈蝎螫傷**。獨頭蒜摩之,即止。梅師④。**蛇虺螫傷**。孟詵⑤曰:即時嚼蒜封之,六七易。仍以蒜一升去皮,以乳二升煮熟,空心頓服。明日又進。外以去皮蒜一升擣細,小便一升煮三四沸,浸損處。○梅師⑥用獨頭蒜、酸草擣絞傅咬處。**脚肚轉筋**。大蒜擦足心令熱,即安。仍以冷水食一瓣。《攝生方》⑦。**食蟹中毒**。乾蒜煮汁飲之。《集驗方》⑧。**蛇瘕面光**,發熱,如火炙人。飲蒜汁一盌,吐出如蛇狀,即安。《危氏方》⑨。

五辛菜《拾遺》⑩

【集解】【時珍曰】五辛菜,乃元旦、立春,以葱、蒜、韭、蓼、蒿、芥辛嫩之菜,雜和食之,取迎新之義,謂之五辛盤,杜甫詩所謂"春日春盤細生菜",是矣。

【氣味】辛,温,無毒。【時珍曰】熱病後食,多損目。【主治】歲朝食之,助發五臟氣。常食,温中去惡氣,消食下氣。藏器⑪。

---

① 秘録:**《證類》卷 29"葫"** 《子母秘録》……又方:小兒白秃瘡,凡頭上團團然白色,以蒜揩白處,早朝使之。

② 張仲景方:**《金匱·果實菜穀禁忌並治》** 蜀椒閉口者有毒,誤食之,戟人咽喉,氣病欲絶,或吐下白沫,身體痹冷。急治之方:或食蒜,或飲地漿,或濃煮豉汁飲之,並解。

③ 梅師方:**《證類》卷 29"葫"** 《梅師方》……又方:治射工毒。以獨頭蒜切之,厚三分已來,貼瘡上,灸之蒜上,令熱氣射入,差。

④ 梅師:**《證類》卷 29"葫"** 《梅師方》……又方:治蜈蚣咬人痛不止。獨頭蒜摩螫處,痛止。

⑤ 孟詵:**《食療》見《證類》卷 29"葫"** 孟詵……治蛇咬瘡,取蒜去皮一升,搗,以小便一升,煮三四沸通人,即入漬損處,從夕至暮。初被咬未腫,速嚼蒜封之,六七易。又,蒜一升去皮,以乳二升,煮使爛。空腹頓服之,隨後飯壓之。明日依前進服……

⑥ 梅師:**《證類》卷 29"葫"** 《梅師方》……又方:治蛇虺螫人。以獨頭蒜、酸草擣絞,傅所咬處。

⑦ 攝生方:**《攝生衆妙方》卷 7"脚氣門"** 治脚轉筋,急將大蒜磨脚心令遍熱,即差。

⑧ 集驗方:**《聖惠方》卷 39"治食蟹中毒諸方"** 治食蟹中毒方……煮乾蒜汁……服之並佳。(**按**:未見《集驗方》有此文,另溯其源。)

⑨ 危氏方:**《得效方》卷 10"怪疾"** 頭面發熱,有光色,他人手近之如火燒人:用蒜汁半兩,酒調下,吐如蛇狀,遂安。

⑩ 拾遺:**《拾遺》見《證類》卷 28"秦荻梨"** 陳藏器云:五辛菜,味辛,温。歲朝食之。助發五藏氣,常食温中,去惡氣,消食,下氣。《荆楚歲時記》亦作此説,熱病後不可食之,損目。

⑪ 藏器:見上注。

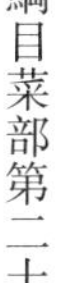

蕓薹《唐本草》①

【釋名】寒菜《胡居士方》②、胡菜同上③、薹菜《埤雅》④、薹芥《沛志》⑤、油菜《綱目》。○【時珍曰】此菜易起薹，須采其薹食，則分枝必多，故名蕓薹。而淮人謂之薹芥，即今油菜，爲其子可榨油也。羌隴氐胡，其地苦寒，冬月多種此菜，能歷霜雪。種自胡來，故服虔《通俗文》謂之胡菜。而胡洽居士《百病方》謂之寒菜，皆取此義也。或云塞外有地名"雲臺戍"，始種此菜，故名，亦通。

【集解】【恭⑥曰】《别録》云：蕓薹乃人間所噉菜也。【宗奭⑦曰】蕓薹不甚香，經冬根不死，辟蠹，於諸菜中亦不甚佳。【時珍曰】蕓薹方藥多用，諸家註亦不明，今人不識爲何菜？珍訪考之，乃今油菜也。九月、十月下種，生葉形色微似白菜。冬、春采薹心爲茹，三月則老不可食。開小黄花，四瓣，如芥花。結莢收子，亦如芥子，灰赤色。炒過榨油黄色，燃燈甚明，食之不及麻油。近人因有油利，種者亦廣云。

莖葉。【氣味】辛，温，無毒。【大明⑧曰】凉。【《别録》⑨曰】春月食之，能發膝痼疾。【詵⑩曰】先患腰脚者，不可多食，食之加劇。又損陽氣，發瘡及口齒病。胡臭人不可食。又能生腹中諸蟲。道家特忌，以爲五葷之一。【主治】風游丹腫，乳癰。《唐本草》⑪。破癥瘕結血。《開寶》⑫。治産後血風及瘀血。《日華》⑬。煮食，治腰脚痺。擣葉傅女人吹奶。藏器⑭。治瘭疽、豌豆瘡，散血消腫。伏蓬砂。時珍。

---

① 唐本草：**《唐本草》見《證類》卷 29"芸薹"**　味辛，温，無毒。主風遊丹腫，乳癰。
② 胡居士方：**《千金方》卷 26"菜蔬第三"**　芸薹……胡居士云：世人呼爲寒菜，甚辣。胡臭人食之病加劇。隴西氐羌中多種食之。
③ 同上：**《御覽》卷 980"菜茹部·芸薹"**　《通俗文》曰：芸薹謂之胡菜。
④ 埤雅：**《埤雅》卷 16"釋草·菘"**　……今俗謂之薹菜。
⑤ 沛志：**《沛縣志》卷 3"物産"**　蔬之屬……多蕓薹、菠薐……
⑥ 恭：**《唐本草》見《證類》卷 29"芸薹"**　《唐本》注云：《别録》云：春食之，能發膝痼疾。此人間所噉菜也。
⑦ 宗奭：**《衍義》卷 19"芸薹"**　不甚香，經冬根不死。辟蠹。于諸菜中亦不甚佳。
⑧ 大明：**《日華子》見《證類》卷 29"芸薹"**　芸薹，凉……
⑨ 别録：見本頁注⑥。(**按**：此《别録》乃《唐本草》所引，非附《神農本草經》而爲之《别録》。)
⑩ 詵：**《食療》見《證類》卷 29"芸薹"**　孟詵云：若先患腰膝，不可多食，必加極。又，極損陽氣，發口瘡，齒痛。又，能生腹中諸蟲。道家特忌。
⑪ 唐本草：見本頁注①。
⑫ 開寶：**《開寶》見《證類》卷 29"芸薹"**　今按《别本》注云：破癥瘕結血。今俗方病人得喫芸薹，是宜血病也。
⑬ 日華：**《日華子》見《證類》卷 29"芸薹"**　……治産後血風及瘀血。胡臭人不可食。
⑭ 藏器：**《拾遺》見《證類》卷 29"芸薹"**　又按《陳藏器本草》云：芸薹破血，産婦煮食之……又煮食，主腰脚痹。搗葉傅赤遊瘮。久食弱陽。(**按**："擣葉傅女人吹奶"與原文"傅赤遊瘮"不合。)

【發明】【藏器[①]曰】蕓薹破血，故産婦宜食之。【馬志[②]曰】今俗方言病人得喫蕓薹，是宜血病也。【思邈[③]曰】貞觀七年三月，予在内江縣飲多，至夜覺四體骨肉疼痛。至曉頭痛，額角有丹如彈丸，腫痛。至午通腫，目不能開。經日幾斃。予思本草蕓薹治風遊丹腫，遂取葉擣傅，隨手即消，其驗如神也。亦可擣汁服之。

【附方】新八。赤火丹毒。方見上。天火熱瘡。初起似痱，漸如水泡，似火燒瘡，赤色，急速能殺人。蕓薹葉擣汁，調大黄、芒消、生鐵衣等分，塗之。《近效方》[④]。風熱腫毒。蕓薹苗葉根、蔓菁根各三兩，爲末，以雞子清和貼之即消。無蔓菁，即以商陸根代之，甚效也。《近效方》[⑤]。手足瘭疽。此疽喜着手足肩背，累累如赤豆，剥之汁出。用蕓薹葉煮汁服一升，并食乾熟菜數頓，少與鹽、醬。冬月用子研水服。《千金方》[⑥]。異疽似癰而小有異，膿如小豆汁，今日去，明日滿。用蕓薹擣熟，濕布袋盛，於熱灰中煨熱，更互熨之，不過三二度。無葉用乾者。《千金》[⑦]。豌豆斑瘡。蕓薹葉煎湯洗之。《外臺秘要》[⑧]。血痢腹痛，日夜不止。以蕓薹葉擣汁一合，入蜜一合，温服。《聖惠方》[⑨]。腸風下血[⑩]。

子。【氣味】辛，温，無毒。【主治】夢中洩精，與鬼交。思邈[⑪]。取油傅

---

① 藏器：見1878頁注⑭。

② 馬志：見1878頁注⑫。

③ 思邈：**《千金方》卷22"丹毒第四"**　治諸丹神驗方：以芸薹菜熟搗，厚封之，隨手即消。如餘熱氣未愈，但三日内封之使醒，醒好瘥止，縱乾，亦封之勿歇，以絶本。余以貞觀七年三月八日，於内江縣飲多，至夜睡中覺四體骨肉疼痛，比至曉，頭痛目眩，客左角上如彈丸大腫痛，不得手近，至午時至於右角，至夜諸處皆到，其眼遂閉合不得開，幾至殞斃。縣令周公以種種藥治不瘥。經七日，余自處此方，其驗如神，故疏之以傳來世云耳。

④ 近效方：**《外臺》卷29"灸瘡方"**　《近效》療火油及天火瘡，初出似沸子，漸漸大如水泡，似火燒瘡，赤色，熱翕翕，須臾浸淫漸多，急速者是也，方：芸薹菜不限多少，搗絞取汁，芒硝、大黄、生鐵衣各等分，搗大黄末，相和芒硝等，以芸薹汁調如稀糊，以秃筆點藥，敷瘡上，乾即再點，頻用極有效……

⑤ 近效方：**《外臺》卷30"惡腫一切毒瘡腫方"**　《近效》療一切熱毒腫驗方，并主乳癰……又貼毒熱腫消方：蔓菁根（三大兩）、芸薹苗葉根三兩，右二味搗，以雞子清和，貼之，乾即易之，當日消。

⑥ 千金方：**《千金方》卷22"瘭疽第六"**　治瘭疽著手足肩背，忽發累累如赤豆，剥之汁出者方……又方：煮芸薹菜，取汁一升服之，並食乾熟芸薹數頓，少與鹽、醬。冬月研其子，水和服之。

⑦ 千金：**《千金方》卷22"瘭疽第六"**　凡疽似癰而小有異，今日去膿了，明日還滿，膿如小豆汁者方：芸薹熟搗，濕布袋盛之，埋熱灰中，更互熨之，即快得安。不過再一即瘥，冬用乾者。

⑧ 外臺秘要：**《千金方》卷10"傷寒雜治第一"**　治人及六畜時氣熱病，豌豆瘡方……又方：煮芸薹洗之。（**按**：《外臺》卷3"天行發瘡豌豆皰瘡方"引同方，云出《千金》。）

⑨ 聖惠方：**《聖惠方》卷59"治血痢諸方"**　治血痢日夜不止，腹中疠痛，心神煩悶……又方：芸薹搗絞取汁二合，蜜一合，同暖令温服之。

⑩ 腸風下血：此後原缺方药。

⑪ 思邈：**《千金方》卷26"菜蔬第三"**　芸薹……其子主夢中泄精，與鬼交者……

頭,令髮長黑。藏器[①]。行滯血,破冷氣,消腫散結,治産難、産後心腹諸疾,赤丹熱腫,金瘡血痔。時珍。

【發明】【時珍曰】蕓薹菜子、葉同功。其味辛氣温,能温能散。其用長於行血滯,破結氣。故古方消腫散結,治産後一切心腹氣血痛,諸遊風丹毒、熱腫瘡痔諸藥咸用之。經水行後,加入四物湯服之,云能斷産。又治小兒驚風,貼其頂顖,則引氣上出也。《婦人方·治産難歌》[②]云:黄金花結粟米實,細研酒下十五粒。靈丹功效妙如神,難産之時能救急。

【附方】新十二。蕓薹散。治産後惡露不下,血結衝心刺痛。將來纔遇冒寒踏冷,其血必往來心腹間,刺痛不可忍,謂之血母。并治産後心腹諸疾。産後三日,不可無此。用蕓薹子炒、當歸、桂心、赤芍藥等分。每酒服二錢,趕下惡物。《楊氏産乳》[③]。産後血運。蕓薹子、生地黄等分,爲末。每服三錢,薑七片,酒、水各半盞,童便半盞,煎七分,温服即甦。温隱居《海上方》[④]。補血破氣。追氣丸:治婦人血刺,小腹痛不可忍。亦可常服,補血虚、破氣塊甚效。用蕓薹子微炒、桂心各一兩,高良薑半兩,爲末,醋糊丸梧子大,每淡醋湯下五丸。沈存中《靈苑方》[⑤]。腸風臟毒下血。蕓薹子生用,甘草炙,爲末。每服二錢,水煎服之。《普濟方》[⑥]。頭風作痛[⑦]。蕓薹子一分,大黄三分,爲末,嗃鼻。風熱牙痛。蕓薹子、白芥子、角茴香等分,爲末。嗃鼻,左嗃右,

---

① 藏器:**《拾遺》見《證類》卷 29"芸薹"**　……子,壓取油,傅頭令頭髮長黑……

② 治産難歌:**《普濟方》卷 356"産難"**　一方黄金散:詩云:黄金結實似粟米,細研酒調五十粒。靈丹功効妙如神,難産之時能救急。右取油菜子研細,酒調服。(**按**:此歌來源不明,以《普濟方》所存爲最早。)

③ 楊氏産乳:**《婦人良方》卷 20"産後惡露不盡腹痛方論第六"**　蕓薹散:療産後惡露不下,血結不散,冲心刺痛,將來纔冒寒踏冷,其血必往來心腹間刺痛,有不可忍,謂之血母塊。但産後心腹諸疾,並宜服之(出《産乳》):蕓薹子(紙炒)、當歸、桂心、赤芍藥(各等分),右爲細末,温酒調服二平錢。趕下惡物,産後三日不可無此。

④ 海上方:(**按**:已查《海上方》相關書籍,未能溯得其源。)

⑤ 靈苑方:**《普濟方》卷 335"血氣小腹疼痛"**　追氣丸:治婦人血氣刺,小腹疼痛不可忍。一名紫桂丸。芸薹子(微炙)、桂心(各一兩)、乾薑(半兩),右爲細末,醋糊爲丸如梧桐子大,每服五丸,無時候,淡薑湯下。常服補血氣,破血塊,甚有效。(**按**:《靈苑方》書佚,今搜得與時珍所引"追氣丸"同名之方,藥方組成近似,録之以備參。)

⑥ 普濟方:**《聖惠方》卷 60"治腸風下血諸方"**　治大腸風毒,下血不止……又方:芸薹子(半兩,生用)、甘草(半兩,炙微赤,剉),右件藥擣細羅爲散,每服二錢,以水一中盞煎至五分,食前温服。(**按**:《普濟方》卷 38 引同方,云出《聖惠》。)

⑦ 頭風作痛:**《聖惠方》卷 40"治頭偏痛諸方"**　治夾腦風及頭偏痛,方:芸薹子(一分)、川大黄(三分),右件藥擣細羅爲散,每取少許吹鼻中,後有黄水出,其病永差。如有頑麻,以釅醋調塗之,亦效。(**按**:原無出處,今溯得其源。)

右嗃左。《聖惠方》①。**小兒天釣**。蕓薹子、生烏頭去皮尖,各二錢,爲末。每用一錢,水調塗頂上。名塗頂散。《聖濟總録》②。**風瘡不愈**。陳菜子油同穿山甲末熬成膏,塗之即愈。《攝生衆妙方》③。**熱癧腫毒**。蕓薹子、狗頭骨等分,爲末,醋和傅之。《千金方》④。**傷損接骨**。蕓薹子一兩,小黄米炒二合,龍骨少許,爲末,醋調成膏,攤紙上貼之。《乾坤秘韞》⑤。**湯火傷灼**。菜子油調蚯蚓屎,搽之。楊起《簡便單方》⑥。**蜈蚣螫傷**。菜子油傾地上,擦地上油摻之即好。勿令四眼人見。陸氏《積德堂方⑦》。

菘《别録》⑧上品

【釋名】白菜。【時珍曰】按陸佃《埤雅》⑨云:菘性凌冬晚凋,四時常見,有松之操,故曰菘。今俗謂之白菜,其色青白也。

【集解】【弘景⑩曰】菘有數種,猶是一類,正論其美與不美,菜中最爲常食。【宗奭⑪曰】菘葉如蕪菁,緑色差淡,其味微苦,葉嫩稍闊。【頌⑫曰】揚州一種菘葉,圓而大,或若箑,啖之無渣,絶勝他土者,疑即牛肚菘也。【時珍曰】菘即今人呼爲白菜者,有二種。一種莖圓厚微青,一種莖扁薄而白。其葉皆淡青白色。燕、趙、遼陽、揚州所種者,最肥大而厚,一本有重十餘斤者。南方之菘畦内過冬,北方者多入窖内。燕京圃人又以馬糞入窖壅培,不見風日,長出苗葉皆嫩黄色,脆美無滓,謂之黄芽菜,豪貴以爲嘉品,蓋亦倣韭黄之法也。菘子如蕓薹子而色灰黑,八月以後種之。二月開

---

① 聖惠方:**《聖惠方》卷34“治牙疼諸方”** 治牙疼,白芥子吹鼻散方:白芥子、舶上蒔羅、芸薹子(各一兩),右件藥擣細羅爲散,每用一字,如患左邊疼,即吹右鼻中,如患右邊,即吹左鼻中,仍先净洗鼻中,吹藥即驗。

② 聖濟總録:**《聖濟總録》卷172“小兒天瘹”** 治小兒天瘹,備急塗頂膏方:烏頭末、芸薹子末(各二錢匕),右二味合研令匀,每用一錢匕,新水調傅兒頂上。(**按**:此方與時珍所引方名雖有“膏”“散”之異,然主治、用藥、用法均同,當爲同方。)

③ 攝生衆妙方:**《攝生衆妙方》卷8“諸瘡門”** 治風瘡方:用陳年菜子油,熬川山甲成膏,塗之立愈。

④ 千金方:**《千金方》卷22“癧疽第二”** 治癧子方……又方:狗頭骨、芸薹子,右二味等分,末之,醋和敷上。

⑤ 乾坤秘韞:**《乾坤秘韞・打撲傷損》** 接骨三聖膏:蕓薹子(研,一兩)、龍骨(少許)、小黄米(二合,炒,爲粉),右爲細末,用醋調藥成膏,攤紙上貼之。

⑥ 簡便單方:**《奇效單方》卷下“廿三雜治”** 一用蚯蚓糞,燒灰,菜油調搽。

⑦ 積德堂方:(**按**:僅見《綱目》引録。未能溯得其源。)

⑧ 别録:**《别録》見《證類》卷27“菘”** 味甘,温,無毒。主通利腸胃,除胸中煩,解酒渴。

⑨ 埤雅:**《埤雅》卷16“釋草・菘”** 菘性陵冬不彫,四時長見,有松之操,故其字會意,而本草以爲交耐霜雪也……

⑩ 弘景:**《集注》見《證類》卷27“菘”** 陶隱居云:菜中有菘,最爲常食,性和利人,無餘逆忤,今人多食……其有數種,猶是一類,正論其美與不美爾……

⑪ 宗奭:**《衍義》卷19“菘菜”** ……葉如蕪菁,緑色差淡,其味微苦,葉嫩稍闊……

⑫ 頌:**《圖經》見《證類》卷27“菘”** ……揚州一種菘,葉圓而大,或若箑,噉之無滓,絶勝他土者,此所謂白菘也。又有牛肚菘,葉最大厚,味甘,疑今揚州菘近之……

黄花，如芥花，四瓣。三月結角，亦如芥。其菜作菹食尤良，不宜蒸晒。

【正誤】【恭①曰】菘有三種：牛肚菘葉最大厚，味甘；紫菘葉薄細，味少苦；白菘似蔓菁也。菘菜不生北土。有人將子北種，初一年即半爲蕪菁，二年菘種都絶。將蕪菁子南種，亦二年都變。土地所宜如此。【頌②曰】菘，南北皆有之，與蔓菁相類，梗長葉不光者爲蕪菁，梗短葉闊厚而肥痺者爲菘。舊説北土無菘，今京洛種菘都類南種，但肥厚差不及爾。【機③曰】蔓菁、菘菜恐是一種。但在南土，葉高而大者爲菘，秋冬有之；在北土，葉短而小者爲蔓菁，春夏有之。○【時珍曰】白菘即白菜也。牛肚菘即最肥大者。紫菘即蘆菔也，開紫花，故曰紫菘。蘇恭謂白菘似蔓菁者，誤矣。根葉俱不同，而白菘根堅小，不可食。又言南北變種者，蓋指蔓菁、紫菘而言。紫菘根似蔓菁而葉不同，種類亦别。又言北土無菘者，自唐以前或然，近則白菘、紫菘南北通有。惟南土不種蔓菁，種之亦易生也。蘇頌漫爲兩可之言，汪機妄起臆斷之辨，俱屬謬誤，今悉正之。

莖葉。【氣味】甘，温，無毒。【大明④曰】凉，微毒。多食發皮膚風瘙痒。【詵⑤曰】發風冷，内虚人不可食，有熱人食亦不發病，性冷可知。本草言性温，未解其意。【弘景⑥曰】性和利人，多食似小冷。張仲景言藥中有甘草食菘，即令病不除也。【頌⑦曰】有小毒，不可食多，多則以生薑解之。【瑞⑧曰】夏至前食，發氣動疾。有足疾者忌之。【時珍曰】氣虚胃冷人多食，惡心吐沫，氣壯人則相宜。【主治】通利腸胃，除胸中煩，解酒渴。《别録》⑨。消食下氣，治瘴氣，止熱氣嗽。冬汁尤佳。蕭炳⑩。和中，利大小便。寧源⑪。

【附方】舊一，新二。小兒赤遊。行於上下，至心即死。菘菜擣傅之，即止。張傑《子母

---

① 恭：**《唐本草》見《證類》卷 27"菘"** 《唐本》注云：菘菜不生北土，有人將子北種，初一年半爲蕪菁，二年菘種都絶，將蕪菁子南種，亦二年都變。土地所宜，頗有此例……其菘有三種：有牛肚菘，葉最大厚，味甘；紫菘，味薄細，味少苦；白菘似蔓菁也。

② 頌：**《圖經》見《證類》卷 27"菘"** 菘，舊不載所出州土，今南北皆有之。與蕪菁相類，梗長葉不光者爲蕪菁，梗短葉闊厚而肥瘦者爲菘。舊説菘不生北土，人有將子北土種之，初一年半爲蕪菁，二年菘種都絶，猶南人之種蕪菁而今京都種菘，都類南種，但肥厚差不及耳……

③ 機：（**按**：或出《本草會編》。書佚，無可溯源。）

④ 大明：**《日華子》見《證類》卷 27"菘"** 凉，微毒。多食發皮膚風瘙癢……

⑤ 詵：**《食療》見《證類》卷 27"菘"** 温。治消渴。又發諸風冷。有熱人食之亦不發病，即明其性冷。《本草》云"温"，未解。

⑥ 弘景：**《集注》見《證類》卷 27"菘"** 陶隱居云：菜中有菘，最爲常食，性和利人，無餘逆忤，今人多食。如似小冷，而又耐霜雪……服藥有甘草而食菘，即令病不除。

⑦ 頌：**《圖經》見《證類》卷 27"菘"** ……紫菘，葉薄細，味小苦。北土無有菘，比蕪菁有小毒，不宜多食，然能殺魚腥，最相宜也。多食過度，惟生薑可解其性。

⑧ 瑞：**《日用本草》卷 7"菘菜"** 夏月有之，名夏菘。夏至節前即發氣動疾病，發脚氣。服藥有甘草，忌食之。

⑨ 别録：見 1881 頁注⑧。

⑩ 蕭炳：**《四聲本草》見《證類》卷 27"菘"** 蕭炳云……又云：消食下氣，治瘴氣，止熱氣嗽，冬汁尤佳。

⑪ 寧源：**《食鑑本草》卷下"青菜"** 疏通腸胃結滯，利大小便，和中下氣。

秘録》①。漆毒生瘡。白菘菜擣爛塗之。飛絲入目。白菜揉爛帕包，滴汁三二點入目，即出。《普濟方》②。

子。【氣味】甘，平，無毒。【主治】作油塗頭長髮，塗刀劍不鏥音秀。○弘景③。

【附方】舊一。酒醉不醒。菘菜子二合細研，井華水一盞調，爲二服。《聖惠方》④。

芥《别録》⑤上品

【釋名】【時珍曰】按王安石《字説》⑥云：芥者，界也。發汗散氣，界我者也。王禎《農書》⑦云：其氣味辛烈，菜中之介然者，食之有剛介之象，故字從介。

【集解】【弘景⑧曰】芥似菘而有毛，味辣，可生食及作葅。其子可以藏冬瓜。又有莨，音郎，作葅甚辣。【恭⑨曰】芥有三種。葉大子粗者，葉可食，子入藥用。葉小子細者，葉不堪食，子但作虀。又有白芥子，粗大白色，如白粱米，甚辛美，從西戎來。【頌⑩曰】芥處處有之。有青芥，似菘，有毛，味極辣。紫芥，莖葉純紫可愛，作虀最美。有白芥，見本條。其餘南芥、旋芥、花芥、石芥之類，皆菜茹之美者，不能悉録。大抵南土多芥。相傳嶺南無蕪菁，有人携種至彼種之，皆變作芥，地氣使然耳。【時珍曰】芥有數種。青芥，又名刺芥，似白菘，有柔毛。有大芥，亦名皺葉芥，大葉皺紋，色尤深緑。味更辛辣。二芥宜入藥用。有馬芥，葉如青芥。有花芥，葉多缺刻，如蘿蔔英。有紫芥，莖葉皆紫如蘇。有石芥，低小。皆以八九月下種。冬月食者，俗呼臘菜；春月食者，俗呼春菜；四月食者，

---

① 子母秘録：**《證類》卷 27“菘”** 《子母秘録》：主小兒赤游，行於上下，至心即死：杵菘菜傅上。

② 普濟方：**《普濟方》卷 82“外物傷目”** 又方（出《海上方》）：治眼飛絲入腫痛。以白菜及蔓菁菜，揉手帕内，擘開眼，滴汁三兩點，即出。

③ 弘景：**《集注》見《證類》卷 27“菘”** ……其子可作油，傅頭長髮。塗刀劍，令不鏽……

④ 聖惠方：**《聖惠方》卷 39“治飲酒大醉不解諸方”** 治酒醉不醒……又方：右以菘菜子二合，細研，以井華水一大盞調之，分爲二服。

⑤ 别録：**《别録》見《證類》卷 27“芥”** 味辛，温，無毒。歸鼻。主除腎邪氣，利九竅，明耳目，安中，久食温中。

⑥ 字説：**《埤雅》卷 18“釋草・薇”** ……《字説》曰……芥，介也，界我者也。汗能發之，氣能散之。

⑦ 農書：**《農書》卷 30“芥”** 芥字從介，取其氣之辛辣，而有剛介之性，故曰芥……

⑧ 弘景：**《集注》見《證類》卷 27“芥”** 陶隱居云：似菘而有毛，味辣，好作葅，亦生食。其子可藏冬瓜。又有莨（音郎），以作葅，甚辣快。

⑨ 恭：**《唐本草》見《證類》卷 27“芥”** 《唐本》注云：此芥有三種：葉大粗者，葉堪食，子入藥用，熨惡疰至良。葉小子細者，葉不堪食，其子但堪爲虀爾。又有白芥，子粗大白色，如白粱米，甚辛美，從戎中來。

⑩ 頌：**《圖經》見《證類》卷 27“芥”** 芥，舊不著所出州土，今處處有之。似菘而有毛，味極辛辣，此所謂青芥也。芥之種亦多，有紫芥，莖、葉純紫，多作虀者，食之最美。有白芥，子粗大色白，如粱米，此入藥者最佳。舊云從西戎來，又云生河東，今近處亦有。其餘南芥、旋芥、花芥、石芥之類，皆菜茹之美者，非藥品所須，不復悉録。大抵南土多芥，亦如菘類。相傳嶺南無蕪菁，有人擕種至彼，種之皆變作芥，言地氣暖使然耳……

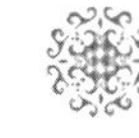

謂之夏芥。芥心嫩薹，謂之芥藍，瀹食脆美。其花三月開，黄色四出。結莢一二寸，子大如蘇子而色紫味辛，研末泡過爲芥醬，以侑肉食，辛香可愛。劉恂《嶺南異物志》①云：南土芥高五六尺，子大如雞子。此又芥之異者也。

莖葉。【氣味】辛，温，無毒。【詵②曰】煮食動氣與風，生食發丹石，不可多食。大葉者良，細葉有毛者害人。【寧原③曰】有瘡瘍、痔疾、便血者忌之。【思邈④曰】同兔肉食，成惡邪病。同鯽魚食，發水腫。【主治】歸鼻，除腎經邪氣，利九竅，明耳目，安中。久食温中。《别録》⑤。止欬嗽上氣，除冷氣。《日華》⑥。主欬逆下氣，去頭面風。孟詵⑦。通肺豁痰，利膈開胃。時珍。

【發明】【時珍曰】芥性辛熱而散，故能通肺開胃，利氣豁痰。久食則積温成熱，辛散太甚，耗人真元，肝木受病，昏人眼目，發人瘡痔。而《别録》謂其能明耳目者，蓋知暫時之快，而不知積久之害也。《素問》⑧云：辛走氣，氣病無多食辛，多則肉胝而唇褰。此類是矣。陸佃⑨云：望梅生津，食芥墮淚，五液之自外至也。慕而涎垂，媿而汗出，五液之自内生也。

【附方】新四。牙齦腫爛，出臭水者。芥菜稈燒存性，研末，頻傅之即愈。飛絲入目。青菜汁點之如神。《摘玄方》⑩。漆瘡搔痒。芥菜煎湯，洗之。《千金方》⑪。痔瘡腫痛。芥葉擣餅，頻坐之。談埜翁《經效方》⑫。

子。【氣味】辛，熱，無毒。【時珍曰】多食昏目動火，泄氣傷精。【主治】歸鼻，

---

① 嶺南異物志：**《爾雅翼》卷7“芥”** ……《嶺南異物志》曰：南土芥高者五六尺，子如雞卵。廣州人以巨芥爲鹹菹，埋地中有三十年者，貴尚親賓，以相餉遺。（**按**：《嶺南異物志》爲唐·孟琯撰。時珍誤作唐·劉恂撰。）

② 詵：**《食療》見《證類》卷27“芥”** 孟詵云：芥，煮食之亦動氣，生食發丹石，不可多食。/……大葉者良……又，細葉有毛者殺人。

③ 寧源：**《食鑑本草》卷下“芥”** 有便血、痔疾忌之。

④ 思邈：**《千金方》卷26“菜蔬第三”** 芥菜……黄帝云：芥菜不可共兔肉食，成惡邪病。（**按**：“同鯽魚食，發水腫”一句未能溯得其源。）

⑤ 别録：見1883頁注⑤。

⑥ 日華：**《日華子》見《證類》卷27“芥”** 除邪氣，止欬嗽上氣，冷氣疾……

⑦ 孟詵：**《食療》見《證類》卷27“芥”** 主欬逆下氣，明目，去頭面風……

⑧ 素問：**《素問·五藏生成篇》** ……多食辛則筋急而爪枯，多食酸則肉胝䐢而唇揭……/**《素問·宣明五氣篇》** 五味所禁，辛走氣，氣病無多食辛。

⑨ 陸佃：**《埤雅》卷15“釋草·芥”** ……今人望梅生津，食芥墮淚，此五液之自外至也。慕而涎垂，愧而汗發，此五液之自内至也。

⑩ 摘玄方：**《得效方》卷16“眼科·通治”** 飛絲入眼腫痛方：右用清菜汁點，如神。（**按**：《丹溪摘玄》無此方，試溯其源。）

⑪ 千金方：（**按**：《千金方》無此方，未能溯得其源。）

⑫ 經效方：（**按**：未見原書，待考。）

去一切邪惡疰氣，喉痺。弘景①。疰氣發無常處，及射工毒，丸服之，或擣末醋和塗之，隨手有驗。蘇恭②。治風毒腫及麻痺，醋研傅之。撲損瘀血，腰痛腎冷，和生薑研塗貼之。又治心痛，酒調服之。《日華》③。研末作醬食，香美，通利五臟。孟詵④。研末水調，塗頂顋，止衄血。吴瑞⑤。温中散寒，豁痰利竅，治胃寒吐食，肺寒欬嗽，風冷氣痛，口噤唇緊，消散癰腫瘀血。時珍。

【發明】【時珍曰】芥子功與菜同。其味辛，其氣散，故能利九竅，通經絡，治口禁、耳聾、鼻衄之證，消瘀血、癰腫、痛痺之邪。其性熱而温中，故又能利氣豁痰，治嗽止吐，主心腹諸痛。白芥子辛烈更甚，治病尤良。見後本條。

【附方】舊五，新十八。感寒無汗。水調芥子末填臍内，以熱物隔衣熨之，取汗出妙。楊起《簡便單方》⑥。身體麻木。芥菜子末，醋調塗之。《濟生秘覽》⑦。中風口噤，舌本縮者。用芥菜子一升研，入醋二升，煎一升，傅頷頰下，效。《聖惠方》⑧。小兒唇緊。用馬芥子擣汁曝濃，揩破，頻塗之。崔氏《纂要方》⑨。喉痺腫痛。芥子末，水和傅喉下。乾即易之。〇又用辣芥子研末，醋調取汁，點入喉内。待喉内鳴，却用陳麻骨燒烟吸入，立愈。並《聖惠方》⑩。耳卒聾閉。芥子末，人乳汁和，以綿裹塞之。《外臺秘要》⑪。雀目不見。真紫芥菜子炒黑爲末，用羊

---

① 弘景：**《千金方》卷 26“菜蔬第三”** 芥菜……又云：寒中。其子味辛，亦歸鼻，有毒。主喉痺，去一切風毒腫……（**按**：弘景無此言，《千金方》所載與之接近。）

② 蘇恭：**《唐本草》見《證類》卷 27“芥”** ……《别録》云：子主射工及疰氣發無常處，丸服之，或搗爲末，醋和塗之，隨手有驗。

③ 日華：**《日華子》見《證類》卷 27“芥”** ……子，治風毒腫及麻痺，醋研傅之。撲損瘀血，腰痛腎冷，和生薑研，微暖，塗貼。心痛，酒、醋服之。

④ 孟詵：**《食療》見《證類》卷 27“芥”** 《食療》……其子，微熬研之，作醬香美，有辛氣，能通利五藏……

⑤ 吴瑞：**《日用本草》卷 7“芥菜”** 辣芥子：味辛，無毒。凡食之，不可無醋。治風及麻痹，撲損瘀血，腰痛，醋研傅。止鼻衄，貼頂心。

⑥ 簡便單方：**《奇效單方》卷上“三寒門”** 治傷寒，一法以水調芥菜子末，填臍，用熱物隔衣熨之，取汗。

⑦ 濟生秘覽：（**按**：書佚，無可溯源。）

⑧ 聖惠方：**《聖惠方》卷 69“治婦人中風口噤諸方”** 治婦人中風口噤，舌本縮，方：芥子（一升），右件藥細研，以醋三升煎取一升，塗頷頰下，立效。

⑨ 纂要方：**《外臺》卷 22“緊唇方”** 崔氏療緊唇方，又方：馬芥，亦名刺芥，擣取汁，日曝令濃，先揩唇，使血出，以藥匕塗之……

⑩ 聖惠方：**《聖惠方》卷 35“治咽喉閉塞不通諸方”** 治咽喉閉塞不通甚者……又方：芥子（三兩），右搗細羅爲散，以水蜜調爲膏，塗於外喉下熁之，乾即易之。（**按**：後一“用辣芥子”方不見於《聖惠方》。）

⑪ 外臺秘要：**《千金方》卷 6“耳疾第八”** 治耳聾方……又方：芥子搗碎，以男兒乳和，綿裹納之。（**按**：《外臺》卷 22“耳聾方”引同方，云出《千金》。）

肝一具,分作八服。每用芥末三錢,捻肝上,笋籜裹定,煮熟冷食,以汁送下。《聖濟總録》①。**目中翳膜**。芥子一粒,輕手挼入眼中。少頃,以井華水、雞子清洗之。《總録》②。**眉毛不生**。芥菜子、半夏等分,爲末,生薑自然汁調搽,數次即生。孫氏《集效方》③。**鬼疰勞氣**。芥子三升研末,絹袋盛,入三斗酒中七日,温服,一日三次。《廣濟方》④。**熱痰煩運**。方見"白芥"。**霍亂吐瀉**。芥子擣細,水和傅臍上。《聖濟總録》⑤。**反胃吐食**。芥子末,酒服方寸匕,日三服。○《千金方》⑥。**上氣嘔吐**。芥子末,蜜丸梧子大。井華水寅時下七丸,申時再服。《千金方》⑦。**臍下絞痛**。方同上。**腰脊脹痛**。芥子末調酒,貼之立效。《摘玄方》⑧。**走注風毒**作痛。用小芥子末,和雞子白塗之。《聖惠》⑨。**一切癰腫**。猪膽汁和芥子末貼之,日三上。猪脂亦可。《千金翼》⑩。**癰腫熱毒**。家芥子末同柏葉擣塗,無不愈者,大驗。得山芥更妙。《千金翼》⑪。**熱毒瘰癧**。小芥子末,醋和貼之。看消即止,恐損肉。《肘後》⑫。**五種瘻疾**。

---

① 聖濟總録:**《聖濟總録》卷110"雀目"** 治雀目,咫尺不見物,煮肝散方:紫芥菜子真香,炒令黑色,碾爲細散,用羊肝一具,分作八服,每用散二錢,撚在肝上,以筍托葉裹煮令熟,放冷服,以煮肝湯下,不過一具肝,永除根本,臨卧時服。

② 總録:**《聖濟總録》卷111"翳膜遮障"** 治目翳方:右以芥子一粒輕手挼入眼中,候日出,以井華水、雞子清洗之。

③ 集效方:**《萬應方》卷3"大麻風論"** 生眉方:用芥菜子、半夏二味爲末,生薑自然汁調搽数日,生眉黑色。

④ 廣濟方:**《外臺》卷7"腹内諸氣及脹不下食方"** 《廣濟》療腹内諸氣脹滿……又療氣,小芥子酒方:小芥子一升,擣碎,以絹袋盛,好酒二升,浸之七日,空腹温服三合,日二服,漸漸加之,以知爲度。酒盡旋旋添之,無所忌。

⑤ 聖濟總録:**《普濟方》卷203"霍亂轉筋"** 治霍亂轉筋不止:用芥菜子,不拘多少,擂細,水調敷臍上。(**按**:《聖濟總録》無此方,另溯其源。)

⑥ 千金方:**《千金方》卷16"反胃第四"** 治胃反,食即吐出,上氣方……又方:淘小芥子,曝乾爲末,酒服方寸匕,日三。

⑦ 千金方:**《千金方》卷17"積氣第五"** 治上氣嘔吐方:芥子二升,末之,蜜丸。寅時井花水服如梧子丸,日二服。亦可作散,空腹服之。及可酒浸服。並治臍下絞痛。

⑧ 摘玄方:**《丹溪摘玄》卷17"腰痛門"** 治腰痛:用芥菜子米醋調成膏藥,貼之腰上,立效。

⑨ 聖惠:**《聖惠方》卷56"治走疰諸方"** 治走疰風毒疼痛……又方:小芥子末(一合),右以蜜和圓如梧桐子大,每服以温酒下十圓,三兩服差,差後不得食五辛。(**按**:時珍所引"和雞子白塗"與原方"蜜和圓"不同。)

⑩ 千金翼:**《千金翼方》卷23"薄貼第八"** 諸卒腫方:取芥子細末,豬膽和如泥,塗病上,日三。

⑪ 千金翼:**《普濟方》卷278"熱腫"** 療熱腫(出《本草》):以家芥子並柏葉搗,敷之無不愈。大約得山芥更妙。(**按**:《千金翼》無此方。《普濟方》所載多同,云"出《本草》",然《證類》未見此方。)

⑫ 肘後:**《肘後方》卷5"治癰疽妒乳諸毒腫方第三十六"** 癰腫雜效方,療熱腫……又搗小芥子末,醋和作餅子,貼腫及瘰癧。數看消即止,恐損肉。此療馬附骨,良。

芥子末以水、蜜和傅,乾即易之。《廣濟方》①。**射工中人**有瘡。用芥子末和酒厚塗之。半日痛即止。《千金方》②。**婦人經閉**不行,至一年者,臍腹痛,腰腿沉重,寒熱往來。用芥子二兩,爲末。每服二錢,熱酒食前服。《仁存方》③。**陰證傷寒**,腹痛厥逆。芥菜子研末,水調貼臍上。《生生編》④。

白芥宋《開寶》⑤附

【釋名】胡芥《蜀本草》⑥、蜀芥。【時珍曰】其種來自胡戎而盛於蜀,故名。

【集解】【恭⑦曰】白芥子粗大白色,如白粱米,甚辛美,從戎中來。【藏器⑧曰】白芥生太原、河東。葉如芥而白,爲茹食之甚美。【保昇⑨曰】胡芥近道亦有之,葉大子白且粗,入藥及啖最佳,而人間未多用之。【時珍曰】白芥處處可種,但人知蒔之者少爾。以八九月下種,冬生可食。至春深莖高二三尺,其葉花而有丫,如花芥葉,青白色。莖易起而中空,性脆,最畏狂風大雪,須謹護之,乃免折損。三月開黄花,香郁。結角如芥角,其子大如粱米,黄白色。又有一種莖大而中實者尤高,其子亦大。此菜雖是芥類,迥然别種也,然入藥勝於芥子。

莖葉。【氣味】辛,温,無毒。【時珍曰】《肘後方》⑩言熱病人不可食胡芥,爲其性暖也。【主治】冷氣。藏器⑪。安五臟,功與芥同。《日華》⑫。

子。【氣味】辛,温,無毒。【主治】發汗,主胸膈痰冷,上氣,面目黄赤。

---

① 廣濟方:**《證類》卷27“芥”** 《廣濟方》:治瘻有九種,不過此方。取芥子搗碎,以水及蜜和滓,傅喉上下,乾易之。

② 千金方:**《千金方》卷25“蛇毒第二”** 治射工中人已有瘡者方:取芥子搗令熟,苦酒和,厚塗瘡上,半日痛便止。

③ 仁存方:**《普濟方》卷333“月水不通”** 芥子散(出《仁存方》):治婦人經脉不行至一年者,臍腹痛,腰腿沉重,寒熱往來。用芥子二兩,爲末,每服二三錢,熱酒調下,食前服之。

④ 生生編:(**按**:僅見《綱目》引録。)

⑤ 開寶:**《開寶》見《證類》卷27“白芥”** 味辛,温,無毒。主冷氣。色白,甚辛美,從西戎來。子,主射工及疰氣,上氣發汗,胸膈痰冷,面黄。生河東。

⑥ 蜀本草:**《蜀本草》見《證類》卷27“芥”** 《蜀本》:《圖經》云:一種葉大,子白且粗,名曰胡芥……

⑦ 恭:**《唐本草》見《證類》卷27“芥”** 《唐本》注……又有白芥,子粗大白色,如白粱米,甚辛美,从戎中来……

⑧ 藏器:**《拾遺》見《證類》卷27“白芥”** 陳藏器云:白芥,生太原。如芥而葉白,爲茹食之,甚美。

⑨ 保昇:**《蜀本草》見《證類》卷27“芥”** 《蜀本》:《圖經》云:一種葉大,子白且粗,名曰胡芥。啗之及藥用最佳,而人間未多用之。

⑩ 肘後方:**《肘後方》卷7“治防避飲食諸毒方第六十七·雜果菜諸忌”** ……病人不可食生胡芥菜。

⑪ 藏器:**《拾遺》見《證類》卷27“白芥”** 陳藏器云:主冷氣……

⑫ 日華:**《日華子》見《證類》卷27“白芥”** 白芥,能安五藏,功用與芥頗同……

又醋研，傅射工毒。《别録》①。槩②惡氣、遁尸、飛尸，及暴風毒腫流四肢疼痛。弘景③。燒煙及服，辟邪魅。《日華》④。【藏器⑤曰】入鎮宅方用。欬嗽，胸脇支滿，上氣多唾者，每用温酒吞下七粒。思邈⑥。利氣豁痰，除寒暖中，散腫止痛，治喘嗽反胃，痺木脚氣，筋骨腰節諸痛。時珍。

【發明】【震亨⑦曰】痰在脇下及皮裏膜外，非白芥子莫能達。古方控涎丹用白芥子，正此義也。【時珍曰】白芥子辛能入肺，温能發散，故有利氣豁痰、温中開胃、散痛消腫辟惡之功。按韓悉《醫通》⑧云：凡老人苦於痰氣喘嗽，胸滿懶食，不可妄投燥利之藥，反耗真氣。悉因人求治其親，静中處三子養親湯治之，隨試隨效。蓋白芥子白色主痰，下氣寬中；紫蘇子紫色主氣，定喘止嗽；蘿蔔子白種者主食，開痞降氣。各微炒研破，看所主爲君。每劑不過三四錢，用生絹袋盛入，煮湯飲之。勿煎太過，則味苦辣。若大便素實者，入蜜一匙。冬月加薑一片尤良。南陵末齋子有辭贊之。

【附方】舊一，新八。反胃上氣。白芥子末，酒服一二錢。《普濟方》⑨。熱痰煩運。白芥子、黑芥子、大戟、甘遂、芒硝、朱砂等分，爲末，糊丸梧子大。每服二十丸，薑湯下。名白芥丸。《普濟方》⑩。冷痰痞滿。黑芥子、白芥子、大戟、甘遂、胡椒、桂心等分爲末，糊丸梧子大。每服

---

① 别録：**《拾遺》見《證類》卷 27"白芥"** ……子主上氣，發汗，胸膈痰冷，面目黄赤……/**《唐本草》見《證類》卷 27"芥"** 《唐本》注……《别録》云：子主射工及疰氣發無常處，丸服之，或擣爲末，醋和塗之，隨手有驗。(**按**：此注"别録"，乃《唐本草》所引，非附《本經》而成之"别録"。此條又糅合《拾遺》所出主治。)

② 槩：字書未見，《綱目》之後引此文者(如《本草原始》等)均作"熨"，故"槩"或爲"熨"之形訛。

③ 弘景：**《千金方》卷 17"飛尸鬼疰第八"** 治遁尸飛尸，又治暴風毒腫，流入四肢頭面方：白芥子一升，蒸熟擣，以黄丹二兩，攪和，分作兩分，用疎布袋盛，更蒸使熱，以薄痛上。當更迭蒸袋，常使熱薄之，如此三五度即定。/**《唐本草》見《證類》卷 27"芥"** 《唐本》注……熨惡疰至良……(**按**："弘景"未有此説。此爲時珍從《千金方》《唐本草》中提取之功效。)

④ 日華：**《日華子》見《證類》卷 27"白芥"** ……子，燒及服，可辟邪魅。

⑤ 藏器：**《拾遺》見《證類》卷 27"白芥"** ……亦入鎮宅用之。

⑥ 思邈：**《千金方》卷 18"欬嗽第五"** 治欬嗽胸脇支滿多唾上氣方……又方：服芥子七丸，以油酒下之。(**按**："芥子"，元刻本、道藏本、四庫本均同。宋本作"豆子"。)

⑦ 震亨：**《丹溪心法》卷 2"痰十三"** ……痰在脅下，非白芥子不能達。痰在皮裏膜外，非薑汁、竹瀝不可導達……

⑧ 醫通：**《韓氏醫通》卷下"懸壺醫案章第六"** 三士求治其親，高年咳嗽，氣逆痰痞，甚切。予不欲以病例，精思一湯，以爲甘旨，名三子養親湯。傳梓四方。/**卷下"方訣無隱章第八"** 三子養親湯：紫蘇子(主氣喘咳嗽)、白芥子(主痰)、蘿蔔子(主食痞兼痰)。右三味各洗淨，微炒，擊碎。看何證多，則以所主者爲君，餘次之。每劑不過三錢，用生絹小袋盛之，煮作湯飲。隨甘旨，代茶水啜用，不宜煎熬太過。若大便素實者，臨服加熟蜜少許。若冬寒，加生薑三片。

⑨ 普濟方：**《普濟方》卷 36"胃反"** 治翻胃，吐食上氣，及羸弱不欲動：用白芥子曬乾，爲末，酒服方寸匕。一方小芥子。

⑩ 普濟方：**《普濟方》卷 167"熱痰"** 治熱痰煩悶，頭暈眼花，四肢不用：甘遂、朱砂、風化朴硝、大戟、白芥子、黑芥子，右等分如前，每服二十丸，薑湯下。

十丸，薑湯下。名黑芥丸。《普濟方》①。**腹冷氣起**。白芥子一升，微炒研末，湯浸蒸餅丸小豆大。每薑湯吞十丸，甚妙。《續傳信方》②。**脚氣作痛**。方見"白芷"。**小兒乳癖**。白芥子研末，水調攤膏貼之，以平爲期。《本草權度》③。**防痘入目**。白芥子末，水調塗足心，引毒歸下，令瘡疹不入目。《全幼心鑑》④。**腫毒初起**。白芥子末，醋調塗之。《瀕湖集簡方》。**胸脇痰飲**：白芥子五錢，白术一兩，爲末，棗肉和搗，丸梧子大，每白湯服五十丸。《摘玄方》⑤。

蕪菁《别録》⑥上品

【釋名】**蔓菁**《唐本》⑦、**九英菘**《食療》⑧、**諸葛菜**。【藏器⑨曰】蕪菁北人名蔓菁。今并、汾、河朔間燒食其根，呼爲蕪根，猶是蕪菁之號。蕪菁，南北之通稱也。塞北、河西種者，名九英蔓菁，亦曰九英菘。根葉長大而味不美，人以爲軍粮。【禹錫⑩曰】《爾雅》云：須，葑蓯。《詩・谷風》云：采葑采菲。毛萇註云：葑，須也。孫炎云：須，一名葑蓯。《禮・坊記》云：葑，蔓菁也。陳、宋之間謂之葑。陸機云：葑，蕪菁也。幽州人謂之芥。郭璞云：葑蓯似羊蹄，葉細，味酯可食。揚雄《方言》云：蘴、蕘，蔓菁也。陳、楚謂之蘴，齊、魯謂之蕘，關西謂之蕪菁，趙、魏謂之大芥。然則葑也，須也，蕪菁也，蔓菁也，葑蓯也，蕘也，芥也，七者一物也。【時珍曰】按孫愐云：蘴，蔓菁苗也。其説甚

---

① 普濟方：**《普濟方》卷167"寒痰"**　治冷痰：桂、胡椒、白芥子、黑芥子、大戟、甘遂，右等分，水糊爲丸如梧桐子大，每服十丸，薑湯下。

② 續傳信方：**《圖經》見《證類》卷27"芥"**　……《續傳信方》：主腹冷夜起，以白芥子一升，炒熟，勿令焦，細研，以湯浸蒸餅，丸如赤小豆，薑湯吞七丸，甚效。

③ 本草權度：**《本草權度》卷中"積聚"**　奶癖方：治小兒癖。白芥子研膏，攤紙上貼。

④ 全幼心鑑：**《全幼心鑒》卷4"疹痘證"**　芥子膏：治嬰孩小兒瘡痘不入眼。白芥子，右爲極細末，用水調傅足心，引毒歸下。

⑤ 摘玄方：**《丹溪摘玄》卷8"痰證門"**　小胃丹：治膈上熱痰、風痰、濕痰，肩膊諸痛。然能損胃氣，食積痰實者用之，不宜多服。取其上焦濕熱痰飲之積，欲其利，則多與之，意消息……一方號二雪丸：白术（一兩）、白芥子（五錢）。

⑥ 别録：**《别録》見《證類》卷27"蕪菁及蘆菔"**　味苦，温，無毒。主利五藏，輕身益氣，可長食之。蕪菁子，主明目。

⑦ 唐本：**《唐本草》見《證類》卷27"蕪菁及蘆菔"**　《唐本》注云：蕪菁，北人名蔓菁……

⑧ 食療：**《食療》見《證類》卷27"菘"**　……九英菘，出河西。

⑨ 藏器：**《拾遺》見《證類》卷27"蕪菁及蘆菔"**　……今并、汾、河朔間，燒食其根，呼爲蕪根，猶是蕪菁之號。蕪菁，南北之通稱也。塞北種者，名九英蔓菁，根大，並將爲軍糧。菘菜，南土所種多是也。

⑩ 禹錫：**《嘉祐》見《證類》卷27"蕪菁及蘆菔"**　禹錫等謹按《爾雅》云：須，葑蓯。釋曰：《詩・穀風》云：采葑采菲。毛云：葑，須也。先儒即以"須，葑蓯"當之。孫炎云：須，一名葑蓯。郭注云：葑蓯似羊蹄，葉細，味酢可食。《禮・坊記》注云：葑，蔓菁也。陳、宋之間謂之葑。陸機云：葑、蕪菁，幽州人謂之芥。《方言》云：蘴、蕘，蕪菁也。陳、楚謂之蘴，齊、魯謂之蕘，關西謂之蕪菁，趙、魏之部謂之大芥。蘴、葑音同，然則葑也，須也，蕪菁也，蔓菁也，葑蓯也，蕘也，芥也，七者一物也。

通。掌禹錫以蕵蕪釋蔓菁，陳藏器謂蕵蕪是酸模，當以陳説爲優。詳見草部“酸模”下。劉禹錫《嘉話録》①云：諸葛亮所止令兵士獨種蔓菁者，取其纔出甲，可生啖，一也；葉舒可煮食，二也；久居則隨以滋長，三也；棄不令惜，四也；回則易尋而采，五也；冬有根可食，六也。比諸蔬其利甚博。至今蜀人呼爲諸葛菜，江陵亦然。又朱輔《溪蠻叢（話）〔笑〕》②云：苗僚猺佬地方産馬王菜，味澀多刺，即諸葛菜也。相傳馬殷所遺，故名。又蒙古人呼其根爲沙吉木兒。

【集解】【弘景③曰】《別録》蕪菁、蘆菔同條。蘆菔是今温菘，其根可食，葉不中噉。蕪菁根細於温菘而葉似菘，好食，西川惟種此。其子與温菘甚相似，而俗方無用，惟服食家鍊餌之，而不言蘆菔子，恐不用也。俗人蒸其根及作菹食，但小薰臭爾。【恭④曰】蕪菁，北人名蔓菁，根、葉及子皆是菘類，與蘆菔全別，體用亦殊。陶言蕪菁似蘆菔，蘆菔葉不堪食，是江表不産二物，理喪其真也。菘子黑色，蔓菁子紫赤色，大小相似，蘆菔子黄赤色而大數倍，且不圓也。【大明⑤曰】蔓菁比蘆菔梗短而細，葉大，連地上生，厚闊短肥而痺，其色紅。【頌⑥曰】蕪菁南北皆有，北土尤多。四時常有，春食苗，夏食心，亦謂之薹子，秋食莖，冬食根。河朔多種，以備飢歲。菜中之最有益者惟此爾。其子夏秋熟時采之。【宗奭⑦曰】蔓菁夏月則枯。當此之時，蔬圃復種，謂之雞毛菜。食心，正在春時。諸菜之中，有益無損，於世有功。采擷之餘，收子爲油，然燈甚明，西人食之。河東、太原所出，其根極大，他處不及也。又出西番吐谷渾地。【機⑧曰】葉是蔓菁，根是蘆菔。【時珍曰】《別録》以蕪菁、蘆菔同條，遂致諸説猜度。或以二物爲一種，或謂二物全別，或謂在南爲萊菔，在北爲蔓菁，殊無定見。今按二物根、葉、花、子都別，非一類也。蔓菁是芥屬，根長而白，其味辛苦而短，莖粗葉大而厚闊。夏初起薹，開黄花，四出如芥，結角亦如芥；其子均圓，似芥子而紫赤色。蘆菔是菘屬，根圓，亦

---

① 嘉話録：**《劉賓客嘉話録》** 諸葛亮所止，令兵士獨種蔓菁者，何也？絢曰：莫不是取其纔出甲者生啗，一也。葉舒可煮食，二也。久居隨以滋長，三也。棄去不惜，四也。回則易尋而採之，五也。冬有根可斸食，六也。比諸蔬屬，其利亦博乎。曰：信矣。三蜀之人，今呼蔓菁爲諸葛菜，江陵亦然。

② 溪蠻叢笑：**《溪蠻叢笑·馬王菜》** 葉似蔓菁，味苦，多刺，即諸葛菜也。

③ 弘景：**《集注》見《證類》卷27“蕪菁及蘆菔”** 陶隱居云：蘆菔是今温菘，其根可食，葉不中噉。蕪菁根乃細于温菘，而葉似菘，好食。西川惟種此，而其子與温菘甚相似，小細爾。俗方無用，服食家亦煉餌之，而不云蘆菔子，恐不用也。俗人蒸其根及作菹，皆好，但小熏臭爾……

④ 恭：**《唐本草》見《證類》卷27“蕪菁及蘆菔”** 《唐本》注云：蕪菁，北人名蔓菁，根、葉及子，乃是菘類，與蘆菔全别，至於體用亦殊。今言蕪菁子似蘆菔，或謂蘆菔葉不堪食，兼言小熏體，是江表不産二物，斟酌注銘，理喪其真爾……/**《唐本草》見《證類》卷27“菘”** ……其子亦隨色變，但粗細無異爾。菘子黑，蔓菁子紫赤，大小相似。惟蘆菔子黄赤色，大數倍，復不圓也……

⑤ 大明：**《日華子》見《證類》卷27“蕪菁及蘆菔”** 蔓菁，梗短葉大，連地上生，闊葉紅色者是蔓菁。

⑥ 頌：**《圖經》見《證類》卷27“蕪菁及蘆菔”** 蕪菁及蘆菔，舊不著所出州土，今南北皆通有之……此二菜，北土種之尤多。蕪菁，四時仍有，春食苗，夏食心，亦謂之薹子，秋食莖，冬食根，河朔尤多種，亦可以備饑歲。菜中之最有益者惟此耳……

⑦ 宗奭：**《衍義》卷19“蕪菁，蘆菔”** ……蕪菁，今世俗謂之蔓菁。夏則枯，當此之時，蔬圃中復種之，謂之雞毛菜。食心，正在春時。諸菜之中，有益無損，于世有功。採擷之餘，收子爲油。根過食動氣。河東、太原所出極大，他處不及也。又出吐谷渾……

⑧ 機：（**按**：或出《本草會編》。書佚，無可溯源。）

有長者,有紅白二色,其味辛甘而永。葉不甚大而糙,亦有花葉者。夏初起薹,開淡紫花,結角如蟲狀,腹大尾尖。子似胡盧巴,不均不圓,黄赤色。如此分之,自明白矣。其蔓菁六月種者,根大而葉蠹。八月種者,葉美而根小。惟七月初種者,根葉俱良。擬賣者純種九英,九英根大而味短,削净爲菹甚佳。今燕京人以瓶醃藏,謂之閉甕菜。

根葉。【氣味】苦,温,無毒。【時珍曰】辛、甘、苦。【宗奭①曰】多食動氣。【主治】利五臟,輕身益氣,可長食之。《别録》②。常食通中,令人肥健。蘇頌③。消食,下氣治嗽,止消渴,去心腹冷痛及熱毒風腫,乳癰妬乳寒熱。孟詵④。

【發明】【詵⑤曰】九英菘出河西,葉大根亦粗長。和羊肉食甚美,常食都不見發病。冬日作菹煮羹食,消宿食,下氣治嗽。諸家商略其性冷,而本草云温,恐誤也。

【附方】舊八,新四。預禳時疾。立春後遇庚子日,温蔓菁汁,合家大小並服之,不限多少,一年可免時疾。神仙教子法⑥。鼻中衄血。諸葛菜生擣汁飲。《十便良方》⑦。大醉不堪,連日病困者。蔓菁菜入少米煮熟,去滓,冷飲之良。《肘後方》⑧。飲酒辟氣。乾蔓菁根二七枚,蒸三遍,碾末。酒後水服二錢,即無酒氣也。《千金》⑨。一切腫毒⑩。生蔓菁根一握,入鹽花少許,同擣封之,日三易之。○《肘後方》⑪用蔓菁葉不中水者,燒灰和臘猪脂封之。丁腫有根。用大鍼刺作孔,削蔓菁根如鍼大,染鐵生衣刺入孔中。再以蔓菁根、鐵生衣等分,擣塗于上。

---

① 宗奭:見前頁注⑦。

② 别録:見 1889 頁注⑥。

③ 蘇頌:**《圖經》見《證類》卷 27"蕪菁及蘆菔"** ……常食之,通中益氣,冷人肥健……

④ 孟詵:**《食療》見《證類》卷 27"蕪菁及蘆菔"** 孟詵云:蔓菁,消食下氣……又,女子妬乳腫……/《食療》:温。下氣。治黄疸,利小便。根主消渴,治熱毒風腫。食令人氣脹滿。

⑤ 詵:**《食療》見《證類》卷 27"菘"** ……九英菘,出河西,葉極大,根亦麤長。和羊肉甚美。常食之都不見發病。其冬月作菹,煮作羹食之,能消宿食,下氣治嗽。諸家商略性冷非温,恐誤也……

⑥ 神仙教子法:**《證類》卷 27"蕪菁及蘆菔"** 《傷寒類要》:神仙教子法:立春後有庚子日,温蕪菁汁,闔家大小並服,不限多少,可理時疾。

⑦ 十便良方:**《普濟方》卷 189"鼻衄"** 治衄血四方(出《十便良方》):一擣諸葛菜(或水蘇、或蘿蔔菜),取汁,吃一盞。(**按**:今存《十便良方》未見此文,不明是否存於殘缺卷帙中。)

⑧ 肘後方:**《肘後方》卷 7"治卒飲酒大醉諸病方第六十八"** 大醉酒,連日煩毒不堪方:蔓菁菜,並少米熟煮,去滓,冷之便飲,則良。

⑨ 千金:**《千金方》卷 25"卒死第一"** 飲酒無酒氣方:乾蔓菁根二七枚,三遍蒸,末兩錢,酒後水服之。

⑩ 一切腫毒:**《證類》卷 27"蕪菁及蘆菔"** 《孫真人食忌》……又方:主一切熱腫毒。取生蔓菁根一握,鹽花入少訖和搗,傅腫上,日三易。(**按**:原無出處,今溯得其源。)

⑪ 肘後方:**《千金方》卷 5"癰疽瘰癧第八"** 治小兒頭秃瘡方……又方:不中水蕪菁葉燒作灰,和猪脂傅之。(**按**:查今本《肘後》無此方,另溯其源。本藥條"附方"中"小兒頭秃"重出此方。)

有膿出即易,須臾根出立瘥。忌油膩、生冷、五辛、粘滑、陳臭。《肘後》①。乳癰寒熱。蔓菁根并葉去土,不用水洗,以鹽和擣塗之。熱即换,不過三五次即瘥。冬月只用根。此方已救十數人。須避風。李絳《兵部手集》②。女子妬乳。生蔓菁根擣,和鹽、醋、漿水煮汁洗之,五六度良。又擣和雞子白封之亦妙。《食療》③。陰腫如斗。生蔓菁根擣封之,治人所不能治者。《集(療)〔驗〕方》④。豌豆斑瘡。蔓菁根擣汁,挑瘡破塗之。三食頃,根出矣。《肘後方》⑤。犬咬傷瘡重發者。用蔓菁根擣汁服之,佳。《肘後》⑥。小兒頭禿。蕪菁葉燒灰,和脂傅之。《千金》⑦。飛絲入眼。蔓菁菜揉爛帕包,滴汁三兩點即出也。《普濟方》⑧。

子。【氣味】苦、辛、平,無毒。【主治】明目。《别録》⑨。療黄疸,利小便。水煮汁服,主癥瘕積聚。少少飲汁,治霍亂心腹脹。末服之,主目暗。爲油入面膏,去黑皯皺文。蘇恭⑩。和油傅蜘蛛咬。藏器⑪。壓油塗頭,能變蒜髪。孟詵⑫。入丸藥服,令人肥健,尤宜婦人。蕭炳⑬。

---

① 肘後:**《千金方》卷22"丁腫第一"** 犯丁瘡方:蕪菁根、鐵生衣,右二味各等分,和擣,以大針刺作孔,復削蕪菁根如針大,以前鐵生衣塗上,刺孔中,又塗所擣者封上,仍以方寸匕緋帛塗帖之。有膿出即易,須臾拔根出,立瘥。忌油膩、生冷、醋滑、五辛、陳臭、粘食。(**按**:查今本《肘後》無此方,另溯其源。)

② 兵部手集:**《證類》卷27"蕪菁及蘆菔"** 《兵部手集》:治奶癰,疼痛,寒熱,傅救十餘人方:蔓菁根、葉,净擇去土,不用洗,以鹽擣傅乳上。熱即换,不過三五度。冬無葉即用根。切須避風。

③ 食療:**《食療》見《證類》卷27"蕪菁及蘆菔"** 孟詵云……又,女子妬乳腫,取其根生擣後,和鹽、醋、漿水煮,取汁洗之,五六度差。又擣和雞子白封之,亦妙。

④ 集療方:**《外臺》卷26"陰腫方"** 《集驗》療男子陰腫大如斗,核痛,人所不能療者方……又方:取蔓菁根搗薄之。(**按**:據溯源所得,原注"集療方"當爲"集驗方"之誤。)

⑤ 肘後方:**《證類》卷27"蕪菁及蘆菔"** 《肘後方》:治豌豆瘡:蔓菁根搗汁,挑瘡破,傅在上,三食頃,根出。(**按**:查今本《肘後》無此方。)

⑥ 肘後:**《肘後方》卷7"治卒爲猘犬所咬毒方第五十一"** 療猘犬咬人,若重發療方……又方:服蔓菁汁,亦佳。

⑦ 千金:**《千金方》卷5"癰疽瘰癧第八"** 治小兒頭禿瘡方……又方:不中水蕪菁葉燒作灰,和豬脂敷之。

⑧ 普濟方:**《普濟方》卷82"外物傷目"** 又方(出《海上方》):治眼飛絲入,腫痛。以白菜及蔓菁菜,揉手帕内,擘開眼,滴汁三兩點,即出。

⑨ 别録:見1889頁注⑥。

⑩ 蘇恭:**《唐本草》見《證類》卷27"蕪菁及蘆菔"** ……其蔓菁子,療黄疸,利小便。水煮三升,取濃汁服,主癥瘕積聚。少飲汁,主霍亂,心腹脹。末服,主目暗……/**《拾遺》見《證類》卷27"蕪菁及蘆菔"** 今按……爲油入面膏,令人去黑皯……(**按**:本條摻入《拾遺》之文。)

⑪ 藏器:**《拾遺》見《證類》卷27"蕪菁及蘆菔"** 今按……和油傅蜘蛛咬……

⑫ 孟詵:**《食療》見《證類》卷27"蕪菁及蘆菔"** ……壓油塗頭,能變蒜髪……

⑬ 蕭炳:**《四聲本草》見《證類》卷27"蕪菁及蘆菔"** 蕭炳云:蔓菁子,别入丸藥用,令人肥健,尤宜婦人。

【發明】【藏器①曰】仙經言蔓菁子九蒸九曝，擣末長服，可斷穀長生。蜘蛛咬者，恐毒入内，擣末酒服，亦以油和傅之。蔓菁園中無蜘蛛，是其相畏也。【時珍曰】蔓菁子可升可降，能汗能吐，能下能利小便，又能明目解毒，其功甚偉，而世罕知用之，何哉？夏初采子，炒過榨油，同麻油鍊熟，一色無異，西人多食之。點燈甚明，但烟亦損目。北魏祖珽囚地窖中，因蕪菁子油燈傷明，即此也。

【附方】舊四，新十八。明目益氣。蕪菁子一升，水九升，煮汁盡，日乾。如此三度，研細。水服方寸匕，日三。亦可研水和米煮粥食。《外臺秘要》②。常服明目。使人洞視、腸肥。用蕪菁子三升，以苦酒三升煮熟日乾，研篩末。以井華水服方寸匕，日三，無所忌。《抱朴子》云：服盡一斗，能夜視有所見物。《千金方》③。青盲眼障，但瞳子不壞者，十得九愈。用蔓菁子六升，蒸之氣遍，合甑取下，以釜中熱湯淋之，乃曝乾還淋，如是三遍，即收杵爲末。食上清酒服方寸匕，日再服。崔元亮《海上方》④。虚勞目暗。方同上法。《普濟方》⑤。補肝明目。蕪菁子淘過一斤，黄精二斤同和，九蒸九晒爲末。每空心米飲服二錢，日再服。〇又方：蔓菁子二升，决明子一升和匀，以酒五升煮乾，曝爲末。每服二錢，温水調下，日二。並《聖惠》⑥。風邪攻目，視物不明，肝氣虚者。用蔓菁子四兩，入瓷瓶中燒黑無聲，取出，入蛇蜕二兩，又燒成炭，爲末。每服半錢，食後酒下，日三服。《聖濟總録》⑦。服食辟穀。蕪菁子熟時采之，水煮三過，令苦味盡，曝擣爲

---

① 藏器：**《拾遺》見《證類》卷27“蕪菁及蘆菔”** 今按……仙經云：長服可斷穀，長生。和油傅蜘蛛咬，恐毒入肉，亦搗爲末酒服。蔓菁園中無蜘蛛，是其相畏也……

② 外臺秘要：**《證類》卷27“蕪菁及蘆菔”** 《外臺秘要》……又方：輕身益氣，明目，蕪菁子一升，水九升，煮令汁盡，日乾，如此三度，搗末，水服方寸匕，日三。

③ 千金方：**《千金方》卷6“目病第一”** 補肝蕪菁子散，常服明目方：蕪菁子三升，净淘，以清酒三升，煮令熟，曝乾，治下篩，以井花水和服方寸匕，稍加至三匕。無所忌，可少少作服之，令人充肥，明目洞視。水煮酒服亦可。/**《抱朴子内篇》卷15“雜應”** ……或苦酒煮蕪菁子令熟，曝乾，末服方寸匕，日三。盡一斗，能夜視有所見矣。(**按**：本條糅合兩家之説。)

④ 海上方：**《圖經》見《證類》卷27“蕪菁及蘆菔”** ……又主青盲。崔元亮《海上方》云：但瞳子不壞者，療十得九愈。蔓菁子六升，一物蒸之，看氣遍，合甑下，以釜中熱湯淋之，乃暴令乾，還淋，如是三遍，即取杵篩爲末。食上清酒服二寸匕，日再……

⑤ 普濟方：**《普濟方》卷234“虚勞目暗”** 治虚勞目暗……又方：用蔓荆子一升，以水九升，煮令汁盡，取出曝乾，如此三度後，搗羅爲末，每服以温水調下二錢，日二三服。(**按**：“蔓荆子”或爲“蔓菁子”之音誤，或爲時珍千慮一失誤置于此。下一注原書亦有“蔓荆子”。)

⑥ 聖惠：**《聖惠方》卷33“治眼昏暗諸方”** 治眼，補肝氣，明目，延年益壽，蔓菁子散方：蔓菁子(一斤，以水淘净)、黄精(二斤，和蔓菁子九蒸九曝乾)，右件藥搗細羅爲散，每服空心以粥飲調下二錢，日午晚食後以温水再調服。/又方：治眼，補肝，除暗明目，决明子散方：决明子(一升)、蔓荆子(一升，用好酒五升，煮酒盡，曝乾)，右件藥搗細羅爲散，每服以温水調下二錢，食後及臨卧服。

⑦ 聖濟總録：**《聖濟總録》卷108“目暈”** 治肝虚風邪攻目，目暈瞻視不明，蔓菁散方：蔓菁子(四兩，洗)、蛇蜕(二兩)，右二味，先用瓷罐盛蔓菁子，火燒黑焦無聲後鈐出，入蛇蜕在内，又輕燒蛇蜕成灰，候冷細研，每服半錢匕，食後温酒調下，日三。

末。每服二錢,温水下,日三次。久可辟穀。蘇頌《圖經本草》①。**黄汗染衣**,涕唾皆黄。用蔓菁子擣末,平旦以井華水服一匙,日再服。加至兩匙,以知爲度。每夜以帛浸小便,逐日看之,漸白則瘥,不過服五升已來也。《外臺秘要》②。**黄疸如金**,睛黄,小便赤。用生蔓菁子末,熟水服方寸匕,日三服。《孫真人食忌》③。**急黄黄疸**及内黄,腹結不通。用蔓菁子擣末,水絞汁服。當得嚏,鼻中出黄水及下利則愈。以子壓油,每服一盞,更佳。陳藏器《本草拾遺》④。**熱黄便結**。用蕪菁子擣末,水和絞汁服。少頃當瀉一切惡物,沙、石、草、髮並出。孟詵《食療本草》⑤。**二便關格**,脹悶欲絶。蔓菁子油一合,空腹服之即通。通後汗出勿怪。《聖惠方》⑥。**心腹作脹**。蔓菁子一大合,揀净擣爛,水一升和研,濾汁一盞,頓服。少頃自利,或自吐,或得汗,即愈。《外臺秘要》⑦。**霍亂脹痛**。蕪菁子水煮汁飲之。《瀕湖集簡方》。**妊娠溺澀**。蕪菁子末水服方寸匕,日二服。《子母秘録》⑧。**風瘮入腹**,身體强,舌乾硬。用蔓菁子三兩爲末,每温酒服一錢。《聖惠方》⑨。**瘭疽發熱**。疽着手、足、肩、背,纍纍如米起,色白,刮之汁出,復發熱。用蕪菁子熟擣,帛裹展轉其上,日夜勿止。《肘後方》⑩。**骨疽不愈**,愈而復發,骨從孔中出者。蕪菁子擣傅

---

① 圖經本草:**《圖經》見《證類》卷27"蕪菁及蘆菔"** ……仙方亦單服。用水煮三過,令苦味盡,暴乾,擣篩,水服二錢匕,日三。久增服,可以辟穀……

② 外臺秘要:**《外臺》卷4"癊黄方"** 又療癊黄汗染衣,涕唾黄者方:取蔓菁子搗細末,平旦以井花水和一大匙服之,日再,漸加至兩匙,以知爲度。每夜小便裏浸少許帛,各書記日,色漸退白,則差。不過服五升以來必差。

③ 孫真人食忌:**《證類》卷27"蕪菁及蘆菔"** 《孫真人食忌》:治黄疸,皮膚、眼睛如金色,小便赤。生蔓菁子末,熟水調下方寸匕,日三。

④ 本草拾遺:**《拾遺》見《證類》卷27"蕪菁及蘆菔"** 《陳藏器本草》云:蕪菁,主急黄,黄疸及内黄,腹結不通。搗爲末,水絞汁服,當得嚏,鼻中出黄水及下痢……

⑤ 食療本草:**《食療》見《證類》卷27"蕪菁及蘆菔"** 孟詵云……又,搗子,水和服,治熱黄,結實不通。少頃當瀉一切惡物、沙石、草鬚並出。

⑥ 聖惠方:**《聖惠方》卷58"治關格大小便不通諸方"** 治大小便關格閉塞,方:右用蔓菁子油一合,空腹服之即通,通後汗出勿怪。

⑦ 外臺秘要:**《外臺》卷4"諸黄方"** 又療黄兼主心腹方。蔓菁子一大合,揀令浄,右一味搗碎熟研,以水一升更和,研濾取汁,可得一大盞,頓服之,少頃自當轉利,或亦自吐,腹中便寬。亦或得汗,便愈。

⑧ 子母秘録:**《證類》卷27"蕪菁及蘆菔"** 《子母秘録》:治妊娠小便不利:蕪菁子末,水服方寸匕,日二。

⑨ 聖惠方:**《聖惠方》卷24"治風瘾胗諸方"** 治風胗入腹,身體腫强,舌乾燥硬,方:蔓菁子(三兩),右搗羅爲末,每服以温酒調下一錢。

⑩ 肘後方:**《肘後方》卷5"治癰疽妒乳諸毒腫方第三十六"** 葛氏:忽得瘭疽著手足肩,累累如米豆,刮汁出,急療之。熬蕪菁熱搗,裹以韝轉其上,日夜勿止。

之,用帛裹定,日一易之。《千金方》①。**小兒頭秃**。蔓菁子末和酢傅之。一日三上。《千金方》②。**眉毛脱落**。蔓菁子四兩炒研,醋和塗之。《聖惠》③。**面黶痣點**。蔓菁子研末,入面脂中,夜夜塗之。亦去面皺。《聖惠方》④。

花。【氣味】辛,平,無毒。【主治】虚勞眼暗。久服長生,可夜讀書。三月三日采花,陰乾爲末,每服二錢,空心井華水下。慎微⑤。

萊菔音來北〇《唐本草》⑥

【釋名】**蘆萉**、郭璞⑦云:蘆音羅;萉,音北,與菔同。**蘿蔔**音羅北、**雹突**《爾雅註》、**紫花菘**同上、**温菘**同上、**土酥**。【保昇⑧曰】萊菔俗名蘿蔔。按《爾雅》云:突,蘆萉。孫炎註云:紫花菘也,俗呼温菘。似蕪菁,大根。俗名雹突,一名蘆菔是矣。【頌⑨曰】紫花菘、温菘,皆南人所呼。吴人呼楚菘,廣南人呼秦菘。【時珍曰】按孫愐《廣韻》⑩言:魯人名菈蘧,音拉荅。秦人名蘿蔔。王禎《農書》⑪言:北人蘿蔔,一種四名:春曰破地錐,夏曰夏生,秋曰蘿蔔,冬曰土酥,謂其潔白如酥也。珍按:菘乃菜名,因其耐冬如松、柏也。萊菔乃根名,上古謂之蘆萉,中古轉爲萊菔,後世訛爲蘿

---

① 千金方:**《千金方》卷22“瘭疽第六”** 治瘡久不瘥。瘥而復發,骨從孔中出,名爲骨疽方……又方:蕪菁子搗敷之,帛裹,一日一易。

② 千金方:**《千金方》卷13“頭面風第八”** 治秃頂方:蕪菁子末,醋和敷之,日三。

③ 聖惠:**《聖惠方》卷41“令生眉毛諸方”** 生眉毛方……又方:蔓荆子(四兩,微炒),右搗羅爲末,以醋和,每夜塗之。(**按**:“蔓荆子”,《普濟方》卷50“生眉”引《聖惠方》作“蔓菁子”。時珍或從《普濟方》轉引。)

④ 聖惠方:**《普濟方》卷51“黶痣”** 治去黶子方,亦治血䵟面皺:用蔓菁子研末。入面脂中及去皺。(**按**:《聖惠方》無此方,另溯其源。)

⑤ 慎微:**《證類》卷27“蕪菁及蘆菔”** 《經驗後方》:治虚勞眼暗:采三月蔓菁花,陰乾爲末,以井花水每空心調下二錢匕。久服長生,可以讀書。

⑥ 唐本草:**《唐本草》見《證類》卷27“萊菔根”** 味辛、甘,温,無毒。散服及炮煮服食,大下氣,消穀,去痰癖,肥健人。生擣汁服,主消渴,試大有驗。

⑦ 郭璞:**《爾雅注疏》卷8“釋草”(郭璞注,邢昺疏)** 葖,蘆萉。(萉,宜爲菔。蘆菔,蕪菁屬,紫花,大根,俗呼雹葖。葖,他忽切。蘆,音羅。萉,蒲北切。)疏:(釋曰:紫花菘也,俗呼温菘,似蕪菁,大根,一名葖,俗呼雹葖,一名蘆菔,今謂之蘿蔔是也。)(**按**:“釋名”項下“爾雅注”及“同上”皆同此。)

⑧ 保昇:**《蜀本草》見《證類》卷27“萊菔根”** 《蜀本》:《圖經》云:名蘆蔔,生江北,秦、晉最多。《爾雅》云:葖,蘆萉,釋曰:紫花菘也。俗呼温菘,似蕪菁,大根,一名葖,俗呼雹葖,一名蘆菔,今謂之蘿蔔是也。(**按**:上文《爾雅》“釋曰”,乃邢昺疏,時珍引時云“孫炎註”,非也。)

⑨ 頌:**《圖經》見《證類》卷27“蕪菁及蘆菔”** ……然則紫花菘、温菘,皆南人所呼也。吴人呼楚菘,廣南人呼秦菘……

⑩ 廣韻:**《原本廣韻》卷5“二十七合”** 菈,菈蘧。秦人呼蘿蔔。

⑪ 農書:**《農書》卷29“蘿蔔”** ……老圃云:蘿蔔一種而四名:春曰破地錐,夏曰夏生,秋曰蘿蔔,冬曰土酥。故黄山谷云:金城土酥浄如練,以其潔也……

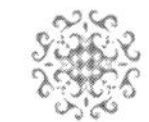

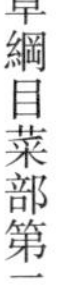

蔔,南人呼爲蘿瓟。瓟與雹同,見晉灼《漢書註》①中。陸佃②乃言萊菔能制麪毒,是來麰之所服,以菔音服,蓋亦就文起義耳。王氏《博濟方》③稱乾蘿蔔爲仙人骨,亦方士謬名也。

【集解】【弘景④曰】蘆菔是今温菘,其根可食。俗人蒸其根及作菹食,但小薰臭爾。葉不中啖。又有菾,根細而過辛,不宜服之。【恭⑤曰】萊菔即蘆菔也。嫩葉爲生菜食,大葉可熟啖。陶氏言不中食,理喪其真也。江北、河北、秦、晉最多,登、萊亦好。【頌⑥曰】萊菔南北通有,北土尤多。有大小二種:大者肉堅,宜蒸食;小者白而脆,宜生啖。河朔極有大者,而江南、安州、洪州、信陽者甚大,重至五六斤,或近一秤,亦一時種蒔之力也。【瑞⑦曰】夏月復種者,名夏蘿蔔。形小而長者,名蔓菁蘿蔔。【時珍曰】萊菔今天下通有之。昔人以蕪菁、萊菔二物混註,已見"蔓菁"條下。圃人種萊菔,六月下種,秋采苗,冬掘根。春末抽高薹,開小花紫碧色。夏初結角。其子大如大麻子,圓長不等,黄赤色。五月亦可再種。其葉有大者如蕪菁,細者如花芥,皆有細柔毛。其根有紅、白二色。其狀有長、圓二類。大抵生沙壤者脆而甘,生瘠地者堅而辣。根、葉皆可生可熟,可菹可醬,可豉可醋,可糖可腊,可飯,乃蔬中之最有利益者,而古人不深詳之,豈因其賤而忽之耶?抑未諳其利耶?

【氣味】根:辛、甘。葉:辛、苦,温,無毒。【詵⑧曰】性冷。【思邈⑨曰】平。不可與地黄同食。令人髮白,爲其澀營衛也。【時珍曰】多食萊菔動氣,惟生薑能制其毒。又伏硇砂。

【主治】散服及炮煮服食,大下氣,消穀和中,去痰癖,肥健人。生擣汁服,止消渴,試大有驗。《唐本》⑩。利關節,理顔色,練五臟惡氣,制麪毒,行風

---

① 漢書注:(**按**:查《漢書》未能溯得其源。)

② 陸佃:**《埤雅》卷16"釋草·菘"** ……來菔,言來麰之所服也。(**按**:"來麰"指大小麥。"來麰之所服",時珍直譯爲"制麪毒"。)

③ 博濟方:**《普濟方》卷184"冷氣"** 金鑠丸(出《王氏博濟方》……仙人骨(故蘿菔是也。三兩,炒令黄)……

④ 弘景:**《集注》見《證類》卷27"蕪菁及蘆菔"** 陶隱居云:蘆菔是今温菘,其根可食,葉不中噉……俗人蒸其根及作菹,皆好,但小熏臭爾。又有菾根,細而過辛,不宜服之。

⑤ 恭:**《唐本草》見《證類》卷27"萊菔根"** 《唐本》注云:陶謂温菘是也。其嫩葉爲生菜食之,大葉熟噉,消食和中。根效在蕪菁之右。/《蜀本》:《圖經》云:名蘆菔,生江北,秦、晉最多。**/卷27"蕪菁及蘆菔"** 《唐本》注云……或謂蘆菔葉不堪食,兼言小薰體,是江表不産二物,斟酌注銘,理喪其真爾。**/《衍義》卷19"萊菔根"** ……河北甚多,登、萊亦好。(**按**:時珍所引揉合諸家之説。)

⑥ 頌:**《圖經》見《證類》卷27"蕪菁及蘆菔"** 蕪菁及蘆菔,舊不著所出州土,今南北皆通有之。蕪菁即蔓菁也,蘆菔即下萊菔(音匐),今俗呼蘿葍是也。此二菜,北土種之尤多……此有大、小二種,大肉堅宜蒸食,小者白而脆宜生啖……河朔蘆菔極有大者,其説舊矣。而江南有國時,有得安州、洪州、信陽者,甚大,重至五六斤,或近一秤,亦一時種蒔之力也……

⑦ 瑞:**《日用本草》卷7"萊菔"** ……夏生又名夏蘿蔔,夏至節前,則發氣。冬月有益。一種形小而白黄,有根,多蒸食之,名蔓青蘿菔。

⑧ 詵:**《食療》見《證類》卷27"萊菔根"** 孟詵云:蘿蔔,性冷……

⑨ 思邈:**《證類》卷27"萊菔根"** 孫真人:久服澀榮衛,令人髮早白。**/《日華子》見《證類》卷27"萊菔根"** ……不可以地黄同食。(**按**:此條糅入《日華子》之説。)

⑩ 唐本:見1895頁注⑥。

氣，去邪熱氣。蕭炳①。利五臟，輕身，令人白净肌細。孟詵②。消痰止欬，治肺痿吐血，温中補不足。同羊肉、銀魚煮食，治勞瘦欬嗽。《日華》③。同猪肉食，益人。生擣服，治禁口痢。汪穎④。擣汁服，治吐血衄血。吴瑞⑤。寬胸膈，利大小便。生食，止渴寬中；煮食，化痰消導。寧原⑥。殺魚鯉氣，治豆腐積。汪機⑦。主吞酸，化積滯，解酒毒，散瘀血，甚效。末服，治五淋。丸服，治白濁。煎湯，洗脚氣。飲汁，治下痢及失音，并煙熏欲死。生擣，塗打撲湯火傷。時珍。

【發明】【頌⑧曰】萊菔功同蕪菁，然力猛更出其右。斷下方亦用其根，燒熟入藥。尤能制麵毒。昔有婆羅門僧東來，見食麥麪者，驚云：此大熱，何以食之？又見食中有蘆菔，乃云：賴有此以解其性。自此相傳，食麵必啖蘆菔。【炳⑨曰】擣爛制麵，作餺飥食之最佳，飽食亦不發熱。酥煎食之，下氣。凡人飲食過度，生嚼嚥之便消。【慎微⑩曰】按楊億《談苑》云：江東居民言，種芋三十畝，計省米三十斛；種蘿蔔三十畝，計益米三十斛。則知蘿蔔果能消食也。【宗奭⑪曰】服地黄、何首烏人食萊菔，則令人髭髮白。世皆以爲此物味辛、下氣速也。然生薑、芥子更辛，何止能散而已。蓋萊菔

---

① 蕭炳：**《四聲本草》見《證類》卷 27"萊菔根"** 蕭炳云：蘿蔔根，消食，利關節，理顏色，練五藏惡氣，制麵毒。凡人飲食過度，生嚼咽之，便消。研如泥，制麪作餺飥佳，飽食亦不發熱。亦主肺嗽吐血。酥煎食，下氣。/**《食性本草》見《證類》卷 27"菘"** 陳士良云：紫花菘，平，無毒。行風氣，去邪熱氣。(**按**：此條糅入陳士良之説。)

② 孟詵：**《食療》見《證類》卷 27"萊菔根"** ……利五藏，輕身。根，服之令人白净肌細。

③ 日華：**《日華子》見《證類》卷 27"萊菔根"** 蘿蔔，平，能消痰止欬，治肺痿吐血。温中，補不足，治勞瘦欬嗽，和羊肉、鯽魚煮食之……

④ 汪穎：**《食物本草》卷 1"菜類・蘿蔔"** ……生汁，主消渴、噤口痢，大驗。同豬羊肉、鯽魚煮食，更補益……

⑤ 吴瑞：**《日用本草》卷 7"萊菔"** 生擣汁服，主消渴，吐血衄血。

⑥ 寧原：**《食鑑本草》卷下"白蘿蔔"** 利五臟，寬胸膈，消食下氣，利大小便。久食之白髮。大者堅而宜熟食之，化痰消穀。小者脆而宜生啖之，止渴寬中。

⑦ 汪機：(**按**：或出《本草會編》。書佚，無可溯源。)

⑧ 頌：**《圖經》見《證類》卷 27"蕪菁及蘆菔"** ……萊菔功用亦同，然力猛更出其右。斷下方亦用其根燒熟入藥，尤能制麪毒。昔有婆羅門僧東來，見食麥麪者云：此大熱，何以食之。又見食中有蘆菔，云賴有此以解其性，自此相傳，食麪必啖蘆菔……

⑨ 炳：見本頁注①。

⑩ 慎微：**《證類》卷 27"萊菔根"** 楊文公《談苑》：江東居民歲課種藝，初年種芋三十畝，計省米三十斛。次年種蘿蔔三十畝，計益米三十斛。可知蘿蔔消食也。

⑪ 宗奭：**《衍義》卷 19"萊菔根"** ……服地黄、何首烏人食之，則令人髭髮白。世皆言草木中，惟此下氣速者，爲其辛也。不然，如生薑、芥子又辛也，何止能散而已。萊菔辛而又甘，故能散緩而又下氣速也。散氣用生薑，下氣用萊菔。

辛而又甘，故能散緩而又下氣速也。所以散氣用生薑，下氣用萊菔。【震亨[①]曰】萊菔屬土，有金與水。寇氏言其下氣速，人往往煮食過多，停滯成溢飲，豈非甘多而辛少乎？【時珍曰】萊菔根、葉同功，生食升氣，熟食降氣。蘇、寇二氏止言其下氣速，孫真人言久食澀營衛，亦不知其生則噫氣，熟則洩氣，升降之不同也。大抵入太陰、陽明、少陽氣分，故所主皆肺、脾、腸、胃、三焦之病。李九華[②]云：萊菔多食滲人血。則其白人髭髮蓋亦由此，非獨因其下氣、澀營衛也。按《洞微志》[③]云：齊州有人病狂，云夢中見紅裳女子引入宮殿中，小姑令歌，每日遂歌云：五靈樓閣曉玲瓏，天府由來是此中。惆悵悶懷言不盡，一丸蘿蔔火吾宮。有一道士云：此犯大麥毒也。少女心神，小姑脾神。醫經言蘿蔔制麵毒，故曰火吾宮。火者，毀也。遂以藥并蘿蔔治之果愈。又按張杲《醫説》[④]云：饒民李七病鼻衄甚危，醫以蘿蔔自然汁和無灰酒飲之即止。蓋血隨氣運，氣滯故血妄行，蘿蔔下氣而酒導之故也。又云：有人好食豆腐中毒，醫治不效。忽見賣豆腐人言其妻誤以蘿蔔湯入鍋中，遂致不成。其人心悟，乃以蘿蔔湯飲之而瘳。物理之妙如此。又《延壽書》[⑤]載李師逃難入石窟中，賊以烟熏之垂死，摸得蘿蔔菜一束，嚼汁嚥下即甦。此法備急，不可不知。

【附方】舊二，新二十一。**食物作酸**。蘿蔔生嚼數片，或生菜嚼之亦佳，絶妙。乾者、熟者、鹽淹者，及人胃冷者，皆不效。《瀕湖集簡方》。**反胃噎疾**。蘿蔔蜜煎浸，細細嚼嚥良。《普濟方》[⑥]。**消渴飲水**。獨勝散：用出了子蘿蔔三枚，净洗切片，日乾爲末。每服二錢，煎猪肉湯澄清調下，日三服，漸增至三錢。生者擣汁亦可，或以汁煮粥食之。《圖經本草》[⑦]。**肺痿欬血**。蘿蔔和羊肉或鯽魚煮熟頻食。《普濟方》[⑧]。**鼻衄不止**。蘿蔔擣汁半盞，入酒少許熱服，并以汁注

---

① 震亨：**《衍義補遺·萊菔根》** 屬土而有金與水。《本草》言下氣速，往往見煮食之多者，停滯膈，成溢飲病，以其甘多而辛少也……

② 李九華：**《延壽書》卷 3“菜蔬”** 萊菔力弱，人不宜多食。生者滲人血。

③ 洞微志：**《説郛》弓 39《洞微志》** 顯德中，齊州有人病狂，每唱歌曰……又歌曰：“五雲華蓋晚玲瓏，天府由來汝腑中。惆悵此情言不盡，一丸蘿蔔火吾宮。”後遇一道士，作法治之，云每見一紅衣小女引入宮殿，皆多紅，名紫州小姑令。道士曰：此正犯天喪毒。女郎心神小姑，脾神也。按醫紅蘿蔔治麪毒，故曰火吾宮。即以藥兼蘿蔔食之，其疾遂愈。

④ 醫説：**《醫説》卷 4“鼻衄吐血·鼻衄”** 饒州士民李七苦鼻衄，垂至危困。醫授以方，取蘿蔔自然汁，和無灰酒，飲之則止。醫云：血隨氣運轉，氣有滯逆，所以妄行。蘿蔔最下氣，而酒導之，是以一服效……/**《醫説》卷 6“中豆腐毒”** 人有好食豆腐，因中其毒，醫治不效。偶更醫，醫至中途，適見做豆腐人家，夫婦相爭，因問之云：今早做豆腐，妻誤將蘿蔔湯置腐鍋中，今豆腐更就不成。蓋腐畏蘿蔔也。醫得其説，至病家，凡用湯使，率以蘿蔔煎湯，或調或嚥，病者遂愈。

⑤ 延壽書：**《普濟方》卷 255“怪疾”** 治居民逃避石窟中，賊以火煙薰之（出《經驗良方》）：昔學師者，被煙薰欲死，迷悶中摸索得一束蘆菔，俗名蘿蔔，嚼汁下咽而甦。蘆菔細物，活人之功如此……（**按**：《延壽書》無此文，誤注出處。）

⑥ 普濟方：**《普濟方》卷 36“胃反”** 治翻胃吐食……又方：用蘿蔔搥碎蜜煎，細細嚼咽。

⑦ 圖經本草：**《圖經》見《證類》卷 27“蕪菁及蘆菔”** ……又今醫以治痟渴，其方：出了子蘿蔔三枚，净洗薄切，暴乾，一味擣羅爲散，每服二錢，煎豬肉湯澄清調下，食後臨卧，日三服，漸增至三錢差。（**按**：《證類》卷 27“萊菔根”有《簡要濟衆》方，與此方相同。）

⑧ 普濟方：**《普濟方》卷 27“肺痿”** 治肺痿吐血：用蘿蔔和羊肉、鯽魚煮食之。

鼻中皆良。或以酒煎沸,入蘿蔔再煎,飲之。《衛生易簡方》①。**下痢禁口**。蘿蔔擣汁一小盞,蜜一盞,水一盞,同煎。早一服,午一服。日晡米飲吞阿膠丸百粒。如無蘿蔔,以子擂汁亦可。一方加枯礬七分,同煎。一方只用蘿蔔菜煎湯,日日飲之。○《普濟方》②用蘿蔔片,不拘新舊,染蜜噙之,嚥汁。味淡再换。覺思食,以肉煮粥與食,不可過多。**痢後腸痛**。方同上。**大腸便血**。大蘿蔔皮燒存性,荷葉燒存性,蒲黄生用,等分爲末。每服一錢,米飲下。《普濟》③。**腸風下血**。蜜炙蘿蔔,任意食之。昔一婦人服此有效。《百一選方》④。**酒疾下血**,連旬不止。用大蘿蔔二十枚,留青葉寸餘,以井水入罐中,煮十分爛,入淡醋,空心任食。《壽親養老方》⑤。**大腸脱肛**。生菜菔擣,實臍中,束之。覺有瘡即除。《摘玄方》⑥。**小便白濁**。生蘿蔔剜空留蓋,入吴茱萸填滿,蓋定簽住,糯米飯上蒸熟,取去茱萸,以蘿蔔焙,研末,糊丸梧子大。每服五十丸,鹽湯下,日三服。《普濟》⑦。**沙石諸淋**,疼不可忍。用蘿蔔切片,蜜浸少時,炙乾數次,不可過焦。細嚼,鹽湯下,日三服。名瞑眩膏。《普濟》⑧。**遍身浮腫**。出了子蘿蔔、浮麥等分,浸湯飲之。《聖濟總

---

① 衛生易簡方:**《衛生易簡方》卷4"鼻衄"** 治鼻衄……又方:用蘿蔔汁、酒各半盞和勻,温熱服。/**《衛生易簡方》卷12"雜證"** 治鼻衄:用生蘿蔔去葉搗汁,仰頭滴入鼻中。或血妄行,取汁飲之立效。(**按**:時珍糅合此二方爲一方。)

② 普濟方:**《普濟方》卷211"熱痢"** 治諸熱痢血痢,及痛後大腸裹痛方:用蘿蔔截碎研細,濾清汁一小盞,蜜水相拌一盞,同煎,早午食前服,日晡以米飲下黄連阿膠丸百粒。無蘿蔔,以蘿蔔子代之。/**《普濟方》卷213"下痢不能飲食"** 噤口痢:用蘿蔔片不以新舊,用好蜜擦於片上,令患人口噙。覺味淡,再换令噙。漸覺思食,却用肉煮粥,令患人聞香與食,再用平胃散爲妙。(**按**:"一方加枯礬……日日飲之"兩方未能溯得其源。)

③ 普濟:**《普濟方》卷37"腸風下血"** 治便血:蒲黄(生用)、荷葉(頂)、大蘿蔔皮(各等分),右將荷葉、大蘿蔔皮燒帶性,碾末和勻,米湯調下,空心服。

④ 百一選方:**《百一選方》卷14"第二十二門"** 治腸風:親曾見一婦人服之立效。右蜜炙蘿蔔,任意食之。

⑤ 壽親養老方:**《壽親養老》卷4"蘿蔔菜"** 治酒疾下血水止:生蘿蔔,右一味揀稍大圓實者二十枚,留上青葉寸餘及下根,用瓷瓶取井水煮令爛熟,薑米淡醋,空心任意食之,立止。用銀器重湯煮尤佳。

⑥ 摘玄方:**《丹溪摘玄》卷5"脱肛門"** 脱肛:生菜菔實臍中,帛束之,覺臍有瘡,除根。

⑦ 普濟:**《百一選方》卷15"第二十三門"** 治小便白濁,葛丞相傳:吴茱萸(不以多少,揀净),右以大蘿蔔切下蓋子,剜作罐子,以茱萸填滿,用水線紮定,飯甑上蒸,以蘿蔔爛熟爲度,取出,將茱萸焙乾,爲細末,却以爛蘿蔔和元如梧桐子大,空心鹽湯、米飲任下三五十元。(**按**:《普濟》無此方,另溯其源。)

⑧ 普濟:**《普濟方》卷214"小便淋秘門·總論"** 瞑眩膏:治諸淋痛不可忍受,及沙石淋。用大蘿蔔切一指厚,四五片,好白蜜淹一時,安净鐵鏟上慢火炙乾,則又蘸蜜,取盡二兩蜜,番覆炙令香軟,不可焦,候温細嚼,以鹽湯一盞送下,立效。

録》①。脚氣走痛。蘿蔔煎湯洗之,仍以蘿蔔晒乾爲末,鋪襪内。《聖濟總録》②。偏正頭痛。生蘿蔔汁一蜆殻,仰卧,隨左右注鼻中,神效。王荆公病頭痛,有道人傳此方,移時遂愈也。以此治人,不可勝數。《如宜方》③。失音不語。蘿蔔生擣汁,入薑汁同服。《普濟方》④。喉痺腫痛。蘿蔔汁和皂莢漿服,取吐。同上⑤。滿口爛瘡。蘿蔔自然汁,頻漱去涎,妙。《瀕湖集簡方》。煙熏欲死。方見發明下。湯火傷灼。生蘿蔔擣塗之。子亦可。《聖濟總録》⑥。花火傷肌。方同上。打撲血聚,皮不破者。用蘿蔔或葉擣封之。《邵氏方》⑦。

子。【氣味】辛、甘,平,無毒。【主治】研汁服,吐風痰。同醋研,消腫毒。《日華》⑧。下氣定喘治痰,消食除脹,利大小便,止氣痛,下痢後重,發瘡疹。時珍。

【發明】【震亨⑨曰】萊菔子治痰,有推墻倒壁之功。【時珍曰】萊菔子之功,長于利氣。生能升,熟能降。升則吐風痰,散風寒,發瘡疹。降則定痰喘欬嗽,調下痢後重,止内痛,皆是利氣之效。予曾用之,果有殊績。

【附方】舊二,新十四。上氣痰嗽,喘促唾膿血。以萊菔子一合,研細煎湯,食上服之。《食醫心鏡》⑩。肺痰欬嗽。萊菔子半升淘净焙乾,炒黄爲末,以糖和丸芡子大。綿裹含之嚥汁,甚妙。《勝金方》⑪。齁喘痰促,遇厚味即發者。蘿蔔子淘净,蒸熟晒研,薑汁浸蒸餅丸緑豆大。

---

① 聖濟總録:**《普濟方》卷193"水氣遍身腫滿"**　治通身腫:出子蘿蔔不拘多少、浮麥不拘多少,右二味一處浸湯服。(**按**:《聖濟總録》無此方,另溯其源。)

② 聖濟總録:**《急救良方》卷1"脚氣第十四"**　又方,治脚氣:用蘿蔔煎湯洗之。或曬乾爲末,鋪襪内。或用楊花如綿絮,鋪在襪内尤佳。(**按**:《聖濟總録》無此方,另溯其源。)

③ 如宜方:**《婦人良方》卷4"婦人血風頭痛方論第五"**　裕陵傳王荆公偏頭疼方,云是禁中秘方:用生蘆菔汁(即蘿蔔)一蜆殻,仰卧,注鼻中,左痛注左,右痛注右,或兩鼻皆注亦可。數十年患,皆一注而愈。東坡云:荆公與僕言,已愈數人。(**按**:未見《如宜方》有此方,另溯其源。)

④ 普濟方:**《普濟方》卷144"傷寒後失音不語"**　治傷寒後,失音不語方:右用蘿蔔自然汁,入少生薑汁,飲一盞。如無,以蘿蔔子入水研服。

⑤ 同上:**《普濟方》卷61"喉痺"**　治痰熱喉閉:用蘿蔔汁和皂角漿,吐之。

⑥ 聖濟總録:(**按**:已查原書,未能溯得其源。)

⑦ 邵氏方:(**按**:《秘傳經驗方》未見原書,待考。)

⑧ 日華:**《日華子》見《證類》卷27"萊菔根"**　……子,水研服,吐風痰。醋研消腫毒……

⑨ 震亨:**《衍義補遺·萊菔根》**　……其子〔有〕推墻倒壁之功……(**按**:丹溪書均尚未見萊菔子"治痰"明言,《綱目》言其"治痰",或從《丹溪心法》卷5、《丹溪治法心要》卷2吐痰法歸納而得。)

⑩ 食醫心鏡:**《證類》卷27"萊菔根"**　《食醫心鏡》……又方:主積年上氣咳嗽,多痰喘促,唾膿血。以子一合,研煎湯,食上服之。

⑪ 勝金方:**《證類》卷27"萊菔根"**　《勝金方》……又方:治肺疾咳嗽。以子半升,淘擇洗,焙乾,於銚子内,炒令黄熟,爲末。以沙糖丸如彈,綿裹含之。

每服三十丸，以口津嚥下，日三服。名清金丸。《醫學集成》①。**痰氣喘息**。蘿蔔子炒，皂莢燒存性，等分爲末，薑汁和，煉蜜丸梧子大。每服五七十丸，白湯下。《簡便單方》②。**久嗽痰喘**。蘿蔔子炒，杏仁去皮尖炒，等分，蒸餅丸麻子大。每服三五丸，時時津嚥。《醫學集成》③。**高年氣喘**。蘿蔔子炒，研末，蜜丸梧子大。每服五十丸，白湯下。《濟生秘覽》④。**宣吐風痰**。《勝金方》⑤用蘿蔔子末，温水調服三錢。良久吐出涎沫。如是攤緩風者，以此吐後用緊疏藥，疏後服和氣散取瘥。○丹溪吐法⑥：用蘿蔔子半升擂細，漿水一椀濾取汁，入香油及蜜些須，温服，後以桐油浸過晒乾鵝翎探吐。**中風口噤**。蘿蔔子、牙皂莢各二錢，以水煎服，取吐。《丹溪方》⑦。**小兒風寒**。蘿蔔子生研末一錢，温葱酒服之，取微汗，大效。《衛生易簡方》⑧。**風秘氣秘**。蘿蔔子炒一合擂水，和皂莢末二錢服，立通。《壽域神方》⑨。**氣脹氣蠱**。萊菔子研，以水濾汁，浸縮砂一兩一夜，炒乾又浸又炒，凡七次，爲末。每米飲服一錢，如神。《朱氏集驗方》⑩。**小兒盤腸氣痛**。用蘿蔔子炒黄研末，乳香湯服半錢。楊仁齋《直指方》⑪。**年久頭風**。萊菔子、生薑等分，

---

① 醫學集成：**《醫學集成》卷3“哮十六”** 清金丸：治哮喘遇厚味發者。蘿蔔子淘净，蒸熟，曬乾，爲末，薑汁浸，(正并)〔蒸餅〕丸爲細丸，每三十丸，津下。

② 簡便單方：**《奇效單方》卷下“十三痰飲”** 治痰火，用：蘿蔔子(炒，爲末)、皂角(燒存性)、生薑汁，加煉蜜爲丸如桐子大，每服五七十丸，不拘時白湯送下。

③ 醫學集成：**《醫學集成》卷3“咳逆嗽十五”** 痰者，戴氏曰：嗽動有痰聲，痰出嗽止者是，宜豁痰……久嗽痰喘，蘿蔔子(炒)、杏仁(去皮尖，等分)，爲末，粥丸麻子大，每十五丸，白湯下。

④ 濟生秘覽：(**按**：書佚，無可溯源。)

⑤ 勝金方：**《證類》卷27“萊菔根”** 《勝金方》：治風痰。以蘿蔔子爲末，温水調一匙頭，良久吐出涎沫。如是攤緩風，以此吐後，用緊疏藥服，疏後服和氣散，差。

⑥ 丹溪吐法：**《丹溪心法》卷5“論吐法九十七”** 凡藥能升動其氣者，皆能吐……一法，用蘿蔔子五合擂，入漿水濾過，入清油、白蜜少許，旋半温，用帛緊束肚皮，然後服，以鵝翎探吐。其鵝翎，平時用桐油浸，皂角水洗，曬乾待用。

⑦ 丹溪方：見上注。

⑧ 衛生易簡方：(**按**：未見該書有全合時珍所引之方者。)

⑨ 壽域神方：**《延壽神方》卷1“閉結部”** 大腸風閉，壅熱結澀……一方：用蘿蔔子一合，擂，令水調皂角灰末二三錢服，立通。以飛鹽安臍中，切蒜瓣於上，灸蒜三壯，妙。

⑩ 朱氏集驗方：**《朱氏集驗方》卷4“虚腫”** 縮砂飲：治氣脹，氣蠱等病，如神。蘿蔔子(研自然汁，浸縮砂仁一宿，炒乾又浸，又炒，不壓。蘿蔔子汁多，浸數次炒乾)，右以縮砂爲細末，每服一大錢，米飲調下。

⑪ 直指方：**《仁齋小兒方》卷2“驚風内瘹證治”** 蘿蔔子散：治盤腸氣痛。蘿蔔子炒黄，不拘多少，右爲末。每服半錢，辣桂煎湯調下。或只入蘇合香丸，則用薑湯調下。(**按**：此方服法與時珍所引有異。)

擣取汁,入麝香少許,搐入鼻中,立止。《普濟方》①。**牙齒疼痛**②。蘿蔔子十四粒生研,以人乳和之。左疼點右鼻,右疼點左鼻。**瘡疹不出**。蘿蔔子生研末,米飲服二錢,良。《衛生易簡方》③。

花。【主治】用糟下酒藏,食之甚美,明目。士良④。

生薑《别録》⑤中品【校正】原附"乾薑"下,今分出。今自草部移入此。

【釋名】【時珍曰】按許慎《説文》⑥,薑作薑,云禦濕之菜也。王安石《字説》⑦云:薑能彊禦百邪,故謂之薑。初生嫩者其尖微紫,名紫薑,或作子薑。宿根謂之母薑也。

【集解】【《别録》⑧曰】生薑、乾薑生犍爲川谷及荆州、揚州。九月采之。【頌⑨曰】處處有之,以漢、温、池州者爲良。苗高二三尺。葉似箭竹葉而長,兩兩相對。苗青根黄,無花實。秋時采根。【時珍曰】薑宜原隰沙地。四月取母薑種之。五月生苗如初生嫩蘆,而葉稍闊似竹葉,對生,葉亦辛香。秋社前後新芽頓長,如列指狀,采食無筋,謂之子薑。秋分後者次之,霜後則老矣。性惡濕洳而畏日,故秋熱則無薑。《吕氏春秋》⑩云:和之美者,有楊樸之薑。楊樸地名,在西蜀。《春秋運斗樞》⑪云:璇星散而爲薑。

---

① 普濟方:**《普濟方》卷45"風頭痛"**　治風頭痛,及偏頭痛吹鼻方:萊菔子(半兩)、生薑汁(半合),右相和研極細,絞取汁,入麝香少許,滴鼻中,嗃入立定。偏頭痛隨左右用之。

② 牙齒疼痛:**《聖惠方》卷34"治牙疼諸方"**　治牙疼……又方:右以蘿蔔子二七粒,去赤皮,細研,以人乳和。左邊牙疼,即於右鼻中點少許。如右邊牙疼,即於左鼻中點之,立效。(**按**:原無出處,今溯得其源。)

③ 衛生易簡方:**《衛生易簡方》卷12"感冒嗽喘"**　治時氣或瘡疹發不出:用(葡)〔蘿〕蔔子,生爲末,每服一二錢,温酒或米飲調下,大效。

④ 士良:**《食性》見《證類》卷27"菘"**　陳士良云……花可以糟下酒藏,甚美。

⑤ 别録:**《本經》《别録》《藥對》見《證類》卷8"生薑"**　味辛,微温。主傷寒頭痛鼻塞,欬逆上氣,止嘔吐。久服去臭氣,通神明。生犍爲川谷及荆州、揚州,九月採。(秦椒爲之使,殺半夏、莨菪毒,惡黄芩、黄連、天鼠糞。)(**按**:"生薑"原附於"乾薑"條,《開寶》將其獨立成條。其功用有黑底白字,視爲《本經》藥亦可。)

⑥ 説文:**《説文·艸部》**　薑,禦溼之菜也。

⑦ 字説:**《埤雅》卷18"釋草·薇"**　……《字説》曰……薑,彊也,彊我者也,於毒邪、臭腥、寒熱皆足以禦之……

⑧ 别録:見本頁注⑤。

⑨ 頌:**《圖經》見《證類》卷8"生薑"**　生薑……今處處有之,以漢、温、池州者爲良。苗高二三尺,葉似箭竹葉而長,兩兩相對。苗青根黄,無花實。秋采根,於長流水洗過,日曬爲乾薑……

⑩ 吕氏春秋:**《吕氏春秋》卷14"本味"**　……和之美者,陽樸之薑,招摇之桂。(陽樸,地名,在蜀郡。招摇,山名,在桂陽。)

⑪ 春秋運斗樞:**《爾雅翼》卷6"薑"**　……《春秋運斗樞》曰:璇星散爲薑,舉無失德逆時,則薑有翼,辛而不臭……

【氣味】辛，微温，無毒。【藏器①曰】生薑温，要熱則去皮，要冷則留皮。【元素②曰】辛而甘温，氣味俱厚，浮而升，陽也。○【之才③曰】秦椒爲之使。殺半夏、莨菪毒。惡黄芩、黄連、天鼠糞。【弘景④曰】久服少志少智，傷心氣。今人噉辛辣物，惟此最常。故《論語》云，每食不撤薑。言可常食，但不可多爾。有病者是所宜矣。【恭⑤曰】《本經》言薑久服通神明，主痰氣，即可常噉。陶氏謬爲此説，檢無所據。【思邈⑥曰】八九月多食薑，至春多患眼，損壽減筋力。孕婦食之，令兒盈指。【杲⑦曰】古人言：秋不食薑，令人瀉氣。蓋夏月火旺，宜汗散之，故食薑不禁。辛走氣瀉肺，故秋月則禁之。《晦菴語録》亦有"秋薑夭人天年"之語。【時珍曰】食薑久，積熱患目，珍屢試有准。凡病痔人多食兼酒，立發甚速。癰瘡人多食，則生惡肉。此皆昔人所未言者也。《相感志》⑧云：糟薑瓶内入蟬蜕，雖老薑無筋。亦物性有所伏耶。【主治】久服去臭氣，通神明。《本經》⑨。歸五臟，除風邪寒熱，傷寒頭痛鼻塞，欬逆上氣，止嘔吐，去痰下氣。《别録》⑩。去水氣滿，療欬嗽時疾。和半夏，主心下急痛。和杏仁作煎，下急痛氣實，心胸擁隔冷熱氣，神效。擣汁和蜜服，治中熱嘔逆，不能下食。甄權⑪。散煩悶，開胃氣。汁作煎服，下一切結實，衝胸膈惡氣，神驗。孟詵⑫。破血調中，去冷氣。汁，解藥毒。藏器⑬。除壯熱，治痰喘脹滿，冷痢腹痛，轉筋心

---

① 藏器：**《拾遺》見《證類》卷8"生薑"** 陳藏器云……須熱即去皮，要冷即留皮。

② 元素：**《醫學啓源》卷下"藥類法象"** 氣之厚者，陽中之陽，氣厚則發熱，辛甘温熱是也。/**"乾薑"** 《主治秘要》云：性熱味辛，氣味俱厚。

③ 之才：**古本《藥對》** 見1902頁注⑤括號中七情文。

④ 弘景：**《集注》見《證類》卷8"生薑"** 陶隱居……又云：生薑，歸五藏，去痰下氣，止嘔吐，除風邪寒熱。久服少志少智，傷心氣。如此則不可多食長禦，有病者是所宜爾。今人噉諸辛辣物，惟此最常。故《論語》云：不徹薑食。言可常噉，但勿過多爾。

⑤ 恭：**《唐本草》見《證類》卷8"生薑"** 《唐本》注云：薑，久服通神明，主風邪，主痰氣。生者尤良。《經》云：久服通神明，即可常噉也。今云少智少志，傷心氣，不可多食者，謬爲此説，檢無所據。

⑥ 思邈：**《證類》卷8"生薑"** 《孫真人食忌》……又方：八月、九月食薑，至春多眼患，損壽，減筋力。/**《博物志》卷2** 婦人妊身……又不可啖生薑，令兒多指。

⑦ 杲：**《本草發揮》卷2"牽牛子"** 東垣云……《經》云：秋不食薑，令人瀉氣。故夏月食薑不禁，爲熱氣正旺之時，夏宜以汗散火，令其汗出，以越其熱，故秋月則禁之。《朱晦菴語録》中有戒："秋食薑則夭人天年……"

⑧ 相感志：**《物類相感志》"飲食"** 糟薑缾内安蟬殼，雖老亦無筋。

⑨ 本經：見1902頁注⑤白字。

⑩ 别録：見1902頁注⑤。

⑪ 甄權：**《藥性論》見《證類》卷8"生薑"** ……又云：生薑，使。主痰水氣滿，下氣。生與乾並治嗽，療時疾，止嘔逆，不下食。生和半夏，主心下急痛。若中熱不能食，擣汁和蜜服之。又汁和杏人作煎，下一切結氣實，心胸擁隔冷熱氣，神效。

⑫ 孟詵：**《食療》見《證類》卷8"生薑"** 孟詵云……謹按：止逆，散煩悶，開胃氣。又薑屑末和酒服之，除偏風。汁作煎，下一切結實，冲胸隔惡氣，神驗。

⑬ 藏器：**《拾遺》見《證類》卷8"生薑"** 陳藏器云：生薑，本功外，汁解毒藥，自餘破血調中，去冷，除痰開胃……

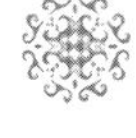

滿,去胸中臭氣、狐臭,殺腹内長蟲。張鼎①。益脾胃,散風寒。元素②。解菌蕈諸物毒。吴瑞③。生用發散,熟用和中。解食野禽中毒成喉痺。浸汁點赤眼。擣汁和黄明膠熬,貼風濕痛甚妙。時珍。

乾生薑。【主治】治嗽温中,治脹滿,霍亂不止,腹痛,冷痢,血閉。病人虚而冷,宜加之。甄權④。薑屑和酒服,治偏風。孟詵⑤。肺經氣分之藥,能益肺。好古⑥。

【發明】【成無己⑦曰】薑、棗味辛、甘,專行脾之津液而和營衛。藥中用之,不獨專於發散也。【杲⑧曰】生薑之用有四:制半夏、厚朴之毒,一也;發散風寒,二也;與棗同用,辛温益脾胃元氣,温中去濕,三也;與芍藥同用,温經散寒,四也。孫真人云,薑爲嘔家聖藥。蓋辛以散之,嘔乃氣逆不散,此藥行陽而散氣也。或問:生薑辛温入肺,何以云入胃口?曰:俗以心下爲胃口者,非矣。咽門之下,受有形之物,係胃之系,便是胃口,與肺系同行,故能入肺而開胃口也。曰:人云夜間勿食生薑,令人閉氣,何也?曰:生薑辛温主開發。夜則氣本收斂,反開發之,則違天道矣。若有病人,則不然也。生薑屑比之乾薑則不熱,比之生薑則不濕。以乾生薑代乾薑者,以其不僭故也。俗言"上牀蘿蔔下牀薑",薑能開胃,蘿蔔消食也。【時珍曰】薑辛而不葷,去邪辟惡,生啖熟食,醋、醬、糟、鹽、蜜煎調和,無不宜之。可蔬可和,可果可藥,其利博矣。凡早行山行,宜含一塊,不犯霧露清濕之氣,及山嵐不正之邪。案方廣《心法附餘》⑨云:凡中風、中暑、中氣、中毒、中惡、乾霍亂,一切卒暴之病,

① 張鼎:**《食療》見《證類》卷8"生薑"** 生薑,温。去痰下氣,除壯熱,治轉筋心滿,去胸中臭氣,通神明……/**《證類》卷8"生薑"** 《食醫心鏡》……湯壺居士云:薑殺腹内長蟲……(**按**:此條糅入《食醫心鏡》之説。)

② 元素:**《湯液本草》卷6"生薑"** 《珍》云:益脾胃、散風寒。

③ 吴瑞:**《日用本草》卷8"生薑"** ……解菌蕈及諸物毒……

④ 甄權:**《藥性論》見《證類》卷8"生薑"** ……乾者治嗽,主温中,用秦艽爲使。主霍亂不止,腹痛,消脹滿,冷痢,治血閉。病人虚而冷,宜加用之。

⑤ 孟詵:**《食療》見《證類》卷8"生薑"** ……又,皮寒,性温。作屑末和酒服,治偏風……

⑥ 好古:**《湯液大法》卷3** 肺:不足爲熱(氣)……乾生薑。

⑦ 成無己:**《傷寒明理論》卷4"藥方論"** 桂枝湯方……薑棗味辛甘,固能發散,而此又不特專於發散之用。以脾主爲胃行其津液,薑棗之用,專行脾之津液而和榮衛者也……

⑧ 杲:**《本草發揮》卷二"生薑"** 潔古云:生薑……其用有四:制厚朴、半夏毒,一;發散風邪,二;温中去濕,三;益脾胃藥之佐,四。東垣云:生薑爲嘔家之聖藥。辛以散之,嘔爲氣不散也,此物能行陽而散氣……海藏云:孫真人言"生薑爲嘔家聖藥"。或則東垣曰:生薑辛温入肺,如何是開胃口?俗指心下爲胃口者,非也。咽門之下,受有形之物,係胃之系,便爲胃口與肺同處,故入肺而闢胃口也。又問曰:人言夜間勿食生薑,食則令人閉氣,何也?曰:生薑辛温,主開發。夜則氣本收斂,反食生薑開發其氣,則違天道,是以不宜食。此以平人論之可也,若有病則不然也。薑屑比之乾薑不熱,比之生薑不潤,以乾生薑代乾薑者,以其不僭也。/**《延壽書》卷3"菜蔬"** 上床蘿蔔下床薑。蓋夜間蘿蔔消宿食,早起薑能開胃也。(**按**:此段末一句乃《延壽書》之文。)

⑨ 心法附餘:**《丹溪心法附餘》卷6"暑門·瘧"** 靈薑飲……廣按:生薑自然汁,凡中風、中暑、中氣、中毒、乾霍亂,一應卒暴之證,與童便同用,立可解散。蓋生薑能開痰,童便能降火故也。

用薑汁與童尿服,立可解散。蓋薑能開痰下氣,童尿降火也。【頌[①]曰】崔元亮《集驗方》載:敕賜薑茶治痢方,以生薑切細,和好茶一兩盌,任意呷之,便瘥。若是熱痢,留薑皮;冷痢,去皮。大妙。【楊士瀛[②]曰】薑能助陽,茶能助陰,二物皆消散惡氣,調和陰陽,且解濕熱及酒食暑氣之毒,不問赤、白通宜用之。蘇東坡治文潞公有效。

【附方】舊二十,新三十。**痰澼卒風**:生薑二兩,附子一兩,水五升,煮取二升,分再服。忌猪肉、冷水。《千金》[③]。**胃虚風熱**不能食。用薑汁半盃,生地黄汁少許,蜜一匙,水三合,和服之。《食療本草》[④]。**瘧疾寒熱**。脾胃聚痰,發爲寒熱。生薑四兩,擣自然汁一酒盃,露一夜。于發日五更面北立,飲即止。未止再服。《易簡》[⑤]。**寒熱痰嗽**初起者。燒薑一塊,含咽之。《本草衍義》[⑥]。**欬嗽不止**。生薑五兩,餳半升,火煎熟,食盡愈。段侍御用之有效。初虞世《必效方》[⑦]。**久患欬噫**。生薑汁半合,蜜一匙煎,温呷服,三服愈。《外臺秘要》[⑧]。**小兒欬嗽**。生薑四兩,煎湯浴之。《千金方》[⑨]。**暴逆氣上**。嚼薑兩三片,屢效。寇氏《衍義》[⑩]。**乾嘔厥逆**[⑪]。頻嚼生薑,嘔家聖藥也。**嘔吐不止**。生薑一兩,醋漿七合,銀器煎取四合,連滓呷之。又

---

① 頌:**《圖經》見《證類》卷8"生薑"** ……崔元亮《集驗方》載:敕賜薑茶治痢方,以生薑切如麻粒大,和好茶一兩碗,呷,任意,便差。若是熱痢即留薑皮,冷即去皮,大妙。

② 楊士瀛:**《直指方》卷2"薑茶治痢法"** 薑能助陽,茶能助陰,二者皆能消散,又且調平陰陽,况於暑毒、酒食毒皆能解之也。不問赤白冷熱通用之。老生薑切如豆許,與茶葉等分,用新水煎服。東坡醫文潞公作效。

③ 千金:**《千金方》卷18"痰飲第六"** 薑附湯,治痰冷澼氣,胸滿短氣,嘔沫,頭痛,飲食不消化方:生薑(八兩)、附子(四兩,生用,四破),右二味,㕮咀,以水八升,煮取二升,分四服。亦主卒風。

④ 食療本草:**《食療》見《證類》卷8"生薑"** ……又,胃氣虚,風熱,不能食。薑汁半雞子殼,生地黄汁少許,蜜一匙頭,和水三合,頓服立差……

⑤ 易簡:**《衛生易簡方》卷2"諸瘧"** 治脾胃聚痰,發爲寒熱:用生薑四兩,和皮搗汁一碗,夜露至曉,空心冷服。

⑥ 本草衍義:**《衍義》卷9"生薑"** ……初得寒熱痰嗽,燒一塊,冷齧之,終日間嗽自愈。

⑦ 必效方:**《外臺》卷9"積年久欬方"** 《必效》療欬嗽積年不差者,胸膈乾痛不利方……又方:生薑(五兩)、餳(半大升),右二味取薑刮去皮,如筭子切之,置餳中,微火煎薑使熟,食使盡則差。段侍御用之,極效。(**按**:初虞世乃北宋人,疑爲唐·孟詵之誤。)

⑧ 外臺秘要:**《證類》卷8"生薑"** 《外臺秘要》:久患咳噫,連咳四五十聲者。取生薑汁半合,蜜一匙頭,煎令熟,温服。如此三服,立效。(**按**:今本《外臺》無此方。)

⑨ 千金方:**《普濟方》卷387"咳嗽"** 治小兒咳嗽:用生薑四兩,煎湯沐浴。(**按**:《千金方》無此方,另溯其源。)

⑩ 衍義:**《衍義》卷9"生薑"** 治暴逆氣,嚼三兩皂子大,下嚥定,屢服屢定……

⑪ 乾嘔厥逆:**《千金方》卷15"嘔吐噦逆第五"** 凡嘔者,多食生薑,此是嘔室聖藥。(**按**:原無出處,今溯得其源。)

殺腹内長蟲。《食醫心鏡》①。**心痞嘔噦**，心下痞堅。生薑八兩，水三升，煮一升。半夏五合洗，水五升，煮一升，取汁同煮一升半，分再服。《千金》②。**反胃羸弱**。《兵部手集》③用母薑二斤，擣汁作粥食。○《傳信適用方》④用生薑切片，麻油煎過爲末，軟柹蘸末嚼嚥。**霍亂欲死**。生薑五兩，牛兒屎一升，水四升，煎二升，分再服，即止。《梅師方》⑤。**霍亂轉筋**，入腹欲死。生薑三兩擣，酒一升，煮三兩沸服。仍以薑擣貼痛處。《外臺秘要》⑥。**霍亂腹脹**，不得吐下。用生薑一斤，水七升，煮二升，分三服。《肘後方》⑦。**腹中脹滿**。綿裹煨薑，内下部。冷即易之。梅師⑧。**胸脇滿痛**。凡心胸脇下有邪氣結實，硬痛脹滿者，生薑一斤，擣渣留汁，慢炒待潤，以絹包于患處，款款熨之。冷再以汁炒，再熨，良久豁然寬快也。陶華《傷寒槌法》⑨。**大便不通**。生薑削，長二寸，塗鹽内下部立通。《外臺》⑩。**冷痢不止**。生薑煨研爲末，共乾薑末等分，以醋和麪作餛飩，先以水煮，又以清飲煮過，停冷，吞二七枚，以粥送下，日一度。《食療》⑪。**消渴飲水**。乾生

---

① 食醫心鏡：**《證類》卷8“生薑”**　《食醫心鏡》：治嘔吐，百藥不差。生薑一兩，切如緑豆大，以醋漿七合，於銀器中煎取四合，空腹和滓旋呷之……湯壺居士云：薑殺腹内長蟲，久食令人少智惠，傷心性。

② 千金：**《證類》卷8“生薑”**　《千金方》……又治心下痞堅，不能食，胸中嘔噦：生薑八兩，細切，以水三升，煮取一升、半夏五合，洗去滑，以水五升，煮取一升，二味合煎，取一升半，稍稍服之。（**按**：今本《千金方》無此方，實出《千金翼》卷18“霍亂第一”。）

③ 兵部手集：**《證類》卷8“生薑”**　《兵部手集》：治反胃，羸弱不欲動。母薑二斤，爛搗，絞取汁，作撥粥服。作時如葛粉粥法。

④ 傳信適用方：**《傳信適用方》卷上“治吐逆”**　治反胃（洪子和傳）：川薑如錢，切，麻油煎過，爲末，用軟柿蘸服。

⑤ 梅師方：**《證類》卷8“生薑”**　《梅師方》：治霍亂吐下不止，欲死：生薑五兩，牛兒屎一升，切薑以水四升，煎取二升，分温服。

⑥ 外臺秘要：**《外臺》卷38“石發後變霍亂及轉筋方”**　又吐痢不止，轉筋入腹欲死方：生薑三兩，切，右一味以酒一升半，煮三沸，頓服之良。

⑦ 肘後方：**《肘後方》卷2“治卒霍亂諸急方第十二”**　治霍亂心腹脹痛，煩滿短氣，未得吐下方……又方：生薑一斤，切，以水七升，煮取一升，分爲三服。

⑧ 梅師：**《證類》卷8“生薑”**　《梅師方》……又方：治腹滿不能服藥。煨生薑綿裹，内下部中，冷即易之。

⑨ 傷寒槌法：**《傷寒六書》卷3“殺車槌法・劫病法”**　一傷寒，舌上生胎……若心胸脅下有邪氣結實，滿悶硬痛，又法用生薑一觔，搗渣去汁，炒微燥帶潤，用絹包於患處，款款熨之。稍可，又將渣和均前汁，炒乾再熨。許久豁然寬快。俱爲良法。

⑩ 外臺：**《外臺》卷1“崔氏方”**　又若胃中有燥糞……又薑兑法：削生薑如小指，長二寸，鹽塗之，内下部中，立通。

⑪ 食療：**《食療》見《證類》卷8“生薑”**　孟詵云……又冷痢，取椒烙之爲末，共乾薑末等分，以醋和麵作小餫飩子，服二七枚。先以水煮，更稀飲中重煮，出停冷，吞之，以粥飲下，空腹一日一度作之良。

薑末一兩，以鯽魚膽汁和丸梧子大。每服七丸，米飲下。《聖惠》[①]。**濕熱發黄**。生薑時時周身擦之，其黄自退也。一方加茵蔯蒿，尤妙。《傷寒槌法》[②]。**暴赤眼腫**。宗奭[③]曰：用古銅錢刮薑取汁，于錢唇點之，淚出。今日點，明日愈，勿疑。〇一治暴風客熱[④]，目赤睛痛腫者。臘月取生薑擣絞汁，陰乾取粉，入銅青末等分。每以少許沸湯泡，澄清温洗，淚出妙。**舌上生胎**。諸病舌胎，以布染井水抹後，用薑片時時擦之，自去。陶華方[⑤]。**滿口爛瘡**[⑥]。生薑自然汁，頻頻漱吐。亦可爲末搽之，甚效。**牙齒疼痛**。老生薑瓦焙，入枯礬末同擦之。有人日夜呻吟，用之即愈。《普濟方》[⑦]。**喉痺毒氣**[⑧]。生薑二斤擣汁，蜜五合，煎匀。每服一合，日五服。**食鳩中毒、食竹雞毒、食鷓鴣毒**。方並見禽部本條。**中萵苣毒、中諸藥毒、猘犬傷人**。並飲生薑汁即解。《小品》[⑨]。**虎傷人瘡**。内服生薑汁。外以汁洗之，用白礬末傅上。《秘覽》[⑩]。**蝮蛇螫人**。薑末傅之，乾即易。《千金》[⑪]。**蜘蛛咬人**。炮薑切片貼之，良。《千金》[⑫]。**刀斧金瘡**。生薑嚼傅，勿動。次日即生肉，甚妙。《扶壽方》[⑬]。**閃拗手足**。生薑、葱白擣爛，和麪炒熱，盦之。**跌撲傷損**。薑汁和酒調生麪貼之。**百蟲入耳**。薑汁少許滴之。**腋下狐**

---

① 聖惠：**《聖濟總録》卷58“消渴”** 治消渴，飲水不止，薑魚丸方：乾生薑末（一兩），右一味，用鯽魚膽汁和丸如梧桐子大，每服七丸，米飲下，不拘時候。（**按**：《聖惠方》無此方，另溯其源。）

② 傷寒槌法：**《傷寒六書》卷3“殺車槌法·劫病法”** 一傷寒，舌上生胎……若發黄者，用生薑時時周身擦之，其黄自退……（**按**：“一方加茵陳蒿”未能溯得其源。）

③ 宗奭：**《衍義》卷9“生薑”** 暴赤眼無瘡者，以古銅錢刮净薑上取汁，于錢唇點目，熱淚出，今日點，來日愈。但小兒甚懼，不須疑，已試良驗。

④ 暴風客熱：**《普濟方》卷73“目赤痛”** 太清散（出《海上方》）：治暴風客熱，目赤睛痛。銅青（半兩，别研）、薑粉末（臘月間用生薑洗切碎，於砂盆内爛研，以新麻布細揉過，取粉，陰乾爲末），右和匀，每用少許沸湯泡，放温頻洗之。（**按**：原無出處，今溯得其源。）

⑤ 陶華方：**《傷寒六書》卷3“殺車槌法·劫病法”** 一傷寒，舌上生胎，不拘滑白黄黑，俱用井水浸青布片，於舌上洗净後，用生薑片子時時浸水刮之，其胎自退……

⑥ 滿口爛瘡：**《得效方》卷17“口病”** 治口瘡立效……又方：生薑自然汁漱口數次，涎出而效。（**按**：原無出處，今溯得其源。）

⑦ 普濟方：**《普濟方》卷66“牙齒疼痛”** 赴筵散，一名晉礬散（出《海上方》）：用老生薑切片，安瓦上，用炭火，却將白礬滲薑上，候焦爲末，擦疼處。有人牙疼，日夜呻吟，用此有驗。

⑧ 喉痺毒氣：**《千金方》卷6“喉病第七”** 治喉痹及毒氣方……又方：生薑二兩，擣取汁，蜜五合，微火煎相合，服一合，日五。（**按**：原無出處，今溯得其源。此方亦見《證類》卷8“生薑”引録。）

⑨ 小品：**《外臺》卷40“狂犬咬人方”** 《小品》療狂犬咬人方……又方：擣生薑汁一升以來，服之佳。（**按**：“中萵苣毒、中諸藥毒”用薑解之法未溯得其源。）

⑩ 秘覽：（**按**：或指《濟生秘覽》，或指《錦囊秘覽》。書皆佚，無可溯源。）

⑪ 千金：**《千金方》卷25“蛇毒第二”** 治蝮蛇毒方……又方：末薑薄之，乾復易。

⑫ 千金：**《千金方》卷25“蛇毒第二”** 治蜘蛛咬人方……又炮薑貼之……

⑬ 扶壽方：**《扶壽精方》卷下“瘡瘍門”** 又治刀斧破傷，以生薑細嚼爛，敷上，勿動，次日肉自生合，效。

臭。薑汁頻塗，絶根。赤白癜風。生薑頻擦之，良。並《易簡》①。兩耳凍瘡。生薑自然汁熬膏塗。《暇日記》②。發背初起。生薑一塊，炭火炙一層，刮一層，爲末，以猪膽汁調塗。《海上方》③。疔瘡腫毒。方見"白芷"下。諸瘡痔漏，久不結痂。用生薑連皮切大片，塗白礬末，炙焦研細，貼之勿動，良。《普濟》④。産後血滯⑤，冲心不下。生薑五兩，水八升，煮服。産後肉線⑥。一婦産後用力，垂出肉線長三四尺，觸之痛引心腹欲絶。一道人令買老薑連皮三斤擣爛，入麻油二斤拌匀炒乾。先以熟絹五尺，折作方結。令人輕輕盛起肉線，使之屈曲作三團，納入産户。乃以絹袋盛薑，就近熏之，冷則更换，熏一日夜縮入大半，二日盡入也。云此乃魏夫人秘傳怪病方也。但不可使線斷，斷則不可治之矣。脉溢怪症。有人毛竅節次血出不止，皮脹如鼓，須臾目、鼻、口被氣脹合，此名脉溢。生薑自然汁和水各半盞服，即安。並夏子益《奇疾方》⑦。

薑皮。【氣味】辛，凉，無毒。【主治】消浮腫，腹脹痞滿，和脾胃，去瞖。時珍。

【附方】舊一。拔白换黑。刮老生薑皮一大升，于久用油膩鍋内，不須洗刷，固濟勿令通氣。令精細人守之，文武火煎之，不得火急，自旦至夕即成矣，研爲末。拔白後，先以小物點麻子大

---

① 易簡：**《衛生易簡方》卷9"折傷"** 治閃拗手足疼痛：用生薑、葱白爛搗，和麵炒熱，盦之。/治攧撲重傷者，用生薑汁四兩，香油四兩，順攪匀，以無灰酒熱調下。/**卷7"耳疾"** 治百虫入耳……或用葱汁、生姜汁灌耳中。/**卷6"腋氣"** 治腋氣：用生薑一塊，搗碎帛裹，涂腋下絶根。/**卷6"紫白癜風"** 治紫癜風……又方：用硫黄一兩，醋煮一日，海螵蛸三個，共爲末。浴後以生薑蘸藥，熟擦患處。須避風少時，數度即愈。

② 暇日記：**《説郛》卷4《暇日記》** 明擴子充言：耳凍，熬薑汁爲膏，塗之即瘥。

③ 海上方：(**按**：查《海上方》諸書及佚文，未能溯得其源。)

④ 普濟：**《普濟方》卷272"諸瘡"** 治一切瘡久不結靨，及痔漏：用生薑連皮切作大片，白礬末摻在上，火上炙焦枯，爲末，瘡乾唾調塗，濕乾貼之。

⑤ 産後血滯：**《證類》卷8"生薑"** 楊氏産乳：胎後血上冲心。生薑五兩切，以水八升，煮三升，分三服。(**按**：原無出處，今溯得其源。)

⑥ 産後肉線：**《得效方》卷10"怪疾"** 婦人臨産，服催生藥驚動太早，未嘗離經，而用力太過，以致肓膜有傷，産後水道中垂出肉線一條，約三四尺長，牽引心腹痛不可忍，以手微動之，則痛苦欲絶。先服失笑散數服，仍用老薑三斤，浄洗，不去皮，于石鉢臼内研爛，用清油二斤拌匀，入鍋内炒熟，以油乾焦爲度。先用熟絹一段，約五尺長，摺作結方，令穩重婦人輕輕盛起肉線，使之屈曲作一團，納在水道口。却用絹袋兜裹油薑，稍温敷在肉線上熏，覺薑漸冷，又用熨斗火熨熱，使之常有薑氣。如薑氣已過，除去，又用新者，如此熏熨一日一夜，其肉線已縮入半。再用前法，越兩日，其肉線盡入腹中，其病安全。却再服失笑散、芎歸湯補理。切不可使肉線斷作兩截，則不可醫。(**按**：原無出處。《普濟方》卷255"怪疾"、卷345"産後諸疾"兩引此方。其中"怪疾"所引云出《危氏方》。時珍綜合《普濟方》兩處同方，其中"云此乃魏夫人秘傳怪病方也。但不可使線斷，斷則不可治之矣"一句乃引自《普濟方》卷345。)

⑦ 奇疾方：**《傳信適用方》卷下"夏子益治奇疾方三十八道"** 第三十二：毛竅非一次齊血出，不出，皮脹膨膨如鼓，須臾眼鼻口被氣脹合，此名血溢。治飲生薑水二盞，自安。

入孔中。或先點鬚下，然後拔之，以指撚入。三日後當生黑者，神效。李卿用之有驗。蘇頌《圖經本草》①。

葉。【氣味】辛，温，無毒。【主治】食鱠成癥，擣汁飲，即消。張機②。

【附方】新一。打傷瘀血。薑葉一升，當歸三兩，爲末。温酒服方寸匕，日三。范汪《東陽方》③。

乾薑《本經》④中品【校正】自草部移附此。

【釋名】白薑見下。

【集解】【弘景⑤曰】乾薑今惟出臨海、章安，數村解作之。蜀漢薑舊美，荆州有好薑，而不能作乾者。凡作乾薑法：水淹三日，去皮置流水中六日，更刮去皮，然後晒乾，置瓷缸中釀三日，乃成。【頌⑥曰】造法：采根于長流水洗過，日晒爲乾薑。以漢、温、池州者爲良。陶説乃漢州乾薑法也。【時珍曰】乾薑以母薑造之。今江西襄、均皆造，以白净結實者爲良，故人呼爲白薑，又曰均薑。凡入藥並宜炮用。

【氣味】辛，温，無毒。【褚⑦曰】苦、辛。【好古⑧曰】大熱。【保昇⑨曰】久服令人目暗。

---

① 圖經本草：**《圖經》見《證類》卷 8"生薑"** ……李卿换白髮方云：刮老生薑皮一大升，於鐺中以文武火煎之，不得令過沸，其鐺惟得多油膩者尤佳，更不須洗刷，便以薑皮置鐺中，密固濟，勿令通氣。令一精細人守之，地色未分，便須煎之，緩緩不得令火急。如其人稍疲，即换人看火，一復時即成，置於瓷缽中，極研之。李云：雖曰一復時，若火候匀，即至日西藥成矣。使時先以小物點取如麻子大，先于白鬚下點藥訖，然後拔之，再拔以手指熟撚之，令入肉。第四日當有黑者生，神效。

② 張機：**《金匱・禽獸魚蟲禁忌並治》** 食鱠多不消，結爲癥病，治之方……或以薑葉汁，飲之一升，亦消。

③ 東陽方：**《外臺》卷 29"被打有瘀血方"** 范汪療被打有瘀血方……又方：薑葉（切，一升）、當歸（三兩），右二味爲末，以酒服方寸匕，日三。

④ 本經：**《本經》《别録》見《證類》卷 8"乾薑"** 味辛，温、大熱，無毒。主胸滿，欬逆上氣，温中，止血，出汗，逐風濕痺，腸澼下痢，寒冷腹痛，中惡霍亂，脹滿，風邪諸毒，皮膚間結氣，止唾血。生者尤良。

⑤ 弘景：**《集注》見《證類》卷 8"生薑"** 陶隱居云：乾薑，今惟出臨海、章安兩三村解作之。蜀漢薑舊美，荆州有好薑，而並不能作乾者。凡作乾薑法，水淹三日畢，去皮，置流水中六日，更去皮，然後曬乾，置甕缸中，謂之釀也。

⑥ 頌：**《圖經》見《證類》卷 8"生薑"** ……秋採根，於長流水洗過，日曬爲乾薑。漢州乾薑法：以水淹薑三日，去皮，又置流水中六日，更刮去皮，然後曝之，令乾，釀於甕中，三日乃成也……以温州白乾薑一物……湯使任用，其效如神……

⑦ 褚：（**按**：查褚澄《褚氏遺書》無此説，未能溯得其源。）

⑧ 好古：**《湯液本草》卷 6"乾薑"** 氣熱，味大辛。辛，大熱……

⑨ 保昇：**《嘉祐》見《證類》卷 8"乾薑"** 《唐本》又云：治風，下氣，止血，宣諸絡脉，微汗，久服令眼暗。（**按**：此《唐本》爲《嘉祐》所引，或爲《唐本草》原本佚文，或爲《蜀本草》增廣之文。時珍注出"保昇"，恐取後者。）

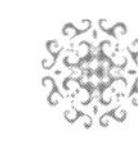

餘同生薑。【時珍曰】《太清外術》[①]言：孕婦不可食乾薑，令胎内消。蓋其性熱而辛散故也。

【主治】胸滿，欬逆上氣，温中止血，出汗，逐風濕痺，腸澼下痢。生者尤良。《本經》[②]。寒冷腹痛，中惡霍亂脹滿，風邪諸毒，皮膚間結氣，止唾血。《别録》[③]。治腰腎中疼冷、冷氣，破血去風，通四肢關節，開五臟六腑，宣諸絡脉，去風毒冷痺，夜多小便。甄權[④]。消痰下氣，治轉筋吐瀉，腹臟冷，反胃乾嘔，瘀血撲損，止鼻洪，解冷熱毒，開胃，消宿食。大明[⑤]。主心下寒痞，目睛久赤。好古[⑥]。

【發明】【元素[⑦]曰】乾薑氣薄味厚，半沉半浮，可升可降，陽中之陰也。又曰：大辛大熱，陽中之陽。其用有四：通心助陽，一也；去臟腑沈寒痼冷，二也；發諸經之寒氣，三也；治感寒腹痛，四也。腎中無陽，脉氣欲絶，黑附子爲引，水煎服之，名薑附湯。亦治中焦寒邪，寒淫所勝，以辛散之也。又能補下焦，故四逆湯用之。乾薑本辛，炮之稍苦，故止而不移，所以能治裏寒，非若附子行而不止也。理中湯用之者，以其回陽也。【李杲[⑧]曰】乾薑生辛炮苦，陽也。生則逐寒邪而發表，炮則除胃冷而守中。多用則耗散元氣，辛以散之，是壯火食氣故也，須以生甘草緩之。辛熱以散裏寒，同

---

① 太清外術：**《酉陽雜俎》卷11"廣知"** 《隱訣》言：《太清外術》……婦人有娠，食乾薑令胎内消……

② 本經：見1909頁注④白字。

③ 别録：見1909頁注④。

④ 甄權：**《藥性論》見《證類》卷8"生薑"** 乾薑，臣，味苦、辛。治腰腎中疼冷，冷氣，破血去風，通四肢關節，開五藏六腑，去風毒冷痺，夜多小便……（**按**："宣諸絡脉"乃《嘉祐》引《唐本》之文，摻入《藥性論》中。）

⑤ 大明：**《日華子》見《證類》卷8"生薑"** 乾薑，消痰，下氣，治轉筋吐瀉，腹藏冷，反胃乾嘔，瘀血撲損，止鼻洪，解冷熱毒，開胃，消宿食。

⑥ 好古：**《湯液大法》卷3** 肺：不足爲熱（氣）……乾生薑。（**按**："目睛久赤"未能溯及其源。）

⑦ 元素：**《醫學啓源》卷下"乾薑"** 氣熱，味大辛，治沉寒痼冷，腎中無陽，脉氣欲絶，黑附子爲引，用水同煎二物，薑附湯是也。〔亦〕治中焦有寒。《主治秘要》云：性熱味辛，氣味俱厚，半沉半浮，可升可降，陽中陰也。其用有四：通心氣助陽一也。去臟腑沉寒二也。發諸經之寒氣三也。〔治〕感寒腹疼四也。又云：辛温純陽。/**《湯液本草》卷6"乾薑"** 氣熱，味大辛。辛，大熱。味薄氣厚，陽中之陽也……《珍》云：寒淫所勝，以辛散之……易老云：乾薑能補下焦，去寒，故四逆湯用之。乾薑本味辛，及見火候，稍苦，故止而不移，所以能治裏寒。非若附子行而不止也。理中湯用此者，以其四順也。

⑧ 李杲：**《珍珠囊·諸品藥性主治指掌》（《醫要集覽》本）"乾薑"** 生則味辛，炮則味苦。可升可降，陽也。其用有二：生則逐寒邪而發表；炮則除胃冷而温中。/**《本草發揮》卷2"乾薑"** 東垣云……如多用則耗散元氣，蓋辛以散之，則壯火食氣故也。須以生甘草緩之。辛熱散内寒，散陰寒、肺寒，與五味子同用治嗽，以勝寒邪。正氣虚者發寒，與人參同用。補脾温胃，去腹中寒甚，平以辛熱也。

五味子用以温肺,同人參用以温胃也。【好古[①]曰】乾薑,心、脾二經氣分藥也,故補心氣不足。或言:乾薑辛熱而言補脾,今理中湯用之,言泄不言補,何也?蓋辛熱燥濕,泄脾中寒濕邪氣,非泄正氣也。又云:服乾薑以治中者,必僭上,不可不知。【震亨[②]曰】乾薑入肺中利肺氣,入腎中燥下濕,入肝經引血藥生血,同補陰藥亦能引血藥入氣分生血,故血虚發熱、産後大熱者用之。止唾血、痢血,須炒黑用之。有血脱色白而夭不澤脉濡者,此大寒也。宜乾薑之辛温以益血,甘熱以温經。【時珍曰】乾薑能引血藥入血分,氣藥入氣分,又能去惡養新,有陽生陰長之意,故血虚者用之。而人吐血、衄血、下血,有陰無陽者,亦宜用之。乃熱因熱用,從治之法也。

【附方】舊十六,新十二。**脾胃虚冷**,不下食,積久羸弱成瘵者。用温州白乾薑,漿水煮透,取出焙乾擣末,陳廩米煮粥飲丸梧子大。每服三五十丸,白湯下。其效如神。蘇頌《圖經》[③]。**脾胃虚弱**,飲食減少,易傷難化,無力肌瘦。用乾薑頻研四兩,以白錫切塊,水浴過,入鐵銚溶化,和丸梧子大。每空心米飲下三十丸。《十便方》[④]。**頭運吐逆**,胃冷生痰也。用川乾薑炮二錢半,甘草炒一錢二分,水一鍾半,煎減半服。累用有效。《傳信適用方》[⑤]。**心脾冷痛**。暖胃消痰,二薑丸:用乾薑、高良薑等分,炮,研末,糊丸梧子大。每食後橘皮湯下三十丸。《和劑局方》[⑥]。**心氣卒痛**。乾薑末,米飲服一錢。《外臺秘要》[⑦]。**陰陽易病**。傷寒後,婦人得病雖瘥,未滿百日,不可與男合。爲病拘急,手足拳,腹痛欲死,丈夫名陰易,婦人名陽易,速宜汗之即愈。滿四

---

① 好古:**《湯液大法》卷2** 治上必妨下,治下必妨上……服干姜以治中必僭上……/**卷3** 肺:不足爲熱(氣)……乾生薑/心:不足爲寒(氣)……乾薑。/**《本草發揮》卷2"乾薑"** 海藏云……理中湯用此者,以其四逆也。或問:東垣曰乾薑一味辛熱,又云補脾,今言泄脾,而不言補,何也?泄之一字,非泄脾之正氣,是泄脾中寒濕之邪氣。蓋以辛熱之劑燥之,故曰泄脾也。(**按**:此條乃綜合二書之説而成。)

② 震亨:**《衍義補遺·乾薑》** 散肺氣,與五味子同用治嗽,見火則止而不移。治血虚發熱,該與補陰藥同用。入肺中利肺氣,入腎中燥下濕,入氣分引血藥入血也……凡止血須炒令黑用之。生尤良胸滿,温脾燥胃,取以理中,其實主氣而泄脾……/**《脉因證治》卷上"十五吐衄下血"** 有血脱盡,色白而夭,不澤,脉濡,此大寒證,乃始同而末異。治宜辛温益血,甘熱温經,乾薑類是也。

③ 圖經:**《圖經》見《證類》卷8"生薑"** ……近世方有主脾胃虚冷,不下食,積久羸弱成瘵者,以温州白乾薑一物,漿水煮,令透心潤濕,取出焙乾,擣篩,陳廩米煮粥飲,丸如梧子。一服三五十枚,湯使任用,其效如神……

④ 十便方:**《十便良方》卷14"脾胃總治"** 治脾胃虚弱,飲食減少,易傷難化,無力肌瘦,膠飴煎:乾薑(炮裂,爲細末),右以白錫剉如櫻桃大,以新水浴過,入銚子炭火中煨溶,和薑末如梧桐子大,每服三十粒,空心米飲下。

⑤ 傳信適用方:**《傳信適用方》卷上"治諸風"** 治頭目旋暈,吐逆。蓋胃冷生痰,致有此疾,累用有效。止逆湯:川乾薑(二兩,炮)、甘草(一兩,炙赤色),右二味㕮咀爲粗末,每服四五錢,用水二盞,煎至八分,食前熱服。

⑥ 和劑局方:**《局方》卷3"治一切氣"** 二薑丸:養脾温胃,去冷消痰。大治心脾疼,寬胸下氣,進美飲食。療一切冷物所傷,並皆治之。乾薑(炮)、良薑(去蘆頭),右件等分,爲細末,麵糊爲丸如梧桐子大,每服十五丸至二十丸,食後橘皮湯下。妊娠婦人不宜服。

⑦ 外臺秘要:**《證類》卷8"乾薑"** 《外臺秘要》……又方:治卒心痛:乾薑爲末,米飲調下一錢。(**按**:今本《外臺》無此方。)

日,不可治也。用乾薑四兩,爲末。每用半兩,白湯調服。覆衣被出汗後,手足伸即愈。《傷寒類要》①方。**中寒水瀉**。乾薑炮研末,粥飲服二錢,即效。《千金方》②。**寒痢青色**。乾薑切大豆大。每米飲服六七枚,日三夜一。累用得效。《肘後方》③。**血痢不止**。乾薑燒黑存性,放冷爲末。每服一錢。米飲下,神妙。姚氏《集驗》④。**脾寒瘧疾**。《外臺》⑤用乾薑、高良薑等分,爲末。每服一錢,水一盞,煎至七分服。〇又⑥,乾薑炒黑爲末,臨發時以温酒服三錢匕。**冷氣欬嗽**結脹者。乾薑末,熱酒調服半錢。或餳糖丸噙。《姚僧坦方》⑦。**欬嗽上氣**。用合州乾薑炮,皂莢炮,去皮子及蛀者,桂心紫色者去皮,並擣篩等分,鍊白蜜和擣三千杵,丸梧子大。每飲服三丸,嗽發即服,日三五服。禁食葱、麵、油、腥,其效如神。禹錫在淮南與李亞同幕府,李每治人而不出方,或誚其吝。李曰:凡人患嗽,多進冷藥。若見此方用藥熱燥,必不肯服,故但出藥即多效也。試之信然。劉禹錫《傳信方》⑧。**虚勞不眠**。乾薑爲末,湯服三錢,取微汗出。《千金方》⑨。**吐血不止**。乾薑爲末,童子小便調服一錢,良。**鼻衄不止**⑩。乾薑削尖煨,塞鼻中即止。**齆鼻**

---

① 傷寒類要:**《證類》卷8"乾薑"** 《傷寒類要》:治傷寒,婦人得病雖差,未滿百日,不可與男交合,爲陰陽之病,必拘急,手足拳欲死,丈夫病名爲陰易,婦人名爲陽易,速當汗之可愈,滿四日不可療,宜令服此藥。乾薑四兩爲末,湯調頓服。覆衣被出汗得解,手足伸遂愈。

② 千金方:**《證類》卷8"乾薑"** 孫真人:治水瀉無度,乾薑末,粥飲調一錢服,立效。

③ 肘後方:**《證類》卷8"乾薑"** 《肘後方》……又方:治寒痢:切乾薑如大豆,米飲服六七十枚,日三夜一服。痢青色者爲寒痢,累服得效。(**按**:今本《肘後方》無此方。)

④ 集驗:**《證類》卷8"乾薑"** 《集驗方》:治血痢神妙:乾薑急於火内燒黑,不令成灰,瓷碗合,放冷,爲末。每服一錢,米飲調下。

⑤ 外臺:**《證類》卷8"乾薑"** 《外臺秘要》:治瘧不痊:乾薑、高良薑等分,爲末,每服一錢,水一中盞,煎至七分服。(**按**:今本《外臺》無此方。)

⑥ 又:**《證類》卷8"乾薑"** 王氏《博濟方》治瘧:乾薑炒令黑色,搗爲末,臨發時以温酒調三錢服,已發再服。(**按**:原無出處,今溯其源。然《博濟方》無此方。)

⑦ 姚僧坦方:**《證類》卷8"乾薑"** 《集驗方》……又方:治咳嗽,冷氣結脹。乾薑爲末,熱酒調半錢服。兼治頭旋眼眩,立效。

⑧ 傳信方:**《圖經》見《證類》卷8"生薑"** ……劉禹錫《傳信方》:李亞治一切嗽及上氣者,用乾薑,須是合州至好者,皂莢炮去皮子,取肥大無孔者,桂心紫色辛辣者削去皮,三物並別搗下篩了。各秤等分,多少任意,和合後更搗篩一遍,煉白蜜和搜,又搗一二千杵。每飲服三丸,丸稍加大如梧子,不限食之先後,嗽發即服,日三五服。禁食葱、油、鹹、腥、熱麪,其效如神。劉在淮南與李同幕府,李每與人藥而不出方,或譏其吝。李乃情話曰:凡人患嗽,多進冷藥,若見此方用藥熱燥,即不肯服,故但出藥多效,試之信然……

⑨ 千金方:**《千金方》卷12"膽虚實第二"** 治虚勞不得眠方……又方:乾薑四兩,末,湯和頓服,覆取汗,病瘉。

⑩ 鼻衄不止:**《證類》卷8"乾薑"** 《廣利方》……又方:治鼻衄出血。乾薑削令頭尖,微煨,塞鼻中。(**按**:原無出處,今溯得其源。)

不通。乾薑末,蜜調塞鼻中。《廣利方》[①]。**冷淚目昏**。乾薑粉一字,泡湯點洗之。《聖濟録》[②]。**赤眼澀痛**。白薑末,水調貼足心,甚妙。《普濟方》[③]。**目忽不見**。令人嚼母薑,以舌日舐六七次,以明爲度。《聖濟録》[④]。**目中卒痛**。乾薑削圓滑,内眦中,有汁出拭之。味盡更易。《千金》[⑤]。**牙痛不止**。川薑炮、川椒等分,爲末,摻之。《御藥院方》[⑥]。**斑豆厥逆**。斑豆服凉藥多,手足厥冷,脉微。用乾薑炮二錢半,粉甘草炙一錢半,水二鍾,煎一鍾服。龐安常《傷寒論》[⑦]。**癰疽初起**。乾薑一兩,炒紫研末,醋調傅四圍,留頭,自愈。此乃東昌申一齋奇方也。《諸症辨疑》[⑧]。**瘰癧不斂**。乾薑爲末,薑汁打糊和作劑,以黄丹爲衣。每日隨瘡大小,入藥在内,追膿盡,生肉口合爲度。如不合,以葱白汁調大黄末搽之,即愈。《救急方》[⑨]。**虎狼傷人**。乾薑末傅之。《肘後》[⑩]。**猘犬傷人**[⑪]。乾薑末,水服二匕,生薑汁服亦良,并以薑炙熱熨之。**蛇蠍螫人**。乾薑、雄黄等分爲末,袋盛佩之。遇螫即以傅之,便定。《廣濟方》[⑫]。

【附録】**天竺乾薑**《拾遺》[⑬]。【藏器[⑭]曰】味辛,温,無毒。主冷氣寒中,宿食不消,腹脹

---

① 廣利方:**《千金方》卷6"鼻病第二"** 治鼻齆方……又方:乾薑末,蜜和,塞鼻中。吹亦佳。(**按**:未見《廣利方》有此方,另溯其源。)

② 聖濟録:**《普濟方》卷81"目昏暗"** 治淚冷目昏:以乾薑肥者爲末,每用一分,沸湯點洗。(**按**:《聖濟總録》無此方,另溯其源。)

③ 普濟方:**《普濟方》卷71"目赤腫痛"** 治赤暴眼:右爲白薑末,水調,貼脚心,良。

④ 聖濟録:**《聖濟總録》卷112"目青盲"** 治眼忽不見物如青盲狀方:右令人爛嚼母薑,以舌舓眼,六七度即差。

⑤ 千金:**《千金方》卷6"目病第一"** 治目卒腫方:削乾薑,令圓滑,納眦中,有汁拭却薑,復納之,味盡易之。

⑥ 御藥院方:**《御藥院方》卷9"治咽喉口齒門"** 追風散:治牙齒疼痛不止。川薑(炮製)、川椒(去目,各等分),右爲細末,每用以指蘸藥,無時擦牙痛處,後用鹽湯漱之。

⑦ 龐安常傷寒論:**《傷寒總病論》卷4"温病發斑治法"** 斑豆服凉藥太過,咳嗽,手足冷,脉遲,甘草乾薑湯:乾薑(半兩)、甘草(一兩),㕮咀,水一升半,煎六合,分作二服。

⑧ 諸症辨疑:**《諸證辨疑》卷4"瘡瘍癰毒與喉痹用藥不同論"** 東昌申一齋奇妙方:用乾薑兩許,炒紫色,爲末,用醋或乳汁調匀,使鵝羽上藥四圍,時時敷之。中留一竅,使氣出,其癰疽自愈。内服托裏散。如潰,用光粉以爲末,用水調四圍,上一韭葉,其毒自收瘡口。

⑨ 救急方:**《救急易方》卷6"瘡瘍門"** 治瘰癧……又方:用乾薑不拘多少,爲末,以薑汁打糊作劑子,用黄丹爲衣,每日一次,隨瘡大小,入藥在内,追膿盡生肉爲度,瘡口合則已。如瘡口上不斂,用大黄末,以葱白汁調搽即愈……

⑩ 肘後:(**按**:今本《肘後方》無此方。未能溯得其源。)

⑪ 猘犬傷人:**《肘後方》卷7** "治卒爲猘犬所咬毒方第五十一" 療猘犬咬人方……又方:末乾姜,常服。並以納瘡中。(**按**:原無出處,今溯得其源。)

⑫ 廣濟方:**《證類》卷8"乾薑"** 《廣利方》:治諸蛇毒螫人欲死,兼辟蛇:乾薑、雄黄等分,同研,用小絹袋盛,系臂上,男左女右,蛇聞藥氣逆避人。螫毒傅之。(**按**:出處或有筆誤。)

⑬ 拾遺:**《證類》卷6"四十六種陳藏器餘·天竺乾薑"** 味辛、温,無毒。主冷氣寒中,宿食不消,腹脹下痢,腰背疼,痃癖氣塊,惡血積聚。生婆羅門國,似薑小黄。一名胡乾薑。

⑭ 藏器:見上注。

下痢,腰背痛,痃癖氣塊,惡血積聚。生婆羅門國,一名胡乾薑,狀似薑,小黄色也。

茼蒿宋《嘉祐》①

【釋名】蓬蒿。【時珍曰】形氣同乎蓬蒿,故名。

【集解】【機②曰】本草不著形狀,後人莫識。【時珍曰】茼蒿八九月下種,冬春采食肥莖。花、葉微似白蒿,其味辛甘,作蒿氣。四月起薹,高二尺餘。開深黄色花,狀如單瓣菊花。一花結子近百成毬,如地菘及苦買子,最易繁茂。此菜自古已有,孫思邈載在《千金方》菜類,至宋嘉祐中始補入本草。今人常食者,而汪機乃不能識,輒敢擅自修纂,誠可笑嘅。

【氣味】甘,辛,平,無毒。【禹錫③曰】多食動風氣,薰人心,令人氣滿。【主治】安心氣,養脾胃,消痰飲。利腸胃。思邈④。

邪蒿宋《嘉祐》⑤

【釋名】【時珍曰】此蒿葉紋皆邪,故名。

【集解】【藏器⑥曰】邪蒿根、莖似青蒿而細軟。【時珍曰】三四月生苗,葉似青蒿而色淺不臭。根、葉皆可茹。

【氣味】辛,温、平,無毒。【詵⑦曰】生食微動風,作羹食良。不與胡荽同食,令人汗臭氣。【主治】胸膈中臭爛惡邪氣,利腸胃,通血脉,續不足氣。孟詵⑧。煮熟和醬、醋食,治五臟惡邪氣厭穀者,治脾胃腸澼,大渴熱中,暴疾惡瘡。《食醫心鏡》⑨。

---

① 嘉祐:**《嘉祐》見《證類》卷27"同蒿"** 平。主安心氣,養脾胃,消水飲。又動風氣,熏人心,令人氣滿,不可多食。(已上五種新補。見孟詵、陳藏器、蕭炳、陳士良、日華子。)

② 機:(**按**:或出《本草會編》。書佚,無可溯源。)

③ 禹錫:見本頁注①。

④ 思邈:**《千金方》卷26"菜蔬第三"** 茼蒿:味辛,平,無毒。安心氣,養脾胃,消痰飲。

⑤ 嘉祐:**《嘉祐》見《證類》卷27"邪蒿"** 味辛,温、平,無毒。似青蒿細軟。主胸膈中臭爛惡邪氣,利腸胃,通血脉,續不足氣。生食微動風氣,作羹食良,不與胡荽同食,令人汗臭氣。(已上五種新補。見孟詵、陳藏器、蕭炳、陳士良、日華子。)

⑥ 藏器:見上注。

⑦ 詵:見上注。

⑧ 孟詵:見上注。

⑨ 食醫心鏡:**《證類》卷27"邪蒿"** 《食醫心鏡》:治五藏邪氣厭穀者,治脾胃腸澼,大渴熱中,暴疾惡瘡。以煮令熟,和醬、醋食之。

胡荽宋《嘉祐》①

【釋名】香荽《拾遺》②、胡菜《外臺》③、蒝荽。【時珍曰】荽,許氏《説文》④作葰,云薑屬,可以香口也。其莖柔葉細而根多鬚,綏綏然也。張騫⑤使西域始得種歸,故名胡荽。今俗呼爲蒝荽,蒝乃莖葉布散之貌。俗作芫花之芫,非矣。【藏器⑥曰】石勒諱胡,故并、汾人呼胡荽爲香荽。

【集解】【時珍曰】胡荽處處種之。八月下種,晦日尤良。初生柔莖圓葉,葉有花岐,根軟而白。冬春采之,香美可食,亦可作葅。道家五葷之一。立夏後開細花成簇,如芹菜花,淡紫色。五月收子,子如大麻子,亦辛香。按賈思勰《齊民要術》⑦云:六七月布種者,可竟冬食。春月挼子沃水生芽種者,小小供食而已。王禎《農書》⑧云:胡荽於蔬菜中,子、葉皆可用,生、熟俱可食,甚有益於世者。宜肥地種之。

【正誤】【李(廷)〔鵬〕飛⑨曰】胡荽,蕎子也。【吴瑞⑩曰】胡荽俗呼葛子,根、苗如蒜。【時珍曰】蕎子即葛子,乃薤也。李、吴二氏云並作胡荽,誤矣。

根葉。【氣味】辛,温,微毒。【詵⑪曰】平、微寒,無毒。可和生菜食。此是葷菜,損

---

① 嘉祐:**《嘉祐》見《證類》卷27"胡荽"** 味辛,温(一云微寒),微毒。消穀,治五藏,補不足,利大小腸,通小腹氣,拔四肢熱,止頭痛,療沙疹,豌豆瘡不出,作酒噴之,立出,通心竅。久食令人多忘,發腋臭,脚氣,根發痼疾。○子:主小兒秃瘡,油煎傅之。亦主蠱,五痔及食肉中毒下血。煮,冷取汁服。並州人呼爲香荽,入藥炒用。(已上五種新補。見孟詵、陳藏器、蕭炳、陳士良、日華子。)

② 拾遺:**《拾遺》見《證類》卷27"胡荽"** 陳藏器……石勒諱胡,並、汾人呼爲香荽也。

③ 外臺:**《證類》卷27"胡荽"** 《外臺秘要》:主齒疼。胡菓子五升,應是胡荽子也。以水五升,煮取一升,含之。/**《外臺》卷22"齒痛方"** 《備急》療齒痛方:胡菓子五升(應是胡荽子也)……(謹按《本草》,菓耳一名胡荽,殺疳㔚䘌,封丁腫。此治齒痛相近,即非是胡菓子也。)(**按**:"胡菜"當爲"胡菓"之誤。時珍所據《證類》底本或誤。)

④ 説文:**《説文·艸部》** 葰:薑屬。可以香口……

⑤ 張騫:**《農書》卷31"葫荽"** 葫荽,漢·張騫自西域得其種。莖葉皆細,可同邪蒿食,及作羹良。并人呼爲香荽,即此也。

⑥ 藏器:見本頁注②。

⑦ 齊民要術:**《齊民要術》卷3"種胡荽第二十四"** ……雖名秋種,會在六月,六月中無不霖,遇連雨生則根彊科大。七月種者,雨多亦得……若留冬食者,則以草覆之,尚得竟冬食。其春種小小供食者,自可畦種……凡種菜子難生者,皆水沃令芽生,無不即生矣。

⑧ 農書:**《農書》卷31"葫荽"** ……於蔬菜,子葉皆可用,生熟皆可食,甚有益於世也。

⑨ 李鵬飛:**《延壽書》卷3"菜蔬"** 胡荽,蕎子也……

⑩ 吴瑞:**《日用本草》卷7"胡荽"** 一名熏草。性頗熏烈,損人神。俗呼爲葛子,苗如小蒜,根有小槌……

⑪ 詵:見本頁注①。/**《食療》見《證類》卷27"胡荽"** ……又,狐臭,䘌齒病人不可食,疾更加,久冷人食之,脚弱。患氣,彌不得食……不得久食,此是熏菜,損人精神……可和生菜食……/**《千金方》卷26"菜蔬第三"** 胡荽子……華佗云:胡荽菜,患胡臭人,患口氣臭;䘌齒人食之加劇;腹内患邪氣者彌不得食,食之發宿病,金瘡尤忌。(**按**:此條糅合《千金方》條文。)

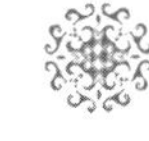

人精神。華佗云:胡臭、口臭、䘌齒及脚氣、金瘡人,皆不可食,病更加甚。【藏器①曰】久食令人多忘。根,發痼疾。不可同斜蒿食,令人汗臭難差。【時珍曰】凡服一切補藥及藥中有白朮、牡丹者,不可食此。伏石鍾乳。【主治】消穀,治五臟,補不足,利大小腸,通小腹氣,拔四肢熱,止頭痛,療沙瘮、豌豆瘡不出,作酒歕之,立出。通心竅。《嘉祐》②。補筋脉,令人能食。治腸風,用熱餅裹食,甚良。孟詵③。合諸菜食,氣香,令人口爽,辟飛尸、鬼疰、蠱毒。吴瑞④。辟魚、肉毒。寧原⑤。

【發明】【時珍曰】胡荽辛温香竄,内通心脾,外達四肢,能辟一切不正之氣。故痘瘡出不爽快者,能發之。諸瘡皆屬心火,營血内攝于脾,心脾之氣,得芳香則運行,得臭惡則壅滯故爾。按楊士瀛《直指方》⑥云:痘疹不快,宜用胡荽酒歕之,以辟惡氣。床帳上下左右皆宜掛之,以禦汗氣、胡臭、天癸、淫佚之氣。一應穢惡,所不可無。若兒虚弱,及天時陰寒,用此最妙。如兒壯實,及春夏晴暖、陽氣發越之時,加以酒麴助虐,以火益火,胃中熱熾,毒血聚畜則變成黑陷矣,不可不慎。

【附方】舊五,新四。瘮痘不快。用胡荽二兩切,以酒二大盞煎沸沃之,以物蓋定,勿令洩氣。候冷去滓,微微含噴,從項背至足令遍。勿噀頭面。《經驗後方》⑦。熱氣結滯,經年數發者。胡荽半斤,五月五日采,陰乾,水七升,煮取一升半,去滓分服。未瘥更服。春夏葉、秋冬根莖並可用。《必效方》⑧。孩子赤丹。胡荽汁塗之。《譚氏方》⑨。面上黑子。蒝荽煎湯,日日洗之。《小説》⑩。産後無乳。乾胡荽煎湯飲之,效。《經驗方》⑪。小便不通。胡荽二兩,葵

---

① 藏器:見前頁注①。/**《食療》見《證類》卷27"胡荽"** ……又,不得與斜蒿同食,食之令人汗臭,難差……

② 嘉祐:見1915頁注①。

③ 孟詵:**《食療》見《證類》卷27"胡荽"** 平。利五藏,補筋脉。主消穀能食……治腸風。熱餅裹食甚良。

④ 吴瑞:**《日用本草》卷7"香菜"** 味辛,平,無毒。乃世之菜品,飲食所需,使人口爽。合諸菜,氣香。主辟飛屍鬼疰,蠱毒,發脚氣。

⑤ 寧原:**《食鑑本草》卷下"芫荽"** 解魚肉毒,消蠱毒。

⑥ 直指方:**《普濟方》卷403"嬰孩痘疹門"** 胡荽酒……噴兒背腹及兩足。不可噴頭面。仍噴房内,床帳常掛胡荽以辟穢惡。楊氏曰。以胡荽酒噴身。使瘡出快也。若兒虚弱。及天氣陰寒。則可用之。若春夏晴熱。陽氣發越之時。及兒壯實。加以酒麴助虚。以火益火。胃中熱熾。毒血蓄聚。變成黑陷……/**瘡痘避忌者十** 腋中狐臭氣……房中淫泆氣……婦人經候氣……疫汗蒸湿气(汗氣)(**按**:今通行《仁齋直指》及《仁齋小兒方論》均無此論。考索其源,乃出《普濟方》所引"楊氏"之論,未明言出《直指方》。時珍綜合《普濟方》所引而成此條。)

⑦ 經驗後方:**《證類》卷27"胡荽"** 《經驗後方》:治小兒胗豆,欲令速出。宜用胡荽三二兩切,以酒二大盞煎令沸沃胡荽,便以物合定,不令洩氣。候冷去滓,微微從項已下噴,一身令遍,除面不噴。

⑧ 必效方:**《證類》卷27"胡荽"** 《必效方》……又治熱氣結殢,經年數發。以半斤,五月五日採,陰乾,水七升,煮取一升半,去滓分服。未差更服,春夏葉、秋冬莖、根並用,亦可預備之。

⑨ 譚氏方:(**按**:或出《譚氏小兒方》。書佚,無可溯源。)

⑩ 小説:(**按**:未明書名,待考。)

⑪ 經驗方:(**按**:同書名者甚多,尚未溯得其源,待考。)

根一握,水二升,煎一升,入滑石末一兩,分三四服。《聖濟總録》[1]。肛門脱出。胡荽切一升,燒煙熏之,即入。《子母秘録》[2]。解中蠱毒。胡荽根擣汁半升,和酒服,立下,神驗。《必效方》[3]。蛇虺螫傷。胡荽苗、合口椒等分,擣塗之。《千金方》[4]。

子。【氣味】辛、酸,平,無毒。炒用。【主治】消穀能食。思邈[5]。蠱毒五痔及食肉中毒,吐下血,煮汁冷服。又以油煎,塗小兒秃瘡。藏器[6]。發痘疹,殺魚腥。時珍。

【附方】舊三,新四。食諸肉毒,吐下血不止,痿黄者。胡荽子一升煮令發裂,取汁冷服半升,日、夜各一服,即止。《食療本草》[7]。腸風下血。胡荽子和生菜以熱餅裹食之。《普濟方》[8]。痢及瀉血。胡荽子一合,炒搗末。每服二錢,赤痢沙糖水下,白痢薑湯下,瀉血白湯下,日二。《普濟方》[9]。五痔作痛。胡荽子炒,爲末。每服二錢,空心温酒下。數服見效。《海上仙方》[10]。痔漏脱肛。胡荽子一升,粟糠一升,乳香少許,以小口瓶燒烟熏之。《儒門事親》[11]。腸頭挺出。秋冬擣胡荽子,醋煮熨之,甚效。孟詵《食療本草》[12]。牙齒疼痛。胡菜子,即胡荽子五升,以水五升,煮取一升,含漱。《外臺秘要》[13]。

---

① 聖濟總録:**《聖濟總録》卷95"小便不通"** 治小腸積熱,小便不通,葵根飲方:葵根(一大握)、胡荽(二兩)、滑石(一兩,爲末),右三味,將二味細剉,以水二升,煎取一升,入滑石末,温分三服。亦治血淋。

② 子母秘録:**《證類》卷27"胡荽"** 《子母秘録》:治肛帶出:切〔胡荽〕一升燒,以烟熏肛,即入。

③ 必效方:**《外臺》卷28"中蠱毒方"** 《必效》療蠱毒大神驗方……又方:胡荽根擣取汁半升,和酒服之,立下。

④ 千金方:**《千金方》卷25"蛇毒第二"** 治衆蛇毒方……又方:取合口椒、葫荽苗等分,擣敷之,無不瘥。

⑤ 思邈:**《千金方》卷26"菜蔬第三"** 胡荽子……消穀,能復食味……

⑥ 藏器:**《拾遺》見《證類》卷27"胡荽"** 陳藏器……子主小兒秃瘡,油煎傅之。亦主蠱毒,五野雞病及食肉中毒下血。煮令子拆,服汁……

⑦ 食療本草:**《食療》見《證類》卷27"胡荽"** ……又,食著諸毒肉,吐、下血不止,頓痞黄者,取浄胡荽子一升,煮食腹破,取汁停冷,服半升,一日一夜二服即止……

⑧ 普濟方:**《普濟方》卷38"臟風下血"** 治腸風:用胡荽子和生菜,熱餅裹食良甚。

⑨ 普濟方:(**按**:《普濟方》無此方,未能溯得其源。)

⑩ 海上仙方:(**按**:查温氏及孫氏《海上仙方》,未能溯得其源。)

⑪ 儒門事親:**《儒門事親》卷15"腸風下血第十一"** 治脱肛痔瘻:胡荽子(一升)、乳香(少許)、粟糠(半升或一升),右先泥成爐子,止留一小眼,可抵肛門大小,不令透烟火,熏之。

⑫ 食療本草:**《食療》見《證類》卷27"胡荽"** ……秋冬搗子,醋煮熨腸頭出,甚效……

⑬ 外臺秘要:**《外臺》卷22"齒痛方"** 《備急》療齒痛方:胡菓子(五升,應是胡荽子也),以水五升,煮取一升,含吐之。

胡蘿蔔《綱目》①

【釋名】【時珍曰】元時始自胡地來，氣味微似蘿蔔，故名。

【集解】【時珍曰】胡蘿蔔今北土、山東多蒔之，淮、楚亦有種者。八月下種，生苗如邪蒿，肥莖有白毛，辛臭如蒿，不可食。冬月掘根，生、熟皆可啖，兼果、蔬之用。根有黄、赤二種，微帶蒿氣，長五六寸，大者盈握，狀似鮮掘地黄及羊蹄根。三四月莖高二三尺，開碎白花，攢簇如傘狀，似蛇牀花。子亦如蛇牀子，稍長而有毛，褐色，又如蒔蘿子，亦可調和食料。按周（憲）〔定〕王《救荒本草》②云：野胡蘿蔔苗、葉、花、實，皆同家胡蘿蔔，但根細小，味甘，生食、蒸食皆宜。花、子皆大於蛇牀。又金幼孜《北征録》③云：交河北有沙蘿蔔，根長二尺許，大者徑寸，下支生小者如筯。其色黄白，氣味辛而微苦，亦似蘿蔔氣。此皆胡蘿蔔之類也。

根。【氣味】甘、辛，微温，無毒。【主治】下氣補中，利胸膈腸胃，安五臟，令人健食，有益無損。時珍。

子。【主治】久痢。時珍。

水蘄音芹○《本經》④下品。

【釋名】芹菜《别録》⑤、水英《本經》⑥、楚葵。【弘景⑦曰】蘄字俗作芹字。論其主治，合在上品，未解何意乃在下品？二月、三月作英時，可作菹及熟瀹食，故名水英。【時珍曰】蘄當作蘄，從艸、蘄，諧聲也。後省作芹，從斤，亦諧聲也。其性冷滑如葵，故《爾雅》⑧謂之楚葵。《吕氏春秋》⑨：菜之美者，有雲夢之芹。雲夢，楚地也。楚有蘄州、蘄縣，俱音淇。羅願《爾雅翼》⑩云：地多

---

① 綱目：（**按**："胡蘿蔔"一藥最早見於南宋《紹興本草》。時珍未見此書，故將胡蘿蔔作爲新藥著録。）

② 救荒本草：**《救荒》卷3"草部"**　野胡蘿蔔：生荒野中。苗葉似家胡蘿蔔，但細小，葉間攛生莖，叉梢頭開小白花，衆花攢開如傘蓋狀，比蛇牀子花頭又大，結子比蛇牀子亦大。其根比家胡蘿蔔尤細小，味甘。

③ 北征録：**《北征録》**　……二十三日，駐蹕金剛阜，地生沙葱，皮赤，氣辛臭。有沙蘆菔根，白色，大者莖寸，長二尺許，下支小者如筯，氣味辛辣微苦，食之亦作蘆菔氣……

④ 本經：**《本經》《别録》見《證類》卷29"水蘄"**　味甘，平，無毒。主女子赤沃，止血，養精，保血脉，益氣，令人肥健，嗜食。一名水英。生南海池澤。

⑤ 别録：**《開寶》見《證類》卷29"水蘄"**　今按《别本》注云：即芹菜也……（**按**：非出《别録》，乃見《别本》注。《别本》或是《蜀本草》。）

⑥ 本經：見本頁注④白字。

⑦ 弘景：**《集注》見《證類》卷29"水蘄"**　陶隱居云：論蘄主療，合是上品，未解何意乃在下。其二月、三月作英時，可作葅及熟爚食之。又有渣芹，可爲生菜，亦可生噉。俗中皆作芹字。

⑧ 爾雅：**《爾雅·釋草》（郭注）**　芹，楚葵。（今水中芹菜。）

⑨ 吕氏春秋：**《吕氏春秋》卷14"本味"**　菜之美者……雲夢之芹。（雲夢，楚澤，芹生水涯……）

⑩ 爾雅翼：**《爾雅翼》卷5"芹"**　……或曰：蘄之爲蘄，以有芹也。蘄即芹，亦有祈音。

產芹,故字從芹。蘄亦音芹。徐鍇注《説文》①,蘄字,從中,斳聲。諸書無斳字,惟説文别出菥字,音銀,疑相承誤出也。據此,則蘄字亦當從斳,作蘄字也。

【集解】【《别録》②曰】水斳生南海池澤。【恭③曰】水斳即芹菜也,有兩種。荻芹白色取根,赤芹取莖、葉,並堪作菹及生菜。【保昇④曰】芹生水中,葉似芎藭,其花白色而無實,根亦白色。【詵⑤曰】水芹生黑滑地,食之不如高田者宜人,置酒醬中香美。高田者名白芹。餘田者皆有蟲子在葉間,視之不見,食之令人爲患。【弘景⑥曰】又有渣芹,可爲生菜,亦可生啖。【時珍曰】芹有水芹、旱芹。水芹生江湖陂澤之涯。旱芹生平地,有赤、白二種。二月生苗,其葉對節而生,似芎藭。其莖有節稜而中空,其氣芬芳。五月開細白花,如蛇牀花。楚人采以濟飢,其利不小。《詩》⑦云:觱沸檻泉,言采其芹。杜甫詩⑧云:飯煮青泥坊底芹。又云:香芹碧澗羹。皆美芹之功。而《列子》⑨言:鄉豪嘗芹,蜇口慘腹。蓋未得食芹之法耳。

莖。【氣味】甘,平,無毒。【思邈⑩曰】苦、酸,冷,濇,無毒。【詵⑪曰】和醋食,損齒。鼈瘕不可食。【李(廷)〔鵬〕飛⑫曰】赤芹害人,不可食。【主治】女子赤沃,止血養精,保血脉,益氣,令人肥健嗜食。《本經》⑬。去伏熱,殺石藥毒,擣汁服。孟詵⑭。飲汁,去小兒暴熱,大人酒後熱,鼻塞身熱,去頭中風熱,利口齒,利大小腸。

---

① 説文:**《説文·艸部》** 艸也。从艸斳聲。江夏有蘄春亭。(臣鉉等案:《説文》無斳字,他字書亦無。此篇下有菥字,注云:江夏平春亭名。疑相承誤,重出一字。渠支切。)

② 别録:見1918頁注④。

③ 恭:**《開寶》見《證類》卷29"水斳"** 今按《别本》注云:即芹菜也。芹有兩種:萩芹,取根,白色;赤芹,取莖葉,並堪作葅及生菜……(**按**:時珍將"别本"視爲《唐本草》之"别本",實則可能是《蜀本草》之文。)

④ 保昇:**《蜀本草》見《證類》卷29"水斳"** 《蜀本》:《圖經》云:生水中,葉似芎藭,花白色而無實,根亦白色。

⑤ 詵:**《食療》見《證類》卷29"水斳"** ……生黑滑地名曰水芹,食之不如高田者宜人。餘田中皆諸蟲子在其葉下,視之不見,食之與人爲患。高田者名白芹。

⑥ 弘景:見1918頁注⑦。

⑦ 詩:**《詩·小雅·采菽》** 觱沸檻泉,言采其芹。

⑧ 杜甫詩:**《九家集注杜詩》卷19"崔氏東山草堂"** ……盤剥白鴉谷口栗,飯煮青泥坊底芹(白鴉谷、青泥坊皆地名)。/**卷18"陪鄭廣文遊何將軍山林十首"** ……鮮鯽銀絲鱠,香芹碧澗羹。

⑨ 列子:**《列子·楊朱》** ……昔人有美戎菽、甘枲、莖芹、萍子者,對鄉豪稱之。鄉豪取而嘗之,蜇於口,慘於腹。衆哂而怨之,其人大慙……

⑩ 思邈:**《千金方》卷26"菜蔬第三"** 斳菜:味苦、酸,冷,澀,無毒。

⑪ 詵:**《食療》見《證類》卷29"水斳"** ……又,和醋食之損齒……/**《拾遺》見《證類》卷29"水斳"** 陳藏器云……患鱉癥者不可食。(**按**:此段糅合兩家之説。)

⑫ 李鵬飛:**《延壽書》卷3"菜蔬"** 芹菜生高田者,宜人。黑滑地名水芹,赤色者害人……

⑬ 本經:見1918頁注④白字。

⑭ 孟詵:**《食療》見《證類》卷29"水斳"** 《食療》云:寒。養神益力,令人肥健。殺石藥毒。

藏器①。治煩渴,崩中帶下,五種黄病。大明②。

【發明】【張仲景③曰】春秋二時,龍帶精入芹菜中。人誤食之爲病,面青手青,腹滿如妊,痛不可忍,作蛟龍病。俱服硬餳三二升,日三度。吐出蜥蜴便瘥。【時珍曰】芹菜生水涯。蛟龍雖云變化莫測,其精那得入此?大抵是蜥蜴、虺蛇之類,春夏之交,遺精於此故爾。且蛇喜嗜芹,尤爲可證。别有"馬芹"見後。

【附方】舊一,新二。小兒吐瀉。芹菜切細,煮汁飲之,不拘多少。《子母秘録》④。小便淋痛。水芹菜白根者,去葉擣汁,井水和服。《聖惠方》⑤。小便出血。水芹擣汁,日服六七合。《聖惠方》⑥。

花。【氣味】苦,寒,無毒。【主治】脉溢。蘇恭⑦。

堇音勤○《唐本草》⑧

【釋名】苦堇《爾雅》⑨、堇葵《唐本》⑩、旱芹《綱目》。【禹錫⑪曰】《爾雅》云:齧,苦堇也。郭璞云:即堇葵。本草言味甘,而此云苦堇,古人語倒,猶甘草謂之大苦也。【時珍曰】其性滑如葵,故得葵名。

---

① 藏器:**《拾遺》見《證類》卷29"水斳"** 《陳藏器本草》云:水芹莖葉,擣絞取汁,去小兒暴熱,大人酒後熱毒,鼻塞身熱,利大小腸……/……利人口齒,去頭中熱風……

② 大明:**《日華子》見《證類》卷29"水斳"** 治煩渴,療崩中帶下。/《食醫心鏡》**見《證類》卷29"水斳"** 芹菜……去伏熱,治五種黄病。(**按**:此條亦糅入兩家之説。)

③ 張仲景:**《金匱·果實菜穀禁忌並治》** 春秋二時,龍帶精入芹菜中,人偶食之爲病。發時手青,腹滿痛不可忍,名蛟龍病。治之方:硬糖二三升,右一味日兩度服之,吐出如蜥蜴三五枚,差。

④ 子母秘録:**《證類》卷29"水斳"** 《子母秘録》:主小兒霍亂,吐痢:芹菜細切,煮熟汁飲,任性多少,得止。

⑤ 聖惠方:**《普濟方》卷214"小便淋秘門·總論"** 治淋漓:用水芹菜白根者,去葉擣汁,井水調下。(**按**:《聖惠方》無此方,誤注出處。)

⑥ 聖惠方:**《普濟方》卷215"小便出血"** 治尿血方……又方:擣水芹汁,服六七合,日一服。(**按**:《聖惠方》無此方,另溯其源。)

⑦ 蘇恭:**《唐本草》見《證類》卷29"水斳"** 《唐本》注云:芹花,味苦。主脉溢。

⑧ 唐本草:**《唐本草》見《證類》卷29"堇汁"** 味甘,寒,無毒。主馬毒瘡,擣汁洗之並服之。堇,菜也。出《小品方》。《萬畢方》云:除蛇蠍毒及癰腫。

⑨ 爾雅:**《爾雅·釋草》(郭注)** 齧,苦堇。(今堇葵也……)

⑩ 唐本:(**按**:據上注,"堇葵"乃郭璞注,非出《唐本》。)

⑪ 禹錫:**《嘉祐》見《證類》卷29"堇汁"** 《爾雅》云:齧,苦堇。注:今堇葵也,葉似柳,子如米,汋之滑。《疏》云:齧,一名苦堇,可食之菜也。《内則》云:堇、荁、枌、榆是也。《本草》云:味甘,此苦者,古人語倒,猶甘草謂之大苦也。

【集解】【恭①曰】堇菜野生，非人所種。葉似蕺菜，花紫色。【禹錫②曰】《説文》云：堇，根如薺，葉如細柳，子如米，蒸汋食之，甘滑。《内則》云：堇、荁、枌、榆。是矣。【時珍曰】此旱芹也。其性滑利。故洪舜俞賦③云：烈有椒、桂，滑有堇、榆。一種黄花者，有毒殺人，即毛芹也。見草部"毛茛"。又烏頭苗亦名堇，有毒。各見本條下。

菜。【氣味】甘，寒，無毒。【主治】擣汁，洗馬毒瘡，并服之。又塗蛇蝎毒及癰腫。《唐本》④。久食除心下煩熱。主寒熱鼠瘻，瘰癧生瘡，結核聚氣，下瘀血，止霍亂。又生擣汁半升服，能殺鬼毒，即吐出。孟詵⑤。

【發明】【詵⑥曰】堇葉止霍亂，與香茙同功。香茙即香葇也。

【附方】舊二，新一。結核氣。堇菜日乾爲末，油煎成膏。摩之，日三五度，便瘥。孟詵《食療》⑦。濕熱氣。旱芹菜日乾爲末，糊丸梧子大。每服四十丸，空心温酒下。大殺百蟲毒。《壽域神方》⑧。蛇咬瘡。生杵堇汁塗之。《萬畢術》⑨。

紫堇音芹〇宋《圖經》⑩

【釋名】赤芹《綱目》、蜀芹《圖經》⑪、楚葵同上、苔菜同上、水萄菜。【時珍曰】堇、蘄、芹、菦，四字一義也。詳下。

---

① 恭：《唐本草》見《證類》卷29"堇汁"　《唐本》注云：此菜野生，非人所種。俗謂之堇菜，葉似蕺，花紫色。

② 禹錫：見1920頁注⑪。

③ 洪舜俞賦：《古今事文類聚》後集卷22"老圃賦(洪舜俞)"　……烈有桂椒，滑有堇榆，已多乎燧人、庖犧氏之初。

④ 唐本：見1920頁注⑧。

⑤ 孟詵：《食療》見《證類》卷29"堇汁"　孟詵云：堇，久食除心煩熱……又，殺鬼毒，生取汁半升服，即吐出。/堇菜，味苦。主寒熱鼠瘻，瘰癧生瘡，結核聚氣，下瘀血。葉主霍亂，與香茙同功……

⑥ 詵：見上注。

⑦ 食療：《食療》見《證類》卷29"堇汁"　……又，乾末和油煎成，摩結核上，三五度差。

⑧ 壽域神方：《延壽神方》卷1"濕部"　熱濕氣，用旱芹菜爲末，麵糊丸如梧桐子大，每服三四十丸，空心食前温酒鹽湯下，能殺百蟲。

⑨ 萬畢術：見1920頁注⑧。

⑩ 圖經：《圖經》見《證類》卷30"外草類・紫堇"　味酸，微温，無毒。元生江南吴興郡。淮南名楚葵，宜春郡名蜀堇，豫章郡名苔菜，晉陵郡名水萄菜。惟出江淮南。單服之，療大小人脱肛等。其方云：紫堇草，主大小人脱肛。每天冷及吃冷食，即暴痢不止，肛則下脱，久療不差者。春間收紫堇花二斤，暴乾，擣爲散，加磁毛末七兩，相和，研令細，塗肛上，肉入。既内了，即使人噀冷水於面上，即吸入腸中，每日一塗藥噀面，不過六七度即差。又以熱酒半升，和散一方寸匕，空腹服之，日再漸加至二方寸匕，以知爲度。若五歲以下小兒，即以半杏子許散，和酒令服之，亦佳。忌生冷、陳倉米等。

⑪ 圖經：見上注。(按："釋名"項下"同上"皆同此。)

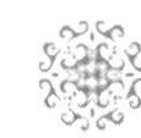

【集解】【頌①曰】紫堇生江南吴興郡。淮南名楚葵，宜春郡名蜀芹，豫章郡名苔菜，晉陵郡名水萄菜也。【時珍曰】蘇頌之説，出於唐玄宗《天寶單方》②中，不具紫堇形狀。今按《軒轅述寶藏論》③云：赤芹即紫芹也，生水濱。葉形如赤芍藥，青色，長三寸許，葉上黄斑，味苦澀。其汁可以煮雌、制汞、伏朱砂、擒三黄。號爲起貧草。又《土宿真君本草》④云：赤芹生陰厓陂澤近水石間，狀類赤芍藥。其葉深緑而背甚赤，莖葉似蕎麥，花紅可愛，結實亦如粃蕎麥。其根似蜘蛛，嚼之極酸苦澀。江淮人三四月采苗，當蔬食之。南方頗少，太行、王屋諸山最多也。

苗。【氣味】酸，平，微毒。

花。【氣味】酸，微温，無毒。【主治】大人、小兒脱肛。蘇頌⑤。

【附方】舊一。脱肛。凡大人、小兒脱肛，每天冷及喫冷食，即暴痢不止，肛則下脱，久療不瘥者。春間收紫堇花二斤，曝乾爲散，加磁毛末七兩，相和研細。塗肛上納入，即使人噀冷水於面上，即吸入腸中。每日一塗藥噀面，不過六七度即瘥矣。又以熱酒半升，和散一方寸匕，空腹服之，日再服。漸加至二方寸匕，以瘥爲度。若五歲以下小兒，即以半杏子許，和酒服之。忌生冷、陳倉米等物。《天寶單方》⑥。

馬蘄音芹〇《唐本草》⑦

【釋名】牛蘄《爾雅》⑧、胡芹《通志》⑨、野茴香《綱目》。【時珍曰】凡物大者多以馬名，此草似芹而大故也。俗稱野茴香，以其氣味、子形微似也。《金光明經》⑩三十二品香藥謂之葉婆你。

【集解】【恭⑪曰】馬蘄生水澤旁。苗似鬼針、菾菜等，嫩時可食。花青白色。子黄黑色，似

---

① 頌：見前頁注⑩。

② 天寶單方：（**按**：該書僅見《圖經》記載。"紫堇"條雖未直接出示《天寶單方》書名，但"其方云"之後所述，時珍認定皆出《天寶單方》。其述藥體例風格確同《天寶單方》。）

③ 軒轅述寶藏論：（**按**：書佚，無可溯源。）

④ 土宿真君本草：（**按**：未見原書，待考。）

⑤ 蘇頌：見 1921 頁注⑩。

⑥ 天寶單方：（**按**：此即《圖經・紫堇》"其方云"之後内容，參本頁前《天寶單方》注②。）

⑦ 唐本草：**《唐本草》見《證類》卷 29"馬芹子"**　味甘、辛，温，無毒。主心腹脹滿，下氣，消食。調味用之，香似橘皮，而無苦味。

⑧ 爾雅：**《爾雅・釋草》（郭注）**　茭，牛蘄。（今馬蘄，葉細鋭似芹，亦可食。）

⑨ 通志：**《通志・昆蟲草木略・草類》**　馬芹……俗謂胡芹。

⑩ 金光明經：**《金光明經》卷 7"大辯才天女品第十五之一"**　……當取香藥三十二味。所謂……馬芹（葉婆儞）……

⑪ 恭：**《唐本草》見《證類》卷 29"馬芹子"**　《唐本》注云：生水澤傍，苗似鬼針、菾菜等，花青白色，子黄黑色，似防風子。/見本頁注⑦。

防風子，調食味用之，香似橘皮而無苦味。【保昇[①]曰】花若芹花，子如防風子而扁大。《爾雅》云：茭，牛蘄也。孫炎釋云：似芹而葉似鋭，可食菜也。一名茭，一名馬蘄子，入藥用。【時珍曰】馬蘄與芹同類而異種，處處卑濕地有之。三四月生苗，一本叢出如蒿，白毛蒙茸，嫩時可茹。葉似水芹而微小，似芎藭葉而色深。五六月開碎花，攢簇如蛇牀及蒔蘿花，青白色。結實亦似蒔蘿子，但色黑而重爾。其根白色，長者尺許，氣亦香而堅硬，不可食。蘇恭所謂鬼針，即鬼釵草也。方莖椏葉，子似釵脚，着人衣如針。與此稍異。

苗。【氣味】甘、辛，温，無毒。【主治】益脾胃，利胸膈，去冷氣，作茹食。時珍。

子。【氣味】甘、辛，温，無毒。【主治】心腹脹滿，開胃，下氣消食，調味用之。《唐本》[②]。炒研醋服，治卒心痛，令人得睡。孟詵[③]。温中暖脾，治反胃。時珍。

【附方】新一。慢脾驚風。馬芹子、丁香、白僵蠶等分，爲末。每服一錢，炙橘皮煎湯下。名醒脾散。《普濟方》[④]。

蘹香《唐本草》[⑤]【校正】自草部移入此。

【釋名】茴香、八月珠[⑥]。【頌[⑦]曰】蘹香，北人呼爲茴香，聲相近也。【弘景[⑧]曰】煮臭肉，下少許，即無臭氣，臭醬入末亦香，故曰回香。【時珍曰】俚俗多懷之衿衽咀嚼，恐蘹香之名，或以此也。

---

① 保昇：**《蜀本草》見《證類》卷 29“馬芹子”**　《蜀本》：《圖經》云：花若芹花，子如防風子而扁大。《爾雅》云：茭，牛蘄。釋曰：似芹，可食菜也。而葉細鋭，一名茭，一名牛蘄，一名馬蘄，子入藥用。

② 唐本：見 1922 頁注⑦。

③ 孟詵：**《食療》見《證類》卷 29“馬芹子**　孟詵……卒心痛，子作末，醋服。/**《日華子》見《證類》卷 29“馬芹子”**　……炒食，令人得睡。（**按**：此條糅合兩家之説。）

④ 普濟方：**《普濟方》卷 372“慢脾風”**　醒脾散：治小兒慢脾風。馬芹子、白僵蠶、丁香，右各等分，爲末，每服一錢，用炙橘皮湯調下。

⑤ 唐本草：**《唐本草》見《證類》卷 9“蘹香子”**　味辛，平，無毒。主諸瘻，霍亂及蛇傷。

⑥ 八月珠：（**按**：正文無此名。“集解”亦無傘形科植物“蘹香”有八角之依據。張本作“八角珠”，不知所據。本條時珍提到“大茴香”，一名“八角茴香”，乃木蘭科植物，未見其有“八角珠”之異名，故不從張本所改。）

⑦ 頌：**《圖經》見《證類》卷 9“蘹香子”**　……北人呼爲土茴香。茴、蘹聲近，故云耳……

⑧ 弘景：**《千金方》卷 26“菜蔬第三”**　茴香菜……臭肉和水煮，下少許，即無臭氣，故曰茴香。醬臭末中亦香……（**按**：查弘景無此説，當首見《千金方》。）

【集解】【頌①曰】今交、廣諸番及近郡皆有之。入藥多用番舶者，或云不及近處者有力。三月生葉似老胡荽，極疏細，作叢。至五月莖粗，高三四尺。七月生花，頭如傘蓋，黄色。結實如麥而小，青色。北人呼爲土茴香。八九月采實陰乾。今近道人家園圃種之甚多。川人多煮食其莖葉。【宗奭②曰】云似老胡荽者誤矣，胡荽葉如蛇牀。蘹香雖有葉之名，但散如絲髮，特異諸草也。【時珍曰】茴香宿根，深冬生苗作叢，肥莖絲葉，五六月開花，如蛇牀花而色黄。結子大如麥粒，輕而有細稜，俗呼爲大茴香，今惟以寧夏出者第一。其他處小者，謂之小茴香。自番舶來者，實大如柏實，裂成八瓣，一瓣一核，大如豆，黄褐色，有仁，味更甜，俗呼舶茴香，又曰八角茴香，廣西左右江峒中亦有之，形色與中國茴香迥别，但氣味同爾。北人得之，咀嚼薦酒。

子。【氣味】辛，平，無毒。【思邈③曰】苦、辛，微寒，濇。【權④曰】苦、辛。得酒良。炒黄用。【好古⑤曰】陽也，浮也。入手、足少陰、太陽經。【主治】諸瘻、霍亂及蛇傷。《唐本》⑥。膀胱胃間冷氣及育腸氣，調中，止痛、嘔吐。馬志⑦。治乾濕脚氣，腎勞㿗疝陰疼，開胃下氣。大明⑧。補命門不足。李杲⑨。暖丹田。吴綬⑩。

【發明】【詵⑪曰】茴香國人重之，云有助陽道，未得其方法也。【好古⑫曰】茴香本治膀胱藥，以其先丙，故曰小腸也，能潤丙燥。以其先戊，故從丙至壬，又手、足少陰二藥，以開上下經之通道，所以壬與丙交也。【時珍曰】小茴香性平，理氣開胃，夏月祛蠅辟臭，食料宜之。大茴香性熱，多食傷目發瘡，食料不宜過用。古方有去鈴丸：用茴香二兩，連皮生薑四兩，同入坩器内淹一伏時，慢

---

① 頌：**《圖經》見《證類》卷 9“蘹香子”** 蘹香子亦名茴香。《本經》不載所出，今交廣諸蕃及近郡皆有之。入藥多用蕃舶者，或云不及近處者有力。三月生葉似老胡荽，極疏細，作叢。至五月高三四尺。七月生花，頭如傘蓋，黄色。結實如麥而小，青色。北人呼爲土茴香。茴、蘹聲近，故云耳。八、九月采實，陰乾。今近地人家園圃種之甚多……

② 宗奭：**《衍義》卷 10“蘹香子”** ……《唐本》注似老胡荽，此誤矣。胡荽葉如蛇床，蘹香徒有葉之名，但散如絲發，特異諸草……

③ 思邈：**《千金方》卷 26“菜蔬第三”** 茴香菜：味苦、辛，微寒，澀，無毒……

④ 權：**《藥性論》見《證類》卷 9“蘹香子”** 蘹香亦可單用，味苦、辛……/**《日華子》見《證類》卷 9“蘹香子”** 得酒良……入藥炒。(**按**：此條綜合兩家之説。)

⑤ 好古：**《湯液本草》卷 3“茴香”** 氣平，味辛。無毒。入手足少陰經，太陽經藥。

⑥ 唐本：見 1923 頁注⑤。

⑦ 馬志：**《開寶》見《證類》卷 9“蘹香子”** 今注：一名茴香子。亦主膀胱、腎間冷氣，及育腸氣，調中止痛，嘔吐。

⑧ 大明：**《日華子》見《證類》卷 9“蘹香子”** ……治乾濕脚氣並腎勞，㿗疝氣，開胃下食，治膀胱痛，陰疼……

⑨ 李杲：**《本草發揮》卷 2“茴香”** 東垣云：補命門不足之藥。

⑩ 吴綬：**《傷寒藴要》卷 1“傷寒藥性主製要略”** 茴香，味辛，温。和中，破臭氣，治小腹痛，暖丹田。炒用之。

⑪ 詵：**《食療》見《證類》卷 9“蘹香子”** 國人重之，云有助陽道，用之未得其方法也……

⑫ 好古：**《湯液本草》卷 3“茴香”** 《液》云：茴香本治膀胱藥，以其先丙，故云小腸也，能潤丙燥。以其先戊，故從丙至壬。又手足少陰二藥，以開上下經之通道，所以壬與丙交也。

火炒之，入鹽一兩，爲末，糊丸梧子大。每服三五十丸，空心鹽酒下。此方本治脾胃虚弱病。茴香得鹽則引入腎經，發出邪氣。腎不受邪，病自不生也。亦治小腸疝氣有效。

【附方】舊四，新十六。**開胃進食**。茴香二兩，生薑四兩，同擣勻，入净器内，濕紙蓋一宿。次以銀、石器中，文武火炒黄焦爲末，酒糊丸梧子大。每服十丸至二十五丸，温酒下。《經驗後方》①。**瘴瘧發熱**連背項者。茴香子擣汁服之。《孫真人方》②。**大小便閉**，鼓脹氣促。八角茴香七個，大麻仁半兩，爲末。生葱白三七根，同研煎湯。調五苓散末服之，日一服。《普濟》③。**小便頻數**。茴香不以多少，淘净，入鹽少許，炒研爲末，炙糯米糕蘸食之。**傷寒脱陽**，小便不通。用茴香末，以生薑自然汁調傅腹上。外用茴香末入益元散服之。《摘玄方》④。**腎消飲水**，小便如膏油。用茴香炒，苦楝子炒，等分爲末。每食前酒服二錢。《保命集》⑤。**腎邪冷氣**力弱者。用大茴香六兩，分作三分；用生附子一個去皮，分作三分。第一度：用附子一分，茴香一分，同炒黄，出火毒一夜，去附子，研茴香爲末，空心鹽酒下一錢。第二度：用二味各一分，同炒存性，出火毒，以附子去一半，留一半，同茴香爲末，如前服。第三度：各一分，同炒存性，出火毒，全研爲末，如前服之。《朱氏集驗方》⑥。**腎虚腰痛**。茴香炒研，以猪腰子批開，摻末入内，濕紙裹煨熟。空心食之，鹽酒送下。〇戴原禮《要訣》⑦。**腰痛如刺**。《簡便方》⑧用八角茴香炒研，每服二錢，食前

---

① 經驗後方：**《證類》卷9“蘹香子”** 《經驗後方》：治脾胃進食。茴香二兩，生薑四兩，同搗令勻，净器内濕紙蓋一宿。次以銀、石器中，文武火炒令黄焦爲末，酒丸如梧子大。每服十丸至十五丸，茶酒下。

② 孫真人方：**《證類》卷9“蘹香子”** 孫真人云：治瘴瘧，渾身熱連背項，蕵、茴香子擣取汁服。

③ 普濟：**《永類鈐方》卷4“雜病秘結”** 大小便皆秘……加腹脹如鼓，氣促。火麻仁炒，去殼，半兩、八角茴香七個，作末，生葱白三七個，同研，熟湯調五苓散。又三和散加王不留行、麥門冬。（**按**：《普濟方》卷39“大小便不通”引此方，云出《永類鈐方》。）

④ 摘玄方：**《丹溪摘玄》卷7“小便不通門”** 治傷寒後脱陽，小便不通：茴香末之，生薑自然汁調敷腹上，外用茴香湯、益元散服之。

⑤ 保命集：**《保命集》卷下“消渴論第二十三”** 茴香散：治腎消病，下焦初證，小便如膏油。茴香（炒）、苦楝（炒），右細末，酒調二錢，食前服。

⑥ 集氏集驗方：**《朱氏集驗方》卷8“虚損”** 二氣散：治腎經停冷，氣滯力弱。大附子（一隻，生用不去皮臍，切，作三份，爲片子令薄）、大茴香（六兩，净洗過，濾乾，分作三份，每份二兩）。第一度，用附子一份，茴香二兩一份同炒，令茴香黄色香熟，用瓦瓶盛貯，厚紙封蓋，安在冷處一宿，次日除附子。以茴香爲末，空心，鹽酒調下。第二度，如第一度分兩炒法，存性，皆如之。但次早止，除附子一半，其一半附子同茴香爲細末，如前法服之。第三度，凡分兩炒法，存性，皆如前二度之法，但次早全用附子同茴香爲細末，亦如前法服之。外，餘一分半附子，又可合别藥用。

⑦ 要訣：**《證治要訣》卷5“諸痛門·腰痛”** ……若腎虚腰痛，轉側不能，嗜卧疲弱者，大建中湯加川椒十粒，吞下腰腎圓及生料鹿茸圓之類，仍以茴香炒，研末，破開豬腰子，作薄片，不令斷，層層摻藥末，水紙裹，煨熟，細嚼酒咽。

⑧ 簡便方：**《奇效單方》卷上“十一諸痛”** 治腰疼，用糯米一二升，炒極熱，搭膊盛之，拴痛處。炒八角茴香，研細末，每二錢，食前鹽酒下。

鹽湯下。外以糯米一二升,炒熱袋盛,拴於痛處。○《活人心統》[①]思仙散:用八角茴香、杜仲各炒研三錢,木香一錢,水一鍾,酒半鍾,煎服。**腰重刺脹**。八角茴香炒爲末,食前酒服二錢。《直指方》[②]。**疝氣入腎**。茴香炒作二包,更换熨之。《簡便方》[③]。**小腸氣墜**。《直指》[④]用八角茴香、小茴香各三錢,乳香少許,水服取汗。○孫氏《集效方》[⑤]治小腸疝氣,痛不可忍。用大茴香、荔枝核炒黑各等分,研末。每服一錢,温酒調下。○《瀕湖集簡方》用大茴香一兩,花椒五錢,炒研。每酒服一錢。**膀胱疝痛**。《本事方》[⑥]用舶茴香、杏仁各一兩,葱白焙乾五錢,爲末。每酒服二錢,嚼胡桃送下。○《集要》[⑦]治疝氣膀胱小腸痛,用茴香鹽炒,晚蠶砂鹽炒,等分爲末,煉蜜丸彈子大。每服一丸,温酒嚼下。**疝氣偏墜**。大茴香末一兩,小茴香末一兩,用牙猪尿胞一個,連尿入二末於内繫定,罐内以酒煮爛,連胞擣丸如梧子大。每服五十丸,白湯下。仙方也。鄧才《筆峰雜興》[⑧]。**脇下刺痛**。小茴香一兩炒,枳殼五錢麩炒,爲末。每服二錢,鹽酒調服,神效。《袖珍方》[⑨]。**辟除口臭**。茴香煮羹及生食,並得。昝殷《食醫心鏡》[⑩]。**蛇咬久潰**。小茴香擣末,傅之。《千金》[⑪]。

莖葉。【氣味】與子同。【主治】煮食,治卒惡心,腹中不安。甄權[⑫]。治小腸氣,卒腎氣衝脇,如刀刺痛,喘息不得。生擣汁一合,投熱酒一合,和服。孟詵[⑬]。

---

① 活人心統:**《活人心統》卷3“腰痛門”**　思仙散:治腰痛。川木香(一錢)、大茴香(三錢)、杜仲(炒去絲,三錢,即思仙木也),水一鐘,酒半鐘,煎服。渣再煎。

② 直指方:**《直指方》卷18“腰痛證治”**　腰重痛方:八角茴香炒末,食前温酒調下。

③ 簡便方:**《奇效單方》卷下“十九疝氣”**　一法用炒鹽,或茴香二包,不住手更换熨之。

④ 直指:(**按**:已查《仁齋直指方論》及《仁齋小兒方論》皆無此方,未能溯得其源。)

⑤ 集效方:**《萬應方》卷3“諸氣湯藥”**　治小腸疝氣,一時举發,疼痛不可忍者,治之又方:用大茴香、荔枝核,炒黑色,研末,每服一錢,酒調下。

⑥ 本事方:**《本事方後集》卷3“治諸氣冷等疾”**　治小腸氣痛不可忍者……又方:杏仁(一兩)、葱白(和根搗,焙乾,半兩)、舶上茴香(一兩),右爲末,每服三大錢,空心温胡桃酒調下。

⑦ 集要:**《醫林集要》卷15“疝氣門·㿉疝”**　治疝氣,膀胱、小腸氣痛不可忍。香砂丸:茴香(鹽炒)、新蠶砂(曬乾),爲末,煉蜜丸如彈子大,每服一丸,空心細嚼,酒下,日三服。

⑧ 筆峰雜興:(**按**:書佚,無可溯源。)

⑨ 袖珍方:**《袖珍方》卷2“腰脅痛”**　治腰脅疼痛,如□效:小茴香(一兩,炒)、枳殼(五錢,麩炒),右爲末,每服二錢,鹽湯調下。

⑩ 食醫心鏡:**《證類》卷9“蘹香子”**　《食醫心鏡》:茴香治霍亂,辟熱除口氣臭,煮作羹及生食並得。

⑪ 千金:**《千金方》卷26“菜蔬第三”**　茴香菜……其子:主蛇咬瘡久不瘥,搗敷之……

⑫ 甄權:**《藥性論》見《證類》卷9“蘹香子”**　……和諸食中甚香,破一切臭氣。又卒惡心,腹中不安,取莖、葉煮食之,即差……

⑬ 孟詵:**《食療》見《證類》卷9“蘹香子”**　……生擣莖葉汁一合,投熱酒一合服之。治卒腎氣冲脅如刀刺痛,喘息不得。亦甚理小腸氣。

【發明】【頌①曰】《范汪方》療惡毒癰腫，或連陰卵髀間疼痛攣急，牽入小腹不可忍，一宿即殺人者。用茴香苗葉擣汁一升服之，日三四服。其滓以貼腫上，冬月用根。此是外國神方，永嘉以來用之，起死回生，神驗。

蒔蘿宋《開寶》②【校正】自草部移入此。

【釋名】慈謀勒《開寶》③、小茴香。【時珍曰】蒔蘿、慈謀勒，皆番言也。

【集解】【藏器④曰】蒔蘿生佛誓國，實如馬芹子，辛香。【珣⑤曰】按《廣州記》云：生波斯國。馬芹子色黑而重，蒔蘿子色褐而輕，以此爲別。善滋食味，多食無損。即不可與阿魏同食，奪其味也。【頌⑥曰】今嶺南及近道皆有之。三月、四月生苗，花實大類蛇牀而簇生，辛香，六七月采實。今人多用和五味，不聞入藥用。【時珍曰】其子簇生，狀如蛇牀子而短，微黑，氣辛臭，不及回香。【嘉謨⑦曰】俗呼蒔蘿椒。内有黑子，但皮薄色褐不紅耳。

苗。【氣味】辛，温，無毒。【主治】下氣利膈。時珍。

子。【氣味】辛，温，無毒。【主治】小兒氣脹，霍亂嘔逆，腹冷不下食，兩肋痞滿。藏器⑧。建脾，開胃氣，温腸，殺魚、肉毒，補水臟，治腎氣，壯筋骨。《日華》⑨。主膈氣，消食，滋食味。李珣⑩。

【附方】新二。閃挫腰痛。蒔蘿作末，酒服二錢匕。《永類鈐方》⑪。牙齒疼痛。舶

---

① 頌：**《圖經》見《證類》卷9“蘹香子”** ……古方療惡毒癰腫，或連陰髀間疼痛急攣，牽入少腹不可忍，一宿則殺人者。用茴香苗葉，搗取汁一升，服之，日三四，用其滓以貼腫上。冬中根亦可用。此外國方，永嘉以來用之，起死神效。

② 開寶：**《開寶》見《證類》卷9“蒔蘿”** 味辛，温，無毒。主小兒氣脹，霍亂嘔逆，腹冷食不下，兩肋痞滿。生佛誓國，如馬芹子，辛香。亦名慈謀勒。

③ 開寶：見上注。

④ 藏器：見上注。（**按**：非出“藏器”，乃見《開寶》。）

⑤ 珣：**《海藥》見《證類》卷9“蒔蘿”** 謹按《廣州記》云：生波斯國。馬芹子即黑色而重，蒔蘿子即褐色而輕。主膈氣，消食温胃。善滋食味，多食無損。即不可與阿魏同合，奪其味爾。

⑥ 頌：**《圖經》見《證類》卷9“蒔蘿”** 蒔蘿，出佛誓國，今嶺南及近道皆有之。三月、四月生苗，花、實大類蛇床而香辛。六月、七月采實。今人多以和五味，不聞入藥用。

⑦ 嘉謨：**《本草蒙筌》卷2“大茴香”** 別種廣州蒔蘿，出自閩廣。顆粒似蔓椒開口，（俗呼蒔蘿椒，内有黑子，但皮薄色褐不紅耳。）氣味比茴香更辛……

⑧ 藏器：見本頁注②。（**按**：非出“藏器”，乃見《開寶》。）

⑨ 日華：**《日華子》見《證類》卷9“蒔蘿”** 健脾，開胃氣，温腸，殺魚肉毒，補水藏及壯筋骨，治腎氣。

⑩ 李珣：見本頁注⑤。

⑪ 永類鈐方：**《永類鈐方》卷22“風損藥”** 閃朒腰痛：或杜仲制，及蒔蘿末，酒調。

上蒔蘿、蕓薹子、白芥子等分,研末。口中含水,隨左右嗃鼻,神效。《聖惠方》①。

【附録】**蜀胡爛**《拾遺》②。【藏器③曰】子:味辛,平,無毒。主冷氣心腹脹滿,補腎,除婦人血氣,下痢,殺牙齒蟲。生安南,似蘹香子,可和食。**數低**《拾遺》④。【藏器⑤曰】子:味甘,温,無毒。主冷風冷氣,下宿食不消,脹滿。生西番、北土,兼似蘹香,胡人以作羹食之。**池得勒**《拾遺》⑥。【藏器⑦曰】根:辛,温,無毒。破冷氣,消食。生西國,草根也,胡人食之。**馬思荅吉**。【時珍曰】味苦,温,無毒。去邪惡氣,温中利膈,順氣止痛,生津解渴,令人口香。元時《飲膳》⑧用之,云極香料也,不知何狀。故附之。

羅勒宋《嘉祐》⑨附

【釋名】蘭香《嘉祐》⑩、香菜《綱目》、瞖子草。【禹錫⑪曰】北人避石勒諱,呼羅勒爲蘭香。【時珍曰】按《鄴中記》⑫云:石虎諱言勒,改羅勒爲香菜。今俗人呼爲瞖子草,以其子治瞖也。

【集解】【禹錫⑬曰】羅勒處處有之。有三種:一種似紫蘇葉;一種葉大,二十步内即聞香;一種堪作生菜。冬月用乾者。子可安入目中去瞖,少頃濕脹,與物俱出也。【時珍曰】香菜須三月棗

---

① 聖惠方:**《聖惠方》卷34"治牙疼諸方"** 治牙疼,白芥子吹鼻散方:白芥子、舶上蒔羅、芸薹子(各一兩),右件藥搗細羅爲散,每用一字,如患左邊疼,即吹右鼻中,如患右邊,即吹左鼻中,仍先净洗鼻中,吹藥即驗。

② 拾遺:**《證類》卷6"四十六種陳藏器餘·蜀胡爛"** 味辛,平,無毒。主冷氣,心腹脹滿,補腎除婦人血氣,下痢,殺牙齒蟲。生安南,似蘹香子。

③ 藏器:見上注。

④ 拾遺:**《證類》卷8"二十二種陳藏器餘·數低"** 味甘,温,無毒。主冷風冷氣,下宿食不消,脹滿。生西蕃,北土亦無有,似茴香,胡人作羹食之。

⑤ 藏器:見上注。

⑥ 拾遺:**《證類》卷6"四十六種陳藏器餘·池德勒"** 味辛,温,無毒。主破冷氣,消食。生西國。草根也,胡國人用之。

⑦ 藏器:見上注。

⑧ 飲膳:**《飲膳正要》卷3"料物·馬思荅吉"** 味苦,香,無毒。去邪惡氣,温中利膈,順氣止痛,生津解渴。令人口香。(生回回地面,云是極香種類。)

⑨ 嘉祐:**《嘉祐》見《證類》卷27"羅勒"** 味辛,温,微毒。調中消食,去惡氣,消水氣,宜生食。又療齒根爛瘡,爲灰用甚良。不可過多食,壅關節,澀榮衛,令血脉不行。又動風,發脚氣,患啘,取汁服半合定。冬月用乾者煮之。子,主目翳及物入目,三五顆致目中,少頃當濕脹,與物俱出。又療風赤眵淚。根,主小兒黄爛瘡,燒灰傅之,佳。北人呼爲蘭香,爲石勒諱也。(此有三種:一種堪作生菜;一種葉大,二十步内聞香;一種似紫蘇葉。)(已上五種新補。見孟詵、陳藏器、蕭炳、陳士良、日華子。)

⑩ 嘉祐:見上注。

⑪ 禹錫:同上注。

⑫ 鄴中記:(**按**:書佚,未能溯得其源。)

⑬ 禹錫:見本頁注⑨。

葉生時種之乃生，否則不生。常以魚鯹水、米泔水、泥溝水澆之，則香而茂。不宜糞水。《臞仙神隱書》①言：園邊水側宜廣種之，飢年亦可濟用。其子大如蚤，褐色而不光，七月收之。○【弘景②曰】術家取羊角、馬蹄燒作灰，撒濕地遍踏之，即生羅勒。俗呼爲西王母菜，食之益人。

【氣味】辛，温，微毒。【禹錫③曰】不可多食，壅關節，澀營衛，令人血脉不行，又動風，發脚氣。【主治】調中消食，去惡氣，消水氣，宜生食。療齒根爛瘡，爲灰用之甚良。患啘嘔者，取汁服半合，冬月用乾者煮汁。其根燒灰，傅小兒黄爛瘡。禹錫④。主辟飛尸、鬼疰、蠱毒。吴瑞⑤。

【發明】【時珍曰】按羅天益⑥云，蘭香味辛氣温，能和血潤燥，而掌禹錫言多食澀營衛，血脉不行，何耶？又東垣李氏⑦治牙疼口臭，神功丸中用蘭香，云無則以藿香代之，此但取其去惡氣而已。故《飲膳正要》⑧云，與諸菜同食，味辛香能辟腥氣，皆此意也。

【附方】新二。鼻疳赤爛。蘭香葉燒灰二錢，銅青五分，輕粉二字，爲末，日傅三次。錢乙《小兒方》⑨。反胃欬噫。生薑四兩擣爛，入蘭香葉一兩，椒末一錢，鹽和麵四兩，裹作燒餅，煨熟。空心喫，不過兩三度效。反胃，入甘蔗汁和之。《普濟方》⑩。

子。【主治】目瞖及塵物入目，以三五顆安目中，少頃當濕脹，與物俱出。又主風赤眵淚。《嘉祐》⑪。

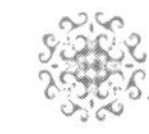

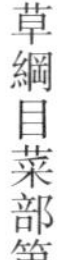

---

① 臞仙神隱書：**《神隱》卷下“三月·蒔種”** 種香菜……人家園邊水側皆可種，忽值饑年，可接糧食用。

② 弘景：**《集注》見《證類》卷 27“羅勒”** 陶隱居術家取羊角、馬蹄燒作灰；撒於濕地，遍踏之，即生羅勒。俗呼爲西王母菜，食之益人。

③ 禹錫：見 1928 頁注⑨。

④ 禹錫：同上注。

⑤ 吴瑞：**《日用本草》卷 7“香菜”** 主辟飛屍鬼疰，蠱毒，發脚氣。

⑥ 羅天益：**《衛生寶鑒》卷 12“消渴治法并方”** 生津甘露飲子……蘭香甘辛寒，和血燥潤爲佐……

⑦ 東垣李氏：**《蘭室秘藏》卷中“口齒論”** 神功丸：治多食肉，人口臭不可近，牙齒疳蝕，牙齦肉將脱，牙齒落血不止。蘭香葉……

⑧ 飲膳正要：**《飲膳正要》卷 3“菜品·香菜”** 香菜：味辛，平，無毒。與諸菜同食，氣味香，辟腥。

⑨ 小兒方：**《小兒藥證直訣》卷下“蘭香散”** 蘭香散：治疳氣，鼻下赤爛。蘭香葉（菜名，燒灰，二錢）、銅青（五分）、輕粉（二字），右爲細末，令勾，看瘡大小乾貼之。

⑩ 普濟方：**《證類》卷 8“生薑”** 《外臺秘要》：又方，治咳噫。生薑四兩爛擣，入蘭香葉二兩，椒末一錢匕，鹽和麵四兩，裹作燒餅熟煨，空心喫，不過兩三度。（**按**：今本《外臺》無此方。《普濟方》卷 160“咳逆”引此，誤注出《肘後方》，然其後另添“又主胃反，朝食暮吐，暮食朝吐，吐者旋用青粱米煮，以甘蔗汁七升，生薑汁一升，二味相和，分爲三服。”時珍略引作“反胃，入甘蔗汁和之”。）

⑪ 嘉祐：見 1928 頁注⑨。

【發明】【時珍曰】按《普濟方》①云：昔廬州知録彭大辯在臨安，暴得赤眼後生瞖。一僧用蘭香子洗晒，每納一粒入眦内，閉目少頃，連膜而出也。一方：爲末點之。時珍常取子試之水中，亦脹大。蓋此子得濕即脹，故能染惹眵淚浮膜爾。然目中不可着一塵，而此子可納三五顆亦不妨礙，蓋一異也。

【附方】新二。目昏浮瞖。蘭香子每用七個，睡時水煎服之，久久有效也。《海上名方》②。走馬牙疳。小兒食肥甘，腎受虚熱，口作臭息，次第齒黑，名曰崩砂。漸至齦爛，名曰潰槽。又或血出，名曰宣露。重則齒落，名曰腐根。用蘭香子末、輕粉各一錢，密陀僧醋淬研末半兩，和勻。每以少許傅齒及齦上，立效。内服甘露飲。《活幼口議》③。

白花菜《食物》④

【釋名】羊角菜。

【集解】【時珍曰】白花菜三月種之。柔莖延蔓，一枝五葉，葉大如拇指。秋間開小白花，長蕊。結小角，長二三寸。其子黑色而細，狀如初眠蠶沙，不光澤。菜氣羶臭，惟宜鹽葅食之。【穎⑤曰】一種黄花者，名黄花菜，形狀相同，但花黄也。

【氣味】苦、辛，微毒。【穎⑥曰】多食動風氣，滯臟腑，令人胃中悶滿，傷脾。【主治】下氣。汪穎⑦。煎水洗痔，擣爛敷風濕痺痛，擂酒飲止瘧。時珍。

蔊菜音罕○《綱目》【校正】併入草部《拾遺⑧・䓉菜》。

【釋名】䓉菜音罩、辣米菜。【時珍曰】蔊味辛辣，如火焊人，故名。亦作蔊。《陳藏器

① 普濟方：**《普濟方》卷80“目生膚翳”**　治赤眼後生瞖膜：以蘭香子洗浄曬乾，每用一粒，以筯點大眦頭，閉目，即覺藥在目内團團旋轉。藥力過即不轉。須臾自隨淚出，翳膜在上，如魚眼然。再易一粒，以病退爲度。一方爲細末，每服如黍米大，點眼眦頭。昔廬州知録彭大辯父在臨安，暴得此疾，醫曾以此藥治之，坐間瞭然。因得此方，屢以治之。

② 海上名方：**《普濟方》卷86“一切眼疾雜治”**　治目瞖及物入目。又療氣赤眵淚。用羅勒子三五顆，置目中，少頃當濕脹。與物俱出。（**按**：未能溯及其源，今録近似方以備參。）

③ 活幼口議：**《活幼口議》卷18“疳疾證候方議”**　治小兒走馬疳，牙齒潰爛，以至崩砂出血，齒落者，蘭香散方：輕粉（一兩重）、蘭香子（一兩，末）、密佗僧（半兩，醋淬爲末），右研如粉，傅齒及齦上，立效。議曰……此等一證，初作口氣，名曰臭息。次第齒黑，名曰崩砂。盛則齦爛，名曰潰槽。又盛血出，名曰宣露。重則齒自脱落，名曰腐根。

④ 食物：**《食物本草》卷1“菜類・白花菜”**　味甘，氣臭，性寒。生食苦。醃以爲葅，動風氣，下氣，滯臟腑。多食令人胃悶滿，傷脾。一種黄花菜，同此類。

⑤ 穎：見上注。

⑥ 穎：見上注。

⑦ 汪穎：見上注。

⑧ 拾遺：**《證類》卷8“二十二種陳藏器餘・䓉菜”**　味辛，温，無毒。主冷氣，腹内久寒，食飲不消，令人能食。《字林》曰：䓉，辛菜，南人食之，去冷氣。

本草》有蕵菜，云辛菜也，南人食之。不著形狀。今考《唐韻》《玉篇》並無蕵字，止有䕲字，云辛菜也。則蕵乃䕲字之訛爾。

【集解】【時珍曰】䕲菜生南地，田園間小草也。冬月布地叢生，長二三寸，柔梗細葉。三月開細花，黄色。結細角長一二分，角内有細子。野人連根、葉拔而食之，味極辛辣，呼爲辣米菜。沙地生者尤伶仃。故洪舜俞《老圃賦》①云：䕲有拂士之風。林洪《山家清供》②云：朱文公飲後，輒以䕲莖供蔬品。蓋盱江、建陽、嚴陵人皆喜食之也。

【氣味】辛，温，無毒。【李（廷）〔鵬〕飛③曰】䕲菜細切，以生蜜洗伴或略汋食之，爽口消食。多食發痼疾，生熱。【主治】去冷氣，腹内久寒，飲食不消，令人能食。藏器④。利胸膈，豁冷痰，心腹痛。時珍。

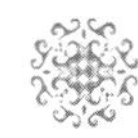

草豉《拾遺》⑤【校正】自草部移入此。

【集解】【藏器⑥曰】生巴西諸國。草似韭狀，豉出花中，彼人食之。

【氣味】辛，平，無毒。【主治】惡氣，調中益五臟，開胃，令人能食。藏器⑦。

① 老圃賦：《古今事文類聚》後集卷22"老圃賦（洪舜俞）" ……䕲有拂士之風，菊抱幽人之姿……

② 山家清供：《説郛》弓74《山家清供·考亭䕲》 考亭先生每飲後，則以䕲菜供。一出于盱江，分于建陽。一生於嚴灘石上。

③ 李鵬飛：《延壽書》卷3"菜蔬" 䕲菜細切，以生蜜洗或略煎，吃之爽口，妙，能消宿食。多食發痼疾。

④ 藏器：見1930頁注⑧。

⑤ 拾遺：《證類》卷6"四十六種陳藏器餘·草豉" 味辛，平，無毒。主惡氣，調中，益五藏，開胃，令人能食。生巴西諸國。草似韭，豉出花中，人食之。

⑥ 藏器：見上注。

⑦ 藏器：見上注。

本草綱目菜部目録第二十七卷

菜之二　柔滑類四十一種

菠薐《嘉祐》○即赤根　蕹菜《嘉祐》　菾菜《嘉祐》○即莙薘　東風菜《開寶》
薺《别録》　菥蓂《本經》○即大薺　繁縷《别録》
雞腸《别録》　苜蓿《别録》　莧《本經》　馬齒莧《蜀本》
苦菜《本經》○即苦蕒　白苣《嘉祐》○即生菜　萵苣《食療》
水苦蕒《圖經》　翻白草《綱目》　仙人杖草《拾遺》
蒲公英《唐本》○即地丁　黄瓜菜《食物》　生瓜菜《圖經》
落葵《别録》○即藤菜　蕺菜《别録》○即魚腥草　蕨《拾遺》
水蕨《綱目》　薇《拾遺》　翹摇《拾遺》○即巢菜
鹿藿《本經》○即野緑豆　灰藋《嘉祐》　藜《綱目》　秦荻藜《唐本》
醍醐菜《證類》○茅膏菜、雞侯菜、孟娘菜、優殿附　芋《别録》○野芋附
土芋《拾遺》○即土卵　薯蕷《本經》○即山藥　零餘子《拾遺》
甘藷《綱目》　百合《本經》　山丹《日華》○即紅花菜
草石蠶《拾遺》○即甘露子　竹筍《蜀本》　酸筍《綱目》

右附方舊三十四，新一百一十。

本草綱目菜部第二十七卷

菜之二　柔滑類四十一種

菠薐宋《嘉祐》①

【釋名】菠菜《綱目》、波斯草《綱目》、赤根菜。【慎微②曰】按劉禹錫《嘉話録》云：菠薐種出自西國。有僧將其子來，云本是頗陵國之種。語訛爲波稜耳。【時珍曰】按《唐會要》③云：太宗時尼波羅國獻波稜菜，類紅藍，實如蒺藜，火熟之能益食味。即此也。方士隱名爲波斯草云。

【集解】【時珍曰】波稜八月、九月種者，可備冬食。正月、二月種者，可備春蔬。其莖柔脆中空。其葉緑膩柔厚直出一尖，旁出兩尖，似鼓子花葉之狀而長大。其根長數寸，大如桔梗而色赤，味更甘美。四月起薹尺許，有雄雌。就莖開碎紅花，叢簇不顯。雌者結實，有刺，狀如蒺藜子。種時須砑開，易浸脹。必過月朔乃生，亦一異也。

菜及根。【氣味】甘，冷，滑，無毒。【士良④曰】微毒。多食令人脚弱，發腰痛，動冷氣。先患腹冷者，必破腹。不與䱇魚同食，發霍亂。取汁煉霜，制砒、汞，伏雌黄、硫黄。【主治】利五臟，通腸胃熱，解酒毒。服丹石人食之佳。孟詵⑤。通血脉，開胸膈，下氣調中，止渴潤燥。根尤良。時珍。

【發明】【詵⑥曰】北人食肉、麵，食之即平。南人食魚、鼈、水米，食之即冷，故多食冷大小腸

---

① 嘉祐：**《嘉祐》見《證類》卷 29"菠薐"**　冷，微毒。利五藏，通腸胃熱，解酒毒。服丹石人食之佳。北人食肉麵即平，南人食魚鱉水米即冷。不可多食，冷大小腸。久食令人脚弱不能行，發腰痛。不與𩵋魚同食，發霍亂吐瀉。（已上五種新補。見孟詵、陳藏器、陳士良、日華子。）

② 慎微：**《證類》卷 29"菠薐"**　劉禹錫《嘉話録》云：菠薐，本西國中有，自彼將其子來，如苜蓿、葡萄，因張騫而至也。本是頗陵國將來，語訛爾，時多不知也。

③ 唐會要：**《唐會要》卷 100"雜録"**　二十一年三月十一日，以遠夷各貢方物，其草木雜物有異於常者，詔所司詳録焉……泥婆羅國獻波稜菜，類紅藍花，實似蒺蔾，火熟之，能益食味。

④ 士良：見本頁注①。

⑤ 孟詵：見本頁注①。

⑥ 詵：見本頁注①。

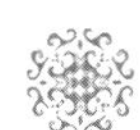

也。【時珍曰】按張從正《儒門事親》①云：凡人久病大便澀滯不通及痔漏之人，宜常食菠薐、葵菜之類，滑以養竅，自然通利。

【附方】新一。消渴引飲，日至一石者。菠薐根、雞内金等分，爲末。米飲服一錢，日三。《經驗方》②。

蕹菜蕹去聲○宋《嘉祐》③

【釋名】【時珍曰】蕹與壅同。此菜惟以壅成，故謂之壅。

【集解】【藏器④曰】蕹菜嶺南種之。蔓生，開白花，堪茹。【時珍曰】蕹菜今金陵及江夏人多蒔之。性宜濕地，畏霜雪。九月藏入土窖中，三四月取出，壅以糞土，即節節生芽，一本可成一畦也。幹柔如蔓而中空，葉似菠薐及錾頭形。味短，須同豬肉煮，令肉色紫乃佳。段公路《北户録》⑤言其葉如柳者，誤矣。按嵇含《草木狀》⑥云：蕹菜葉如落葵而小。南人編葦爲筏，作小孔，浮水上。種子於水中，則如萍根浮水面。及長成莖葉，皆出於葦筏孔中，隨水上下，南方奇蔬也。則此菜水、陸皆可生之也。

【氣味】甘，平，無毒。【主治】解胡蔓草毒，即野葛毒，煮食之。亦生擣服。藏器⑦。擣汁和酒服，治産難。時珍。○出《唐瑶方》⑧。

【發明】【藏器⑨曰】南人先食蕹菜，後食野葛，二物相伏，自然無苦。取汁滴野葛苗，當時萎死，相殺如此。張華《博物志》云：魏武帝啖野葛至一尺。應是先食此菜也。

---

① 儒門事親：**《儒門事親》卷4"大便澀滯二十一"** 夫老人久病，大便澀滯不通者，可服神功丸、麻仁丸、四生丸則愈矣。時復服葵菜、菠菜、豬羊血，自然通利也。《内經》云：以滑養竅是也。

② 經驗方：**《普濟方》卷176"辨六經渴并治"** 内金散（出《經驗良方》）：治痟渴，日飲水一石，小便不禁。雞内金（即雞肚内黄）、菠薐根（各等分），右爲末，米飲調服二錢。

③ 嘉祐：**《嘉祐》見《證類》卷29"蕹菜"** 味甘，平，無毒。主解野葛毒，煮食之。亦生擣服之。嶺南種之，蔓生，花白，堪爲菜。雲南人先食雍菜，後食野葛，二物相伏，自然無苦。又，取汁滴野葛苗，當時菸死，其相殺如此。張司空云：魏武帝啖野葛至一尺。應是先食此菜也。（已上五種新補。見孟詵、陳藏器、陳士良、日華子。）

④ 藏器：見上注。

⑤ 北户録：**《北户録》卷2"蕹菜"** 葉如柳。三月生。性冷，味甜……

⑥ 草木狀：**《南方草木狀》卷上** 蕹葉如落葵而小，性冷，味甘。南人編葦爲筏，作小孔浮於水上，種子於水中，則如萍根浮水面，及長莖葉，皆出於葦筏孔中，隨水上下。南方之奇蔬也……

⑦ 藏器：見本頁注③。

⑧ 唐瑶方：（**按**：書佚，無可溯源。）

⑨ 藏器：見本頁注③。

菾菜菾音甜○《别録》①中品【校正】併入《嘉祐②·莙薘菜》。

【釋名】莙薘菜。【時珍曰】菾菜,即莙薘也。菾與甜通,因其味也。莙薘之義未詳。

【集解】【弘景③曰】菾菜,即今以作鲊蒸者。【恭④曰】菾菜葉似升麻苗,南人蒸炰食之,大香美。【保昇⑤曰】苗高三四尺,莖若蒴藋,有細稜,夏盛冬枯。其莖燒灰淋汁洗衣,白如玉色。【士良⑥曰】葉似紫菊而大,花白。【時珍曰】菾菜正、二月下種,宿根亦自生。其葉青白色,似白菘菜葉而短,莖亦相類,但差小耳。生、熟皆可食,微作土氣。四月開細白花。結實狀如茱萸梂而輕虚,土黄色,内有細子。根白色。

【氣味】甘、苦,大寒,滑,無毒。【禹錫⑦曰】平,微毒。冷氣人不可多食,動氣。先患腹冷人食之,必破腹。【主治】時行壯熱,解風熱毒,擣汁飲之便瘥。《别録》⑧。夏月以菜作粥食,解熱,止熱毒痢。擣爛,傅灸瘡,止痛易瘥。蘇恭⑨。擣汁服,主冷熱痢。又止血生肌,及諸禽獸傷,傅之立愈。藏器⑩。煎湯飲,開胃,通心膈,宜婦人。大明⑪。補中下氣,理脾氣,去頭風,利五臟。《嘉祐》⑫。

根。【氣味】甘,平,無毒。【主治】通經脉,下氣,開胸膈。《正要》⑬。

子。【主治】煮半生,擣汁服,治小兒熱。孟詵⑭。醋浸揩面,去粉滓,潤

---

① 别録:**《别録》見《證類》卷28"菾菜"** 味甘、苦,大寒。主時行壯熱,解風熱毒。

② 嘉祐:**《嘉祐》見《證類》卷29"莙薘"** 平,微毒。補中下氣,理脾氣,去頭風,利五藏。冷氣,不可多食,動氣。先患腹冷,食必破腹。莖灰淋汁洗衣,白如玉色。(已上五種新補。見孟詵、陳藏器、陳士良、日華子。)

③ 弘景:**《集注》見《證類》卷28"菾菜"** 陶隱居云:即今以作鲊蒸者。菾,作甜音,亦作忝……

④ 恭:**《唐本草》見《證類》卷28"菾菜"** 《唐本》注云:此菜似升麻苗,南人蒸炰食之,大香美。

⑤ 保昇:**《蜀本草》見《證類》卷28"菾菜"** 《蜀本》:《圖經》云:高三四尺,莖若蒴藋,有細棱,夏盛冬枯。/見本頁注②。(**按**:此條糅合了《嘉祐》新補内容。)

⑥ 士良:**《食性》見《證類》卷28"菾菜"** 陳士良云:菾菜,葉似紫菊而大,花白,食之宜婦人。

⑦ 禹錫:見本頁注②。

⑧ 别録:見本頁注①。

⑨ 蘇恭:**《開寶》見《證類》卷28"菾菜"** 今按《别本》注云:夏月以其菜研作粥解熱,又止熱毒痢。擣傅灸瘡,止痛,易差。(**按**:非出"蘇恭",乃見《開寶》引"别本"。)

⑩ 藏器:**《拾遺》見《證類》卷28"菾菜"** 《陳藏器本草》云:菾菜,擣絞汁服之,主冷熱痢,又止血生肌。人及禽獸有傷折,傅之立愈……

⑪ 大明:**《日華子》見《證類》卷28"菾菜"** 甜菜,冷,無毒。炙作熟水飲,開胃,通心膈。(**按**:"食之宜婦人"乃陳士良語。)

⑫ 嘉祐:見本頁注②。

⑬ 正要:**《飲膳正要》卷3"菜品·出莙薘兒"** 味甘,平,無毒。通經脉,下氣,開胸膈。(即莙薘根也。)

⑭ 孟詵:**《食療》見《證類》卷28"菾菜"** 孟詵云:菾菜,又,擣汁與時疾人服,差。子,煮半生,搗取汁,含,治小兒熱。

澤有光。藏器①。

【附方】新一。痔瘻下血。莙蓬子、蕓薹子、荆芥子、芫荽子、萵苣子、蔓菁子、蘿蔔子、葱子等分，以大鯽魚一箇去鱗、腸，裝藥在内，縫合，入銀、石器内，上下用火煉熟，放冷爲末。每服二錢，米飲下，日二服。

東風菜宋《開寶》②

【釋名】冬風。【志③曰】此菜先春而生，故有東風之號。一作冬風，言得冬氣也。

【集解】【志④曰】東風菜生嶺南平澤。莖高二三尺，葉似杏葉而長，極厚軟，上有細毛，煮食甚美。【時珍曰】按裴淵《廣州記》⑤云：東風菜，花、葉似落妊娠，莖紫。宜肥肉作羹食，香氣似馬蘭，味如酪。

【氣味】甘，寒，無毒。【主治】風毒壅熱，頭痛目眩，肝熱眼赤，堪入羹臛食。《開寶》⑥。

薺《别録》⑦上品

【釋名】護生草。【時珍曰】薺生濟濟，故謂之薺。釋家取其莖作挑燈杖，可辟蚊、蛾，謂之護生草，云能護衆生也。

【集解】【普⑧曰】薺生野中。【弘景⑨曰】薺類甚多，此是今人所食者。葉作菹、羹亦佳。《詩》云"誰謂荼苦，其甘如薺"，是也。【時珍曰】薺有大、小數種。小薺葉花莖扁，味美。其最細小者，名沙薺也。大薺科、葉皆大而味不及。其莖硬有毛者，名菥蓂，味不甚佳。並以冬至後生苗，二三月起莖五六寸。開細白花，整整如一。結莢如小萍，而有三角。莢内細子如葶藶子。其子名蒫，

---

① 藏器：**《拾遺》見《證類》卷28"恭菜"** ……又收取子，以醋浸之，揩面，令潤澤有光。

② 開寶：**《開寶》見《證類》卷29"東風菜"** 味甘，寒，無毒。主風毒壅熱，頭疼目眩，肝熱眼赤，堪入羹臛，煮食甚美。生嶺南平澤。莖高三二尺，葉似杏葉而長，極厚軟，上有細毛。先春而生，故有東風之號。

③ 志：見上注。

④ 志：見上注。

⑤ 廣州記：**《齊民要術》卷10"五穀果蓏菜茹非中國物者第九十二・東風"** 《廣州記》云：東風，華葉似落娠婦，莖紫，宜肥肉作羹，味如酪，香氣似馬蘭。/菜茹……冬風（《廣州記》云：冬風菜，陸生，宜配肉作羹。）

⑥ 開寶：見本頁注②。

⑦ 别録：**《别録》見《證類》卷27"薺"** 味甘，温，無毒。主利肝氣，和中。其實，主明目，目痛。

⑧ 普：**《御覽》卷980"菜茹部五・薺"** 《吴氏本草》曰……細辛、乾薑、苦參、薺實，神農：甘，毒。生野田……

⑨ 弘景：**《集注》見《證類》卷27"薺"** 陶隱居云：薺類又多，此是今人可食者，葉作菹羹亦佳。《詩》云："誰謂荼苦，其甘如薺"是也。

音嵯，四月收之。師曠①云：歲欲甘，甘草先生，薺是也。菥蓂、葶藶皆是薺類。葶藶見草部隰草類。

【氣味】甘，温，無毒。【主治】利肝和中。《别録》②。利五臟。根：治目痛。大明③。明目益胃。時珍。根、葉：燒灰，治赤白痢極效。甄權④。

【附方】舊一，新二。暴赤眼，痛脹磣澀。薺菜根杵汁滴之。《聖惠》⑤。眼生瞖膜。薺菜和根、莖、葉洗净，焙乾爲細末。每夜卧時先洗眼，挑末米許，安兩大眦頭。澀痛忍之，久久膜自落也。《聖濟總録》⑥。腫滿腹大，四肢枯瘦，尿澀。用甜葶藶炒、薺菜根等分，爲末，煉蜜丸彈子大。每服一丸，陳皮湯下。只二三丸，小便清；十餘丸，腹如故。《三因》⑦。

菥實。【普⑧曰】三月三日采，陰乾。【士良⑨曰】亦名菥蓂子。四月八日收之，良。【周王⑩曰】飢歲采子，水調成塊，煮粥、作餅甚粘滑。

【氣味】甘，平，無毒。【權⑪曰】患氣人食之，動冷氣。【詵⑫曰】不與麵同食，令人背悶。服丹石人不可食。

【主治】明目，目痛。《别録》⑬。青盲不見物，補五臟不足。甄權⑭。治腹脹。吴普⑮。去風毒邪氣，治壅去瞖，解熱毒。久服視物鮮明。士良⑯。

---

① 師曠：**《齊民要術》卷3“雜説第三十”** 師曠占曰：黄帝問曰：吾欲占樂善，一心可知不。對曰：歲欲甘，甘草先生（薺）……

② 别録：見1936頁注⑦。

③ 大明：**《日華子》見《證類》卷27“薺”** 薺菜，利五藏。根，療目疼。

④ 甄權：**《藥性論》見《證類》卷27“薺”** ……其根、葉燒灰，能治赤白痢，極效。

⑤ 聖惠：**《聖惠方》卷32“治眼暴赤諸方”** 治暴赤眼，疼痛磣澀，方：右取薺菜根，搗絞取汁，以點目中。

⑥ 聖濟總録：**《聖濟總録》卷111“翳膜遮障”** 治眼生翳膜方：右采薺菜，和根莖葉，不拘多少，洗净焙乾，碾爲末細研，每夜卧時，先洗净眼了，挑半米許，安兩大眦頭，澀痛莫疑，翳膜不日自落。

⑦ 三因：**《三因方》卷14“水腫證治脉例”** 葶藶大丸：治腫滿腹大，四肢枯瘦，小便澀濁。甜葶藶（紙隔炒）、薺菜根（等分），右爲末，蜜丸如彈子大，每服一丸，陳皮湯嚼下，只三丸，小便清。數丸，腹當依舊。

⑧ 普：**《御覽》卷980“薺”** 《吴氏本草》曰……五月五日採，陰乾。治腹脹。

⑨ 士良：**《食性》見《證類》卷27“薺”** 陳士良云：實，亦呼菥蓂子……四月八日收實，良……

⑩ 周王：**《救荒》卷下之後“薺菜”** 救饑：采子，用水調攪良久成塊，或作燒餅，或煮粥食，味甚粘滑。葉煠作菜食，或煮作羹，皆可。

⑪ 權：**《藥性論》見《證類》卷27“薺”** 《藥性論》云：薺子，味甘，平。患氣人食之，動冷疾。

⑫ 詵：**《食療》見《證類》卷27“薺”** 孟詵云：薺子，入治眼方中用。不與麪同食，令人背悶。服丹石人不可食。

⑬ 别録：見1936頁注⑦。

⑭ 甄權：**《藥性論》見《證類》卷27“薺”** 《藥性論》云：薺子……主青盲病不見物，補五藏不足。

⑮ 吴普：見本頁注⑧。

⑯ 士良：**《食性》見《證類》卷27“薺”** 陳士良云……主壅，去風毒邪氣，明目，去障翳，解熱毒，久食，視物鮮明……其花捋去席下辟蟲。

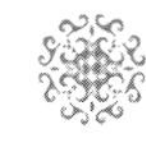

花。【主治】布席下，辟蟲。又辟蚊、蛾。士良①。陰乾研末，棗湯日服二錢，治久痢。大明②。

菥蓂音錫覓○《本經》③上品【校正】自草部移入此。

【釋名】大薺《别録》④、大蕺《本經》⑤、馬辛。【時珍曰】諸名不可解。《吴普本草》⑥又云：一名析目，一名榮目，一名馬駒。

【集解】【《别録》⑦曰】菥蓂生咸陽山澤及道旁。四月、五月采，暴乾。【弘景⑧曰】今處處有之。是大薺子也。方用甚希少。【保昇⑨曰】似薺葉而細，俗呼爲老薺。【恭⑩曰】《爾雅》云：菥蓂，大薺也。註云：似薺，俗呼爲老薺。然其味甘而不辛也。【藏器⑪曰】本經菥蓂一名大薺，蘇氏引《爾雅》爲註。案大薺即葶藶，非菥蓂也。菥蓂大而扁，葶藶細而圓，二物殊别也。【頌⑫曰】《爾雅》葶藶謂之萆，音典，子、葉皆似薺，一名狗薺。菥蓂即大薺。大抵二物皆薺類，故人多不能細分，乃爾致疑也。古今眼目方多用之。【時珍曰】薺與菥蓂一物也，但分大、小二種耳。小者爲薺，大者爲菥蓂，菥蓂有毛，故其子功用相同。而陳士良⑬之本草亦謂薺實一名菥蓂也。葶藶與菥蓂同類，但菥蓂味甘花白，葶藶味苦花黄爲異耳。或言菥蓂即甜葶藶，亦通。

苗。【氣味】甘，平，無毒。【主治】和中益氣，利肝明目。時珍。

菥蓂子。【氣味】辛，微温，無毒。【恭⑭曰】甘而不辛。【普⑮曰】神農、雷公：辛。

---

① 士良：見前頁注⑯。

② 大明：(**按**：未能溯得其源。)

③ 本經：**《本經》《别録》(《藥對》)見《證類》卷6"菥蓂子"** 味辛，微温，無毒。主明目，目痛淚出，除痺，補五藏，益精光，療心腹腰痛。久服輕身不老。一名蔑菥，一名大蕺，一名馬辛，一名大薺。生咸陽川澤及道傍。四月、五月採，暴乾。(得荆實、細辛良，惡乾薑、苦參。)

④ 别録：見上注。

⑤ 本經：見上注白字。

⑥ 吴普本草：**《御覽》卷980"薺"** 《吴氏本草》曰：菥蓂，一名析目，一名榮目，一名馬駒。雷公、神農、扁鵲：辛。李氏：小温。四月、五月採，暴乾。生道傍……

⑦ 别録：見本頁注③。

⑧ 弘景：**《集注》見《證類》卷6"菥蓂子"** 陶隱居云：今處處有之，人乃言是大薺子，俗用甚稀。

⑨ 保昇：**《蜀本草》見《證類》卷6"菥蓂子"** 似薺菜而細，俗呼爲老薺。

⑩ 恭：**《唐本草》見《證類》卷6"菥蓂子"** 《唐本》注云：《爾雅》云是大薺，然驗其味甘而不辛也。

⑪ 藏器：**《拾遺》見《證類》卷6"菥蓂子"** 陳藏器云：菥蓂子，本經一名大薺。蘇引《爾雅》爲注云：大薺。**按**：大薺即葶藶，非菥蓂也。菥蓂大而褊，葶藶細而圓，二物殊别也。

⑫ 頌：**《圖經》見《證類》卷6"菥蓂子"** ……而《爾雅》自有葶藶謂之萆。注云：實、葉皆似薺，一名狗薺，大抵二物皆薺類，故人多不能細分，乃爾致疑也。四月、五月採，暴乾。古今眼目方中多用之……

⑬ 陳士良：**《食性》見《證類》卷27"薺"** 實，亦呼菥蓂子……

⑭ 恭：見本頁注⑩。

⑮ 普：見本頁注⑥。

李當之：小温。○【之才①曰】得蔓荆實、細辛良。惡乾薑、苦參。一云：苦參爲之使。

【主治】明目，目痛淚出，除痺，補五臟，益精光。久服輕身不老。《本經》②。療心腹腰痛。《别録》③。治肝家積聚，眼目赤腫。甄權④。

【附方】舊一，新一。眼目熱痛，淚出不止。菥蓂子擣篩爲末。卧時銅箸點少許入目，當有熱淚及惡物出，甚佳。眼中弩肉。方同上，夜夜點之。崔元亮《海上方》⑤。

繁縷《别録》⑥下品

【釋名】蔜縷《爾雅》⑦、蔜音敖、蕿縷郭璞⑧、滋草《千金》⑨、鵝腸菜。【時珍曰】此草莖蔓甚繁，中有一縷，故名。俗呼鵝兒腸菜，象形也。易于滋長，故曰滋草。《古樂府》⑩云：爲樂當及時，何能待來滋。滋乃草名，即此也。

【集解】【《别録》⑪曰】繁縷五月五日日中采。乾用。【恭⑫曰】此即是雞腸也。多生濕地坑渠之側。流俗通謂雞腸，雅士總名繁縷。【詵⑬曰】繁縷即藤也。又恐白軟草是之。【保昇⑭曰】葉青花白，采苗入藥。【頌⑮曰】即雞腸也。南中多有之，生于田野間。近汴下濕地亦或有之。葉似荇菜而小。夏秋間生小白黄花。其莖梗作蔓，斷之有絲縷。又細而中空，似雞腸，因得此名。本草繁

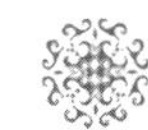

① 之才：**古本《藥對》** 見1938頁注③括號中七情文。

② 本經：見1938頁注③白字。

③ 别録：見1938頁注③。

④ 甄權：**《藥性論》見《證類》卷6"菥蓂子"** 菥蓂子，苦參爲使。能治肝家積聚，眼目赤腫。

⑤ 海上方：**《圖經》見《證類》卷6"菥蓂子"** ……崔元亮《海上方》療眼熱痛，淚不止，以菥蓂子一物，搗篩爲末，欲卧以銅筯點眼中，當有熱淚及惡物出，并去努肉。可三四十夜點之，甚佳。

⑥ 别録：**《别録》見《證類》卷29"繁蔞"** 味酸，平，無毒。主積年惡瘡不愈。五月五日日中採，乾用之。

⑦ 爾雅：**《爾雅·釋草》(郭注)** 蔜，蔜蔜。(今蘩蔜也。或曰雞腸草。)

⑧ 郭璞：(**按**：未能溯得其源。蕿，字書無此字，疑爲"蘩"之誤。)

⑨ 千金：**《千金方》卷26"菜蔬第三"** 蘩蔞……即名滋草，一名雞腸草……

⑩ 古樂府：**《文選》卷29"古詩十"** ……爲樂當及時，何能待來兹。愚者愛惜費，但爲後世嗤……

⑪ 别録：見本頁注⑥。

⑫ 恭：**《唐本草》見《證類》卷29"繁蔞"** 《唐本》注云：此草即是雞腸也，但非正經所出。而二處説異，多生濕地坑渠之側。流俗通謂雞腸，雅士總名蘩蔞。《爾雅》物重名者，並云一物兩名。

⑬ 詵：**《食療》見《證類》卷29"繁蔞"** ……或云蘩蔞即藤也，人恐白軟草是。

⑭ 保昇：**《蜀本草》見《證類》卷29"繁蔞"** 《蜀本》：《圖經》云：葉青花白，採苗入藥。

⑮ 頌：**《圖經》見《證類》卷29"繁蔞"** 蘩蔞(音縷)，即雞腸草也。舊不著所出州土，今南中多生於田野間，近京下濕地亦或有之。葉似荇菜而小，春秋間生小白黄花，其莖梗作蔓，斷之有絲縷，又細而中空似雞腸，因得此名也。本經作兩條，而蘇恭以爲一物二名。謹按《爾雅》……一名蘩縷，一名雞腸草，實一物也。今南北所生，或肥瘠不同，又其名多，人不盡見者，往往疑爲二物也。又葛氏治卒淋方云：用雞腸及蘩縷若菟絲，並可單煮飲。如此又似各是一物也。其用大概主血，故婦人宜食之。五月五日採，陰乾用……

縷、雞腸作兩條,蘇恭以爲一物。謹按郭璞註《爾雅》云:蔙縷一名雞腸草,實一物也。今南北所生或肥瘠不同,故人疑爲二物。而葛洪《肘後方》治卒淋云:用雞腸及繁縷。如此又似是二物。其用大概主血,故人宜食之。【時珍曰】繁縷即鵝腸,非雞腸也。下濕地極多。正月生苗,葉大如指頭。細莖引蔓,斷之中空,有一縷如絲。作蔬甘脆。三月以後漸老。開細瓣白花。結小實大如稗粒,中有細子如葶藶子。《吴瑞本草》謂黄花者爲繁縷,白花者爲雞腸,亦不然。二物蓋相似。但鵝腸味甘,莖空有縷,花白色;雞腸味微苦,咀之涎滑,莖中無縷,色微紫,花亦紫色,以此爲别。

【氣味】酸,平,無毒。【權①曰】苦。【時珍曰】甘,微鹹。【詵②曰】温。【思邈③曰】黄帝云:合鮔鮓食,發消渴,令人多忘。

【主治】積年惡瘡、痔不愈。《别録》④。破血,下乳汁,産婦宜食之。産後腹有塊痛,以酒炒絞汁温服。又暴乾爲末,醋糊和丸,空腹服五十丸,取下惡血。藏器⑤。

【發明】【弘景⑥曰】此菜五月五日采,暴乾,燒作屑,療雜瘡有效。亦雜百草服之,不止此一種也。【詵⑦曰】治惡瘡有神效之功,搗汁塗之。作菜食益人。須五月五日者乃驗。【詵⑧曰】能去惡血。不可久食,恐血盡也。

【附方】舊一,新三。食治烏髭。繁縷爲虀,久久食之,能烏髭髮。《聖惠方》⑨。小便卒淋。繁縷草滿兩手,水煮,常常飲之。范汪《東陽方》⑩。産婦有塊作痛。繁縷方見上。丈夫陰瘡,莖及頭潰爛,痛不可忍,久不瘥者。以五月五日繁縷燒焦五分,入新出蚯蚓屎二分,入少

---

① 權:**《藥性論》見《證類》卷 29"繁蔞"** 蘩蔞,亦可單用,味苦……

② 詵:**《食療》見《證類》卷 29"雞腸草"** 温……

③ 思邈:**《千金方》卷 26"菜蔬第三"** 蘩蔞……黄帝云:蘩蔞合鱔食之,發消渴病,令人多忘。

④ 别録:見 1939 頁注⑥。(**按**:《别録》無"痔"字。)

⑤ 藏器:**《拾遺》見《證類》卷 29"繁蔞"** 《陳藏器本草》云:蘩蔞,主破血。産婦煮食之,及下乳汁。産後腹中有塊痛,以酒炒絞取汁,温服。又取暴乾爲末,醋煮爲丸,空腹服三十丸,下惡血。

⑥ 弘景:**《集注》見《證類》卷 29"繁蔞"** 陶隱居云:此菜人以作羹。五月五日採,暴乾,燒作屑,療雜瘡,有效。亦雜百草取之,不必止此一種爾。

⑦ 詵:**《食療》見《證類》卷 29"雞腸草"** 温。作菜食之,益人。治一切惡瘡,搗汁傅之,五月五日者驗。

⑧ 詵:**《食療》見《證類》卷 29"繁蔞"** 不用令人長食之,恐血盡……

⑨ 聖惠方:**《衍義》卷 19"繁蔞"** 小户收之爲虀,食之烏髭髮。/**《普濟方》卷 49"烏髭髮"** 烏髭髮(出《本草》方):用蘩縷爲齏食之。(**按**:《聖惠方》無此方。方見《普濟方》,然注出"本草方"。其源乃出《衍義》。)

⑩ 東陽方:**《外臺》卷 27"諸淋方"** 范汪療淋方:取蘩蔞草滿兩手把,以水煮服之。可常作飲,勿不飲也。

水,和研作餅,貼之,乾即易。禁酒、麵、五辛及熱食等物。甚效。《扁鵲方》①。

雞腸草《别録》②下品【校正】原在草部,《唐本》③移入此。

【集解】【弘景④曰】人家園庭亦有此草。小兒取挼汁以捋蜘蛛網,至粘,可掇蟬。【恭⑤曰】此即繁縷也,剩出此條。【時珍曰】雞腸生下濕地。二月生苗,葉似鵝腸而色微深。莖帶紫,中不空,無縷。四月有小莖開五出小紫花。結小實,中有細子。其苗作蔬不如鵝腸。故《别録》列"繁縷"于菜部,而列此于草部,以此故也。蘇恭不識,疑爲一物,誤矣。生嚼涎滑,故可掇蟬。鵝腸生嚼無涎,亦自可辨。鄭樵《通志》⑥謂雞腸似蓼而小,其味小辛,非繁縷者,得之。又石胡荽亦名雞腸草,與此不同。

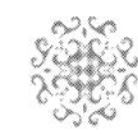

【氣味】微辛、苦,平,無毒。【權⑦曰】苦。【之才⑧曰】微寒。【主治】毒腫,止小便利。《别録》⑨。療蠼螋溺瘡。弘景⑩。主遺溺,洗手足傷水爛。甄權⑪。五月五日作灰和鹽,療一切瘡及風丹遍身痒痛,亦可擣封,日五六易之。作菜食益人,去脂膏毒氣。又燒,傅疳䘌。取汁和蜜服,療小兒赤白痢甚良。孟詵⑫。研末或燒灰揩齒,去宣露。蘇頌⑬。

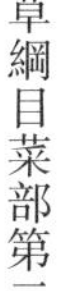

---

① 扁鵲方:**《千金方》卷 26"菜蔬第三"** 蘩蔞……五月五日日中採之,即名滋草,一名雞腸草,乾之,燒作焦灰用。扁鵲云:丈夫患惡瘡,陰頭及莖作瘡膿爛,疼痛不可堪忍,久不瘥者,以灰一分,蚯蚓新出屎泥二分,以少水和研,緩如煎餅麵,以泥瘡上,乾則易之。禁酒、麵、五辛并熱食等……

② 别録:**《别録》見《證類》卷 29"雞腸草"** 主毒腫,止小便利。

③ 唐本:**《開寶》見《證類》卷 29"雞腸草"** 今按:雞腸草亦在草部下品,唐注以爲剩出一條,詳此主療,相似其一物乎,今移附蘩蔞之下。(**按**:非出《唐本》,實見《開寶》。)

④ 弘景:**《集注》見《證類》卷 29"雞腸草"** 陶隱居云:人家園庭亦有此草,小兒取挼汁,以捋蜘蛛網至黏,可掇蟬……

⑤ 恭:**《唐本草》見《證類》卷 29"雞腸草"** 《唐本》注云:此草,即蘩蔞是也,剩出此條,宜除之。

⑥ 通志:**《通志·昆蟲草木略·蔬類》"** 雞腸似蓼而小,不辛。本草以合於蘩蔞共條,故蘇恭誤謂即蘩蔞也。

⑦ 權:**《藥性論》見《證類》卷 29"雞腸草"** 雞腸草亦可單用,味苦……

⑧ 之才:**《嘉祐》見《證類》卷 29"雞腸草"** 小便利通用藥云:雞腸草,微寒。(**按**:非出徐之才《藥對》,乃出《集註》"諸病通用藥"。《嘉祐》所引,即出自"通用藥"篇"小便利"病名下。)

⑨ 别録:見本頁注②。

⑩ 弘景:**《集注》見《證類》卷 29"雞腸草"** 陶隱居云……療蠼螋溺也。

⑪ 甄權:**《藥性論》見《證類》卷 29"雞腸草"** ……洗手足水爛,主遺尿,治蠼螋尿瘡,生挼傅三四度。

⑫ 孟詵:**《食療》見《證類》卷 29"雞腸草"** 孟詵云:雞腸草,温。作灰和鹽,療一切瘡及風丹遍身如棗大。癢痛者,擣封上,日五六易之。亦可生食,煮作菜食,益人。去脂膏毒氣。又,燒傅疳䘌。亦療小兒赤白痢,可取汁一合,和蜜服之,甚良。(**按**:"五月五日作灰",非本條原文所有,但《證類》引《食療》有"五月五日者驗",《千金方·食治·蘩蔞》有"五月五日日中採之……燒着焦灰用"之语,疑時珍汲取摻入此條。)

⑬ 蘇頌:**《圖經》見《證類》卷 29"繁蔞"** ……今口齒方:燒灰,以揩齒宣露。然燒灰減力,不若乾作末有益矣……

【附方】舊二,新七。止小便利。雞腸草一斤,於豆豉汁中煮,和米作羹及粥,頻食之。《食醫心鏡》①。小兒下痢赤白。雞腸草搗汁一合,和蜜服,甚良。孟詵《食療》②。氣淋脹痛。雞腸草三兩,石韋去毛一兩。每用三錢,水一盞,煎服。《聖濟總録》③。風熱牙痛,浮腫發歇,元臟氣虚,小兒疳蝕。雞腸草、旱蓮草、細辛等分,爲末。每日擦三次。名祛痛散。《普濟方》④。發背欲死。雞腸草搗傅之。《肘後方》⑤。反花惡瘡。雞腸草研汁拂之。或爲末,猪脂調搽,極效。《醫林正宗》⑥。一切頭瘡。雞腸草燒灰,和鹽傅之。孟詵《食療》⑦。漆瘡瘙痒。雞腸草搗塗之。《肘後方》⑧。射工中人成瘡者。以雞腸草搗塗之,經日即愈。盧氏方⑨。

苜蓿《别録》⑩上品

【釋名】木粟《綱目》、光風草。【時珍曰】苜蓿,郭璞⑪作牧宿。謂其宿根自生,可飼牧牛馬也。又羅願《爾雅翼》⑫作木粟,言其米可炊飯也。葛洪《西京雜記》⑬云:樂遊苑多苜蓿。風在其間,常蕭蕭然。日照其花有光采。故名懷風,又名光風。茂陵人謂之連枝草。《金光明經》⑭謂之

---

① 食醫心鏡:**《證類》卷29"雞腸草"** 《食醫心鏡》:主小便利。以一斤於豉汁中煮,調和作羹食之,作粥亦得。

② 食療:見1941頁注⑫。

③ 聖濟總録:**《聖濟總録》卷98"氣淋"** 治氣淋,小便不利脹滿,石韋湯方:石韋(去毛,一兩)、雞腸草(三兩),右二味粗搗篩,每服三錢匕,水一盞,煎至七分,去滓,温服,不拘時。

④ 普濟方:**《普濟方》卷66"牙齒疼痛"** 祛痛散:治元臟氣虚,風熱内攻,牙齦浮腫,疼痛發歇。細辛(去葉土)、雞腸草、旱蓮子,右件研令極細,每服用一字,以鵝毛蘸藥掃患處,日用一二次。若小兒走馬疳,唇齦蝕爛者,先泡青鹽湯浄後,用新綿拭乾摻藥。

⑤ 肘後方:**《肘後方》卷5"治癰疽妒乳諸毒腫方第三十六"** 癰腫雜效方,療熱腫……又方:雞腸草敷。

⑥ 醫林正宗:**《醫林正宗》卷8"合瘡口"** 治反花瘡,其形如花開之狀……又方:以雞腸草細研,取汁,經指其瘡上,以塞蓋之。或爲末,用豬油調,極效。

⑦ 食療:見1941頁注⑫。

⑧ 肘後方:**《普濟方》卷277"漆瘡"** 療卒得漆瘡方……又方:以挼慎火草,若雞腸草塗之。(**按**:今本《肘後方》無此方,另溯其源。)

⑨ 盧氏方:**《博物志》卷2** 江南山谿水中射工蟲,甲蟲之類也。長一二寸,口中有弩形,以氣射人影,隨所著處發瘡,不治則殺人。今蠼螋蟲溺人影,亦隨所著處生瘡。(盧氏曰:以雞腸草擣塗,經日即愈。)

⑩ 别録:**《别録》見《證類》卷27"苜蓿"** 味苦,平,無毒。主安中利人,可久食。

⑪ 郭璞:(**按**:未能溯得其源。《綱目》以後諸書皆沿襲時珍所引,無有再溯其源者。)

⑫ 爾雅翼:**《爾雅翼》卷8"苜蓿"** ……故俗人因謂之木粟,其米可爲飯,亦有可以釀酒者。

⑬ 西京雜記。**《西京雜記》卷上** 樂遊苑,自生玫瑰樹,樹下多苜蓿。苜蓿,一名懷風,時人或謂之光風,風在其間常蕭蕭然,日照其花有光采,故名苜蓿爲懷風。茂陵人謂之連枝草。

⑭ 金光明經:**《金光明經》卷7"大辯才天女品第十五之一"** ……苜蓿香(塞畢力迦)……

塞鼻力迦。

【集解】【弘景[①]曰】長安中乃有苜蓿園。北人甚重之。江南不甚食之,以無味故也。外國復有苜蓿草,以療目,非此類也。【詵[②]曰】彼處人采其根作土黄耆也。【宗奭[③]曰】陝西甚多,用飼牛馬,嫩時人兼食之。有宿根,刈訖復生。【時珍曰】《雜記》[④]言苜蓿原出大宛,漢使張騫帶歸中國。然今處處田野有之,陝、隴人亦有種者,年年自生。刈苗作蔬,一年可三刈。二月生苗,一科數十莖,莖頗似灰藋。一枝三葉,葉似决明葉,而小如指頂,緑色碧艷。入夏及秋,開細黄花。結小莢圓扁,旋轉有刺,數莢累累,老則黑色。内有米如穄米,可爲飯,亦可釀酒。羅願以此爲鶴頂草,誤矣。鶴頂,乃紅心灰藋也。

【氣味】苦,平,濇,無毒。【宗奭[⑤]曰】微甘、淡。【詵[⑥]曰】凉。少食好。多食令冷氣入筋中,即瘦人。【李(廷)〔鵬〕飛[⑦]曰】同蜜食,令人下利。【主治】安中利人,可久食。《别録》[⑧]。利五臟,輕身健人,洗去脾胃間邪熱氣,通小腸諸惡熱毒,煮和醬食,亦可作羹。孟詵[⑨]。利大小腸。宗奭[⑩]。乾食益人。蘇頌[⑪]。

根。【氣味】寒,無毒。【主治】熱病煩滿,目黄赤,小便黄,酒疸,擣服一升,令人吐利即愈。蘇恭[⑫]。擣汁煎飲,治沙石淋痛。時珍。

---

① 弘景:**《集注》見《證類》卷 27“苜蓿”** 陶隱居云:長安中乃有苜蓿園,北人甚重此,江南人不甚食之,以無味故也。外國復别有苜蓿草,以療目,非此類也。

② 詵:**《食療》見《證類》卷 27“苜蓿”** 彼處人采根,作土黄耆也……

③ 宗奭:**《衍義》卷 19“苜蓿”** ……陝西甚多,飼牛馬。嫩時人兼食之,微甘淡。不可多食,利大小腸。有宿根,刈訖又生。

④ 雜記:**《爾雅翼》卷 8“苜蓿”** ……《博物志》曰:張騫使西域,得蒲陶、胡葱、苜蓿。蓋以漢使之中騫最名著,故云然……(**按**:《西京雜記》無此説。時珍此條,多參《爾雅翼》,然未直引,將其融入自家之説。)

⑤ 宗奭:見本頁注③。

⑥ 詵:**《食療》見《證類》卷 27“苜蓿”** ……少食好,多食當冷氣入筋中,即瘦人。亦能輕身健人,更無諸益。

⑦ 李鵬飛:**《延壽書》卷 3“菜蔬”** 苜蓿利大小腸。蜜食下痢,多食瘦人。

⑧ 别録:見 1942 頁注⑩。

⑨ 孟詵:**《食療》見《證類》卷 27“苜蓿”** 孟詵云:患疸黄人,取根生擣絞汁服之,良。又,利五藏,輕身。洗去脾胃間邪氣,諸惡熱毒……/又安中,利五藏,煮和醬食之,作羹亦得。

⑩ 宗奭:見本頁注③。

⑪ 蘇頌:(**按**:未能溯得其源。)

⑫ 蘇恭:**《唐本草》見《證類》卷 27“苜蓿”** 《唐本》注云:苜蓿莖葉平,根寒。主熱病煩滿,目黄赤,小便黄,酒疸,擣取汁,服一升,令人吐利,即愈。

莧《本經》①上品

【釋名】【時珍曰】按陸佃《埤雅》②云:莧之莖葉,皆高大而易見,故其字從見,指事也。

【集解】【《别録》③曰】莧實一名莫實,細莧亦同。生淮陽川澤及田中。葉如藍。十一月采。【李當之④曰】莧實即莧菜也。【弘景⑤曰】莧實當是白莧。所以云細莧亦同,葉如藍也。細莧即是糠莧,食之乃勝,而並冷利。被霜乃熟,故云十一月采。又有赤莧,莖純紫不堪食。馬莧别一種,布地生,實至微細,俗呼馬齒莧,恐非莧實也。【恭⑥曰】赤莧一名蕢,音匱。經言莧實一名莫實,疑莫字誤矣。【保昇⑦曰】莧凡六種:赤莧、白莧、人莧、紫莧、五色莧、馬莧也。惟人、白二莧,實可入藥用。赤莧味辛,别有功用。【頌⑧曰】人莧、白莧俱大寒,亦謂之糠莧,又謂之胡莧,或謂之細莧,其實一也。但大者爲白莧,小者爲人莧耳。其子霜後方熟,細而色黑。紫莧莖葉通紫,吴人用染爪者,諸莧中惟此無毒,不寒。赤莧亦謂之花莧,莖葉深赤,根莖亦可糟藏,食之甚美,味辛。五色莧今亦稀有。細莧俗謂之野莧,猪好食之,又名猪莧。【時珍曰】莧並三月撒種。六月以後不堪食。老則抽莖如人長,開細花成穗。穗中細子扁而光黑,與青葙子、雞冠子無别,九月收之。細莧即野莧也,北人呼爲糠莧,柔莖細葉,生即結子,味比家莧更勝。俗呼青葙苗爲雞冠莧,亦可食。見草部。

---

① 本經:**《本經》《别録》見《證類》卷27"莧實"** 味甘,寒、大寒,無毒。主青盲,白翳,明目,除邪,利大小便,去寒熱,殺蛔蟲。久服益氣力,不飢輕身。一名馬莧,一名莫實,細莧亦同。生淮陽川澤及田中,葉如藍,十一月採。

② 埤雅:**《埤雅》卷17"釋草·莧"** ……《爾雅》曰:蕢,赤莧,即今紅莧是也。莖葉皆高大而見,故其字从見,指事也。

③ 别録:見本頁注①。

④ 李當之:**《集注》見《證類》卷27"莧實"** 陶隱居云:李云即莧菜也……

⑤ 弘景:**《集注》見《證類》卷27"莧實"** ……今馬莧别一種,布地生,實至微細,俗呼爲馬齒莧,亦可食,小酸,恐非今莧實。其莧實當是白莧,所以云細莧亦同,葉如藍也。細莧即是糖莧,食之乃勝,而並冷利,被霜乃熟,故云十一月採。又有赤莧,莖純紫,能療赤下,而不堪食。藥方用莧實甚稀,斷穀方中時用之。

⑥ 恭:**《唐本草》見《證類》卷27"莧實"** 《唐本》注云:赤莧,一名蕢。今莧實一名莫實,疑莫字誤矣……

⑦ 保昇:**《蜀本草》見《證類》卷27"莧實"** 《蜀本》注云:《圖經》説有赤莧、白莧、人莧、馬莧、紫莧、五色莧,凡六種,惟人、白二莧實入藥用。按人莧小,白莧大,馬莧如馬齒,赤莧味辛,俱别有功,紫及五色二莧不入藥。

⑧ 頌:**《圖經》見《證類》卷27"莧實"** ……入藥者,人、白二莧,俱大寒,亦謂之糖莧,亦謂之胡莧,亦謂之細莧,其實一也。但人莧小,而白莧大耳,其子霜後方熟,實細而黑,主翳目黑花,肝風客熱等。紫莧,莖、葉通紫,吴人用染菜瓜者,諸莧中此無毒,不寒,兼主氣痢。赤莧亦謂之花莧,莖、葉深赤。《爾雅》所謂蕢,赤莧是也。根莖亦可糟藏,食之甚美。然性微寒,故主血痢。五色莧,今亦稀有。細莧,俗謂之野莧,豬好食之,又名豬莧。

菜。【氣味】甘，冷利，無毒。【恭①曰】赤莧：辛，寒。【鼎②曰】莧動氣，令人煩悶，冷中損腹。不可與鼈同食，生鼈癥。又取鼈肉如豆大，以莧菜封裹置土坑内，以土蓋之，一宿盡變成小鼈也。【機③曰】此説屢試不驗。【主治】白莧：補氣除熱，通九竅。孟詵④。赤莧：主赤痢，射工、沙蝨。蘇恭⑤。紫莧：殺蟲毒，治氣痢。藏器⑥。六莧並利大小腸，治初痢，滑胎。時珍。

【發明】【弘景⑦曰】人莧、細莧並冷利。赤莧療赤下而不堪食。方用莧菜甚稀，斷穀方中時用之。【頌⑧曰】赤莧微寒，故主血痢；紫莧不寒，比諸莧無毒，故主氣痢。【詵⑨曰】五月五日收莧菜，和馬齒莧爲細末，等分，與妊娠人常服，令易産也。【震亨⑩曰】紅莧入血分善走，故與馬莧同服，能下胎。或煮食之，令人易産。

【附方】舊三，新四。産後下痢赤白者。用紫莧菜一握切，煮汁，入粳米三合，煮粥食之，立瘥也。《壽親養老書》⑪。小兒緊唇。赤莧擣汁洗之，良。《聖惠》⑫。漆瘡搔痒。莧菜煎湯洗之。蜈蚣螫傷。取灰莧葉擦之即止。《談野翁方》⑬。蜂蠆螫傷⑭。野莧挼擦之。諸蛇螫人。紫莧擣汁飲一升，以滓塗之。《集驗方》⑮。射工中人，狀如傷寒寒熱，發瘡偏在一

---

① 恭：**《唐本草》見《證類》卷 27“莧實”** ……赤莧，味辛，寒，無毒……

② 鼎：**《食療》見《證類》卷 27“莧實”** 莱，食動氣，令人煩悶，冷中損腹。不可與鱉肉同食，生鱉癥。又取鱉甲如豆片大者，以莧菜封裹之，置於土坑内，上以土蓋之，一宿盡變成鱉兒也……

③ 機：(**按**：或出《本草會編》。書佚，無可溯源。)

④ 孟詵：**《食療》見《證類》卷 27“莧實”** 孟詵云：莧，補氣，除熱……(**按**：“通九竅”不見《食療》，乃同條《日華子》之文。)

⑤ 蘇恭：**《唐本草》見《證類》卷 27“莧實”** ……主赤痢，又主射工、沙虱，此是赤葉莧也……

⑥ 藏器：**《拾遺》見《證類》卷 27“莧實”** ……紫莧殺蟲毒。(**按**：“治氣痢”非“藏器”語，見《圖經》言“紫莧……兼主氣痢。”)

⑦ 弘景：見 1944 頁注⑤。

⑧ 頌：見 1944 頁注⑧。

⑨ 詵：**《食療》見《證類》卷 27“莧實”** ……又，五月五日採莧菜，和馬齒莧爲末，等分調，與妊娠服之，易産。

⑩ 震亨：**《衍義補遺・莧》** 《本草》分六種，而馬齒在其數，馬齒自是一種，餘莧皆人所種者。下血，而又入血分，且善走。紅莧與馬齒同服，下胎妙。臨産時煮食，易産……

⑪ 壽親養老書：**《壽親養老》卷 4“産後諸病”** 治産前後赤白痢：紫莧菜(細剉，一握)、粇米(三合)，右先以水煎莧菜葉取汁，去滓，下米煮粥，空心食之，立瘥。

⑫ 聖惠：**《普濟方》卷 365“唇瘡諸疾”** 治小兒緊唇，搗赤莧取汁，洗之。(**按**：《聖惠方》無此方，另溯其源。)

⑬ 談野翁方：(**按**：未見原書，待考。)

⑭ 蜂蠆螫傷：**《物類相感志・疾病》** 蜂叮痛，以野莧菜搗傅之。(**按**：原無出處，今試溯其源。)

⑮ 集驗方：**《外臺》卷 40“衆蛇螫方”** 《集驗》療衆蛇螫人方：取紫莧菜搗，飲汁一升，滓以少水和，塗瘡上。

處,有異於常者。取赤莧合莖、葉擣汁飲一升,日再服之。《集驗方》①。

莧實。【氣味】甘,寒,無毒。【主治】青盲,明目除邪,利大小便,去寒熱。久服益氣力,不飢輕身。《本經》②。治白瞖,殺蚘蟲。《别録》③。益精。大明④。肝風客熱,瞖目黑花。時珍。

【發明】【時珍曰】莧實與青葙子同類異種,故其治目之功亦彷佛也。

【附方】新一。利大小便。莧實爲末半兩,分二服,新汲水下。《聖惠》⑤。

根。【主治】陰下冷痛,入腹則腫滿殺人,擣爛傅之。時珍。

【附方】新一。牙痛。莧根晒乾,燒存性,爲末,揩之。再以紅燈籠草根煎湯漱之。孫氏《集效方》⑥。

馬齒莧《蜀本草》⑦

【釋名】馬莧《别録》⑧、五行草《圖經》⑨、五方草《綱目》、長命菜同上、九頭獅子草。【時珍曰】其葉比並如馬齒,而性滑利似莧,故名。俗呼大葉者爲㹠耳草,小葉者爲鼠齒莧,又名九頭獅子草。其性耐久難燥,故有長命之稱。《寶藏論》⑩及《八草靈變篇》⑪並名馬齒龍芽,又名五方草,亦五行之義。【頌⑫曰】馬齒莧雖名莧類,而苗、葉與莧都不相似。一名五行草,以其葉

---

① 集驗方:**《外臺》卷 40"射工毒方"** 《集驗》療射工毒中人,寒熱發瘡,偏在一處,有異于常方:取赤莧合莖葉搗絞取汁,服一升,日再,三服。

② 本經:見 1944 頁注①白字。

③ 别録:見 1944 頁注①。

④ 大明:**《日華子》見《證類》卷 27"莧實"** ……子益精。

⑤ 聖惠:**《聖惠方》卷 58"治大小便難諸方"** 治大小便難……又方:莧實末(半兩),右分二服,以新汲水調下。

⑥ 集效方:**《萬應方》卷 4"咽喉口齒科"** 治牙疼立效方:莧菜取根晒乾,燒灰存性,研末,少許擦牙,再用紅灯籠枝根煎湯漱口。

⑦ 蜀本草:**《開寶》見《證類》卷 29"馬齒莧"** 主目盲,白翳,利大小便,去寒熱,殺諸蟲,止渴,破癥結,癰瘡。服之長年不白。和梳垢封丁腫。又燒爲灰,和多年醋滓,先炙丁腫以封之,即根出。生擣絞汁服,當利下惡物,去白蟲。煎爲膏,塗白秃。又主三十六種風結瘡,以一釜煮,澄清,内蠟三兩,重煎成膏,塗瘡上,亦服之。子:明目,《仙經》用之。(**按**:《嘉祐》引《蜀本》"馬莧"藥條。故時珍將"馬齒莧"最早出典注云"蜀本草",并無錯誤。但在主流本草中,最早著録馬齒莧者是《開寶》。)

⑧ 别録:**《本經》《别録》見《證類》卷 27"莧實"** ……一名馬莧。/**《集注》見《證類》卷 27"莧實"** ……今馬莧别一種,布地生,實至微細,俗呼爲馬齒莧……(**按**:此名非出《别録》,首見《本經》。)

⑨ 圖經:**《圖經》見《證類》卷 29"馬齒莧"** ……又名五行草。

⑩ 寶藏論:(**按**:書佚,無可溯源。)

⑪ 八草靈變篇:(**按**:書佚,無可溯源。)

⑫ 頌:**《圖經》見《證類》卷 29"馬齒莧"** ……雖名莧類,而苗、葉與人莧輩都不相似。又名五行草,以其葉青、梗赤、花黄、根白、子黑也……

青、梗赤、花黄、根白、子黑也。【藏器①曰】《别録》以馬齒與莧同類,二物既殊,合從别品。

【集解】【弘景②曰】馬莧與莧别是一種,布地生,實至微細,俗呼馬齒莧,亦可食,小酸。【保昇③曰】此有二種。葉大者不堪用。葉小者節間有水銀,每十斤有八兩至十兩已來。然至難燥,當以槐木捶碎,向日東作架晒之,三兩日即乾如隔年矣。入藥須去莖,其莖無效。【斆④曰】凡使勿用大葉者,不是馬齒草,亦無水銀。【時珍曰】馬齒莧處處園野生之。柔莖布地,細細對生。六七月開細花,結小尖實,實中細子如葶藶子狀。人多采苗煮晒爲蔬。方士采取,伏砒結汞,煮丹砂,伏硫黄,死雄制雌,别有法度。一種水馬齒,生水中,形狀相類,亦可汋食。見王西樓《野菜譜》⑤。

菜。【氣味】酸,寒,無毒。【恭⑥曰】辛,温。【宗奭⑦曰】人多食之,然性寒滑。【主治】諸腫瘻疣目,擣揩之。破痃癖,止消渴。藏器⑧。能肥腸,令人不思食。治女人赤白下。蘇頌⑨。飲汁,治反胃,諸淋,金瘡流血,破血癖癥瘕,小兒尤良。用汁治緊唇面皰,解馬汗、射工毒,塗之瘥。蘇恭⑩。治自尸脚陰腫。保昇⑪。作膏,塗濕癬、白秃、杖瘡。又主三十六種風。煮粥,止痢及疳痢,治腹痛。孟詵⑫。服之長年不白。治癰瘡,殺諸蟲。生擣汁服,當利下惡物,去

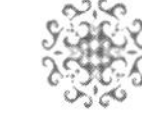

---

① 藏器:**《拾遺》見《證類》卷27"莧實"** 陳藏器云:陶以馬齒與莧同類,蘇亦於莧條出馬齒功用。按此二物,厥類既殊,合從别品。

② 弘景:**《集注》見《證類》卷27"莧實"** 陶隱居云……今馬莧别一種,布地生,實至微細,俗呼爲馬齒莧,亦可食,小酸……

③ 保昇:**《蜀本草》見《證類》卷29"馬齒莧"** ……又注云此有二種,葉大者不堪用,葉小者,節葉間有水銀,每十斤有八兩至十兩已來。至難燥,當以槐木搥碎之,向日東作架曬之,三兩日即乾,如隔年矣。其莖無效,不入藥用……

④ 斆:**《炮炙論》見《證類》卷29"馬齒莧"** 雷公云:凡使,勿用葉大者,不是馬齒草,其内亦無水銀。

⑤ 野菜譜:**《野菜譜・水馬齒》** (生水中,與旱馬齒莧相類,熟食。)水馬齒,何時落。食玉粒,銜金嚼。我民餓殍盈溝壑,惟皇震怒剔厥齶,化爲野草充藜藿。

⑥ 恭:**《唐本草》見《證類》卷27"莧實"** 《唐本》注云……馬莧,一名馬齒草,味辛,寒,無毒……

⑦ 宗奭:**《衍義》卷19"馬齒莧"** 人多食之。然性寒滑。

⑧ 藏器:**《拾遺》見《證類》卷29"馬齒莧"** 陳藏器云:破痃癖,止消渴。又主馬惡瘡蟲……/**《唐本草》見《證類》卷27"莧實"** ……主諸腫瘻疣目,搗揩之……(**按**:此條合二家之論。)

⑨ 蘇頌:**《圖經》見《證類》卷29"馬齒莧"** ……入藥則去莖節,大抵能肥腸,令人不思食耳。古方治赤白下多用之……

⑩ 蘇恭:**《唐本草》見《證類》卷27"莧實"** ……飲汁,主反胃,諸淋,金瘡血流,破血癥癖,小兒尤良。用汁洗緊唇面皰,馬汗、射工毒,塗之差。

⑪ 保昇:**《蜀本草》見《證類》卷29"馬齒莧"** ……主諸腫瘻疣目,尸脚,陰腫……

⑫ 孟詵:**《食療》見《證類》卷29"馬齒莧"** ……患濕癬,白秃,取馬齒膏塗之。若燒灰傅之,亦良。作膏主三十六種風,可取馬齒一碩,水可二碩,蠟三兩,煎之成膏。亦治疳痢,一切風。又可細切煮粥,止痢,治腹痛。(**按**:"作膏,塗……杖瘡",見《嘉祐》引《蜀本》"孟詵云:馬齒莧……傅杖瘡良。")

白蟲。和梳垢,封丁腫。又燒灰和陳醋滓,先灸後封之即根出。《開寶》①。散血消腫,利腸滑胎,解毒通淋,治産後虚汗。時珍。

【發明】【時珍曰】馬齒莧所主諸病,皆只取其散血消腫之功也。【頌②曰】多年惡瘡,百方不瘥,或痛焮不已者。並擣爛馬齒傅上,不過三兩遍。此方出於武元衡相國。武在西川,自苦脛瘡焮痒不可堪,百醫無效。及到京,有廳吏上此方,用之便瘥也。李絳記其事於《兵部手集》。

【附方】舊十五,新二十三。三十六風結瘡。馬齒莧一碩,水二碩,煮取汁,入蜜蠟三兩,重煎成膏,塗之。《食療》③。諸氣不調。馬齒莧煮粥,食之。《食醫心鏡》④。禳解疫氣。六月六日,采馬齒莧晒乾。元旦煮熟,同鹽、醋食之,可解疫癘氣。唐瑶《經驗方》⑤。筋骨疼痛。不拘風濕氣、楊梅瘡及女人月家病,先用此藥止疼,然後調理。乾馬齒莧一斤,濕馬齒莧二斤,五加皮半斤,蒼术四兩,舂碎,以水煎湯洗澡。急用葱、薑擂爛,冲熱湯三椀,服之。暖處取汗,立時痛止也。《海上名方》⑥。脚氣浮腫,心腹脹滿,小便澀少。馬齒草和少粳米,醬汁煮食之。《食醫心鏡》⑦。男女瘧疾。馬齒莧擣,扎手寸口,男左女右。産後虚汗。馬齒莧研汁三合服。如無,以乾者煮汁。《婦人良方》⑧。産後血痢,小便不通,臍腹痛。生馬齒莧菜杵汁三合,煎沸,入蜜一合,和服。《産寶》⑨。小兒血痢。方同上。《心鏡》⑩。肛門腫痛。馬齒莧葉、三葉酸草等分,煎湯熏洗,一日二次,有效。《瀕湖方》。痔瘡初起。馬齒莧不拘鮮乾,煮熟急食之。以湯熏洗。一月内外,其孔閉即愈矣。《楊氏經驗方》⑪。赤白帶下。不問老、稚、孕婦悉可服。取馬齒莧擣絞汁三大合,和雞子白二枚,先温令熱,乃下莧汁,微温頓飲之。不過再作即愈。崔元亮

---

① 開寶:見1946頁注⑦。

② 頌:**《圖經》見《證類》卷29"馬齒莧"** ……又療多年惡瘡,百方不差,或痛走不已者,並爛擣馬齒傅上,不過三兩遍。此方出於武元衡相國。武在西川,自苦脛瘡焮癢不可堪,百醫無效。及至京城,呼供奉石濛等數人療治無益,有廳吏上此方,用之便差。李絳紀其事云。

③ 食療:見1947頁注⑫。

④ 食醫心鏡:**《證類》卷29"馬齒莧"** 《食醫心鏡》……又方:主氣不調,作粥食之。

⑤ 唐瑶經驗方:(**按**:書佚,無可溯源。)

⑥ 海上名方:(**按**:書佚,無可溯源。)

⑦ 食醫心鏡:**《證類》卷29"馬齒莧"** 《食醫心鏡》:理脚氣,頭面浮腫,心腹脹滿,小便澀少。馬齒草和少粳米、醬汁煮食之。

⑧ 婦人良方:**《婦人良方》卷19"産後虚汗不止方論第六"** 又療産後血氣暴虚,汗出……又方:馬齒莧研取汁三大合。如無,乾者亦可。右煮一沸,投蜜一匙令停,頓服。

⑨ 産寶:**《證類》卷29"馬齒莧"** 《産寶》:産後血痢,小便不通,臍腹痛。生馬齒菜杵汁三合,煎一沸下蜜一合,攪服。

⑩ 心鏡:**《證類》卷29"馬齒莧"** 《食醫心鏡》……又方:小兒血痢。取生馬齒莧絞汁一大合,和蜜一匙匕,空心飲之。

⑪ 楊氏經驗方:(**按**:書佚,無可溯源。)

《海上方》①。**小便熱淋**。馬齒莧汁服之。《聖惠方》②。**陰腫痛極**。馬齒莧擣傅之，良。《永類鈐方》③。**中蠱欲死**。馬齒莧擣汁一升飲，并傅之。日四五次。《壽域》④。**腹中白蟲**。馬齒莧水煮一盌，和鹽、醋空腹食之。少頃白蟲盡出也。孟詵《食療》⑤。**緊唇面皰**。馬齒莧煎湯日洗之。《聖惠方》⑥。**目中息肉**，淫膚，赤白膜。馬齒莧一大握洗浄，和芒硝末少許，綿裹安上。頻易之。《龍木論》⑦。**風齒腫痛**。馬齒莧一把，嚼汁漬之。即日腫消。《本事方》⑧。**漏耳諸瘡**。治耳内外惡瘡，及頭瘡、肥瘡、㾉瘡。黄馬散：用黄檗半兩，乾馬齒莧一兩，爲末，傅之。《聖惠》⑨。**項上癧瘡**。《外臺》⑩用馬齒莧陰乾燒研，臘猪脂和，以暖泔洗拭，傅之。○《簡便》⑪治瘰癧未破，馬齒莧同靛花擣摻，日三次。**腋下胡臭**。馬齒莧杵，以蜜和作團，紙裹泥固半寸厚，日乾，燒過研末。每以少許和蜜作餅，先以生布揩之，以藥夾脇下，令極痛，久忍，然後以手巾勒兩臂。日用一次，以瘥爲度。《千金方》⑫。**小兒火丹**，熱如火，繞臍即損人。馬莧擣塗。《廣

---

① 海上方：**《圖經》見《證類》卷29“馬齒莧”**　……崔元亮《海上方》著其法云：不問老、稚、孕婦悉可服。取馬齒莧擣絞汁三大合，和雞子白一枚，先温令熱，乃下莧汁，微温，取頓飲之，不過再作則愈……

② 聖惠方：**《普濟方》卷214“小便淋秘門·總論”**　治諸淋：用馬齒莧飲汁服之。(**按**：《聖惠方》無此方，誤注出處。)

③ 永類鈐方：**《永類鈐方》卷6“雜病陰腫”**　腫痛不可忍，又，馬齒莧搗汁，或桃仁去皮，搗爛，或蛇床子末，和雞子黄和，三者各可敷之。

④ 壽域：**《延壽神方》卷2“(蝨)〔蠱〕部”**　中(蝨)〔蠱〕欲死者，一方：用馬齒莧搗汁，飲一升，渣傅瘡上，日四五遍。

⑤ 食療：**《食療》見《證類》卷27“馬齒莧”**　孟詵云……及煮一椀和鹽、醋等，空腹食之，少時當出盡白蟲矣。

⑥ 聖惠方：**《聖惠方》卷36“治緊唇瘡諸方”**　治唇緊面腫，宜用此方：右用馬齒菜搗取汁塗之，立差。

⑦ 龍木論：**《眼科龍木論》卷10“獸部”**　馬齒：劉涓子主目有白翳息肉，取齒一大握，洗，和朴硝少許，以絹裹安眼上，數易。(**按**：《龍木論》卷10“菜部·馬齒莧”無此方。《普濟方》卷82“息肉淫膚”引《龍木論》同方，“馬齒”作“馬齒莧”，其劑量單位及用法亦當爲馬齒莧，故時珍從《普濟方》所引。)

⑧ 本事方：(**按**：已查《普濟本事方》，未能溯得其源。)

⑨ 聖惠：**《聖惠方》卷36“治耳内生瘡諸方”**　治耳有惡瘡……又方：馬齒莧(一兩，乾者)、黄蘗(半兩，剉)，右件藥搗羅爲末，每取少許綿裹内耳中。

⑩ 外臺：**《外臺》卷23“寒熱瘰癧方”**《救急》療瘰癧方：馬齒莧陰乾燒灰，臘月豬膏和之，以暖泔清洗瘡，拭乾傅之，日三。

⑪ 簡便：**《奇效單方》卷上“十二瘡瘍”**　治瘰癧未穿，一用靛花同馬齒莧搗爛，日逐搽二三次。

⑫ 千金方：**《千金方》卷24“胡臭漏液第五”**　治胡臭方……又方：馬齒菜一束搗碎，以蜜和作團，以絹袋盛之，以泥紙裹，厚半寸，曝乾，以火燒熟，破取，更以少許蜜和，使熱勿令冷。先以生布揩之，夾藥腋下，藥痛，久忍之，不能，然後以手中勒兩臂。

利方》①。**小兒臍瘡**，久不瘥者。馬齒菜燒研傅之。《千金》②。**豌豆瘢瘡**。馬齒草燒研傅之，須臾根逐藥出。不出更傅。《肘後》③。**丁瘡腫毒**。馬齒菜二分，石灰三分，爲末，雞子白和傅之。**反花惡瘡**④。馬齒莧一斤燒研，猪脂和傅。**蛀脚臁瘡**。乾馬齒莧研末，蜜調傅上。一宿其蟲自出，神效。《海上方》⑤。**足趾甲疽**腫爛者。屋上馬齒莧、崑崙青木香、印成鹽，等分和匀，燒存性，入光明朱砂少許，傅之。《外臺秘要》⑥。**瘡久不瘥**積年者。馬齒莧擣爛封之。取汁煎稠傅亦可。《千金》⑦。**馬咬人瘡**，毒入心者。馬齒莧煮食之。《聖惠》⑧。**射工溪毒**。馬齒莧擣汁一升服，以滓傅之，日四五次，良。崔元亮《海上方》⑨。**毛蟲螫人**，赤痛不止。馬齒莧搗熟封之，妙。《靈苑方》⑩。**蜂蠆螫人**。方同上。《張文仲方》⑪。**蜈蚣咬傷**。馬莧汁塗之。《肘後》⑫。**小兒白秃**。馬齒莧煎膏塗之。或燒灰，猪脂和塗。《聖惠方》⑬。**身面瘢痕**。馬齒莧湯日洗二次。《聖惠方》⑭。**雜物眯目**不出。用東墻上馬齒莧燒灰研細，點少許于

---

① 廣利方：**《證類》卷29"馬齒莧"** 《廣利方》：治小兒火丹，熱如火，繞腰即損。杵馬齒菜傅上，日二。

② 千金：**《證類》卷29"馬齒莧"** 《千金方》……又方：治小兒臍瘡，久不差者。燒菜末傅之。（**按**：今本《千金方》無此方。）

③ 肘後：**《證類》卷29"馬齒莧"** 《肘後方》：療豌豆瘡：馬齒草燒灰，傅瘡上，根須臾逐藥出。若不出，更傅良。（**按**：今本《肘後方》無此方。）

④ 反花惡瘡：**《聖惠方》卷65"治反花瘡諸方"** 治反花瘡……又方：馬齒莧（一斤），右燒爲灰細研，以豬脂調塗之。（**按**：原無出處，今溯得其源。）

⑤ 海上方：（**按**：已查温氏及孫氏《海上仙方》，未能溯得其源。）

⑥ 外臺秘要：**《外臺》卷29"甲疽方"** 《救急》療甲疽方：屋上馬齒菜、昆侖青木香、印成鹽，右三味各燒成灰，並等分，又取光明砂少許，于諸藥中拌總和，下篩，爲細散，以敷瘡上，乾即易之，以差止。當瘡未差以前，不宜食雞、豬、魚肉、腥穢、酒、蒜等，差後仍三十日忌酒良。

⑦ 千金：**《千金方》卷22"瘭疽第六"** 治反花瘡，並治積年諸瘡方……又方：取馬齒菜搗封，瘥止。/**卷22"癰疽第二"** 治癰久不瘥方：馬齒菜搗汁，煎以敷之。

⑧ 聖惠：**《聖惠方》卷57"治馬咬及踏傷人諸方"** 治馬咬人，毒入心，方：右煮馬齒菜，並湯食之即差。

⑨ 海上方：**《圖經》見《證類》卷29"馬齒莧"** ……崔元亮《海上方》……又治溪毒，絞汁一升，漸以傅瘡上，佳……

⑩ 靈苑方：**《證類》卷29"馬齒莧"** 《靈苑方》：治五毒蟲毛螫，赤痛不止。馬齒莧熟杵傅之。

⑪ 張文仲方：**《外臺》卷40"蠍螫人二十"** 《備急》療蠍螫人方……又方：挼馬莧菜封之，差。（……文仲同。）

⑫ 肘後：（**按**：今本《肘後方》無此方。）

⑬ 聖惠方：**《嘉祐》見《證類》卷29"馬齒莧"** 濕癬、白秃，以馬齒膏和灰塗，效。/**《開寶》見同上** ……煎爲膏，塗白秃。/**《普濟方》卷48"白秃"** 治濕癬白秃（出《本草》）：以馬齒莧煎爲膏，塗之。若燒灰敷之，亦良。（**按**：《聖惠方》系誤注。此方乃時珍引自《普濟方》，由《蜀本》《開寶》相關記載組合而成。）

⑭ 聖惠方：**《聖惠方》卷14"治傷寒發豌豆瘡滅瘢痕諸方"** 治傷寒熱毒發豌豆瘡差後，滿面瘢痕……又方：馬齒莧自然汁（五合）、蛤粉（二兩，細研），右件藥相和令勻，每日塗於瘡瘢上。

眦頭,即出也。《聖惠方》①。

子。【主治】明目,仙經用之。《開寶》②。延年益壽。孟詵③。青盲白瞖,除邪氣,利大小腸,去寒熱。以一升擣末,每以一匙,用葱、豉煮粥食。或著米糁、五味作羹食。《心鏡》④。

【附方】新一。目中出淚,或出膿。用馬齒莧子、人莧子各半兩爲末,綿裹銅器中蒸熟,熨大眦頭膿水出處。每熨以五十度爲率,久久自絶。《聖惠》⑤。

苦菜《本經》⑥上品【校正】併入《嘉祐》⑦"苦苣""苦蕒"。

【釋名】荼音荼草《本經》⑧、苦苣《嘉祐》⑨、苦蕒《綱目》、游冬《别録》⑩、褊苣《日用》⑪、老鸛菜《救荒》⑫、天香菜。【時珍曰】苦荼以味名也。經歷冬春,故曰游冬。許氏《説文》⑬苣,作蘧。吴人呼爲苦蕒,其義未詳。《嘉祐本草》言嶺南、吴人植苣供饌名苦苣,而又重出"苦苣"及"苦蕒"條。今並併之。

---

① 聖惠方:**《聖惠方》卷33"治眯目諸方"** 治雜物眯目不出方……又方:東牆頭馬齒莧,燒灰,少少點眦頭,即出。

② 開寶:見1946頁注⑦。

③ 孟詵:**《食療》見《證類》卷29"馬齒莧"** 延年益壽,明目……

④ 心鏡:**《證類》卷29"馬齒莧"** 《食醫心鏡》……又方:主青盲白翳,除邪氣,利大小腸,去寒熱。馬齒莧實一大升,擣爲末。每一匙煮葱豉粥,和攪食之。煮粥及著米糁、五味作羹,亦得。

⑤ 聖惠:**《聖惠方》卷33"治眼膿漏諸方"** 治漏睛膿汁出,經年不絶,熨眼方:馬齒莧子(半兩)、人莧子(半合),右件藥搗羅爲散,入銅器中於飯甑上蒸,以綿裹熨眼大眦頭,淚孔有膿水出處。凡熨眼之時,須藥熱熨透睛三五十度,膿水自絶。

⑥ 本經:**《本經》《别録》見《證類》卷27"苦菜"** 味苦,寒,無毒。主五藏邪氣,厭(於協切,伏也)穀胃痺,腸澼,渴熱中疾,惡瘡。久服安心益氣,聰察少卧,輕身耐老,耐饑寒,高氣不老。一名荼草,一名選,一名遊冬。生益州川谷,山陵道傍,淩冬不死。三月三日採,陰乾。

⑦ 嘉祐:**《嘉祐》見《證類》卷27"苦苣"** 味苦,平(一云寒)。除面目及舌下黄,强力不睡。折取莖中白汁,傅丁腫,出根。又取汁滴癰上,立潰。碎莖、葉傅蛇咬。根主赤白痢及骨蒸,並煮服之。今人種爲菜,生食之。久食輕身少睡,調十二經脉,利五藏,霍亂後胃氣逆煩。生擣汁飲之,雖冷,甚益人。不可同血食,(一本作蜜),食作痔疾。苦苣即野苣也,野生者,又名褊苣。今人家常食爲白苣。江外、嶺南、吴人無白苣,嘗植野苣,以供廚饌。(新補。)/**卷29"苦蕒"** 冷,無毒。治面目黄,强力止困,傅蛇蟲咬。又,汁傅丁腫,即根出。蠶蛾出時,切不可取拗,令蛾子青爛。蠶婦亦忌食。野苦蕒五六回拗後,味甘滑於家苦蕒,甚佳。(已上五種新補。見孟詵、陳藏器、陳士良、日華子。)

⑧ 本經:見本頁頁注⑥白字。

⑨ 嘉祐:見本頁注⑦嘉祐。

⑩ 别録:見本頁注⑥本經。

⑪ 日用:**《日用本草》卷7"苦苣"** 即田中野生者,又名褊苣……

⑫ 救荒:**《救荒》卷下之後"苦蕒菜"** 俗名老鸛菜……

⑬ 説文:**《説文·艸部》** 蘧:菜也,似蘇者……

【集解】【《别録》①曰】苦菜生益州川谷、山陵、道旁。凌冬不死。三月三日采，陰乾。【《桐君藥録》②曰】苦菜三月生，扶疏。六月花從葉出，莖直花黄。八月實黑，實落根復生，冬不枯。【恭③曰】《爾雅》云：荼，苦菜也。《易通卦驗玄圖》云：苦菜生于寒秋，經冬歷春，得夏乃成。一名游冬。葉似苦苣而細，斷之有白汁，花黄似菊，所在有之。其説與桐君略同。苦蘵俗亦名苦菜，非此荼也。【保昇④曰】春花夏實，至秋復生花而不實，經冬不凋。【宗奭⑤曰】此《月令》四月小滿節後苦菜秀者也。四方皆有，在北道者則冬方凋，生南方者冬夏常青。葉如苦苣而狹，緑色差淡。折之白乳汁出，味苦。花似野菊，春夏秋皆旋開。【時珍曰】苦菜即苦蕒也，家栽者呼爲苦苣，實一物也。春初生苗，有赤莖、白莖二種。其莖中空而脆，折之有白汁。胼葉似花蘿蔔菜葉而色緑帶碧，上葉抱莖，梢葉似鸛鵲，每葉分叉，攛挺如穿葉狀，開黄花，如初綻野菊。一花結子一叢，如同蒿子及鶴虱子，花罷則收斂，子上有白毛茸茸，隨風飄揚，落處即生。【士良⑥曰】蠶蛾出時不可折取，令蛾子青爛。蠶婦亦忌食之。然野苣若五六回拗後，味反甘滑，勝于家苦蕒也。

【正誤】【弘景⑦曰】苦菜疑即茗也。茗一名荼，凌冬不凋，作飲能令人不眠。【恭⑧曰】《詩》云"誰謂荼苦"，即苦菜異名也。陶氏謂荼爲茗，茗乃木類。按《爾雅・釋草》云：荼，苦菜也。音途。《釋木》云：檟，苦荼也。音遲遐切。二物全别，不得比例，陶説誤矣。

菜。【氣味】苦。寒，無毒。【張機⑨曰】野苣不可共蜜食，令人作肉痔。【時珍曰】脾胃虚寒人，不可食。

【主治】五臟邪氣，厭延叶反，伏也穀胃痺。久服安心益氣，聰察少卧，輕

---

① 别録：見前頁注⑥。

② 桐君藥録：**《集注》見《證類》卷 27"苦菜"** ……《桐君録》云：苦菜，三月生扶疏，六月華從葉出，莖直黄，八月實黑；實落根復生，冬不枯……

③ 恭：**《唐本草》見《證類》卷 27"苦菜"** 《唐本》注云……**按**：《爾雅・釋草》云：荼，苦菜。《釋木》云：檟，苦荼。二物全别，不得爲例。又《顔氏家訓》按《易通卦驗玄圖》曰：苦菜，生於寒秋，經冬歷春，得夏乃成。一名遊冬。葉似苦苣而細，斷之有白汁，花黄似菊。此則與桐君略同，今所在有之。苦蘵乃龍葵爾，俗亦名苦菜，非荼也。

④ 保昇：**《蜀本草》見《證類》卷 27"苦菜"** 《蜀本》：《圖經》云：春花夏實，至秋復生，花而不實，經冬不凋。

⑤ 宗奭：**《衍義》卷 19"苦菜"** 四方皆有，在北道則冬方凋斃，生南方則冬夏常青。此《月令》小滿節後，所謂苦菜秀者是此。葉如苦苣，更狹，其緑色差淡，折之白乳汁出，常常點瘊子，自落。味苦。花與野菊相似，春、夏、秋皆旋開花。

⑥ 士良：見 1951 頁注⑦。

⑦ 弘景：**《集注》見《證類》卷 27"苦菜"** 陶隱居云：疑此即是今茗。茗一名荼，又令人不眠，亦凌冬不凋……

⑧ 恭：**《唐本草》見《證類》卷 27"苦菜"** 《唐本》注云：苦菜，《詩》云：誰謂荼苦。又云：堇荼如飴。皆苦菜異名也。陶謂之茗，茗乃木類，殊非菜流。茗，春采爲苦荼，音遲遐反，非途音也。**按**：《爾雅・釋草》云：荼，苦菜。《釋木》云：檟，苦荼。二物全别，不得爲例……

⑨ 張機：**《金匱・果實菜穀禁忌並治》** 野苣不可同蜜食之，作内痔。

身耐老。《本經》[①]。腸澼,渴熱中疾,惡瘡。久服耐飢寒,豪氣不老。《别録》[②]。調十二經脉,霍亂後胃氣煩逆。久服强力,雖冷甚益人。《嘉祐》[③]。擣汁飲,除面目及舌下黄。其白汁塗丁腫,拔根。滴癰上立潰。藏器[④]。點瘊子自落。《衍義》[⑤]。傅蛇咬。大明[⑥]。明目,主諸痢。汪機[⑦]。血淋,痔瘻。時珍。

【發明】【宗奭[⑧]曰】苦苣擣汁傅丁瘡,殊驗。青苗陰乾,以備冬月爲末,水調傅之。【時珍曰】案《洞天保生録》[⑨]云:夏三月宜食苦蕒,能益心和血通氣也。又陸文量《菽園雜記》[⑩]云:凡病痔者,宜用苦苣菜,或鮮或乾,煮至熟爛,連湯置器中,横安一板坐之,先熏後洗,冷即止。日洗數次,屢用有效。

【附方】新六。血淋尿血。苦蕒菜一把,酒、水各半,煎服。《資生經》[⑪]。血脉不調。苦蕒菜晒乾,爲末。每服二錢,温酒下。《衛生易簡方》[⑫]。喉痺腫痛。野苦蕒擣汁半盞,燈心以湯浸,捻汁半盞,和匀服。《普濟方》[⑬]。對口惡瘡。野苦蕒擂汁一鍾,入薑汁一匙,和酒服。以渣傅。一二次即愈。唐瑶《經驗方》[⑭]。中沙虱毒。沙虱在水中,人澡浴則着人身,鑽入皮裏。初得皮上正赤,如小豆、黍、粟,摩之痛如刺,三日後寒熱發瘡毒,若入骨殺人,嶺南多此。即以茅葉刮去,以苦菜汁塗之,佳。《肘後方》[⑮]。壺蜂叮螫。苦蕒汁塗之,良。《摘玄方》[⑯]。

---

① 本經:見1951頁注⑥白字。
② 别録:見1951頁注⑥。
③ 嘉祐:見1951頁注⑦。
④ 藏器:見1951頁注⑦。
⑤ 衍義:見1952頁注⑤。
⑥ 大明:見1951頁注⑦。
⑦ 汪機:(**按**:或出《本草會編》。書佚,無可溯源。)
⑧ 宗奭:**《衍義》卷19"萵苣"** 苦苣,搗汁傅丁瘡,殊驗。青苗陰乾,以備冬月,爲末,水調傅亦可。
⑨ 洞天保生録:(**按**:書佚,無可溯源。)
⑩ 菽園雜記:**《菽園雜記》卷5** 病痔者,用苦蕒菜,或鮮者,或乾者,煮湯,以熟爛爲度,和湯置罌中,閣一版其上,坐以薰之。候湯可下手,撩苦蕒頻頻揉洗,湯冷即止,日洗數次。予使宣府時,曾患此疾,太監弓勝授以此方。洗數日後,果見效,故記之……
⑪ 資生經:**《資生經》卷3"小便五色"** 近有患小便出血者,人教與水煎苦藚菜根,服即愈。
⑫ 衛生易簡方:**《衛生易簡方》卷11"經候不調"** 治血脉不調:用苦蕒菜爲末,每服一二錢,温酒或艾醋湯調服。
⑬ 普濟方:**《普濟方》卷61"喉痹"** 治朴蛇瘴(鎖喉瘴名朴蛇瘴,項大腫痛連喉)……又方:野苦馬汁、燈心(浸水良久撚其末),以和苦馬汁服之。
⑭ 唐瑶經驗方:(**按**:書佚,無可溯源。)
⑮ 肘後方:**《肘後方》卷7"治卒中沙虱毒方第六十三"** 山水間多有沙虱,甚細略不可見,人入水浴,及以水澡浴,此蟲在水中,著人身。及陰天雨行草中,亦著人,便鑽入皮裏。其診法:初得之皮上正赤,如小豆、黍米、粟粒,以手摩赤上,痛如刺。三日之後,令百節强,疼痛寒熱,赤上發瘡。此蟲漸入至骨,則殺人。比見嶺南人初有此者,即以茅葉刮去,及小傷皮則爲佳,仍數塗苦苣菜汁,佳。
⑯ 摘玄方:**《丹溪摘玄》卷19"唇門"** 胡蜂(呵)〔叮〕……又方:苦(竹)〔蕒〕汁涂……

根。【主治】赤白痢及骨蒸，並煮服之。《嘉祐》①。治血淋，利小便。時珍。

花、子。【氣味】甘，平，無毒。【主治】去中熱，安心神。宗奭②。黄疸疾，連花、子研細二錢，水煎服，日二次，良。汪頴③。

白苣宋《嘉祐》④

【釋名】石苣《綱目》、生菜。【時珍曰】白苣、苦苣、萵苣俱不可煮烹，皆宜生挼汁，鹽、醋拌食，通可曰生菜，而白苣稍美，故獨得專稱也。王氏《農書》⑤謂之石苣。陸機《詩疏》⑥云：青州謂之芑。可生食，亦可蒸茹。

【集解】【藏器⑦曰】白苣似萵苣，葉有白毛。【時珍曰】處處有之。似萵苣而葉色白，折之有白汁。正二月下種。四月開黄花如苦蕒，結子亦同。八月、十月可再種。故諺云：生菜不離園。按《事類合璧》⑧云：苣有數種，色白者爲白苣，色紫者爲紫苣，味苦者爲苦苣。

菜。【氣味】苦，寒，無毒。【炳⑨曰】平。患冷氣人食之即腹冷，亦不至苦損人。産後不可食，令人寒中，小腸痛。【思邈⑩曰】不可共酪食，生蟲䘌。【主治】補筋骨，利五臟，開胸膈擁氣，通經脉，止脾氣。令人齒白，聰明少睡，可煮食之。孟詵⑪。解熱毒、酒毒，止消渴，利大小腸。寧原⑫。

【附方】舊一。魚臍瘡。其頭白似腫，痛不可忍，先以針刺破頭及四畔，以白苣滴孔中，

---

① 嘉祐：見1951頁注⑦。

② 宗奭：**《衍義》卷19"苦菜"** 去中熱，安心神。

③ 汪頴：**《食物本草》卷1"菜類·苦蕒"** 冷，無毒。療面目黄，强力止困……（**按**：原書無劑量及用法。）

④ 嘉祐：**《嘉祐》見《證類》卷29"白苣"** 味苦，寒（一云平）。主補筋骨，利五藏，開胸膈擁氣，通經脉，止脾氣，令人齒白，聰明少睡。可常食之。患冷氣人食即腹冷，不至苦損人。産後不可食，令人寒中，小腹痛。陳藏器云：白苣如萵苣，葉有白毛……（新補。見孟詵、陳藏器、蕭炳。）

⑤ 農書：**《農書》卷31"芦菔"** ……則是今人所謂石菔者似苦蕒耳……

⑥ 詩疏：**《毛詩草木鳥獸蟲魚疏》卷上"薄言采芑"** 芑菜，似苦菜也。莖青白色，摘其葉，白汁出。肥可生食，亦可蒸爲茹。青州謂之芑……

⑦ 藏器：見本頁注④。

⑧ 事類合璧：**《古今合璧事類備要》别集卷60"萵苣"** 格物總論（苣數種：有苦苣，有白苣，又有紫苣，皆可食。葉有白毛爲白苣，紫色爲紫苣，苦味爲苦苣，即野苣也，又名褊苣……）

⑨ 炳：見本頁注④。

⑩ 思邈：**《千金方》卷26"菜蔬第三"** 白苣……黄帝云：不可共酪食，必作蟲。（**按**："酪"，《證類》卷29"白苣"引"孫真人"作"飴"。時珍當引自《千金方》。）

⑪ 孟詵：見本頁注④。

⑫ 寧原：**《食鑑本草》卷下"生菜"** 解熱毒，消酒毒，止消渴，利大小腸。

良。《外臺秘要》①。

萵苣《食療》②

【釋名】萵菜、千金菜。【時珍曰】按彭乘《墨客揮犀》③云：萵菜自咼國來，故名。

【集解】【藏器④曰】萵苣有白者、紫者。紫者入燒煉藥用。【時珍曰】萵苣正、二月下種，最宜肥地。葉似白苣而尖，色稍青，折之有白汁粘手。四月抽薹，高三四尺。剥皮生食，味如胡瓜。糟食亦良。江東人鹽晒壓實，以備方物，謂之萵笋也。花、子並與白苣同。

菜。【氣味】苦，冷，微毒。【李(廷)〔鵬〕飛⑤曰】久食昏人目。患冷人不宜食。【時珍曰】按彭乘⑥云：萵苣有毒，百蟲不敢近。蛇虺觸之則目瞑不見物。人中其毒，以薑汁解之。○【藏器⑦曰】紫萵苣有毒，入燒煉用。【《丹房鑑源》⑧曰】萵苣用硫黄種，結砂子，制朱砂。又曰：紫色萵苣和土作器，火煅如銅也。【主治】利五臟，通經脉，開胸膈，功同白苣。藏器⑨。利氣，堅筋骨，去口氣，白齒牙，明眼目。寧原⑩。通乳汁，利小便，殺蟲、蛇毒。時珍。

【附方】舊一，新五。乳汁不通。萵苣菜煎酒服。《海上方》⑪。小便不通。萵苣菜擣傅臍上即通。《衛生易簡方》⑫。小便尿血。同上方，甚效。《楊氏方》⑬。沙蝨水毒。萵

---

① 外臺秘要：**《證類》卷29“白苣”** 《外臺秘要》：魚臍瘡，其頭白似腫，痛不可忍方：先以針刺瘡上及四畔作孔，以白苣汁滴孔中，差。（**按**：此方在**《外臺》卷30“魚臍瘡方”**中，主藥爲“白芷(一云白苣)。《證類》卷29“白苣”附方引《外臺》作“白苣”。時珍自《證類》轉引《外臺秘要》方。）

② 食療：**《嘉祐》見《證類》卷29“白苣”** ……萵苣 冷，微毒。紫色者入燒煉藥用，餘功同白苣。（新補，見孟詵、陳藏器、蕭炳。）

③ 墨客揮犀：**《續墨客揮犀》卷8“萵菜”** 王舜求云：萵菜出咼國。

④ 藏器：見本頁注②。

⑤ 李鵬飛：**《延壽書》卷3“菜蔬”** 萵苣冷，久食昏人目。白萵苣冷，氣人食之腹冷。産後不可食，寒中。

⑥ 彭乘：**《續墨客揮犀》卷8“萵菜”** 王舜求云……有毒，百蟲不近，蛇虺過其下，觸之則目瞑不見物。人有中其毒者，唯生薑汁解之。

⑦ 藏器：見本頁注②。

⑧ 丹房鑑源：**《證類》卷29“白苣”** 《丹房鏡源》：萵苣用硫黄種，結砂子，制朱砂。（**按**：“又曰”之後文未能溯及其源。）

⑨ 藏器：**《嘉祐》見《證類》卷29“白苣”** ……主補筋骨，利五藏，開胸膈擁氣，通經脉，止脾氣……陳藏器云：白苣如萵苣……（新補，見孟詵、陳藏器、蕭炳。）

⑩ 寧原：**《食鑑本草》卷下“萵苣”** 利五臟，補筋骨，開膈熱，通經脉，去口氣，白牙齒，明眼目。

⑪ 海上方：**《海上仙方》“第一百九證”** 婦人乳汁不行時，萵苣三枚研似泥。好酒調開通口服，任他石女也淋漓。

⑫ 衛生易簡方：**《衛生易簡方》卷5“小便不通”** 治小便不通……又方：用萵苣搗如泥，貼臍上。

⑬ 楊氏方：（**按**：出處信息過簡，未能溯得其源。）

苣菜擣汁塗之,良。《肘後方》[①]。**蚰蜒入耳**。萵苣葉乾者一分,雄黄一分,爲末,糊丸棗核大。蘸生油塞耳中,引出。《聖惠方》[②]。**百蟲入耳**。萵苣擣汁滴入,自出也。《聖濟總録》[③]。

子入藥炒用。【主治】下乳汁,通小便,治陰腫、痔漏下血、傷損作痛。時珍。

【附方】舊一,新五。**乳汁不行**[④]。萵苣子三十枚,研細酒服。○又方:萵苣子一合,生甘草三錢,糯米、粳米各半合,煮粥頻食之。**小便不通**。萵苣子擣餅,貼臍中,即通。《海上仙方》[⑤]。**腎黄如金**。萵苣子一合細研,水一盞,煎五分服。《外臺秘要》[⑥]。**陰囊㿉腫**。萵苣子一合擣末,水一盞,煎五沸,温服。**閃損腰痛**。趁痛丸:用白萵苣子炒三兩,白粟米炒一撮,乳香、没藥、烏梅肉各半兩,爲末,煉蜜丸彈子大。每嚼一丸,熱酒下。《玉機微義》[⑦]。**鬚髮不生**。㿗瘡疤上不生鬚髮。先以竹刀刮損,以萵苣子拗猢猻薑末,頻頻擦之。《摘玄方》[⑧]。

水苦蕒宋《圖經》[⑨]【校正】自外類移入此。

【釋名】謝婆菜《圖經》[⑩]、半邊山。

---

① 肘後方:**《證類》卷 29"白苣"** 《肘後方》:治沙虱毒:傅萵苣菜汁,差。(**按**:今本《肘後方》無此方。)

② 聖惠方:**《聖惠方》卷 36"治百蟲入耳諸方"** 治蚰蜒入耳……又方:萵苣(葉一分,乾者)、雄黄(一分),右件藥搗羅爲末,用麵糊和圓如皂莢子大,以生油少許化破一圓,傾在耳中,其蟲自出。

③ 聖濟總録:**《衍義》卷 19"萵苣"** 萵苣……蟲入耳,以汁滴耳中,蟲出。諸蟲不敢食其葉。以其心置耳中,留蟲出路,蟲亦出。(**按**:《聖濟總録》無此方,另溯其源。)

④ 乳汁不行:見 1955 頁注⑪。/**《婦人良方》卷 23"産後乳汁或行或不行方論第十一"** 《靈苑方》下乳汁立效:粳米、糯米(各半合)、萵苣子(一合,並淘净)、生甘草(半兩),右煎汁一升,研前藥令細,去滓,分作三服,立下。(**按**:原無出處,今溯得其源。)

⑤ 海上仙方:**《海上仙方》"第九十六證"** 小便終了難得下,何妙萵苣搗成泥,將來作餅臍中貼,能使泉流得應時。

⑥ 外臺秘要:**《聖惠方》卷 55"治三十六種黄證候點烙論並方"** 治腎黄……又方:萵苣子(一合),細研,右以水一大盞,煎至五分,去滓,不計時候温服。(**按**:《外臺》無此方,誤注出處。)

⑦ 玉機微義:**《玉機微義》卷 31"腰痛治法·通關節之劑"** 東垣趁痛丸:治打撲閃損,腰痛不可忍。白萵苣子(炒黄)、白粟米(炒)、乳香、没藥(各一錢)、烏梅(一個),右爲末,蒸餅爲丸如彈子大,每服一丸,細嚼,用温酒空心下。

⑧ 摘玄方:**《丹溪摘玄》卷 19"髮門"** 治瘡㿗并鬚髮丹:猢猻薑爲末,上將萵苣子(物)藥末擦之……

⑨ 圖經:**《圖經》見《證類》卷 30"外草類·半邊山"** 生宜州溪澗。味微苦、辛,性寒。主風熱上壅,喉咽腫痛,及項上風㾬。以酒摩服。二月、八月、九月采根,其根狀似白术而軟。葉似苦蕒,厚而光。一名水苦蕒,一名謝婆菜。

⑩ 圖經:見上注。(**按**:《大觀》卷 31"半邊山"之"謝婆菜"作"許婆菜"。)

【集解】【頌①曰】水苦蕒生宜州溪澗側。葉似苦蕒而厚，光澤。其根似白术而軟。二、八、九月采其根食之。

根。【氣味】微苦、辛，寒，無毒。【主治】風熱上壅，咽喉腫痛及項上風癧，以酒磨服。蘇頌②。

翻白草《救荒》③

【釋名】雞腿根《救荒》④、天藕《野菜譜》⑤。【時珍曰】翻白以葉之形名，雞腿、天藕以根之味名也。楚人謂之湖雞腿，淮人謂之天藕。

【集解】【周(憲)〔定〕王⑥曰】翻白草高七八寸。葉硬而厚，有鋸齒，背白，似地榆而細長。開黄花。根如指大，長三寸許，皮赤肉白，兩頭尖峭。生食、煮熟皆宜。【時珍曰】雞腿兒生近澤田地，高不盈尺。春生弱莖，一莖三葉，尖長而厚，有皺紋鋸齒，面青背白。四月開小黄花。結子如胡荽子，中有細子。其根狀如小白术頭，剥去赤皮，其内白色如雞肉，食之有粉。小兒生食之，荒年人掘以和飯食。

根。【氣味】甘、微苦，平，無毒。【主治】吐血，下血崩中，瘧疾，癰瘡。時珍。

【附方】新七。崩中下血。用湖雞腿根一兩擣碎，酒二盞，煎一盞服。《瀕湖集簡方》。吐血不止。翻白草，每用五七科，㕮咀，水二鍾，煎一鍾，空心服。瘧疾寒熱。翻白草根五七個，煎酒服之。

無名腫毒。方同上。疔毒初起。不拘已成未成，用翻白草十科，酒煎服，出汗即愈。

渾身疥癩。端午日午時采翻白草，每用一握，煎水洗之。臁瘡潰爛。端午日午時采翻白草，洗收。每用一握，煎湯盆盛，圍住熏洗，極效。劉松石《保壽堂方》⑦。

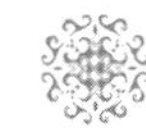

---

① 頌：見前頁注⑨。

② 蘇頌：同上注。

③ 救荒：**《救荒》卷上之後"雞腿兒"**　一名翻白草。出鈞州山野中。苗高七八寸，細長，鋸齒葉，硬(兀諍切)厚背白，其葉似地榆葉而細長，開黄花。根如指大，長三寸許，皮赤内白，兩頭尖艄。味甜。

④ 救荒：見上注。

⑤ 野菜譜：**《野菜譜·天藕兒》**　根如藕而小，熟食。楷葉不可食。

⑥ 周定王：見本頁注③。

⑦ 保壽堂方：**《保壽堂方》卷2"諸瘡門"**　仙傳翻白草方：端午日午時採。治渾身疥癩瘙癢，每用一握，水煎洗浴。治廉瘡，每用一握，水煎沸，以盆盛，將脚閣在盆上，用被圍之，取其氣蒸，又洗極效。

仙人杖草《拾遺》①【校正】自(草)〔木〕部移入此。

【集解】【藏器②曰】仙人杖生劍南平澤。葉似苦苣,叢生。陳子昂《觀玉篇序》云:予從補闕喬公北征,夏四月次于張掖。河洲草木無他異者,惟有仙人杖往往叢生。予家世代服食者,昔常餌之。因爲喬公言其功,甘心食之。人或謂喬公曰,此白棘也。公乃譏予。因作《觀玉篇》焉。【頌③曰】仙人杖有三物同名:一種是菜類,一種是枯死竹筍之色黑者,枸杞一名仙人杖是也。此仙人杖乃作菜茹者,白棘木類,何因相似?或曰:喬公所謂白棘乃枸棘,是枸杞之有針者。本經枸棘無白棘之名,又其味苦,此菜味甘。乃知草木之類多而難識,使人惑疑似之言,以真爲僞,宜乎子昂論著之詳也。【時珍曰】別有仙人草,生階除間,高二三寸。又有仙人掌草,生于石壁上。皆與此名同物異,不可不審。並見石草類。

【氣味】甘,小温,無毒。【主治】作茹食,去痰癖,除風冷。大明④。久服長生,堅筋骨,令人不老。藏器⑤。

蒲公英《唐本草》⑥【校正】自草部移入此。

【釋名】耩耨草音搆擩、金簪草《綱目》、黄花地丁。【時珍曰】名義未詳。孫思邈

---

① 拾遺:**《嘉祐》見《證類》卷13"仙人杖"** ……(又别一種仙人杖,味甘,小温,無毒。久服長生,堅筋骨,令人不老。作茹食之,去痰癖,除風冷。生劍南平澤。葉似苦苣,叢生。陳子昂《觀玉篇·序》云:夏四月,次於張掖,河洲草木無他異者,皆仙人杖,往往叢生。予家世代服食者,昔嘗餌之.及此行也,息意兹味,戍人有薦嘉蔬者,此物存焉,豈非將欲扶吾壽也。新補,見陳藏器、日華子。)

② 藏器:見上注。/**《圖經》見《證類》卷12"枸杞"** 陳子昂《觀玉篇》云:余從補闕喬公北征,夏四月,次於張掖河洲,草木無他異,惟有仙人杖,往往叢生,子昔嘗餌之。此役也,息意滋味,戍人有薦嘉蔬者,此物存焉。因爲喬公唱言其功,時東萊王仲烈亦同旅,聞之喜而甘心食之,旬有五日,行人有自謂知藥者,謂喬公曰:此白棘也。仲烈遂疑曰:吾亦怪其味甘,喬公信是言,乃譏子,子因作《觀玉篇》。

③ 頌:**《圖經》見《證類》卷12"枸杞"** ……又按:枸杞一名仙人杖,而陳藏器《拾遺》别有兩種仙人杖,一種是枯死竹竿之色黑者,一種是菜類,并此爲三物而同一名也……按此仙人杖作菜茹者,葉似苦苣。白棘木類,何因相似而致疑如此。或曰喬公所謂白棘,當是枸棘,枸棘是枸杞之有針者。而本經無白棘之别名,又其味苦,仙人杖味甘,設疑爲枸棘,枸棘亦非甘物。乃知草木之類,多而難識,使人惑疑似之言,以真爲僞,失青黄甘苦之别而至於是。宜乎子昂論著之詳也。

④ 大明:見本頁注①。

⑤ 藏器:見本頁注①。

⑥ 唐本草:**《唐本草》見《證類》卷11"蒲公草"** 味甘,平,無毒。主婦人乳癰腫。水煮汁飲之及封之,立消。一名搆耨草。

《千金方》①作凫公英，蘇頌《圖經》②作僕公罌，《庚辛玉册》③作鵓鴣英。俗呼蒲公丁，又呼黄花地丁。淮人謂之白鼓釘，蜀人謂之耳瘢草，關中謂之狗乳草。案《土宿本草》④云：金簪草一名地丁，花如金簪頭，獨脚如丁，故以名之。

【集解】【保昇⑤曰】蒲公英草生平澤田園中。莖、葉似苦苣，斷之有白汁，堪生噉。花如單菊而大。四月、五月采之。【頌⑥曰】處處有之。春初生苗，葉如苦苣，有細刺。中心抽一莖，莖端出一花，色黄如金錢。俗訛爲僕公罌是也。【宗奭⑦曰】即今地丁也。四時常有花，花罷飛絮，絮中有子，落處即生。所以庭院間皆有者，因風而來。【時珍曰】地丁江之南北頗多，他處亦有之，嶺南絶無。小科布地，四散而生，莖、葉、花、絮並似苦苣，但小耳。嫩苗可食。《庚辛玉册》⑧云：地丁葉似小萵苣，花似大旋葍，一莖聳上三四寸，斷之有白汁。二月采花，三月采根。可制汞，伏三黄。有紫花者，名大丁草，出太行、王屋諸山。陳州亦有，名燒金草，能煅朱砂。一種相類而無花者，名地膽草，亦可伏三黄、砒霜。

苗。【氣味】甘，平，無毒。【主治】婦人乳癰腫，水煮汁飲及封之，立消。恭⑨。解食毒，散滯氣，化熱毒，消惡腫、結核、丁腫。震亨⑩。摻牙，烏須髮，壯筋骨。時珍。白汁：塗惡刺、狐尿刺瘡，即愈。頌⑪。

【發明】【杲⑫曰】蒲公英苦寒，足少陰腎經君藥也，本經必用之。【震亨⑬曰】此草屬土，開黄花，味甘。解食毒，散滯氣，可入陽明、太陰經。化熱毒，消腫核，有奇功。同忍冬藤煎湯，入少酒

---

① 千金方：**《千金方》卷25“被打”** 治惡刺并狐尿刺方……又方：以凫公英草摘取根莖，白汁涂之……蜀人名耳瘢菜，關中名苟乳。

② 圖經：**《圖經》見《證類》卷11“蒲公草”** ……俗呼爲蒲公英，語訛爲僕公罌是也……

③ 庚辛玉册：（**按**：未見該書存世，待考。）

④ 土宿本草：（**按**：未見該書存世，待考。）

⑤ 保昇：**《蜀本草》見《證類》卷11“蒲公草”** 《蜀本》：《圖經》云：花如菊而大。莖、葉斷之俱有白汁，堪生食。生平澤田園中，四月、五月採之。

⑥ 頌：**《圖經》見《證類》卷11“蒲公草”** 蒲公草，舊不著所出州土，今處處平澤田園中皆有之。春初生苗，葉如苦苣，有細刺。中心抽一莖，莖端出一花，色黄如金錢。斷其莖，有白汁出，人亦啖之。俗呼爲蒲公英，語訛爲僕公罌是也……

⑦ 宗奭：**《衍義》卷12“蒲公草”** 今地丁也。四時常有花，花罷飛絮，絮中有子，落處即生。所以庭院間亦有者，蓋因風而來也。

⑧ 庚辛玉册：（**按**：未見該書存世，待考。）

⑨ 恭：見1958頁注⑥。

⑩ 震亨：**《衍義補遺·蒲公草》** 又名蒲公英。屬土。開黄花，似菊花。化熱毒，消惡腫結核有奇功。在處田間路側有之，三月開黄花，味甘。解食毒，散滯氣，可入陽明、太陰經。洗浄，細剉，同忍冬藤煎濃湯，入少酒佐之，以治乳癰，服罷隨手欲睡，是其功也，睡覺病已安矣……

⑪ 頌：**《圖經》見《證類》卷11“蒲公草”** ……又治惡刺及狐尿刺，摘取根，莖白汁塗之，惟多塗立差止……

⑫ 杲：**《本草發揮》卷2“蒲公英”** 東垣云：微苦，寒。足少陰腎經君藥，治本經須用。

⑬ 震亨：見本頁注⑩。

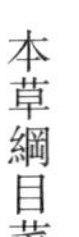

佐服,治乳癰,服罷欲睡,是其功也。睡覺微汗,病即安矣。【頌[①]曰】治惡刺方,出孫思邈《千金方》。其序云:邈以貞觀五年七月十五日夜,以左手中指背觸着庭木,至曉遂患痛不可忍。經十日,痛日深,瘡日高大,色如熟小豆色。常聞長者論有此方,遂用治之。手下則愈,痛亦除,瘡亦即瘥,未十日而平復如故。楊炎《南行方》亦著其效云。【時珍曰】薩謙齋《瑞竹堂方》,有擦牙烏鬚髮還少丹,甚言此草之功,蓋取其能通腎也。故東垣李氏言其爲少陰本經必用之藥,而著本草者不知此義。

【附方】新五。還少丹。昔日越王曾遇異人得此方,極能固齒牙,壯筋骨,生腎水。凡年未及八十者,服之鬚髮返黑,齒落更生。年少服之,至老不衰。得遇此者,宿有仙緣,當珍重之,不可輕泄。用蒲公英一斤,一名耩褥草,又名蒲公罌,生平澤中,三四月甚有之,秋後亦有放花者,連根帶葉取一斤洗净,勿令見天日,晾乾,入斗子。解鹽一兩,香附子五錢,二味爲細末,入蒲公草内淹一宿,分爲二十團,用皮紙三四層裹扎定,用六一泥即蚯蚓糞如法固濟,入灶内焙乾,乃以武火煅通紅爲度,冷定取出,去泥爲末。早晚擦牙漱之,吐、嚥任便,久久方效。《瑞竹堂方》[②]。乳癰紅腫。蒲公英一兩,忍冬藤二兩,擣爛,水二鍾,煎一鍾,食前服。睡覺病即去矣。《積德堂方》[③]。疳瘡疔毒。蒲公英擣爛覆之,即黄花地丁也。别更擣汁,和酒煎服,取汗。《唐氏方》[④]。多年惡瘡。蒲公英擣爛貼。《救急方》[⑤]。蛇螫腫痛。方同上。

黄瓜菜《食物》[⑥]

【釋名】黄花菜。【時珍曰】其花黄,其氣如瓜,故名。

【集解】【穎[⑦]曰】黄瓜菜野生田澤。形似油菜,但味少苦。取爲羹茹,甚香美。【時珍曰】此

---

① 頌:**《圖經》見《證類》卷 11“蒲公草”** ……此方出孫思邈《千金方》,其序云:余以貞觀五年七月十五日夜,以左手中指背觸著庭木。至曉遂患痛不可忍。經十日,痛日深,瘡日高大,色如熟小豆色。嘗聞長者之論有此方,遂依治之。手下則愈,痛亦除,瘡亦即差,未十日而平復。楊炎《南行方》亦著其效云。

② 瑞竹堂方:**《瑞竹堂方》卷 7“羡補門”** 還少丹:昔日越王曾遇異人得此方,極能固齒牙,壯筋骨,生腎水。凡年未及八十者,服之鬚髮返黑,齒落更生,年少服之,至老不衰。得遇此者,宿有仙緣,當珍重之,不可輕泄。用蒲公英(一斤,一名耩褥草,又名蒲公罌,生平澤中,三四月甚有之,秋後亦有放花者,連根帶葉取一斤,洗净,勿令見天日,晾乾,入斗子)、解鹽(一兩)、香附子(五錢),二味爲細末,入蒲公草内淹一宿,分爲二十團,用皮紙三四層裹紮定,用六一泥即蚯蚓糞,如法固濟,入灶内焙乾,乃以武火煅通紅爲度,冷定取出,去泥爲末,早晚擦牙漱之,吐咽任便,久久方效。

③ 積德堂方:(**按**:僅見《綱目》引録。未能溯得其源。)

④ 唐氏方:(**按**:或出《唐瑶經驗方》。僅見《綱目》引録。未能溯得其源。)

⑤ 救急方:**《救急易方》卷 6“瘡瘍門·一百四十七”** 治多年惡瘡……用蒲公英搗之如泥,貼一切惡瘡刺,并蛇傷。

⑥ 食物:**《食物本草》卷 2“油菜”** ……一種黄瓜菜,形似油菜,但味少苦,野生平澤中,取爲羹茹,亦甚香美。

⑦ 穎:見上注。

菜二月生苗，田野徧有，小科如薺。三、四、五月開黄花，花與莖、葉並同地丁，但差小耳。一科數花，結細子，不似地丁之花成絮也。野人茹之，亦采以飼鵝兒。

【氣味】甘、微苦，微寒，無毒。【主治】通結氣，利腸胃。汪穎①。

生瓜菜宋《圖經》②

【釋解】【頌③曰】生瓜菜生資州平田陰畦間。春生苗，長三四寸，作叢生。葉青而圓，似白莧菜。夏開紫白花，結細實，黑色。其味作生瓜氣，故以爲名。

【氣味】甘，微寒，無毒。

【主治】走注攻頭面四肢，及陽毒傷寒，壯熱頭痛，心神煩躁，利胸膈，擣汁飲之。又生擣貼腫。蘇頌④。

落葵《别録》⑤下品

【釋名】蔠葵《爾雅》⑥、藤葵《食鑑》⑦、藤菜《綱目》、天葵《别録》⑧、繁露同、御菜俗、燕脂菜。【志⑨曰】落葵一名藤葵，俗呼爲胡燕脂。【時珍曰】落葵葉冷滑如葵，故得葵名。釋家呼爲御菜，亦曰藤兒菜。《爾雅》⑩云：蔠葵，繁露也。一名承露。其葉最能承露，其子垂垂亦如綴露，故得露名，而蔠、落二字相似，疑落字乃蔠字之訛也。案《考工記》⑪云：大圭，終葵首也。註云：齊人謂椎曰終葵。圭首六寸爲椎。然則此菜亦以其葉似椎頭而名之乎？

---

① 汪穎：**《食物本草》卷2“白花菜”** 味甘，氣臭，性寒。生食苦，醃以爲菹。動風氣，下氣滯臟腑，多食令人胃悶滿，傷脾。一種黄花菜，同此類。（**按**：時珍將《食物本草》“黄瓜菜”與“黄花菜”合爲一條，其主治與“黄花菜”接近但不全同。）

② 圖經：**《圖經》見《證類》卷30“外草類·生瓜菜”** 生資州平田陰畦間。味甘，微寒，無毒。治走疰攻頭面四肢，乃陽毒傷寒，壯熱頭痛，心神煩躁，利胸膈，俗用擣取自然汁飲之，及生擣貼腫毒。苗長三四寸，作叢生。葉青圓似白莧菜。春生莖葉，夏開紫白花，結黑細實。其味作生瓜氣，故以爲名。花實無用。

③ 頌：見上注。

④ 蘇頌：見上注。

⑤ 别録：**《别録》見《證類》卷29“落葵”** 味酸，寒，無毒。主滑中，散熱。實，主悦澤人面。一名天葵，一名繁露。

⑥ 爾雅：**《爾雅·釋草》（郭注）** 蔠葵，蘩露。（承露也。大莖小葉，華紫黄色。）

⑦ 食鑑：**《食鑑本草》卷下“落葵菜”** ……俗名滕兒菜。（**按**：非出《食鑒》，乃見《開寶》。）

⑧ 别録：見本頁注⑤。

⑨ 志：**《開寶》見《證類》卷29“落葵”** 今注：一名藤葵，俗呼爲胡燕脂。

⑩ 爾雅：見本頁注⑥。

⑪ 考工記：**《周禮註疏》卷41“冬官考工記下”（賈公彦疏）** 大圭，長三尺，杼上終葵首。天子服之。（疏……齊人謂椎爲終葵……大圭者爲終葵，六寸以下杼之也。）

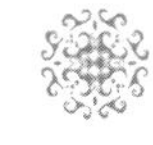

【集解】【弘景①曰】落葵又名承露。人家多種之。葉惟可飪鮓食,冷滑。其子紫色,女人以漬粉傅面爲假色,少入藥用。【保昇②曰】蔓生,葉圓厚如杏葉。子似五味子,生青熟黑。所在有之。【時珍曰】落葵三月種之,嫩苗可食。五月蔓延,其葉似杏葉而肥厚軟滑,作蔬、和肉皆宜。八九月開細紫花,累累結實,大如五味子,熟則紫黑色。揉取汁,紅如燕脂,女人飾面、點唇及染布物,謂之胡燕脂,亦曰染絳子,但久則色易變耳。

葉。【氣味】酸,寒,滑,無毒。【時珍曰】甘、微酸,冷滑。脾冷人不可食。【弘景③曰】曾爲狗齧者食之,終身不瘥。

【主治】滑中,散熱。《别録》④。利大小腸。時珍。

子。【主治】悦澤人面。《别録》⑤。可作面脂。蘇頌⑥。○【詵⑦曰】取子蒸過,烈日中暴乾,挼去皮,取仁細研,和白蜜塗面,鮮華立見。

蕺音戢○《别録》⑧下品

【釋名】葅菜恭⑨、魚鯹草。【時珍曰】蕺字,段公路《北户録》⑩作蕊,音戢。秦人謂之葅子。葅、蕺音相近也。其葉鯹氣,故俗呼爲魚鯹草。

【集解】【恭⑪曰】蕺菜生濕地山谷陰處,亦能蔓生。葉似蕎麥而肥,莖紫赤色。山南、江左人好生食之。關中謂之葅菜。【保昇⑫曰】莖、葉俱紫,赤英,有臭氣。【時珍曰】案趙叔文《醫方》⑬云:魚鯹草即紫蕺。葉似荇,其狀三角,一邊紅,一邊青。可以養豬。又有五蕺,即五毒草,花、葉相

---

① 弘景:**《集注》見《證類》卷29“落葵”** 陶隱居云:又名承露,人家多種之。葉惟可飪鮓,性冷滑,人食之,爲狗所齧作瘡者,終身不差。其子紫色,女人以漬粉傅面爲假色,少入藥用。

② 保昇:**《蜀本草》見《證類》卷29“落葵”** 《蜀本》:《圖經》云:蔓生,葉圓,厚如杏葉。子似五味子,生青熟黑,所在有之。

③ 弘景:見本頁注①。

④ 别録:見1961頁注⑤。

⑤ 别録:見1961頁注⑤。

⑥ 蘇頌:**《圖經》見《證類》卷27“冬葵子”** ……又有終葵……子可作婦人塗面及作口脂……

⑦ 詵:**《食療》見《證類》卷29“落葵”** 孟詵云:其子悦澤人面,藥中可用之。取蒸暴乾,和白蜜塗面,鮮華立見。/《食療》:其子令人面鮮華可愛。取蒸,烈日中曝乾。挼去皮,取人細研,和白蜜傅之,甚驗。(《嘉祐》所引“孟詵”與《證類》所引《食療》大同小異,時珍糅合之。)

⑧ 别録:**《别録》見《證類》卷29“蕺”** 味辛,微温。主蠼螋溺瘡。多食令人氣喘。

⑨ 恭:**《唐本草》見《證類》卷29“蕺”** 《唐本》注云……關中謂之葅菜。

⑩ 北户録:**《北户録》卷2“蕹菜”** ……蕊(音戢。《風土記》曰:蕊,香菜。根似菜根,蜀人所謂葅香也……)

⑪ 恭:**《唐本草》見《證類》卷29“蕺”** 《唐本》注云:此物葉似蕎麥,肥地亦能蔓生,莖紫赤色,多生濕地、山谷陰處。山南、江左人好生食之,關中謂之葅菜。

⑫ 保昇:**《蜀本草》見《證類》卷29“蕺”** 《蜀本》:《圖經》云:莖葉俱紫,赤英,有臭氣。

⑬ 醫方:**《救急易方》卷6“瘡瘍門·一百六十四”** ……魚腥草,其狀如角,一邊紅,一邊青。山中多有之。其葉若荇菜,多生佛殿陰處,以指撚,臭與魚腥相似也。(出《仙傳異方》)

似，但根似狗脊。見草部。

葉。【氣味】辛，微温，有小毒。【《别録》①曰】多食，令人氣喘。【弘景②曰】俗傳食蕺不利人脚，恐由閉氣故也。今小兒食之，便覺脚痛。【詵③曰】小兒食之，三歲不行。久食發虚弱，損陽氣，消精髓。【思邈④曰】素有脚氣人食之，一世不愈。

【主治】蛷螋尿瘡。《别録》⑤。淡竹筒内煨熟，擣傅惡瘡、白秃。大明⑥。散熱毒癰腫，瘡痔脱肛，斷痁疾，解硇毒。時珍。

【附方】舊一，新六。背瘡熱腫。蕺菜擣汁塗之，留孔以洩熱毒，冷即易之。《經驗方》⑦。

痔瘡腫痛。魚鯹草一握，煎湯熏洗，仍以草挹痔即愈。一方：洗後以枯礬入片腦少許，傅之。《救急方》⑧。

疔毒作痛。魚腥草擣爛傅之。痛一二時，不可去草，痛後一二日即愈。徽人所傳方也。陸氏《積德堂方》⑨。

小兒脱肛。魚腥草擂如泥，先以朴消水洗過，用芭蕉葉托住藥坐之，自入也。《永類方》⑩。

蟲牙作痛。魚腥草、花椒、菜子油等分，擣勻，入泥少許，和作小丸如豆大。隨牙左右塞耳内，兩邊輪换，不可一齊用，恐閉耳氣。塞一日夜，取看有細蟲爲效。《簡便方》⑪。

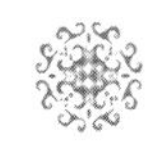

---

① 别録：見前頁注⑧。

② 弘景：**《集注》見《證類》卷29"蕺"** 陶隱居云：俗傳言食蕺不利人脚，恐由閉氣故也。今小兒食之，便覺脚痛。

③ 詵：**《食療》見《證類》卷29"蕺"** 孟詵云：蕺菜，温。小兒食之，三歲不行。久食之，發虚弱，損陽氣，消精髓，不可食。

④ 思邈：**《圖經》見《證類》卷29"蕺"** 素有脚弱病尤忌之。一啖令人終身不愈。/**《千金方》卷26"菜蔬第三"** 蕺……多食令人氣喘。不利人脚，多食脚痛。（**按**：時珍所引，更合《圖經》所云，非出"思邈"。）

⑤ 别録：見1962頁注⑧。

⑥ 大明：**《日華子》見《證類》卷29"蕺"** 蕺菜，有毒。淡竹筒内煨，傅惡創、白秃。

⑦ 經驗方：**《證類》卷29"蕺"** 《經驗方》：主背瘡熱腫。取汁蓋之，至瘡上開孔以歇熱毒，冷即易之，差。

⑧ 救急方：**《救急易方》卷6"瘡瘍門·一百六十四"** 治五痔肛邊腫痛，或窟乳，或穿穴，或作瘡久而不愈，變成漏瘡者……又方：用魚腥草一握，煎湯熏洗，仍以草浥痔，即愈……/**《得效方》卷7"諸痔"** 枯礬散：治五痔痛癢。枯礬（半錢）、腦子（一字），右並研爲末，先用魚腥草濃煎汁，放温洗，次用少許敷痔上，效。（**按**："一方"非出"救急方"，乃出《得效方》。）

⑨ 積德堂方：（**按**：僅見《綱目》引録。未能溯得其源。）

⑩ 永類方：**《永類鈐方》卷4"脱肛"** 又，以魚腥草擂如泥，用朴硝水先洗肛門，却用芭蕉葉托之，却以藥於臀下貼坐，自然入。

⑪ 簡便方：**《奇效單方》卷下"十七口齒"** 治牙根蟲：魚腥草、菜油、花椒（各等分），右三味搗勻，用泥少許，扣成小丸如豆大。左牙疼寒左耳，右牙疼塞右耳，兩邊輪换，不可一齊，恐閉耳氣。塞一日夜，取看上有細蟲效。

斷截瘧疾。紫萁一握，擣爛絹包，周身摩擦，得睡有汗即愈。臨發前一時作之。《救急易方》①。

惡蛇蟲傷。魚鯹草、皺面草、槐樹葉、草决明，一處杵爛，傅之甚效。同上②。

蕨《拾遺》③

【釋名】鼈。【時珍曰】《爾雅》④云：蕨，鼈也。菜名。陸佃《埤雅》⑤云：蕨初生無葉，狀如雀足之拳，又如人足之蹷，故謂之蕨。周、秦曰蕨，齊、魯曰鼈，初生亦類鼈脚故也。其苗謂之蕨萁。

【集解】【藏器⑥曰】蕨生山間。根如紫草。人采茹食之。【時珍曰】蕨處處山中有之。二三月生芽，拳曲狀如小兒拳。長則展開如鳳尾，高三四尺。其莖嫩時采取，以灰湯煮去涎滑，晒乾作蔬，味甘滑，亦可醋食。其根紫色，皮内有白粉，擣爛，再三洗澄，取粉作粔籹，盪皮作線食之，色淡紫而甚滑美也。埜人飢年掘取，治造不精，聊以救荒，味即不佳耳。《詩》⑦云：陟彼南山，言采其蕨。陸機⑧謂其可以供祭，故采之。然則蕨之爲用，不獨救荒而已。一種紫萁，似蕨有花而味苦，謂之迷蕨，初生亦可食，《爾雅》⑨謂之月爾，《三蒼》⑩謂之紫蕨。郭璞云：花繁曰爾。紫蕨拳曲繁盛，故有月爾之名。

萁及根。**【氣味】甘，寒，滑，無毒**。【詵⑪曰】久食令人目暗、鼻塞、髮落。又冷氣人食，多腹脹。小兒食之，脚弱不能行。【思邈⑫曰】久食成瘕。

---

① 救急易方：（**按**：查《救急易方》及《急救良方》，未能溯得其源。）

② 同上：**《急救良方》卷1"諸蟲蛇傷第六"**　治惡蛇、惡犬、蜈蚣、蠍子咬傷……又方：用柏樹葉、魚腥草、皺面草、草决明，一處研細，敷上亦佳。（**按**：其中時珍所引"槐樹葉"與原書"柏樹葉"不同。）

③ 拾遺：**《證類》卷27"三種陳藏器餘·蕨葉"**　葉似老蕨，根如紫草。**按**：蕨味甘，寒，滑。去暴熱，利水道，令人睡，弱陽。小兒食之脚弱不行。生山間，人作茹食之。四皓食之而壽，夷齊食蕨而夭，固非良物。《搜神記》曰：郗鑒鎮丹徒，二月出獵，有甲士折一枝食之，覺心中淡淡成疾。後吐一小蛇，懸屋前，漸乾成蕨，遂明此物不可生食之也。

④ 爾雅：**《爾雅·釋草》**　蕨，虌。

⑤ 埤雅：**《埤雅》卷18"釋草·蕨"**　《爾雅》曰：蕨，虌。初生無葉，可食，狀如大雀拳足，又如其足之蹷也，故謂之蕨。周秦曰蕨，齊魯曰虌，俗云初生亦類鼈脚，故曰虌也……

⑥ 藏器：見本頁注③。

⑦ 詩：**《詩·召南·草蟲》**　陟彼南山，言采其蕨……

⑧ 陸機：**《毛詩草木鳥獸蟲魚疏》卷上**　言采其蕨（……可食如葵。）/言采其薇（……今官園種之，以供宗廟祭祀。）

⑨ 爾雅：**《爾雅·釋草》（郭注）**　綦，月爾。（即紫綦也，似蕨，可食。）

⑩ 三蒼：**《丹鉛總録》卷26"瑣語類"**　《三蒼解詁》云：爾，華繁也。《詩》曰：彼爾維何，維常之華。《本草》紫綦，一名月爾，即今紫蕨也。其芽拳曲繁盛，故名月爾……（**按**：此"三蒼"以下文字，乃時珍轉引《丹鉛總録》，且誤言"郭璞云花繁曰爾"。郭璞無此語。）

⑪ 詵：**《食療》見《證類》卷27"三種陳藏器餘·蕨"**　《食療》：寒。補五藏不足。氣壅經絡筋骨間毒氣。令人脚弱不能行。消陽事，令眼暗，鼻中塞，髮落，不可食。又，冷氣人食之，多腹脹。

⑫ 思邈：**《千金方》卷26"菜蔬第三"**　小莧菜……蕨菜亦成鼈瘕。

【主治】去暴熱,利水道,令人睡。藏器①。補五臟不足氣,壅經絡筋骨間毒氣。孟詵②。根燒灰油調,傅蛇、蟏傷。時珍。○蟏音蕭,蟲名。

【發明】【藏器③曰】多食消陽氣,故令人睡、弱人脚。四皓食芝而壽,夷、齊食蕨而夭,固非良物。干寶《搜神記》云:郗鑑鎮丹徒,二月出獵,有甲士折蕨一枝,食之,覺心中淡淡成疾。後吐一小蛇,縣屋前,漸乾成蕨。遂明此物不可生食也。【時珍曰】蕨之無益,爲其性冷而滑,能利水道,洩陽氣,降而不升,耗人真元也。四皓采芝而心逸,夷、齊采蕨而心憂,其壽其夭,於蕨何與焉?陳公之言,可謂迂哉。然飢人瀕死,賴蕨延活,又不無濟世之功。

【附方】新一。腸風熱毒。蕨菜花焙,爲末。每服二錢,米飲下。《聖惠》④。

水蕨《綱目》

【集解】【時珍曰】水蕨似蕨,生水中。《吕氏春秋》⑤云:菜之美者,有雲夢之豈。即此菜也。豈,音豈。

【氣味】甘、苦,寒,無毒。

【主治】腹中痞積,淡煮食,一二日即下惡物。忌雜食一月餘乃佳。時珍。○《衛生方》⑥。

薇《拾遺》⑦【校正】自草部移入此。

【釋名】垂水《爾雅》⑧、野豌豆《綱目》、大巢菜。【時珍曰】案許慎《説文》⑨云:薇,似藿。乃菜之微者也。王安石《字説》⑩云:微賤所食,因謂之薇。故《詩》以"采薇"賦戍役。孫炎⑪

---

① 藏器:見 1964 頁注③。
② 孟詵:見 1964 頁注⑪。
③ 藏器:見 1964 頁注③。
④ 聖惠:**《普濟方》卷 38"腸毒下血"** 治腸風,及熱毒下血,或因食熱發動……又方:用蕨菜花(不拘多少),文武火焙乾爲末,每服三錢,飯飲調下。(**按**:《聖惠方》無此方,另溯其源。)
⑤ 吕氏春秋:**《吕氏春秋》卷 14"本味"** 菜之美者……雲夢之芹……/**《説文·艸部》** 豈:菜之美者,雲夢之豈。从艸豈聲。(**按**:時珍所引,實出《説文》。)
⑥ 衛生方:**《衛生易簡方》卷 5"積聚癥瘕"** 治痞:用水中生長蕨菜淡煮,吃三日,即打下惡物。仍要吃淡一月方可。
⑦ 拾遺:**《證類》卷 6"四十六種陳藏器餘·薇"** 味甘,寒,無毒。久食不饑,調中,利大小腸。生水傍,葉似萍。《爾雅》曰:薇,垂也。《三秦記》曰:夷、齊食之三年,顔色不異。武王誡之,不食而死。《廣志》曰:薇葉似萍,可食,利人也。
⑧ 爾雅:**《爾雅·釋草》(郭注)** 薇,垂水。(生於水邊。)
⑨ 説文:**《説文·艸部》** 薇:菜也,似藿。
⑩ 字説:**《埤雅》卷 18"釋草·薇"** 《字説》曰……薇,禮豕用焉,然微者所食……
⑪ 孫炎:**《爾雅注疏》卷 8"釋草"** 薇,垂水……疏(草生于水濱,而枝葉垂于水者,曰薇。故註云生於水邊也。(**按**:此"疏"乃出邢昺,非孫炎《爾雅音義》。)

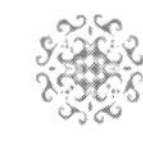
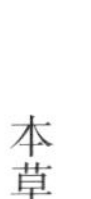

註《爾雅》云:薇草生水旁而枝葉垂于水,故名垂水也。巢菜見"翹摇"下。

【集解】【藏器[①]曰】薇生水旁,葉似萍,蒸食利人。《三秦記》云:夷、齊食之三年,顔色不異。武王誡之,不食而死。【李珣[②]曰】薇生海、池、澤中,水菜也。【時珍曰】薇生麥田中,原澤亦有,故《詩》[③]云"山有蕨薇",非水草也。即今野豌豆,蜀人謂之巢菜。蔓生,莖、葉氣味皆似豌豆,其藿作蔬、入羹皆宜。《詩》[④]云:采薇采薇,薇亦柔止。《禮記》[⑤]云:芼豕以薇。皆此物也。《詩疏》[⑥]以爲迷蕨,鄭氏《通志》[⑦]以爲金櫻芽,皆謬矣。項氏[⑧]云:巢菜有大、小二種。大者即薇,乃野豌豆之不實者。小者即蘇東坡所謂元修菜也。此説得之。

【氣味】甘,寒,無毒。

【主治】久食不飢,調中,利大小腸。藏器[⑨]。利水道,下浮腫,潤大腸。珣[⑩]。

翹摇《拾遺》[⑪]

【釋名】摇車《爾雅》[⑫]、野蠶豆《綱目》、大巢[⑬]菜。【藏器[⑭]曰】翹摇,幽州人謂之苕摇。《爾雅》云:柱夫,摇車,俗呼翹車是矣。蔓生細葉,紫花可食。【時珍曰】翹摇言其莖葉柔婉,有

---

① 藏器:見前頁注⑦。

② 李珣:**《海藥》見《證類》卷6"四十六種陳藏器餘·薇"** 謹按:《廣州記》云:生海、池、澤中,《爾雅》注云:薇,水菜……

③ 詩:**《詩·小雅·四月》** 山有蕨薇,隰有杞桋……

④ 詩:**《詩·小雅·采薇》** 采薇采薇,薇亦柔止……

⑤ 禮記:**《儀禮註疏》卷9"公食大夫禮"** 鉶芼,牛藿、羊苦、豕薇,皆有滑。(**按**:《儀禮註疏》未見"芼豕以薇"句。此句可見《埤雅》卷18"薇"及《六書故》卷24"植物·薇"等。

⑥ 詩疏:**《詩經集傳》卷1"國風·采蘩三章章四句"** 陟彼南山,言采其薇……(……山間人食之,謂之迷蕨。)

⑦ 通志:**《通志·昆蟲草木略·草類》** 薇……然《詩》云"采薇"者,金櫻芽也。

⑧ 項氏:**《劍南詩稿》卷16"巢菜(并序)"** 蜀蔬有兩巢,大巢豌豆之不實者,小巢生稻畦中,東坡所賦元修菜是也……(**按**:《劍南詩稿》乃陸遊撰,非"項氏"。考南宋·嚴粲《詩緝》卷2"采蘩"釋"陟彼南山言采其薇"引"項氏曰:薇即今豌豆苗也。蜀人謂之巢菜,東坡改名爲元修菜是也。"然時珍所引似取自《劍南詩稿》。"項氏"當爲南宋或此前之人,餘皆不明,待考。)

⑨ 藏器:見1965頁注⑦。

⑩ 珣:**《海藥》見《證類》卷6"四十六種陳藏器餘·薇"** ……主利水道,下浮腫,潤大腸。

⑪ 拾遺:**《證類》卷27"三種陳藏器餘·翹摇"** 味辛,平,無毒。主破血止血生肌。亦充生菜食之。又主五種黄病,絞汁服之。生平澤,紫花,蔓生,如勞豆。《詩義疏》云:苕饒,幽州人謂之翹饒。《爾雅》云:柱(天)〔夫〕,摇車也。

⑫ 爾雅:**《爾雅·釋草》** 柱夫,摇車。

⑬ 大巢:(**按**:下文引"陸放翁詩序"云"大巢即豌豆之不實者",則此别名或爲小巢之誤。)

⑭ 藏器:見本頁注⑪。

翹然飄摇之狀,故名。蘇東坡①云:菜之美者,蜀鄉之巢。故人巢元修嗜之,因謂之元修菜。陸放翁詩序②云:蜀蔬有兩巢。大巢即豌豆之不實者。小巢生稻田中,吴地亦多,一名漂摇草,一名野蠶豆。以油炸之,綴以米糁,名草花,食之佳,作羹尤美。

【集解】【藏器③曰】翹摇生平澤。蔓生如登豆,紫花。【時珍曰】處處皆有。蜀人秋種春采,老時耕轉壅田。故薛田詩④云:剩種豌巢沃晚田。蔓似登豆而細,葉似初生槐芽及蒺藜而色青黄。欲花未萼之際,采而蒸食,點酒下鹽,芼羹作餡,味如小豆藿。至三月開小花,紫白色。結角,子似豌豆而小。

【氣味】辛,平,無毒。【詵⑤曰】煮食佳,生食令人吐水。

【主治】破血,止血,生肌。擣汁服之,療五種黄病,以瘥爲度。藏器⑥。利五臟,明耳目,去熱風,令人輕健,長食不厭,甚益人。孟詵⑦。止熱瘧,活血平胃。時珍。

【附方】新二。活血明目。漂摇豆爲末,甘草湯服二錢,日二服。《衛生易簡方》⑧。

熱瘧不止。翹摇杵汁服之。《廣利方》⑨。

鹿藿《本經》⑩下品【校正】自草部移入此。

【釋名】鹿豆郭璞⑪、登豆音勞,亦作蹽、野緑豆。【時珍曰】豆葉曰藿,鹿喜食之,故名。俗呼登豆,登、鹿音相近也。王磐《野菜譜》⑫作野緑豆。《爾雅》云:蔨,音卷,鹿藿也。其實莥,

---

① 蘇東坡:**《東坡全集》卷13“元修菜并叙”**　菜之美者,有吾鄉之巢。故人元修嗜之,余亦嗜之。元修云:使孔北海見,當復云吾家菜耶,因謂之元修菜……

② 陸放翁詩序:**《劍南詩稿》卷16“巢菜(并序)”**　蜀蔬有兩巢,大巢豌豆之不實者,小巢生稻畦中,東坡所賦元修菜是也。吴中絶多,名漂摇草,一名野蠶豆……

③ 藏器:見1966頁注⑪。

④ 薛田詩:**《成都文類》卷2“成都書事百韻詩(并序/薛田)”**　……旋科杞樹炊香稻,剩種豌巢沃晚田……(**按**:《成都文類》乃宋·扈仲榮等編,内收薛田“成都書事百韻詩”。)

⑤ 詵:**《食療》見《證類》卷27“三種陳藏器餘·翹摇”**　……煮熟吃,佳。若生吃,令人吐水。

⑥ 藏器:見1966頁注⑪。

⑦ 孟詵:**《食療》見《證類》卷27“三種陳藏器餘·翹摇”**　療五種黄病。生擣汁,服一升,日二,差。甚益人,利五藏,明耳目,去熱風,令人輕健。長食不厭……

⑧ 衛生易簡方:**《衛生易簡方》卷7“眼目”**　治眼昏,活血明目:用瓢摇豆爲末,每服一二錢,濃煎甘草湯調服。(**按**:此方最早見南宋·王介《履巉岩本草》卷中“飄摇豆”。)

⑨ 廣利方:**《千金方》卷10“温瘧第六”**　治瘧無問新久者方……又方:服翹摇汁。(**按**:未查得《廣利方》佚文中有此方。今録近似方以備參。)

⑩ 本經:**《本經》《别録》見《證類》卷11“鹿藿”**　味苦,平,無毒。主蠱毒,女子腰腹痛,不樂,腸癰,瘰癧,瘍氣。生汶山山谷。

⑪ 郭璞:**《爾雅·釋草》(郭注)**　蔨,鹿藿,其實莥。(今鹿豆也……)

⑫ 野菜譜:**《野菜譜·野菉豆》**　莖葉似菉豆而小,生野田。多藤蔓。生熟皆可食。

音紐。即此。

【集解】【《别録》[①]曰】鹿藿生汶山山谷。【弘景[②]曰】方藥不用,人亦無識者。但葛苗一名鹿藿。【恭[③]曰】此草所在有之。苗似豌豆而引蔓長粗。人采爲菜,亦微有豆氣,山人名爲鹿豆也。【保昇[④]曰】鹿豆可生噉。五月、六月采苗,日乾之。郭璞註《爾雅》云:鹿豆葉似大豆,蔓延生,根黄而香。是矣。【時珍曰】鹿豆即野緑豆,又名𧿹豆,多生麥地田野中。苗葉似緑豆而小,引蔓生,生、熟皆可食。三月開淡粉紫花,結小莢。其子大如椒子,黑色。可煮食,或磨麪作餅蒸食。

【氣味】苦,平,無毒。【主治】蠱毒,女子腰腹痛不樂,腸癰,瘰癧,癧瘍氣。《本經》[⑤]。止頭痛。梁簡文《勸醫文》[⑥]。

灰藋音狄○宋《嘉祐》[⑦]【校正】原自草部移入穀部,今復移入此。

【釋名】灰滌菜《綱目》、金鎖天。【時珍曰】此菜莖葉上有細灰如沙,而枝葉翹趯,故名。梁簡文帝《勸醫文》[⑧]作灰滌菜,俗訛爲灰條菜。《雷公炮炙論》[⑨]謂之金鎖天。

【集解】【藏器[⑩]曰】灰藋生于熟地。葉心有白粉,似藜。但藜心赤,莖大堪爲杖,入藥不如白藋也。其子炊爲飯,香滑。【時珍曰】灰藋處處原野有之。四月生苗,莖有紫紅線稜。葉尖有刻,面青背白。莖心、嫩葉背面皆有白灰。爲蔬亦佳。五月漸老,高者數尺。七八月開細白花。結實簇簇如毬,中有細子,蒸暴取仁,可炊飯及磨粉食。《救荒本草》[⑪]云:結子成穗者味甘,散穗者微苦。

---

① 别録:見前頁注⑩。

② 弘景:**《集注》見《證類》卷 11“鹿藿”** 陶隱居云:方藥不復用。人亦罕識,葛根之苗,又一名鹿藿。

③ 恭:**《唐本草》見《證類》卷 11“鹿藿”** 《唐本》注云:此草所在有之,苗似豌豆,有蔓而長大,人取以爲菜,亦微有豆氣,名爲鹿豆也。

④ 保昇:**《蜀本草》見《證類》卷 11“鹿藿”** 《蜀本》:《圖經》云:山人謂之鹿豆,亦堪生噉。今所在有。五月、六月採苗,日乾之。《爾雅》云:蔨,鹿藿。其實莥。釋曰:蔨,一名鹿藿。其實名莥。郭云:鹿豆也。葉似大豆,根黄而香,蔓延生。

⑤ 本經:見 1967 頁注⑩白字。

⑥ 勸醫文:**《證類》卷 11“鹿藿”** 梁簡文帝《勸醫文》:鹿藿,止救頭痛之疴。

⑦ 嘉祐:**《嘉祐》見《證類》卷 24“灰藋”** 味甘,平,無毒。主惡瘡,蟲、蠶、蜘蛛等咬。擣碎和油傅之,亦可煮食。亦作浴湯去疥癬風瘙。燒爲灰,口含及内齒孔中,殺齒䘌甘瘡。取灰三四度淋取汁,蝕息肉,除白癜風,黑子面皯,著肉作瘡。子炊爲飯,香滑,殺三蟲。生熟地,葉心有白粉,似藜。而藜心赤,莖大堪爲杖,亦殺蟲,人食爲藥,不如白藋也。(新補。見陳藏器。)(**按**:此藥爲就《嘉祐》新補藥,然僅注出“陳藏器”,則當爲《拾遺》首次立條矣。)

⑧ 勸醫文:**《證類》卷 24“胡麻”** 梁簡文帝《勸醫文》:胡麻止救頭痛。今人云灰滌菜者,恐未是,蓋今之藜也。又韓保云灰滌菜,愈謬矣。

⑨ 雷公炮炙論:**《炮炙論》見《證類》卷 24“灰藋”** 雷公云:金鎖天,時呼爲灰藋……

⑩ 藏器:見本頁注⑦。

⑪ 救荒本草:**《救荒》卷下之後“灰菜”** 生田野中……結青子,成穗者甘,散穗者微苦,性暖。生牆下、樹下者不可用。

生墻下、樹下者不可用。

【修治】【斅①曰】灰藋即金鎖天葉,撲蔓翠上,往往有金星,堪用。若白青色者,是忌女莖,不中用也。若使金鎖天,莖高二尺五六寸爲妙。若長若短,皆不中使。凡用勿令犯水,去根日乾,以布拭去肉毛令盡,細剉,焙乾用之。【時珍曰】妓女莖即地膚子苗,與灰藋莖相似而葉不同,亦可爲蔬。詳見本條。

莖葉。【氣味】甘,平,無毒。【主治】惡瘡,蟲、蠶、蜘蛛等咬,擣爛和油傅之,亦可煮食。作湯,浴疥癬風瘙。燒灰納齒孔中,殺蟲䘌。含漱,去甘瘡。以灰淋汁,蝕瘜肉,除白癜風、黑子面皯。着肉作瘡。藏器②。

【附方】新一。疔瘡惡腫。野灰藋菜葉燒灰,撥破瘡皮,唾調少許點之,血出爲度。《普濟方》③。

子仁。【氣味】甘,平,無毒。【主治】炊飯磨麪食,殺三蟲。藏器④。

藜《綱目》

【釋名】萊《詩疏》⑤、紅心灰藋《玉册》⑥、鶴頂草《土宿本草》⑦、臙脂菜詳下文。

【集解】【時珍曰】藜處處有之,即灰藋之紅心者,莖、葉稍大。河朔人名落藜,南人名臙脂菜,亦曰鶴頂草,皆因形色名也。嫩時亦可食,故昔人謂藜藿與膏粱不同。老則莖可爲杖。《詩》云:南山有臺,北山有萊。陸機註⑧云:萊即藜也,初生可食。譙、沛人以雞蘇爲萊,《三蒼》⑨以茱萸爲萊,皆名同物異也。《韻府》⑩謂藜爲落帚,亦誤矣。《寶藏論》⑪云"鶴頂龍芽",其頂如鶴,八九月和子收之,入外丹用。

葉。【氣味】甘,平,微毒。【時珍曰】按《庚辛玉册》⑫云:鶴頂,陰草也。擣汁煮粉霜,

---

① 斅:**《炮炙論》見《證類》卷 24"灰藋"** 雷公金鎖天,時呼爲灰藋,是金鎖天葉,撲蔓翠上,往往有金星,堪用也。若白青色,是忌女莖,不入用也。若使金鎖天葉,莖高低二尺五寸,妙也。若長若短,不中使。凡用,勿令犯水,先去根,日乾,用布拭上肉毛令盡,細剉,焙乾用之。

② 藏器:見 1968 頁注⑦。

③ 普濟方:**《普濟方》卷 273"諸疔腫"** 治疔腫……又方:以銀篦撥破瘡皮,唾津調野灰菜灰,些小點上,血出爲度。

④ 藏器:見 1968 頁注⑦。

⑤ 詩疏:**《詩·小雅·南山有臺》** 南山有臺,北山有萊……

⑥ 玉册:(**按**:未見該書存世,待考。)

⑦ 土宿本草:(**按**:未見該書存世,待考。)

⑧ 陸機註:**《毛詩草木鳥獸蟲魚疏》卷上"北山有萊"** 萊,草名。其葉可食。今兗州人蒸以爲茹,謂之萊蒸。(**按**:陸機註無時珍所引語,不知所據。)

⑨ 三蒼:(**按**:《三蒼》當爲《三倉》之誤。書佚,未能從佚文溯及其源。)

⑩ 韻府:**《韻府群玉》卷 3"上平聲·八齊"** 藜,(《説文》:草也。今落帚,亦曰落藜……

⑪ 寶藏論:(**按**:書佚,無可溯源。)

⑫ 庚辛玉册:(**按**:未見該書存世,待考。)

燒灰淋汁煎粉霜,伏礬石,結草砂,制硫,伏汞及雌黄、砒石。【主治】殺蟲。藏器①。煎湯,洗蟲瘡,漱齒䘌。擣爛,塗諸蟲傷,去癜風。時珍。

【附方】新一。白癜風。紅灰藋五斤,茄子根、莖三斤,蒼耳根、莖五斤,並晒乾燒灰,以水一斗煎湯淋汁熬成膏,别以好乳香半兩,鉛霜一分,膩粉一分,鍊成牛脂二兩,和匀,每日塗三次。《聖惠方》②。

莖。【主治】燒灰,和荻灰、蒿灰等分,水和蒸,取汁煎膏。點疣贅、黑子,蝕惡肉。時珍。

秦荻藜《唐本草》③附

【釋名】【時珍曰】按《山海經》④云:秦山有草,名曰藜,如荻,可以爲葅。此即秦荻藜也。蓋亦藜類,其名亦由此得之。

【集解】【恭⑤曰】秦荻藜生下濕地,所在有之。人所噉者。【詵⑥曰】此物於生菜中最香美。

【氣味】辛,温,無毒。【主治】心腹冷脹,下氣消食,和醬、醋食之。《唐本》⑦。破氣甚良。又末之和酒服,療卒心痛,悒悒塞滿氣。孟詵⑧。

子。【主治】腫毒,擣末和醋封之,日三易。孟詵⑨。

醍醐菜《證類》⑩

【集解】【時珍曰】唐慎微《證類本草》收此,而形狀莫考。惟雷斅《炮炙論》⑪云:形似牛皮

---

① 藏器:見 1968 頁注⑦。

② 聖惠方:**《聖惠方》卷 24“治白癜風諸方”** 治白癜風方:紅灰藋(五斤)、茄子根莖(三斤)、蒼耳根莖(五斤),右件藥並曬乾,一處燒灰,以水一斗煎湯淋取汁,却於鐺内煎成膏,以甆合盛,别用好通明乳香半兩生研,又入鉛霜一分,膩粉一分,相和入於膏内,别用煉成黄牛脂二兩,入膏内調攪令匀,每取塗摩所患處,日三用之。

③ 唐本草:**《唐本草》見《證類》卷 28“秦荻梨”** 味辛,温,無毒。主心腹冷脹,下氣消食。人所啖者,生下濕地,所在有之。

④ 山海經:**《山海經》卷 5“中山經”** 又東南十里曰太山……有草焉,名曰梨,其葉狀如荻(荻,亦蒿也,音狄……)而赤華,可以已疽……

⑤ 恭:見本頁注③。

⑥ 詵:**《食療》見《證類》卷 28“秦荻梨”** 孟詵云:秦荻梨,於生菜中最香美,甚破氣。又,末之和酒服,療卒心痛,悒悒塞滿氣。又,子,末和大醋,封腫氣,日三易。

⑦ 唐本:見本頁注③。

⑧ 孟詵:見本頁注⑥。

⑨ 孟詵:見本頁注⑥。

⑩ 證類:**《證類》卷 28“醍醐菜”** 。(**按**:此爲唐慎微新增之藥,僅羅列 3 條引文。)

⑪ 炮炙論:**《炮炙論》見《證類》卷 28“醍醐菜”** 雷公云:凡使,勿用諸件。草形似牛皮蔓,掐之有乳汁出,香甜入頂。採得,用苦竹刀細切,入砂盆中研如膏,用生稀絹裹,挼取汁出,暖飲。

蔓,掐之有乳汁出,香甜入頂。采得以苦竹刀細切,入砂盆中研如膏,用生絹挼汁出,暖飲。然亦不云治何病也。

【氣味】甘,温,無毒。【主治】月水不利,擣葉絞汁,和酒煎服一盞。《千金》①。

【附方】舊一。傷中崩赤。醍醐杵汁,拌酒煎沸,空心服一盞。《千金方》②。

【附録】茅膏菜《拾遺》③。【藏器④曰】味甘,平,無毒。煮服,主赤白久痢。生茅中,高一尺,有毛如油膩,粘人手,子作角生。雞侯菜⑤。【又曰】味辛,温,無毒。久食,温中益氣。顧微《廣州記》云:生嶺南,似艾,二月生苗,宜雞羹食之,故名。孟娘菜⑥。【又曰】味苦,小温,無毒。主婦人腹中血結羸瘦,男子陰囊濕痒,强陽道,令人健行不睡,補虚,去痔瘻、瘰癧、癭瘤。生四明諸山,冬夏常有,葉似升麻,方莖。山人采茹之。優殿⑦。【又曰】味辛,温,無毒。温中,去惡氣,消食。生安南,人種爲茹。《南方草木狀》云:合浦有優殿,人種之,以豆醬食之,芳香好味。

芋《别録》⑧中品【校正】自果部移入此。

【釋名】土芝《别録》⑨、蹲鴟。【時珍曰】按徐鉉註⑩《説文》云:芋猶吁也。大葉實根,駭吁人也。吁音芋,疑怪貌。又《史記》⑪:卓文君云,岷山之下,野有蹲鴟,至死不飢。註云:芋也。

---

① 千金方:**《證類》卷28"醍醐菜"** 《千金方》……又方:治月水不利。以菜絞汁,和酒煎,服一盞。(**按**:今本《千金方》無此方。)

② 千金方:**《證類》卷28"醍醐菜"** 《千金方》:治傷中崩絶赤:醍醐杵汁,拌酒煎沸,空心服一盞。(**按**:今本《千金方》無此方。原文僅云"醍醐",未言爲"菜"。)

③ 拾遺:**《證類》卷6"四十六種陳藏器餘·茅膏菜"** 味甘,平,無毒。主赤白久痢,煮服之。草高一尺,生茅中。葉有毛,如油膩黏人手,子作角,中有小子也。

④ 藏器:見上注。

⑤ 雞侯菜:**《證類》卷6"四十六種陳藏器餘·雞侯菜"** 味辛,温,無毒。久食温中益氣。生嶺南。顧《廣州記》曰:雞候菜,似艾,二月生,宜雞羹,故名之。

⑥ 孟娘菜:**《證類》卷6"四十六種陳藏器餘·孟娘菜"** 味苦,小温,無毒。主婦人腹中血結,羸瘦,男子陰囊濕癢,强陽道,令人健行不睡,補虚,去痔瘻、瘰癧癭瘤,作菜。生四明諸山,冬夏常有。葉似升麻,方莖,山人取以爲菜,一名孟母菜,一名厄菜。

⑦ 優殿:**《證類》卷8"二十二種陳藏器餘·優殿"** 味辛,温。去惡氣,温中消食。生安南,人種爲茹。《南方草木狀》曰:合浦有優殿,人種之,以豆醬汁食,芳香好味。

⑧ 别録:**《别録》見《證類》卷23"芋"** 味辛,平,有毒。主寬腸胃,充肌膚,滑中。一名土芝。

⑨ 别録:見上注。

⑩ 徐鉉註:**《説文繫傳》卷2"通釋·文七"** 芋,大葉實根,駭人,故謂之芌也……臣鍇曰:芋猶言吁也。吁,驚辭,故曰駭人。

⑪ 史記:**《史記·貨殖列傳》** ……卓氏曰:此地狹薄,吾聞汶山之下,沃野下有蹲鴟,至死不飢……(……《正義》汶音珉。蹲鴟,芋也,言邛州臨邛縣,其地肥又沃,平野有大芋等也。《華陽國志》云:汶山郡安上縣有大芋如蹲鴟也。)

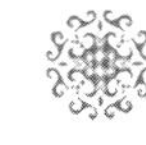

蓋芋魁之狀，若鴟之蹲坐故也。芋魁，《東漢書》①作芋渠。渠、魁義同。

【集解】【弘景②曰】芋，錢塘最多。生則有毒，味莶不可食。種芋三年，不采則成梠芋。又別有野芋，名老芋，形葉相似如一，根並殺人。【恭③曰】芋有六種：青芋、紫芋、真芋、白芋、連禪芋、野芋也。其類雖多，苗並相似。莖高尺餘，葉大如扇，似荷葉而長，根類薯蕷而圓。其青芋多子，細長而毒多，初煮須灰汁，更易水煮熟，乃堪食爾。白芋、真芋、連禪、紫芋，並毒少，正可煮啖之，兼肉作羹甚佳。蹲鴟之饒，蓋謂此也。野芋大毒，不可啖之。關陝諸芋遍有，山南、江左惟有青、白、紫三芋而已。【頌④曰】今處處有之，閩、蜀、淮、楚尤多植之。種類雖多，大抵性效相近。蜀川出者，形圓而大，狀若蹲鴟，謂之芋魁。彼人種以當粮食而度飢年。江西、閩中出者，形長而大。其細者如卵，生於魁旁，食之尤美。凡食芋並須栽蒔者。其野芋有大毒，不可食。【宗奭⑤曰】江浙、二川者最大而長。京洛者差圓小，然味佳，他處不及也。當心出苗者爲芋頭，四邊附之而生者爲芋子，八九月已後掘食之。【時珍曰】芋屬雖多，有水、旱二種。旱芋山地可種，水芋水田蒔之。葉皆相似，但水芋味勝。莖亦可食。芋不開花，時或七八月間有開者，抽莖生花黄色，旁有一長萼護之，如半邊蓮花之狀也。按郭義恭《廣志》⑥云：芋凡十四種。君子芋，魁大如斗。赤鸇芋，即連禪芋，魁大子少。百果芋，魁大子繁，畝收百斛。青邊芋、旁巨芋、車轂芋三種，並魁大子少，葉長丈餘。長味芋，味美，莖亦可食。雞子芋，色黄。九面芋，大而不美。青芋、曹芋、象芋，皆不可食，惟莖可作菹。旱芋，九月熟。

---

① 東漢書：**《後漢書》卷 60 上"馬融列傳"** ……芋渠（鄭注云……芋渠，即芋魁也，一名蹲鴟，大葉，其根亦可食也。）

② 弘景：**《集注》見《證類》卷 23"芋"** 陶隱居云：錢塘最多。生則有毒。莶不可食。性滑，下石，服餌家所忌。種芋三年不採成梠芋。又別有野芋，名老芋，形葉相似如一，根並殺人……

③ 恭：**《唐本草》見《證類》卷 23"芋"** 《唐本》注云：芋有六種：有青芋、紫芋、真芋、白芋、連禪芋、野芋。其青芋細長，毒多，初煮要須灰汁，易水煮熟，乃堪食爾。白芋、真芋、連禪芋、紫芋毒少並正爾蒸煮噉之。又宜冷噉，療熱止渴。其真、白、連禪三芋，兼肉作羹，大佳。蹲鴟之饒，蓋謂此也。野芋大毒，不堪噉也。/**《證類》卷 23"芋"** 《唐本》云：多食動宿冷。其葉如荷葉而長，根類於薯預而圓。《圖經》云：其類雖多，葉蓋相似，葉大如扇，廣尺餘。白芋毒微；青芋多子；真芋、連禪芋、紫芋并毒少，而根俱不堪。生啖，蒸、煮冷啖，大治煩熱，止渴。今畿縣遍有，諸山南、江左唯有青、白紫三芋而已。（**按**：《證類》所引《唐本》實爲《蜀本草》增廣内容，故此條並非全屬《唐本草》。）

④ 頌：**《圖經》見《證類》卷 23"芋"** 芋……今處處有之。閩、蜀、淮、甸尤殖此。種類亦多，大抵性效相近。蜀川出者，形圓而大，狀若蹲鴟，謂之芋魁。彼人蒔之最盛，可以當糧食而度饑年……江西、閩中出者，形長而大，葉皆相類。其細者如卵，生於大魁傍，食之尤美，不可過多，乃有損也。凡食芋並須圓圃蒔者。其野芋有大毒，不可輒食，食則殺人……

⑤ 宗奭：**《衍義》卷 18"芋"** 所在有之，江浙、二川者最大而長，京洛者差圓小，而惟東西京者佳，他處味不及也。當心出苗者爲芋頭，四邊附芋頭而生者爲芋子。八九月已後可食。至時掘出，置十數日，却以好土匀埋，至春猶好。

⑥ 廣志：**《御覽》卷 975"芋"** 《廣志》曰：凡十四芋：有君子芋，大如魁。有車轂芋、有旁巨芋、有邊芋，此四芋魁大如缾，少子，葉如繖蓋，緗色，紫莖，長丈餘，易熟長味，芋之最善者也，莖可作羹臛。有蔓芋，緣枝生，大者二三升。有雞子芋，色黄。有百果芋，畝收百斛。有卑芋，七月熟。有九面芋，大不美。有蒙控芋、有青芋、有曹芋，子皆不可食，莖可爲葅。又有百子芋，出葉榆縣。有魁芋，無旁子，生永昌。

蔓芋，緣枝生，大者如二三升也。

芋子。【氣味】辛，平，滑，有小毒。【大明[①]曰】冷。【弘景[②]曰】生則有毒，味莶不可食。性滑下石，服餌家所忌。【恭[③]曰】多食動宿冷。【宗奭[④]曰】多食難尅化，滯氣困脾。【主治】寬腸胃，充肌膚，滑中。《别録》[⑤]。冷啖，療煩熱，止渴。蘇恭[⑥]。令人肥白，開胃通腸閉。產婦食之，破血。飲汁，止血渴。藏器[⑦]。破宿血，去死肌。和魚煮食，甚下氣，調中補虛。大明[⑧]。

【發明】【詵[⑨]曰】芋，白色者無味，紫色者破氣。煮汁啖之，止渴。十月後晒乾收之，冬月食不發病。他時月不可食。又和鯽魚、鱧魚作臛良。久食，治人虛勞無力。又煮汁洗膩衣，白如玉也。【大明[⑩]曰】芋以薑同煮過，换水再煮，方可食之。

【附方】舊二，新二。腹中癖氣。生芋子一斤壓破，酒五斤漬二七日。空腹每飲一升，神良。韋宙《獨行方》[⑪]。身上浮風。芋煮汁浴之。慎風半日。孟詵《食療》[⑫]。瘡冒風邪腫痛。用白芋燒灰傅之。乾即易。《千金方》[⑬]。頭上軟癤。用大芋擣傅之，即乾。《簡便方》[⑭]。

葉莖。【氣味】辛，冷，滑，無毒。【主治】除煩止瀉，療妊婦心煩迷悶，胎動不安。又鹽研，傅蛇蟲咬，并癰腫毒痛，及罯毒箭。大明[⑮]。梗：擦蜂螫

---

① 大明：**《日華子》見《證類》卷 23“芋”** 芋，冷……

② 弘景：見 1972 頁注②。

③ 恭：**《唐本草》見《證類》卷 23“芋”** 多食動宿冷……

④ 宗奭：**《衍義》卷 18“芋”** 生則辛而涎，多食滯氣困脾……

⑤ 别録：見 1971 頁注⑧。

⑥ 蘇恭：見 1972 頁注③。

⑦ 藏器：**《拾遺》見《證類》卷 23“芋”** 陳藏器云：芋本功外，食之令人肥白。小者極滑，吞之開胃及腸閉。產後煮食之，破血。飲其汁，止血渴……

⑧ 大明：**《日華子》見《證類》卷 23“芋”** ……破宿血，去死肌……和魚煮，甚下氣，調中補虛……

⑨ 詵：**《食療》見《證類》卷 23“芋”** 孟詵云：芋白色者無味，紫色者破氣。煮汁飲之止渴，十月後曬乾收之，冬月食，不發病，他時月不可食。又，和鯽魚、鯉魚作臛良。久食令人虛勞無力。又，煮汁洗膩衣，白如玉……

⑩ 大明：**《日華子》見《證類》卷 23“芋”** ……薑芋辛辣，以生薑煮，又换水煮，方可食……

⑪ 獨行方：**《圖經》見《證類》卷 23“芋”** ……古人亦單用作藥，唐韋宙《獨行方》：療癖氣，取生芋一斤，壓破，酒五升漬二七日，空腹一杯，神良。

⑫ 食療：**《食療》見《證類》卷 23“芋”** 孟詵云……亦可浴去身上浮風。慎風半日。

⑬ 千金方：**《千金方》卷 22“瘭疽第六”** 治諸瘡因風致腫方：燒白芋灰，温湯和之，厚三分，敷瘡上，乾即易，不過五度瘥。

⑭ 簡便方：**《奇效單方》卷上“十二瘡瘍”** 一治頭上大包膿軟而未潰者，用：大芋頭搗爛，傅之即退。

⑮ 大明：**《日華子》見《證類》卷 23“芋”** ……又云：芋葉，冷，無毒。除煩止瀉，療妊孕心煩迷悶、胎動不安。又鹽研傅蛇蟲咬博癰腫毒，及罯傅毒箭。

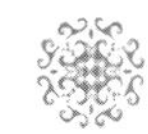

尤良。宗奭[1]。汁:塗蜘蛛傷。時珍。

【發明】【慎微[2]曰】沈括《筆談》云:處士劉陽隱居王屋山,見一蜘蛛爲蜂所螫,墜地,腹鼓欲裂,徐行入草,齧破芋梗,以瘡就齧處磨之,良久腹消如故。自後用治蜂螫有驗,由此。

【附方】新一。黄水瘡。芋苗晒乾,燒存性研摻。邵真人《經驗方》[3]。

【附録】野芋。【弘景[4]曰】野芋形葉與芋相似,芋種三年不采成梠芋,音吕,並能殺人。誤食之煩悶垂死者,惟以土漿及糞汁、大豆汁飲之則活矣。【藏器[5]曰】野芋生溪澗側,非人所種者,根、葉相似。又有天荷,亦相似而大。【時珍曰】小者爲野芋,大者爲天荷,俗名海芋。詳見草部毒草類。野芋根辛冷,有大毒,醋摩傅蟲瘡惡癬。其葉搗塗毒腫初起無名者即消,亦治蜂、蠆螫,塗之良。

土芋《拾遺》[6]【校正】自草部移入此。

【釋名】土卵《拾遺》[7]、黄獨《綱目》、土豆。

【集解】【藏器[8]曰】土芋蔓生,葉如豆,其根圓如卵。鶗鴂食後彌吐,人不可食。又云:土卵蔓生,如芋,人以灰汁煮食之。【恭[9]曰】土卵似小芋,肉白皮黄。梁、漢人名爲黄獨。可蒸食之。

根。【氣味】甘、辛,寒,有小毒。【主治】解諸藥毒,生研水服,當吐出惡物便止。煮熟食之,甘美不飢,厚人腸胃,去熱嗽。藏器[10]。

---

① 宗奭:**《衍義》卷18“芋”** ……以梗擦蜂螫處,愈。

② 慎微:**《證類》卷23“芋”** 沈存中《筆談》:處士劉湯隱居王屋山,嘗於齋中見一大蜂罥於蛛網,蛛縛之,爲蜂所螫,墜地。俄頃,蛛鼓腹欲烈,徐徐行入草,齧芋梗微破,以瘡就齧處磨之。良久,腹漸消,輕躁如故。自後人有爲蜂螫者,挼芋梗傅之則愈。

③ 邵真人經驗方:**《秘傳經驗方》** 治黄水瘡:用芋苗曬乾,火燒存性,爲末,乾用香油調敷,濕用乾摻上。

④ 弘景:**《集注》見《證類》卷23“芋”** ……種芋三年不採成梠芋。又别有野芋,名老芋,形葉相似如一,根並殺人。人不識而食之垂死者,他人以土漿及糞汁與飲之,得活矣。

⑤ 藏器:**《拾遺》見《證類》卷23“芋”** ……野芋,生溪澗,非人所種者,根葉相類耳。取根醋摩,傅蟲瘡疥癬,入口毒人。又有天荷,亦相似而大也。

⑥ 拾遺:**《證類》卷8“二十二種陳藏器餘·土芋”** 味甘,寒,小毒。解諸藥毒。生研水服,當吐出惡物盡便止。煮食之,甘美不飢,厚人腸胃,去熱嗽。蔓如豆,根圓如卵。鶗鴂食後彌吐,人不可食。

⑦ 拾遺:**《拾遺》見《證類》卷10“赭魁”** 陳藏器云:按土卵蔓生,根如芋。人以灰汁煮食之……

⑧ 藏器:(**按**:“土芋”見本頁注⑥。“又云”見上注。)

⑨ 恭:**《集注》見《證類》卷10“赭魁”** 陶隱居云:狀如小芋子,肉白皮黄,近道亦有。/**《唐本草》見《證類》卷10“赭魁”** 《唐本》注云……陶所説者,乃土卵爾,不堪藥用。梁、漢人名爲黄獨,蒸食之,非赭魁也。(**按**:本條糅合二家之説。)

⑩ 藏器:見本頁注⑥。

薯蕷《本經》①上品【校正】自草部移入此。

【釋名】藷薁音諸預、土藷音除、山藷《圖經》②、山芋吴普③、山藥《衍義》④、玉延。【吴普⑤曰】薯蕷，一名藷薯，一名兒草，一名修脆。齊、魯名山芋，鄭、越名土藷，秦、楚名玉延。【頌⑥曰】江、閩人單呼爲藷，音若殊及韶，亦曰山藷。《山海經》云：景山北望少澤，其草多藷薁，音同薯蕷。則是一種，但字或音殊，或音諸不一，或語有輕重，或相傳之訛耳。【宗奭⑦曰】薯蕷因唐代宗名預，避諱改爲薯藥；又因宋英宗諱署，改爲山藥，盡失當日本名。恐歲久以山藥爲别物，故詳著之。

【集解】【别録⑧曰】薯蕷生嵩高山谷。二月、八月采根，暴乾。【普⑨曰】亦生臨朐鍾山。始生赤莖細蔓。五月開白花。七月結實青黄，八月熟落。其根内白外黄，類芋。【弘景⑩曰】近道處處有之，東山、南江皆多。掘取食之以充粮。南康間最大而美，服食亦用之。【恭⑪曰】此有兩種。一者白而且佳，日乾擣粉食大美，且愈疾而補。一者青黑，味殊不美。蜀道者

---

① 本經：《本經》《别録》（《藥對》）見《證類》卷 6“署預” 味甘，温，平，無毒。主傷中，補虚羸，除寒熱邪氣，補中，益氣力，長肌肉，主頭面遊風，風頭眼眩，下氣，止腰痛，補虚勞羸瘦，充五藏，除煩熱，强陰。久服耳目聰明，輕身不飢延年。一名山芋，秦、楚名玉延，鄭、越名土藷。生嵩高山谷。二月、八月採根，暴乾。（紫芝爲之使，惡甘遂。）

② 圖經：《圖經》見《證類》卷 6“署預” ……彼土人單呼爲藷（音若殊），亦曰山藷……

③ 吴普：《御覽》卷 989“藷薁” 《吴氏本草》曰：署豫，一名諸署。秦、楚名玉延，齊（越）〔魯〕名山羊，鄭趙名山（羊）〔芋〕，一名玉延，一名脩脆，一名兒草……

④ 衍義：《衍義》卷 7“山藥” ……今人遂呼爲山藥……

⑤ 吴普：見本頁注③。

⑥ 頌：《圖經》見《證類》卷 6“署預”……又江湖、閩中出一種，根如薑、芋之類而皮紫，極有大者，一枚可重斤餘，刮去皮，煎煮食之俱美，但性冷於北地者耳。彼土人單呼爲藷（音若殊），亦曰山藷。而《山海經》云：景山北望少澤，其草多藷薁（音與署預同）。郭璞注云：根似芋可食。今江南人單呼藷（音儲）語或有輕重耳。據此注，則薯蕷與藷乃一種。南北之産或有不同，故其形類差别。然字音殊、儲不同，蓋相傳之訛也。一名山芋。

⑦ 宗奭：《衍義》卷 7“山藥” 按本草，上一字犯英廟諱，下一字曰蕷，唐代宗名預，故改下一字爲藥，今人遂呼爲山藥。如此則盡失當日本名。慮歲久以山藥爲别物，故書之。

⑧ 别録：見本頁注③。

⑨ 普：《嘉祐》見《證類》卷 6“署預” 《吴氏》云……或生臨朐鐘山，始生赤莖細蔓，五月華白，七月實青黄，八月熟落，根中白，皮黄，類芋。（按：《御覽》卷 989“藷薁”亦載此文，内容多同。）

⑩ 弘景：《集注》見《證類》卷 6“署預” 陶隱居云：今近道處處有，東山、南江皆多，掘取食之以充粮。南康間最大而美，服食亦用之。

⑪ 恭：《唐本草》見《證類》卷 6“署預” 《唐本》注云：署預，日乾擣細，篩爲粉，食之大美，且愈疾而補。此有兩種：一者白而且佳，一者青黑，味亦不美。蜀道者尤良。

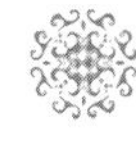
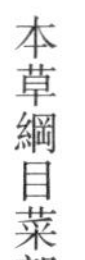

尤良。【頌①曰】處處有,以北都、四明者爲佳。春生苗,蔓延籬援。莖紫,葉青有三尖,似白牽牛葉,更厚而光澤。夏開細白花,大類棗花。秋生實於葉間,狀如鈴。今人冬春采根,刮之白色者爲上,青黑者不堪。近汴洛人種之極有息。春取宿根頭,以黄沙和牛糞作畦種之。苗生以竹稍作援,高一二尺。夏月頻溉之。當年可食,極肥美。南中一種生山中,根細如指,極緊實,刮磨入湯煮之,作塊不散,味更真美,云食之尤益人,過於家園種者。又江湖、閩中一種,根如薑、芋之類而皮紫。極有大者,一枚可重數斤。削去皮,煎、煮食俱美,但性冷於北地者耳。彼土人呼爲藷。南北之産或有不同,故形類差别也。【甄權②曰】按劉敬叔《異苑》云:薯蕷,野人謂之土藷。根既入藥,又復可食。人植之者,隨所種之物而像之也。【時珍曰】薯蕷入藥,野生者爲勝;若供饌,則家種者爲良。四月生苗延蔓,紫莖緑葉。葉有三尖,似白牽牛葉而更光潤。五六月開花成穗,淡紅色。結莢成簇,莢凡三稜合成,堅而無仁。其子别結于一旁,狀似雷丸,大小不一,皮色土黄而肉白,煮食甘滑,與其根同。王旻《山居録》③云:曾得山芋子如荆棘子者,食之更愈於根。即此也。霜後收子留種,或春月采根截種,皆生。

【修治】【頌④曰】采白根刮去黄皮,以水浸之,糝白礬末少許入水中,經宿浄洗去涎,焙乾用。【宗奭⑤曰】入藥貴生乾之,故古方皆用乾山藥。蓋生則性滑,不可入藥;熟則滯氣,只堪啖耳。其法:冬月以布裹手,用竹刀剮去皮,竹篩盛,置簷風處,不得見日,一夕乾五分,候全乾收之。或置焙籠中,微火烘乾亦佳。【斅⑥曰】凡使勿用平田生二三紀者,須要山中生經十紀者。皮赤,四面有鬚者妙。采得以銅刀刮去赤皮,洗去涎,蒸過暴乾用。

根。【氣味】甘,温、平,無毒。【普⑦曰】神農:甘,小温。桐君、雷公:甘,凉,無

---

① 頌:**《圖經》見《證類》卷6"署預"**　署預,生嵩高山山谷,今處處有之,以北都、四明者爲佳。春生苗,蔓延籬援。莖紫葉青,有三尖角似牽牛更厚而光澤。夏開細白花,大類棗花。秋生實于葉間,狀如鈴。二月、八月採根,今人冬春采,刮之白色者爲上,青黑者不堪,暴乾用之。法取粗根,刮去黄皮,以水浸,末白礬少許摻水中,經宿取,浄洗去涎,焙乾。近都人種之極有息。春取宿根頭,以黄沙和牛糞作畦種。苗生以竹梢作援,援高不得過一二尺,夏月頻溉之。當年可食,極肥美。南中有一種,生山中,根細如指,極緊實,刮磨入湯煮之,作塊不散,味更珍美,云食之尤益人,過於家園種者。又江湖、閩中出一種,根如薑、芋之類而皮紫。極有大者,一枚可重斤餘,刮去皮,煎煮食之俱美,但性冷於北地者耳。彼土人單呼爲藷(音若殊),亦曰山藷……南北之産或有不同,故其形類差别……

② 甄權:**《藥性論》見《證類》卷6"署預"**　……《異苑》云:署預,野人謂之土藷。若欲掘取,嘿然則獲,唱名便不可得。有植之者,隨所種之物而像之也。

③ 山居録:**《居家必用事類全集》戊集《唐太和先生王旻山居録·種藥類》**　種薯蕷……曾得子如荆雞子者,食子稍愈於根。此種出局中,若得善,不可加。

④ 頌:見本頁注①。

⑤ 宗奭:**《衍義》卷7"山藥"**　此物貴生乾方入藥。其法:冬月以布裹手,用竹刀子剮去皮,於簷下風徑處,盛竹篩中,不得見日色。一夕乾五分,俟全乾收之。惟風緊則乾速。所以用乾之意,蓋生濕則滑,不可入藥。熟則只堪啖,亦滯氣。餘如經。

⑥ 斅:**《炮炙論》見《證類》卷6"署預"**　雷公曰:凡使,勿用平田生二三紀内者,要經十紀者,山中生,皮赤,四面有髭生者妙。若采得,用銅刀削去上赤皮,洗去涎,蒸用。

⑦ 普:**《嘉祐》見《證類》卷6"署預"**　吴氏……神農:甘,小温。桐君、雷公:甘,無毒……

毒。○【之才[①]曰】紫芝爲之使。惡甘遂。【主治】傷中,補虚羸,除寒熱邪氣,補中,益氣力,長肌肉,强陰。久服,耳目聰明,輕身不飢,延年。《本經》[②]。主頭面遊風,頭風眼眩,下氣,止腰痛,治虚勞羸瘦,充五臟,除煩熱。《别録》[③]。補五勞七傷,去冷風,鎮心神,安魂魄,補心氣不足,開達心孔,多記事。甄權[④]。强筋骨,主泄精健忘。大明[⑤]。益腎氣,健脾胃,止洩痢,化痰涎,潤皮毛。時珍。生擣貼腫硬毒,能消散。震亨[⑥]。

【發明】【權[⑦]曰】凡患人體虚羸者,宜加而用之。【詵[⑧]曰】利丈夫,助陰力。熟煮和蜜,或爲湯煎,或爲粉,並佳。乾之入藥更妙。惟和麵作不飥則動氣,爲不能制麵毒也。【李杲[⑨]曰】山藥入手太陰。張仲景八味丸用乾山藥,以其凉而能補也。亦治皮膚乾燥,以此潤之。【時珍曰】按吴綬[⑩]云:山藥入手、足太陰二經,補其不足,清其虚熱。又按王履《溯洄集》[⑪]云:山藥雖入手太陰,然肺爲腎之上源,源既有滋,流豈無益?此八味丸所以用其强陰也。又按曹毗《杜蘭香傳》[⑫]云:食署蕷可以辟霧露。

【附方】舊一,新十。補益虚損。益顔色,補下焦虚冷,小便頻數,瘦損無力。用薯蕷於沙盆中研細,入銚中,以酥一大匙熬令香,旋添酒一盞攪令匀,空心飲之。每旦一服。《聖惠方》[⑬]。心腹虚脹,手足厥逆,或飲苦寒之劑多,未食先嘔,不思飲食。山藥半生半炒,爲末。米飲服二

---

① 之才:**古本《藥對》** 見1975頁注①括號中七情文。

② 本經:見1975頁注①白字。

③ 别録:見1975頁注①。

④ 甄權:**《藥性論》見《證類》卷6"署預"** 署預,臣。能補五勞七傷,去冷風,止腰疼,鎮心神,安魂魄,開達心孔,多記事,補心氣不足,患人體虚羸,加而用之……

⑤ 大明:**《日華子》見《證類》卷6"署預"** 助五藏,强筋骨,長志安神,主泄精,健忘。乾者功用同前。

⑥ 震亨:**《衍義補遺·山藥》** 屬土而有金與水火。補陽氣。生者能消腫硬……

⑦ 權:見本頁注④。

⑧ 詵:**《食療》見《證類》卷6"署預"** 治頭疼,利丈夫,助陰力。和麪作餺飥,則微動氣,爲不能制麪毒也。熟煮和蜜,或爲湯煎,或爲粉,並佳。乾之入藥更妙也。

⑨ 李杲:**《湯液本草》卷3"山藥"** 手太陰經藥……東垣云:仲景八味丸用乾山藥,以其凉而能補也。亦治皮膚乾燥,以此物潤之。

⑩ 吴綬:**《傷寒藴要》卷1"傷寒藥性主製要略"** 山藥:味甘,平。乃手足太陰經藥,補二經不足,清虚熱。

⑪ 溯洄集:**《醫經溯洄集》卷下"八味丸用澤瀉論"** ……唯於山藥雖獨入手太陰經,然其功亦能强陰,且手太陰爲足少陰之上原,原既有滋,流豈無益……

⑫ 杜蘭香傳:**《説郛》弓113《杜蘭香傳》** ……出薯蕷子三枚,大如雞子,云食此令君不畏風波,辟寒温……

⑬ 聖惠方:**《聖惠方》卷95"薯蕷酒方"** 生薯藥酒:補虚損,益顔色。方:右將薯藥於砂盆中爛研,然後刮下,於銚子中先以少酥炒一大匙令香,次旋添入酒一盞,煎攪令匀,空腹飲之佳。

錢,一日二服,大有功效。忌鐵器、生冷。《普濟方》①。**小便數多**。山藥以礬水煮過、白伏苓等分,爲末。每水飲服二錢。《儒門事親》②。**下痢禁口**。山藥半生半炒,爲末。每服二錢,米飲下。《衛生易簡方》③。**痰氣喘急**。生山藥擣爛半椀,入甘蔗汁半椀,和勾。頓熱飲之,立止。《簡便單方》④。**脾胃虚弱**,不思飲食。山芋、白术各一兩,人参七錢半,爲末,水糊丸小豆大,每米飲下四五十丸。《普濟方》⑤。**濕熱虚泄**。山藥、蒼术等分,飯丸,米飲服。大人小兒皆宜。《瀕湖經驗方》。**腫毒初起**。帶泥山藥、蓖麻子、糯米等分,水浸研,傅之即散也。《普濟方》⑥。**胯眼臖瘍**。山藥、沙糖同擣,塗上即消。先以麵塗四圍,乃上此。《簡便單方》⑦。**項後結核**。或赤腫硬痛。以生山藥一挺去皮,蓖麻子二個同研,貼之如神。《救急易方》⑧。**手足凍瘡**。山藥一截磨泥,傅之。《儒門事親》⑨。

零餘子《拾遺》⑩【校正】自草部移入此。

【集解】【藏器⑪曰】零餘子,大者如雞子,小者如彈丸,在葉下生。晒乾,功用强於薯蕷。薯蕷有數種,此其一也。【時珍曰】此即山藥藤上所結子也。長圓不一,皮黄肉白。煮熟去皮食之,勝於山藥,美於芋子。霜後收之。墜落在地者,亦易生根。

---

① 普濟方:**《普濟方》卷23"脾胃俱虚"** 一方治心腹虚膨,手足厥冷,或飲過苦澀凉劑,晨朝未食先嘔,或聞食即吐,不思飲食,此乃脾胃虚弱:用山藥一味,剉如小豆大,一半銀石器内炒熟,一半生用,爲末,米飲調下,自獲其功。

② 儒門事親:**《儒門事親》卷15"諸雜方藥第十七"** 治小便多,滑數不禁……又方:白茯苓(去黑皮)、乾山藥(去皮,白礬水内湛過,慢火焙乾用之),右二味各等份,爲細末,稀米飲調下,服之。

③ 衛生易簡方:**《衛生易簡方》卷2"諸痢"** 治噤口痢……又方:用山藥剉如豆大,一半銀瓦器内炒熟,一半生,同爲末,米飲調下。

④ 簡便單方:**《奇效單方》卷下"十三痰飲"** 治痰喘:用鮮山藥(搗爛,半碗)、甘蔗(取汁,半碗),調勾,湯鍋頓熱,飲之立止。

⑤ 普濟方:**《普濟方》卷25"脾胃氣虚弱不能飲食"** 山芋丸:治脾胃虚弱,不進飲食。山芋、白术(各一兩)、人參(三分),右爲細末,煮白麵糊丸如小豆大,每服三十丸,空心食前温米飲下。

⑥ 普濟方:**《普濟方》卷272"諸瘡腫"** 治腫毒方:用帶泥山藥、蓖麻子、糯米,爲一處,水浸,研爲泥,傅腫處即愈。

⑦ 簡便單方:**《奇效單方》卷上"十二瘡瘍"** 治腿便疙瘩,一名横痃:用山藥、沙糖同搗,塗上即消,先用面塗四圍,敷藥。

⑧ 救急易方:**《救急易方》卷6"瘡瘍門·一百四十四"** 治項後生疙瘩,不變肉色,不問大小及日月深遠,或有赤硬腫痛:用生山藥一挺,去皮,萆麻子二箇,右二味研勾,攤帛上,貼之如神。

⑨ 儒門事親:**《儒門事親》卷15"瘡瘍癰腫第一"** 治凍瘡……又方:以山藥少許,生,於新瓦上磨爲埿,塗瘡口上。

⑩ 拾遺:**《證類》卷6"四十六種陳藏器餘·零餘子"** 味甘,温,無毒。主補虚,强腰脚,益腎,食之不飢。曬乾功用强於署預,有數,此則是其一也。一本云:大如雞子,小者如彈丸,在葉下生。

⑪ 藏器:見上注。

【氣味】甘,温,無毒。【主治】補虚損,强腰脚,益腎,食之不飢。藏器[①]。

甘藷《綱目》

【集解】【時珍曰】按陳祈暢《異物志》[②]云:甘藷出交、廣南方。民家以二月種,十月收之。其根似芋,亦有巨魁。大者如鵝卵,小者如雞、鴨卵。剥去紫皮,肌肉正白如脂肪。南人用當米穀、果食,蒸炙皆香美。初時甚甜,經久得風稍淡也。又按嵇含《草木狀》[③]云:甘藷,薯蕷之類,或云芋類也。根、葉亦如芋。根大如拳、甌,蒸煮食之,味同薯蕷,性不甚冷。珠厓之不業耕者惟種此,蒸切晒收,以充粮糗,名藷粮。海中之人多壽,亦由不食五穀,而食甘藷故也。

【氣味】甘,平,無毒。【主治】補虚乏,益氣力,健脾胃,强腎陰,功同薯蕷。時珍。

百合《本經》[④]中品【校正】自草部移入此。

【釋名】䪁音藩、强瞿《别録》[⑤]、蒜腦藷。【《别録[⑥]》曰】一名摩羅,一名重箱,一名中逢花。【吴普[⑦]曰】一名重邁,一名中庭。【弘景[⑧]曰】百合,俗人呼爲强仇,仇即瞿也,聲之訛耳。【時珍曰】百合之根,以衆瓣合成也。或云專治百合病故名,亦通。其根如大蒜,其味如山藷,故俗稱蒜腦藷。顧野王《玉篇》[⑨]亦云,䪁乃百合蒜也。此物花、葉、根皆四向,故曰强瞿。凡物旁生謂之瞿,義出《韓詩外傳》[⑩]。

---

① 藏器:見前頁注⑩。

② 異物志:**《御覽》卷974“甘藷”** 陳祁暢《異物志》曰:甘藷似芋,亦有巨魁,剥去皮,肌肉正白如肪。南方人專食之,以當米穀,蒸炙皆香美,賓客酒食亦施設,有如果實也。

③ 草木狀:**《南方草木狀》卷上** 甘藷:蓋薯蕷之類,或曰芋之類。根葉亦如芋,實如拳,有大如甌者,皮紫而肉白,蒸鬻食之,味如薯蕷。性不甚冷。舊珠崖之地,海中之人皆不業耕稼,惟掘地種甘藷,秋熟收之,蒸曬切如米粒,倉圌貯之,以充糧糗,是名藷糧。北方人至者,或盛具牛豕膾炙,而末以甘藷薦之,若粳粟然。大抵南人二毛者,百無一二,惟海中之人壽百餘歲者,由不食五穀,而食甘藷故爾。

④ 本經:**《本經》《别録》見《證類》卷8“百合”** **味甘,平**,無毒。**主邪氣腹脹心痛,利大小便,補中益氣**,除浮腫臚脹,痞滿,寒熱,通身疼痛,及乳難,喉痹,止涕淚。一名重箱,一名摩羅,一名中逢花,一名强瞿。生荆州川谷。二月、八月採根,曝乾。

⑤ 别録:見上注。

⑥ 别録:見上注。

⑦ 吴普:**《嘉祐》見《證類》卷8“百合”** 吴氏云:百合一名重邁,一名中庭。生冤朐及荆山。

⑧ 弘景:**《集注》見《證類》卷8“百合”** ……俗人皆呼爲强仇,仇即瞿也,聲之訛爾。亦堪服食。

⑨ 玉篇:**《玉篇》卷14“韭部”** 䪁(扶袁切。百合蒜也。)

⑩ 韓詩外傳:**《埤雅》卷16“釋草·芣苢”** ……《韓詩傳》曰:直曰車前,瞿曰芣苢,蓋生於兩旁謂之瞿……

【集解】【《别録》①曰】百合生荆州山谷。二月、八月采根陰乾。【弘景②曰】近道處處有之。根如葫蒜,數十片相累。人亦蒸煮食之,乃云是蚯蚓相纏結變作之。亦堪服食。【恭③曰】此有二種。一種葉大莖長,根粗花白者,宜入藥。一種細葉,花紅色。【頌④曰】百合三月生苗,高二三尺。簳粗如箭,四面有葉如雞距,又似柳葉,青色,近莖處微紫,莖端碧白。四五月開紅白花,如石榴嘴而大。根如葫蒜,重疊生二三十瓣。又一種花紅黄,有黑斑點,細葉,葉間有黑子者,不堪入藥。按徐鍇《歲時廣記》:二月種百合,法宜雞糞。或云百合是蚯蚓化成,而反好雞糞,理不可知也。【時珍曰】百合一莖直上,四向生葉。葉似短竹葉,不似柳葉。五六月莖端開大白花,長五寸,六出,紅蕊四垂向下,色亦不紅。紅者葉似柳,乃山丹也。百合結實略似馬兜鈴,其内子亦似之。其瓣種之,如種蒜法。山中者,宿根年年自生。未必盡是蚯蚓化成也。蚯蚓多處,不聞盡有百合,其説恐亦浪傳耳。

【正誤】【宗奭⑤曰】百合莖高三尺許。葉如大柳葉,四向攢枝而上。其顛即開淡黄白花,四垂向下覆長蕊,花心有檀色。每一枝顛,須五六花。子紫色,圓如梧子,生於枝葉間。每葉一子,不在花中,亦一異也。根即百合,白色,其形如松子殼,四向攢生,中間出苗。○【時珍曰】寇氏所説乃卷丹,非百合也,蘇頌所傳不堪入藥者,今正其誤。葉短而闊,微似竹葉,白花四垂者,百合也。葉長而狹,尖如柳葉,紅花,不四垂者,山丹也。莖葉似山丹而高,紅花帶黄而四垂,上有黑斑點,其子先結在枝葉間者,卷丹也。卷丹以四月結子,秋時開花,根似百合。其山丹四月開花,根小少瓣。蓋一類三種也。《吴瑞本草》⑥言:白花者名百合,紅花者名强仇。不知何所據也。

根。【氣味】甘,平,無毒。【權⑦曰】有小毒。【主治】邪氣腹脹心痛,利大小便,補中益氣。《本經》⑧。除浮腫臚脹,痞滿寒熱,通身疼痛,及乳難喉痺,

---

① 别録:見前頁注④。

② 弘景:**《集注》見《證類》卷 8“百合”**　陶隱居云:近道處處有。根如胡蒜,數十片相累。人亦蒸煮食之。乃言初是蚯蚓相纏結變作之……

③ 恭:**《唐本草》見《證類》卷 8“百合”**　《唐本》注云:此藥有二種:一種細葉,花紅白色。一種葉大莖長,根粗花白,宜入藥用。

④ 頌:**《圖經》見《證類》卷 8“百合”**　百合,生荆州川谷,今近道處處有之。春生苗,高數尺。簳粗如箭,四面有葉如雞距,又似柳葉,青色,葉近莖微紫,莖端碧白。四、五月開紅白花,如石榴觜而大。根如胡蒜,重迭生二三十瓣。二月、八月採根,暴乾。人亦蒸食之,甚益氣。又有一種,花黄有黑斑,細葉,葉間有黑子,不堪入藥。徐鍇《歲時廣記》:二月種百合法,宜雞糞。或云百合是蚯蚓所化,而反好雞糞,理不可知也。

⑤ 宗奭:**《衍義》卷 9“百合”**　莖高三尺許,葉如大柳葉,四向攢枝而上。其顛即有淡黄白花,四垂向下覆,長蕊。花心有檀色,每一枝顛須五六花。子紫色,圓如梧子,生於枝葉間。每葉一子,不在花中,此又異也。根即百合,其色白,其形如松子殼,四向攢生,中間出苗。

⑥ 吴瑞本草:**《日用本草》卷 6“百合”**　根如蒜,數瓣似蓮花。白花者名百合,紅花者名强仇。

⑦ 權:**《藥性論》見《證類》卷 8“百合”**　百合,使,有小毒……

⑧ 本經:見 1979 頁注④白字。

止涕淚。《别録》①。百邪鬼魅，涕泣不止，除心下急滿痛，治脚氣熱欬。甄權②。安心，定膽，益志，養五臟，治顛邪狂叫驚悸，産後血狂運，殺蠱毒氣，脇癰、乳癰、發背諸瘡腫。大明③。心急黄，宜蜜蒸食之。孟詵④。治百合病。宗奭⑤。温肺止嗽。元素⑥。

【發明】【頌⑦曰】張仲景治百合病，有百合知母湯、百合滑石代赭湯、百合雞子湯、百合地黄湯，凡四方。病名百合而用百合治之，不識其義。【穎⑧曰】百合新者，可蒸可煮，和肉更佳。乾者作粉食，最益人。【時珍曰】案王維⑨詩云："冥搜到百合，真使當重肉。果堪止淚無，欲縱望江目。"蓋取本草百合止涕淚之説。

【附方】舊三，新十三。百合病。百合知母湯⑩：治傷寒後百合病，行住坐卧不定，如有鬼神狀，已發汗者。用百合七枚，以泉水浸一宿，明旦更以泉水二升，煮取一升，却以知母三兩，同泉水二升煮一升，同百合汁再煮取一升半，分服。○百合雞子湯⑪：治百合病已經吐後者。用百合七枚，泉水浸一宿，明旦更以泉水二升，煮取一升，入雞子黄一個，分再服。○百合代赭湯⑫：治百合病已經下後者。用百合七枚，泉水浸一宿，明旦更以泉水二升，煮取一升，却以代赭石一兩，滑石三兩，水

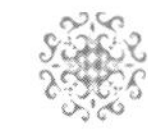

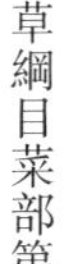

---

① 别録：見1979頁注④。

② 甄權：**《藥性論》見《證類》卷8"百合"** ……主百邪鬼魅，涕泣不止，除心下急滿痛，治脚氣，熱欬逆。

③ 大明：**《日華子》見《證類》卷8"百合"** 白百合，安心定膽，益志，養五藏，治癲邪啼泣、狂叫驚悸，殺蠱毒氣，熁乳癰、發背及諸瘡腫，并治産後血狂運……

④ 孟詵：**《食療》見《證類》卷8"百合"** 平。主心急黄。蒸過蜜和食之，作粉尤佳……

⑤ 宗奭：**《衍義》卷9"百合"** 張仲景用治傷寒壞後百合病，須此也。

⑥ 元素：（**按**：已查張元素諸書，未能溯得其源。）

⑦ 頌：**《圖經》見《證類》卷8"百合"** ……張仲景治百合病，有百合知母湯、百合滑石代赭湯、百合雞子湯、百合地黄湯。凡四方，病名百合，而用百合治之，不識其義。

⑧ 穎：**《食物本草》卷1"菜類・百合"** ……蒸煮食之，和肉更佳。搗粉作麵食，最益於人。

⑨ 王維：**《全芳備祖・前集》卷14"百合"** ……冥搜到百合，可使當重肉……果堪止淚無，欲縱望鄉目。

⑩ 百合知母湯：**《金匱・百合狐惑陰陽毒病脉證並治》** 百合病者……欲卧不能卧，欲行不能行……如有神靈者……/百合病，發汗後者，百合知母湯主之。百合知母湯方：百合（七枚，擘）、知母（三兩，切），右先以水洗百合，漬一宿，當白沫出，去其水，更以泉水二升，煎取一升，去滓，别以泉水二升煎知母，取一升，去滓，後合和，煎取一升五合，分温再服。（**按**：以下三方出處皆同。爲方便排版計，各方分注。）

⑪ 百合雞子湯：**《金匱・百合狐惑陰陽毒病脉證並治》** 百合病，吐之後者，用後方主之。百合雞子湯方：百合（七枚擘）、雞子黄（一枚）。右先以水洗百合，漬一宿，當白沫出，去其水，更以泉水二升，煎取一升，去滓，内雞子黄攪勾煎五分，温服。

⑫ 百合代赭湯：**《金匱・百合狐惑陰陽毒病脉證並治》** 百合病，下之後者，滑石代赭湯主之。滑石代赭湯：百合（七枚擘）、滑石（三兩，碎綿裹）、代赭石（如彈丸大一枚，碎，綿裹）。右先以水洗百合，漬一宿，當白沫出，去其水，更以泉水二升煎取一升，去滓，别以泉水二升煎滑石代赭，取一升，去滓。後合和，重煎取一升五合，分温服。

二升，煮取一升，同百合汁再煮取一升半，分再服。○百合地黄湯①：治百合病未經汗吐下者。用百合七枚，泉水浸一宿，明旦更以泉水二升，煮取一升，入生地黄汁一升，同煎取一升半，分再服。○並仲景《金匱要略方》。**百合變渴**。病已經月，變成消渴者。百合一升，水一斗，漬一宿，取汁温浴病人。浴畢食白湯餅。陳延之《小品方》②。**百合變熱**者。用百合一兩，滑石三兩，爲末，飲服方寸匕。微利乃良。《小品方》③。**百合腹滿**作痛者。用百合炒爲末，每飲服方寸匕，日二。《小品》④。**陰毒傷寒**。百合煮濃汁，服一升良。《孫真人食忌》⑤。**肺臟壅熱**，煩悶欬嗽者。新百合四兩，蜜和蒸軟，時時含一片，吞津。《聖惠方》⑥。**肺病吐血**。新百合擣汁，和水飲之。亦可煮食。《衛生易簡》⑦。**耳聾耳痛**。乾百合爲末，温水服二錢，日二服。《勝金方》⑧。**拔白换黑**。七月七日，取百合熟擣，用新瓷瓶盛之，密封掛門上，陰乾百日。每拔去白者摻之，即生黑者也。《便民圖纂》⑨。**遊風隱疹**。以楮葉摻動，用鹽泥二兩，百合半兩，黄丹二錢，醋一分，唾四分，擣和貼之。《摘玄方》⑩。**瘡腫不穿**。野百合同鹽擣泥，傅之良。《應驗方》⑪。**天泡濕瘡**。生百合擣塗，一二日即安。《瀕湖集簡方》。**魚骨哽咽**。百合五兩研末，蜜水調圍頸項包住，不過三五次即下。《聖濟録》⑫。

花。【主治】小兒天泡濕瘡，暴乾研末，菜子油塗，良。時珍。

---

① 百合地黄湯：**《金匱·百合狐惑陰陽毒病脉證並治》**　百合病，不經吐下發汗，病形如初者，百合地黄湯主之。百合地黄湯方：百合（七枚擘）、生地黄汁（一升）。右以水洗百合，漬一宿，當白沫出，去其水，更以泉水二升，煎取一升，去滓，内地黄汁，煎取一升五合，分温再服。

② 小品方：**《金匱·百合狐惑陰陽毒病脉證並治》**　百合病，一月不解，變成渴者，百合洗方主之。百合洗方：右以百合一升，以水一斗，漬之一宿，以洗身，洗已食煮餅，勿以鹽豉也。（**按**：《外臺》卷 2"傷寒百合病方"引同方，注出"小品同"。）

③ 小品方：**《金匱·百合狐惑陰陽毒病脉證並治》**　百合病，變發熱者，百合滑石散主之。百合滑石散方：百合（一兩，炙）、滑石（三兩），右爲散，飲服方寸匕，日三服。當微利者止服，熱則除。

④ 小品：**《千金方》卷 10"百合"**　治百合病，變腹中滿痛者方：但取百合根隨多少，熬令黄色，搗篩爲散，飲服方寸匕，日三，滿消痛止。（**按**：《外臺》卷 2"傷寒百合病方"引同方，注出"小品同"。）

⑤ 孫真人食忌：**《證類》卷 8"百合"**　《孫真人食忌》：陰毒傷寒：煮百合濃汁，服一升良。

⑥ 聖惠方：**《聖惠方》卷 6"治肺臟壅熱諸方"**　治肺臟壅熱煩悶，宜服此方：新百合（四兩），右用蜜半盞拌和百合，蒸令軟，時時含如棗大，咽津。

⑦ 衛生易簡：**《衛生易簡方》卷 4"吐血"**　治吐血：用百合搗絞汁，和水飲之。及煮熟食。

⑧ 勝金方：**《證類》卷 8"百合"**　《勝金方》：治耳聾疼痛。以乾百合爲末，温水調下二錢匕，食後服。

⑨ 便民圖纂：（**按**：已查原書，未能溯得其源。）

⑩ 摘玄方：**《丹溪摘玄》卷 3"大風門"**　紫金膏：治大風疙瘩，游風隱疹。鹽（温）〔泥〕（二兩）、百合（五錢）、黄丹（二錢），右末之，入醋，且分津唾四分拌匀，將楮葉微搽擦動瘡上，將藥攤紙上，隨塊大小貼之……

⑪ 應驗方：**《普濟方》卷 272"諸瘡"**　治瘡不能穿者（出《應驗方》）：用野百合子、鹽，搥爛，傅之佳。

⑫ 聖濟録：**《聖濟總録》卷 124"骨鯁"**　治諸魚骨鯁在喉中，百合散方：百合（五兩），右一味搗羅爲散，用蜜水調塗帛上，匝項系之，甚者不過三五上。

子。【主治】酒炒微赤，研末湯服，治腸風下血。思邈①。

山丹《日華》②

【釋名】紅百合《日華》③、連珠同、川强瞿《通志》④、紅花菜。

【集解】【詵⑤曰】百合紅花者名山丹。其根食之不甚良，不及白花者。【時珍曰】山丹根似百合，小而瓣少，莖亦短小。其葉狹長而尖，頗似柳葉，與百合迥別。四月開紅花，六瓣，不四垂，亦結小子。燕、齊人采其花跗未開者，乾而貨之，名紅花菜。卷丹莖葉雖同而梢長大。其花六瓣四垂，大于山丹。四月結子在枝葉間，入秋開花在顛頂，誠一異也。其根有瓣似百合，不堪食，别一種也。

根。【氣味】甘，凉，無毒。《正要》⑥云：平。【主治】瘡腫、驚邪。大明⑦。女人崩中。時珍。

花。【氣味】同根。【主治】活血。其蕊，傅丁瘡惡腫。時珍。

草石蠶《拾遺》⑧【校正】自草部移入此。

【釋名】地蠶《日用》⑨、土蛹《餘冬録》⑩、甘露子《食物》⑪、滴露《綱目》、地瓜兒。【時珍曰】蠶、蛹皆以根形而名，甘露以根味而名。或言葉上滴露則生，珍常蒔之，無此説也。其根長大者，《救荒本草》⑫謂之地瓜兒。

【集解】【藏器⑬曰】陶氏註蟲部"石蠶"云：今俗用草根黑色。案草石蠶生高山石上，根如箸，上有毛，節如蠶，葉似卷柏。山人取食之。【頌⑭曰】草根之似蠶者，亦名石蠶。出福州及信州山

---

① 思邈：（**按**：查孫思邈諸書，未能溯得其源。）

② 日華：**《日華子》見《證類》卷 8"百合"**　日華子……又云：紅百合，凉，無毒。治瘡腫及療驚邪。此是紅花者，名連珠。

③ 日華：見上注。

④ 通志：**《通志·昆蟲草木略·草類》**　强瞿……紅花者一名山丹，一名連珠，俗呼川强瞿……

⑤ 詵：**《食療》見《證類》卷 8"百合"**　……红花者名山丹，不甚良。

⑥ 正要：**《飲膳正要》卷 3"菜品·山丹根"**　味甘，平，無毒……（一名百合。）

⑦ 大明：見本頁注②。

⑧ 拾遺：**《證類》卷 11"一十一種陳藏器餘·草石蠶"**　蟲石蠶注陶云：今俗用草根，黑色，按草石蠶，生高山石上，根如筯，上有毛，節如蠶，葉似卷柏。山人取浸酒，除風破血，主溪毒，煮食之。《本經》從蟲部出，復有蟲石蠶，已出《拾遺》。

⑨ 日用：**《日用本草》卷 6"甘露子"**　一名地蠶。

⑩ 餘冬録：（**按**：查《餘冬序録摘抄》，未能溯得其源。）

⑪ 食物：**《救荒》卷下之後"甘露兒"**　……其根呼爲甘露兒……（**按**：誤注出處，實出《救荒本草》。）

⑫ 救荒本草：**《救荒》卷下之後"甘露兒"**　人家園圃中多栽。葉似地瓜兒……

⑬ 藏器：見本頁注⑧。

⑭ 頌：**《圖經》見《證類》卷 22"石蠶"**　……草根之似蠶者，亦名石蠶，出福州及信州山石上，四時當有，其苗青，亦有節，三月採根，焙乾。

石上,四時常有。其苗青,亦有節。三月采根用。【機①曰】草石蠶徽州甚多,土人呼爲地蠶。肥白而促節,大如三眠蠶。生下濕地及沙磧間。秋時耕犁,徧地皆是。收取以醋淹作葅食。冬月亦掘取之。【頴②曰】地蠶生郊野麥地中。葉如薄荷,少狹而尖,文微皺,欠光澤。根白色,狀如蠶。四月采根,水瀹和鹽爲菜茹之。【時珍曰】草石蠶即今甘露子也。荆、湘、江、淮以南野中有之,人亦栽蒔。二月生苗,長者近尺,方莖對節,狹葉有齒,並如雞蘇,但葉皺有毛耳。四月開小花成穗,一如紫蘇花穗。結子如荆芥子。其根連珠,狀如老蠶。五月掘根蒸煮食之,味如百合。或以蘿蔔滷及鹽葅水收之則不黑。亦可醬漬、蜜藏。既可爲菜,又可充果。陳藏器言石蠶葉似卷柏者,若與此不同也。

根。【氣味】甘,平,無毒。【時珍曰】不宜生食及多食,生寸白蟲。與諸魚同食,令人吐。【主治】浸酒,除風破血。煮食,治溪毒。藏器③。焙乾,主走注風,散血止痛。其節亦可擣末酒服。蘇頌④。和五臟,下氣清神。《正要》⑤。

竹筍《蜀本草》⑥【校正】併入木部《拾遺⑦·桃竹筍》。

【釋名】竹萌《爾雅》⑧、竹芽《筍譜》⑨、竹胎《説文》⑩、竹子《神異經》⑪。【時珍曰】筍從竹。旬,諧聲也。陸佃⑫云:旬内爲筍,旬外爲竹,故字從旬。今謂竹爲妬母草,謂筍生旬有六日而齊母也。僧贊寧《筍譜》⑬云:筍一名萌,一名篛,一名蘿,一名茁,一名初篁。皆會意也。俗作

---

① 機:(**按**:或出《本草會編》。書佚,無可溯源。)

② 頴:**《食物本草》卷1"菜類·地蠶"** 生郊野麥園中。葉如薄荷,少狹而尖,亦微皺,欠光澤。根白色,狀如蠶。四月采根,以滚水瀹之,和以鹽爲菜茹。

③ 藏器:見1983頁注⑧。

④ 蘇頌:**《圖經》見《證類》卷22"石蠶"** ……主走注風,散血,止痛。其節亦堪單用,擣篩取末,酒温服之。

⑤ 正要:**《飲膳正要》卷3"菜品·甘露子"** 味甘,平,無毒。利五藏,下氣清神。(名滴露。)

⑥ 蜀本草:**《别録》見《證類》卷13"竹笋(《蜀本》作諸笋)"** 味甘,無毒。主消渴,利水道,益氣。可久食。(**按**:《蜀本草》僅名稱不同,非新出此藥,故仍當首出《别録》。)

⑦ 拾遺:**《證類》卷14"二十六種陳藏器餘·桃竹笋"** 味苦,有小毒。主六畜瘡中蛆,搗碎内之,蛆盡出,亦如皂李。葉能殺蛆蟲,南人謂之黄笋,灰汁煮可食,不爾戟人喉,其竹叢生,醜類非一。張鼎《食療》云:慈竹,夏月逢雨,滴汁著地生,蓐似鹿角,色白,取洗之和薑、醬食之,主一切赤白痢,極驗。

⑧ 爾雅:**《爾雅·釋草》** 筍,竹萌。

⑨ 筍譜:**《筍譜·一之名》** 一名竹牙,即牙目之牙也。

⑩ 説文:**《説文·竹部》** 筍,竹胎也。從竹旬聲。

⑪ 神異經:**《筍譜·一之名》** 一名竹子,張華《神異經》注:子筍也。

⑫ 陸佃:**《埤雅》卷15"釋草·竹"** ……其萌曰筍……一曰从旬,旬内爲筍,旬外爲竹。今俗呼竹爲妬母草,言筍旬有六日而齊母。

⑬ 筍譜:**《筍譜·一之名》** ……一名筍,生成謂之筍。一名萌,初生謂之萌,言絶蒻也。一名篛竹,土内皮中謂之篛也。一名簒,箭竹萌,即會稽箭筍也。一名蘿,蘆葦之初生,總名蘿萌……一名茁,謂竹萌初生茁茁然,故殊方音訓之名也。一名初篁,初始也,篁竹也。(見《梁簡文帝集》。)

笋者，非。

【集解】【弘景①曰】竹類甚多。筍以實中竹、篁竹者爲佳。於藥無用。【頌②曰】竹筍，諸家惟以苦竹筍爲最貴。然苦竹有二種。一種出江西者，本極粗大，筍味殊苦，不可啖。一種出江、浙及近道者，肉厚而葉長闊，筍味微苦，俗呼甜苦筍，食品所宜，亦不聞入藥用也。【時珍曰】晉武昌戴凱之、宋·僧贊寧皆著《竹譜》，凡六十餘種。其所産之地，發筍之時，各各不同。詳見木部"竹"下。其筍亦有可食、不可食者。大抵北土鮮竹，惟秦、蜀、吴、楚以南則多有之。竹有雌雄，但看根上第一枝雙生者，必雌也，乃有筍。土人於竹根行鞭時掘取嫩者，謂之鞭筍。江南、湖南人冬月掘大竹根下未出土者爲冬筍，《東觀漢記》③謂之苞筍。並可鮮食，爲珍品。其他則南人淡乾者爲玉版筍、明筍、火筍，鹽曝者爲鹽筍，並可爲蔬食也。按贊寧④云：凡食筍者譬如治藥，得法則益人，反是則有損。采之宜避風日，見風則本堅，入水則内硬，脱殼煮則失味，生着刃則失柔。煮之宜久，生必損人。苦筍宜久煮，乾筍宜取汁爲羹茹。蒸之最美，煨之亦佳。味薟者戟人咽，先以灰湯煮過，再煮乃良。或以薄荷數片同煮，亦去薟味。《詩》⑤云：其蔌伊何，惟筍及蒲。《禮》⑥云：加豆之實，筍菹魚醢。則筍之爲蔬，尚之久矣。

諸竹筍。【氣味】甘，微寒，無毒。【藏器⑦曰】諸筍皆發冷血及氣。【瑞⑧曰】筍同羊肝食，令人目盲。【主治】消渴，利水道，益氣，可久食。《别録》⑨。利膈下氣，化熱消痰爽胃。寧原⑩。

苦竹筍。【氣味】苦、甘，寒。【主治】不睡，去面目并舌上熱黄，消渴，

---

① 弘景：**《集注》見《證類》卷13"竹葉"**　陶隱居云：竹類甚多，此前一條云是篁竹，次用淡、苦爾。又一種薄殼者，名甘竹葉，最勝。又有實中竹、篁竹，並以笋爲佳，於藥無用……

② 頌：**《圖經》見《證類》卷13"竹葉"**　……苦竹亦有二種：一種出江西及閩中，本極粗大，笋味殊苦，不可噉。一種出江浙，近地亦時有，肉厚而葉長闊，笋微有苦味，俗呼甜苦笋，食品所最貴者，亦不聞入藥用……

③ 東觀漢記：**《御覽》卷963"筍"**　《東觀漢記》曰：馬援至荔浦，見冬筍名苞筍。上言《禹貢》厥苞、橘柚，疑謂是也。其味美於春夏筍。

④ 贊寧：**《筍譜·三之食》**　……凡食筍之要，譬若治藥，脩練得門則益人，反是則損。採筍之法，可避露，日出後掘深土取之……勿令見風，風吹旋堅。以巾紛拭土。又不宜見水。含殼沸湯瀹之，煮宜久……驗知筍不可生，生必損人。苦筍最宜久。甘筍出湯後，去殼澄煮，筍汁爲羹茹，味全加美，然後始可與語爲食筍者矣。此外不足筭也……採筍一日曰蔫，二日曰箊，見風則觸本堅，入水則浸肉硬，脱殼煮則失味，生著刃則失柔，採而停久非鮮也……

⑤ 詩：**《詩·大雅·韩奕》**　其蔌伊何，維筍及蒲。

⑥ 禮：**《周禮注疏》卷6"醢人"**　……加豆之實，芹菹兔醢，深蒲醓醢，箈菹鴈醢，筍菹魚醢。

⑦ 藏器：**《拾遺》見《證類》卷13"竹葉"**　……諸笋皆發冷血及氣……

⑧ 瑞：**《日用本草》卷7"篁筍"**　苦筍……同羊肝食，令人患青盲。

⑨ 别録：見1984頁注⑥。

⑩ 寧原：**《食鑑本草》卷下"竹筍"**　利膈化熱，下氣消痰，爽胃氣。

明目，解酒毒，除熱氣，健人。藏器①。理心煩悶，益氣力，利水道，下氣化痰，理風熱脚氣，并蒸煮食之。《心鏡》②。治出汗中風失音。汪穎③。乾者燒研入鹽擦牙疳。時珍。

【發明】【時珍曰】四川叙州、宜賓、長寧所出苦筍，彼人重之。宋·黄山谷有《苦筍賦》④云："僰道苦筍，冠冕兩川。甘脆愜當，小苦而成味；温潤縝密，多啖而不痟。食肴以之啓迪，酒客爲之流涎。"其許之也如此。

篁竹筍。【主治】消渴，風熱，益氣力，發氣脹，蒸、煮、炒食皆宜。寧原⑤。

淡竹筍。【氣味】甘，寒。【主治】消痰，除熱狂壯熱，頭痛頭風，并妊婦頭旋，顛仆驚悸，温疫迷悶，小兒驚癇天弔。汪穎⑥。

冬筍、筀筍。【氣味】甘，寒。【主治】小兒痘疹不出，煮粥食之，解毒，有發生之義。汪穎⑦。

【發明】【詵⑧曰】淡竹筍及中母筍雖美，然發背悶脚氣。箭竹筍新者可食，陳者不宜。諸竹筍多食皆動氣，發冷癥，惟苦竹筍主逆氣，不發疾。【穎⑨曰】筍與竹瀝功近。有人素患痰病，食筍而愈也。【瑞⑩曰】淡筍、甘筍、苦筍、冬筍、鞭筍皆可久食。其他雜竹筍性味不一，不宜多食。【宗

---

① 藏器：**《拾遺》見《證類》卷 13"竹葉"** 《陳藏器本草》云：苦竹笋，主不睡，去面目并舌上熱黄，消渴，明目，解酒毒，除熱氣，健人……

② 心鏡：**《證類》卷 13"竹葉"** 《食醫心鏡》：理心煩悶，益氣力，止渴。苦筍熟煮，任性食之。又苦竹筍主消渴，利水道，下氣，理風熱，脚氣。取蒸煮食之。又篁竹筍，主消渴，風熱，益氣力，發氣脹，蒸煮炒任食。

③ 汪穎：**《食物本草》卷 1"菜類·筍"** 苦筍……除煩熱，出汗，治中風失音……

④ 苦筍賦：**《山谷集》卷 1"賦十首·苦笋賦"** 僰道苦笋，冠冕兩川。甘脆愜當，小苦而反成味。温潤縝密，多啖而不疾人。蓋苦而有味，如忠諫之可活國。多而不害，如舉士而皆得賢。是其鍾江山之秀氣，故能深雨露而避風煙。食肴以之開道，酒客爲之流涎……

⑤ 寧原：**《日用本草》卷七"篁筍"** ……久食發動諸氣及冷血，蒸煮彌熟爲佳。主消渴，利水道，去風熱，益氣力。/**《食物本草》卷 1"菜類·筍"** 篁筍，味蔹難食。主消渴，益氣力，補虚下氣。多食發氣脹……（**按**：《食鑑本草》無此文。此條或揉合上二書之文。）

⑥ 汪穎：**《食物本草》卷 1"菜類·筍"** 淡筍，即中母筍，味甘。主消痰，除熱狂壯熱，頭痛風，並妊人頭旋倒地，驚悸，温疫迷悶，小兒驚癇天吊等症。多食發背悶脚氣……

⑦ 汪穎：**《食物本草》卷 1"菜類·筍"** 貓筍，味甘，温，生於冬，不出土者，曰冬筍。小兒痘疹不出，煮粥食解毒，有發生之意……

⑧ 詵：**《食療》見《證類》卷 13"竹葉"** 孟詵云：笋，寒。主逆氣，除煩熱，動氣發冷症，不可多食。越有蘆及箭笋，新者稍可食，陳者不可食。其淡竹及中母笋雖美，然發背悶脚氣。

⑨ 穎：**《食物本草》卷 1"菜類·筍"** ……又嘗有一醫説，有人素患痰，食筍而愈。

⑩ 瑞：**《日用本草》卷 7"篁筍"** 甘筍、鞭筍、冬筍，皆可久食。味甘寒，無毒。彌熟爲佳……諸筍新者，不可多食。陳者尤忌食之。其餘雜色竹筍，本草失載，性味不敢妄述，姑存此以待智者。

奭[①]曰】筍難化，不益人，脾病不宜食之。一小兒食乾筍三寸許，噎於喉中，壯熱喘粗如驚。服驚藥不效，後吐出筍，諸證乃定。其難化也如此。【時珍曰】贊寧《筍譜》[②]云：筍雖甘美而滑利大腸，無益於脾，俗謂之刮腸篦。惟生薑及麻油能殺其毒。人以麻滓沃竹叢，則次年凋疏，可驗矣。其蘄州叢竹、毛斑竹，匡廬扁竹，澧州方竹，嶺南簩竹、簩竹、月竹，諸筍皆苦韌不堪食也。時珍常見俗醫治痘，往往勸飲筍湯，云能發痘。蓋不知痘瘡不宜大腸滑利，而筍有刮腸之名，則暗受其害者，不知若干人也。戒之哉！戒之哉！

桃竹筍《拾遺》[③]。○【藏器[④]曰】南人謂之黄筍。灰汁煮之可食，不爾戟人喉。其竹叢生，醜類非一。【時珍曰】桃枝竹出川、廣中。皮滑而黄，犀紋瘦骨，四寸有節，可以爲席。【氣味】苦，有小毒。【主治】六畜瘡中蛆，擣碎納之，蛆盡出。藏器[⑤]。

刺竹筍。【時珍曰】生交、廣中。叢生，大者圍二尺，枝節皆有刺。夷人種以爲城，伐竹爲弓。根大如車輻。一名笆竹。【氣味】甘、苦，有小毒。食之落人髮。《竹譜》[⑥]。

酸筍《綱目》

【集解】【時珍曰】酸筍出粵南。顧玠《海槎録》[⑦]云：筍大如臂。摘至用沸湯泡去苦水，投冷井水中，浸二三日取出，縷如絲繩，醋煮可食。好事者携入中州成罕物云。

【氣味】酸，凉，無毒。【主治】作湯食，止渴，解酲，利膈。時珍。

---

① 宗奭：**《衍義》卷 14"竹葉"** ……張仲景竹葉湯，用淡竹，筍難化，不益脾。鄰家一小兒，方二歲，偶失照管，壯熱喘粗，不食多睡，仰頭呻吟，微嘔逆，瞑目，多驚，凡三五日，醫作慢驚治之。治不對病，不愈。忽然其母誤將有巴豆食藥作驚藥，化五丸如麻子大，灌之。良久大吐。有物噎於喉中，乳媪以指摘出之，約長三寸，粗如小指，乃三日前臨階曝者乾箭筍。是夜諸證皆定，次日但以和氣藥調治，遂安。其難化也如此……

② 筍譜：**《筍譜·三之食》** 一説滑利大腸，無益於(肺)〔脾〕也。俗或謂之刮腸篦是也。凡物過度而食，益少而損多，豈止筍耶？殺筍之毒，吴蜀薑、麻油。如竹叢欲敗，以油滓沃，明年則凋疏矣。

③ 拾遺：見 1984 頁注⑦。

④ 藏器：同上注。

⑤ 藏器：見上注。

⑥ 竹譜：**《竹譜》** 棘竹，駢深，一叢爲林，根如推輪，節若束針。亦曰笆竹，城固是任。篾筍既食，鬢髮則侵。

⑦ 海槎録：**《海槎餘録》** 酸笋大如臂，摘至用沸湯泡出苦水，投冷井水中，浸二三日取出，縷如絲，醋煮可食。好事者攜入中州成罕物，京師勳戚家會酸笋湯，即此品也。

本草綱目菜部目録第二十八卷

菜之三　蓏菜類一十一種

茄《開寶》　苦茄《拾遺》　壺盧《日華》　苦瓠《本經》
敗瓢《綱目》　冬瓜《本經》　南瓜《綱目》　越瓜《開寶》○即梢瓜
胡瓜《嘉祐》○即黄瓜　絲瓜《綱目》○天羅勒附　苦瓜《救荒》

右附方舊二十五,新一百零八。

菜之四　水菜類六種

紫菜《食療》　石蓴《拾遺》　石花菜《食鑑》　鹿角菜《食性》
龍鬚菜《綱目》　睡菜《綱目》

菜之五　芝栭類一十五種

芝《本經》　木耳《本經》　杉菌《圖經》　皂角蕈《綱目》
香蕈《日用》　葛花菜《綱目》　天花蕈《日用》　蘑菰蕈《綱目》
鷄㙪《綱目》　舵菜《綱目》　土菌《拾遺》○鬼蓋、地芩、鬼筆附
竹蓐《食療》　雚菌《本經》○蜀格附　地耳《别録》　石耳《日用》

右附方舊七,新二十六。

互考諸菜

香薷	紫蘇	紫菀	蟚菜	牛膝苗	防風苗	薄荷
荏蘇	馬蘭	蔞蒿	澤蘭根	地黄苗	地菘	諸葵
蔛菜	酸模	菖蒲	牛蒡苗	青葙苗	蘘荷	龍葵
决明	甘藍	蘿藦	紅花苗	車前苗	蓼芽	萱草
蘆笋	茭笋	蘋	海苔菜	獨帚苗	蒻頭	羊蹄
蒲笋	蓴菜	荇	齊頭蒿	昆布苗	昆布	海藻
王瓜	百部	藕絲	芡莖	菱莖	豆藿	豆芽
豆莢	豆腐	罌粟苗	椿芽	槐芽	蕪荑	枸杞
皂莢苗	榆芽	槿芽	椶笋	五加		

本草綱目菜部第二十八卷

菜之三　蓏菜類一十一種

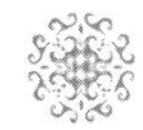

茄音伽○宋《開寶》①

【釋名】落蘇《拾遺》②、崑崙瓜《御覽》③、草鼈甲。【頌④曰】按段成式云：茄音加，乃蓮莖之名。今呼茄菜，其音若伽，未知所自也。【時珍曰】《陳藏器本草》云：茄，一名落蘇。名義未詳。按五代《貽子録》⑤作酪酥，蓋以其味如酥酪也，於義似通。杜寶《拾遺録》⑥云：隋煬帝改茄曰崑崙紫瓜。又王隱君《養生主論》⑦治瘧方用乾茄，諱名草鼈甲。蓋以鼈甲能治寒熱，茄亦能治寒熱故爾。

【集解】【頌⑧曰】茄子處處有之。其類有數種：紫茄、黄茄，南北通有；白茄、青水茄，惟北土有之。入藥多用黄茄，其餘惟可作菜茹爾。江南一種藤茄，作蔓生，皮薄似壺盧，亦不聞中藥。【宗奭⑨曰】新羅國出一種茄，形如雞子，淡光微紫色，蒂長味甘。今中國已遍有之。【時珍曰】茄種宜於九月黄熟時收取，洗浄曝乾，至二月下種移栽。株高二三尺，葉大如掌。自夏至秋，開紫花，五瓣相連，五稜如縷，黄蕊緑蒂，蒂包其茄。茄中有瓤，瓤中有子，子如脂麻。其茄有團如栝樓者，長四五寸者。有青茄、紫茄、白茄。白茄亦名銀茄，更勝青者。諸茄至老皆黄，蘇頌以黄茄爲一種，似未深究

---

① 開寶：**《開寶》見《證類》卷 29“茄子”**　味甘，寒。久冷人不可多食，損人動氣，發瘡及痼疾。一名落蘇。處處有之。根及枯莖、葉：主凍脚瘡，可煮作湯漬之，良。苦茄：樹小有刺。其子，以醋摩療癰腫。根亦作浴湯。生嶺南。

② 拾遺：**《拾遺》見《證類》卷 29“茄子”**　陳藏器云……今人種而食者名落蘇……

③ 御覽：**《御覽》卷 977“茄”**　杜寶《大業拾遺録》曰：四年……改茄子爲崑崙紫苽。

④ 頌：**《圖經》見《證類》卷 29“茄子”**　……段成式云：茄者，連莖之名，字當革遐反，今呼若伽，未知所自耳……

⑤ 貽子録：**《容齋續筆》卷 13“《貽子録》”**　先公自燕歸，得龍圖閣書一策，曰《貽子録》……其林園一章，爲茄，爲酪酥，亦甚新。

⑥ 拾遺録：見本頁注③。

⑦ 養生主論：**《養生主論》卷 11“童壯門”**　青蒿煎圓……草鱉甲（即茄子，作二片，焙乾剉用）……

⑧ 頌：**《圖經》見《證類》卷 29“茄子”**　茄子，舊不著不所出州土，云處處有之，今亦然……茄之類有數種：紫茄、黄茄，南北通有之。青水茄、白茄，惟北土多有。入藥多用黄茄，其餘惟可作菜茹耳。又有一種苦茄，小株有刺，亦入藥。江南有一種藤茄，作蔓生，皮薄，似葫蘆，亦不聞中藥……

⑨ 宗奭：**《衍義》卷 19“茄子”**　新羅國出一種，淡光，微紫色，蒂長，味甘。

也。王禎《農書》①云:一種渤海茄,白色而堅實。一種番茄,白而扁,甘脆不澀,生熟可食。一種紫茄,色紫蒂長,味甘。一種水茄,形長味甘,可以止渴。《洪容齋隨筆》②云:浙西常茄皆皮紫,其白者爲水茄。江西常茄皆皮白,其紫者爲水茄。亦一異也。劉恂《嶺表録》③云:交嶺茄樹,經冬不凋,有二三年漸成大樹者,其實如瓜也。茄葉摘布路上,以灰圍之,則子必繁,謂之嫁茄。

茄子。【氣味】甘,寒,無毒。【志④曰】凡久冷人不可多食,損人動氣,發瘡及痼疾。【李(廷)〔鵬〕飛⑤曰】秋後食多損目。【時珍曰】按《生生編》⑥云:茄性寒利,多食必腹痛下利,女人能傷子宫也。【主治】寒熱,五臟勞。孟詵⑦。治温疾傳尸勞氣。醋摩,傅腫毒。大明⑧。老裂者燒灰,治乳裂。震亨⑨。散血止痛,消腫寬腸。時珍。

【發明】【宗奭⑩曰】蔬圃中惟此無益。《開寶本草》並無主治,止説損人。後人雖有處治之法,終與正文相失。圃人又下於暖處,厚加糞壤,遂於小滿前後求貴價以售。既不以時,損人益多。不時不食,烏可忽也。【震亨⑪曰】茄屬土,故甘而喜降,大腸易動者忌之。老實治乳頭裂,茄根煮湯漬凍瘡,折蒂燒灰治口瘡,俱獲奇效,皆甘以緩火之意也。【時珍曰】段成式《酉陽雜俎》⑫言茄厚腸胃,動氣發疾。蓋不知茄之性滑,不厚腸胃也。

---

① 農書:**《農書》卷29"茄子"** ……一種出自暹羅國者,其色微紫,蒂長,味甘。今之紫茄……有一種白者,謂之渤海茄。又一種白花青色,稍匾,一種白而匾者,皆謂之番茄,甘脆不澀,生熟可食。又一種水茄,其形稍長,甘而多水,可以止渴。此數種,中土頗多,南方罕得,亦宜種之……

② 容齋隨筆:**《容齋四筆》卷5** ……浙西常茄皆皮紫,其皮白者爲水茄。吾鄉常茄皮白,而水茄則紫。其異如是。

③ 嶺表録:**《嶺表録異》卷中** 南中草菜,經冬不衰,故蔬園之中,栽種茄子宿根,有二三年漸長枝幹,乃爲大樹,每夏秋熟,則梯樹摘之,三年後樹漸老,子稀,即伐去别栽嫩者。/**《酉陽雜俎》卷19"草篇"** ……欲其子繁,待其花時,取葉布於過路,以灰規之,人踐之,子必繁也,俗謂之嫁茄子……(**按**:此條綜合兩家之説。)

④ 志:見1989頁注①。

⑤ 李鵬飛:**《延壽書》卷3"菜蔬"** ……秋後食之損目。

⑥ 生生編:(**按**:僅見《綱目》引録。)

⑦ 孟詵:**《食療》見《證類》卷29"茄子"** 平。主寒熱,五藏勞……

⑧ 大明:**《日華子》見《證類》卷29"茄子"** 茄子,治温疾,傳尸勞氣。(**按**:"醋摩,傅腫毒"乃《開寶》語。)

⑨ 震亨:**《衍義補遺·茄》** ……折者燒灰,治乳□……(**按**:底本"乳"後損缺一字。據《本草發揮》卷3"茄子":"實之裂者燒灰,以治乳裂",此當爲"裂"。)

⑩ 宗奭:**《衍義》卷19"茄子"** 今其子遍中國蔬圃中,惟此無益,並無所治,止説損人。後人雖有處治之法,然終與本經相失。圃人又植於暖處,厚加糞壤,遂于小滿前後,求貴價以售,既不以時,損人益多。不時不食,於可忽也。

⑪ 震亨:**《衍義補遺·茄》** 屬土,故甘而喜降。火府者也,易(種)〔動〕者忌之。(食)〔實〕之折者,燒灰治乳……又根煮湯,淋洗脚瘡,甚效。折蒂燒灰,以治口瘡。皆甘以緩火之急。

⑫ 酉陽雜俎:**《酉陽雜俎》卷19"草篇"** ……茄子熟者食之,厚腸胃,動氣發疾。

【附方】舊五，新十。婦人血黄。黄茄子竹刀切，陰乾爲末。每服二錢，温酒調下。《摘玄方》[①]。腸風下血。經霜茄連蒂燒存性爲末，每日空心温酒服二錢匕。《靈苑方》[②]。久患下血。大茄種三枚，每用一枚，濕紙包，煨熟安瓶内，以無灰酒一升半沃之，蠟紙封閉三日，去茄暖飲。《普濟方》[③]。腹内鼈癥。陳醬茄兒燒存性，入麝香、輕粉少許，脂調貼之。《壽域方》[④]。卵癀偏墜。用雙蒂茄子懸于房門上，出入用眼視之。茄蔫所患亦蔫，茄乾亦乾矣。又法：用雙茄懸門上，每日抱兒視之，二三次釘針于上，十餘日消矣。劉松石《保壽堂方》[⑤]。大風熱痰。用黄老茄子大者不計多少，以新瓶盛，埋土中，經一年盡化爲水，取出入苦參末，同丸桐子大。食已及卧時酒下三十丸，甚效。此方出江南人傳。蘇頌《圖經本草》[⑥]。腰脚拘攣。腰脚風血積冷，筋急拘攣疼痛者。取茄子五十斤切洗，以水五斗煮取濃汁，濾去滓，更入小鐺中，煎至一斗以來，即入生粟粉同煎，令稀稠得所，取出搜和，更入麝香、朱砂末，同丸如梧子大。每旦用秫米酒送下三十丸，近暮再服，一月乃瘥。男子、女人通用，皆驗。《圖經本草》[⑦]。磕撲青腫。老黄茄極大者，切片如一指厚，新瓦焙研爲末。欲卧時温酒調服二錢匕，一辰消盡，無痕迹也。《勝金》[⑧]。墜損跌撲。散血止痛，重陽日收老茄子百枚，去蒂四破切之，消石十二兩擣碎，以不津器先鋪茄子一重，乃下消石一重，如此間鋪令盡，以紙數層密封，安置净處，上下以新磚承覆，勿犯地氣。至正月後取出，去紙兩重，日中曝之。逐日如此，至二三月，度茄已爛，開瓶傾出，濾去滓，別入新器中，以薄綿蓋頭，又

---

① 摘玄方：（**按**：《丹溪摘玄》無此方，未能溯得其源。）

② 靈苑方：**《證類》卷 29"茄子"** 《靈苑方》：治腸風下血，久不止。茄蒂燒存性爲末，每服食前米飲調三錢匕。

③ 普濟方：**《普濟方》卷 38"臟毒下血"** 茄子酒：治久患腸風瀉血。用茄子大者三枚，先將一枚濕紙裹，於煻火内煨熟，取出入磁罐子，乘熱以無灰酒一升半沃之，便以臘紙封閉，經三宿，去茄子，暖酒空心分服。如是更作，不過三度差。

④ 壽域方：**《延壽神方》卷 3"嬰孺部"** 治走馬牙疳……一方：用陳醬茄兒燒灰，爲末，入麝香、輕粉少許，貼患處，立效。（**按**：查該書治鼈癥無此方。時珍所引主治不合。）

⑤ 保壽堂方：**《保壽堂方》卷 2"疝瘕門"** 治偏墜方：用雙蒂茄子懸於房門上，出入用眼視之。茄淹，所患亦淹，茄乾亦乾矣。又法：用雙茄懸門上，每日抱兒視之，二三茨釘針釘於上，十餘日消。

⑥ 圖經本草：**《圖經》見《證類》卷 29"茄子"** ……江南方有療大風熱痰，取大黄老茄子，不計多少，以新瓶盛貯，埋之土中，經一年，盡化爲水，取出，入苦參末，同丸如梧子。食已及欲卧時，酒下三十粒，甚效……

⑦ 圖經本草：**《圖經》見《證類》卷 29"茄子"** ……又治腰脚風血積冷，筋急拘攣疼痛者，取茄子五十斤，細切净洗訖，以水五斗，煮取濃汁，濾去滓，更入小鐺器中煎至一斗以來，即入生粟粉同煎，令稀稠得所，取出搜和，更入研了麝香、朱砂粉，同丸如梧子。每旦日，用秫米酒送三十丸，近暮再服，一月乃差。男子、女人通用，皆驗。

⑧ 勝金：**《證類》卷 29"茄子"** 《勝金方》：治搕撲損，肌膚青腫方：茄子留花種通黄極大者，切作片如一指厚，新瓦上焙乾爲末。欲卧酒調二錢匕，一夜消盡，無痕迹也。

曝,至成膏乃可用。每以酒調半匙,空腹飲之,日再,惡血散則痛止而愈矣。若膏久乾硬,即以飯飲化動用之。《圖經本草》①。發背惡瘡。用上方以酒服半匙,更以膏塗瘡口四圍,覺冷如冰,瘡乾便瘥。其有根本在膚腠者,亦可内消。同上。熱毒瘡腫。生茄子一枚,割去二分,去瓤二分,似罐子形,合于瘡上即消也。如已出膿,再用取瘥。《聖濟總録》②。牙齒腫痛。隔年糟茄,燒灰頻頻乾擦,立效。《海上名方》③。蟲牙疼痛。黄茄種燒灰擦之,效。《摘玄方》④。喉痺腫痛。糟茄或醬茄,細嚼嚥汁。《德生堂方》⑤。婦人乳裂。秋月冷茄子裂開者,陰乾燒存性,研末,水調塗。《補遺方》⑥。

蒂。【主治】燒灰,米飲服二錢,治腸風下血不止及血痔。吴瑞⑦。燒灰,治口齒瘡䘌。生切,擦癜風。時珍。

【發明】【時珍曰】治癜風,用茄蒂蘸硫、附末摻之,取其散血也。白癜用白茄蒂,紫癜用紫茄蒂,亦各從其類耳。

【附方】新一。風蛀牙痛。茄蒂燒灰摻之。或加細辛末等分,日用之。《仁存方》⑧。

花。【主治】金瘡、牙痛。時珍。

---

① 圖經本草:**《圖經》見《證類》卷29"茄子"** ……又治墜撲内損,散敗血,止痛及惡瘡發背等。重陽日收取茄子百枚,去蒂,四破切之,消石十一兩,碎擣,以不津瓶器,大小約可盛納茄子者,於器中先鋪茄子一重,乃下消石一重復之,如此令盡,然後以紙三數重,密密封之,安置净處,上下以新磚橝復,不犯地氣,至正月後取出,去紙兩重,日中暴之。逐日如此,至二、三月,度已爛,即開瓶傾出,濾去滓,别入新器中,以薄綿蓋頭,又暴,直至成膏,乃可用。内損,酒調半匙,空腹飲之,日再,惡血散則痛止,血愈矣。諸瘡腫,亦先酒飲半匙,又用膏于瘡口四面塗之,當覺冷如冰雪,瘡乾便差。其有根本在膚腠者,亦可内消,若膏久乾硬,即以飯飲化動塗之……

② 聖濟總録:**《聖濟總録》卷133"熱瘡"** 治熱瘡,茄子角方:右取生茄子一枚,割去二分令口小,去瓤三分,似一罐子,將合於腫上角,即消。如已出膿,再用取差爲度。

③ 海上名方:**《普濟方》卷66"牙齒疼痛"** 治諸牙疼及齒衄(出《海上方》):隔年糟茄燒灰,出火毒,爲細末,每用少許乾擦疼處,立效。或糟茄新瓦上片切,燒令乾黑色,爲末傅之。

④ 摘玄方:**《丹溪摘玄》卷19"齒門"** 治牙痛:小茄花(秋後取,瓦上焙乾),右爲末,擦牙。(**按**:藥名小異。)

⑤ 德生堂方:**《普濟方》卷61"喉痹"** 治喉風……又方(出《德生堂》):治喉閉,用藏茄,或糟茄、醬茄切片,令患者嚼數片,鹹水咽下喉中,立效。如不可咽,紐汁灌下。

⑥ 補遺方:**《婦人良方補遺》卷23"産後妒乳方論"** 又有婦人乳頭裂痛,取秋後落茄子花裂開者,陰乾燒存性,水調涂之。

⑦ 吴瑞:**《日用本草》卷7"茄子"** 腸風下血不止,用茄蒂燒灰存性,爲末,每服一錢,食前米飲下。

⑧ 仁存方:**《普濟方》卷69"齒風腫痛"** 細辛散:常用去風血不蛀。茄蒂(曬乾燒灰)、細辛(各等分),右和勻,擦之。(**按**:未見《仁存方》有此方,另溯其源。)

【附方】新一。牙痛。秋茄花乾之,旋燒研塗痛處,立止。《海上名方》①。

根及枯莖、葉。【主治】凍瘡皴裂,煮湯漬之良。《開寶》②。散血消腫,治血淋下血,血痢,陰挺,齒䘌口蕈。時珍。

【附方】新八。血淋疼痛。茄葉熏乾爲末,每服二錢,温酒或鹽湯下。隔年者尤佳。《經驗良方》③。腸風下血④。方同上,米飲下。久痢不止。茄根燒灰、石榴皮等分爲末,以沙糖水服之。《簡便單方》⑤。女陰挺出。茄根燒存性,爲末。油調在紙上,捲筒安入内。一日一上。《乾坤生意》⑥。口中生蕈。用醋漱口,以茄母燒灰、飛鹽等分,米醋調稀,時時擦之。《摘玄方》⑦。牙齒䘌痛。茄根擣汁,頻塗之。〇陳茄樹燒灰傅之。先以露蜂房煎湯漱過。《海上名方》⑧。牙痛取牙。茄科以馬尿浸三日,晒炒爲末。每用點牙即落,真妙。《鮑氏方》⑨。夏月趾腫,不能行走者。九月收茄根懸簷下,逐日煎湯洗之。《簡便》⑩。

苦茄《拾遺》⑪

【集解】【藏器⑫曰】苦茄野生嶺南,樹小有刺。

子。【主治】醋摩,塗癰腫。根,亦可作湯浴。又主瘴氣。藏器⑬。

① 海上名方:**《普濟方》卷 66“牙齒疼痛”** 治牙疼(出《海上方》):用茄花,秋者尤妙,開時乾貯,旋燒傅疼處,立愈。

② 開寶:見 1989 頁注①。

③ 經驗良方:**《普濟方》卷 215“血淋”** 治男子血淋……又方(出《經驗良方》):以茄蒂火煙上熏乾,爲細末,每服二錢,温酒或鹽湯調下。隔年者尤佳……

④ 腸風下血:**《普濟方》卷 215“血淋”** 又方(出《經驗良方》)……又治腸風臟毒。茄蒂燒灰存性,爲末,米湯飲調下二錢。小兒服半錢。

⑤ 簡便單方:**《奇效單方》卷上“九痢疾”** 一用石榴皮、茄蒂,燒灰爲末,沙糖湯下。

⑥ 乾坤生意:**《乾坤生意》卷下“産后諸證”** 一方:陰中生茄。用茄根燒灰,为細末,香油調搽於紙上,安在内。

⑦ 摘玄方:**《丹溪摘玄》卷 18“口門”** 口蕈:酸醋漱口,灌漱却,用茄根灰、飛鹽、米醋調搽。

⑧ 海上名方:**《普濟方》卷 66“牙齒疼痛”** 治牙疼……又方(出《海上方》):用陳茄樹燒灰,先用露蜂房煎湯盥漱,却以茄灰傅之。

⑨ 鮑氏方:**《普濟方》卷 70“揩齒”** 一方點落牙,用茄柯,馬尿浸三日出,曬乾,剉炒爲末,點牙即落。切切勿近好牙。(**按**:未能查到《鮑氏方》有此方,另溯其源。)

⑩ 簡便:**《奇效單方》卷上“四濕門”** 治夏月患濕不能行走,指腫者,九月間收茄根懸簷下,煎湯洗之。

⑪ 拾遺:**《拾遺》見《證類》卷 29“茄子”** 陳藏器……岭南野生者名苦茄,足刺,子小。主瘴。

⑫ 藏器:見上注。

⑬ 藏器:見上注。/**《開寶》見《證類》卷 29“茄子”** ……苦茄 树小有刺。其子,以醋摩疗痈肿。根亦作浴汤。生岭南。(**按**:除“主瘴”出“藏器”外,餘皆出《開寶》。)

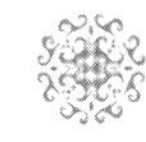

壺盧《日華》①

【釋名】瓠瓜《説文》②、匏瓜《論語》③。【時珍曰】壺，酒器也。盧，飯器也。此物各象其形，又可爲酒飯之器，因以名之。俗作葫蘆者，非矣。葫乃蒜名，蘆乃葦屬也。其圓者曰匏，亦曰瓢，因其可以浮水如泡、如漂也。凡蓏屬皆得稱瓜，故曰瓠瓜、匏瓜。古人壺、瓠、匏三名皆可通稱，初無分別。故孫愐《唐韻》④云：瓠音壺，又音護。瓠𤬏，瓢也。《陶隱居本草》作瓠𤬪，云是瓠類也。許慎《説文》⑤云：瓠，匏也。又云：瓢，瓠也。匏，大腹瓠也。《陸機詩疏》⑥云：壺，瓠也。又云：匏，瓠也。《莊子》⑦云：有五石之瓠。諸書所言，其字皆當與壺同音。而後世以長如越瓜、首尾如一者爲瓠，音護。瓠之一頭有腹長柄者爲懸瓠，無柄而圓大形扁者爲匏，匏之有短柄大腹者爲壺，壺之細腰者爲蒲蘆。各分名色，迥異於古。以今參詳，其形狀雖各不同，而苗、葉、皮、子性味則一，故兹不復分條焉。懸瓠，今人所謂茶酒瓢者是也。蒲蘆，今之藥壺盧是也。郭義恭《廣志》⑧謂之約腹壺，以其腹有約束也。亦有大、小二種也。

【集解】【弘景⑨曰】瓠與冬瓜，氣類同輩。又有瓠𤬪，亦是瓠類。小者名瓢，食之乃勝瓠。此等皆利水道，所以在夏月食之，大理不及冬瓜也。【恭⑩曰】瓠與瓠𤬪、冬瓜全非類例。三物苗、葉相似，而實形則異。瓠形似越瓜，長尺餘，頭尾相似，夏中便熟，秋末便枯。瓠𤬪形狀大小非一，夏末始實，秋中方熟，取其爲器，經霜乃堪。瓠與甜瓠𤬪體性相類，啖之俱勝冬瓜，陶言不及，是未悉此等

---

① 日華：**《日華子》見《證類》卷29"苦瓠"**　瓠，無毒。又云：微毒。除煩止渴，治心熱，利小腸，潤心肺，治石淋，吐蛔蟲。（**按**：《日華子》無"壺盧"名。以"瓠"爲藥條名可見《食療》。故此處當誤。）

② 説文：**《説文·瓠部》**　瓠：匏也。

③ 論語：**《論語·陽貨》**　豈匏瓜也哉，焉能繫而不食。

④ 唐韻：**《重修廣韻》卷1"上平聲·十虞"**　瓠：（瓠𤬏，瓢也。又音護。）

⑤ 説文：見本頁注②。/**《説文·瓠部》**　瓢：蠡也。（**按**：《説文》未見有"瓢，瓠也。匏，大腹瓠也"之説。）

⑥ 詩疏：**《毛詩注疏》卷15"國風·曹·七月"**　……七月食瓜，八月斷壺……（壺，瓠也……）（**按**：《陸機詩疏》無此説，原出《毛詩注疏》鄭玄箋注。）

⑦ 莊子：**《莊子·逍遥遊》**　……今子有五石之瓠，何不慮以爲大樽而浮乎江湖……

⑧ 廣志：**《齊民要術》卷2"種瓠第十五"**　《廣志》曰……有約腹瓠，其大數斗。其腹窈挈，緣蒂爲口。

⑨ 弘景：**《集注》見《證類》卷29"苦瓠"**　陶隱居云：瓠與冬瓜氣類同輩，而有上下之殊，當是爲其苦爾……又有瓠𤬪，亦是瓠類，小者名瓢，食之乃勝瓠。凡此等，皆利水道，所以在夏月食之，大理自不及冬瓜也。

⑩ 恭：**《唐本草》見《證類》卷29"苦瓠"**　《唐本》注云：瓠與冬瓜、瓠𤬪全非類例……此三物苗葉相似，而實形有異，瓠味皆甜，時有苦者，而似越瓜，長者尺餘，頭尾相似。其瓠𤬪，形狀大小非一。瓠，夏中便熟，秋末並枯。瓠𤬪，夏末始實，秋中方熟，取其爲器，經霜乃堪。瓠與甜瓠𤬪體性相類……而甜瓠𤬪與瓠子，噉之俱勝冬瓜，陶言不及，乃是未悉此等元種各別，非甘者變而爲苦也……

原種各别也。【時珍曰】長瓠、懸瓠、壺盧、匏瓜、蒲盧,名狀不一,其實一類各色也。處處有之,但有遲早之殊。陶氏言瓠與冬瓜氣類同輩,蘇氏言瓠與瓠瓠全非類例,皆未可憑。數種並以正二月下種,生苗引蔓延緣。其葉似冬瓜葉而稍團,有柔毛,嫩時可食。故《詩》①云:幡幡瓠葉,采之烹之。五六月開白花,結實白色,大小長短,各有種色。瓤中之子,齒列而長,謂之瓠犀。竊謂壺匏之屬,既可烹晒,又可爲器。大者可爲甕盎,小者可爲瓢樽,爲要舟可以浮水,爲笙可以奏樂,膚瓤可以養豕,犀瓣可以澆燭,其利博矣。

壺瓠。【氣味】甘,平,滑,無毒。【恭②曰】甘冷。多食令人吐利。【扁鵲③曰】患脚氣虚脹冷氣者,食之永不除也。【主治】消渴惡瘡,鼻口中肉爛痛。思邈④。利水道。弘景⑤。消熱,服丹石人宜之。孟詵⑥。除煩,治心熱,利小腸,潤心肺,治石淋。大明⑦。

【發明】【時珍曰】按《名醫録》⑧云:浙人食匏瓜多吐瀉,謂之發暴。蓋此物以暑月壅成故也。惟與香葇同食則可免。

【附方】新一。腹脹黄腫。用亞腰壺盧連子燒存性,每服一個,食前温酒下。不飲酒者,白湯下。十餘日見效。《簡便方》⑨。

葉。【氣味】甘,平,無毒。【主治】爲茹耐饑。思邈⑩。

蔓鬚花。【主治】解毒。時珍。

【附方】新一。預解胎毒。七八月,或三伏日,或中秋日,剪壺盧鬚如環子脚者,陰乾,於除夜煎湯浴小兒,則可免出痘。唐瑶《經驗方》⑪。

子。【主治】齒齗或腫或露,齒摇疼痛,用八兩,同牛膝四兩,每服五

---

① 詩:**《詩·小雅·瓠葉》** 幡幡瓠葉,采之亨之。君子有酒,酌言嘗之。

② 恭:**《唐本草》見《證類》卷29"苦瓠"** ……瓠與甜瓠瓠體性相類,但味甘冷,通利水道,止渴消熱,無毒,多食令人吐……

③ 扁鵲:**《千金方》卷26"菜蔬第三"** 甜瓠……扁鵲云:患脚氣虚脹者,不得食之,其患永不除。

④ 思邈:**《千金方》卷26"菜蔬第三"** 甜瓠:味甘,平、滑,無毒。主消渴,惡瘡,鼻、口中肉爛痛。

⑤ 弘景:見1994頁注⑨。

⑥ 孟詵:**《食療》見《證類》卷29"苦瓠"** ……又壓熱,服丹石人方可食,餘人不可輒食。

⑦ 大明:見1994頁注①。

⑧ 名醫録:**《醫説》卷7"食忌·發暴"** 浙中人因食瓜匏,多要發吐瀉霍亂,謂之發暴,以致於有不救者。爲何?瓜匏種之在土不久,值時暖易長易成,使人食之則發暴。若同香葇共食則可免……(《名醫録》)

⑨ 簡便方:**《奇效單方》卷上"八脾胃"** 治食少腹脹及黄腫,以亞腰胡蘆不去子,燒存性,爲末,每服一個,食前温酒調下。不飲酒者,白湯下。十餘日見效。

⑩ 思邈:**《千金方》卷26"菜蔬第三"** 甜瓠……其葉味甘、平,主耐饑。

⑪ 唐瑶經驗方:(**按**:書佚,無可溯源。)

錢，煎水含漱，日三四次。《御藥院方》①。

苦瓠《本經》②下品

【釋名】苦匏《國語》③、苦壺盧。

【集解】【《别録》④曰】苦瓠生晉地。【弘景⑤曰】今瓠忽有苦者，如膽不可食，非别生一種也。又有瓠甊，亦是瓠類。【恭⑥曰】《本經》所論，都是苦瓠甊爾。陶謂瓠中苦者，大誤矣。瓠中時有苦者，不入藥用，無所主療，亦不堪啖。瓠與瓠甊，原種各别，非甘者變爲苦也。【保昇⑦曰】瓠即匏也。有甘、苦二種，甘者大，苦者小。【機⑧曰】瓠壺有原種是甘，忽變爲苦者。俗謂以雞糞壅之，或牛馬踏踐則變爲苦。陶説亦有所見，未可盡非也。【時珍曰】《詩》⑨云：匏有苦葉。《國語》⑩云：苦匏不材，於人共濟而已。皆指苦壺而言，即苦瓠也。瓠、壺同音，陶氏以瓠作護音釋之，所以不穩也。應劭《風俗通》⑪云：燒穰可以殺瓠。或云：畜瓠之家不燒穰，種瓜之家不焚漆。物性相畏也。蘇恭言服苦瓠過分，吐利不止者，以黍穰灰汁解之，蓋取乎此。凡有苦瓠，須細理瑩净無黶翳者乃佳，不爾有毒。

瓤及子。【氣味】苦，寒，有毒。【主治】大水，面目四肢浮腫，下水，令人吐。《本經》⑫。利石淋，吐呀嗽囊結，疰蠱痰飲。又煮汁漬陰，療小便不

① 御藥院方：**《御藥院方》卷9"治咽喉口齒門"**　二勝散：治齒齗成䘌，或腫，牙齒動摇疼痛。甜葫蘆子（曬乾，八兩）、牛膝（剉，四兩），右爲粗散，每用五錢，水一盞半，煎至一盞，去滓，微熱漱，多時吐之。誤咽不妨，食後並臨卧，日漱三四服。

② 本經：**《本經》《别録》見《證類》卷29"苦瓠"**　味苦，寒，有毒。主大水，面目、四肢浮腫，下水，令人吐。生晉地川澤。

③ 國語：**《國語》卷5"魯語下"**　……夫苦匏不材於人，共濟而已……

④ 别録：見本頁注②。

⑤ 弘景：**《集注》見《證類》卷29"苦瓠"**　陶隱居云……今瓠自忽有苦者如膽，不可食，非别生一種也。又有瓠甊，亦是瓠類，小者名瓢，食之乃勝瓠……

⑥ 恭：**《唐本草》見《證類》卷29"苦瓠"**　《唐本》注云：瓠與冬瓜、瓠甊全非類例，今此論性，都是苦瓠甊爾。陶謂瓠中苦者，大誤矣。瓠中苦者，不入藥用……然瓠苦者不堪啖，無所主療，不入方用。而甜瓠甊與瓠子，啖之俱勝冬瓜，陶言不及，乃是未悉。此等元種各别，非甘者變而爲苦也……

⑦ 保昇：**《蜀本草》見《證類》卷29"苦瓠"**　《蜀本》注云……謹按：瓠固匏也……有甘、苦二种：甘者大，苦者小……

⑧ 機：（**按**：或出《本草會編》。書佚，無可溯源。）

⑨ 詩：**《詩·邶風·雄雉》**　匏有苦葉，濟有深涉。

⑩ 國語：見本頁注③。

⑪ 風俗通：**《御覽》卷979"瓠"**　……《風俗通》曰：燒穰殺瓠，俗説家人燒黍穰，則使田中瓠枯死也。

⑫ 本經：見本頁注②白字。

通。蘇恭①。煎汁滴鼻中,出黄水,去傷冷鼻塞,黄疸。藏器②。吐蚘蟲。大明③。治癧疽惡瘡,疥癬,齲齒有蟲𧏾者。又可制汞。時珍。

【附方】舊八,新十七。急黄病。苦瓠一枚,開孔,以水煮之,攪取汁,滴入鼻中。去黄水。陳藏器④。黄疸腫滿。苦壺盧瓤如大棗許,以童子小便二合,浸之一時,取兩酸棗大,納兩鼻中,深吸氣,待黄水出良。○又方:用瓠瓤熬黄爲末,每服半錢,日一服,十日愈。然有吐者當先詳之。《傷寒類要》⑤。大水脹滿⑥,頭面洪大。用瑩净好苦瓠白瓤,捻如豆粒,以麪裹煮一沸,空心服七枚。至午當出水一斗。二日水自出不止,大瘦乃瘥。二年内忌鹹物。○《聖惠》⑦用苦壺盧瓤一兩,微炒爲末,每日粥飲服一錢。通身水腫。苦瓠膜炒二兩,苦葶藶五分,擣合丸小豆大。每服五丸,日三,水下止。○又用苦瓠膜五分,大棗七枚,擣丸。一服三丸,如人行十里許,又服三丸,水出更服一丸,即止。並《千金方》⑧。石水腹腫,四肢皆瘦削。用苦瓠膜炒一兩,杏仁半兩炒,去皮尖爲末,糊丸小豆大。每飲下十丸,日三,水下止。《聖濟總録》⑨。水蠱洪腫。苦瓠瓤一枚,水二升,煮至一升,煎至可丸如小豆大,每米飲下十丸。待小便利,作小豆羹食。勿飲水。小

---

① 蘇恭:**《唐本草》見《證類》卷29“苦瓠”** 《唐本》注云……其苦瓠瓤,味苦,冷,有毒。主水腫,石淋,吐呀嗽囊結,疰蠱痰飲。或服之過分,令人吐利不止者,宜以黍穰灰汁解之。又煮汁漬陰,療小便不通也。

② 藏器:**《拾遺》見《證類》卷29“苦瓠”** 《陳藏器本草》云:苦瓠,煎取汁,滴鼻中出黄水,去傷寒鼻塞,黄疸……

③ 大明:**《日華子》見《證類》卷29“苦瓠”** ……吐蛔蟲。

④ 陳藏器:**《拾遺》見《證類》卷29“苦瓠”** ……又取一枚,開口,以水煮中攪取汁,滴鼻中,主急黄……

⑤ 傷寒類要:**《證類》卷29“苦瓠”** 《傷寒類要》:治黄疸。苦葫蘆瓤,如大棗許大,以童子小便二合,浸之三兩食頃。取兩酸棗許,分内兩鼻中,病人深吸氣,及黄水出,良。又方:治黄疸。以瓠子白瓤子熬令黄,擣爲末,每服半錢匕,日一服,十日愈。用瓠瓤有吐者,當先詳之。

⑥ 大水脹滿:**《千金方》卷21“水腫第四”** 治大水,頭面遍身腫脹方:苦瓠白穰實,撚如大豆,以面裹煮一沸,空腹吞七枚,至午當出水一升,三四日水自出不止,大瘦乃瘥。三年内慎口味。苦瓠須好,無厭翳,細理研净者,不爾有毒,不堪用。(**按**:原無出處,今溯得其源。)

⑦ 聖惠:**《聖惠方》卷54“治水氣身面卒浮腫諸方”** 治卒頭面浮腫,小便澀方:苦瓠瓤(一枚,細切),右以水一斗,煮一兩炊久,去滓,煎汁成膏,可圓即圓如梧桐子大,每服以温水下二十圓,日三服,當小便利,利後,便爛煮赤小豆粥食之。(**按**:本方主治、主藥均同,唯用法略異,録之備參。)

⑧ 千金方:**《千金方》卷21“水腫第四”** 治水通身腫方……又方:苦瓠膜(二分)、葶藶子(五分),右二味合擣爲丸,服如小豆大五丸,日三。/又方:大棗肉(七枚)、苦瓠膜(如棗核大),擣丸,一服三丸,如十五里又服三丸,水出更服一丸,即止。

⑨ 聖濟總録:**《聖濟總録》卷79“石水”** 治石水,四肢瘦腹腫,杏人丸方:杏人(湯浸去皮尖、雙人,炒)、苦瓠(取膜,微炒,各一兩),右二味擣羅爲末,煮麵糊和丸如小豆大,每服十丸,米飲下,日三服,水出爲度。

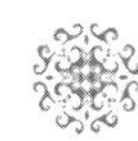

便不通脹急者。用苦瓠子三十枚炒，螻蛄三個焙，爲末，每冷水服一錢。並《聖濟總録》①。**小兒閃癖**。取苦瓠未破者，煮令熱，解開熨之。《陳藏器本草》②。**風痰頭痛**。苦瓠膜取汁，以葦管灌入鼻中，其氣上衝腦門，須臾惡涎流下，其病立愈除根，勿以昏運爲疑。乾者浸汁亦效，其子爲末吹入亦效。年久頭風皆愈。《普濟方》③。**鼻窒氣塞**。苦壺盧子爲末，醇酒浸之，夏一日，冬七日。日日少少點之。《聖惠方》④。**眼目昏暗**。七月七日，取苦瓠白瓤絞汁一合，以酢二升，古錢七文，同以微火煎減半。每日取沫納眦中，神效。《千金》⑤。**弩肉血瞖**。秋間取小柄壺盧，或小藥壺盧，陰乾，於緊小處鋸斷，内䆋一小孔如眼孔大。遇有此病，將眼皮上下用手掙開，將壺盧孔合定。初雖甚痛苦，然瘀肉、血瞖皆漸下，不傷睛也。劉松石《經驗方》⑥。**齒䘌口臭**。苦瓠子爲末，蜜丸半棗大。每旦漱口了，含一丸，仍塗齒齗上，涎出吐去，妙。《聖惠方》⑦。**風蟲牙痛**。壺盧子半升，水五升，煎三升，含漱之。莖葉亦可。不過三度。《聖惠方》⑧。**惡瘡癬癩**，十年不瘥者。苦瓠一枚，煮汁搽之，日三度。《肘後方》⑨。**九瘻有孔**。苦瓠四枚，大如盞者，各穿一孔如指大，湯煮十數沸，取一竹筒長一尺，一頭插瓠孔中，一頭注瘡孔上，冷則易之，用遍乃止。《千金

---

① 聖濟總録：**《聖濟總録》卷80"水蠱"** 治水蠱，遍體洪腫，瓠瓤煎方：瓠瓤（一枚），右一味，以水二升煮一炊頃，去滓煎，堪丸即丸如小豆大，每服米飲下十丸，取小便利，利後作小豆羹食之，勿飲水。/**《聖惠方》卷58"治小便不通諸方"** 治小便不通，腹脹氣急悶……又方：螻蛄（三枚，微炒）、苦瓠子（三十粒，微炒），右件藥搗細羅爲散，每服以冷水調下一錢。（**按**：《聖濟總録》無此方，另溯其源。）

② 陳藏器本草：**《拾遺》見《證類》卷29"苦瓠"** ……又取未破者，煮令熱，解開熨小兒閃癖。

③ 普濟方：**《普濟方》卷46"首風"** 治頭風（出《聖惠方》）：用苦瓠攪碎取汁，葦管之屬嗃入鼻。其藥上充腦門，須臾惡涎流下稠濃，其病立愈，可以除根。勿以昏暈爲疑。（**按**：《聖惠方》卷20有此方，時珍所引當源自《普濟》。）

④ 聖惠方：**《聖惠方》卷37"治鼻塞氣息不通諸方"** 治鼻塞，眼昏頭疼，腦悶，滴鼻苦葫蘆子腦瀉散方：右用苦葫蘆子（一兩），以童子小便一中盞浸之，夏一日，冬七日，取汁少許滴入鼻中。

⑤ 千金：**《千金方》卷6"目病第一"** 治眼暗方：七月七日生苦瓠中白，絞取汁一合，以醋一升，古文錢七枚浸之，微火煎之，減半，以米許大納眦中。

⑥ 經驗方：**《保壽堂方》卷4"目病門"** 又方，秋間取有柄小葫蘆，或小藥葫蘆，陰乾，於喫緊小處鋸斷，内挖取一孔如眼孔大。如眼有瘀肉血翳，將眼皮上下用手掙開，將葫蘆孔合定。初雖甚痛苦，然瘀血肉、血翳皆漸下，不傷眼。

⑦ 聖惠方：**《聖惠方》卷36"治口臭諸方"** 治口臭及䘌齒腫痛……又方：右用乾甜瓠子搗羅爲末，蜜和爲圓如半棗大，每日空心浄漱口了含一圓，兼取少許塗在齒齗上，亦妙。

⑧ 聖惠方：**《聖惠方》卷34"治齒䶌諸方"** 治䶌齒疼痛……又方：葫蘆子（半升），右以水五升煮取三升，去滓含漱吐之。莖葉亦可用，神良，不過二劑差。

⑨ 肘後方：**《千金方》卷22"瘭疽第六"** 治惡瘡十年不瘥似癩者方……又方：苦瓠一枚，㕮咀，煮取汁洗瘡，日三。又煎以塗癬，甚良。皆先以泔浄洗乃塗，三日瘥。（**按**：今本《肘後方》無此方，另溯其源。）

方》①。痔瘡腫痛。苦壺盧、苦蕒菜煎湯,先熏後洗,乃貼熊膽、密陀僧、膽礬、片腦末,良。《摘玄方》②。下部懸癰。擇人神不在日,空心用井華水調百藥煎末一椀服之。微利後,却用秋壺盧,一名苦不老,生在架上而苦者,切片置瘡上,灸二七壯。蕭端式病此連年,一灸遂愈。《永類鈐方》③。卒中蠱毒,或吐血,或下血,皆如爛肝者。苦瓠一枚,水二升,煮一升服,立吐即愈。又方:用苦酒一升煮令消,服之取吐,神驗。《肘後方》④。死胎不下。苦壺盧燒存性,研末,每服一錢,空心熱酒下。《海上名方》⑤。聤耳出膿。乾瓠子一分,黄連半錢,爲末。以綿先緻净,吹入半字,日二次。《聖惠方》⑥。鼻中息肉。苦壺盧子、苦丁香等分,入麝香少許,爲末,紙撚點之。《聖惠方》⑦。

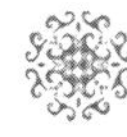

花。【主治】一切瘻瘡,霜後收曝,研末傅之。時珍。

蔓。【主治】麻瘡,煎湯浴之即愈。時珍。○出仇遠《稗史》⑧。

【附方】新一。小兒白禿。瓠藤同裹鹽荷葉煎濃汁洗,三五次愈。《總録》⑨。

敗瓢《綱目》

【集解】【時珍曰】瓢乃匏壺破開爲之者,近世方藥亦時用之,當以苦瓠者爲佳,年久者尤妙。

【氣味】苦,平,無毒。【主治】消脹殺蟲,治痔漏下血,崩中,帶下赤白。時珍。

【附方】新六。中滿鼓脹。用三五年陳壺盧瓢一箇,以糯米一斗作酒,待熟,以瓢於炭火

---

① 千金方:**《千金方》卷 23"九漏第一"** 治九漏方……又方:苦瓠四枚,大如盞者,各穿一孔如指大,置湯中煮十數沸。取一竹筒長一尺,納一頭瓠孔中,一頭注瘡孔右,冷則易之,遍止。

② 摘玄方:**《丹溪摘玄》卷 5"痔漏門"** 痔方:苦葫蘆、苦蕒,煎湯熏洗,再以後藥貼之。又方:熊膽、膽礬(等分)、密佗僧、片腦(少),右末之,蜜調作餅,貼痔處。

③ 永類鈐方:**《永類鈐方》卷 7"懸癰"** 灸懸癰:擇人神不在日,早空心,先用井花水調百藥煎末一碗服之,微利,却須得秋葫蘆(一名苦不老,生在架上而苦者),切片,置瘡上,灸二七壯。蕭端式患連年,一灸取效。

④ 肘後方:**《肘後方》卷 7"治中蠱毒方第六十"** 療中蠱毒吐血或下血,皆如爛肝方……又方:苦瓠一枚,水二升,煮取一升服。立即吐,愈。/又方:用苦酒一升,煮令消服,神驗。

⑤ 海上名方:(**按**:書佚,無可溯源。)

⑥ 聖惠方:**《聖濟總録》卷 115"聤耳"** 治聤耳出膿水,黄連散方:黄連(去須,半兩)、瓠子(乾者,一分),右二味擣羅爲散,以少許摻耳中。(**按**:《聖惠方》無此方,另溯其源。)

⑦ 聖惠方:**《儒門事親》卷 15"頭面風疾第四"** 治鼻中肉螻蛄:赤龍爪、苦丁香(以上各三十個)、苦葫蘆子(不以多少)、麝香(少許),右爲末,用紙撚子點藥末用之。(**按**:《聖惠方》無此方,《普濟方》卷 56"鼻中生息肉"下引此近似方,云出《儒門事親》。)

⑧ 稗史:(**按**:查《説郛》載《稗史》,未能溯得其源。)

⑨ 總録:**《普濟方》卷 48"白禿"** 治白禿瘡:裹鹽荷葉、藤穰,右剉碎,水煎濃汁,洗三五度瘥。(**按**:《聖濟總録》無此方,另溯其源。)

上炙熱,入酒浸之,如此三五次,將瓢燒存性,研末,每服三錢,酒下,神效。余居士《選奇方》①。**大便下血**。敗瓢燒存性、黄連等分研末,每空心温酒服二錢。《簡便方》②。**赤白崩中**。舊壺盧瓢炒存性,蓮房煅存性,等分研末。每服二錢,熱水調服。三服,有汗爲度,即止。甚者五服止,最妙。忌房事、發物、生冷。《海上方》③。**腦漏流膿**。破瓢、白雞冠花、白螺螄殻各燒存性,等分,血竭、麝香各五分,爲末。以好酒洒濕熟艾,連藥揉成餅,貼在頂門上,以熨斗熨之,以愈爲度。孫氏《集效方》④。**腋下瘤癭**。用長柄茶壺盧燒存性,研末搽之,以消爲度。一府校老嫗右腋生一瘤,漸長至尺許,其狀如長瓠子,久而潰爛。一方士教以此法用之,遂出水,消盡而愈。《瀕湖集簡方》。**湯火傷灼**。舊壺盧瓢燒灰傅之。同上。

冬瓜《本經》⑤上品【校正】今併入“白瓜子”。

【釋名】白瓜《本經》⑥、水芝同上⑦、地芝《廣雅》⑧。○【志⑨曰】冬瓜經霜後,皮上白如粉塗,其子亦白,故名白冬瓜,而子云白瓜子也。【時珍曰】冬瓜,以其冬熟也。又賈思勰⑩云:冬瓜正、二、三月種之。若十月種者,結瓜肥好,乃勝春種。則冬瓜之名或又以此也。《别録》白冬瓜原附於《本經》“瓜子”之下。宋《開寶本草》加作白瓜子,復分白冬瓜爲《别録》一種。遂致諸注辯説紛紛。今併爲一。

---

① 選奇方:(**按**:查今《選奇方》殘卷及《普濟》《百一選方》《婦人良方》等書,未能溯得其源。)

② 簡便方:**《奇效單方》卷上“六諸血”** 一用:敗瓢(燒存性)、黄連(各等分),爲末,每服二錢,空心酒調下。

③ 海上方:(**按**:未能溯得其源。)

④ 集效方:**《萬應方》卷3“中風門”** 治腦漏方:白螺蛳、破瓢(俱灰)、血蝎、麝香(俱細末)、雞冠花(白的,燒灰),用好醋洒在艾上,連藥搽攘成餅子,貼在頂門上,以火熨之,即愈。

⑤ 本經:**《本經》《别録》見《證類》卷27“白瓜子”** 味甘,平、寒,無毒。主令人悦澤,好顔色,益氣不飢。久服輕身耐老。主除煩滿不樂,久服寒中。可作面脂,令面悦澤。一名水芝,一名白爪(側絞切)子。生嵩高平澤。冬瓜人也,八月採。/**《别録》見《證類》卷27“白冬瓜”** 味甘,微寒。主除小腹水脹,利小便,止渴。

⑥ 本經:見上注。

⑦ 同上:見上注白字。

⑧ 廣雅:**《圖經》見《證類》卷27“白瓜子”** ……《廣雅》一名地芝是也……(**按**:《齊民要術》卷2“種瓜”:“《廣雅》曰:土芝,瓜也,其子謂之瓤”。《通志·昆蟲草木略·蔬類》:“白瓜曰水芝,曰地芝,即白冬瓜也。”查今本《廣雅》無“地芝”名。)

⑨ 志:**《開寶》見《證類》卷27“白冬瓜”** 今注:此物經霜後,皮上白如粉塗,故云白冬瓜也……

⑩ 賈思勰:**《齊民要術》卷2“種瓜第十四”** 種冬瓜法(《廣志》曰:冬瓜蔬垣神仙。本草謂之地芝也。)傍墻陰地,作區圓二(赤)〔尺〕,深五寸,以熟糞及土相和,正月晦日種(二月三月亦得)……冬瓜、越瓜、瓠子十月區種,如區種瓜法,冬則推雪著區上爲堆,潤澤肥好,乃勝春種。

【集解】【《别録》①曰】白瓜子生嵩高平澤,冬瓜仁也。八月采之。【頌②曰】今處處園圃蒔之。其實生苗蔓下,大者如斗而更長,皮厚而有毛,初生正青緑,經霜則白粉。人家多藏蓄彌年作菜果。入藥須霜後取,置之經年,破出核洗,燥乃擂取仁用之。亦堪單作服餌。【時珍曰】冬瓜三月生苗引蔓,大葉團而有尖,莖葉皆有刺毛。六七月開黄花,結實大者徑尺餘,長三四尺,嫩時緑色有毛,老則蒼色有粉,其皮堅厚,其肉肥白。其瓤謂之瓜練,白虚如絮,可以浣練衣服。其子謂之瓜犀,在瓤中成列。霜後取之,其肉可煮爲茹,可蜜爲果。其子仁亦可食。蓋兼蔬、果之用。凡收瓜忌酒、漆、麝香及糯米,觸之必爛。

白冬瓜。【氣味】甘,微寒,無毒。【弘景③曰】冷利。【主治】小腹水脹,利小便,止渴。《别録》④。擣汁服,止消渴煩悶,解毒。弘景⑤。益氣耐老,除心胸滿,去頭面熱。孟詵⑥。消熱毒癰腫。切片摩痱子,甚良。大明⑦。利大小腸,壓丹石毒。蘇頌⑧。

【發明】【詵⑨曰】熱者食之佳,冷者食之瘦。人煮食,練五臟,爲其下氣故也。欲得體瘦輕健者,則可長食之;若要肥,則勿食也。【宗奭⑩曰】凡患發背及一切癰疽者,削一大塊置瘡上,熱則易之,分散熱毒氣甚良。【震亨⑪曰】冬瓜性走而急。寇氏謂其分散熱毒氣,蓋亦取其走而性急也。久病者、陰虚者忌之。孫真人言:九月勿食,令人反胃。須被霜食之乃佳。○【詵⑫曰】取瓜一顆和桐葉與猪食之,一冬更不要與諸物食,自然不飢,長三四倍也。

---

① 别録:見前頁注⑤。

② 頌:**《圖經》見《證類》卷 27“白瓜子”** ……生嵩高平澤,今處處有之,皆園圃所蒔。其實生苗蔓下,大者如斗而更長,皮厚而有毛,初生正青緑,經霜則白如塗粉。其中肉及子亦白,故謂之白瓜人。家多藏蓄彌年,作菜果。入藥須霜後合取,置之經年,破出核洗,燥乃擂取人用之。亦堪單作服餌……

③ 弘景:**《集注》見《證類》卷 27“白冬瓜”** ……冬瓜性冷利……

④ 别録:見 2000 頁注⑤。

⑤ 弘景:**《集注》見《證類》卷 27“白冬瓜”** ……解毒,消渴,止煩悶,直擣,絞汁服之。

⑥ 孟詵:**《食療》見《證類》卷 27“白冬瓜”** 孟詵云:冬瓜,益氣耐老,除胸心滿,去頭面熱……

⑦ 大明:**《日華子》見《證類》卷 27“白冬瓜”** 冬瓜,冷,無毒。除煩,治胸膈熱,消熱毒癰腫,切摩痱子甚良……

⑧ 蘇頌:**《圖經》見《證類》卷 27“白瓜子”** ……其肉主三消渴疾,解積熱,利大小腸,壓丹石毒……

⑨ 詵:**《食療》見《證類》卷 27“白冬瓜”** 孟詵云……熱者食之佳,冷者食之瘦人。/《食療》……又,煮食之,練五藏,爲下氣故也。欲得瘦輕健者,則可長食之。若要肥,則勿食……

⑩ 宗奭:**《衍義》卷 19“白冬瓜”** ……患發背及一切癰疽,削一大塊置瘡上,熱則易之,分散熱毒氣,甚良。

⑪ 震亨:**《衍義補遺・冬瓜》** 性走而急,久病與陰虚者忌之。《衍義》取其分散熱毒氣,有取於走而性急也。九月勿食。俟被霜食之,不爾,令人成反胃病。又差五淋。

⑫ 詵:**《食療》見《證類》卷 27“白冬瓜”** ……又,取瓜一顆,和桐葉與豬肉食之。一冬更不要與諸物食,自然不饑,長三四倍矣……

【附方】舊八,新六。積熱消渴。白瓜去皮,每食後喫三二兩,五七度良。孟詵《食療》①。消渴不止。冬瓜一枚削皮,埋濕地中,一月取出,破開取清水日飲之。或燒熟絞汁飲之。《聖濟總録》②。消渴骨蒸。大冬瓜一枚去瓤,入黄連末填滿,安瓮内,待瓜消盡,同研,丸梧子大。每服三四十丸,煎冬瓜湯下。《經驗》③。産後痢渴。久病津液枯竭,四肢浮腫,口舌乾燥。用冬瓜一枚,黄土泥厚五寸,煨熟絞汁飲。亦治傷寒痢渴。《古今録驗》④。小兒渴利。冬瓜汁飲之。《千金》⑤。小兒鬾病,寒熱如疳。用冬瓜、萹蓄各四兩,水二升,煎湯浴之。《千金方》⑥。嬰孩寒熱。冬瓜炮熟,絞汁飲。《子母秘録》⑦。水病危急。冬瓜不拘多少,任意喫之,神效無比。《兵部手集》⑧。十種水氣,浮腫喘滿。用大冬瓜一枚,切蓋去瓤,以赤小豆填滿,蓋合簽定,以紙筋泥固濟,日乾,用糯糠兩大籮,入瓜在内,煨至火盡,取出切片,同豆焙乾爲末,水糊丸梧子大。每服七十丸,煎冬瓜子湯下,日三服,小便利爲度。《楊氏家藏方》⑨。發背欲死。冬瓜截去頭,合瘡上。瓜爛,截去更合之。瓜未盡,瘡已小斂矣。乃用膏貼之。《肘後方》⑩。痔瘡腫痛。冬瓜煎湯洗之。《袖珍方》⑪。馬汗入瘡。乾冬瓜燒研,洗浄傅之。食魚中毒。冬瓜汁飲

---

① 食療:**《食療》見《證類》卷27"白冬瓜"** ……孟詵説:肺熱消渴,取濮瓜去皮,每食後嚼吃三二兩,五、七度良。

② 聖濟總録:**《聖濟總録》卷58"消渴"** 治消渴方:冬瓜(一枚,削去皮),右一味埋在濕地中,一月將出,破開,取清汁飲之,踰二三料遂愈。

③ 經驗:**《普濟方》卷177"痟渴門"** 瓜連丸(出《經驗良方》):治痟渴骨蒸。右用大冬瓜一枚,去瓤,入黄連細末實冬瓜内,浸十餘日。覺冬瓜肉消盡爲度。同研,丸梧桐子大。每服冬瓜煎湯,隨意服之。

④ 古今録驗:**《證類》卷27"白冬瓜"** 《古今録驗》:治傷寒後痢,日久津液枯竭,四肢浮腫,口乾。冬瓜一枚,黄土泥厚裹五寸,煨令爛熟,去土絞汁服之。

⑤ 千金:**《千金方》卷15"小兒痢第十"** 治小兒渴痢方:單擣冬瓜汁飲之。

⑥ 千金方:**《聖惠方》卷88"治小兒鬾病諸方"** 治小兒生十余月後,母又有娠,令兒精神不爽,身體萎瘁,名爲鬾病……又方:冬瓜(四兩,切)、萹竹(四兩,剉),右以水三升煎作湯,放温以洗浴兒效。(**按**:今本《千金方》無此方,另溯其源。)

⑦ 子母秘録:**《證類》卷27"白冬瓜"** 《子母秘録》:小兒生一月至五個月,乍寒乍熱。炮冬瓜,絞汁服。

⑧ 兵部手集:**《證類》卷27"白冬瓜"** 《兵部手集》:治水病初得危急。冬瓜不限多少,任吃,神效無比。

⑨ 楊氏家藏方:**《楊氏家藏方》卷10"水氣蠱脹方一十五道"** 冬瓜丸:治十種水氣,浮腫喘滿。大冬瓜(一枚,先于頭邊切一蓋子,取去中間穰不用,以赤小豆水淘净,傾滿冬瓜中,再用蓋子合了,用竹簽簽定,以麻線系,紙筋、黄泥通身固濟,窨乾,用糯殼破取糠片兩大籮,埋冬瓜在内,以火著糠内煨之,候火盡取出。去泥刮冬瓜令浄,薄切作片子,並豆一處焙乾),右爲細末,水煮麵糊爲丸如梧桐子大,每服五十丸,煎冬瓜子湯送下,不拘時候,小便利爲驗。

⑩ 肘後方:**《肘後方》卷5"治癰疽妒乳諸毒腫方第三十六"** 發背欲死者:取冬瓜,截去頭,合瘡上,瓜當爛,截去更合之。瓜未盡,瘡已斂小矣,即用膏養之。

⑪ 袖珍方:**《袖珍方》卷3"痔漏"** 治痔疾疼痛……又方:用冬瓜湯洗,即愈。

之,良。《小品方》①。**面黑令白**。冬瓜一個,竹刀去皮切片,酒一升半,水一升,煮爛濾去滓,熬成膏,瓶收,每夜塗之。《聖濟總録》②。

瓜練瓤也。【**氣味**】**甘,平,無毒**。【**主治**】**絞汁服,止煩躁熱渴,利小腸,治五淋,壓丹石毒**。甄權③。**洗面澡身,去皯黵,令人悦澤白皙**。時珍。

【**附方**】新二。**消渴煩亂**。冬瓜瓤乾者一兩,水煎飲。《聖惠方》④。**水腫煩渴**,小便少者。冬瓜白瓤水煮汁,淡飲之。《聖濟總録》⑤。

白瓜子。【《别録》⑥曰】冬瓜仁也。八月采之。【**正誤**】【恭⑦曰】此甘瓜也。甘字似白字,後人誤寫耳。當改從甘字。【志⑧曰】本草註白瓜子,冬瓜仁也。蘇氏所言,殊爲孟浪。且甘瓜即甜瓜,亦有青、白二種。其子色黄,主療與冬瓜全異。但冬瓜經霜有白衣,其子亦白,白瓜之號因斯而得。况諸方惟用冬瓜子,不見用甘瓜子者。蘇説不可憑也。

【**氣味**】**甘,平,無毒**。【《别録》⑨曰】寒。久服寒中。【**主治**】**令人悦澤,好顔色,益氣不飢。久服輕身耐老**。《本經》⑩。**除煩滿不樂。可作面脂**。《别録》⑪。**去皮膚風及黑皯,潤肌膚**。大明⑫。**治腸癰**。時珍。

---

① 小品方:**《證類》卷27"白冬瓜"** 《小品方》:食魚中毒,冬瓜汁最驗。

② 聖濟總録:**《普濟方》卷52"面瘡"** 冬瓜洗面藥,治顔面不潔,蒼黑無色:用冬瓜一個,以竹刀去青皮,切作片,酒一升半,水一升,同煮爛,用竹篩擦去滓,再以布濾過,熬成膏,入蜜一升,再熬稀稠得所,以新綿再濾過,于瓷器中盛。用取栗子大,用津液調塗面上,用手擦。如熬藥時,用柴二秤,炭一秤,布一丈。(**按**:《聖濟總録》無此方,另溯其源。)

③ 甄權:**《藥性論》見《證類》卷27"白冬瓜"** 冬瓜練,亦可單用,味甘,平。汁,止煩躁熱。練,壓丹石毒,止熱渴,利小腸,能除消渴,差五淋。

④ 聖惠方:**《聖惠方》卷53"治痟渴諸方"** 治痟渴熱,或心神煩亂……又方:冬瓜瓤(一兩,曝乾搗碎),以水一中盞,煎至六分,去滓温服。

⑤ 聖濟總録:**《普濟方》卷194"水腫小便澀"** 治水腫煩渴,小便赤澀方:冬瓜白穰(不限多少),右以水煮令熟和,淡食之。(**按**:《聖濟總録》無此方,另溯其源。)

⑥ 别録:見2000頁注⑤。

⑦ 恭:**《唐本草》見《證類》卷27"白瓜子"** 《唐本》注云:經云冬瓜人也,八月采之。以下爲冬瓜人説,非謂冬瓜别名。據經及下條瓜蒂,並生嵩高平澤,此即一物,但以甘字似白字,後人誤以爲白也。若其不是甘瓜,何因一名白瓜?此即甘瓜不惑。且朱書論白瓜之效,墨書説冬瓜之功,功異條同,陶爲深誤……

⑧ 志:**《開寶》見《證類》卷27"白瓜子"** 今按:此即冬瓜子也。唐注稱是甘瓜子。謂甘字似白字,後人誤以爲白。此之所言,何孟浪之甚耶……且此物與甘瓜全别。其甘瓜有青、白二種,子色皆黄,主療與白瓜子有異。而冬瓜皮雖青,經霜亦有白衣,其中子白,白瓜子之號,因斯而得。况陶隱居以《别録》白冬瓜附于白瓜子之下,白瓜子更不加注,足明一物而不能顯辨爾。《别録》瓜字,側絞切,今以讀作瓜字。唐注謬誤,都不可憑。

⑨ 别録:見2000頁注⑤。

⑩ 本經:見2000頁注⑤白字。

⑪ 别録:見2000頁注⑤。

⑫ 大明:**《日華子》見《證類》卷27"白瓜子"** 冬瓜人,去皮膚風剥,黑皯,潤肌膚。

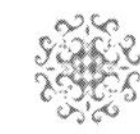
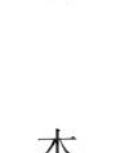

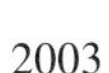

【發明】【頌①曰】冬瓜仁,亦堪單作服餌。又研末作湯飲,及作面脂藥,並令人好顔色光澤。宗懔《荆楚歲時記》云:七月採瓜犀以爲面脂。即瓜瓣也。亦堪作澡豆。【《宗奭》②曰】服食方亦稀用之。

【附方】舊二,新五。服食法。取冬瓜仁七升,以絹袋盛,投三沸湯中,須臾取曝乾,如此三度,又與清苦酒漬之二宿,曝乾爲末,日服方寸匕。令人肥悦明目,延年不老。又法:取子三五升,去皮爲丸,空心日服三十丸。令人白净如玉。孟詵《食療》③。補肝明目。治男子五勞七傷,明目。用冬瓜仁,方同上。《外臺秘要》④。悦澤面容。白瓜仁五兩,桃花四兩,白楊皮二兩,爲末。食後飲服方寸匕,日三服。欲白加瓜仁,欲紅加桃花。三十日面白,五十日手足俱白。一方有橘皮,無楊皮。《肘後方》⑤。多年損傷不瘥者。瓜子末,温酒服之。《孫真人方》⑥。消渴不止,小便多。用乾冬瓜子、麥門冬、黄連各二兩,水煎飲之。冬瓜苗葉俱治消渴,不拘新乾。《摘玄方》⑦。男子白濁。陳冬瓜仁炒爲末,每空心米飲服五錢。《救急易方》⑧。女子白帶。方同上。

瓜皮。【主治】可作丸服,亦入面脂。蘇頌⑨。主驢馬汗入瘡腫痛,陰乾爲末塗之。又主折傷損痛。時珍。

【附方】新二。跌撲傷損。用乾冬瓜皮一兩,真牛皮膠一兩剉,入鍋内炒存性,研末。每服五錢,好酒熱服。仍飲酒一甌,厚蓋取微汗。其痛即止,一宿如初,極效。《摘玄方》⑩。損傷腰

---

① 頌:**《圖經》見《證類》卷 27"白瓜子"** ……亦堪單作服餌。又有末作湯飲。又作面藥,並令人顔色光澤……宗懔《荆楚歲時記》云:七月采瓜犀,以爲面脂。犀,瓣也。瓤亦堪作澡豆……

② 宗奭:**《衍義》卷 19"白瓜子"** 實冬瓜仁也,服食中亦稀用。

③ 食療:**《食療》見《證類》卷 27"白瓜子"** 孟詵云:取冬瓜人七升,以絹袋盛之,投三沸湯中,須臾出暴乾,如此三度止。又,與清苦酒漬,經一宿,暴乾爲末,日服之方寸匕。令人肥悦,明目,延年不老。又,取子三五升,退去皮,擣爲丸。空腹服三十丸,令人白净如玉。

④ 外臺秘要:**《證類》卷 27"白瓜子"** 《外臺秘要》:補肝散:治男子五勞七傷,明目。白瓜子七升,絹袋盛,絞沸湯中,三遍訖,以酢五升,漬一宿,曝乾,擣下篩。酒服方寸匕,日三。久服差。(**按**:《外臺》卷 21"眼闇令明方"引同方,云出《千金》。可見於今《千金方》卷 6"目病第一"。)

⑤ 肘後方:**《肘後方》卷 6"治面皰髮秃身臭心昏鄙醜方第四十九"** 葛氏服藥取白方……又方:白瓜子中仁(五分)、白楊皮(二分)、桃花(四分),擣末,食後服方寸匕,日三。欲白加瓜子,欲赤加桃花。三十日面白,五十日手足俱白。又一方有橘皮三分,無楊皮。

⑥ 孫真人方:**《證類》卷 27"白瓜子"** 孫真人:治多年損傷不差,熬瓜子末,温酒服之。

⑦ 摘玄方:**《丹溪摘玄》卷 20"消渴門"** 麥門冬飲子:治消渴,日夜飲不止,飲下小便不利。麥門冬、黄連、冬瓜乾(各二兩),右剉,每五錢,水煎。如無乾冬瓜,新者亦可,冬瓜苗葉亦可。

⑧ 救急易方:**《救急易方》卷 3"諸虚門・六十七"** 治男子白濁,婦人白帶,用隱年冬瓜子,炒,爲末,每服五錢,空心米飲調下。

⑨ 蘇頌:**《圖經》見《證類》卷 27"白瓜子"** ……皮可作丸服。亦入面脂中,功用與上等。

⑩ 摘玄方:**《丹溪治法心要》卷 6"攧撲損傷第一百十一"** 又方:冬瓜皮、阿膠等分,炒乾,爲末,以酒調服,醉爲度。(**按**:《丹溪摘玄》無此方。此與時珍所引接近,録之供參。)

痛：冬瓜皮燒研，酒服一錢。《生生編》①。

葉。【主治】治腫毒，殺蜂，療蜂叮。大明②。主消渴，瘧疾寒熱。又焙研，傅多年惡瘡。時珍。

【附方】新一。積熱瀉痢。冬瓜葉嫩心，拖麵煎餅食之。《海上名方》③。

藤。【主治】燒灰，可出繡黥。煎湯洗黑䵟并瘡疥。大明④。擣汁服，解木耳毒。煎水洗脱肛。燒灰，可淬銅、鐵，伏砒石。時珍。

南瓜《綱目》

【集解】【時珍曰】南瓜種出南番，轉入閩、浙，今燕京諸處亦有之矣。二月下種，宜沙沃地。四月生苗，引蔓甚繁，一蔓可延十餘丈，節節有根，近地即着。其莖中空。其葉狀如蜀葵而大如荷葉。八九月開黄花，如西瓜花。結瓜正圓，大如西瓜，皮上有稜如甜瓜。一本可結數十顆，其色或緑，或黄，或紅。經霜收，置暖處，可留至春。其子如冬瓜子。其肉厚色黄，不可生食，惟去皮穰瀹食，味如山藥。同猪肉煮食更良，亦可蜜煎。按王禎《農書》⑤云：浙中一種陰瓜，宜陰地種之。秋熟色黄如金，皮膚稍厚，可藏至春，食之如新。疑此即南瓜也。

【氣味】甘，温，無毒。【時珍曰】多食發脚氣、黄疸。不可同羊肉食，令人氣壅。【主治】補中益氣。時珍。

越瓜宋《開寶》⑥

【釋名】稍瓜《食物》⑦、菜瓜。【時珍曰】越瓜以地名也，俗名梢瓜，南人呼爲菜瓜。

【集解】【藏器⑧曰】越瓜生越中。大者色正白。越人當果食之，亦可糟藏。【時珍曰】越瓜南北皆有。二三月下種，生苗就地引蔓，青葉黄花，並如冬瓜花葉而小。夏秋之間結瓜，有青、白二色，大如瓠子。一種長者至二尺許，俗呼羊角瓜。其子狀如胡瓜子，大如麥粒。其瓜生食，可充果、

---

① 生生編：（**按**：僅見《綱目》引録。）

② 大明：**《日華子》見《證類》卷 27"白冬瓜"** ……葉，殺蜂，可修事蜂兒，并熁腫毒及蜂丁……

③ 海上名方：（**按**：書佚，無可溯源。）

④ 大明：**《日華子》見《證類》卷 27"白冬瓜"** ……藤燒灰，可出繡點黯，洗黑䵟，并洗瘡疥……

⑤ 農書：**《農書》卷 29"甜瓜"** ……又嘗見浙間一種，謂之陰瓜，宜於陰地種之，秋熟，色黄如金，膚皮稍厚，藏之可歷冬，春食之如新……

⑥ 開寶：**《開寶》見《證類》卷 27"越瓜"** 味甘，寒。利腸胃，止煩渴。不可多食，動氣，發諸瘡，令人虛弱不能行，不益小兒，天行病後不可食。又不得與牛乳、酪及鮓同餐，及空心食，令人心痛。

⑦ 食物：**《食物本草》卷 1"菜類·稍瓜"** 味甘，寒。利腸，去煩熱，止渴，利小便，解酒熱，宣洩熱氣……

⑧ 藏器：**《拾遺》見《證類》卷 27"越瓜"** 陳藏器云：越瓜，大者色正白，越人當果食之……小者糟藏之……

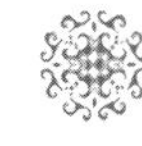

蔬。醬、豉、糖、醋藏浸皆宜,亦可作菹。

【氣味】甘,寒,無毒。【詵[①]曰】生食多冷中動氣,令人心痛,臍下癥結,發諸瘡。又令人虚弱不能行,不益小兒。天行病後不可食。又不得與牛乳酪及鮓同食。【時珍曰】按蕭了真[②]云,菜瓜能暗人耳目。觀驢馬食之即眼爛,可知矣。【主治】利腸胃,止煩渴。《開寶》[③]。利小便,去煩熱,解酒毒,宣洩熱氣。燒灰傅口吻瘡及陰莖熱瘡。藏器[④]。和飯作鮓,久食益腸胃。《心鏡》[⑤]。

胡瓜宋《嘉祐》[⑥]

【釋名】黄瓜。【藏器[⑦]曰】北人避石勒諱,改呼黄瓜,至今因之。【時珍曰】張騫使西域得種,故名胡瓜。按杜寶《拾遺録》[⑧]云:隋大業四年避諱,改胡瓜爲黄瓜。與陳氏之説微異。今俗以《月令》[⑨]王瓜生即此,誤矣。王瓜,土瓜也。見草部。

【集解】【時珍曰】胡瓜處處有之。正二月下種,三月生苗引蔓。葉如冬瓜葉,亦有毛。四五月開黄花,結瓜圍二三寸,長者至尺許,青色,皮上有痦瘟如疣子,至老則黄赤色。其子與菜瓜子同。一種五月種者,霜時結瓜,白色而短。並生熟可食,兼蔬蓏之用。糟醬不及菜瓜也。

【氣味】甘,寒,有小毒。【詵[⑩]曰】不可多食,動寒熱,多瘧病,積瘀熱,發疰氣,令人虚熱,上逆少氣,損陰血,發瘡疥,脚氣,虚腫,百病。天行病後不可食之。小兒切忌,滑中,生疳蟲。不可多用醋。【主治】清熱解渴,利水道。寧原[⑪]。

---

① 詵:**《食療》見《證類》卷27"越瓜"**　小兒夏月不可與食。又,發諸瘡,令人虚弱,冷中。常令人臍下爲癥,痛不止。又,天行病後不可食。

② 蕭了真:**《衛生歌》見《修真十書》卷8**　瓜茄生菜不宜人,豈獨秋來多瘧痢。註云:茄性至玲,菜瓜雖治氣,又能暗人耳目。驢馬食之,即日眼爛。此等之物,大抵四時皆不可食,不獨夏季,老人尤宜忌之。(**按**:此《衛生歌》乃宋・真西山撰,非出蕭了真。)

③ 開寶:見227頁注①開寶。

④ 藏器:**《拾遺》見《證類》卷27"越瓜"**　……利小便,去煩熱,解酒毒,宣洩熱氣……爲灰,傅口吻瘡及陰莖熱瘡。

⑤ 心鏡:**《證類》卷27"越瓜"**　《食醫心鏡》:越瓜鮓,久食益腸胃,和飯作鮓並若韮菹之並得。

⑥ 嘉祐:**《嘉祐》見《證類》卷27"胡瓜葉"**　味苦,平,小毒。主小兒閃癖,一歲服一葉以上,斟酌與之。生挼絞汁服,得吐下。根擣傅胡刺毒腫。其實味甘,寒,有毒。不可多食,動寒熱,多瘧病,積瘀熱,發疰氣,令人虚熱,上逆少氣,發百病及瘡疥,損陰血脉氣,發脚氣。天行後不可食,小兒切忌,滑中,生疳蟲。不與醋同食。北人亦呼爲黄瓜,爲石勒諱,因而不改。(已上二種新補。見《千金方》及孟詵、陳藏器、日華子。)

⑦ 藏器:見上注。

⑧ 拾遺録:**《大業雜記》**　(大寶四年)……九月自塞北還,至東都改胡牀爲交牀,改胡瓜爲白露黄瓜,改茄子爲崑崙紫瓜。

⑨ 月令:**《御覽》卷997"王瓜"**　《禮記・月令》曰:孟夏之月王瓜生。

⑩ 詵:見本頁注⑥。

⑪ 寧原:**《食鑑本草》卷下"黄瓜"**　除胸中热,解烦渴,利水道。

【附方】舊二,新五。小兒熱痢。嫩黄瓜同蜜食十餘枚,良。《海上名方》①。水病肚脹,四肢浮腫。用胡瓜一個破開,連子以醋煮一半至爛,空心俱食之,須臾下水也。《千金髓》②。小兒出汗。香瓜丸:用黄連、胡黄連、黄蘗、川大黄煨熟、鼈甲醋炙、柴胡、盧會、青皮等分爲末。用大黄瓜黄色者一個,割下頭,填藥至滿,蓋定簽住,慢火煨熟,同擣爛,入麵糊丸緑豆大。每服二三丸,大者五七丸至十丸,食後新水下。錢乙《小兒方》③。咽喉腫痛。老黄瓜一枚去子,入硝填滿,陰乾爲末。每以少許吹之。《醫林集要》④。杖瘡焮腫。六月六日,取黄瓜入瓷瓶中,水浸之。每以水掃於瘡上,立效。《醫林集要》⑤。火眼赤痛。五月取老黄瓜一條,上開小孔,去穰,入芒硝令滿,懸陰處,待硝透出刮下,留點眼甚效。《壽域神方》⑥。湯火傷灼。五月五日,掐黄瓜入瓶内封,掛簷下,取水刷之,良。《醫方摘要》⑦。

葉。【氣味】苦,平,有小毒。【主治】小兒閃癖,一歲用一葉,生挼攪汁服,得吐、下良。藏器⑧。

根。【主治】擣傅狐刺毒腫。大明⑨。

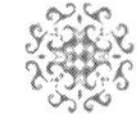

絲瓜《綱目》

【釋名】天絲瓜《本事》⑩、天羅《事類合璧》⑪、布瓜同上、蠻瓜《本事》、魚鰦。【時珍曰】此瓜老則筋絲羅織,故有絲、羅之名。昔人謂之魚鰦,或云虞刺。始自南方來,故曰蠻瓜。

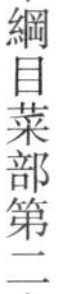

---

① 海上名方:(**按**:書佚,無可溯源。)

② 千金髓:**《證類》卷27"胡瓜葉"** 《千金髓》:水病肚脹至四肢腫。胡瓜一個破作兩片,不出子,以醋煮一半,水煮一半俱爛,空心頓服,須臾下水。

③ 小兒方:**《小兒藥證直訣》卷下"香瓜圓"** 治遍身汗出。大黄瓜(黄色者,壹個,去穰)、川大黄(濕紙裹煨至紙焦)、胡黄連、柴胡(去蘆)、鱉甲(醋炙黄)、蘆薈、青皮、黄柏,右除黄瓜外,同爲細末,將黄瓜割去頭,填入諸藥置滿,却蓋口,用杖子插定,漫火内煨熟,麵糊圓如菉豆大。每服叁貳圓,食後冷漿水或新水下。大者伍柒圓至十圓。

④ 醫林集要:**《醫林集要》卷12"喉舌門"** 一提金:治咽喉腫痛:老黄瓜(一枚,去子,用好消填滿,陰乾),右爲細末,每用少許,竹管吹入喉内,即愈。

⑤ 醫林集要:**《醫林集要》卷14"傷損"** 一方,治杖瘡:取六月六日黄瓜,放瓷器内,盛水浸收,於瘡上掃之,立效。

⑥ 壽域神方:(**按**:已查《延壽神方》,未能溯得其源。)

⑦ 醫方摘要:**《醫方摘要》卷12"湯火瘡"** 凡湯火傷……一方:用五月五日王瓜掐碎,入磁〔瓶〕内土封固,懸掛,以瓜水刷瘡。

⑧ 藏器:見2006頁注⑥。

⑨ 大明:見2006頁注⑥。

⑩ 本事:**《本事方後集》卷9"治諸腸風酒痔等疾"** 治腸風:(綿)〔線〕苽(不拘多少,一名蠻苽,一名天羅,又名天絲苽……)(**按**:"釋名"項下"本事"同此。)

⑪ 事類合璧:**《古今合璧事類備要》卷60"蔬門·瓠"** 格物總論(……今一種名絲瓜,一名天羅絮,一名布瓜,緑深色,有紋及斑斑點子,有長二三尺者……)

【集解】【時珍曰】絲瓜，唐、宋以前無聞，今南北皆有之，以爲常蔬。二月下種，生苗引蔓，延樹竹，或作棚架。其葉大於蜀葵而多丫尖，有細毛刺，取汁可染緑。其莖有稜。六七月開黄花，五出，微似胡瓜花，蕊瓣俱黄。其瓜大寸許，長一二尺，甚則三四尺，深緑色，有皺點，瓜頭如鼈首。嫩時去皮，可烹可曝，點茶充蔬。老則大如杵，筋絡纏紐如織成，經霜乃枯，惟可藉韡履，滌釜器，故村人呼爲洗鍋羅瓜。内有隔，子在隔中，狀如栝樓子，黑色而扁。其花苞及嫩葉、卷鬚皆可食也。

瓜。【氣味】甘，平，無毒。入藥用老者。【主治】痘瘡不快，枯者燒存性，入朱砂研末，蜜水調服，甚妙。震亨①。煮食，除熱利腸。老者燒存性服，去風化痰，凉血解毒，殺蟲，通經絡，行血脉，下乳汁。治大小便下血，痔漏，崩中，黄積，疝痛卵腫，血氣作痛，癰疽瘡腫，齒䘌，痘疹胎毒。時珍。暖胃補陽，固氣和胎。《生生編》②。

【發明】【頴③曰】絲瓜，本草諸書無考，惟痘瘡及脚癰方中燒灰用之，亦取其性冷解毒耳。【時珍曰】絲瓜老者，筋絡貫串，房隔聯屬。故能通人之脉絡臟腑而去風解毒，消腫化痰，袪痛殺蟲，及治諸血病也。

【附方】新二十八。痘瘡不快。初出或未出，多者令少，少者令稀。老絲瓜近蒂三寸連皮燒存性，研末，砂糖水服。《直指》④。癰疽不斂，瘡口太深。用絲瓜擣汁，頻抹之。《直指方》⑤。風熱腮腫。絲瓜燒存性，研末，水調搽之。嚴月軒方⑥。肺熱面瘡。苦絲瓜、牙皂莢並燒灰，等分，油調搽。《摘玄方》⑦。玉莖瘡潰。絲瓜連子擣汁，和五倍子末頻搽之。丹溪方⑧。坐板瘡疥。絲瓜皮焙乾爲末，燒酒調搽之。《攝生衆妙方》⑨。天泡濕瘡。絲瓜汁調

---

① 震亨:**《丹溪心法》卷5“痘瘡九十五”** ……痘疹初出時，或未見時，人有患者，宜預服此藥，多者令少，重者令輕。方以絲瓜近蒂三寸，連皮子燒灰存性，爲末，沙糖拌，乾吃。入朱砂末尤妙……

② 生生編:(**按**:僅見《綱目》引録。)

③ 頴:**《食物本草》卷1“菜類·絲瓜”** 本草諸書無考，惟痘瘡及脚癰方燒灰用之，此其性冷解毒……

④ 直指:**《仁齋小兒方》卷5“瘡疹證治”** 絲瓜湯:發瘡疹最妙。絲瓜連皮燒炭存性，百沸湯調下。

⑤ 直指方:**《直指方》卷22“癰疽證治”** 又癰疽方……又方:生絲瓜，或生地黄，或芭蕉根取汁，筆蘸抹。

⑥ 嚴月軒方:**《普濟方》卷69“齒風腫痛”** 專治風腫氣腫牙疼，及風蛀牙痛。馬敏叔説一村媪苦牙痛，百藥不效，用此即愈。用天蘿，即生絲瓜一個小者，擦鹽，火燒灰存性，成末，擦上痛處腫處，涎盡即愈。右乃嚴月軒家傳屢效之方，自患此證，一試而不再痛。若以水調藥灰，掩上腫腮上，尤妙。前有此方治蛀牙，據月軒云此物但能去風，若蛀牙則不效。

⑦ 摘玄方:**《丹溪摘玄》卷19“髮門”** 治面上肺痿瘡:牙皂、絲瓜苦頭(燒灰)，右末之，摻上。乾則油調。

⑧ 丹溪方:**《丹溪治法心要》卷6“痿第八十七”** 一人年二十餘，前陰玉莖挺長，腫而痿，皮塌常潤，磨股不能行……外以絲瓜汁調五倍末，敷之而愈。

⑨ 攝生衆妙方:**《攝生衆妙方》卷8“諸瘡門”** 治坐板瘡癢者，用絲瓜皮陰乾，爲細末，燒酒調搽。

辰粉，頻搽之。手足凍瘡。老絲瓜燒存性，和臘猪脂塗之。《海上方》①。肛門酒痔。絲瓜燒存性，研末，酒服二錢。嚴月軒方②。痔漏脱肛。絲瓜燒灰、多年石灰、雄黄各五錢爲末，以猪膽、雞子清及香油和調，貼之，收上乃止。孫氏《集效方》③。腸風下血。霜後乾絲瓜燒存性，爲末，空心酒服二錢。一名蠻瓜，一名天羅，一名天絲瓜是矣。許叔微《本事方》④。下血危篤不可救者。絲瓜，即天羅一個燒存性，槐花減半，爲末，每空心米飲服二錢。《普濟方》⑤。酒痢便血，腹痛，或如魚腦五色者。乾絲瓜一枚，連皮燒研，空心酒服二錢。一方煨食之。俗名魚鰦是也。《經驗良方》⑥。血崩不止。老絲瓜燒灰、棕櫚燒灰等分，鹽酒或鹽湯服。《奇效良方》⑦。經脉不通。乾絲瓜一個爲末，用白鴿血調成餅，日乾研末，每服二錢，空心酒下。先服四物湯三服。《海上名方》⑧。乳汁不通。絲瓜連子燒存性研，酒服一二錢，被覆取汗即通。《簡便單方》⑨。乾血氣痛。婦人血氣不行，上衝心膈，變爲乾血氣者。用絲瓜一枚燒存性，空心温酒服。《壽域神方》⑩。小腸氣痛，遶臍衝心。連蒂老絲瓜燒存性，研末。每服三錢，熱酒調下。甚者不過二三服即消。卵腫偏墜。絲瓜架上初結者，留下，待瓜結盡葉落取下，燒存性爲末，煉蜜調成膏，每晚好酒服一匙。如在左左睡，在右右睡。劉松石《保壽堂方》⑪。腰痛不止。天羅布瓜子仁炒

---

① 海上方：（**按**：查今存及已佚諸《海上方》或其佚文，均未溯及其源。）

② 嚴月軒方：**《普濟方》卷 38“臟毒下血”**　治腸風（出《本事方》）。用好綿瓜，不拘多少，燒灰存性，温酒調下二錢，空心服。一名蠻瓜，一名天羅，又名天絲瓜，其實皆綿瓜也。（**按**：《普濟方》僅引“嚴月軒”1 處。此方乃轉引自《普濟方》，云原出《本事方》。）

③ 集效方：**《萬應方》卷 3“瘡科”**　治脱肛痔漏方……雄黄、多年石灰、絲瓜（燒灰，各五錢），共爲細末，用豬膽、雞子清、香油和調。

④ 本事方：**《本事方後集》卷 9“治諸腸風酒痔等疾”**　治腸風：綿苽（不拘多少，一名蠻苽，一名天羅，又名天絲苽，其實皆綿苽也），右一味燒灰存性，温酒調二錢，空心下。（**按**：此方即時珍前引“嚴月軒方”，重出。）

⑤ 普濟方：**《普濟方》卷 38“臟毒下血”**　絲瓜散：治下血甚。不可救者。絲瓜（一個，一名天蘿，燒灰存性）、槐花（各等分，如氣弱減分），右爲末，每服二錢，飯飲調服，神效。

⑥ 經驗良方：**《普濟方》卷 38“臟毒下血”**　絲瓜散（《經驗良方》）：治酒痢，便血腹痛，或如魚腦五色腥穢者。用乾絲瓜一枚，連皮燒作灰，存性。俗名魚滋是也，爲末，酒調二錢，空心服。一方煨食之，亦愈。

⑦ 奇效良方：**《奇效良方》卷 63“調經通治方”**　治白崩方：棕櫚（燒灰）、絲瓜（俗云魚鰦，夏月人家栽作凉棚者是也），右等分，爲細末，空心酒調下。

⑧ 海上名方：（**按**：書佚，未能溯及其源。）

⑨ 簡便單方：**《奇效單方》卷下“廿一婦人”**　乳不通，用絲瓜連子燒存性，酒下一二錢，被蓋取汗即通。

⑩ 壽域神方：**《延壽神方》卷 3“坤道部”**　治血氣不行，上氣衝心，變作乾血氣：用絲瓜兒燒存性，爲細末，每用一個，以亂絲燒灰，和温酒空心調下，立效。

⑪ 保壽堂方：**《保壽堂方》卷 2“疝㾴門”**　治偏墜方……又方，令絲瓜架上初結者，直待枯，滿架結盡，葉落方取下，燒灰存性爲末，煉蜜調成膏，每晚好酒調一匙。下如在左則左睡，如在右則右睡。

焦,擂酒服,以渣傅之。熊氏《補遺》①。**喉閉腫痛**。天羅瓜研汁灌之。《普濟》②。**卒然中風**。防風、荆芥一兩,升麻半兩,薑三片,水一盞,煎半盞,以絲瓜子研,取漿半盞,和匀灌之。如手足麻痒,以羌活煎湯洗之。唐瑶《經驗方》③。**化痰止嗽**。天羅即絲瓜燒存性爲末,棗肉和,丸彈子大。每服一丸,温酒化下。《攝生妙用方》④。**風蟲牙痛**。經霜乾絲瓜燒存性,爲末,擦之。《直指方》⑤。**風氣牙痛**⑥。百藥不效者用此,大能去風,惟蛀牙不效。天羅即生絲瓜一個,擦鹽火燒存性,研末頻擦,涎盡即愈。腮腫,以水調貼之。馬敏叔云:此乃嚴月軒家傳屢效之方,一試即便可睡也。**食積黄疸**。絲瓜連子燒存性,爲末,每服二錢。因麴得病麴湯下,因酒得病温酒下,連進數服愈。《衛生易簡方》⑦。**小兒浮腫**。天羅、燈草、葱白等分,煎濃汁服,并洗之。《普濟方》⑧。**水蠱腹脹**。老絲瓜去皮一枚剪碎,巴豆十四粒同炒,豆黄去豆,以瓜同陳倉米再炒熟,去瓜,研米爲末,糊丸梧子大。每服百丸,白湯下。蓋米收胃氣,巴豆逐水,絲瓜象人脉絡,借其氣以引之也。此乃元時杭州名醫宋會之之方。鮮于樞《鈎玄》⑨。

葉。【主治】癬瘡,頻挼摻之。療癰疽丁腫,卵㿗。時珍。

【附方】新六。**蟲癬**。清晨采露水絲瓜葉七片,逐片擦七下,如神。忌雞、魚、發物。《攝生衆妙方》⑩。**陰子偏墜**。絲瓜葉燒存性三錢,雞子殻燒灰二錢,温酒調服。余居士《選奇方》⑪。**頭瘡生蛆**。頭皮内時有蛆出,以刀切破,擠絲瓜葉汁搽之。蛆出盡,絕根。小山《怪證

---

① 熊氏補遺:**《〈婦人良方〉校注補遺》卷4"婦人腰痛方論第七"** 〔熊附〕又方:天羅布瓜子仁炒焦,擂酒熱服。留滓炒熱,封痛處效。

② 普濟:**《普濟方》卷61"喉痹"** 治喉風。用天羅瓜,研,灌漱……

③ 唐瑶經驗方:(**按**:書佚,無可溯源。)

④ 攝生妙用方:**《攝生衆妙方》卷6"痰嗽門"** 化痰丸:天絡絲,即絲瓜也,燒存性,爲細末,棗肉爲丸如彈子大,每服一丸,好酒下,化痰立效。

⑤ 直指方:**《直指方》卷21"齒病證治"** 又通用方:絲瓜乾燒存性,爲末,擦敷。

⑥ 風氣牙痛:(**按**:此方重出,見2008頁注⑥"風熱腮腫"嚴月軒方。)

⑦ 衛生易簡方:**《衛生易簡方》卷3"五疸"** 治急黄病……又方:用絲瓜連子燒灰爲末,因麴得病麴湯下,因酒得病酒調數服,可愈。

⑧ 普濟方:**《普濟方》卷386"諸腫"** 治小兒浮腫:蒲種殻、天羅、燈草,右用葱濃煎湯服之。又煎,洗浄尤妙,即愈。

⑨ 鈎玄:**《西湖遊覽志餘》卷19"術技名家"** 宋會之者,杭州人,元時名醫也。其治水蠱法,以乾絲瓜一枚,去皮剪碎,入巴豆十四粒同炒,以巴豆黄爲度,去巴豆,用絲瓜炒陳倉米,如絲瓜之多少,米黄色,去絲瓜,研之爲末,和清水爲丸桐子大,每服百丸,皆愈。其言曰:巴豆逐水者也,絲瓜象人脉絡也,去而不用,藉其氣以引之也,米投胃氣也。鮮于樞所記若此。(**按**:鮮于樞《鈎玄》未見書目記載。然時珍所引之事可見明《西湖遊覽志餘》。)

⑩ 攝生衆妙方:(**按**:已查原書,未能溯得其源。)

⑪ 選奇方:(**按**:已查原書殘卷,未能溯得其源。)

方》①。湯火傷灼。絲瓜葉焙研，入辰粉一錢，蜜調搽之。生者搗傅。一日即好也。《海上名方》②。魚臍丁瘡。絲瓜葉即虞刺葉也、連鬚葱白、韭菜等分，同入石鉢内，研爛取汁，以熱酒和服。以渣貼腋下，病在左手貼左腋，右手貼右腋，病在左脚貼左胯，右脚貼右胯，在中貼心、臍。用帛縛住，候肉下紅線處皆白則散矣。如有潮熱，亦用此法。却令人抱住，恐其顫倒則難救矣。《危氏得效方》③。刀瘡神藥。古石灰、新石灰、絲瓜根葉初種放兩葉者、韭菜根各等分，搗一千下作餅，陰乾爲末，擦之。止血定痛生肌，如神效。侍御蘇海峰所傳。董炳《集驗方》④。

藤根。【氣味】同葉。【主治】齒𧍒腦漏，殺蟲解毒。時珍。

【附方】新七。預解痘毒。五六月取絲瓜蔓上卷鬚陰乾，至正月初一日子時，用二兩半煎湯，父母只令一人知，温浴小兒身面上下，以去胎毒，永不出痘，縱出亦少也。《體仁彙編》⑤。諸瘡久潰。絲瓜兒根熬水掃之，大凉即愈。《應驗方》⑥。喉風腫痛。絲瓜根，以瓦瓶盛水浸，飲之。《海上名方》⑦。腦崩流汁，鼻中時時流臭黄水，腦痛，名控腦砂，有蟲食腦中也。用絲瓜藤近根三五尺，燒存性。每服一錢，温酒下，以愈爲度。《醫學正傳》⑧。牙宣露痛。《海上妙方》⑨用絲瓜藤陰乾，臨時火煅存性，研搽即止，最妙。○《德生堂方》⑩用絲瓜藤一握，川椒一撮，燈心一小把，水煎濃汁，漱吐，其痛立住如神也。咽喉骨鯁。七月七日，取絲瓜根陰乾，燒存性。每服二錢，以原鯁物煮湯服之。《筆峰雜興》⑪。腰痛不止。絲瓜根燒存性，爲末。每温酒服二

---

① 怪證方：**《怪證奇方》卷上**　治頭皮内時有蛆出，以刀切破皮，用絲瓜葉擠汁搽之，蛆出盡，絶根。

② 海上名方：（**按**：書佚。搜索其佚文，未能溯得其源。）

③ 危氏得效方：**《得效方》卷19"丁瘡"**　秘方：治魚臍丁瘡。絲瓜葉（即虞刺葉）、連須葱、韭菜，右同入石鉢内，搗爛如泥，以酒和服。滓貼腋下，如病在左手，貼左腋下，右手貼右腋。在左足貼左胯，右足貼右胯。如在中間，貼心臍。並用布帛包住，候肉下紅絲處變白，則可爲安。如有潮熱，亦用此法，却令人抱住，恐其顫倒，倒則難救矣。

④ 董炳集驗方：（**按**：書佚，無可溯源。）

⑤ 體仁彙編：**《體仁彙編》卷5"小兒痘疹"**　絲瓜湯：五六月間取絲瓜小小蔓延藤絲，陰乾，約二兩半重，收起，至正月初一日子時，父母只令一人知，將前絲瓜藤煎湯，待温，洗兒全身、頭面上下，以去其胎毒。洗後永不出痘也。如出亦輕……

⑥ 應驗方：**《普濟方》卷272"諸瘡"**　治瘡方（出《應驗方》）：以絲瓜兒根熬水，掃於諸瘡上，大凉即愈。

⑦ 海上名方：（**按**：書佚，無可溯源。）

⑧ 醫學正傳：**《醫學正傳》卷5"鼻病"**　祖傳經驗秘方：鼻中時時流臭黄水甚者，腦亦時痛，俗名控腦砂，有蟲食腦中。用絲瓜藤近根三五尺許，燒存性，爲細末，酒調服之，即愈。

⑨ 海上妙方：（**按**：查温氏、孫氏《海上方》皆無此方，亦未見《綱目》引用書目提及此書之名。）

⑩ 德生堂方：**《普濟方》卷65"牙齒疼痛"**　治牙疼方：絲瓜兒藤（剉細）、川椒（一撮）、燈心（一小把），右爲水濃煎，去滓，温漱吐之，立效。（**按**：《普濟方》此方下有2方出"德生堂"，疑因此誤注出處。）

⑪ 筆峰雜興：（**按**：書佚，無可溯源。）

錢,神效甚捷。鄧筆峰《雜興》①。

【附録】**天羅勒**《拾遺》②。【藏器③曰】生江南平地。主溪毒,挼碎傅之。【時珍曰】陳氏注此不詳。又江南呼絲瓜爲天羅,疑即此物,然無的據,姑附之。

苦瓜《救荒》④

【釋名】錦荔枝《救荒》⑤、癩葡萄。【時珍曰】苦以味名,瓜及荔枝、葡萄,皆以實及莖、葉相似得名。

【集解】【周(憲)〔定〕王⑥曰】錦荔枝即癩葡萄,蔓延草木。莖長七八尺,莖有毛澀。葉似野葡萄,而花又開黄花。實大如雞子,有皺紋,似荔枝。【時珍曰】苦瓜原出南番,今閩、廣皆種之。五月下子,生苗引蔓,莖葉卷鬚,並如葡萄而小。七八月開小黄花,五瓣如椀形。結瓜長者四五寸,短者二三寸,青色,皮上痱瘰如癩及荔枝殼狀,熟則黄色自裂,内有紅瓤裹子。瓤味甘可食。其子形扁如瓜子,亦有痱瘰。南人以青皮煮肉及鹽醬充蔬,苦澀有青氣。按費信《星槎勝覽》⑦云:蘇門荅剌國一等瓜,皮若荔枝,未剖時甚臭如爛蒜,剖開如囊,味如酥,香甜可口。疑此即苦瓜也。

瓜。【氣味】苦,寒,無毒。【主治】除邪熱,解勞乏,清心明目。時珍。○《生生編》⑧。

子。【氣味】苦,甘,無毒。【主治】益氣壯陽。時珍。

菜之四　水菜類六種

紫菜《食療》⑨

【釋名】紫萸音軟。

---

① 雜興:(**按**:書佚,無可溯源。)

② 拾遺:**《證類》卷10"二十五種陳藏器餘·天羅勒"**　主溪毒。挼碎傅之瘡上。天羅勒生江南平地。

③ 藏器:見上注。

④ 救荒:**《救荒》卷上之後"錦荔枝"**　又名癩葡萄。人家園籬邊多種之。苗引藤蔓延附草木生,莖長七八尺,莖有毛澀,葉似野葡萄葉,而花又多,葉間生細絲蔓,開五瓣黄碗子花,結實如雞子大,尖艄紋皺,狀似荔枝而大,生青熟黄,内有紅瓤。味甜。

⑤ 救荒:見上注。

⑥ 周定王:見上注。

⑦ 星槎勝覽:**《星槎勝覽·蘇門答剌國》**　……其有一等瓜,皮若荔枝,如瓜大,未剖之時甚臭,如爛蒜,剖開如囊,味如酥油,香甜可口……(**按**:此條所述,似爲榴蓮,不當置於苦瓜條。)

⑧ 生生編:(**按**:僅見《綱目》引録。)

⑨ 食療:**《食療》見《證類》卷9"昆布"**　……又云:紫菜,下熱氣,多食脹人。若熱氣塞咽喉,煮汁飲之。此是海中之物,味猶有毒性。凡是海中菜,所以有損人矣。

【集解】【詵①曰】紫菜生南海中,附石。正青色,取而乾之則紫色。【時珍曰】閩、越海邊悉有之。大葉而薄。彼人挼成餅狀,晒乾貨之,其色正紫,亦石衣之屬也。

【氣味】甘,寒,無毒。【藏器②曰】多食令人腹痛發氣,吐白沫。飲熱醋少許,即消。【主治】熱氣煩塞咽喉,煮汁飲之。孟詵③。病癭瘤脚氣者,宜食之。時珍。

【發明】【震亨④曰】凡癭結積塊之疾,宜常食紫菜,乃鹹能軟堅之義。

石蓴《拾遺》⑤【校正】自草部移入此。

【集解】【藏器⑥曰】石蓴生南海,附石而生。似紫菜,色青。

【氣味】甘,平,無毒。【主治】下水,利小便。藏器⑦。主風秘不通,五膈氣,并臍下結氣,煮汁飲之。胡人用治疳疾。李珣⑧。

石花菜《食鑑》⑨

【釋名】瓊枝。【時珍曰】並以形名也。

【集解】【時珍曰】石花菜生南海沙石間。高二三寸,狀如珊瑚,有紅、白二色,枝上有細齒。以沸湯泡去砂屑,沃以薑、醋,食之甚脆。其根埋沙中,可再生枝也。一種稍粗而似雞爪者,謂之雞脚菜,味更佳。二物久浸皆化成膠凍也。郭璞《海賦》⑩所謂水物則玉珧海月,土肉石華,即此物也。

【氣味】甘、鹹,大寒,滑,無毒。【主治】去上焦浮熱,發下部虚寒。寧原⑪。

---

① 詵:**《圖經》見《證類》卷9"海藻"**　……紫菜,附石生海上,正青,取乾之則紫色,南海有之……(**按**:非出《食療》,乃見《圖經》。)

② 藏器:**《拾遺》見《證類》卷9"昆布"**　陳藏器云:紫菜,味甘,寒。主下熱煩氣。多食令人腹痛,發氣,吐白沫,飲少熱醋消之。

③ 孟詵:見2012頁注⑨。

④ 震亨:(**按**:已查丹溪諸書,未能溯得其源。)

⑤ 拾遺:**《證類》卷7"一十種陳藏器餘·石蓴"**　味甘,平,無毒。下水,利小便。生南海中水石上。《南越志》云:似紫菜,色青。《臨海異物志》曰:附石生也。

⑥ 藏器:見上注。

⑦ 藏器:見上注。

⑧ 李珣:**《海藥》見《證類》卷7"一十種陳藏器餘·石蓴"**　主風秘不通,五鬲氣,并小便不利,臍下結氣,宜煮汁飲之。胡人多用治耳疾。

⑨ 食鑑:**《食鑑本草》卷下"石花菜"**　大寒,無毒。去上焦之浮熱,發下部之虚寒。

⑩ 海賦:**《古今事文類聚前集》卷16"地理部·江"**　《江賦》(郭璞)……其水物怪錯,則有玉珧海月,土肉石華……(**按**:宋元諸書引此條均作《江賦》,《海賦》當誤。)

⑪ 寧原:見本頁注⑨。

鹿角菜《食性》①

【釋名】猴葵。【時珍曰】按沈懷遠《南越志》②云：猴葵一名鹿角。蓋鹿角以形名，猴葵因其性滑也。

【集解】【士良③曰】鹿角菜生海州、登、萊、沂、密諸處海中。【時珍曰】鹿角菜生東、南海中石崖間。長三四寸，大如鐵線，分丫如鹿角狀，紫黄色。土人采曝，貨爲海錯。以水洗醋拌，則脹起如新，味極滑美。若久浸則化如膠狀，女人用以梳髮，粘而不亂。

【氣味】甘，大寒，滑，無毒。【詵④曰】微毒。丈夫不可久食，發痼疾，損腰腎、經絡、血氣，令人脚冷痺，少顔色。【主治】下熱風氣，療小兒骨蒸熱勞。服丹石人食之，能下石力。士良⑤。解麵熱。大明⑥。

龍鬚菜《綱目》

【集解】【時珍曰】龍鬚菜生東、南海邊石上。叢生無枝，葉狀如柳，根鬚長者尺餘，白色。以醋浸食之，和肉蒸食亦佳。《博物志》⑦一種石髮似指此物，與石衣之石髮同名也。

【氣味】甘，寒，無毒。【主治】癭結熱氣，利小便。時珍。

睡菜《綱目》

【釋名】瞑菜瞑音眠、綽菜、醉草、嬾婦葴《記事珠》⑧。

【集解】【時珍曰】按嵇含《南方草木狀》⑨云：綽菜夏生池沼間。葉類慈菇，根如藕條。南海

---

① 食性：**《嘉祐》見《證類》卷29"鹿角菜"**　大寒，無毒、微毒。下熱風氣，療小兒骨蒸熱勞。丈夫不可久食，發痼疾，損經絡血氣，令人脚冷痹，損腰腎，少顔色。服丹石人食之，下石力也。出海州，登、萊、沂、密州並有，生海中。又能解麵熱。（已上五種新補。見孟詵、陳藏器、陳士良、日華子。）

② 南越志：**《御覽》卷980"鹿角"**　《南越志》曰：猴葵色赤，生石上，南越謂之鹿角。

③ 士良：見本頁注①。

④ 詵：同上注。

⑤ 士良：同上注。

⑥ 大明：同上注。

⑦ 博物志：**《御覽》卷1000"苔"**　《異物志》曰：石髮，海草，在海中石上叢生，長尺餘，大小如韭，葉似蓆莞，而株莖無枝。以肉雜而蒸之，味極美，食之竟不知足。（**按**：《博物志》無"石髮""石衣"之文。時珍或將"異物志"誤作"博物志"。）

⑧ 記事珠：**《記事珠》卷3"花木門・衆草"**　睡草，醉草，懶婦箴（上三名一物。出桂林。見之令一即睡）。

⑨ 南方草木狀：**《南方草木狀》卷上**　綽菜，夏生於池沼間，葉類茨菰，根如藕條。南海人食之，云令人思睡，呼爲瞑菜。

人食之,令人思睡,呼爲瞑菜。段公路《北户録》①云:睡菜五六月生田塘中。土人采根爲鹽葅,食之好睡。郭憲《洞冥記》②有却睡草,食之令人不睡,與此相反也。珍按:苦菜、龍葵皆能使人不睡。却睡之草,其此類乎?

【氣味】甘、微苦,寒,無毒。【主治】心膈邪熱不得眠。時珍。

菜之五　芝栭類一十五種

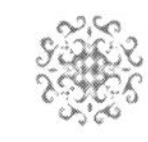

芝《本經》③上品【校正】併入《本經》④青、赤、黄、白、黑、紫六芝。

【釋名】茵音囚。【時珍曰】芝本作"之",篆文象草生地上之形。後人借"之"字爲語辭,遂加草以别之也。《爾雅》⑤云:茵,芝也。註云:一歲三華,瑞草。或曰:生於剛處曰菌,生於柔處曰芝。昔四皓采芝,群仙服食,則芝亦菌屬可食者,故移入菜部。

【集解】【《别録》⑥曰】青芝生泰山,赤芝生霍山,黄芝生嵩山,白芝生華山,黑芝生常山,紫芝生高夏山谷。六芝皆六月、八月采。【弘景⑦曰】南嶽本是衡山,漢武帝始以小霍山代之,此赤芝當生衡山也。郡縣無高夏名,恐是山名也。此六芝皆仙草之類,俗所稀見,族類甚多,形色環異,並

---

① 北户録:**《北户録》卷2"睡菜"**　睡菜,五六月生於田塘中。葉類茨菰,根如藕梢。其性冷,土人採根爲鹽葅食之。或云好睡……

② 洞冥記:**《别國洞冥記》第3**　有五味草,初生味甘,花時味酸,食之使人不眠,名曰却睡草。末多國獻此草……

③ 本經:(**按**:《本經》載有六芝,詳見下注。)

④ 本經:**《本經》《别録》(《藥對》)見《證類》卷6"青芝"**　味酸,平。主明目,補肝氣,安精魂,仁恕。久食輕身不老,延年神仙。一名龍芝。生泰山。/赤芝味苦,平,主胸中結,益心氣,補中,增智慧,不忘。久食輕身不老,延年神仙。一名丹芝。生霍山。/黄芝味甘,平。主心腹五邪,益脾氣,安神,忠信和樂。久食輕身不老,延年神仙。一名金芝。生嵩山。/白芝味辛,平。主欬逆上氣,益肺氣,通利口鼻,强志意,勇悍,安魄。久食輕身不老,延年神仙。一名玉芝。生華山。/黑芝味鹹,平。主癃,利水道,益腎氣,通九竅,聰察。久食輕身不老,延年神仙。一名玄芝。生常山。/紫芝味甘,温。主耳聾,利關節,保神,益精氣,堅筋骨,好顔色,久服輕身不老,延年。一名木芝。生高夏山谷。六芝皆無毒,六月、八月採。(署預爲之使,得髮良,得麻子人、白瓜子、牡桂共益人,惡常山,畏扁青、茵蔯蒿。)

⑤ 爾雅:**《爾雅·釋草》(郭注)**　茵,芝。(芝一歲三華,瑞草。)(**按**:此後"生於剛處曰菌,生於柔處曰芝"未能溯及其源。)

⑥ 别録:見本頁注④。

⑦ 弘景:**《集注》見《證類》卷6"赤芝"**　陶隱居云:南岳本是衡山,漢武帝始以小霍山代之,非正也。此則應生衡山也。/**"紫芝"**　陶隱居云:按郡縣無高夏名,恐是山名爾。此六芝皆仙草之類,俗所稀見,族種甚多,形色環異,並載《芝草圖》中。今俗所用紫芝,此是朽樹木株上所生,狀如木檽軟,名爲紫芝。蓋止療痔,而不宜以合諸補丸藥也。凡得芝草,便正爾食之,無餘節度,故皆不云服法也。

載《芝草圖》中。今俗所用紫芝，乃是朽木株上所生，狀如木檽，名爲紫芝，止療痔，不宜合諸補丸藥也。凡得芝草，便正爾食之，無餘節度，故皆不云服法也。【恭[①]曰】《五芝經》云：皆以五色生於五嶽。諸方所獻，白芝未必華山，黑芝又非常嶽。且多黄、白，稀有黑、青者。然紫芝最多，非五芝類。但芝自難得，縱獲一二，豈得終久服耶？【禹錫[②]曰】王充《論衡》云：芝生於土。土氣和，故芝草生。《瑞命禮》云：王者仁慈則芝草生。是也。【時珍曰】芝類甚多，亦有花實者。本草惟以六芝標名，然其種屬不可不識。《神農經》[③]云：山川雲雨、四時五行、陰陽晝夜之精，以生五色神芝，爲聖王休祥。《瑞應圖》[④]云：芝草常以六月生，春青夏紫，秋白冬黑。葛洪《抱朴子》[⑤]云：芝有石芝、木芝、草芝、

---

① 恭：**《唐本草》見《證類》卷6"黑芝"**　《唐本草》注云：《五芝經》云：皆以五色生於五嶽，諸方所獻，白芝未必華山，黑芝又非常嶽。且芝多黄、白，稀有黑、青者，然紫芝最多，非五芝類。但芝自難得，縱獲一二，豈得終久服耶？

② 禹錫：**《嘉祐》見《證類》卷6"紫芝"**　……《論衡》云：芝生於土，土氣和，故芝草生。《瑞命禮》曰：王者仁慈，則芝草生是也。

③ 神農經：**《御覽》卷986"芝下"**　……又：神農氏之論芝也，云：山川與四時五行，陰陽晝夜之精，以生五色神芝，皆爲聖王休祥焉……

④ 瑞應圖：**《御覽》卷986"芝下"**　孫氏《瑞應圖》曰：芝草常以六月生，春青夏紫，秋白冬黑。

⑤ 抱朴子：**《抱朴子内篇》卷11"仙藥"**　……五芝者，有石芝，有木芝，有草芝，有肉芝，有菌芝，各有百許種也。石芝者，石象芝。生於海隅名山，及島嶼之涯有積石者。其狀如肉象，有頭尾四足者良。似生物也，附於大石，喜在高岫峻之地，或却著仰綴也。赤者如珊瑚，白者如截肪，黑者如澤漆，青者如翠羽，黄者如紫金，而皆光明洞徹如堅冰也。晦夜去之三百步，便望見其光矣。大者十餘斤，小者三四斤……/又玉脂芝，生於有玉之山，常居懸危之處，玉膏流出，萬年已上則凝而成芝。有似鳥獸之形色，無常彩，率多似山玄水蒼玉也，亦鮮明如水精……七明九光芝，皆石也，生臨水之高山石崖之間，狀如盤椀，不過徑尺以還，有莖蒂連綴之起三四寸。有七孔者，名七明。九孔者名九光。光皆如星，百餘步内，夜皆望見其光……石蜜芝，生少室石戶中……石桂芝生名山石穴中，似桂樹而實石也。高尺許，大如徑尺，光明而味辛……石腦芝，生滑石中，亦如石中黄子狀，但不皆有耳……石硫黄芝，五岳皆有，而箕山爲多……如此有百二十，皆石芝也……夫木芝者，松柏脂淪入地，千歲化爲茯苓。茯苓萬歲，其上生小木，狀似蓮花，名曰木威喜芝，夜視有光，持之甚滑，燒之不然，帶之辟兵……乾之百日，末，服方寸匕，日三，盡一枚，則三千歲也。千歲之栝木，其下根如坐人，長七寸，刻之有血。以其血塗足下，可以步行水上不没……以塗身則隐形。欲見則拭之。又可以治病……又松樹枝三千歲者，其皮中有聚脂，狀如龍形，名曰日飛節芝……又有樊桃芝，其木如昇龍，其花葉如丹羅，其實如翠鳥……并成芝，赤色有光，扣之枝葉如金石之音，折而續之，即復如故。木渠芝，寄生大木上，如蓮花，九莖一叢。其味甘而辛。建木芝，實生於都廣，其皮如纓蛇，其實如鸞鳥……黄蘗檀桓芝者千歲。黄蘗木下根，有如三斛器，去本株一二十丈，以細根相連，狀如縷。得末而服之，盡一枚，則成地仙，不死也……草芝有獨搖芝，無風自動，其莖大如手指，赤如丹素。葉似莧。其根有大魁如斗，有細者如雞子，十二枚周繞大根之四方，如十二辰也。相去丈許，皆有細根如白髮以相連。生高山深谷之上，其所生左右無草。得其大魁，末服之盡，則得千歲。服其細者，一枚百歲……牛角芝，生虎壽山及吴坂上。狀似葱，特生如牛角，長三四尺，青色……龍仙芝，狀似昇龍之相負也。以葉爲鱗，其根則如蟠龍。服一枚則得千歲矣。麻母芝，似麻而莖赤色，花紫色。珠芝，其花黄，其葉赤，其實如李而紫色……白符芝，高四五尺，似梅。常以大雪而花，季冬而實。朱草芝，九曲，曲有三葉，葉有三實也。五德芝，狀似樓殿，莖方，其葉五色各具而不雜，上如偃蓋，中常有甘露，紫氣起數尺矣……凡此草芝又有百二十種，皆陰乾服之，則令人與天地相畢，或得千歲、二千歲。肉芝（轉下頁注）

肉芝、菌芝,凡數百種也。石芝,石象。生於海隅石山島嶼之涯。肉芝狀如肉,附於大石,頭尾具有,乃生物也。赤者如珊瑚,白者如截肪,黑者如澤漆,青者如翠羽,黄者如紫金,皆光明洞徹如堅冰也。大者十餘斤,小者三四斤。凡求芝草,入名山,必以三月、九月,乃山開出神藥之月。必以天輔時,出三奇吉門。到山須六陰之日,明堂之時。帶靈寶符,牽白犬,抱白雞,包白鹽一斗,及開山符檄,着大石上。執吴唐草一把入山。山神喜,必得見芝,須禹步往采。以王相專和、支干相生之日,刻以骨刀,陰乾爲末服,乃有功效。若人不至精久齋,行穢德薄,又不曉入山之術,雖得其圖,鬼神不以與,人終不可得見也。曰菌芝,生深山之中,大木之下,泉水之側。其狀或如宫室,如龍虎,如車馬,如飛鳥,五色無常。凡百二十種,自有圖也。曰木威喜芝,乃松脂淪地,千年化爲伏苓,萬歲其上生小木,狀似蓮花,夜視有光,持之甚滑,燒之不焦,帶之辟兵,服之神仙。曰飛節芝,生千歲老松上,皮中有脂,狀如龍形,服之長生。曰木渠芝,寄生大木上,狀如蓮花,九莖一叢,味甘而辛。曰黄蘗芝,生於千歲黄蘗根下,有細根如縷,服之地仙。曰建木芝,生於都廣,其皮如纓,其實如鸞。曰参成芝,赤色有光,扣其枝葉,如金石之音。曰樊桃芝,其木如昇龍,其花如丹蘿,其實如翠鳥,並可服食。曰千歲芝,生枯木下,根如坐人,刻之有血,血塗二足,可行水隱形,又可治病。已上皆木芝也。曰獨摇芝,無風自動,其莖大如手指,葉似莧,根有大魁如斗,周遶有細子十二枚繞之,相去丈許,生高山深谷,服之神仙。曰牛角芝,生虎壽山及吴陵上,狀似葱而特出如牛角,長三四尺,青色。曰龍仙芝,似昇龍相負之形。曰紫珠芝,莖黄葉赤,實如李而紫色。曰白符芝,似梅,大雪而花,季冬而實。曰朱草芝,九曲三葉,葉有實也,其莖如針。曰五德芝,狀似樓殿,五色各具,方莖紫氣。已上皆草芝也,有百二十種,人得服之神仙。曰玉脂芝,生於有玉之山,狀似鳥獸,色無常彩,多似山水蒼玉,亦如鮮明水晶。曰七孔九光芝,生於臨水石压之間,狀如盤盌,有莖葉,此芝葉有七孔,夜見其光,食至七枚,七孔洞徹,一名螢火芝。曰石蜜芝,生少室石户中石上,終難得。曰石桂芝,生石穴中,似桂樹,乃石也,光明味辛。曰石腦芝、石中黄,皆石芝類也。千歲燕、千歲蝙蝠、千歲龜、萬歲蟾蜍、山中見小人,皆肉芝類也。凡百二十種。又按《採芝圖》①云:鳳凰芝,生名山金玉間,服食一年,與鳳凰俱也。曰燕胎芝,形如葵,紫色,有燕象。曰黑雲芝,生山谷之陰,黑蓋赤理黑莖,味鹹苦。又有五色龍芝、五方芝、天芝、地芝、人芝、山芝、土芝、石芝、金芝、水芝、火芝、雷芝、甘露芝、青雲芝、雲氣芝、白虎芝、

(接上頁注)者,謂萬歲蟾蜍……千歲蝙蝠……千歲靈龜,五色具焉……行山中,見小人乘車馬,長七八寸者,肉芝也。捉取服之,即仙矣……凡此又百二十種,此皆肉芝也……欲求芝草,入名山,必以三月、九月,此山開出神藥之月也。勿以山佷日,必以天輔時,三奇會尤佳。出三奇吉門,到山須六陰之日,明堂之時,帶靈寶符,牽白犬,抱白雞,以白鹽一斗,及開山符檄,著大石上,執吴唐草或作花一把以入山。山神喜,必得芝也。又采芝及服芝,欲得王相專和之日,支干上下相生爲佳。此諸芝名山多有之,但凡庸道士,心不專精,行穢德薄,又不曉入山之術,雖得其圖,不知其狀,亦終不能得也。山無大小,皆有鬼神。其鬼神不以芝與人,人則雖踐之,不可見也。

① 採芝圖:**《御覽》卷 986“芝下”** 《仙人採芝圖》曰:芝生於名山,食之令人乘雲,能上天,觀望八極,通見神明。鳳凰芝草生於名山之上,金玉之間。石上陰乾,始食一年,令人羽翼皆生,壽千歲,能乘雲,與鳳凰俱。乾末,服方寸,能令人昇仙……/《神仙傳》曰……又曰:黑雲芝,生於名山大谷,凉泉之間,黑蓋赤莖,味鹹苦。食之一年,能入火不焦,入水不濆。/**《御覽》卷 922“鷰”**《茅君内傳》曰:句曲山有神芝五種,第三曰燕胎芝,其色紫,形如葵,葉上有燕象,如欲飛狀,光明洞澈。食一株,拜爲太清仙君正一郎中。(**按**:此條乃據《御覽》所載不同書之文綜合而成。)

車馬芝、太一芝等，名狀不一。張華《博物志》[①]云：名山生神芝不死之草。上芝爲車馬，中芝人形，下芝六畜形。又按段成式《酉陽雜俎》[②]云：屋柱無故生芝者，白主喪，赤主血，黑主賊，黄主喜，形如人面者亡財，如牛馬者遠役，如龜蛇者蠶耗。時珍嘗疑：芝乃腐朽餘氣所生，正如人生瘤贅，而古今皆以爲瑞草，又云服食可仙，誠爲迂謬。近讀成式之言，始知先得我所欲言，其揆一也。又方士以木積濕處，用藥傅之，即生五色芝。嘉靖中王金嘗生以獻世宗。此昔人所未言者，不可不知。

青芝，一名龍芝《别録》[③]。【氣味】酸，平，無毒。【時珍曰】五色之芝，配以五行之味，蓋亦據理而已，未必其味便隨五色也。即如五畜以羊屬火，五果以杏配心，皆云味苦之義。○【之才[④]曰】青、赤、黄、白、黑、紫六芝，並以薯蕷爲之使，得髮良，得麻子仁、白瓜子、牡桂共益人，惡常山，畏扁青、茵蔯蒿。【主治】明目，補肝氣，安精魂，仁恕。久食輕身不老，延年神仙。《本經》[⑤]。不忘强志。《唐本》[⑥]。

赤芝，一名丹芝《本經》[⑦]。【氣味】苦，平，無毒。【主治】胸中結，益心氣，補中，增智慧，不忘。久食輕身不老，延年神仙。《本經》[⑧]。

黄芝，一名金芝《本經》[⑨]。【氣味】甘，平，無毒。【主治】心腹五邪，益脾氣，安神，忠信和樂。久食輕身不老，延年神仙。《本經》[⑩]。

白芝，一名玉芝《本經》[⑪]、素芝。【氣味】辛，平，無毒。【主治】欬逆上氣，益肺氣，通利口鼻，强志意，勇悍，安魄。久食輕身不老，延年神仙。《本經》[⑫]。

黑芝，一名玄芝《本經》[⑬]。【氣味】鹹，平，無毒。【主治】癃，利水道，益

---

① 博物志：**《博物志》卷1**　地性含水……名山生神芝不死之草，上芝爲車馬形，中芝爲人形，下芝爲六畜形……

② 酉陽雜俎：**《酉陽雜俎》卷16"廣動植之一"**　屋柱木無故生芝者，白爲喪，赤爲血，黑爲賊，黄爲喜。其形如人面者亡財，如牛馬者遠役，如龜蛇者田蠶耗。

③ 别録：見2015頁注④。

④ 之才：**古本《藥對》**　見2015注④括號中七情文。

⑤ 本經：見2015注④白字。

⑥ 唐本：**《唐本草》見《證類》卷6"青芝"**　英公云：不忘强志。（**按**：此"英公"乃唐慎微所引，當源於《重廣英公本草》，即《蜀本草》，非唐代《新修本草》，故注"唐本"實誤。）

⑦ 本經：見2015頁注④白字。

⑧ 本經：同上注白字。

⑨ 本經：同上注白字。

⑩ 本經：同上注白字。

⑪ 本經：同上注白字。

⑫ 本經：同上注白字。

⑬ 本經：同上注白字。

腎氣,通九竅,聰察。久食輕身不老,延年神仙。《本經》①。

紫芝,一名木芝《本經》②。【氣味】甘,温,無毒。【甄權③曰】平。【主治】耳聾,利關節,保神,益精氣,堅筋骨,好顔色。久服輕身不老延年。《本經》④。療虚勞,治痔。時珍。

【附方】新一。紫芝丸。治虚勞短氣,胸脇苦傷,手足逆冷,或時煩躁口乾,目視晾晾,腹内時痛,不思飲食,此藥安神保精也。紫芝一兩半,山芋焙,天雄炮去皮、柏子仁炒、巴戟天去心、白茯苓去皮、枳實去穰麩炒,各三錢伍分,生地黄焙、麥門冬去心焙、五味子炒、半夏制炒、附子炒去皮、牡丹皮、人參各七錢五分,遠志去心、蓼實各二錢五分,瓜子仁炒、澤瀉各五錢,爲末,煉蜜丸梧子大。每服十五丸,漸至三十丸,温酒下,日三服。《聖濟總録》⑤。

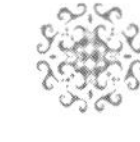

木耳《本經》⑥中品【校正】自《桑根白皮》條分出。

【釋名】木檽而、軟二音、木菌窘、捲二音、木㙡音縱、樹雞《韓文》⑦、木蛾。【時珍曰】木耳生於朽木之上,無枝葉,乃濕熱餘氣所生。曰耳曰蛾,象形也。曰檽,以軟濕者佳也。曰雞曰㙡,因味似也。南楚人謂雞爲㙡。曰菌,猶蜠也,亦象形也。蜠乃貝子之名。或曰:地生爲菌,木生爲蛾。北人曰蛾,南人曰蕈。

【集解】【《别録》⑧曰】五木耳生犍爲山谷。六月多雨時采,即暴乾。【弘景⑨曰】此云五木

---

① 本經:見2015注④白字。

② 本經:同上注白字。

③ 甄權:**《藥性論》見《證類》卷6"紫芝"** 紫芝,使。畏髮。味甘,平,無毒。主能保神益壽。

④ 本經:見2015頁注④白字。

⑤ 聖濟總録:**《聖濟總録》卷90"虚勞四肢逆冷"** 治虚勞短氣,胸脅苦滿,唇口乾燥,手足逆冷。或有煩躁,目視晾晾,腹内時痛,不思飲食,安神保精,紫芝丸方:紫芝(一兩半)、山芋、天雄(炮裂,去皮臍)、柏子人(炒香,别研)、枳實(去瓤,麩炒黄)、巴戟天(去心)、白茯苓(去黑皮,各一分半)、人參、生乾地黄(洗,焙)、麥門冬(去心,焙)、五味子(去莖葉,炒)、半夏(湯洗去滑,炒)、牡丹皮、附子(炮裂,去皮臍,各三分)、蓼實、遠志(去心,各一分)、澤瀉、瓜子人(炒香,各半兩),右一十八味搗羅爲末,煉蜜和丸如梧桐子大,每服十五丸,温酒下,空心、日午、夜卧各一服,漸增至三十丸。

⑥ 本經:**《本經》《别録》見《證類》卷13"五木耳"** 名檽,益氣不饑,輕身强志。生犍爲山谷。六月多雨時採,即暴乾。

⑦ 韓文:**《五百家注昌黎文集》卷10"律詩"** 答道士寄樹雞(祝曰:樹雞,木耳之大者。)

⑧ 别録:見本頁注⑥。

⑨ 弘景:**《集注》見《證類》卷13"桑根白皮"** 陶隱居云……此云五木耳,而不顯四者是何木。按老桑樹生燥耳,有黄者、赤白者,又多雨時,亦生軟濕者。人採以作葅,皆無復藥用。

耳,而不顯言是何木。惟老桑樹生桑耳,有青、黄、赤、白者。軟濕者人采以作菹,無復藥用。【恭[①]曰】桑、槐、楮、榆、柳,此爲五木耳。軟者並堪啖。楮耳人常食,槐耳療痔。煮漿粥安諸木上,以草覆之,即生蕈爾。【時珍曰】木耳各木皆生,其良毒亦必隨木性,不可不審。然今貨者,亦多雜木,惟桑、柳、楮、榆之耳爲多云。

【氣味】甘,平,有小毒。【權[②]曰】蕈耳,古槐、桑樹上者良,柘木者次之。其餘樹上,多動風氣,發痼疾,令人肋下急,損經絡背膊。悶人。【藏器[③]曰】木耳,惡蛇、蟲從下過者,有毒。楓木上生者,令人笑不止。采歸色變者有毒,夜視有光者、欲爛不生蟲者並有毒。並生擣冬瓜蔓汁解之。【時珍曰】按張仲景[④]云:木耳赤色及仰生者,並不可食。【主治】益氣不飢,輕身强志。《本經》[⑤]。斷穀治痔。時珍。

【發明】【穎[⑥]曰】一人患痔,諸藥不效,用木耳煮羹食之而愈,極驗。【時珍曰】按《生生編》[⑦]云:柳蛾補胃,木耳衰精。言老柳之蛾能補胃理氣。木耳乃朽木所生,得一陰之氣,故有衰精冷腎之害也。

【附方】新六。眼流冷淚。木耳一兩燒存性,木賊一兩爲末。每服二錢,以清米泔煎服。《惠濟方》[⑧]。血注脚瘡。桑耳、楮耳、牛屎菰各五錢,胎髮灰男用女、女用男三錢,研末,油和塗之,或乾塗之。《奇效良方》[⑨]。崩中漏下。木耳半斤,炒見烟,爲末,每服二錢一分,頭髮灰三

① 恭:**《唐本草》見《證類》卷13"桑根白皮"** 《唐本》注云:楮耳,人常食。槐耳,用療痔。榆、柳、桑耳,此爲五耳。軟者並堪噉……/**《藥性論》見《證類》卷13"桑根白皮"** ……又煮漿粥,安槐木上,草覆之,即生蕈,次柘木者良。(**按**:此合兩家之論而成文。)

② 權:**《藥性論》見《證類》卷13"桑根白皮"** 蕈耳亦可單用,平。古槐、桑樹上者良。能治風破血益力,其餘樹上多動風氣,發痼疾,令人肋下急,損經絡,背膊悶……

③ 藏器:**《證類》卷14"二十六種陳藏器餘·諸木有毒"** ……木耳,惡蛇蟲從下過有毒,生楓木上者,令人笑不止,采歸色變者有毒,夜中視光有毒,欲爛不生蟲者有毒,並生搗冬瓜蔓主之也。

④ 張仲景:**《金匱·果實菜穀禁忌愽治》** 木耳赤色及仰生者,勿食。菌仰卷及赤色者,不可食。

⑤ 本經:見2019頁注⑥白字。

⑥ 穎:**《食物本草》卷2"木耳"** ……一人患痔,諸藥不效,用木耳同它物煮羹食而愈,極驗,但它物今失記矣……

⑦ 生生編:(**按**:僅見《綱目》引録。)

⑧ 惠濟方:**《壽親養老》卷1"簡妙老人備急方第十五"** 治眼有冷淚,木賊散:木賊(一兩,爲末)、木耳(一兩,燒爲黑灰),右件二味同研令匀,每用二錢,以清米泔煎熟,放温調下,食後臨卧各一服。(**按**:《惠濟方》未見此方,原出《壽親養老》卷1,此卷即宋·陳直《奉親養老書》,無元·鄒鉉續增内容。)

⑨ 奇效良方:**《奇效良方》卷54"瘡科通治方"** 治血注脚:桑樹菰、牛屎菰(又名石灰菰,生地上,如有石成塊者,碎其中有灰起)、肥株樹菰、胎髮(男用男,女用女,三個),右將三菰焙乾,各五錢,胎髮燒灰存性,三錢,並爲細末,研匀。濕則乾搽,乾則清麻油調塗。

分,共二錢四分,以應二十四氣。好酒調服,出汗。孫氏《集效方》①。新久洩痢。乾木耳一兩炒,鹿角膠二錢半炒,爲末,每服三錢,温酒調下,日二。《御藥院方》②。血痢下血。木耳炒研五錢,酒服即可。亦用井花水服。或以水煮鹽、醋食之,以汁送下。《普濟方》③。一切牙痛。木耳、荆芥等分,煎湯頻漱。《普濟方》④。

桑耳。【釋名】桑檽《唐本》⑤、桑蛾《宋本》⑥、桑雞《綱目》、桑黄《藥性》⑦、桑臣《藥性》、桑上寄生。【弘景⑧曰】斷穀方:桑檽又呼爲桑上寄生。名同物異也。【時珍曰】桑檽以下皆軟耳之名,桑黄以下皆硬菰之名,其功性則一也。

【氣味】甘,平,有毒。【詵⑨曰】寒,無毒。【大明⑩曰】温,微毒。【權⑪曰】桑、槐耳:甘、辛,平,無毒。【主治】黑者,主女子漏下赤白汁,血病癥瘕積聚,陰痛,陰陽寒熱,無子。《本經》⑫。療月水不調。其黄熟陳白者,止久洩,益氣不飢。其金色者,治癖飲積聚,腹痛金瘡。《别録》⑬。治女子崩中帶下,月閉血凝,産後

---

① 集效方:**《萬應方》卷4"婦人科"** 治婦人血山崩漏,其效不可盡述。先令婦人洗。右用木耳半斤,鍋内炒黑,見烟爲末,又用男子頭髮燒灰,另包,每服用木耳末二錢一分,頭髮灰三分,共二錢四分,按二十四氣,好煮酒調熱服,出汗。

② 御藥院方:**《御藥院方》卷7"治泄痢門"** 二聖散:治泄痢不問新久,並皆治之。乾黑木耳(一兩,炒)、鹿角膠(一分,炒如珠子),右爲細末,每服三四錢,温酒調下,不拘時候。

③ 普濟方:**《普濟方》卷212"血痢"** 治男子婦人便血流不止者。又治血痢不止。(出《聖惠方》):用木耳炒乾,爲末,每服五錢,好酒一盞送下即可。一方用井花水調,空腹頓服之。一方用黑木耳,水煮鹽醋,食後服其汁。(**按**:《聖惠方》卷59"治血痢諸方"下有此方,與《綱目》所引略異。)

④ 普濟方:**《普濟方》卷66"牙齒疼痛"** 治一切牙疼(出《海上方》):木耳、荆芥,右等分,煎湯漱之,痛止爲度。

⑤ 唐本:**《集注》見《證類》卷12"桑上寄生"** 陶隱居云……服食方是桑檽,與此又不同。(**按**:非出"唐本",乃見陶弘景《集注》。)

⑥ 宋本:(**按**:《綱目》所稱"宋本",乃指《證類》所收諸家本草。今查《證類》,未能溯得其源。)

⑦ 藥性:**《藥性論》見《證類》卷13"桑根白皮"** ……桑耳,使。一名桑臣,又名桑黄。……(**按**:"釋名"項下"藥性"同此。)

⑧ 弘景:**《集注》見《證類》卷13"桑根白皮"** 陶隱居云……桑耳,《斷谷方》云木檽,又呼爲桑上寄生……

⑨ 詵:**《食療》見《證類》卷13"桑根白皮"** 孟詵云:寒,無毒……

⑩ 大明:**《日華子》見《證類》卷13"桑根白皮"** 又云:桑耳,温,微毒……

⑪ 權:**《藥性論》見《證類》卷13"桑根白皮"** ……桑耳……味甘、辛,無毒……又云:木耳,(赤)〔亦〕可單用,平。/**《藥性論》** 蕈耳亦可單用,平。古槐、桑樹上者良。

⑫ 本經:**《本經》《别録》見《證類》卷13"桑根白皮"** ……**桑耳**耳味甘,有毒。**黑者主女子漏下赤白汁,血病癥瘕積聚,陰痛,陰陽寒熱,無子**,療月水不調。其黄熟陳白者,止久洩,益氣不飢。其金色者,治癖飲積聚腹痛,金瘡。一名桑菌,一名木麥(《蜀本》麥作夋)。

⑬ 别録:見上注。

血凝，男子痃癖。甄權①。止血衄，腸風瀉血，婦人心腹痛。大明②。利五臟，宣腸胃氣，排毒氣。壓丹石人熱發，和葱、豉作羹食。孟詵③。

【附方】舊四，新十。少小鼻衄，小勞輒出。桑耳熬焦擣末，每發時，以杏仁大塞鼻中，數度即可斷。《肘後方》④。五痔下血。桑耳作羹，空心飽食，三日一作。待孔卒痛如鳥啄狀，取大小豆各一升合擣，作兩囊蒸之，及熱更互坐之即瘥。《聖惠方》⑤。脱肛瀉血不止。用桑黄一兩，熟附子一兩，爲末，煉蜜丸梧子大，每米飲下二十丸。《聖惠》⑥。血淋疼痛。桑黄、槲白皮各二錢，水煎服，日一次。《聖惠方》⑦。月水不斷，肉色黄瘦，血竭暫止，數日復發，小勞輒劇，久疾失治者，皆可服之。桑黄焙研，每服二錢，食前熱酒下，日二服。《普濟方》⑧。崩中漏下。桑耳炒黑爲末，酒服方寸匕，日三服，取效。《千金方》⑨。赤白帶下。桑耳切碎，酒煎服。蘇頌《圖經》⑩。遺尿且澀。桑耳爲末，每酒下方寸匕，日三服。《聖濟總録》⑪。留飲宿食。桑耳二兩，巴豆一兩去皮，五升米下蒸過，和棗膏擣丸麻子大。每服一二丸，取利止。《范汪方》⑫。心下

---

① 甄權：**《藥性論》見《證類》卷 13"桑根白皮"** ……桑耳……能治女子崩中帶下，月閉血凝，産後血凝，男子痃癖，兼療伏血，下赤血……

② 大明：**《日華子》見《證類》卷 13"桑根白皮"** 又云：桑耳……止腸風瀉血，婦人心腹痛。

③ 孟詵：**《食療》見《證類》卷 13"桑根白皮"** 孟詵云……利五藏，宣腸胃氣擁毒氣。不可多食，惟益服丹石人熱發，和葱、豉作羹。

④ 肘後方：**《證類》卷 13"桑根白皮"** 《肘後方》：治人少小鼻衄，小勞輒出：桑耳無多少，熬令焦，搗末，每衄發輒以杏人大塞鼻，數度即可斷。（**按**：今本《肘後方》無此方。）

⑤ 聖惠方：**《外臺》卷 26"五痔方"** 《千金》療五痔方……又方：桑耳。右桑耳。右一味，作羹，空腹下，飽食之，三日食之，待孔卒痛如鳥啄，取大豆、小豆各一升合搗，作兩囊中蒸之，及熱更互坐之，即差。（**按**：《證類》卷 13"桑根白皮"引《外臺秘要》治五痔方與《外臺》原方多同，即時珍所引。《聖惠方》卷 60"五痔方"有同方，文略異。《千金方》卷 25 亦有同方，文過簡，均非時珍所引。）

⑥ 聖惠：**《聖惠方》卷 60"治脱肛諸方"** 治脱肛瀉血不止……又方：附子（一兩，燒令熟，於地上用盞蓋，出火毒）、桑黄（一兩，微炙），右件藥搗羅爲末，煉蜜和圓如梧桐子大，每於食前以粥飲下二十圓。

⑦ 聖惠方：**《聖惠方》卷 58"治血淋諸方"** 治血淋，臍腹及陰莖澀痛，方：槲谷樹根皮（一兩半）、桑黄（一兩半，微炙），右件藥搗粗羅爲散，每服三錢，以水一中盞，煎至六分，去滓，不計時候温服。

⑧ 普濟方：**《聖惠方》卷 72"治婦人月水不斷諸方"** 治婦人勞損，月水不斷，五藏氣虚，肉色黄瘦，血竭暫止，少日復發，不耐動摇，小勞輒劇，若久疾失治者……又方：右以桑黄搗羅爲末，每於食前以熱酒調下二錢。（**按**：《普濟方》卷 334"月水不斷"引同方，云出《聖惠》。）

⑨ 千金方：**《千金方》卷 4"赤白帶下崩中漏下第三"** 治崩中單方……又方：桑耳燒令黑，爲末，酒服方寸匕，日二服。亦治帶下。

⑩ 圖經：**《圖經》見《證類》卷 13"桑根白皮"** ……桑耳……碎切，酒煎，主帶下……

⑪ 聖濟總録：**《普濟方》卷 216"小便遺失"** 治遺尿，小便澀方（出《聖惠方》）：桑耳，右爲散，酒服甚佳，每日三服。（**按**：《聖惠方》及《聖濟總録》皆無此方，另溯其源。）

⑫ 范汪方：**《外臺》卷 8"留飲宿食方"** 范汪千金丸，療……又療留飲宿食，桑耳丸方。桑耳（二兩）、巴豆（一兩，去皮），右二味搗，和以棗膏，丸如麻子，先食服一丸，不下服二丸，病下即止。忌野豬肉、蘆筍。

急痛。桑耳燒存性，熱酒服二錢。《集簡方》。瘰癧潰爛。桑黄菰五錢，水紅豆一兩，百草霜三錢，青苔二錢，片腦一分，爲末，雞子白調傅，以車前、艾葉、桑皮煎湯洗之。《纂要奇方》[①]。咽喉痺痛。五月五日，收桑上木耳，白如魚鱗者，臨時擣碎，綿包彈子大，蜜湯浸，含之立效。《便民方》[②]。面上黑斑。桑耳焙研，每食後熱湯服一錢，一月愈。《摘玄方》[③]。足趾肉刺。先以湯浸，刮去一層，用黑木耳貼之，自消爛不痛。《近效方》[④]。

槐耳。【釋名】槐檽《唐本》[⑤]、槐菌《唐本》、槐雞《蜀本》[⑥]、赤雞《綱目》、槐蛾。【恭[⑦]曰】此槐樹上菌也。當取堅如桑耳者。【權[⑧]曰】煮漿粥安槐木上，草覆之，即生蕈耳。

【氣味】苦、辛，平，無毒。【主治】五痔脱肛，下血心痛，婦人陰中瘡痛。蘇恭[⑨]。治風破血，益力。甄權[⑩]。

【附方】舊二，新四。腸痔下血。槐樹上木耳爲末。飲服方寸匕，日三服。《肘後方》[⑪]。崩中不止。不問年月遠近，用槐耳燒存性，爲末。每服方寸匕，温酒下。《産寶方》[⑫]。産後血疼欲死者。槐雞半兩爲末，酒濃煎頓服，立愈。《婦人良方》[⑬]。蚘蟲心痛。槐木耳燒存性，爲末，水服棗許。若不止，飲熱水一升，蚘蟲立出。張文仲《備急方》[⑭]。月水不斷，勞損黄瘦，暫止

---

① 纂要奇方：（**按**：書佚，無可溯源。）

② 便民方：（**按**：查《便民圖纂》無此方，未能溯得其源。）

③ 摘玄方：**《丹溪摘玄》卷 19"髮門"**　治面上黑斑：蒼耳草焙乾，末之，食後米飲湯調服，一日愈。（**按**：未能溯得其源。今録近似方以備參。其主藥雖異，或爲筆誤。）

④ 近效方：**《外臺》卷 29"肉刺方"**　《近效》療肉刺方：以黑木耳取貼之，自消爛，又不痛。宜以湯浸木耳軟，乃用之。

⑤ 唐本：**《唐本草》見《證類》卷 12"槐實"**　《唐本》注云……槐耳……槐樹菌也，當取堅如桑耳者……（**按**："釋名"項下"唐本"同此。）

⑥ 蜀本：**《拾遺》見《證類》卷 13"五木耳"**　陳藏器云……葉椏者名雞……（**按**：非出"蜀本"，實出《拾遺》。）

⑦ 恭：見本頁注⑤。

⑧ 權：**《藥性論》見《證類》卷 13"桑根白皮"**　……又煮漿粥，安槐木上，草覆之，即生蕈，次柘木者良。

⑨ 蘇恭：**《唐本草》見《證類》卷 12"槐實"**　《唐本》注云……槐耳……主五痔，心痛，婦人陰中瘡痛。

⑩ 甄權：**《藥性論》見《證類》卷 13"桑根白皮"**　蕈耳亦可單用，平。古槐、桑樹上者良。能治風破血，益力……

⑪ 肘後方：**《外臺》卷 26"腸痔方"**　文仲療腸痔方：以槐木上耳擣末，飲服方寸匕，日三。（《肘後》《古今録驗》《千金》同。）（**按**：今本《肘後方》無此方。）

⑫ 産寶方：**《普濟方》卷 329"崩中漏下"**　療崩中不止，不問年月遠近。（出《聖惠方》）。用槐耳燒作灰，爲末，以酒服之方寸匕。一方作槐蛾。（**按**：《産寶》原書佚。《普濟》此方與時珍所引合。《聖惠方》卷 73"治婦人崩中漏下不止諸方"下亦有此方，文稍異。）

⑬ 婦人良方：**《婦人良方》卷 20"産後兒枕心腹刺痛方論第七"**　療血氣痛，欲死：槐雞半兩爲末，酒濃煎頓服，立愈。

⑭ 備急方：**《外臺》卷 7"諸蟲心痛方"**　張文仲療蛔蟲心痛……又方：取槐上木耳，燒灰，末如棗大。正發和水服。若不止，飲熱水一升，蛔蟲立出。《必效方》云酒下。（《備急》同。）

復發，小勞輒劇者。槐蛾炒黄、赤石脂各一兩，爲末，食前熱酒服二錢。桑黄亦可。《聖惠方》①。臟毒下血。槐耳燒二兩，乾漆燒一兩，爲末。每服一錢，温酒下。《聖濟總録》②。

榆耳八月采之。【主治】令人不飢。時珍。

【附方】新一。服食方。《淮南萬畢術》③云：八月榆檽，以美酒漬曝，同青粱米、紫莧實蒸熟爲末。每服三指撮，酒下，令人辟穀不飢。

柳耳。【主治】補胃理氣。時珍。

【附方】新一。反胃吐痰。柳樹蕈五七個，煎湯服即愈。《活人心統》④。

柘耳。【釋名】柘黄。【主治】肺癰，欬唾膿血腥臭，不問膿成未成。用一兩研末，同百齒霜二錢，糊丸梧子大。米飲下三十丸，效甚捷。時珍。

楊櫨耳。【藏器⑤曰】出南山。

【氣味】平，無毒。【主治】老血結塊，破血止血，煮服之。藏器⑥。

杉菌宋《圖經》⑦

【集解】【頌⑧曰】杉菌出宜州。生積年杉木上，狀若菌。采無時。

【氣味】甘、辛，微温，無毒。【主治】心脾氣疼及暴心痛。蘇頌⑨。

皂莢蕈《綱目》

【集解】【時珍曰】生皂莢樹上木耳也。不可食。采得烘乾備用。

【氣味】辛，有毒。【主治】積垢作痛，泡湯飲之，微泄效。未已再服。

---

① 聖惠方：**《聖惠方》卷72“治婦人月水不斷諸方”**　治婦人勞損，月水不斷，五藏氣虚，肉色黄瘦，血竭暫止，少日復發，不耐動摇，小勞輙劇，若久疾失治者……又方：槐鵝（二兩，炒令黄）、赤石脂（二兩），右件藥擣細羅爲散，每服食前以熱酒調下二錢。

② 聖濟總録：**《聖惠方》卷60“治腸風下血諸方”**　治大腸風毒，下血不止……又方：槐耳（二兩，燒灰）、乾漆（一兩，擣碎，炒令烟出），右件藥擣細羅爲散，每於食前以温酒調下一錢。（**按**：《聖濟總録》無此方，另溯其源。）

③ 淮南萬畢術：**《御覽》卷956“榆”**　《淮南万畢術》曰：八月榆檽（音而），令人不飢。（注曰：以美酒漬榆檽，曝乾，以粱米紫莧實蒸令相合。欲不食者，三指撮以服之，即不飢耳。）

④ 活人心統：**《活人心統》卷3“翻胃門”**　治翻胃倒食吐痰：用柳樹蕈五七個，煎湯服之即愈。

⑤ 藏器：**《證類》卷13“四十五種陳藏器餘·楊廬耳”**　平，無毒。主老血結塊，破血止血。煮服之。楊廬木上耳也。出南山……

⑥ 藏器：見上注。

⑦ 圖經：**《圖經》見《證類》卷14“杉材”**　……又杉菌，出宜州，生積年杉木上，若菌狀。云：味苦，性微温。主心脾氣疼及暴心痛。採無時。

⑧ 頌：見上注。

⑨ 蘇頌：見上注。

又治腫毒初起，磨醋塗之，良。時珍。

【附方】新一。腸風瀉血。皂角樹上蕈，瓦焙爲末。每服一錢，温酒下。許學士《本事方》①。

香蕈《日用》②

【釋名】【時珍曰】蕈從覃。覃，延也。蕈味雋永，有覃延之意。

【集解】【瑞③曰】蕈生桐、柳、枳椇木上。紫色者名香蕈，白色者名肉蕈，皆因溼氣熏蒸而成。生山僻處者，有毒殺人。【潁④曰】香蕈生深山爛楓木上。小於菌而薄，黄黑色，味甚香美，最爲佳品。【時珍曰】蕈品不一。宋人陳仁玉著《菌譜》⑤甚詳，今録其略於此云。芝、菌皆氣茁也。自商山茹芝，而五臺天花，亦甲群彙。仙居介乎天台、括蒼之間，叢山入天，仙靈所宫，爰產異菌。林居岩栖者，左右芼之，乃藜莧之至腴。近或以羞王公，登玉食矣。一曰合蕈，又名台蕈，生台之韋羌山。寒極雪收，春氣欲動，土鬆芽活，此菌候也。其質外褐色，肌理玉潔，芳香韻味，一發釜鬲，聞於百步。山人曝乾以售，香味減於生者。他山雖產，其柄高而香劣不及矣。二曰稠膏蕈，生孟溪諸山。秋中雨零露浸，釀山膏木腴，發爲菌花，生絶頂樹杪，初如蕊珠，圓瑩類輕酥滴乳，淺黄白色，味尤甘。已

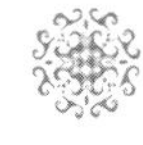

---

① 本事方：**《本事方後集》卷9"治諸腸風酒痢等疾"** 治腸風瀉血……又方：皂角樹上蕈，右新瓦上焙乾，爲末，每服一錢，温酒下。

② 日用：**《日用本草》卷7"菌"** 地生名菌，木上生名(糯)〔檽〕(音軟)，山東人呼爲蕈。又有天花蕈、摩孤蕈。生桐、柳、枳椇木上，紫色者名香蕈，白色名肉蕈。皆因溼氣薰蒸而成。生山僻處者多毒，殺人。

③ 瑞：見上注。

④ 潁：**《食物本草》卷2"蕈"** ……生於深山爛楓木上，形長尺餘，兩頭相以者是也。小於菌而薄，黄黑色，味甚香美者，爲香蕈，最爲佳品……

⑤ 菌譜：**《菌譜》** 芝、菌皆氣出也……自商山茹芝，而五臺天花亦甲群彙。仙居介台、括叢山，入天仙靈所宫，爰產異菌。林居巖棲者，左右芼之，固黎、莧之至腴，蓴、葵之上瑞。比或以羞王公、登玉食。/合蕈：邑極西韋羌山，高夐秀異，寒極雪收，林木堅瘦，春氣微欲動，土鬆芽活，此菌候也。菌質外褐色，肌理玉潔，芳薌韻味發釜鬲，聞百步外……合蕈始名，舊傳昔嘗上進，標以台蕈。上遥見，誤讀，因承誤云……山獠得善價，率曝乾以售，罕獲生致。邑孟溪山中亦同時產，惟蕈柄高，無香氣，土人以是别於韋羌焉。/稠膏蕈：邑西北孟谿山，窅邃深莫測。秋中山氣重，霏雨零露，浸釀山膏木腴，蓓爲菌花戢戢。多生山絶頂高樹杪。初如蘂珠，圓瑩類輕酥滴乳，淺黄白色，味尤甘勝。已乃傘張大幾掌，味頓渝矣。春時亦間生，不能多。稠膏得名，土人謂稠木膏液所生耳……鬻法：當徐下鼎瀋，伺湆沸，漉起，謹勿七撓，撓則涎腥不可食。性并和衆味而特全於酒烹……或欲致遠，則復湯蒸熟，貯之瓶罌，然其味去出山遠矣。/松蕈：生松蔭，採無時。凡物松出，無不可愛……/麥蕈：多生溪邊沙壤鬆土中。俗名麥丹蕈，未詳。味殊美，絶類北方蘑菇，蕈品最優。/玉蕈：生山中初寒時。色潔皙可愛，故諡爲玉。然作羹微韌，俗名寒蒲蕈。/黄蕈：叢生山中。梔鬱黄色，俗名黄纘蕈。又有名黄犰者，殊峭硬，有味。/紫蕈：赬紫色，亦山中產，俗名紫富蕈，品爲下。/四季蕈：生林木中，味甘而肌理粗峭，不入品。/鵝膏蕈：生高山。狀類鵝子，久乃繖開。味殊甘滑，不謝稠膏。然與杜蕈相亂。杜蕈者，生土中，俗言毒螫氣所成，食之殺人……

乃張傘大若掌,味頓渝矣。春時亦生而膏液少。食之之法,下鼎似沸,漉起參和衆味,而特全於酒。切勿攪動,則涎腥不可食矣。亦可蒸熟致遠。三曰松蕈,生松陰,采無時。凡物松出,無不可愛者。四曰麥蕈,生溪邊沙壤中,味殊美,絶類蘑菰。五曰玉蕈,初寒時生,潔皙可愛,作羹微韌。俗名寒蒲蕈。六曰黄蕈,叢生山中。黄色,俗名黄纘蕈,又名黄犵。七曰紫蕈,赭紫色,産山中,爲下品。八曰四季蕈,生林木中,味甘而肌理粗峭。九曰鵝膏蕈,生高山中,狀類鵝子,久而繖開。味殊甘滑,不減稠膏。然與杜蕈相亂,不可不慎。杜蕈,土菌也。

【氣味】甘,平,無毒。【主治】益氣不飢,治風破血。吴瑞①。松蕈:治溲濁不禁,食之有效。《菌譜》②。

葛花菜《綱目》

【釋名】葛乳。【時珍曰】諸名山皆有之,惟太和山采取,云乃葛之精華也。秋霜浮空,如芝、菌涌生地上,其色赤脆,蓋蕈類也。

【氣味】苦、甘,無毒。【主治】醒神,治酒積。時珍。○《太和山志》③。

天花蕈《日用》④

【釋名】天花菜。

【集解】【瑞⑤曰】天花菜出山西五臺山。形如松花而大,香氣如蕈,白色,食之甚美。【時珍曰】五臺多蛇蕈,感其氣而生,故味美而無益,其價頗珍。段成式《酉陽雜俎》⑥云:代北有樹雞,如杯棬,俗呼胡孫眼,其此類與?

【氣味】甘,平,無毒。【時珍曰】按《正要》⑦云:有毒。【主治】益氣,殺蟲。吴瑞⑧。

蘑菰蕈《綱目》

【釋名】肉蕈。

---

① 吴瑞:**《日用本草》卷7“香蕈”** 主益氣不饑,治風破血。

② 菌譜:**《菌譜》** ……昔之遁山服食求長年者,舍松焉依。人有病溲濁不禁者,偶掇松下菌,病良已,此其效也。

③ 太和山志:**《太岳太和山志》卷10“靈植檢”** 葛乳:地之瑞慶,葛之精華,秋露浮空,如芝湧地,其色赤脆,其味苦甘。大治酒積之疾。

④ 日用:**《日用本草》卷7“天花蕈”** 形如松花,大而香氣足,如蕈。出五臺山。味甘,無毒。食之甚美,不入方用,時人珍重之。

⑤ 瑞:見上注。

⑥ 酉陽雜俎:**《酉陽雜俎》卷19“草篇”** 竹肉:江淮有竹肉,生竹節上,如彈丸,味如白雞。代竹皆向北,有大樹雞如桮棬,呼爲胡孫眼。

⑦ 正要:**《飲膳正要》卷3“菜品·天花”** 味甘,平,有毒。與蘑菰稍相似。未詳其性。(生五臺山。)

⑧ 吴瑞:**《日用本草》卷7“天花蕈”** ……食之甚美,不入方用,時人珍重之。

【集解】【時珍曰】蘑菰出山東、淮北諸處。埋桑、楮諸木於土中，澆以米泔，待菰生采之。長二三寸，本小末大，白色柔軟，其中空虚，狀如未開玉簪花。俗名雞腿蘑菰，謂其味如雞也。一種狀如羊肚，有蜂窠眼者，名羊肚菜。

【氣味】甘，寒，無毒。【《正要》①曰】有毒。動氣發病，不可多食。【主治】益腸胃，化痰理氣。時珍。○出《生生編》②。

雞㙡《綱目》

【釋名】雞菌。【時珍曰】南人謂雞爲㙡，皆言其味似之也。

【集解】【時珍曰】雞㙡出雲南，生沙地間丁蕈也。高脚繖頭。土人采烘寄遠，以充方物。點茶、烹肉皆宜。氣味皆似香蕈，而不及其風韻也。又廣西横州出雷菌，遇雷過即生，須疾采之，稍遲則腐或老，故名。作羹甚美，亦如雞㙡之屬。此數種其價並珍。

【氣味】甘，平，無毒。【主治】益胃，清神，治痔。時珍。

舵菜《綱目》

【集解】【時珍曰】此即海舶舵上所生菌也。亦不多得。

【氣味】鹹、甘，寒，無毒。【主治】癭結氣，痰飲。時珍。

土菌《拾遺》③【校正】自草部移入此。

【釋名】杜蕈《菌譜》④、地蕈《拾遺》⑤、菰子《食物》⑥、地雞《爾雅》⑦、獐頭。【藏器⑧曰】地生者爲菌，木生者爲檽。江東人呼爲蕈。《爾雅》云：中馗，菌也。孫炎註云：地蕈子也。或云地雞，亦云獐頭。郭璞註⑨云：地蕈似釘蓋，江東名爲土菌，可啖。凡菌從地中出者，皆主瘡疥，

---

① 正要：**《飲膳正要》卷3“菜品・蘑菇”** 味甘，寒，有毒。動氣發病，不可多食。

② 生生編：(**按**：僅見《綱目》引録。)

③ 拾遺：**《證類》卷11“一十一種陳藏器餘・毒菌”** 地漿注，陶云：山中多有毒菌，地漿解之。地生者爲菌；木生者爲檽。江東人呼爲蕈。《爾雅》云：中馗，菌。注云：地蕈子也。或云地雞，亦云麞頭……

④ 菌譜：**《菌譜》** ……杜蕈者，生土中，俗言毒蠚氣所成，食之殺人……

⑤ 拾遺：見本頁注③。

⑥ 食物：**《食物本草》卷2“蕈”** ……今世所通用者，一曰菰子……

⑦ 爾雅：**《爾雅・釋草》(郭注)** 中馗，菌(地蕈也，似蓋，今江東名爲土菌，亦曰馗厨。可啖之。)

⑧ 藏器：見本頁注③。/**《證類》卷10“二十五種陳藏器餘・朝生暮落花”** 主惡瘡疽蠶，疥癰蟻瘻等。並日乾，末，和生油塗之。生糞穢處，頭如筆，紫色，朝生暮死，小兒呼爲狗溺台，又名鬼筆菌。從地出者，皆主瘡疥。牛糞上黑菌尤佳。更有燒作灰地，經秋雨生菌重台，名仙人帽，大主血。

⑨ 郭璞註：見本頁注⑦。(**按**：此注并未被《拾遺》引録，乃時珍糅合入本條。)

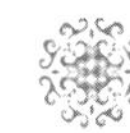

牛糞上黑菌尤佳。若燒灰地上經秋雨,生菌重臺者,名仙人帽,大主血病。【時珍曰】中馗神名,又椎名也。此菌釘上若繖,其狀如椎及中馗之帽,故以名之。

【氣味】甘,寒,有毒。【詵①曰】菌子有數般,槐樹上者良。野田中者有毒殺人,又多發冷氣,令人腹中微微痛,發五臟風,擁經脉,動痔病,令人昏昏多睡,背膊四肢無力。【藏器②曰】菌,冬春無毒,夏秋有毒,有蛇、蟲從下過也。夜中有光者、欲爛無蟲者、煮之不熟者、煮訖照人無影者、上有毛下無紋者、仰卷赤色者,並有毒殺人。中其毒者,地漿及糞汁解之。【頴③曰】凡煮菌,投以薑屑、飯粒,若色黑者殺人,否則無毒。【時珍曰】按《菌譜》④云:杜蕈生土中,與山中鵝膏蕈相亂。俗言毒螫之氣所成,食之殺人。甚美有惡,食肉不食馬肝,未爲不知味也。凡中其毒者,必笑不止。解之以苦茗、白礬,勺新水併咽之,無不立愈。又按楊士瀛《直指方》⑤云:廣南人殺毒蛇,覆之以草,以水洒之,數日菌生。采乾爲末,入酒毒人。遇再飲酒,毒發立死。又陳氏《拾遺》⑥云:南夷以胡蔓草毒人至死,懸尸于樹,汁滴地上,生菌子收之,名菌藥,毒人至烈。此皆不可不知,故併記之。○馬勃亦菌類,見草部。【主治】燒灰,傅瘡疥。藏器⑦。

【附方】新一。疔腫。黑牯牛拋糞石上,待生菌子,焙乾,豨薟草等分爲末。以竹筒去兩頭,緊縛,合住疔上。用水和末一錢,入筒内。少頃沸起,則根拔出。未出,再作二三次。《醫學正傳》⑧。

① 詵:**《食療》見《證類》卷13“桑根白皮”** 孟詵云:菌子,寒。發五藏風,擁經脉,動痔病,令人昏昏多睡,背膊四肢無力。又菌子有數般,槐樹上生者良。野田中者,恐有毒,殺人。又多發冷氣,令腹中微微痛。

② 藏器:**《證類》卷11“一十一種陳藏器餘·毒菌”** ……夜中光者有毒。煮不熟者有毒。煮訖照人無影者有毒。有惡蟲鳥從下過者有毒。欲爛無蟲者有毒。冬春無毒及秋夏有毒者,爲蛇過也。

③ 頴:**《食物本草》卷2“蕈”** ……此物皆濕熱化生之物。煮之,宜切以薑,及投飯粒試之,如黑則有毒,否則食之無害。

④ 菌譜:**《菌譜》** 鵝膏蕈:生高山。狀類鵝子,久乃繖開。味殊甘滑,不謝稠膏。然與杜蕈相亂。杜蕈者,生土中,俗言毒螫氣所成,食之殺人。甚美有惡,宜在所黜。食肉不食馬肝,未爲不知味也。凡中其毒者,必笑。解之宜以苦茗,雜白礬,勺新水,併咽之,無不立愈。

⑤ 直指方:**《直指方》卷25“挑生方論”** ……二廣山谷間……又有取毒蛇殺之,以草覆蛇,以水灑草,數日菌生,採取爲末,入酒毒人,始亦無患,後再飲酒,毒發立死。

⑥ 拾遺:**《拾遺》見《證類》卷10“鈎吻”** 陳藏器云:食葉飲冷水即死,冷水發其毒也。彼人以野葛飼人,勿與冷水。至肥大,以冷水飲之,至死懸尸於樹,汁滴地生菌子,收之名菌藥,烈於野葛。胡蔓葉細長光潤。

⑦ 藏器:**《拾遺》見《證類》卷10“二十五種陳藏器餘·朝生暮落花”** ……從地出者,皆主瘡疥。

⑧ 醫學正傳:**《醫學正傳》卷6“瘡瘍”** 拔疔法:以黑牯牛牽於石塔上,必撒糞,候糞上生菌,取焙乾,與豨薟草葉等分爲細末,先用竹筒兩頭去節,一頭解十字路,將不解頭套在疔上,以線緊縛竹筒,陷入肉内爲度。以前藥末一匙,滴水和之,放於筒内,少時藥滾起,則疔自拔起。若一次未效,漸加度數,其疔必拔也。

【附録】**鬼蓋**。【《别録》[①]·有名未用》曰】味甘，平，無毒。主小兒寒熱癇。叢生垣墻下，赤色，旦生暮死。一名地蓋。【弘景[②]曰】一名朝生，即今鬼繖也。【藏器[③]曰】一名鬼屋。生陰濕處，如菌，其蓋黑而莖赤。和醋傅腫毒、惡瘡、馬脊腫。【杜正倫[④]曰】鬼繖有小毒。夏日得雨，聚生糞堆，見日即消黑。【時珍曰】此亦土菌之類，朝生夕死者。燒灰治丁腫，以針刺破四邊，納灰入内，經宿出根。**地芩**。【《别録》[⑤]曰】味苦，無毒。主小兒癇，除邪養胎，風痺洗洗寒熱，目中青瞖，女子帶下。生腐木積草處。天雨生，蓋如朝生，黄白色。四月采之。【時珍曰】此即鬼蓋之色黄白者，其功亦相近。**鬼筆**《拾遺》[⑥]。【藏器[⑦]曰】鬼筆生糞穢處。頭如筆，紫色。朝生暮死，名朝生暮落花。小兒呼爲狗溺臺。主惡瘡疽䘌疥瘻瘻。並日乾研末，和油塗之。凡菌從地出者，皆主瘡疥，牛糞上黑菌尤佳。【時珍曰】此亦鬼蓋之類而無繖者。紅紫鬆虚，如花之狀，故得花名。研末，傅下疳瘡。

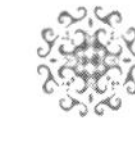

竹蓐《食療》[⑧]【校正】併入《拾遺[⑨]·竹肉》。

【釋名】竹肉《拾遺》[⑩]、竹菰《綱目》、竹蕈。【時珍曰】草更生曰蓐，得溽濕之氣而成也。《陳藏器本草》作竹肉，因其味也。

【集解】【詵[⑪]曰】慈竹林夏月逢雨，滴汁着地生蓐。似鹿角，白色，可食。【藏器[⑫]曰】竹肉生苦竹枝上。如雞子，似肉臠，有大毒。以灰汁煮三度煉訖，然後依常菜茹食之。煉不熟者，戟人喉

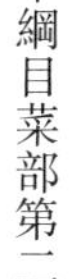

---

① 别録：**《别録》見《證類》卷30"有名未用·鬼蓋"** 味甘，平，無毒。主小兒寒熱癇。一名地蓋。生垣牆下，叢生，赤，旦生暮死。

② 弘景：**《集注》見《證類》卷30"鬼蓋"** 陶隱居云：一名朝生，疑是今鬼傘也。

③ 藏器：**《拾遺》見《證類》卷30"鬼蓋"** 陳藏器云：鬼蓋，名爲鬼屋。如菌，生陰濕處，蓋黑，莖赤。和醋傅腫毒，馬脊腫，人惡瘡……

④ 杜正倫：**《拾遺》見《證類》卷30"鬼蓋"** 陳藏器云……杜正倫云：鬼傘，夏日得雨，聚生糞堆，見日消黑，此物有小毒。

⑤ 别録：**《别録》見《證類》卷30"有名未用·地芩"** 味苦，無毒。主小兒癇，除邪，養胎，風痺，洗洗寒熱，目中青翳，女子帶下。生腐木積草處，如朝生，天雨生蓋，黄白色，四月採。

⑥ 拾遺：**《證類》卷10"二十五種陳藏器餘·朝生暮落花"** 主惡瘡疽䘌，疥癰蟻瘻等。並日乾，末，和生油塗之。生糞穢處，頭如筆，紫色，朝生暮死，小兒呼爲狗溺台，又名鬼筆菌。從地出者，皆主瘡疥。牛糞上黑菌尤佳……

⑦ 藏器：見上注。

⑧ 食療：**《證類》卷14"二十六種陳藏器餘·桃竹笋"** ……張鼎《食療》云：慈竹，夏月逢雨，滴汁著地生蓐，似鹿角，色白，取洗之和薑、醬食之，主一切赤白痢，極驗。

⑨ 拾遺：**《證類》卷14"二十六種陳藏器餘·竹肉"** 味鹹，温，有大毒。主殺三蟲，毒邪氣，破老血。灰汁煮三度煉訖，然後依常菜茹食之，煉不熟者，戟人喉出血，手爪盡脱，生苦竹枝上如雞子，似肉臠，應别有功，人未盡識之。一名竹實也。

⑩ 拾遺：見上注。

⑪ 詵：見本頁注⑧。

⑫ 藏器：見本頁注⑨。

出血，手爪盡脱。應别有功，人未盡識之。【時珍曰】此即竹菰也。生朽竹根節上。狀如木耳，紅色。段成式《酉陽雜俎》①云：江、淮有竹肉，大如彈丸，味如白樹雞。即此物也。惟苦竹生者有毒耳。

【氣味】甘、鹹，寒，無毒。【藏器②曰】苦竹肉：有大毒。【主治】一切赤白痢，和薑、醬食之。孟詵③。苦竹肉：灰汁鍊過食，殺三蟲毒邪氣，破老血。藏器④。

雚菌音桓郡○《本經》⑤下品【校正】自草部移入此。

【釋名】雚蘆《本經》⑥。【時珍曰】雚當作萑，乃蘆葦之屬，此菌生於其下，故名也。若雚音觀，乃鳥名，與萑蘆無關。

【集解】【《别録》⑦曰】雚菌生東海池澤及渤海章武。八月采，陰乾。【弘景⑧曰】出北來，此亦無有。形狀似菌，云鸛屎所化生，一名鸛菌。單末之，猪肉臛和食，可以遣蚘蟲。【恭⑨曰】雚菌今出渤海蘆葦澤中鹹鹵地，自然有此菌爾，非鸛屎所化生也。其菌色白輕虚，表裏相似，與衆菌不同。療蚘有效。【保昇⑩曰】今出滄州。秋雨以時即有，天旱久霖即稀。日乾者良。

【氣味】鹹，平，有小毒。【《别録》⑪曰】甘，微温。【權⑫曰】苦。得酒良，畏雞子。【主治】心痛，温中，去長蟲白癬，蟯蟲，蛇螫毒，癥瘕諸蟲。《本經》⑬。疽蝸，

---

① 酉陽雜俎：**《酉陽雜俎》卷19“草篇”** 竹肉：江淮有竹肉，生竹節上，如彈丸，味如白雞。皆向北，有大樹雞如桮棬，呼爲胡孫眼。

② 藏器：見2029頁注⑨。

③ 孟詵：見2029頁注⑧。

④ 藏器：見2029頁注⑨。

⑤ 本經：**《本經》《别録》(《藥對》)見《證類》卷10“雚菌”** 味鹹、甘，平、微温，有小毒。主心痛，温中，去長蟲、白癬、蟯蟲、蛇螫毒，癥瘕諸蟲，疽蝸，去蛔蟲寸白，惡瘡。一名雚蘆。生東海池澤及渤海章武。八月採，陰乾。(得酒良，畏雞子。)

⑥ 本經：見上注白字。

⑦ 别録：見上注。

⑧ 弘景：**《集注》見《證類》卷10“雚菌”** 陶隱居云：出北來，此亦無有。形狀似菌，云鸛屎所化生，一名鸛菌。單末之，豬肉臛和食，可以遣蛔蟲。

⑨ 恭：**《唐本草》見《證類》卷10“雚菌”** 《唐本》注云：雚菌，今出渤海蘆葦澤中鹹鹵地，自然有此菌爾，亦非是鸛屎所化生也。其菌色白輕虚，表裏相似，與衆菌不同。療蛔蟲有效。

⑩ 保昇：**《蜀本草》見《證類》卷10“雚菌”** 《蜀本》：《圖經》云：今出滄州。秋雨以時即有，天旱及霖即稀。日乾者良。

⑪ 别録：見本頁注⑧。

⑫ 權：**《藥性論》見《證類》卷10“雚菌”** 雚菌，味苦……(**按**：“得酒良，畏雞子”乃出古本《藥對》，見本頁注⑧。)

⑬ 本經：見本頁注⑧白字。

去蚘蟲寸白，惡瘡。《别録》①。除腹内冷痛，治白秃。甄權②。

【附方】舊一。蚘蟲攻心如刺，吐清汁者。萑菌一兩杵末，羊肉臛和食之，日一頓，大效。《外臺秘要》③。

【附録】蜀格。【《别録》④曰】味苦，平，無毒。主寒熱瘘痺，女子帶下，癰腫。生山陽，如萑菌而有刺。

地耳《别録》⑤【校正】自"有名未用"移入此。

【釋名】地踏菰《綱目》。

【集解】【《别録》⑥曰】地耳生丘陵，如碧石青也。【時珍曰】地耳亦石耳之屬，生於地者也。狀如木耳。春夏生雨中，雨後即早采之，見日即不堪。俗名地踏菰是也。

【氣味】甘，寒，無毒。【主治】明目益氣，令人有子。《别録》⑦。

石耳《日用》⑧

【釋名】靈芝《靈苑方》⑨。

【集解】【瑞⑩曰】石耳生天台、四明、河南、宣州、黄山、巴西邊徼諸山石崖上，遠望如烟。【時珍曰】廬山亦多，狀如地耳。山僧采曝饋遠。洗去沙土，作茹勝於木耳，佳品也。

【氣味】甘，平，無毒。【頴⑪曰】冷。【段成式⑫曰】熱。【主治】久食益色，至老

---

① 别録：見前頁注⑧。

② 甄權：**《藥性論》見《證類》卷10"藋菌"** ……能除腹内冷痛，治白秃。

③ 外臺秘要：**《證類》卷10"藋菌"** 《外臺秘要》：治蛔蟲攻心如刺，吐清汁：藋蘆一兩杵末，以羊肉臛和之，旦頓服佳。

④ 别録：**《别録》見《證類》卷30"有名未用·蜀格"** 味苦，平，無毒。主寒熱，瘘痺，女子帶下，癰腫。生山陽，如藋菌，有刺。

⑤ 别録：**《别録》見《證類》卷30"有名未用·地耳"** 味甘，無毒。主明目，益氣，令人有子。生丘陵，如碧石青。

⑥ 别録：見上注。

⑦ 别録：見上注。

⑧ 日用：**《日用本草》卷7"石耳"** 煙嵐遠望如煙。出河南、四明、天臺、宣州、黄山、巴西，邊陵岩間有之。《靈苑方》中名曰靈芝。

⑨ 靈苑方：見上注引《靈苑方》。

⑩ 瑞：見上注。

⑪ 頴：**《食物本草》卷1"菜類·石耳"** ……一云性冷。

⑫ 段成式：**《酉陽雜俎》卷19"草篇"** 廬山有石耳，性熱。

不改,令人不飢,大小便少。吴瑞①。明目益精。時珍。

【附方】新一。瀉血脱肛。石耳五兩炒,白枯礬一兩,密陀僧半兩,爲末,蒸餅丸梧子大,每米飲下二十丸。《普濟方》②。

---

① 吴瑞:**《日用本草》卷7"石耳"** 味平,無毒。彼人不知其神,采爲菜食,美。久服延年益色,至老不改。令人不饑苦,無大小便。

② 普濟方:**《聖惠方》卷60"治脱肛諸方"** 治脱肛瀉血不止,宜服此方:石耳(五兩,微炒)、白礬(一兩,燒灰)、蜜陀僧(一兩,細研),右件藥搗羅爲末,以水浸蒸餅和圓如梧桐子大,每於食前以粥飲下二十圓。(**按**:《普濟方》卷40"脱肛"引同方,云出《聖惠方》。)

本草綱目果部目録第二十九卷

李時珍曰：木實曰果，草實曰蓏。熟則可食，乾則可脯。豐儉可以濟時，疾苦可以備藥。輔助粒食，以養民生。故《素問》[①]云：五果爲助。五果者，以五味、五色應五臟，李、杏、桃、栗、棗是矣。古書[②]欲知五穀之收否，但看五果之盛衰。李主小豆，杏主大麥，桃主小麥，栗主稻，棗主禾。《禮記・内則》[③]列果品菱、椇、榛、瓜之類。《周官》[④]職方氏辨五地之物，山林宜皂物，柞、栗之屬。川澤宜膏物，菱、芡之屬。丘陵宜核物。梅、李之屬。甸師掌野果蓏。場人樹果蓏珍異之物，以時藏之。觀此，則果蓏之土産常異，性味良毒，豈可縱嗜欲而不知物理乎？於是集草木之實號爲果蓏者爲果部，凡一百二十七種。分爲六類，曰五果；曰山，曰夷，曰味，曰蓏，曰水。舊本果部三品共五十三種。今移一種入菜部，四種入草部。自木部移入併附三十一種，草部移入四種，菜部移入一種，外類移入四種。

《神農本草經》一十一種梁・陶弘景註
《名醫别録》一十七種同上
《唐本草》一十一種唐・蘇恭
《本草拾遺》二十種唐・陳藏器
《海藥本草》一種唐・李珣
《食性本草》一種唐・陳士良
《食療本草》一種唐・孟詵
《開寶本草》一十九種宋・馬志
《嘉祐本草》二種宋・掌禹錫
《圖經本草》五種宋・蘇頌
《日華本草》二種宋人大明
《食物本草》一種明・汪頴
《日用本草》一種元・吴瑞
《本草會編》一種明・汪機

---

① 素問：**《素問・藏氣法時論篇》** ……五果爲助（謂桃、李、杏、栗、棗也。）

② 古書：**《農書》卷2"播種篇"** ……師曠《占術》曰：五木者，五穀之先也。欲知五穀，但視五木，擇其木盛者，來年多種之，萬不失一。故《雜陰陽書》曰：禾生於棗或楊，大麥生於杏，小麥生於桃，稻生於柳或楊，黍生於榆，大豆生於槐，小豆生於李，麻生於楊或荆……（**按**：原未确指某書。今録其相近之論以備參。）

③ 禮記・内則：**《禮記・内則》** ……芝、栭、菱、椇、棗、栗、榛、柿、瓜、桃、李、梅、杏、楂、梨、薑、桂……（注：……自牛脩至此三十一物，皆人君燕食所加庶羞也……）

④ 周官：**《周禮注疏》卷10** ……以土會之灋，辨五地之物生。一曰山林，其動物宜毛物，其植物宜皁物，其民毛而方。二曰川澤，其動物宜鱗物，其植物宜膏物，其民黑而津。三曰丘陵，其動物宜羽物，其植物宜覈物，其民專而長……覈物，李、梅之屬，專圜也……皁物，柞、栗之屬，今世間謂柞實，爲皁斗。膏物，謂楊、柳之屬，理致且白如膏……

《本草綱目》三十三種明·李時珍

【附註】魏·吴普《本草》　《李當之本草》
宋·雷(效)〔斆〕《炮炙論》　齊·徐之才《藥對》
唐·甄權《藥性》　孫思邈《千金》
唐·蕭炳《四聲》　楊損之《删繁》
蜀·韓保昇《重註》　宋·寇宗奭《衍義》
唐慎微《證類》　金·張元素《珍珠囊》
元·李杲《法象》　王好古《湯液》
朱震亨《補遺》　明·寧原《食鑑》
周(憲)〔定〕王《救荒》　陳嘉謨《蒙筌》

果之一　五果類一十一種

李《别録》○徐李附　杏《别録》　巴旦杏《綱目》　梅《本經》
榔梅《綱目》　桃《本經》　栗《别録》　天師栗《綱目》
棗《本經》　仲思棗《開寶》　苦棗《食性》

右附方舊一百一十三,新一百零八。

本草綱目果部第二十九卷

果之一　五果類一十二種

李《别録》①下品

【釋名】嘉慶子。【時珍曰】按羅願《爾雅翼》②云：李乃木之多子者，故字從木、子。竊謂木之多子者多矣，何獨李稱木子耶。按《素問》③言李味酸屬肝，東方之果也。則李於五果屬木，故得專稱爾。今人呼乾李爲嘉慶子。按韋述《兩京記》④云：東都嘉慶坊有美李，人稱爲嘉慶子。久之稱謂既熟，不復知其所自矣。梵書⑤名李曰居陵迦。

【集解】【弘景⑥曰】李類甚多。京口有麥李，麥秀時熟，小而肥甜，核不入藥。姑熟有南居李，解核如杏子形者，入藥爲佳。【志⑦曰】李有緑李、黄李、紫李、牛李、水李，並甘美堪食，核不中用。有野李，味苦，核仁入藥。【頌⑧曰】李處處有之。郭璞註《爾雅》：休，乃無實李也。一名趙李。痤，音磋，接慮李也。一名麥李。細實有溝道，與麥同熟。駁，乃赤李也。陶氏所謂南居李，今不復

---

① 别録：**《别録》見《證類》卷23"李核人"**　味苦，平，無毒。主僵僕躋瘀血，骨痛。根皮：大寒，主消渴，止心煩，逆奔氣。實：味苦，除痼熱，調中。

② 爾雅翼：**《爾雅翼》卷10"李"**　李，木之多子者，故从子。亦南方之果也……

③ 素問：**《素問·藏器法時論篇》**　心色赤，宜食酸，小豆、犬肉、李、韭皆酸。/**《埤雅》卷13"釋木·李"**　……李，東方之果。(**按**：此條糅合二書而成。)

④ 兩京記：**《古今事文類聚後集》卷25"菓實部"**　李實名嘉慶子：東都嘉慶坊有李樹，其實甘鮮，爲京都之美，故稱嘉慶李。今人但言嘉慶子，蓋稱謂既熟，不加李亦可記也。(韋述《兩京記》)

⑤ 梵書：**《翻譯名義集》三"五果第三十二"**　居崚(音陵)迦(此云李)。

⑥ 弘景：**《集注》見《證類》卷23"李核人"**　陶隱居云：李類又多，京口有麥李，麥秀時熟，小而甜脆，核不入藥。今此用姑熟所出南居李，解核如杏子者爲佳……

⑦ 志：**《開寶》見《證類》卷23"李核人"**　今按《别本》注云：李類甚多，有緑李、黄李、紫李、生李、水李，並堪食。味極甘美，其中人不入藥用。有野李，味苦，名郁李子，核人入藥用之。

⑧ 頌：**《圖經》見《證類》卷23"李核人"**　李核人，舊不著所出州土，今處處有之。李之類甚多，見《爾雅》者有：休，無實李。李之無實者，一名趙李。痤，接慮李，即今之麥李，細實有溝道，與麥同熟，故名之。駁，赤李，其子赤者是也。又有青李、緑李、赤李、房陵李、朱仲李、馬肝李、黄李，散見書傳。美其味之可食。陶隱居云：皆不入藥用。用姑熟所出南居李，解核如杏子者爲佳。今不復識此，醫家但用核若杏子形者。根皮亦入藥用。

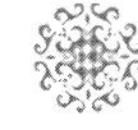

識。醫家但用核若杏核者。【宗奭[①]曰】李樹大者高丈許。一種御李子,大如櫻桃,紅黄色,先諸李熟,醫家用者亦少。【時珍曰】李,緑葉白花,樹能耐久,其種近百。其子大者如杯如卵,小者如彈如櫻。其味有甘、酸、苦、濇數種。其色有青、緑、紫、朱、黄、赤、縹綺、胭脂、青皮、紫灰之殊。其形有牛心、馬肝、柰李、杏李、水李、離核、合核、無核、匾縫之異。其産有武陵、房陵諸李。早則麥李、御李,四月熟。遲則晚李、冬李,十月、十一月熟。又有季春李,冬花春實也。按王禎《農書》[②]云:北方一種御黄李,形大而肉厚核小,甘香而美。江南建寧一種均亭李,紫而肥大,味甘如蜜。有擘李,熟則自裂。有餻李,肥粘如餻。皆李之嘉美者也。令人用鹽曝、糖藏、蜜煎爲果,惟曝乾白李有益。其法:夏李色黄時摘之,以鹽挼去汁,合鹽晒萎,去核復晒乾,薦酒、作飣皆佳。

實。【氣味】苦、酸,微温,無毒。【時珍曰】李味甘酸,其苦濇者不可食。不沉水者有毒,不可食。【大明[③]曰】多食令人臚脹,發虚熱。【詵[④]曰】臨水食之,令發痰瘧。不可合雀肉食。合蜜食,損五臟。【宗奭[⑤]曰】不可合漿水食,發霍亂,澀氣而然。服术人忌之。【主治】曝食,去痼熱,調中。《别録》[⑥]。去骨節間勞熱。孟詵[⑦]。肝病宜食之。思邈[⑧]。

核仁。【氣味】苦,平,無毒。【主治】僵仆踒折,瘀血骨痛。《别録》[⑨]。令人好顔色。吴普[⑩]。治女子少腹腫滿。利小腸,下水氣,除浮腫。甄權[⑪]。治面皯黑子。蘇頌[⑫]。

【附方】舊一,新一。女人面皯。用李核仁去皮細研,以雞子白和如稀餳塗之。至旦以

---

① 宗奭:**《衍義》卷 18“李核仁”** 其窠大者高及丈,今醫家少用……又有御李,子如櫻桃許大,紅黄色,先諸李熟……

② 農書:**《農書》卷 32“李”** ……《廣志》曰:“……有餻李,肥黏似糕……有劈李,熟必劈破……”愚嘗見北方一種謂之御黄紫,其重踰兩,肉厚核小,食之甘香而美,李中之嘉種也。江南建寧有一種名均亭李,紫色,極肥大,味甘如蜜,南方之李,此實爲最……作白李法:用夏李,色黄便摘取,於鹽中挼之,鹽入汁出,然後合鹽晒令萎,手捻之令扁,復晒,極扁乃止,曝使乾。飲酒時以湯澆之,漉着蜜中,可以薦酒……

③ 大明:**《日華子》見《證類》卷 23“李核人”** 李,温,無毒。益氣。多食令人虚熱……

④ 詵:**《食療》見《證類》卷 23“李核人”** 孟詵云……謹按:生子亦去骨節間勞熱,不可多食。臨水食令人發痰瘧……/《食醫心鏡》……黄帝云:李不可和蜜食,食之損五藏。/**《救荒》卷下“李子樹”** ……及與雀肉同食,和漿水食,令人霍亂澀氣。多食令人虚熱。(**按**:此條糅合三家之説。)

⑤ 宗奭:**《衍義》卷 18“李核仁”** ……實合漿水食,令人霍亂,澀氣而然……/**《集註》見《證類》卷 2“服藥食忌例”** 有术勿食桃、李及雀肉……(**按**:此條亦摻入《集註》之文。)

⑥ 别録:見 2035 頁注①。

⑦ 孟詵:見本頁注④。

⑧ 思邈:**《證類》卷 23“李核人”** 孫真人:肝病宜食。

⑨ 别録:見 2035 頁注①。

⑩ 吴普:**《御覽》卷 968“李”** 《吴氏本草》曰:李核治仆僵。花令人好顔色。

⑪ 甄權:**《藥性論》見《證類》卷 23“李核人”** 李核人,臣。治女子小腹腫滿。主踒折骨疼肉傷,利小腸,下水氣,除腫滿……

⑫ 蘇頌:見後注①。

漿水洗去，後塗胡粉。不過五六日效。忌見風。崔元亮《海上方》①。**蠍蠆螫痛**。苦李仁嚼塗之，良。《古今録驗》②。

根白皮。【修治】【時珍曰】李根皮取東行者，刮去皺皮，炙黄入藥用。《别録》不言用何等李根，亦不言其味。但《藥性論》③云：入藥用苦李根皮，味鹹。而張仲景④治奔豚氣，奔豚湯中用甘李根白皮。則甘、苦二種皆可用與。

【氣味】大寒，無毒。【大明⑤曰】凉，無毒。【主治】消渴，止心煩逆，奔豚氣。《别録》⑥。治瘡。吴普⑦。煎水含漱，治齒痛。弘景⑧。煎汁飲，主赤白痢。大明⑨。炙黄煎湯，日再飲之，治女人卒赤白下，有驗。孟詵⑩。治小兒暴熱，解丹毒。時珍。苦李根皮：味鹹。治脚下氣，主熱毒煩躁。煮汁服，止消渴。甄權⑪。

【附方】新二。**小兒丹毒**。從兩股走及陰頭。用李根燒爲末，以田中流水和塗之。《千金》⑫。**咽喉卒塞**。無藥處，以皂角末吹鼻取嚏。仍以李樹近根皮，磨水塗喉外，良驗。《菽園雜記》⑬。

花。【氣味】苦，香，無毒。【主治】令人面澤，去粉滓䵟黵。時珍。

【附方】新一。**面黑粉滓**。用李花、梨花、櫻桃花、白葵花、白蓮花、紅蓮花、旋復花、秦椒各六兩，桃花、木瓜花、丁香、沉香、青木香、鍾乳粉各三兩，珍珠、玉屑各二兩，蜀水花一兩，大豆末七

---

① 海上方：**《圖經》見《證類》卷23“李核人”**　崔元亮《海上方》治面䵟黑子，取李核中人，去皮細研，以雞子白和如稀餳塗，至晚每以淡漿洗之後塗胡粉，不過五六日有效。慎風。

② 古今録驗：**《外臺》卷40“蠍螫人二十”**　《古今録驗》療蠍螫人方：取苦李子仁，嚼以封之，即差。

③ 藥性論：**《藥性論》見《證類》卷23“李核人”**　……又云：李根皮，使。苦李者入用。味鹹。

④ 張仲景：**《金匱·奔豚氣病脉證治》**　奔豚氣上冲胸，腹痛，往來寒熱，奔豚湯主之。奔豚湯方：甘草、芎藭、當歸（各二兩）、半夏（四兩）、黄芩（二兩）、生葛（五兩）、芍藥（二兩）、生薑（四兩）、甘李根白皮（一升），右九味，以水二斗，煮取五升，温服一升，日三夜一服。

⑤ 大明：**《日華子》見《證類》卷23“李核人”**　……又云：李樹根，凉，無毒……

⑥ 别録：見5頁注①别録。

⑦ 吴普：（**按**：未能溯得其源。）

⑧ 弘景：**《集注》見《證類》卷23“李核人”**　……李皮水煎含之，療齒痛佳。

⑨ 大明：**《日華子》見《證類》卷23“李核人”**　……又云：李樹根，凉，無毒。主赤白痢，濃煎服……

⑩ 孟詵：**《食療》見《證類》卷23“李核人”**　孟詵云：李，主女人卒赤白下，取李樹東面皮，去皴皮，炙令黄香，以水三升，煮汁去滓服之。日再驗……

⑪ 甄權：**《藥性論》見《證類》卷23“李核人”**　……又云：李根皮，使。苦李者入用，味鹹。治脚下氣。主熱毒煩躁。根煮汁，止消渴。

⑫ 千金：**《千金方》卷22“丹毒第四”**　治小兒尿灶丹，初從兩股起，及臍間走入陰頭，皆赤色者方……又方：燒李根爲灰，以田中流水和敷之良。

⑬ 菽園雜記：**《菽園雜記》卷7**　凡咽喉初覺壅塞，一時無藥，以紙絞探鼻中。或嗅皂角末，歕嚏數次，可散熱毒。仍以李樹近根皮磨水，塗喉外，良愈。

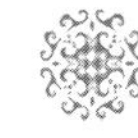
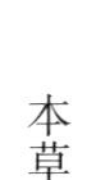

合，爲細末瓶收。每日盥靧，用洗手面，百日光挈如玉也。《普濟方》①。

葉。【氣味】甘、酸，平，無毒。【主治】小兒壯熱，痁疾驚癇，煎湯浴之，良。大明②。

【附方】新一。惡刺瘡痛。李葉、棗葉擣汁點之，效。《千金》③。

樹膠。【氣味】苦，寒，無毒。【主治】目翳，定痛消腫。時珍。

【附録】**徐李**。【《别録④·有名未用》曰】生太山之陰。樹如李而小。其實青色，無核。熟則采食之，輕身益氣延年。【時珍曰】此即無核李也。唐·崔奉國⑤家有之，乃異種也。謬言龍耳血墮地所生。

杏《别録》⑥下品

【釋名】甜梅。【時珍曰】杏字篆文象子在木枝之形。或云從口及從可者，並非也。《江南録》⑦云：楊行密改杏名甜梅。

【集解】【《别録》⑧曰】杏生晉山川谷。五月采之。【頌⑨曰】今處處有之，有數種。黄而圓者名金杏，相傳種出自濟南郡之分流山，彼人謂之漢帝杏，言漢武帝上苑之種也。今近汴、洛皆種之，熟最早。其扁而青黄者名木杏，味酢不及之。山杏不堪入藥。杏仁今以從東來人家種者爲勝。

---

① 普濟方：**《普濟方》卷52"澡豆"** 澡豆方：治面黑不净。丁香、沉香、木瓜花、鐘乳粉（各三兩）、桃花、青木香、櫻桃花、白蜀、葵花、麝香（半兩）、㮈花、白蓮花、紅蓮花（各四兩）、李花、梨花、旋覆花（各六兩）、玉屑、珍珠（各二兩）、蜀水花（一兩），右擣末，乳等並研，以絹下之，合和大豆末七合，研之千遍，密貯勿泄。常以洗手面，百日如玉光潤。去臭氣，粉滓，咽喉，臂膞，用洗妙。

② 大明：**《日華子》見《證類》卷23"李核人"** ……治小兒壯熱，痁疾驚癇，作浴湯。

③ 千金：**《千金方》卷25"被打第三"** 治惡刺方……又方：李葉、棗葉，擣絞取汁，點之即效。

④ 别録：**《證類》卷30"有名未用·徐李"** 主益氣，輕身長年。生太山陰。如李小形，實青色，無核，熟採食之。

⑤ 崔奉國：**《説郛》弓119《雲仙雜記·龍耳李》** 崔奉國家一種李，肉厚而無核。識者曰：天罰乖龍，必割其耳，耳血墮地，故生此李。（《琴莊美事》。）

⑥ 别録：**《本經》《别録》（《藥對》）見《證類》卷23"杏核人"** 味甘、苦，温、冷利，有毒。主欬逆上氣，雷鳴，喉痺，下氣，産乳，金瘡，寒心，賁豚，驚癇，心下煩熱，風氣去來，時行頭痛，解肌，消心下急，殺狗毒。五月採之。其兩人者殺人，可以毒狗。〇花：味苦，無毒。主補不足，女子傷中，寒熱痺，厥逆。〇實：味酸，不可多食，傷筋骨。生晉山川谷。（得火良，惡黄芩、黄耆、葛根，解錫毒，畏蘘草。）

⑦ 江南録：**《江南别録》** ……初，吴武王諱行密，謂杏爲甜梅。及是復呼爲杏，故老有泣下者……

⑧ 别録：見本頁注⑥。

⑨ 頌：**《圖經》見《證類》卷23"杏核人"** 杏核人，生晉川山谷，今處處有之。其實亦數種，黄而圓者名金杏。相傳云：種出濟南郡之分流山，彼人謂之漢帝杏，今近都多種之，熟最早。其扁而青黄者名木杏，味酢，不及金杏。杏子入藥，今以東來者爲勝，仍用家園種者，山杏不堪入藥。

【宗奭①曰】金杏深赭色,核大而扁,乃接成者,其味最勝。又有白杏,熟時色青白或微黄,味甘淡而不酢。生杏可晒脯作乾果食之。山杏輩只可收仁用耳。【時珍曰】諸杏葉皆圓而有尖,二月開紅花,亦有千葉者,不結實。甘而有沙者爲沙杏,黄而帶酢者爲梅杏,青而帶黄者爲柰杏。其金杏大如梨,黄如橘。《西京雜記》②載蓬萊杏花五色,蓋異種也。按王禎《農書》③云:北方肉杏甚佳,赤大而扁,謂之金剛拳。凡杏熟時,榨濃汁,塗盤中晒乾,以手摩刮收之。可和水調麨食,亦五果爲助之義也。

實。【**氣味**】**酸,熱,有小毒。生食多,傷筋骨**。《别録》④。【頌⑤曰】杏之類梅者味酢,類桃者味甘。【宗奭⑥曰】凡杏性皆熱。小兒多食,致瘡癰膈熱。【扁鵲⑦曰】多食動宿疾,令人目盲、鬚眉落。【源⑧曰】多食生痰熱,昏精神。産婦尤忌之。【**主治**】**曝脯食,止渴,去冷、熱毒。心之果,心病宜食之**。思邈⑨。

核仁。【**修治**】【《别録》⑩曰】五月采之。【弘景⑪曰】凡用杏仁,以湯浸,去皮尖,炒黄。或用麪麸炒過。【斅⑫曰】凡用以湯浸,去皮尖。每斤入白火石一斤,烏豆三合,以東流水同煮,從巳至午,取出晒乾用。【時珍曰】治風寒肺病藥中,亦有連皮尖用者,取其發散也。

---

① 宗奭:**《衍義》卷 18"杏實"** ……其深赭色,核大而褊者爲金杏。此等須接,其他皆不逮也。如山杏輩,只可收仁。又有白杏,至熟色青白或微黄,其味甘淡而不酸。

② 西京雜記:**《西京雜記》卷上**……蓬萊杏(東郭都尉于吉所獻一株,花雜五色,六出,云是仙人所食。)

③ 農書:**《農書》卷 32"梅杏"** ……愚嘗見北方有一種杏,甚佳,赤色大而稍扁,肉厚,謂之肉杏,又謂之金剛拳,言其大也……杏李熟時,多取爛者,盆中研之,生布絞取出汁,塗盆中,日曝乾,以手磨刮取之,可和水爲漿,及和麨,所入在意也……

④ 别録:見 2038 頁注⑥。(**按**:時珍所引"熱,有小毒"不見於《别録》,可見《證類》同藥孟詵云"杏熱",《日華子》云:"杏熱有毒"。)

⑤ 頌:**《農書》卷 32"梅杏"** …………杏類梅者味酢(且故反),類桃者味甘……(**按**:非出蘇頌《圖經》,乃見《農書》。)

⑥ 宗奭:**《衍義》卷 18"杏實第二"** 本經别無治療,日華子言多食傷神。有數種皆熱,小兒尤不可食,多致瘡癰及上鬲熱……

⑦ 扁鵲:**《千金方》卷 26"果實第二"** 杏核仁……扁鵲云:杏仁不可久服,令人目盲,眉髮落,動一切宿病。

⑧ 源:**《食鑑本草》卷上"杏子"** 食之無益,傷筋骨,昏精神,生痰熱。小兒、産婦忌食之。諺語云"桃飽杏傷人",正此謂也。

⑨ 思邈:**《千金方》卷 26"果實第二"** 杏核仁……杏實尚生,味極酸,其中核猶未硬者,采之暴乾食之,甚止渴,去冷熱毒。/**《千金方》卷 26"序論第一"** 心病宜食麥、羊肉、杏、薤。

⑩ 别録:見 2038 頁注⑥。

⑪ 弘景:**《集注》見《證類》卷 23"杏核人"** 陶隱居云:處處有,藥中多用之,湯浸去尖、皮,熬令黄。

⑫ 斅:**《炮炙論》見《證類》卷 23"杏核人"** 雷公云:凡使,須以沸湯浸少時,去皮膜,去尖,擘作兩片,用白火石并烏豆、杏人三件,於鍋子中,下東流水煮,從巳至午,其杏人色褐黄則去尖,然用。每修一斤,用白火石一斤,烏豆三合,水旋添,勿令闕,免反血爲妙也。

【氣味】甘、苦，温、冷利，有小毒。兩仁者殺人，可以毒狗。【震亨①曰】杏仁性熱，因寒者可用。【思邈②曰】杏仁作湯如白沫不解者，食之令氣壅身熱。湯經宿者動冷氣。【時珍曰】凡杏、桃諸花皆五出。若六出必雙仁，爲其反常，故有毒也。○【徐之才③曰】得火良。惡黄芩、黄芪、葛根，畏蘘草。【主治】欬逆上氣雷鳴，喉痺，下氣，産乳，金瘡，寒心賁豚。《本經》④。驚癇，心下煩熱，風氣往來，時行頭痛，解肌，消心下急滿痛，殺狗毒。《别録》⑤。解錫毒。之才⑥。治腹痺不通，發汗，主温病脚氣，欬嗽上氣喘促。入天門冬煎，潤心肺。和酪作湯，潤聲氣。甄權⑦。除肺熱，治上焦風燥，利胸膈氣逆，潤大腸氣秘。元素⑧。殺蟲，治諸瘡疥，消腫，去頭面諸風氣，皶皰。時珍。

【發明】【元素⑨曰】杏仁氣薄味厚，濁而沉墜，降也，陰也。入手太陰經。其用有三：潤肺也，消食積也，散滯氣也。【杲⑩曰】杏仁散結潤燥，除肺中風熱欬嗽。杏仁下喘，治氣也；桃仁療狂，治血也。俱治大便秘，當分氣、血。晝則便難，行陽氣也；夜則便難，行陰血也。故虚人便閉，不可過泄。脉浮者屬氣，用杏仁、陳皮；脉沉者屬血，用桃仁、陳皮。手陽明與手太陰爲表裏，賁門主往來，魄門主收閉，爲氣之通道，故並用陳皮佐之。【好古⑪曰】張仲景麻黄湯，及王朝奉治傷寒氣上喘逆，並用杏仁者，爲其利氣、瀉肺、解肌也。【時珍曰】杏仁能散能降，故解肌散風、降氣潤燥、消積治傷

---

① 震亨：**《衍義補遺・杏仁》** ……其性熱，因寒者可用。

② 思邈：**《證類》卷23"杏核人"** 孫真人方……又方：杏核人傷筋損神，其人作湯，如白沫不解，食之令氣壅身熱。

③ 徐之才：**古本《藥對》** 見2038頁注⑥括號中七情文。

④ 本經：見2038頁注⑥白字。

⑤ 别録：見2038頁注⑥。

⑥ 之才：見2038頁注⑥括號中七情文。

⑦ 甄權：**《藥性論》見《證類》卷23"杏核人"** 杏人，能治腹痺不通，發汗，主温病，治心下急滿痛，除心腹煩悶，療肺氣，欬嗽上氣喘促。入天門冬煎，潤心肺。可和酪作湯，益潤聲氣。宿即動冷氣。

⑧ 元素：**《醫學啓源》卷下"用藥備旨・杏仁"** 除肺中燥，治風燥在於胸膈。/**《珍珠囊・諸品藥性主治指掌》(《醫要集覽》本)"杏仁"** 其用有二：利胸中氣逆而喘促；潤大腸氣秘而難便。(**按**：《珍珠囊》托名爲李杲，疑此處誤作張元素之《珍珠囊》。)

⑨ 元素：**《醫學啓源》卷下"用藥備旨・杏仁"** 《主治秘要》云：性温味苦而甘，氣薄味厚，濁而沉降，陰也。其用有三：潤肺氣一也，消宿食二也，升滯氣三也。(**按**：元素無杏仁"入手太陰經"語。此見王好古《湯液本草》卷下"杏仁"。)

⑩ 杲：**《湯液本草》卷5"杏仁"** 《心》云：散結潤燥，散肺之風及熱，是以風熱嗽者用之。/《東垣》云：杏仁下喘，用治氣也。桃仁療狂，用治血也。桃、杏仁俱治大便秘，當以氣血分之。晝則難便，行陽氣也；夜則難便，行陰血也……年虚人大便燥秘、不可過泄者，脉浮在氣，杏仁、陳皮；脉沉在血，桃仁、陳皮。所以俱用陳皮者，以其手陽明病，與手太陰俱爲表裏也。賁門上主往來，魄門下主收閉。

⑪ 好古：**《湯液本草》卷5"杏仁"** 《本草》云：……王朝奉治傷寒氣上喘冲逆者，麻黄湯内加杏仁、陳皮，若氣不喘冲逆者，減杏仁、陳皮，知其能瀉肺也。

損藥中用之。治瘡殺蟲,用其毒也。按《醫餘》①云:凡索麪、豆粉近杏仁則爛。頃一兵官食粉成積,醫師以積氣丸、杏仁相半研爲丸,熟水下,數服愈。又《野人閑話》②云:翰林學士辛壬逊在青城山道院中,夢皇姑謂曰:可服杏仁,令汝聰明,老而健壯,心力不倦。求其方,則用杏仁一味,每盥漱畢,以七枚納口中,良久脱去皮,細嚼和津液頓嚥。日日食之,一年必换血,令人輕健。此申天師方也。又楊士瀛《直指方》③云:凡人以水浸杏仁五枚,五更端坐,逐粒細嚼至盡,和津吞下。久則能潤五臟,去塵滓,驅風明目。治肝腎風虚,瞳人帶青,眼翳風痒之病。珍按:杏仁性熱降氣,亦非久服之藥。此特其咀嚼吞納津液,以消積穢則可耳。古有服杏丹法,云是左慈之方。唐慎微收入本草,云久服壽至千萬。其説妄誕可鄙,今删其粃謬之辭,存之於下,使讀者毋信其誑也。

【附方】舊三十五,新十八。杏金丹。《左慈秘訣》④云:亦名草金丹。方出渾皇子,服之長年不死。夏姬服之,壽年七百,乃仙去也。世人不信,皆由不肯精心修治故也。其法:須人罕到處。寅月钁斸杏樹地下,通陽氣。二月除樹下草。三月離樹五步作畦壟以通水。亢旱則引泉灌溉。有霜雪則燒火樹下,以救花苞。至五月杏熟自落,收仁六斗,以湯浸去皮及雙仁者,用南流水三石和研,取汁兩石八斗,去滓。以新鐵釜用酥三斤,以糠火及炭然釜,少少磨酥至盡,乃内汁入釜。釜上安盆,盆上鑽孔,用弦懸車轄至釜底,以紙塞孔,勿令泄氣。初着糠火,一日三動車轄,以衮其汁。五

---

① 醫餘:**《醫説》卷7“物能去積”** 厨家索粉與掉粉不得近杏仁,近之則爛。頃有一兵官食粉多成積,師以積氣元、杏仁相半,細研爲元五元,熟水下,數服愈……(三説《醫餘》。)

② 野人閑話:**《説郛》弓28《野人閒話·食杏仁法》** 翰林辛夤孫,頃年在青城山居。其居則古先道院,在一峰之頂,内有塑像黄姑,則六代玄宗之子也。一夕夢見召夤孫,謂曰:汝可食杏仁,令汝聰利,老而彌壯,心力不倦,亦資於年壽矣……夤孫夢中拜請其法,則與怡神論中者同……杏仁七個,去皮尖,早晨盥漱了,内於口中,久之則盡。去其皮,又於口中嚶之,逡巡爛嚼,和津液如乳汁,乃頓嚥。但日日如法食之,一年必换血。令人輕健安泰。夤孫遂日日食之,至今老而輕健,年踰從心,猶多著述。

③ 直指方:**《直指方》卷20“眼目證治”** 杏仁方:治肝腎風虚,瞳人帶青,潤澤臟腑,洗垢開光,能驅風明目。真杏仁水浸,五枚,去皮尖,上五更初就床端坐,勿言勿睡,息慮澄神,嚼杏仁一粒,勿咽,逐一細嚼至五粒,俟津液滿口,分爲三咽,直入肝腎,惟在久而成功。

④ 左慈秘訣:**《證類》卷23“杏核人”** 《左慈秘訣》:杏金丹,本出渾皇子,亦名草金丹方。服之壽二千二百年不死……只是夏姬服之,壽年七百,乃仙去。煉草金丹法:從寅月修杏樹,人罕到者良。又以寅月劚斷樹下地間,圖陽氣通暢。至二月草生,以鋤除草,恐損地力。至三月,離樹五步作畦壟,淘成,擬引天之暴雨,以須遠載棘遍欄,勿使人迹、畜獸踐踏,只亢旱即泉源水灑潤其樹下。初春有霜雪,即樹下燒火以救之,恐損花苞萼。至五月杏熟,收取當月旬内自落者,去核取人六斗,以熱湯退皮,去雙人,取南流水三石和研,取汁兩石八斗,去滓,並小美者亦得。取新鐵釜受三石已來,作灶須具五嶽三台形,用朱砂圖畫之,其灶通四脚去地五寸,著鐐不得絶稠,恐下灰不得。其釜用酥三斤,以糠火及炭然釜少少磨,三斤酥盡,即内汁釜中。釜上安盆,盆上鑽孔,用箏弦懸車轄至釜底,其孔以紙纏塞,勿令洩氣。初著糠火拼乾牛糞火,一日三動車轄,以衮其汁。五日有露液生,十日白霜起,又三日白霜盡,即金花出,若見此候,即知丹霜成。開盆用炭火炙乾,以雄雞翎掃取,以棗肉和爲丸,如梧桐子大……服丹法:如人吃一斗酒醉,即吃五升,吃一升者只吃半升。下藥取滿日,空心暖酒服三丸。至七日,宿疾除,愈聾喑盲、攣跛、疝氣、野雞、癭氣、風癇、痃氣、瘡腫,萬病皆除。愈頭白却黑,齒落更生……聖所服皆致長生久壽,世人不能常服。或言此藥無效,若精心確志,必就神仙長年矣。

日有露液生，十日白霜起，又二日白霜盡，即金花出，丹乃成也。開盆炙乾，以翎掃下，棗肉和，丸梧子大。每服三丸，空心煖酒下。至七日宿疾皆除，瘖盲，攣跛，疝痔，癭癇，瘡腫，萬病皆愈。久服通靈不死云云。衍文不録。〇【頌[①]曰】古方用杏仁修治如法，自朝蒸至午，便以慢火微炒，至七日乃收之。每旦空腹啖之，久久不止，駐顔延年，云是夏姬之法。然杏仁能使人血溢，少誤必出血不已，或至委頓，故近人少有服者。或云服至二三年，往往或瀉，或臍中出物，皆不可治也。

杏酥法。【頌[②]曰】去風虚，除百病。擣爛杏仁一石，以好酒二石，研濾取汁一石五斗，入白蜜一斗五升攪勻，封於新甕中，勿洩氣。三十日看酒上酥出，即掠取納瓷器中貯之。取其酒滓團如梨大，置空屋中，作格安之。候成飴脯狀，旦服一枚，以前酒下。〇【藏器[③]曰】杏酪服之，潤五臟，去痰嗽。生、熟喫俱可，若半生半熟服之殺人。

又法。【宗奭[④]曰】治肺燥喘熱，大腸秘，潤五臟。用杏仁去皮研細，每一斤，入水一升半，擣稠汁。入生薑四兩，甘草一寸，銀石器中慢火熬成稀膏，入酥二兩同收。每夜沸湯點服一匙。《衍義》。

萬病丸[⑤]。治男婦五勞七傷，一切諸疾。杏仁一斗二升，童子小便煮七次，以蜜四兩拌勻，再以童便五升於椀内重蒸，取出日晒夜露數日。任意嚼食，即愈。

補肺丸。治咳嗽。用杏仁二大升，山中者不用，去雙仁者，以童子小便二斗浸之，春夏七日，秋冬二七日，連皮尖於砂盆中研濾取汁，煮令魚眼沸，候軟如麪糊即成。以粗布攤曝之，可丸即丸服之。食前後總須服三五十丸，茶、酒任下。忌白水粥。劉禹錫《傳信方》[⑥]。

---

① 頌：**《圖經》見《證類》卷 23"杏核人"** ……古方有單服。杏人修治如法，自朝蒸之至午而止，便以慢火微烘，至七日乃收貯之。每旦腹空時，不約多少，任意噉之，積久不止，駐顔延年。云是夏姬法，然杏人能使人血溢，少誤之必出血不已。或至委頓。故近人少有服者……

② 頌：**《圖經》見《證類》卷 23"杏核人"** ……又有杏酥法：去風虚，除百病，擣爛杏人一石，以好酒二石，研濾取汁一石五斗，入白蜜一斗五升，攪勻，封於新甕中，勿洩氣，三十日看酒上酥出即掠取，内瓷器中貯之，取其酒滓，團如梨大，置空屋中，作格安之。候成飴脯狀，旦服一枚，以前酒下，其酒任性飲之……

③ 藏器：**《拾遺》見《證類》卷 23"杏核人"** 陳藏器云……杏酪濃煎如膏，服之潤五藏，去痰嗽。生熟吃俱得，半生半熟殺人。

④ 宗奭：**《衍義》卷 18"杏核仁"** 又湯去皮，研一升，以水一升半，翻復絞取稠汁，入生蜜四兩，甘草一莖，約一錢，銀石器中熳火熬成稀膏，瓷器盛。食後、夜卧入少酥，沸湯點一匙匕服，治肺燥喘熱，大腸秘，潤澤五臟。如無上證，更入鹽點尤佳。

⑤ 萬病丸：**《萬應方》卷 1"張三丰真人秘傳仙方"** 專治男婦五劳七傷、一切諸疾並皆治之。杏仁一斗二升。右以童子小便煮七次，取出，用蜜四两拌匀。再取童便五升，於碗内重蒸，取出露数日，受以日精月華之氣，任意取服二升即愈。（**按**：原無出處，今溯得其源。）

⑥ 傳信方：**《圖經》見《證類》卷 23"杏核人"** ……劉禹錫《傳信方》治嗽補肺丸，杏人二大升，山者不中，揀却雙人及陳臭，以童子小便一斗浸之，春夏七日、秋冬二七日，并皮、尖於砂盆子中研細，濾取汁，煮令魚眼沸，候軟如麪糊即成。仍時以柳篦攪，勿令著底，後即以馬尾羅或粗布下之。日暴通丸即丸，服之時食前後總須服三十丸、五十丸。任意茶、酒下。忌白水粥，只是爲米泔耳。自初浸至成，常以紙蓋之，以畏塵土也。如無馬尾羅，即以粗布袋下之，如取棗穰法。

欬嗽寒熱。旦夕加重，少喜多嗔，面色不潤，忽進忽退，積漸少食，脉弦緊者。杏仁半斤去皮尖，童子小便浸七日，漉出，温水淘洗，砂盆内研如泥，以小便三升煎如膏。每服一錢，熟水下。婦人室女服之，尤妙。《千金方》①。**久患肺氣**喘急，至效，甚者不過二劑，永瘥。杏仁去皮尖二兩，童子小便浸，一日一换，夏月三四换，滿半月取出，焙乾研細。每服一棗大，薄荷一葉，蜜一鷄子大，水一鍾，煎七分，食後温服。忌腥物。《勝金方》②。**欬逆上氣**。不拘大人小兒，以杏仁三升去皮尖，炒黄研膏，入蜜一升，杵熟。每食前含之，嚥汁。《千金》③。**上氣喘急**。杏仁、桃仁各半兩，去皮尖炒研，用水調生麪和丸梧子大。每服十丸，薑、蜜湯下，微利爲度。《聖濟總録》④。**喘促浮腫**，小便淋瀝。用杏仁一兩，去皮尖熬研，和米煮粥，空心喫二合，妙。《心鏡》⑤。**頭面風腫**。杏仁擣膏，雞子黄和杵，塗帛上，厚裹之。乾則又塗，不過七八次愈也。《千金方》⑥。**風虚頭痛**欲破者。杏仁去皮尖，晒乾研末，水九升研濾汁，煎如麻腐狀，取和羹粥食。七日後大汗出，諸風漸減。此法神妙，可深秘之。慎風冷、豬、鷄、魚、蒜、醋。《千金方》⑦。**頭面諸風**，眼瞤鼻塞，眼出冷淚。用杏仁三升研細，水煮四五沸，洗頭。待冷汗盡，三度愈。《千金》⑧。**偏風不遂**，失音不

---

① 千金方：**《證類》卷23“杏核人”** 《千金方》：治欬嗽旦夕加重，增寒壯熱，少喜多嗔，忽進退，面色不潤，積漸少食，狀若肺脉强緊浮者。杏人半斤，去皮、尖，入於瓶内，童子小便二斗，浸七日了，漉出，去小便，以煖水淘過，於沙盆内研成泥，别入瓷瓶中。以小便三升，煎之如膏。量其輕重，食上熟水下一錢匕。婦人、室女服之更妙。（**按**：今本《千金方》無此方。）

② 勝金方：**《證類》卷23“杏核人”** 《勝金方》：治久患肺氣喘急至效。杏人去皮、尖二兩，童子小便浸，一日一换，夏月一日三四换，浸半月，取焙乾，爛研令極細。每服一棗大，薄荷一葉，蜜一雞頭大，水一中盞同煎，取七分，食後温服，甚者不過三劑差，永不發動。忌腥物。

③ 千金：**《千金方》卷5“咳嗽第六”** 杏仁丸，主大人、小兒咳逆上氣方：杏仁三升，熟擣如膏，蜜一升爲三分，以一分納杏仁擣，令强，更納一分擣之如膏，又納一分擣熟止。先食已含咽之，多少自在，日三。每服不得過半方寸匕，則痢。

④ 聖濟總録：**《聖濟總録》卷67“上氣”** 治上氣喘急，雙人丸方：桃人、杏人（並去雙人、皮尖，炒，各半兩），右二味細研，水調生麪少許和丸如梧桐子大，每服十丸，生薑湯下，微利爲度。

⑤ 心鏡：**《證類》卷23“杏核人”** 《食醫心鏡》：主氣喘促，浮腫，小便澀：杏人一兩去尖、皮，熬研和米煮粥極熟，空心吃二合。

⑥ 千金方：**《千金方》卷13“頭面風第八”** 治卒中風，頭面腫方：擣杏仁如膏，以雞子黄合擣，令相得，敷帛上，厚裹之，自乾，不過八九敷瘥。

⑦ 千金方：**《千金翼方》卷17“中風第一”** 治一切風虚方（常患頭痛欲破者）：杏仁（九升，去皮尖、兩仁者，暴乾），右一味擣作末，以水九升，研濾如作粥法，緩火煎，令如麻浮上，匙取和羹粥，酒納一匙服之，每食即服，不限多少，服七日後大汗出，二十日後汗止。慎風冷、豬、魚、雞、蒜、大醋。一劑後諸風減差。春夏恐醋，少作服之。秋九月後煎之。此法神妙，可深秘之。（**按**：《千金方》無此方，另溯其源。）

⑧ 千金：**《千金翼方》卷16“風眩第六”** 治頭面風，眼瞤鼻塞，眼暗冷淚方：杏仁三升，擣末，水煮四五沸，洗頭，冷汗盡，三度差。（**按**：《千金方》無此方，另溯其源。）

語。生吞杏仁七枚,不去皮尖,逐日加至七七枚,周而復始。食後仍飲竹瀝,以瘥爲度。《外臺秘要》①。**破傷風腫**。杏仁杵膏厚塗上,然燭遥炙之。《千金方》②。**金瘡中風**,角弓反張。用杏仁杵碎,蒸令氣溜,絞脂服一小升,兼摩瘡上良。《必效方》③。**温病食勞**。杏仁五兩,酢二升,煎取一升,服之取汗,瘥。《類要》④。**心腹結氣**。杏仁、桂枝、橘皮、訶黎勒皮等分,爲丸。每服三十丸,白湯下。無忌。孟詵《食療》⑤。**喉痺痰嗽**。杏仁去皮熬黄三分,和桂末一分,研泥,裹含之,嚥汁。《陳藏器本草》⑥。**喉熱生瘡**。方同上。**卒失音聲**。方同上。文潞公《藥準》⑦。**肺病咯血**。杏仁四十箇,以黄蠟炒黄,研,入青黛一錢,作餅。用柿餅一箇,破開包藥,濕紙裹煨熟食之,取效。丹溪方⑧。**卒不小便**。杏仁二七枚,去皮尖,炒黄研末,米飲服之。《古今録驗方》⑨。**血崩不止**。諸藥不效,服此立止。用甜杏仁上黄皮,燒存性,爲末。每服三錢,空心熱酒服。《保壽堂方》⑩。**五痔下血**。杏仁去皮尖及雙仁者,水三升,研濾汁,煎減半,同米煮粥食之。《食醫心鏡》⑪。**穀道䘌痛**腫痒。杏仁杵膏,頻頻傅之。《肘後方》⑫。**陰瘡爛痛**。杏仁燒黑研成膏,時時傅之。《鈐方》⑬。**産門蟲疽**,痛痒不可忍。用杏仁去皮燒存性,杵爛綿裹,

---

① 外臺秘要:**《外臺》卷 14“偏風方”** 《備急》徐王療偏風半身不遂,兼失音不語方:取杏仁生吞,不去皮尖,日别從一七漸加至七七,周而復始,食後即以竹瀝下之,任意多少,日料一升取盡。

② 千金方:**《千金方》卷 25“被打第三”** 治破傷風腫方:厚塗杏仁膏,燃麻燭遥灸之。

③ 必效方:**《證類》卷 23“杏核人”** 《必效方》:治金瘡,中風角弓反張。以杏人碎之,蒸令溜絞取脂。服一小升,兼以瘡上摩,效。

④ 類要:**《證類》卷 23“杏核人”** 《傷寒類要》:治温病食勞。以杏人五兩,酢二升,煎取一升,服之取汗差。

⑤ 食療:**《食療》見《證類》卷 23“杏核人”** 孟詵云……謹按:心腹中結伏氣,杏人、橘皮、桂心、訶梨勒皮爲丸。空心服三十丸。無忌……

⑥ 陳藏器本草:**《拾遺》見《證類》卷 23“杏核人”** 陳藏器云……取人去皮熬令赤,和桂末,研如泥,綿裹如指大,含之,利喉咽,去喉痺,痰唾欬嗽,喉中熱結生瘡……

⑦ 藥準:**《證類》卷 23“杏核人”** 潞公《藥准》:治咽喉癢痛,失音不語。杏人、桂心各一兩同研勻,用半熟蜜和如櫻桃大,新綿裹,非時含此咽津,大效。

⑧ 丹溪方:**《丹溪纂要》卷 3“第五十三吐血”** 聖爵子:治咯血。青黛(一錢)、杏仁(四十粒,去皮尖,以黄蠟煎黄色),右研杏仁細,入青黛揑作餅子,用時以柿一枚破開,以餅置其中合定,濕紙煨,研飲。

⑨ 古今録驗方:**《外臺》卷 33“姙娠小便不通利方”** 《古今録驗》療姙娠卒不得小便方:杏仁(二十枚,去皮尖,熬令變色),右一味擣服如大豆大七枚,立得利。

⑩ 保壽堂方:**《保壽堂方》卷 4“雜證門”** 治婦人血崩不止,諸藥不效,服此立止。用甜杏仁上黄皮,燒存性,爲細末。每服三錢,空心熱酒調下。

⑪ 食醫心鏡:**《證類》卷 23“杏核人”** 《食醫心鏡》……又方:主五痔下血不止。去尖、皮及雙人,水三升,研濾取汁,煎減半,投米煮粥,停冷,空心食之。

⑫ 肘後方:**《外臺》卷 26“痔下部如蟲齧方”** 《肘後》療痔,下部癢痛如蟲齧方……又方:以杏仁熬令黑,擣取膏塗之。(**按**:今本《肘後方》無此方。)

⑬ 鈐方:**《永類鈐方》卷 6“雜病陰腫”** 瘡爛痛不可忍:燒杏仁,爲末,亦可敷之。

納入陰中，取效。孟詵《食療本草》①。**身面疣目**。杏仁燒黑研膏，擦破，日日塗之。《千金方》②。**面上皯皰**。杏仁去皮，搗和鷄子白。夜塗之，旦以煖酒洗去。孟詵《食療》③。**兩頰赤痒**，其狀如痱，名頭面風。以杏仁頻頻揩之。内服消風散。《證治要訣》④。**耳卒聾閉**。杏仁七枚，去皮拍碎，分作三分，以綿裹之，着鹽如小豆許，以器盛於飯上蒸熟。令病人側卧，以一裹捻油滴耳中。良久又以一裹滴之，取效。《外臺》⑤。**耳出膿汁**。杏仁炒黑，搗膏綿裹納入，日三四易之妙。《梅師方》⑥。**鼻中生瘡**。杏仁研末，乳汁和傅。《千金方》⑦。**疳瘡蝕鼻**。杏仁燒，壓取油傅之。《千金方》⑧。**牙齒蟲䘌**。杏仁燒存性，研膏髮裹，納蟲孔中。殺蟲去風，其痛便止。重者不過再上。《食療》⑨。**牙齗痒痛**。杏仁一百枚，去皮，以鹽方寸匕，水一升，煮令沫出，含漱吐之。三度愈。《千金方》⑩。**風蟲牙痛**。杏仁針刺於燈上燒烟，乘熱搭病牙上。又復燒搭七次。絶不疼，病牙逐時斷落也。《普濟方》⑪。**目中赤脉**，痒痛，時見黑花。用初生杏子仁一升，古五銖錢七文，入瓶内密封，埋門限下，一百日化爲水，每夕點之。《聖濟總録》⑫。**胎赤眼**

---

① 食療本草：**《食療》見《證類》卷23"杏核人"**　孟詵云……又燒令煙盡，研如泥，綿裹，内女人陰中，治蟲疽。

② 千金方：**《千金方》卷23"疥癬第四"**　去疣目方……又方：杏仁燒令黑，研膏塗上。

③ 食療：**《食療》見《證類》卷23"杏核人"**　孟詵云：杏，熱。面皯者取人，去皮，擣和雞子白，夜卧塗面，明早以暖清酒洗之……

④ 證治要訣：**《證治要訣》卷1"諸中門·中風"**　兩頰赤腫，其狀如痱，名頭面風，酒調消風散，食後服。仍以杏仁去殼，頻揩之。

⑤ 外臺：**《外臺》卷22"耳聾方"**　《必效》療耳聾方……又方：取杏仁（七枚，去皮搥碎），爲三分，以綿裹，各於中著一裹鹽如小豆許，以器承於飯甑中蒸之，候飯熟出一裹，令患耳者側卧，和綿撚以油汁入耳中，久又以一裹進前撚之，差爲度。

⑥ 梅師方：**《證類》卷23"杏核人"**　《梅師方》……又方：主耳中汁出或痛有膿水。熬杏人令赤黑爲末，薄綿裹内耳中。日三四度易之。或亂髮裹塞之，亦妙。

⑦ 千金方：**《證類》卷23"杏核人"**　《千金方》……又方：治鼻中生瘡，杵杏人，乳汁和傅之。（**按**：今本《千金方》無此方。《聖惠方》卷37"鼻中生瘡諸方"有同方。）

⑧ 千金方：**《證類》卷23"杏核人"**　《千金方》……又方：治疳蟲蝕鼻生瘡，燒杏核，壓取油傅之。（**按**：今本《千金方》無此方。）

⑨ 食療：**《食療》見《證類》卷23"杏核人"**　《食療》云……又燒令煙盡，去皮，以亂髮裹之，咬於所患齒下，其痛便止。熏諸蟲出，并去風便差。重者不過再服。/**《拾遺》見《證類》卷23"杏核人"**　陳藏器云：杏人本功外，殺蟲，燒令煙未盡，細研如脂，物裹内䘌齒孔中。（**按**：時珍所引似化裁二家之方。）

⑩ 千金方：**《證類》卷23"杏核人"**　《千金方》……又方：治諸牙齗疼。杏人一百枚，去皮、尖、兩人，以鹽方寸匕，水一升，煮令沫出，含之未盡吐却。更含之，三度差。（**按**：今本《千金方》無此方。《千金翼方》卷11"齒病第七"有同方，行文稍異。）

⑪ 普濟方：（**按**：查《普濟方》無此方，未能溯得其源。）

⑫ 聖濟總録：**《聖濟總録》卷109"目見黑花飛蠅"**　治眼中赤脉癢痛，時見黑花，杏子膏方：右取初生杏子仁一升，古五銖錢七文，入瓶盛密封，埋門限下經一百日，化爲水，每夕點兩眦頭。

疾。杏仁壓油半鷄子殼,食鹽一錢,入石器中,以柳枝一握緊束,研至色黑,以熟艾一團安椀内燒烘之,令氣透火盡即成。每點少許入兩眦,甚效。《聖濟總録》①。**目中瞖遮**,但瞳子不破者。用杏仁三升去皮,麪裹作三包,煻火煨熟,去麪研爛,壓去油。每用一錢,入銅緑一錢,研匀點之。同上②。**目生弩肉**,或痒或痛,漸覆瞳人。用杏仁去皮二錢半,膩粉半錢,研匀,綿裹筯頭點之。同上③。**傷目生弩**。《廣利方》④用生杏仁七枚,去皮細嚼,吐於掌中,乘熱以綿裹筯頭點弩肉上,不過四五度愈。〇《總録》⑤用杏仁研膏,人乳化開,日點三次。**小兒血眼**。兒初生艱難,血瘀眦瞎,遂濺滲其睛,不見瞳人。輕則外胞赤腫,上下弦爛。用杏仁二枚去皮尖嚼,乳汁三五匙,入膩粉少許,蒸熟,絹包頻點。重者加黄連、朴消最良。《全幼心鑑》⑥。**小兒臍爛**成風。杏仁去皮研傅。《子母秘録》⑦。**小兒咽腫**。杏仁炒黑,研爛含嚥。《普濟方》⑧。**鍼入肉内**不出者。雙杏仁搗爛,以車脂調貼,其鍼自出。《瑞竹堂方》⑨。**箭鏑在咽**,或刀刃在咽膈諸隱處。杵杏仁傅

---

① 聖濟總録:**《聖濟總録》卷102"目胎赤"** 治眼胎赤,點眼杏人膏方:杏人油(半雞子殼許)、食鹽(末,一錢),右二味,用銀石器著鹽末並杏人油相和,以柳枝一握,緊束縛一頭,研三日色黑,又取熟艾如雞子大,掘地作坑子,置瓦於坑,上安艾,燒令通氣,火盡即成,更和令匀,常蓋頭,每以綿纏杖頭,點少許在兩眦頭,夜卧時點,頻用,甚效。

② 同上:**《聖濟總録》卷111"翳膜遮障"** 治眼疾翳膜遮障,但瞳子不破者,杏人膏方:杏人(三升,湯浸去皮尖、雙人),右一味,每一升以麵裹,於煻灰火中炮熟,去麵,研杏人壓取油,又取銅緑一錢,與杏油同研,以銅箸點眼,差。

③ 同上:**《聖濟總録》卷109"目生努肉"** 治目生努肉,或癢或痛,息肉漸長,侵覆瞳人,點眼杏人膏方:杏人(湯浸,去皮尖、雙人,一分)、膩粉(半錢),右二味合研細如膏,以綿纏箸頭,點努肉上,不過四五遍即差。

④ 廣利方:**《證類》卷23"杏核人"** 《廣利方》:治眼築損,弩肉出。生杏人七枚去皮,細嚼吐於掌中,及熱以綿裹筯頭將點弩肉上。不過四五度差。

⑤ 總録:**《聖濟總録》卷112"外物傷目"** 治目爲物所傷睛陷胬肉方……又方:杏人(湯浸去皮尖、雙人),右一味爛研,以人乳化開,日三度點努肉上。

⑥ 全幼心鑑:**《全幼心鑑》卷2"血眼"** ……緣由胎氣頗澀,轉側差緩,其血壓瘀瞎眦,遂致濺滲,盛則灌注其睛,不見瞳人,輕則外泡腫赤,上下眩爛。若投凉藥,必寒臟腑。宜與服生熟地黄湯,流行氣血。或用杏仁二枚,去皮尖,細嚼,乳汁三五匙,膩粉少許,蒸熟,以絹片包蘸頻點。重盛者加黄連、朴硝,最良法也。

⑦ 子母秘録:**《證類》卷23"杏核人"** 《子母秘録》:治小兒臍赤腫:杏人杵如脂,内體中,相和傅臍腫上。

⑧ 普濟方:**《普濟方》卷61"喉痹"** 杏仁方(出《肘後方》):治喉痹。用杏仁熬熟,杵丸如彈子大,含咽其汁。或爲末,綿裹含之亦得。或服之,每服一丸。(**按**:今本《肘後方》無此方。)

⑨ 瑞竹堂方:**《瑞竹堂方》卷12"雜治門"** 又方:針入肉不得出者,用雙杏仁搗爛,以車脂調匀,貼在針瘡上,其針自出。

之。《肘後方》①。**狐尿瘡痛**。杏仁研爛，煮一兩沸，及熱浸之。冷即易。《必效方》②。**狗咬傷瘡**。爛嚼杏仁塗之。寇氏③。**食狗不消**，心下堅脹，口乾發熱妄語。杏仁一升去皮尖，水三升煎沸，去渣取汁分三服，下肉爲度。《梅師方》④。**解狼毒毒**。杏仁搗爛，水和服之。《千金方》⑤。**一切食停**，氣滿膨脹。用紅杏仁三百粒，巴豆二十粒同炒，色變去豆不用，研杏爲末，橘皮湯調下。《楊氏家藏方》⑥。**白癜風斑**。杏仁連皮尖，每早嚼二七粒，揩令赤色。夜卧再用。《聖濟總録》⑦。**諸瘡腫痛**。杏仁去皮，研濾取膏，入輕粉，麻油調搽，神效。不拘大人、小兒。鮑氏⑧。**小兒頭瘡**。杏仁燒研傅之。《事林廣記》⑨。**蛆蟲入耳**。杏仁搗泥，取油滴入，非出則死。《扶壽精方》⑩。

花。【氣味】苦，温，無毒。【主治】補不足，女子傷中，寒熱痺厥逆。《别録》⑪。

【附方】新二。**婦人無子**。二月丁亥日，取杏花、桃花陰乾爲末。戊子日和井華水服方寸匕，日三服。《衛生易簡方》⑫。**粉滓面䵟**。杏花、桃花各一升，東流水浸七日，洗面二七遍，極妙。《聖濟總録》⑬。

---

① 肘後方：**《證類》卷23"杏核人"** 《肘後方》……又方：箭鏑及諸刀刃在喉咽、胸膈諸隱處不出，杵杏人傅之。

② 必效方：**《證類》卷23"杏核人"** 《必效方》……又方：治狐尿刺螫痛。杏人細研，煮一二沸，承熱以浸螫處，數數易之。

③ 寇氏：**《衍義》卷19"杏核仁"** 犬傷人，量所傷大小，爛嚼沃破處，以帛系定，至瘥無苦。

④ 梅師方：**《證類》卷23"杏核人"** 《梅師方》：治食狗肉不消，心下堅或脹，口乾，忽發熱妄語方：杏人一升去皮，水三升煎沸，去滓取汁爲三服，下肉爲度。

⑤ 千金方：**《千金方》卷24"解百藥毒第二"** 狼毒毒：杏仁……

⑥ 楊氏家藏方：**《普濟方》卷193"水氣心腹鼓脹"** 紅丸子（出《楊氏家藏方》）：治一切飲食不化，氣滿膨脹。紅丸子（三百粒），巴豆（二十粒，去殼微炒，取巴豆變爲度），右爲末，蜜和丸小豆大，用橘皮湯送下，不拘時。煎木香湯下尤佳。（**按**：今本《楊氏家藏方》無此方。《普濟方》中"紅丸子"乃複方成藥名，時珍改爲"紅杏仁"，不知所據。）

⑦ 聖濟總録：**《聖濟總録》卷18"白癜風"** 治白癜風方：杏人（去雙人，不去皮尖，生用），右一味，每日晨爛嚼二七粒，於白點處揩，夜卧再用。

⑧ 鮑氏：**《普濟方》卷272"諸瘡"** 杏仁膏（出鮑氏方）：用杏仁湯去皮尖，研細，絹綾去滓，少輕粉、麻油調。大人小兒皆神效。

⑨ 事林廣記：**《事林廣記》戊集卷下"用藥效驗"** 頭瘡……又方杏仁燒灰傅。

⑩ 扶壽精方：**《扶壽精方》卷上"耳門"** 蛆入耳：杏仁搗如泥，取油滴入内，非出則死。

⑪ 别録：見2038頁注⑥。

⑫ 衛生易簡方：**《衛生易簡方》卷11"無子"** 治婦人無子……又方：用二月丁亥日收桃、杏花，陰乾爲末，戊子日和井花水服方寸匕，日三服，大驗。

⑬ 聖濟總録：**《聖惠方》卷40"治面䵟䵳諸方"** 治䵟䵳斑點，兼去瘢痕……又方：桃花（一升）、杏花（一升），右件藥以東流水浸七日，相次洗面，三七遍極妙。（**按**：《聖濟總録》無此方，另溯其源。）

葉。【主治】人卒腫滿，身面洪大，煮濃汁熱漬，亦少少服之。《肘後》①。

枝。【主治】墮傷，取一握，水一升煮減半，入酒三合和匀，分再服，大效。蘇頌②。

【附方】舊一。墜撲瘀血在内，煩悶者。用東引杏樹枝三兩，細剉微熬，好酒一升煎十餘沸，分二服。《塞上方》③。

根。【主治】食杏仁多，致迷亂將死，切碎煎湯服，即解。時珍。

巴旦杏《綱目》

【釋名】八擔杏《正要》④、忽鹿麻。

【集解】【時珍曰】巴旦杏，出回回舊地，今關西諸土亦有。樹如杏而葉差小，實亦尖小而肉薄。其核如梅核，殼薄而仁甘美。點茶食之，味如榛子。西人以充方物。

【氣味】甘，平、温，無毒。【主治】止欬下氣，消心腹逆悶。時珍。出《飲膳正要》⑤。

梅《本經》⑥中品

【釋名】【時珍曰】梅，古文作呆，象子在木上之形。梅乃杏類，故反杏爲呆。書家訛爲甘木。後作梅，從每，諧聲也。或云：梅者媒也。媒合衆味。故《書》⑦云"若作和羹，爾惟鹽梅"。而梅字亦從某也。陸佃《埤雅》⑧言梅入北方變爲杏，郭璞註《爾雅》⑨以柟爲梅，皆誤矣。柟即柟木，荆人呼爲梅，見陸機《草木疏》⑩。

---

① 肘後：**《肘後方》卷3"治卒身面腫滿方第二十四"** 治卒腫滿，身面皆洪大方……又方：杏葉，剉，煮令濃，及熱漬之。亦可服之。

② 蘇頌：**《圖經》見《證類》卷23"杏核人"** ……杏枝，主墮傷，取一握，水一大升煮半，下酒三合，分再服，大效。

③ 塞上方：**《證類》卷23"杏核人"** 《塞上方》：治墜馬撲損，瘀血在内，煩悶。取東引杏枝三兩，細剉微熬，好酒二升，煎十餘沸，去滓，分爲二服，空心，如人行三四里再服。

④ 正要：**《飲膳正要》卷3"果品・八檐仁"** 味甘，無毒。止咳下氣，消心腹逆悶。(其果出回回田地。)

⑤ 飲膳正要：見上注。

⑥ 本經：**《本經》《别録》見《證類》卷23"梅實"** **味酸，平**，無毒。**主下氣，除熱煩滿，安心，肢體痛，偏枯不仁，死肌，去青黑痣，惡疾**，止下痢，好唾口乾。生漢中川谷。五月採，火乾。

⑦ 書：**《書傳》卷8"商書・説命下"** 爾惟訓于朕志，若作酒醴，爾惟麴糵。若作和羹，爾惟鹽梅。

⑧ 埤雅：**《埤雅》卷13"釋木・梅"** ……故自江以南，三月雨謂之迎梅，五月雨謂之送梅，轉淮而北則否。亦梅至北方，多變而成杏，故人有不識梅者，地氣使然也……

⑨ 爾雅：**《爾雅・釋木》(郭注)** 梅，柟。(似杏實酢。)

⑩ 草木疏：**《毛詩草木鳥獸蟲魚疏》卷上"有條有梅"** ……柟葉大，可三四葉一叢，木理細緻于豫章(《詩疏》作豫樟)，子赤者材堅，子白者材脆，荆州人曰梅……

【集解】【《别録》[1]曰】梅實生漢中山谷。五月采實,火乾。【頌[2]曰】今襄漢、川蜀、江湖、淮嶺皆有之。【時珍曰】按陸機《詩疏》[3]云:梅,杏類也。樹、葉皆略似杏。葉有長尖,先衆木而花。其實酢,曝乾爲脯,入羹臛齏中,又含之可以香口。子赤者材堅,子白者材脆。范成大《梅譜》[4]云:江梅,野生者,不經栽接。花小而香,子小而硬。消梅,實圓鬆脆,多液無滓,惟可生噉,不入煎造。緑萼梅,枝跗皆緑。重葉梅,花葉重叠,結實多雙。紅梅,花色如杏。杏梅,色淡紅,實扁而斑,味全似杏。鴛鴦梅,即多葉紅梅也,一蒂雙實。一云:苦楝接梅,則花帶黑色。《譚子化書》[5]云:李接桃而本强者其實毛,梅接杏而本强者其實甘。梅實采半黄者,以烟薰之爲烏梅。青者鹽淹曝乾爲白梅。亦可蜜煎、糖藏,以充果飣。熟者笮汁晒收爲梅醬。惟烏梅、白梅可入藥。梅醬夏月可調渴水飲之。

實。【氣味】酸,平,無毒。【大明[6]曰】多食損齒傷筋,蝕脾胃,令人發膈上痰熱。服黄精人忌食之。食梅齒齼者,嚼胡桃肉解之。○《物類相感志》[7]云:梅子同韶粉食,則不酸、不軟牙。

【發明】【宗奭[8]曰】食梅則津液泄者,水生木也。津液泄則傷腎,腎屬水,外爲齒故也。【時珍曰】梅花開於冬而實熟於夏,得木之全氣,故其味最酸,所謂曲直作酸也。肝爲乙木,膽爲甲木。人之舌下有四竅,兩竅通膽液,故食梅則津生者,類相感應也。故《素問》[9]云:味過於酸,肝氣以津。又云:酸走筋,筋病無多食酸。不然,物之味酸者多矣,何獨梅能生津耶?

---

① 别録:見前頁注⑥。

② 頌:**《圖經》見《證類》卷23“梅實”**　梅實,生漢中川谷,今襄漢、川蜀、江湖、淮嶺皆有之……

③ 詩疏:**《毛詩草木鳥獸蟲魚疏》卷上“摽有梅”**　梅,杏類也。樹及葉皆如杏而黑耳。曝乾爲腊,置羹臛齊中,又可含以香口。/**《埤雅》卷13“釋木·梅”**　梅……子赤者材堅,子白者材脆……(**按**:此條入《埤雅》之文。)

④ 梅譜:**《梅譜》**　江梅,遺核野生,不經栽接者,又名直脚梅,或謂之野梅。凡山間水濱,荒寒清絶之趣,皆此本也。花稍小而疎瘦有韻,香最清,實小而硬。/消梅,花與江梅、官城梅相似,其實圓小鬆脆,多液無滓。多液則不耐日乾,故不入煎造,亦不宜熟,惟堪青噉。比梨亦有一種輕鬆者名消梨,與此同意。/緑萼梅,凡梅花跗蒂,皆絳紫色,惟此純緑,枝梗亦青,特爲清高……/紅梅,粉紅色,標格猶是梅,而繁密則如杏,香亦類杏……/鴛鴦梅,多葉,紅梅也。花輕盈,重葉數層,凡雙果必並蒂,惟此一蒂而結雙梅,亦尤物。/杏梅,花比紅梅色微淡,結實甚匾,有斕斑色,全似杏,味不及紅梅。/**《種樹書》卷下“花”**　苦楝樹上接梅,花則成墨梅。(**按**:其中“一云”乃取自《種樹書》之文。)

⑤ 譚子化書:**《化書》卷2“術化·胡夫”**　……梨接桃而本强者,其實毛。梅接杏而本强者,其實甘……/**《證類》卷23“梅實”**　蕭炳云:今人多用煙熏爲烏梅。/**《衍義》卷18“梅實”**　……熏之爲烏梅。曝乾,藏密器中,爲白梅。

⑥ 大明:**《日華子》見《證類》卷23“梅實”**　梅子,暖。止渴。多啖傷骨,蝕脾胃,令人發熱……/**《日華子》見《證類》卷23“胡桃”**　……食酸齒齼,細嚼解之。/**《集注》見《證類》卷23“梅實”**　陶隱居云:服黄精人,云禁食梅實。(**按**:此條乃綜合不同書籍、不同藥物之文而成。)

⑦ 物類相感志:**《物類相感志·總論》**　韶粉和梅牙不酸。

⑧ 宗奭:**《衍義》卷18“梅實”**　食梅則津液泄,水生木也。津液泄,故傷齒。腎屬水,外爲齒故也……

⑨ 素問:**《素問·生氣通天論篇》**　……是故味過於酸,肝氣以津,脾氣乃絶。/**《素問·宣明五氣篇》**　五味所禁……酸走筋,筋病無多食酸。

烏梅。【修治】【弘景[①]曰】用須去核,微炒之。【時珍曰】造法:取青梅籃盛,於突上熏黑。若以稻灰淋汁潤濕蒸過,則肥澤不蠹。

【氣味】酸,温、平,濇,無毒。【杲[②]曰】寒。忌豬肉。【主治】下氣,除熱煩滿,安心,止肢體痛,偏枯不仁,死肌,去青黑誌,蝕惡肉。《本經》[③]。去痺,利筋脉,止下痢,好唾口乾。《别録》[④]。水漬汁飲,治傷寒煩熱。弘景[⑤]。止渴調中,去痰治瘧瘴,止吐逆霍亂,除冷熱痢。藏器[⑥]。治虚勞骨蒸,消酒毒,令人得睡。和建茶、乾薑爲丸服,止休息痢,大驗。大明[⑦]。斂肺澀腸,止久嗽瀉痢,反胃噎膈,蚘厥吐利,消腫,涌痰,殺蟲,解魚毒、馬汗毒、硫黄毒。時珍。

白梅。【釋名】鹽梅、霜梅。【修治】取大青梅以鹽汁漬之,日晒夜漬,十日成矣。久乃上霜。

【氣味】酸、鹹,平,無毒。【主治】和藥點誌,蝕惡肉。弘景[⑧]。刺在肉中者,嚼傅之即出。孟詵[⑨]。治刀箭傷,止血,研爛傅之。大明[⑩]。乳癰腫毒,杵爛貼之,佳。汪穎[⑪]。除痰。蘇頌[⑫]。治中風驚癇,喉痺痰厥僵仆,牙關緊閉者,取梅肉揩擦牙齦,涎出即開。又治瀉痢煩渴,霍亂吐下,下血血崩,功同烏梅。時珍。

【發明】【弘景[⑬]曰】生梅、烏梅、白梅,功應相似。【好古[⑭]曰】烏梅,脾、肺二經血分藥也。

---

① 弘景:**《集注》見《證類》卷23“梅實”**　陶隱居云:此亦是今烏梅也,用當去核,微熬之……

② 杲:(**按**:查金元醫家書,未溯得其源。)

③ 本經:見2048頁注⑥白字。

④ 别録:見2048頁注⑥。

⑤ 弘景:**《集注》見《證類》卷23“梅實”**　……傷寒煩熱,水漬飲汁……

⑥ 藏器:**《拾遺》見《證類》卷23“梅實”**　陳藏器云:梅實本功外,止渴。令人膈上熱。烏梅去痰,主瘧瘴,止渴調中,除冷熱痢,止吐逆……

⑦ 大明:**《日華子》見《證類》卷23“梅實”**　……又云:烏梅,暖,無毒。除勞,治骨蒸,去煩悶。澀腸止痢,消酒毒。治偏枯、皮膚麻痺。去黑點。令人得睡。又入建茶、乾薑爲丸,止休息痢,大驗也。

⑧ 弘景:**《集注》見《證類》卷23“梅實”**　……生梅子及白梅亦應相似,今人多用白梅和藥,以點痣,蝕惡肉也。

⑨ 孟詵:**《食療》見《證類》卷23“梅實”**　……又,刺在肉中,嚼白梅封之,刺即出……

⑩ 大明:**《日華子》見《證類》卷23“梅實”**　白梅,暖,無毒。治刀箭,止血,研傅之。

⑪ 汪穎:**《食物本草》卷2“梅”**　……乳癰腫毒,杵爛貼佳。

⑫ 頌:**《圖經》見《證類》卷23“梅實”**　……又以鹽殺爲白梅,亦入除痰藥中用……

⑬ 弘景:見本頁注⑧。

⑭ 好古:**《湯液本草》卷下“果部・烏梅”**　《心》云:收肺氣。/**《本草發揮》卷3“烏梅”**　成聊攝云:肺主氣。肺欲收,急食酸以收之。烏梅之酸,以收陽也。/**《珍珠囊・諸品藥性主治指掌》〔《醫要集覽》本〕**“烏梅”……其用有二:收肺氣,除煩止渴;主泄痢,調胃和中。(**按**:時珍揉合三書而成文。)

能收肺氣,治燥嗽。肺欲收,急食酸以收之。【時珍曰】烏梅、白梅所主諸病,皆取其酸收之義。惟張仲景治蚘厥烏梅丸及蟲䘌方中用者,取蟲得酸即止之義,稍有不同耳。《醫説》[①]載:曾魯公痢血百餘日,國醫不能療。陳應之用鹽水梅肉一枚研爛,合臘茶,入醋服之,一啜而安。大丞梁莊肅公亦痢血,應之用烏梅、胡黄連、竈下土等分爲末,茶調服,亦效。蓋血得酸則斂,得寒則止,得苦則濇故也。其蝕惡瘡弩肉,雖是酸收,却有物理之妙。説出本經。其法載於《劉涓子鬼遺方》[②],用烏梅肉燒存性研,傅惡肉上,一夜立盡。《聖惠》[③]用烏梅和蜜作餅貼者,其力緩。按楊起《簡便方》[④]云:起臂生一疽,膿潰百日方愈,中有惡肉突起,如蠶豆大,月餘不消,醫治不效。因閲本草得此方,試之,一日夜去其大半,再上一日而平。乃知世有奇方如此,遂留心搜刻諸方,始基於此方地。

【附方】舊十三,新二十。**諸瘡弩肉**[⑤]。方見上。**癰疽瘡腫**。已潰未潰皆可用。鹽白梅燒存性爲末,入輕粉少許,香油調,塗四圍。王氏《簡易方》[⑥]。**喉痺乳蛾**。冰梅丸:用青梅二十枚,鹽十二兩,淹五日,取梅汁,入明礬三兩,桔梗、白芷、防風各二兩,豬牙皂角三十條,俱爲細末,拌汁和梅入瓶收之。每用一枚,噙嚥津液。凡中風痰厥,牙關不開,用此擦之尤佳。○《總録》[⑦]用白梅包生礬末作丸含嚥,或納吞之。**消渴煩悶**。烏梅肉二兩,微炒爲末。每服二錢,水二盞,煎一盞,去滓,入豉二百粒,煎至半盞,温服。《簡要濟衆方》[⑧]。**泄痢口渴**。烏梅煎湯,日飲代

---

① 醫説:**《蘇沈良方》卷8"陳應之療痢血方"** 丞相曾魯公痢血百餘日,國醫無能療者。應之取鹽水梅,除核研,一枚,合蠟茶加醋,湯沃服之,一啜而瘥。又丞相莊肅梁公亦痢血,應之曰:此授水穀,當用三物散,亦數服而愈。三物散用胡黄連、烏梅肉、竈下土,等分爲末,蠟茶清調下,食前空腹温服。(**按**:《醫説》無此方。《普濟方》卷212"血痢"載此方同,未明出處。)

② 鬼遺方:**《證類》卷23"梅實"** 《鬼遺方》:治一切瘡肉出。以烏梅燒爲灰,杵末傅上,惡肉立盡,極炒。

③ 聖惠:**《證類》卷23"梅實"** 《聖惠方》……又方:治瘡中新努肉出。杵肉以蜜和,撚作餅子如錢許大厚,以貼瘡,差爲度。

④ 簡便方:**《奇效單方》卷上"十二瘡瘍"** 治瘡癤後脹起,惡肉不消,以烏梅燒灰存性,爲末,摻上即消矣。予自五年前臂生一疽,膿潰百日後方愈。其間惡肉若蠶豆大突起,又月餘不消。醫莫可療。一日因觀《本草》,遂得此方,試之,一晝夜去其大半,又傅上微微作癢,兩日夜通退平矣。喜不自勝。因知世間有此奇方,且簡便易得,何不廣求若此類者成一集,梓行於世,故勉勞心力,久久得成是書,(爨)〔亹〕端而實始于此一方也。

⑤ 諸瘡弩肉:見本頁注②。

⑥ 簡易方:**《黎居士簡易方》卷11"癰疽瘡癤"** 秘方白梅散:治一切無名癰癤、腦癰、乳癰,及小兒軟癤,未成者散,已成者小,未潰者敗,未愈者安,排膿止痛,去舊生新,其效如神,萬金不换。一應毒物休食,立效。書坊錢塘王解元秘方,羽林王將軍之後。鹽白梅(火燒存性,研爲細末)、輕粉(少許,不可多,無亦得),右細末,用真香油濃調,翎毛蘸抹。如成膿未潰,中心留些,休抹通氣,抹至膿盡不妨,頻抹爲妙,背癰、腿癰皆可用。(**按**:原誤注爲"王氏簡易方"。)

⑦ 總録:**《普濟方》卷61"喉痹"** 治喉痹方,又方:用白梅肉包生白礬末,作丸納喉中。一方用江茶和爲丸,噙化下。(**按**:《聖濟總録》無此方,另溯其源。)

⑧ 簡要濟衆方:**《證類》卷23"梅實"** 《簡要濟衆》:治消渴,止煩悶。以烏梅肉二兩,微炒爲末。每服二錢,水二盞,煎取一盞,去滓,入豉二百粒,煎至半盞,去滓,臨卧時服。

茶。《扶壽精方》[①]。**産後痢渴**。烏梅肉二十箇,麥門冬十二分,以水一升,煮七合,細呷之。《必效方》[②]。**赤痢腹痛**。《直指》[③]用陳白梅同真茶、蜜水各半,煎飲之。〇《聖惠》[④]用烏梅肉炒、黄連各四兩,爲末,煉蜜丸梧子大。每米飲服二十丸,日三服。**便痢膿血**。烏梅一兩去核,燒過爲末。每服二錢,米飲下,立止。《聖濟總録》[⑤]。**久痢不止**,腸垢已出。《肘後》[⑥]用烏梅肉二十箇,水一盞,煎六分,食前分二服。〇《袖珍》[⑦]用烏梅肉、白梅肉各七箇擣爛,入乳香末少許,杵丸梧桐子大。每服二三十丸,茶湯下,日三。**大便下血**及酒痢、久痢不止。用烏梅三兩,燒存性爲末,醋煮米糊和丸梧子大。每空心米飲服二十丸,日三。《濟生方》[⑧]。**小便尿血**[⑨]。烏梅燒存性,研末,醋糊丸梧子大。每服四十丸,酒下。**血崩不止**[⑩]。烏梅肉七枚,燒存性研末。米飲服之,日二。**大便不通**,氣奔欲死者。烏梅十顆,湯浸去核,丸棗大。納入下部,少時即通。《食療本草》[⑪]。**霍亂吐利**。鹽梅煎湯,細細飲之。《如宜方》[⑫]。**蚘蟲上行**,出於口鼻。烏梅煎湯頻飲,并含之,即安。《食鑑本草》[⑬]。**水氣滿急**。烏梅、大棗各三枚,水四升,煮二升。納蜜和

---

① 扶寿精方:**《扶壽精方》卷下"泄瀉門"** 凡泄痢,惟以烏梅搥碎,煎湯服之,亦且止渴。

② 必效方:**《普濟方》卷355"下痢"** 療産後痢而渴飲無度數:麥門冬(十二分)、烏梅(二十個),右細切,以水一升,煮取七合,細呷。(**按**:此方亦見於《外臺》卷25"痢兼渴方",云出《必效》,主治等文字稍有出入。)

③ 直指:**《直指方》卷2"證治提綱·簡徑治痢"** ……又法,熱痢:舊年白梅,並好茶、蜜水各半煎服。

④ 聖惠:**《聖惠方》卷59"治熱痢諸方"** 治熱痢,諸治不差,烏梅圓方:烏梅肉(一兩,微炒)、黄連(三兩,去須,微炒),右件藥擣羅爲末,煉蜜和圓如梧桐子大,每服不計時候以粥飲下二十圓。

⑤ 聖濟總録:**《普濟方》卷212"滯下膿血"** 治便膿血:用烏梅一兩,入燒酒,去其核,研爲末,每服二錢,米飲調下,立效。(**按**:《聖濟總録》無此方,另溯其源。)

⑥ 肘後:**《聖惠方》卷59"治痢腸滑下腸垢諸方"** 治痢下積久不差,腸垢已出方:烏梅肉(二十枚),右件藥以水一大盞,煎至六分,去滓,食前分爲二服。(**按**:今本《肘後方》無此方,另溯其源。)

⑦ 袖珍:**《袖珍方》卷1"痢"** 治白痢……又方(秘方):烏梅、白梅(各七個),右件去梅核,擣梅肉爛,同乳香末少許,圓梧桐子大,以茶末爲衣,每服二三十圓,茶湯食前下。

⑧ 濟生方:**《濟生續方》卷5"便血評治"** 烏梅圓:治大便下血不止。烏梅(三兩,燒存性用),右爲細末,好醋打米糊爲圓如梧桐子大,每服七十圓,空心食前用米飲送下。

⑨ 小便尿血:**《衛生易簡方》卷4"溺血"** 治便紅:用烏梅(燒灰存性),爲末,醋糊丸如桐子大,每服二三十丸,空心湯、酒任下。(**按**:原無出處,今試溯其源。)

⑩ 血崩不止:**《婦人良方》卷1"崩暴下血不止方論第十五"** 治婦人血山崩……一方:用烏梅燒灰爲末,烏梅湯調下。(**按**:原無出處,今録近似方以備參。)

⑪ 食療本草:**《食療》見《證類》卷23"梅實"** 孟詵云……又,大便不通,氣奔欲死。以烏梅十顆置湯中,須臾挼去核,杵爲丸如棗大,内下部,少時即通……

⑫ 如宜方:**《如宜方》卷上"霍亂"** 人病揮霍變亂……又宜鹽梅鹹酸物煎湯服。

⑬ 食鑑本草:**《食鑑本草》卷下"梅子"** 烏梅:《神秘方》:治蛔蟲上行口鼻,以烏梅噙之或煎湯飲。

匀,含嚥之。《聖濟總録》[①]。**梅核膈氣**。取半青半黄梅子,每箇用鹽一兩淹一日夜,晒乾又浸又晒,至水盡乃止。用青錢三箇,夾二梅,麻線縛定,通裝磁罐内封埋地下,百日取出。每用一枚,含之嚥汁,入喉即消。收一年者治一人,二年者治二人,其妙絶倫。《龔氏經驗方》[②]。**心腹脹痛**,短氣欲絶者。烏梅二七枚,水五升,煮一沸,納大錢二七枚,煮二升半,頓服之。《肘後》[③]。**勞瘧劣弱**。烏梅十四枚,豆豉二合,桃、柳枝各一虎口,甘草三寸,生薑一塊,以童子小便二升,煎一半,温服即止。《圖經本草》[④]。**久欬不已**[⑤]。烏梅肉微炒,罌粟殼去筋膜蜜炒,等分爲末。每服二錢,睡時蜜湯調下。**痰厥頭痛**如破者。烏梅肉三十個,鹽三撮,酒三升,煮一升,頓服取吐即愈。《肘後方》[⑥]。**傷寒頭痛**,壯熱,胸中煩痛,四五日不解。烏梅十四枚,鹽五合,水一升,煎半升,温服取吐。吐後避風,良。《梅師方》[⑦]。**折傷金瘡**。乾梅燒存性傅之,一宿瘥。《千金方》[⑧]。**馬汗入瘡**作痛。用烏梅連核擣爛,以頭醋和傅。仍先刺瘡,出去紫血,乃傅之繫定。《經驗方》[⑨]。**猘犬傷毒**。烏梅末,酒服二錢。《千金》[⑩]。**指頭腫毒**痛甚者。烏梅肉和魚鮓擣,封之妙。《李樓奇方》[⑪]。**傷寒䘌瘡**生下部者。烏梅肉三兩炒,爲末,煉蜜丸梧子大。以石榴根皮煎湯,食前下三十丸。《聖惠方》[⑫]。**小兒頭瘡**。烏梅燒灰,生油調塗。《聖濟録》[⑬]。**香口**

---

① 聖濟總録:**《外臺》卷 20"氣滿胸急方"** 《古今録驗》:療氣忽發滿胸急者方……又方:大棗(三十枚,擘破)、烏梅(三十枚,打破),右二味以水四升,煮取二升,内蜜和調,不得過甜,不得過酢,稍稍含咽之。(**按**:《聖濟總録》無此方,另溯其源。)

② 龔氏經驗方:(**按**:書佚,無可溯源。)

③ 肘後:**《肘後方》卷 1"治心腹俱痛方第十"** 治心腹俱脹痛,短氣欲死或已絶方……又方:烏梅二七枚,以水五升煮一沸,納大錢二七枚,煮得二升半,强人可頓服,羸人可分爲再服,當下便愈。

④ 圖經本草:**《圖經》見《證類》卷 23"梅實"** ……南方療勞瘧劣弱者,用烏梅十四枚,豆豉二合,桃、柳枝各一虎口握,甘草三寸長,生薑一塊,以童子小便二升,煎七合,温服……

⑤ 久欬不已:**《普濟方》卷 157"諸咳嗽"** 寧肺散(一名寧神散):治久新咳嗽,肺氣不通,漸咯膿血,或壅滯不利,咳嗽粘痰,坐卧不安,或語聲不出。烏梅(八錢),御米殼(一斤,生醋炙炒),右爲細末,每服二錢,煎烏梅湯下,不拘時候。(**按**:原無出處,録此近似方備參。)

⑥ 肘後方:**《肘後方》卷 4"治胸膈上痰癊諸方第二十八"** 治卒頭痛如破,非中冷,又非中風……又方:烏梅三十枚,鹽三指撮,右二味以酒三升,煮取一升,去滓頓服,當吐,愈。

⑦ 梅師方:**《證類》卷 23"梅實"** 梅師:治傷寒四五日,頭痛壯熱,胸中煩痛:烏梅十四個,鹽五合,水一升,煎取一半服,吐之。

⑧ 千金方:**《千金方》卷 25"火瘡第四"** 治金瘡方:燒乾梅作炭,擣末之,敷一宿即瘥。亦治被折傷。

⑨ 經驗方:**《證類》卷 23"梅實"** 《經驗方》:治馬汗入肉。用烏梅和核爛杵爲末,以頭醋和爲膏。先將瘡口以針刺破,但出紫血,有紅血出,用帛拭乾,以膏傅上,以帛繫定。

⑩ 千金:**《千金方》卷 25"蛇毒第二"** 治犬毒方……又方:梅子末,酒服之。

⑪ 李樓奇方:**《怪證奇方》卷下**手指害蛇頭瘡,腫痛甚者……又方:烏梅肉、魚鮓共搗爛,傅之妙。

⑫ 聖惠方:**《聖惠方》卷 13"治傷寒下部䘌瘡諸方"** 治傷寒,下部生䘌瘡……又方:烏梅肉(二兩,炒令燥),右件藥擣細羅爲末,煉蜜和圓如梧桐子大,每服食前以石榴根皮湯下十圓。

⑬ 聖濟録:**《聖惠方》卷 90"治小兒頭瘡諸方"** 治小兒頭瘡,積年不差……又方:右烏梅肉燒灰細研,以生油調塗之。(**按**:《聖濟總録》無此方,另溯其源。)

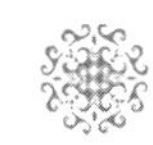

去臭[①]。曝乾梅脯，常時含之。硫黄毒發，令人背膊疼悶，目暗漠漠。烏梅肉焙一兩，沙糖半兩，漿水一大盞，煎七分，呷之。《總録》[②]。

核仁。【氣味】酸，平，無毒。【主治】明目，益氣，不饑。吴普[③]。除煩熱。孟詵[④]。治代指忽然腫痛，擣爛，和醋浸之。時珍。○《肘後方》[⑤]。

花。【氣味】微酸，濇，無毒。

【發明】【時珍曰】白梅花古方未見用者。近時有梅花湯：用半開花，溶蠟封花口，投蜜罐中，過時以一兩朵同蜜一匙點沸湯服。又有蜜漬梅花法：用白梅肉少許，浸雪水，潤花，露一宿，蜜浸薦酒。又梅花粥法：用落英入熟米粥再煮食之。故楊誠齋[⑥]有"蜜點梅花帶露餐"及"脱蕊收將熬粥喫"之句，皆取其助雅致、清神思而已。

葉。【氣味】酸，平，無毒。【主治】休息痢及霍亂，煮濃汁飲之。大明[⑦]。【藏器[⑧]曰】嵩陽子言：清水挼梅葉，洗蕉葛衣，經夏不脆。有驗。【時珍曰】夏衣生黴點，梅葉煎湯洗之即去，甚妙。

【附方】舊一，新二。中水毒病，初起頭痛惡寒，心煩拘急，旦醒暮劇。梅葉擣汁三升飲之，良。《肘後》[⑨]。下部蟲䘌。梅葉、桃葉一斛，杵爛蒸極熱，内小器中，隔布坐蒸之，蟲盡死也。《外臺秘要》[⑩]。月水不止。梅葉焙，棕櫚皮灰，各等分爲末。每服二錢，酒調下。《聖濟總録》[⑪]。

---

① 香口去臭：**《證類》卷23"梅實"** 《毛詩疏》云：梅暴乾爲臘，羹臛虀中，又含可以香口。（**按**：原無出處，今溯得其源。）

② 總録：**《聖惠方》卷38"治餌寒食五石諸雜石等發動解散兼下石諸方"** 治硫黄發時，令人背膊疼悶，眼暗漠漠，宜服烏梅湯方：烏梅肉（一兩，微炒）、沙糖（半兩），右件藥以漿水一大盞煎至七分，時時温呷。（**按**：《聖濟總録》無此方，另溯其源。）

③ 吴普：**《證類》卷23"梅實"** 《吴氏本草》：梅核明目，益氣不飢。

④ 孟詵：**《藥性論》見《證類》卷23"梅實"** 梅核人亦可單用，味酸，無毒。能除煩熱。（**按**：非出"孟詵"，實出《藥性論》。）

⑤ 肘後方：**《外臺》卷29"代指方"** 《肘後》療代指方……又方：取梅核中仁，熟擣，以淳苦酒和敷之，須臾差止。（**按**：今本《肘後方》無此方。）

⑥ 楊誠齋：**《誠齋集》卷8"蜜漬梅花"** 甕澄雪水釀春寒，蜜點梅花帶露餐……/**卷12"落梅有歎"** ……脱蘂收將熬粥喫，落英仍好當香燒。

⑦ 大明：**《日華子》見《證類》卷23"梅實"** ……根葉煎濃湯，治休息痢并霍亂。

⑧ 藏器：**《拾遺》見《證類》卷23"梅實"** ……嵩陽子云：清水挼梅葉，洗蕉葛衣，經夏不脆。余試之驗。

⑨ 肘後：**《肘後方》卷7"治卒中溪毒方第六十一"** 病中水毒方：取梅若桃葉，擣取汁三升許，分爲二服。或乾，以少水解，絞取汁飲之，極佳……

⑩ 外臺秘要：**《證類》卷23"梅實"** 《外臺秘要》治下部如蟲䘌，杵梅桃葉一斛，蒸之令極熱，内小器中，大布上坐，蟲死。（**按**：《外臺》卷26"痔下部如蟲䘌方" 有同方，然少一味"梅葉"。）

⑪ 聖濟總録：**《普濟方》卷334"月水不斷"** 棕櫚皮散，治婦人經血不止：棕櫚皮（燒灰）、梅葉（焙，各一兩），右爲散，酒調下二錢，不拘時候。（**按**：《聖濟總録》無此方，另溯其源。）

根。【主治】風痺。《别録》①。○出土者殺人。初生小兒，取根同桃、李根煮湯浴之，無瘡熱之患。《崔氏纂要》②。煎湯飲，治霍亂，止休息痢。大明③。

榔梅《綱目》

【集解】【時珍曰】榔梅出均州太和山。相傳真武④折梅枝插於榔樹。誓曰：吾道若成，花開果結。後果如其言。今樹尚在五龍宫北，榔木梅實，杏形桃核。道士每歲采而蜜煎，以充貢獻焉。榔乃楡樹也。

實。【氣味】甘、酸，平，無毒。【主治】生津止渴，清神下氣，消酒。時珍。

桃《本經》⑤下品【校正】木部有《拾遺⑥·桃橛》，今併入此。

【釋名】【時珍曰】桃性早花，易植而子繁，故字從木、兆。十億曰兆，言其多也。或云從兆諧聲也。

【集解】【《别録》⑦曰】桃生太山川谷。【弘景⑧曰】今處處有之。核仁入藥，當取解核者種之爲佳，山桃仁不堪用。【頌⑨曰】汴東、陝西者尤大而美。大抵佳果肥美者，皆圃人以他木接成，殊

---

① 别録：**《唐本草》見《證類》卷 23"梅實"** 《唐本》注云：《别録》云，梅根，療風痺，出土者殺人。

② 崔氏纂要：**《外臺》卷 35"浴兒法"** 崔氏：初生浴兒……又療兒生三日浴除瘡方：桃根、李根、梅根(各八兩)，右三味切，以意著水多少，煮令三四沸，以浴兒。

③ 大明：見 2054 頁注⑦。

④ 真武：**《明一統志》卷 60"襄陽府"** 土産……榔梅(在太和山，相傳真武折梅枝寄榔樹之上，仰天誓曰：吾若道成，花(間)〔開〕果結。後竟如其言。今樹尚存，名榔梅。)/**《太嶽太和山志》卷 10"靈植檢"** 榔梅樹五龍宫北，磨針石南。上有枯木……曰榔梅。榔木梅實，桃核杏形……玄帝磨針之悟，因摘梅花插于榔木上。誓之曰："我若道成，梅當結實……"(**按**：此條糅合二書之説。)

⑤ 本經：**《本經》《别録》見《證類》卷 23"桃核人"** 味苦、甘，平，無毒。主瘀血，血閉，瘕邪氣，殺小蟲，止欬逆上氣，消心下堅，除卒暴擊血，破癥瘕，通月水，止痛。七月採取人，陰乾。桃花：殺疰惡鬼，令人好顔色。味苦，平，無毒。主除水氣，破石淋，利大小便，下三蟲，悦澤人面。三月三日採，陰乾。桃梟：味苦，微温。主殺百鬼精物，療中惡腹痛，殺精魅，五毒不祥。一名桃奴，一名梟景。是實著樹不落，實中者，正月採之。桃毛：主下血瘕，寒熱，積聚，無子，帶下諸疾，破堅閉，刮取毛用之。(臣禹錫等謹按《本經》月閉通用藥云：桃毛，平。)桃蠹：殺鬼邪惡不祥。食桃樹蟲也。莖白皮：味苦、辛，無毒。除邪鬼中惡腹痛，去胃中熱。葉：味苦、辛，平，無毒。主除尸蟲，出瘡中蟲。膠：煉之，主保中不飢，忍風寒。實：味酸，多食令人有熱。生太山川谷。

⑥ 拾遺：**《證類》卷 13"四十五種陳藏器餘·桃掘"** 無毒。主卒心腹痛，鬼疰，破血，惡氣脹滿，煮服之。三載者良。桃性去惡，掘更辟邪，桃符與桃掘同功也。

⑦ 别録：見本頁注⑤。

⑧ 弘景：**《集注》見《證類》卷 23"桃核人"** 陶隱居云：今處處有，京口者亦好，當取解核種之爲佳。又有山桃，其人不堪用……

⑨ 頌：**《圖經》見《證類》卷 23"桃核人"** ……今處處皆有之。京東、陝西出者尤大而美。大都佳果多是圃人以他木接根上栽之，遂至肥美，殊失本性。此等藥中不可用之，當以一生者爲佳。七月採核，破之取人，陰乾。今都下市賈多取炒貨之，云食之亦益人。然亦多雜接實之核，爲不堪也……

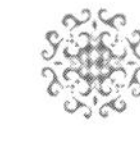

失本性。入藥當用本生者爲佳。今市肆賣者多雜接核之仁,爲不堪也。【宗奭①曰】山中一種桃,正合《月令》桃始華者,花多子少,不堪啗,惟堪取仁入藥。汴中有油桃,小於衆桃,光如塗油,不益脾胃。太原有金桃,色深黄。洛中有崑崙桃,肉深紅紫色。又有餅子桃,狀如香餅子。其味皆甘。【時珍曰】桃品甚多,易於栽種,且早結實。五年宜以刀劙其皮,出其脂液,則多延數年。其花有紅、紫、白、千葉、二色之殊,其實有紅桃、緋桃、碧桃、緗桃、白桃、烏桃、金桃、銀桃、胭脂桃,皆以色名者也。有綿桃、油桃、御桃、方桃、匾桃、偏核桃,皆以形名者也。有五月早桃、十月冬桃、秋桃、霜桃,皆以時名者也。並可供食。惟山中毛桃,即《爾雅》所謂褫桃者,小而多毛,核粘味惡。其仁充滿多脂,可入藥用,蓋外不足者内有餘也。冬桃一名西王母桃,一名仙人桃,即崑崙桃,形如栝樓,表裏徹赤,得霜始熟。方桃形微方。匾桃出南番,形匾肉澀,核狀如盒,其仁甘美。番人珍之,名波淡樹,樹甚高大。偏核桃出波斯,形薄而尖,頭偏,狀如半月,其仁酷似新羅松子,可食,性熱。又楊維楨②、宋濂集③中並載元朝御庫蟠桃,核大如盌,以爲神異。按王子年《拾遺記》④載漢明帝時,常山獻巨核桃,霜下始花,隆暑方熟。《玄中記》⑤載積石之桃,大如十斛器。《酉陽雜俎》⑥載九疑有桃核,半扇可容米一升。及蜀後主有桃核杯,半扇容水五升,良久如酒味可飲。此皆桃之極大者。昔人謂桃爲仙果,殆此類歟?生桃切片瀹過,曝乾爲脯,可充果食。又桃酢法:取爛熟桃納瓮中,蓋口七日,漉去皮核,密封二七日酢成,香美可食。《種樹書》⑦云:柿接桃則爲金桃,李接桃則爲李桃,梅接桃則脆。桃樹生蟲,煮豬頭汁澆之即止。皆物性之微妙也。

實。【氣味】辛、酸、甘,熱,微毒。多食令人有熱。【詵⑧曰】能發丹石毒,生

---

① 宗奭:**《衍義》卷18"桃核"** 桃品亦多,京畿有油桃,光,小於衆桃,不益脾。有小點斑而光如塗油。山中一種,正是《月令》中桃始華者,但花多子少,不堪啖,惟堪取仁。《唐文選》謂山桃發紅萼者是矣。又太原有金桃,色深黄。西京有昆侖桃,肉深紫紅色。此二種尤甘。又餅子桃,如今之香餅子。如此數種,入藥惟以山中自生者爲正,蓋取走泄爲用,不取肥好者。

② 楊維楨:**《鐵崖古樂府》卷2"桃核杯歌"** ……對曰:臣赴蟠桃宴。上曰:有徵乎?曰:有。乃袖出桃核大如盌。上神之,玩不去手,命左右持去。真人請剖而爲杯,一以奉上,而自留其一。上命置萬億庫,永爲我家鎮國之寶……

③ 宋濂集:**《文憲集》卷1"奉制撰蟠桃核賦"** 洪武乙卯,夏五月丁丑,上御端門召翰林詞,臣出。示臣桃半核蓋,元内庫所藏物也,其長五寸,廣四寸七分,前刻西王母賜……

④ 拾遺記:**《御覽》卷967"桃"** 王子年《拾遺記》曰:漢明帝時,常獻巨核桃。此桃霜下結花,隆暑方熟……

⑤ 玄中記:**《説郛》弓60《玄中记》** 木子之大者,有積石之桃實焉,大如十斛籠。

⑥ 酉陽雜俎:**《酉陽雜俎》卷7"酒食"** 青田核,莫知其樹實之形,核大如六升瓠,注水其中,俄頃水成酒。一名青田壺,亦曰青田酒。蜀後主有桃核兩扇,每扇着仁處約盛水五升,良久水成酒味,醉人。更互貯水,以供其宴。即不知得自何處。/**《酉陽雜俎》卷10"物異"** 桃核,水部員外郎杜陟常見江淮市人,以桃核扇量米,正容一升。言於九嶷山溪中得。/**《齊民要術》卷4"種桃第三十四"** 桃酢法:桃爛自零者,收去,内之於甕中,以物蓋口,七日之後既爛,漉去皮核,蜜封閉之,三七日酢成,香美可食。(**按**:"又桃酢法"非《酉陽雜俎》所出,另溯其源。)

⑦ 種樹書:**《種樹書·果》** 柿樹接桃枝則爲金桃,李樹接桃枝則爲桃李……桃李蛀者,以煮豬頭汁,冷澆之,即不蛀。

⑧ 詵:**《食療》見《證類》卷23"桃核人"** ……又云:桃能發丹石,不可食之,生者尤損人……

者尤損人。【思邈[①]曰】《黄帝書》云：食桃飽，入水浴，令人成淋及寒熱病。【時珍曰】生桃多食令人膨脹及生癰癤，有損無益。五果列桃爲下以此。○【瑞[②]曰】桃與鱉同食，患心痛。服术人忌食之。

【主治】作脯食，益顔色。大明[③]。肺之果，肺病宜食之。思邈[④]。

冬桃。食之解勞熱。時珍。○出《爾雅註》[⑤]。

核仁。【修治】【《别録》[⑥]曰】七月采，取仁陰乾。【斅[⑦]曰】凡使須去皮，用白术、烏豆二味，同於坩鍋中煮二伏時，漉出劈開，心黄如金色乃用。【時珍曰】桃仁行血，宜連皮、尖生用。潤燥活血，宜湯浸，去皮、尖，炒黄用。或麥麩同炒，或燒存性，各隨本方。雙仁者有毒，不可食，説見"杏仁"下。

【氣味】苦、甘，平，無毒。【思邈[⑧]曰】苦、甘、辛，平。【詵[⑨]曰】温。【弘景[⑩]曰】桃仁作酪，性冷。○香附爲之使。【主治】瘀血血閉，癥瘕邪氣，殺小蟲。《本經》[⑪]。止欬逆上氣，消心下堅硬，除卒暴擊血，通月水，止心腹痛。《别録》[⑫]。治血結、血秘、血燥，通潤大便，破畜血。元素[⑬]。殺三蟲，又每夜嚼一枚，和蜜塗手、面，良。孟詵[⑭]。主血滯風痺，骨蒸，肝瘧寒熱，鬼注疼痛，産後血病。時珍。

【發明】【杲[⑮]曰】桃仁苦重於甘，氣薄味厚，沉而降，陰中之陽，手、足厥陰經血分藥也。苦以泄滯血，甘以生新血，故破凝血者用之。其功有四：治熱入血室，一也；泄腹中滯血，二也；除皮膚

---

① 思邈：**《千金方》卷26"果實第二"**　桃核仁……黄帝云：飽食桃，入水浴，成淋病。

② 瑞：**《日用本草》卷6"桃"**　服丹石及服术，忌食。同鱉食，患心氣痛。

③ 大明：**《日華子》見《證類》卷23"桃核人"**　桃，熱，微毒。益色……

④ 思邈：**《千金方》卷26"序論第一"**　肺病宜食黄黍、雞肉、桃、葱。

⑤ 爾雅注：**《爾雅・釋木》(郭注)**　旄，冬桃。(今謂之旄桃。冬熟，藤生山谷。)

⑥ 别録：見2055頁注⑤。

⑦ 斅：**《炮炙論》見《證類》卷23"桃核人"**　雷公云：凡使，須擇去皮，渾用白术、烏豆二味，和桃人同於坩堝子中煮一伏時後，漉出，用手擘作兩片，其心黄如金色任用之……

⑧ 思邈：**《千金方》卷26"果實第二"**　桃核仁：味苦、甘、辛，平，無毒。

⑨ 詵：**《食療》見《證類》卷23"桃核人"**　孟詵云：桃人，温……

⑩ 弘景：**《集注》見《證類》卷23"桃核人"**　……桃人作酪，乃言冷……

⑪ 本經：見2055頁注⑤白字。

⑫ 别録：見2055頁注⑤。

⑬ 元素：**《醫學啓源》卷下"用藥備旨・桃仁"**　治大便血結、血秘、血燥，通潤大便，七宣丸中用之，專療血結，破血。

⑭ 孟詵：**《食療》見《證類》卷23"桃核人"**　……殺三蟲，止心痛……桃人，每夜嚼一顆，和蜜塗手、面良。

⑮ 杲：**《本草發揮》卷3"桃核仁"**　東垣云：桃仁，味苦甘，性平。苦重於甘，陰中陽也。苦以去滯血，甘以生新血，故破凝血者須用之……其用有四：治熱入血室，一也；去腹中滯血，二也；皮膚血熱燥癢，三也；皮膚凝聚之血，四也。(**按**：時珍所引"手足厥阴经血分药也"乃糅合王好古《湯液本草》卷5"桃仁"之説。)

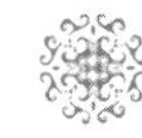
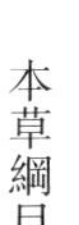

血熱燥痒，三也；行皮膚凝聚之血，四也。【成無己[①]曰】肝者血之源，血聚則肝氣燥，肝苦急，急食甘以緩之。桃仁之甘以緩肝散血，故張仲景抵當湯用之，以治傷寒八九曰，内有畜血，發熱如狂，小腹滿痛，小便自利者。又有當汗失汗，熱毒深入，吐血及血結胸，煩躁讝語者，亦以此湯主之。與宝蟲、水蛭、大黄同用。

【附方】舊十九，新十二。**延年去風**，令人光潤。用桃仁五合去皮，用粳米飯漿同研，絞汁令盡，温温洗面，極妙。《千金翼》[②]。**偏風不遂**，及癖疾。用桃仁二千七百枚，去皮、尖、雙仁，以好酒一斗三升，浸二十一日，取出晒乾杵細，作丸如梧子大。每服二十丸，以原酒吞之。《外臺秘要》[③]。**風勞毒腫**，攣痛，或牽引小腹及腰痛。桃仁一升去皮尖，熬令黑烟出，熱研如脂膏，以酒三升攪和服，煖卧取汗。不過三度瘥。《食醫心鏡》[④]。**瘧疾寒熱**。桃仁一百枚，去皮尖，乳鉢内研成膏，不得犯生水，入黄丹三錢，丸梧子大。每服三丸，當發日面北温酒吞下。五月五日午時合之，忌鷄、犬、婦人見。《唐慎微本草》[⑤]。**骨蒸作熱**。桃仁一百二十枚，留尖，去皮及雙仁，杵爲丸，平旦井花水頓服之。令盡量飲酒至醉，仍須任意喫水。隔日一劑。百日不得食肉。《外臺秘要》[⑥]。**上氣喘急**[⑦]。方見"杏仁"。**上氣欬嗽**，胸滿氣喘。桃仁三兩，去皮、尖，以水一大升

---

① 成無己：**《傷寒明理论》卷3"蓄血第四十九"**　……經曰：傷寒有熱，少腹滿，應小便不利，今反利者，爲有血也。又曰……小便自利，其人如狂者，血證諦也。皆須抵當丸下之愈。/**《傷寒明理論》卷4"藥方論"**　抵當湯方……《内經》曰……桃仁味苦甘平。肝者血之源，血聚則肝氣燥。肝苦急，急食甘以緩之。散血緩急，是以桃仁爲佐。大黄味苦寒。濕氣在下，以苦泄之。血亦濕類也，蕩血逐熱，是以大黄爲使。四物相合，而方劑成……

② 千金翼：**《證類》卷23"桃核人"**　《千金翼》：延年去風，令光潤：桃人五合，去皮，用粳米飯漿研之令細，以漿水杵取汁，令桃人盡即休，微温，用洗面極妙。（**按**：今本《千金翼》無此方。）

③ 外臺秘要：**《外臺》卷14"偏風方"**　《延年》療偏風半身不遂，冷痹疰等方：桃仁一千七百枚，去兩仁、尖、皮，以好酒一斗三升，並大升斗浸經二十一日，出桃仁暴乾，搗令極細，堪作丸即止，日别再服，服别三十丸，還將浸桃仁酒服之。禁食豬肉、蒼耳，餘並不禁。

④ 食醫心鏡：**《證類》卷23"桃核人"**　《食醫心鏡》……又方：凡風勞毒，腫疼攣痛，或牽引小腹及腰痛。桃人一升去尖、皮者，熬令黑烟出，熱研擣如脂膏，以酒三升，攪令相和，一服取汗。不過三差。

⑤ 唐慎微本草：**《證類》卷23"桃核人"**　治瘧：用桃人一百箇去皮、尖，於乳鉢中細研成膏，不得犯生水，候成膏，入黄丹三錢，丸如梧桐子大。每服三丸，當發日面北用温酒吞下。如不飲酒，井花水亦得。五月五日午時合，忌雞、犬、婦人見。

⑥ 外臺秘要：**《外臺》卷13"骨蒸方"**　又療骨蒸方：毛桃仁一百二十枚，去皮及雙仁，留尖，右一味搗令可丸，平旦以井華水頓服使盡，服訖，量性飲酒使醉。仍須吃水，能多最精。隔日又服一劑。百日不得食肉。

⑦ 上氣喘急：**《聖濟總録》卷67"上氣"**　治上氣喘急，雙人丸方：桃人、杏人（並去雙人、皮尖，炒，各半兩），右二味細研，水調生麵少許和丸如梧桐子大，每服十丸，生薑湯下，微利爲度。（**按**：此據時珍提示"方見杏仁"補方。）

研汁，和粳米二合煮粥食之。《心鏡》①。**卒得欬嗽**②。桃仁三升，去皮，杵，着器中密封，蒸熟日乾，絹袋盛，浸二斗酒中，七日可飲，日飲四五合。**尸疰鬼疰**。乃五尸之一，又挾鬼邪爲祟。其病變動，有三十六種至九十九種。大略使人寒熱淋瀝，沉沉默默，不知所苦而無處不惡。累年積月，以至於死。死後復傳傍人。急以桃仁五十枚研泥，水煮取四升，服之取吐。吐不盡，三四日再吐。《肘後方》③。**傳尸鬼氣**④，咳嗽痃癖注氣，血氣不通，日漸消瘦。桃仁一兩，去皮、尖，杵碎，水一升半煮汁，入米作粥，空心食之。**鬼疰心痛**。桃仁一合爛研，煎湯服之。《急救方》⑤。**卒然心痛**。桃仁七枚，去皮、尖，研爛，水一合服之。《肘後方》⑥。**人好魘寐**。桃仁熬，去皮、尖三七枚，以小便服之。《千金方》⑦。**下部蟲䘌**。病人齒無色，舌上白，喜睡，憒憒不知痛痒處，或下痢，乃下部生蟲食肛也。桃仁十五枚，苦酒二升，鹽一合，煮六合，服之。《肘後方》⑧。**崩中漏下**不止者。桃核燒存性，研細，酒服方寸匕，日三。《千金》⑨。**婦人難産**，數日不出。桃仁一個劈開，一片書"可"字，一片書"出"字，吞之即生。《删繁方》⑩。**産後百病**。千金桃仁煎：治婦人産後百病諸氣。取桃仁一千二百枚，去皮、尖、雙仁，熬擣極細，以清酒一斗半研如麥粥，納小瓶中，麪

---

① 心鏡：**《證類》卷23"桃核人"** 《食醫心鏡》：主上氣欬嗽，胸隔痞滿，氣喘。桃人三兩去皮、尖，以水一升研取汁，和粳米二合，煮粥食之。

② 卒得欬嗽：**《肘後方》卷3"治卒上氣咳嗽方第二十三"** 治卒得咳嗽……又方：桃仁三升，去皮，搗，著器中，蜜封頭，蒸之一炊傾出，曝乾，絹袋貯，以内二斗酒中六七日，可飲四五合，稍增至一升，喫之。（**按**：原無出處，今溯得其源。）

③ 肘後方：**《肘後方》卷1"治尸注鬼注方第七"** 尸注鬼注病者，葛云：即是五尸之中尸注，又挾諸鬼邪爲害也。其病變動，乃有三十六種至九十九種，大略使人寒熱淋瀝，恍恍默默，不的知其所苦，而無處不惡。累年積月，漸就頓滯，以至於死，死後復傳之旁人，乃至滅門。覺知此候者，便宜急治之方……又方：桃仁五十枚，破研，以水煮取四升，一服盡，當吐。吐病不盡，三兩日更作。若不吐，非注。

④ 傳尸鬼氣：**《證類》卷23"桃核人"** 《食醫心鏡》……又方：主傳尸鬼氣，咳嗽痃癖注氣，血氣不通，日漸消瘦。桃人一兩去皮、尖，杵碎，以水一升半煮汁，著米煮粥，空心食之。（**按**：原無出處，今溯得其源。）

⑤ 急救方：**《證類》卷23"桃核人"** ……又方《備急》：鬼疰心痛，桃人一合，爛研，煎湯喫。（**按**：出處書名有誤。）

⑥ 肘後方：**《肘後方》卷1"治卒心痛方第八"** 治卒心痛……又方：桃仁七枚，去皮尖，熟研，水合頓服良。亦可治三十年患。

⑦ 千金方：**《證類》卷23"桃核人"** 孫真人……又方：凡人好魘，桃人熬去皮、尖三七枚，以小便下之。（**按**：今本《千金方》無此方。）

⑧ 肘後方：**《肘後方》卷2"治傷寒時氣温病方第十三"** 若病患齒無色，舌上白，或喜睡眠，憒憒不知痛癢處，或下痢，急治下部. 不曉此者，但攻其上，不以下爲意，下部生蟲，蟲食其肛，肛爛見五臟便死，治之方……又方：桃仁十五枚，苦酒二升，鹽一合，煮取六合，服之。

⑨ 千金：**《千金方》卷4"赤白帶下、崩中漏下第三"** 治崩中漏下赤白不止，氣虚竭方……又方：燒桃核爲末，酒服方寸匕，日三。

⑩ 删繁方：**《外臺》卷33"逆産方"** 《删繁》療逆産難産，數日不出者方：取桃仁中破，書一片作可字，一片作出字，還合吞之。

封，入湯中煮一伏時。每服一匙，温酒和服，日再。《圖經本草》[①]。**産後身熱**如火，皮如粟粒者。桃仁研泥，同臘豬脂傅之，日日易之。《千金方》[②]。**産後血閉**。桃仁二十枚去皮尖，藕一塊，水煎服之，良。唐瑶《經驗方》[③]。**産後陰腫**[④]。桃仁燒研，傅之。**婦人陰癢**。桃仁杵爛，綿裹塞之。《肘後方》[⑤]。**男子陰腫**作癢。用桃仁炒香，爲末，酒服方寸匕。日二。仍擣傅之。《外臺》[⑥]。**小兒卵癩**。方同上[⑦]。**小兒爛瘡**，初起腫漿似火瘡。桃仁研爛，傅之。《秘録》[⑧]。**小兒聤耳**。桃仁炒研，綿裹，日日塞之。《千金方》[⑨]。**風蟲牙痛**。針刺桃仁，燈上燒烟出，吹滅，安痛齒上咬之。不過五六次愈。《衛生家寶方》[⑩]。**唇乾裂痛**。桃仁擣，和豬脂傅。《海上》[⑪]。**大便不快**，裏急後重。用桃仁三兩去皮，吴茱萸二兩，食鹽一兩，同炒熟，去鹽、茱，每嚼桃仁五七粒。《總録》[⑫]。**急勞欬嗽**，煩熱。用桃仁三兩去皮尖，豬肝一枚，童子小便五升，同煮乾，於木柏内擣爛，入蒸餅和丸梧子大。每温水下三十丸。○《聖惠方》[⑬]。**冷勞減食**，漸至黑瘦。用桃仁五百顆，吴茱萸三兩，同入鐵鐺中，微火炒一炊久，將桃仁去皮，微黄色即漸加火，待微烟出，即乘熱收入新瓶内，厚紙封住，勿令洩氣。每日空心取桃仁二十粒去皮嚼之，以温酒下。至重

---

① 圖經本草：**《圖經》見《證類》卷23“桃核人”** ……《千金方》：桃人煎，療婦人産後百病，諸氣。取桃人一千二百枚，去雙人、尖、皮，熬擣令極細，以清酒十斗半，研如麥粥法，以極細爲佳。内小項瓷瓶中，密以麪封之，内湯中煮一伏時，藥成。温酒和服一匙，日再。其花三月三日采，陰乾……

② 千金方：**《證類》卷23“桃核人”** 《千金方》……又方：治産後遍身如粟粒，熱如火者，以桃人研，臘月豬脂調傅上，日易。（**按**：今本《千金方》無此方。）

③ 唐瑶經驗方：（**按**：書佚，無可溯源。）

④ 産後陰腫：**《證類》卷23“桃核人”** 葛氏……又方……又産後陰腫痛，燒桃人傅之。（**按**：原無出處，今溯得其源。）

⑤ 肘後方：**《證類》卷23“桃核人”** 葛氏……又方：小兒卵癩，杵桃人敷之，亦治婦人陰腫瘙癢。

⑥ 外臺：**《外臺》卷26“陰腫方”** 文仲療陰腫方：取桃仁去皮尖，熬末，酒服彈丸許，不過三服即差。

⑦ 方同上：見本頁注⑤。

⑧ 秘録：**《證類》卷23“桃核人”** 《子母秘録》……又方：小兒瘡初起，膘漿似火瘡，一名爛瘡，杵桃人面脂傅上。

⑨ 千金方：**《證類》卷23“桃核人”** 《千金方》……又方：治少小聤耳，桃人熟末，以穀裹塞耳。（**按**：今本《千金方》無此方。《聖惠方》卷36“治聤耳諸方”有同方。）

⑩ 衛生家寶方：（**按**：已查原書，未能溯得其源。）

⑪ 海上：（**按**：查温氏《海上方》，未能溯得其源。）

⑫ 總録：**《聖濟總録》卷97“大便秘澀”** 治裹急後重，大便不快，服炒桃人法：桃人（去皮，三兩）、吴茱萸（二兩）、鹽（一兩），右三味同炒熟，去鹽並茱萸，只以桃人空心、夜卧不拘時，任意嚼五七粒至一二十粒。

⑬ 聖惠方：**《聖惠方》卷27“治急勞諸方”** 治急勞，咳嗽煩熱，宜服此方：桃人（三兩，湯浸，去皮尖、雙人）、童子小便（五升）、豬肺（一枚），右件藥先取桃人於砂盆内研，入童子小便、豬肺以慢火煎，桃人爛、小便盡爲度，用木杵臼搗，入蒸餅同和圓如梧桐子大，每服不計時候以温水下三十圓。

者，服五百粒愈。《聖惠方》①。預辟瘴癘。桃仁一斤，吴茱萸、青鹽各四兩，同炒熱，以新瓶密封一七，取出揀去茱、鹽，將桃仁去皮、尖，每嚼一二十枚。山居尤宜之。余居士《選奇方》②。

桃毛。毛桃實上毛也，刮取用之。

【氣味】辛，平，微毒。【主治】破血閉，下血瘕，寒熱積聚，無子，帶下諸疾。《别録》③。療崩中，破癖氣。大明④。治惡鬼邪氣。孟詵⑤。

桃梟。【釋名】桃奴《别録》⑥、桃景同上、神桃。【《别録》⑦曰】此是桃實着樹經冬不落者，正月采之，中實者良。【時珍曰】桃子乾懸如梟首磔木之狀，故名。奴者，言其不能成實也。《家寶方》⑧謂之神桃，言其辟惡也。千葉桃花結子在樹不落者，名鬼髑髏。雷斅《炮炙論》有修治之法，而方書未見用者。【斅⑨曰】鬼髑髏十一月采得，以酒拌蒸之，從巳至未，焙乾，以銅刀切焙，取肉用。

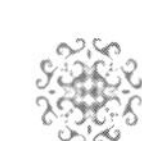

【氣味】苦，微温，有小毒。【主治】殺百鬼精物。《本經》⑩。殺精魅五毒不祥，療中惡腹痛。《别録》⑪。【頌⑫曰】胡洽治中惡毒氣蠱疰有桃梟湯。治肺氣腰痛，破血，療心痛，酒磨煖服之。大明⑬。主吐血諸藥不效，燒存性，研末，米湯調服，有驗。汪穎⑭。治小兒虚汗，婦人妊娠下血，破伏梁結氣，止邪瘧。燒烟

---

① 聖惠方：**《聖惠方》卷28"治冷勞諸方"**　治冷勞氣，不能飲食，漸加黑瘦，宜服此桃人方：桃人（五百顆大者）、吴茱萸（三兩），右件藥相和，入浄鐵鐺中著微火炒經一炊久，取桃人一顆撚去皮看似微黄色，即漸加火令極熱，鐺中微烟出，即乘熱取出，於新甆瓶子盛，厚著紙封瓶口，勿令洩氣。每日空心只取桃人二十顆，撚去皮爛嚼，以温酒下，至重者服五百顆，即差。

② 選奇方：**《普濟方》卷199"山嵐瘴氣瘧"**　炒桃仁（出余居士《選奇方》）：治山嵐氣，預辟瘴癘。桃仁（一斤）、吴茱萸、青鹽（各四兩），右爲一處，鍋内炒，候桃仁熟爲度，以瓷瓶貯，密封一七日後，取出去茱萸並鹽，只將桃仁去皮尖，以新瓶子盛。時嚼一二十枚，大辟山嵐毒氣。一方每日空心服七粒，爛嚼，茶湯任下。或吃酒、食前後服一兩粒，甚妙。

③ 别録：見2055頁注⑤。

④ 大明：**《日華子》見《證類》卷23"桃核人"**　……桃毛，療崩中，破癖氣……

⑤ 孟詵：**《食療》見《證類》卷23"桃核人"**　……又白毛，主惡鬼邪氣……

⑥ 别録：見2055頁注⑤。

⑦ 别録：見2055頁注⑤。

⑧ 家寶方：**《衛生家寶方》卷3"治瘧疾"**　通神元……神桃（二七箇，桃木上自乾、經冬不落者）……

⑨ 斅：**《炮炙論》見《證類》卷23"桃核人"**　……其鬼髑髏，只是千葉桃花結子在樹上不落者乾。然於十一月内採得，可爲神妙。凡修事，以酒拌蒸，從巳至未，焙乾，以銅刀切，焙取肉用。

⑩ 本經：見2055頁注⑤白字。

⑪ 别録：見2055頁注⑤。

⑫ 頌：**《圖經》見《證類》卷23"桃核人"**　……胡洽治中惡毒氣，蠱疰，有桃奴湯，是此也……

⑬ 大明：**《日華子》見《證類》卷23"桃核人"**　……樹上自乾者，治肺氣腰痛，除鬼精邪氣，破血，治心痛，酒摩，暖服之……

⑭ 汪穎：**《食物本草》卷2"果類"**　……桃梟……療中惡腹痛，破血。有人吐血，諸藥不效，取此燒灰存性，米湯調服，立愈……

熏痔瘡。燒黑油調,傅小兒頭上肥瘡軟癤。時珍。

【附方】舊三,新五。伏梁結氣,在心下不散。桃奴二兩爲末,空心温酒,每服二錢。《聖惠》①。鬼瘧寒熱。樹上自乾桃子二七枚,爲末,滴水丸梧子大,朱砂爲衣。每服一丸,侵晨面東井華水下,良。《聖濟總録》②。五種瘧疾。家寶通神丸:用神桃即桃奴十四枚,巴豆七粒,黑豆一兩,研勾,以冷水和丸梧子大,朱砂爲衣。發日五更念藥王菩薩七遍,井華水下一丸,立瘥。不過二次,妙不可言。王隱君《養生主論》③。妊娠下血不止。用桃梟燒存性,研,水服取瘥。○《葛洪方》④。盗汗不止。樹上乾桃子一個,霜梅二個,葱根七個,燈心二莖,陳皮一錢,稻根、大麥芽各一撮,水二鍾,煎服。《經驗方》⑤。白禿頭瘡。乾桃一兩,黑豆一合,爲末,臘豬脂調搽。《聖惠》⑥。小兒頭瘡。樹上乾桃燒研,入膩粉,麻油調搽。《聖惠》⑦。食桃成病。桃梟燒灰二錢,水服取吐即愈。陸光禄説,有人食桃不消化作病時,於林間得槁桃燒服,登時吐出即愈,此以類相攻也。張文仲《備急方》⑧。

花。【修治】【《别録》⑨曰】三月三日采,陰乾之。【斅⑩曰】桃花勿用千葉者,令人鼻衄不止,目黄。收花揀净,以絹袋盛,懸簷下令乾用。

---

① 聖惠:**《聖惠方》卷 48“治心積氣諸方”** 治伏梁氣在心下結聚不散……又方:桃奴(三兩),右件藥擣細羅爲散,每服食前温酒調下二錢。

② 聖濟總録:**《聖濟總録》卷 35“鬼瘧”** 治鬼瘧,乾桃丸方:樹上自乾桃子(二七枚)、黑豆(一兩)、巴豆(七粒,去皮心膜,出盡油),右三味擣羅爲細末,滴冷水丸如梧桐子大,丹砂爲衣。每服一丸,清晨面東,井華水吞下。(**按**:時珍引時删“黑豆、巴豆”二味。)

③ 養生主論:**《養生主論》卷 15“通神丸治一切瘧疾”** 通神丸(余家篋中秘寶方):治一切瘧疾神效……樹上自死乾桃子(二七個,爲末)、黑豆末(一兩)、巴豆(七枚,去皮,細研入藥),右一處用新汲水爲丸如梧桐子大,朱砂爲衣。患者發日,天初明時面東念藥王(藥王)菩薩,新汲井花水吞下一丸,立效。每日發者,連服兩日。小兒服者,别丸大小不等者量與之。(**按**:《衛生家寶》卷 3“治瘧疾”下有此方同。)

④ 葛洪方:**《證類》卷 23“桃核人”** 葛氏……又方:治胎下血不出:取桃樹上乾不落桃子燒作灰,和水服,差……

⑤ 經驗方:(**按**:未能溯得其源。)

⑥ 聖惠:**《聖惠方》卷 41“治頭瘡白禿諸方”** 治白禿方:黑豆(一合,炒令微黄)、乾桃花(一兩),右件藥擣細羅爲散,以臘月豬脂調塗瘡上,用帛子裹,勿令見風。

⑦ 聖惠:**《普濟方》卷 363“頭瘡”** 治頭瘡……又方:取樹上乾桃,燒存性,碾爲末,與輕粉,麻油調敷……(**按**:《聖惠方》無此方,另溯其源。)

⑧ 備急方:**《外臺》卷 12“食不消成癥積方”** 《集驗》療凡所食不消方:取其餘類燒作末,酒服方寸匕,便吐去宿食,即瘥。張文仲《備急》同。陸光禄説:有人食桃不消化,作病時無桃林,就林間得槁桃子,燒服之,登時吐,病即瘥。

⑨ 别録:見 2055 頁注⑤。

⑩ 斅:**《炮炙論》見《證類》卷 23“桃核人”** 花,勿使千葉者,能使人鼻衄不止,目黄。凡用,揀令净,以絹袋盛,於簷下懸令乾,去塵了用……

【氣味】苦，平，無毒。【主治】殺疰惡鬼，令人好顔色。《本經》①。悦澤人面，除水氣，破石淋，利大小便，下三蟲。《别録》②。消腫滿，下惡氣。蘇恭③。治心腹痛及秃瘡。孟詵④。利宿水、痰飲、積滯，治風狂。研末，傅頭上肥瘡，手足瘑瘡。時珍。

【發明】【弘景⑤曰】《肘後方》言服三樹桃花盡，則面色紅潤悦澤如桃花也。【頌⑥曰】《太清草木方》言：酒漬桃花飲之，除百疾，益顔色。【時珍曰】按歐陽詢《初學記》⑦，載北齊崔氏以桃花、白雪與兒靧面，云令面妍華光悦，蓋得本草令人好顔色、悦澤人面之義。而陶、蘇二氏乃引服桃花法，則因本草之言而謬用者也。桃花性走泄下降，利大腸甚快，用以治氣實人病水飲腫滿積滯、大小便閉塞者，則有功無害。若久服即耗人陰血，損元氣，豈能悦澤顔色耶？按張從正《儒門事親》⑧載：一婦滑瀉數年，百治不效。或言：此傷飲有積也。桃花落時，以棘針刺取數十萼，勿犯人手。以麪和作餅，煨熟食之，米飲送下。不一二時，瀉下如傾。六七日，行至數百行，昏困，惟飲凉水而平。觀此，則桃花之峻利可徵矣。又蘇鶚《杜陽編》⑨載：范純佑女喪夫發狂，閉之室中，夜斷窗櫺，登桃

---

① 本經：見2055頁注⑤白字。

② 别録：見2055頁注⑤。

③ 蘇恭：**《唐本草》見《證類》卷23"桃核人"** ……花，主下惡氣，消腫滿，利大小腸。

④ 孟詵：**《食療》見《證類》卷23"桃核人"** 孟詵云……又，三月三日收花曬乾，杵末，以水服二錢匕。小兒半錢，治心腹痛。又，秃瘡，收未開花，陰乾，與桑椹赤者，等分作末，以豬脂和。先用灰汁洗去瘡痂，即塗藥……

⑤ 弘景：**《集注》見《證類》卷23"桃核人"** ……三月三日採花，亦供丹方所須。方言服三樹桃花盡，則面色如桃花。人亦無試之者……（**按**：時珍改"方言"爲"肘後方言"。考《肘後方》卷6"治面發秃身臭心鄙醜方第五十二"有方云："葛氏服藥取白方。取三樹桃花，陰乾，末之。食前，服方寸匕。日三。"知時珍所改有據。）

⑥ 頌：**《圖經》見《證類》卷23"桃核人"** ……《太清卉木方》云：酒漬桃花飲之，除百疾，益顔色……

⑦ 歐陽詢初學記：**《御覽》卷20"時序部"** 虞世南《史略》曰：北齊盧士深妻，崔林義之女，有才學。春日以桃花兒靧面（靧，荒内切，洗面也）。咒曰：取紅花，取白雪，與兒洗面作光悦。取白雪，取紅花，與兒洗面作光華。取雪白，取花紅，與兒洗面作顔容。（**按**：出處作者與書名不合，《初學記》亦未見時珍所引文。）

⑧ 儒門事親：**《儒門事親》卷2"偶有所遇厥疾獲瘳記十一"** ……又有一婦，年三十餘，病滑泄經年。皆云虚中有積，以無憂散，五七日一服，至二十服不效。又服纏積丹、軟金丸諸藥，皆不效。其人服藥愈速，病勢愈甚，食飲日減。人或謂曰：此休息痢也，宜灸中脘及左右穴，臍下氣海及膀胱穴，以三裏引之，每年當冬至日夏至日灸之，前後僅萬餘壯。忽門外或者曰：此病我屢諳，蓋大傷飲之故。即目桃花正開，俟其落時，以長棘針刺之，得數十萼，勿犯人手，以白麵和作餅子，文武火燒令熟，嚼爛，以米飲湯下之。病人如其言服之。不一二時，瀉如傾，前後瀉六七日，僅數百行，昏困無所知覺，惟索冷水，徐徐而飲。至六七日，少省。爾後食日進，神日昌，氣血日和。不數年，生二子。此人本不知桃花萼有取積之神效，亦偶得瀉法耳。

⑨ 杜陽編：**《雞肋編》卷中** 范文正公四子，長曰純佑……有子早世，只一孫女喪夫，亦病狂，嘗閉於室中。窗外有大桃樹，花適盛開，一夕断櫺登木，食桃花幾盡。明旦人見其裸身坐於樹杪，以梯下之，自是遂愈。再嫁洛人奉議郎任諝以壽終。（**按**：誤注出處，另溯其源。）

樹上食桃花幾盡。及旦,家人接下,自是遂愈也。珍按:此亦驚怒傷肝,痰夾敗血,遂致發狂。偶得桃花利痰飲、散滯血之功,與張仲景治積熱發狂用承氣湯,畜血發狂用桃仁承氣湯之意相同。而陳藏器乃言桃花食之患淋,何耶?

【附方】舊三,新十三。大便艱難。桃花爲末,水服方寸匕,即通。《千金》①。產後秘塞,大小便不通。用桃花、葵子、滑石、檳榔等分,爲末。每空心葱白湯服二錢,即利。《集驗方》②。心腹積痛。三月三日采桃花晒乾杵末,以水服二錢匕,良。○孟詵《食療本草》③。瘧疾不已。桃花爲末,酒服方寸匕,良。《梅師方》④。痰飲宿水。桃花散:收桃花陰乾爲末,温酒服一合,取利。覺虚,食少粥。不似轉下藥也。崔行功《纂要方》⑤。脚氣腫痛。桃花一升,陰乾爲末。每温酒細呷之,一宿即消。《外臺秘要》⑥。腰脊作痛。三月三日取桃花一斗一升,井華水三斗,麴六升,米六斗,炊熟,如常釀酒。每服一升,日三服。神良。《千金》⑦。膿瘻不止。桃花爲末,豬脂和傅之,日二。《千金》⑧。頭上禿瘡。三月三日收未開桃花,陰乾,與桑椹赤者等分作末,以豬脂和。先取灰汁洗去痂,即塗之。《食療》⑨。頭上肥瘡。一百五日寒食節,收桃花爲末。食後以水半盞調服方寸匕,日三,甚良。崔元亮《海上方》⑩。黄水面瘡。方同上。足上瘑瘡。桃花、食鹽等分杵匀,醋和傅之。《肘後方》⑪。雀卵面皰。桃花、冬瓜仁研末等分,

---

① 千金:**《千金方》卷15"秘澀第六"** 治大便難方……又方:水服桃花方寸匕。無桃花,白皮亦得。

② 集驗方:**《聖惠方》卷79"治産後大小便秘澀諸方"** 治産後大小便秘澀,桃花散方:桃花(一兩)、葵子(一兩)、滑石(一兩)、檳榔(一兩),右件藥擣細羅爲散,每服食前以葱白湯調下二錢。(**按**:未見《集驗方》有此方,另溯其源。)

③ 食療本草:**《食療》見《證類》卷23"桃核人"** 孟詵云……又,三月三日收花曬乾,杵末,以水服二錢匕,小兒半錢,治心腹痛。

④ 梅師方:**《千金方》卷10"温瘧第六"** 治瘧無問新久者方……又方:水服桃花末方寸匕。(**按**:未見《梅師方》有此方,另溯其源。)

⑤ 纂要方:**《外臺》卷19"脚氣腫滿方"** 崔氏……又療脚氣及腰腎膀胱宿水,及痰飲,桃花散方:收桃花陰乾,量取一大升,但隨虚滿,不須按捺,擣爲散,紗羅下之,温清酒和,一服令盡,通利爲度。空腹服之,須臾當轉可六七行,但宿食不消化等物揔瀉盡。若中間覺飢虚,進少許軟飯及糜粥,無在,極安穩,不似轉藥虚人……

⑥ 外臺秘要:見上注。

⑦ 千金:**《千金方》卷19"腰痛第七"** 治腰脊苦痛不遂方……又方:三月三日收桃花,取一斗一升,井花水三斗,麴六升,米六斗,炊之,一時釀熟,去糟。一服一升,日三服。若作食飲,用河水。禁如藥法。大神良。

⑧ 千金:**《千金方》卷23"九漏第一"** 治膿瘻方:桃花末和豬脂封之佳。

⑨ 食療:**《食療》見《證類》卷23"桃核人"** 孟詵云……又,三月三日收花曬乾,杵末……又,禿瘡,收未開花,陰乾,與桑椹赤者,等分作末,以豬脂和。先用灰汁洗去瘡痂,即塗藥……

⑩ 海上方:**《圖經》見《證類》卷23"桃核人"** ……崔元亮《海上方》:治面上瘡,黄水出,并眼瘡。一百五日收取桃花,不計多少,細末之,食後以水半盞,調服方寸匕,日三,甚良……

⑪ 肘後方:**《證類》卷23"桃核人"** 葛氏:卒中瘑瘡,瘑瘡常對在兩脚。杵桃葉,以苦酒和傅。皮亦得。

蜜調傅之。《聖惠》①。**乾糞塞腸**，脹痛不通。用毛桃花濕者一兩，和麪三兩，作餛飩煮熟，空心食之。日午腹鳴如雷，當下惡物也。《聖惠方》②。**面上粉刺**，䵟子如米粉。用桃花、丹砂各三兩爲末。每服一錢，空心井水下。日三服。十日知，二十日小便當出黑汁，面色瑩白也。《聖惠方》③。**令面光華**。三月三日收桃花，七月七日收雞血，和塗面上。三二日後脱下，則光華顔色也。《聖濟總録》④。

葉。【頌⑤曰】采嫩者名桃心，入藥尤勝。

【氣味】苦，平，無毒。【主治】除尸蟲，出瘡中小蟲。《别録》⑥。**治惡氣，小兒寒熱客忤。**大明⑦。**療傷寒、時氣、風痺無汗，治頭風，通大小便，止霍亂腹痛。**時珍。

【發明】【頌⑧曰】桃葉蒸汗法。張文仲《備急方》治天行病，有支太醫桃葉湯熏法。用水二石煮桃葉，取七斗，安床簀下，厚被蓋卧床上，乘熱熏之。少時當雨汗，汗遍去湯，速粉之，并灸大椎穴則愈。又陳廩丘《小品方》有阮河南桃葉蒸法。云連發汗，汗不出者死，可蒸之，如中風法。燒地令熱，去火，以少水洒之，布乾桃葉於上厚二三寸，安席葉上卧之，温覆得大汗，被中傅粉極燥，便瘥也。凡柏葉、麥麩、蠶沙皆可如此法用。張苗言：曾有人疲極汗出，卧簟受冷，但苦寒倦，四日凡八發

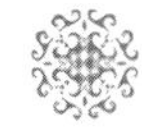

---

① 聖惠：**《聖惠方》卷 40“治面皯皰諸方”** 治面皯皰，及産婦黑皰如雀卵色……又方：桃花、冬瓜人（各一兩），右件藥擣羅爲末，以蜜調傅之。

② 聖惠方：**《聖惠方》卷 58“治大便不通諸方”** 治乾糞塞腸，症腸脹痛不通方：毛桃花（一兩，濕者）、麵（三兩），右件藥和麵作餛飩熟煮，空腹食之，至日午後，腹中如雷鳴，當下惡物爲效。

③ 聖惠方：**《聖濟總録》卷 101“面皶”** 治麵粉皶如麻子，丹砂散方：丹砂（研）、桃花（陰乾，各五兩），右二味，先將桃花研令如膏，次入丹砂同研極細，每服一錢匕，空心井華水調下。（**按**：《聖惠方》無此方，另溯其源。）

④ 聖濟總録：**《普濟方》卷 52“面瘡”** 治男子婦人白桃花顔色：三月三日取桃花爲末七月七日取烏骨雞血，和塗面及身，三二日後，脱白如白雪，妙。（**按**：《聖濟總録》無此方，另溯其源。）

⑤ 頌：**《圖經》見《證類》卷 23“桃核人”** ……葉多用作湯導藥，標嫩者名桃心，尤勝……

⑥ 别録：見 2055 頁注⑤。

⑦ 大明：**《日華子》見《證類》卷 23“桃核人”** ……又云：桃葉，暖。治惡氣，小兒寒熱客忤……

⑧ 頌：**《圖經》見《證類》卷 23“桃核人”** ……張文仲治天行，有支太醫桃葉湯熏身法：水一石，煮桃葉，取七斗，以爲鋪席，自圍衣被蓋上，安桃湯於床簀下，乘熱自熏，停少時，當雨汗汗遍，去湯待歇，速粉之，并灸大椎，則愈。陳廩丘《蒸法經》云：連發汗，汗不出者死，可蒸之，如中風法。以問張苗，苗曾有疲極汗出，卧單簟，中冷，但苦寒倦。四日凡八過發汗。汗不出，燒地桃葉蒸之，則得大汗，被中傅粉極燥，便差。後用此發汗得出蒸發者，燒地良久，掃除去火，可以水小灑，取蠶沙，若桃葉、柏葉、糠及麥麩皆可。取用易得者，牛、馬糞亦可用，但臭耳。取桃葉欲落時，可益收乾之。以此等物著火處，令厚二三寸，布席坐上，温覆，用此汗出。若過熱，當審細消息。大熱者重席，汗出周身便止，温粉粉之，勿令過。此法舊云出阮河南也……

汗,汗不出,用此法而瘥也。【時珍曰】按許叔微《本事方》①云:傷寒病,醫者須顧表裏,循次第。昔范雲爲梁武帝屬官,得時疫熱疾,召徐文伯診之。是時武帝有九錫之命,期在旦夕。雲恐不預,求速愈。文伯曰:此甚易,只恐二年後不復起爾。雲曰:朝聞道,夕死可矣,况二年乎? 文伯乃以火煅地,布桃、柏葉於上,令雲卧之。少頃汗出粉之,翌日遂愈。後二年雲果卒。取汗先期,尚能促壽。况不顧表裏時日,便欲速愈者乎? 夫桃葉發汗妙法也,猶有此戒,可不慎與?

【附方】舊十,新一。**風襲項强**,不得顧視。穿地作坑,煅赤,以水洒之令小冷,鋪生桃葉於内。卧席上,以項着藥上,蒸至汗出,良久即瘥。《千金方》②。**小兒傷寒**時氣。用桃葉三兩,水五升,煮十沸取汁,日五六遍淋之。後燒雄鼠糞二枚服之,妙。《傷寒類要》③。**二便不通**。桃葉杵汁半升服。冬用桃皮。《孫真人方》④。**霍亂腹痛**。桃葉三升切,水五升,煮一升,分二服。《外臺》⑤。**除三尸蟲**。桃葉杵汁,服一升。《外臺秘要》⑥。**腸痔出血**。桃葉一斛,杵,蒸之,納小口器中坐,有蟲自出。《肘後方》⑦。**女人陰瘡**,如蟲咬痒痛者。生擣桃葉,綿裹納之,日三四易。《食療本草》⑧。**足上瘑瘡**。桃葉擣,和苦酒傅之。《肘後方》⑨。**鼻内生瘡**。桃葉

---

① 本事方:**《本事方》卷8"傷寒時疫"** 黄芪建中加當歸湯……《南史》記:范雲初爲陳武帝屬官,武帝將有九錫之命在旦夕矣。雲忽感傷寒之疾,恐不得預慶事,召徐文伯診視,以實懇之曰:可便得愈乎? 文伯曰:便差甚易,只恐二年後不復起耳。雲曰:朝聞道,夕死猶可,况二年乎。文伯以火燒地,布桃葉,設席,置雲於上。頃刻汗解,裹以温粉,翌日愈。雲甚喜。文伯曰:不足喜也。後二年果卒。夫取汗先期,尚促壽限,况不顧表裏,不待時日,便欲速效乎? 每見病家不耐,病未三四日,晝夜促汗,醫者隨情順意,鮮不敗事。故予書此爲醫者之戒。

② 千金方:**《千金方》卷13"頭面風第八"** 治頭項强,不得顧視方……又方:穿地作小坑,燒令赤,以水沃之,令小冷,納生桃葉滿其上,布席卧之。令項當藥上,以衣著項兩邊,令氣蒸病上,汗出良久愈。若病大者,作地坑亦大。

③ 傷寒類要:**《證類》卷23"桃核人"** 《傷寒類要》……又方:小兒傷寒,若得時氣。桃葉三兩杵,和水五升,煮十沸取汁,日五六遍淋之。後燒雄鼠糞二枚服,妙。

④ 孫真人方:**《證類》卷23"桃核人"** 孫真人……又方:主大小腸並不通。桃葉取汁,和服半升。冬用桃樹皮。

⑤ 外臺:**《外臺》卷6"霍亂腹痛吐痢方"** 《廣濟》療霍亂腹痛吐痢方:取桃葉切,三升,以水五升,煮取一升三合,分温二服。

⑥ 外臺秘要:**《證類》卷23"桃核人"** 《外臺秘要》……又方:治三蟲,絞葉取汁一升飲。(**按**:《外臺》卷36"小兒蟯蟲及寸白方"引此方,云出《千金》。《千金》卷5"小兒雜病第九"有同方。)

⑦ 肘後方:**《證類》卷23"桃核人"** 葛氏……又方:治腸痔大腸常血,杵桃葉一斛蒸之,内小口器中,以下部搨上坐,蟲自出。(**按**:今本《肘後方》無此方。)

⑧ 食療本草:**《食療》見《證類》卷23"桃核人"** 孟詵云……又女人陰中生瘡,如蟲齩疼痛者,可生擣葉,綿裹内陰中,日三四易,差……

⑨ 肘後方:**《證類》卷23"桃核人"** 葛氏:卒中瘑瘡,瘑瘡常對在兩脚。杵桃葉,以苦酒和傅。皮亦得。(**按**:今本《肘後方》無此方。)

嫩心杵爛塞之。無葉用枝。《簡便方》①。**身面癬瘡**。日午擣桃葉，取汁搽之。《千金》②。**諸蟲入耳**。桃葉挼熟塞之。或搗汁滴之。或作枕枕之，一夕自出。○《梅師》③。

莖及白皮。【**修治**】【時珍曰】樹皮、根皮皆可，用根皮尤良。並取東行者，刮去粗皮，取白皮入藥。

【**氣味**】**苦，平，無毒**。【**主治**】**除邪鬼中惡腹痛，去胃中熱**。《别録》④。**治疰忤心腹痛，解蠱毒，辟疫癘，療黄疸身目如金，殺諸瘡蟲**。時珍。

【**附方**】舊十四，新五。**天行疫癘**。常以東行桃枝煎熬湯浴之，佳。《類要》⑤。**黄疸如金**。晴明時清晨，勿令雞、犬、婦人見，取東引桃根細如筯、若釵股者一握，切細，以水一大升，煎一小升，空腹頓服。後三五日，其黄離離如薄雲散開，百日方平復也。黄散後，可時時飲清酒一盃，則眼中易散，否則散遲。忌食熱麪、豬、魚等物。此是徐之才家秘方也。初虞世《必效方》⑥。**肺熱喘急**。《集驗》治肺熱悶喘急，客熱往來欲死，不堪服藥者。用桃皮、芫花各一升，以水四升，煮取一升，以故布納汁中，取薄胸口，温四肢，盈數刻即止。《圖經》⑦。**喉痺塞痛**。桃皮煮汁三升服。《千金翼》⑧。**心虚健忘**。令耳目聰明，用戊子日取東引桃枝二寸枕之。○又方：五月五日日未出時，取東引桃枝刻作三寸木人，着衣領帶中佩之。《千金翼》⑨。**卒得心痛**。東引桃枝一把切，以酒一升，煎半升，頓服，大效。《肘後方》⑩。**鬼疰心痛**。東引桃枝一握，去粗皮切，水二

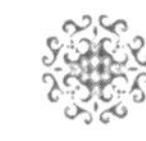

---

① 簡便方：**《奇效單方》卷下"十六眼目"**　治鼻内生瘡……一用桃樹葉嫩心，搗爛，塞鼻中。如無葉，以桃枝亦可。

② 千金：**《千金方》卷23"疥癬第四"**　治癬方……又方：日中午搗桃葉汁，敷之。

③ 梅師：**《證類》卷23"桃核人"**　《梅師方》：治諸蟲入耳：取桃葉熟挼塞兩耳，出。

④ 别録：見2055頁注⑤。

⑤ 類要：**《證類》卷23"桃核人"**　《傷寒類要》……又方：凡天時疫癘者。常以東行桃枝細剉煮，浴佳。

⑥ 初虞世必效方：**《證類》卷23"桃核人"**　《傷寒類要》：治黄疸，身眼皆如金色，不可使婦人、雞、犬見，取東引桃根，切細如筯，若釵股以下者一握，以水一大升，煎取一小升，適温，空腹頓服。後三五日，其黄離離如薄雲散，唯服最後差，百日方平復。身黄散後，可時時飲一盞清酒，則眼中易散，不飲則散遲。忌食熱麵、豬、魚等肉。此是徐之才家秘方。（**按**：誤注出處，另溯其源。）

⑦ 圖經：**《圖經》見《證類》卷23"桃核人"**　……《集驗》：肺熱悶不止，胸中喘急、悸，客熱往來欲死，不堪服藥。泄胸中喘氣，用桃皮、芫花各一升，二物以水四升，煮取一升五合，去滓，以故布手巾内汁中，薄胸，温四肢，不盈數刻即歇……

⑧ 千金翼：**《千金方》卷6"喉痹第七"**　治喉痹方……又方：煮桃皮汁三升，服之。（**按**：《千金翼》無此方，另溯其源。）

⑨ 千金翼：**《千金方》卷14"好忘第七"**　耳目聰明，不忘……又方：戊子日取東邊桃枝二七枚，縛著卧床中枕之，不忘。/又方：常以五月五日取東向桃枝，日未出時作三寸木人著衣帶中，令人不忘。（**按**：《千金翼》無此方，另溯其源。）

⑩ 肘後方：**《肘後方》卷1"治卒心痛方第八"**　治卒心痛……又方：東引桃枝一把，切，以酒一升，煎取半升，頓服，大效。

升,煎半升。頻服。崔氏①。**解中蠱毒**。用東引桃白皮烘乾、大戟、斑蝥去足翅熬,三物等分,爲末。以冷水服半方寸匕即出。不出更服。或因酒得以酒服,因食得以食服。初虞世云:此乃李饒州法也。亦可以米泔丸服。蘇頌《圖經》②。**卒得惡瘡**人不識者。取桃皮作屑納之。《孫真人方》③。**卒患瘰癧**不痛者。取桃樹白皮貼瘡上,灸二七壯,良。《孫真人方》④。**熱病口瘡**成䘌。桃枝煎濃汁含之。下部有瘡,納入之。○《類要》⑤。**下部䘌瘡**。桃白皮煮取濃汁如稀餳,入熊膽少許,以綿蘸藥納入下部瘡上。梅師⑥。**五痔作痛**。桃根水煎汁,浸洗之,當有蟲出。**小兒濕癬**。桃樹青皮爲末,和醋頻傅之。《子母秘録》⑦。**狂狗咬傷**。桃白皮一握,水三升,煎一升服。《梅師方》⑧。**水腫尿短**。桃皮三斤去内外皮,秫米一斗,女麴一升,以水二斗煮桃皮,取汁一斗,以一半漬麴,一半漬秫飯,如常釀成酒。每服一合,日三次,以體中有熱爲候。小便多是病去。忌生冷、一切毒物。《聖濟總録》⑨。**婦人經閉**,數年不通,面色萎黄,唇口青白,腹内成塊,肚上筋起,腿脛或腫,桃根煎煮之。用桃樹根、牛蒡根、馬鞭草根、牛膝、蓬虆各一斤剉,以水三斗,煎一斗去滓,更以慢火煎如餳狀收之。每以熱酒調服一匙。○《聖惠》⑩。**牙疼頰腫**。桃白

---

① 崔氏:**《證類》卷23"桃核人"** 崔氏:主鬼疰,心腹痛不可忍。取東引桃枝,削去蒼皮,取白皮一握,水二升,煮取半升,服令盡,差。如未定,再服。

② 圖經:**《圖經》見《證類》卷23"桃核人"** ……又,《必效方》:主蠱毒,用大戟、桃白皮東引者,以大火烘之,斑猫去足翅熬,三物等分,擣篩爲散。以冷水服半方寸匕,其毒即出。不出更一服,蠱並出。此李饒州法,云奇效。若以酒中得,則以酒服。以食中得,以飲服之……(**按**:《外臺》卷28"中蠱毒方"引此方,云出《必效》。)

③ 孫真人方:**《證類》卷23"桃核人"** 孫真人……又方:主卒得惡瘡不識者,取桃皮作屑,内瘡中。

④ 孫真人方:**《證類》卷23"桃核人"** 孫真人……又方:主卒患瘰癧子不痛方:取樹皮貼上,灸二七壯。

⑤ 類要:**《證類》卷23"桃核人"** 《傷寒類要》……又方:治天行䘌,下部生瘡。濃煎桃枝如糖,以通下部中。若口中生瘡,含之。

⑥ 梅師:**《證類》卷23"桃核人"** 《梅師方》……又方:治熱病後下部生瘡。濃煮桃白皮如稀餳,内少許熊膽研,以綿蘸藥内下部瘡上。

⑦ 子母秘録:**《證類》卷23"桃核人"** 《子母秘録》……又方:小兒濕癬:桃樹青皮爲末,和醋傅上。

⑧ 梅師方:**《證類》卷23"桃核人"** 《梅師方》……又方:治狂狗咬人。取桃白皮一握,水三升,煎取一升服。

⑨ 聖濟總録:**《普濟方》卷191"水腫"** 桃皮酒,療水腫:桃皮(三斤,削去上黑,取裹黄皮)、麥麴(一升)、秫米(一升),右以水三斗,煮桃皮令得一斗,以五升汁漬麥麴五升,汁漬飯釀如酒法,熱漉去滓。可服一合,日三。耐酒者增之,以體中有熱爲候。小便多者,即是病去便愈。忌生冷、一切有毒食物。(**按**:《聖濟總録》無此方,另溯其源。)

⑩ 聖惠:**《聖惠方》卷72"治婦人月水不通腹内癥塊諸方"** 治婦人數年月水不通,面色萎黄,唇口青白,腹内成塊,肚上筋脉,腿脛或腫,桃根煎方:桃樹根(一升)、牛蒡子根(一斤)、馬鞭草根(一斤)、牛膝(一斤,去苗)、蓬虆根(一斤),右件藥都剉,以水三斗煎取一斗,去滓,更於净鍋中以慢火煎如餳,盛於甆器中,每於食前以熱酒調下半大匙。

皮、柳白皮、槐白皮等分，煎酒熱漱，冷則吐之。《聖惠方》①。**小兒白秃**。桃皮五兩煎汁，入白麪，沐之。并服。同上②。

桃膠。【修治】【時珍曰】桃茂盛時，以刀割樹皮，久則膠溢出，采收，以桑灰湯浸過，曝乾用。如服食，當依本方修鍊。

【氣味】**苦，平，無毒**。【主治】**鍊服，保中不飢，忍風寒**。《别録》③。**下石淋，破血，治中惡疰忤**。蘇恭④。**主惡鬼邪氣**。孟詵⑤。**和血益氣，治下痢，止痛**。時珍。

【發明】【頌⑥曰】本草言桃膠鍊服保中不飢。按仙方服膠法：取膠二十斤，絹袋盛，於櫟木灰汁一石中，煮三五沸，取掛高處，候乾再煮，如此三度。曝乾研篩，蜜和丸梧子大，每空腹酒服二十丸。久服身輕不老。【時珍曰】按《抱朴子》⑦云：桃膠以桑灰汁漬過服之，除百病，數月斷穀，久則晦夜有光如月。又《列仙傳》⑧云：高丘公服桃膠得仙。古方以桃膠爲仙藥，而後人不復用之，豈其功亦未必如是之殊耶？

【附方】舊二，新三。**虚熱作渴**。桃膠如彈丸大，含之佳。《外臺》⑨。**石淋作痛**。桃木膠如棗大，夏以冷水三合，冬以湯三合，和服，日三服。當下石，石盡即止。《古今録驗》⑩。**血淋作痛**。桃膠炒、木通、石膏各一錢，水一盞，煎七分，食後服。○《楊氏家藏方》⑪。**産後下痢赤白**，裹急後重，㽲痛。用桃膠焙乾、沉香、蒲黄炒各等分，爲末。每服二錢，食前米飲下。○《婦人

---

① 聖惠方：**《聖濟總録》卷119“牙齒疼痛”** 治牙齒疼痛，桃白皮湯方：桃白皮、槐白皮、柳白皮（各二兩），右三味剉如麻豆，分爲六貼，每貼以酒一升浸一宿，煎三五沸，去滓，熱漱冷吐。（**按**：《聖惠方》無此方，另溯其源。）

② 同上：**《聖惠方》卷41“治頭瘡白秃諸方”** 治白秃方……又方：桃白皮（剉，半升），右以水五升煮桃白皮汁三升，飲一小盞，並用洗頭良。

③ 别録：見2055頁注⑤。

④ 蘇恭：**《唐本草》見《證類》卷23“桃核人”** 《唐本》注云：桃膠，味苦，平，無毒。主下石淋，破血，中惡疰忤……

⑤ 孟詵：**《食療》見《證類》卷23“桃核人”** 孟詵云……主惡鬼邪氣。膠亦然……

⑥ 頌：**《圖經》見《證類》卷23“桃核人”** ……桃膠，入服食藥，仙方著其法：取膠二十斤，絹袋盛，櫟木灰汁一石中煮三五沸，并袋出，掛高處，候乾再煮。如此三度止，暴乾篩末，蜜和，空腹酒下梧桐子大二十丸，久服當仙去……

⑦ 抱朴子：**《抱朴子内篇》卷11“仙藥”** ……桃膠以桑灰汁漬，服之百病愈。久服之身輕，有光明，在晦夜之地如月出也。多服之，則可以斷穀……

⑧ 列仙傳：**《御覽》卷967“桃”** 《神仙傳》……又曰：高丘公服桃膠得仙。

⑨ 外臺：**《外臺》卷11“消渴方”** 又虚熱渴無不效……又方：桃膠如彈丸，含之咽津，甚佳。

⑩ 古今録驗：**《圖經》見《證類》卷23“桃核人”** ……又主石淋，《古今録驗》著其方云：取桃木膠如棗大，夏以冷水三合，冬以湯三合，和爲一服，日三，當下石，石盡即止……

⑪ 楊氏家藏方：**《楊氏家藏方》卷20“雜方五十八道”** 桃膠散：治血淋。石膏、木通、桃膠（炒作末，各半兩），右件爲細末，每服二錢，水一盞，煎至七分，通口服，食前。

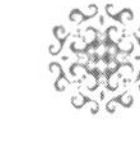

良方》①。痘黶發搐，黑陷者。用桃膠煎湯飲之。或水熬成膏，酒化服之，大效。《總微論》②。

桃符。【主治】中惡，精魅邪氣，水煮汁服之。孟詵③。

【發明】【時珍曰】《典術》④云：桃乃西方之木，五木之精，仙木也。味辛氣惡，故能厭伏邪氣，制百鬼。今人門上用桃符以此。《玉燭寶典》⑤云：户上着桃板辟邪，取《山海經》神荼、鬱壘居東海蟠桃樹下，主領衆鬼之義。許慎⑥云：羿死於桃棓。棓，杖也。故鬼畏桃，而今人用桃梗作杙橛以辟鬼也。《禮記》⑦云：王弔則巫祝以桃茢前引，以辟不祥。茢者，桃枝作帚也。《博物志》⑧云：桃根爲印，可以召鬼。《甄異傳》⑨云：鬼但畏東南枝爾。據此諸説，則本草桃之枝、葉、根、核、桃梟、桃橛，皆辟鬼祟産忤，蓋有由來矣。錢乙《小兒方》⑩，疏取積熱及結胸，用巴豆、硇、汞之藥，以桃符煎湯下，亦是厭之之義也。

桃橛《拾遺》⑪。○【時珍曰】橛，音掘，即杙也。人多釘於地上，以鎮家宅，三載者良。

【主治】卒心腹痛，鬼疰，破血辟邪，惡氣脹滿，煮汁服之。與桃符同

---

① 婦人良方：**《婦人良方》卷22"産後腹痛及瀉利方論第十一"** 桃膠散：治産後痢下赤白，裏急後重，疞刺疼痛等證。桃膠（瓦上焙乾）、沉香、蒲黄（隔紙炒，等分），右爲末，每服二錢，食前，陳米飲調下。

② 總微論：**《小兒衛生總微論》卷8"瘡疹論"** 桃膠湯：治如前（治瘡疹黑黶，發搐危困）。右以桃膠煎湯飲之，大效。一方以水熬成膏，温酒調下，無時。

③ 孟詵：**《食療》見《證類》卷23"桃核人"** 孟詵云……又，桃符及奴，主精魅邪氣。符，煮汁飲之。奴者，丸散服之……

④ 典術：**《御覽》卷967"桃"** 《典術》曰：桃者，五木之精也。能厭伏邪氣者也。桃之精，生在鬼門，制百鬼，故今作桃人梗，著門以厭邪，此仙木也。

⑤ 玉燭寶典：**《事物紀原》卷8"歲時風俗部四十二・桃版"** 《玉燭寶典》曰：元日施桃版著户上，謂之仙木，以鬱壘山桃，百鬼畏之故也。《山海經》曰：東海度索山有大桃樹，蟠屈三千里，其卑枝向東北，曰鬼門，萬鬼出入也。有二神，一曰神荼，一曰鬱壘，主閲領衆鬼之害人者。於是黄帝法而象之，毆除畢，因立桃版於門户上，畫鬱壘以禦凶鬼，此則桃版之制也。蓋其起自黄帝，故今世畫神像於版上，猶於其下書右鬱壘，左神荼，元日以置門户間也。（**按**：《玉燭寶典》卷1載有此文，文長不録。且時珍未必檢閲原書，或從此書化裁節減而成文。）

⑥ 許慎：**《淮南子・詮言訓》** 羿死於桃棓。（**按**：非出"許慎"，當爲《淮南子》。）

⑦ 禮記：**《禮記・檀弓》** ……君臨臣喪以巫祝，桃茢執戈，惡之也。（……桃，鬼所惡。茢，萑苕，可掃不祥。）

⑧ 博物志：**《續博物志》卷9** 桃根爲印，可召鬼。（**按**：出處書名有誤。）

⑨ 甄異傳：**《説郛》弓118《甄異傳・夏侯》** 譙郡夏侯文規亡後，見形還家，經庭前桃樹邊過，曰：此桃我昔所種，子乃美好。其婦曰：人言亡者畏桃，君何不畏？耶答曰：桃東南枝，長二尺八寸，向日者，憎之。或亦不畏也。

⑩ 小兒方：**《小兒藥證直訣》卷下"桃枝圓"** 疎取積熱及結胸。又名桃符。巴豆霜、川大黄、黄蘗（末，各一錢一匙）、輕粉、硇砂（各伍分），右爲細末，麪糊圓粟米，煎桃枝湯……

⑪ 拾遺：**《證類》卷13"四十五種陳藏器餘・桃掘"** 無毒。主卒心腹痛，鬼疰，破血，惡氣脹滿，煮服之。三載者良。桃性去惡，掘更辟邪，桃符與桃掘同功也。

功。藏器①。

【附方】新一。風蟲牙痛。門下桃橛燒取汁，少少納孔中，以蠟固之。《聖惠方》②。

桃寄生見木部。

桃蠹蟲移入蟲部。

栗《别録》③上品

【釋名】【時珍曰】栗，《説文》④作㮚，從鹵，音條，象花實下垂之狀也。梵書⑤名篤迦。

【集解】【《别録》⑥曰】栗生山陰，九月采。【弘景⑦曰】今會稽、諸暨栗形大皮厚，不美；剡及始豐栗皮薄而甜，乃佳。【頌⑧曰】栗處處有之，而兗州、宣州者最勝。木高二三丈，葉極類櫟。四月開花青黄色，長條似胡桃花。實有房彙，大者若拳，中子三四。小者若桃李，中子惟一二。將熟，則罅拆子出。栗類亦多。按陸機《詩疏》云：栗，五方皆有之，周、秦、吴、揚特饒。惟濮陽及范陽栗甜美味長，他方者不及也。倭、韓國諸島上栗大如雞子，味短不美。桂陽有莘栗，叢生，實大如杏仁，皮、子形色與栗無異，但小耳。又有奥栗，皆與栗同，子圓而細，惟江湖有之，或云即莘也。莘，音榛。詩云"樹之莘栗"，是矣。【恭⑨曰】板栗、錐栗二樹皆大。茅栗似板栗而細如橡子，其樹雖小，葉亦不殊，但春生夏花、秋實冬枯爲異耳。【宗奭⑩曰】湖北一種旋栗，頂圓末尖，即榛栗，象榛子形也。栗欲乾收，莫如曝之。欲生收，莫如潤沙藏之，至夏初尚如新也。【時珍曰】栗但可種成，不可移栽。

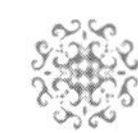

---

① 藏器：見前頁注⑪。

② 聖惠方：**《普濟方》卷366"牙齒疼痛等疾"** 治牙疼方……又方：用取門下桃橛燒取脂汁，少少内孔中，以臘固之。（**按**：《聖惠方》無此方，另溯其源。）

③ 别録：**《别録》見《證類》卷23"栗"** 味鹹，温，無毒。主益氣，厚腸胃，補腎氣，令人耐飢。生山陰，九月採。

④ 説文：**《説文·鹵部》** 㮚：木也。从木，其實下垂，故从鹵。

⑤ 梵書：**《翻譯名義集》三"五果第三十二"** 篤迦（此云栗）。

⑥ 别録：見本頁注③。

⑦ 弘景：**《集注》見《證類》卷23"栗"** 陶隱居云：今會稽最豐，諸暨栗形大，皮厚不美。剡及始豐，皮薄而甜

⑧ 頌：**《圖經》見《證類》卷23"栗"** 栗……今處處有之，而兗州、宣州者最勝。木極類櫟，花青黄色，似胡桃花。實有房彙若拳，中子三五，小者若桃李，中子惟一二，將熟則罅拆子出。凡栗之種類亦多。《詩》云：樹之莘栗。陸機《疏》云：栗，五方皆有之，周、秦、吴、揚特饒，吴越被城表裏皆栗，惟濮陽及范陽栗，甜美味長，他方者悉不及也。倭、韓國諸島上，栗大如雞子，亦短味不美。桂陽有莘而叢生，實大如杏子中人，皮、子形色與栗無異也，但差小耳。又有奥栗，皆與栗同，子圓而細，或云即莘也。今此色惟江湖有之……

⑨ 恭：**《蜀本草》見《證類》卷23"栗"** 《蜀本》：《圖經》云……又有板栗、佳栗，二樹皆大。又有茅栗，似板栗而細，其樹雖小，然葉與諸栗不殊，惟春生夏花，秋實冬枯。今所在有之。（**按**：此文非出《唐本草》正文，乃《蜀本草》引唐《圖經》文。）

⑩ 宗奭：**《衍義》卷18"栗"** 欲乾莫如曝，欲生收莫如潤沙中，藏至春末夏初，尚如初收摘……湖北路有一種栗，頂圓末尖，謂之旋栗……

按《事類合璧》①云：栗木高二三丈，苞生多刺如蝟毛，每枝不下四五箇苞，有青、黄、赤三色。中子或單或雙，或三或四。其殼生黄熟紫，殼内有膜裹仁，九月霜降乃熟。其苞自裂而子墜者，乃可久藏，苞未裂者易腐也。其花作條，大如筯頭，長四五寸，可以點燈。栗之大者爲板栗，中心扁子爲栗楔。稍小者爲山栗。山栗之圓而末尖者爲錐栗。圓小如橡子者爲莘栗。小如指頂者爲茅栗，即《爾雅》②所謂栭栗也，一名(例)〔栵〕栗，可炒食之。劉恂《嶺表録》③云：廣中無栗。惟(靳)〔勤〕州山中有石栗，一年方熟，圓如彈子，皮厚而味如胡桃。得非栗乃水果，不宜於炎方耶？

實。【氣味】鹹，温，無毒。【詵④曰】吴栗雖大味短，不如北栗。凡栗日中暴乾食，即下氣補益。不爾猶有木氣，不補益也。火煨去汗，亦殺木氣。生食則發氣，蒸炒熱食則壅氣。凡患風水人不宜食，味鹹生水也。【恭⑤曰】栗作粉食，勝於菱、芡。但以飼孩兒，令齒不生。【宗奭⑥曰】小兒不可多食。生則難化，熟則滯氣，膈食生蟲，往往致病。【主治】益氣，厚腸胃，補腎氣，令人耐飢。《别録》⑦。生食，治腰脚不遂。思邈⑧。療筋骨斷碎，腫痛瘀血，生嚼塗之，有效。蘇恭⑨。

栗楔音屑。○【時珍曰】一毬三顆，其中扁者栗楔也。【主治】筋骨風痛。士良⑩。活血尤效。【頌⑪曰】今衡山合活血丹用之。每日生食七枚，破冷痃癖。又生嚼，罯惡刺，出箭頭，傅瘰癧腫毒痛。大明⑫。

---

① 事類合璧：**《古今合璧事類備要》别集卷60“菓門・栗子”** 格物總論（栗子苞生，大不止如杯，刺多如猬毛，每枝不下五七个，其中着實或單或雙，或三或四，數之少者，其實大，多者其實小。苞青、黄、赤三色。苞内實有殼，殼紫黑色，殼内膜黄白，膜内肉亦然。九月方收，成熟時苞自發罅，而實隨隕矣……）

② 爾雅：**《爾雅・釋木》（郭注）** 栵，栭。（樹似槲樕而庳小，子如細栗，可食，今江東亦呼爲栭栗。）

③ 嶺表録：**《嶺表録異》卷中** 廣州無栗，唯勤州山中有石栗，一年方熟，皮厚而肉少，味似胡桃仁。

④ 詵：**《食療》見《證類》卷23“栗”** 孟詵云……謹按：宜日中暴乾，食即下氣補益。不爾猶有木氣，不補益。就中吴栗大，無味，不如北栗也……今所食生栗，可於熱灰中煨令汗出，食之良。不得通熱，熱則擁氣，生即發氣，故火煨殺其木氣耳。

⑤ 恭：**《唐本草》見《證類》卷23“栗”** 《唐本》注云：栗作粉，勝於菱芡……實飼孩兒，令齒不生……

⑥ 宗奭：**《衍義》卷18“栗”** ……小兒不可多食，生者難化，熟即滯氣，隔食生蟲，往往致小兒病，人亦不知……

⑦ 别録：見2071頁注③。

⑧ 思邈：**《千金方》卷26“果實第二”** 栗……生食之，甚治腰脚不遂。

⑨ 蘇恭：**《唐本草》見《證類》卷23“栗”** 《唐本》注云……嚼生者塗瘡上，療筋骨斷碎，疼痛腫瘀血，有效……

⑩ 士良：**《食性》見《證類》卷23“栗”** 陳士良云……其中者，栗楔也，理筋骨風痛。

⑪ 頌：**《圖經》見《證類》卷23“栗”** ……栗房當心一子，謂之栗楔，治血尤效。今衡山合活血丹用之……

⑫ 大明：**《日華子》見《證類》卷23“栗”** 栗楔，生食，破冷痃癖，日生喫七箇。又生嚼罯，可出箭頭，亦罯惡刺，并傅瘰癧腫毒痛……

【發明】【思邈[1]曰】栗，腎之果也。腎病宜食之。【弘景[2]曰】相傳有人患腰脚弱，往栗樹下食數升，便能起行。此是補腎之義，然應生啖。若服餌則宜蒸曝之。【宗奭[3]曰】栗之補腎，爲其味鹹，又滯其氣也。【時珍曰】栗於五果屬水。水潦之年則栗不熟，類相應也。有人内寒，暴洩如注，令食煨栗二三十枚，頓愈。腎主大便，栗能通腎，於此可驗。《經驗方》[4]治腎虚腰脚無力，以袋盛生栗懸乾，每旦喫十餘顆，次喫豬腎粥助之，久必强健。蓋風乾之栗，勝於日曝，而火煨油炒，勝於煮蒸。仍須細嚼，連液吞嚥，則有益。若頓食至飽，反致傷脾矣。按蘇子由[5]詩云："老去自添腰脚病，山翁服栗舊傳方。客來爲説晨興晚，三咽徐收白玉漿。"此得食栗之訣也。王禎《農書》[6]云：《史記》載秦飢，應侯請發五苑棗、栗。則本草栗厚腸胃、補腎氣、令人耐飢之説，殆非虚語矣。

【附方】舊三，新五。小兒疳瘡。生嚼栗子傅之。《外臺》[7]。蘆刺入肉。方同上。馬汗入肉成瘡者。方同上。《勝金方》[8]。馬咬成瘡。獨顆栗子燒研傅之。《醫説》[9]。熊虎爪傷[10]。方同上。小兒口瘡。大栗煮熟，日日與食之，甚效。《普濟》[11]。衄血不止。宣州大栗七枚刺破，連皮燒存性，出火毒，入麝香少許，研匀。每服二錢，温水下。《聖濟總録》[12]。金刃斧傷。用獨殼大栗研傅，或倉卒嚼傅亦可。《集簡方》。

栗荴音孚。【恭[13]曰】栗内薄皮也。

【氣味】甘，平，濇，無毒。【主治】擣散，和蜜塗面，令光急去皺文。蘇恭[14]。

---

① 思邈：**《千金方》卷26"序論第一"**　腎病宜食大豆黄卷、豕肉、栗、藿。

② 弘景：**《集注》見《證類》卷23"栗"**　……相傳有人患脚弱，往栗樹下食數升，便能起行，此是補腎之義，然應生啖之。若餌服，故宜蒸暴之。

③ 宗奭：**《衍義》卷18"栗"**　……所謂補腎氣者，以其味鹹，又滯其氣爾……

④ 經驗方：**《證類》卷23"栗"**　《經驗後方》：治腎虚，腰脚無力。生栗袋盛，懸乾。每日平明喫十餘顆，次喫豬腎粥。

⑤ 蘇子由：**《記纂淵海》卷92"果食部·栗"**　老去自添腰脚病，山翁服栗舊傳方。客來爲説晨興晚，三咽徐收白玉漿。（蘇子由）

⑥ 農書：**《農書》卷33"栗"**　……案《史記》秦饑，應侯請發五苑之棗、栗。由是觀之，《本草》所謂栗厚腸胃，補腎氣，令人耐饑，殆非虚語……

⑦ 外臺：**《外臺》卷36"小兒疳濕瘡方"**　又小兒疳瘡方……又方：嚼栗子塗之，差。

⑧ 勝金方：**《證類》卷23"栗"**　《勝金方》：治馬汗入肉血瘡，用栗肉嚼傅之。

⑨ 醫説：**《醫説》卷7"治諸獸傷"**　馬咬：用獨顆栗子燒灰貼。

⑩ 熊虎爪傷：**《肘後方》卷7"治爲熊虎爪牙所傷毒痛方第五十"**　葛氏方……又方：嚼粟塗之。（**按**：原無出處，今溯得其源。）

⑪ 普濟：**《普濟方》卷365"口瘡等疾"**　治小兒口瘡……又方：以大栗熟煮，每日常食之，甚效。

⑫ 聖濟總録：**《聖濟總録》卷70"衄不止"**　治鼻衄不止，栗灰散方：生栗（宣州大者，七枚），右逐一微刮破皮，連皮燒存性，碗蓋候冷，入麝香少許同研，每服二錢匕，温水調下。

⑬ 恭：**《唐本草》見《證類》卷23"栗"**　《唐本》注云……其皮名扶，擣爲散，蜜和塗肉，令急縮……

⑭ 蘇恭：見上注。

【附方】新一。骨鯁在咽。栗子内薄皮燒存性，研末，吹入咽中即下。○《聖濟總録》[①]用栗子肉上皮半兩爲末，鮎魚肝一個，乳香二錢半，同擣，丸梧子大。看鯁遠近，以線繫綿裹一丸，水潤吞之，提線釣出也。

栗殻。栗之黑殻也。

【氣味】同捄。【主治】反胃消渴，煮汁飲之。孟詵[②]。煮汁飲，止瀉血。大明[③]。

【附方】新一。鼻衄不止，累醫不效。栗殻燒存性，研末，粥飲服二錢。《聖惠方》[④]。

毛毬。栗外刺包也。【主治】煮汁，洗火丹毒腫。蘇恭[⑤]。

花。【主治】瘰癧。吴瑞[⑥]。

樹皮。【主治】煮汁，洗沙蝨、溪毒。蘇恭[⑦]。療瘡毒。蘇頌[⑧]。治丹毒五色無常。剥皮有刺者，煎水洗之。孟詵[⑨]。○出《肘後方》[⑩]。

根。【主治】偏腎氣，酒煎服之。汪穎[⑪]。

天師栗《綱目》

【集解】【時珍曰】按宋祁《益州方物記》[⑫]云：天師栗，惟西蜀青城山中有之，他處無有也。云張天師學道於此所遺，故名。似栗而味美，惟獨房若橡爲異耳。今武當山所賣娑羅子，恐即此物也。

---

① 聖濟總録：**《聖濟總録》卷124"骨鯁"**　治諸骨鯁在喉不出，栗皮丸方：栗子肉（上皮半兩，爲末）、乳香（研）、鯰魚肝（各一分），右三味同研爲丸如梧桐子大，看骨遠近，綿裹一丸，水潤，外留綿線吞之，即鉤出。

② 孟詵：**《食療》見《證類》卷23"栗"**　孟詵云……又，殻，煮汁飲之，止反胃，消渴……

③ 大明：**《日華子》見《證類》卷23"栗"**　……殻煮，治瀉血。

④ 聖惠方：**《聖惠方》卷37"治鼻衄不止諸方"**　治鼻衄，累醫不止方：栗殻（五兩，燒灰），右件藥研爲末，每服二錢，以粥飲調服之，差。

⑤ 蘇恭：**《唐本草》見《證類》卷23"栗"**　《唐本》注云……毛殻，療火丹，療毒腫……

⑥ 吴瑞：（**按**：《日用本草》卷6此節原脱。）

⑦ 蘇恭：**《唐本草》見《證類》卷23"栗"**　《唐本》注云……樹白皮水煮汁，主溪毒。

⑧ 蘇頌：**《圖經》見《證類》卷23"栗"**　……木皮主瘡毒，醫家多用。

⑨ 孟詵：（**按**：《證類》卷23"栗"所引"孟詵"無此内容。）

⑩ 肘後方：**《證類》卷23"栗"**　《肘後方》：丹者，惡毒之瘡，五色無常，治之煮栗皮有刺者，洗之佳。（**按**：今本《肘後方》無此方。）

⑪ 汪穎：（**按**：《食物本草》無用栗根者。查今本《日用本草》原脱"栗"條，《食鑒本草》亦無用栗根者。疑時珍另有所本。）

⑫ 益州方物記：**《益部方物略記》**　栗類尤衆，此特殊味專，蓬若橡，託神以貴。右天師栗（生青城山中，他處無有也。似栗味美，惟獨房爲異。久食，已風攣。）

【氣味】甘，温，無毒。【主治】久食，已風攣。時珍。○出《益州記》①。

棗《本經》②上品

【釋名】【時珍曰】按陸佃《埤雅》③云：大曰棗，小曰棘。棘，酸棗也。棗性高，故重朿；棘性低，故並朿。朿，音次。棗、棘皆有刺鍼，會意也。

【集解】【《別録》④曰】棗生河東平澤。【弘景⑤曰】世傳河東猗氏縣棗特異。今青州出者形大而核細，多膏甚甜。鬱州（玄）〔互〕市者亦好，小不及耳。江東臨沂金城棗形大而虚，少脂，好者亦可用之。南棗大惡，不堪啖。【頌⑥曰】近北州郡皆出棗，惟青州之種特佳。晉州、絳州者雖大，而不及青州肉厚也。江南出者堅燥少脂。今園圃種蒔者其種甚多。美者有水菱棗、御棗之類，皆不堪入藥，蓋肌肉輕虚故也。南郡人煮而曝乾，皮薄而皺，味更甘於他棗，謂之天蒸棗，亦不入藥。按郭璞註《爾雅》云：壺棗大而鋭，（猶壺）〔壺猶〕瓠也。邊，腰棗也，細腰，今謂之轆轤棗。櫅，白棗也，子白乃熟。洗，大棗也，出河東猗氏縣，大如鷄卵。遵，羊棗也，實小紫黑，俗名羊矢棗。樲，酸棗也，木小而實酢。還味，棯棗也，其味短。蹶泄，苦棗也，其味苦。皙，無實棗也。【宗奭⑦曰】大棗先青州，次晉州，皆可晒曝入藥，益脾胃。餘者止可充食用耳。青州人以棗去皮核，焙乾爲棗圈，以爲奇果。有御棗，甘美輕脆。後衆棗熟而易生蟲，今人所謂撲落酥者是也。又有牙棗，先衆棗熟，亦甘美，微酸而尖長。二棗皆可噉，不堪收曝。【時珍曰】棗木赤心有刺。四月生小葉，尖觥光澤。五月開小

---

① 益州記：見前頁注⑫。

② 本經：**《本經》**《別録》（《藥對》）見《證類》卷 23“**大棗**” **味甘，平**，無毒。**主心腹邪氣，安中養脾，助十二經，平胃氣，通九竅，補少氣，少津液，身中不足，大驚，四肢重，和百藥**，補中益氣，强力，除煩悶。療心下懸，腸澼。**久服輕身長年**，不飢神仙。一名乾棗，一名美棗，一名良棗。八月採，暴乾。/三歲陳核中人燔之，味苦。主腹痛，邪氣。/生棗：味甘、辛。多食令人多寒熱，羸瘦者，不可食。/**葉：覆麻黄，能令出汗**。生河東平澤。（殺烏頭毒。）

③ 埤雅：**《埤雅》卷 13“釋木・棗”** 棗，大者棗，小者棘。蓋若酸棗，所謂棘也。於文重朿爲棗，並朿爲棘。一曰棘實曰棗，蓋棗性重喬，棘則低矣。故其制字如此。

④ 別録：見本頁注②。

⑤ 弘景：**《集注》見《證類》卷 23“大棗”** 陶隱居云：舊云河東猗氏縣棗特異，今青州出者，形大核細，多膏，甚甜。鬱州互市亦得之，而鬱州者亦好，小不及爾。江東臨沂金城棗，形大而虚，少脂，好者亦可用。南棗大惡，殆不堪噉……

⑥ 頌：**《圖經》見《證類》卷 23“大棗”** 大棗，乾棗也。生棗並生河東，今近北州郡皆有，而青、晉、絳州者特佳。江南出者，堅燥少脂。謹按：棗之類最多。郭璞注《爾雅》：棗，壺棗，云今江東呼棗大而鋭上者爲壺，壺猶瓠也。邊，腰棗，云：子細腰，今謂之鹿盧棗。櫅，白棗，云即今棗子，白乃熟。樲，酸棗，云木小實酢者。遵，羊棗，云實小而圓，紫黑色，今俗呼之爲羊矢棗。洗，大棗，云今河東猗氏縣出大棗，子如雞卵。蹶泄，苦棗，云子味苦者。皙，無實棗，云不著子者。還味，稔棗，云還味，短味也……

⑦ 宗奭：**《衍義》卷 18“大棗”** 今先青州，次晉州，此二等可曬曝入藥，益脾胃，爲佳，餘止可充食用。又御棗甘美輕脆，後衆棗熟。以其甘，故多生蟲。今人所謂撲落酥者是。又有牙棗，先衆棗熟，亦甘美，但微酸，尖長。此二等止堪啖，不堪收曝……又青州棗去皮核，焙乾爲棗圈，達都下爲奇果。

花，白色微青。南北皆有，惟青、晉所出者肥大甘美，入藥爲良。其類甚繁，《爾雅》所載之外，郭義恭《廣志》[①]有狗牙、雞心、牛頭、羊(角)〔矢〕、獼猴、細腰、赤心、三星、駢白之名，又有木棗、氐棗、桂棗、夕棗、灌棗、墟棗、蒸棗、白棗、丹棗、棠棗，及安邑、信都諸棗。穀城紫棗長二寸，羊角棗長三寸。密雲所出小棗，脆潤核細，味亦甘美，皆可充果食，不堪入藥。入藥須用青州及晉地晒乾大棗爲良。按賈思勰《齊民要術》[②]云：凡棗全赤時，日日撼而收曝則紅皺。若半赤收者，肉未充滿，乾即色黄。〔將〕赤收者，味亦不佳。《食經》作乾棗法：須治净地，鋪菰箔之類承棗，日晒夜露，擇去胖爛，曝乾收之。切而晒乾者爲棗脯。煮熟榨出者爲棗膏，亦曰棗瓤。蒸熟者爲膠棗，加以糖、蜜拌蒸則更甜。以麻油葉同蒸，則色更潤澤。搗棗膠晒乾者爲棗油，其法取紅軟乾棗入釜，以水僅淹平，煮沸漉出，砂盆研細，生布絞取汁，塗盤上晒乾，其形如油，以手摩刮爲末收之。每以一匙，投湯盌中，酸甜味足，即成美漿，用和米麨，最止飢渴、益脾胃也。盧諶《祭法》[③]云"春祀用棗油"，即此。

生棗。

【氣味】甘、辛，熱，無毒。多食令人寒熱。凡羸瘦者不可食。【思邈[④]曰】多食令人熱渴膨脹，動臟腑，損脾元，助濕熱。

大棗。

【釋名】乾棗《别録》[⑤]、**美棗**《别録》、**良棗。**【《别録》[⑥]曰】八月采，曝乾。【瑞[⑦]曰】此即晒乾大棗也。味最良美，故宜入藥。今人亦有用膠棗之肥大者。

【氣味】甘，平，無毒。【思邈[⑧]曰】甘、辛，熱，滑，無毒。【杲[⑨]曰】温。【大明[⑩]曰】有齒病、疳病、蟲䘌人不宜啖棗，小兒尤不宜食。又忌與葱同食，令人五臟不和；與魚同食，令人腰腹痛。

---

① 廣志：**《齊民要術》卷4"種棗第三十三"** ……《廣志》曰：河東安邑棗、東郡谷城紫棗，長二寸，西王母棗，大如李核，三月熟。河内汲郡棗，一名墟棗，東海蒸棗，洛陽夏白棗，安邑信都大棗、梁國夫人棗、大白棗，名曰蹙咨，小核多肌。三星棗、駢白棗、灌棗，又有狗牙、雞心、牛頭、羊矢、獼猴、細腰之名。又有氐棗、木棗、崎廉棗、桂棗、夕棗也。《鄴中記》曰：石虎苑中有西王母棗，冬夏有葉，九月生花，十一月乃熟。三子一赤。又有羊角棗，亦三子一赤……

② 齊民要術：**《齊民要術》卷四"種棗第三十三"** ……全赤即收。收法：日日撼落之爲上。(半赤而收者，肉未充滿，乾則黄色而皮皺。將赤味亦不佳美。久不收則皮破，復有鳥啄之患。)/……《食經》曰：作乾棗法：新收菰蔣露於庭，以棗著上，厚二寸，復以新蔣覆之。凡三日三夜，撤覆露之。畢日曝，取乾内屋中。率一石，以酒一升漱著器中，蜜泥之。經數年不敗也。/棗油法：鄭玄曰：棗油，擣棗實，和以塗繒上，燥而形似油也，乃成之。/棗脯法：切棗曝之，乾如脯也。

③ 祭法：**《御覽》卷965"棗"** 盧諶《祭法》曰：春祀用棗油。

④ 思邈：**《千金方》卷26"果實第二"** 生棗：味甘、辛。多食令人熱渴氣脹，苦寒熱。羸瘦者，彌不可食，傷人。

⑤ 别録：見2075頁注②。(**按**："釋名"項下"别録"同此。)

⑥ 别録：見2075頁注②。

⑦ 瑞：**《日用本草》卷6"大棗"** 日曬爲乾棗，又名美棗、良棗、牙棗。蒸熟爲膠棗。

⑧ 思邈：**《千金方》卷26"果實第二"** 大棗：味甘、辛，熱，滑，無毒。

⑨ 杲：**《本草發揮》卷3"大棗"** 東垣云……温。

⑩ 大明：**《日華子》見《證類》卷23"大棗"** ……牙齒有病人切忌啖之。凡棗亦不宜合生葱食……

【時珍曰】今人蒸棗多用糖、蜜拌過，久食最損脾、助濕熱也。啖棗多，令人齒黄生䘌，故嵇康《養生論》[①]云：齒處晉而黄，蝨處頭而黑。【主治】心腹邪氣，安中，養脾氣，平胃氣，通九竅，助十二經，補少氣、少津液、身中不足，大驚，四肢重，和百藥。久服輕身延年。《本經》[②]。【宗奭[③]曰】煮取肉，和脾胃藥甚佳。補中益氣，堅志强力，除煩悶，療心下懸，除腸澼。久服不飢神仙。《别録》[④]。潤心肺，止嗽，補五臟，治虚損，除腸胃癖氣。和光粉燒，治疳痢。大明[⑤]。小兒患秋痢，與蛀棗食之良。孟詵[⑥]。殺烏頭、附子、天雄毒。之才[⑦]。和陰陽，調榮衛，生津液。李杲[⑧]。

【發明】【弘景[⑨]曰】道家方藥，以棗爲佳餌。其皮利，肉補虚，所以合湯皆擘之也。【杲[⑩]曰】大棗氣味俱厚，陽也。温以補不足，甘以緩陰血。【成無己[⑪]曰】邪在榮衛者，辛甘以解之。故用薑、棗以和營衛，生發脾胃升騰之氣。張仲景治奔豚，用大棗滋脾土以平腎氣也。治水飲脇痛有十棗湯，益土而勝水也。○【震亨[⑫]曰】棗屬土而有火，味甘性緩。甘先入脾，補脾者未嘗用甘。故今人食甘多者，脾必受病也。【時珍曰】《素問》[⑬]言棗爲脾之果，脾病宜食之。謂治病和藥，棗爲脾經

---

① 養生論：**《埤雅》卷13“釋木·棗”** ……世云噉棗令人齒黄，《養生論》曰：齒居晉而黄。晉齒食此故也。/**《御覽》卷951“蝨蟣”** 嵇康《養生論》曰：夫蝨處頭而黑，麝食柏而香。

② 本經：見2075頁注②白字。

③ 宗奭：**《衍義》卷18“大棗”** ……又將煮棗肉，和治脾胃丸藥尤佳……

④ 别録：見2075頁注②。

⑤ 大明：**《日華子》見《證類》卷23“大棗”** 乾棗，潤心肺，止嗽，補五藏，治虚勞損，除腸胃癖氣，和光粉燒，治疳痢……

⑥ 孟詵：**《食療》見《證類》卷23“大棗”** 孟詵云……小兒患秋痢，與蟲棗食，良。

⑦ 之才：**古本《藥對》** 見2075頁注②括號中七情文。

⑧ 李杲：**《本草發揮》卷3“大棗”** 東垣云：大棗，味甘，温。氣厚，陽也。甘以補脾經不足，温以緩陰血。又云：和陰陽，調榮衛，生津液。

⑨ 弘景：**《集注》見《證類》卷23“大棗”** ……道家方藥以棗爲佳餌。其皮利，肉補虚，所以合湯皆擘之也。

⑩ 杲：見本頁注⑧。

⑪ 成無己：**《傷寒明理論》卷4“藥方論”** 桂枝湯方……《内經》所謂：風淫於内，以甘緩之，以辛散之，是以薑棗爲使者也。薑棗味辛甘，固能發散，而此又不特專於發散之用。以脾主爲胃行其津液，薑棗之用，專行脾之津液而和榮衛者也。麻黄湯所以不用薑棗者，謂專於發汗，則不待行化，而津液得通矣。用諸方者，請熟究之。/**《註解傷寒論》卷3“辨太陽病脉證博治法第六”** 茯苓桂枝甘草大棗湯方（……甘草、大棗之甘，滋助脾土，以平腎氣。煎用甘爛水者，揚之無力，取不助腎氣也。）/**《註解傷寒論》卷4“辨太陽脉證博治法下第七”** 十棗湯方（……水者，腎所主也。甘者發，脾之味也。大棗之甘者，益土而勝水。）

⑫ 震亨：**《衍義補遺·棗》** 屬土而有水與火，味甘性緩。經曰：甘先入脾。脾，土也。經言補脾，未嘗用甘，今得此味多者，惟脾受病，習俗移入……

⑬ 素問：**《靈樞·五味》** ……五果：棗甘、李酸、栗鹹、杏苦、桃辛……脾病宜食秔米飯、牛肉、棗、葵……

血分藥也。若無故頻食，則生蟲損齒，貽害多矣。按王好古①云：中滿者勿食甘，甘令人滿。故張仲景建中湯心下痞者，減餳、棗，與甘草同例，此得用棗之方矣。又按許叔微《本事方》②云：一婦病臟燥悲泣不止，祈禱備至。予憶古方治此證用大棗湯，遂治與服，盡劑而愈。古人識病治方，妙絶如此。又陳自明《婦人良方》③云：程虎卿内人妊娠四五箇月，遇晝則慘戚悲傷，淚下數欠，如有所憑，醫巫兼治皆無益。管伯周説：先人曾語此，治須大棗湯乃愈。虎卿借方治藥，一投而愈。方見下條。又《摘玄方》④治此證，用紅棗燒存性，酒服三錢，亦大棗湯變法也。

【附方】舊七，新十二。調和胃氣。以乾棗去核，緩火逼燥爲末。量多少入少生薑末，白湯點服。調和胃氣甚良。○《衍義》⑤。反胃吐食⑥。大棗一枚去核，用斑蝥一枚，去頭、翅，入在内，煨熟去蝥，空心食之，白湯下，良。小腸氣痛。大棗一枚去核，用斑蝥一枚去頭、翅，入棗内，紙包煨熟，去蝥食棗，以桂心、畢澄茄湯下。《直指》⑦。傷寒熱病後，口乾咽痛，喜唾。大棗二十枚，烏梅十枚，搗入蜜丸。含一杏仁，嚥汁甚效。《千金方》⑧。婦人臟燥⑨，悲傷欲哭，象若神靈，數欠者，大棗湯主之。大棗十枚，小麥一升，甘草二兩，每服一兩，水煎服之。亦補脾氣。妊娠腹痛。大紅棗十四枚，燒焦爲末，以小便服之。《梅師》⑩。大便燥塞。大棗一枚去核，入

---

① 王好古：**《本草發揮》卷 3"大棗"**　海藏云：中滿者勿食。甘令人中滿，故大建中湯心下痞者，減飴、棗與甘草同例。

② 本事方：**《普濟本事方》卷 10"婦人諸疾"**　治婦人臟躁，大棗湯：甘草（三兩）、小麥（一升）、大棗（十枚），右㕮咀，以水六升，煮三升，去滓，温分三服。亦補脾氣。鄉里有一婦人數欠伸，無故悲泣不止，或謂之有祟，祈禳請禱備至，終不應。予忽憶《金匱》有一症云：婦人臟燥悲傷欲哭，象如神靈，數欠者，大棗湯。予急令治藥，盡劑而愈。古方識病制方，種種妙絶如此，試而後知。

③ 婦人良方：**《婦人良方》卷 15"妊娠臟躁悲傷方論第十三"**　大棗湯……鄉先生程虎卿内人黄氏，妊娠四五個月，遇晝則慘戚，悲傷淚下，數欠，如有所憑。醫與巫者兼治，皆無益。僕年十四，正在齋中習業，見説此證，而程省元惶惶無計。僕遂告之管先生伯同説，記憶先人曾説，此一證名曰臟躁悲傷，非大棗湯不愈。虎卿借方看之，甚喜對證，笑而治，藥一投而愈矣。

④ 摘玄方：（**按**：未能溯得其源。）

⑤ 衍義：**《衍義》卷 18"大棗"**　……今人將乾棗去核，於鐺鍋中微火緩逼乾，爲末，量多少，入生薑末爲湯，點服，調和胃氣……

⑥ 反胃吐食：**《瑞竹堂方》卷 2"反胃"**　治反胃吐食等病……又方：棗子一箇，去核，裹全斑猫一箇，用文武火煨畢，去猫用棗，空心服之，白湯送下。（**按**：原無出處，今溯得其源。此乃見於《瑞竹堂方》5 卷本。15 卷本無此方。）

⑦ 直指方：**《直指方》卷 18"腎氣證治"**　煨棗方：治小腸氣痛不可忍。斑蝥一個，去頭足翅，入大棗中，線系，濕紙包，置慢火中煨，令香熟，去蝥，空腹食棗，以桂心、蓽澄茄煎湯送下。

⑧ 千金方：**《千金方》卷 10"傷寒雜治第一"**　治傷寒熱病後，口乾喜唾，咽痛方：大棗（二十枚）、烏梅（十枚），右二味合搗，蜜和，含如杏核大，咽其汁，甚驗。

⑨ 婦人臟燥：**《金匱·婦人雜病脉證並治》**　婦人藏躁，喜悲傷欲哭，象如神靈所作，數欠伸，甘麥大棗湯主之。甘草小麥大棗湯方：甘草（三兩）、小麥（一升）、大棗（十枚），右三味以水六升，煮取三升，温分三服。亦補脾氣。（**按**：原無出處，今溯得其源。）

⑩ 梅師：**《證類》卷 23"大棗"**　《梅師方》：治妊娠四五月，忽腹絞痛：以棗十四枚，燒令焦爲末，以小便服。

輕粉半錢縛定，煨熟食之，仍以棗湯送下。○《直指》①。**呪棗治瘧**。執棗一枚，呪曰：吾有棗一枚，一心歸大道。優他或優降，或劈火燒之。念七遍，吹棗上，與病人食之，即愈。《岣嶁神書》②。**煩悶不眠**。大棗十四枚，葱白七莖，水三升，煮一升，頓服。《千金》③。**上氣欬嗽**。治傷中筋脉急，上氣欬嗽者，用棗二十枚去核，以酥四兩，微火煎，入棗肉中，泣盡酥，取收之。常含一枚，微微嚥之取瘥。《聖惠方》④。**肺疽吐血**。因啖辛辣熱物致傷者，用紅棗連核燒存性，百藥煎煆過，等分爲末。每服二錢，米飲下。《三因》⑤。**耳聾鼻塞**，不聞音聲、香臭者。取大棗十五枚去皮核，蓖麻子三百枚去皮，和擣。綿裹塞耳、鼻，日一度。三十餘日，聞聲及香臭也。先治耳，後治鼻，不可並塞。孟詵《食療》⑥。**久服香身**。用大棗肉和桂心、白瓜仁、松樹皮爲丸，久服之。○《食療本草》⑦。**走馬牙疳**。新棗肉一枚，同黄蘗燒焦，爲末，油和傅之。若加砒少許更妙。王氏《博濟》⑧。**諸瘡久壞**不愈者。棗膏三升，煎水頻洗，取愈。《千金》⑨。**痔瘡疼痛**。大肥棗一枚剥去皮，取水銀掌中，以唾研令極熟，傅棗瓤上，納入下部良。《外臺》⑩。**下部蟲癢**。蒸大棗取膏，以水銀和捻，長三寸，以綿裹，夜納下部中，明日蟲皆出也。《肘後》⑪。**卒急心疼**。《海上

---

① 直指：**《直指方》卷15"大便秘澀證治"**　獨棗湯：治大便積日不通。大好棗一枚，擘開，入輕粉半錢，右以棗相合，麻線紮縛，慢火煮熟，嚼細，以棗汁送下。

② 岣嶁神書：（**按**：已查原書，未能溯得其源。）

③ 千金：**《千金方》卷12"膽虚實第二"**　治虚勞煩悶不得眠方：大棗（二七枚）、葱白（七莖），右二味以水三升，煮取一升，去滓頓服。

④ 聖惠方：**《聖惠方》卷96"食治咳嗽諸方"**　治傷中，筋脉急，上氣咳嗽……又方：棗（二十枚，去核）、酥（四兩），右以酥微火煎令入棗肉中，煎盡酥，常含一枚，微微嚼咽下極效。

⑤ 三因：**《三因方》卷9"肺疽吐血證治"**　二灰散：治肺疽吐血並妄行。紅棗（和核燒存性）、百藥煎（煆，各等分），右爲細末，每服二錢，米湯調下。

⑥ 食療：**《食療》見《證類》卷23"大棗"**　孟詵云……又，療耳聾鼻塞，不聞音聲香臭者，取大棗十五枚，去皮核，萆麻子三百顆，去皮，二味和擣，綿裹塞耳鼻。日一度易，三十餘日聞聲及香臭。先治耳，後治鼻，不可並塞之……

⑦ 食療本草：**《食療》見《證類》卷23"大棗"**　棗和桂心、白瓜人、松樹皮爲丸，久服香身，并衣亦香……

⑧ 博濟：**《普濟方》卷67"急疳"**　治走馬牙疳，用北棗去核，入信棗内，燒灰，擦於腫處，立效。/**《海上仙方後集·第五十五證》**　走馬牙疳齒動摇，棗中包信火中燒，更將黄柏同爲末，患處捻些立見消。（**按**：《博濟方》未見此方。今録近似方備參。）

⑨ 千金：**《千金方》卷22"瘭疽第六"**　治諸瘡久不瘥，並治六畜方：棗膏三升，水三斗，煮取一斗半，數洗取愈。

⑩ 外臺：**《外臺》卷26"諸痔方"**　又痔正發疼痛方……又方：以肥大棗一顆，剥去赤皮，取水銀掌中以唾研令極熟，塗棗瓤上，内下部中，差。

⑪ 肘後：**《千金要方》卷18"治大孔蟲癢方"**　蒸大棗，取膏，以水銀和撚長三寸，以綿裹，宿納大孔中，明旦蟲皆出。水銀損腸，宜慎之。（**按**：今本《肘後方》無此方，另溯其源。考《醫心方》卷7"治濕方第十三"有方同時珍所引，注出"葛氏方"。可證《肘後方》確有其方。）

方》[1]訣云：一個烏梅二個棗，七個杏仁一處搗。男酒女醋送下之，不害心疼直到老。食椒閉氣。京棗食之即解也。《百一選方》[2]。

三歲陳棗核中仁。

【氣味】燔之，苦，平，無毒。【主治】腹痛邪氣。《别録》[3]。惡氣卒疰忤。孟詵[4]。核燒研，摻脛瘡良。時珍。

【發明】【時珍曰】按《劉根别傳》[5]云：道士陳孜如癡人，江夏袁仲陽敬事之。孜曰：今春當有疾，可服棗核中仁二十七枚。後果大病，服之而愈。又云：常服棗仁，百邪不復干也。仲陽服之有效，則棗果有治邪之説矣。又《道書》[6]云：常含棗核治氣，令口行津液，嚥之佳。謝承《後漢書》[7]亦云：孟節能含棗核，不食可至十年也。此皆藉棗以生津受氣，而嚥之又能達黄宫，以交離坎之義耳。

葉。

【氣味】甘，温，微毒。【《别録》[8]曰】散服使人瘦，久即嘔吐。【主治】覆麻黄，能令出汗。《本經》[9]。和葛粉，揩熱疿瘡良。《别録》[10]。治小兒壯熱，煎湯浴之。大明[11]。

【附方】新二。小兒傷寒。五日已後熱不退。用棗葉半握，麻黄半兩，葱白、豆豉各一合，童子小便二鍾，煎一鍾，分二服，取汗。《總録》[12]。

---

① 海上方：（**按**：温氏《海上方》無此方。）

② 百一選方：**《百一選方》卷 10"第十三門"**　誤吞椒，閉氣不通：喫京棗三箇解之。

③ 别録：見 2075 頁注②。

④ 孟詵：**《食療》見《證類》卷 23"大棗"**　孟詵云……三年陳者核中人，主惡氣，卒疰忤……

⑤ 劉根别傳：**《御覽》卷 965"棗"**　《劉根别傳》曰：有道之士不可識，往者有陳孜，如癡人，江夏袁仲陽知事之。孜謂仲陽曰：今年春當有疾，可服棗核中仁十七枚。後果大病。又曰：能常服棗核中仁，百邪病不復干也。仲陽服之有效。

⑥ 道書：**《證類》卷 23"大棗"**　《服氣精義》云：常含棗核受氣，令口行津液，佳。令人受氣生津液。（**按**：原注出處不準確。）

⑦ 後漢書：**《後漢書》卷 82 下"王真"**　……孟節能含棗核，不食可至五年十年。又能結氣不息，身不動摇，狀若死人，可至百日半年……

⑧ 别録：**《唐本草》見《證類》卷 23"大棗"**　《唐本》注云：《别録》云，棗葉散服使人瘦，久即嘔吐。揩熱疿瘡良。（**按**：此與《集註》所引"别録"并非同一書。）

⑨ 本經：見 2075 頁注②白字。

⑩ 别録：見本頁注⑧。/**《日華子》見《證類》卷 23"大棗"**　……和葛粉裛疿子佳，及治熱瘤也。

⑪ 大明：**《日華子》見《證類》卷 23"大棗"**　……又云：棗葉，温，無毒。治小兒壯熱，煎湯浴……

⑫ 總録：**《聖惠方》卷 84"治小兒時氣諸方"**　治小兒時氣五日已後，熱氣不歇，棗葉飲子方：棗葉（一握，切）、麻黄（一兩，去根節）、葱白（一握，切）、香豉（一分），右件藥都以童子小便一大盞，煎至五分，去滓，三四歲兒温服二合，日三四服，更量兒大小以意加減。（**按**：《聖濟總録》無此方，另溯其源。）

反胃嘔噦。乾棗葉一兩，藿香半兩，丁香二錢半，每服二錢，薑三片，水一盞煎服。《聖惠方》①。

木心。

【氣味】甘，濇，温，有小毒。【主治】中蠱腹痛，面目青黄，淋露骨立。剉取一斛，水淹三寸，煮至二斗澄清，煎五升，旦服五合，取吐即愈。又煎紅水服之，能通經脉。時珍。〇出《小品方》②。

根。【主治】小兒赤丹從脚趺起，煎湯頻浴之。時珍。〇出《千金》③。

【附方】舊一。令髮易長。取東行棗根三尺，横安甑上蒸之，兩頭汗出，收取傅髮，即易長。《聖惠方》④。

皮。【主治】同老桑樹皮，並取北向者，等分，燒研。每用一合，井水煎，澄取清，洗目。一月三洗，昏者復明。忌葷、酒、房事。時珍。

仲思棗宋《開寶》⑤

【釋名】仙棗。【志⑥曰】北齊時有仙人仲思得此棗種之，因以爲名。

【集解】【志⑦曰】仲思棗形如大棗，長二寸，正紫色，細文小核，味甘。今亦少有。【時珍曰】

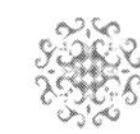

① 聖惠方：**《聖惠方》卷47“治反胃嘔噦諸方”** 治反胃嘔噦不止……又方：乾棗葉（一兩）、藿香（半兩）、丁香（一分），右件藥搗細羅爲散，每服二錢，以水一小盞，入生薑半分，煎至六分即去生薑，不計時候和滓熱服。

② 小品方：**《肘後方》卷7“治中蠱毒方第六十三”** 療飲中蠱毒令人腹内堅痛，面目青黄，淋露骨立，病變無常方……又方：取棗木心，剉得一斛，著釜中淹之，令上有三寸水，煮取二斗，澄取清，微火煎得五升，宿勿食，旦服五合，則吐蠱毒。（出《小品》、姚同之。）（**按**：棗木心，《外臺》卷28、《聖惠》卷56、《聖濟》卷147及《普濟方》卷252引此條皆作“桑心木”。《綱目》“桑”條、“棗”條同出此方。）

③ 千金：**《千金方》卷22“丹毒第四”** 治小兒廢灶火丹，初從足趺起，下赤色者，方：以棗根煮汁，沐浴五六度。

④ 聖惠方：**《證類》卷23“棗”** 《聖惠方》：令髮易長，東行棗根三尺，横安甑上蒸之，兩頭汗出收之，傅髮即長。（**按**：《聖惠方》卷41“治眉髮鬚不生諸方”下引此方作“東行桑根”。）

⑤ 開寶：**《開寶》見《證類》卷23“仲思棗”** 味甘，温，無毒。主補虚益氣，潤五藏，去痰嗽，冷氣。久服令人肥健，好顔色，神仙不飢。形如大棗，長一二寸，正紫色，細文小核。味甘重。北齊時有仙人仲思得此棗，因以爲名。隋大業中，信都郡獻數顆。又有千年棗，生波斯國，亦稍温補，非此之儔也。

⑥ 志：見上注。

⑦ 志：見上注。

按杜寶《大業拾遺記》①云：隋時信都郡獻仲思棗，長四寸，圍五寸，肉肥核小有味，勝於青州棗，亦名仙棗。觀此，則《廣志》②之西王母棗、穀城紫棗，皆此類也。

【氣味】甘，温，無毒。【主治】補虚益氣，潤五臟，去痰嗽冷氣。久服令人肥健，好顔色，神仙不飢。《開寶》③。

苦棗《食性》④

【釋名】蹶泄《爾雅》⑤。〇名義未詳。

【集解】【士良⑥曰】苦棗處處有之。色青而小，味苦不堪，人多不食。

實。

【氣味】苦，大寒，無毒。【主治】傷寒熱伏在臟腑，狂蕩煩滿，大小便閉澀。取肉煮研，和蜜丸服。士良⑦。

---

① 大業拾遺記：**《御覽》卷965“棗”** 杜寶《大業拾遺録》曰：二年八月信都獻仲思棗四百枚，棗長四寸，五寸圍，紫色細文，文縐核肥，有味勝如青州棗。北齊時有仙人仲思，得此棗種之，亦名仙棗，時海内惟有數樹。

② 廣志：**《御覽》卷965“棗”** 《廣志》曰：東都穀城紫棗，長二寸。西王母棗大如李核，三月熟，衆果之先熟者也……

③ 開寶：見2081頁注⑤。

④ 食性：**《食性》見《證類》卷23“仲思棗”** 陳士良云：苦棗，大寒，無毒。棗中苦者是也。人多不食，主傷寒熱伏在藏府，狂蕩煩滿，大小便秘澀，取肉煮研，爲蜜丸藥佳。今處處有。

⑤ 爾雅：**《爾雅·釋木》** 蹶洩，苦棗。

⑥ 士良：見本頁注④。

⑦ 士良：見本頁注④。

本草綱目果部目録第三十卷

果之二　山果類三十四種

梨《别録》	鹿梨《圖經》	棠梨《綱目》	海紅《綱目》
木瓜《别録》	樝子《食療》	榠樝《圖經》	榲桲《開寶》
山樝《唐本》○即山查	菴羅果《開寶》	柰《别録》	林檎《開寶》
柹《别録》	椑柹《開寶》	君遷子《拾遺》○即牛奶柹	
安石榴《别録》	橘《本經》	柑《開寶》	橙《開寶》
柚《日華》	枸櫞《圖經》○即香緣	金橘《綱目》	枇杷《别録》
楊梅《開寶》	櫻桃《别録》	山嬰桃《别録》	銀杏《日用》○即白果
胡桃《開寶》	榛子《開寶》	阿月渾子《拾遺》	櫧子《拾遺》
鉤栗《拾遺》	橡實《唐本》○即櫟子	槲實《唐本》○即槲若	

右附方舊五十二,新一百七十四。

本草綱目果部第三十卷

果之二　山果類三十四種

梨《别録》①下品

【釋名】快果、果宗、玉乳、蜜父。【震亨②曰】梨者，利也。其性下行流利也。【弘景③曰】梨種殊多，並皆冷利，多食損人，故俗人謂之快果，不入藥用。

【集解】【頌④曰】梨處處皆有，而種類殊别。醫方相承，用乳梨、鵝梨。乳梨出宣城，皮厚而肉實，其味極長。鵝梨河之南北州郡皆有之，皮薄而漿多，味差短，其香則過之。其餘水梨、消梨、紫糜梨、赤梨、青梨、茅梨、甘棠梨、禦兒梨之類甚多，俱不入藥也。一種桑梨，惟堪蜜煮食之，止口乾，生食不益人，冷中。又有紫花梨，療心熱。唐武宗有此疾，百藥不效。青城山邢道人以此梨絞汁進之，帝疾遂愈。復求之，不可得。常山郡忽有一株，因緘封以進。帝多食之，解煩燥殊效。歲久木枯，不復有種，今人不得而用之矣。【時珍曰】梨樹高二三丈，尖葉光膩有細齒，二月開白花如雪六出。上巳無風則結實必佳。故古語云：上巳有風梨有蠹，中秋無月蚌無胎。賈思勰⑤言梨核每顆有

---

① 别録：**《别録》見《證類》卷 23“梨”**　味甘，微酸，寒。多食令人寒中。金瘡、乳婦尤不可食。

② 震亨：**《衍義補遺·梨》**　味甘，濁者宜之。梨者，利也，流利下行之謂也……

③ 弘景：**《集注》見《證類》卷 23“梨”**　陶隱居云：梨種複殊多，並皆冷利，俗人以爲快果，不入藥用，食之多損人也。

④ 頌：**《圖經》見《證類》卷 23“梨”**　梨，舊不著所出州土，今處處皆有，而種類殊别。醫家相承用乳梨、鵝梨。乳梨出宣城，皮厚而肉實，其味極長。鵝梨出近京州郡及北都，皮薄而漿多，味差短於乳梨，其香則過之。欬嗽，熱風，痰實藥多用之。其餘水梨、消梨、紫煤梨、赤梨、甘棠、御兒梨之類甚多，俱不聞入藥也……又有紫花梨，療心熱。唐武宗有此疾，百醫不效，青城山邢人以此梨絞汁而進，帝疾遂愈。後復求之，苦無此梨。常山忽有一株，因緘實以進，帝多食之，解煩躁殊效，歲久木枯，不復有種者，今人不得而用之……/**《開寶》見《證類》卷 23“梨”**　……又有桑梨，惟堪蜜煮食。主口乾，生不益人，冷中，不可多食。（**按**：本條夾入《開寶》之文。）

⑤ 賈思勰：**《齊民要術》卷 4“種梨第三十七”**　……陽城秋梨、夏梨。《三秦記》曰：漢武果園，一名御宿，有大梨如斗，落地即破，取者以布囊盛之，名曰含消梨。《荆州土地記》曰：江陵有名梨。永嘉青田村民家有一梨樹，名曰官梨，子大一圍五寸，常以貢獻，名曰御梨，實落地即融釋，《西京雜記》曰紫梨。芳梨實小，青梨實大。大谷梨、細葉梨、瀚海梨，出瀚海地，耐寒不枯。）……頭二年即結子。（若穭生，及種而不栽者，著子遲，每梨有十許，唯二子生梨，餘皆生杜。）插者彌疾。插法：用棠杜。（棠梨大而細理，杜次之。桑大惡。棗、石榴上插得者爲上。梨雖治十，收得一二也。）/**《漢書·西南夷兩粤朝鮮傳》**　……爲語兒侯。（孟康曰：越中地也，今吴南亭是。師古曰：語字或作御，或作禦，其音同。）

十餘子，種之惟一二子生梨，餘皆生杜，此亦一異也。杜即棠梨也。梨品甚多，必須棠梨、桑樹接過者，則結子早而佳。梨有青、黄、紅、紫四色。乳梨即雪梨，鵝梨即綿梨，消梨即香水梨也。俱爲上品，可以治病。禦兒梨即玉乳梨之訛。或云禦兒一作語兒，地名也，在蘇州嘉興縣，見《漢書註》。其他青皮、早穀、半斤、沙糜諸梨，皆粗澀不堪，止可蒸煮及切烘爲脯爾。一種醋梨，易水煮熟，則甜美不損人也。昔人言梨，皆以常山真定、山陽鉅野、梁國睢陽、齊國臨淄、鉅鹿、弘農、京兆、鄴都、洛陽爲稱。蓋好梨多産於北土，南方惟宣城者爲勝。故司馬遷《史記》①云：淮北、滎南、河濟之間，千株梨其人與千户侯等也。又魏文帝②詔云：真定御梨大如拳，甘如蜜，脆如菱，可以解煩釋悁。辛氏《三秦記》③云：含消梨大如五升器，墜地則破，須以囊承取之。漢武帝嘗種於上苑。此又梨之奇品也。《物類相感志》④言：梨與蘿蔔相間收藏，或削梨蒂種於蘿蔔上藏之，皆可經年不爛。今北人每於樹上包裹，過冬乃摘，亦妙。

實。

【氣味】甘、微酸，寒，無毒。多食令人寒中萎困。金瘡、乳婦、血虚者，尤不可食。【志⑤曰】《别本》云：梨：甘寒，多食成冷痢。桑梨：生食冷中，不益人。【主治】熱嗽，止渴。切片貼湯火傷，止痛不爛。蘇恭⑥。治客熱，中風不語，治傷寒熱發，解丹石熱氣、驚邪，利大小便。《開寶》⑦。除賊風，止心煩，氣喘，熱狂。作漿，吐風痰。大明⑧。卒暗風不語者，生擣汁頻服。胸中痞塞熱結者，宜多食之。孟詵⑨。潤肺凉心，消痰降火，解瘡毒、酒毒。時珍。

---

① 史記：**《史記·貨殖列傳》** ……安邑千樹棗，燕、秦千樹栗，淮北、常山已南、河濟之間千樹萩……此其人皆與千戶侯等……（**按**：《漢書》卷91亦作"千樹萩"，而《初學記》《御覽》皆作"千樹梨"。）

② 魏文帝：**《御覽》卷969"梨"** 魏文帝詔曰：真定御梨大若拳，甘若蜜，脆若凌，可以解煩釋渴。

③ 三秦記：**《御覽》卷969"梨"** 辛氏《三秦記》曰：漢武帝園一名樊川，一名禦宿。有大梨如五升，落地則破。其主取者，以布囊盛之，名含消梨。

④ 物類相感志：**《物類相感志·果子》** 藏梨子用蘿蔔間之，勿令相着，經年不爛。或削梨蒂插蘿蔔上，亦不得爛……

⑤ 志：**《開寶》見《證類》卷23"梨"** 今按《别本》注云……味甘，寒，無毒……又有桑梨……生不益人，冷中，不可多食。

⑥ 蘇恭：**《唐本草》見《證類》卷23"梨"** 《唐本》注云：梨削貼湯火瘡，不爛，止痛，易差。又主熱嗽，止渴……

⑦ 開寶：**《開寶》見《證類》卷23"梨"** 今按《别本》注云……主客熱，中風不語，又療傷寒熱發，解石熱氣，驚邪，嗽，消渴，利大小便……

⑧ 大明：**《日華子》見《證類》卷23"梨"** 梨……消風，療欬嗽氣喘，熱狂，又除賊風，胸中熱結，作漿吐風痰。

⑨ 孟詵：**《食療》見《證類》卷23"梨"** ……又胸中痞塞熱結者，可多食好生梨，即通。卒暗風失音，不語者，生擣汁一合，頓服之，日再服止。

【發明】【宗奭①曰】梨多食動脾，少則不及病，用梨者當斟酌之。惟病酒煩渴人食之甚佳，終不能却疾。【慎微②曰】孫光憲《北夢瑣言》云：有一朝士見奉御梁新診之，曰：風疾已深，請速歸去。復見鄜州馬醫趙鄂診之，言與梁同，但請多喫消梨，咀齕不及，絞汁而飲。到家旬日，唯喫消梨頓爽也。【時珍曰】《别録》著梨，止言其害，不著其功。陶隱居言梨不入藥。蓋古人論病多主風寒，用藥皆是桂、附，故不知梨有治風熱、潤肺凉心、消痰降火、解毒之功也。今人痰病、火病，十居六七。梨之有益，蓋不爲少，但不宜過食爾。按《類編》③云：一士人狀若有疾，厭厭無聊，往謁楊吉老診之。楊曰：君熱證已極，氣血消鑠，此去三年，當以疽死。士人不樂而去。聞茅山有道士醫術通神，而不欲自鳴。乃衣僕衣，詣山拜之，願執薪水之役。道士留置弟子中。久之以實白道士。道士診之，笑曰：汝便下山，但日日喫好梨一顆。如生梨已盡，則取乾者泡湯，食滓飲汁，疾自當平。士人如其戒，經一歲復見吉老。見其顔貌腴澤，脉息和平，驚曰：君必遇異人，不然豈有痊理？士人備告吉老。吉老具衣冠望茅山設拜，自咎其學之未至。此與《瑣言》之説仿佛。觀夫二條，則梨之功豈小補哉？然惟乳梨、鵝梨、消梨可食，餘梨則亦不能去病也。

【附方】舊六，新三。消渴飲水。用香水梨，或鵝梨，或江南雪梨皆可，取汁以蜜湯熬成瓶收。無時以熱水或冷水調服，愈乃止。《普濟方》④。卒得欬嗽。【頌曰】崔元亮《海上方》⑤

---

① 宗奭：**《衍義》卷18"梨"** 多食則動脾，少則不及病，用梨之意須當斟酌。惟病酒煩渴人，食之甚佳，終不能却疾。

② 慎微：**《證類》卷23"梨"** 《北夢鎖言》：有一朝士，見梁奉御，診之曰：風疾已深，請速歸去。朝士復見鄜州馬醫趙鄂者，復診之，言疾危，與梁所説同矣。曰：只有一法，請官人試吃消梨，不限多少，咀齕不及，絞汁而飲。到家旬日，唯吃消梨，頓爽矣。

③ 類編：**《朱氏集驗方》卷12"預療背疽方論"** 揚州名醫楊吉老，其術甚著。某郡一士人狀若有疾，厭厭不聊，莫能名其何等病，往謁之。楊曰：君熱證已極，氣血銷鑠且盡，自此三年當以背疽死，不可爲已。士人不樂而退。聞茅山觀中一道士於醫術通神，但不肯以技自名，未必爲人致力。士人心計交切，乃衣僮僕之服，詣山拜之，願執薪水之役于席下，道士喜留，置弟子中，誨以讀經，晝夜只事左右，頤旨如意。歷兩月久，覺其與常隸别，呼扣所從來。始再拜謝過，以實白之。道士笑曰：世間那有醫不得底病，汝試以脉示我。才診脉，又笑曰：汝便可下山，吾亦無藥與汝，但日日買好梨吃一顆。如生梨已盡，則收乾者泡湯飲之，仍食其滓，此疾自當愈。士人歸，謹如其戒。經一歲複往揚州，楊醫見之，驚其顔貌腴澤，脉息和平，謂之曰：君必遇異人，不然豈有安之理？士人以告，楊立具衣冠焚香，望茅山設拜，蓋自咎其學未至也。《北瑣夢言》載：醫者趙那云：一朝士疾危，只有一法，請剩吃消梨，不限多少，如咀嚼不及，捩汁而飲，或希萬一。用其言遂愈。此意正同。《類編方》。

④ 普濟方：**《普濟方》卷177"痟渴"** 治痟渴：香水梨（或好鵝梨，或江南雪梨，俱可），右用蜜熬瓶盛，不時用熱水或冷水調服，大有功效……

⑤ 海上方：**《圖經》見《證類》卷23"梨"** ……崔元亮《海上方》療嗽單驗方：取好梨去核，擣汁一茶碗，著椒四十粒，煎一沸去滓，即内黑餳一大兩，消訖，細細含咽立定……

用好梨去核，搗汁一椀，入椒四十粒，煎一沸去滓，納黑餳一大兩，消訖，細細含嚥立定。【詵[①]曰】用梨一顆，刺五十孔，每孔納椒一粒，麫裹灰火煨熟，停冷去椒食之。又方：去核納酥、蜜，麫裹燒熟，冷食。又方：切片，酥煎食之。又方：搗汁一升，入酥、蜜各一兩，地黄汁一升，煎成含嚥。凡治嗽，須喘急定時冷食之。若熱食反傷肺，令嗽更劇，不可救也。若反，可作羊肉湯餅飽食之，即佳。**痰喘氣急**。梨剜空，納小黑豆令滿，留蓋合住繫定，糠火煨熟，搗作餅。每日食之，至效。《摘玄》[②]。**暗風失音**。生梨擣汁一盞飲之，日再服。《食療本草》[③]。**小兒風熱**，昏懵躁悶，不能食。用消梨三枚切破，以水二升，煮取汁一升，入粳米一合，煮粥食之。《聖惠方》[④]。**赤目弩肉**，日夜痛者。取好梨一顆搗絞汁，以綿裹黄連片一錢浸汁，仰卧點之。《圖經》[⑤]。**赤眼腫痛**。鵝梨一枚搗汁，黄連末半兩，膩粉一字，和勾綿裹浸梨汁中，日日點之。《聖惠》[⑥]。**反胃轉食**。藥物不下。用大雪梨一箇，以丁香十五粒刺入梨内，溼紙包四五重，煨熟食之。《總録》[⑦]。

花。【主治】**去面黑粉滓**。時珍。方見"李花"下。

葉。【主治】**霍亂吐利不止，煮汁服。作煎，治風**。蘇恭[⑧]。**治小兒寒疝**。蘇頌[⑨]。**擣汁服解中菌毒**。吴瑞[⑩]。

【附方】舊三，新一。**小兒寒疝**，腹痛，大汗出。用梨葉濃煎七合，分作數服，飲之大良。

---

① 詵：**《食療》見《證類》卷23"梨"** 孟詵云：梨除客熱，止心煩，不可多食。又卒欬嗽，以一顆刺作五十孔，每孔内以椒一粒，以麫裹，於熱火灰中，煨令熟，出停冷，去椒食之。又方：去核内酥蜜，麫裹，燒令熟，食之。又取梨肉内酥中煎，停冷食之。又擣汁一升，酥一兩，蜜一兩，地黄汁一升，緩火煎，細細含咽。凡治嗽，皆須待冷，喘息定後方食。熱食之，反傷矣，令嗽更極不可救。如此者，可作羊肉湯餅飽食之，便卧少時……

② 摘玄：**《丹溪摘玄》卷11"喘門"** 治喘：梨一只，去蓋，博剜去梨心，以小黑豆填塞梨内，仍以梨蓋蓋定，麻縛之，以稻皮盛於小缸内，燒著稻皮，煨熟其梨博豆，取出搗爛，作餅子，如錢大，每日食之。或食數口，過口至效。

③ 食療本草：**《食療》見《證類》卷23"梨"** 孟詵云……卒暗風失音，不語者，生擣汁一合，頓服之，日再服止。

④ 聖惠方：**《聖惠方》卷97"食治小兒諸方"** 治小兒心藏風熱，昏憒躁悶，不能下食，梨湯粥方：梨（三枚，切）、粳米（一合），右以水二升，煮梨取汁一盞，去滓，投米煮粥食之。

⑤ 圖經：**《圖經》見《證類》卷23"梨"** ……又治卒患赤目弩肉，坐卧痛者，取好梨一顆，擣絞取汁，黄連三枝碎之，以綿裹，漬令色變，仰卧注目中……

⑥ 聖惠：**《聖惠方》卷32"治眼赤諸方"** 治眼赤痛，點眼方：鵝梨（一枚大者，搗絞取汁）、黄連（半兩，搗爲末）、膩粉（一字），右以綿裹黄連、膩粉，内梨汁中浸一日，每取少許點之。

⑦ 總録：**《普濟方》卷36"胃反"** 治翻胃吐食：大雪梨（一個）、丁香（十五粒），右將丁香刺入梨内，用濕紙裹包四五重，炭火煨熟，熱服。（**按**：《聖惠方》無此方，另溯其源。）

⑧ 蘇恭：**《唐本草》見《證類》卷23"梨"** ……葉，主霍亂，吐痢不止，煮汁服之。/**《圖經》見《證類》卷23"梨"** ……梨葉……亦可作煎，治風……（**按**：此條糅合二家之文。）

⑨ 蘇頌：**《圖經》見《證類》卷23"梨"** ……徐王效驗方：小兒腹痛，大汗出，名曰寒疝，濃煮梨葉七合，以意消息，可作三四服，飲之大良……

⑩ 吴瑞：**《日用本草》卷6"梨"** 搗汁服，解中菌毒。

此徐王經驗方也。《圖經本草》①。中水毒病。初起頭痛惡寒,拘急心煩。用梨葉一把擣爛,以酒一盞攪飲。《篋中方》②。蚨螋尿瘡,出黄水。用梨葉一塗之。乾即易。《篋中方》③。食梨過傷。梨葉煎汁解之。黄記④。

木皮。【主治】解傷寒時氣。時珍。

【附方】新四。傷寒温疫,已發未發。用梨木皮、大甘草各一兩,黄秫穀一合,爲末,鍋底煤一錢。每服三錢,白湯下,日二服,取愈。此蔡醫博方也。《黎居士簡易方》⑤。霍亂吐利。梨枝煮汁飲。《聖惠》⑥。氣積鬱冒。人有氣從臍左右起上衝,胸滿氣促,鬱冒厥者,用梨木灰、伏出雞卵殼中白皮、紫苑、麻黄去節,等分爲末,糊丸梧子大。每服十丸,酒下。亦可爲末服方寸匕,或煮湯服。《總録》⑦。結氣欬逆。三十年者服之亦瘥。方同上。

鹿梨《圖經》⑧【校正】原附"梨"下,今分出。

【釋名】鼠梨《詩疏》⑨、山梨《毛詩》⑩、陽檖《爾雅》⑪、羅。【時珍曰】《爾雅》云:檖,羅也。其木有紋如羅,故名。《詩》云:隰有樹檖。毛萇注云:檖,一名赤羅,一名山梨,一名樹梨。今人謂之陽檖。陸機《詩疏》⑫云:檖即鹿梨也,一名鼠梨。

---

① 圖經本草:見前頁注⑨。

② 篋中方:**《證類》卷23"梨"** 錢相公……又方:治中水毒。取梨葉一把熟杵,以酒一盞攪服之。

③ 篋中方:**《證類》卷23"梨"** 錢相公:疗蠼螋尿疮,黄水出。嚼梨汁傅之,干即易。

④ 黄記:(**按**:無此書名。或疑爲《廣記》,然查《太平廣記》等書,未能溯得其源。)

⑤ 簡易方:**《黎居士簡易方》卷10"寒"** 治傷寒瘟疫已發未發,皆可服。粉草、梨木皮(各一兩)、黄秫穀(一合,去芒),右細末,再入鍋底煤一錢重,每三錢,七沸,湯點,日一二服。

⑥ 聖惠:**《證類》卷23"梨"** 《梅師方》治霍亂,心痛利,無汗方:取梨葉枝一大握,水一升,煎取一升服。(**按**:《聖惠方》無此方。《普濟方》卷201"霍亂吐利"有同方,實據《證類》所引,故注出"本草"。)

⑦ 總録:**《普濟方》卷171"賁豚"** 療手足逆冷,胸滿氣促,從臍左右起鬱冒者:伏出雞頭卵殼中白皮、梨木灰、麻黄(去節)、紫菀(各等分),右擣下篩作丸散,隨宜酒服十丸如梧桐子大者。或方寸匕。療三十年喉中結氣,咳逆立瘥。亦可水煮爲湯,以意分之。(**按**:《聖濟總録》無此方,另溯其源。)

⑧ 圖經:**《圖經》見《證類》卷23"梨"** ……又,江寧府信州出一種小梨,名鹿梨。葉如茶,根如小拇指,彼處人取其皮,治瘡癬及疥癩,云甚效。八月采。近處亦有,但采其實作乾,不聞入藥。

⑨ 詩疏:**《毛詩注疏》卷11"國風·秦·晨風"** ……隰有樹檖(傳:檖,赤羅也)……〔孔穎達〕疏:郭璞云:今楊檖也……陸機疏云:檖,一名赤羅,一名山梨也。今人謂之楊檖,實如梨,但小耳。一名鹿梨,一名鼠梨……

⑩ 毛詩:見上注。

⑪ 爾雅:**《爾雅·釋木》(郭注)** 檖,欏。(今楊檖也,實似梨而小,酢可食。)

⑫ 陸機詩疏:**《毛詩草木鳥獸蟲魚疏》卷上"隰有樹檖"** 檖,一名赤蘿,一名山梨。今人謂之楊檖,其實如梨,但實甘小異耳。一名鹿梨,一名鼠梨。齊郡廣饒縣堯山、魯國河内共北山中有,今人亦種之。極有脆美者,亦如梨之美者。

【集解】【頌①曰】江寧府信州一種小梨名鹿梨，葉如茶，根如小拇指。彼人取皮治瘡，八月采之。近處亦有，但采實作乾，不知入藥也。【時珍曰】山梨，野梨也。處處有之。梨大如杏，可食。其木文細密，赤者文急，白者文緩。按陸機②云：鹿梨，齊郡堯山、魯國、河内皆有，人亦種之。實似梨而酢，亦有美脆者。

實。【氣味】酸，濇，寒，無毒。【主治】煨食治痢。蘇頌③。

根皮。【氣味】同實。【主治】瘡疥，煎汁洗之。蘇頌④。

【附方】新二。一切瘡。鹿梨散：用鹿梨根、蛇牀子各半斤，真剪草四兩，硫黄三錢，輕粉一錢，爲末，麻油調傅之。小兒塗于絹衣上着之，七日不解，自愈。《仁存方》⑤。一切癬。鹿梨根刮皮擣爛，醋和，麻布包擦之。乾者爲末，以水和擣。唐瑶《經驗方》⑥。

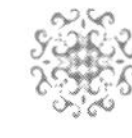

棠梨《綱目》

【釋名】甘棠。【時珍曰】《爾雅》⑦云：杜，甘棠也。赤者杜，白者棠。或云：牝曰杜，牡曰棠。或云：澀者杜，甘者棠。杜者，澀也；棠者，餹也。三説具通，末説近是。

【集解】【時珍曰】棠梨，野梨也。處處山林有之。樹似梨而小。葉似蒼术葉，亦有團者，三叉者，葉邊皆有鋸齒，色頗黲白。二月開白花，結實如小楝子大，霜後可食。其樹接梨甚嘉。有甘、酢，赤、白二種。按陸機《詩疏》⑧云：白棠，甘棠也，子多酸美而滑。赤棠，子澀而酢，木理亦赤，可作弓材。《救荒本草》⑨云：其葉味微苦，嫩時煠熟，水浸淘净，油、鹽調食，或蒸晒代茶。其花亦可煠食，或晒乾磨麪作燒餅食以濟飢。又楊慎《丹鉛録》⑩言：尹伯奇采楟花以濟飢。註者言楟即山梨，乃今棠梨也。未知是否。

---

① 頌：見前頁注⑧。

② 陸機：見2088頁注⑫。

③ 蘇頌：**《圖經》見《證類》卷23"梨"** ……彼處人取其皮，治瘡癬及疥癩，云甚效。/**卷30"外木蔓類・棠毬子"** ……彼土人用治痢疾及腰疼，皆效……

④ 蘇頌：見上注。

⑤ 仁存方：**《普濟方》卷272"諸瘡腫門"** 治一切瘡（出《仁存方》）：鹿黎根、蛇床（各半斤）、真剪草（四兩，用雞腸草亦可）、硫黄（三錢），右爲末，入輕粉同研勻，蔴油調傅。小兒以蔴油調㸃在絹衣上，著衣七日不解，其瘡自愈。

⑥ 唐瑶經驗方：（**按**：書佚，無可溯源。）

⑦ 爾雅：**《爾雅・釋木》（郭注）** 杜，甘棠。（今之杜梨。）杜，赤棠。白者棠。（棠色異，異其名。）

⑧ 詩疏：**《毛詩草木鳥獸蟲魚疏》卷上"蔽芾甘棠"** 甘棠，今棠棃。一名杜梨，赤棠也。與白棠同耳。但子有赤白美惡。子白色爲白棠，甘棠也，少酢滑美。赤棠子澀而酢，無味，俗語云：澀如杜，是也。赤棠木理韌，亦可以作弓幹。

⑨ 救荒本草：**《救荒》卷下之前"棠梨樹"** 救饑：采花煠熟食，或曬乾磨麵，作燒餅食。亦可采嫩葉煠熟，水浸淘净，油鹽調食。或蒸曬作茶亦可。其棠梨經霜熟時，摘食甚美。

⑩ 丹鉛録：**《丹鉛總録》卷4"花木類"** 楟花……《孝子傳》：尹伯奇採楟花以爲食。注：楟花，山梨也。山梨，今名棠梨，其花春開，採之日乾，瀹之可充蔬。

實。【氣味】酸、甘，濇，寒，無毒。【主治】燒食，止滑痢。時珍。

枝葉。【氣味】同實。【主治】霍亂吐瀉不止，轉筋腹痛，取一握，同木瓜二兩煎汁，細呷之。時珍。○《聖惠方》[①]。

【附方】新一。反胃吐食。棠梨葉油炒，去刺，爲末，每旦酒服一錢。《山居四要》[②]。

海紅《綱目》

【釋名】海棠梨。【時珍曰】按李德裕《花木記》[③]云：凡花木名海者，皆從海外來，如海棠之類是也。又李白[④]詩註云：海紅乃花名，出新羅國甚多。則海棠之自海外有據矣。

【集解】【時珍曰】《飲膳正要》[⑤]果類有海紅，不知出處，此即海棠梨之實也。狀如木瓜而小，二月開紅花，實至八月乃熟。鄭樵《通志》[⑥]云：海棠子名海紅，即《爾雅》赤棠也。沈立《海棠記[⑦]》云：棠有甘棠、沙棠、棠梨，皆非海棠也。海棠盛於蜀中。其出江南者名南海棠，大抵相類而花差小。棠性多類梨。其核生者長慢，數十年乃花。以枝接梨及木瓜者易茂。其根色黄而盤勁。(且)〔其〕木堅而多節，外白中赤。其枝葉密而條暢。其葉類杜，大者縹(录)〔緑〕色，小者淺紫色。二月開花五出，初如臙脂點點然，開則漸成纈暈，落則有若宿妝淡粉。其蔕長寸餘，淡紫色，或三萼、五萼成叢。其蕊如金粟，中有紫鬚。其實狀如梨，大如櫻桃，至秋可食，味甘酸。大抵海棠花以紫綿色者爲正，餘皆棠梨耳。海棠花不香，惟蜀之嘉州者[⑧]有香而木大。有黄海棠，花黄。貼幹海棠，花

---

① 聖惠方：**《聖惠方》卷47"治霍亂轉筋諸方"** 治霍亂吐利不止，兼轉筋方：棠梨枝(一握)、木瓜(二兩)，右件藥細剉和匀，分爲四服，每服以水一中盞，入生薑半分，煎至六分，去滓，不計時候熱服。

② 山居四要：**《山居四要》卷3"衛生之要·雜病"** ……翻胃，用棠梨葉油炒，去刺爲末，酒調下。

③ 花木記：**《海棠譜》卷上"敘事"** 李贊皇《花木記》以海爲名者，悉從海外來，如海棠之類是也。

④ 李白：**《李太白集分類補注》卷24"詠物·詠鄰女東窗海石榴"** (齊賢曰：新羅多海紅并海石榴)。(**按**："齊賢"即補註者宋·楊齊賢。)

⑤ 飲膳正要：**《飲膳正要》卷3"果品·海紅"** 海紅味酸、甘，平，無毒。治洩痢。

⑥ 通志：**《通志·昆蟲草木略·果類》** 梨之類多……《詩》所謂蔽芾甘棠也，謂之棠梨。其花謂之海棠花，其實謂之海紅子……

⑦ 海棠記：**《海棠譜》卷上"敘事"** 棠之稱甚衆……甘棠……地棠、棠梨、沙棠，味如李，無核。較是數説，俱非謂海棠也……海棠雖盛稱於蜀，而蜀人不甚重……而出江南者，復稱之曰南海棠。大抵相類而花差小，色尤深耳。棠性多類梨，核生者長遲，逮十數年方有花。都下接花工多以嫩枝附梨而贅之，則易茂矣。種宜壚壤膏沃之地。其根色黄而盤勁，其木堅而多節。其外白而中赤，其枝柔密而脩暢，其葉類杜。大者縹緑色，而小者淺紫色。其紅花，五出。初極紅如臙脂點點然，及開則漸成纈暈，至落則若宿粧淡粉矣。其蔕長寸餘，淡紫色，於葉間。或三萼至五萼爲叢而生。其蘂如金粟，蘂中有鬚三，如紫絲。其香清酷，不蘭不麝。其實狀如梨，大若櫻桃。至秋熟可食，其味甘而微酸。兹棠之大概也。(沈立《海棠記》。)(**按**：北宋·沈立《海棠記》之佚文存於南宋·陳思《海棠譜》。)

⑧ 蜀之嘉州者：**《蜀中廣記》卷62** 《嘉州志》云：海棠花以紫綿色者爲正，餘皆棠梨耳。産嘉州者有香而本大。有黄海棠，色黄。貼榦海棠，花小而鮮。垂絲海棠，色粉紅向下。皆無子，非真海棠也。

小而鮮。垂絲海棠,花粉紅向下。皆無子,非真海棠也。

子。【氣味】酸、甘,平,無毒。【主治】洩痢。時珍。○出《正要》①。

木瓜《别録》②中品

【釋名】楙音茂。【時珍曰】按《爾雅》③云:楙,木瓜。郭璞註云:木實如小瓜,酢而可食。則木瓜之名,取此義也。或云:木瓜味酸,得木之正氣故名。亦通。楙,從林、矛,諧聲也。

【集解】【弘景④曰】木瓜,山陰蘭亭尤多,彼人以爲良果。又有榠樝,大而黄。有樝子,小而澀。《禮》云:樝梨鑚之。古亦以樝爲果,今則不也。【保昇⑤曰】其樹枝狀如柰,花作房生子,形似栝樓,火乾甚香。樝子似梨而酢,江外常爲果食。【頌⑥曰】木瓜處處有之,而宣城者爲佳。木狀如柰。春末開花深紅色。其實大者如瓜,小者如拳,上黄似着粉。宣人種蒔尤謹,遍滿山谷。始實成則鏃紙花粘於上,夜露日烘,漸變紅,花(色其)文如生。本州以充土貢,故有宣城花木瓜之稱。榠樝酷類木瓜,但看蒂間别有重蒂如乳者爲木瓜,無者爲榠樝也。【斅⑦曰】真木瓜皮薄,色赤黄,香而甘酸不澀,其向裏子頭尖,一面方,食之益人。有和圓子,色微黄,蒂粗,其子小圓,味澀微酸,能傷人氣。有蔓子,顆小,味絶澀,不堪用。有土伏子,味絶苦澀不堪,子如大樣油麻,餌之令人目色,多赤筋痛也。【宗奭⑧曰】西洛大木瓜,其味和美,至熟止青白色,入藥絶有功,勝宣州者,味淡。【時珍曰】木瓜可種可接,可以枝壓。其葉光而厚,其實如小瓜而有鼻。津潤味不木者爲木瓜。圓小於木瓜,味木而酢澀者爲木桃。似木瓜而無鼻,大於木桃,味澀者爲木李,亦曰木梨,即榠樝及和圓子也。鼻乃

---

① 正要:見前頁注⑤。

② 别録:**《别録》見《證類》卷23“木瓜實”** 味酸,温,無毒。主濕痺邪氣,霍亂大吐下,轉筋不止。其枝亦可煮用。

③ 爾雅:**《爾雅·釋木》(郭注)** 楙,木瓜。(實如小瓜,酢可食。)

④ 弘景:**《集注》見《證類》卷23“木瓜實”** 陶隱居云:山陰蘭亭尤多,彼人以爲良果……又有榠樝,大而黄,可進酒去痰。又,樝子,澀,斷痢。《禮》云:樝梨曰攢之。鄭公不識樝,乃云是梨之不臧者。然古亦似以樝爲果,今則不入例爾。

⑤ 保昇:**《蜀本草》見《證類》卷23“木瓜實”** 《蜀本》注:其樹枝狀如奈,花作房生,子形似栝樓,火乾甚香……又《爾雅》注:樝似梨而酢澀。

⑥ 頌:**《圖經》見《證類》卷23“木瓜實”** 木瓜……今處處有之,而宣城者爲佳。其木狀若奈,花生於春末而深紅色。其實大者如瓜,小者如拳……宣州人種蒔尤謹,遍滿山谷。始實成,則鏃紙花薄其上,夜露日暴,漸而變紅,花文如生。本州以充上貢焉。又有一種榠樝,木、葉、花、實,酷類木瓜。陶云大而黄,可進酒去痰者是也。欲辨之,看蒂間,别有得蒂如乳者爲木瓜,無此者爲榠樝也。

⑦ 斅:**《炮炙論》見《證類》卷23“木瓜實”** 雷公云:凡使,勿誤用和圓子、蔓子、土伏子,其色樣外形真似木瓜,只氣味效并向裏子各不同。若木瓜,皮薄,微赤黄,香,甘酸不澀。調榮衛,助穀氣。向裏子頭尖,一面方,是真木瓜。若和圓子,色微黄,蒂核粗,子小圓,味澀微鹹,傷人氣。蔓子顆小,亦似木瓜,味絶澀,不堪用。土伏子似木瓜,味絶澀,子如大樣油麻,又苦澀,不堪用。若餌之,令人目澀目赤,多赤筋痛……

⑧ 宗奭:**《衍義》卷18“木瓜”** ……今人多取西京大木瓜爲佳,其味和美,至熟止青白色,入藥絶有功。勝、宣州者味淡……

花脱處,非臍蒂也。木瓜性脆,可蜜漬之爲果。去子蒸爛,搗泥入蜜與薑作煎,冬月飲尤佳。木桃、木李性堅,可蜜煎及作餻食之。木瓜燒灰散池中,可以毒魚,説出《淮南萬畢術》①。又《廣志》②云:木瓜枝一尺有百二十節,可爲數號。

實。【修治】【斅③曰】凡使木瓜,勿犯鐵器,以銅刀削去硬皮并子,切片晒乾,以黄牛乳汁拌蒸,從巳至未,待如膏煎,乃晒用也。【時珍曰】今人但切片晒乾入藥爾。按《大明會典》④:宣州歲貢烏爛蟲蛀木瓜入御醫局。亦取其陳久無木氣,如栗子去木氣之義爾。

【氣味】酸,温,無毒。【思邈⑤曰】酸、鹹,温,濇。【詵⑥曰】不可多食,損齒及骨。【主治】濕痺脚氣,霍亂大吐下,轉筋不止。《别録》⑦。治脚氣衝心,取嫩者一顆,去子煎服,佳。强筋骨,下冷氣,止嘔逆,心膈痰唾,消食,止水利後渴不止,作飲服之。藏器⑧。止吐瀉奔豚及水腫,冷熱痢,心腹痛。大明⑨。調營衛,助穀氣。雷斅⑩。去濕和胃,滋脾益肺,治腹脹善噫,心下煩痞。好古⑪。

【發明】【杲⑫曰】木瓜入手、足太陰血分,氣脱能收,氣滯能和。【弘景⑬曰】木瓜最療轉筋。如轉筋時,但呼其名及書(土)〔上〕作木瓜字皆愈,此理亦不可解。俗人拄木瓜杖,云利筋脉也。【宗奭⑭曰】木瓜得木之正,酸能入肝,故益筋與血。病腰腎脚膝無力皆不可缺也。人以鉛霜或胡粉塗之,則失酢味,且無渣,蓋受金之制也。【時珍曰】木瓜所主霍亂吐利轉筋脚氣,皆脾胃病,非肝病也。肝雖主筋,而轉筋則由濕熱、寒濕之邪襲傷脾胃所致,故筋轉必起於足腓。腓及宗筋皆屬陽明。

---

① 淮南萬畢術:**《御覽》卷973"木瓜"** 《三國典略》曰:齊孝昭北伐庫莫奚,至其地,以木瓜灰毒魚,魚皆死而浮……(**按**:出處有誤,今另溯其源。)

② 廣志:**《藝文類聚》卷87"菓部下・木瓜"** 《廣志》曰:木瓜子可藏枝爲杖,號一尺百二十節。

③ 斅:**《炮炙論》見《證類》卷23"木瓜實"** ……凡使木瓜,勿令犯鐵。用銅刀削去硬皮并子,薄切,於日中曬。却用黄牛乳汁拌蒸,從巳至未,其木瓜如膏煎,却於日中薄攤,曬乾用也。

④ 大明會典:**《大明會典》卷224"太醫院"** 寧國府……烏爛蟲蛀下木瓜二十箇。

⑤ 思邈:**《千金方》卷26"果實第二"** 木瓜實:味酸、鹹,温、澀,無毒。

⑥ 詵:**《食療》見《證類》卷23"木瓜實"** ……不可多食,損齒及骨……

⑦ 别録:見2091頁注②。

⑧ 藏器:**《拾遺》見《證類》卷23"木瓜實"** 陳藏器云:木瓜本功外,下冷氣,强筋骨,消食,止水痢後渴不止,作飲服之。又,脚氣冲心,取一顆去子,煎服之,嫩者更佳。又止嘔逆,心膈痰唾……

⑨ 大明:**《日華子》見《證類》卷23"木瓜實"** 木瓜,止吐瀉、賁豚及脚氣水腫,冷熱痢,心腹痛,療渴,嘔逆,痰唾等……

⑩ 雷斅:見2091頁注⑦。

⑪ 好古:**《湯液本草》卷下"木瓜"** 《本草》云:治脚氣濕痹,邪氣霍亂,大吐下,轉筋不止。益肺而去濕,和胃而滋脾……(**按**:"治腹脹善噫,心下煩痞"一句未能溯得其源。)

⑫ 杲:**《本草發揮》卷3"木瓜"** 東垣云:氣脱則能收,氣滯則能和。入手足太陰經。

⑬ 弘景:**《集注》見《證類》卷23"木瓜實"** ……最療轉筋,如轉筋時,但呼其名及書上作木瓜字,皆愈,亦不可解。俗人柱木瓜杖,云利筋脛……

⑭ 宗奭:**《衍義》卷18"木瓜"** 得木之正,故入筋。以鉛霜塗之,則失醋味,受金之制,故如是……此物入肝,故益筋與血,病腰腎脚膝無力,此物不可闕也。

木瓜治轉筋,非益筋也,理脾而伐肝也。土病則金衰而木盛,故用酸温以收脾肺之耗散,而藉其走筋以平肝邪,乃土中瀉木以助金也。木平則土得令而金受蔭矣。《素問》①云:酸走筋,筋病無多食酸。孟詵②云:多食木瓜,損齒及骨。皆伐肝之明驗,而木瓜入手、足太陰,爲脾、肺藥,非肝藥,益可徵矣。又《鍼經》③云:多食酸,令人癃。酸入於胃,其氣濇以收,兩焦之氣不能出入,流入胃中,下注膀胱,胞薄以軟,得酸則縮卷,約而不通,故水道不利而癃濇也。羅天益《寶鑑》④云:太保劉仲海日食蜜煎木瓜三五枚,同伴數人皆病淋疾,以問天益。天益曰:此食酸所致也,但奪食則已。陰之所生,本在五味。陰之所營,傷在五味。五味太過,皆能傷人,不獨酸也。又陸佃《埤雅》⑤云:俗言梨百損一益,楙百益一損。故《詩》云"投我以木瓜",取其有益也。

【附方】舊二,新十。**項强筋急**,不可轉側,肝、腎二臟受風也。用宣州木瓜二個取蓋去穰,没藥二兩,乳香二錢半,二味入木瓜内縛定,飯上蒸三四次,爛研成膏。每用三錢,入生地黄汁半盞,無灰酒二盞,暖化温服。許叔微云:有人患此,自午後發,黄昏時定。予謂此必先從足起。少陰之筋自足至項。筋者肝之合。今日中至黄昏,陽中之陰,肺也。自離至兑,陰旺陽弱之時。故《靈寶畢法》云:離至乾,腎氣絶而肝氣弱。肝、腎二臟受邪,故發於此時。予授此及都梁丸服之而愈。《本事方》⑥。**脚氣腫急**。用木瓜切片,囊盛踏之。廣德顧安中患脚氣,筋急腿腫,因附舟以足閣一袋上,漸覺不痛。乃問舟子:袋中何物?曰:宣州木瓜也。及歸,製木瓜袋用之,頓愈。《名醫

---

① 素問:**《素問·宣明五氣篇》** 酸走筋,筋病無多食酸。

② 孟詵:**《食療》見《證類》卷23"木瓜實"** 孟詵云:……不可多食,損齒及骨……

③ 鍼經:**《靈樞·五味論》** ……酸走筋,多食之,令人癃……酸入於胃,其氣澀以收,上之兩焦,弗能出入也。不出即留於胃中。胃中和温,則下注膀胱。膀胱之胞薄以懦,得酸則縮綣,約而不通,水道不行,故癃。

④ 寶鑑:**《衛生寶鑑》卷2"酸多食之令人癃"** 至元己巳上都住。夏月,太保劉仲晦使引進史柔明來曰:近一兩月,作伴數人,皆有淋疾,是氣運使然?是水土耶?予思之,此間别無所患,此疾獨公所有之,殆非運氣水土使然。繼問柔明,近來公多食甚物?曰:宣使賜木瓜百餘對,遂多蜜煎之。每客至,以此待食,日三五次。予曰:淋由此也……又曰。陰之所生,本在五味。陰之五宫,傷在五味,五味口嗜而欲食之,必自裁制,勿使過焉,五味過則皆能傷其正,豈止酸味耶?太保歎曰:凡爲人子,不可不知醫,信哉。

⑤ 埤雅:**《埤雅》卷13"釋木·木瓜"** ……諺曰:梨百損一益,楙百益一損。投人之道,宜有以益之,而報人則欲其堅久,故《詩》曰:投我以木瓜,報之以瓊玖也……

⑥ 本事方:**《本事方》卷1"中風肝膽筋骨諸風"** 治筋急項强不可轉仄,木瓜煎:宣州木瓜(二個,取蓋去穰)、没藥(二兩,研)、乳香(一分,研),右二味内木瓜中,用蓋子合了,竹簽定之,飯上蒸三四次,爛研成膏子。每服三五匙,地黄酒化下。生地黄汁半盞,無灰上醞二盞和之,用八分一盞,熱暖化膏。有人患此病,自午後發,黄昏時定。予曰:此患必先從足起。《經》言:十二經絡各有筋,惟足少陰之筋自足至項。大抵筋者,肝之合也。日中至黄昏,天之陽,陽中之陰也。又曰:陽中之陰,肺也,自離至兑,陰旺陽弱之時。故《靈寶畢法》云:離至乾,腎氣絶而肝氣弱,肝腎二臟受陰氣,故發於是時。予授此方,三服而愈。

録》①。脚筋攣痛。用木瓜數枚,以酒、水各半,煮爛搗膏,乘熱貼于痛處,以帛裹之。冷即换,日三五度。《食療本草》②。臍下絞痛。木瓜三片,桑葉七片,大棗三枚,水三升,煮半升,頓服即愈。《食療》③。小兒洞痢。木瓜搗汁服之。《千金方》④。霍亂轉筋。木瓜一兩,酒一升,煎服。不飲酒者,煎湯服。仍煎湯浸青布裹其足。《聖惠》⑤。霍亂腹痛。木瓜五錢,桑葉三片,棗肉一枚,水煎服。《聖惠方》⑥。四蒸木瓜圓。治肝、(賢)〔腎〕、脾三經氣虚,爲風寒暑濕相搏,流注經絡,凡遇六化更變,七情不和,必至發動,或腫滿,或頑痺,憎寒壯熱,嘔吐自汗,霍亂吐利。用宣州大木瓜四箇,切蓋剜空聽用。一箇入黄芪、(賣)〔續〕斷末各半兩于内,一箇入蒼术、橘皮各半兩于内,一箇入烏藥、黄松節末各半兩于内,黄松節即伏神中心木也,一箇入威靈仙、苦葶藶末各半兩于内。以原蓋簪定,用酒浸透,入甑内蒸熟晒,三浸、三蒸、三晒,搗末,以榆皮末、水和糊,丸如梧子大。每服五十丸,温酒、鹽湯任下。《御藥院方》⑦。腎臟虚冷,氣攻腹脇,脹滿疼痛。用大木瓜三十枚,去皮、核,剜空,以甘菊花末、青鹽末各一斤填滿,置籠内蒸熟,搗成膏,入新艾茸二斤搜和,丸如梧子大。每米飲下三十丸,日二。《聖濟總録》⑧。髮稿不澤。木瓜浸油梳頭。《聖惠方》⑨。反花

① 名醫録:**《神秘名醫録》卷下"附船愈脚气病"** 顧安中,廣德軍人,久患脚氣,筋急腿腫,行履不得。因至湖州事幹,船中有一袋物,爲腿酸痛,遂將兩閣袋上,微覺不痛,且筋寬而不急。乃問梢人袋中何物,梢人曰:宣州木瓜。安中不言,後脚氣更不發。説與醫者,云木瓜能大治脚氣也。

② 食療本草:**《食療》見《證類》卷 23"木瓜實"** 主嘔啘風氣。又吐後轉筋,煮汁飲之甚良。脚膝筋急痛,煮木瓜令爛,研作漿粥樣,用裹痛處。冷即易,一宿三五度,熱裹便差。煮木瓜時,入一半酒同煮之。

③ 食療:**《食療》見《證類》卷 23"木瓜實"** ……又,臍下絞痛,木瓜一兩片,桑葉七片,大棗三枚,碎之,以水二升,煮取半升,頓服之,差……

④ 千金方:**《千金方》卷 15"小兒痢第十"** 治少小洞注下痢方……又方:木瓜取汁飲之。

⑤ 聖惠:**《聖惠方》卷 47"治霍亂轉筋諸方"** 治脚轉筋方:木瓜末(一兩),右以酒一升煎三七沸,温温服之。

⑥ 聖惠方:**《普濟方》卷 202"霍亂心下痞逆"** 木瓜湯,治霍亂臍下絞痛:木瓜(一兩半)、桑葉(七片)、棗(三枚),右以水二升。煮取半升。頓服瘥。(**按**:《聖惠方》無此方,另溯其源。)

⑦ 御藥院方:**《御藥院方》卷 1"治風藥門"** 四蒸木瓜丸:治肝腎脾三經氣虚,爲風寒暑濕相搏,流注經絡,竭日曠歲,治療不痊,六氣更變,作情不寧,必至發動,或腫,或頑痹,脚膝疼痛不能自持,增寒壯熱。威靈仙、苦葶藶、黄耆、續斷、蒼术、橘皮、烏藥、茯神木(各半兩),右八味爲細末,大木瓜四個,去頂穰,填藥在内,却用頂盡蓋定,酒灑蒸熟,研爲膏,丸如梧桐子大,每服五十丸,空心温酒下,鹽湯下。

⑧ 聖濟總録:**《聖濟總録》卷 52"腎藏虚冷氣攻腹脅疼痛脹滿"** 治腎藏虚冷,氣攻腹脅脹滿疼痛,艾茸丸方:木瓜(二十枚,去皮核,作甕子)、甘菊花(爲末)、青鹽(研,各一斤),右三味將甘菊花並青鹽,填滿木瓜甕子内,置籠床内蒸,以木瓜爛爲度,研成膏,再入新艾茸二斤,搜和作劑,丸如梧桐子大,暴乾,每服三十丸,空心、食前米飲下。

⑨ 聖惠方:**《證類》卷 23"木瓜實"** 日華子云……又云:榠樝……浸油梳頭,治髮赤并白。(**按**:《聖惠方》無此方。《普濟方》卷 50"榮養髭髮"引同方,云出《本草》,即《日華子》。)

痔瘡。木瓜爲末，以鱓魚身上涎調，貼之，以紙護住。《醫林集要》①。**辟除壁虱**。以木瓜切片，鋪于席下。《臞仙神隱》②。

木瓜核。【主治】霍亂煩躁氣急，每嚼七粒，温水嚥之。時珍。○出《聖惠》③。

枝、葉、皮、根。【氣味】並酸，濇，温，無毒。【主治】煮汁飲，並止霍亂吐下轉筋，療脚氣。《别録》④。枝作杖，利筋脉。根、葉煮湯淋足脛，可以已蹶。木材作桶濯足，甚益人。蘇頌⑤。枝、葉煮汁飲，治熱痢。時珍。○出《千金》⑥。

花。【主治】面黑粉滓。方見"李花"。

樝子音渣○《食療》⑦【校正】原附"木瓜"下，今分出。

【釋名】木桃《埤雅》⑧、和圓子。【時珍曰】木瓜酸香而性脆，木桃酢澀而多渣，故謂之樝，《雷公炮炙論》和圓子即此也。

【集解】【藏器⑨曰】樝子生中都，似榅桲而小，江外常爲果食，北土無之。【頌⑩曰】處處有之，孟州特多。【弘景⑪曰】《禮》云"樝梨鑚之"，謂鑚去核也。鄭玄不識，以爲梨之不臧者。郭璞以爲似梨而酢澀。古以爲果，今不入例矣。【時珍曰】樝子乃木瓜之酢澀者，小於木瓜，色微黄，蒂、核

---

① 醫林集要：**《醫林集要》卷16"諸痔門"**　一方，治翻花痔：生木瓜乾爲末，用鱔魚身上涎調貼，以紙搭之。

② 臞仙神隱：**《神隱》卷上"禁辟蟲物·去壁虱"**　一法：用好木瓜切片，鋪床下。

③ 聖惠：**《普濟方》卷203"霍亂後煩躁卧不安"**　木瓜子方，治霍亂後煩躁，卧不安，有生食氣息：用木瓜子不拘多少，每服七粒，微嚼破，以温水半盞吞之，瘥。（**按**：《聖惠方》無此方，另溯其源。）

④ 别録：見2091頁注②。

⑤ 蘇頌：**《圖經》見《證類》卷23"木瓜實"**　……木瓜大枝可作杖策之，云利筋脉。根、葉者湯淋足脛，可以已蹶。又，截其木，乾之作桶以濯足，尤益……

⑥ 千金：**《千金方》卷15"小兒痢第十"**　治小兒熱痢方：煮木瓜葉飲之。

⑦ 食療：**《食療》見《證類》卷23"木瓜實"**　孟詵云……又云樝子，平。損齒及筋，不可食。亦主霍亂轉筋，煮汁食之，與木瓜功稍等，餘無有益人處。江外常爲果食。（**按**：該藥之名早見於陶弘景、陳藏器之論，單獨立條始於唐·孟詵《食療本草》。）

⑧ 埤雅：**《埤雅》卷13"釋木·木瓜"**　……江左故老視其實如小瓜而有鼻，食之津潤不木者，謂之木瓜。圓而小於木瓜，食之酢澀而木者，謂之木桃……

⑨ 藏器：**《拾遺》見《證類》卷23"木瓜實"**　……小於榅桲而相似。北土無之，中都有。鄭注《禮》云：樝梨之不臧者，爲無功也。

⑩ 頌：**《圖經》見《證類》卷23"榅桲"**　……樝子，處處有之，孟州特多……

⑪ 弘景：**《集注》見《證類》卷23"木瓜實"**　陶隱居云……又，樝子，澀，斷痢。《禮》云：樝梨曰攢之。鄭公不識樝，乃云是梨之不臧者。然古亦似以樝爲果，今則不入例爾。

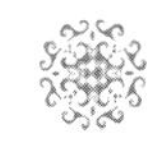

皆粗，核中之子小圓也。按王禎《農書》①云：樝似小梨，西川、唐、鄧間多種之。味劣於梨與木瓜，而入蜜煮湯，則香美過之。《莊子》云：樝、梨、橘、柚，皆可於口。《淮南子》云：樹樝、梨、橘，食之則美，嗅之則香。皆指此也。

【氣味】酸，濇，平，無毒。【詵②曰】多食傷氣，損齒及筋。【主治】斷痢。弘景③。去惡心咽酸，止酒痰黄水。藏器④。煮汁飲，治霍亂轉筋，功與木瓜相近。孟詵⑤。

榠樝音冥渣○宋《圖經》⑥【校正】原附"木瓜"下，今分出。

【釋名】蠻樝《通志》⑦、瘙樝《拾遺》⑧、木李《詩經》⑨、木梨《埤雅》⑩。【時珍曰】木李生於吴越，故鄭樵通志謂之蠻樝。云俗呼爲木梨，則榠樝蓋蠻樝之訛也。

【集解】【頌⑪曰】榠樝木、葉、花、實酷類木瓜，但比木瓜大而黄色。辨之惟看蒂間别有重蒂如乳者爲木瓜，無此則榠樝也。可以進酒去痰。道家生壓取汁，和甘松、玄參末作濕香，云甚爽神也。【詵⑫曰】榠樝氣辛香，致衣箱中殺蠹蟲。【時珍曰】榠樝乃木瓜之大而黄色無重蒂者也。樝子乃木瓜之短小而味酢濇者也。榅桲則樝類之生於北土者也。三物與木瓜皆是一類各種，故其形狀功用不甚相遠，但木瓜得木之正氣爲可貴耳。

【氣味】酸，平，無毒。【主治】解酒去痰。弘景⑬。食之去惡心，止心中

---

① 農書：**《農書》卷34"樝子"**　樝，梨之小者……《淮南子》曰：樹柤、梨、橘食之則美，嗅之則香。《莊子》曰：柤、梨、橘、柚皆可於口者，蓋古人以樝列於名果，今人罕食之耳。西川、唐、鄧多種此，亦足濟用。然樝味比之梨與木瓜雖爲稍劣，而以之入蜜作湯煎，則香美過之，亦可珍也。

② 詵：見2095頁注⑦。

③ 弘景：見2095頁注⑪。

④ 藏器：**《拾遺》見《證類》卷23"木瓜實"**　陳藏器云……樝子本功外食之去惡心，酸咽，止酒痰黄水……

⑤ 孟詵：見2095頁注⑦。

⑥ 圖經：**《圖經》見《證類》卷23"木瓜實"**　……又有一種榠樝，木、葉、花、實酷類木瓜。陶云大而黄，可進酒去痰者是也。欲辨之，看蒂間别有得蒂如乳者爲木瓜，無此者爲榠樝也……道家以榠樝生壓汁，合和甘松、玄參末作濕香，云甚爽神。

⑦ 通志：**《通志・昆蟲草木略・果類》**　木瓜，短小者謂之榠樝，亦曰蠻樝，俗呼爲木梨，《禮記》謂之樝梨。鄭氏誤謂梨之不臧者。

⑧ 拾遺：（**按**：檢《證類》，未能溯得其源。）

⑨ 詩經：**《詩・衛風・木瓜》**　投我以木李，報之以瓊玖……

⑩ 埤雅：**《埤雅》卷13"釋木・木瓜"**　……木桃亦或謂之木梨，梨，蓋聲之誤也……

⑪ 頌：見本頁注⑥。

⑫ 詵：**《拾遺》見《證類》卷23"木瓜實"**　陳藏器……其氣辛香，致衣箱中殺蟲魚……（**按**：非出"孟詵"，實出《拾遺》。）

⑬ 弘景：**《集注》見《證類》卷23"木瓜實"**　陶隱居云……又有榠樝，大而黄，可進酒去痰……

酸水。藏器①。煨食,止痢。浸油梳頭,治髮白、髮赤。大明②。煮汁服,治霍亂轉筋。吴瑞③。

榲桲音温孛〇宋《開寶》④

【釋名】【時珍曰】榲桲性温而氣馞,故名。馞,音孛,香氣也。

【集解】【志⑤曰】榲桲生北土,似樝子而小。【頌⑥曰】今關陝有之,沙苑出者更佳。其實大抵類樝,但膚慢而多毛,味尤甘。其氣芬馥,置衣笥中亦香。【藏器⑦曰】樹如林檎,花白緑色。【宗奭⑧曰】食之須净去浮毛,不爾損人肺。花白色,亦香。最多生蟲,少有不蛀者。【時珍曰】榲桲蓋榠樝之類生於北土者,故其形狀功用皆相彷彿。李珣《南海藥録》⑨言:(關中乎)〔南山呼〕林檎爲榲桲。按《述征記》⑩云:林檎佳美。榲桲微大而狀醜有毛,其味香,關輔乃有,江南甚希。觀此則林檎、榲桲,蓋相似而二物也。李氏誤矣。

【氣味】酸、甘,微温,無毒。【士良⑪曰】發毒熱,秘大小腸,聚胸中痰,壅澀血脉,不宜多食。【瑞⑫曰】同車螯食,發疝氣。【主治】温中,下氣消食,除心間酸水,去臭,辟衣魚。《開寶》⑬。去胸膈積食,止渴除煩。將卧時,噉一、兩枚,生、熟皆宜。蘇頌⑭。【宗奭⑮曰】卧時噉此太多,亦痞塞胃脘也。主水瀉腸虚煩熱,散酒氣,並宜生

---

① 藏器:**《拾遺》見《證類》卷23"木瓜實"** 陳藏器云……本功外,食之去惡心……食之止心中酸水……

② 大明:**《日華子》見《證類》卷23"木瓜實"** ……又云:榠樝……煨食止痢。浸油梳頭,治髮赤并白。

③ 吴瑞:**《日用本草》卷6"榠樝"** 煮汁服,治霍亂轉筋。

④ 開寶:**《開寶》見《證類》卷23"榲桲"** 味酸、甘,微温,無毒。主温中,下氣消食,除心間醋水,去臭,辟衣魚。生北土,似樝子而小。

⑤ 志:見上注。

⑥ 頌:**《圖經》見《證類》卷23"榲桲"** 榲桲,舊不著所出州土,今關、陝有之,沙苑出者更佳。其實大抵類樝,但膚慢而多毛,味尤甘……實,初熟時,其氣氛馥,人將致衣笥中亦香。

⑦ 藏器:**《拾遺》見《證類》卷23"榲桲"** 陳藏器云:樹如林檎,花白緑色。

⑧ 宗奭:**《衍義》卷18"榲桲"** 食之須净去上浮毛,不爾損人肺。花亦香,白色,諸果中惟此多生蟲,少有不蚛者。

⑨ 南海藥録:**《海藥》見《證類》卷23"文林郎"** ……又南山亦出,彼人呼榲桲是……

⑩ 述征記:**《御覽》卷971"林檎"** 《述征記》曰:林檎果實可佳,其榲桲實微大,其狀醜,其味香。輔關有之,江淮南少。

⑪ 士良:**《食性》見《證類》卷23"榲桲"** 陳士良云:發毒熱,秘大小腸,聚胸中痰壅。不宜多食,澀血脉。

⑫ 瑞:**《日用本草》卷6"榲桲"** 不可與車螯食,患大疝。

⑬ 開寶:見本頁注④。

⑭ 蘇頌:**《圖經》見《證類》卷23"榲桲"** ……治胸膈中積食,去醋水,下氣,止渴。欲卧,啖一兩枚而寢,生熟皆宜……

⑮ 宗奭:**《衍義》卷18"榲桲"** 《圖經》言欲卧啖一兩枚而寢。如此,恐太多痞塞胃脘。

食。李珣①。

木皮。【主治】搗末，傅瘡。蘇頌②。

山樝音渣○《唐本草》③

【校正】《唐本草》④木部"赤爪木"、宋《圖經》⑤外類"棠毬子""、《丹溪補遺・山樝》⑥，皆一物也。今併于一，但以"山樝"標題。

【釋名】赤爪子側巧切○《唐本》⑦、鼠樝《唐本》、猴樝危氏⑧、茅樝《日用》⑨、杭子音求、槃梅音計○並《爾雅》⑩、羊梂《唐本》、棠梂子《圖經》⑪、山裹果《食鑑》⑫。【時珍曰】山樝味似樝子，故亦名樝。世俗皆作查字，誤矣。查，音槎，乃水中浮木，與樝何關？郭璞註《爾雅》⑬云：杭，音求。樹如梅。其子大如指頭，赤色似小柰，可食。此即山樝也，世俗作梂字亦誤矣。梂乃櫟實，於杭何關？樝、杭之名，見於《爾雅》。自晉、宋以來，不知其原，但用查、梂耳。此物生於山原茅林中，猴、鼠喜食之，故又有諸名也。《唐本草》赤爪木當作赤棗，蓋棗、爪音訛也，樝狀似赤棗故爾。范成大《虞衡志》⑭有赤棗子。王璆《百一選方》⑮云：山裹紅果，俗名酸棗，又名鼻涕團。正合此義矣。

【集解】【恭⑯曰】赤爪木，赤樝也。出山南申、安、隨諸州。小樹高五六尺，葉似香薷。子似

---

① 李珣：**《海藥》見《證類》卷23"文林郎"** ……主水瀉腸虛，煩熱。博宜生食，散酒氣也。

② 蘇頌：**《圖經》見《證類》卷23"榅桲"** ……皮，搗末傅瘡，止黄水……

③ 唐本草：（**按**："山樝"之名出《衍義補遺》，原作"山查子"。時珍謂"山樝味似樝子，故亦名樝。世俗皆作查字，誤矣"。故改"查"爲"樝"。本品之實首出《唐本草》。）

④ 唐本草：**《唐本草》見《證類》卷14"赤爪木"** 味苦，寒，無毒。主水痢，風頭身癢。生平陸，所在有之。實：味酸，冷，無毒。汁服，主水痢，沐頭及洗身上瘡癢。一名羊梂，一名鼠查。

⑤ 圖經：**《圖經》見《證類》卷30"外木蔓類・棠球子"** 生滁州。三月開白花，隨便結實，有味酢而澀，采無時。彼土人用治痢疾及腰疼皆效。他處亦有，而不入藥用。

⑥ 丹溪補遺：**《衍義補遺・山查子》** 消食行結氣，健胃，催瘡痛。治婦人兒枕痛，濃煎汁，入沙糖調服，立效。

⑦ 唐本：見本頁注④。（**按**："釋名"項下"唐本"同此。）

⑧ 危氏：（**按**：危氏《得效方》未見此名。《普濟方》卷404"瘡疹倒靨"一方中始見"猴楂"名。）

⑨ 日用：**《日用本草》卷六"鼠楂子"** 又名茅楂子……

⑩ 爾雅：**《爾雅・釋木》** 杭，槃梅。

⑪ 圖經：見本頁注⑤。

⑫ 食鑑：**《食鑒本草》卷下"山裹紅果"** 即山楂……

⑬ 爾雅：**《爾雅・釋木》（郭注）** 杭，槃梅。（杭樹狀似梅，子如指頭，赤色，似小柰，可食。）

⑭ 虞衡志：**《桂海虞衡志・志果》** 赤棗子如酸棗，味酸。

⑮ 百一選方：**《百一選方》卷14"第二十二門"** 治腸風……又方：山棗俗呼爲鼻涕團，並肉核燒灰，米飲調下。

⑯ 恭：**《唐本草》見《證類》卷14"赤爪木"** 《唐本》注云：小樹生，高五六尺。葉似香薷，子似虎掌爪，大如小林檎，赤色。出山南申、安、隨等州。

虎掌，大如小林檎，赤色。【藏器[①]曰】赤爪草即鼠樝林也。生高原。梂似小樝而赤，人食之。【頌[②]曰】棠梂子生滁州。二月開白花，隨便結實，采無時。彼人用治下痢及腰疼有效。他處亦有，不入藥用。【時珍曰】赤爪、棠梂、山樝，一物也。古方罕用，故《唐本》雖有赤爪，後人不知即此也。自丹溪朱氏始著山樝之功，而後遂爲要藥。其類有二種，皆生山中。一種小者，山人呼爲棠朹子、茅樝、猴樝，可入藥用。樹高數尺，葉有五尖，椏間有刺。三月開五出小白花。實有赤、黄二色，肥者如小林檎，小者如指頭，九月乃熟，小兒采而賣之。閩人取熟者去皮核，擣和糖、蜜，作爲樝糕，以充果物。其核狀如牽牛子，黑色甚堅。一種大者，山人呼爲羊朹子。樹高丈餘，花葉皆同，但實稍大而色黄緑，皮澀肉虚爲異爾。初甚酸澀，經霜乃可食。功應相同，而采藥者不收。

實。【修治】【時珍曰】九月霜後取帶熟者，去核曝乾，或蒸熟去皮核，擣作餅子，日乾用。

【氣味】酸，冷，無毒。【時珍曰】酸、甘，微温。生食多令人嘈煩易飢，損齒，齒齲人尤不宜也。【主治】煮汁服，止水痢。沐頭洗身，治瘡癢。《唐本》[③]。煮汁洗漆瘡，多瘥。弘景[④]。治腰痛有效。蘇頌[⑤]。消食積，補脾，治小腸疝氣，發小兒瘡疹。吴瑞[⑥]。健胃，行結氣。治婦人産後兒枕痛，惡露不盡，煎汁入沙糖服之，立效。震亨[⑦]。化飲食，消肉積癥瘕，痰飲痞滿吞酸，滯血痛脹。時珍。化血塊、氣塊，活血。寧原[⑧]。

【發明】【震亨[⑨]曰】山樝大能剋化飲食。若胃中無食積，脾虚不能運化，不思食者，多服之，則反剋伐脾胃生發之氣也。【時珍曰】凡脾弱食物不剋化，胸腹酸刺脹悶者，於每食後嚼二三枚，絶佳。但不可多用，恐反剋伐也。按《物類相感志》[⑩]言：煮老雞、硬肉，入山樝數顆即易爛。則其消肉積之功，益可推矣。珍鄰家一小兒，因食積黄腫，腹脹如鼓。偶往羊朹樹下，取食之至飽。歸而大吐痰水，其病遂愈。羊朹乃山樝同類，醫家不用而有此效，則其功應相同矣。

【附方】新六。偏墜疝氣。山棠梂肉、回香炒各一兩，爲末，糊丸梧子大。每服一百丸，

---

① 藏器：**《拾遺》見《證類》卷 14“赤爪木”** 陳藏器云……鼠查一名羊梂，即赤爪也……梂似小查而赤，人食之。生高原。

② 頌：見 2098 頁注⑤。

③ 唐本：見 2098 頁注④。

④ 弘景：**《拾遺》見《證類》卷 14“赤爪木”** 陳藏器云……煮汁洗漆瘡效……（**按**：非出“弘景”，乃見《拾遺》。）

⑤ 蘇頌：見 2098 頁注⑤。

⑥ 吴瑞：**《日用本草》卷 6“鼠樝子”** ……小兒多食無害。發瘡疹。主水痢，腰疼，小腸氣。制脾，消食去積。

⑦ 震亨：**《衍義補遺・山查子》** 消食行結氣，健胃催瘡痛。治婦人兒枕痛，濃煎此藥汁，入沙糖調服，立效。

⑧ 寧原：**《食鑑本草》卷下“山裹紅果”** 化食積，行結氣，健胃寬膈，消血塊氣塊。

⑨ 震亨：（**按**：查丹溪諸書，未能溯得其源。）

⑩ 物類相感志：**《物類相感志・飲食》** 煮老雞，以山裹果煮就爛。或用白梅煮亦好。

空心白湯下。《衛生易簡方》①。老人腰痛②及腿痛。用棠梂子、鹿茸炙等分,爲末,蜜丸梧子大。每服百丸,日二服。腸風下血。用寒藥、熱藥及脾弱藥具不效者,獨用山裹果,俗名酸棗,又名鼻涕團,乾者爲末,艾湯調下,應手即愈。《百一選方》③。痘瘮不快。乾山樝爲末,湯點服之,立出紅活。又法:猴樝五箇,酒煎入水,温服即出。《危氏得效方》④。痘瘡乾黑危困者。用棠梂子爲末,紫草煎酒,調服一錢。《全幼心鑑》⑤。食肉不消。山樝肉四兩,水煮食之,并飲其汁。《簡便方》⑥。

核。【主治】吞之,化食磨積,治㿗疝。時珍。

【附方】新二。難産。山樝核七七粒,百草霜爲衣,酒吞下。《海上方》⑦。陰腎㿗腫。方見"橄欖"。

赤爪木。【氣味】苦,寒,無毒。【主治】水痢,頭風身痒。《唐本》⑧。

根。【主治】消積,治反胃。時珍。

莖葉。【主治】煮汁,洗漆瘡。時珍。○出《肘後》⑨。

菴羅果宋《開寶》⑩

【釋名】菴摩羅迦果出佛書⑪、香蓋。【時珍曰】菴羅,梵音二合者也。菴摩羅,梵音三

---

① 衛生易簡方:**《衛生易簡方》卷6"陰㿗"** 治偏墜。用茴香炒、山糖球肉各一兩,爲末,水糊丸如桐子大。每服三十丸,空心白湯下。

② 老人腰痛:(**按**:原無出處,温氏《海上仙方》"第六十證"治方較所引多一味附子,或時珍據此有刪減,注此以備參。)

③ 百一選方:**《百一選方》卷14"第二十二門"** 治腸風……又方,山棗俗呼爲鼻涕團,並肉核燒灰,米飲調下。

④ 危氏得效方:**《得效方》卷11"瘮瘡"** 治瘡瘮出不透,腹痛甚,或黑靨者……又方:用乾山楂子爲細末,湯點服,立見出透紅活。荔枝殼煎湯温服亦效。/**《普濟方》卷404"瘡瘮倒靨"** 治瘡子出未透黑靨者:用乾猴楂子肉爲末,湯調服。微有汗出,不妨。才覺紅,却醋煮黄顙魚食之。魚去腸肚,不去涎,立紅活。(**按**:上二書皆合時珍所引,故並列。另時珍所引"又法",《得效方》無此方。)

⑤ 全幼心鑑:**《全幼心鑑》卷4"瘢痘證"** 痘瘡不透,乾黑危困,用棠毬子,右爲細末,紫草酒煎調服,食前。

⑥ 簡便方:**《奇效單方》卷上"八脾胃"** ……如傷肉食,山查煎湯調下。

⑦ 海上方:(**按**:温氏《海上方》無此方。其餘以《海上方》爲名諸書多佚,查佚文未能溯及其源。)

⑧ 唐本:**《唐本草》見《證類》卷14"赤爪木"** ……主水痢,風頭身癢。

⑨ 肘後:**《外臺》卷29"漆瘡方"** 《肘後》療卒得漆瘡方……又方:濃煮鼠查莖葉,洗之。亦可擣取汁以塗之。

⑩ 開寶:**《開寶》見《證類》卷23"庵羅果"** 味甘,温。食之止渴,動風氣。天行病後及飽食後,俱不可食之。又,不可同大蒜辛物食,令人患黄病。樹生狀若林檎而極大。

⑪ 佛書:**《翻譯名義集》五"心意識法篇第五十七"** 菴摩羅(此云清浄識)。

合者也。華言清净是也。

【集解】【志[1]曰】菴羅果樹生,若林檎而極大。【宗奭[2]曰】西洛甚多,梨之類也。其狀亦梨,先諸梨熟,七夕前後已堪噉。色黄如鵝梨,纔熟便鬆軟,入藥亦希。【時珍曰】按《一統志》[3]云:菴羅果俗名香蓋,乃果中極品。種出西域,亦柰類也。葉似茶葉。實似北梨,五六月熟,多食亦無害。今安南諸番亦有之。

【氣味】甘,温,無毒。【士良[4]曰】酸,微寒。【志[5]曰】動風疾。凡天行病及食飽後,俱不可食。同大蒜、辛物食,令人患黄病。【主治】食之止渴。《開寶》[6]。主婦人經脉不通,丈夫營衛中血脉不行。久食,令人不飢。士良[7]。

葉。【主治】渴疾,煎湯飲。士良[8]。

柰《别録》[9]下品

【釋名】頻婆音波。○【時珍曰】篆文柰字,象子綴于木之形。梵言[10]謂之頻婆,今北人亦呼之,猶云端好也。

【集解】【弘景[11]曰】柰,江南雖有,而北國最豐。作脯食之,不宜人。林檎相似而小,俱不益人。【士良[12]曰】此有三種。大而長者爲柰,圓者爲林檎,皆夏熟。小者味澀爲梣,秋熟,一名楸子。

---

① 志:見前頁注⑩。

② 宗奭:**《衍義》卷18“庵羅果”** 西洛甚多,亦梨之類也。其狀亦梨,先諸梨熟,七夕前後已堪啖,色黄如鵝梨,才熟便鬆軟。入藥絶希用。

③ 一統志:**《明一統志》卷90“安南”** 土産……菴羅果(俗名香蓋,乃果中極品。或謂種出西域,實似北梨,四五月間熟,多食無害。)

④ 士良:**《食性》見《證類》卷23“庵羅果”** 陳士良云:微寒,無毒……

⑤ 志:見2100頁注⑩。

⑥ 開寶:見上注。

⑦ 士良:**《食性》見《證類》卷23“菴羅果”** 陳士良云……主婦人經脉不通,丈夫營衛中血脉不行,久食令人不飢。葉似茶葉,可以作湯,療渴疾。

⑧ 士良:見上注。

⑨ 别録:**《别録》見《證類》卷23“柰”** 味苦,寒。多食令人臚脹,病人尤甚。

⑩ 梵言:**《翻譯名義集》三“五果第三十二”** 頻婆(此云相思果,色丹且潤。)/菴羅(正云菴没羅,或菴羅婆。《利筆》注:此云柰也。)(**按**:據《翻譯名義集》,頻婆似非柰之梵名。)

⑪ 弘景:**《集注》見《證類》卷23“柰”** 陶隱居云:江南乃有,而北國最豐,皆作脯,不宜人。有林檎相似而小,亦恐非益人也。

⑫ 士良:**《食性》見《證類》卷23“林檎”** 陳士良云:此有三種:大長者爲柰。圓者林檎,夏熟。小者味澀爲梣,秋熟。/**《明一統志》卷37“陕西行都指揮使司”** 土産……楸子(其色赤,味甘而酸。居人取其汁,熬爲果單。)(**按**:“一名楸子”乃時珍添補。《明一統志》多見此名。)

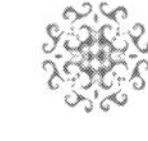

【時珍曰】柰與林檎，一類二種也。樹、實皆似林檎而大，西土最多，可栽可壓。有白、赤、青三色。白者爲素柰，赤者爲丹柰，亦曰朱柰，青者爲緑柰，皆夏熟。凉州有冬柰，冬熟，子帶碧色。《孔氏六帖》①言：凉州白柰，大如兔頭。《西京雜記》②言：上林苑紫柰，大如升，核紫花青。其汁如漆，著衣不可浣，名脂衣柰。此皆異種也。郭義恭《廣志》③云：西方例多柰，家家收切，暴乾爲脯，數十百斛，以爲蓄積，謂之頻婆粮。亦取柰汁爲豉用。其法：取熟柰内瓮中，勿令蠅入。六七日待爛，以酒腌，痛拌令如粥狀，下水更拌，濾去皮子。良久去清汁，傾布上，以灰在下引汁盡，劃開日乾爲末，調物甘酸得所也。劉熙《釋名》④載：柰油，以柰擣汁塗繒上，暴燥取下，色如油也。今關西人以赤柰、楸子取汁塗器中，暴乾名果單是矣。味甘酸，可以饋遠。杜恕《篤論》⑤云：日給之花似柰，柰實而日給零落，虚僞與真實相似也。則日給乃柰之不實者。而《王羲之帖》⑥云：來禽、日給，皆囊盛爲佳果。則又似指柰爲日給矣。木槿花亦名日及，或同名耳。

實。【氣味】苦，寒，有小毒。多食令人肺壅臚脹，有病人尤甚。《别録》⑦。○【思邈⑧曰】酸、苦，寒，濇，無毒。【時珍曰】案《正要》⑨云：頻婆，甘，無毒。【主治】補中焦諸不足氣，和脾。治卒食飽氣壅不通者，擣汁服。孟詵⑩。益心氣，耐飢。《千金》⑪。生津止渴。《正要》⑫。

---

① 孔氏六帖：**《白孔六帖》卷 99“柰”** ……大如兔頭（白柰，出凉州野豬澤，大如兔頭。）

② 西京雜記：**《西京雜記》卷上**初修上林苑，群臣遠方各獻名果異樹，亦有製爲美，名以標奇麗……柰三：白柰、紫柰（花紫色）、緑柰（花緑色）。/**《漢武洞冥記》卷三** 有紫柰，大如斗，甜如蜜。核紫，花青，研之有汁如漆，可染衣。其汁著衣，不可湔浣。亦名暗衣柰。（**按**：此條糅合二家之説而成。）

③ 廣志：**《御覽》卷 970“棕”** 《廣志》曰：柰有白、赤、青三種。張掖有白柰，酒泉有赤棕。西方例多棕，家以爲脯，數十百斛，以爲畜積，如收藏棗栗。若棕汁黑，其方作羹，以爲豉用也。（**按**：“頻婆糧”“柰汁爲豉”法未能溯得其源。是否屬《廣志》之文尚難遽定。）

④ 釋名：**《釋名》卷 4“釋飲食”** ……柰油，搗柰實，和以塗繒上，燥而發之，形似油也。

⑤ 篤論：**《御覽》卷 970“棕”** 杜恕《篤論》曰：日給之華，與柰相似也。柰結實而日給零落，虚僞之與真實相似也。虚僞敗而真實成。

⑥ 王羲之帖：**《古今事文類聚》後集卷 25“菓實部·李實（李樹、奈並附）”** 來禽致子：《王羲之帖》云：青李、來禽、櫻桃、日給、藤子，皆囊盛爲佳，函封多不生。

⑦ 别録：見 2101 頁注⑨。

⑧ 思邈：**《千金方》卷 26“果實第二”** 柰子：味酸、苦，寒，澀，無毒。

⑨ 正要：**《飲膳正要》卷 3“果品·平波”** 味甘，無毒。止渴生津。置衣服篋笥中，香氣可愛。

⑩ 孟詵：**《食療》見《證類》卷 23“柰”** 孟詵云：柰，主補中焦諸不足氣，和脾。卒患食後氣不通，生擣汁服之。

⑪ 千金：**《千金方》卷 26“果實第二”** 柰子……耐饑，益心氣……

⑫ 正要：見本頁注⑨。

林檎宋《開寶》①【校正】併入《拾遺②·文林郎果》。

【釋名】來禽《法帖》③、文林郎果。【藏器④曰】文林郎生渤海間。云其樹從河中浮來,有文林郎拾得種之,因以爲名。【珣⑤曰】文林郎,南人呼爲榅桲是矣。【時珍曰】案洪玉父⑥云:此果味甘,能来衆禽于林,故有林禽、來禽之名。又唐高宗時,紀王李謹得五色林檎似朱柰以貢。帝大悦,賜謹爲文林郎。人因呼林檎爲文林郎果。又《述征記》⑦云:林檎實佳美。其榅桲微大而狀醜,有毛而香,關輔乃有,江南甚希。據此,則林檎是文林郎,非榅桲矣。

【集解】【志⑧曰】林檎在處有之。樹似柰,皆二月開粉紅花。子亦如柰而差圓,六月、七月熟。【頌⑨曰】亦有甘、酢二種。甘者早熟而味脆美,酢者差晚,須爛熟乃堪啗。今醫家乾之,入治傷寒藥,謂之林檎散。【時珍曰】林檎即柰之小而圓者。其味酢者即楸子也。其類有金林檎、紅林檎、水林檎、蜜林檎、黑林檎,皆以色味立名。黑者色似紫柰。有冬月再實者。林檎熟時,晒乾研末點湯服甚美,謂之林檎麨。僧贊寧《物類相感志》⑩云:林檎樹生毛蟲,埋蠶蛾于下,或以洗魚水澆之即止。皆物性之妙也。

【氣味】酸、甘,温,無毒。【思邈⑪曰】酸、苦,平,濇,無毒。多食令人百脉弱。【志⑫曰】多食發熱及冷痰澀氣,令人好唾,或生瘡癤,閉百脉。其子食之,令人煩心。【主治】下氣消

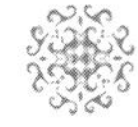

---

① 開寶:**《開寶》見《證類》卷23"林檎"** 味酸、甘,温。不可多食,發熱澀氣,令人好睡,發冷痰,生瘡癤,脉閉不行。其樹似柰樹,其形圓如柰。六月、七月熟,今在處有之。

② 拾遺:**《證類》卷23"一十三種陳藏器餘·文林郎"** 味甘,無毒。主水痢,去煩熱,子如李,或如林檎。生渤海間,人食之。云:其樹從河中浮來,拾得人身是文林郎,因以此爲名也。

③ 法帖:**《埤雅》卷17"釋草·木槿"** ……《羲之法帖》曰:來禽,青李來禽,柰屬也,言果以美而來禽。

④ 藏器:見本頁注②。

⑤ 珣:**《海藥》見《證類》卷23"一十三種陳藏器餘·文林郎"** 又南山亦出,彼人呼榅桲是……

⑥ 洪玉父:**《古今事文類聚》後集卷25"菓實部·雜著·來禽致子"** ……洪玉父云:來禽,以味甘,來衆禽也。/**《説郛》弓32《洽聞記》** 永徽中,魏郡人王方言拾得此樹,以果獻刺史紀王慎。王貢於高宗,以爲朱柰,又名五色林檎,或謂之聯珠果。上重賜王方言文林郎。亦號此果爲文林果,俗云頻婆果。

⑦ 述征記:**《御覽》卷971"林檎"** 《述征記》曰:林檎菓實可佳,其榅桲實微大,其狀醜,其味香。輔關有之,江淮南少。

⑧ 志:見本頁注①。

⑨ 頌:**《圖經》見《證類》卷23"林檎"** ……亦有甘、酢二種。甘者早熟而味脆美。酢者差晚,須熟爛乃堪啗……今俗間醫人亦乾之。入治傷寒藥,謂之林檎散。

⑩ 物類相感志:**《種樹書·果》** 林檎……如生毛蟲,以魚腥水潑根,活埋蚕蛾於地下。(**按**:贊寧《感應類從志》無此文,另溯其源。)

⑪ 思邈:**《千金方》卷26"果實第二"** 林檎:味酸、苦,平、澀,有毒。止渴,好唾。不可多食,令人百脉弱。

⑫ 志:見本頁注①。(**按**:"其子食之,令人煩心"一句未能溯得其源。)

痰，治霍亂肚痛。大明①。消渴者，宜食之。蘇頌②。療水穀痢、洩精。孟詵③。小兒閃癖。時珍。

【附方】舊三。水痢不止。林檎半熟者十枚，水二升，煎一升，并林檎食之。《食醫心鏡》④。小兒下痢。林檎、構子同杵汁，任意服之。《子母秘録》⑤。小兒閃癖，頭髮竪黄，瘰(瘭)〔癧〕瘦弱者。乾林檎脯研末，和醋傅之。同上⑥。

東行根。【主治】白蟲、蚘蟲，消渴好唾。孟詵⑦。

柹音士○《别録》⑧中品

【釋名】【時珍曰】柹從㐫，音滓，諧聲也。俗作柿，非矣。柿，音肺，削木片也。胡名鎮頭迦。

【集解】【頌⑨曰】柹南北皆有之，其種亦多。紅柹所在皆有。黄柹生汴、洛諸州。朱柹出華山，似紅柹而圓小，皮薄可愛，味更甘珍。椑柹色青，可生啖。諸柹食之皆美而益人。又有一種小柹，謂之軟棗，俗呼爲牛奶柹。世傳柹有七絶：一多壽，二多陰，三無鳥巢，四無蟲蠹，五霜葉可玩，六嘉實，七落葉肥滑，可以臨書也。【宗奭⑩曰】柹有數種。著蓋柹，于蒂下别有一重。又有牛心柹，狀如牛心。蒸餅柹，狀如市賣蒸餅。華州朱柹，小而深紅。塔柹，大于諸柹。去皮挂木上，風日乾之佳。火乾者味不甚佳。其生者可以温水養去澀味也。【時珍曰】柹高樹大葉，圓而光澤。四月開小花，黄白色。結實青緑色，八九月乃熟。生柹置器中自紅者謂之烘柹，日乾者謂之白柹，火乾者謂之

---

① 大明：**《日華子》見《證類》卷23"林檎"** 林檎無毒，下氣，治霍亂肚痛，消痰。

② 蘇頌：**《圖經》見《證類》卷23"林檎"** ……病消渴者，宜食之。亦不可多，反令人心中生冷痰……

③ 孟詵：**《食療》見《證類》卷23"林檎"** 温。主穀痢，泄精……

④ 食醫心鏡：**《證類》卷23"林檎"** 《食醫心鏡》：治水痢。以十枚半熟者，以水一升，煎取一升，和林檎，空心食。

⑤ 子母秘録：**《證類》卷23"林檎"** 《子母秘録》：治小兒痢。林檎、構子杵取汁服，以意多與服之，差。

⑥ 同上：**《證類》卷23"林檎"** 《子母秘録》……又方：小兒閃癖，頭髮竪横，瘰癧羸瘦。杵林檎末，以和醋傅上，癖和移處，就傅之。

⑦ 孟詵：**《食療》見《證類》卷23"林檎"** ……東行根治白蟲、蛔蟲。消渴，好睡……

⑧ 别録：**《别録》見《證類》卷23"柿"** 味甘，寒，無毒。主通鼻耳氣，腸澼不足。

⑨ 頌：**《圖經》見《證類》卷23"柿"** 柿，舊不著所出州土，今南北皆有之。柿之種亦多，黄柿生近京州郡，紅柿南北通有。朱柿出華山，似紅柿而皮薄，更甘珍。椑柿出宣、歙、荆、襄、閩、廣諸州，但可生噉，不堪乾。諸柿食之皆美而益人……又有一種小柿，謂之軟棗，俚俗暴乾貨之，謂之牛奶柿……其枯葉至滑澤，古人取以臨書。俗傳柿有七絶：一壽，二多陰，三無鳥巢，四無蟲蠹，五霜葉可玩，六嘉實，七落葉肥火。

⑩ 宗奭：**《衍義》卷18"柿"** 有著蓋柿，於蒂下别生一重。又牛心柿，如牛之心，蒸餅柿，如今之市買蒸餅。華州有一等朱柿，比諸品中最小，深紅色。又一種塔柿，亦大於諸柿。性皆凉，不至大寒，食之引痰，極甘，故如是。去皮，掛大木株上，使風日中自乾，食之多動風火。乾者味不佳，生則澀，以温水養之。需澀去可食，逮至自然紅爛，澀亦自去，乾則性平。

烏柹,水浸藏者謂之醂柹。其核形扁,狀如木鼈子仁而硬堅。其根甚固,謂之柹盤。案《事類合璧》[①]云:柹,朱果也。大者如楪,八稜梢扁;其次如拳;小或如雞子、鴨子、牛心、鹿心之狀。一種小而如折二錢者,謂之猴棗。皆以核少者爲佳。

烘柹。【時珍曰】烘柹,非謂火烘也。即青緑之柹,收置器中,自然紅熟如烘成,澀味盡去,其甘如蜜。歐陽修《歸田録》[②]言襄、鄧人以榠樝,或榅桲,或橘葉于中則熟。亦不必。

【氣味】甘,寒,澀,無毒。【弘景[③]曰】生柹性冷,鹿心柹尤不可食,令人腹痛。【宗奭[④]曰】凡柹皆凉,不至大寒。食之引痰,爲其味甘也。日乾者食多動風。凡柹同蟹食,令人腹痛作瀉,二物俱寒也。【時珍曰】案王璆《百一選方》[⑤]云:一人食蟹,多食紅柹,至夜大吐,繼之以血,昏不省人。一道者云:惟木香可解。乃磨汁灌之,即漸甦醒而愈也。**【主治】通耳鼻氣,治腸澼不足。解酒毒,壓胃間熱,止口乾。**《别録》[⑥]。**續經脉氣。**詵[⑦]。

【發明】【藏器[⑧]曰】飲酒食紅柹,令人易醉或心痛欲死。《别録》言"解酒毒",失之矣。

白柹、柹霜。【修治】【時珍曰】白柹即乾柹生霜者。其法用大柹去皮捻扁,日晒夜露至乾,内瓮中,待生白霜乃取出。今人謂之柹餅,亦曰柹花。其霜謂之柹霜。**【氣味】甘,平,濇,無毒。**【弘景[⑨]曰】日乾者性冷,生柹彌冷。火熏者性熱。**【主治】補虚勞不足,消腹中**

---

① 事類合璧:**《古今合璧事類備要》别集卷48"菓門・柿"** 格物總論(柿,朱果也。數種,大者如楪,圓,八稜,稍匾,次者如拳。又有如牛心者,有如鴨卵、雞卵者,又有名鹿心者。又一種,至小如折二錢大,號爲猴柿。然皆以少核者爲佳。皆八九月後方熟,有如南劍尤溪柿,處州松陽柿最爲奇品,其餘皆不及之。)

② 歸田録:**《説郛》弓40上《歸田録・卷二》** 凡物有相感者,出於自然,非人智慮所及,皆因其舊俗而習知之。今唐鄧間多大柿,其初生澀,堅實如石,凡百十柿,以一榠樝置其中(榅桲亦可),則紅熟爛如泥而可食。土人謂之烘柿者,非用火,乃用此爾。

③ 弘景:**《集注》見《證類》卷23"柿"** ……(麁)〔鹿〕心柿尤不可多食,令人腹痛。生柿彌冷……

④ 宗奭:見2104頁注⑩。/**《圖經》見《證類》卷23"柿"** ……凡食柿,不可與蟹同,令人腹痛大瀉。(**按**:此條補入《圖經》之説。另"椑柿"條《日華子》亦有"不宜與蟹同食,令人腹疼并大瀉矣"之文。)

⑤ 百一選方:**《百一選方》卷17"第二十五門"** 治食蟹反惡:陳正卿云,頃年與一承局同航船,承局者爲舟中人言,嘗爲官司差往昌國,見白蟹不論錢,因買百金得數十枚,痛飲大嚼,且食紅柿,至夜忽大吐,繼之以血,昏不識人,病垂殆。同邸有知其故者,憂之。忽一道人云,惟木香可解。但深夜無此藥,偶有木香餅子一貼,試用之。病患口已噤,遂調藥灌,即漸漸蘇,吐定而愈。

⑥ 别録:見2104頁注⑧。/**《唐本草》見《證類》卷23"柿"《唐本》** 注云:《别録》云……軟熟柿解酒熱毒,止口乾,壓胃間熱。(**按**:《唐本草》所引《别録》,未必與《集註》所引爲同一書。)

⑦ 詵:**《食療》見《證類》卷23"柿"** ……又,紅柿補氣,續經脉氣……

⑧ 藏器:**《拾遺》見《證類》卷23"柿"** ……飲酒食紅柿,令人心痛直至死,亦令易醉。陶云"解酒毒",失矣。

⑨ 弘景:**《集注》見《證類》卷23"柿"** 陶隱居云:柿有數種,云今烏柿,火熏者性熱,斷下,又療狗齧瘡。火煏者亦好,日乾者性冷……生柿彌冷。

宿血，濇中厚腸，建脾胃氣。詵①。開胃澀腸，消痰止渴，治吐血，潤心肺，療肺痿心熱欬嗽，潤聲喉，殺蟲。大明②。温補。多食去面皯。藏器③。治反胃咯血，血淋腸澼，痔漏下血。時珍。霜：清上焦心肺熱，生津止渴，化痰寧嗽，治咽喉口舌瘡痛。時珍。

【發明】【震亨④曰】乾柹屬金而有土，屬陰而有收意。故止血治欬，亦可爲助也。【時珍曰】柹乃脾、肺血分之果也。其味甘而氣平，性濇而能收，故有健脾澀腸、治嗽止血之功。蓋大腸者，肺之合而胃之子也。真正柹霜乃其精液，入肺病上焦藥尤佳。按方勺《泊宅編》⑤云：外兄劉掾云，病臟毒下血，凡半月，自分必死。得一方，只以乾柹燒灰，飲服二錢，遂愈。又王璆《百一方》⑥云：曾通判子病下血十年，亦用此方一服而愈。爲散、爲丸皆可，與本草治腸澼、消宿血、解熱毒之義相合。則柹爲太陰血分之藥，益可徵矣。又《經驗方》⑦云：有人三世死于反胃病，至孫得一方，用乾柹餅同乾飯日日食之，絶不用水飲。如法食之，其病遂愈。此又一徵也。

【附方】舊四，新十。腸風臟毒。方説見上。小便血淋。葉氏⑧用乾柹三枚燒存性，研末，陳米飲服。○《經驗方》⑨用白柹、烏豆、鹽花煎湯，入墨汁服之。熱淋澀痛。乾柹、燈心等分，水煎日飲。《朱氏方》⑩。小兒秋痢。以粳米煮粥，熟時入乾柹末，再煮三兩沸，食之。奶母亦食之。《食療》⑪。反胃吐食。乾柹三枚，連蒂擣爛，酒服甚效。切勿以佗藥雜之。腹薄食

---

① 詵：**《食療》見《證類》卷 23“柹”** 孟詵云：柹寒。主補虚勞不足。謹按：乾柹厚腸胃，澀中，健脾胃氣，消宿血……

② 大明：**《日華子》見《證類》卷 23“柹”** 柹，冷。潤心肺，止渴，澀腸。療肺痿心熱嗽，消痰開胃。亦治吐血。又云：乾柹，平。潤聲喉，殺蟲。火柹，性暖，功用同前。

③ 藏器：**《拾遺》見《證類》卷 23“柹”** 陳藏器云：柹本功外，日乾者温補，多食去面皯……

④ 震亨：**《衍義補遺・柹》** 屬金而有土，爲陰，有收之義焉。止血治嗽，亦可爲助……

⑤ 泊宅編：**《泊宅編》卷 8** 痔腸風臟毒，一體病也……又予外兄劉向爲嚴掾，予過之留飲，訝其瘦瘠，問之，答曰：去歲臟毒作，凡半月，自分必死，得一藥服之，至今無苦。問何藥，不肯言。再三叩，始云：只這桌子上有之。乃是乾柹燒灰，飲下二服……

⑥ 百一方：**《百一選方》卷 14“第二十二門”** ……《本草》云：白柹治腸澼，解熱毒，消宿血。後有病者，宜以求之。《素問》腸澼爲痔。曾茂昭通判之子，年十余歲時嘗苦此，凡治腸風藥，如地榆之類，遍服無效，因閲書見此方，用之一服而愈，是乾柹燒灰者……

⑦ 經驗方：**《得效方》卷 5“翻胃”** 乾食方：惟食乾飯餅餌，盡去羹飲水漿，藥亦用丸，自不反動。調理旬日，奇效。有人三世死於胃反，至孫收效此方。（**按**：未能搜得《經驗方》有此方。《得效方》有此方，然僅云“惟食乾飯餅餌”，未言“乾柹餅”，疑時珍引文有誤。）

⑧ 葉氏：**《世醫通變要法》卷下“溺血”** 又法：治尿後有乾血，用柹三枚燒灰，陳米煎湯調服。因柹性寒故也。（**按**：“葉氏”即《世醫通變要法》作者葉廷器。）

⑨ 經驗方：**《普濟方》卷 215“小便出血”** 治小便出血，又方（出《經驗良方》）：用烏豆、白柹、鹽煎湯，調京墨末服。

⑩ 朱氏方：**《朱氏集驗方》卷 7“熱閉”** 燈心湯：治熱淋疼痛。燈心、乾柹（二味等分），剉碎，水煎服。

⑪ 食療：**《食療》見《證類》卷 23“柹”** ……作餅及糕與小兒食，治秋痢。又，研柹，先煮粥，欲熟即下柹，更三兩沸，與小兒飽食，并奶母喫亦良……

減。凡男女脾虚腹薄，食不消化，面上黑點者。用乾柹三斤，酥一斤，蜜半斤，以酥、蜜煎勻，下柹煮十餘沸，用不津器貯之。每日空腹食三五枚，甚良。孟詵《食療》①。**痰嗽帶血**。青州大柹餅，飯上蒸熟批開。每用一枚，摻真青黛一錢，卧時食之，薄荷湯下。《丹溪纂要》②。**産後欬逆**，氣亂心煩。用乾柹切碎，水煮汁呷。《産寶》③。**婦人蒜髮**。乾柹五枚，以茅香煮熟，枸杞子酒浸焙研，各等分，擣丸梧子大。每服五十丸，茅香湯下，日三。《普濟》④。**面生鼾黯**。乾柹日日食之。《普濟方》⑤。**鼻窒不通**。乾柹同粳米煮粥，日食。《聖濟》⑥。**耳聾鼻塞**。乾柹三枚細切，以粳米三合，豆豉少許煮粥，日日空心食之。《聖惠》⑦。**痘瘡入目**。白柹日日食之，良。**臁脛爛瘡**。用柹霜、柹蒂等分燒研，傅之甚效。《筆峰雜興》⑧。**解桐油毒**。乾柹餅食之。《普濟》⑨。

烏柹火熏乾者。【氣味】甘，温，無毒。【主治】殺蟲，療金瘡、火瘡，生肉止痛。《别録》⑩。治狗齧瘡，斷下痢。弘景⑪。服藥口苦及嘔逆者，食少許即止。藏器⑫。

醂柹音覽。【修治】【瑞曰⑬】水藏者性冷，鹽藏者有毒。【時珍曰】醂，藏柹也。水收、鹽

---

① 食療：**《食療》見《證類》卷23“柹”** ……又，乾柹二斤，酥一斤，蜜半升，先和酥蜜，鐺中消之。下柹煎十數沸，不津器貯之。每日空腹服三五枚，療男子、女人脾虚、腹肚薄，食不消化。面上黑點，久服甚良。

② 丹溪纂要：**《丹溪纂要》卷3“第五十三吐血”** 聖爵子：治咯血。青黛（一錢）、杏仁（四十粒，去皮尖，以黄蠟煎黄色），右研杏仁細，入青黛捏作餅子，用時以柹一枚，破開，以餅置其中合定，濕紙煨，研飲。（**按**：《丹溪纂要》僅有此方與時珍所引接近，録之備參。）

③ 産寶：**《證類》卷23“柹”** 《産寶》：治産後或患妊逆氣亂心煩。乾柹一個，碎之，以水十分，煮熱呷。

④ 普濟：**《普濟方》卷50“鬚髮黄白”** 治婦人蒜髮：用乾柹子五個，香湯煮爛，枸杞子擣爲末，合和爛研，丸如梧桐子大，每日空心服，及卧時前濃煎香湯下五十丸。

⑤ 普濟方：**《普濟方》卷51“面皯皰”** 治面皯（出《本草》）：以乾柹炙食之。（**按**：此方注出《本草》，或取法于《證類》卷23“柹”所引“孟詵”云“面上黑點，久服甚良”。又“陳藏器”云“日乾者温補，多食去面皯”）

⑥ 聖濟：**《聖惠方》卷97“食治耳鳴耳聾諸方”** 治耳聾，及鼻不聞香臭，乾柹粥方：乾柹（三枚，細切）、粳米（三合），右於豉汁中煮粥，空腹食之。（**按**：《聖濟總録》無此方，另溯其源。）

⑦ 聖惠：**《聖惠方》卷97“食治耳鳴耳聾諸方”** 治耳聾，及鼻不聞香臭，乾柹粥方：乾柹（三枚，細切）、粳米（三合），右於豉汁中煮粥，空腹食之。（**按**：此方與上方全同，時珍引時唯細分主治而已。）

⑧ 筆峰雜興：（**按**：書佚，無可溯源。）

⑨ 普濟：**《普濟方》卷251“解諸毒例”** 桐油誤食成毒……乾柹及甘草亦可。

⑩ 别録：**《唐本草》見《證類》卷23“柹”** 《唐本草》云：《别録》云：火柹主殺毒，療金瘡火瘡，生肉止痛……（**按**：此《别録》與《集註》所引不是同一書。）

⑪ 弘景：**《集注》見《證類》卷23“柹”** 陶隱居云：柹有數種，云今烏柹，火熏者性熱，斷下……

⑫ 藏器：**《拾遺》見《證類》卷23“柹”** ……剡縣火乾者，名烏柹。人服藥口苦及欲吐逆，食少許立止……

⑬ 瑞曰：（**按**：《日用本草》此部份文字原脱，未能溯得其源。）

浸之外,又有以熟柹用灰汁澡三四度,令汁盡,着器中,經十餘日即可食,治病非宜。【主治】濇下焦,建脾胃,消宿血。詵①。

柹餻。【修治】【時珍曰】案《李氏食經》②云:用糯米洗净一斗,大乾柹五十個,同擣粉蒸食。如乾,入煮棗泥和拌之。【主治】作餅及餻與小兒食,治秋痢。詵③。黄柹和米粉作糗蒸,與小兒食,止下痢、下血有效。藏器④。

柹蔕。【氣味】濇,平,無毒。【主治】欬逆噦氣,煮汁服。詵⑤。

【發明】【震亨⑥曰】人之陰氣,依胃爲養。土傷則木挾相火,直冲清道而上作欬逆。古人以爲胃寒,既用丁香、柹蔕,不知其孰爲補虚,孰爲降火?不能清氣利痰,惟有助火而已。【時珍曰】欬逆者,氣自臍下冲脉直上至咽膈,作呃忒蹇逆之聲也。朱肱《南陽書》⑦以噦爲欬逆,王履《溯洄集》⑧以欬嗽爲欬逆,皆誤矣。噦者,乾嘔有聲也。欬逆,有傷寒吐下後,及久病、産後,老人、虚人,陰氣大虧,陽氣暴逆,自下焦逆至上焦而不能出者。有傷寒失下,及平人痰氣抑遏而然者。當視其虚實陰陽,或温,或補,或泄熱,或降氣,或吐,或下,可也。古方單用柹蔕煮汁飲之,取其苦温能降逆氣也。《济生》柹蔕散,加以丁香、生薑之辛熱,以開痰散鬱,蓋從治之法,而昔人亦常用之收效矣。至易水張氏又益以人參,治病後虚人欬逆,亦有功績。丹溪朱氏但執以寒治熱之理,而不及從治之法,矯枉之過矣。若陳氏《三因》又加以良薑之類,是真以爲胃寒而助其邪火者也。

【附方】新一。欬逆不止。《濟生》⑨柹蔕散:治欬逆胸滿。用柹蔕、丁香各二錢,生薑五片,水煎服。或爲末,白湯點服。○潔古⑩加人參一錢,治虚人欬逆。○《三因》⑪加良薑、甘草等

---

① 詵:**《食療》見《證類》卷23"柿"** ……又,醋柿澀下焦,健脾胃氣,消宿血……

② 李氏食經:(**按**:書佚,無可溯源。)

③ 詵:**《食療》見《證類》卷23"柿"** 孟詵云……又,醋柿……作餅及糕與小兒食,治秋痢。

④ 藏器:**《拾遺》見《證類》卷23"柿"** ……黄柿和米粉作糗,蒸與小兒食之,止下痢……

⑤ 詵:**《拾遺》見《證類》卷23"柿"** ……蒂煮服之,止噦氣……(**按**:非出"孟詵",乃見《拾遺》。)

⑥ 震亨:**《格致餘論·呃逆論》** 東垣謂……古方悉以胃弱言之,而不及火,且以丁香、柿蒂、竹茹、陳皮等劑治之。未審孰为降火,孰为補虚。人之陰氣,依胃为养。胃土傷損,則木氣侮之矣,此土敗木賊也。陰爲火所乘,不得内守,木挾相火乘之,故直衝清道而上……

⑦ 南陽書:**《類證活人書》卷11"問咳逆"** 咳逆者,仲景所謂噦者是也……

⑧ 溯洄集:**《醫經溯洄集》卷下"嘔吐乾嘔噦欬逆辨"** ……又曰:噦者,俗謂之欬逆是也。余竊疑之……欬逆、噦逆不同。欬逆言其聲之才發而遽止,雖發止相續,有至數十聲者,然而短促不長,有若欬嗽之欬然,故曰欬逆……有散有緩,有和有補。其噦逆吃忒病雖不同,而爲邪正之氣,怫鬱擾亂所致則一,故用焉而皆愈。雖然噦逆吃忒,以一藥同治則可,以一體同視則不可。(**按**:王履未多言治法用藥。時珍多加發揮。)

⑨ 濟生:**《濟生方》"嘔吐翻胃噎膈門·咳逆論治"** 柿蒂湯:治胸滿,咳逆不止。柿蒂、丁香(各一兩),右㕮咀,每服四錢,水一盞半,薑五片,煎至七分,去滓,熱服,不拘時候。

⑩ 潔古:**《普濟方》卷160"欬逆"** 柿錢散(出《濟生拔粹》):治吃逆,柿錢、丁香、人參(各等分)右爲細末,水煎,食後服。

⑪ 三因:**《三因方》卷11"噦治法"** 丁香散:治咳逆噎汗。丁香、柿蒂(各一錢)、甘草(炙)、良薑(各半錢),右爲末,用熱湯點二錢,乘熱服,不以時。

分。○《衛生寶鑑》①加青皮、陳皮。○王氏《易簡》②加半夏、生薑。

木皮。【主治】下血。晒焙研末，米飲服二錢，兩服可止。頌③。湯火瘡，燒灰，油調傅。時珍。

根。【主治】血崩，血痢，下血。時珍。

椑柹音卑士○宋《開寶》④

【釋名】漆柹《日華》⑤、緑柹《日用》⑥、青椑《廣志》⑦、烏椑《開寶》⑧、花椑《日用》、赤棠椑。【時珍曰】椑乃柹之小而卑者，故謂之椑。他柹至熟則黄赤，惟此雖熟亦青黑色。擣碎浸汁謂之柹漆，可以染罾、扇諸物，故有漆柹之名。

【集解】【志⑨曰】椑柹生江、淮以南，似柹而青黑。潘岳《閑居賦》所謂梁侯烏椑之柹是也。【頌⑩曰】椑柹出宣、歙、荆、襄、閩、廣諸州。柹大如杏，惟堪生啖，不可爲乾也。

【氣味】甘，寒，濇，無毒。【弘景⑪曰】椑生啖性冷，服石家宜之，不入藥用。不可與蟹同食。

【主治】壓丹石藥發熱，利水，解酒毒，去胃中熱。久食令人寒中。《開寶》⑫。止煩渴，潤心肺，除腹臟冷熱。《日華》⑬。

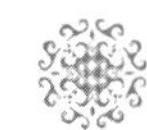

---

① 衛生寶鑑：**《衛生寶鑑》卷12"嘔吐呃逆"** 丁香柿蒂散：治諸種呃噫，嘔吐痰涎。丁香、柿蒂、青皮、陳皮(各等分)，右爲粗末，每服三錢，水一盞半，煎至七分，去柤温服，無時。

② 王氏易簡：**《易簡方·增損飲子治法》** 傷寒之後，有吃逆者，此證最危，當用半夏一兩，生薑兩半，白水煎服。其他病亦惡吃逆，當用丁香十粒，乾柿蒂十五粒，煎湯半錢，乘熱頓服。

③ 頌：**《圖經》見《證類》卷23"柿"** ……木皮主下血不止，暴乾更焙，篩末，米飲和二錢匕服之，不以上冲下脱，兩服可止……

④ 開寶：**《開寶》見《證類》卷23"椑柿"** 味甘，寒，無毒。主壓石藥發熱，利水，解酒熱。久食令人寒中，去胃中熱。生江淮南。似柿而青黑。《閑居賦》云：梁候烏椑之柿是也。

⑤ 日華：**《日華子》見《證類》卷23"椑柿"** ……作漆甚妙……

⑥ 日用：(**按**：《日用本草》此段正文原脱，未能溯得其源。"釋名"項下"日用"同此。)

⑦ 廣志：**《西京雜記》卷1** 初修上林苑，羣臣遠方各獻名果異樹……椑三：青椑，赤葉椑，烏椑。(**按**：未查得《廣志》有此文，另溯其源。)

⑧ 開寶：見本頁注④。

⑨ 志：見上注。(**按**：《文選·潘岳》："梁侯烏椑之柿。"李善注：《廣志》曰：梁國侯家有烏椑，甚美，世罕得之。")

⑩ 頌：**《圖經》見《證類》卷23"柿"** ……椑柿出宣、歙、荆、襄、閩、廣諸州，但可生噉，不堪乾……

⑪ 弘景：**《集注》見《證類》卷23"柿"** 陶隱居……又有椑，色青，惟堪生噉，性冷複甚於柿，散石熱家噉之亦無嫌。不入藥用。/**《日華子》見《證類》卷23"椑柿"** ……不宜與蟹同食，令人腹疼并大瀉矣。

⑫ 開寶：見本頁注④。

⑬ 日華：**《日華子》見《證類》卷23"椑柿"** 椑柿，止渴，潤心肺，除腹藏冷熱……

君遷子《拾遺》①

【釋名】梬棗《千金》②作軟棗、梬棗《廣志》③音逞、牛奶柹《名苑》④、丁香柹《日用》⑤、紅藍棗《齊民要術》⑥。○【時珍曰】君遷之名始見於左思《吴都賦》⑦,而著其狀于劉欣期《交州記》⑧,名義莫詳。梬棗,其形似棗而軟也。司馬光《名苑》云:君遷子似馬奶,即今牛奶柹也,以形得名。崔豹《古今注》⑨云:牛奶柹即梬棗,葉如柹,子亦如柹而小。唐、宋諸家,不知君遷、梬棗、牛奶柹皆一物,故詳證之。

【集解】【藏器⑩曰】君遷子生海南。樹高丈餘。子中有汁,如乳汁甜美。《吴都賦》"平仲、君遷"是也。【時珍曰】君遷即梬棗,其木類柹而葉長。但結實小而長,狀如牛奶,乾熟則紫黑色。一種小圓如指頂大者,名丁香柹,味尤美。《救荒本草》⑪以爲羊矢棗,誤矣。其樹接大柹最佳。《廣志》⑫云:梬棗,小柹也。肌細而厚,少核,可以供御。即此。

【氣味】甘,濇,平,無毒。

【主治】止消渴,去煩熱,令人潤澤。藏器⑬。鎮心。久服悦人顏色,令人輕健。珣⑭。

---

① 拾遺:**《證類》卷23"一十三種陳藏器餘·君遷子"**　味甘,平,無毒。主止渴,去煩熱,令人潤澤。生海南。樹高丈餘,子中有汁如乳汁。《吴都賦》云:平仲、君遷。

② 千金:**《千金方》卷26"果實第二"**　軟棗:味苦,冷,濇,無毒……

③ 廣志:**《説文·木部》**　梬,棗也。似柹,从木甹聲。/**《齊民要術》卷4"種柿第四十"**　(《廣志》曰:小者如小杏,又曰梬棗,味如柹。)/**《爾雅翼》卷10"釋木·梬"**　梬,今之梬棗也……(**按**:據以上溯源,"梬棗"非出《廣志》,乃見《説文》也。)

④ 名苑:**《丹鉛總録》卷4"花木類"**　君遷樹……《名苑》云:君遷子如馬嬭,俗云牛嬭柹是也……(**按**:書佚。今溯得與"君遷子"相關佚文。)

⑤ 日用:(**按**:《日用本草》此段正文原脱,未能溯得其源。)

⑥ 齊民要術:**《齊民要術》卷4"種柿第四十"**　柿有小者栽之,無小者取枝於梬(而兖反,紅藍棗,似柹),棗根上插之,如插梨法……

⑦ 吴都賦:**《吴都賦》見《六臣注文選》卷5**　……平仲君遷,松梓古度……(**按**:此前《拾遺》亦引《吴都賦》。)

⑧ 交州記:(**按**:見本藥最末載《海藥》引《交州記》。)

⑨ 古今注:**《古今注》卷下"草木第六"**　……(糯)〔梬〕棗葉如(柳)〔柹〕,實似柹而小,味亦甘美。

⑩ 藏器:見本頁注①。

⑪ 救荒本草:**《救荒》卷下之後"軟棗"**　一名丁香柹,又名牛乳柹,又呼羊矢棗……

⑫ 廣志:**《御覽》卷973"梬棗"**　《廣志》曰:梬棗,味如柹,晉陽梬梬,肌細而厚,以供御。

⑬ 藏器:見本頁注①。

⑭ 珣:**《海藥》見《證類》卷23"一十三種陳藏器餘·君遷子"**　謹按劉斯《交州記》云:其實中有乳汁,甜美香好。微寒,無毒。主消渴煩熱,鎮心。久服輕身,亦得悦人顏色也。(**按**:"劉斯"乃"劉欣期"之誤。)

安石榴《别録》①下品

【釋名】若榴《廣雅》②、丹若《古今注》③、金罌。【時珍曰】榴者瘤也，丹實垂垂如贅瘤也。《博物志》④云：漢張騫出使西域，得塗林安石國榴種以歸，故名安石榴。又案《齊民要術》⑤云：凡植榴者須安僵石枯骨于根下，即花實繁茂。則安石之名義或取此也。若木乃扶桑之名，榴花丹頳似之，故亦有丹若之稱。傅玄《榴賦》⑥所謂"灼若旭日栖扶桑"者是矣。《筆衡》⑦云：五代吴越王錢鏐改榴爲金罌。《酉陽雜俎》⑧言：榴甜者名天漿。道家書⑨謂榴爲三尸酒，言三尸蟲得此果則醉也。故范成大⑩詩云：玉池咽清肥，三彭跡如掃。

【集解】【弘景⑪曰】石榴花赤可愛，故人多植之，尤爲外國所重。有甜、酢二種，醫家惟用酢者之根、殼。榴子乃服食者所忌。【頌⑫曰】安石榴本生西域，今處處有之。木不甚高大，枝柯附幹，自地便生作叢。種極易息，折其條盤土中便生也。花有黄、赤二色。實有甘、酢二種，甘者可食，酢者入藥。又一種山石榴，形頗相類而絶小，不作房生，青、齊間甚多，不入藥，但蜜漬以當果甚美。【宗奭⑬曰】石榴有酸、淡二種。旋開單葉花，旋結實，實中〔子〕紅，孫枝甚多，秋後經霜，則自坼裂。

---

① 别録：**《别録》見《證類》卷23"安石榴"** 味甘、酸，無毒。主咽燥渴，損人肺，不可多食。酸實殼，療下痢，止漏精。東行根，療蛔蟲寸白。

② 廣雅：**《廣雅》卷10"釋木"** 楉榴（石榴），柰也。

③ 古今注：**《酉陽雜俎》卷18"木篇"** 石榴，一名丹若……（**按**：今本《古今注》無此名。）

④ 博物志：**《白孔六帖》卷99"白塗林"** 陸機與弟書曰：張騫爲漢使外國十八年，得塗林。塗林，安石榴也。"（**按**：今本《博物志》無此文。《藝文類聚》卷86"石榴"、《太平御覽》卷970"石榴"、所引多同《白孔六帖》。）

⑤ 齊民要術：**《齊民要術》卷4"安石榴第四十一"** 栽石榴法……置枯骨礓石於枝間。骨石是樹性所宜，下土築之。一重土，一重骨石，平圻，止其土令没枝頭一寸許也。水澆常令潤澤，既生又以骨石布其根下，則科圓滋茂可愛。若孤根獨立者，雖生亦不佳焉……

⑥ 榴賦：**《藝文類聚》卷86"石榴"** 晉傅玄《安石榴賦》……其在晨也，灼若旭日棲扶桑。其在昏也，奭若燭龍吐潛光……

⑦ 筆衡：（**按**：已核《説郛》載《坦齊筆衡》，未能溯得其源。）

⑧ 酉陽雜俎：**《酉陽雜俎》卷18"木篇"** 石榴，一名丹若……石榴甜者谓之天浆，能已乳石毒。

⑨ 道家書：**《農書》卷34"石榴"** ……道家謂之三尸酒，云三尸得此果則醉……

⑩ 范成大：**《石湖詩集》卷29"石榴"** 日烘古錦囊，露浥紅瑪瑙。玉池嚥清肥，三彭迹如埽。

⑪ 弘景：**《集注》見《證類》卷23"安石榴"** 陶隱居云：石榴，以花赤可愛，故人多植之，尤爲外國所重。入藥惟根、殼而已。其味有甜、醋，藥家用醋者。子爲服食者所忌。

⑫ 頌：**《圖經》見《證類》卷23"安石榴"** 安石榴，舊不著所出州土，或云本生西域……木不甚高大，枝柯附幹，自地便生，作叢，種極易息，折其條盤土中便生。花有黄、赤二色，實亦有甘、酢二種。甘者可食，酢者入藥……又一種山石榴，形頗相類而絶小，不作房，生青，齊間甚多，不入藥。但蜜漬以當果，或寄京下，甚美。

⑬ 宗奭：**《衍義》卷18"安石榴"** 有酸、淡兩種。旋開單葉花，旋結實，實中子紅，孫枝甚多，秋後經雨則自坼裂……又有一種，子白，瑩澈如水晶者，味亦甘，謂之水晶石榴。惟酸石榴皮合斷下藥，仍須老木所結及收之陳久者佳……

一種子白,瑩澈如水晶者,味亦甘,謂之水晶石榴。惟酸石榴入藥,須老木所結,收留陳久者乃佳。【時珍曰】榴五月開花,有紅、黄、白三色。單葉者結實,千葉者不結實,或結亦無子也。實有甜、酸、苦三種。《抱朴子》①言:苦者出積石山,或云即山石榴也。《酉陽雜俎》②言:南詔石榴,皮薄如紙。《瑣碎録》③言,河陰石榴名三十八者,其中只有三十八子也。又南中有四季榴,四時開花,秋月結實,實方綻,隨復開花。有火石榴,赤色如火。海石榴,高一二尺即結實。皆異種也。案《事類合璧》④云:榴大如盃,赤色有黑斑點,皮中如蜂窠,有黄膜隔之,子形如人齒,淡紅色,亦有潔白如雪者。又,潘岳賦⑤云:榴者,天下之奇樹,九州之名果。千房同模,(十)〔千〕子如一。禦飢療渴,解酲止醉。

甘石榴。【氣味】甘、酸,温,濇,無毒。多食損人肺。《别録》⑥。○【詵⑦曰】多食損齒令黑。凡服食藥物人忌食之。【震亨⑧曰】榴者留也。其汁酸性滯,戀〔膈〕成痰。

【主治】咽喉燥渴。《别録》⑨。能理乳石毒。孟詵⑩。制三尸蟲。時珍。

酸石榴。【氣味】酸,温,濇,無毒。【主治】赤白痢腹痛,連子擣汁,頓服一枚。孟詵⑪。止瀉痢崩中帶下。時珍。

【發明】【時珍曰】榴受少陽之氣,而榮于四月,盛于五月,實于盛夏,熟于深秋。丹花赤實,其味甘酸,其氣温濇,具木火之象。故多食損肺、齒而生痰涎。酸者則兼收斂之氣,故入斷下、崩中之藥。或云白榴皮治白痢,紅榴皮治紅痢,亦通。

【附方】新五。腸滑久痢。黑神散:用酸石榴一個煅煙盡,出火毒一夜,研末,仍以酸榴一塊煎湯服,神效無比。

---

① 抱朴子:**《齊民要術》卷4"安石榴第四十一"** ……《抱朴子》曰:積石山有苦榴……(**按**:未見《抱朴子》有此文,僅見《齊民要術》引録。)

② 酉陽雜俎:**《酉陽雜俎》卷18"木篇"** ……南詔石榴,子大,皮薄如藤紙,味絶於洛中……

③ 瑣碎録:**《分門瑣碎録·菓木總説》** 河陰石榴名三十八者,蓋其中只有三十八字,乃張若中所説也。

④ 事類合璧:**《古今合璧事類備要》别集卷42"菓門·石榴"** 格物總論(石榴包如杯大,赤色,黑斑點,中如蜂窠,窠數子如人齒,帶淡紅色,光皎琥珀然。又有潔白如雪者。有甜酢二種,甜者爲佳,熟時其苞自烈,名果也。)

⑤ 潘岳賦:**《記纂淵海》卷92"石榴"** 若榴者,天下之奇樹,九州之名果也……千房同模,十子如一。禦飢療渴,解酲止醉。(潘岳賦。)

⑥ 别録:見2111頁注①。

⑦ 詵:**《食療》見《證類》卷23"安石榴"** 孟詵云:石榴,温。多食損齒令黑……/**《集注》見《證類》卷23"安石榴"** 陶隱居云……子爲服食者所忌。

⑧ 震亨:**《衍義補遺·石榴》** 味酸,病人須戒之。性滯,其汁戀膈成痰。榴者,留也……

⑨ 别録:見2111頁注①。

⑩ 孟詵:**《證類》卷23"安石榴"** 段成式《酉陽雜俎》云:石榴甜者,謂之天漿,能理乳石毒。(**按**:非出"孟詵"。《酉陽雜俎》卷18"石榴"謂"能已乳石毒"。)

⑪ 孟詵:**《食療》見《證類》卷23"安石榴"** ……治赤白痢腹痛者,取醋者一枚并子,擣汁頓服。

久瀉不止。方同上。○並《普濟方》[①]。

痢血五色，或膿或水，冷熱不調。酸石榴五枚，連子擣汁二升。每服五合，神妙。《聖濟》[②]。

小便不禁。酸石榴燒存性，無則用枝燒灰代之，每服二錢，用柏白皮切焙四錢，煎湯一盞，入榴灰再煎至八分，空心温服，晚再服。《聖惠》[③]。

撚鬚令黑：酸石榴結成時，就東南枝上揀大者一個，頂上開一孔，内水銀半兩于中，原皮封之，麻扎定，牛屎封護，待經霜摘下，傾出殼内水，以魚鰾籠指蘸水撚須，久久自黑也。《普濟》[④]。

酸榴皮。【修治】【(效)〔斅〕[⑤]曰】凡使榴皮、葉、根，勿犯鐵，並不計乾濕，皆以漿水浸一夜，取出用，其水如墨汁也。

【氣味】同實。【主治】止下痢漏精。《别録》[⑥]。治筋骨風，腰脚不遂，行步攣急疼痛，澀腸。取汁點目，止淚下。權[⑦]。煎服，下蚘蟲。藏器[⑧]。止瀉痢，下血脱肛，崩中帶下。時珍。

【附方】舊六，新四。赤白痢下，腹痛，食不消化者。《食療本草》[⑨]用醋榴皮炙黄爲末，棗肉或粟米飯和丸梧子大。每空腹米飲服三十丸，日三服，以知爲度。如寒滑，加附子、赤石脂各一

---

① 普濟方：**《普濟方》卷212“久痢”** 黑神散：治腸滑久痢，神妙無比。酸石榴一枚，右擣爲散，每服用酸石榴一瓣，以水一盞，煎湯調下二錢許。久瀉亦治之。又療冷熱不調，或滯或水，赤白清黄者，擣汁服之亦佳。

② 聖濟：**《千金方》卷15“熱痢第七”** 治冷熱不調，或水或膿，或五色血痢方：酢石榴五枚，合殼子擣絞取汁二升，服五合，瘥止。(**按**：《聖濟總録》無此方，另溯其源。)

③ 聖惠：**《聖惠方》卷58“治小便不禁諸方”** 治小便不禁……又方：柏白皮(三兩，剉)、石榴(一顆，燒爲灰，細研)，右件藥以水三大盞，煮柏皮取汁二大盞，去滓，每於食前以汁一小盞，調石榴灰二錢服之。

④ 普濟：**《普濟方》卷49“烏髭髮”** 一撚膏(出《危氏方》)：烏髭鬚。用酸石榴結成時，就枝上將石榴開一小孔，傾水銀於中，却將元皮封之，以麻皮纏定，用牛糞泥封了，候經霜摘下傾出，以豬膽皮裹，指醮撚白髮即黑。一方用黄蠟封固，放留一月取用，以雞内金蘸藥染髭。(**按**：《得效方》卷10“面病”下有此方。時珍轉引《普濟》，且改“豬膽皮”作“魚鰾籠”。)

⑤ 斅：**《炮炙論》見《證類》卷23“安石榴”** 雷公云：凡使皮、葉、根，勿令犯鐵。若使石榴殼，不計乾濕，先用漿水浸一宿，至明漉出，其水如墨汁。若使枝、根、葉，並用漿水浸一宿，方可用。

⑥ 别録：見2111頁注①。

⑦ 權：**《藥性論》見《證類》卷23“安石榴”** 石榴皮，使，味酸，無毒。能治筋骨風，腰脚不遂，行步攣急疼痛。主澀腸，止赤白下痢。一方：取汁止目淚下，治漏精……

⑧ 藏器：**《拾遺》見《證類》卷23“安石榴”** 陳藏器云：石榴本功外，東引根及皮，主蚘蟲，煎服……

⑨ 食療本草：**《食療》見《證類》卷23“安石榴”** ……治赤白痢腹痛者。取醋者一枚并子，擣汁頓服。/**《衍義》卷18“安石榴”** ……微炙爲末，以燒粟米飯爲丸，梧桐子大，食前熱米飲下三十至五十丸，以知爲度。如寒滑，加附子、赤石脂各一倍。(**按**：此條糅合兩家之論。)

倍。○《肘後方》①用皮燒存性,爲末。每米飲服方寸匕,日三服,效乃止。

糞前有血,令人面黄。用酢石榴皮炙,研末。每服二錢,用茄子枝煎(揚)〔湯〕服。《孫真人方》②。

腸滑久痢。神妙無比方也。用石榴一個劈破,炭火簇燒存性,出火毒,爲末。每服一錢,别以酸石榴一瓣,水一盞,煎湯調服。《經驗方》③。

久痢久瀉。陳石榴皮酢者,焙研細末。每服二錢,米飲下。患二三年或二三月,百方不效者,服之便止,不可輕忽之也。《普濟方》④。

小兒風癇。大生石榴一枚,割去頂,剜空,入全蠍五枚,黄泥固濟,煅存性爲末。每服半錢,乳汁調下。或防風湯下亦可。《聖濟録》⑤。

卒病耳聾。八九月間,取石榴一個,上作孔如毬子大,内米醋令滿,以原皮蓋之,水和麪裹煨熟,取起去蓋,入少黑李子、仙沼子末,取水滴耳中勿動。腦中若(動)〔痛〕,勿驚。如此三夜。再作必通。○案《唐慎微本草》⑥收采此方,云出孫真人,而黑李子不知爲何物也。其仙沼子即預知子。

食榴損齒。石榴黑皮炙黄研末,棗肉和丸梧子大。每日空腹三丸,白湯下,日二服。《普濟》⑦。

丁腫惡毒。以針刺四畔,用榴皮〔着〕瘡上,以麪圍四畔灸之,以痛爲度。仍内榴末傅上急

---

① 肘後方:**《外臺》卷25"冷痢方"**　《肘後》療水下痢色白,食不消者,爲寒下方……又方:酸石榴皮,燒灰,右一味爲末,服方寸匕。(**按**:今本《肘後方》無此方。)

② 孫真人方:**《證類》卷23"安石榴"**　孫真人……又方:糞前有血,令人面色黄,石榴皮杵末,茄子枝湯下。

③ 經驗方:**《證類》卷23"安石榴"**　《經驗方》:治腸滑久痢,神妙無比。以石榴一個劈破,炭火簇燒令煙盡,急取出,不令作白灰,用瓷碗蓋一宿出火毒,爲末。用醋石榴一瓣,水一盞,煎湯服二錢,瀉亦治。

④ 普濟方:**《普濟方》卷212"久痢"**　神授散:治久痢不瘥。用陳石榴焙乾,爲細末,米湯調下三四錢。人患二三十年,或三兩月不愈者,百藥不效,此藥一服便住,不可以草方輕視。

⑤ 聖濟録:**《聖惠方》卷85"治小兒風癇諸方"**　治小兒風癇秘驗方:右取蠍三十枚,取一大石榴割頭作甕子,去却子,内蠍于中,蓋之,以紙筋黄泥裹,初炙乾,漸燒令通赤,良久去皮放冷,取其中焦黑者,細研成散,每服以乳汁調下一字。兒稍大,以防風湯調下半錢。(**按**:《聖濟總録》無此方,另溯其源。)

⑥ 唐慎微本草:**《證類》卷23"安石榴"**　孫真人……又方:治耳聾法:以八、九月取石榴一,開上作孔如球子大,留靨子,内米醋滿石榴中,却以靨子蓋之,然後搜麪裹却石榴,無令醋出,煻灰火中燒麪熟,藥成。入少黑李子、仙沼子末,取水滴點耳内,不得輒轉。腦中痛勿驚。如此三夜,又點别耳,依前法佳。

⑦ 普濟:**《普濟方》卷70"牙齒脱落"**　治多食石榴損齒:用石榴黑皮炙令黄,以棗肉爲丸,空服三丸,日二服。

裹，經宿連根自出也。《肘後百一方》①。

脚肚生瘡。初起如粟，搔之漸開，黄水浸淫，痒痛潰爛，遂致遶脛而成痼疾。用酸榴皮煎湯冷定，日日掃之，取愈乃止。《醫學正宗》②。

酸榴東行根。【氣味】同皮。【主治】蚘蟲、寸白。《别録》③。青者入染鬚用。權④。治口齒病。頌⑤。止澀，瀉痢、帶下，功與皮同。時珍。

【附方】舊三，新二。金蠶蠱毒。吮白礬味甘，嚼黑豆不腥者，即是中蠱也。石榴根皮煎濃汁服，即吐出活蠱，無不愈者。《丹溪摘玄》⑥方。

寸白、蚘蟲。酢石榴東引根一握洗剉，用水三升，煎取半盌，五更温服盡，至明取下蟲一大團，永絶根本，食粥補之。崔元亮《海上方》⑦用榴皮煎水，煮米作粥食之，亦良。

女子經閉不通。用酢榴根東生者一握炙乾，水二大盞，濃煎一盞，空心服之。未通再服。《斗門》⑧。

赤白下痢。方同上。

榴花。【主治】陰乾爲末，和鐵丹服，一年變白髮如漆。藏器⑨。○鐵丹，飛鐵爲丹也，亦鐵粉之屬。千葉者，治心熱吐血。又研末吹鼻，止衄血立效。亦傅金瘡出血。蘇頌⑩。

【附方】舊一，新二。金瘡出血。榴花半斤，石灰一升，擣和陰乾。每用少許傅之，立止。

---

① 肘後百一方：**《證類》卷 23“安石榴”** 《百一方》：治丁腫，以針刺四畔，用榴末著瘡上，以麪圍四畔灸，以痛爲度。内末傅上急裹，經宿連根自出。

② 醫學正宗：**《醫林正宗》卷 8“瘤贅”** 治脚肚上生瘡，初則如粟米，漸漸大，爪搔不已，成片包脚，相交，又染一脚，黄水出，痒不可忍，久成痼疾，最難愈……又方：用石榴皮煎濃汁，稍冷，拂瘡上，冷如冰雪，即不成痂。

③ 别録：見 2111 頁注①。

④ 權：**《藥性論》見《證類》卷 23“安石榴”** ……根青者，入染鬚方用。

⑤ 頌：**《圖經》見《證類》卷 23“安石榴”** ……東行根并殼，入殺蟲及染鬚髮口齒等藥……

⑥ 丹溪摘玄：**《丹溪摘玄》卷 14“蠱毒門”** 金生方：治金吞（蟲）〔蠱〕毒，方覺中毒，才覺先以白礬，味甘，（草）〔次〕嚼黑豆不腥者是。右（橘）〔榴〕皮根煎汁，飲之，即吐出活蟲，無不愈者。

⑦ 海上方：**《圖經》見《證類》卷 23“安石榴”** ……崔元亮《海上方》……又，治寸白蟲，取醋石榴根，切一升，東南引者良。水二升三合，煮取八合，去滓，著少米作稀粥，空腹食之，即蟲下……

⑧ 斗門：**《證類》卷 23“安石榴”** 《斗門方》：治女子血脉不通。用根東生者取一握炙乾，濃煎一大盞，服之差。婦人赤白帶下同治。

⑨ 藏器：**《拾遺》見《證類》卷 23“安石榴”** ……花、葉乾之爲末，和鐵丹服之，一年變毛髮色黑如漆。鐵丹：飛鐵爲丹，亦鐵粉之屬是也。

⑩ 蘇頌：**《圖經》見《證類》卷 23“安石榴”** ……其花百葉者，主心熱吐血及衄血等。乾之作末，吹鼻中立差……

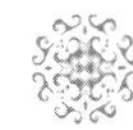

《崔元亮方》①。

鼻出衄血。酢榴花二錢半，黄蜀葵花一錢，爲末。每服一錢，水一盞，煎服，效乃止。《聖濟録》②。

九竅出血③。石榴花揉塞之取效。葉亦可。

橘《本經》④上品【校正】【志⑤曰】自木部移入此。

【釋名】【時珍曰】橘從矞，音鷸，諧聲也。又，雲五色爲慶，二色爲矞。矞雲外赤内黄，非煙非霧，郁郁紛紛之象。橘實外赤内黄，剖之香霧紛郁，有似乎矞雲。橘之從矞，又取此意也。

【集解】【《别録》⑥曰】橘柚生江南及山南山谷，十月采。【恭⑦曰】柚之皮厚味甘，不似橘皮味辛苦。其肉亦如橘，有甘有酸。酸者名胡柑。今俗謂橙爲柚，非矣。案郭璞云：柚似橙而實酢，大于橘。孔安國云：小曰橘，大曰柚，皆爲柑也。【頌⑧曰】橘柚今江、浙、荆、襄、湖、嶺皆有之。木高一二丈，〔葉〕與枳無辨，刺出莖間。夏初生白花，六七月成實，至冬黄熟。舊説小爲橘，大爲柚。今醫家乃用黄橘、青橘，不言柚。豈青橘是柚之類乎？【宗奭⑨曰】橘、柚自是兩種。本草云：一名橘皮。後人誤加柚字，妄生分别。且青橘、黄橘治療尚殊，况柚爲别種乎？惟郭璞所言，乃真識橘、柚者。若不如此分别，誤以柚皮爲橘皮，是貽無窮之患矣。【時珍曰】橘、柚，蘇恭所説甚是。蘇頌不知青橘即橘之未黄者，乃以爲柚，誤矣。夫橘、柚、柑三者相類而不同。橘實小，其瓣味微酢，其皮薄而紅，味辛而苦。柑大于橘，其瓣味甘，其皮稍厚而黄，味辛而甘。柚大小皆如橙，其瓣味酢，其皮最厚

---

① 崔元亮方：**《圖經》見《證類》卷 23“安石榴”** ……崔元亮《海上方》療金瘡，刀斧傷破血流。以石灰一升，石榴花半斤，擣末，取少許傅上，捺少時，血斷便差……

② 聖濟録：**《聖濟總録》卷 70“衄不止”** 治鼻衄不止，二花散方：酸石榴花（一分）、黄蜀葵花（一錢），右二味擣羅爲散，每服一錢匕，水一盞，煎至六分，不拘時候温服。

③ 九竅出血：**《普濟方》卷 189“鼻衄”** 吹鼻方：治鼻衄吐血。用柏葉石榴花爲細末，每用少許吹鼻中。一方用花片塞於鼻中，止。（**按**：原無出處，今溯得其源。）

④ 本經：**《本經》《别録》見《證類》卷 23“橘柚”** 味辛，温，無毒。主胸中瘕熱逆氣，利水穀，下氣，止嘔欬，除膀胱留熱停水，五淋，利小便，主脾不能消穀，氣冲胸中，吐逆霍亂，止泄，去寸白。久服去臭，下氣通神，輕身長年。一名橘皮。生南山川谷，生江南。十月採。

⑤ 志：**《開寶》見《證類》卷 23“橘柚”** 今注：自木部今移。

⑥ 别録：見本頁注④。

⑦ 恭：**《唐本草》見《證類》卷 23“橘柚”** 《唐本》注云：柚皮厚，味甘，不如橘皮味辛而苦。其肉亦如橘，有甘有酸，酸者名胡甘。今俗人或謂橙爲柚，非也。按《吕氏春秋》云：果之美者，有雲夢之柚。郭璞云：柚似橙，而大於橘。孔安國云：小曰橘，大曰柚。皆爲甘也。

⑧ 頌：**《圖經》見《證類》卷 23“橘柚”** 橘、柚，生南山川谷及江南，今江浙、荆襄、湖嶺皆有之。木高一二丈，葉與枳無辨，刺出於莖間。夏初生白花，六月、七月而成實，至冬而黄熟，乃可噉。舊説小者爲橘，大者爲柚……今醫方乃用黄橘、青橘兩物，不言柚。豈青橘是柚之類乎？

⑨ 宗奭：**《衍義》卷 18“橘柚”** 自是兩種，故曰一名橘皮，是元無柚字也……後人不深求其意，謂柚字所惑，妄生分别，亦以過矣。且青橘與黄橘，治療尚别，矧柚爲别種也。郭璞云：柚似橙而大於橘，此即是識橘、柚者也。今若不如此言之，恐後世亦以柚皮爲橘皮，是貽無窮之患矣……

而黄,味甘而不甚辛。如此分之,即不誤矣。案《事類合璧》①云:橘樹高丈許,枝多生刺。其葉兩頭尖,緑色光面,大寸餘,長二寸許。四月著小白花,甚香。結實至冬黄熟,大者如盃,包中有瓣,瓣中有核也。宋《韓彦直》著《橘(譜)〔録〕》②三卷,甚詳。其略云:柑橘出蘇州、台州,西出荆州,南出閩、廣、撫州,皆不如温州者爲上也。柑品有八,橘品十有四,多是接成。惟種成者,氣味尤勝。黄橘扁小而多香霧,乃橘之上品也。朱橘小而色赤如火。緑(色)〔橘〕紺碧可愛,不待霜後,色味已佳,隆冬采之,生意如新。乳橘狀似乳柑,皮堅穰多,味絶酸芳。塌橘狀大而扁,外緑心紅,瓣巨多液,經春乃甘美。包橘外薄内盈,其脉瓣隔皮可數。綿橘微小,極軟美可愛,而不多結。沙橘細小甘美。油橘皮似油飾,中堅外黑,乃橘之下品也。早黄橘秋半已丹。凍橘八月開花,冬結春采。穿心橘實大皮光而心虚可穿。荔枝橘出横陽,膚理皺密如荔子也。俗傳橘下埋鼠,則結實加倍。故《物類相感志》③云:橘見尸而實繁。《涅盤經》④云:如橘見鼠,其果實多。《周禮》⑤言:橘踰淮而(白)〔北〕變爲枳,地氣然也。餘見《柑》下。

橘實。【氣味】甘、酸,温,無毒。【弘景⑥曰】食之多痰,恐非益也。【原⑦曰】多食

---

① 事類合璧:**《古今合璧事類備要》别集卷46"菓門·橘"** 格物總論(橘數種,樹緑,高丈許,枝多,生刺葉兩頭尖,緑色光面,大寸餘,長二寸許,三月着花,結實至冬黄熟,圓苞大者如杯,瓤數瓣,瓣中着核,核大兩倍於黍,味甘微酸。每一樹數百顆。皮可入藥……)

② 橘録:**《橘録》卷上"序"** 橘出温郡最多種,柑乃其别種,柑自别爲八種,橘又自别爲十四種,橙子之屬類橘者,又自别爲五種,合二十有七種。而乳柑推第一,故温人謂乳柑爲真柑,意謂他種皆若假設者,而獨真柑爲柑耳。然橘亦出蘇州、台州,西出荆州,而南出閩、廣,數十州皆木橘耳,已不敢與温橘齒,矧敢與真柑爭高下耶……/**《橘録》卷中"黄橘"** 黄橘狀比之柑差褊小,而香霧多於柑。歲雨暘以時,則肌充而味甘。其圍四寸,色方青黄時,風味尤勝……塌橘狀大而褊,其南枝之向陽者,外緑而心甚紅,經春味極甘美,瓣大而多液。其種不常有,特橘之次也。包橘取其纍纍然,若包聚之義,是橘外薄内盈,隔皮脉瓣可數,有一枝而生五六顆者,懸之極可愛。然土膏而樹壯者多有之,不稱奇也。綿橘微小,極軟美可愛,故以名。圃中間見一二樹,結子復稀,物以罕見爲奇,此橘是也。沙橘取細而甘美之稱,或曰種之沙洲之上,地虚而宜於橘,故其味特珍……荔枝橘多出於横陽,膚理皺密類荔子,故以取名……軟條穿橘,其幹弱而條遠,結實頗大,皮色光澤,滋味有餘。其心虚有瓣,如蓮子穿其中,蓋接橘之始,以枝之杪者爲之。其體性終弱,不可以犯霜,不可以耐久。又名爲女兒橘。油橘皮似以油飾之,中堅而外黑。蓋橘之若柤若柚者,擘之而不聞其香,食之而不可於口,是又橘之僕奴也。緑橘比他柑微小,色紺碧可愛,不待霜食之,味已珍。留之枝間,色不盡變,隆冬採之,生意如新。横陽人家時有之,不常見也。乳橘狀似乳柑,且極甘芳得名,又名漳橘。其種自漳浦來,皮堅穰多,味絶酸,不與常橘齒。鄉人以其頗魁梧,時置之客間,堪與飣座梨相值耳……凍橘其顆如常橘之半,歲八月,人目爲小春,枝頭時作細白花,既而橘已黄。千林已盡,乃始傲然冰雪中,著子甚繁。春二三月始採之,亦可愛……

③ 物類相感志:**《説郛》弓109《感應類從志》** 橘見屍而實繁,榴得骸而葉茂。

④ 涅盤經:(**按**:查《大涅盤經》,未能溯得其源。)

⑤ 周禮:**《周禮注疏》卷39"冬官考工記第六"** ……橘踰淮而北爲枳,鸜鵒不踰濟,貉踰汶則死,此地氣然也。

⑥ 弘景:**《集注》見《證類》卷23"橘柚"** ……其肉,味甘、酸,食之多痰,恐非益也……

⑦ 原:**《食鑑本草》卷上"柑子瓤"** ……多則戀膈生痰,滯肺氣,病者忌之。

戀膈生痰，滯肺氣。〇【瑞[①]曰】同螃蟹食，令人患軟癱。【主治】甘者潤肺，酸者聚痰。藏器[②]。止消渴，開胃，除胸中膈氣。大明[③]。

【發明】【時珍曰】橘皮下氣消痰，其肉生痰聚飲，表裏之異如此，凡物皆然。今人以蜜煎橘充果食甚佳，亦可醬菹也。

黄橘皮。【釋名】紅皮《湯液》[④]、陳皮《食療》[⑤]。〇【弘景[⑥]曰】橘皮療氣大勝。以東橘爲好，西江者不如。須陳久者爲良。【好古[⑦]曰】橘皮以色紅日久者爲佳，故曰紅皮、陳皮。去白者曰橘紅也。

【修治】【斅[⑧]曰】(几)〔凡〕使勿用柚皮、皺子皮，二件用不得。凡修事，須去白膜一重，剉細，以鯉魚皮裹一宿，至明取用。【宗奭[⑨]曰】本草橘、柚作一條，蓋傳誤也。後世不知，以柚皮爲橘皮，是貽無窮之患矣。此乃六陳之一，天下日用所須。今人又多以乳柑皮亂之，不可不擇也。柑皮不甚苦，橘皮極苦，至熟亦苦。或以皮之緊慢分别，又因方土不同，亦互有緊慢也。【時珍曰】橘皮紋細色紅而薄，内多筋脉，其味苦辛。柑皮紋粗色黄而厚，内多白膜，其味辛甘。柚皮最厚而虚，紋更粗，色黄，内多膜無筋，其味甘多辛少。但以此别之，即不差矣。橘皮性温，柑、柚皮性冷，不可不知。今天下多以廣中來者爲勝，江西者次之。然亦多以柑皮雜之。柑皮猶可用，柚皮則懸絶矣。凡橘皮入和中理胃藥則留白，入下氣消痰藥則去白，其説出於《聖濟經》[⑩]。去白者，以白湯入鹽洗潤透，刮去筋膜，晒乾用。亦有煮焙者，各隨本方。

【氣味】苦、辛，温，無毒。【主治】胸中瘕熱逆氣，利水穀。久服去臭，下氣通神。《本經》[⑪]。下氣，止嘔欬，治氣衝胸中，吐逆霍亂，療脾不能消穀，

---

① 瑞:**《日用本草》卷6“橘”**　不可同螃蟹食，令人患軟癱。

② 藏器:**《拾遺》見《證類》卷23“橘柚”**　陳藏器云:橘、柚本功外，中實冷。酸者聚痰，甜者潤肺……

③ 大明:**《日華子》見《證類》卷23“橘柚”**　橘，味甘、酸。止消渴，開胃，除胸中隔氣……

④ 湯液:**《湯液本草》卷5“青皮”**　《液》云……成熟而大者橘也，色紅故名紅皮……

⑤ 食療:**《圖經》見《證類》卷23“橘柚”**　……收之並去肉，暴乾。黄橘以陳久者入藥良，古今方書用之最多……

⑥ 弘景:**《集注》見《證類》卷23“橘柚”**　陶隱居云:此是説其皮功爾。以東橘爲好，西江亦有而不如。其皮小冷，療氣乃言勝橘。北人亦用之，並以陳者爲良……

⑦ 好古:**《湯液本草》卷5“青皮”**　《液》云……成熟而大者橘也，色紅故名紅皮，日久者佳，故名陳皮。(**按**:“去白者曰橘紅也”未能溯得其源。)

⑧ 斅:**《炮炙論》見《證類》卷23“橘柚”**　雷公曰:凡使，勿用柚皮、皺子皮，其二件用不得。凡修事，須去白膜一重，細剉，用鯉魚皮裹一宿，至明出用。其橘皮，年深者最妙。

⑨ 宗奭:見2116頁注⑨。/**《衍義》卷18“乳柑子”**　今人多作橘皮售於人，不可不擇也。柑皮不甚苦，橘皮極苦，至熟亦苦。若以皮緊慢分别橘與柑。又緣方宜各不同，亦互有緊慢者。脾腎冷人食其肉，多致藏寒或泄利。

⑩ 聖濟經:**《聖濟經》卷9“權通意使章第四”**　陳橘之性温辛，用其皮所以消痰去涎也。兼其穰適以生痰膿脾也。

⑪ 本經:見2116頁注④白字。

止洩，除膀胱留熱停水，五淋，利小便，去寸白蟲。《别録》①。清痰涎，治上氣欬嗽，開胃，主氣痢，破癥瘕痃癖。甄權②。療嘔噦，反胃，嘈雜，時吐清水，痰痞痎瘧，大腸閟塞，婦人乳癰。入食料，解魚腥毒。時珍。

【發明】【杲③曰】橘皮氣薄味厚，陽中之陰也。可升可降，爲脾、肺二經氣分藥。留白則補脾胃，去白則理肺氣。同白术則補脾胃，同甘草則補肺。獨用則瀉肺損脾。其體輕浮，一能導胸中寒邪，二破滯氣，三益脾胃。加青皮減半用之去滯氣，推陳致新。但多用久服，能損元氣也。【原④曰】橘皮能散，能瀉，能温，能補，能和，化痰治嗽，順氣理中，調脾快膈，通五淋，療酒病，其功當在諸藥之上。【時珍曰】橘皮，苦能泄能燥，辛能散，温能和。其治百病，總是取其理氣燥濕之功。同補藥則補，同瀉藥則瀉，同升藥則升，同降藥則降。脾乃元氣之母，肺乃攝氣之籥，故橘皮爲二經氣分之藥，但隨所配而補瀉升降也。潔古張氏云陳皮、枳殼利其氣而痰自下，蓋此義也。同杏仁治大腸氣閟，同桃仁治大腸血閟，皆取其通滯也。詳見"杏仁"下。按方勺《泊宅編》⑤云：橘皮寬膈降氣，消痰飲，極有殊功。他藥貴新，惟此貴陳。外舅莫强中令豐城時得疾，凡食已輒胸滿不下，百方不效。偶家人合橘紅湯，因取嘗之，似相宜，連日飲之。一日忽覺胸中有物墜下，大驚目瞪，自汗如雨。須臾腹痛，下數塊如鐵彈子，臭不可聞。自此胸次廓然，其疾頓愈，蓋脾之冷積也。其方：用橘皮去穰一斤，甘草、鹽花各四兩，水五椀，慢火煮乾，焙研爲末，白湯點服。名二賢散，治一切痰氣特驗。世醫徒知半夏、南星之屬，何足以語此哉？珍按：二賢散，丹溪變之爲潤下丸，用治痰氣有效。惟氣實人服之相宜，氣不足者不宜用之也。

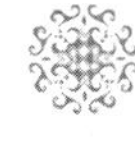

---

① 别録：見 2116 頁注④。

② 甄權：**《藥性論》見《證類》卷 23"橘柚"**　橘皮，臣，味甘、辛。能治胸膈間氣，開胃，主氣痢，消痰涎，治上氣欬嗽。/**《日華子》見《證類》卷 23"橘柚"**　……又云：皮，暖，消痰止嗽，破癥瘕痃癖……

③ 杲：**《珍珠囊·諸品藥性主治指掌》(《醫要集覽》本)"陳皮"**　……可升可降，陽中之陰也。其用有二：留白者補胃和中；去白者消痰泄氣。/**《本草發揮》卷 3"橘皮"**　潔古云……若補脾胃不去白，若理胸中滯氣去白。《主治秘訣》云……氣薄味厚，浮而升，陽也。其用有三：去胸中寒邪；破滯氣；少用同白术則益脾胃，多用獨用則損脾胃。又云：益肺利氣，有甘草則補脾胃，無則瀉脾。(**按**："为脾肺二經氣分藥"一句未能溯得其源。另張元素《醫學啓源》卷下"橘皮"條與《本草發揮》所引多同，其中有"有甘草則補肺，無則瀉肺"一句。疑時珍糅合潔古之説，歸於"杲曰"。)

④ 原：**《食鑑本草》卷上"橘皮"**　劉禹錫論橘皮之功，當列諸藥之上。味辛苦甘平，能散能瀉，能温能補能和。益能消膈氣，化痰涎，和脾，止咳嗽，通五淋。及中酒嘔吐惡心，煎飲之，奇效。

⑤ 泊宅編：**《泊宅編》卷 8**　橘皮寬鬲降氣，消痰逐冷有殊功。他藥多貴新，唯此種貴陳。須洞庭者最佳。外舅莫强中知豐城縣得疾，凡食已輒胸滿不下，百方治之不效。偶家人輩合橘紅湯，取嘗之似有味，因連日飲之。一日坐廳事，正操筆，覺胸中有物墜于腹，大驚目瞪，汗如雨。急扶歸，須臾腹疼，利下數塊如鐵彈子，臭不可聞，自此胸次廓然。蓋脾之冷積也。抱病半年，所服藥餌凡幾種，不知功乃在一橘皮。世人之所忽，豈可不察哉。其方橘皮，去穰，取紅一斤，甘草、鹽各四兩，水五椀，慢火煮乾，焙，擣爲末，點服。又古方以橘紅四兩，炙甘草一兩，爲末，湯點，名曰二賢散，以治痰特有驗。蓋痰久爲害，有不可勝言者，世醫雖知用半夏、南星、枳實、茯苓之屬，何足以語此。

【附方】舊七,新廿一。**潤下丸**。治濕痰因火泛上,停滯胸膈,欬唾稠粘。陳橘皮半斤,入砂鍋内,下鹽五錢,化水淹過煮乾,粉甘草二兩,去皮蜜炙,各取浄末,蒸餅和丸梧桐子大。每服百丸,白湯下。《丹溪方》①。**寬中丸**。治脾氣不和,冷氣客於中,壅遏不通,是爲脹滿。用橘皮四兩,白术二兩,爲末,酒糊丸梧子大。每食前木香湯下三十丸,日三服。《是齋指迷方》②。**橘皮湯**。治男女傷寒并一切雜病嘔噦,手足逆冷者。用橘皮四兩,生薑一兩,水二升,煎一升,徐徐呷之即止。仲景方③。**嘈雜吐水**。真橘皮去白爲末,五更安五分於掌心舐之,即睡,三日必效。皮不真則不驗。《怪證奇方》④。**霍亂吐瀉**。不拘男女,但有一點胃氣存者,服之再生。廣陳皮去白五錢,真藿香五錢,水二盞,煎一盞,時時温服。出《百一選方》⑤。〇《聖惠》⑥用陳橘皮末二錢,湯點服。不省者灌之。仍燒磚沃醋,布裹磚,安心下熨之,便活。**反胃吐食**。真橘皮,以日照西壁土炒香爲末。每服二錢,生薑三片,棗肉一枚,水二鍾,煎一鍾,温服。《直指方》⑦。**卒然食噎**。橘皮一兩,湯浸去穰,焙爲末。以水一大盞,煎半盞,熱服。《食醫心鏡》⑧。**諸氣呃噫**。橘皮二兩去穰,水一升,煎五合,頓服。或加枳殼尤良。《孫尚藥方》⑨。**痰膈氣脹**。陳皮三錢,水煎熱服。楊氏《簡便方》⑩。**卒然失聲**。橘皮半兩,水煎徐呷。《肘後方》⑪。**經年氣嗽**。橘皮、神麴、生薑焙乾等分,爲末,蒸餅和丸梧子大。每服三五十丸,食後、夜卧各一服。有人患此服之,兼

① 丹溪方:**《金匱鈎玄》卷1“痰”** 潤下丸:降痰最妙。陳皮(半斤,去白,以水化鹽半兩,拌陳皮令得所,煮,候乾,炒燥。一方不去白)、甘草(一兩,炙)。右爲末,蒸餅丸緑豆大。每服三十五丸,温水下。

② 是齋指迷方:**《黎居士簡易方》卷8“集中門”** (《指迷方》)寬中丸:治脾胃不調,冷氣客於中,則氣收聚,而壅遏不通,此爲脹滿。橘皮(四兩)、白术(二兩),右細末,酒糊丸梧桐子大,食前,木香湯下三十丸。(**按**:《指迷方》書佚,今輯本無此方。乃王貺撰,非“是齋”之書。今搜得其佚文。)

③ 仲景方:**《金匱·嘔吐噦下利病脉證治》** 乾嘔噦,若手足厥者,橘皮湯主之。橘皮湯方:橘皮(四兩)、生薑(半斤),右二味以水七升,煮取三升,温服一升,下嚥則愈。

④ 怪證奇方:**《怪證奇方》卷下** 嘈雜,時吐清水:上好廣陳皮,去白,爲末,五更起坐床上,安藥五分於手心,男左女右,乾舐下而卧,服三朝必效。如陳皮不好即不驗。

⑤ 百一選方:**《百一選方》卷6“第八門”** 回生散,治霍亂吐瀉,但一點胃氣存者,服之無不回生:陳皮(去白)、藿香葉(去土),右等分,每服五錢,水一盞半,煎至七分,温服,不拘時候。

⑥ 聖惠:**《普濟方》卷202“霍亂欲死”** 治霍亂頭旋倒地欲絶方:用陳橘皮二錢,煎湯點灌之。取磚燒熱,醋沃其上,布厚裹,熨心下便活。又治轉筋。(**按**:《聖惠方》無此方,另溯其源。)

⑦ 直指方:**《直指方》卷7“嘔吐證治”** 橘皮湯:治翻胃嘔吐。真橘皮(用日照西方壁土炒香,取橘皮爲末),右每二錢,薑棗略煎服。

⑧ 食醫心鏡:**《證類》卷23“橘柚”** 《食醫心鏡》……又方:治卒食噎。以陳皮一兩,湯浸去穰,焙爲末,以水一大盞,煎取半盞,熱服。

⑨ 孫尚藥方:**《證類》卷23“橘柚”** 孫尚藥方:治諸吃噫。橘皮二兩,湯浸去瓤,剉,以水一升,煎之五合,通熱頓服。更加枳殼一兩,去瓤炒,同煎之服,效。

⑩ 簡便方:**《奇效單方》卷上“五諸氣”** 一用陳皮洗浄,㕮咀,每三錢,水一鐘,煎六分,熱服。

⑪ 肘後方:**《肘後方》卷3“治卒風喑不得語方第二十”** 治卒失聲,聲噎不出方:橘皮五兩,水三升,煮取一升。去滓,頓服,傾合服之。

舊患膀胱氣皆愈也。寇氏《衍義》①。**化食消痰**。胸中熱氣，用橘皮半兩微熬，爲末。水煎代茶，細呷。《心鏡》②。**下焦冷氣**。乾陳橘皮一斤，爲末，蜜丸梧子大，每食前温酒下三十丸。《食療本草》③。**脚氣衝心**，或心下結硬，腹中虚冷。陳皮一斤，和杏仁五兩去皮尖熬，少加蜜擣和丸如梧桐子大，每日食前米飲下三十丸。《食療》④。**老人氣閟**。方同上。《濟生》⑤。**大腸閟塞**。陳皮連白，酒煮焙，研末，每温酒服二錢。〔一方〕米飲下。《普濟》⑥。**途中心痛**。橘皮去白，煎湯飲之，甚良。《談埜翁方》⑦。**食魚蟹毒**。方同上。《肘後》⑧。**風痰麻木**。凡手及十指麻木，大風麻木，皆是濕痰死血。用橘紅一斤，逆流水五盌，煮爛去渣，再煮至一盌，頓服取吐，乃吐痰聖藥也。不吐，加瓜蒂末。《摘玄方》⑨。**脾寒諸瘧**。不拘老少孕婦，只兩服便止。真橘皮去白切，生薑自然汁浸過一指，銀器内重湯煮乾，焙，研末。每服三錢，用隔年青州棗十個，水一盞，煎半盞，發前服，以棗下之。《適用方》⑩。**小兒疳瘦**。久服消食和氣，長肌肉。用陳橘皮一兩，黄連以米泔水浸一日，一兩半，研末，入麝三分，用豬膽盛藥，以漿水煮熟取出，用粟米飯和丸緑豆大。每服一二十丸，米飲下。錢氏《小兒方》⑪。**産後尿閟**不通者。陳皮一兩去白，爲末，每空

---

① 衍義：**《衍義》卷 18“橘柚”**　有人患氣嗽將期，或教以橘皮、生薑焙乾，神麴等分爲末，丸桐子大，食後、夜卧，米飲服三五十丸。兼舊患膀胱，緣服此偕愈。然亦取其陳皮入藥，此六陳中一陳也。腎疰腰痛、膀胱氣痛，微炒核，去殼爲末，酒調服，愈。

② 心鏡：**《證類》卷 23“橘柚”**　《食醫心鏡》云：主胸中大熱，下氣消痰，化食。橘皮半兩，微熬作末，如茶法，煎呷之。

③ 食療本草：**《食療》見《證類》卷 23“橘柚”**　孟詵云：橘……又，乾皮一斤，擣爲末，蜜爲丸。每食前酒下三十丸，治下膲冷氣……

④ 食療：**《食療》見《證類》卷 23“橘柚”**　孟詵云：橘……又，取陳皮一斤，和杏人五兩，去皮尖熬，加少蜜爲丸，每日食飲下三十丸。下腹藏間虚冷氣，脚氣冲心，心下結硬，悉主之。

⑤ 濟生：**《濟生方》“大便門・秘結論治”**　橘杏丸：治氣秘，老人虚弱人皆可服。橘紅取末、杏仁湯浸，去皮尖，右二味等分，和匀，煉蜜爲丸如梧桐子大，每服七十丸，空心用米飲送下。

⑥ 普濟：**《普濟方》卷 39“大便秘澀不通”**　治大便秘結：用陳皮不去白，酒浸，煮至軟，焙乾爲末，復以温酒調服二錢，爲妙。一方以米飲湯調下。

⑦ 談埜翁方：（**按**：未見原書，待考。）

⑧ 肘後：**《肘後方》卷 7“治食中諸毒方第六十六”**　食魚中毒：濃煮橘皮飲汁。

⑨ 摘玄方：**《丹溪摘玄》卷 2“大風麻木門”**　……治大風麻木，先以橘皮一斤，逆流水五碗，煮濃汁，去橘紅，再煮至一碗，頓服，白湯導之。吐痰之聖藥。不吐，用此汁調瓜蒂末。吐之後用麻黄一斤，煮濃汁，入生薑二兩，蜜少許，頓服之，發汗。傅汗上，然後以前各藥，隨各經絡調理。

⑩ 適用方：**《傳信適用方》卷上“治瘴瘧”**　治諸瘧十棗湯：以多年陳橘皮，不拘多少，略去白，焙乾，却以生薑自然汁浸之過二指已上，用銀石器重湯慢火熬乾，取出切，焙乾，碾爲細末。預以隔年肥棗十枚，用水盞半，煎至一中盞。早晨暖棗湯熱，調藥末三大錢，頓服。不拘老少、孕婦皆可用服，藥後剥棗熱吃。

⑪ 小兒方：**《小兒藥證直訣》卷下“諸方”**　橘連丸：治疳瘦，久服消食和氣，長肌肉。陳橘皮（一兩）、黄連（一兩五錢，去須，米泔浸一日），右爲細末，研入麝香五分，用豬膽七個，分藥入在膽内，漿水煮，候臨熟以針微紮破，熟爲度，取出，以粟米粥和丸緑豆大。每服十丸至二三十丸，米飲下。量兒大小與之。

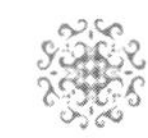

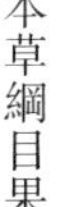

心温酒服二錢,一服即通。此張不愚方也。《婦人良方》[①]。**産後吹奶**[②]。陳皮一兩,甘草一錢,水煎服,即散。**婦人乳癰**。未成者即散,已成者即潰,痛不可忍者即不疼,神驗不可云喻也。用真陳橘皮湯浸去白,晒,麪炒微黄,爲末。每服二錢,射香調酒下。初發者一服見效。名橘香散。張氏方[③]。**聤耳出汁**[④]。陳皮燒研一錢,射香少許,爲末日摻。名立效散。**魚骨鯁咽**。橘皮常含,咽汁即下。《聖惠方》[⑤]。**嵌甲作痛**,不能行履者。濃煎陳皮湯浸良久,甲肉自離,輕手剪去,以虎骨末傅之即安。《醫林集要》[⑥]。

青橘皮。【修治】【時珍曰】青橘皮乃橘之未黄而青色者,薄而光,其氣芳烈。今人多以小柑、小柚、小橙僞爲之,不可不慎辨之。入藥以湯浸去穰,切片醋拌,瓦炒過用。

【氣味】苦、辛,温,無毒。【主治】氣滯,下食,破積結及膈氣。頌[⑦]。破堅癖,散滯氣,去下焦諸濕,治左脇肝經積氣。元素[⑧]。治胸膈氣逆,脇痛,小腹疝痛,消乳腫,疏肝膽,瀉肺氣。時珍。

【發明】【元素[⑨]曰】青橘皮氣味俱厚,沉而降,陰也。入厥陰、少陽經,治肝膽之病。【杲[⑩]曰】青皮乃足厥陰引經之藥,能引食入太陰之倉。破滯削堅,皆治在下之病。有滯氣則破滯氣,無滯

---

① 婦人良方:**《婦人良方》卷23“産後遺糞方論第四”** 療産後小便不通(張不愚方):陳皮(一兩,去白),右爲末,空心温酒調二錢,一服便通。

② 産後吹奶:**《得效方》卷19“乳癰”** 吹奶結實疼痛:陳皮(一兩)、甘草(一錢),水二椀,煎一椀,分二次服。次用荆芥、羌活、獨活煎湯熏之,温則洗之,安。(**按**:原無出處,今溯得其源。)

③ 張氏方:**《婦人良方》卷23“乳癰方論第十五”** 張氏橘香散:治乳癰未結即散,已結即潰,極痛不可忍者。藥下即不疼,神驗不可云喻。因小兒吹奶,變成斯疾者,並皆治之。陳皮浸去白眼,乾麵炒微黄,爲細末,麝香研酒調二錢。初發覺赤腫疼痛,一服見效。每服有效。

④ 聤耳出汁:**《得效方》卷10“耳病”** 立效散:治聤耳,底耳有膿不止。真陳皮(燈上燒黑,壹錢,爲末)、麝香(少許,别研),右和匀,每用少許,以綿蘸耳内,濃净却上藥。(**按**:原無出處,今溯得其源。)

⑤ 聖惠方:**《聖惠方》卷35“治諸魚骨鯁諸方”** 治魚骨鯁在喉中,衆法不去……又方:右常含橘皮,即下。

⑥ 醫林集要:**《醫林集要》卷14“傷損”** 一方,治嵌甲痛不能行,以陳皮濃煎湯,浸良久,甲肉自相離,輕手剪去,細研虎骨末傅,痛即止。

⑦ 頌:**《圖經》見《證類》卷23“橘柚”** ……而青橘主氣滯,下食,破積結及膈氣方用之,與黄橘全别……

⑧ 元素:**《醫學啓源》卷下“用藥備旨·青皮”** ……《主治秘要》云:性寒味苦,氣味俱厚,沉而降,陰也。其用有五:足厥陰、少陽之分,有病則用之一也,破堅癖二,散滯氣三也,去下焦諸濕四也,治左脅有積氣五也。

⑨ 元素:見上注。

⑩ 杲:**《本草發揮》卷3“青皮”** 東垣云:足厥陰、少陽經之引經藥也。有滯氣則破滯氣,無滯氣則損真氣。又云:破滯,削堅積,皆治在下者効。引藥至厥陰之分,下食入太陰之倉。

氣則損真氣。【好古[①]曰】陳皮治高，青皮治低，與枳殼治胸膈，枳實治心下同意。【震亨[②]曰】青皮乃肝膽二經氣分藥，故人多怒有滯氣，脇下有鬱積，或小腹疝疼，用之以疏通二經，行其氣也。若二經實者，當先補而後用之。又云：疏肝氣加青皮，炒黑則入血分也。【時珍曰】青橘皮古無用者，至宋時醫家始用之。其色青氣烈，味苦而辛，治之以醋，所謂肝欲散，急食辛以散之，以酸泄之，以苦降之也。陳皮浮而升，入脾、肺氣分。青皮沈而降，入肝、膽氣分。一體二用，物理自然也。小兒消積多用青皮，最能發汗，有汗者不可用。此説出楊仁齋《直指方》[③]，人罕知之。【嘉謨[④]曰】久瘧熱甚，必結癖塊，宜多服清脾湯。内有青皮疏利肝邪，則癖自不結也。

【附方】舊二，新七。**快膈湯**[⑤]。治冷膈氣及酒食後飽滿。用青橘皮一斤作四分，四兩用鹽湯浸，四兩用（白）〔百〕沸湯浸，四兩用醋浸，四兩用酒浸，各三日取出，去白切絲，以鹽一兩炒微焦，研末。每用二錢，以茶末五分，水煎温服。亦可點服。**理脾快氣**。青橘皮一斤日乾焙研末，甘草末一兩，檀香末半兩，和匀收之。每用一二錢，入鹽少許，白湯點服。**法制青皮**。常服安神調氣，消食解酒益胃，不拘老人小兒。宋仁宗每食後咀數片，乃邢和璞真人所獻，名萬年草。劉跂改名延年草，仁宗以賜吕丞相。用青皮一斤浸去苦味，去穰，煉浄白鹽花五兩，炙甘草六兩，舶茴香四兩，甜水一斗煮之。不住攪，勿令著底。候水盡，慢火焙乾，勿令焦。去甘草、茴香，只取青皮密收用。王氏《易簡方》[⑥]。**瘧疾寒熱**。青皮一兩燒存性，研末。發前温酒服一錢，臨時再服。《聖惠方》[⑦]。**傷寒呃逆**，聲（問）〔聞〕四鄰。四花青皮全者，研末。每服二錢，白湯下。《醫林集

---

① 好古：**《湯液本草》卷5“青皮”**　《液》云……如枳實、枳殼……故殼高而治胸膈，實低而治心下。與陳皮治高，青皮治低同意。

② 震亨：（**按**：查丹溪相關諸書，未能溯得其源。）

③ 直指方：**《仁齋小兒方》卷3“積治方論”**　小兒消積多用青皮。然青皮最能發汗，有汗者勿與之。

④ 嘉謨：**《本草蒙筌》卷7“青橘皮”**　《湯液》云……（患瘧熱盛，纏久不愈，必結癖塊，俗云瘧母。宜清脾湯多服，内有青皮疏利肝邪，則癖自不結也。）……

⑤ 快膈湯：**《證類》卷23“橘柚”**　《經驗後方》：治膈下冷氣及酒食飽滿。常服青橘皮四兩，鹽一兩，分作四分，一分無用湯浸青橘皮一宿，漉出去穰，又用鹽三分，一處拌和匀，候良久，銚子内炒微焦，爲末。每服一錢半，茶末半錢，水一盞，煎至七分，放温常服，不用入茶，煎沸湯點亦妙。（**按**：原無出處，今溯得其源。）

⑥ 易簡方：**《傳信適用方》卷上“治脾胃”**　延年草：邢和璞真人常服，安神導氣，消酒食，益脾胃。老人小兒皆可服。昭陵每食後嚼數片，安神體健。賜吕申公劉斯立，秘之，名延年草……青皮（一斤，湯浸三日，各三换，候苦味去盡，然後去穰，切作指面大方片子）、甘草（六兩，剉秤，炙）、上等白鹽花（五兩，再淋煎用，須要雪白）、新舶上茴香（四兩），右用甜水一斗，同藥入銀鍋内熬，不住手攪，勿令著底，置密器中收，不得走氣，候水盡取出，慢火炒令乾，不得有焦氣。選勤謹者一人，專一掌之。去甘草、茴香不用，只取貯青皮。如傷生冷及果實蔬菜之類，即嚼數片，氣通即無恙。常服一兩片，極佳。以其尤宜老人，邢和璞所以名萬年草。斯立又以延年目之也。（**按**：《易簡方》無此方，另溯其源。）

⑦ 聖惠方：**《普濟方》卷198“瘧發作無時”**　治瘧無問新久，發作無時，又方（出《聖惠方》），用青皮（一兩，燒灰），研細末，發前温酒調下一錢，正發時又服一錢。（**按**：《聖惠方》無此方，出處或誤。）

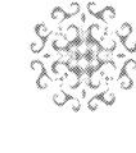

要》①。產後氣逆。青橘皮爲末,葱白、童子小便煎二錢服。《經驗後方》②。婦人乳嵓。因久積憂鬱,乳房内有核如指頭,不痛不痒,五七年成癰,名乳嵓,不可治也。用青皮四錢,水一盞半,煎一盞,徐徐服之,日一服。或用酒服。丹溪方③。聤耳出汁。青皮燒,研末,綿包塞之。脣燥生瘡。青皮燒研,豬脂調塗。

橘穰上筋膜。【主治】口渴、吐酒,炒熟煎湯飲,甚效。大明④。

橘核。【修治】【時珍曰】凡用須以新瓦焙香,去殼取仁,研碎入藥。【氣味】苦,平,無毒。【主治】腎疰腰痛,膀胱氣痛,腎冷。炒研,每温酒服一錢,或酒煎服之。大明⑤。治酒皶風鼻赤,炒研,每服一錢,胡桃肉一個,擂酒服,以知爲度。宗奭⑥。小腸疝氣及陰核腫痛,炒研五錢,老酒煎服,或酒糊丸服,甚效。時珍。

【發明】【時珍曰】橘核入足厥陰,與青皮同功,故治腰痛㿗疝在下之病,不獨取象于核也。《和劑局方》⑦治諸疝痛及内㿗,卵腫偏墜,或硬如石,或腫至潰,有橘核丸,用之有效。品味頗多,詳見本方。

【附方】新一。腰痛。橘核、杜仲各二兩炒,研末。每服二錢,鹽酒下。《簡便方》⑧。

葉。【氣味】苦,平,無毒。【主治】導胸膈逆氣,入厥陰,行肝氣,消腫散毒,乳癰脇痛,用之行經。震亨⑨。

【附方】新一。肺癰。緑橘葉洗,擣絞汁一盞,服之。吐出膿血即愈。《經驗良方》⑩。

---

① 醫林集要:**《醫林集要》卷8“傷寒藥”** 孫真人方:治汗後咳逆,聲聞四鄰者。連花青皮(又四瓣全者,不拘多少),右爲細末,每服二錢,食後白湯調下。

② 經驗後方:**《證類》卷23“橘柚”** 《經驗後方》……又方:治婦人産後氣逆。以青橘皮爲末,葱白、童子小便煎服之。

③ 丹溪方:**《格致餘論·乳硬論》** ……若夫不得於夫,不得於舅姑,憂怒鬱悶,昕夕積累,脾氣消阻,肝氣横逆,遂成隱核,如大棋子,不痛不癢,數十年後方爲瘡陷,名曰奶巖,以其瘡形嵌凹似巖穴也,不可治矣……遂以本草單方青皮湯,間以加減四物湯,行以經絡之劑,兩月而安。

④ 大明:**《日華子》見《證類》卷23“橘柚”** ……橘囊上筋膜,治渴及吐酒。炒,煎湯飲,甚驗也……

⑤ 大明:**《日華子》見《證類》卷23“橘柚”** ……又云:核,治腰痛,膀胱氣,腎冷,炒去殼,酒服良……

⑥ 宗奭:**《衍義》卷18“胡桃”** 有人患酒齇風,鼻上赤,將橘子核微炒爲末,每用一錢匕,研胡桃肉一個,同以温酒調服,以知爲度。

⑦ 和劑局方:**《濟生方》“諸疝門·陰㿗論治”** 橘核丸:治四種㿗病……(**按**:《局方》無此方。《濟生方》有此方,文長不録。)

⑧ 簡便方:**《奇效單方》卷上“十一諸痛”** 治腰痛:橘核、杜仲(各二兩,酒炒斷絲),右爲細末,每二錢,食前熱酒,入鹽少許送下。

⑨ 震亨:(**按**:查丹溪相關諸書,未能溯得其源。)

⑩ 經驗良方:(**按**:同名書甚多,未能溯得其源。)

柑宋《開寶》①

【釋名】木奴。【志②曰】柑未經霜時猶酸,霜後甚甜,故名柑子。【時珍曰】漢李衡③種柑于武陵洲上,號爲木奴焉。

【集解】【頌④曰】乳柑出西戎者佳。【志⑤曰】柑生嶺南及江南。樹似橘,實亦似橘而圓大,皮色生青熟黄。惟乳柑皮入藥,山柑皮療咽痛,餘皆不堪用。又有沙柑、青柑,體性相類。【藏器⑥曰】柑有朱柑、黄柑、乳柑、石柑、沙柑。橘有朱橘、乳橘、塌橘、山橘、黄淡子。此輩皮皆去氣調中,實俱堪食,就中以乳柑爲上也。【時珍曰】柑,南方果也,而閩、廣、温、台、蘇、撫、荆州爲盛,川蜀雖有不及之。其樹無異于橘,但刺少耳。柑皮比橘色黄而稍厚,理稍粗而味不苦。橘可久留,柑易腐敗。柑樹畏冰雪,橘樹略可。此柑、橘之異也。柑、橘皮今人多混用,不可不辨,詳見"橘"下。案韓彦直《橘(譜)〔録〕》⑦云:乳柑出温州諸邑,惟泥山者爲最,以其味似乳酪故名。彼人呼爲真柑,似以佗柑爲假矣。其木婆娑,其葉纖長,其花香韻,其實圓正,膚理如澤蠟,其大六七寸,其皮薄而味珍,脉不粘瓣,實不留滓,一顆僅二三核,亦有全無者,擘之香霧噀人,爲柑中絶品也。生枝柑,形不圓,色

---

① 開寶:**《開寶》見《證類》卷23"乳柑子"** 味甘,大寒。主利腸胃中熱毒,解丹石,止暴渴,利小便。多食令人脾冷,發痼癖、大腸泄。又有沙柑、青柑、山柑,體性相類,惟山柑皮療咽喉痛效,餘者皮不堪用。其樹若橘樹,其形似橘而圓大,皮色生青、熟黄赤。未經霜時尤酸,霜後甚甜,故名柑子。生嶺南及江南。

② 志:見上注。

③ 李衡:**《水經注》卷37** 又東北過臨沅縣南……又東歷龍陽縣之氾洲,洲長二十里。吴丹楊太守李衡植柑於其上。臨死勅其子曰:吾州里有木奴千頭,不責衣食,歲絹千匹……

④ 頌:**《四聲本草》見《證類》卷23"乳柑子"** 蕭炳云:出西戎者佳。(**按**:非出"蘇頌",乃出《四聲本草》。)

⑤ 志:見本頁注①。

⑥ 藏器:**《拾遺》見《證類》卷23"橘柚"** 陳藏器……其類有朱柑、乳柑、黄柑、石柑、沙柑。橘類有朱橘、乳橘、塌橘、山橘、黄淡子。此輩皮皆去氣調中,實説堪食。就中以乳柑爲上……

⑦ 橘録:**《橘録》卷上"真柑"** 真柑,在品類中最貴可珍……北人未之識者,一見而知其爲真柑矣。一名乳柑,謂其味之似乳酪。温四邑之柑,推泥山爲最,泥山地不彌一里,所産柑其大不七寸圍,皮薄而味珍,脉不黏瓣,食不留滓,一顆之核纔一二,間有全無者……生枝柑似真柑,色青而膚黶,形不圓,味似石榴,微酸。崔豹《古今注》曰:甘,實形如石榴者爲壺柑,疑此類是。鄉人以其耐久,留之枝間,俟其味變甘,帶葉而折,堆之盤俎,新美可愛,故命名生枝。海紅柑顆極大,有及尺以上圍者,皮厚而色紅,藏之久而味愈甘。木高二三尺,有生數十顆者,枝重委地,亦可愛。是柑可以致遠,今都下堆積道旁者,多此種。初因近海,故以海紅得名。洞庭柑,皮細而味美,比之他柑,韻稍不及。熟最早,藏之至来歲之春,其色如丹。鄉人謂其種自洞庭山来,故以得名……朱柑類洞庭而大過之,色絶嫣紅,味多酸,以刀破之,漬以鹽,始可食。園丁云他柑必接,唯朱柑不用接而成。然鄉人不甚珍寵之,賓祭斥不用。木柑類洞庭,少不慧耳。膚理堅頑,瓣大而乏膏液,外彊中乾,故得名以木。甜柑類洞庭,高大過之。每顆必八瓣,不待霜而黄。比之他柑加甜。柑林未熟之日,是柑最先摘,置之席間,青黄照人。長者先嘗之,子弟懷以歸,爲親庭壽焉……/**《桂海虞衡志·志果》** 饅頭柑,近蒂起如饅頭尖者味香,勝可埒永嘉乳柑。(**按**:此條末摻入《桂海虞衡志》之文。)

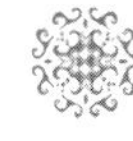

青膚粗，味帶微酸，留之枝間，可耐久也，俟味變甘，乃帶葉折，故名。海紅柑，樹小而顆極大，有圍及尺者，皮厚色紅，可久藏，今獅頭柑亦是其類也。洞庭柑，種出洞庭山，皮細味美，其熟最早也。甜柑，類洞庭而大，每顆必八瓣，不待霜而黄也。木柑，類洞庭，膚粗頑，瓣大而少液，故謂之木也。朱柑，類洞庭而大，色絶嫣紅，其味酸，人不重之。饅頭柑，近蒂起如饅頭尖，味香美也。

【氣味】甘，大寒，無毒。【頌①曰】冷。【志②曰】多食令人肺冷生痰，脾冷發痼癖，大腸瀉利，發陰汗。

【主治】利腸胃中熱毒，解丹石，止暴渴，利小便。《開寶》③。

【附方】新一。難産。柑橘穰陰乾，燒存性，研末，温酒服二錢。《集效》④。

皮。【氣味】辛，甘，寒，無毒。【時珍曰】橘皮苦辛温，柑皮辛甘寒。外形雖似而氣味不同。【詵⑤曰】多食令肺燥。

【主治】下氣調中。藏器⑥。解酒毒及酒渴，去白，焙，研末，點湯入鹽飲之。大明⑦。治産後肌浮，爲末酒服。雷斅⑧。傷寒飲食勞復者，濃煎汁服。時珍。山柑皮：治咽喉痛效。《開寶》⑨。

核。【主治】作塗面藥。蘇頌⑩。

葉。【主治】聤耳流水或膿血。取嫩頭七個，入水數滴，杵取汁滴之，即愈。藺氏⑪。

橙宋《開寶》⑫

【釋名】金毬、鵠殼。【時珍曰】案陸佃《埤雅》⑬云：橙，柚屬也。可登而成之，故字從

---

① 頌：**《圖經》見《證類》卷23“橘柚”** ……又乳柑橙子性皆冷……

② 志：見2125頁注①。（**按**：“多食……發陰汗”乃同藥《日華子》之文。）

③ 開寶：見上注。

④ 集效：（**按**：同名書甚多，未能溯得其源。）

⑤ 詵：**《食療》見《證類》卷23“乳柑子”** ……食多令人肺燥，冷中，發痃癖。

⑥ 藏器：見2125頁注⑥。

⑦ 大明：**《日華子》見《證類》卷23“乳柑子”** 冷，無毒。皮炙作湯，可解酒毒及酒渴，多食發陰汗。

⑧ 雷斅：**《拾遺》見《證類》卷23“乳柑子”** 陳藏器产后肌浮，柑皮为末，酒下。（**按**：原注出處有誤，當出《拾遺》。）

⑨ 開寶：見2125頁注①。

⑩ 蘇頌：**《圖經》見《證類》卷23“橘柚”** ……又乳柑橙子……今人但取其核作塗面藥，餘亦稀用，故不悉載……

⑪ 藺氏：（**按**：書佚，無可溯源。）

⑫ 開寶：**《開寶》見《證類》卷23“橙子”** 味苦、辛，温。作醬醋香美。散腸胃惡氣，消食，去胃中浮風氣。其瓤，味酸，去惡心，不可多食，傷肝氣。又，以瓤洗去酸汁，細切，和鹽、蜜煎成煎，食之去胃中浮風。其樹亦似橘樹而葉大，其形圓，大於橘而香，皮厚而皺。八月熟。

⑬ 埤雅：**《埤雅》卷13“釋木·柚”** ……柚皮極苦，不可向口。皮甘者乃橙爾。橙可登而成之，柚視其外油然者也。

登。又諧聲也。

【集解】【志[①]曰】橙,樹似橘而葉大,其形圓,大于橘而香,皮厚而皺,八月熟。【時珍曰】橙產南土,其實似柚而香,葉有兩刻缺如兩段,亦有一種氣臭者。柚乃柑屬之大者,早黄難留。橙乃橘屬之大者,晚熟耐久。皆有大小二種。案《事類合璧》[②]云:橙樹高枝,葉不甚類橘,亦有刺。其實大者如盌,頗似朱欒,經霜早熟,色黄皮厚,蹙衄如沸,香氣馥郁。其皮可以熏衣,可以芼鮮,可以和葅醢,可以爲醬齏,可以蜜煎,可以糖製爲橙丁,可以蜜制爲橙膏。嗅之則香,食之則美,誠佳果也。【宗奭[③]曰】橙皮今止以爲果,或合湯待賓,未見入藥。宿酒未解者,食之速醒。

【氣味】酸,寒,無毒。【士良[④]曰】暖。多食傷肝氣,發虚熱。與獱肉同食,發頭旋惡心。【時珍曰】獱乃水獺之屬也。諸家本草皆作檳榔,誤矣。【主治】洗去酸汁,切和鹽、蜜,煎成貯食,止惡心,能去胃中浮風惡氣。《開寶》[⑤]。行風氣,療癭氣,發瘰癧,殺魚、蟹毒。士良[⑥]。

皮。【氣味】苦、辛,温,無毒。【主治】作醬、醋香美,散腸胃惡氣,消食下氣,去胃中浮風氣。《開寶》[⑦]。和鹽貯食,止惡心,解酒病。孟詵[⑧]。糖作橙丁,甘美,消痰下氣,利膈寬中,解酒。時珍。

【附方】新二。香橙湯。寬中快氣,消酒。用橙皮二斤切片,生薑五兩切焙擂爛,入炙甘草末一兩,檀香末半兩,和作小餅。每嚼一餅,沸湯入鹽送下。《奇效良方》[⑨]。痔瘡腫痛。隔年風乾橙子,桶内燒煙熏之,神效。《醫方摘要》[⑩]。

核。【主治】面䵟粉刺,濕研,夜夜塗之。時珍。

---

① 志:見前頁注⑫。

② 事類合璧:**《古今合璧事類備要》別集卷47“果門・橙子”** 格物總論(橙,橘屬。橘高,枝葉不類於橘,亦有刺。大者如杯,苞黄皮厚,蹙衄如沸,香氣馥郁。可以熏衣,可以芼鮮,可以漬蜜,嗅之則香,食之則美。(**按**:時珍多有潤飾添補。)

③ 宗奭:**《衍義》卷18“橙子”** 今人止爲果,或取皮合湯待賓,未見入藥。宿酒未醒,食之速醒。

④ 士良:**《食性》見《證類》卷23“橙子”** 陳士良云:橙子,暖,無毒。行風氣,發虚熱,療癭氣,發瘰癧,殺魚蟲毒。不與獱肉同食,發頭旋惡心。

⑤ 開寶:見2126頁注⑫。

⑥ 士良:見本頁注④。

⑦ 開寶:見2126頁注⑫。

⑧ 孟詵:**《食療》見《證類》卷23“橙子”** 温。去惡心,胃風。取其皮和鹽貯之……

⑨ 奇效良方:**《奇效良方》卷21“諸虚通治方”** 香橙湯:寬中快氣,消酒食。橙子(二片,大者,破,去核,切作片子連)、生薑(五兩,去皮,切片,焙乾),右件於净砂盆内爛研如泥,次入炙甘草末二兩,檀香末半兩,並捜和作餅子,焙乾,爲細末,每服一錢,用沸湯入鹽少許點服,不拘時。

⑩ 醫方摘要:**《醫方摘要》卷6“痔漏”** 一方:用隔年橙子風乾的,燒烟,坐桶中薰,神效。

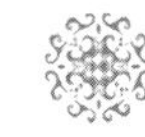

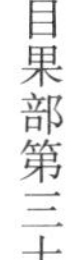

【附方】新一。閃挫腰痛。橙子核炒研,酒服三錢即愈。《攝生方》①。

柚音又○《日華》②

【釋名】櫾與柚同、條《爾雅》③、壺柑《唐本》④、臭橙《食性》⑤、朱欒。【時珍曰】柚色油然,其狀如卣,故名。壺亦象形。今人呼其黄而小者爲蜜箭,正此意也。其大者謂之朱欒,亦取團欒之象。最大者謂之香欒。《爾雅》⑥謂之櫠,音廢;又曰椵,音賈。《廣雅》⑦謂之鐳柚,鐳亦壺也。《桂海志》⑧謂之臭柚,皆一物。但以大小、古今方言稱呼不同耳。

【集解】【恭⑨曰】柚皮厚,味甘。不似橘皮薄,味辛而苦。其肉亦如橘,有甘有酸,酸者名壺柑。今俗人謂橙爲柚,非矣。案《吕氏春秋》云:果之美者,江浦之橘,雲夢之柚。郭璞云:柚出江南,似橙而實酢,大如橘。《禹貢》云:揚州厥包橘、柚。孔安國云:小曰橘,大曰柚,皆爲柑也。【頌⑩曰】閩中、嶺外、江南皆有柚,比橘黄白色而大。襄、唐間柚,色青黄而實小,其味皆酢。皮厚,不堪入藥。【時珍曰】柚樹、葉皆似橙。其實有大、小二種:小者如柑如橙;大者如瓜如升。有圍及尺餘者,亦橙之類也。今人呼爲朱欒,形色圓正,都類柑、橙。但皮厚而粗,其味甘。其氣臭,其瓣堅而酸惡不可食,其花甚香。南人種其核,長成以接柑、橘,云甚良也。蓋橙乃橘屬,故其皮皺厚而香,味苦而辛;柚乃柑屬,故其皮粗厚而臭,味甘而辛。如此分柚與橙、橘自明矣。郭璞⑪云:櫠,大柚也。實大如盂,皮厚二三寸,子似枳,食之少味。范成大⑫云:廣南臭柚大如瓜,可食,其皮甚厚,染墨打碑,可

---

① 攝生方:**《攝生衆妙方》卷7"腰痛門"** 治閃挫腰痛不能屈伸者……又方:以橙子核炒乾,爲細末,三錢,以白酒調服,即愈。

② 日華:**《日華子》見《證類》卷23"橘柚"** ……又云:柚子,無毒。治妊孕人喫食少并口淡,去胃中惡氣,消食,去腸胃氣。解酒毒,治飲酒人口氣。

③ 爾雅:**《爾雅·釋木》** 柚,條。

④ 唐本:**《唐本草》見《證類》卷23"橘柚"** ……酸者名胡甘……

⑤ 食性:(**按**:查《證類》,未能溯得其源。)

⑥ 爾雅:**《爾雅·釋木》** 櫠,椵。

⑦ 廣雅:**《御覽》卷973"柚"** 裴淵《廣州記》曰:别有柚號爲雷柚,實大如升。(**按**:《廣雅》無"鐳柚"二字。)

⑧ 桂海志:**《桂海虞衡志·志果》** 柚子,南州名臭柚,大如瓜,人亦食之……

⑨ 恭:**《唐本草》見《證類》卷23"橘柚"** 《唐本》注云:柚皮厚,味甘,不如橘皮味辛而苦。其肉亦如橘,有甘有酸,酸者名胡甘。今俗人或謂橙爲柚,非也。按《吕氏春秋》云:果之美者,有云夢之柚。郭璞云:柚似橙,而大於橘。孔安國云:小曰橘,大曰柚。皆爲甘也。/**《御覽》卷966"橘"** 《禹貢》"厥苞橘柚",疑謂是也。(**按**:本條糅入《禹貢》之文。)

⑩ 頌:**《圖經》見《證類》卷23"橘柚"** ……又閩中、嶺外、江南皆有柚,比橘黄白色而大。襄、唐間柚,色青而實小。皆味酢,皮厚,不堪入藥……

⑪ 郭璞:**《爾雅·釋木》(郭注)** 櫠,椵。(柚屬也,子大如盂,皮厚二三寸,中似枳,食之少味。)

⑫ 范成大:**《桂海虞衡志·志果》** 柚子,南州名臭柚,大如瓜,人亦食之。皮甚厚,打碑者捲皮蘸墨,以代氈刷,宜墨而不損紙,極便於用,此法可傳……

代氈刷，且不損紙也。《列子》[①]云：吴越之間有木焉，其名爲櫾。碧樹而冬青，實丹而味酸。食其皮汁，已憤厥之疾。渡淮而北，化而爲枳。此言地氣之不同如此。

【氣味】酸，寒，無毒。

【主治】消食，解酒毒，治飲酒人口氣，去腸胃中惡氣，療妊婦不思食，口淡。大明[②]。

皮。【氣味】甘、辛，平，無毒。【正誤】【時珍曰】案沈括《筆談》[③]云：本草言橘皮苦，柚皮甘，誤矣。柚皮極苦，不可入口，甘者乃橙也。此説似與今柚不同，乃沈氏自誤也。不可爲據。【主治】下氣。宜食，不入藥。弘景[④]。消食快膈，散憤懣之氣，化痰。時珍。

【附方】新一。痰氣欬嗽。用香欒去核切，砂瓶内浸酒，封固一夜，煮爛，蜜拌勻，時時含咽。

葉。【主治】頭風痛，同葱白擣，貼太陽穴。時珍。

花。【主治】蒸麻油作香澤面脂，長髮潤燥。時珍。

枸櫞音矩員〇宋《圖經》[⑤]【校正】原附"豆蔻"下，今分出。

【釋名】香櫞俗作圓、佛手柑。【時珍曰】義未詳。佛手，取象也。

【集解】【藏器[⑥]曰】枸櫞生嶺南，柑、橘之屬也。其葉大，其實大如盞，味辛酸。【頌[⑦]曰】今閩、廣、江西皆有之，彼人呼爲香櫞子。形長如小瓜狀，其皮若橙而光澤可愛，肉甚厚，白如蘿蔔而鬆虚。雖味短而香芬大勝，置衣笥中，則數日香不歇。寄至北方，人甚貴重。古作五和糝用之。【時珍曰】枸櫞産閩、廣間。木似朱欒而葉尖長，枝間有刺。植之近水乃生。其實狀如人手，有指，俗呼爲佛手柑。有長一尺四五寸者。皮如橙、柚而厚，皺而光澤。其色如瓜，生緑熟黄。其核細。其味不甚佳而清香襲人。南人彫鏤花鳥，作蜜煎果食。置之几案，可供玩賞。若安芋片于蒂而以濕紙圍

---

① 列子：**《列子·湯問》** ……吴楚之國有大木焉，其名爲櫾（音柚），碧樹而冬生，實丹而味酸，食其皮汁，已憤厥之疾。齊州珍之。渡淮而北，而化爲枳焉。

② 大明：見 2128 頁注②。

③ 筆談：**《夢溪筆談》卷 26"藥議"** 本草注：橘皮味苦，柚皮味甘，此誤也。柚皮極苦，不可向口。皮甘者乃橙耳。

④ 弘景：**《集注》見《證類》卷 23"橘柚"** 陶隱居……柚子皮乃可服，而不復入藥。用此應亦下氣。

⑤ 圖經：**《圖經》見《證類》卷 23"橘柚"** ……又有一種枸櫞，如小瓜狀，皮若橙而光澤可愛，肉甚厚，切如蘿蔔，雖味短而香氛，大勝柑橘之類，置衣笥中，則數日香不歇。古作五和糝所用。陶隱居云：性温宜人。今閩、廣、江西皆有，彼人但謂之香櫞子，或將至都下，亦貴之。

⑥ 藏器：**《拾遺》見《證類》卷 23"豆蔻"** 陳藏器……又云：枸櫞生嶺南，大葉，甘橘屬也。子大如盞。味辛、酸，性温。皮，去氣，除心頭痰水，無别功。

⑦ 頌：見本頁注⑤。

護,經久不瘍。或擣蒜罨其蒂上,則香更充溢。《異物志》①云:浸汁浣葛紵,勝似酸漿也。

皮穰。【氣味】辛、酸,無毒。【弘景②曰】性温。【恭③曰】性冷。陶説誤矣。【藏器④曰】性温不冷。【主治】下氣,除心頭痰水。藏器⑤。煮酒飲,治痰氣欬嗽。煎湯,治心下氣痛。時珍。

根、葉。【主治】同皮。《橘録》⑥。

金橘《綱目》

【釋名】金柑《橘(普)〔録〕》⑦、盧橘《漢書》⑧、夏橘《廣州志》⑨、山橘《北户録》⑩、給客橙《魏王花木志》⑪。○【時珍曰】此橘生時青盧色,黄熟則如金,故有金橘、盧橘之名。盧,黑色也。或云,盧,酒器之名,其形肖之故也。註《文選》⑫者以枇杷爲盧橘,誤矣。案司馬相如《上林賦》⑬云:盧橘夏熟,枇杷橪柹。以二物並列,則非一物明矣。此橘夏冬相繼,故云夏熟,而裴淵《廣州(志)〔記〕》⑭謂之夏橘、給客橙者,其芳香如橙,可供給客也。

【集解】【時珍曰】金橘生吴、粵、江、浙、川、廣間。或言出營道者爲冠,而江、浙者皮甘肉酸,次之。其樹似橘,不甚高大。五月開白花結實,秋冬黄熟,大者徑寸,小者如指頭,形長而皮堅,肌理細瑩,生則深緑色,熟乃黄如金。其味酸甘而芳香可愛,糖造、蜜煎皆佳。案《魏王花木志》⑮云:蜀

---

① 異物志:**《齊民要術》卷10"五穀果蓏菜茹非中國物者第九十二·枸櫞"** 《異物志》曰:枸櫞似橘,大如飯筥,皮不香,味不美。可以浣治葛苧,若酸漿。

② 弘景:**《集注》見《證類》卷23"豆蔻"** 陶隱居……枸櫞,温……

③ 恭:**《唐本草》見《證類》卷23"豆蔻"** 《唐本》注云……枸櫞,性冷,陶云温,誤爾。

④ 藏器:見2129頁注⑥。

⑤ 藏器:見2129頁注⑥。

⑥ 橘録:**《橘録》卷中"香圓"** ……葉可以藥病。

⑦ 橘録:**《橘録》卷中"金橘"** 金橘生山逕間,比金柑更小……亦名山金柑……

⑧ 漢書:**《漢書·司馬相如傳》** ……於是乎盧橘夏孰……

⑨ 廣州志:**《齊民要術》卷10"五穀果蓏菜茹非中國物者第九十二·橘"** 裴淵《廣州記》曰:羅浮山有橘,夏熟,實大如李,剝皮噉則酢,合食極甘……

⑩ 北户録:**《北户録》卷3"山橘子"** 山橘子,冬熟,有大如土瓜者,次如彈丸者,皮薄。下氣。普寧多之……

⑪ 魏王花木志:**《説郛》弓104《魏王花木志·盧橘》** 盧橘蜀生。有給客橙……

⑫ 文選:(**按**:檢索《六臣注文選》,未見有"以枇杷爲盧橘"之注。考宋·唐庚(子西)《眉山文集》卷2"李氏山園記"云:"枇杷、盧橘一也。"故此説乃出宋人。)

⑬ 上林賦:**《史記·司馬相如列傳》** 盧橘夏孰,黄甘橙楱、枇杷橪柹……

⑭ 廣州記:**《齊民要術》卷10"五穀果蓏菜茹非中國物者第九十二·橘"** 裴淵《廣州記》曰:羅浮山有橘,夏熟,實大如李……/**《齊民要術》卷10"五穀果蓏菜茹非中國物者第九十二·橙"** 郭璞曰:蜀中有給客橙,似橘而小,若柚而芳香,夏秋華實相繼……

⑮ 魏王花木志:**《説郛》弓104《魏王花木志·盧橘》** 盧橘蜀生。有給客橙,似橘而非,若柚而香,冬夏華實相繼,或如彈丸,或如拳,通歲食之。亦名盧橘。

之成都、臨邛、江源諸處,有給客橙,一名盧橘。似橘而非,若柚而香。夏冬花實常相繼,或如彈丸,或如櫻桃,通歲食之。又劉(栒)〔恂〕《嶺表録》①云:山橘子大如土瓜,次如彈丸,小樹緑葉,夏結冬熟,金色薄皮而味酸,偏能破氣。容、廣人連枝藏之,入膾醋尤加香美。韓彦直《橘録》②云:金柑出江西,北人不識。景祐中始至汴都,因温成皇后嗜之,價遂貴重。藏緑豆中可經時不變,蓋橘性熱、豆性凉也。又有山金柑,一名山金橘,俗名金豆。木高尺許,實如櫻桃,内止一核。俱可蜜漬,香味清美。已上諸説,皆指今之金橘,但有一類數種之異耳。

【氣味】酸、甘,温、無毒。【主治】下氣快膈,止渴解酲,辟臭。皮尤佳。時珍。

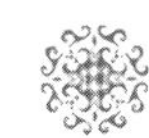

枇杷《别録》③中品

【釋名】【宗奭④曰】其葉形似琵琶,故名。

【集解】【頌⑤曰】枇杷舊不著所出州土,今襄、漢、吴、蜀、閩、嶺、江西南、湖南北皆有之。木高丈餘,肥枝長葉,大如驢耳,背有黄毛,陰密婆娑可愛,四時不凋。盛冬開白花,至三四月成實作梂,生大如彈丸,熟時色如黄杏,微有毛,皮肉甚薄,核大如茅栗,黄褐色。四月采葉,暴乾用。【時珍曰】案郭義恭《廣志》⑥云:枇杷易種,葉微似栗,冬花春實。其子簇結有毛,四月熟,大者如雞子,小者如龍眼,白者爲上,黄者次之。無核者名焦子,出廣州。又楊萬里詩⑦云:大葉聳長耳,一枝堪滿

---

① 嶺表録:**《嶺表録異》卷中** 山橘子,大者冬熟,如土瓜,次者如彈子丸,其實金色而葉緑,皮薄而味酸。偏能破氣。容、廣之人帶枝葉藏之,入膾醋尤加香美。

② 橘録:**《橘録》卷上"金柑"** 金柑在他柑特小,其大者如錢,小者如龍目,色似金,肌理細瑩,圓丹可玩。噉者不削去金衣。若用以漬蜜尤佳。歐陽文公《歸田録》載其香清味美,置之樽俎間,光彩灼爍如金彈丸,誠珍果也。都人初不甚貴,其後因温成皇后好食之,由是價重京師。/**卷中"金橘"** 金橘生山逕間,比金柑更小,形色頗類,木高不及尺許,結實繁多,取者多至數升,肉瓣不可分,止一核,味不可食,惟宜植之欄檻中,園丁種之以鬻於市。亦名山金柑……/**《歸田録》卷2** 金橘産於江西,以遠難致,都人初不識……余世家江西,見吉州人甚惜此果,其欲久留者,則於菉豆中藏之,可經時不變。云橘性熱而豆性凉,故能久也。(**按**:此條糅合二書之説,師其意而不遵其文。)

③ 别録:**《别録》見《證類》卷23"枇杷葉"** 味苦,平,無毒。主卒啘不止,下氣。

④ 宗奭:**《衍義》卷18"枇杷葉"** 江東、西,湖南、北,二川皆有之。以其形如琵琶,故名之。

⑤ 頌:**《圖經》見《證類》卷23"枇杷葉"** 枇杷葉,舊不著所出州郡,今襄、漢、吴、蜀、閩嶺皆有之。木高丈餘,葉作驢耳形,皆有毛。其木陰密婆娑可愛,四時不凋。盛冬開白花,至三、四月而成實……其實作梂如黄梅,皮肉甚薄,味甘,中核如小栗。四月採葉暴乾……

⑥ 廣志:**《齊民要術》卷10"五穀果蓏菜茹非中國物者第九十二·枇杷"** 《廣志》曰:枇杷冬花,實黄,大如雞子,小者如杏,味甜酢,四月熟,出南安犍爲宜都。/**《御覽》卷971"枇杷"** 《廣志》曰:枇杷冬華實黄,大如雞子,小者如杏,味甜酢,四月熟,出犍爲。(**按**:此兩家所引多同。故知時珍所引《廣志》之文,多有增飾。)

⑦ 楊萬里詩:**《誠齋集》卷22"朝天集·枇杷"** 大葉聳長耳,一梢堪滿盤。荔支分與核,金橘却無酸……

盤。荔支分與核，金橘却無酸。頗盡其狀。註《文選》[①]者以枇杷爲盧橘，誤矣。詳"金橘"。

實。【氣味】甘、酸，平，無毒。【志[②]曰】寒。【詵[③]曰】温。多食發痰熱，傷脾。同炙肉及熱麪食，令人患熱黄疾。【主治】止渴下氣，利肺氣，止吐逆，主上焦熱，潤五臟。大明[④]。

葉。【修治】【恭[⑤]曰】凡用須火炙，以布拭去毛。不爾射人肺，令欬不已。或以粟秆作刷刷之，尤易潔浄。【(效)〔斅〕[⑥]曰】凡采得，秤濕者一葉重一兩，乾者三葉重一兩，乃爲氣足，堪用。粗布拭去毛，以甘草湯洗一遍，用綿再拭乾。每一兩以酥二錢半塗上，炙過用。【時珍曰】治胃病以薑汁塗炙，治肺病以蜜水塗炙，乃良。【氣味】苦，平，無毒。【權[⑦]曰】甘、微辛，【弘景[⑧]曰】煮汁飲之，則小冷。【主治】卒啘不止，下氣，煮汁服。《别録》[⑨]。〇【弘景[⑩]曰】若不暇煮，但嚼汁咽，亦瘥。治嘔噦不止，婦人産後口乾。大明[⑪]。煮汁飲，主渴疾，治肺氣熱嗽及肺風瘡，胸面上瘡。詵[⑫]。和胃降氣，清熱，解暑毒，療脚氣。時珍。

【發明】【時珍曰】枇杷葉氣薄味厚，陽中之陰。治肺胃之病，大都取其下氣之功耳。氣下則火降痰順，而逆者不逆，嘔者不嘔，渴者不渴，欬者不欬矣。【宗奭[⑬]曰】治肺熱嗽甚有功。一婦人患

---

① 文選：(**按**：時珍此説，已見前"金橘"條下。所謂"注《文選》者"，實出宋・唐庚《眉山文集・李氏山園記》。唐氏謂"枇杷、盧橘爲一物"。《丹鉛餘録》卷14云："《上林賦》盧橘夏熟。注不言何物。近注唐詩三體者指爲枇杷，世皆宗其説"。故時珍極力抨擊其誤。)

② 志：**《開寶》見《證類》卷23"枇杷葉"**　今注：實，味甘，寒，無毒……

③ 詵：**《食療》見《證類》卷23"枇杷葉"**　孟詵云：枇杷，温。利五藏，久食亦發熱黄。子，食之潤肺，熱上焦。若和熱炙肉及熱麪食之，令人患熱毒黄病。

④ 大明：**《日華子》見《證類》卷23"枇杷葉"**　枇杷子，平，無毒。治肺氣，潤五藏，下氣，止吐逆并渴疾……

⑤ 恭：**《唐本草》見《證類》卷23"枇杷葉"**　《唐本》注云：用葉須火炙，布拭去毛，不爾射人肺，令欬不已……/**《圖經》見《證類》卷23"枇杷葉"**　……去之難盡，當用粟杆作刷刷之乃盡……(**按**：此條糅合二家之説。)

⑥ 斅：**《炮炙論》見《證類》卷23"枇杷葉"**　雷公云：凡使，採得後秤，濕者一葉重一兩，乾者三葉重一兩者是，氣足堪用。使粗布拭上毛令盡，用甘草湯洗一遍，却用綿再拭令乾。每一兩以酥一分炙之，酥盡爲度。

⑦ 權：**《藥性論》見《證類》卷23"枇杷葉"**　枇杷葉，使，味甘……(**按**："微辛"未溯及其源。)

⑧ 弘景：**《集注》見《證類》卷23"枇杷葉"**　陶隱居云：其葉不暇煮，但嚼食亦差。人以作飲，則小冷。

⑨ 别録：見2131頁注③。

⑩ 弘景：見本頁注⑧。

⑪ 大明：**《日華子》見《證類》卷23"枇杷葉"**　……又云：葉療婦人産後口乾。(**按**："治嘔噦不止"乃《藥性論》之效，誤作《日華子》之説。)

⑫ 詵：**《食療》見《證類》卷23"枇杷葉"**　……又，煮汁飲之，止渴。偏理肺及肺風瘡、胸面上瘡。

⑬ 宗奭：**《衍義》卷18"枇杷葉"**　治肺熱嗽有功……有婦人患肺熱久嗽，身如炙，肌瘦將成肺勞。以枇杷葉、木通、款冬花、紫菀、杏人、桑白皮各等分，大黄減半，各如常制，治訖，同爲末，蜜丸如櫻桃大。食後、夜卧各含化一丸，未終一劑而愈。

肺熱久嗽，身如火炙，肌瘦將成勞。以枇杷葉、木通、款冬花、紫菀、杏仁、桑白皮各等分，大黄减半，如常治訖，爲末，蜜丸櫻桃大。食後、夜卧各含化一丸，未終劑而愈矣。

【附方】新七。温病發噦，因飲水多者。枇杷葉去毛炙香、茅根各半斤，水四升，煎二升，(梢梢)〔稍熱〕飲之。龐安常方①。反胃嘔噦。枇杷葉去毛炙、丁香各一兩，人參二兩。每服三錢，水一盞，薑三片，煎服。《聖惠》②。衄血不止。枇杷葉去毛，焙，研末。茶服一二錢，日三。同上③。酒齇赤鼻。枇杷葉、巵子仁等分，爲末。每服二錢，温酒調下，日三服。《本事》④。面上風瘡。方同上。痔瘡腫痛。枇杷葉蜜炙，烏梅肉焙，爲末。先以烏梅湯洗，貼之。《集要》⑤。痘瘡潰爛。枇杷葉煎湯洗之。《摘玄》⑥。

花。【主治】頭風，鼻流清涕。辛夷等分，研末，酒服二錢，日二服。時珍。

木白皮。【主治】生嚼咽汁，止吐逆不下食，煮汁冷服尤佳。思邈⑦。

楊梅宋《開寶》⑧

【釋名】杭子音求。○【時珍曰】其形如水楊子而味似梅，故名。段氏《北户録》⑨名杭子。揚州人呼白楊梅爲聖僧。

---

① 龐安常方：**《傷寒總病論》卷5“温病噦方論”** 温病有熱，飲水暴冷啘，枇杷茅根湯：枇杷葉、茅根(各半升)，水四升，煮去半，去滓，稍熱飲之一二盞。

② 聖惠：**《聖惠方》卷47“治反胃嘔噦諸方”** 治反胃嘔噦不止，丁香散方：丁香(一兩)、人參(二兩，去蘆頭)、枇杷葉(一兩，拭去毛，炙微黄)，右件藥搗篩爲散，每服三錢，以水一中盞，入生薑半分，煎至五分，去滓，不計時候温服。

③ 同上：**《普濟方》卷189“鼻衄”** 枇杷葉方：用枇杷葉去毛，焙乾爲末，用茶調下一二錢，日三。亦治鼻赤。(**按**：《聖惠方》無此方，另溯其源。)

④ 本事：**《本事方》卷5“眼目頭面口齒鼻舌唇耳諸疾”** 治肺風鼻赤酒方：老山梔爲末，溶黄蠟等分，和爲圓彈子大，空心茶酒嚼下。半月效。忌酒、炙煿。/又方：用枇杷葉，去毛，焙乾末之，茶調下一二錢，日三服。(**按**：原爲兩方，時珍合二爲一。)

⑤ 集要：**《醫林集要》卷16“諸痔門”** 治痔疼痛：枇杷葉涂蜜炙，同烏梅肉爛搗，爲末，先用烏梅核煎湯洗了，後敷藥痔瘡上。

⑥ 摘玄：(**按**：《丹溪摘玄》無此方，未能溯得其源。)

⑦ 思邈：**《千金方》卷26“果實第二”** 枇杷葉……主啘不止，下氣。不爾削取生樹皮嚼之，少少咽汁。亦可煮汁冷服之，大佳。

⑧ 開寶：**《開寶》見《證類》卷23“楊梅”** 味酸，温，無毒。主去痰，止嘔噦，消食下酒。乾作屑，臨飲酒時服方寸匕，止吐酒。多食令人發熱。其樹若荔枝樹，而葉細陰青。其形似水楊子，而生青熟紅。肉在核上，無皮殼。生江南、嶺南山谷。四月、五月採。

⑨ 北户録：**《北户録》卷3“白楊梅”** 楊梅葉如龍眼樹，如冬青，一名杭(音求)。潘州有白色者，甜而絶大……/**《東坡詩集註》卷21“聞辯才法師復歸上天竺以詩戲問”** ……此語竟非是，且食白楊梅。(曾按杭州圖經云：楊梅塢在南山，近瑞峰楊梅尤盛，有紅白二種，今杭人呼白者爲聖僧梅。)(**按**：此爲二家之説連綴而成。)

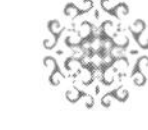

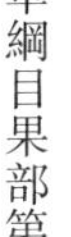

【集解】【志①曰】楊梅生江南、嶺南山谷。樹若荔枝樹，而葉細陰青。子形似水楊子，而生青熟紅，肉在核上，無皮殼。四月、五月采之。南人醃藏爲果，寄至北方。【時珍曰】楊梅樹葉如龍眼及紫瑞香，冬月不凋。二月開花結實，形如楮實子，五月熟，有紅、白、紫三種，紅勝于白，紫勝于紅，顆大而核細，鹽藏、蜜漬、餹收皆佳。東方朔《林邑記》②云：邑有楊梅，其大如盃盌，青時極酸，熟則如蜜。用以釀酒，號爲梅香酎，甚珍重之。贊寧《物類相感志》③云：桑上接楊梅則不酸。楊梅樹生癩，以甘草釘釘之則無。皆物理之妙也。【藏器④曰】張華《博物志》言，地瘴處多生楊梅，驗之信然。

實。【氣味】酸、甘，温，無毒。【詵⑤曰】熱，微毒。久食令人發熱，損齒及筋。忌生葱同食。【瑞⑥曰】發瘡致痰。

【主治】鹽藏食，去痰止嘔噦，消食下酒。乾作屑，臨飲酒時服方寸匕，止吐酒。《開寶》⑦。止渴，和五臟，能滌腸胃，除煩憒惡氣。燒灰服，斷下痢甚驗。鹽者常含一枚，咽汁，利五臟下氣。詵⑧。

【附方】舊一，新三。下痢不止。楊梅燒研，每米飲服二錢，日二服。《普濟》⑨。頭痛不止。楊梅爲末，以少許嗃鼻取嚏妙。頭風作痛。楊梅爲末，每食後薄荷茶服二錢。或以消風散同煎服，或同擣末，以白梅肉和丸彈子大，每食後葱茶嚼下一丸。《朱氏集驗》⑩。一切損傷。止血生肌，令無瘢痕。用鹽藏楊梅和核杵如泥，做成挺子，以竹筒收之。凡遇破傷，研末傅之，神聖絶妙。《經驗後方》⑪。

---

① 志：見前頁注⑧。

② 林邑記：**《南方草木狀》卷下** 楊梅，其子如彈丸……東方朔《林邑記》曰：林邑山楊梅，其大如杯碗，青時極酸，既紅味如崖蜜，以醖酒，號梅花酎，非貴人重客不得飲之。

③ 物類相感志：**《種樹書·果》** 桑上接梅，則梅不酸。桑上接梨，則脆而甚美。/**《物類相感志·雜著》** 楊梅樹癩了，以甘草釘釘之即無。(**按**：此合二家之説而成。)

④ 藏器：**《拾遺》見《證類》卷23"楊梅"** 陳藏器：止渴。張司空云：地瘴無不生楊梅者。信然矣。

⑤ 詵：**《食療》見《證類》卷23"楊梅"** 温……亦不可久食，損齒及筋也……

⑥ 瑞：**《日用本草》卷6"楊梅"** ……發瘡致痰。

⑦ 開寶：見2133頁注⑧。

⑧ 詵：**《食療》見《證類》卷23"楊梅"** 孟詵云：楊梅，和五藏，能滌腸胃，除煩憒惡氣……亦能治痢，燒灰服之。/……又，白梅未乾者，常含一枚，咽其液，亦通利五藏，下少氣……

⑨ 普濟：**《普濟方》卷209"諸痢"** 楊梅方……亦能治痢，用楊梅燒灰服之。

⑩ 朱氏集驗方：**《朱氏集驗方》卷9"治方"** 治頭風。楊梅皮(多用)，右爲細末，入消風散、薄荷煎各一貼。若楊梅皮末多，則各加兩貼，合和爲末，却用十分厚白梅肉杵爲丸如彈子大。每服一丸，食後葱茶嚼下。(金陵髽角楊道人方。)

⑪ 經驗後方：**《證類》卷23"楊梅"** 《經驗後方》：主一切傷損不可者瘡，止血生肌，無瘢痕，絶妙。和鹽核杵之如泥，成挺子，竹筒中收。遇破即填，小可即傅之，此藥之功神聖。

核仁。【主治】**脚氣**。【時珍曰】案王(性之)〔明清〕《揮麈録》①云:會稽楊梅爲天下冠。童貫苦脚氣,或云楊梅仁可治之。郡守王嶷餽五十石,貫用之而愈。取仁法:以桅漆拌核暴之,則自裂出也。

樹皮及根。【主治】**煎湯,洗惡瘡疥癬**。大明②。**煎水,漱牙痛**。**服之解砒毒**。**燒灰油調,塗湯火傷**。時珍。

【附方】新二。**中砒毒**。心腹絞痛,欲吐不吐,面青肢冷。用楊梅樹皮煎湯二三盌,服之即愈。王碩《易簡方》③。**風蟲牙痛**。《普濟方》④用楊梅根皮厚者焙一兩,川芎藭五錢,射香少許,研末。每用半錢,鼻内嗃之,口中含水,涎出痛止。○《摘要方》⑤用楊梅根皮、韭菜根、厨案上油泥,等分擣匀,貼于兩腮上,半時辰,其蟲從眼角出也。屢用有效之方。

櫻桃《别録》⑥上品

【釋名】**鸎桃**《禮註》⑦、**含桃**《月令》⑧、**荆桃**。【宗奭⑨曰】《孟詵本草》言此乃櫻,非桃也。雖非桃類,以其形肖桃,故曰櫻桃,又何疑焉?如沐猴梨、胡桃之類,皆取其形相似耳。《禮記》仲春,天子以含桃薦宗廟即此。故王維詩云:"纔是寢園春薦後,非干御苑鳥銜殘。"藥中不甚用。【時珍曰】其顆如瓔珠,故謂之櫻。而許慎⑩作鸎桃,云鸎所含食,故又曰含桃,亦通。案《爾雅》⑪

---

① 揮麈録:**《揮麈録餘話》卷2** 王仲嶷,字豐……政和末,爲中大夫,守會稽……童貫時方用事,貫苦脚氣,或云楊梅仁可療是疾。豐父哀五十石以獻之,才可知矣……(**按**:"取仁法"未能溯及其源。)

② 大明:**《日華子》見《證類》卷23"楊梅"** ……皮、根煎湯,洗惡瘡疥癩……

③ 易簡方:**《衛生易簡方》卷5"中諸毒物"** 治中砒毒,煩躁,心腹絞痛,頭旋欲吐不吐,面青黑,四肢冷……又方:用楊梅皮煎湯二三碗服。(**按**:此方非出宋・王碩《易簡方》,乃見明・胡濙《衛生易簡方》。)

④ 普濟方:**《楊氏家藏方》卷11"口齒方"** 立應散:治風蟲牙疼。楊梅根皮(厚者,一兩,去粗皮)、川芎(三錢)、麝香(少許,别研),右件爲細末,研匀,每用一字,先含温水一口,次用藥於兩鼻内搐之,涎出痛止爲效。(**按**:《普濟方》卷69"齒風腫痛"引同方,云出《楊氏方》。)

⑤ 摘要方:**《醫方摘要》卷7"齒病"** 一方:取蟲用。楊梅根皮、韭菜根、污泥(即廚房案板上割下油泥),三味各等分,搗匀,貼兩腮上半時,其蟲從眼角出。此方屢曾經驗。

⑥ 别録:**《别録》見《證類》卷23"櫻桃"** 味甘。主調中,益脾氣,令人好顔色,美志。

⑦ 禮註:**《吕氏春秋》卷5"五月紀"** ……羞以含桃先薦寢廟(羞進含桃。鸎桃:鸎鳥所含食,故言含桃……)(**按**:未見《禮記》注有此名,另溯其源。)

⑧ 月令:**《禮記・月令》** ……羞以含桃先薦寢廟……注……含桃,櫻桃也。)

⑨ 宗奭:**《衍義》卷18"櫻桃"** 孟詵以爲櫻非桃類。然非桃類,蓋以其形肖桃,故曰櫻桃,又何疑焉?謂如木猴梨、胡桃之類,亦取其相似爾。古謂之含桃,可薦宗廟,《禮》云"先薦寢廟"者是此。唐王維詩云:才是寢園春薦後,非干御苑鳥銜殘。

⑩ 許慎:(**按**:未見許慎《説文》有此語。然《埤雅》卷14"釋木・櫻桃"云:"許慎曰:鸎之所含食,故曰含桃也。謂之鸎桃,則亦以鸎之所含食,故謂之鸎桃也……"

⑪ 爾雅:**《爾雅・釋木》(郭注)** 楔,荆桃。(今櫻桃。)(**按**:"孫炎註云"不明所指。)

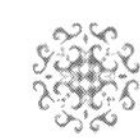

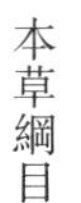

云:〔楔〕,音戛,荆桃也。孫炎註云:即今櫻桃。最大而甘者,謂之崖蜜。

【集解】【頌①曰】櫻桃處處有之,而洛中者最勝。其木多陰,先百果熟,故古人多貴之。其實熟時深紅色者,謂之朱櫻。紫色,皮裏有細黄點者,謂之紫櫻,味最珍重。又有正黄明者,謂之蠟櫻。小而紅者,謂之櫻珠。味皆不及。極大者,有若彈丸,核細而肉厚,尤難得。【時珍曰】櫻桃樹不甚高。春初開白花,繁英如雪。葉團,有尖及細齒。結子一枝數十顆,三月熟時須守護,否則鳥食無遺也。鹽藏、蜜煎皆可,或同蜜擣作餻食,唐人以酪薦食之。林洪《山家清供》②云:櫻桃經雨則蟲自内生,人莫之見。用水浸良久,則蟲皆出,乃可食也。試之果然。

【氣味】甘,熱,濇,無毒。【大明③曰】平,微毒。多食令人吐。【詵④曰】食多無損,但發虚熱耳。有暗風人不可食,食之立發。【李(廷)〔鵬〕飛⑤曰】傷筋骨,敗血氣。有寒熱病人不可食。【主治】調中,益脾氣,令人好顔色,美志。《别録》⑥。止洩精、水穀痢。孟詵⑦。

【發明】【宗奭⑧曰】小兒食之過多,無不作熱。此果三月末、四月初熟,得正陽之氣,先諸果熟,故性熱也。【震亨⑨曰】櫻桃性大熱而發濕。舊有熱病及喘嗽者,得之立病,且有死者也。【時珍曰】案張子和《儒門事親》⑩云:舞水一富家有二子,好食紫櫻,每日啖一二升。半月後,長者發肺痿,幼者發肺癰,相繼而死。嗚呼!百果之生,所以養人,非欲害人。富貴之家,縱其嗜欲,取死是何?

---

① 頌:**《圖經》見《證類》卷23"櫻桃"** 櫻桃,舊不著所出州土,今處處有之,而洛中南都者最勝。其實熟時深紅色者,謂之朱櫻。正黄明者,謂之蠟櫻。極大者,有若彈丸,核細而肉厚,尤難得也……其木多陰,最先百果而熟,故古多貴之……/**《衍義》卷18"櫻桃"** ……今西洛一種紫櫻,至熟時正紫色,皮里間有細碎黄點,此最珍也……(**按**:此條摻入《衍義》論紫櫻之文。)

② 山家清供:**《山家清供》卷下"櫻桃煎"** 櫻桃經雨則蟲自内生,人莫之見。用水一碗,浸之良久,其蟲皆蟄蟄而出,乃可食也……

③ 大明:**《日華子》見《證類》卷23"櫻桃"** 櫻桃,微毒,多食令人吐。

④ 詵:**《食療》見《證類》卷23"櫻桃"** 孟詵云:櫻桃,熱。益氣,多食無損。又云:此名櫻,非桃也。不可多食,令人發暗風……

⑤ 李鵬飛:**《延壽書》卷3"果實"** 櫻桃,寒熱病多食發暗風,傷筋骨,嘔吐。小兒多食作熱。性熱也。

⑥ 别録:見2135頁注⑥。

⑦ 孟詵:**《食療》見《證類》卷23"櫻桃"** ……甚補中益氣,主水穀痢,止泄精……

⑧ 宗奭:**《衍義》卷18"櫻桃"** 小兒食之,才過多,無不作熱。此果在三月末、四月初間熟,得正陽之氣,先諸果熟,性故熱……

⑨ 震亨:**《衍義補遺·櫻桃》** 屬火而有土,性大熱而發濕……舊有熱病與嗽喘,得之立病,且有死者矣。

⑩ 儒門事親:**《儒門事親》卷7"内傷形·肺癰一百九"** 舞水一富家有二子,長者年十三歲,幼者十一歲,皆好頓食紫櫻一二斤,每歲須食半月。後一二年,幼者發肺癰,長者發肺痿,相繼而死。戴人常歎曰:人之死者,命耶?天耶?古人有詩:爽口味多終作疾。真格言也。天生百果,所以養人,非欲害人。然富貴之家,失教縱欲,遂至於是。

天耶？命耶？邵堯夫詩云"爽口物多終作疾"，真格言哉。觀此，則寇、朱二氏之言，益可證矣。王維詩[①]云："飽食不須愁内熱，大官還有蔗漿寒。"蓋謂寒物同食，猶可解其熱也。

葉。【氣味】甘，平，無毒。煮老鵝，易軟熟。【主治】蛇咬，擣汁飲，并傅之。頌[②]。

東行根。【主治】煮汁服，立下寸白、蚘蟲。大明[③]。

枝。【主治】雀卵斑皯，同紫萍、牙皂、白梅肉研和，日用洗面。時珍。

花。【主治】面黑粉滓。方見"李花"。

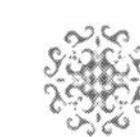

山嬰桃《别録》[④]上品

【校正】《唐本》退入"有名未用"，今移入此。

【釋名】朱桃《别録》[⑤]、麥櫻吴普[⑥]、英豆《别録》、李桃。【詵[⑦]曰】此嬰桃俗名李桃，又名柰桃。前櫻桃名櫻，非桃也。

【集解】【《别録》[⑧]曰】嬰桃實大如(兖)〔麥〕，多毛。四月采，陰乾。【弘景[⑨]曰】櫻桃即今朱櫻，可煮食者。嬰桃形相似而實乖異，山間時有之，方藥不用。【時珍曰】樹如朱嬰，但葉長尖不團。子小而尖，生青熟黄赤，亦不光澤，而味惡不堪食。

實。【氣味】辛，平，無毒。【主治】止洩，腸澼，除熱，調中，益脾氣，令人好顔色，美志。《别録》[⑩]。止洩精。孟詵[⑪]。

---

① 王維詩：**《全芳備祖·後集》卷9"櫻桃"** 昨日南園新雨後，櫻桃花發舊時枝。飽食不須愁内熱，大官還有蔗漿寒。(王維)

② 頌：**《圖經》見《證類》卷23"櫻桃"** ……其葉可搗傅蛇毒，亦絞汁服……

③ 大明：**《圖經》見《證類》卷23"櫻桃"** ……東行根亦殺寸白、蛔蟲……(**按**：非出"大明"，乃見《圖經》。)

④ 别録：**《别録》見《證類》卷30"唐本退二十種·嬰桃"** 味辛，平，無毒。主止洩腸澼，除熱，調中，益脾氣，令人好色，美志。一名牛桃，一名英豆。實大如麥，多毛。四月採，陰乾。

⑤ 别録：見上注。(**按**："釋名"項下"别録"同此。)

⑥ 吴普：**《御覽》卷969"櫻桃"** 《吴氏本草經》曰：櫻桃……一名朱桃，一名麥英也。

⑦ 詵：**《食療》見《證類》卷23"櫻桃"** ……此名櫻桃，俗名李桃，亦名奈桃者是也……

⑧ 别録：見本頁注④。

⑨ 弘景：**《集注》見《證類》卷30"唐本退二十種·嬰桃"** 陶隱居云：此非今果實櫻桃，形乃相似，而實乖異，山間乃時有，方藥亦不復用爾。

⑩ 别録：見本頁注④。

⑪ 孟詵：**《食療》見《證類》卷23"櫻桃"** ……甚補中益氣，主水穀痢，止泄精……

銀杏《日用》①

【釋名】白果《日用》②、鴨脚子。【時珍曰】原生江南，葉似鴨掌，因名鴨脚。宋初始入貢，改呼銀杏，因其形似小杏而核色白也。今名白果。梅堯臣詩③"鴨脚類緑李，其名因葉高"，歐陽修詩④"絳囊初入（貴）〔貢〕，銀杏貴中州"，是矣。

【集解】【時珍曰】銀杏生江南，以宣城者爲勝。樹高二三丈。葉薄縱理，儼如鴨掌形，有刻缺，面緑背淡。二月開花成簇，青白色，二更開花，隨即卸落，人罕見之。一枝結子百十，狀如楝子，經霜乃熟爛，去肉取核爲果。其核兩頭尖，三棱爲雄，二棱爲雌。其仁嫩時緑色，久則黄。須雌雄同種，其樹相望，乃結實。或雌樹臨水亦可，或鑿一孔，内雄木一塊泥之亦結。陰陽相感之妙如此。其樹耐久，肌理白膩。術家取刻符印，云能召使也。《文選·吴都賦》⑤註：平仲果，其實如銀。未知即此果否？

核仁。【氣味】甘、苦，平，濇，無毒。【時珍曰】熟食，小苦微甘，性温，有小毒。多食令人臚脹。【瑞⑥曰】多食壅氣動風。小兒食多昏霍，發驚引疳。同鰻鱺魚食，患軟風。【主治】生食引疳解酒，熟食益人。李（廷）〔鵬〕飛⑦。熟食温肺益氣，定喘嗽，縮小便，止白濁。生食降痰，消毒殺蟲。嚼漿塗鼻面手足，去皶皰䵟䵳皴皺，及疥癬疳䘌陰蝨。時珍。

【發明】【時珍曰】銀杏宋初始著名，而修本草者不收。近時方藥亦時用之。其氣薄味厚，性濇而收，色白屬金。故能入肺經，益肺氣，定喘嗽，縮小便。生擣能浣油膩，則其去痰濁之功可類推矣。其花夜開，人不得見，蓋陰毒之物，故又能殺蟲消毒。然食多則收令太過，令人氣壅臚脹昏頓。故《物類相感志》⑧言銀杏能醉人，而《三元延壽書》⑨言白果食滿千箇者死。又云：昔有飢者，同以白果代飯食飽，次日皆死也。

【附方】新十七。寒嗽痰喘。白果七箇煨熟，以熟艾作七丸，每果入艾一丸，紙包再煨

---

① 日用：**《日用本草》卷6"銀杏"**　土人呼爲白果，又名鴨脚。味甘、苦，平，無毒。多食生痰動風。同鰻鱺食，患軟風。惟炒或煮食之，生則戟人喉。小兒食之發驚。

② 日用：見上注。

③ 梅堯臣詩：**《宛陵集》卷53"永叔内翰遺李太博家新生鴨脚"**　……鴨脚類緑李，其名因葉高……

④ 歐陽修詩：**《（歐陽）文忠集》卷7"居士集七·古詩二十二首·和聖俞李侯家鴨脚子"**　鴨脚生江南，名實未相浮。絳囊因入貢，銀杏貴中州……

⑤ 吴都賦：**《文選注》卷5"京都下·吴都賦"**　平仲，桾櫏，松梓，古度，楠榴之木，相思之樹（……劉成曰：平仲之木，實白如銀。君遷之樹，子如瓠形……）

⑥ 瑞：見本頁注①。

⑦ 李鵬飛：**《延壽書》卷3"果實"**　白果，生引疳，解酒。熟食益人……

⑧ 物類相感志：**《物類相感志·總論》**　銀杏能醉人。

⑨ 三元延壽書：**《延壽書》卷3"果實"**　白果……然不可多食，腹滿。有云：滿一千個者，死。此物二更開花，三更結子，當是陰毒之物。（有人艱糴，取白果以爲飯，飽食，次日皆死。）

香,去艾喫。《秘韞方》①。**哮喘痰嗽**。鴨掌散:用銀杏五箇,麻黄二錢半,甘草炙二錢,水一鍾半,煎八分,卧時服。〇又金陵一鋪治哮喘,白果定喘湯,服之無不效者,其人以此起家。其方:用白果二十一個炒黄,麻黄三錢,蘇子二錢,款冬花、法制半夏、桑白皮蜜炙各二錢,杏仁去皮尖、黄芩微炒各一錢半,甘草一錢,水三鍾,煎二鍾,隨時分作二服。不用薑。並《攝生方》②。**欬嗽失聲**。白果仁四兩,白伏苓、桑白皮二兩,烏豆半升,沙蜜半斤,煮熟日乾爲末,以乳汁半盌拌濕,九蒸九晒,丸如緑豆大。每服三五十丸,白湯下,神效。《余居士方》③。**小便頻數**。白果十四枚,七生七煨,食之,取效止。**小便白濁**。生白果仁十枚,擂水飲,日一服。取效止。**赤白帶下**,下元虚憊。白果、蓮肉、江米各五錢,胡椒一錢半,爲末。用烏骨雞一隻,去腸盛藥,瓦器煮爛,空心食之。《集簡方》。**腸風下血**④。銀杏煨熟,出火氣,食之,米飲下。**腸風臟毒**。銀杏四十九枚,去殼生研,入百藥煎末和,丸彈子大。每服二三丸,空心細嚼,米飲送下。戴原禮《證治要訣》⑤。**牙齒蟲䘌**。生銀杏每食後嚼一二個,良。《永類鈐方》⑥。**手足皴裂**。生白果嚼爛,夜夜塗之。**鼻面酒皶**。銀杏、酒醅糟同嚼爛,夜塗旦洗。《醫林集要》⑦。**頭面癬瘡**。生白果仁切斷,頻擦取效。邵氏《經驗方》⑧。**下部疳瘡**。生白果杵,塗之。趙原陽⑨。**陰虱作痒**。陰毛際肉中生蟲如虱,或紅或白,痒不可忍者。白果仁嚼細,頻擦之,取效。《劉長春方》⑩。**狗咬成瘡**。白果仁嚼細塗之。**乳癰潰爛**。銀杏半斤,以四兩研酒服之,以四兩研傅之。《救急易方》⑪。**水**

---

① 秘韞方:**《乾坤秘韞·咳嗽》** 治咳嗽:白果(七個,火内煨熟)、艾(七丸),每一個白果内放艾一丸,入火再煨,服喫。

② 攝生方:**《攝生衆妙方》卷6"哮喘門"** 壓掌散:治男婦哮喘痰嗽。麻黄(去節,二錢半)、甘草(炙,二錢)、銀杏(即白菓,用四五箇,搥破),右用水一鍾半,煎至七分,分臨卧時温服。/定喘湯:白菓(二十一枚,□□□碎,炒黄色)、麻黄(三錢)、蘇子(二錢)、甘草(一錢)、款冬花(三錢)、杏仁(一錢五分,去皮尖)、桑皮(三錢,蜜炙)、黄芩(一錢五分,微炒)、法製半夏(三錢,如無,用莽草湯泡七次,去臍用),右用水三鍾,煎二鍾,作二服,每服一鍾,不用薑,不拘時,徐徐服……

③ 余居士方:(**按**:查《選奇方後集》殘本及其佚文,均未溯得其源。)

④ 腸風下血:**《普濟方》卷38"臟風下血"** 治腸風(《海上名方》):用銀杏爆熟,出火氣,每二箇用薄荷煎一丸,細嚼,米飲送下。(**按**:原無出處,今溯得其源。)

⑤ 證治要訣:**《證治要訣》卷8"大小腑門·腸風臟毒"** 諸般腸風臟毒,並宜生銀杏四十九個,去殼膜,爛研,入百藥煎末,圓如彈子大,每兩三圓,空心細嚼,米飲下。

⑥ 永類鈐方:**《永類鈐方》卷2"雜病口"** 䘌齒:生銀杏,食後嚼三個。

⑦ 醫林集要:**《醫林集要》卷12"鼻"** 一方,治鼻准赤:酒糟,以新銀杏嚼爛,敷於鼻上,不過五七次復舊。

⑧ 邵氏經驗方:**《秘傳經驗方》** 又方:治癬:用鮮生白果去殼,以果頻擦之。亦治陰虱。

⑨ 趙原陽:**《仙傳外科方》卷10"救解諸毒傷寒雜病一切等證"** 治疳瘡……一方:生銀杏搥碎搽。(亦可治陰虱。)

⑩ 劉長春方:見本頁注⑧。

⑪ 救急易方:**《救急易方》卷7"婦人門·一百八十五"** 治婦人乳癰……又方:用銀杏半斤,將四兩同酒研服,將四兩水研,傅癰上。

疔暗疔。水疔色黄,麻木不痛;暗疔瘡凸色紅,使人昏狂。並先刺四畔,後用銀杏去殼浸油中年久者,擣盦之。《普濟方》①。

胡桃宋開寶②

【釋名】羌桃《名物志》③、核桃。【頌④曰】此果本出羌胡,漢時張騫使西域始得種還,植之秦中,漸及東土,故名之。【時珍曰】此果外有青皮肉包之,其形如桃,胡桃乃其核也。羌音呼核如胡,名或以此。或作榹。梵書⑤名播羅師。

【集解】【頌⑥曰】胡桃生北土,今陝、洛間甚多。大株厚葉多陰。實亦有房,秋冬熟時采之。出陳倉者薄皮多肌。出陰平者大而皮脆,急捉則碎。汴州雖有而實不佳。江表亦時有之,南方則無。【時珍曰】胡桃樹高丈許。春初生葉,長四五寸,微似大青葉,兩兩相對,頗作惡氣。三月開花如栗花穗,蒼黄色。結實至秋如青桃狀,熟時漚爛皮肉,取核爲果。人多以櫸柳接之。案劉恂《嶺表録》⑦云:南方有山胡桃,底平如檳榔,皮厚而大堅,多肉少穰。其殼甚厚,須椎之方破。然則南方亦有,但不佳耳。

核仁。【氣味】甘,平、温,無毒。【頌⑧曰】性熱,不可多食。【思邈⑨曰】甘冷滑。多

---

① 普濟方:**《普濟方》卷274"諸疔瘡"** 治水疔,瘡色黄黑,麻木不疼。用刀刺四畔,將柜樹根經行路者取二尺許,去皮擣細,井花水調一盞服,待瀉,用三角銀杏去殼,浸在油水年久者,擣敷患處。亦治暗疔瘡,頭凸,紅色,使人昏懵狂惶者。

② 開寶:**《開寶》見《證類》卷23"胡桃"** 味甘,平,無毒。食之令人肥健,潤肌,黑髮。取瓤燒令黑,末,斷煙,和松脂研,傅瘰癧瘡。又,和胡粉爲泥,拔白鬚髮,以内孔中,其毛皆黑。多食利小便,能脱人眉,動風故也。去五痔。外青皮染髭及帛皆黑。其樹皮止水痢,可染褐。仙方取青皮壓油,和詹糖香塗毛髮,色如漆。生北土。云張騫從西域將來。其木,春斫皮,中出水,承取沐頭至黑。

③ 名物志:**《明一統志》卷29"河南府"** 土産……羌桃(澠池縣出)。(**按**:《名物志》即宋・鄭樵《詩名物志》,未見傳世,無可考。時珍所引書中,《明一統志》載此名,然未指明爲胡桃别名。考明建文中人唐愚士《唐愚士詩・塞上即事》有"澤蒜元誇漢,園桃或姓羌(胡桃亦名羌桃)",可知明代羌桃爲胡桃確有使用者。)

④ 頌:**《圖經》見《證類》卷23"胡桃"** 胡桃……此果本出羌胡,漢張騫使西域還,始得其種,植之秦中,後漸生東土。

⑤ 梵書:**《翻譯名義集》三"五果第三十二"** 播囉師(此云胡桃)。

⑥ 頌:**《圖經》見《證類》卷23"胡桃"** 胡桃,生北土,今陝、洛間多有之。大株厚葉多陰。實亦有房,秋冬熟時採之……陳倉胡桃,薄皮多肌。陰平胡桃,大而皮脆,急捉則碎,江表亦嘗有之……今京東亦有其種,而實不佳。南方則無。

⑦ 嶺表録:**《北户録》卷3"山胡桃"** 山胡桃皮厚底平,狀如檳榔……鄭虔又云:山胡桃無穰,實心,磨之可爲印子。據説即非南山中胡桃也。(**按**:《嶺表録異》未見此文,另溯其源。)

⑧ 頌:**《圖經》見《證類》卷23"胡桃"** ……性熱,不可多食……

⑨ 思邈:**《千金方》卷26"果實第二"** 胡桃:味甘,冷,滑,無毒。不可多食,動痰飲,令人惡心,吐水吐食。

食動痰飲,令人惡心、吐水、吐食物。【志①曰】多食動風,脱人眉。同酒食,多令人咯血。【潁②曰】多食生痰,動腎火。

【發明】【震亨③曰】胡桃屬土而有火,性熱。本草云甘平,是無熱矣。然又云動風脱人眉,非熱何以傷肺耶?【時珍曰】胡桃仁味甘氣熱,皮澀肉潤。孫真人言其冷滑,誤矣。近世醫方用治痰氣喘嗽醋心及癘風諸病,而酒家往往醉後嗜之。則食多吐水吐食脱眉,及酒同食咯血之説,亦未必盡然也。但胡桃性熱,能入腎肺,惟虚寒者宜之。而痰火積熱者,不宜多食耳。

【主治】食之令人肥健,潤肌,黑鬚髮。多食利小便,去五痔。擣和胡粉,拔白鬚髮,内孔中,則生黑毛。燒存性,和松脂研,傅瘰癧瘡。《開寶》④。食之令人能食,通潤血脉,骨肉細膩。詵⑤。○方見下。治損傷、石淋。同破故紙蜜丸服,補下焦。頌⑥。補氣養血,潤燥化痰,益命門,利三焦,温肺潤腸,治虚寒喘嗽,腰脚重痛,心腹疝痛,血痢腸風,散腫毒,發痘瘡,制銅毒。時珍。

油胡桃。【氣味】辛,熱,有毒。【主治】殺蟲攻毒,治癰腫、癘風、疥癬、楊梅、白秃諸瘡,潤鬚髮。時珍。

【發明】【韓㦤⑦曰】破故紙屬火,能使心包與命門之火相通。胡桃屬木,主潤血養血,血屬陰,陰惡燥,故油以潤之。佐破故紙,有木火相生之妙。故古有云:黄蘗無知母,破故紙無胡桃,猶水母之無鰕也。【時珍曰】三焦者,元氣之别使。命門者,三焦之本原。蓋一原一委也。命門指所居之府而名,爲藏精係胞之物。三焦指分治之部而名,爲出納腐熟之司。蓋一以體名,一以用名。其體非脂非肉,白膜裹之,在七節之旁,兩腎之間。二系著脊,下通二腎,上通心肺,貫屬于腦,爲生命之原,相火之主,精氣之府。人物皆有之,生人生物,皆由此出。《靈樞·本臟論》⑧已著其厚薄緩

---

① 志:見前頁注②。

② 潁:**《食物本草》卷 2“果類”** 胡桃……多食利小便,動風生痰,助腎火……

③ 震亨:**《衍義補遺·胡桃》** 屬土而有火。性熱。本草言其平,是無熱也。下文云“能脱人眉,動風”,非熱何傷肺乎?

④ 開寶:見 2140 頁注②。

⑤ 詵:**《食療》見《證類》卷 23“胡桃”** 孟詵云:胡桃,不可多食,動痰飲。除風,令人能食,不得併,漸漸食之,通經脉,潤血脉,黑鬢髮。又,服法:初日一顆,五日加一顆,至二十顆止之。常服,骨肉細膩光潤,能養一切老痔疾。

⑥ 頌:**《圖經》見《證類》卷 23“胡桃”** ……補下方亦用之。取肉合破故紙擣篩,蜜丸……

⑦ 韓㦤:(**按**:查《韓氏醫通》,未能溯得其源。《綱目》卷 14“補骨脂”引白飛霞《方外奇方》亦有此論,書佚無可溯源。)

⑧ 本臟論:**《靈樞·本臟論》** ……六府亦有小大長短厚薄結直緩急……腎合三焦膀胱. 三焦膀胱者. 腠理毫毛其應。

〔急直〕結之狀。而扁鵲《難經》①不知原委體用之分,以右腎爲命門,謂三焦有名無狀。而高陽生僞譔《脉訣》②,承其謬説,以誤後人。至朱肱《南陽活人書》、陳言《三因方論》、戴起宗《脉訣刊誤》,始著説闢之,而知之者尚尠。胡桃仁頗類其狀,而外皮水汁皆青黑。故能入北方,通命門,利三焦,益氣養血,與破故紙同爲補下焦腎命之藥。夫命門氣與腎通,藏精血而惡燥。若腎、命不燥,精氣内充,則飲食自健,肌膚光澤,腸腑潤而血脉通。此胡桃佐補藥,有令人肥健能食,潤肌黑髮,固精,治燥,調血之功也。命門既通則三焦利,故上通于肺而虚寒喘嗽者宜之,下通于腎而腰脚虚痛者宜之,内而心腹諸痛可止,外而瘡腫之毒可散矣。洪氏《夷堅志》③止言胡桃治痰嗽能斂肺,蓋不知其爲命門三焦之藥也。油胡桃有毒,傷人咽肺,而瘡科取之,用其毒也。胡桃制銅,此又物理之不可曉者。洪邁云:邁有痰疾,因晚對,上遣使諭令以胡桃肉三顆,生薑三片,卧時嚼服,即飲湯兩三呷,又再嚼桃、薑如前數,即静卧,必愈。邁還玉堂,如旨服之,及旦而痰消嗽止。又溧陽洪輯幼子,病痰喘,凡五晝夜不乳食。醫以危告。其妻夜夢觀音授方,令服人參胡桃湯。輯急取新羅人參寸許,胡桃肉一枚,煎湯一蜆殼許,灌之,喘即定。明日以湯剥去胡桃皮用之,喘復作。仍連皮用,信宿而瘳。此方不載書册,蓋人參定喘,胡桃連皮能斂肺故也。

【附方】舊五,新二十八。服胡桃法。詵④曰:凡服胡桃不得併食,須漸漸食之。初日服一顆,每五日加一顆,至二十顆止,周而復始。常服令人能食,骨肉細膩光潤,鬚髮黑澤,血脉通潤,養一切老痔。青娥丸。方見草部"補骨脂"。胡桃丸。益血補髓,强筋壯骨,延年明目,悦心潤肌,能除百病。用胡桃仁四兩擣膏,入破故紙、杜仲、萆薢末各四兩,杵匀,丸梧子大。每空心温酒、鹽湯任下五十丸。《御藥院方》⑤。

---

① 難經:**《難經·三十六難》** 腎兩者,非皆腎也。其左者爲腎,右者爲命門。命門者,謂精神之所舍,原氣之所繫也。故男子以藏精.女子以繫胞,故知腎有一也。/**《難經·三十八難》** 所以府有六者,謂三焦也。有原氣之别焉。主持諸氣,有名而無形。其經屬手少陽。此外府也,故言府有六焉。

② 脉訣:**《王叔和脉訣》卷2"診候人式歌"** 左手小腸肝膽腎,右肺大腸脾胃命……命門還與腎脉同,用心仔細須尋趁……三焦無狀空有名,寄在胸中膈相應。

③ 夷堅志:**《醫説》卷3"人參胡桃湯"** 洪輯居溧陽縣西寺,事觀音甚敬。幼子佛護病痰喘,醫不能治,凡五晝夜不乳食,證危甚……至中夜,妻夢一婦人自後門入告,曰"何不服人參胡桃湯?"覺而語輯。輯灑然悟曰:"是兒必活!此蓋大士垂教爾!"急取新羅人參寸許,胡桃肉一枚,不暇剥治,煎爲湯,灌兒一蜆殼許,喘即定。再進,遂得睡、明日以湯剥去胡桃皮,取净肉入藥與服,喘復作。乃即如昨夕法治之,信宿有瘳。此藥不載於方書,蓋人參定喘,而帶皮胡桃則斂肺也。予以淳熙丁未四月有痰疾之撓。因晚對,上宣諭,使以胡桃肉三顆、生薑三片,臨卧時服之。畢即飲湯三兩呷,又再嚼桃、薑如前數,且飲湯,勿行動,即就枕。既還玉堂,如恩指敬服,旦而嗽止,痰不復作。輯之事亦類此云。(《已志》)(**按**:時珍似轉引《醫説》所載《夷堅志·已志》事。其中所云"予",即《夷堅志》作者洪邁。)

④ 詵:見2141頁注⑤。

⑤ 御藥院方:**《御藥院方》卷6"補虚損門"** 胡桃丸:益精補髓,强筋壯骨,延年益壽,悦心明目,滋潤肌膚,壯年高人藏府不燥結,久服百病皆除。破故紙、杜仲、萆薢、胡桃仁(四兩),右將破故紙、杜仲、萆薢三味搗羅爲細末,次入胡桃膏子,一處秤,和令匀,再搗千餘下,丸如桐子大。每服三十丸至五十丸,空心温酒下,鹽湯亦可。

消腎溢精。胡桃丸：治消腎病，因房慾無節，及服丹石，或失志傷腎，遂致水弱火强，口舌乾，精自溢出，或小便赤黄，大便燥實，或小便大利而不甚渴。用胡桃肉、白伏苓各四兩，附子一枚去皮切片，薑汁、蛤粉同焙爲末，蜜丸梧子大。每服三十丸，米飲下。《普濟方》①。小便頻數。胡桃煨熟，卧時嚼之，温酒下。石淋痛楚。便中有石子者，胡桃肉一升，細米煮漿粥一升，相和頓服即瘥。崔元亮《海上方》②。風寒無汗，發熱頭痛。核桃肉、葱白、細茶、生薑等分，擣爛，水一鍾，煎七分，熱服。覆衣取汗。《談埜翁方》③。痰喘欬嗽。方見"發明"。老人喘嗽，氣促，睡卧不得，服此立定。胡桃肉去皮、杏仁去皮尖、生薑各一兩，研膏，入煉蜜少許和丸彈子大。每卧時嚼一丸，薑湯下。《普濟方》④。産後氣喘⑤。胡桃肉、人參各二錢，水一盞，煎七分，頓服。久嗽不止。核桃仁五十個煮熟去皮，人參五兩，杏仁三百五十個麩炒湯浸去皮，研匀，入煉蜜丸梧子大。每空心細嚼一丸，人參湯下。臨卧再服。蕭大尹方⑥。食物醋心。胡桃爛嚼，以生薑湯下，立止。《傳信適用方》⑦。食酸齒齼。細嚼胡桃即解。《日華子本草》⑧。誤吞銅錢。多食胡桃，自化出也。胡桃與銅錢共食即成粉，可證矣。《李樓方》⑨。揩齒烏鬚。胡桃仁燒過、貝母各等分，爲散，日用之。《聖惠》⑩。眼目暗昏。四月内取風落小胡桃，每日午時食飽，以無根水吞下，偃卧，覺鼻孔中有泥腥氣爲度。《衛生易簡方》⑪。赤痢不止。胡桃仁、枳殼各七個，皂角不蛀者一挺，新瓦上燒存性，研爲細末，分作八服。每臨卧時一服，二更一服，五更一服，荆芥茶

---

① 普濟方：**《普濟方》卷178"痟腎"** 胡桃丸：治痟腎，亦支内痟。多因快情縱欲，極意房中，年少懼不能房，多服丹石，及失志傷腎，遂致脣口乾燥，精溢自出，或小便赤黄，五色浮濁，大便燥實，小便大利而不甚渴。白茯苓、胡桃肉（湯浸，去薄皮，研）、附子（大者，一枚，去皮臍，切作片，生薑汁一盞，蛤粉同煮，焙乾），右等分，爲末蜜丸梧桐子大，米飲下三十丸。或爲散，米飲調下。食前服。

② 海上方：**《圖經》見《證類》卷23"胡桃"** ……崔元亮《海上方》：療石淋，便中有石子者。胡桃肉一升，細爲煮漿粥一升，相和頓服即差……

③ 談埜翁方：（**按**：未見原書，待考。）

④ 普濟方：**《濟生方》"咳喘痰饮门·喘论治"** 杏仁煎：治久患肺喘，咳嗽不已，睡卧不得，服之即定。杏仁（去皮尖）、胡桃肉，右等分，研为膏，入炼蜜少许，丸如弹丸，每服一丸或二丸，细嚼，用薑汤咽下，食后及临卧服。（**按**：《普濟方》卷163"喘嗽"引同方，云出《濟生方》。）

⑤ 産後氣喘：**《普濟方》卷355"喘促"** 治産後氣喘，爲孤陽絶陰，不治者：胡桃仁（不必去皮）、人參（各等分），右㕮咀，每服五錢，水二盞，煎七分，頻頻呷服。（**按**：原無出處，今溯得其源。）

⑥ 蕭大尹方：（**按**：蕭大尹者，生平不詳，未能溯得其源。）

⑦ 傳信適用方：**《傳信適用方》卷上"治氣疾及心痛"** 治醋心：爛嚼胡桃，以乾薑湯下，立效……

⑧ 日華子本草：**《日華子》見《證類》卷23"胡桃"** 潤肌肉，益髮，食酸齒齼，細嚼解之。

⑨ 李樓方：**《怪證奇方》卷下** 治誤吞銅錢：胡桃仁食之自化。

⑩ 聖惠：**《聖濟總録》卷121"揩齒"** 揩齒，胡桃灰散方：胡桃人（燒作灰，研）、貝母（去心，各一兩），右二味擣研爲散，每用揩齒。（**按**：《聖惠方》無此方，另溯其源。）

⑪ 衛生易簡方：**《衛生易簡方》卷7"眼目"** 治眼昏：用四月内收風落小胡桃，每日午時食飽，以無根水吞一雙下，偃卧睡，覺鼻孔内有泥腥氣爲度。忌發眼熱物。

下。《總録》①。血崩不止。胡桃肉十五枚，燈上燒存性，研作一服，空心温酒調下，神效。急心氣痛。核桃一個，棗子一枚，去核夾桃，紙裹煨熟，以生薑湯一鍾，細嚼送下。永久不發，名盞落湯。《趙氏經驗》②。小腸氣痛。胡桃一枚，燒炭研末，熱酒服之。《奇效良方》③。便毒初起。子和《儒門事親》④用胡桃七個，燒研酒服，不過三服，見效。○《楊氏經驗》⑤用胡桃三枚，夾銅錢一個，食之即愈。魚口毒瘡。端午日午時，取樹上青胡桃筐内陰乾，臨時全燒爲末，黄酒服。少行一二次，有膿自大便出，無膿即消，二三服平。楊誠《經驗》⑥。一切癰腫，背癰、附骨疽，未成膿者。胡桃十個煨熟去殼，槐花一兩研末，杵匀，熱酒調服。《古今録驗》⑦。疔瘡惡腫。胡桃一個平破，取仁嚼爛，安殼内，合在瘡上，頻换甚效。《普濟》⑧。痘瘡倒陷。胡桃肉一枚燒存性，乾胭脂半錢，研匀，胡荽煎酒調服。《儒門事親》⑨。小兒頭瘡久不愈。胡桃和皮，燈上燒存性，盌蓋出火毒，入輕粉少許，生油調塗一二次愈。《保幼大全》⑩。酒皶鼻赤。方見"橘核"。聤耳出汁。胡桃仁燒研，狗膽汁和作挺子，綿裹塞之。《普濟方》⑪。傷耳成瘡出汁者。用胡桃杵取油内入。同上。火燒成瘡⑫。胡桃仁燒黑研傅。壓撲傷損。胡桃仁擣，和温酒(頃)〔頓〕服便瘥。《圖經本草》⑬。疥瘡瘙痒。油核桃一個，雄黄一錢，艾葉杵熟一錢，擣匀綿包，夜

---

① 總録:**《聖濟總録》卷75"赤痢"** 治赤痢不止，枳殼散方:枳殼、胡桃(各七枚)、皂莢(不蚛者，一挺)，右三味就新瓦上，以草火燒令烟盡，取研極細，分爲八服，每臨卧及二更、五更時各一服，荆芥茶調下。

② 趙氏經驗:(**按**:查《秘傳經驗方》無此方，未能溯得其源。)

③ 奇效良方:**《奇效良方》卷47"疝氣通治方"** 神效胡桃酒:治小腸氣。右以胡桃一枚，火内燒成炭，細研，以熱酒調服，絶妙。

④ 儒門事親:**《儒門事親》卷15"瘡瘍癰腫第一"** 便癰方(本名血疝)……又方:胡桃(七個)，燒過陰乾，研爲末，酒調服之，不過三服，大效。

⑤ 楊氏經驗:(**按**:書佚，無可溯源。)

⑥ 楊誠經驗:(**按**:書佚，無可溯源。)

⑦ 古今録驗:(**按**:書佚，查存其佚文之《證類》《外臺》，未能溯得其源。)

⑧ 普濟:**《普濟方》卷273"諸疔瘡"** 治疔瘡毒……又方:用核桃一個，平開二片，取出肉，用口嚼碎，却將肉安放半片殼内，頭上留一竅，合在瘡上，即痊可。

⑨ 儒門事親:**《儒門事親》卷15"小兒病證第十二"** 治斑瘡倒壓方:胡桃(一個，燒灰存性)、乾胭脂(三錢)，右爲末，用胡荽煎酒，調下一錢服之。

⑩ 保幼大全:**《小兒衛生總微論》卷18"頭上諸病論・頭瘡"** 又方:治頭瘡久不差。膩粉少許胡桃和皮燈上燒過存性，用椀蓋出火毒，研末，右爲細末，以生油調涂，仍剃去瘡上髮，涂之，只一二次差。

⑪ 普濟方:**《普濟方》卷55"聤耳"** 治聤耳有膿出不止……又方(《海上名方》):胡桃肉燒爲末，狗膽汁爲丸如桐子大，綿裹塞耳中，尤妙。

⑫ 火燒成瘡:**《證類》卷23"胡桃"** 《梅師方》:治火燒瘡。取胡桃穰，燒令黑，杵如脂，傅瘡上。(**按**:原脱出處，今溯得其源。)

⑬ 圖經本草:**《圖經》見《證類》卷23"胡桃"** ……又療壓撲損傷。擣肉和酒，温頓服便差……

卧裹陰囊，歴效。勿洗。《集簡方》。

胡桃青皮。【氣味】苦，濇，無毒。【主治】染髭及帛皆黑。【志[①]曰】仙方取青皮壓油，和詹糖香塗毛髮，色如漆也。

【附方】新四。烏髭髮。胡桃皮、科蚪等分，擣泥塗之，一染即黑。○《總録》[②]用青胡桃三枚和皮擣細，人乳汁三盞，于銀石器内調匀，搽鬚髪三五次，每日用胡桃油潤之，良。瀝瘍風。青胡桃皮擣泥，入醬清少許、硇砂少許令匀。先以泔洗，後傅之。《外臺》[③]。白癜風[④]。青胡桃皮一個，硫黄一皂子大，研匀。日日摻之，〔取〕效。嵌甲。胡桃皮燒灰貼。

樹皮。【主治】止水痢。春月斫皮汁，沐頭至黑。煎水可染褐。《開寶》[⑤]。

【附方】新一。染鬚髪。胡桃根皮一秤，蓮子草十斤，切，以瓮盛之，入水五斗，浸一月去滓，熬至五升，入芸薹子油一斗，慢火煎取五升收之。凡用，先以炭灰汁洗，用油塗之，外以牛柹葉包住，絹裹一夜洗去，用七日即黑也。《總録》[⑥]。

殼。【主治】燒存性，入下血、崩中藥。時珍。

榛宋《開寶》[⑦]

【釋名】亲古榛字。【時珍曰】案羅氏《爾雅翼》[⑧]云：《禮記》鄭玄註言"關中甚多此果"。

---

① 志：見 2140 頁注②。

② 總録：**《聖濟總録》卷 101"榮養髭髪"**　榮養髭髪，胡桃膏方：新小胡桃（三枚），右一味，和皮搗細，用乳汁二盞，於銀石器内文武火熬，竹篦攪成膏，每用時浄洗髭髪，以筆蘸點髭髪上。

③ 外臺：**《外臺》卷 15"瀝瘍風方"**　《救急》療瀝瘍方：取青胡桃皮搗之，並少許醬清和硇砂令相入，如煎餅麵，先以泔清洗之，然後傅藥。

④ 白癜風：**《普濟方》卷 112"紫白癜風"**　胡桃塗方：治紫癜風、白癜風。初結青胡桃（一顆，取外皮用）、石硫黄（一皂子許，研如粉），右先取胡桃皮，切研如膏，入硫黄末和匀塗之。一方有白礬。（**按**：原無出處，今溯得其源。）

⑤ 開寶：見 2140 頁注②。

⑥ 總録：**《聖惠方》卷 41"染髭髪及换白變黑諸方"**　换髭法……又方：胡桃根皮（一秤）、蓮子草（十斤），右件藥碎剉，入瓷甕子内，以水五斗浸一日，去滓，釜中熬至五升，入芸薹油一斗，以慢火同煎取五升，收貯瓶内。染頭時先用炭灰汁洗浄，後用藥塗之訖，即上用牛蒡葉包裹上，更用絹油子裹，如此五七日，黑也。常夜洗塗之爲妙。（**按**：《聖濟總録》無此方，另溯其源。）

⑦ 開寶：**《開寶》見《證類》卷 23"榛子"**　味甘，平，無毒。主益氣力，寬腸胃，令人不（肌）〔飢〕，健行。生遼東山谷。樹高丈許，子如小栗，軍行食之當粮，中土亦有。鄭注《禮》云：榛似栗而小，關中鄜、坊甚多。

⑧ 爾雅翼：**《爾雅翼》卷 9"榛"**　……鄭注《禮》曰：榛似栗而小，關中鄜、坊甚多。然則其字從秦，蓋此意也……

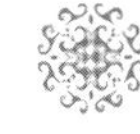

關中，秦地也。榛之從秦，蓋取此意。《左傳》①云：女贄不過榛、栗、棗、修，以告虔也。則榛有臻至之義，以其名告己之虔也。古作亲，從辛，從木。俗作莘，誤矣。莘，音詵。

【集解】【志②曰】榛生遼東山谷。樹高丈許。子如小栗，軍行食之當粮。中土亦有。鄭玄云：關中鄜、坊甚多。【頌③曰】桂陽有亲栗叢生，實大如杏子中仁，皮子形色與栗無異，但小耳。【大明④曰】新羅榛子肥白，最良。【時珍曰】榛樹低小如荆，叢生。冬末開花如櫟花，成條下垂，長二三寸。二月生葉如初生櫻桃葉，多皺文而有細齒及尖。其實作苞，三五相粘，一苞一實。實如櫟實，下壯上鋭，生青熟褐，其殻厚而堅，其仁白而圓，大如杏仁，亦有皮尖。然多空者，故諺云"十榛九空"。案陸機《詩疏》⑤云：榛有兩種。一種大小枝葉皮樹皆如栗，而子小，形如橡子，味亦如栗，枝莖可以爲燭，《詩》所謂"樹之榛、栗"者也。一種高丈餘，枝葉如木蓼，子作胡桃味，遼、代、上黨甚多。久留亦易油壞者也。

仁。【氣味】甘，平，無毒。【主治】益氣力，實腸胃，令人不飢健行。《開寶》⑥。止飢，調中開胃，甚驗。大明⑦。

阿月渾子《拾遺》⑧【校正】自木部移入此，併入《海藥⑨·無名木皮》。

【釋名】胡榛子《拾遺》⑩、無名子《海藥》⑪。【集解】【藏器⑫曰】阿月渾子生西國諸番，與胡榛子同樹，一歲胡榛子，二歲阿月渾子也。【珣⑬曰】案徐表《南州記》云：無名木生嶺南山

---

① 左傳：**《春秋左傳注疏》卷10** ……女贄不過榛、栗、棗、脩，以告虔也。(榛，小栗。脩，脯。虔敬也，皆取其名以示敬。)

② 志：見2145頁注⑦。

③ 頌：**《圖經》見《證類》卷23"栗"** ……桂陽有莘而叢生，實大如杏子中人，皮、子形色與栗無異也。但差小耳。

④ 大明：**《日華子》見《證類》卷23"榛子"** 新羅榛子肥白，人止飢，調中開胃甚驗。

⑤ 詩疏：**《毛詩草木鳥獸蟲魚疏》卷上"樹之榛栗"** 榛，栗屬。有兩種：其一種之皮葉皆如栗，其子小，形似杼子，味亦如栗，所謂樹之榛栗者也。其一種枝葉如木蓼，生高丈餘，作胡桃味，遼東上黨皆饒。山有榛之榛，枝葉似栗樹，子似橡子，味似栗，枝莖可以爲燭，五方皆有……

⑥ 開寶：見2145頁注⑦。

⑦ 大明：見本頁注④。

⑧ 拾遺：**《證類》卷12"二十六種陳藏器餘·阿月渾子"** 味辛，温，澀，無毒。主諸痢，去冷氣。令人肥健。生西國諸蕃。云與胡榛子同樹。一歲榛子，二歲渾子也。

⑨ 海藥：**《證類》卷12"八種海藥餘·無名木皮"** 謹按徐表《南州記》云：生廣南山谷。大温，無毒。主陰腎痿弱，囊下濕癢。並宜煎取其汁小浴，極妙也。其實號無名子，波斯家呼爲阿月渾，狀若榛子。味辛，無毒。主腰冷，陰腎虚弱，房中術使用者衆，得木香、山茱萸良也。

⑩ 拾遺：見本頁注⑧。

⑪ 海藥：見本頁注⑨。

⑫ 藏器：見本頁注⑧。

⑬ 珣：見本頁注⑨。

谷,其實狀若榛子,號無名子,波斯家呼爲阿月渾子也。

仁。【氣味】辛,温,濇,無毒。【主治】諸痢,去冷氣,令人肥健。藏器①。治腰冷,陰腎虚,痿弱,房中術多用之,得木香、山茱萸良。李珣②。

無名木皮《海藥》③。【氣味】辛,大温,無毒。【主治】陰腎萎弱,囊下濕痒,並煎汁小浴,極妙。珣④。

櫧子《拾遺》⑤【校正】原附"鉤栗",今析出。

【集解】【藏器⑥曰】櫧子生江南。皮、樹如栗,冬月不凋,子小于橡子。【頴⑦曰】櫧子有苦、甜二種,治作粉食、餻食,褐色,甚佳。【時珍曰】櫧子處處山谷有之。其木大者數抱,高二三丈。葉長大如栗,葉梢尖而厚堅光澤,鋸齒峭利,凌冬不凋。三四月開白花成穗,如栗花。結實大如槲子,外有小苞,霜後苞裂子墜。子圓褐而有尖,大如菩提子。内仁如杏仁,生食苦澀,煮、炒乃帶甘,亦可磨粉。甜櫧子粒小,木文細白,俗名麪櫧。苦櫧子粒大,木文粗赤,俗名血櫧。其色黑者名鐵櫧。案《山海經》⑧云:前山有木,其名曰櫧。郭璞註曰:櫧子似柞子可食,冬月采之。木作屋柱、棺材,難腐也。

仁。【氣味】苦,澀,平,無毒。【時珍曰】案《正要》⑨云:酸、甘,微寒。不可多食。【主治】食之不飢,令人健行,止洩痢,破惡血,止渴。藏器⑩。

皮、葉。【主治】煮汁飲,止産婦血。藏器⑪。嫩葉:貼臁瘡,一日三换,良。吴瑞⑫。

---

① 藏器:見前頁注⑧。

② 李珣:見 2146 頁注⑨。

③ 海藥:見上注。

④ 珣:見上注。

⑤ 拾遺:**《證類》卷 23"一十三種陳藏器餘·鈎栗"** ……又有櫧子,小於橡子,味苦,澀。止泄痢,破血,食之不飢,令健行。木皮、葉煮取汁,與産婦飲之,止血。皮樹如栗,冬月不凋。生江南。子能除惡血,止渴也。

⑥ 藏器:見上注。

⑦ 頴:**《食物本草》卷 2"果類"** 櫧子……有甜、苦二種,製作粉食、糕食,甚佳。

⑧ 山海經:**《山海經》卷 5"中山經"(郭注)** 又東南二百里曰前山,其木多櫧,(似柞,子可食,冬夏生,作屋柱難腐。音諸,或作儲……)

⑨ 正要:**《飲膳正要》卷 3"果品·株子"** 株子味酸甘,平,無毒。性微寒。不可多食。

⑩ 藏器:見本頁注⑤。

⑪ 藏器:見上注。

⑫ 吴瑞:(**按**:《日用本草》殘本,此節内容原脱。)

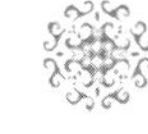
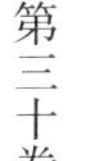

鉤栗《拾遺》①

【釋名】巢鉤子《拾遺》②、甜櫧子。【瑞③曰】鉤栗即甜櫧子。【時珍曰】鉤、櫧二字，方音相近。其狀如櫟，當作鉤櫟。

【集解】【藏器④曰】鉤栗生江南山谷。木大數圍，冬月不凋，其子似栗而圓小。又有雀子，相似而圓黑，久食不飢。詳"櫧子"下。

仁。【氣味】甘，平，無毒。【主治】食之不飢，厚腸胃，令人肥健。藏器⑤。

橡實音象○《唐本草》⑥【校正】自木部移入。

【釋名】橡斗《説文⑦》、皂斗同、櫟梂音歷求、柞子音作、芧杼同，序、暑二音、栩音許。○【禹錫⑧曰】案《爾雅》云：栩，杼也。又曰：櫟，其實梂。孫炎注云：栩，一名杼也。櫟，似樗之木也。梂，盛實之房也。其實名橡，有梂彙自裹之。《詩·唐風》云：集于苞栩。《秦風》云：山有苞櫟。陸機註云：即柞櫟也。秦人謂之櫟，徐人謂之杼，或謂之栩。其子謂之皂，亦曰皂斗。其殼煮汁可染皂也。今京洛、河内亦謂之杼。蓋五方通語皆一物也。【時珍曰】櫟，柞木也。實名橡斗、皂斗，謂其斗刓剜象斗，可以染皂也。南人呼皂如柞，音相近也。

【集解】【頌⑨曰】橡實，櫟木子也。所在山谷皆有。木高二三丈。三四月開花黄色，八九月結實。其實爲皂斗，槲、櫟皆有斗，而以櫟爲勝。【宗奭⑩曰】櫟葉如栗葉，所在有之。木堅而不堪充

---

① 拾遺：**《證類》卷23"一十三種陳藏器餘·鉤栗"** 味甘，平。主不飢，厚腸胃，令人肥健。子似栗而圓小。生江南山谷。樹大數圍，冬月不凋。一名巢鉤子。又有雀子，小圓、黑，味甘。久食不飢。生高山……

② 拾遺：見上注。

③ 瑞：（**按**：《日用本草》殘本，此節内容原脱。）

④ 藏器：見本頁注①。

⑤ 藏器：見上注。

⑥ 唐本草：**《唐本草》見《證類》卷14"橡實"** 味苦，微温，無毒。主下痢，厚腸胃，肥健人。其殼爲散及煮汁服，亦主痢，并堪染用。一名杼斗。槲、櫟皆有斗，以櫟爲勝。所在山谷中皆有。

⑦ 説文：**《説文·草部》** 草：草斗，櫟實也。一曰象斗子……

⑧ 禹錫：**《嘉祐》見《證類》卷14"橡實"** 《爾雅》云：栩，杼。釋曰：栩，一名杼。郭云：柞樹。《詩·唐風》云：集於苞栩。陸機云：今柞櫟也。徐州人謂櫟爲杼，或謂爲栩。其子爲皂，或言皂斗。其殼爲汁，可以染皂。今京洛及河内言杼斗，謂櫟爲杼。五方通語也。

⑨ 頌：**《圖經》見《證類》卷14"橡實"** 橡實，櫟木子也。本經不載所出州土，云所在山谷皆有，今亦然。木高二三丈。三、四月開黄花，八、九月結實。其實爲皂斗，槲、櫟皆有斗，而以櫟爲勝……

⑩ 宗奭：**《衍義》卷15"橡實"** 櫟木子也。葉如栗葉，在處有。但堅而不堪充材，亦木之性也。山中以椿仁爲糧，然澀腸。木善爲炭，他木皆不及。其殼堪染皂。若曾經雨水者，其色淡，不若不經雨水者。槲亦有殼，但少而不及櫟木所實者。

材,亦木之性也。爲炭則他木皆不及。其殼雖可染皂,若曾經雨水者其色淡,槲亦有殼,但小而不及櫟也。【時珍曰】櫟有二種。一種不結實者,其名曰棫,其木心赤,《詩》①云"瑟彼柞棫"是也。一種結實者,其名曰栩,其實爲橡。二者樹小則聳枝,大則偃蹇。其葉如檔葉,而文理皆斜勾。四五月開花如栗花,黄色。結實如荔枝核而有尖。其蒂有斗,包其半截。其仁如老蓮肉,山人儉歲采以爲飯,或擣浸取粉食,豐年可以肥豬。北人亦種之。其木高二三丈,堅實而重,有斑文點點。大者可作柱棟,小者可爲薪炭。《周禮》②職方氏"山林宜皂物,柞、栗之屬"即此也。其嫩葉可煎飲代茶。

實。【修治】【雷③曰】霜後收采,去殼蒸之,從巳至未,剉作五片,日乾用。【周(憲)〔定〕王④曰】取子换水,浸十五次,淘去澀味,蒸極熟食之,可以濟飢。【氣味】苦,微温,無毒。【主治】下痢,厚腸胃,肥健人。蘇恭⑤。澀湯止瀉。煮食,止飢,禦歉歲。大明⑥。

【發明】【思邈⑦曰】橡子非果非穀而最益人,服食未能斷穀,啖之尤佳。無氣而受氣,無味而受味,消食止痢,令人强健不極。【時珍曰】木實爲果,橡蓋果也。儉歲,人皆取以禦飢。昔摯虞⑧入南山,飢甚拾橡實而食。唐·杜甫⑨客秦州,采橡、栗自給。是矣。

【附方】新五。水穀下痢。日夜百餘行者。橡實二兩,楮葉炙一兩,爲末。每服一錢,食前烏梅湯調下。《聖惠方》⑩。

血痢不止。上方加縮砂仁半兩。下痢脱肛。橡斗子燒存性,研末,豬脂和傅。《直指方》⑪。

痔瘡出血。橡子粉、糯米粉各一升,炒黄,滚水調作果子,飯上蒸熟食之。不過四五次效。

---

① 詩:**《詩·大雅·旱麓》** ……瑟彼柞棫,民所燎矣。

② 周禮:**《周禮注疏》卷10** ……一曰山林,其動物宜毛物,其植物宜皂物……(鄭司農云:植物根生之屬,皂物,柞、栗之屬。今世謂柞實爲皂斗……)

③ 雷:**《炮炙論》見《證類》卷14"橡實"** 雷公云:凡使,去粗皮一重,取橡實蒸,從巳至未出,剉作五片用之。

④ 周定王:**《救荒》卷下之前"橡子樹"** 救饑:取子换水浸煮十五次,淘去澀味,蒸極熟食之。厚腸胃,肥健人,不饑。

⑤ 蘇恭:見2148頁注⑥。

⑥ 大明:**《日華子》見《證類》卷14"橡實"** ……橡斗子,澀腸止瀉。煮食,可止飢,禦歉歲……

⑦ 思邈:**《證類》卷14"橡實"** 孫真人《枕中記》云:橡子非果非穀而最益人,服食未能斷穀,啖之尤佳。無氣而受氣,無味而受味,消食止痢,令人强健不極。

⑧ 摯虞:**《晉書·摯虞傳》** 摯虞,字仲治……遂流離鄠杜之間,轉入南山中,糧絶飢甚,拾橡實而食之……

⑨ 杜甫:**《新唐書·杜甫傳》** ……因許甫自往省視。從還京師,出爲華州司功參軍。關輔饑,輒棄官去,客秦州,負薪採橡栗自給……

⑩ 聖惠方:**《聖惠方》卷59"治水穀痢諸方"** 治水穀痢,無問老少,日夜百餘行,神妙橡實散方:橡實(二兩)、乾楮葉(一兩,炙),右件藥擣細羅爲散,每服不計時候煎烏梅湯調下一錢。

⑪ 直指方:**《直指方》卷14"脱肛證治"** 橡斗膏:治脱肛。橡斗子燒存性,豬脂和敷。

《李樓奇方》①。

石癰堅硬如石，不作膿。用橡子一枚，以醋于青石上磨汁塗之。乾則易，不過十度即平。《千金方》②。

斗殼。【修治】【大明③曰】入藥並宜擣細，炒焦或燒存性研用。【氣味】澀，温，無毒。【主治】爲散及煮汁服，止下痢。并可染皂。恭④。止腸風，崩中帶下，冷熱瀉痢。并染鬚髮。大明⑤。

【附方】新四。下痢脱肛。橡斗殼燒存性，研末。豬脂和搽，并煎汁洗之。《直指方》⑥。腸風下血。橡斗子殼用白梅肉填滿，兩個合定，鐵線扎住，煅存性，研末。每服二錢，米飲下。一方：用流黄填滿，煅研酒服。余居士《選奇方》⑦。走馬牙疳。橡斗殼入鹽填滿，合定燒透，出火毒，研末，入射香少許。先以米泔漱過，搽之。《全幼心鑑》⑧。風蟲牙痛。橡斗五個，入鹽在内，皂莢一條，入鹽在内，同煅過，研末，日擦三五次，荆芥湯漱之，良。《經驗良方》⑨。

木皮、根皮《拾遺》⑩。【氣味】苦，平，無毒。【主治】惡瘡因風犯露致腫者，煎汁日洗，令膿血盡乃止。亦治痢。藏器⑪。止水痢，消瘰癧。大明⑫。

【附方】新一。蝕爛癰腫及疣贅瘤痣。柞櫟木灰四斗，桑柴灰四斗，石灰一斗五升，以沸

---

① 李樓奇方：**《怪證奇方》卷下**　療痔神方橡子粉、糯米粉各一升，炒黄，以滚水調作果，飯上蒸熟，空心食遠吃之，四五次效。

② 千金方：**《千金方》卷22"癰疽第二"**　治石癰堅如石，不作膿者方……又方：櫟子一枚，以醋于青石上磨之，以塗腫上，乾更塗，不過十度即愈。

③ 大明：**《日華子》見《證類》卷14"橡實"**　……殼止腸風，崩中帶下，冷熱瀉痢，并染鬚髮。入藥並擣炒焦用。

④ 恭：見2148頁注⑥。

⑤ 大明：見本頁注③。

⑥ 直指方：見2149頁注⑪。（**按**：此方重出。）

⑦ 選奇方：**《普濟方》卷38"臟毒下血"**　治腸風，（一名白梅飲，出余居士《選奇方》）：用橡斗子不拘多少，用白梅肉以蜜拌和，填在橡斗子内，候滿，兩個相和，鐵線劄之，烈火煅存性，爲末，米飲調下。一方：治便血。用橡斗子以生硫黄合之，紙裹，鹽泥固臍，燒煅存性，爲末，空心酒調下二服。

⑧ 全幼心鑑：**《全幼心鑑》卷2"走馬疳"**　燒鹽散：治嬰孩小兒走馬疳，牙根肉潰爛黑臭。橡斗，右大者兩箇，入鹽滿殼蓋，作一合。或三五箇，安在火内，和鹽燒透，取出，地以瓦盌蓋定性，候冷，入麝香少〔許〕，同研極細末，用米泔水攪，自貼。

⑨ 經驗良方：**《普濟方》卷68"蟲蝕牙齒"**　治風蟲等牙（出《經驗良方》）：象斗子（五個，以青鹽在内，火煅）、鹽袋内皂莢（一條，火煅存性），右爲細末，先用荆芥湯漱訖，却以前藥就痛處擦之，去涎，日三五次。

⑩ 拾遺：**《證類》卷13"四十五種陳藏器餘・櫟木皮"**　味苦，平，無毒。根皮主惡瘡，中風犯毒露者。取煎汁洗瘡，當令膿血盡止，亦治痢。南北總有，作柴。亦云櫪，音同也。

⑪ 藏器：見上注。

⑫ 大明：**《日華子》見《證類》卷14"橡實"**　櫟樹皮，平，無毒。治水痢，消瘰癧，除惡瘡……

湯調濕，甑中蒸一日，取釜中沸湯七斗，就甑淋之取汁，再熬至一升，投亂頭髮一雞子大消盡，又剪五色綵投入消盡，缾盛密收。每以少許，挑破點之。煎時勿令雞、犬、婦人、小兒見。《普濟方》①。

槲實音斛○《唐本草》②【校正】自木部移附此。

【釋名】槲樕音速、樸樕並《爾雅》③、大葉櫟俗、櫟橿子。【時珍曰】槲樕猶觳觫也。栗子綻縣，有顫慄之象，故謂之栗；槲葉搖動，有觳觫之態，故曰槲樕也。樸樕者，婆娑、蓬然之貌。其樹偃蹇，其葉芃芃故也。俗稱衣物不整者爲樸樕，本此。其實木彊，故俗謂之櫟橿子。史言④武后挂赦書于槲樹，人遂呼爲金雞樹云。

【集解】【頌⑤曰】（櫟）〔槲〕，處處山林有之。木高丈餘，與櫟相類。亦有斗，但小不中用耳。不拘時采。其皮、葉入藥。【宗奭⑥曰】槲亦有斗，木雖堅而不堪充材，止宜作柴，爲炭不及櫟木。【時珍曰】槲有二種。一種叢生小者名枹，音孚，見《爾雅》⑦。一種高者名大葉櫟。樹、葉俱似栗，長大粗厚，冬月凋落。三四月開花亦如栗，八九月結實似橡子而稍短小，其蒂亦有斗。其實僵澀味惡，荒歲人亦食之。其木理粗不及橡木，所謂樗櫟之材者指此。

仁。【氣味】苦，澀，平，無毒。【主治】蒸煮作粉，澀腸止痢，功同橡子。時珍。

槲若。【修治】【頌⑧曰】若即葉之名也。入藥須微炙令焦。【氣味】甘、苦，平，無毒。【主治】療痔止血，及血痢，止渴。恭⑨。活血，利小便，除面上皶赤。時珍。

---

① 普濟方：**《普濟方》卷51“曆痣”** 灰煎：治疣贅瘢痕，疵痣，及癰疽惡病等。石灰（一斗五升）、温桑灰（四斗）、柞櫟灰（四斗），右合九斗五升，以沸湯令浥浥調濕，納甑中蒸之，從平旦至日中，還取釜中沸湯七斗，就甑三淋之，澄清，納銅器中，煎令至夜，斟量餘五斗汁，微火徐徐煎取一升，洗亂髮乾之，如雞子大，納汁中即消盡。又取五色綵，翦如韭葉大，量五寸著藥中，亦消盡，又令不强，藥成，以白罌子貯之。煎時不令婦人、小兒、雞犬見。

② 唐本草：**《唐本草》見《證類》卷14“槲若”** 味甘、苦，平，無毒。主痔，止血，療血痢，止渴。取脉炙用之。皮：味苦。水煎濃汁，除蠱及瘻，俗用甚效。

③ 爾雅：**《爾雅·釋木》（郭注）** 樕樸，心。（槲樕別名。）（**按**：阮元校云“今本誤倒”。故“樕樸”當作“樸樕”。）

④ 史言：**《御覽》卷961“槲”** 《唐書》曰：萬歲登封元年春，封嵩山，御朝覲壇，受朝賀登封。壇南有槲樹，大赦日於其杪置金雞，改名爲金雞樹。

⑤ 頌：**《圖經》見《證類》卷14“槲若”** 槲若……今處處山林多有之。木高丈餘。若，即葉也，與櫟相類。亦有斗，但小不中用耳。不拘時採其葉并皮用……

⑥ 宗奭：**《衍義》卷15“槲若”** 亦有斗，但不及櫟木，雖堅而不堪充材……亦堪爲炭，但不及櫟木。

⑦ 爾雅：**《爾雅·釋木》（郭注）** 樸，枹者。（樸屬，叢生者爲枹，《詩》所謂“棫樸枹櫟”。）

⑧ 頌：見本頁注⑤。

⑨ 恭：見本頁注②。

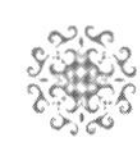

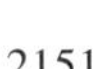

【附方】舊五,新三。卒然吐血。槲葉爲末,每服二錢,水一盞,煎七分,和滓服。《簡要濟衆》①。鼻衄不止。槲葉擣汁一小盞,頓服即止。《聖惠方》②。腸風血痔。熱多者尤佳。槲葉微炙研末二錢,槐花炒研末一錢,米飲調服。未止再服。寇氏《衍義》③。冷淋莖痛④。槲葉研末,每服三錢,水一盞,葱白七寸,煎六分,去滓,食前温服。日二。孩子淋疾。槲葉三片煎湯,服一雞子殼,小便即時下也。《孫真人方》⑤。螻蛄漏疾。槲葉燒存性研,以米泔别浸槲葉,取汁洗瘡後,乃納灰少許于瘡中。《聖惠方》⑥。鼻上皶皰出膿血者。以泔水煮槲葉,取汁洗之,拭乾,納槲葉灰少許于中,良。《聖惠》⑦。腋下胡臭。槲若三升切,水煮濃汁,洗畢,即以白苦瓠殻煙熏之。後用辛夷、細辛、杜衡末,醋浸一夜,傅之。《千金方》⑧。

木皮俗名赤龍皮。【氣味】苦,澀,無毒。【主治】煎服,除蠱及漏,甚效。恭⑨。煎湯洗惡瘡良。權⑩。能吐瘰癧,澀五臟。大明⑪。止赤白痢,腸風下血。時珍。

【附方】舊四,新六。赤龍皮湯。治諸敗爛瘡、乳瘡。用槲皮切三升,水一斗,煮五升,春夏冷用,秋冬温用,洗之。洗畢乃傅諸膏。《肘後》⑫。附骨疽瘡。槲皮燒研,米飲每服方寸匕。

---

① 簡要濟衆:**《證類》卷 14"槲若"** 《簡要濟衆》:治吐血。斛葉不拘多少,擣末,每服二錢,水一盞,煎取五七分,和滓服。

② 聖惠方:**《聖惠方》卷 37"治鼻大衄諸方"** 治大衄,口耳皆出血不止……又方:右以槲葉擣絞取汁,每服一小盞,頻服即止。

③ 衍義:**《衍義》卷 15"槲若"** ……葉微炙,炒槐花,減槲葉之半,同爲末,米飲調服,治初得腸風及血痔,熱多者尤佳……

④ 冷淋莖痛:**《聖惠方》卷 58"治冷淋諸方"** 治冷淋小腸不利,莖中急痛……又方:槲樹葉,右擣篩爲散,每服三錢,以水一中盞,入葱白七寸,煎至六分,去滓,每于食前温服之。(**按**:原無出處,今溯得其源。)

⑤ 孫真人方:**《證類》卷 14"槲若"** 孫真人《備急方》:孩子淋疾。槲葉三片,煎湯服一雞子,小便當時下。

⑥ 聖惠方:**《聖惠方》卷 66"治螻蛄瘻諸方"** 治螻蛄瘻……又方:槲葉(燒灰,細研),右以泔别漬槲葉,取汁洗瘡,拭乾,内少許灰於瘡中。

⑦ 聖惠:**《證類》卷 14"槲若"** 《簡要濟衆》……又方:治鼻中外查瘤膿血。斛葉灰,先以泔清煮榆葉取汁洗,拭乾,内灰瘡中,良。(**按**:《聖惠方》無此方,另溯其源。)

⑧ 千金方:**《千金方》卷 24"胡臭漏液第五"** 主胡臭方……又方:槲葉切,三升,以水五升,煮取一升,用洗腋下。即以白苦瓠燒令烟出,熏之,數數作。/治胡臭方:辛夷、芎藭、細辛、杜衡、藁本各二分,右五味㕮咀,以淳苦酒漬之一宿,煎取汁敷之。欲敷,取臨卧時,以瘥爲度。

⑨ 恭:見 2151 頁注②。

⑩ 權:**《藥性論》見《證類》卷 14"槲若"** 槲皮亦可單用。主治惡瘡,煎湯洗之良。

⑪ 大明:**《日華子》見《證類》卷 14"槲若"** 槲皮,味澀。能吐瘰癧,澀五藏。

⑫ 肘後:**《肘後方》卷 5"治癰疽妒乳諸毒腫方第三十六"** 赤龍皮湯,洗諸敗爛瘡方:槲樹皮切,三升,以水一斗,煮取五升。春夏冷用,秋冬温用。洗乳瘡,及諸敗瘡。洗了則敷膏。

《千金方》[①]。**下部生瘡**。槲皮、櫸皮煮汁，熬如飴餹，以導下部。《肘後方》[②]。**一切瘻疾**。《千金》[③]用槲樹北陰白皮三十斤剉，以水一石，煮一斗，去滓煎如飴，又取通都厠上雄鼠屎、雌鼠屎各十四枚，燒汁盡研和之，納温酒一升和匀。瘦人服五合，當有蟲出也。〇《崔氏纂要》[④]用槲白皮切五升，水八升，煮令泣盡，去滓，再煎成膏。日服棗許，并塗瘡上。宜食苜蓿、鹽、飰以助之。以瘥爲度。**小兒瘰癧**。槲樹皮去粗皮切，煎湯頻洗之。《聖惠方》[⑤]。**蠱毒下血**[⑥]。槲木北陰白皮一大握，長五寸，以水三升，煮取一升，空腹分服，即吐毒出也。**赤白久痢**[⑦]。不拘大人、小兒，用新槲皮一斤，去黑皮切，以水一斗，煎取五升，去滓煎膏，和酒服。**久痢不止**。槲白皮薑汁炙五度一兩，乾薑炮半兩，爲末。每服二錢，米飲調下。《聖濟總録》[⑧]。**久瘡不已**。槲木皮一尺，闊六寸，切，以水一斗，煮取五升，入白沙餹十挺，煎取一升，分三服，即吐而愈。《肘後方》[⑨]

---

① 千金方：**《千金方》卷22"瘭疽第六"** 治附骨疽方：槲皮燒末，飲服方寸匕。

② 肘後方：**《肘後方》卷2"治傷寒時氣温病方第十三"** 毒病，下部生瘡者……又方：櫸皮，槲皮合煮汁，如粘糖以導之。又濃煮桃皮飲之，最良。

③ 千金：**《千金方》卷23"九漏第一"** 治一切漏方……又方：槲背陰白皮三十斤，剉之，以水一石，煮取一斗，去滓，煎如糖。又取都厠右雌雄鼠屎各十四枚，燒令汁盡，末，納煎中，温酒一升投煎中合攪之。羸人五合，服之當有蟲出。

④ 崔氏纂要：**《外臺》卷23"諸瘻方"** 崔氏療瘻方：槲白皮（切取五升），右一味以水八升，煮令泣泣，絞去滓，重煎令成膏，日服半棗，漸加至一棗許。亦著瘡上，無忌。患瘡唯宜煮飯，苜蓿鹽醬，又不得多食之。

⑤ 聖惠方：**《聖惠方》卷65"治漆瘡諸方"** 治漆瘡方……又方：槲树皮一斤，右细剉，以水一斗煎至六升，温温洗之。/**《聖惠方》卷66"治風毒瘰癧諸方"** 治瘰癧風毒結熱，腫硬疼痛，未破方：槲白皮切三合，右每用一合，以水一大盞煎至五分，去滓温服，良久當吐惡物，如人行十里未吐，再服。（**按**：此二方均未全合時珍所引，録之備參。）

⑥ 蠱毒下血：**《千金翼方》卷20"蠱毒第二"** 治蠱毒方：槲木北陰白皮一大握，長五寸，以水三升，煮取一升，空腹服之，即吐出。（**按**：原無出處，今溯得其源。）

⑦ 赤白久痢：**《證類》卷14"槲若"** 《子母秘録》：治小兒及大人赤白痢：新斛皮一斤，去黑皮，細切，以水一斗，煎取五升，去滓，更煎如膏，和酒服，立愈。（**按**：原無出處，今溯得其源。）

⑧ 聖濟總録：**《聖濟總録》卷77"久痢"** 治一切赤白痢，久不差，乾薑散方：乾薑、槲白皮（薑汁炙五度，一兩），右二味擣羅爲散，每服二錢匕，空心、食前温米飲調下。

⑨ 肘後方：**《外臺》卷23"諸瘻方"** 又療瘻方：槲木皮長一尺，闊六寸，去黑皮，細切，以水一斗，煮取五升，去滓，内白糖十挺，煎取一升，分三服。以銅器接吐出，看視之。（**按**：今本《肘後方》無此方，另溯其源。）

本草綱目果部目録第三十一卷

果之三　夷果類三十一種

荔枝《開寶》　龍眼《别録》　龍荔《綱目》　橄欖《開寶》
木威子《拾遺》　菴摩勒《唐本》　毗梨勒《唐本》　没離梨《拾遺》①
五斂子《綱目》〇即陽桃　五子實《綱目》　榧實《别録》
海松子《開寶》　檳榔《别録》　大腹子《開寶》　椰子《開寶》
無漏子《拾遺》〇即波斯棗　桄榔子《開寶》　莎木麪《海藥》
波羅蜜《綱目》　無花果《食物》〇文光果、天仙果附　阿勒勃《拾遺》
沙棠果《綱目》　棎子《拾遺》　麂目《拾遺》　都桷子《拾遺》
都念子《拾遺》　都咸子《拾遺》　摩厨子《拾遺》〇齊墩果、德慶果附
韶子《拾遺》　馬檳榔《會編》　枳椇《唐本》

右附方舊二十一，新四十一。

① 没離梨拾遺：正文無此條。

本草綱目果部第三十一卷

果之三　夷果類三十一種

荔枝宋《開寶》①

【釋名】離枝《綱目》、丹荔。【頌②曰】按朱應《扶南記》云：此木結實時，枝弱而蔕牢，不可摘取，必以刀斧劙取其枝，故以爲名。劙，音利，與荔同。【時珍曰】司馬相如《上林賦》③作離支。按白居易④云：若離本枝，一日色變，三日味變。則離支之名，又或取此義也。

【集解】【頌⑤曰】荔枝生(領)〔嶺〕南及巴中。今閩之泉、福、漳州、興化軍，蜀之嘉、蜀、渝、涪州，及二廣州郡皆有之。其品以閩中爲第一，蜀(州)〔川〕次之，嶺南爲下。其木高二三丈，自徑尺至于合抱，類桂木、冬青之屬。緑葉蓬蓬然，四時榮茂不彫。其木性至堅勁，土人取其根，作阮咸

---

① 開寶：**《開寶》見《證類》卷23"荔枝子"**　味甘，平，無毒。止渴，益人顔色。生嶺南及巴中。其樹高一二丈，葉青陰，淩冬不凋。形如松子大，殼朱若紅羅紋，肉青白若水精，甘美如蜜。四、五月熟，百鳥食之，皆肥矣。

② 頌：**《圖經》見《證類》卷23"荔枝子"**　荔枝子……《扶南記》云：此木以荔枝爲名者，以其結實時枝弱而蔕牢，不可摘取，以刀斧劙(音利)取其枝，故以爲名耳。

③ 上林賦：**《史記・司馬相如列傳》**　……楷櫟荔枝……

④ 白居易：**《御覽》卷971"荔支"**　又曰：白居易爲忠州刺史，在郡爲木蓮荔支圖……其實過，若離本枝，一日而色變，二日而香變，三日而味變，四五日外色香味盡去矣。

⑤ 頌：**《圖經》見《證類》卷23"荔枝子"**　荔枝子，生嶺南及巴中，今泉、福、漳、嘉、蜀、渝、涪州、興化軍及二廣州郡皆有之。其品閩中第一，蜀川次之，嶺南爲下……其木高二三丈，自徑尺至於合抱，頗類桂木、冬青之屬。葉蓬蓬然，四時榮茂不凋。其木性至堅勁，工人取其根作阮咸槽及彈棊局。木之大者，子至百斛。其花青白，狀若冠之蕤緌，實如松花之初生者。殼若羅文，初青漸紅，肉淡白如肪玉，味甘而多汁。五、六月盛熟時，彼方皆燕會其下以賞之，賓主極量取噉，雖多亦不傷人。小過度，則飲蜜漿一杯便解。荔枝始傳於漢世，初惟出嶺南，後出蜀中。《蜀都賦》所云：旁梃龍目，側生荔枝是也。蜀中之品，在唐尤盛。白居易《圖序》論之詳矣。今閩中四郡所出特奇，而種類僅至三十餘品，肌肉甚厚，甘香瑩白，非廣、蜀之比也。福唐歲貢白暴荔枝并蜜煎荔枝肉，俱爲上方之珍果。白暴須佳實乃堪，其市貨者，多用雜色荔枝入鹽、梅暴之成，而皮深紅，味亦少酸，殊失本真。凡經暴皆可經歲，好者寄至都下及關峽、河外諸處，味猶不歇。百果流布之盛，皆不及此。又有焦核荔枝，味更甜美，或云是木生背陽，結實不完就者，白暴之尤佳。又有緑色、蠟色，皆其品之奇者，本土亦自難得。其蜀嶺荔枝，初生亦小酢，肉薄不堪暴。花及根亦入藥……

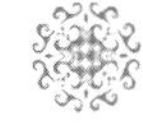

槽及彈棋局。其花青白,狀若冠之蕤綏。其子喜雙實,狀如初生松毬。殼有皺紋如羅,初青漸紅。肉色淡白如肪玉,味甘而多汁。夏至將中,則子翕然俱赤,乃可食也。大樹下子至(白)〔百〕斛,五六月盛熟時,彼方皆燕會其下以賞之,極量取啖。雖多亦不傷人,少過則飲蜜漿便解。荔枝始傳於漢世,初惟出嶺南,後出蜀中。故左思《蜀都賦》云:"旁挺龍目,側生荔枝。"唐白居易《圖序》論之詳矣。今閩中四郡所出特奇,蔡襄譜其種類至三十餘品,肌肉甚厚,甘香瑩白,非廣、蜀之比也。福唐歲貢白曝荔枝、蜜煎荔枝肉,俱爲上方珍果。白曝須嘉實乃堪,其市貨者,多用雜色荔枝入鹽、梅曝成,皮色深紅,味亦少酸,殊失本真。經曝則可經歲,商販流布,遍及華夏,味猶不歇。百果之盛,皆不及此。又有焦核荔枝,核如雞舌香,味更甜美。或云是木生背陽,結實不完就者。又有綠色、蠟色,皆其品之奇者,本土亦自難得。其蜀、嶺荔枝,初生小酢,肉薄核大,不堪白曝。花及根亦入藥。【藏器①曰】顧微《廣州記》云:荔枝冬夏常青,其實大如鷄卵,殼朱肉白,核黄黑色,似半熟蓮子。精者核如雞舌香,甘美多汁,極益人也。【時珍曰】荔枝炎方之果,性最畏寒,易種而根浮。其木甚耐久,有經數百年猶結實者。其實生時肉白,乾時肉紅。日晒火烘,鹵浸蜜煎,皆可致遠。成朵晒乾者,謂之荔錦。按白居易《荔枝圖序》②云:荔枝生巴、峽間。樹形團團如帷蓋,葉如冬青。花如橘而春榮,實如丹而夏熟。朵如蒲桃,核如枇杷。殼如紅繒,膜如紫綃。瓤肉潔白如冰雪,漿液甘酸如醴酪。大略如彼,其實過之。若離本枝,一日而色變,二日而香變,三日而味變,四五日外,色香味盡去矣。又蔡襄《荔枝譜》③云:廣、蜀所出,早熟而肉薄,味甘酸,不及閩中下等者。閩中惟四郡有之,福州最多,興化最奇,泉、漳次之。福州延亘原野,一家甚至萬株。興化上品,大徑寸餘,香氣清遠,色紫殼薄,瓤厚膜紅,核如丁香母。剥之如水精,食之如絳雪。荔枝以甘爲味,雖百(十)〔千〕樹莫有同者,過甘與淡,皆失於中。若夫厚皮尖(斜)〔刺〕,肌理黄色,附核而赤,食之有渣,食已而澀,雖無酢味,亦自下等矣。最忌麝香,觸之花、實盡落也。又洪邁《夷堅志》④云:莆田荔枝名品,皆出天成,

---

① 藏器:**《拾遺》見《證類》卷23"荔枝子"** 陳藏器:味酸,子如卵。《廣州記》云:荔枝精者,子如雞卵大,殼朱肉白,核如雞舌香。《廣志》曰:荔枝冬青,實如雞子,核黄黑似熟蓮子,實白如肪脂,甘而多汁,美極,益人也。

② 荔枝圖序:**《御覽》卷971"荔支"** 又曰:白居易爲忠州刺史,在郡爲木蓮荔支圖,寄朝中親友,各記其狀曰:荔支生巴峽間,形圓如帷蓋。葉如桂,冬青。華如橘,春榮。實如丹,夏熟。朵如蒲萄,核如枇杷,殼如紅繒,膜如紫綃,瓤肉瑩白如冰雪,漿液甘酸如醴如酪,大抵如此。其實(過)若離本枝,一日而色變,二日而香變,三日而味變,四五日外色香味盡去矣。

③ 荔枝譜:**《荔枝譜》** 第一……今之廣南州郡,與夔梓之間所出,大率早熟,肌肉薄而味甘酸,其精好者僅比東閩之下等。是二人者,亦未始遇夫真荔枝者也。閩中唯四郡有之,福州最多,而興化軍最爲奇特,泉漳時亦知名……第二:興化軍風俗,園池勝處,唯種荔枝……其樹晚熟,其實廣上而圓下,大可徑寸有五分,香氣清遠,色澤鮮紫,殼薄而平,瓤厚而瑩,膜如桃花紅,核如丁香母,剥之凝如水精,食之消如絳雪,其味之至,不可得而狀也。荔枝以甘爲味,雖百千樹,莫有同者。過甘與淡,失味之中,唯陳紫之於色香味,自拔其類,此所以爲天下第一也。凡荔枝皮膜形色,一有類陳紫,則已爲中品。若夫厚皮尖刺,肌理黄色,附核而赤,食之有查,食已而澀,雖無酢味,自亦下等矣。第三:福州種殖最多,延貤原野。洪塘水西,尤其盛處,一家之有至於萬株……第五……最忌麝香,或遇之,花實盡落……

④ 夷堅志:(**按**:今本《夷堅志》無此文。)

雖以其核種之，亦失本體，形狀百出，不可以理求也。沈括《筆談》[①]謂焦核荔子乃土人去其大根，燔焦種成者，大不然也。【珣[②]曰】荔枝樹似青木香。熟時人未采，則百蟲不敢近。人纔采之，烏鳥、蝙蝠之類，無不傷殘之也。故采荔枝者，必日中而衆采之。一日色變，二日味變，三日色味俱變。故古詩云“色味不踰三日變”也。

實。【**氣味**】**甘，平，無毒**。【珣[③]曰】甘、酸，熱。多食令人發虚熱。【李(廷)〔鵬〕飛[④]曰】生荔枝多食發熱煩渴，口乾衄血。【頌[⑤]曰】多食不傷人。如少過度，飲蜜漿一盃便解也。【時珍曰】荔枝氣味純陽，其性畏熱。鮮者食多即齦腫口痛，或衄血也。病齒䘌及火病人尤忌之。《開寶本草》言其性平，蘇氏謂多食無傷，皆謬説也。按《物類相感志》[⑥]云：食荔枝多則醉，以殼浸水飲之即解。此即食物不消，還以本物消之之意。【**主治**】**止渴，益人顔色**。《開寶》[⑦]。**食之止煩渴，頭重心躁，背膊勞悶**。李珣[⑧]。**通神，益智，健氣**。孟詵[⑨]。**治瘰癧瘤贅，赤腫疔腫，發小兒痘瘡**。時珍。

【**發明**】【震亨[⑩]曰】荔枝屬陽，主散無形質之滯氣，故瘤贅赤腫者用之。苟不明此，雖用之無應。

【**附方**】新六。**痘瘡不發**。荔枝肉浸酒飲，并食之。忌生冷。聞人規《痘疹論》[⑪]。**疔瘡惡腫**。《普濟方》[⑫]用荔枝五箇或三箇，不用雙數，以狗糞中米淘浄爲末，與糯米粥同研成膏，攤紙上貼之。留一孔出毒氣。○《濟生秘覽》[⑬]用荔枝肉、白梅各三箇，擣作餅子。貼于瘡上，根即

---

① 筆談：**《事實類苑》卷60“焦核荔枝”**　閩中荔枝核有小於丁香者，多肉而甘。土人亦能爲之。取荔枝木去其宗根，乃火燔令焦，復種之，以大石抵其根，但令旁根得生。其核乃小，種之不復芽。正如六畜去勢則多肉而不復有子耳。（**按**：《容齋隨筆・四筆》卷8“莆田荔枝”引此説，云出“筆談”。考沈括《夢溪筆談》無此論，另溯其源。）

② 珣：**《海藥》見《證類》卷23“荔枝子”**　謹按《廣州記》云：生嶺南及波斯國。樹似青木香……嘉州已下渝州並有。其實熱，甘美。荔枝熟，人未採，則百蟲不敢近。人才採之，烏鳥、蝙蝠之類，無不殘傷。故採荔枝者，日中而衆採之。荔枝子，一日色變，二日味變，三日色味俱變。古詩云：色味不逾三日變。員安宇《荔枝詩》云：香味三日變。今瀘、渝人食之多，則發熱瘡。

③ 珣：見上注。

④ 李鵬飛：**《延壽書》卷3“果實”**　生荔枝性熱，多食發虚熱煩渴，口乾衄血。

⑤ 頌：見2155頁注⑤。

⑥ 物類相感志：**《物類相感志・飲食》**　食荔枝多則醉，以殼浸水，飲之則解。

⑦ 開寶：見2155頁注①。

⑧ 李珣：**《海藥》見《證類》卷23“荔枝子”**　……味甘、酸。主煩渴，頭重，心躁，背膊勞悶，並宜食之。

⑨ 孟詵：**《食療》見《證類》卷23“荔枝子”**　微温。食之通神益智，健氣及顔色。多食則發熱。

⑩ 震亨：**《衍義補遺・荔枝肉》**　屬陽。主散無形之滯(之)氣，故消瘤贅赤腫者用之。苟不明者，則措用之而不應。

⑪ 痘疹論：（**按**：已查原書，未能溯得其源。）

⑫ 普濟方：**《普濟方》卷274“諸疔瘡”**　治疔瘡方：用荔枝或三個，或五個，不用雙，復用狗食過米糞，淘浄爲末，復用糯米厚粥，一處研擣成膏，用好皮紙攤上，貼之患處。紙上留了一竅，只瘥可。

⑬ 濟生秘覽：（**按**：書佚，無可溯源。）

出也。風牙疼痛。《普濟》[①]用荔枝連殼燒存性，研末，擦牙即止。乃治諸藥不效仙方也。○孫氏《集效方》[②]用大荔枝一箇，剔開填鹽滿殼。煅研搽之，即愈。（阨）〔欬〕逆不止。荔枝七箇，連皮核燒存性，爲末。白湯調下，立止。楊拱《醫方摘要》[③]。

核。【氣味】甘，温，濇，無毒。【主治】心痛、小腸氣痛，以一枚煨存性，研末，新酒調服。宗奭[④]。治㿗疝氣痛，婦人血氣刺痛。時珍。

【發明】【時珍曰】荔枝核入厥陰，行散滯氣，其實雙結而核肖睾丸，故其治㿗疝卵腫，有述類象形之義。

【附方】新六。脾痛不止。荔枝核爲末，醋服二錢。數服即愈。《衛生易簡方》[⑤]。婦人血氣刺痛。用荔枝核燒存性半兩，香附子炒一兩，爲末。每服二錢，鹽湯、米飲任下。名蠲痛散。《婦人良方》[⑥]。疝氣㿗腫。孫氏[⑦]用荔枝核炒黑色、大茴香炒等分，爲末。每服一錢，温酒下。○《皆效方》[⑧]玉環來笑丹：用荔枝核四十九箇，陳皮連白九錢，硫黄四錢，爲末，鹽水打麪糊丸緑豆大。遇痛時，空心酒服九丸，良久再服。不過三服，甚效如神。亦治諸氣痛。陰腎腫痛。荔枝核燒研，酒服二錢。腎腫如斗[⑨]。荔枝核、青橘皮、茴香等分，各炒研。酒服二錢，日三。

殼。【主治】痘瘡出□不爽快，煎湯飲之。又解荔枝熱，浸水飲。時珍。

【附方】新一。赤白痢。荔枝殼、橡斗殼炒、石榴皮炒、甘草炙，各等分。每以半兩，水一盞半，煎七分，温服，日二服。《普濟方》[⑩]。

花及皮根。【主治】喉痹腫痛，用水煮汁。細細含嚥，取瘥止。蘇

---

① 普濟：**《普濟方》卷66“牙齒疼痛”** 仙方（出《海上方》）：治牙疼諸藥不效者。以荔枝取肉香起者，仍入殼内，於磚上壅火燒存性，出火毒，爲末，揩疼處，立止。

② 集效方：**《萬應方》卷4“咽喉口齒科”** 治風牙方……又方：大荔枝一個，剔開，將鹽入殼滿，火煅，研細，擦之即愈。

③ 醫方摘要：**《醫方摘要》卷5“欬逆”** 一方，用荔枝七個，連皮核燒灰存性，爲末。白汤调下，立止。

④ 宗奭：**《衍義》卷18“荔枝”** 以核熳火中，燒存性，爲末，新酒調一枚，末服，治心痛及小腸氣。

⑤ 衛生易簡方：**《衛生易簡方》卷3“心痛”** 治脾疼：用荔枝核爲末，每服二錢，熱醋湯調下。

⑥ 婦人良方：**《婦人良方》卷7“婦人血氣心腹疼痛方論第十五”** 蠲痛散：治婦人血氣刺痛。荔枝核（燒存性，半兩）、香附子去（毛，炒，一兩），右爲細末，鹽湯、米飲調下二錢，不拘時候服。

⑦ 孫氏：**《萬應方》卷3“諸氣湯藥”** 治小腸疝氣，一時舉發，疼痛不可忍者，治之……又方：用大茴香、荔枝核炒黑色，研末，每服一錢，酒調下。

⑧ 皆效方：**《皆效方》** 玉環笑來丹：治小腸疝氣，其效如神。（茄）〔荔〕核（四十九粒）、陳皮（連白九錢）、硫黄（四錢），右共研末，鹽水煮麪糊丸如菉豆大，遇痛時，空心酒服九丸，良久再服，不過三服見效。痛則再服。又治心氣痛者。

⑨ 腎腫如斗：**《得效方》卷9“陰㿗”** 荔核散：治腎大如斗，不過二劑除根。舶上茴香、青皮（全者）、荔枝核，右等分，剉散炒，出火毒，爲末，酒下二錢，日三服。（**按**：原無出處，今溯得其源。）

⑩ 普濟方：**《普濟方》卷211“下赤痢白痢”** 橡實散：治赤白痢。橡實殼、甘草、荔枝殼、石榴皮，右等分，細剉，每服半兩，水一盞半，煎至八分，去滓温服。

頌①。○出崔元亮《海上方》。

龍眼《别録》②中品【**校正**】自木部移入此。【宗奭③曰】龍眼專爲果,未見入藥。本草編入木部,非矣。

【**釋名**】**龍目**吴普④、**圓眼**俗名、**益智**《别録》⑤、**亞荔枝**《開寶》⑥、**荔枝奴**、**驪珠**、**燕卵**、**蜜脾**、**鮫淚**、**川彈子**《南方草木狀》⑦。【時珍曰】龍眼、龍目,象形也。《吴普本草》謂之龍目,又曰比目。曹憲《博雅》⑧謂之益智。【弘景⑨曰】廣州有龍眼,非益智也,恐彼人别名耳。【志⑩曰】甘味歸脾,能益人智,故名益智,非今之益智子也。【頌⑪曰】荔枝纔過,龍眼即熟,故南人目爲荔枝奴。又名木彈。晒乾寄遠,北人以爲佳果,目爲亞荔枝。

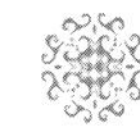

【**集解**】【《别録》⑫曰】龍眼生南海山谷。一名益智。其大者似檳榔。【恭⑬曰】龍眼樹似荔枝,葉若林檎,花白色。子如檳榔,有鱗甲,大如雀卵。【頌⑭曰】今閩、廣、蜀道出荔枝處皆有之。嵇含《南方草木狀》云:木高一二丈,似荔枝而枝葉微小,凌冬不凋。春末夏初,開細白花。七月實熟,

---

① 蘇頌:**《圖經》見《證類》卷23"荔枝子"**　……崔元亮《海上方》治喉痺腫痛,以荔枝花并根,共十二分,以水三升煮,去滓,含,細細嚥之,差止。

② 别録:**《本經》《别録》見《證類》卷13"龍眼"**　**味甘,平**,無毒。**主五藏邪氣,安志厭食**,除蟲去毒。**久服强魂聰明,輕身不老,通神明。一名益智。**其大者似檳榔。生南海山谷。(**按**:非出《别録》,乃見《本經》。)

③ 宗奭:**《衍義》卷14"龍眼"**　《經》曰:一名益智。今專爲果,未見入藥,《補注》不言。《神農本草》編入木部中品,果部中復不曾收入……故知木部龍眼,即便是今爲果者……

④ 吴普:**《御覽》卷973"龙眼"**　《吴氏本草》曰:龍眼一名比目。

⑤ 别録:見本頁注②白字。(**按**:非出《别録》,乃見《本經》。)

⑥ 開寶:**《開寶》見《證類》卷13"龍眼"**　……一名亞荔枝……

⑦ 南方草木狀:**《南方草木狀》卷下**　……荔枝過即龍眼熟,故謂之荔枝奴……(**按**:未見有"驪珠、燕卵、蜜脾、鮫淚、川彈子"諸名。)

⑧ 博雅:**《廣雅》卷10"釋木"**　益智,龍眼也。

⑨ 弘景:**《集注》見《證類》卷13"龍眼"**　陶隱居云:廣州别有龍眼,似荔枝而小,非益智,恐彼人别名……

⑩ 志:**《開寶》見《證類》卷13"龍眼"**　今注……《本經》云一名益智者。蓋甘味歸脾而能益智,非今益智子爾。

⑪ 頌:**《圖經》見《證類》卷13"龍眼"**　龍眼……荔枝纔過,龍眼即熟,故南人目爲荔枝奴…………暴乾寄遠,北中以爲佳果,亞於荔枝。

⑫ 别録:見本頁注②。

⑬ 恭:**《唐本草》見《證類》卷13"龍眼"**　……其龍眼樹似荔枝,葉若林檎,花白色。子如檳榔,有鱗甲,大如雀卵。味甘、酸也。

⑭ 頌:**《圖經》見《證類》卷13"龍眼"**　……今閩、廣、蜀道出荔枝處皆有之。木高二丈許,似荔枝而葉微小,凌冬不凋。春末夏初,生細白花。七月而實成,殼青黄色,文作鱗甲,形圓如彈丸,核若無患而不堅,肉白有漿,甚甘美。其實極繁,每枝常三二十枚……《東觀漢記》云:南海舊獻龍眼、荔枝,十里一置,五里一候,賓士險阻,道路爲患。孝和時,汝南唐羌爲臨武長,縣接南海,上書言狀。帝下詔太官,勿復受獻,由是而止。

殻青黄色，文作鱗甲，形圓，大如彈丸，核若木梡子而不堅，肉薄于荔枝，白而有漿，其甘如蜜。實極繁，每枝三二十顆，作穗如蒲桃。漢時南海常貢之，大爲民害。臨武長唐羌上書言狀。和帝感其言，下詔止之。【時珍曰】龍眼正圓，《别録》、蘇恭比之檳榔，殊不類也。其木性畏寒，白露後方可采摘，晒焙令乾，成朵乾者名龍眼錦。按范成大《桂海志》①有山龍眼，出廣中，色青，肉如龍眼，夏月實熟可噉，此亦龍眼之野生者與？

實。【氣味】甘，平，無毒。【恭②曰】甘，酸，温。【李（廷）〔鵬〕飛③曰】生者沸湯瀹過食，不動脾。【主治】五臟邪氣，安志厭食。除蠱毒，去三蟲。久服强魂聰明，輕身不老，通神明。《别録》④。開胃益脾，補虚長智。時珍。

【發明】【時珍曰】食品以荔枝爲貴，而資益則龍眼爲良。蓋荔枝性熱，而龍眼性和平也。嚴用和《濟生方》治思慮勞傷心脾有歸脾湯，取甘味歸脾、能益人智之義。

【附方】新一。歸脾湯。治思慮過度，勞傷心脾，健忘怔忡，虚煩不眠，自汗驚悸。用龍眼肉、酸棗仁炒、黄芪炙、白术焙、伏神各一兩，木香半兩，炙甘草二錢半，㕮咀。每服五錢，薑三片，棗一枚，水二鍾，煎一鍾。温服。《濟生方》⑤。

核。【主治】胡臭。六枚，同胡椒二七枚研，遇汗出即擦之。時珍。

龍荔《綱目》

【釋名】見下。

【集解】【時珍曰】按范成大《桂海志》⑥云：龍荔出嶺南。狀如小荔枝，而肉味如龍眼，其木之身、葉亦似二果，故名曰龍荔。三月開小白花，與荔枝同時熟，不可生噉，但可蒸食。

實。【主治】甘，熱，有小毒。生食令人發癇，或見鬼物。時珍。○出《桂海志》⑦。

---

① 桂海志：**《桂海虞衡志·志果》** 山龍眼色青，肉如龍眼。

② 恭：見2159頁注⑬。

③ 李鵬飛：**《延壽書》卷3“果實”** 生龍眼平，沸湯内淖過不動脾。

④ 别録：見2159頁注②及白字。/**《蜀本草》見《證類》卷13“龍眼”** 龍眼，除蠱毒，去三蟲。（**按**：“除蠱毒去三蟲”非《本經》文，時珍據《蜀本草》補入。）

⑤ 濟生方：**《濟生方》卷3“驚悸怔忡健忘門·健忘論治”** 歸脾湯：治思慮過度，勞傷心脾，健忘怔忡。白术、茯神（去木）、黄芪（去蘆）、龍眼肉、酸棗仁（炒，去殻，各一兩）、人參、木香（不見火，各半兩）、甘草（炙，二錢半），右㕮咀，每服四錢，水一盞半，生薑五片，棗子一枚，煎至七分，去滓温服，不拘時候。

⑥ 桂海志：**《桂海虞衡志·志果》** 龍荔，殻如小荔枝，肉味如龍眼，木身葉亦似二果，故名。可蒸食，不可生啖，令人發癇，或見鬼物。三月開小白花，與荔枝同時。

⑦ 桂海志：見上注。

橄欖宋《開寶》①

【釋名】青果《梅聖俞集》②、忠果《記事珠》③、諫果出《農書》④。【時珍曰】橄欖名義未詳。此果雖熟,其色亦青,故俗呼青果。其有色黄者不堪,病物也。王禎⑤云:其味苦澀,久之方回甘味。王元之⑥作詩,比之忠言逆耳,世亂乃思之,故人名爲諫果。

【集解】【志⑦曰】橄欖生嶺南。樹似木槵子樹而高,端直可愛。結子形如生訶子,無稜瓣,八月、九月采之。又有一種波斯橄欖,生邕州。色類相似,但核作兩瓣,蜜漬食之。【詵⑧曰】其樹大數圍。實長寸許,先生者向下,後生者漸高。熟時生食味酢,蜜漬極甜。【珣⑨曰】按《南州異物志》云:閩、廣諸郡及緣海浦嶼間皆有之。樹高丈餘,葉似櫸柳。二月開花,八月成實,狀如長棗,兩頭尖,青色。核亦兩頭尖而有稜,核内有三竅,竅中有仁,可食。【頌⑩曰】按劉恂《嶺表録異》云:橄欖樹枝皆高聳。其子深秋方熟,南人重之,生咀嚼之,味雖苦澀,而芬香勝於含鷄舌香也。有野生者,子繁而樹峻不可梯緣,但刻根下方寸許,納鹽入内。一夕子皆自落,木亦無損。其枝節間有脂膏如桃膠,南人采取和皮、葉煎汁,熬如黑餳,謂之欖糖,用泥船隙,牢如膠漆,着水益乾也。【時珍曰】橄欖樹高,將熟時以木釘釘之,或納鹽少許於皮内,其實一夕自落,亦物理之妙也。其子生食甚佳,蜜漬、鹽藏皆可致遠。其木脂狀如黑膠者,土人采取,爇之清烈,謂之欖香。雜以牛皮膠者即不佳矣。又有緑欖,色緑。烏欖,色青黑,肉爛而甘。取肉搥碎乾放,自有霜如白鹽,謂之欖醬。青欖核内仁乾小。惟烏欖仁最肥大,有文層疊如海螵蛸狀而味甘美,謂之欖仁。又有一種方欖,出廣西兩江峒

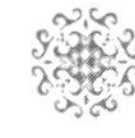

---

① 開寶:**《開寶》見《證類》卷23"橄欖"** 味酸、甘,温,無毒。主消酒,療鯸鮐毒。人誤食此魚肝迷悶者,可煮汁服之,必解。其木作楫撥,著魚皆浮出,故知物有相畏如此也。核中人:研傅唇吻燥痛。其樹似木槵子樹而高,端直,其形似生訶子,無棱瓣。生嶺南。八月、九月採。又有一種,名波斯橄欖,色類亦相似。其形、核作二瓣,可以蜜漬食之。生邕州。

② 梅聖俞集:**《宛陵集》卷29** 玉汝遺橄欖:南國青青果,涉冬知始摘……

③ 記事珠:**《記事珠》卷3"花木門·衆木"** 橄欖……忠臣(王禹稱,以其先苦後甘,因呼爲之。)

④ 農書:**《農書》卷34"橄欖"** 橄欖……此果南人尤重之,可作茶果,其味苦酸而澀,食久味方回甘,故昔人名爲諫果……

⑤ 王禎:見上注。

⑥ 王元之:**《小畜集》卷6"古詩·橄欖"** 江東多果實,橄欖稱……喻彼忠臣辭。直道逆君耳,斥退投天涯。世亂思其言,噬臍焉能追。寄語採詩者,無輕橄欖詞。

⑦ 志:見92頁注②開寶。

⑧ 詵:**《食療》見《證類》卷23"橄欖"** 橄棪……樹大數圍,實長寸許。其子先生者向下,後生者漸高。八月熟,蜜藏極甜。

⑨ 珣:**《海藥》見《證類》卷23"橄欖"** 謹按《異物志》云:生南海浦嶼間。樹高丈餘。其實如棗,二月有花,生至八月乃熟,甚香,橄欖木高大難采,以鹽擦木身,則其實自落。(**按**:時珍引此條多有增删。)

⑩ 頌:**《圖經》見《證類》卷23"橄欖"** 橄欖,生嶺南,今閩、廣諸郡皆有之。木似木槵而高,且端直可愛,秋晚實成,南人尤重之。咀嚼之,滿口香久不歇,生啖及煮飲並解諸毒……山野中生者,子繁而木峻,不可梯緣,但刻其根下方寸許,内鹽於中一夕,子皆落,木亦無損。其枝節間,有脂膏如桃膠,南人採得,并其皮、葉煎之如黑餳,謂之欖糖,用膠船,著水益乾,牢於膠漆……

中,似橄欖而有三角或四角,即是波斯橄欖之類也。

實。【氣味】酸、甘,温,無毒。【宗奭[①]曰】味澀,良久乃甘。【震亨[②]曰】味澀而甘,醉飽宜之。然性熱,多食能致上壅。【時珍曰】橄欖鹽過則不苦澀,同栗子食甚香。按《延壽書》[③]云:凡食橄欖必去兩頭,其性熱也。過白露摘食,庶不病痁。【主治】生食、煮飲,並消酒毒,解鯸鮐魚毒。《開寶》[④]。嚼汁嚥之,治魚鯁。宗奭[⑤]。生啖、煮汁,能解諸毒。蘇頌[⑥]。開胃下氣,止瀉。大明[⑦]。生津液,止煩渴,治咽喉痛。咀嚼嚥汁,能解一切魚、鼈毒。時珍。

【發明】【志[⑧]曰】鯸鮐魚即河豚也。人誤食其肝及子,必迷悶至死,惟橄欖及木煮汁能解之。其木作舟楫,撥着魚皆浮出,故知物有相畏如此者。【時珍曰】按《名醫録》[⑨]云:吴江一富人,食鱖魚被鯁,横在胸中,不上不下,痛聲動鄰里,半月餘幾死。忽遇漁人張九,令取橄欖與食。時無此果,以核研末,急流水調服,骨遂下而愈。張九云:我父老相傳,橄欖木作取魚棹篦,魚觸着即浮出,所以知魚畏橄欖也。今人煮河豚、團魚,皆用橄欖,乃知橄欖能治一切魚、鼈之毒也。

【附方】新四。初生胎毒。小兒落地時,用橄欖一箇燒研,朱砂末五分和匀,嚼生脂麻一口,吐唾和藥,絹包如棗核大,安兒口中,待咂一個時頃,方可與乳。此藥取下腸胃穢毒,令兒少疾及出痘稀少也。孫氏《集效方》[⑩]。唇裂生瘡。橄欖炒研,豬脂和塗之。牙齒風疳。膿血有蟲。用橄欖燒研,入麝香少許,貼之。《聖惠方》[⑪]。下部疳瘡。橄欖燒存性,研末,油調敷之。

---

① 宗奭:**《衍義》卷 18“橄欖”** 味澀,食久則甘。

② 震亨:**《衍義補遺·橄欖》** 味澀而生甘。醉飽宜之。然其性熱,多食能致上壅。解魚毒……

③ 延壽書:**《延壽書》卷 3“果實”** 橄欖食之,必去兩頭,有大熱。過白露摘食,庶不病痁。

④ 開寶:見 2161 頁注①。

⑤ 宗奭:**《衍義》卷 18“橄欖”** 嚼汁咽,治魚鯁。

⑥ 蘇頌:見 2161 頁注⑩。

⑦ 大明:**《日華子》見《證類》卷 23“橄欖”** 橄欖,開胃下氣,止瀉。

⑧ 志:見 2161 頁注①。

⑨ 名醫録:**《神秘名醫録》卷下“漁人治哽”** 蘇州吴江縣浦村王順富家人,因食鱖魚,被哽骨横在胸中,不上不下,痛聲動鄉里,半月餘飲食不得,幾死。忽遇漁人張九,言用橄欖與食,骨即軟也。適值夏秋之時無此物,張九云:若無,尋橄欖核擣爲細末,以急流水調服。服之果安。問張九曰:爾何知橄欖治哽?張九答云:我等父老傳橄欖木作取魚掩篦,魚若觸著即浮,被人捉却,所以知魚怕橄欖也。今人煮河豚魚,須用橄欖,乃知化魚毒也。

⑩ 集效方:**《萬應方》卷 4“小兒科”** 消豆丹:小兒初生落地,將橄欖一个,燒灰、硃砂五分,共研細末,将生芝麻口中嚼細,唾在絲帛内,将藥拌均,捏成棗子樣,口潤湿,入小兒口中,待他咂乾一个時,方可與乳吃。前藥盡追下臟腑穢濁之氣,如此諸疾少生,痘疹俱稀。

⑪ 聖惠方:**《普濟方》卷 67“風疳”** 治牙疳:用橄欖(灰,如無以黄丹代之)、麝香、輕粉(各少許),同爲細末,用貼疳處。(**按**:《聖惠方》無此方。《普濟方》有近似方,録之備參。)

或加孩兒茶等分。《乾坤生意》①。

欖仁。【氣味】甘，平，無毒。【主治】唇吻燥痛，研爛傅之。《開寶》②。

核。【氣味】甘，濇，温，無毒。【主治】磨汁服，治諸魚骨鯁，及食鱠成積，又治小兒痘瘡倒黶。燒研服之，治下血。時珍。

【附方】新三。腸風下血。橄欖核燈上燒存性，研末。每服二錢，陳米飲調下。《仁齋直指方》③。陰腎癩腫。橄欖核、荔枝核、山楂核等分，燒存性，研末。每服二錢，空心茴香湯調下。耳足凍瘡。橄欖核燒研，油調塗之。《乾坤生意》④。

木威子《拾遺》⑤

【釋名】未詳。【集解】【藏器⑥曰】木威生嶺南山谷。樹高丈餘，葉似楝葉。子如橄欖而堅，亦似棗，削去皮可爲粽食。【時珍曰】木威子，橄欖之類也。陳氏説出顧微《廣州記》⑦中。而梁元帝《金樓子》⑧云：橄欖樹之南向者爲橄欖，東向者爲木威。此亦傳聞謬説也。

實。【氣味】酸、辛，無毒。【時珍曰】按《廣州記》⑨云：苦，澀。【主治】心中惡水，水氣。藏器⑩。

菴摩勒唐附⑪【校正】自木部移入此。

【釋名】餘甘子《唐本》⑫、菴摩落迦果。【藏器⑬曰】梵書名菴摩勒，又名摩勒落迦

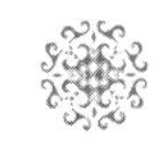

---

① 乾坤生意：**《乾坤生意》卷下"咽喉口齒"** 治爛疳瘡。及橄欖燒灰存性，爲末，先用米泔水洗浄，後掺藥於上。

② 開寶：見2161頁注①。

③ 仁齋直指方：**《直指方》卷23"腸風證治"** 橄欖散：治腸風臟毒久不止。橄欖核於燈燭上燒存性，研爲末，每服二錢，用陳米飲食前調下。

④ 乾坤生意：**《乾坤生意》卷下"耳疾"** 治凍耳：用橄欖核燒灰，清油調敷。

⑤ 拾遺：**《證類》卷23"一十三種陳藏器餘·木威子"** 味酸，平，無毒。主心中惡水，水氣。生嶺南山谷。樹葉似楝，子如橄欖而堅，亦似棗也。

⑥ 藏器：見上注。

⑦ 廣州記：**《御覽》卷974"木威"** 顧微《廣州記》曰……其味殊苦……木威高丈餘，子如橄欖而堅，削去皮以爲粽。

⑧ 金樓子：**《金樓子》卷5"志怪篇"** 有樹名獨根，分爲二枝，其東向一枝是木威樹，南向一枝是橄欖樹。

⑨ 廣州記：見本頁注⑦。

⑩ 藏器：見本頁注⑤。

⑪ 唐附：**《唐本草》見《證類》卷13"菴摩勒"** 味苦、甘，寒，無毒。主風虚熱氣。一名餘甘。生嶺南交、廣、愛等州。（**按**："唐附"乃《唐本草》所出藥在《證類》中之標記，非書名。此標誌不規範。）

⑫ 唐本：見上注。

⑬ 藏器：**《拾遺》見《證類》卷13"庵摩勒"** 陳藏器本草云：菴摩勒……人食其子，先苦後甘，故曰餘甘。/**《衍義》卷14"菴摩勒"** 餘甘子也……佛經中所謂菴摩勒果者是此。（**按**：《拾遺》未言"梵書"名，時珍續添。）

果。其味初食苦澀，良久更甘，故曰餘甘。

【集解】【恭[①]曰】菴摩勒生嶺南交、廣、愛等州。樹葉細似合昬。其花黄。實似李、柰，青黄色，核圓有稜，或六，或七，其中仁亦入藥用。【珣[②]曰】生西國者，大小如枳橘子狀。【頌[③]曰】餘甘子，今二廣諸郡及西川、戎、瀘蠻界山谷皆有之。木高一二丈，枝條甚軟。葉青細密，朝開暮斂，如夜合而葉微小，春生冬彫。三月有花，着條而生如粟粒，微黄。隨即結實作莛，每條三兩子，至冬而熟，如李子狀，青白色，連核作五六瓣，乾即並核皆裂，俗作果子(敢)〔噉〕之。【時珍曰】餘甘，泉州山中亦有之。狀如川楝子，味類橄欖，亦可蜜漬、鹽藏。其木可製器物。按陳祈暢《異物志》[④]云：餘甘樹葉如夜合及槐葉，其枝如柘，其花黄。其子圓，大如彈丸，色微黄，有文理如定陶瓜，核有五六稜。初入口苦澀，良久飲水更甘，鹽而蒸之尤美。其説與兩蘇所言相合。而《臨海異物志》[⑤]云：餘甘子如梭形，大如梅子，其核兩頭鋭，與橄欖一物異名也。然橄欖形長尖，餘甘形圓，稍有不同，葉形亦異，蓋二物也。又蘇恭言其仁可入藥，而未見主治何病，豈亦與果同功耶？

實。【氣味】甘，寒，無毒。【珣[⑥]曰】苦、酸、甘，微寒，濇。【主治】風虚熱氣。《唐本》[⑦]。補益强氣。合鐵粉一斤用，變白不老。取子壓汁，和油塗頭，生髮去風癢，令髮生如漆黑也。藏器[⑧]。主丹石傷肺，上氣欬嗽。久服輕身延年長生。服乳石人，宜常食之。李珣[⑨]。爲末點湯服，解金石毒。宗奭[⑩]。解硫黄毒。時珍。○出《益部方物圖》[⑪]。

---

① 恭：見前頁注⑪/**《唐本草》見《證類》卷13"菴摩勒"** 《唐本》注云：樹葉細似合歡。花黄，子似李、柰，青黄色，核圓作六七稜，其中人亦入藥用。

② 珣：**《海藥》見《證類》卷13"菴摩勒"** 生西國。大小如枳橘子狀……

③ 頌：**《圖經》見《證類》卷13"菴摩勒"** 庵摩勒，餘甘子也。生嶺南交、廣、愛等州，今二廣諸郡及西川蠻界山谷中皆有之。木高一二丈，枝條甚軟。葉青細密，朝開暮斂如夜合，而葉微小，春生冬凋。三月有花，著條而生，如粟粒，微黄。隨即結實作莢，每條三兩，子至冬而熟，如李子狀，青白色，連核作五六瓣，乾即並核皆裂，其俗亦作果子噉之……

④ 異物志：**《御覽》卷973"餘甘"** 陳祈暢《異物志》曰：餘甘大小如彈丸大，視之理如定陶瓜片，初入口如苦，忽咽，口中乃更甜美。鹽而蒸之尤美，可多食之。/《雲南記》曰……餘甘子樹，子如彈丸許，色微黄，味酸苦，核有五稜。其樹枝如柘，枝葉如小夜合葉。（**按**：時珍所引，乃糅合《御覽》所載《雲南記》餘甘之文。）

⑤ 臨海異物志：**《御覽》卷973"餘甘"** 《臨海異物志》曰：餘甘子如梭形。出晉安侯官界中。餘甘、橄欖，同一果耳。

⑥ 珣：**《海藥》見《證類》卷13"菴摩勒"** ……味苦、酸、甘，微寒，無毒……

⑦ 唐本：見2163頁注⑪。

⑧ 藏器：**《拾遺》見《證類》卷13"庵摩勒"** 陳藏器本草云：庵摩勒，主補益，强氣力。合鐵粉用一斤，變白不老。取子壓取汁，和油塗頭，生髮去風癢，初塗髮脱，後生如漆。

⑨ 李珣：**《海藥》見《證類》卷13"菴摩勒"** ……主丹石傷肺，上氣咳嗽。久服輕身，延年長生。凡服乳石之人，常宜服也。

⑩ 宗奭：**《衍義》卷14"菴摩勒"** 餘甘子也。解金石毒，爲末，作湯點服。

⑪ 益部方物圖：**《益部方物略記》** ……右餘甘子(……核有稜，或六或七，解硫黄毒……)

【發明】【宗奭[①]曰】黄金得餘甘則體柔，亦物類相感相伏也，故能解金石之毒云。

仁[②]。

毗梨勒《唐本草》[③]【校正】自木部移入此。

【釋名】三果。【珣[④]曰】木似訶梨勒，而子亦相似，但圓而毗，故以名之。毗即臍也。

【集解】【恭[⑤]曰】毗梨勒出西域及南海諸國，嶺南交、愛等州，戎人謂之三果。樹似胡桃，子形亦似胡桃。核似訶梨勒，而圓短無稜，用亦同法。番人以此作漿甚熱。

實。【氣味】苦，寒，無毒。【珣[⑥]曰】味苦帶澀，微温無毒。作漿性熱。【主治】風虚熱氣，功同菴摩勒。《唐本》[⑦]。暖腸腹，去一切冷氣。作漿染鬚髮，變黑色。甄權[⑧]。下氣，止瀉痢。大明[⑨]。燒灰，乾血有效。李珣[⑩]。

【發明】【時珍曰】毗梨勒古方罕用，惟《千金方》[⑪]補腎鹿角丸用三果漿吞之，云無則以酒代之。則此果亦餘甘之類，而性稍温濇也。

【附方】新一。大風髮脱。毗梨勒燒灰，頻擦有效。《聖惠方》[⑫]。

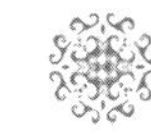

---

① 宗奭：**《衍義》卷5“金屑”**　……又東南方金色深，西南方金色淡，亦土地所宜也，入藥故不如色深者。然得余甘子則體柔，亦相感爾。

② 仁：底本此下爲一行墨丁。

③ 唐本草：**《唐本草》見《證類》卷13“毗梨勒”**　味苦，寒，無毒。功用與庵摩勒同。出西域及嶺南交、愛等州，戎人謂之三果。

④ 珣：**《海藥》見《證類》卷13“毗梨勒”**　謹按《唐志》云：生南海諸國。樹不與訶梨，子相似，即圓而毗也……（**按**：時珍引“木似訶梨勒”，似與原義相反。）

⑤ 恭：見本頁注③。/**《唐本草》見《證類》卷13“毗梨勒”**　《唐本》注云：樹似胡桃，子形亦似胡桃。核似訶梨勒，而圓短無棱，用亦同法。（**按**：“番人以此作漿甚熱”見同條《藥性論》云：“蕃中人以此作漿甚熱”。）

⑥ 珣：**《海藥》見《證類》卷13“毗梨勒”**　謹按……味苦帶澀，微温，無毒……（**按**：“作漿性熱”非出《海藥》，乃見同藥《藥性論》。）

⑦ 唐本：（**按**：《唐本草》毗梨勒未載功效，僅云“功用與菴摩勒同”。故時珍據此補入菴摩勒之“主風虚熱氣”之功效。）

⑧ 甄權：**《藥性論》見《證類》卷13“毗梨勒”**　毗梨勒，使。能温暖腸腹，兼去一切冷氣，蕃中人以此作漿甚熱。能染鬚髮變黑色。

⑨ 大明：**《日華子》見《證類》卷13“毗梨勒”**　下氣，止瀉痢。

⑩ 李珣：**《海藥》見《證類》卷13“毗梨勒”**　……主烏髭髮，燒灰乾血效。

⑪ 千金方：**《千金方》卷19“補腎第八”**　麋角圓方……其服餌之法，空腹，取三果漿以下之。如無三果漿，酒下亦得……

⑫ 聖惠方：**《普濟方》卷111“大風眉鬚墮落”**　治大風頭面髭鬚脱落：用毗黎勒燒灰，乾摻患處立效。（**按**：《聖惠方》無此方，另溯其源。）

五斂子《綱目》

【釋名】五稜子《桂海志》①、陽桃。【時珍曰】按嵇含《草木狀》②云：南人呼稜爲斂，故以爲名。

【集解】【時珍曰】五斂子出嶺南及閩中，閩人呼爲陽桃。其大如拳，其色青黄潤緑，形甚詭異，狀如田家碌碡，上有五稜如刻起，作劍脊形。皮肉脆軟，其味初酸久甘，其核如柰。五月熟，一樹可得數石，十月再熟。以蜜漬之，甘酢而美，俗亦晒乾以充果食。又有三廉子，蓋亦此類也。陳祈暢《異物志》③云：三廉出熙安諸郡。南人呼稜爲廉，雖名三廉，或有五六稜者。食之多汁，味甘且酸，尤宜與衆果參食。

實。【氣味】酸、甘，濇，平，無毒。【主治】風熱，生津止渴。時珍。

五子實《綱目》

【集解】【時珍曰】五子樹今潮州有之。按裴淵《廣州記》④云：五子實，大如梨而内有五核，故名。

實。【氣味】甘，温，無毒。【主治】霍亂金瘡，宜食之。時珍。○《潮州志》⑤。

榧實《别録》⑥下品【校正】【時珍曰】《别録》(未)〔木〕部有“榧實”，又有“棑華”。《神農本草》魚蟲部有“彼子”，宋《開寶本草》退“彼子”入“有名未用”。今據蘇恭之説，合併于下。

【釋名】柀子音彼神農、赤果《日用》⑦、玉榧《日用》、玉山果。【時珍曰】榧亦作棑，其木名文木，斐然章采，故謂之榧。信州玉山縣者爲佳。故蘇東坡詩⑧云：彼美玉山果，粲爲金盤

---

① 桂海志：**《桂海虞衡志·志果》**　五稜子形甚詭異，瓣五出，如田家碌碡狀，味酸，久則微甘，閩中謂之羊桃。

② 草木狀：**《南方草木狀》卷下**　五斂子，大如木瓜，黄色，皮肉脆軟，味極酸，上有五稜如刻出。南人呼稜爲斂，故以爲名……

③ 異物志：**《御覽》卷974“三廉”**　陳祈暢《異物志》曰：三廉，大實，實不但三(雖名三廉，或有四五六枚)。食之多汁，味酸且甘。藏之尤好，與衆果相參。

④ 廣州記：**《齊民要術》卷10“五穀果蓏菜茹非中國物者第九十二”**　五子：裴淵《廣州記》曰：五子樹，實如梨，裏有五核，因名五子。治霍亂、金瘡。

⑤ 湖州志：**《太平寰宇記》卷158“嶺南道二·潮州·土産”**　五子樹，《郡國志》云：潮陽五子樹，實如梨，有五核，治金瘡及霍亂。

⑥ 别録：**《别録》見《證類》卷14“榧實”**　味甘，無毒。主五痔，去三蟲蠱毒，鬼疰。生永昌。

⑦ 日用：**《日用本草》卷6“榧”**　土人呼之爲赤果，又名玉榧。(**按**：此下“玉榧”出《日用》同此。)

⑧ 蘇東坡詩：**《東坡全集》卷9“送鄭户曹賦席上果得榧子”**　彼美玉山果，粲爲金盤實。瘴霧脱蠻溪，清樽奉佳客……

實。"椑子"見下。【瑞①曰】土人呼爲赤果,亦曰玉榧。

【集解】【《别録》②曰】榧實生永昌。彼子生永昌山谷。【弘景③曰】彼子亦名羆子,從來無用者,古今諸醫不復識之。榧實出東陽諸郡。【恭④曰】彼子當從木作柀子。誤入蟲部也。《爾雅》:(彼)〔柀〕,亦名煔。其葉似杉,木如柏而微軟。子名榧子,宜入果部。又註榧實云:即蟲部"彼子"也。其木大連抱,高數仞,其葉似杉,其木如柏,其理似松,肌細軟,堪爲器用。【宗奭⑤曰】榧實大如橄欖,殼色紫褐而脆,其中子有一重黑粗衣,其仁黄白色,嚼久漸甘美也。【藏器⑥曰】棑華即榧子之華也。棑與榧同。榧樹似杉,子如長檳榔,食之肥美。《本經》蟲部有"彼子",陶氏復于木部出"榧實""棑華",皆一物也。【潁⑦曰】榧有一種粗榧。其木與榧相似,但理粗色赤耳。其子稍肥大,僅圓不尖。《神農本草》"彼子"即粗榧也。【時珍曰】榧生深山中,人呼爲野杉。按羅願《爾雅翼》⑧云:柀似杉而異于杉。(彼)〔柀〕有美實而木有文采,其木似桐而葉似杉,絶難長。木有牝牡,牡者華而牝者實。冬月開黄圓花,結實大小如棗。其核長如橄欖核,有尖者、不尖者,無稜而殼薄,黄白色。其仁可生啖,亦可焙收。以小而心實者爲佳,一樹不下數十斛。陶氏不識柀子,惟蘇恭能辨爲一物也。

榧實《别録》⑨。【氣味】甘,平,濇,無毒。【瑞⑩曰】性熱,同鵝肉食,生斷節風,又

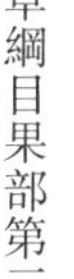

---

① 瑞:見前頁注⑦。

② 别録:見前頁注⑥。

③ 弘景:**《集注》見《證類》卷14"榧實"** 陶隱居云:今出東陽諸郡……/**《證類》卷30"今新退一種·彼子"** 陶隱居云:方家從來無用此者,古今諸醫及藥家,了不復識。又一名羆子,不知其形何類也。

④ 恭:**《證類》卷30"今新退一種·彼子"** 《唐本》注云:此彼字,當木傍作皮。柀,仍音披,木實也,誤入蟲部。《爾雅》云:柀,一名杉。葉似杉,木如柏,肌軟,子名榧子。陶於木部出之,此條宜在果部中也。/**《唐本草》見《證類》卷14"榧實"** 《唐本》注云:此物是蟲部中彼子也。《爾雅》云:柀,杉也。其樹大連抱,高數仞。葉似杉,其木如柏,作松理,肌細軟,堪爲器用也。

⑤ 宗奭:**《衍義》卷15"榧實"** 大如橄欖,殼色紫褐而脆,其中子有一重粗黑衣,其仁黄白色,嚼久漸甘美。

⑥ 藏器:**《拾遺》見《證類》卷30"有名未用·棑華"** 陳藏器云:棑樹似杉,子如檳榔,食之肥美。主痔,殺蟲。春華,並與《本經》相會。本經蟲部云:彼子。蘇注云:彼字合從木。《爾雅》云:彼,一名棑。陶復於果部重出棑,此即是其華也。

⑦ 潁:**《食物本草》卷2"果類"** ……粗榧,其木相似,但理粗色赤,其子稍肥大,僅圓不尖。《本草》有彼子味温,有毒,主腹中邪氣,去三蟲,蛇螫蠱毒,鬼疰伏屍。又《爾雅》云:彼當作被,木似柏子,名榧。蓋被子即粗榧也。

⑧ 爾雅翼:**《爾雅翼》卷10"柀"** 柀似煔而異,杉以材稱,柀又有美實,而材尤文彩。釋木云:柀,煔。蓋以類相附也。其樹大連抱,高數仞,葉似煔,其木如柏,作松理而絶難長,肌理細軟,堪爲器用……其木自有牝牡,牡者華,而牝者自實。理有相感,不可致詰。其實有皮殼,大小如棗而短,去皮殼,可生食。亦焦而收之,可以經久。以小而心實者爲佳……

⑨ 别録:見2166頁注⑥。

⑩ 瑞:**《日用本草》卷6"榧"** 味甘,平,無毒。多食不發病,令腸滑。同鵝肉食,生段節風。上壅人忌食,有火氣。

上壅人,忌火氣。【時珍曰】按《物類相感志》①云:榧煮素羹,味更甜美。豬脂炒榧,黑皮自脱。榧子同甘蔗食,其渣自軟。又云:榧子皮反菉豆,能殺人也。【主治】常食,治五痔,去三蟲蠱毒,鬼疰惡毒。《别録》②。食之療寸白蟲。弘景③。消穀,助筋骨,行營衛,明目輕身,令人能食。多食一二升,亦不發病。孟詵④。多食滑腸,五痔人宜之。宗奭⑤。治欬嗽白濁,助陽道。《生生編》⑥。

柀子《本經》⑦〇舊作彼。【氣味】甘,温,有毒。【主治】腹中邪氣,去三蟲,蛇螫蠱毒,鬼疰伏尸。《本經》⑧。

【發明】【震亨⑨曰】榧子肺家果也。火炒食之,香酥甘美。但多食則引火入肺,大腸受傷爾。【原⑩曰】榧子殺腹間大小蟲,小兒黄瘦有蟲積者宜食之。蘇東坡詩云"驅除三彭蟲,已我心腹疾",是矣。【時珍曰】榧實、柀子,治療相同,當爲一物無疑。但《本經》柀子有毒,似有不同,亦因其能殺蟲蠱爾。汪頴以粗榧爲柀子,終是一類,不甚相遠也。

【附方】舊一,新五。寸白蟲。詵⑪曰:日食榧子七顆,滿七日,蟲皆化爲水也。〇《外臺秘要》⑫用榧子一百枚,去皮火燃,啖之,經宿蟲消下也。胃弱者啖五十枚。好食茶葉面黄者。每日食榧子七枚,以愈爲度。楊起《簡便方》⑬。令髮不落。榧子三個,胡桃二個,側柏葉一兩,

---

① 物類相感志:**《物類相感志·總論》** 豬脂炒榧,皮自脱……榧子煮素羹則甜。/**《物類相感志·飲食》** 榧子與甘蔗同食,其查自軟如紙一般。(榧子一作地栗。)榧子殻反菉豆,能殺人。/**《物類相感志·果子》** 新榧子以豬脂炒過,則黑皮不着肉。

② 别録:見2166頁注⑥。

③ 弘景:**《集注》見《證類》卷14"榧實"** ……食其子,療寸白蟲。

④ 孟詵:**《食療》見《證類》卷14"榧實"** 孟詵云:平。多食一二升,佳。不發病,令人能食消穀,助筋骨,行榮衛,明目輕身。

⑤ 宗奭:**《衍義》卷15"榧實"** 五痔人常如果食之,愈。過多則滑腸。

⑥ 生生編:(**按**:僅見《綱目》引録。)

⑦ 本經:**《本經》《别録》見《證類》卷三十"彼子"** **味甘,温,**有毒。**主腹中邪氣,去三蟲蛇螫,蠱毒鬼疰伏尸。**生永昌山谷。

⑧ 本經:見上注白字。

⑨ 震亨:**《衍義補遺·榧實》** 屬土與金,非火不可,多啖則熱矣。肺家果也,引火入肺,則大腸受傷,識者宜詳……

⑩ 原:**《食鑑本草》卷上"榧子"** 殺腹間大小蟲。小兒瘦黄有蟲積者可食之。蘇東坡詩:謳除三彭蟲,已我腹中疾。

⑪ 詵:**《食療》見《證類》卷14"榧實"** 治寸白蟲,日食七顆,七日滿,其蟲皆化爲水。

⑫ 外臺秘要:**《外臺》卷26"寸白蟲方"** 《救急》療白蟲方……又方:取榧子一百枚,去皮,火然啖之,能食盡佳。不能者,但啖五十枚亦得,經宿蟲消自下,無忌。

⑬ 簡便方:**《奇效單方》卷下"廿三雜治"** 一用榧子,每日七枚,空心食之,連服七日即愈。

擣浸雪水梳頭,髮永不落且潤也。《聖惠方》①。卒吐血出。先食蒸餅兩三個,以榧子爲末,白湯服三錢,日三服。《聖濟總録》②。尸咽痛痒,語言不出。榧實半兩,蕪荑一兩,杏仁、桂各半兩,爲末,蜜丸彈子大,含嚥。《聖濟總録》③。

棑華《别録》④〇春月生采之。【藏器⑤曰】即榧子華也。【氣味】苦。【主治】水氣,去赤蟲,令人好色,不可久服。《别録》⑥。

海松子宋《開寶》⑦

【釋名】新羅松子。

【集解】【志⑧曰】海松子,狀如小栗,三角。其中仁香美,東夷當果食之,亦代麻腐食之,與中國松子不同。【炳⑨曰】五粒松一叢五葉如釵,道家服食絶粒,子如巴豆,新羅往往進之。【頌⑩曰】五粒字當作五鬣,音傳訛也。五鬣爲一叢,或有兩鬣、七鬣者。松歲久則實繁。中原雖有,小而不及塞上者佳好也。【瑞⑪曰】松子有南松、北松。華陰松形小殼薄,有斑極香。新羅者肉甚香美。【時珍曰】海松子出遼東及雲南,其樹與中國松樹同,惟五葉一叢者,毬内結子,大如巴豆而有三稜,一頭尖爾,久收亦油。馬志謂似小栗,殊失本體。中國松子大如柏子,亦可入藥,不堪果實,詳見木

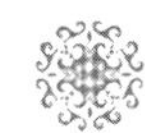

① 聖惠方:**《普濟方》卷50“鬚髮墮落”** 治梳頭髮不落:榧子(三個,去皮捶碎)、胡桃(二個,去皮)、側柏葉(四片,如手大),右和合,用雪冰三日,取水用梳髮,永不脱落,兼能潤澤。(**按**:《聖惠方》無此方,另溯其源。)

② 聖濟總録:**《普濟方》卷190“諸失血”** 治血不止:以蒸餅兩三個,榧子不拘多少,將蒸餅食盡,榧子去殼研碎末,不計時候白湯下,每服三錢,日進三五服。(**按**:《聖濟部録》無此方,另溯其源。)

③ 聖濟總録:**《聖濟總録》卷123“尸咽喉”** 治尸咽喉痛方:杏人(湯浸去皮尖、雙人,研)、桂(去粗皮,各二兩)、蕪荑人(炒,一兩)、榧實(去皮,半兩),右四味擣羅爲末,煉蜜爲丸如彈丸大,含化咽津,消盡再用,日二三服。

④ 别録:**《證類》卷30“有名未用·棑華”** 味苦。主水氣,去赤蟲,令人好色。不可久服。春生乃採。

⑤ 藏器:**《拾遺》見《證類》卷30“有名未用·棑華”** ……此即是其華也。

⑥ 别録:見本頁注④。

⑦ 開寶:**《開寶》見《證類》卷23“海松子”** 味甘,小温,無毒。主骨節風,頭眩,去死肌,變白,散水氣,潤五藏,不飢。生新羅。如小栗,三角。其中人香美,東夷食之當果,與中土松子不同。

⑧ 志:見上注。

⑨ 炳:**《四聲本草》見《證類》卷12“松脂”** 蕭炳云:又有五葉者,一叢五葉如釵,名五粒松,道家服食絶粒,子如巴豆。新羅往往進之。

⑩ 頌:**《圖經》見《證類》卷12“松脂”** ……方書言松爲五粒,字當讀爲鬣,音之誤也,言每五鬣爲一葉,或有兩鬣七鬣者。松歲久則實繁,中原雖有,然不及塞上者佳好也……

⑪ 瑞:**《日用本草》卷6“松子”** 有北松、南松。華陰松形小殼薄,有斑,極香。新羅者如小栗,三角,其中肉甚香美。

部"松"下。按段成式《酉陽雜俎》①云:予種五鬣松二株,根大如碗,結實與新羅、南詔者無别。其三鬣者,俗呼孔雀松。亦有七鬣者。或云:三鍼者爲栝子松,五鍼者爲松子松。

仁。【氣味】甘,小温,無毒。【珣②曰】新羅松子甘美大温,去皮食之甚香,與雲南松子不同。雲南松子似巴豆,其味不及。與卑占國偏桃仁相似。多食發熱毒。【時珍曰】按《醫説》③云:食胡羊肉不可食松子。而《物類相感志》④云:凡雜色羊肉入松子則無毒。其説不同,何哉?【主治】骨節風,頭眩,去死肌,變白,散水氣,潤五臟,不飢。《開寶》⑤。逐風痺寒氣,虚羸少氣,補不足,潤皮膚,肥五臟。《别録》⑥。主諸風,温腸胃。久服輕身延年不老。李珣⑦。潤肺,治燥結欬嗽。時珍。同柏子仁治虚秘。宗奭⑧。

【發明】【時珍曰】服食家用松子皆海松子,曰中國松子肌細力薄,只可入藥耳。按《列仙傳》⑨云:偓佺好食松實,體毛數寸,走及奔馬。又犢子少在黑山食松子、茯苓,壽數百歲。又赤松子好食松實、天門冬、石脂,齒落更生,髮落更出,莫知所終。皆指此松子也。

【附方】舊一,新三。服松子法。七月取松實,過時即落難收也。去木皮,擣如膏收之。每服雞子大,酒調下,日三服。百日身輕,三百日行五百里、絶穀,久服神仙。渴即飲水。亦可以錬過松脂同服之。《聖惠方》⑩。肺燥欬嗽。蘇遊鳳髓湯:用松子仁一兩,胡桃仁二兩,研膏,和熟

---

① 酉陽雜俎:**《酉陽雜俎》卷18"木篇"** 松,今言兩粒、五粒,粒當言鬣。成式脩竹里私第,大堂前有五鬣松兩株,大財如椀,甲子年結實,味如新羅,南詔者不别……又有七鬣者,不知自何而得。俗謂孔雀松,三鬣松也。松命根下,遇石則偃蓋,不必千年也。/**《古今合璧事類備要别集》卷49"松"** 格物總論(……然數品,或二針,或三針,或五針。三針者謂栝子松,五針者謂崧子松……)

② 珣:**《海藥》見《證類》卷23"海松子"** 去皮食之,甚香美,與云南松子不同,云南松子似巴豆,其味不厚,多食發熱毒。松子,味甘美,大温,無毒。主諸風,温腸胃。久服輕身,延年不老。味與卑占國偏桃人相似,其偏桃人,用與北桃人無異是也。

③ 醫説:**《醫説》卷7"鼠盗忌食·忌食"** ……食胡羊肉不可食松子。

④ 物類相感志:**《物類相感志·飲食》** 凡雜色羊肉入松子則無毒。

⑤ 開寶:見2169頁注⑦。

⑥ 别録:**《日華子》見《證類》卷23"海松子"** 松子,逐風痺寒氣,虚羸少氣,補不足,潤皮膚,肥五藏,東人以代麻腐食用。(**按**:非出《别録》,實見《日華子》。)

⑦ 李珣:見本頁注②。

⑧ 宗奭:**《衍義》卷13"松黄"** 松子……與柏子仁同治虚秘。

⑨ 列仙傳:**《列仙傳》卷上"偓佺"** 偓佺者,槐山採藥父也。好食松實,形體生毛,長數寸。兩目更方,能飛行,逐走馬……/**《列仙傳》卷下"犢子"** 犢子者,鄴人也。少在黑山採松子、茯苓,餌而服之,且數百年……/**《初學記》卷28"木部"** 松柏:劉向《列仙傳》曰:赤松子好食柏實,齒落更生……

⑩ 聖惠方:**《聖惠方》卷94"神仙服松實法方"** 神仙餌松實方:十月采松實,過時即落難收,去大皮,搗如膏。每服如雞子大,日三服。如服及一百日,輕身。三百日,日行五百里,絶穀。久服升仙。渴即飲水。亦可與煉了松脂同服之。

蜜半兩收之。每服二錢，食後沸湯點服。《外臺秘要》①。**小兒寒嗽**。或作壅喘。用松子仁五個，百部炒、麻黄各三分，杏仁四十個，去皮尖，以少水略煮三五沸，化白砂糖丸芡子大。每食後含化十丸，大妙。錢乙《小兒方》②。**大便虛秘**。松子仁、柏子仁、麻子仁等分，研泥，溶白蠟和丸梧子大。每服五十丸，黄芪湯下。寇宗奭③。

檳榔《别録》④中品【校正】自木部移入此。

【釋名】**賓門**李當之《藥(對)〔録〕》⑤、**仁頻**音賓、**洗瘴丹**。【時珍曰】賓與郎皆貴客之稱。嵇含《南方草木狀》⑥言：交廣人凡貴勝族客，必先呈此果。若邂逅不設，用相嫌恨。則檳榔名義，蓋取于此。雷斆《炮炙論》⑦謂：尖者爲檳，圓者爲榔，亦似强説。又顔師古註《上林賦》⑧云：仁頻即檳榔也。【詵⑨曰】閩中呼爲橄欖子。

【集解】【《别録》⑩曰】檳榔生南海。【弘景⑪曰】此有三四種。出交州者，形小味甘。廣州以南者，形大味澀。又有大者名豬檳榔，皆可作藥。小者名蒳子，俗呼爲檳榔孫，亦可食。【恭⑫曰】

---

① 外臺秘要：**《楊氏家藏方》卷20"湯方一十七道"** 鳳髓湯，潤肺，療咳嗽：松子仁(四兩)、胡桃肉(湯浸去皮，各一兩)、蜜(半兩，煉)，右件研爛，次入蜜和勻，每服一錢，沸湯點服。(**按**：《外臺》無此方。《普濟方》卷157"諸咳嗽"引同方，云出《楊氏家藏方》。)

② 小兒方：**《小兒藥證直訣》卷下"諸方"** 百部丸：治肺寒壅嗽，微有痰。百部(三兩，炒)、麻黄(去節)、杏仁(四十個，去皮尖，微炒，煮三五沸)，右爲末，煉蜜丸如芡實大，熱水化下。加松子仁肉五十粒，糖丸之，含化大妙。

③ 寇宗奭：**《衍義》卷13"柏"** ……老人虛秘，柏子仁、大麻子仁、松子仁等分，同研，溶白蠟，丸桐子大，以少黄丹湯，服二三十丸，食前。

④ 别録：**《别録》見《證類》卷13"檳榔"** 味辛，温，無毒。主消穀逐水，除痰澼，殺三蟲伏尸，療寸白。生南海。

⑤ 藥録：**《御覽》卷971"檳榔"** 李當之《藥録》曰：檳榔一名賓門。

⑥ 南方草木狀：**《南方草木狀》卷下** 檳榔……出林邑。彼人以爲貴婚族客，必先進。若邂逅不設，用相嫌恨。

⑦ 炮炙論：**《炮炙論》見《證類》卷13"檳榔"** ……凡使須别檳與榔，頭圓身形矮毗者是榔，身形尖紫文粗者是檳……

⑧ 上林賦：**《漢書·司馬相如傳》** ……留落胥邪，仁頻并閭。(……師古曰：仁頻，即賓椳也。頻字或作賓……)

⑨ 詵：**《食療》見《證類》卷13"檳榔"** ……閩中名橄欖子……

⑩ 别録：見本頁注④。

⑪ 弘景：**《集注》見《證類》卷13"檳榔"** 陶隱居云：此有三四種。出交州，形小而味甘。廣州以南者，形大而味澀。核亦有大者，名豬檳榔。作藥皆用之。又小者，南人名蒳子，俗人呼爲檳榔孫，亦可食。

⑫ 恭：**《唐本草》見《證類》卷13"檳榔"** ……生交州、愛州及昆侖。

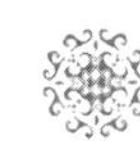

生交州、愛州及崑崙。【頌①曰】今嶺外州郡皆有之。木大如桄榔而高五七丈,正直無枝,皮似青桐,節似桂(枝)〔竹〕。葉生木顛,大如楯頭,又似芭蕉葉。其實作房,從葉中出,旁有刺若棘針,重疊其下。一房數百實,如雞子狀,皆有皮殼。其實春生,至夏乃熟,肉滿殼中,色正白。蘇恭言其肉極易爛,不經數日。今入北者,皆先以灰煮熟,焙熏令乾,始可留久也。小而味甘者,名山檳榔。大而味澀核亦大者,名豬檳榔。最小者名蒳子。雷氏言尖長而有紫文者名檳,圓大而矮者名榔,榔力大而檳力小。今醫家亦不細分,但以作雞心狀、正穩心不虛、破之作錦文者爲佳爾。嶺南人噉之以當果食,言南方地濕,不食此無以祛瘴癘也。生食其味苦澀,得扶留藤與瓦屋子灰同咀嚼之,則柔滑甘美也。劉恂《嶺表録》②云:真檳榔來自舶上,今交廣生者皆大腹子也,彼中悉呼爲檳榔。或云檳榔難得真者,今賈人所貨者,皆是大腹檳榔也,與檳榔相似,但莖、葉、榦小異爾,連皮收之。【時珍曰】檳榔樹初生若筍竿積硬,引莖直上。莖榦頗似桄榔、椰子而有節,旁無枝柯,條從心生。端頂有葉如甘蕉,條派開破,風至則如羽扇掃天之狀。三月葉中腫起一房,因自拆裂,出穗凡數百顆,大如桃、李。又生刺重累于下,以護衛其實。五月成熟,剥去其皮,煮其肉而乾之。皮皆筋絲,與大腹皮同也。按漢(喻)〔俞〕益期《與韓康伯牋》③云:檳榔,子既非常,木亦特異。大者三圍,高者九丈。葉叢樹端,房結葉下。華秀房中,子結房外。其擢穗似黍,其綴實似穀。其皮似桐而厚,其節似竹而(概)〔穊〕。其内空,其外勁。其屈如伏虹,其申如縋繩。本不大,末不小。上不傾,下不斜。調直亭亭,千百如一。步其林則寥朗,(芘)〔庇〕其陰則蕭條,信可長吟遠想。但性不奈霜,不得北植。必當遐樹海南,遼然萬里。弗遇長者之目,令人恨深也。又竺法真《羅山疏》④云:山檳榔一名蒳子,生日南,樹似栟櫚而小,與檳榔同狀。一叢十餘榦,一榦十餘房,一房數百子。子長寸餘,五月采之,味近

---

① 頌:**《圖經》見《證類》卷13"檳榔"**　檳榔,生南海。今嶺外州郡皆有之。大如桄榔而高五、七丈,正直無枝,皮似青桐,節如桂竹。葉生木巔,大如楯頭,又似甘蕉葉。其實作房,從葉中出,傍有刺若棘針,重迭其下。一房數百實,如雞子狀,皆有皮殼。肉滿殼中,正白。味苦澀,得扶留藤與瓦屋子灰同咀嚼之,則柔滑而甘美。嶺南人噉之以當果實。其俗云:南方地温,不食此無以祛瘴癘。其實春生,至夏乃熟。然其肉極易爛。欲收之,皆先以灰汁煮熟,仍火焙熏乾,始堪停久。此有三四種,有小而味甘者,名山檳榔。有大而味澀核亦大者,名豬檳榔。最小者名蒳子。其功用不説有別。又云:尖長而有紫文者名檳,圓而短者名榔,檳力小,榔力大。今醫家不復細分,但取作雞心狀、有坐正穩心不虛、破之作錦文者爲佳。其大腹所出,與檳榔相似,但莖、葉、根、幹小異,并皮收之,謂之大腹檳榔。或云:檳榔難得真者,今賈人貨者,多大腹也。

② 嶺表録:**《御覽》卷971"檳榔"**　《嶺表録異》曰:檳榔,交、廣生者,非舶檳榔,皆大腹子也,彼中悉呼爲檳榔……

③ 與韓康伯牋:**《齊民要術》卷10"五槃果蓏菜茹非中國物者第九十二・檳榔"**　俞益期《與韓康伯牋》曰:檳榔,信南遊之可觀,子既非常,木亦特奇,大者三圍,高者九丈,葉聚樹端,房生葉下。華秀房中,子結房外。其擢穗似黍,其綴實似穀。其皮似桐而厚,其節似竹而穊。其中空,其外勁,其屈如覆虹,其申如縋繩。本不大,末不小,上不傾,下不斜,調直亭亭,千百若一。步其林則寥朗,庇其蔭則蕭條。信可以長吟,可以遠想矣。性不耐寒,不得北植。必當遐立海南,遼然萬里。弗遇長者之目,令人恨深。

④ 羅山疏:**《御覽》卷971"檳榔"**　《羅浮山疏》曰:山檳榔一名蒳子,幹似蔗,葉類柞,一藂千餘幹,每幹生十房,房底數百子。四月采樹似栟(音并)櫚,生日南者與檳榔同状,五月子熟,長寸餘。(**按**:時珍或據《圖經》文增飾本條。)

苦甘。觀此，則山檳榔即蒳子，豬檳榔即大腹子也。蘇頌以味甘者爲山檳榔，澀者爲豬檳榔，似欠分明。

檳榔子。【修治】【斅①曰】頭圓矮毗者爲榔，形尖紫文者爲檳。檳(方)〔力〕小，榔力大。凡使用白檳及存坐穩正、心堅有錦文者爲妙。半白半黑并心虚者不入藥用。以刀刮去底，細切之。勿令經火，恐無力。若熟使，不如不用。【時珍曰】近時方藥亦有以火煨焙用者。然初生白檳榔，須本境可得。若他處者，必經煮熏，安得生者耶？又檳榔生食，必以扶留藤、古賁灰爲使，相合嚼之。吐去紅水一口，乃滑美不澀，下氣消食。此三物相去甚遠，爲物各異，而相成相合如此，亦爲異矣。俗謂"檳榔爲命賴扶留"以此。古賁灰即蠣蚌灰也。賁乃蚌字之訛。瓦屋子灰亦可用。【氣味】苦、辛，温，澀，無毒。【甄權②曰】味甘，大寒。【大明③曰】味澀。【弘景④曰】交州者味甘，廣州者味澀。【珣⑤曰】白者味甘，赤者味苦。【元素⑥曰】味辛而苦，純陽也。無毒。【詵⑦曰】多食亦發熱。【主治】消穀逐水，除痰澼，殺三蟲、伏尸、寸白。《别録》⑧。治腹脹，生擣末服，利水穀道。傅瘡，生肌肉止痛。燒灰傅口吻白瘡。蘇恭⑨。宣利五臟六腑壅滯，破胸中氣，下水腫，治心痛積聚。甄權⑩。除一切風，下一切氣，通關節，利九竅，補五勞七傷，建脾調中，除煩，破癥結。大明⑪。主賁豚膀胱諸氣，五膈氣，風冷氣，脚氣，宿食不消。李珣⑫。治衝脉爲病，氣逆裏急。好古⑬。治瀉痢後重，心腹諸痛，大小便氣秘，痰氣喘急，療諸瘧，禦瘴癘。時珍。

---

① 斅：**《炮炙論》見《證類》卷 13"檳榔"**　雷公云：凡使，取好存坐穩、心堅文如流水，碎破内文如錦文者妙。半白半黑并心虚者，不入藥用。凡使須别檳與榔，頭圓身形矮毗者是榔，身形尖紫文矗者是檳。檳力小，榔力大。欲使先以刀刮去底，細切。勿經火，恐無力效。若熟使不如不用。

② 甄權：**《藥性論》見《證類》卷 13"檳榔"**　白檳榔，君，味甘，大寒……

③ 大明：**《日華子》見《證類》卷 13"檳榔"**　檳榔，味澀……

④ 弘景：見 2171 頁注⑪。

⑤ 珣：**《南海藥譜》見《證類》卷 13"檳榔"**　檳榔人赤者味苦，殺蟲兼補。

⑥ 元素：**《醫學啓源》卷下"用藥備旨・檳榔"**　氣温、辛……《主治秘要》云：性温，氣味苦……又云：辛，純陽……(**按**：《湯液本草》卷 5"檳榔"云"味辛、苦……純陽，無毒"，更貼合引文。)

⑦ 詵：**《食療》見《證類》卷 13"檳榔"**　多食發熱……

⑧ 别録：見 2171 頁注④。

⑨ 蘇恭：**《唐本草》見《證類》卷 13"檳榔"**　……其中人主腹脹，生搗末服，利水穀道。傅瘡，生肌肉止痛。燒爲灰，主口吻白瘡……

⑩ 甄權：**《藥性論》見《證類》卷 13"檳榔"**　……能主宣利五藏六腑壅滯，破堅滿氣，下水腫，治心痛，風血積聚。

⑪ 大明：**《日華子》見《證類》卷 13"檳榔"**　……除一切風，下一切氣，通關節，利九竅，補五勞七傷，健脾調中，除煩，破癥結，下五膈氣。

⑫ 李珣：**《海藥》見《證類》卷 13"檳榔"**　……主賁豚諸氣，五鬲氣，風冷氣，宿食不消……

⑬ 好古：**《湯液大法》卷 3"奇經八脉・衝脉"**　衝脉……爲病氣逆而裏急(……檳榔)

【發明】【元素[1]曰】檳榔味厚氣輕,沉而降,陰中陽也。苦以破滯,辛以散邪,泄胸中至高之氣,使之下行,性如鐵石之沉重,能墜諸藥至於下極,故治諸氣、後重如神也。【時珍曰】按羅大經《鶴林玉露》[2]云:嶺南人以檳榔代茶禦瘴,其功有四。一曰醒能使之醉,蓋食之久則熏然頰赤,若飲酒然,蘇東坡所謂"紅潮登頰醉檳榔"也。二曰醉能使之醒,蓋酒後嚼之則寬氣下痰,餘酲頓解,朱晦菴所謂"檳榔收得爲祛痰"也。三曰飢能使之飽。四曰飽能使之飢。蓋空腹食之則充然氣盛如飽,飽後食之則飲食快然易消。又且賦性疏通而不泄氣,禀味嚴正而更有餘甘,有是德故有是功也。又按吴興章傑瘴説[3]云:嶺表之俗,多食檳榔,日至十數。夫瘴癘之作,率因飲食過度,氣痞積結,而檳榔最能下氣消食去痰,故人狃于近利而闇於遠患也。夫嶠南地熱,四時出汗,人多黄瘠,食之則臟器疏洩,一旦病瘴,不敢發散攻下,豈盡氣候所致,檳榔蓋亦爲患,殆未思爾。又東陽盧和[4]云:閩、廣人常服檳榔,云能祛瘴。有瘴服之可也,無瘴而服之,寧不損正氣而有開門延寇之禍乎?南人喜食此果,故備考諸説以見其功過焉。又朱晦庵《檳榔詩》[5]云:"憶昔南遊日,初嘗面發紅。藥囊知有用,茗盌詎能同?蠲疾收殊效,修真録異功。三彭如不避,糜爛七非中。"亦與其治疾殺蟲之功,而不滿其代茶之俗也。

【附方】舊十三,新十四。痰涎爲害。檳榔爲末,白湯每服一錢。《御藥院方》[6]。嘔吐痰水。白檳榔一顆,烘熱,橘皮二錢半炙,爲末。水一盞,煎半盞,温服。《千金》[7]。醋心吐

---

① 元素:**《醫學啓源》卷下"用藥備旨・檳榔"**　……治後重如神,性如鐵石之沉重,能墜諸藥至於下……氣薄味厚,沉而降,陰中陽也……破滯氣,泄胸中至高之氣。/**《湯液本草》卷5"檳榔"**《象》云:治後重如神。性如鐵石之沉重,能墜諸藥至於下極。杵細用。《心》云:苦以破滯,辛以散邪,專破滯氣下行。(**按**:時珍所引,更似從《湯液本草》轉引。)

② 鶴林玉露:**《鶴林玉露》卷1**　嶺南人以檳榔代茶,且謂可以禦瘴……故嘗謂檳榔之功有四:一曰醒能使之醉,蓋每食之,則熏然頰赤若飲酒。然東坡所謂"紅潮登頰醉",檳榔者是也。二曰醉能使之醒,蓋酒後嚼之,則寬氣下痰,餘酲頓解。三曰飢能使之飽,蓋飢而食之,則充然氣盛,若有飽意。四曰飽能使之飢,蓋食後食之,則飲食消化,不至停積。嘗舉似於西堂先生范旂叟,曰:子可謂檳榔舉主矣。然子知其功,未知其德,檳榔賦性疏通,而不泄氣,禀味嚴正,而有餘甘。有是德,故有是功也。

③ 章傑瘴説:**《嶺南衛生方》卷中"嶺表十説"**　嶺表之俗,多食檳榔。多者日至十數。夫瘴癘之作,率因飲食過度,氣痞痰結,而檳榔最能下氣,消食去痰,故人狃於近利,而闇於遠患也……嶠南地熱,食檳榔,故臟器疏洩。一旦病瘴,當下則虚羸而本不能堪。所以土人多體瘠色黄,豈盡氣候所致,蓋亦檳榔爲患,殆弗思耳……(以上吴興章傑。)

④ 盧和:**《食物本草》卷2"果類"**　檳榔……多食傷真氣。閩廣人取蒟醬葉裹檳榔食之,辛香,膈間爽快……

⑤ 檳榔詩:**《晦庵集》卷3"檳榔"**　憶昔南遊日,初嘗發面紅。藥囊知有用,茗椀詎能同。蠲疾收殊效,修真録異功。三彭如不避,糜爛已非中。

⑥ 御藥院方:**《證類》13"檳榔"**　《御藥院》:治痰涎:檳榔爲末,白湯點一錢。(**按**:此北宋時之《御藥院方》,原書今佚。)

⑦ 千金:**《證類》卷13"檳榔"**　《孫真人食忌》:治嘔吐:以白檳榔一顆,煨,橘皮一分,炙爲末。水一盞,煎半盞服。(**按**:今本《千金方》無此方。)

水。檳榔四兩,橘皮一兩,爲末。每服方寸匕,空心生蜜湯調下。《梅師方》①。**傷寒痞滿**。陰病下早成痞,按之虚軟而不痛。檳榔、枳實等分,爲末。每服二錢,黄連煎湯下。《宣明方》②。**傷寒結胸**。已經汗、下後者。檳榔二兩,酒二盞,煎一盞,分二服。龐安時《傷寒論》③。**蚘厥腹痛**。方同上。**心脾作痛**。雞心檳榔、高良姜各一錢半,陳米百粒,同以水煎服之。《直指》④。**膀胱諸氣**。檳榔(十)二枚,一生一熟,爲末。酒煎服之,良。此太醫秦鳴鶴方也。《海藥本草》⑤。**本臟氣痛**。雞心檳榔,以小便磨半個服。或用熱酒調末一錢服之。《斗門方》⑥。**腰重作痛**。檳榔爲末,酒服一錢。《斗門方》⑦。**脚氣壅痛**。以沙牛尿一盞,磨檳榔一枚,空心暖服。梅師《脚氣論》⑧。**脚氣衝心**,悶亂不識人。用白檳榔十二分,爲末,分二服,空心暖小便五合調下,日二服。或入薑汁、温酒同服。《廣利》⑨。**脚氣脹滿**,非冷非熱,或老人、弱人病此。用檳榔仁爲末,以檳榔殼煎汁,或茶飲、蘇湯,或豉汁調服二錢,甚利。《外臺秘要》⑩。**乾霍亂病**,心腹脹痛,不吐不利,煩悶欲死。用檳榔末五錢,童子小便半盞,水一盞,煎服。《聖濟總録》⑪。**大腸濕閟**。腸胃有濕,大便秘塞。大檳榔一枚,麥門冬煎湯,磨汁温服。或以蜜湯調末二錢服亦

---

① 梅師方:**《證類》卷13“檳榔”** 《梅師方》:治醋心:檳榔四兩、橘皮二兩,細搗爲散,空心生蜜湯下方寸匕。

② 宣明方:**《宣明論方》卷6“傷寒門”** 檳榔散:治傷寒陰病,下之太早成痞,心下痞滿而不痛,按之軟虚者。檳榔、枳殼(等分),上爲末,每服三錢,煎黄連湯調下,不計時候,温服。

③ 龐安時傷寒論:**《傷寒總病論》卷3“發汗吐下後雜病證”** 發汗或下後,痞滿,或成寒實結胸,氣塞不通,宜檳榔散:檳榔(二個,一生一煨,細末),酒二盞,煎一盞四分,作兩服,温飲之。兼治蛔厥,心腹刺痛。

④ 直指:**《直指方》卷6“脾疼證治”** 二物湯:治脾痛。雞心大檳榔、良薑(等分),右細剉,每服三錢,陳米百粒煎服。

⑤ 海藥本草:**《海藥》見《證類》卷13“檳榔”** ……秦醫云:檳榔二枚,一生一熟,搗末。酒煎服之,善治膀胱諸氣也。

⑥ 斗門方:**《證類》卷13“檳榔”** 《斗門方》……又方:治本藏氣。以雞心檳榔,小便濃磨半個服。或用熱酒調一錢匕,效。

⑦ 斗門方:**《證類》卷13“檳榔”** 《斗門方》治腰重痛。用檳榔爲末,酒下一錢。

⑧ 脚氣論:**《海藥》見《證類》卷13“檳榔”** ……《脚氣論》云:以沙牛尿一盞,磨一枚,空心暖服,治脚氣壅毒,水腫浮氣……(**按**:原書“脚氣論”前無“梅師”二字。)

⑨ 廣利:**《證類》卷13“檳榔”** 《廣利方》:治脚氣冲心,致悶亂不識人。白檳榔十二分,爲末。分三服。空心暖小便五大合調服,日再服。

⑩ 外臺秘要:**《外臺》卷19“脚氣腫滿方”** 又療脚氣,非冷非熱,老人、弱人脹滿者方:檳榔殼汁中,或茶飲中,豉汁中,服檳榔仁散方寸匕,利甚快穩良。

⑪ 聖濟總録:**《聖濟總録》卷39“乾霍亂”** 治乾霍亂,上氣冲急欲悶絶,大小便不通,檳榔湯方:檳榔(七枚,剉),右一味粗搗篩,每服五錢匕,水一盞,童子小便半盞,煎至一盞,去滓,温服,日再。

可。《普濟》①。**大小便閟**。檳榔爲末,蜜湯調服二錢。或以童子小便、葱白同煎,服之亦良。《普濟方》②。**小便淋痛**。麫煨檳榔、赤芍藥各半兩,爲末。每服一錢,入燈心水煎,空心服,日二服。《十便良方》③。**血淋作痛**④。檳榔一枚,以麥門冬煎湯,細磨濃汁一盞,頓熱,空心服,日二服。**蟲痔裏急**。檳榔爲末,每日空心以白湯調服二錢。**寸白蟲病**。檳榔二七枚,爲末。先以水二升半,煮檳榔皮,取一升,空心調末方寸匕服之,經日蟲盡出。未盡再服,以盡爲度。《千金方》⑤。**諸蟲在臟**,久不瘥者。檳榔半兩炮,爲末,每服二錢,以葱、蜜煎湯調服一錢。《聖惠方》⑥。**金瘡惡心**。白檳榔四兩,橘皮一兩,爲末。每空心生蜜湯服二錢。《聖惠方》⑦。**丹從臍起**。檳榔末,醋調傅之。《本事方》⑧。**小兒頭瘡**。水磨檳榔,晒取粉,和生油塗之。《聖惠方》⑨。**口吻生瘡**⑩。檳榔燒研,入輕粉末,傅之良。**聤耳出膿**。檳榔末吹之。《鮑氏方》⑪。

大腹子宋《開寶》⑫【校正】自木部移入此。

【釋名】大腹檳榔《圖經》⑬、豬檳榔。【時珍曰】大腹以形名,所以别鷄心檳榔也。

---

① 普濟:**《普濟方》卷39"大小便不通"**　檳榔散:治大小便不通。亦治腸胃有濕,大便秘澀。用檳榔至大者,半枚,用麥門冬熟水磨一錢,重湯燙熱,服之。一方爲末,每服二錢,蜜湯點服。一方用童子便,葱白煎服。

② 普濟方:見上注。

③ 十便良方:**《十便良方》卷23"淋瀝"**　抵聖散:治五淋(《雞峰方》)。赤芍藥一兩、檳榔一個,右爲細末,每服一錢,以水一盞,煎至七分,空心温服,立瘥。(**按**:時珍或參照《普濟方》卷214"總論"下"抵聖散"方予以化裁。)

④ 血淋作痛:**《普濟方》卷215"小便出血"**　治血淋小便秘……又方(出《經驗良方》):一方大檳榔一枚,麥門冬熱酒研磨一盞,熱湯下。(**按**:原無出處,今溯得其源。)

⑤ 千金方:**《千金方》卷18"九蟲第七"**　治寸白蟲方……又方:檳榔二七枚,治下篩,以水二升半,先煮其皮,取一升半,去滓納末。頻服,暖卧,蟲出。出不盡,更合服,取瘥止。宿勿食,服之。

⑥ 聖惠方:**《證類》卷13"檳榔"**　《簡要濟衆》:治諸蟲在臟腑久不差:檳榔半兩炮,搗爲末。每服一錢至二錢,葱、蜜煎湯調下,空心服。(**按**:《聖惠方》無此方,另溯其源。)

⑦ 聖惠方:**《證類》卷13"檳榔"**　《孫真人食忌》:治嘔吐:以白檳榔一顆,煨,橘皮一分,炙爲末。水一盞,煎半盞服。(**按**:《聖惠方》無此方,另録其近似方以備參。)

⑧ 本事方:**《本事方後集》卷10"治小兒諸疾"**　胡次丹,從臍上起黄腫:用檳榔爲末,醋調塗。

⑨ 聖惠方:**《聖惠方》卷90"治小兒頭瘡諸方"**　治小兒頭瘡,積年不差方:右取檳榔水磨,以紙襯曬乾,以生油調塗之。

⑩ 口吻生瘡:**《聖惠方》卷36"治口吻瘡諸方"**　治口吻生白瘡,宜用此方:右用檳榔二枚,燒灰細研,傅瘡上立差。(**按**:原無出處,今録其近似方備參。)

⑪ 鮑氏方:**《普濟方》卷55"聤耳"**　治大人小兒聤耳,熱腫痛有膿……一方(出鮑氏方)……一方:檳榔末吹入,亦妙。

⑫ 開寶:**《開寶》見《證類》卷13"大腹"**　微温,無毒。主冷熱氣攻心腹,大腸壅毒,痰膈,醋心,並以薑鹽同煎,入疏氣藥良。所出與檳榔相似,莖、葉、根、幹小異。生南海諸國。

⑬ 圖經:**《圖經》見《證類》卷13"檳榔"**　……其大腹所出,與檳榔相似,但莖、葉、根、幹小異,并皮收之,謂之大腹檳榔……

【集解】【志①曰】大腹生南海諸國，所出與檳榔相似，莖、葉、根、榦小異耳。【弘景②曰】向陽者爲檳榔，向陰者爲大腹。【時珍曰】大腹子出嶺表、滇南，即檳榔中一種腹大形扁而味澀者，不似檳榔尖長味良耳，所謂豬檳榔者是矣。蓋亦土産之異，今人不甚分别。陶氏分陰陽之説，亦是臆見。按劉(珣)〔恂〕《嶺表録》③云：交、廣生者，非舶上檳榔，皆大腹子也，彼中悉呼爲檳榔。自嫩及老，采實啖之。以扶留藤、瓦屋灰同食之，以祛瘴癘。收其皮入藥，皮外黑色，皮内皆筋絲如椰子皮。又《雲南記》④云：大腹檳榔每枝有三二百顆，青時剖之，以一片蔞葉及蛤粉卷和食之，即減澀味。觀此二説，則大腹子與檳榔皆可通用，但力比檳榔稍劣耳。

大腹子。【氣味】辛，澀，温，無毒。【主治】與檳榔同功。時珍。

大腹皮。【修治】【思邈⑤曰】鴆鳥多集檳榔樹上。凡用檳榔皮，宜先以酒洗，後以大豆汁再洗過，晒乾入灰火燒煨，切用。【氣味】辛，微温，無毒。【主治】冷熱氣攻心腹，大腸(蠱)〔壅〕毒，痰膈醋心，並以薑、鹽同煎，入疏氣藥用之良。《開寶》⑥。下一切氣，止霍亂，通大小腸，建脾開胃調(下)〔中〕。大明⑦。降逆氣，消肌膚中水氣浮腫，脚氣壅逆，瘴瘧痞滿，胎氣惡阻脹悶。時珍。

【附方】新二。漏瘡惡穢。大腹皮煎湯洗之。《直指》⑧。烏癩風瘡。大腹子生者或乾者，連全皮勿傷動，以酒一升浸之，慢火熬乾爲末，臘豬脂和傅。《聖濟總録》⑨。

---

① 志：見前頁注⑫。

② 弘景：《海藥》見《證類》卷 13“檳榔”　……陶弘景云：向陽曰檳榔，向陰曰大腹……（按：此《海藥》所引“陶弘景云”，非出《集註》。）

③ 嶺表録：《御覽》卷 971“檳榔”　《嶺表録異》曰：檳榔交廣生者，非舶檳榔，皆大腹子也，彼中悉呼爲檳榔……安南人自嫩及老，採實啖之，以不婁藤兼之瓦屋子灰競咀嚼之。自云交州地温，不食此無以祛其瘴厲……

④ 雲南記：《御覽》卷 971“檳榔”　《雲南記》曰：雲南有大腹檳榔，在枝朵上色猶青，每一朵有三二百顆。又有剖之爲四片者，以竹串穿之，陰乾，則可久停。其青者亦剖之，以一片青葉及蛤粉卷和，嚼嚥其汁，即似減澀味。雲南每食訖則下之。

⑤ 思邈：《證類》卷 13“大腹”　孫真人云：檳榔皮，鴆鳥多棲此樹上，宜先酒洗，仍以大豆汁洗方可用。

⑥ 開寶：見 2176 頁注⑫。

⑦ 大明：《日華子》見《證類》卷 13“大腹”　下一切氣，止霍亂，通大小腸，健脾開胃調中。

⑧ 直指：《直指方》卷 22“漏瘡證治”　洗漏瘡方：漏瘡孔中多有惡穢，常須避風洗浄……或大腹皮、苦參煎湯洗。

⑨ 聖濟總録：《聖濟總録》卷 18“烏癩”　治烏癩，大腹子膏傅方：大腹（生者二枚，如無生者，乾者亦得），右一味用皮全者，勿令傷動，以酒一升浸，緩火熬，令酒盡藥乾，擣羅爲末，煉臘月豬膏，調和如膏傅之。

椰子宋《開寶》①【校正】自木部移入此。

【釋名】越王頭《綱目》、胥餘。【時珍曰】按嵇含《南方草木狀》②云：相傳林邑王與越王有怨，使刺客乘其醉，取其首，懸于樹，化爲椰子，其核猶有兩眼，故俗謂之越王頭，而其漿猶如酒也。此説雖謬，而俗傳以爲口實。南人稱其君長爲爺，則椰名蓋取于爺義也。相如《上林賦》③作胥餘，或作胥耶。

【集解】【志④曰】椰子生安南，樹如棕櫚，子中有漿，飲之得醉。【頌⑤曰】椰子嶺南州郡皆有之。郭義恭《廣志》云：木似桄榔無枝條，高(餘)〔數〕丈。葉在木末如束蒲。其實大如瓠，垂於枝間，如掛物然。實外有粗皮，如椶包。皮内有堅殼，(园)〔圓〕而微長。殼内有膚，白如豬(膚)〔肪〕，厚半寸許，味如胡桃。膚内裹漿四五合如乳，飲之冷而動氣醺人。殼可爲器。肉可糖煎寄遠，作果甚佳。【珣⑥曰】按劉欣期《交州記》云：椰樹狀若海椶。實大如椀，外有粗皮，如大腹子、荳蔻之類。内有漿似酒，飲之不醉。生雲南者亦好。【宗奭⑦曰】椰子開之，有汁白色如乳，如酒極香，别是一種氣味，强名爲酒。中有白(瓠)〔瓤〕，形圓如栝樓，上起細壠，亦白色而微虚，其紋若婦人裙褶，味亦如汁。與着殼一重白肉，皆可糖煎爲果。其殼可爲酒器，如酒中有毒，則酒沸起，或裂破。今人漆其裏，即失用椰子之意。【時珍曰】椰子乃果中之大者。其樹初栽時，用鹽置根下則易發。木至斗大方結實，大者三四圍，高五六丈，木似桄榔、檳榔之屬，通身無枝。其葉在木頂，長四五尺，直聳指天，狀如椶櫚，勢如鳳尾。二月着花成穗，出於葉間，長二三尺，大如五斗器。仍連着實，一穗數枚，小者如栝樓，大者如寒瓜，長七八寸，徑四五寸，懸着樹端。六七月熟，有粗皮包之。皮内有核，圓而黑潤，甚堅硬，厚二三分。殼内有白肉瓤如凝雪，味甘美如牛乳。瓤肉空處有漿數合，鑽蒂傾出，清美如酒。若久者則混濁不佳矣。其殼磨光，有斑纈點紋，橫破之可作壺爵，縱破之可作瓢杓

---

① 開寶：**《開寶》見《證類》卷14"椰子皮"**　味苦，平，無毒。止血，療鼻衄，吐逆霍亂，煮汁服之。殼中肉，益氣去風。漿：服之主消渴，塗頭益髮令黑。生安南。樹如椶櫚，子殼可爲器。《交州記》曰：椰子中有漿，飲之得醉。

② 南方草木狀：**《南方草木狀》卷下**　……有漿，飲之得醉。俗謂之越王頭。云昔林邑王與越王有故怨，遣俠客刺得其首，懸之于樹，俄化爲椰子。林邑王憤之，命剖以爲飲器。南人至今效之。當刺時，越王大醉，故其漿猶如酒云。

③ 上林賦：**《史記・司馬相如列傳》**　……留落胥餘，仁頻并閭……

④ 志：見本頁注①。

⑤ 頌：**《圖經》見《證類》卷14"椰子皮"**　椰子，出安南，今嶺南州郡皆有之。木似桄榔無枝條，高數丈。葉在木末如束蒲。實大如瓠，垂於枝間，如掛物。實外有粗皮，如椶包。次有殼，圓而且堅。裏有膚至白如豬肪，厚半寸許，味亦似胡桃。膚裹有漿四五合如乳，飲之冷而氛醺。人多取殼爲器，甚佳。不拘時月採其根、皮用。南人取其肉，糖飴漬之，寄至北中作果，味甚佳也。

⑥ 珣：**《海藥》見《證類》卷14"椰子皮"**　謹按《交州記》云：生南海，狀若海椶。實名椰子，大如碗許大，外有粗皮，如大腹子、豆蔻之類。内有漿似酒，飲之不醉……雲南者亦好……

⑦ 宗奭：**《衍義》卷15"椰子"**　開之有汁如乳，極甘香，自别是一種氣味。中又有一塊瓤，形如瓜蔞，上有細壟起，亦白色，但微虚，紋若婦人裙褶，其味如其汁。又，著殼一重白肉，剮取之，皆可與瓤、糖煎爲果……取其殼爲酒器，如酒中有毒，則酒沸起。今人皆漆其裏，則全失用椰子之意。

也。又唐史[①]言番人以其花造酒，飲之亦醉也。類書有青田核、樹頭酒、嚴樹酒，皆椰酒、椰花之類，並附于左。

【附録】**青田核**。崔豹《古今注》[②]云：烏孫國有青田核，狀如桃核，不知其樹。核大如數斗，剖之盛水，則變酒味，甚醇美。飲盡隨即注水，隨盡隨成。但不可久，久則苦澀爾。謂之青田酒，漢末蜀王劉璋曾得之。**樹頭酒**。《寰宇志》[③]云：緬甸在滇南，有樹(頭)〔類〕梭，高五六丈，結實如椰子。土人以罐盛麴，懸于實下，劃其實汁流于罐中以成酒，名樹頭酒。或不用麴，惟取汁熬爲白糖。其樹即貝樹也，緬人取其葉寫書。**嚴樹酒**。《一統志》[④]云：瓊州有嚴樹，擣其皮葉，浸以清水，和以粳釀，或入石榴花葉，數日成酒，能醉人。又《梁書》[⑤]云：頓遜國有酒樹，似安石榴，取花汁貯盃中，數日成酒。蓋此類也。又有文章草，可以成酒。

椰子瓤。【氣味】甘，平，無毒。【主治】益氣。《開寶》[⑥]。治風。汪穎[⑦]。食之不飢，令人面澤。時珍。○出《異物志》[⑧]。

椰子漿。【氣味】甘，温，無毒。【珣[⑨]曰】多食冷而動氣。【時珍曰】其性熱，故飲之者多昏如醉狀。《異物志》[⑩]云：食其肉則不飢，飲其漿則增渴。【主治】止消渴。塗頭，益髮令黑。《開寶》[⑪]。治吐血水腫，去風熱。李珣[⑫]。

【發明】【震亨[⑬]曰】椰子生海南極熱之地，土人賴此解夏月毒渴，天之生物，各因其材也。

---

① 唐史：**《舊唐書》卷197"南蠻、西南蠻"** 訶陵國在南方海中洲上……俗以椰樹花爲酒，其樹生花長三尺餘，大如人膊，割之取汁以成酒，味甘，飲之亦醉……

② 古今注：**《古今注》卷下"草木第六"** 烏孫國有青田核，莫測其樹實之形。至中國者，但得其核耳。得清水則有酒味出，如醇美好酒。核大如六升瓠，空之以盛水，俄而成酒。劉章得兩核，集賓客設之，常供二十人之飲。一核盡，一核所盛，已復中飲，飲盡隨更注水，隨盡隨盛。不可久置，久置則苦不可飲。名曰青田酒。

③ 寰宇志：**《明一統志》卷87"緬甸軍民宣慰使司"** 樹頭酒(樹類梭，高五六丈。結實大如掌，土人以麯納罐中，而以索懸其罐於實下，劃其實，取汁流于罐以爲酒，名曰樹頭酒。或不用麯，惟取其汁，熬爲白糖。其葉即貝葉，寫緬書用之。)

④ 一統志：**《明一統志》卷82"瓊州府"** 風俗……醖酒不用麯蘗(《寰宇記》有木曰嚴樹，擣其皮葉，浸以清水，以粳釀和之，或取石榴花葉和釀醖之，數日成酒，能醉人。)

⑤ 梁書：**《梁書》卷54"諸夷·海南諸國"** 其南界三千餘里有頓遜國……又有酒樹，似安石榴，采其花汁停瓮中，數日成酒。

⑥ 開寶：見2178頁注①。

⑦ 汪穎：**《食物本草》卷2"果類"** 椰子：肉，益氣，治風……

⑧ 異物志：**《異物志》** 椰樹高六七丈……食其膚，可以不饑。食其汁，則愈渴……

⑨ 珣：**《海藥》見《證類》卷14"椰子皮"** 有漿似酒，飲之不醉……多食動氣也。

⑩ 異物志：見本頁注⑧。

⑪ 開寶：見2178頁注①。

⑫ 李珣：**《海藥》見《證類》卷14"椰子皮"** ……主消渴，吐血，水腫，去風熱……

⑬ 震亨：**《衍義補遺·椰子》** 屬土而有水。生海外極熱之地，土人賴此解夏月暍渴，天之生物，蓋可見矣。

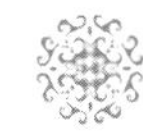

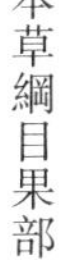

椰子皮。【修治】【頌①曰】不拘時月采其根皮,入藥炙用。一云:其實皮亦可用。【氣味】苦,平,無毒。【主治】止血,療鼻衄,吐逆霍亂,煮汁飲之。《開寶》②。治卒心痛,燒存性,研,以新汲水服一錢,極驗。時珍。○出《龔氏方》③。

殼。【主治】楊梅瘡筋骨痛,燒存性,臨時炒熱,以滚酒泡服二三錢,暖覆取汗,其痛即止,神驗。時珍。

無漏子《拾遺》④

【釋名】千年棗《開寶》⑤、萬歲棗《一統志》⑥、海棗《草木狀》⑦、波斯棗《拾遺》⑧、番棗《嶺表録異》⑨、金果《輟耕録》⑩。木名海椶《嶺表録》、鳳尾蕉。【時珍曰】無漏名義未詳。千年、萬歲,言其樹性耐久也。曰海,曰波斯,曰番,言其種自外國來也。金果,貴之也。曰椶,曰蕉,象其榦、葉之形也。番人名其木曰窟莽,名其實曰苦魯麻棗。苦麻、窟莽,皆番音相近也。

【集解】【藏器⑪曰】無漏子即波斯棗,生波斯國,狀如棗。【珣⑫曰】樹若栗木。其實若橡子,有三角。【頌⑬曰】按劉恂《嶺表録》云:廣州有一種波斯棗,木無旁枝,直聳三四丈,至巔四向,共生十餘枝,葉如椶櫚,彼土人呼爲海椶木。三五年一着子,每朵約三二十顆,都類北方青棗,但小爾。舶商亦有携本國者至中國,色類沙糖,皮肉軟爛,味極甘,似北地天蒸棗,而其核全别,兩頭不

---

① 頌:見2178頁注⑤。

② 開寶:見2178頁注①。

③ 龔氏方:(**按**:書佚,無可溯源。)

④ 拾遺:**《證類》卷23"一十三種陳藏器餘·無漏子"**　味甘,温,無毒。主温中益氣,除痰嗽,補虚損,好顔色,令人肥健。生波斯國,如棗。一云波斯棗。

⑤ 開寶:**《證類》卷23"仲思棗"**　……又有千年棗,生波斯國,亦稍温補,非此之儔也。

⑥ 一統志:**《明一統志》卷90"三佛齊國"**　……土産……萬歲棗……

⑦ 草木狀:**《南方草木狀》卷下**　海棗……其味極甘美,安邑御棗,無以加也……

⑧ 拾遺:見本頁注④。

⑨ 嶺表録異:**《嶺表録異》卷中**　波斯棗……葉如海椶……恂曾于番酋家食,本國將來者……/**《圖經》見《證類》卷23"大棗"**　……又廣州有一種波斯棗,木無傍枝,直聳三四丈,至巔四向,共生十餘枝,葉如椶櫚。彼土亦呼爲海椶木。三五年一著子,都類北棗,但差小耳。(**按**:《嶺表録異》未言"番棗""木名海椶"。《圖經》提及"波斯棗……彼土亦呼爲海椶木"。疑時珍據此臆定此二别名皆出《嶺表録異》。)

⑩ 輟耕録:**《輟耕録》卷27"金果"**　……實如棗而加大……識者謂即四川金果也……

⑪ 藏器:見本頁注④。

⑫ 珣:**《海藥》見《證類》卷23"一十三種陳藏器餘·無漏子"**　樹若栗木,其實如橡子,有三角……

⑬ 頌:**《圖經》見《證類》卷23"大棗"**　……又廣州有一種波斯棗,木無傍枝,直聳三四丈,至巔四向,共生十余枝,葉如椶櫚。彼土亦呼爲海椶木。三五年一著子,都類北棗,但差小耳。舶商亦有攜本國生者至南海,與此地人食之,云味極甘,似此中天蒸棗之類,然其核全别,兩頭不尖,雙卷而圓,如小塊紫礦。種之不生,疑亦蒸熟者。近亦少有將來者。(**按**:《圖經》未提及引用《嶺表録》,時珍後補。)

尖，雙卷而圓，如小塊紫礦，種之不生，蓋蒸熟者也。【時珍曰】千年棗雖有棗名，别是一物。南番諸國皆有之，即杜甫所賦海椶也。按段成式《酉陽雜俎》①云：波斯棗生波斯國，彼人呼爲窟莽。樹長三四丈，圍五六尺。葉似土藤，不凋。二月生花，狀如蕉花。有兩脚，漸漸開罅，中有十餘房。子長二寸，黄白色，狀如楝子，有核。六七月熟則子黑，狀類乾棗，食之味甘如飴也。又陶九成《輟耕録》②云：四川成都有金果樹六株，相傳漢時物也。高五六十丈，圍三四尋，挺直如矢，木無枝柯。頂上有葉如椶櫚，皮如龍鱗，葉如鳳尾，實如棗而大。每歲仲冬，有司具祭收采，令醫工以刀剥去青皮，石灰湯瀹過，入冷熟蜜浸换四次，瓶封進獻。不如此法，則生澀不可食。番人名爲苦魯麻棗，蓋鳳尾(焦)〔蕉〕也。一名萬歲棗，泉州有萬年棗，即此物也。又嵇含《草木狀》③云：海棗大如杯椀，以比安期海上如瓜之棗，似未得其詳也。巴旦杏亦名忽鹿麻，另是一物也。

實。【氣味】甘，温，無毒。【主治】補中益氣，除痰嗽，補虚損，好顔色，令人肥健。藏器④。消食止欬，治虚羸，悦人。久服無損。李珣⑤。

桄榔子宋《開寶》⑥【校正】自木部移入此。

【釋名】木名姑榔木《臨海異物志》⑦、麪木《伽藍記》⑧、董椶楊慎《卮言》⑨、鐵木。【時珍曰】其木似檳榔而光利，故名桄榔。姑榔，其音訛也。麪言其粉也，鐵言其堅也。

---

① 酉陽雜俎：**《酉陽雜俎》卷18"木篇"** 波斯棗出波斯國，波斯國呼爲窟莽。樹長三四丈，圍五六尺。葉似土藤，不凋。二月生花，狀如蕉花。有兩甲，漸漸開罅，中有十餘房。子長二寸，黄白色，有核。熟則子黑，狀類乾棗，味甘如餳，可食。

② 輟耕録：**《輟耕録》卷27"金果"** 成都府江瀆廟前，有樹六株，世傳自漢唐以来即有之。其樹高可五六十丈，圍約三四尋，挺直如矢，無他柯幹，頂上纔生枝葉，若椶櫚狀，皮如龍鱗，葉如鳳尾，實如棗而加大。每歲仲冬，有司具牲饌祭畢，然後采摘，金鼓儀衛迎入公廨，差點醫工，以刀逐箇劙去青皮，石灰湯焯過，入熬熟，冷蜜浸五七日，漉起控乾，再换熟蜜，如此三四次，却入瓶缶，封貯進獻。不如此修製，則生澀不可食。泉州萬年棗三株，識者謂即四川金果也。番中名爲苦魯麻棗，蓋鳳尾蕉也。

③ 草木狀：**《南方草木狀》卷下** 海棗……五年一實，實甚大，如杯盌……見安期生食臣棗，大如瓜，非誕説也。/**《明一統志》卷89"哈里"** 土産……巴旦杏(有似棗而甜者，名忽鹿麻。)(**按**：據溯源所得，時珍謂"巴旦杏亦名忽鹿麻"亦欠妥。)

④ 藏器：見2180頁注④。

⑤ 李珣：**《海藥》見《證類》卷23"一十三種陳藏器餘·無漏子"** ……止欬嗽，虚羸。悦人。久服無損也。

⑥ 開寶：**《開寶》見《證類》卷14"桄榔子"** 味苦，平，無毒。主宿血。其木似栟櫚堅硬。斫其内有麪，大者至數斛，食之不飢。其皮堪作綆。生嶺南山谷。

⑦ 臨海異物志：(**按**：《御覽》卷960"桄榔"所引此書無"姑榔木"一名。)

⑧ 伽藍記：**《洛陽伽藍記》卷1"城内"** 昭儀尼寺……堂前有酒樹、麵木……

⑨ 卮言：(**按**：未見原書，無法溯得其源。)

【集解】【頌①曰】桄榔木，嶺南、二廣州郡皆有之，人家亦植之庭院間。其木似栟櫚而堅硬，斫其内取麪，大者至數石，食之不飢。其皮至柔，堅韌可以作綆。其子作穗生木端，不拘時月采之。按劉恂《嶺表録》云：桄榔木枝葉並蕃茂，與檳榔小異。然葉下有鬚如粗馬尾，廣人采之以織巾子。得鹹水浸，即粗脹而韌，彼人以縛海舶，不用釘線。木性如竹，紫黑色，有文理而堅，工人解之以製博奕局。其樹皮中有屑如麪，可作餅食。【藏器②曰】按《臨海異物志》云：姑榔木生牂牁山谷。外皮有毛如棕櫚而散生。其木剛利如鐵，可作釤鋤，中（濕）〔石〕更利，惟中（焦）〔蕉〕則易敗爾，物之相伏如此。皮中有白粉，似稻米（粖）〔粉〕及麥麪，可作餅餌食，名桄榔麪。彼土少穀，常以牛酪食之。【時珍曰】桄榔，二廣、交、蜀皆有之。按郭義恭《廣志》③云：木大者四五圍，高五六丈，拱直無旁枝。巔頂生葉數十，破似棕葉，其木肌堅，斫入數寸，得粉赤黄色，可食。又顧玠《海槎録》④云：桄榔木身直如杉，又如棕櫚、椰子、檳榔、波斯棗、古散諸樹而稍異，有節似大竹。樹杪挺出數枝，開花成穗，緑色。結子如青珠，每條不下百顆，一樹近百餘條，團團懸掛若傘，極可愛。其木最重，色類花梨而多紋，番舶用代鐵鎗，鋒鋩甚利。○古散，亦木名，可爲杖，又名虎散。

子。【氣味】甘，平，無毒。【主治】破宿血。《開寶》⑤。

麪。【氣味】甘，平，無毒。【主治】作餅炙食腴美，令人不飢，補益虚羸損乏，腰脚無力。久服輕身辟穀。李珣⑥。

① 頌：**《圖經》見《證類》卷14"桄榔子"**　桄榔，生嶺南山谷，今二廣州郡皆有之，人家亦植於庭除間。其木似栟櫚而堅硬，斫其間有麪，大者至數石，食之不飢。其皮至柔，堅韌可以作綆。其子作穗生木端，不拘時月採之。《嶺表録異》云：桄榔木、枝葉並茂，與棗、檳榔等小異。然葉下有須如粗馬尾，廣人採之以織巾子。其須尤宜鹹水浸漬，即粗脹而韌，故人以此縛船，不用釘線。木性如竹，紫黑色，有文理，工人解之，以制博弈局……/**《御覽》卷960"桄榔"**　《嶺表録異》……此樹皮中有屑如麵，可爲餅食之。

② 藏器：**《拾遺》見《證類》卷14"桄榔子"**　陳藏器云：《華陽國志》云：郡少穀，取桄榔麪，以牛酪食之。《臨海志》曰：桄榔木作鋑鋤利如鐵，中石更利，惟中蕉根破之，物之相伏如此。其中有似米粉，中作餅餌食之得飽。有櫂木，皮中亦有白粉如白米，乾擣之，水林屑者，可作麪餅……

③ 廣志：**《御覽》卷960"桄榔"**　《廣志》曰：桄榔樹大四五圍，長五六丈，洪直，旁無枝條。其顛生葉似椶葉。斫其木，肥堅難傷，入數寸得麵。

④ 海槎録：**《海槎餘録》**　桄榔木類紵棵樹，樹抄挺出數枝，每枝必贅青珠數條，每條不下百餘夥，計一樹可得青珠百餘條，團團懸挂若傘蓋，然可愛也。其木最重，番舶用爲鎗以代鐵，其□重，鋒釯侔于鐵也。色類花梨，而多綜紋。/**《桂海虞衡志·志草木》**　桄榔木身直如杉，又如椶櫚，有節，似大竹，一幹挺上，高數丈，開數十穗，緑色。/**《證類》卷14"二十六種陳藏器餘·栟櫚木皮"**　……嶺南有虎散、桄榔、冬葉、蒲葵、椰子、檳榔、多羅等，皆相似……（**按**：時珍引文乃據此數節揉合成文。）

⑤ 開寶：見2181頁注⑥。

⑥ 李珣：**《海藥》見《證類》卷14"桄榔子"**　……木皮内有麵，食之極有補益，虚羸乏損，腰脚無力，久服輕身辟穀……

菞木麪菞音梭○《海藥》①【校正】自木部移入此。

【釋名】欀木音襄。【時珍曰】菞字韻書不載,惟孫愐《唐韻》②"莎"字註云:樹似桄榔。則菞字當作莎衣之莎,其葉離披如莎衣之狀,故謂之莎也。張勃《吴録·地理志》③言,交趾欀木,皮中有白粉如米屑,乾之搗末,以水淋過,似麪,可作餅食者,即此木也。後人訛欀爲莎,音相近爾。楊慎《卮言》④乃謂欀木即桄榔,誤矣。按左思《吴都賦》⑤云:麪有桄榔。又曰:文、欀、楨、橿。既是一物,不應兩用矣。

【集解】【珣⑥曰】按《蜀記》云:菞木生南中八郡。樹高十許丈,闊四五圍。峰頭生葉,兩邊行列如飛鳥翼。皮中有白麪石許,搗篩作餅,或磨屑作飯食之,彼人呼爲菞麪,輕滑美好,勝于桄榔麪也。【藏器⑦曰】菞木生嶺南山谷。大者木皮内出麪數斛,色黄白。【時珍曰】按劉欣期《交州記》⑧云:都勾樹似椶櫚,木中出屑如桄榔麪,可作餅餌。恐此即欀木也。

菞麪。【氣味】甘,平、温,無毒。【主治】補益虚冷,消食。李珣⑨。温補。久食不飢,長生。藏器⑩。

波羅蜜《綱目》

【釋名】曩伽結。【時珍曰】波羅蜜,梵語也。因此果味甘,故借名之。安南人名曩伽結,波斯人名婆那娑,佛林人名阿薩嚲,皆一物也。

【集解】【時珍曰】波羅蜜生交趾、南番諸國,今嶺南、滇南亦有之。樹高五六丈,樹類冬青而黑潤倍之。葉極光浄,冬夏不凋。樹至斗大方結實,不花而實出於枝間,多者十數枚,少者五六枚,

---

① 海藥:**《證類》卷12"八種海藥餘·菞木"** 謹按《蜀記》云:生南中八郡。樹高數十餘丈,闊四五圍,葉似飛鳥翼,皮中亦有麵,彼人作餅食之。《廣志》云:作飯餌之,輕滑美好。白勝桄榔麵。味平、温,無毒。主補虚冷,消食。彼人呼爲菞麵也。

② 廣韻:**《重修廣韻》卷2"下平聲·八"** 莎(草名,亦樹似桄榔,其樹出麪。蘇禾切。)

③ 地理志:**《齊民要術》卷10"五槃果蓏菜茹非中國物者第九十二·木緜"** 《吴録·地理志》曰:交趾有欀木,其皮中有如白米屑者,乾擣之,以水淋之似麵,可作餅。

④ 卮言:(**按**:未見原書,未能溯得其源。)

⑤ 吴都賦:**《文選》卷4"蜀都賦"** ……布有橦華,麪有桄榔……/**卷5"吴都賦"** ……文、欀、貞、橿……

⑥ 珣:見本頁注①。

⑦ 藏器:**《拾遺》見《證類》卷14"桄榔子"** 陳藏器云……又有莎木麵,温補,久服不飢長生。嶺南山谷,大者四五圍,麪數斛,土人取次爲餅。《蜀志》曰:莎木高大,生山膚嶺南中。《八郡志》曰:莎木皮出麪,大者百斛,色黄,鳩人部落食之……

⑧ 交州記:**《齊民要術》卷10"五槃果蓏菜茹非中國物者第九十二·都句"** 劉欣期《交州記》曰:都句樹似栟櫚,木中出屑如麵,可啖。

⑨ 李珣:見本頁注①。

⑩ 藏器:見本頁注⑦。

大如冬瓜,外有厚皮裹之,若栗毬,上有軟刺礧砢。五六月熟時,顆重五六斤,剥去外皮殼,内肉層疊如橘囊,食之味至甜美如蜜,香氣滿室。一實凡數百核,核大如棗。其中仁如栗黄,煮炒食之甚佳。果中之大者,惟此與椰子而已。

瓤。【氣味】甘、香、微酸,平,無毒。【主治】止渴解煩,醒酒益氣,令人悦澤。時珍。

核中仁。【氣味】同瓤。【主治】補中益氣,令人不飢輕健。時珍。

無花果《食物》①

【釋名】映日果《便民圖纂》②、優曇鉢《廣州志》③、阿駔音楚。○【時珍曰】無花果凡數種,此乃映日果也。即廣中所謂優曇鉢,及波斯所謂阿駔也。

【集解】【時珍曰】無花果出揚州及雲南,今吴、楚、閩、越人家,亦或折枝插成。枝柯如枇杷樹,三月發葉如花構葉。五月内不花而實,實出枝間,狀如木饅頭,其内虚軟。采以鹽漬,壓實令扁,日乾充果食。熟則紫色,軟爛甘味如柹而無核也。按《方輿志》④云:廣西優曇鉢不花而實,狀如枇杷。又段成式《酉陽雜俎》⑤云:阿駔出波斯,拂林人呼爲底珍樹。長丈餘,枝葉繁茂,有丫如蓖麻,無花而實,色赤類椑柹,一月而熟,味亦如柹。二書所説,皆即此果也。又有文光果、天仙果、古度子,皆無花之果,並附于左。

【附録】**文光果**。出景州。形如無花果,肉味如栗,五月成熟。**天仙果**。出四川。樹高八九尺,葉似荔枝而小,無花而實,子如櫻桃,纍纍綴枝間,六七月熟,其味至甘。宋祁《方物贊》⑥云:有子孫枝,不花而實。薄言采之,味埒蜂蜜。**古度子**。出交、廣諸州。樹葉如栗,不花而實,枝柯間生子,大如石榴及樝子而色赤,味醋,煮以爲粽食之。若數日不煮,則化作飛蟻,穿皮飛去也。

實。【氣味】甘,平,無毒。【主治】開胃,止洩利。汪穎⑦。治五痔,咽喉痛。時珍。

葉。【氣味】甘、微辛,平,有小毒。【主治】五痔腫痛,煎湯頻熏洗之,

---

① 食物:**《食物本草》卷2"果類"** 無花果:味甘。開胃,止泄痢。色如青李而稍長。

② 便民圖纂:(**按**:已查原書,未能溯得其源。)

③ 廣州志:**《明一統志》卷81"肇慶府"** 土産……優曇鉢(似琵琶,無花而實。)

④ 方輿志:**《方輿勝覽》卷37"新州"** 土産:異花(有花,曰優曇鉢,似琵琶,無花而實。)

⑤ 酉陽雜俎:**《酉陽雜俎》卷18"木篇"** 阿驛,波斯國呼爲阿駔,拂林呼爲底檷。樹長丈四五,枝葉繁茂。葉有五出,似椑麻。無花而實,實赤色,類椑子,味似甘柹。一月一熟。

⑥ 方物贊:**《益部方物略記》** 有子孫枝,不藹而實,薄言采之,味埒蜂蜜。右天仙果(樹高八九尺,無花,其葉似荔枝而小,子如櫻桃,纍纍綴枝間,六七月熟,味至甘。)

⑦ 汪穎:見本頁注①。

取效。震亨①。

阿(勃勒)〔勒勃〕《拾遺》②【校正】自木部移入此。

【釋名】婆羅門皂莢《拾遺》③、波斯皂莢。【時珍曰】婆羅門,西域國名;波斯,西南國名也。

【集解】【藏器④曰】阿勒勃生拂林國,狀似皂莢而圓長,味甘好喫。【時珍曰】此即波斯皂莢也。按段成式《酉陽雜俎》⑤云:波斯皂莢,彼人呼爲忽野簷,拂林人呼爲阿梨。樹長三四丈,圍四五尺。葉似枸櫞而短小,經寒不凋。不花而實,莢長二尺,中有隔。隔内各有一子,大如指頭,赤色至堅硬,中黑如墨,味甘如飴,可食,亦入藥也。

【附録】羅望子。【時珍曰】按《桂海志》⑥云:出廣西。殼長數寸,如(把)〔肥〕皂及刀豆,色正丹,内有二三子,煨食甘美。

子。【氣味】苦,大寒,無毒。【主治】心膈間熱風,心黄,骨蒸寒熱,殺三蟲。藏器⑦。炙黄入藥,治熱病,下痰,通經絡,療小兒疳氣。李珣⑧。

沙棠果《綱目》

【集解】【時珍曰】按《吕氏春秋》⑨云:果之美者,沙棠之實。今嶺外寧鄉、瀧水、羅浮山中皆有之。木狀如棠,黄花赤實,其味如李而無核。

實。【氣味】甘,平,無毒。【主治】食之却水病。時珍。○《山海經》⑩。

---

① 震亨:**《丹溪心法》卷2"痔瘡二十六"** 熏痔方:用無花果葉煮水,熏,少時再洗。又好醋沃,燒新磚,如法坐熏,良。

② 拾遺:**《證類》卷12"二十六種陳藏器餘·阿勒勃"** 味苦,大寒,無毒。主心膈間熱風,心黄,骨蒸寒熱,殺三蟲。生佛逝國,似皂莢圓長,味甜好吃,一名婆羅門皂莢也。

③ 拾遺:見上注。(**按**:陳明《漢譯佛經中的天竺藥名札記(二)》見《中醫藥文化》第13卷2期32-34頁,對佛經中"婆羅門皂莢"有詳論。)

④ 藏器:見上注。

⑤ 酉陽雜俎:**《酉陽雜俎》卷18"木篇"** 波斯皂莢,出波斯國,呼爲忽野詹默,拂林呼爲阿梨去伐。樹長三四丈,圍四五尺。葉似枸櫞而短小,經寒不凋。不花而實。其莢長二尺,中有隔,隔内各有一子,大如指頭,赤色,至堅硬,中黑如墨,甜如飴,可噉,亦入藥用。

⑥ 桂海志:**《桂海虞衡志·志果》** 羅望子殼長數寸,如肥皂,又如刀豆,色正丹,内有二三實,煨食甘美。

⑦ 藏器:見本頁注②。

⑧ 李珣:**《海藥》見《證類》卷12"二十六種陳藏器餘·阿勒勃"** 按《異域記》云:主熱病及下痰,殺蟲,通經絡。子療小兒疳氣。凡用,先炙令黄用。

⑨ 吕氏春秋:**《吕氏春秋》卷14"本味"** 果之美者,沙棠之實。

⑩ 山海經:**《山海經》卷2"西山經"** 西南中百里,曰昆侖之邱……有木焉,其狀如棠(棠,梨也),華黄赤實,其味如李而無核,名曰沙棠,可以禦水,食之使人不溺。

棎子音蟾○《拾遺》①

【集解】【藏器②曰】棎子似梨，生江南。左思《吴都賦》：棎、留禦霜，是也。【時珍曰】棎、留，二果名。按薛瑩《荆（陽）〔揚〕異物志》③云：棎子樹，南越、丹陽諸郡山中皆有之。其實如梨，冬熟味酢。劉子樹生交、廣、武平、興古諸郡山中。三月着花，結實如梨，七八月熟，色黄，味甘、酢，而核甚堅。

實。【氣味】甘，澀，平，無毒。【主治】生食之，止水痢。熟和蜜食之，去嗽。藏器④。

鹿目《拾遺》⑤【校正】自（木）〔草〕部移入此。

【釋名】鬼目。【藏器⑥曰】此出嶺南，狀如鹿目，故名。陶氏註豆蔻引"鹿目小冷"，即此也。後人訛爲鬼目。

【集解】【時珍曰】鬼目有草木三種，此乃木生者。其草鬼目别見草部"白英"下，又羊蹄菜亦名鬼目，並物異名同也。按劉欣期《交州記》⑦云：鬼目出交趾、九真、武平、興古諸處。樹高大似棠梨，葉似楮而皮白，二月生花，仍連着子，大者如木瓜，小者如梅、李，而小斜不周正。七八月熟，色黄味酸，以蜜浸食之佳。

【氣味】酸、甘，小冷，無毒。多食，發冷痰。藏器⑧。

---

① 拾遺：**《證類》卷23"一十三種陳藏器餘·棎子"**　味甘、澀，平，無毒。生食主水痢，熟者和蜜食之去嗽。子似梨，生江南。《吴都賦》云"棎榴禦霜"是也。

② 藏器：見上注。

③ 荆揚異物志：**《文選》卷5"吴都賦"**　……龍眼、橄欖、棎、榴禦霜結根……（薛瑩《荆楊已南異物志》曰……棎，棎子樹也。生山中，實似梨，冬熟味酸。丹陽諸郡皆有之。榴，榴子樹也。出山中，實亦如梨，核堅，味酸美。交趾獻之……）

④ 藏器：見本頁注①。

⑤ 拾遺：**《證類》卷11"一十一種陳藏器餘·鹿目"**　豆蔻注，陶云：鹿目小冷。按鹿目云：出嶺南，如鹿目，食之發冷痰，餘别無功。

⑥ 藏器：見上注。

⑦ 交州記：**《御覽》卷974"鬼目"**　《交州記》曰：鬼目，樹似棠梨，葉似楮，皮白，樹高大如木瓜而小，邪傾不周正。味酢，九月熟。又有草睬子亦如之，亦可爲糝。（周）〔因〕其草似鬼目。

⑧ 藏器：見本頁注⑤。

都桷子《拾遺》①

【釋名】構子。【時珍曰】桷,音角。《太平御覽》②作桶子,音同上聲。蓋傳寫之訛也。亦與楮構之構名同實異。陳祈暢《異物志》贊云:構子之樹,枝葉四布。名同種異,實味甜酢。果而無核,裏面如素。(拆)〔析〕酒止酲,更爲遺賂。

【集解】【珣曰】按徐表《南州記》③云:都桷子生廣南山谷。樹高丈餘,二月開花,連着實,大如鷄卵,七月熟。【時珍曰】按《魏王花木志》④云:都桷樹出九真、交趾,野生。二三月開花,赤色。子似木瓜,八九月熟,里民取食之,味酢,以鹽、酸漚食,或蜜藏皆可。一云狀如青梅。

實。【氣味】酸,澀,平,無毒。【主治】久食益氣止洩。藏器⑤。安神温腸,治痔。久服無損。李珣⑥。解酒,止煩渴。時珍。

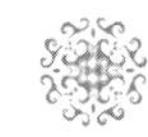

都念子《拾遺》⑦

【釋名】倒捻子詳下文。

【集解】【藏器⑧曰】杜寶《拾遺録》云:都念子生嶺南。隋煬帝時進百株,植于西苑。樹高丈餘,葉如白楊,枝柯長細。花心金色,花赤如蜀葵而大。子如小棗,蜜漬食之,甘美益人。【時珍曰】按劉恂《嶺表録》⑨云:倒捻子窠叢不大,葉如苦李。花似蜀葵,小而深紫,南中婦女多用染色。子如

---

① 拾遺:**《證類》卷23"一十三種陳藏器餘·都角子"** 味酸、澀,平,無毒。久食益氣,止泄。生南方。樹高丈餘,子如卵。徐表《南方記》云:都角樹,二月花,花連著實也。

② 太平御覽:**《御覽》卷972"果木部九·桶子"** 陳祁暢《異物志》曰:槃子之樹,枝葉四布。(枝葉滿蘇,如車蓋也。)名同種異,味實甜酢。(如作紙谷同名,而實大異也。)果而無核,裏面如素。析酒止酲,更爲遺賂。

③ 南州記:**《海藥》見《證類》卷23"一十三種陳藏器餘·都角子"** 謹按:徐表《南州記》云:生廣南山谷。二月開花,至夏末結實如卵。主益氣,安神,遺泄,痔,温腸。久服無所損也。

④ 魏王花木志:**《齊民要術》卷10"五穀果蓏菜茹非中國物者第九十二·都桷"** 《南方草物狀》曰:都桷樹野生,二月花,包仍連著實,八九月熟,一如雞卵。里民取食。(**按**:《魏王花木志》書佚,未能溯得有關佚文。今録與時珍所引近似之文以備參。)

⑤ 藏器:見本頁注①。

⑥ 李珣:見本頁注③。

⑦ 拾遺:**《證類》卷23"一十三種陳藏器餘·石都念子"** 味酸,小温,無毒。主痰嗽,噦氣。生嶺南。樹高丈餘,葉如白楊,花如蜀葵,正赤,子如小棗,蜜漬爲粉,甘美益人,隋朝植於西苑也。/**《大業拾遺録》** 南海郡送都念子樹一百株,敕付西苑十六院内種。此樹高一丈許,葉如白楊,枝柯長細花餘色葉正赤,似蜀葵而大。其子小於柿子。甘酸至美。蜜漬爲粽,益佳。(**按**:比較上二書所載,可知"石都念子"即"都念子"。)

⑧ 藏器:見上注。

⑨ 嶺表録:**《嶺表録異》卷中** 倒捻子,窠叢不大,葉如苦李,花似蜀葵小而深紫,南中婦女得以染色。有子如軟柿,頭上有四葉如柿蒂。食者必捻其蒂,故謂之倒捻子。或呼謂都捻子,蓋語訛也。其子外紫内赤,無核,食之甜軟。甚暖腹,兼益肌肉。

軟柹,外紫内赤,無核,頭上有四葉如柹蒂。食之必捻其蒂,故謂之倒捻子,訛而爲都念子也。味甚甘軟。

實。【氣味】甘、酸,小温,無毒。【主治】痰嗽噦氣。藏器①。暖腹臟,益肌肉。時珍。○《嶺表録》②。

都咸子《拾遺》③【校正】自木部移入此。

【集解】【藏器④曰】都咸子生廣南山谷。按徐表《南州記》云:其樹如李,子大如指。取子及皮、葉曝乾,作飲極香美也。【時珍曰】按嵇含《南方草木狀》⑤云:都咸樹出日南。三月生花,仍連着實,大如指,長三寸,七八月熟,其色正黑。

子及皮、葉。【氣味】甘,平,無毒。【主治】火乾作飲,止渴潤肺,去煩除痰。藏器⑥。去傷寒清涕,欬逆上氣,宜煎服之。李珣⑦。

摩厨子《拾遺》⑧

【集解】【藏器⑨曰】摩厨子生西域及南海并斯調國。子如瓜,可爲茹。其汁香美,如中國用油。陳祈暢《異物志》贊云:木有摩厨,生自斯調。厥汁肥潤,其澤如膏。馨香馥郁,可以煎熬。彼州之人,以爲嘉殽。【珣⑩曰】摩厨二月開花,四五月結實,如瓜狀。【時珍曰】又有齊墩果、德慶果,亦其類也,今附于左。

---

① 藏器:見前頁注⑦。

② 嶺表録:見前頁注⑨。

③ 拾遺:**《證類》卷13"四十五種陳藏器餘·都咸子及皮葉"** 味甘,平,無毒。主渴潤肺,去煩除痰,火乾作飲服之。生南方。樹如李,徐表《南州記》云:都咸樹子大如指,取子及皮,作飲極香美。

④ 藏器:見上注。

⑤ 南方草木狀:**《齊民要術》卷10"五穀果蓏菜茹非中國物者第九十二·都咸"** 《南方草木狀》曰:都咸樹野生,如手指大,長三寸,其色正黑,三月生花,〔?〕色,仍連著實,七八月熟。里民噉子及柯皮,乾〔作〕飲,芳香。出日南。(**按**:今本《南方草木狀》無此文。)

⑥ 藏器:見本頁注③。

⑦ 李珣:**《海藥》見《證類》卷13"四十五種陳藏器餘·都咸子及皮、葉"** ……主煩躁,心悶痰膈,傷寒清涕,欬逆上氣,宜煎服……

⑧ 拾遺:**《證類》卷23"一十三種陳藏器餘·摩廚子"** 味甘,香,平,無毒。主益氣,潤五藏,久服令人肥健。生西域及南海。子如瓜,可爲茹。《異物志》云:木有摩廚,生自斯調。厥汁肥潤,其澤如膏。馨香穓射,可以煎熬。彼州之人,仰以爲儲。斯調,國名也。

⑨ 藏器:見上注。

⑩ 珣:**《海藥》見《證類》卷23"一十三種陳藏器餘·摩廚子"** 謹按《異物志》云:生西域。二月開花,四月、五月結實如瓜許。益氣安神,養血生肌。久服健人也。

【附録】**齊墩果**。《酉陽雜俎》[①]云：齊墩樹生波斯及拂林國。高二三丈，皮青白，花似柚極香。子似楊桃，五月熟，西域人壓爲油以煎餅果，如中國之用巨勝也。**德慶果**。《一統志》[②]云：廣之德慶州出之。其樹冬榮，子大如盃，炙而食之，味如豬肉也。

實。【氣味】甘，香，平，無毒。【主治】益氣，潤五臟。久服令人肥健。藏器[③]。安神，養血，生肌，久服輕健。李珣[④]。

韶子《拾遺》[⑤]

【集解】【藏器[⑥]曰】韶子生嶺南。按裴淵《廣州志》云：韶葉如栗，赤色。子大如栗，有棘刺。破其皮，内有肉如豬肪，着核不離，味甘酢，核如荔枝。【時珍曰】按范成大《虞衡志》[⑦]云：廣南有山韶子，夏熟，色紅，肉如荔枝。又有藤韶子，秋熟，大如鳧卵柹也。

實。【氣味】甘，温，無毒。【主治】暴痢，心腹冷氣。藏器[⑧]。

馬檳榔《會編》[⑨]

【釋名】馬金囊《雲南志》[⑩]、馬金南《記事珠》[⑪]、紫檳榔《綱目》。

【集解】【時珍曰】馬檳榔生滇南金齒、沅江諸夷地。蔓生，結實大如葡萄，紫色味甘。内有核，頗似大楓子而殼稍薄，團長斜扁不等。核内有仁亦甜。

實。【氣味】甘，寒，無毒。

---

① 酉陽雜俎：**《酉陽雜俎》卷18“木篇”** 齊暾樹出波斯國，亦出拂林國，拂林呼爲齊虚（音湯兮反）樹，長二三丈，皮青白，花似柚，極芳香，子似楊桃，五月熟，西域人壓爲油，以煮餅果，如中國之用巨勝也。

② 一統志：**《明一統志》卷81“肇慶府”** 山川……端山（在德慶州東二十里……《輿地志》：山有樹，冬榮，其子大於杯，炙而食之，味如豬肉。）

③ 藏器：見2188頁注⑧。

④ 李珣：見2188頁注⑩。

⑤ 拾遺：**《證類》卷23“一十三種陳藏器餘・韶子”** 味甘，温，無毒。主暴痢，心腹冷。生嶺南。子如栗，皮、肉，核如荔枝。《廣志》云：韶葉似栗，有刺，斫皮，内白脂如豬，味甘、酸，亦云核如荔枝也。

⑥ 藏器：見上注。

⑦ 虞衡志：**《桂海虞衡志・志果》** 山韶子色紅，肉如荔枝……藤韶子，大如鳧卵柹……秋實。

⑧ 藏器：見本頁注⑤。

⑨ 會編：（**按**：或出《本草會編》。書佚，無可溯源。）

⑩ 雲南志：**《明一統志》卷87“永昌軍民府”** 土産……紫檳榔，馬金囊。（狀類白豈蔻。嚼塗惡瘡甚效。或食一枚，飲冷水即無所傷。）

⑪ 記事珠：**《記事珠》卷3“花木門・藥草”** 檳榔……馬金南，馬金囊……

核仁。【氣味】苦、甘，寒，無毒。【機[①]曰】凡嚼之者，以冷水一口送下，其甜如蜜，亦不傷人也。【主治】產難，臨時細嚼數枚，井華水送下，須臾立產。再以四枚去殼，兩手各握二枚，惡水自下也。欲斷產者，常嚼二枚，水下。久則子宮冷，自不孕矣。汪機[②]。傷寒熱病，食數枚，冷水下。又治惡瘡腫毒，内食一枚，冷水下。外嚼塗之，即無所傷。時珍。

枳椇音止矩○《唐本草》[③]【校正】自木部移入此，併入《拾遺[④]·木蜜》。

【釋名】蜜屈律音止距、蜜屈律《廣記》[⑤]、木蜜《拾遺》[⑥]、木餳同上[⑦]、木珊瑚《廣志》[⑧]、雞距子蘇文[⑨]、雞爪子俗名。木名白石木唐註[⑩]、金鉤木地志[⑪]、枅栱音雞拱、交加枝。【時珍曰】枳椇，徐鍇註《説文》[⑫]作欂椒，又作枳枸，皆屈曲不伸之意。此樹多枝而曲，其子亦卷曲，故以名之。曰蜜、曰(錫)〔餳〕，因其味也。曰珊瑚、曰雞距、曰雞爪，象其形也。曰交加、曰枅栱，言其實之紐屈也。枅栱，枋梁之名。按《雷公炮炙序》[⑬]云："弊箄淡鹵，如酒霑交。"註云：交加枝，即蜜欂椒也。又《詩話》[⑭]云：子生枝端，横折歧出，狀若枅栱，故土人謂之枅栱也。珍

---

① 機：(**按**：或出《本草會編》。書佚，無可溯源。)

② 汪機：(**按**：或出《本草會編》。書佚，無可溯源。)

③ 唐本草：**《唐本草》見《證類》卷 14"枳椇"**　味甘，平，無毒。主頭風，小腹拘急。一名木蜜。其木皮，温，無毒。主五痔，和五藏。以木爲屋，屋中酒則味薄，此亦奇物。

④ 拾遺：**《證類》卷 12"二十六種陳藏器餘·木蜜"**　味甘，平，無毒。止渴除煩，潤五藏，利大小便，去膈上熱。功用如蜜。樹生。南方枝、葉俱可噉。亦煎食如飴，今人呼白石木蜜。子名枳椇，味甜。《本經》云：木蜜，非此中汁如蜜也。崔豹《古今注》云：木蜜生南方，合體甜軟可噉，味如蜜，老枝煎取倍甜，止渴也。

⑤ 廣記：**《爾雅翼》卷 9"椇"**　……椇，今人謂之枅狗，又謂之蜜曲録。(**按**：未能溯得《廣記》有"蜜曲律"一名。今録其近似名以備參。)

⑥ 拾遺：見本頁注②。(**按**："木蜜"最早見於《唐本草》，非《拾遺》。)

⑦ 同上：**《古今注》卷下"草木第六"**　枳椇子，一名樹蜜，一名木餳……(**按**："木餳"最早見於晉·崔豹《古今注》，非《拾遺》。)

⑧ 廣志：**《御覽》卷 974"枳椇"**　《廣志》曰：枳椇葉似柳，子似珊瑚……

⑨ 蘇文：**《蘇沈良方》卷 5"治消渴方"**　……今俗訛謂之雞矩子……

⑩ 唐註：**《唐本草》見《證類》卷 14"枳椇"**　《唐本》注云：其樹徑尺，木名白石……

⑪ 地志：(**按**：何處地志不明，無法溯得其源。)

⑫ 説文：**《丹鉛續録》卷 1"易·南山有枸"**　……《本草》：枳椇……《説文》作極字，從禾。欂，極也。徐鍇云：欂極屈曲不伸之意。欂極之果，其狀詰屈，亦取此爲名。(**按**：未能溯得徐鍇註《説文》有關枳椇之文。今轉引二手資料所録相關文字。)

⑬ 雷公炮炙序：**《證類》卷 1"雷公炮炙論序"**　弊箄淡鹵，(常使者甑中箄，能淡鹽味。)如酒沾交。(今蜜枳繳枝，又云交加枝。)

⑭ 詩話：**《丹鉛續録》卷 1"易·南山有枸"**　……《詩詁》云：狀似枅栱，土人謂枅栱木，通作椇……(**按**："詩話"疑爲"詩詁"之誤。)

謂：枅栱及俗稱雞距，蜀人之稱桔枸、棘枸，滇人之稱雞橘子，巴人之稱金鈎，廣人之稱結留子，散見書記者，皆枳椇、雞距之字，方音轉異爾。俗又訛雞爪爲曹公爪，或謂之梨棗樹，或謂之癩漢指頭。崔豹《古今注》①一名樹蜜，一名木石，皆一物也。

【集解】【恭②曰】枳椇子其樹徑尺，木名白石，葉如桑柘。其子作房似珊瑚，核在其端，人皆食之。【頌③曰】此《詩·小雅》所謂"南山有枸"也。陸機《疏義》云：賛枸樹高大如白楊，所在皆有，枝柯不直。子着枝端，噉之甘美如飴，八九月熟，江南特美之，謂之木蜜。能敗酒味，若以其木爲柱，則屋中之酒皆薄也。【詵④曰】昔有南人脩舍用此木，誤落一片入酒甕中，酒化爲水也。【藏器⑤曰】木蜜樹生南方，人呼白石木，枝葉俱甜。嫩葉可生噉，味如蜜。老枝細破，煎汁成蜜，倍甜，止渴解煩也。【時珍曰】枳椇木高三四丈，葉圓大如桑、柘，夏月開花。枝頭結實如雞爪形，長寸許，紐曲，開作二三岐，儼若雞之足距。嫩時青色，經霜乃黄。嚼之味甘如蜜。每開岐盡處，結一二小子，狀如蔓荆子，内有扁核赤色，如酸棗仁形。飛鳥喜巢其上，故宋玉賦⑥云：枳枸來巢。《曲禮》⑦云"婦人之贄，椇、榛、脯脩"，即此也。鹽藏荷裹，可以備冬儲。

實。【氣味】甘，平，無毒。【詵⑧曰】多食發蚘蟲。【主治】頭風，小腹拘急。《唐本》⑨。止渴除煩，去膈上熱，潤五臟，利大小便，功用同蜂蜜。枝、葉煎膏亦同。藏器⑩。止嘔逆，解酒毒，辟蟲毒。時珍。

【發明】【震亨⑪曰】一男子年三十餘，因飲酒發熱，又兼房勞虚乏。乃服補氣血之藥，加葛根以解酒毒。微汗出，人反懈怠，熱如故。此乃氣血虚，不禁葛根之散也。必須雞距子解其毒，遂煎

---

① 古今注：**《古今注》卷下"草木第六"** 枳椇子，一名樹蜜，一名木餳，實形拳曲，核在實外，味甜美如餳蜜。一名白石，一名白實，一名木石，一名木實，一名枳椇。

② 恭：**《唐本草》見《證類》卷14"枳椇"** 《唐本》注云：其樹徑尺，木名白石，葉如桑柘。其子作房似珊瑚，核在其端，人皆食之。

③ 頌：**《圖經》見《證類》卷14"接骨木"** ……即《詩·小雅》所謂"南山有枸"是也。陸機云：枸，枝枸也。木似白楊，所在山中皆有，枝枸不直，啖之甘美如飴。八、九月熟，謂之木蜜。本從南方來。能敗酒。若以爲屋柱，則一屋之酒皆薄。

④ 詵：**《食療》見《證類》卷14"枳椇"** ……昔有南人修舍用此，誤有一片落在酒甕中，其酒化爲水味。

⑤ 藏器：見2190頁注③。

⑥ 宋玉賦：**《醫説》卷5"消渴·又"** ……宋玉云："枳枸來巢"，以其實如鳥乳，故能来巢。今俗訛謂之雞矩子，亦謂之癩漢指頭蓋，取其似也……(**按**："枳枸來巢"不見於《楚辭》。時珍所引，或出《醫説》，又將"宋玉"改作"宋玉賦"。)

⑦ 曲禮：**《御覽》卷974"枳椇"** 《禮記·曲禮下》曰：婦人之贄，椇、榛、脯、脩、棗、栗。

⑧ 詵：**《食療》見《證類》卷14"枳椇"** 多食發蛔蟲……

⑨ 唐本：見2190頁注②。

⑩ 藏器：見2190頁注③。

⑪ 震亨：**《丹溪治法心要》卷8"附醫案拾遺"** 一人年五十六，好飲酒，患傷寒，發熱口乾，似火燒。補中益氣湯加雞(柜)〔距〕子、當歸、川芎、芍藥、地黄汁、甘蔗汁。(**按**：此文雖與時珍所引多異，然發明之意同，故録之備參。)

藥中加而服之,乃愈。【時珍曰】枳椇,本草止言木能敗酒,而丹溪朱氏治酒病往往用其實,其功當亦同也。按《蘇東坡集》①云:眉山揭潁臣病消渴,日飲水數斗,飯亦倍常,小便頻數。服消渴藥逾年,疾日甚。自度必死。予令延蜀醫張肱診之。笑曰:君幾誤死。乃取麝香當門子以酒濡濕,作十許丸,用棘枸子煎湯吞之,遂愈。問其故,肱曰:消渴消中皆脾弱腎敗,土不制水而成疾。今潁臣脾脉極熱而腎氣不衰,當由果實、酒物過度,積熱在脾,所以食多而飲水。水飲既多,溺不得不多,非消非渴也。麝香能制酒果花木。棘枸亦勝酒,屋外有此木,屋内釀酒多不佳。故以此二物爲藥,以去其酒果之毒也。棘枸實如雞距,故俗謂之雞距,亦曰癩漢指頭。食之如牛乳,本草名枳椇,小兒喜食之。吁!古人重格物,若肱蓋得此理矣,醫云乎哉。

木汁。【氣味】同枳椇。

【附方】新一。腋下狐氣。用桔枸樹鑿孔,取汁一二碗,用青木香、東桃、西柳、七婦人乳一處煎一二沸。就熱於五月五日雞叫時洗了,將水放在十字路口,速回勿顧,即愈。只是他人先遇者,必帶去也。桔枸樹即梨棗樹也。胡濙《衛生易簡方》②。

木皮。【氣味】甘,温,無毒。【主治】五痔,和五臟。《唐本》③。

---

① 蘇東坡集:**《蘇沈良方》卷5"治消渴方"** 眉山有楊穎臣者,長七尺,健飲啖,倜儻人也。忽得消渴疾,日飲水數斗,食倍常,而數溺。消渴藥服之逾年,疾日甚。自度必死,治棺衾,囑其子於人。蜀有良醫張元隱之子,不記其名,爲診脉。笑曰:君幾誤死矣。取麝香當門子,以酒濡之,作十許丸。取枳枸子爲湯飲之,遂愈。問其故,張生言,消渴消中,皆脾衰而腎憊。土不能勝水,腎液不上泝,乃成此疾。今診穎臣脾脉極熱,而腎不衰。當由果實酒過度,虛熱在脾,故飲食兼人而多飲水。水多,不得不多溺也,非消渴也。麝香能敗酒,瓜果近輒不植,而枳枸子亦能勝酒。屋外有此木,屋中釀酒不熟,以其木爲屋,其下亦不可釀酒,故以此二物爲藥,以去酒菓之毒也……今俗訛謂之雞矩子,亦謂之癩漢指頭,蓋取其似也。嚼之如乳,小兒喜食之。

② 衛生易簡方:**《衛生易簡方》卷6"腋氣"** 治腋氣……又方:用橘枸樹鑿孔,取水一二碗,用青木香、東桃、西柳、七姓婦人乳奶,一處煎一二沸,就熱五月五日雞叫時洗了,其水放在十字路口,莫倒望走回,疾即除。只是他人誤先遇者帶去。橘枸即梨棗樹也。

③ 唐本:見2190頁注②。

本草綱目果部目録第三十二卷

果之四　味類一十三種

秦椒《本經》　蜀椒《本經》　崖椒《圖經》　蔓椒《本經》

地椒《嘉祐》　胡椒《唐本》　畢澄茄《開寶》〇山胡椒附

吴茱萸《本經》　食茱萸《唐本》〇即辣子　鹽麩子《開寶》〇咸平、酸角、鹹草附

醋林子《圖經》　茗《唐本》〇即茶　皋蘆《拾遺》

右附方舊五十四,新九十六。

本草綱目果部第三十二卷

果之四　味類一十三種

秦椒《本經》①中品【校正】自木部移入此。

【釋名】大椒《爾雅》②、榝毀、花椒。

【集解】【《别録》③曰】秦椒生泰山(山)〔川〕谷及秦嶺上,或瑯琊。八月、九月采實。【弘景④曰】今從西來。形似椒而大,色黄黑,味亦頗有椒氣。或云即今樛樹子。樛乃豬椒,恐謬。【恭⑤曰】秦椒樹、葉及莖、子都似蜀椒,但味短、實細爾。藍田、秦嶺間大有之。【頌⑥曰】今秦、鳳、明、越、金、商州皆有之。初秋生花,秋末結實,九月、十月采之。《爾雅》云:榝,大椒。郭璞注云:椒叢生,實大者爲榝也。《詩·唐風》云:椒聊之實,繁衍盈升。陸機《疏義》云:椒樹似茱萸,有針刺。葉堅而滑澤,味亦辛香。蜀人作茶,吴人作茗,皆以其葉合煮爲香。今成皐諸山有竹葉椒,其木亦如蜀椒,小毒熱,不中合藥也,可入飲食中及蒸雞、豚用。東海諸島上亦有椒,枝、葉皆相似。子長而不圓,甚香,其味似橘皮。島上麞、鹿食其葉,其肉自然作椒、橘香。今南北所生一種椒,其實大於蜀

---

① 本經:**《本經》《别録》(《藥對》)見《證類》卷13“秦椒”**　**味辛,温,**生温熟寒,有毒。**主風邪氣,温中除寒痺,堅齒髮,明目,**療喉痺,吐逆,疝瘕,去老血,産後餘疾腹痛,出汗,利五藏。**久服輕身,好顔色,耐老增年通神。**生太山川谷及秦嶺上,或琅邪。八月、九月採實。(惡栝樓、防葵,畏雌黄。)

② 爾雅:**《爾雅·釋木》(郭注)**　榝,大椒。(今椒樹,叢生,實大者名爲榝。)

③ 别録:見本頁注①。

④ 弘景:**《集注》見《證類》卷13“秦椒”**　陶隱居云:今從西來。形似椒而大,色黄黑,味亦頗有椒氣。或呼爲大椒。又云:即今樛樹。而樛子是豬椒,恐謬。

⑤ 恭:**《唐本草》見《證類》卷13“秦椒”**　《唐本》注云:秦椒樹,葉及莖、子都似蜀椒,但味短實細。藍田南、秦嶺間大有也。

⑥ 頌:**《圖經》見《證類》卷13“秦椒”**　秦椒……今秦、鳳、及明、越、金、商州皆有之。初秋生花,秋末結實,九月、十月採……《爾雅》云:榝,大椒。郭璞云:椒叢生,生實大者名爲榝。《詩·唐風》云:椒聊且。陸機疏云:椒似茱萸,有針刺。莖葉堅而滑。蜀人作茶,吴人作茗,皆合煮其葉以爲香。今成皋諸山謂之竹葉椒,其木亦如蜀椒,少毒熱,不中合藥,可著飲食中。又用蒸雞、豚最佳。東海諸島上亦有椒,枝、葉皆相似,子長而不圓,甚香,其味似橘皮。島上麞、鹿食其葉,其肉自然作椒、橘香。而今南北所生一種椒,其實大於蜀椒。與陶及郭、陸之説正相合,當以實大者爲秦椒……

椒,與陶氏及郭、陸之説正相合,當以實大者爲秦椒也。【宗奭[①]曰】此秦地所産者,故言秦椒。大率椒株皆相似,但秦椒葉差大,粒亦大而紋低,不若蜀椒皺紋(爲高)〔高爲〕異也。然秦地亦有蜀椒種。【時珍曰】秦椒,花椒也。始産于秦,今處處可種,最易蕃衍。其葉對生,尖而有刺。四月生細花。五月結實,生青熟紅,大於蜀椒,其目亦不及蜀椒目光黑也。《范子計然》[②]云:蜀椒出武都,赤色者善;秦椒出隴西天水,粒細者善。蘇頌謂其秋初生花,蓋不然也。

【修治】同蜀椒。

椒紅。【氣味】辛,温,有毒。【《别録》[③]曰】生温、熟寒,有毒。【權[④]曰】苦、辛。【之才[⑤]曰】惡栝樓、防葵,畏雌黄。【主治】除風邪氣,温中,去寒痺,堅齒髮,明目。久服輕身,好顔色,耐老,增年,通神。《本經》[⑥]。療喉痺,吐逆,疝瘕,去老血,産後餘疾腹痛,出汗,利五臟。《别録》[⑦]。上氣欬嗽,久風濕痺。孟詵[⑧]。治惡風遍身,四肢𤸷痺,口齒浮腫摇動,女人月閉不通,産後惡血痢,多年痢,療腹中冷痛,生毛髮,滅瘢。甄權[⑨]。能下腫濕氣。震亨[⑩]。

【附方】舊六(新)。膏(痺)〔癉〕尿多。其人飲少。用秦椒二分出汗,瓜蒂二分,爲(漠)〔末〕。水服方寸匕,日三服。《傷寒類要》[⑪]。手足心腫。乃風也,椒、鹽末等分,醋和傅之良。《肘後方》[⑫]。損瘡中風。以麪作餛飩,包秦椒,于灰中燒之令(熟)〔熱〕,斷〔使〕開口,封于瘡上,冷即易之。孟詵《食療》[⑬]。久患口瘡。大椒去閉口者,水洗麪拌,煮作粥,空腹吞之,以

---

① 宗奭:**《衍義》卷14"秦椒"** 此秦地所實者,故言秦椒。大率椒株皆相似,秦椒但葉差大,椒粒亦大而紋低,不若蜀椒皺紋高爲異也。然秦地亦有蜀種椒。如此區别。

② 范子計然:**《嘉祐》見《證類》卷13"秦椒"** 《范子計然》云:蜀椒出武都,赤色者善。秦椒出天水隴西,細者善。

③ 别録:見2194頁注①。

④ 權:**《藥性論》見《證類》卷13"秦椒"** 秦椒,君,味苦、辛……

⑤ 之才:**古本《藥對》** 見2194頁注①括號中七情文。

⑥ 本經:見2194頁注①白字。

⑦ 别録:見2194頁注①。

⑧ 孟詵:**《食療》見《證類》卷14"蜀椒"** ……粒大者主上氣咳嗽,久風濕痺……

⑨ 甄權:**《藥性論》見《證類》卷13"秦椒"** ……能治惡風遍身,四肢𤸷痺,口齒浮腫摇動,主女人月閉不通,治産後惡血痢,多年痢,主生髮,療腹中冷痛。

⑩ 震亨:**《衍義補遺·秦椒》** ……能下水腫濕,凡使以蜀椒爲佳……

⑪ 傷寒類要:**《證類》卷13"秦椒"** 《傷寒類要》治膏癉,其人飲少、小便多方:秦椒一分出汗,瓜蒂二分末。水服方寸匕,日三服。

⑫ 肘後方:**《證類本草》卷13"秦椒"** 《肘後方》:手足心風腫:椒、鹽末等分,醋和傅之,良。(**按**:今本《肘後方》無此方。)

⑬ 食療:**《食療》見《證類》卷13"秦椒"** 孟詵云……又損瘡中風者,以麪作餛飩,灰中燒之,使熱斷,使口開,封其瘡上,冷即易之。)

飯壓下。重者可再服，以瘥爲度。《食療本草》①。牙齒風痛。秦椒煎醋含漱。孟詵《食療》②。百蟲入耳。椒末一錢，醋半盞浸良久，少少滴入，自出。《續十(金)〔全〕方》③。

蜀椒《本經》④下品【校正】自木部移入此。

【釋名】巴椒《别録》⑤、漢椒《日華》⑥、川椒《綱目》、南椒《炮炙論》⑦、蓎藙唐毅、點椒。【時珍曰】蜀，古國名。漢，水名。今川西成都、廣漢、潼川諸處是矣。巴，亦國名，又水名。今川東、重慶、夔州、順慶、閬中諸處是矣。川則巴蜀之總稱，因岷、沱、黑、白四大水，分東、西、南、北，爲四川也。

【集解】【《别録》⑧曰】蜀椒生武都山谷及巴郡。八月采實，陰乾。【弘景⑨曰】蜀郡北(郡)〔部〕人家種之。皮肉厚，腹裏白，氣味濃。江陽、晉康及建平間亦有而細赤，辛而不香，力勢不如巴郡者。【恭⑩曰】今出金州西(域)〔城〕最佳。【頌⑪曰】今歸、峽及蜀川、陝、洛間人家多作園圃種之。木高四五尺，似茱萸而小，有針刺。葉堅而滑，可煮飲食。四月結子無花，但生于枝葉間，顆如小豆而圓，皮紫赤色，八月采實，焙乾。江淮、北土亦有之，莖(葉)〔實〕都相類，但不及蜀中者良而皮厚、裹白、味烈也。【時珍曰】蜀椒肉厚皮皺，其子光黑，如人之瞳人，故謂之椒目。他椒子雖光黑，亦不似之。若土椒，則子無光彩矣。

---

① 食療本草:**《食療》見《證類》卷 13"秦椒"** 孟詵云……又法:去閉口者水洗，麪拌煮作粥。空腹吞之，以飯壓之，重者可再服，以差爲度。(**按**:《證類》卷 14"蜀椒"條《食療》有同方。該方於"去閉口者洗之"前有"久患口瘡"四字。時珍移來作主治。)

② 食療:**《食療》見《證類》卷 13"秦椒"** 孟詵云……若齒痛，醋煎含之。

③ 續十全方:**《證類》卷 13"秦椒"** 《續十全方》:治蟲入耳。椒末一錢，醋半盞浸良久，少少灌耳，蟲自耳出。

④ 本經:**《本經》《别録》(《藥對》)見《證類》卷 14"蜀椒"** 味辛，温、大熱，有毒。主邪氣欬逆，温中，逐骨節皮膚死肌，寒濕痺痛，下氣，除六腑寒冷，傷寒温瘧，大風汗不出，心腹留飲宿食，腸澼下痢，洩精，女子字乳餘疾，散風邪瘕結，水腫黄疸，鬼疰蠱毒，殺蟲、魚毒。久服之頭不白，輕身增年。開腠理，通血脉，堅齒髮，調關節，耐寒暑，可作膏藥。多食令人乏氣。口閉者殺人。一名巴椒，一名蓎藙。生武都川谷及巴郡。八月採實、陰乾。(杏人爲之使，畏款冬。)

⑤ 别録:見上注。

⑥ 日華:**《日華子》見《證類》卷 14"蜀椒"** 漢椒，破癥結，開胃……

⑦ 炮炙論:**《炮炙論》見《證類》卷 14"蜀椒"** 雷公云:一名南椒……

⑧ 别録:見本頁注④。

⑨ 弘景:**《集注》見《證類》卷 14"蜀椒"** 陶隱居云:出蜀都北部，人家種之。皮肉厚，腹裏白，氣味濃。江陽、晉原及建平間亦有而細赤，辛而不香，力勢不如巴郡……

⑩ 恭:**《唐本草》見《證類》卷 14"蜀椒"** ……今椒出金州西城者最善。

⑪ 頌:**《圖經》見《證類》卷 14"蜀椒"** 蜀椒……今歸、峽及蜀川、陝洛間人家多作園圃種之。高四五尺，似茱萸而小，有針刺。葉堅而滑，可煮飲食，甚辛香。四月結子，無花，但生於葉間，如小豆顆而圓，皮紫赤色，八月採實，焙乾。此椒，江淮及北土皆有之，莖、實都相類，但不及蜀中者皮肉厚，腹裏白，氣味濃烈耳……

【修治】【斅①曰】凡使南椒須去目及閉口者，以酒拌濕蒸，從巳至午，放冷密蓋，無氣後取出，便入瓷器中，勿令傷風也。【宗奭②曰】凡用秦椒、蜀椒，並微炒使出汗，乘熱入竹筒中，以梗擣去裹面黄殼，取紅用，未盡再擣。或只炒熱，隔紙鋪地上，以椀覆，待冷碾取紅用。

椒紅。【氣味】辛，温，有毒。【《别録》③曰】大熱。多食，令人乏氣喘促。口閉者殺人。【詵④曰】五月食椒，損氣傷心，令人多忘。【李（廷）〔鵬〕飛⑤曰】久食令人失明，傷血脉。【之才⑥曰】杏仁爲之使，得鹽味佳，畏款冬花、防風、附子、雄黄。可收水銀。中其毒者，（京）〔凉〕水、麻仁漿解之。【主治】邪氣欬逆，温中，逐骨節皮膚死肌寒（熱）〔濕〕痺痛，下氣。久服頭不白，輕身增年。《本經》⑦。除六腑寒冷，傷寒温瘧，大風汗不出，心腹留飲宿食，腸澼下痢，洩精，女子字乳餘疾，散風邪瘕結，水腫黄疸，鬼疰蠱毒，殺蟲魚毒。久服開腠理，通血脉，堅齒髮，明目，調關節，耐寒暑。可作膏藥。《别録》⑧。治頭風下淚，腰脚不遂，虚損留結，破血，下諸石水，治欬嗽，腹内冷痛，除齒痛。甄權⑨。破癥結，開胸，治天行時氣，産後宿血，壯陽，療陰汗，暖腰膝，縮小便，止嘔逆。大明⑩。通神去老，益血，利五臟，下乳汁，滅瘢，生毛髮。孟詵⑪。散寒除濕，解鬱結，消宿食，通三焦，温脾胃，補右腎命門，殺蚘蟲，止泄瀉。時珍。

---

① 斅：**《炮炙論》見《證類》卷14“蜀椒”** 雷公云：一名南椒。凡使，須去目及閉口者不用，其椒子先須酒拌令濕蒸，從巳至午，放冷密蓋，除向下火四畔，無氣後取出，便入瓷器中盛，勿令傷風用也。

② 宗奭：**《衍義》卷15“蜀椒”** 須微炒使汗出，又須去附紅黄殼。去殼之法：先微炒，乘熱入竹筒中，以梗舂之，播取紅。如未盡，更揀更舂，以盡爲度。凡用椒須如此……

③ 别録：見2196頁注④。

④ 詵：**《食療》見《證類》卷14“蜀椒”** ……十月勿食……/**《證類》卷14“蜀椒”** 孫真人云：十月勿食椒，食之損氣傷心，令人多忘。

⑤ 李鵬飛：**《延壽書》卷3“五味”** 紅椒久食失明乏氣，合口者害人，十月勿食。椒損人心，傷血脉，多忘……

⑥ 之才：**古本《藥對》** 見2196頁注④括號中七情文。（**按**：本條除“杏仁爲之使……畏款冬花”見於《别録》文後、“畏雄黄”見於《藥性論》之外，其餘相畏、解毒内容均未能溯得其源。）

⑦ 本經：見2196頁注④白字。

⑧ 别録：見2196頁注④。

⑨ 甄權：**《藥性論》見《證類》卷14“蜀椒”** 蜀椒……能治冷風頑頭風，下淚，腰脚不遂，虚損留結，破血，下諸石水，能治嗽，主腹内冷而痛，除齒痛……

⑩ 大明：**《日華子》見《證類》卷14“蜀椒”** 漢椒，破癥結，開胃，治天行時氣温疾，産後宿血，治心腹氣，壯陽，療陰汗，暖腰膝，縮小便……

⑪ 孟詵：**《食療》見《證類》卷14“蜀椒”** 《食療》云……又椒，温，辛，有毒。主風邪腹痛，痺寒，温中，去齒痛，堅齒髮，明目，止嘔逆，滅瘢，生毛髮，出汗，下氣，通神去老，益血，利五藏。治生産後諸疾，下乳汁……

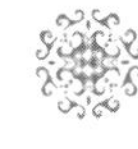

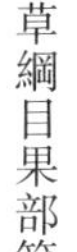

【發明】【頌①曰】服食方，單服椒紅補下，宜用蜀椒乃佳。段成式言：椒氣下達，餌之益下，不上衝也。【時珍曰】椒純陽之物，乃手足太陰、右腎命門氣分之藥。其味辛而麻，其氣温以熱。稟南方之陽，受西方之陰。故能入肺散寒，治欬嗽；入脾除濕，治風寒濕痺，水腫瀉痢；入右腎補火，治陽衰溲數，足弱久痢諸證。一婦年七十餘，病瀉五年，百藥不效。予以感應丸五十丸投之，大便二日不行。再以平胃摻加椒紅、茴香，棗肉爲丸與服，遂瘳。每因怒食舉發，服之即止。此除濕消食，温脾補腎之驗也。按《歲時記》②言：歲旦飲椒柏酒以辟疫癘。椒乃玉衡星精，服之令人體健耐老。柏乃百木之精，爲仙藥，能伏邪鬼故也。吴猛真人《服椒訣》③云：椒稟五行之氣而生，葉青、皮紅、花黄、膜白、子黑。其氣馨香，其性下行，能使火熱下達，不致上薰，芳艸之中，功皆不及。其方見下。時珍竊謂椒紅丸雖云補腎，不分水火，未免誤人。大抵此方惟脾胃及命門虚寒有濕鬱者相宜，若肺胃素熱者，大宜遠之。故丹溪朱氏云：椒屬火，有下達之能。服之既久，則火自水中生。故世人服椒者，無不被其毒也。又《上清訣》④云：凡人喫飯傷飽，覺氣上衝，心胸痞悶者，以水呑生椒一二十顆即散。取其能通三焦，引正氣，下惡氣，消宿食也。又戴原禮⑤云：凡人嘔吐，服藥不納者，必有蚘在膈間。蚘聞藥則動，動則藥出而蚘不出。但於嘔吐藥中，加炒川椒十粒良，蓋蚘見椒則頭伏也。觀此，則張仲景治蚘厥烏梅丸中用蜀椒，亦此義也。許叔微⑥云：大凡腎氣上逆，須以川椒引之歸經則安。

① 頌：**《圖經》見《證類》卷 14“蜀椒”** ……服食方單服椒紅補下，宜用蜀椒也……/**卷 13“秦椒”** 又云椒氣好下，言餌之益下，不上衝也。（**按**：段成式《酉陽雜俎》僅云“椒氣好下”。《圖經》未出其書名，然釋椒氣好下之理。）

② 歲時記：**《荆楚歲時記》** ……於是長幼悉正衣冠，以次拜賀，進椒柏酒……（按《四民月令》云：過臘一日，謂之小歲，拜賀君親，進椒酒，從小起。椒是玉衡星精，服之令人身輕能（讀作耐）老。柏是仙藥。）

③ 服椒訣：**《博濟方》卷 5“丹藥”** 吴真君服椒方：夫椒性稟五行，情通六義。葉青，應於甲乙。皮赤，在於丙丁。花黄，與戊己爲容。膜白，兆庚辛之色。子之黑質，應乎坎方。熱不止蒸，暖及丹府，傍通血脉，中助真元。又能消酒食之毒，又能辟温邪之氣。安和五臟，調暢三焦。陽草之中，功不可比。每金州川椒一觔，揀令浄者，去目及合口者，仍於鐺銚内炒令透，於地上鋪紙兩重，以椒在上，用新盆内合定，周迴以黄土焙之半日許，其毒成汗，取出曬乾，木臼輕杵，取紅皮四五兩，再入鐵臼杵爲末，以白蜜爲丸如桐子大，候乾，以紗絹袋子盛，掛通風處，每日空心茶酒任下十丸至十五丸，半年加之二十丸，一年後加至二十五丸，並無所忌……

④ 上清訣：**《雲笈七籤》卷 60“幼真先生服内元氣訣法・飲食調護訣”** 訣曰……每食先三五嚥氣，而喫食令作主，兼吞三五粒生椒，佳也。食畢，更吞三粒，下走引氣。此物能消食，引氣向下，通三焦，利五藏，趁濁穢，消宿食，助正氣也……

⑤ 戴原禮：**《證治要訣》卷 6“諸嗽門・嘔吐”** 又有嘔吐，諸藥不效，又别無前項痰氣等證，乃蚘在胸膈作嘔，見藥則動，動則不納藥，藥出而蚘不出。雖非吐蚘之比，亦宜用吐蚘藥。或於治嘔藥中，入炒川椒十粒，蚘見椒則頭伏故也。

⑥ 許叔微：**《本事方》卷 2“治心小腸脾胃病”** 椒附散……盖腎氣，腰自夹脊上至曹谿穴，然後入泥丸宫。曹谿一穴，非精於搬運者不能透，今逆行至此不得通，用椒以引歸經則安矣……

【附方】舊十二,新二十三。椒紅丸[①]。治元臟傷憊,目暗耳聾。服此百日,覺身輕少睡,足有力,是其效也。服及三年,心智爽悟,目明倍常,面色紅悦,髭髪光黑。用蜀椒去目及合口者,炒出汗,曝乾,擣取紅一斤。以生地黄擣自然汁,入銅器中煎至一升,候稀稠得所,和椒末丸梧子大。每空心暖酒下三十丸。合藥時勿令婦人、雞、犬見。詩云:"其椒應五行,其仁通六義。欲知先有功,夜見無夢寐。四時去煩勞,五臟調元氣。明目腰不痛,身輕心健記。别更有異能,三年精自秘。回老返嬰童,康强不思睡。九蟲頓消忘,三尸自逃避。若能久餌之,神仙應可冀。"補益心腎。仙方椒苓丸:補益心腎,明目駐顔,順氣祛風延年。真川椒一斤炒去汗,白茯苓十兩去皮,爲末,煉蜜丸梧子大。每服五十丸,空心鹽湯下。忌鐵器。邵真人《經驗方》[②]。虚冷短氣。川椒三兩,去目并合口者,以生絹袋盛,浸無灰酒五升中三日,隨性飲之。腹内虚冷。用生椒擇去不拆者,用四十粒,以漿水浸一宿,令合口,空心新汲水吞下。久服暖臟腑,駐顔黑髪明目,令人思飲食。《斗門方》[③]。心腹冷痛。以布裹椒安痛處,用熨斗熨令椒出汗,即止。《孫真人方》[④]。冷蟲心痛。川椒四兩,炒出汗,酒二椀淋之,服酒。《壽域神方》[⑤]。陰冷入腹。有人陰冷,漸漸冷氣入陰囊,腫滿,日夜疼悶欲死。以布裹椒包囊下,熱氣大通,日再易之,以消爲度。《千金》[⑥]。呃噫不止。川椒四兩炒研,麪糊丸梧子大。每服十丸,醋湯下,神效。邵以正《經驗方》[⑦]。傳尸勞

① 椒紅丸:**《聖濟總録》卷187"補虚明耳目"** 治元藏傷憊,耳聾目暗,椒紅丸方:蜀椒(去目及閉口者,暴乾擣羅,取紅秤,一斤,再擣爲末)、生地黄(七斤,肥嫩者),右二味,先將地黄擣絞自然汁,銅器中煎至一升許住火,候稀稠得所,即和前椒末爲丸如梧桐子大,每日空心暖酒下三十丸。合藥時勿令婦人、雞犬見。服百日覺身輕少睡,足心力,是藥效也。服及三年,心智爽悟,記憶不倦,目明倍常,面色紅悦,髭髪光黑。/**《博濟方》卷5"丹藥"** 吴真君服椒法……又歌曰:其椒應五行,其仁通六義。欲知先有功,夜間且不起。服之半年内,脚心汗如水。四時去煩勞,五臟無風氣。明目腰不疼,身輕心健記。别更有異能,三年精自秘。顔色如童子,精爽又少睡。但服此神方,一生瘥疾已。若能志心服,三屍自然棄。更有九般蟲,各各自迴避。儻逢此色人,第一書傳意。雖未遇神仙,初縁已得地。(**按**:原無出處,今溯得其源。)

② 邵真人經驗方:**《秘傳經驗方》** 仙方椒苓丸:補益心腎,明目駐顔,順氣祛風,延年益壽,久服者甚有功效。真川椒(一斤,去目,除開口者,炒令汗出)、白茯苓(十兩,去粗皮),右爲細末,煉蜜搜和,入石臼中搗一千杵,丸如梧桐子大,每服五六十丸,空心鹽酒,或鹽湯下。

③ 斗門方:**《證類》卷14"蜀椒"** 《斗門方》:治腹内虚冷,久服駐顔。用生椒擇去不拆者,除其黑子,用四十粒,以漿水浸經一宿,盡令口合,空心新汲水下。去積年冷,暖臟腑,久服則能駐顔黑髪,明目,令人思飲食,妙。

④ 孫真人方:**《證類》卷14"蜀椒"** 孫真人……又方:治心腹俱痛。以布裹椒,薄注上,火熨令椒汗出,良。

⑤ 壽域神方:**《延壽神方》卷2"心痛部"** 治手足厥冷,腹疼……一方:用川椒四兩,炒,以酒一碗淬之,去椒,飲酒妙。

⑥ 千金:**《千金方》卷24"陰癩第八"** 有人陰冷,漸漸冷氣入陰囊,腫滿恐死,日夜疼悶不得眠方:取生椒擇之令浄,以布帛裹著丸囊,令厚半寸,須臾熱氣通,日再易之,取消瘥止。

⑦ 邵以正經驗方:**《秘傳經驗方》** 治吃噫,用川椒,去目,四兩,出汗,碾爲細末,用生麵和丸如梧桐子大,每服十丸,醋湯下。累用效驗。

疰。最殺勞蟲。用真川椒紅色者,〔去子〕及合口,以黄草紙二重隔之,炒出汗,取放地上,以砂盆蓋定,以火灰密遮四旁,約一時許,爲細末,去殼,以老酒浸白糕和丸梧子大。每服四十丸,食前鹽湯下。服至一斤,其疾自愈。此藥兼治諸痺,用肉桂煎湯下;腰痛,用茴香湯下;腎冷,用鹽湯下。昔有一人病此,遇異人授是方,服至二斤,吐出一蟲如蛇而安,遂名神授丸。陳言《三因方》①。歷節風痛。白虎歷節風痛甚,肉理枯虚,生蟲遊走痒痛,兼治痺疾,半身不遂。即上治勞疰神授丸方②。寒濕脚氣。川椒二三升,疏布囊盛之,日以踏脚。貴人所用。《大全良方》③。諸瘡中風。生蜀椒一升,以少麪和搜裹椒,勿令漏氣,分作兩裹,于煻灰火中燒熟,刺頭作孔,當瘡上罨之,使椒氣射入瘡中,冷即易之。須臾瘡中出水,及遍體出冷汗即瘥也。韋宙《獨行方》④。瘡腫作痛。生椒末、釜下土、蕎麥粉等分研,醋和傅之。《外臺秘要》⑤。囊瘡痛痒。紅椒七粒,葱頭七個,煮水洗之。一人途中苦此,湘山寺僧授此方,數日愈,名驅風散。《經驗方》⑥。手足皴裂。椒四合,以水煮之,去渣漬之,半食頃,出令燥,須臾再浸,候乾,塗豬羊腦髓,極妙。《勝金方》⑦。漆瘡作癢。《譚氏方》⑧用漢椒煎湯洗之。○《相感志》⑨云:凡至漆所,嚼川椒塗鼻上,不生漆瘡。夏月

---

① 三因方:**《三因方》卷10"勞瘵治法"** 神授散:治諸傳尸勞氣殺蟲方。(得之清源郡王府。)川椒(二斤,擇去子並合口者,炒出汗),右爲末,每服二錢,空心米湯調下。須痹暈悶少頃。如不能禁,即以酒糊爲丸如梧子大,空心服三五十丸。昔人嘗與病勞婦人交,婦人死,遂得疾。遇一異人云:勞氣已入臟,遂與此方,令急服二斤,其病當去。如其言服之幾盡,大便出一蟲,狀如蛇,自此遂安。續有人服之,獲安濟者多矣。(**按**:《仁齋直指方論》卷9"虚勞證治"下"神授丸"文與時珍所引更貼合。文長不録。)

② 神授丸方:**《得效方》卷13"歷節風"** 神授圓:治白虎歷節痛甚,肉理枯虚,生蟲,遊走癢痛,兼治痹疾,半身麻木。殺傳尸瘵蟲,效。正川椒(色紅大者,去子並合口,以黄稈紙貳重托於爐上,炒出汗,取頓地上,用沙盆蓋,以灰圍盆弦約時許),右爲末,老酒浸白糕爲糊圓梧桐子大,每服五七十圓,食前鹽湯下。治痹,辣桂煎湯下。腰痛,茴香酒下。腎冷,鹽湯下。(**按**:原無出處,今溯得其源。)

③ 大全良方:(**按**:查《婦人大全良方》無此方,未能溯得其源。)

④ 獨行方:**《圖經》見《證類》卷14"蜀椒"** ……韋宙《獨行方》:治諸瘡中風者。生蜀椒一升,取少麪合溲裹椒,勿令漏氣,分作兩裹,於煻灰火中燒熟,及熱出之,刺頭作孔,當瘡上罯著,使椒氣射入瘡中,冷則易之。須臾瘡中出水,及遍體出汗,即差……

⑤ 外臺秘要:**《外臺》卷24"癰瘺方"** 又主癰腫方:生椒末、麴末、釜月下土末之,以大酢和傅之。

⑥ 經驗方:**《得效方》卷19"諸瘡"** 驅風散:紅椒(開口者,柒粒)、連根葱頭(柒箇),右同煮,水浄洗,用絹衣浥乾即愈。(**按**:《普濟方》卷272有治瘡同方"驅風散",云出"危氏法"。方後記:"余甲子夏。自柱入歸途中,爲瘡癢所苦,暫憩湘山寺。遇長老寂翁授此方。數日而愈。"故知時珍或引自《普濟方》。)

⑦ 勝金方:**《證類》卷14"蜀椒"** 《深師方》治手足皴裂。椒四合,水煮之,去滓漬之,半食頃,出令燥,須臾復浸,乾,塗羊、豬髓腦,極妙。(**按**:出處有誤,當出《深師方》。)

⑧ 譚氏方:**《證類》卷14"蜀椒"** 譚氏……又方:治漆瘡。漢椒湯洗之,即愈。

⑨ 相感志:**《物類相感志·身體》** 人有見漆,多爲漆氣上騰着人而生漆瘡。用川椒三四十粒,搗碎,塗口鼻上,則不爲漆所害。

濕瀉[①]。川椒炒取紅，肉豆蔻煨各一兩，爲末，粳米飯丸梧子大。每量人米飲服百丸。(餐)〔飧〕瀉不化及久痢。小椒一兩炒，蒼术二兩土炒，碾末，醋糊丸梧子大。每米飲服五十丸。《普濟》[②]。久冷下痢，或不痢，腰腹苦冷。用蜀椒三升，酢漬一宿，麴三升，同椒一升，拌作粥食，不過三升瘥。《千金方》[③]。老小洩瀉。小兒水瀉及人年五十以上患瀉，用椒二兩，醋二升，煮醋盡，慢火焙乾碾末，瓷器貯之。每服二錢匕，酒或米飲下。譚氏[④]。水瀉奶疳。椒一分，去目碾末，酥調，少少塗腦上，日三度。姚和衆《延齡方》[⑤]。食茶面黄。川椒紅炒碾末，糊丸梧子大。每服十丸，茶湯下。《簡便方》[⑥]。傷寒齒衄。傷寒嘔血，繼而齒縫出血不止，用開口川椒四十九粒，入醋一盞，同煎熟，入白礬少許，服之。《直指方》[⑦]。風蟲牙痛。《總録》[⑧]用川椒紅末，水和白麪丸皂子大，燒熱咬之，數度愈。○一方：花椒四錢，牙皂七七個，醋一椀煎，漱之。頭上白秃。花椒末，豬脂調傅，三五度便愈。《普濟方》[⑨]。婦人秃鬢。漢椒四兩，酒浸，密室内日日搽之，自然長也。《聖惠方》[⑩]。蠍螫作痛。川椒嚼細塗之，微麻即止。《杏林摘要》[⑪]。百蟲入

---

① 夏月濕瀉：**《小兒衛生總微論》卷10“吐瀉方下”** 川椒圓：治夏月傷濕冷，泄瀉不止。川椒(一兩，去目博閉口者不用，揀浄，慢火炒香熟爲度)、肉荳蔻(麵裹煨，半兩)，右爲細末，粳米飯和圓黍米大，每服十粒，米飲下，無時。(**按**：原無出處，今溯得其源。)

② 普濟：**《普濟方》卷208“飧泄”** 治泄痢，飧泄，身熱脉弦，腹痛頭痛而微汗……椒术丸：蒼术(二兩)、小椒(一兩，去(口)〔目〕，炒)，右爲細末，醋糊丸如桐子大，每服二三十丸，食前温水下……

③ 千金方：**《千金方》卷15“冷痢第八”** 治久冷，或痢不痢，但患腰腹苦冷方：右新蜀椒三升，醋宿漬之，以麯三升，和椒一升緊拌，煮作粥，空腹頓服之，加葱豉鹽任性調和。不瘥更作，以瘥爲限，不過三升椒即愈。此不但治冷，大治諸虚損冷，極有所益，久當自知耳。

④ 譚氏：**《證類》卷14“蜀椒”** 譚氏治小兒水瀉椒紅散，及人年五十已上患瀉。用椒二兩，醋二升，煮醋盡，慢火焙乾爲末，瓷器貯之。每服二錢匕，酒或米飲下之。

⑤ 延齡方：**《證類》卷14“蜀椒”** 姚和衆治小兒水瀉、妳疳。椒一分，去目爲末，酥調之，少少傅腦上，日可三度。

⑥ 簡便方：**《奇效單方》卷下“廿三雜治”** 一因好食茶葉，面黄無力，用好川椒去核，爲末，麵糊丸桐子大，每服十丸，茶湯下。

⑦ 直指方：**《直指方》卷26“血疾證治”** 治傷寒嘔血，繼而齒縫皆流血不止。開口川椒四十九粒，上用法醋大盞同煎，臨熟入白礬少許，漱口，含在口中，少頃吐出，再啜漱而含。

⑧ 總録：**《聖惠方》卷34“治齒疼諸方”** 治齒疼立效方……又方：右以川椒一兩，去目，擣羅爲末，以好白麵溲圓如皂角子大，燒令熱，於所痛處咬之，不過三五度即差。(**按**：《聖濟總録》無此方，另溯其源。同條“一方”未能溯得其源。)

⑨ 普濟方：**《普濟方》卷48“白秃”** 治秃瘡……又方：用先洗浄好花椒末，不以多少調傅，三五次效。

⑩ 聖惠方：**《普濟方》卷50“生髮令長”** 凡婦女秃髮。即以：漢椒四兩，用酒浸，密室内坐擦之，其髮自然長。(**按**：《聖惠方》無此方，另溯其源。)

⑪ 杏林摘要：(**按**：書佚，無可溯源。)

耳。川椒碾細，浸醋灌之，自出。《危氏方》①。毒蛇咬螫。以閉口椒及葉擣，封之良。《肘後方》②。蛇入人口。因熱取凉，卧地下，有蛇入口，不得出者。用刀破蛇尾，納生椒二三粒，裹定，須臾即自退出也。《聖惠方》③。小兒暴驚，啼哭絶死。蜀椒、左顧牡蠣各六銖，以酢漿水一升，煮五合。每灌一合。《千金方》④。舌蹇語吃。川椒以生麪包丸。每服十粒，醋湯送下。《救急方》⑤。痔漏脱肛。每日空心嚼川椒一錢，凉水送下，三五次即收。同上⑥。腎風囊痒。川椒、杏仁研膏，塗掌心，合陰囊而卧，甚效。《直指方》⑦。

椒目。【氣味】苦，寒，無毒。【權⑧曰】苦、辛，有小毒。【主治】水腹脹滿，利小便。蘇恭⑨。治十二種水氣，及腎虚耳卒鳴聾，膀胱急。甄權⑩。止氣喘。震亨⑪。

【發明】【權⑫曰】椒氣下達，故椒目能治腎虚耳鳴。用巴豆、菖蒲同碾細，以松脂、黄蠟溶和爲挺，納耳中抽之。治腎氣虚，耳中如風水鳴，或如打鐘磬之聲，卒暴聾者。一日一易，神驗。【宗奭⑬曰】椒目治盗汗有功。將目微炒碾細，用半錢，以生豬上唇煎湯一合，睡時調服，無不效。蓋椒

① 危氏方：**《衛生易簡方》卷7“耳疾”** 治蟲入耳：用椒末一錢，醋半盞浸良久，少少灌之，蟲自出耳。（**按**：《世醫得效方》無此方，另溯其源。）

② 肘後方：**《肘後方》卷7“治卒青蛙蝮虺衆蛇所螫方第五十三”** 蛇毒……又方：以合口椒並葉擣敷之，無不止。

③ 聖惠方：**《聖惠方》卷57“治蛇螫諸方”** 治因熱逐凉睡，有蛇入口中，挽不出，方：右以刀破蛇尾，納生椒三兩粒裹著，須臾即出。

④ 千金方：**《千金方》卷5“客忤第四”** 千金湯主小兒暴驚啼絶死，或有人從外來，邪氣所逐，令兒得疾，衆醫不治方：蜀椒、左顧牡蠣（各六銖，碎），右二味以醋漿水一升，煮取五合，一服一合。

⑤ 救急方：（**按**：查《救急易方》及《急救良方》，未能溯得其源。）

⑥ 同上：**《衛生易簡方》卷4“痔漏”** 治痔漏脱肛：用川椒目二錢，空心水送下。（**按**：《救急易方》無此方，另溯其源。）

⑦ 直指方：**《直指方》卷19“腎癢證治”** 大學治腎臟風發瘡疥方……每用少許，麻油調抹兩掌，先以鼻嗅，男以兩掌掩外腎，女以兩掌掩兩乳，各睡至醒，次日又如此用藥，屢效。又方：用大紅川椒去目，水蘸濕半日，夾生杏仁研膏，擦手，如上法，亦驗。

⑧ 權：**《藥性論》見《證類》卷14“蜀椒”** ……又云：椒目，使……味苦、辛，有小毒……

⑨ 蘇恭：**《唐本草》見《證類》卷14“蜀椒”** 《唐本》注云：椒目，味苦，寒，無毒。主水腹脹滿，利小便……

⑩ 甄權：**《藥性論》見《證類》卷14“蜀椒”** ……又云：椒目，使，治十二種水氣……主和巴豆、菖蒲、松脂以蠟溶爲筒子，内耳中，抽腎氣虚，耳中如風水鳴，或如打鐘磬之聲，卒暴聾，一日一易，若神驗。/**《日華子》見《證類》卷14“蜀椒”** ……椒目主膀胱急……（**按**：本條糅合二家之説。）

⑪ 震亨：**《丹溪心法》卷2“喘”** 喘病……劫药以椒目研极细末一二钱，生汤调下止之。（**按**：《金匱鈎玄》卷1“喘”所載同上。疑此即時珍所引之依據。）

⑫ 權：見本頁注⑩。

⑬ 宗奭：**《衍義》卷15“蜀椒”** 其中子謂之椒目，治盗汗尤功。將目微炒，搗爲極細末，用半錢匕，以生豬上唇煎湯一合調，臨睡服，無不效。蓋椒目能行水，又治水蠱。

目能行水，又治水蠱也。【震亨[①]曰】諸喘不止，用椒目炒碾二錢，白湯調服二三服以上劫之，後乃隨痰、火用藥。【時珍曰】椒目下達，能行滲道，不行穀道，所以能下水燥濕、定喘消蠱也。

【附方】新五。水氣腫滿。椒目炒，搗如膏，每酒服方寸匕。《千金方》[②]。留飲腹痛。椒目二兩，巴豆一兩去皮心，熬搗，以棗膏和丸麻子大。每服二丸，吞下，其痛即止。○又方：椒目十四枚，巴豆一枚，豉十六枚，合搗爲二丸。服之，取吐利。《肘後方》[③]。痔漏腫痛。椒目一撮，碾細。空心水服三錢，如神。《海上方》[④]。崩中帶下。椒目炒，碾細，每温酒服一鈎。《金匱鈎玄》[⑤]。眼生黑花，年久不可治者。椒目炒一兩，蒼术炒一兩，爲末，醋糊丸梧子大。每服二十丸，醋湯下。《本事方》[⑥]。

葉。【氣味】辛，熱，無毒。【主治】奔豚、伏梁氣，及内外腎釣，并霍亂轉筋，和艾及葱碾，以醋拌罨之。大明[⑦]。殺蟲，洗脚氣及漆瘡。時珍。

根。【氣味】辛，熱，微毒。【主治】腎與膀胱虚冷，血淋色瘀者，煎湯細飲。色鮮者勿服。時珍。○出《證治要訣》[⑧]。

崖椒宋《圖經》[⑨]

【釋名】野椒。【集解】【頌[⑩]曰】施州一種崖椒，葉大於蜀椒，彼土人四季采皮入藥。【時珍曰】此即俗名野椒也。不甚香，而子灰色不黑，無光。野人用炒雞、鴨食。

---

① 震亨：**《金匱鈎玄》卷1“喘”** 諸喘不止者，用劫藥一二貼則止之。劫藥之後，因痰治痰，因火治火。椒目碾極細末，用一二錢，以生薑湯調下，止之。

② 千金方：**《千金方》卷21“水腫第四”** 治久水，腹肚如大鼓者方……又方：椒目水沉者，取熬之，搗如膏，酒服方寸匕。

③ 肘後方：**《肘後方》卷4“治心腹寒冷食飲積聚結癖方第二十七”** 又治暴宿食留飲不除，腹中爲患方……又方：椒目（二兩）、巴豆（一兩，去皮心），熬搗，以棗膏丸如麻子，服二丸，下，痛止。/又方：巴豆（一枚，去心皮，熬之）、椒目（十四枚）、豉（十六粒），合搗爲丸，服二丸，當吐利。吐利不盡，更服二丸。服四丸，下之，亦佳。

④ 海上方：**《孫真人海上方》** 痔漏脱肛：痔漏脱肛人受苦，疼痛之時面如土。急取川椒可二錢，空心水送免悽楚。

⑤ 金匱鈎玄：**《金匱鈎玄》卷3“婦人科”** 血崩……白带用椒目末……或酒調服，或入藥服之。

⑥ 本事方：**《本事方後集》卷4“治諸眼目等患”** 治久年眼生黑花不可治者：椒目（一兩，炒）、蒼术（二兩，炒），右件爲末，醋糊爲丸如梧桐子大，每服二十丸，醋茶送下，不過十日取效。

⑦ 大明：**《日華子》見《證類》卷14“蜀椒”** ……又云：椒葉，熱，無毒。治賁豚，伏梁氣及内外腎釣，并霍亂轉筋。和艾及葱研，以醋湯拌罯並得。

⑧ 證治要訣：**《證治要訣》卷8“大小腑門・淋閉”** 血淋……色瘀者，腎、膀胱虚冷。若的是冷淋，及下元虚冷，血色瘀者，並宜漢椒根剉碎，不拘多少，白水煎，候冷進。

⑨ 圖經：**《圖經》見《證類》卷14“蜀椒”** ……施州又有一種崖椒，彼土人四季採皮入藥，云味辛，性熱，無毒。主肺氣上喘兼欬嗽，并野薑篩末，酒服錢匕，甚效。忌鹽下……

⑩ 頌：見上注。

椒紅。【氣味】辛,熱,無毒。忌鹽。【時珍曰】有毒。【主治】肺氣上喘,兼欬嗽。并野薑爲末,酒服一錢匕。蘇頌①。

蔓椒《本經》②下品【校正】自木部移入此。

【釋名】豬椒《别録》③、豕椒《别録》④、彘椒《别録》、豨椒弘景、狗椒《别録》、金椒《圖經》⑤。【時珍曰】此椒蔓生,氣臭如狗、彘,故得諸名。

【集解】【《别録》⑥曰】蔓椒生雲中山谷及丘冢間。采莖根煮釀酒。【弘景⑦曰】山野處處有之,俗呼爲樛子。似椒、欓而小,不香,一名豨椒,可以蒸病出汗。【時珍曰】蔓椒野生林箐間,枝軟如蔓,子、葉皆似椒,山人亦食之。《爾雅》⑧云:椒、榝醜梂。謂其子叢生也。陶氏所謂樛子,當作梂子,諸椒之通稱,非獨蔓椒也。

實、根、莖。【氣味】苦、温、無毒。【主治】風寒濕痺,歷節疼,除四肢厥氣,膝痛,煎湯蒸浴,取汗。《本經》⑨。根主痔,燒末服,并煮汁浸之。藏器⑩。賊風攣急。孟詵⑪。通身水腫,用枝葉煎如汁,熬如餳狀,每空心服一匙,日三服。時珍。○出《千金》⑫。

地椒宋《嘉祐》⑬【校正】自草部移入此。

【集解】【禹錫⑭曰】地椒出上黨郡。其苗覆地蔓生,莖、葉甚細,花作小朶,色紫白,因舊莖

---

① 蘇頌:見前頁注⑨。

② 本經:**《本經》《别録》**見**《證類》**卷 14“**蔓椒**” **味苦,温,**無毒。**主風寒濕痺,歷節疼,除四肢厥氣,膝痛。一名豕椒,**一名豬椒,一名彘椒,一名狗椒。生雲中川谷及丘塚間。採莖、根煮,釀酒。

③ 别録:見上注。(**按**:“釋名”項下除“豕椒”外,其餘“别録”皆同此。)

④ 别録:見上注白字。(**按**:非出《别録》,實出《本經》。)

⑤ 圖經:**《圖經》見《證類》卷 14“蜀椒”** ……又有蔓椒……或云即金椒是也……

⑥ 别録:見本頁注②。

⑦ 弘景:**《集注》見《證類》卷 14“蔓椒”** 陶隱居云:山野處處有,俗呼爲樛,似椒、欓,小不香爾。一名豨椒。可以蒸病出汗也。

⑧ 爾雅:**《爾雅·釋木》(郭注)** 椒,榝醜莍(茱萸子,聚生成房貌。今江東亦呼莍榝,似茱萸而小,赤色。)

⑨ 本經:見本頁注②白字。

⑩ 藏器:**《拾遺》見《證類》卷 13“吴茱萸”** 陳藏器云:梂子根濃煮,浸痔有驗……

⑪ 孟詵:**《食療》見《證類》卷 14“蔓椒”** 主賊風攣急。

⑫ 千金:**《千金方》卷 21“水腫第四”** 治水通身腫方:煎豬椒枝葉如餳,空腹服一匕,日三。癢,以汁洗之。

⑬ 嘉祐:**《嘉祐》見《證類》卷 11“地椒”** 味辛,温,有小毒。主淋渫腫痛。可作殺蛀蠱藥。出上黨郡。其苗覆地蔓生,莖葉甚細,花作小朶,色紫白,因舊莖而生。(新定。)

⑭ 禹錫:見上注。

而生。【時珍曰】地椒出北地，即蔓椒之小者。貼地生葉，形小，味微辛。土人以煮羊肉食，香美。

實【氣味】辛，温，有小毒。【主治】淋渫腫痛。可作殺蛀蠱藥。《嘉祐》①。

【附方】新一。牙痛。地花椒、川芎藭尖等分，爲(漠)〔末〕，擦之。《海上名方》②。

胡椒《唐本草》③【校正】自木部移入此。

【釋名】昧履支。【時珍曰】胡椒，因其辛辣似椒，故得椒名，實非椒也。

【集解】【恭④曰】胡椒生西戎。形如鼠李子，調食用之，味甚辛辣。【慎微⑤曰】按段成式《酉陽雜俎》云：胡椒出摩伽陁國，呼爲昧履支。其苗蔓生，莖極柔弱，葉長寸半。有細條與葉齊，條條結子，兩兩相對。其葉晨開暮合，合則裹其子于葉中。形似漢椒，至辛辣，六月采。今食料用之。【時珍曰】胡椒，今南番諸國及交趾、滇南、海南諸地皆有之。蔓生附樹及作棚引之。葉如扁豆、山藥輩。正月開黄白花，結椒纍纍，纏藤而生，狀如梧桐子，亦無核，生青熟紅，青者更辣。四月熟，五月采收，曝乾乃皺。今遍中國食品，爲日用之物也。

實。【氣味】辛，大温，無毒。【時珍曰】辛熱純陽，走氣助火，昏目發瘡。【珣⑥曰】多食損肺，令人吐血。【主治】下氣温中去痰，除臟腑中風冷。《唐本》⑦。去胃口虚冷氣，宿食不消，霍亂氣逆，心腹卒痛，冷氣上衝。李珣⑧。調五臟，壯腎氣，治冷痢，殺一切魚、肉、鼈、蕈毒。大明⑨。去胃寒吐水，大腸寒滑。宗奭⑩。暖腸胃，除寒濕，反胃虚脹，冷積陰毒，牙齒浮熱作痛。時珍。

---

① 嘉祐：見前頁注⑬。

② 海上名方：**《普濟方》卷65“牙齒疼痛”** 治牙疼(出《海上方》)：川芎頭尖、地花椒，右各等分，爲細末，搽患處。

③ 唐本草：**《唐本草》見《證類》卷14“胡椒”** 味辛，大温，無毒。主下氣温中去痰，除藏腑中風冷。生西戎。形如鼠李子。調食用之，味甚辛辣。

④ 恭：見上注。

⑤ 慎微：**《證類》卷14“胡椒”** 段成式《酉陽雜俎》云：胡椒出摩伽陁國，呼爲昧履支。其苗蔓生，莖極柔弱，〔葉〕長寸半。有細條與葉齊，條上結子，兩兩相對。其葉晨開暮合，合則裹其子於葉中。形似漢椒，至辛辣，六月採，今作胡盤肉食，皆用之也。

⑥ 珣：**《海藥》見《證類》卷14“胡椒”** ……不宜多服，損肺……

⑦ 唐本：見本頁注③。

⑧ 李珣：**《海藥》見《證類》卷14“胡椒”** 謹按徐表《南州記》：生南海諸國。去胃口氣虚冷，宿食不消，霍亂氣逆，心腹卒痛，冷氣上冲。和氣……

⑨ 大明：**《日華子》見《證類》卷14“胡椒”** 調五藏，止霍亂，心腹冷痛，壯腎氣，及主冷痢，殺一切魚、肉、鱉、蕈毒。

⑩ 宗奭：**《衍義》卷15“胡椒”** 去胃中寒痰，吐水，食已即吐，甚驗。過劑則走氣。大腸寒滑亦用，須各以他藥佐之。

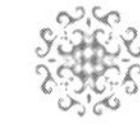

【發明】【宗奭[①]曰】胡椒去胃中寒痰,食已則吐水甚驗。大腸寒滑亦可用,須以他藥佐之,過劑則走氣也。【震亨[②]曰】胡椒屬火而性燥,食之快膈,喜之者衆,積久則脾胃肺氣大傷。凡病氣疾人,益大其禍也。牙齒痛必用胡椒、蓽茇者,散其中浮熱也。【時珍曰】胡椒大辛熱,純陽之物,腸胃寒濕者宜之。熱病人食之,動火傷氣,陰受其害。時珍自少嗜之,歲歲病目而不疑及也。後漸知其弊,遂痛絶之,目病亦止。纔食一二粒,即便昏澀。此乃昔人所未試者。蓋辛走氣,熱助火,此物氣味俱厚故也。病咽喉口齒者,亦宜忌之。近醫每以緑豆同用,治病有效。蓋豆寒椒熱,陰陽配合得宜,且以豆制椒毒也。按張從正《儒門事親》[③]云:噎膈之病,或因酒得,或因氣得,或因胃火。醫氏不察,火裏燒薑,湯中煮桂。丁香未已,豆蔻繼之。蓽茇未已,胡椒繼之。雖曰和胃,胃本不寒。雖曰補胃,胃本不虚。况三陽既結,食必上潮,止宜湯丸小小潤之可也。時珍竊謂此説雖是,然亦有食入反出、無火之證,又有痰氣鬱結、得辛熱暫開之證,不可執一也。

【附方】舊二,新二十一。**心腹冷痛**。胡椒三七枚,清酒吞之。或云一歲一粒。孟詵《食療》[④]。**心下大痛**。《壽域方》[⑤]用椒四十九粒,乳香一錢,研匀。男用生薑、女用當歸酒下。〇又方:用椒五分,没藥三錢,研細。分二服,温酒下。〇又方:胡椒、緑豆各四十九粒研爛,酒下神效。**霍亂吐利**。孫真人[⑥]用胡椒三十粒,以飲吞之。〇《直指方》[⑦]用胡椒四十九粒,緑豆一百四十九粒,研匀。木瓜湯服一錢。**反胃吐食**。戴原禮方[⑧]用胡椒醋浸,日乾,如此七次,爲

---

① 宗奭:見前頁注⑩。

② 震亨:**《衍義補遺·胡椒》** 屬火而有金,性燥。食之快膈。喜食者大傷脾、胃、肺氣,積久而大氣則傷。凡痛氣疾,大其禍也。/**《丹溪心法》卷4"口齒七十八"** 牙大疼,必用胡椒、蓽茇,能散其中浮熱……

③ 儒門事親:**《儒門事親》卷3"斥十膈五噎浪分支派疏二十三"** ……後世强分爲五噎,謂氣、憂、食、思、勞也。後又分爲十膈五噎。其派既多,其惑滋甚。人之溢食,初未必遽然也。初或傷酒食,或胃熱欲吐,或胃風欲吐。醫氏不察本原,火裏燒薑,湯中煮桂,丁香未已,豆蔻繼之,蓽茇未已,胡椒繼之。雖曰和胃,胃本不寒。雖曰補胃,胃本不虚……素熱之人,三陽必結,三陽既結,食必上潮……用藥之時,更詳輕重。假如閉久,慎勿陡攻,縱得攻開,必慮後患,宜先潤養,小著湯丸,累累加之,關扃自透……

④ 食療:**《食療》見《證類》卷14"胡椒"** 治五藏風冷,冷氣心腹痛,吐清水,酒服之佳。亦宜湯服。若冷氣,吞三七枚。

⑤ 壽域方:**《延壽神方》卷2"心痛部"** 治蟲咬心痛……一方:用胡椒四十九粒,乳香一錢,爲末,男用生薑湯調下,女用當歸酒調下。治手足厥冷,腹疼……一方:用胡椒五分,没藥三錢,爲末,每服三錢,白湯調服,立效。(**按**:"又方:胡椒、緑豆……"未能溯得其源。)

⑥ 孫真人:**《肘後方》卷2"治卒霍亂諸急方第十二"** 孫真人治霍亂:以胡椒三四十粒,以飲吞之。

⑦ 直指方:**《直指方》卷13"吐瀉證治"** 胡椒湯:治霍亂吐瀉。胡椒(七粒)、生緑豆(二十一粒),右末,煎宜木瓜湯,温和調下。

⑧ 戴原禮方:**《證治要訣》卷6"諸嗽門·翻胃"** 翻胃之病……一法用胡椒一味,醋浸之,曬乾,醋浸不計遍數,愈多愈好,碾末,醋糊爲圓,淡醋湯下十圓,加至三四十丸。

(漠)〔末〕,酒糊丸梧子大。每服三四十丸,醋湯下。○《聖惠方》[①]用胡椒七錢半,煨姜一兩,水煎,分二服。○《是齋百一方》[②]用胡椒、半夏湯泡等分,爲末,薑汁糊丸梧子大。每薑湯下三十丸。**夏月冷瀉**及霍亂。用胡椒碾末,飯丸梧子大。每米飲下四十丸。《衛生易簡方》[③]。**赤白下痢**。胡椒、緑豆各一歲一粒,爲末,糊丸梧子大。紅用生薑、白用米湯下。《集簡方》。**大小便閉**,關格不通,脹悶二三日則殺人。胡椒二十一粒,打碎,水一盞,煎六分,去滓,入芒硝半兩,煎化服。《總録》[④]。**小兒虚脹**。塌氣丸:用胡椒一兩,蠍尾半兩,爲末,麪糊丸粟米大。每服五七丸,陳米飲下。一加萊菔子半兩。《錢乙方》[⑤]。**虚寒積癖**,在背膜之外,流於兩脇,氣逆喘急,久則營衛凝滯,潰爲癰疽,多致不救。用胡椒二百五十粒,蠍尾四個,生木香二錢半,爲末,粟米飯丸緑豆大。每服二十丸,橘皮湯下。名磨積丸。《濟生》[⑥]。**房勞陰毒**。胡椒七粒,葱心二寸半,麝香一分,擣爛,以黄蠟溶和,做成條子,插入陰内,少頃汗出即愈。孫氏《集效方》[⑦]。**驚風内釣**。胡椒、木鼈子仁等分,爲末,醋調黑豆末和杵丸緑豆大。每服三四十丸,荆芥湯下。《聖惠》[⑧]。**發散寒邪**。胡椒、丁香各七粒,碾碎,以葱白擣膏和,塗兩手心,合掌握定,夾於大腿内側,温覆取汗則愈。《傷寒蘊要》[⑨]。**傷寒欬逆**,日夜不止,寒氣攻胃也。胡椒三十粒打碎,麝香半錢,酒一鍾,煎半鍾,熱

---

① 聖惠方:**《聖惠方》卷47"治反胃嘔噦諸方"** 治反胃嘔噦吐食,數日不定,宜服此方:胡椒(三分,末)、生薑(一兩,微煨,切),右件藥以水二大盞煎取一盞,去滓,分温三服。

② 是齋百一方:**《百一選方》卷2"第三門"** 治翻胃,及不怡飲食。楊叔子知府傳:半夏(湯洗十遍)、胡椒,右等分,爲細末,薑汁爲元如梧桐子大,每服三五十元,薑湯下。

③ 衛生易簡方:(**按**:已查原書,未能溯得其源。)

④ 總録:**《聖惠方》卷58"治關格大小便不通諸方"** 治大小便關格不通,腹脹喘急……又方:胡椒(二十顆,搗碎)、川朴消(半兩),右件藥先以水一大盞,煎胡椒至六分,去滓,入消更煎一兩沸,放温頓服,神效。(**按**:《聖濟總録》無此方,另溯其源。)

⑤ 錢乙方:**《小兒藥證直訣》卷下"諸方"** 塌氣丸:治虚脹如腹大者。加蘿蔔子名褟丸子。胡椒(一兩)、蠍尾(去毒,五錢),右爲細末,麵丸粟米大,每服五七丸至一二十丸,陳米飲下,無時。一方有木香一錢。

⑥ 濟生:**《濟生方》"癥瘕積聚門·積聚論治"** 磨積丸:治腸胃因虚氣癖於肓膜之外,流于季脅,氣逆息難,多日頻年,醫所不治,久則營衛停凝,一日敗濁潰爲癰膿,多至不救。胡椒(一百五十粒)、木香(不見火,二錢半)、全蠍(去毒,十個),右爲細末,粟米飲爲丸如緑豆大,每服十五丸,橘皮湯下。

⑦ 孫氏集效方:**《萬應方》卷4"證科·諸湯藥"** 治陰症方:葱心(二寸半)、胡椒(七粒)、麝香(半分),右共搗細爛,用黄蠟包,絲綿做成條子,入龜口内,一時洋出,即愈。

⑧ 聖惠:**《普濟方》卷361"驚風内瘹啼"** 止痛丸,治嬰孩内瘹:(大)〔木〕鱉子肉、胡椒(各等分),右爲細末,用黑豆末、醋作糊丸如緑豆大,每服三四粒,荆芥湯下。(**按**:《聖惠方》無此方,另溯其源。)

⑨ 傷寒蘊要:**《傷寒蘊要》卷4"傷寒易簡秘方"** 凡初感冒風寒,頭痛憎寒拘急者……一方:以胡椒、丁香(各七粒),研碎,以葱白搗膏,和之,涂兩手心,以前法取效(涂兩手心,合掌握夾於大腿内側,温覆取汗),汗出則愈。

服。《聖惠方》①。風蟲牙痛。《衛生易簡方》②用胡椒、蓽茇等分,爲末,蠟丸麻子大。每用一丸,塞蛀孔中。〇《韓氏醫通》③治風、蟲、客寒三般牙痛,呻吟不止。用胡椒九粒,緑豆十一粒,布裹搥碎,以絲綿包作一粒,患處咬定,涎出吐去,立愈。〇《普濟方》④用胡椒一錢半,以羊脂拌打四十丸,擦之追涎。阿伽陁丸。治婦人血崩。用胡椒、紫檀香、鬱金、茜根、小蘗皮等分,爲末,水丸梧子大。每服二十丸,阿膠湯下。〇【時珍曰】按《酉陽雜俎》⑤:胡椒出摩伽陁國。此方之名,因此而訛者也。沙石淋痛。胡椒、朴硝等分,爲末。每服用二錢,白湯下,日二。名二拗散。《普濟方》⑥。蜈蚣咬傷。胡椒嚼封之,即不痛。《多能鄙事》⑦。

蓽澄茄宋《開寶》⑧【校正】自草部移入此。

【釋名】毗陵茄子。【時珍曰】皆番語也。

【集解】【藏器⑨曰】蓽澄茄生佛誓國。狀似梧桐子及蔓荆子而微大。【珣⑩曰】胡椒生南海諸國。向陰者爲澄茄,向陽者爲胡椒。按顧微《廣州志》云:澄茄生諸海國,乃嫩胡椒也。青時就樹采摘,柄粗而蒂圓。【頌⑪曰】今廣州亦有之。春夏生葉,青滑可愛。結實似梧桐子,微大,八月、九月采之。【時珍曰】海南諸番皆有之。蔓生,春開白花,夏結黑實,與胡椒一類二種,正如大腹之與檳榔相近耳。

【修治】【斅⑫曰】凡采得,去柄及皺皮了,用酒浸蒸之,從巳至酉,杵細晒乾,入藥用。

---

① 聖惠方:**《聖惠方》卷47"治咳癔諸方"** 治寒氣攻胃咳癔……又方:胡椒(三十顆)、麝香(一錢,細研),右搗破胡椒,入麝香,用酒一中盞煎至半盞,稍熱服。

② 衛生易簡方:(**按**:已查原書,未能溯得其源。)

③ 韓氏醫通:(**按**:已查原書,未能溯得其源。)

④ 普濟方:**《普濟方》卷66"牙齒疼痛"** 治牙疼方……又方:用胡椒一錢半,羊脂打拌,搗四十九下,擦之。

⑤ 酉陽雜俎:**《酉陽雜俎》卷18"木篇"** 胡椒出摩伽陁國,呼爲昧履支……

⑥ 普濟方:**《普濟方》卷215"沙石淋"** 二柳湯:治小便淋沙石難出疼痛。胡椒、朴硝(各一兩),右爲散,温湯調下二錢,並二服。

⑦ 多能鄙事:**《多能鄙事》卷6"百藥類·經效方"** 治蜈蚣咬方:以胡椒嚼細,封咬處,即不痛。

⑧ 開寶:**《開寶》見《證類》卷9"蓽澄茄"** 味辛,温,無毒。主下氣消食,皮膚風,心腹間氣脹,令人能食,療鬼氣。能染髮及香身。生佛誓國。似梧桐子及蔓荆子微大,亦名毗陵茄子。

⑨ 藏器:見上注。(**按**:非出"藏器",實見《開寶》。)

⑩ 珣:**《海藥》見《證類》卷9"蓽澄茄"** 謹按《廣志》云:生諸海。嫩胡椒也。青時就樹採摘造之,有柄粗而蒂圓是也……/**卷14"胡椒"** 生南海諸國……一云向陰者澄茄,向陽者胡椒也。(**按**:以上兩處均未引"顧微《廣州志》"。)

⑪ 頌:**《圖經》見《證類》卷9"蓽澄茄"** 蓽澄茄,生佛誓國,今廣州亦有之。春夏生葉,青滑可愛,結實似梧桐子及蔓荆子微大。八月、九月採之。

⑫ 斅:**《炮炙論》見《證類》卷9"蓽澄茄"** 雷公云:凡使,採得後去柄及皺皮了,用酒浸蒸,從巳至酉出,細杵,任用也。

實。【氣味】辛,温,無毒。【珣[①]曰】辛、苦,微温。【主治】下氣消食,去皮膚風,心腹間氣脹,令人能食,療鬼氣。能染髮及香身。藏器[②]。治一切冷氣痰澼,并霍亂吐瀉,肚腹痛,腎氣膀胱冷。大明[③]。暖脾胃,止嘔吐噦逆。時珍。

【附方】舊一,新五。**脾胃虚弱**,胸膈不快,不進飲食。用畢澄茄爲(漠)〔末〕,薑汁打神麴糊丸梧子大。每薑湯下七十丸,日二服。《濟生方》[④]。**噎食不納**。畢澄茄、白豆蔻等分,爲末。乾舐之。《壽域神方》[⑤]。**反胃吐食**,吐出黑汁,治不愈者。用畢澄茄爲末,米糊丸梧子大。每薑湯下三四十丸,日一服。愈後服平胃散三百帖。《永類鈐方》[⑥]。**傷寒欬逆**,呃噫,日夜不定者。用畢澄茄、高良薑各等分,爲末。每服二錢,水六分,煎十沸,入酢少許,服之。蘇頌《圖經》[⑦]。**痘瘡入目**,羞明生瞖。畢澄茄末,吹少許入鼻中,三五次效。《飛鴻集》[⑧]。**鼻塞不通**,肺氣上攻而致者,畢澄茄丸。用畢澄茄半兩,薄荷葉三錢,荆芥(蕙)〔穗〕一錢半,爲末,蜜丸芡子大。時時含嚥。《御藥院方》[⑨]。

【附録】**山胡椒**《唐本草》[⑩]。【恭[⑪]曰】所在有之。似胡椒,色黑,顆粒大如黑豆。味辛,大熱,無毒。主心腹冷痛,破滯氣,俗用有效。

---

① 珣:**《海藥》見《證類》卷 9“蓽澄茄”** ……其味辛、苦,微温,無毒……

② 藏器:見 2208 頁注⑧。(**按**:非出“藏器”,實出《開寶》。)

③ 大明:**《日華子》見《證類》卷 9“蓽澄茄”** 治一切氣并霍亂,瀉肚腹痛,腎氣膀胱冷。

④ 濟生方:**《濟生方》“五臟門·脾胃虚實論治”** 畢澄茄圓:治脾胃虚弱,胸膈不快,不進飲食。畢澄茄(不拘多少),右爲細末,薑汁打神麴末煮糊爲圓,如梧桐子大,每服七十圓,食後淡薑湯吞下。

⑤ 壽域神方:**《延壽神方》卷 1“翻胃部”** 治噎食,一方:用蓽澄茄、白豆蔻(等分),爲末,每服乾舔喫。

⑥ 永類鈐方:**《永類鈐方》卷 4“雜病五噎五膈”** 又翻胃吐黑汁,治不愈:用畢澄茄末,米粉糊丸,薑湯下而愈,再令服平胃散百帖。

⑦ 圖經:**《圖經》見《證類》卷 9“蓽澄茄”** ……今醫方脾胃藥中多用。又治傷寒欬癔,日夜不定者。其方以蓽澄茄三分,高良薑三分,二物擣羅爲散,每服二錢,水六分煎十餘沸,入少許醋,攪匀和滓,如茶熱呷。

⑧ 飛鴻集:**《普濟方》卷 404“瘡疹入眼”** 透關散:治小兒斑瘡初作,眼患痛澀,羞明怕日,出淚頻多。或已覺,漸成白翳子,宜用神效。用蓽澄茄(不拘多少),爲細末,每以少許吹入鼻中,於食後頻頻吹之。諸證皆可用之。(**按**:查今本《鴻飛集論》無此方,録近似方備參。)

⑨ 御藥院方:**《御藥院方》卷 8“治雜病門”** 噙化蓽澄茄丸:專治鼻塞不通。蓽澄茄(半兩)、薄荷葉(三錢)、荆芥穗(一錢半),右爲細末,糖霜蜜和丸如櫻桃大,每服一丸,時時噙化咽津。

⑩ 唐本草:**《證類》卷 7“五種唐本餘·山胡椒”** 味辛,大熱,無毒。主心腹痛,中冷,破滯。所在有之。似胡椒,顆料大如黑豆,其色黑,俗用有效。(**按**:《唐本餘》乃《蜀本草》之别稱。故出處當誤。下一出處“恭”亦誤。)

⑪ 恭:見上注。

吴茱萸《本經》①中品【校正】自木部移入此。

【釋名】【藏器②曰】茱萸南北總有，入藥以吴地者爲好，所以有吴之名也。【時珍曰】茱萸二字義未詳。萸有俞、由二音。

【集解】【《别録》③曰】吴茱萸生上谷及冤句。九月九日采，陰乾。陳久者良。【頌④曰】今處處有之，江、浙、蜀漢（猶）〔尤〕多。木高丈餘，皮青緑色。葉似椿而闊厚，紫色。三月開紅紫細花。七月、八月結實似椒子，嫩時微黄，至熟則深紫。或云顆粒緊小、經久色青緑者是吴茱萸；顆粒大，經久色黄黑者是食茱萸。恐亦不然。按周處《風土記》云：俗尚九月九日謂之上九，茱萸到此日氣烈熟色赤，可折其房以插頭，云辟惡氣、禦冬。又《續齊諧記》云：汝南桓景隨費長房學道。長房謂曰：九月九日汝家有灾厄，宜令急去，各作絳囊盛茱萸以繫臂上，登高飲菊花酒，此禍可消。景如其言，舉家登高山，夕還，見雞、犬、牛、羊一時暴死。長房聞之曰：此代之矣。故人至此日登高飲酒，戴茱萸囊，由此爾。【時珍曰】茱萸枝柔而肥，葉長而皺，其實結於梢頭，纍纍成簇而無核，與椒不同。一種粒大，一種粒小，小者入藥爲勝。《淮南萬畢術》⑤云：井上宜種茱萸，葉落井中，人飲其水，無瘟疫。懸其子於屋，辟鬼魅。《五行志》云：舍東種白楊、茱萸，增年除害。

【修治】【斅⑥曰】凡使去葉梗，每十兩以鹽二兩投東流水四斗中，分作一百度洗之，自然無

---

① 本經：**《本經》《别録》（《藥對》）見《證類》卷13"吴茱萸"** 味辛，温、大熱，有小毒。主温中下氣，止痛，欬逆寒熱，除濕血痺，逐風邪，開腠理，去痰冷，腹内絞痛，諸冷實不消，中惡，心腹痛，逆氣，利五藏。根：殺三蟲。根白皮殺蟯蟲，治喉痺，欬逆，止洩注，食不消，女子經産餘血，療白癬。一名藙。生上谷川谷及冤句。九月九日採。陰乾。（蓼實爲之使，惡丹參、消石、白堊，畏紫石英。）

② 藏器：**《拾遺》見《證類》卷13"食茱萸"** 陳藏器云……且茱萸南北總有，以吴地爲好，所以有吴之名……

③ 别録：見本頁注①。

④ 頌：**《圖經》見《證類》卷13"吴茱萸"** 吴茱萸……今處處有之，江浙、蜀漢尤多。木高丈餘，皮青緑色。葉似椿而闊厚，紫色。三月開花紅紫色。七月、八月結實似椒子，嫩時微黄，至成熟則深紫。九月九日採，陰乾。《風土記》曰：俗尚九月九日謂爲上九，茱萸到此日，氣烈熟色赤，可折其房以插頭，云辟惡氣禦冬。又《續齊諧記》曰：汝南桓景，隨費長房學。長房謂曰：九月九日汝家有災厄，宜令急去家，各作絳囊盛茱萸以系臂上，登高飲菊花酒，此禍可消。景如言，舉家登高山，夕還見雞、犬、牛、羊一時暴死。長房聞之曰：此代之矣。故世人每至此日，登高飲酒，戴茱萸囊，由此耳……

⑤ 淮南萬畢術：**《齊民要術》卷4"種茱萸第四十四"** 《術》曰：井上宜種茱萸。茱萸葉落井中，飲此水者無瘟病。《雜五行書》曰：舍東種白楊、茱萸三根，增年益壽，除患害也……（**按**：出處欠準确。）

⑥ 斅：**《炮炙論》見《證類》卷9"吴茱萸"** 雷公云：凡使，先去葉、核并雜物了，用大盆一口，使鹽水洗一百轉，自然無涎，日乾，任入丸散中用。修事十兩用鹽二兩，研作末，投東流水四斗中，分作一百度洗，别有大效。若用醋煮，即先沸醋三十餘沸，後入茱萸，待醋盡，曬乾。每用十兩，使醋一溢爲度。

涎，日乾，入丸散用之。若用醋煮者，每十兩用醋一鎰，煮三十沸後，入茱萸熬乾用。【宗奭[①]曰】凡用吴茱萸，須深湯中浸去苦烈汁七次，始可焙用。【氣味】辛，温，有小毒。【權[②]曰】辛、苦，大熱，有毒。【好古[③]曰】辛、苦，熱。氣味俱厚，陽中陰也。半浮半沉，入足太陰經血分，少陰、厥陰經氣分。【思邈[④]曰】陳久者良，閉口者有毒。多食傷神，令人起伏氣，咽喉不通。【時珍曰】辛熱，走氣動火，昏目發瘡。○【之才[⑤]曰】蓼實爲之使。惡丹參、消石、白堊。畏紫石英。【主治】温中下氣，止痛，除濕血痺，逐風邪，開腠理，欬逆寒熱。《本經》[⑥]。利五臟，去痰冷逆氣，飲食不消，心腹諸冷絞痛，中惡心腹痛。《别録》[⑦]。霍亂轉筋，胃冷吐瀉腹痛，産後心痛，治遍身㾛痺刺痛，腰脚軟弱，利大腸壅氣，腸風痔疾，殺三蟲。甄權[⑧]。殺惡蟲毒，牙齒蟲䘌，鬼魅疰氣。藏器[⑨]。下産後餘血，治腎氣、脚氣水腫，通關節，起陽建脾。大明[⑩]。主痢，止瀉，厚腸胃，肥健人。孟詵[⑪]。治痞滿塞胸，咽膈不通，潤肝燥脾。好古[⑫]。開鬱化滯，治吞酸，厥陰痰涎頭痛，陰毒腹痛，疝氣血痢，喉舌口瘡。時珍。

【發明】【頌[⑬]曰】段成式言：椒氣好下，茱萸氣好上。言其衝膈，不可爲服食之藥，故多食衝

---

① 宗奭：**《衍義》卷 14"吴茱萸"** 須深湯中浸去苦烈汁，凡六七過，始可用。今文與注及注中藥法皆不言，亦漏落也。

② 權：**《藥性論》見《證類》卷 13"吴茱萸"** 吴茱萸，味苦、辛，大熱，有毒……

③ 好古：**《湯液本草》卷 5"木部・吴茱萸"** 氣熱，味辛、苦，氣味俱厚，陽中陰也。辛温大熱。有小毒。入足太陰經、少陰經、厥陰經。

④ 思邈：**《千金方》卷 26"菜蔬第三"** 食茱萸：味辛、苦、大温，無毒。九月采，停陳久者良。其子閉口者有毒，不任用……黄帝云：六月、七月勿食茱萸，傷神氣，令人起伏氣，咽喉不通徹。（**按**：《本草拾遺》謂"吴茱萸""食茱萸"系"蘇重出一條"，故取"食茱萸"文於此。）

⑤ 之才：**古本《藥對》** 見 2210 頁注①括號中七情文。

⑥ 本經：見 2210 頁注①白字。

⑦ 别録：見 2210 頁注①。

⑧ 甄權：**《藥性論》見《證類》卷 13"吴茱萸"** ……能主心腹疾，積冷，心下結氣疰，心痛，治霍亂轉筋，胃中冷氣，吐瀉腹痛不可勝忍者可愈，療遍身㾛痺，冷食不消，利大腸擁氣……治寸白蟲。

⑨ 藏器：**《拾遺》見《證類》卷 13"食茱萸"** 《陳藏器本草》云：食茱萸，殺鬼魅及惡蟲毒，起陽，殺牙齒蟲痛。

⑩ 大明：**《日華子》見《證類》卷 13"吴茱萸"** 建脾，通關節，治霍亂，瀉痢，消痰，破癥癖，逐風，治腹痛，腎氣脚氣水腫，下産後餘血……（**按**："起陽"乃《拾遺》所載，時珍移作"大明"之説。）

⑪ 孟詵：**《食療》見《證類》卷 13"吴茱萸"** 微温。主痢，止瀉，厚腸胃，肥健人。不宜多食。

⑫ 好古：**《湯液大法》卷 3"脾"** 實有餘爲濕（血……吴茱萸）/**卷 3"肝"** 不足則燥，燥則宜潤，氣（……吴茱萸）（**按**：未能溯得"满塞胸，咽膈不通"之源。考《醫學啓源》卷下"用藥備旨・吴茱萸"有"治寒在咽喉，〔隘〕塞胸中。經云：咽膈不通……"，疑時珍糅合之。）

⑬ 頌：**《酉陽雜俎》卷 18"木篇"** ……茱萸氣好上，椒氣好下。/**《圖經》見《證類》卷 13"吴茱萸"** ……世傳茱萸氣好上，言其衝膈，不可服食之藥也……/**《圖經》見《證類》卷 13"食茱萸"** ……宜入食羹中，能發辛香，然不可多食，多食衝眼，兼又脱髪。

眼又脱髮也。【宗奭[①]曰】此物下氣最速,腸虚人服之愈甚。【元素[②]曰】氣味俱厚,浮而降,陽中陰也。其用有三:去胸中逆氣滿塞,止心腹感寒疞痛,消宿酒,爲白豆蔻之使也。【杲[③]曰】濁陰不降,厥氣上逆,咽膈不通,食則令人口開目瞪。陰寒隔塞,氣不得上下,此病不已,令人寒中,腹滿膨脹下利。宜以吴茱萸之苦熱,泄其逆氣,用之如神,諸藥不可代也。不宜多用,恐損元氣。【好古[④]曰】衝脉爲病,逆氣裏急,宜此主之。震、坤合見,其色緑。故仲景吴茱萸湯、當歸四逆湯方,治厥陰病及温脾胃,皆用此也。【時珍曰】茱萸辛熱,能散能温;苦熱,能燥能堅。故其所治之症,皆取其散寒温中、燥濕解鬱之功而已。案《朱氏集驗方》[⑤]云:中丞常子正苦痰飲,每食飽或陰晴節變率同,十日一發,頭疼背寒,嘔吐酸汁,即數日伏枕不食,服藥罔效。宣和初爲順昌司禄,于太守蔡達道席上,得吴仙丹方服之,遂不再作。每遇飲食過多腹滿,服五七十丸便已。少頃小便作茱萸氣,酒飲皆隨小水而去。前後痰藥甚衆,無及此者。用吴茱萸湯泡七次、伏苓等分,爲末,煉蜜丸梧子大。每熟水下五十丸。梅楊卿方:只用茱萸酒浸三宿,以伏苓末拌之,日乾。每吞百粒,温酒下。又咽喉口舌生瘡者,以茱萸末醋調貼兩足心,移夜便愈。其性雖熱,而能引熱下行,蓋亦從治之義。而謂茱萸之性上行不下者,似不然也。有人治小兒痘瘡口噤者,齧茱萸一二粒,抹之即開,亦取其辛散耳。

【附方】舊二十五,新二十一。**風瘑痒痺**。茱萸一升,酒五升,煮取一升半,温洗之,立止。孟詵《食療》[⑥]。**賊風口偏**,不能語者。茱萸一升,薑豉三升,清酒五升,和煎五沸,待冷服半升,一日三服,得少汗即瘥。同上[⑦]。**冬月感寒**。吴茱萸五錢,煎湯服之,取汗。**頭風作痛**。

---

① 宗奭:**《衍義》卷 14“吴茱萸”**　此物下氣最速,腸虚人服之愈甚。

② 元素:**《醫學啓源》卷下“用藥備旨·藥類法象·熱浮長”**　吴茱萸……《主治秘要》云:性熱味辛,氣味俱厚,半沉半浮,陰中之陽也,氣浮而味降。其用有四:去胸中寒一也。止心痛二也。治感寒腹痛三也。消宿酒,爲白豆蔻之佐四也。又云:辛,陽中之陰。温中下氣。洗去苦味,曬乾用。

③ 杲:**《東垣試效方》卷 1“藥象氣味主治法度”**　吴茱萸(辛苦大熱):治寒在咽嗌,噎塞胸膈不利。《經》言:膈咽不能,食不下,令人口開目瞪,寒邪所隔,氣不得上下。此病不已,令人寒中,腹滿膜脹。下泄寒氣如神,諸藥不能代也。

④ 好古:**《湯液大法》卷 3“奇經八脉·衝脉”**　衝脉……爲病氣逆而裏急(……吴茱萸)。/**《湯液本草》卷 5“木部·吴茱萸”**　……入足太陰、少陰、厥陰,震坤合見,其色緑。仲景云:吴茱萸湯,當歸四逆湯,大温脾湯,及脾胃藥,皆用此也。

⑤ 朱氏集驗方:**《百一選方》卷 5“第六門”**　吴仙丹:治痰飲上氣,不思飲食,小便不利,頭重昏眩。常子正中丞方,馮仲柔知丞傳。白茯苓、吴茱萸(湯泡去沫)。右等分爲末,煉蜜元如梧桐子大。每服三十元,不拘時候,熟水吞下。酒飲亦可。中丞苦痰飲,每啖冷食飽,或晴陰節變,率用十日一發,頭疼背寒,嘔吐酸汁,即數日伏枕不食。如千金大五飲丸之類,皆不效。宣和初爲順昌司録,於太守蔡公安持達道席上得此方,服之遂不再作。每遇飲啖過多,腹滿,服五七十元,不三兩時便旋已作茱萸氣,酒飲隨小水而去。前後痰藥甚衆,無及此者。楊梅卿方:只將茱萸酒浸三宿,以茯苓細末拌之,候乾,每服百餘粒,湯酒任下。(**按**:《朱氏集驗方》無此方,實出《百一選方》。《普濟方》卷 165 亦引同方,未注原出處。)

⑥ 食療:**《食療》見《證類》卷 13“吴茱萸”**　孟詵云……又患風瘙癢痛者。取茱萸一升,清酒五升,和煮,取一升半去滓,以汁暖洗……

⑦ 同上:**《食療》見《證類》卷 13“食茱萸”**　……又殺鬼毒,中賊風,口偏不語者。取子一升,(美)〔薑〕豉三升,以好酒五升,和煮四五沸。冷服半升,日三四服,得汗便差……

茱萸煎濃湯，以綿染，頻拭髮根，良。《千金翼方》[①]。**嘔涎頭痛**。吴茱萸湯：用茱萸一升，棗二十枚，生薑一大兩，人參一兩，以水五升，煎取三升。每服七合，日三服。仲景方[②]。**嘔而胸滿**。方同上[③]。**脚氣冲心**。吴茱萸、生薑擂汁飲，甚良。孟詵方[④]。**腎氣上噦**。腎氣自腹中起，上築于咽喉，逆氣連屬而不能出，或至數十聲，上下不得喘息。此由寒傷胃脘，腎虚氣逆，上乘于胃，與氣相併。《難經》謂之噦。《素問》云：病深者，其聲噦。宜服此方。如不止，灸期門、關元、腎俞穴。用吴茱萸醋炒熱、橘皮、附子去皮各一兩，爲末，麪糊丸梧子大。每薑湯下七十丸。孫氏《仁存方》[⑤]。**陰毒傷寒**。四肢逆冷，用茱萸一升，酒拌濕，絹袋二個，包蒸極熱，更互熨足心。候氣透，痛亦即止，累有效。《聖惠方》[⑥]。**中惡心痛**。吴茱萸五合，酒三升，煮沸，分三服。《楊氏産乳》[⑦]。**心腹冷痛**。方同上。《千金》[⑧]。**冷氣腹痛**。吴茱萸二錢擂爛，以酒一鍾調之。用香油一盃，入鍋煎熱，傾茱酒入鍋，煎一衮，取服，立止。《唐瑶經驗方》[⑨]。**脾元氣痛**，發歇不可忍。用茱萸一兩，桃仁一兩，和炒茱焦，去茱，取桃仁去皮尖研細，葱白三莖，煨熟，酒浸温服。《經驗方》[⑩]。**寒疝往來**。吴茱萸一兩，生薑半兩，清酒一升，煎温分服。《肘後方》[⑪]。**小腸疝氣**。奪命丹：治遠年近日，小腸疝氣，偏墜搴疼，臍下撮痛，以致悶亂，及外腎腫硬，日漸滋長，及陰間濕痒

---

① 千金翼方：**《千金翼方》卷 16“風眩第六”** 沐頭主頭風方……又方：吴茱萸三升，右一味以水五升，煮取三升，以綿拭髮根，良。

② 仲景方：**《傷寒論·辨厥陰病脉證治》** 乾嘔吐涎沫，頭痛者，吴茱萸湯主之。吴茱萸湯方：吴茱萸（一升，湯洗七遍）、人參（三兩）、大棗（十二枚，擘）、生薑（六兩，切），右四味以水七升，煮取二升，去滓，温服七合，日三服。

③ 方同上：**《金匱·嘔吐噦下利病脉證治》** 嘔而胸滿者，茱萸湯主之。茱萸湯方：吴茱萸（一升）、人參（三兩）、生薑（六兩）、大棗（十二枚），右四味以水五升，煮取三升，温服七合，日三服。

④ 孟詵方：**《食療》見《證類》卷 13“吴茱萸”** ……脚氣冲心，可和生薑汁飲之，甚良。

⑤ 仁存方：**《普濟方》卷 29“腎虚”** 吴茱萸丸（出《仁存方》）：治腎氣自腹中起，上築於咽喉，逆氣連屬而不能出，或至數十聲，不得喘息。此由寒傷胃脘，腎氣先虚，逆氣上乘於胃，與氣相搏。呃不止者，難治。《經》謂之噦，故受病深者，其聲噦是也。吴茱萸（醋炒）、橘皮（洗淨）、大附子（炮裂，去皮臍，各一兩），右爲細末，白麵糊爲丸如梧桐子大，每服七十丸至八十丸，食前温生薑湯送下。一方米飲下。不止者，灸期門、關元、腎腧。

⑥ 聖惠方：**《聖惠方》卷 11“治陰毒傷寒諸方”** 治陰毒傷寒，四肢逆冷，宜熨之，方。吴茱萸（一升），右以酒拌令匀濕，以熟絹袋二枚盛，蒸令極熱，取熨脚心，候氣通暢匀暖即停熨。

⑦ 楊氏産乳：**《證類》卷 13“吴茱萸”** 《楊氏産乳》：療中噁心痛。吴茱萸五合，以酒三升，煮三沸，分三服。

⑧ 千金：**《證類》卷 13“吴茱萸”** 《千金方》……又方：治心腹内外痛。茱萸一升，酒三升，煎取半升，空心頓服之。（**按**：《千金翼方》卷 6“腹痛第六”有“單行茱萸酒”亦與此同。）

⑨ 唐瑶經驗方：（**按**：書佚，無可溯源。）

⑩ 經驗方：**《證類》卷 13“吴茱萸”** 《經驗方》：治脾元氣發歇痛不可忍者。茱萸一兩，桃人一兩，和炒令茱萸憔黑後，去茱萸，取桃人去皮尖，研細，葱白三莖，煨熟，以酒浸，温分三服。

⑪ 肘後方：**《肘後方》卷 1“治卒腹痛方第九”** 治寒疝，來去每發絞痛方：吴茱萸（三兩）、生薑（四兩）、豉（二合），酒四升，煮取二升，分爲二服。

成瘡。用吴茱萸去梗一斤,分作四分,四兩酒浸,四兩醋浸,四兩湯浸,四兩童子小便浸一宿,同焙乾,澤瀉二兩,爲末,酒糊丸梧子大。每服五十丸,空心鹽湯或酒吞下。《如宜方》名星斗丸。《和劑局方》①。**小兒腎縮**。乃初生受寒所致。用吴茱萸、硫黄各半兩,同大蒜研,塗其腹。仍以蛇牀子烟熏之。《聖惠方》②。**婦人陰寒**,十年無子者。用吴茱萸、川椒各一升,爲末,煉蜜丸彈子大。綿裹内陰中,日再易之。但子宫開即有子也。《經心録》③。**子腸脱出**。茱萸三升,酒五升,煎二升,分三服。《兵部手集》④。**醋心上攻**如濃(酸)〔醋〕。用茱萸一合,水三盞,煎七分,(損)〔頓〕服。近有人心如蜇破,服此二十年不發也。累用有效。同上⑤。**食已吞酸**,胃氣虚冷者。吴茱萸湯泡七次焙、乾薑炮等分,爲末,湯服一錢。《聖惠方》⑥。**轉筋入腹**。茱萸炒二兩,酒二盞,煎一盞,分二服。得下即安。《聖濟録》⑦。**霍亂乾嘔**不止。吴茱萸泡炒、乾薑炮等分,水煎服之。同上⑧。**多年脾泄**。老人多此,謂之水土同化。吴茱萸三錢泡過,入水煎汁,入鹽少許,通口服。蓋茱萸能暖膀胱,水道既清,大腸自固。他藥雖熱,不能分解清濁也。孫氏《仁存方》⑨。**臟寒泄瀉**,倦怠減食。吴茱萸湯泡過炒,猪臟半條,去脂洗净,裝滿紥定,文火煮熟,擣丸梧子大。

---

① 和劑局方:**《局方》卷8"治雜病"** 奪命丹:治遠年日近小腸疝氣,偏墜搐疼,臍下撮痛,以致悶亂,及外腎腫硬,日漸滋長,陰間濕癢,抓成瘡。吴茱萸(去枝梗,一斤,四兩用酒浸,四兩用醋浸,四兩用湯浸,四兩用童子小便浸,各浸一宿,同焙乾)、澤瀉(去灰土,二兩),右爲細末,酒煮麵糊丸如梧桐子大,每服五十丸,空心食前鹽湯或酒吞下。/**《如宜方》卷2** 星斗圓:吴茱萸(一斤,四兩醋浸,四兩酒浸,四兩湯浸,四兩同使浸,焙乾。)、澤瀉(二兩,酒浸焙乾。)爲末,酒糊圓如梧桐子大,每服五十圓,空心温酒下。

② 聖惠方:**《得效方》卷11"初生"** 又治七日腎縮,乃初生受寒所致。右用硫黄、茱萸各半兩,爲末,研大蒜調塗其腹。仍以蛇床子微火燒,熏之。(**按**:《聖惠方》無此方,另溯其源。)

③ 經心録:**《外臺》卷33"久無子方"** 《經心録》茱萸丸:療婦人陰寒,十年無子方。吴茱萸(一升)、蜀椒(一升去目、汗,末)。右二味蜜丸如彈子,丸綿裹,導子腸中,日再易。無所下,但開子藏,令陰温,即有子也。

④ 兵部手集:**《證類》卷13"吴茱萸"** 《兵部手集》治中風腹痛,或子腸脱出。茱萸三升,酒五升,煎取二升,分温三分。

⑤ 同上:**《證類》卷13"吴茱萸"** 《兵部手集》:治醋心,每醋氣上攻如釅醋。茱萸一合,水三盞,煎七分,頓服。縱濃亦須强服,近有人,心如蜇破,服此方後,二十年不發。

⑥ 聖惠方:**《聖濟總録》卷47"胃反"** 治胃氣虚冷,不能飲食,食已即吐酸水,茱萸散方:吴茱萸(湯洗七遍,炒乾)、乾薑(炮裂),右二味等分,擣羅爲散,空心熱酒調下三錢匕。(**按**:《聖惠方》無此方,另溯其源。)

⑦ 聖濟録:**《聖濟總録》卷184"乳石發霍亂轉筋"** 治乳石發動霍亂,疼痛不可忍方:食茱萸(淘净,炒香,二兩),右一味,以酒三盞煎至一盞半,分爲二服,得下利即差,空腹食前各一。

⑧ 同上:**《聖濟總録》卷39"霍亂乾嘔"** 治霍亂乾嘔不止,吴茱萸湯方:吴茱萸(湯浸,焙乾,炒)、乾薑(炮,各一兩),右二味粗擣篩,每服五錢匕,水一盞半,煎至八分,去滓,温服。

⑨ 仁存方:**《普濟方》卷208"諸瀉"** 治脾泄多年,老人腎虚,謂之水土同化(出《仁存方》):用吴茱萸簸净,不拘多少,白水煎,去渣,盞内入鹽少許,通口服。蓋茱萸能暖膀胱,水道既清,大腸自固。餘藥雖熱,不能分解清濁也。

每服五十丸，米飲下，日二服。《普濟》[①]。**滑痢不止**。方同上。**下痢水泄**。吴茱萸泡炒、黄連炒，各二錢，水煎服。未止再服。《聖惠方》[②]。**赤白下痢**。《和劑局方》[③]戊己丸：治脾胃受濕，下痢腹痛，米穀不化。用吴茱萸、黄連、白芍藥各一兩，同炒爲末，蒸餅丸梧子大。每服二三十丸，米飲下。〇《百一選方》[④]變通丸：治赤白痢日夜無度，及腸風下血。用川黄連二兩，吴茱萸二兩湯泡七次，同炒香，揀出各自爲末，粟米飯丸梧子大，另收。每服三十丸。赤痢，甘草湯下黄連丸；白痢，乾薑湯下茱萸丸；赤白痢，各用十五丸，米湯下。此乃浙西(河)〔何〕山純老以傳蘇韜光者，救人甚效。〇鄧筆峰《雜興方》[⑤]二色丸：治痢及水泄腸風。用吴茱萸二兩，黄連二兩，同炒香，各自爲末。以百草霜末二兩，同黄連作丸；以白芍藥末二兩，同茱萸作丸。各用飯丸梧子大，各收。每服五十丸。赤痢，烏梅湯下連、霜；白痢，米飲下茱、芍丸；赤白痢，各半服之。**赤痢臍痛**。茱萸合黑豆湯吞之。《千金方》[⑥]。**腸痔常血**，下部痒痛如蟲咬者。掘地作坑燒赤，以酒沃之，擣茱萸二升入坑，乘熱坐有孔板熏之，冷乃下。不過三四度愈。《肘後方》[⑦]。**腹中癥塊**。茱萸三升擣，和酒煮熟，布裹熨癥上。冷更炒熱，更番熨之。癥移走，逐熨之，消乃止。姚僧(坦)〔垣〕《集驗方》[⑧]。

---

① 普濟：**《普濟方》卷208“諸瀉”**　治泄瀉臟寒，不進飲食，氣體倦怠，名豬臟丸。用吴茱萸不拘多少，揀浄，用獖豬腸一兩條，以茱萸實滿，紮定兩頭，熟炭煮令極爛，研細，丸如梧桐子大，早晚食前各以飲吞下五十丸。/**《普濟方》卷35“胃虚冷”**　豬臟丸：治臟寒泄瀉，不思飲食，身體倦怠。吴茱萸浄去枝梗，不拘多少，浸透，右用豬臟頭一截，去脂膜，浄洗，將茱萸入臟内，兩頭紮定，漫火煮令極爛，用甑蒸熟尤好，二味於臼搗千下，令極細，丸如桐子大，每服五丸，米飲下。(**按**：時珍揉合上二方而成此方。)

② 聖惠方：**《聖惠方》卷59“治水瀉諸方”**　治水瀉不止，茱萸圓方：吴茱萸(二兩，湯浸七遍，焙乾微炒)、黄連(二兩，去須，微炒)，右件藥搗羅爲末，用軟飯和圓如梧桐子大，每服不計時候以粥飲下三十圓。

③ 和劑局方：**《局方》卷6“治瀉痢”**　戊己丸：治脾受濕氣，泄利不止，米穀遲化，臍腹刺痛。小兒有疳氣下痢，亦能治之。黄連(去須)、吴茱萸(去梗，炒)、白芍藥(各五兩)，右爲細末，麵糊爲丸如梧桐子大，每服二十丸，濃煎米飲下，空心，日三服。

④ 百一選方：**《百一選方》卷6“第八門”**　治赤白痢：吴茱萸(揀浄)、黄連(去須並蘆，剉骰子大)，右等分，一處以好酒浸透，取出，各自揀焙或曬乾，爲細末，糊元如梧桐子大。赤痢，用黄連元三十粒，甘草湯下。白痢，用茱萸元三十粒，乾薑湯下。赤白痢，各用十五粒相合，併以甘草乾薑湯下。此方浙西何山純老以傳，蘇韜光云數十年救人無數，人多求方，不敢輕授，恐以其藥品之微而忽之。韜光每以救人，甚效。

⑤ 雜興方：(**按**：書佚，無可溯源。)

⑥ 千金方：**《普濟方》卷212“赤痢”**　治赤痢臍下痛：用茱萸一合，黑豆湯吞之。(**按**：今本《千金方》無此方，另溯其源。)

⑦ 肘後方：**《外臺》卷26“痔下部如蟲齧方”**　文仲療痔，下部如蟲齧方：掘地作小坑，燒令赤，以酒沃中。搗吴茱萸三升，内中，及熱以板覆上，開一小孔，以下部坐上，冷乃下，不過三度即差。(**按**：今本《肘後方》無此方，另溯其源。)

⑧ 集驗方：**《外臺》卷12“療癥方”**　《備急》熨癥方：吴茱萸三升，右一味以酒和煮熱，布裹以熨癥上，冷更炒，更番用之，癥移走，逐熨，都消乃止也。(**按**：未見姚僧垣《集驗方》有此方，另溯其源。)

産後盜汗，嗇嗇惡寒。茱萸一雞子大，酒三升，漬半日，煮服。《千金翼》①。口瘡口疳。茱萸末，醋調塗足心，一夕愈。《集簡方》。咽喉作痛。方同上。牙齒疼痛。茱萸煎酒，含漱之。《孟詵本草》②。小兒頭瘡。吴茱萸炒焦爲末，入汞粉少許，猪脂、醋調塗之。《聖惠方》③。小兒瘭瘡。一名火灼瘡，一名火爛瘡。茱萸煎酒，拭之良。《兵部手集》④。老小風疹。方同上。《千金》⑤。

癰疽發背及發乳諸毒。用吴茱萸一升，擣爲末，用苦酒調塗帛上，貼之。《外臺秘要》⑥。

陰下濕痒。吴茱萸煎湯，頻洗取效。同上⑦。骨在肉中不出者。咀茱萸封之，骨當腐出。孟詵《食療》⑧。魚骨入腹，刺痛不得出者。吴茱萸水煮一盞，温服，其骨必軟出。未出再服。同上⑨。蛇咬毒瘡。用吴茱萸一兩爲末，冷水和，作三服，立安。《勝金方》⑩。肩疽、白秃。並用吴茱萸鹽淹過，炒研，醋和塗之。《活幼口議》⑪。寒熱怪病。寒熱不止，數日四肢堅如石，擊之似鐘磬聲，日漸瘦惡。用茱萸、木香等分，煎湯飲之，愈。《夏子益方》⑫。

葉。【氣味】辛、苦，熱，無毒。【主治】霍亂下氣，止心腹痛冷氣，内外

---

① 千金翼：**《千金翼方》卷7"盜汗第二"**　吴茱萸汤治妇人产后虚羸，盗汗时濇濇恶寒：吴茱萸三两，右一味以清酒三升渍之半日，所煮令蚁鼻沸，减得二升，分服一升，日再，间日饮。

② 孟詵本草：**《食療》見《證類》卷13"食茱萸"**　……又齒痛，酒煎含之。

③ 聖惠方：**《聖惠方》卷90"治小兒頭瘡諸方"**　治小兒頭瘡，積年不差……又方：右吴茱萸炒令焦，細研，入膩粉，以豬脂調塗之。

④ 兵部手集：**《證類》卷13"吴茱萸"**　《兵部手集》……又方：小兒火灼瘡。一名瘭漿瘡，一名火爛瘡。用酒煎茱萸拭上。

⑤ 千金：**《千金方》卷22"隱疹第五"**　治風搔隱疹，心迷悶亂方……又方：吴茱萸一升，酒五升，煮取一升半，帛染拭病上。

⑥ 外臺秘要：**《外臺》卷24"癰疽發背雜療方"**　《肘後》療諸癰疽發背及乳方……又方：取茱萸一升搗之，以苦酒和，貼癰上，乾易之佳。

⑦ 同上：**《外臺》卷26"陰下癢濕方"**　又療陰下濕癢生瘡方：吴茱萸一升，水三升，煮取三五沸，去滓，以洗瘡。諸瘡亦治之。

⑧ 食療：**《食療》見《證類》卷13"食茱萸"**　……又魚骨在腹中刺痛。煮汁一盞，服之，其骨軟出……又魚骨刺入肉不出者。搗封之，其骨自爛而出……

⑨ 同上：見上注。

⑩ 勝金方：**《證類》卷13"食茱萸"**　《勝金方》：治蛇咬毒。茱萸一兩，爲末，冷水調。分爲三服，立差。

⑪ 活幼口議：**《活幼口議》卷20"治諸病雜方"**　秘敷頭瘡瘡方：吴茱萸（鹽醃者佳，如無，以口鹽浸一二日），右爲末，釅末醋調，刷傅頭上。大人肩蛆瘡用之立效。

⑫ 夏子益方：**《傳信適用方》卷下"夏子益治奇疾方三十八道"**　第二：人發寒熱不止，經數日後，四肢堅如石，以物擊之似鐘磬，日漸瘦惡。治以茱萸、木香等煎湯，飲五日可解，愈。

腎釣痛，鹽碾罨之，神驗，乾即易。轉筋者同艾擣，以醋和罨之。大明[①]。治大寒犯腦，頭痛，以酒拌葉，袋盛蒸熟，更互枕熨之，痛止爲度。時珍。

枝。【主治】大小便卒關格不通，取南行枝，如手第二指中節，含之立下。蘇頌[②]。○出姚僧坦《集驗方》。

根及白皮。【氣味】同葉。【主治】殺三蟲。《本經》[③]。蟯蟲。治喉痺欬逆，止洩注，食不消，女子經産餘血，療白癬。《别録》[④]。殺牙齒蟲，止痛。藏器[⑤]。治中惡腹中刺痛，下痢不禁，療漆瘡。甄權[⑥]。

【附方】舊二，新二。寸白蟲。茱萸東北陰細根，大如指者勿〔用〕，洗去土，四寸切，以水、酒各一升漬一宿，平旦分再服，當取蟲下。《千金方》[⑦]。肝勞生蟲[⑧]，眼中赤脉。吴茱萸根爲末一兩半，粳米半合，雞子白三箇，化蠟一兩半和丸小豆大。每米湯下三十丸，當取蟲下。脾勞發熱，有蟲在脾中爲病，令人好嘔者。取東行茱萸根大者一尺，大(春)〔麻〕子八升，橘皮二兩，三物㕮咀，以酒一斗，浸一宿，微火薄暖之，絞去滓。平旦空腹服一升，取蟲下，或死或半爛，或下黄汁。凡作藥時，切忌言語。《删繁方》[⑨]。腎熱肢腫拘急。茱萸根一合半，桑白皮三合，酒二升，煮一升，日二服。《普濟方》[⑩]。

---

① 大明：**《日華子》見《證類》卷 13“吴茱萸”** ……又云：茱萸葉，熱，無毒。治霍亂下氣，止心腹痛冷氣。内外腎釣痛，鹽研罯，神驗。乾即又浸復罯，霍亂脚轉筋，和艾以醋湯拌罯，妙也。

② 蘇頌：**《圖經》見《證類》卷 13“吴茱萸”** ……又其南行枝，主大小便卒關格不通：取之斷，度如手第二指中節，含之立下。出姚僧垣方。根亦入藥用……

③ 本經：見 2210 頁注①白字。

④ 别録：見 2210 頁注①。

⑤ 藏器：**《拾遺》見《證類》卷 13“食茱萸”** ……殺牙齒蟲痛。

⑥ 甄權：**《藥性論》見《證類》卷 13“吴茱萸”** ……削皮能療漆瘡，主中惡腹中刺痛，下痢不禁……

⑦ 千金方：**《千金方》卷 18“九蟲第七”** 治寸白蟲方……又方：取吴茱萸北陰根，乾，去土，切一升，以酒一升浸一宿，平旦分二服。凡茱萸皆用細根，東引北陰者良。若如指以右大，不任用。

⑧ 肝勞生蟲：**《千金方》卷 18“九蟲第七”** 治肝勞，生長蟲在肝爲病，恐畏不安，眼中赤方：雞子（五枚，去黄）、乾漆（四兩）、蠟、吴茱萸東行根皮（各二兩）、粳米粉（半斤），右五味，擣茱萸皮爲末，和藥，銅器中煎，可丸如小豆大。宿勿食，旦飲服一百丸，小兒五十丸，蟲當爛出。（**按**：原無出處，今溯得其源。）

⑨ 删繁方：**《圖經》見《證類》卷 13“吴茱萸”** ……根亦入藥用。《删繁方》療脾勞熱，有白蟲在脾中爲病，令人好嘔者。取東行茱萸根大者一尺，大麻子八升，橘皮二兩，凡三物㕮咀，以酒一斗浸一宿，微火上薄暖之，三下絞去滓。平旦空腹服一升，取盡，蟲便下出，或死或半爛，或下黄汁。凡作藥法，禁聲，勿語道作藥，蟲便下驗。

⑩ 普濟方：**《普濟方》卷 29“腎實”** 桑白皮湯：治腎熱，四肢腫滿拘急。桑根白皮（東引者，切，三合）、茱萸根（東引者，剉切，一合半），右以酒二升，煮取一升，空心分温二服。

食茱萸《唐本草》①【校正】自木部移入此,併入《拾遺②·欓子》。

【釋名】**榝**音殺、**藙**音毅、**艾子**《圖經》③、**越椒**《博雅》④、**欓子**《拾遺》⑤、**辣子**。【弘景⑥曰】《禮記》名藙,而俗中呼爲榝子,當是不識藙字也。【恭⑦曰】《爾雅》云:椒、榝醜梂。陸機《詩疏》云:椒,榝屬也。並有榝名,陶説誤矣。【時珍曰】此即欓子也。蜀人呼爲艾子,楚人呼爲辣子,古人謂之藙及榝子。因其辛辣,蜇口慘腹,使人有殺毅黨然之狀,故有諸名。蘇恭謂茱萸之開口者爲食茱萸。孟詵謂茱萸之閉口者爲欓子。馬志謂粒大、色黄黑者爲食茱萸,粒緊小、色青緑者爲吴茱萸。陳藏器謂吴、食二茱萸是一物,入藥以吴地者爲良,不當重出此條,只可言漢與吴,不可言食與不食。時珍竊謂數説皆因茱萸二字相混致誤耳。不知吴茱、食茱乃一類二種。茱萸取吴地者入藥,故名吴茱萸。欓子則形味似茱萸,惟可食用,故名食茱萸也。陳藏器不知食茱萸即欓子,重出"欓子"一條,正自誤矣。按曹憲《博雅》云:欓子、越椒,茱萸也。鄭樵《通志》⑧云:欓子,一名食茱萸,以别吴茱萸。《禮記》⑨三牲用藙,是食茱萸也。二説足正諸人之謬。

【集解】【藏器⑩曰】欓子出閩中、江東。其木高大似樗,莖間有刺。其子辛辣如椒,南人淹藏作果品,或以寄遠。《吴越春秋》云:越以甘蜜丸欓,報吴增封之禮。則欓之相贈尚矣。【頌⑪曰】食茱萸南北皆有之。其木亦甚高大,有長及百尺者。枝莖青黄,上有小白點。葉類油麻,其花黄色。蜀人呼爲艾子,《禮記》所謂藙者是也。藙、艾,聲相近也。宜入食羹中,能發辛香。【時珍曰】食茱萸、欓子、辣子,一物也。高木長葉,黄花緑子,叢簇枝上。味辛而苦,土人八月采,擣濾取汁,入石灰

---

① 唐本草:**《唐本草》見《證類》卷13"食茱萸"** 味辛、苦,大熱,無毒。功用與吴茱萸同。少爲劣爾。療水氣用之乃佳。

② 拾遺:**《嘉祐》見《證類》卷14"欓子"** 味辛辣如椒。主遊蠱,飛尸著喉口者,刺破以子揩之令血出,當下涎沫。煮汁服之,去暴冷腹痛,食不消,殺腥物。木高大,莖有刺。(新補,見陳藏器。)

③ 圖經:**《圖經》見《證類》卷13"食茱萸"** ……蜀人呼其子爲艾子,蓋《禮記》所謂藙者……

④ 博雅:**《廣雅》卷10"釋木"** 榝、欓、越椒,茱萸也。

⑤ 拾遺:見本頁注②。

⑥ 弘景:**《集注》見《證類》卷13"吴茱萸"** 陶隱居云:《禮記》名藙,而俗中呼爲藙子。當是不識藙字似藙字,仍以相傳……

⑦ 恭:**《唐本草》見《證類》卷13"吴茱萸"** 《唐本》注云:《爾雅·釋木》云:椒、榝醜梂。陸氏《草木疏》云:椒,榝屬,亦有榝名。陶誤也。

⑧ 通志:**《通志·昆蟲草木略·木類》** 欓子,曰食茱萸……

⑨ 禮記:**《禮記·内則》** ……三牲用藙(藙,煎茱萸也……)

⑩ 藏器:**《圖經》見《證類》卷14"蜀椒"** ……蘱子出閩中、江東,其木似樗,莖間有刺,子辛辣如椒。主遊蠱,飛尸及腹冷。南人淹藏以作果品,或以寄遠。《吴越春秋》云:越以甘蜜丸欓(與黨同),報吴增封之禮,然則蘱之相贈尚矣。(**按**:非出"藏器",乃見《圖經》。)

⑪ 頌:**《圖經》見《證類》卷13"食茱萸"** 食茱萸……今南北皆有之。其木亦甚高大,有長及百尺者。枝莖青黄,上有小白點。葉正類油麻,花黄。蜀人呼其子爲艾子,蓋《禮記》所謂藙者。藙、艾聲訛故云耳。宜入食羹中,能發辛香……

攪成,名曰艾油,亦曰辣米油,始辛辣螫口,入食物中用。周處《風土記》[①]以椒、欓、薑爲三香,則自古尚之矣,而今貴人罕用之。

實。【氣味】辛、苦,大熱,無毒。【時珍曰】有小毒,動脾火,病目者忌之。【頴[②]曰】發瘡痔、浮腫、虚恚。【之才[③]曰】畏紫石英。【主治】功同吴茱萸,力少劣爾。療水氣用之佳。蘇恭[④]。心腹冷氣痛,中惡,除欬逆,去臟腑冷,温中甚良。孟詵[⑤]。療蠱毒飛尸着喉口者,刺破,以子揩之,令血出,當下涎沫。煮汁服之,去暴冷腹痛,食不消,殺腥物。藏器[⑥]。治冷痢帶下,暖胃燥濕。時珍。

【附方】新二。赤白帶下。欓子、石菖蒲等分,爲末。每旦鹽酒温服二錢。《經驗方》[⑦]。久瀉虚痢腹痛者。欓子丸治之,欓子、肉豆蔻各一兩,陳米一兩半,以米一分同二味炒黄爲末,一分生碾爲末,粟米粥丸梧子大。每陳米飲下五十丸,日三服。《普濟方》[⑧]。

鹽麩子《開寶》[⑨]【校正】自木部移入此。

【釋名】五楰音倍、鹽膚子《綱目》、鹽梅子同、鹽梂子同、木鹽《通志》[⑩]、天鹽

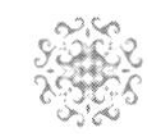

① 風土記:**《爾雅翼》卷 11"釋木·欓"**　《風土記》曰:三香,椒、欓、薑……

② 頴:**《食物本草》卷 4"味類"**　辣米:味辛辣,氣大熱,有毒。破氣燒脾,發五痔癧瘍,昏耳目,致浮腫,虚恚……(**按**:《食物本草》明一樂堂本"辣米"作"辣菜"。據本品屬"味類",當以"辣米"爲正。時珍將此條列於"食茱萸"之下,誠是。)

③ 之才:**古本《藥對》**　見 2210 頁注①括號中七情文。

④ 蘇恭:見 2218 頁注①。

⑤ 孟詵:**《食療》見《證類》卷 13"食茱萸"**　温。主心腹冷氣痛。中惡,除飲逆,去臟腑冷,能温中,甚良……

⑥ 藏器:見 2218 頁注②。

⑦ 經驗方:**《普濟方》卷 331"赤白帶下"**　治赤白帶下(出《經驗良方》):石菖蒲、欓子(等分,爲末),右鹽酒温調下。

⑧ 普濟方:**《聖濟總録》卷 76"血痢"**　治血痢久不差,臍腹刺痛,肉豆蔻丸方:肉豆蔻(一兩)、陳米(一兩半)、欓子(一兩),右三味,先二味擣篩爲粗散,同米拌令匀,同炒黄色去米,一分單炒,一分生用,同焙擣爲末,研粟米粥和擣,爲丸如梧桐子大,每服五十丸,空心温陳米飲下,一二服效。(**按**:《普濟方》卷 207"總論"有此方,然據引文,其源與《聖濟總録》更合。)

⑨ 開寶:**《開寶》見《證類》卷 14"鹽麩子"**　味酸,微寒,無毒。除痰飲瘴瘧,喉中熱結喉痺,止渴,解酒毒黄疸,飛尸蠱毒,天行寒熱,痰嗽,變白,生毛髮。取子乾擣爲末食之,嶺南人將以防瘴。樹白皮:主破血止血,蠱毒血痢,殺蚘蟲。並煎服之。根白皮:主酒疸,擣碎,米泔浸一宿,平旦空腹温服一二升。葉:如椿,生吴、蜀山谷。子秋熟爲穗,粒如小豆。上有鹽似雪,食之酸鹹止渴。一名叛奴鹽。

⑩ 通志:**《通志·昆蟲草木略·木類》**　鹽麩子……戎人亦用此,謂之木鹽,故有叛奴鹽之名。

《靈草篇》①、叛奴鹽《拾遺》②、酸桶《拾遺》③。【藏器④曰】蜀人謂之酸桶,亦曰酢桶。吴人謂之鹽麩。戎人謂之木鹽。【時珍曰】其味酸、鹹,故有諸名。《山海經》⑤云:橐山多構木,郭璞注云:構木出蜀中,七八月吐穗,成時如有鹽粉,可以酢羹。即此也。後人譌爲五倍矣。

【集解】【藏器⑥曰】鹽麩子生吴、蜀山谷。樹狀如椿。七月子成穗,粒如小豆。上有鹽似雪,可爲羹用。嶺南人取子爲末,食之酸鹹止渴,將以防瘴。【時珍曰】膚木即構木,東南山原甚多。木狀如椿。其葉兩兩對生,長而有齒,面青背白,有細毛,味酸。正葉之下,節節兩邊有直葉貼莖,如箭羽狀。五六月開花,青黄色成穗,一枝纍纍。七月結子,大如細豆而扁,生青,熟微紫色。其核淡緑,狀如腎形。核外薄皮上有薄鹽,小兒食之,滇、蜀人采爲木鹽。葉上有蟲,結成五倍子,八月取之。詳見蟲部。《後魏書》⑦云:勿吉國水氣鹹凝,鹽生樹上。即此物也。别有咸平樹、鹹草、酸角,皆其類也。附見于左。

【附録】咸平樹。真臘國人不能爲酸,但用鹹平樹葉及莢與子爲之。酸角。雲南臨安諸處有之。狀如豬牙皂莢,浸水和羹,酸美如醋。鹹草。扶桑東有女國,産鹹草。葉似邪蒿而氣香味鹹,彼人食之。

子。【氣味】酸、鹹,微寒,無毒。鹽霜制汞、硫。【主治】除痰飲瘴瘧,喉中熱結喉痺,止渴,解酒毒黄疸,飛尸蠱毒,天行寒熱,咳嗽,變白,生毛髪,去頭上白屑,擣末服之。藏器⑧。生津降火化痰,潤肺滋腎,消毒止痢收汗,治風濕眼病。時珍。

【發明】【時珍曰】鹽麩子氣寒味酸而鹹,陰中之陰也。鹹能耎而潤,故降火化痰消毒;酸能收而濇,故生津潤肺止痢。腎主五液,入肺爲痰,入脾爲涎,入心爲汗,入肝爲淚,自入爲唾,其本皆水也。鹽麩、五倍先走腎、肝,有救水之功。所以痰涎、盗汗、風濕、下淚、涕唾之證,皆宜用之。

樹白皮。【主治】破血止血,蠱毒血痢,殺蚘蟲,并煎服之。《開寶》⑨。

根白皮。【主治】酒疸,擣碎,米泔浸一宿,平旦空腹温服一二升。《開

---

① 靈草篇:(**按**:未能溯得其源。)

② 拾遺:見 2219 頁注⑧。(**按**:非出"拾遺",乃見《開寶》。)

③ 拾遺:**《拾遺》見《證類》卷 14"鹽麩子"** 陳藏器云:蜀人爲之酸桶。《博物志》云:酸桶,七月出穗……穗上有鹽著,可爲羹,亦謂之酢桶矣,吴人謂之爲鹽也。(按:"鹽麩"見於《日華子》。"木鹽"見於《拾遺》"食鹽"條。)

④ 藏器:同上注。

⑤ 山海經:**《山海經》卷 5"中山經"** ……又西五十里曰橐山……其木多樗……多構木。(今蜀中有構木,七八月中吐穗,穗成如有鹽粉著狀,可以酢羹。音備……)

⑥ 藏器:見 2219 頁注⑧。(**按**:非出"藏器",實出《開寶》。)

⑦ 後魏書:**《魏書》卷 100"列傳第八十八・高句麗"** 勿吉國,在高句麗北,舊肅慎國也……水氣鹹凝,鹽生樹上。亦有鹽池……

⑧ 藏器:見 2219 頁注⑧。(**按**:非出"藏器",實出《開寶》。)

⑨ 開寶:見上注。

寶》①。諸骨鯁，以醋煎濃汁，時呷之。時珍。

【發明】【時珍曰】按《本草集議》②云：鹽麩子根能軟雞骨。岑公云：有人被雞骨哽，項腫可畏。用此根煎醋，啜至三椀，便吐出也。又彭醫官治骨哽，以此根擣爛，入鹽少許，綿裹，以線繫定吞之，牽引上下，亦釣出骨也。

醋林子《圖經》③【校正】自外類移入此。

【釋名】【時珍曰】以味得名。

【集解】【頌④曰】醋林子，生四川邛州山野林箐中。木高丈餘，枝葉繁茂。三月開白花，四出。九月、十月子熟，纍纍數十枚成朵，生青熟赤，略類櫻桃而蒂短。熟時采之，陰乾，連核用。土人以鹽、醋收藏充果食。其葉味酸，夷獠人采得，入鹽和魚（鲙）〔鱠〕食，云勝用醋也。

實。【氣味】酸，温，無毒。【主治】久痢不瘥，及痔漏下血，蚘咬心痛，小兒疳蚘，心腹脹滿，黄瘦，下寸白蟲，單擣爲末，酒服一錢匕，甚效。鹽、醋藏者，食之生津液，醒酒止渴。多食令人口舌粗拆也。蘇頌⑤。

茗《唐本草》⑥【校正】自木部移入此。

【釋名】苦樣搽、途二音○《唐本》⑦、檟《爾雅》⑧、蔎音設、荈音舛。【頌⑨曰】郭璞云：

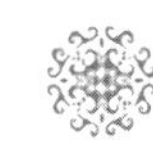

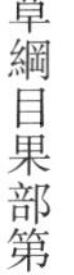

① 開寶：見2219頁注⑧。

② 本草集議：**《普濟方》卷64"骨鯁"**　治骨鯁方：鹽膚子樹取根，用釅醋煎濃汁，時時呷嚥。瑞岑公云：曾有人被雞骨鯁，頸項腫大可畏，用此啜至三椀，忽吐出骨。王九疇又云：曾同彭醫官治骨鯁，取鹽夫子樹根爛槌，入鹽少許，用綿裹吞下，牽引使於喉中，上下往來，忽然釣得骨出。愚謂綿裹之法固妙，猶當兼用醋煎啜法爲勝。《本草集議》云：鹽夫子樹根能軟雞骨。（**按**：南宋·艾原甫《本草集議》早佚，《普濟方》存此佚文一條。）

③ 圖經：**《圖經》見《證類》卷30"外木蔓類·醋林子"**　出邛州山野林箐中。其木高丈餘，枝條繁茂，三月開花色白，四出。九月、十月結子，累累數十枚成朵，生青熟赤，略類櫻桃而蒂短。味酸，性温，無毒。善療蚘咬心痛及痔漏下血，并久痢不差。尤治小兒疳，蚘咬心，心腹脹滿，黄瘦，下寸白蟲。單擣爲末，酒調一錢匕，服之甚效。又土人多以鹽醋收藏，以充果子食之，生津液，醒酒，止渴。不可多食，令人口舌粗拆。及熟採之陰乾，和核同用。其葉味酸。夷獠人采得，入鹽和魚膾食之，勝用醋也。

④ 頌：見上注。

⑤ 蘇頌：見上注。

⑥ 唐本草：**《唐本草》見《證類》卷13"茗、苦樣"**　茗，味甘、苦，微寒，無毒。主瘻瘡，利小便，去痰熱、渴，令人少睡。春採之。苦樣：主下氣，消宿食。作飲，加茱萸、葱、薑等良。

⑦ 唐本：見上注。

⑧ 爾雅：**《爾雅·釋木》（郭注）**　檟，苦荼。（樹小似梔子。冬生葉，可煮作羹飲。今呼早采者爲荼，晚取者爲茗。茗，一名荈，蜀人謂之苦荼。）

⑨ 頌：**《圖經》見《證類》卷13"茗、苦樣"**　……《爾雅》所謂檟，苦樣。郭璞云：木小似梔子，冬生葉，可煮作羹飲。今呼早採者爲荼，晚取者爲茗。茗、荈，蜀人謂之苦荼是也。今通謂之茶……其名一曰荼，二曰檟，三曰蔎（音設），四曰茗，五曰荈……

早采爲荼,晚采爲茗。一名荈,蜀人謂之苦荼。陸羽云:其名有五,一茶,二檟,三蔎,四茗,五荈。【時珍曰】楊慎《丹鉛録》[①]云:茶,即古荼字,音途。《詩》云"誰謂荼苦,其甘如薺"是也。顔師古云:漢時荼陵,始轉途音爲宅加切。或言六經無茶字,未深考耳。

【集解】【《神農食經》[②]曰】荼茗生益州及山陵道旁。凌冬不死,三月三日采,乾。【恭[③]曰】茗生山南、(澤)〔漢〕中山谷。《爾雅》云:檟,苦荼。郭璞註云:樹小似巵子。冬生葉,可煮作羹飲。【頌[④]曰】今閩、浙、蜀、〔荆〕、江、湖、淮南山中皆有之,通謂之(荼)〔茶〕。春中始生嫩葉,蒸焙去苦水,末之乃可飲,與古所食殊不同也。陸羽《茶經》[⑤]云:(荼)〔茶〕者,南方嘉木。自一尺、二尺至數十尺,其巴川峡山有兩人合抱者,伐而掇之。木如瓜蘆,葉如巵子,花如白薔薇,實如栟櫚,蒂如丁香,根如胡桃。其上者生爛石,中者生(櫟)〔礫〕壤,下者生黄(生)〔土〕。藝法如種瓜,三歲可采。陽(岸)〔崖〕陰林。紫者上,緑者次;筍者上,芽者次;葉卷者上,舒者次。在二月、三月、四月之間,

---

① 丹鉛録:**《丹鉛總録》卷 27"瑣語類"** 茶,即古荼字也。《周詩》記荼苦,《春秋》書齊荼,《漢志》書荼陵,顔師古、陸德明雖已轉入茶音,而未易字文也。至陸羽《茶經》玉川茶歌,趙贊《茶禁》以後,遂以荼易茶。

② 神農食經:**《茶經》卷下"七之事"** ……生益州川谷山陵道傍,凌冬不死。三月三日採乾……(**按**:《神農食經》早亡。此文乃出《茶經》。)

③ 恭:**《唐本草》見《證類》卷 13"茗、苦樑"** 《唐本》注云:《爾雅·釋木》云:檟,苦樑。注:樹小似梔子。冬生葉,可煮作羹飲……生山南漢中山谷。

④ 頌:**《圖經》見《證類》卷 13"茗、苦樑"** 茗、苦樑,舊不著所出州郡,今閩浙、蜀荆、江湖、淮南山中皆有之……今通謂之茶。茶、荼聲近,故呼之。春中始生嫩葉,蒸焙去苦水,末之乃可飲。與古所食,殊不同也。《茶經》曰:茶者,南方佳木。自一尺、二尺至數十尺,其巴川峡山有兩人合抱者,伐而掇之。木如瓜蘆,葉如梔子,花如白薔薇,實如栟櫚,蒂如丁香,根如胡桃……又曰:茶之别者,有枳殼芽、枸杞芽、枇杷芽,皆治風疾。又有皂莢芽、槐芽、柳芽,乃上春摘其芽和茶作之。故今南人輸官茶,往往雜以衆葉。惟茅蘆、竹箬之類不可入,自餘山中草木芽葉,皆可和合,椿、柿尤奇。真茶性極冷,惟雅州蒙山出者,温而主疾。《茶譜》云:蒙山有五頂,頂有茶園,其中頂曰上清峰。昔有僧人病冷且久,遇一老父謂曰:蒙之中頂茶,當以春分之先後,多構人力,俟雷之發聲,併手採摘,三日而止。若獲一兩,以本處水煎服,即能祛宿疾,二兩當限前無疾,三兩可以換骨,四兩即爲地仙矣。其僧如説,獲一兩餘,服未盡而病差。其四頂茶園,採摘不廢。惟中峰草木繁密,雲霧蔽虧,鷙獸時出,故人跡不到矣。近歲稍貴此品,製作亦精於他處。其性似不甚冷,大都飲茶,少則醒神思,過多則致疾病。故《唐母景茶飲·序》云:釋滯消壅,一日之利暫佳,瘠氣侵精,終身之累斯大是也。(**按**:時珍引蘇頌《圖經》,已夾入《茶經》許多文字。今將《茶經》原文另設一注,可互參。)

⑤ 茶經:**《茶經》卷上"一之源"** ……其地上生者生爛石,中者生櫟壤,下者生黄土。凡藝而不實,植而罕茂。法如種瓜,三歲可採,野者上,園者次,陽崖陰林紫者上,緑者次。笋者上,牙者次。葉卷上,葉舒次……/**"三之造"** 凡採茶,在二月、三月、四月之間,茶之笋者生爛石沃土,長四五寸,若薇蕨始抽,凌露採焉。茶之牙者,發於藂薄之上,有三枝、四枝、五枝者,選其中枝穎拔者採焉……晴日採之,蒸之,擣之,拍之,焙之,穿之,封之,茶之乾矣。茶有千萬狀,鹵莽而言,如胡人鞾者蹙縮然,如犎牛臆者廉襜然,浮雲出山者輪菌然,輕飆拂水者涵澹然……此皆茶之精。腴有如竹籜者,枝幹堅實,艱於蒸擣。故其形籭簁然,有如霜荷者,至葉凋沮,易其狀貌,故厥狀委萃然,此茶之瘠老者也……

茶之笱者，生于爛石之間，長四五寸，若蕨之始抽，凌露采之。茶之芽者，發于叢薄之上，有三枝、四枝、五枝，於枝顛采之。采得蒸焙封乾，有千類萬狀也。略而言之：如胡人靴者蹙縮然，如犎牛臆者廉沾然，出山者輪囷然，拂水者涵澹然，皆茶之精好者也。如竹籜，如霜荷，皆茶之瘠老者也。其別者，有石南芽、枸杞芽、枇杷(葉)〔芽〕，皆治風疾。又有皂莢芽、槐芽、柳芽，乃上春摘其芽和茶作之。故今南人輸官茶，往往雜以衆葉。惟茅蘆、竹(筍)〔箬〕之類不可入，自餘山中草木芽葉，皆可和合，椿、柹尤奇。真茶性冷，惟雅州蒙山出者温而主疾。毛文錫《茶譜》云：蒙山有五頂，上有茶園，其中頂曰上清峰。昔有僧人病冷且久，遇一老父謂曰：蒙之中頂茶，當以春分之先後，多構人力，俟雷發聲，併手采擇，三日而止。若獲一兩，以本處水煎服，即能祛宿疾。二兩當眼前無疾，三兩能固肌骨，四兩即爲地仙矣。其僧如説，獲一兩餘服之，未盡而疾瘳。其四頂茶園，采摘不(發)〔廢〕。惟中峰草木繁密，雲霧蔽虧，鷙獸時出，故人跡不到矣。近歲稍貴此品，製作亦精于他處。【陳承①曰】近世蔡襄述閩茶極備。惟建州北苑數處産者，性味與諸方略不同。今亦獨名蠟茶，上供御用。碾治作餅，日晒得火愈良。其他者或爲芽，或爲末收貯，若微見火便硬，不可久收，色味俱敗。惟鼎州一種芽茶，性味略類建茶，今汴中及河北、京西等處磨爲末，亦冒蠟茶者是也。【宗奭②曰】苦樑即今茶也。陸羽有《茶經》，丁謂有《北苑茶録》，毛文錫有《茶譜》，蔡宗顏有《茶對》，皆甚詳。然古人謂茶爲雀舌、麥顆，言其至嫩也。又有新芽一發，便長寸餘，其粗如針，最爲上品。其根幹、水土，力皆有餘故也。雀舌、麥顆又在下品，前人未知爾。【時珍曰】茶有野生、種生，種者用子。其子大如指頂，正圓黑色。其仁入口，初甘後苦，最戟人喉，而閩人以榨油食用。二月下種，一坎須百顆乃生一株，蓋空殼者多故也。畏水與日，最宜坡地蔭處。清明前采者上，穀雨前者次之，此後皆老茗爾。采、蒸、揉、焙、修造皆有法，詳見《茶譜》。茶之税始于唐德宗，盛于宋、元，及于我朝，乃與西番互市易馬。夫茶一木爾，下爲民生日用之資，上爲朝廷賦税之助，其利博哉。昔賢所稱，大約謂唐人尚茶，茶品益衆。有雅州之蒙頂、石花、露芽、穀芽爲第一，建寧之北苑龍鳳團爲上供。蜀之茶，則有東川之神泉獸目，硤州之碧澗明月，夔州之真香，邛州之火井，思安、黔陽之都濡，嘉定之峨眉，瀘州之納溪，玉壘之沙坪。楚之茶，則有荆州之仙人掌，湖南之白露，長沙之鐵色，蘄州蘄門之團面，壽州霍山之黄芽，廬州之六安、英山，武昌之〔樊〕山，岳州之巴陵，辰州之溆浦，湖南之寶慶、茶陵。吴越之茶，則有湖州顧渚之紫笱，福州方山之生芽，洪州之白露，雙井之白毛，廬山之雲霧，常州之陽羡，池州之九華，丫山之陽坡，袁州之界橋，睦州之鳩坑，宣州之陽坑，金華之舉岩，會稽之日鑄。皆産茶有名者。其他猶多，而猥雜更甚。按陶隱居

---

① 陳承：**陳承"别説"見《證類》卷 13"茗、苦樑"**　謹按……近世蔡襄蜜學所述極備。閩中唯建州北苑數處産此，性味獨與諸方略不同。今亦獨名臘茶，研治作餅，曰得火愈良。其他者或爲芽、葉，或爲末收貯，微若見火便更，不可久收，其色味皆敗。唯鼎州一種芽茶，其性味略類建州，今京師及河北、京西等處磨爲末，亦冒臘茶名者是也……

② 宗奭：**《衍義》卷 14"茗、苦樑"**　今茶也。其文有陸羽《茶經》、丁謂《北苑茶録》、毛文錫《茶譜》、蔡宗顏《茶山節對》，其説甚詳。然古人謂其芽爲雀舌、麥顆，言其至嫩也。又有新牙一發，便長寸餘，微粗如針。惟牙長爲上品，其根幹、水土力皆有餘故也。如雀舌、麥顆又下品，前人未盡識……

註苦茶①云:西陽、武昌、廬江、晉(陵)〔熙〕皆有好茗,飲之宜人。凡所飲物,有茗及木葉、天門冬苗、菝葜葉,皆益人。餘物並冷利。又(已)〔巴〕東縣有真茶,火煏作卷結爲飲,亦令人不眠。俗中多煮檀葉及大皂李葉作茶飲,並冷利。南方有瓜蘆木,亦似茗也。今人采櫧、櫟、山礬、南燭、烏藥諸葉,皆可爲飲,以亂茶云。

葉。【**氣味**】**苦、甘,微寒,無毒**。【藏器②曰】苦寒,久食令人瘦,去人脂,使人不睡。飲之宜熱,冷則聚痰。【胡洽③曰】與榧同食,令人身重。【李(廷)〔鵬〕飛④曰】大渴及酒後飲茶,水入(賢)〔腎〕經,令人腰、脚、膀胱冷痛,兼患水腫、攣痺諸疾。大抵飲茶宜熱宜少,不飲尤佳,空腹最忌之。【時珍曰】服威靈仙、土伏苓者,忌飲茶。【**主治**】**瘻瘡,利小便,去痰熱,止渴,令人少睡,有力悦志**。《神農食經》⑤。**下氣消食。作飲,加茱萸、葱、薑良**。蘇恭⑥。**破熱氣,除瘴氣,利大小腸**。藏器⑦。**清頭目,治中風昏憒,多睡不醒**。好古⑧。**治傷暑。合醋,治泄痢,甚效**。陳承⑨。**炒煎飲,治熱毒赤白痢。同芎藭、葱白煎飲,止頭痛**。吴瑞⑩。**濃煎,吐風熱痰涎**。時珍。

【**發明**】【好古⑪曰】茗茶氣寒味苦,入手、足厥陰經。治陰證湯藥内入此,去格拒之寒,及治

---

① 陶隱居註苦茶:**《集註》見《證類》卷27"苦菜"** 陶隱居云……今茗極似此,西陽、武昌及廬江、晉熙皆好,東人正作青茗。茗皆有浡,飲之宜人。凡所飲物,有茗及木葉、天門冬苗,并菝葜,皆益人,餘物并冷利。又巴東間别有真茶,火煏作卷結,爲飲亦令人不眠,恐或是此。俗中多煮檀葉及大皂李作茶飲,并冷。又南方有瓜蘆木,亦似茗……

② 藏器:**《拾遺》見《證類》卷13"茗、苦樣"** 《陳藏器本草》云……食之宜熱,冷即聚痰。樣是茗嫩葉,擣成餅,並得火良。久食令人瘦,去人脂,使不睡。

③ 胡洽:**《千金方》卷26"菜蔬第三"** 茗葉……黄帝云,不可共韭食,令人身重。(**按**:胡洽《百病方》書佚,未見有此佚文。"韭",時珍或誤作"榧"矣。)

④ 李鵬飛:**《延壽書》卷3"飲食"** 《書》云:飲酒醉未醒,大渴飲冷水,又飲茶,被酒引入腎臟,爲停毒之水。腰脚重腿,膀胱冷痛,兼患水腫,消渴攣痹……《本草》:茶飲者,宜熱,宜少,不飲尤佳。久食去人脂,令人瘦,下焦虚冷。惟飽食後一二盞不妨消渴也。饑則尤不宜,令人不眠。同韭食身重。

⑤ 神農食經:**《茶經》卷下"七之事"** 《神農食經》:茶茗久服,令人有力悦志。/《茶凌圖經》云……主瘻瘡,利小便。去痰渴熱,令人少睡……

⑥ 蘇恭:見2221頁注⑥。

⑦ 藏器:**《拾遺》見《證類》卷13"茗、苦樣"** 《陳藏器本草》云:茗、苦樣,寒。破熱氣,除瘴氣,利大小腸……

⑧ 好古:**《湯液本草》卷5"木部·茗苦茶"** 《液》云:臘茶是也。清頭目,利小便,消熱渴,下氣消食,令人少睡。中風昏憒,多睡不醒宜用此……

⑨ 陳承:**陳承"别説"見《證類》卷13"茗、苦樣"** ……近人以建茶治傷暑,合醋治泄瀉,甚效……

⑩ 吴瑞:**《日用本草》卷8"茶"** 好茶炒煎飲之,治赤白痢及熱毒痢。川芎、葱白,同茶煎服之,止頭痛。茱萸、葱、薑同煎,能下氣消宿食。

⑪ 好古:**《湯液本草》卷5"木部·茗苦茶"** 《液》云……入手足厥陰。茗苦茶苦、甘,微寒,無毒。主瘻瘡,利小便,去痰熱渴,治陰證湯藥内用此,去格拒之寒。及治伏陽,大意相似。茶苦,《經》云:苦以泄之,其體下行,如何是清頭目。

伏陽,大意相似。《經》云"苦以(世)〔泄〕之",其體下行,何以能清頭目?【機①曰】頭目不清,熱熏上也。以苦泄其熱,則上清矣。且茶體輕浮,采摘之時,芽蘖初萌,正得春升之氣,味雖苦而氣則薄,乃陰中之陽,可升可降。利頭目蓋本諸此。【汪頴②曰】一人好燒鵝炙煿,日常不(訣)〔缺〕。人咸防其生癰疽,後卒不病。訪知其人每夜必啜凉茶一椀,乃知茶能解炙煿之毒也。【楊士瀛③曰】薑、茶治痢。薑助陽,茶助陰,並能消暑、解酒食毒。且一寒一熱,調平陰陽,不問赤、白、冷、熱,用之皆良。生薑細切,與真茶等分,新水濃煎服之。蘇東坡以此治文潞公有效。【時珍曰】茶苦而寒,陰中之陰,沉也降也,最能降火。火爲百病,火降則上清矣。然火有五,火有虚實。若少壯胃健之人,心肺脾胃之火多盛,故與茶相宜。温飲則火因寒氣而下降,熱飲則茶借火氣而升散,又兼解酒食之毒,使人神思闓爽,不昏不睡,此茶之功也。若虚寒及血弱之人,飲之既久,則脾胃惡寒,元氣暗損,土不制水,精血潛虚。成痰飲,成痞脹,成痿痺,成黄瘦,成嘔逆,成洞瀉,成腹痛,成疝瘕,種種内傷,此茶之害也。民生日用,蹈其弊者,往往皆是,而婦嫗受害更多,習俗移人,自不覺爾。况真茶既少,雜茶更多,其爲患也,又可勝言哉?人有嗜茶成癖者,時時咀啜不止。久而傷營傷精,血不華色,黄瘁痿弱,抱病不悔,尤可嘆惋。晉・干寳《搜神記》④載:武官(周)〔因〕時病後,啜茗一斛二升乃止。纔减升合,便爲不足。有客令更進五升,忽吐一物,狀如牛脾而有口。澆之以茗,盡一斛二升。再澆五升,即溢出矣。人遂謂之斛茗瘕。嗜茶者觀此,可以戒矣。陶隱居《雜録》⑤言丹丘子、黄山君服茶輕身换骨,《壺公食忌》言苦茶久食羽化者,皆方士謬言誤世者也。按唐補闕母炅《茶序》⑥云:釋滯消擁,一日之利暫佳;瘠氣侵精,終身之累斯大。獲益則功歸茶力,貽患則不謂茶灾。豈非福近易知,禍遠難見乎?又宋學士蘇軾《茶説》⑦云:除煩去膩,世故不可無茶,然暗中損人不少。空心飲茶

---

① 機:(**按**:或出《本草會編》。書佚,無可溯源。)

② 汪頴:**《食物本草》卷4"味類"** 茶……又甞聞一人好食燒鵝,日常不缺,醫者謂其必生脾肺癰,後卒不病。訪知此人,每夜必啜凉茶一碗,解之故也。茶能解炙炒之毒,於此可見。

③ 楊士瀛:**《直指方》卷2"證治提綱・薑茶治痢法"** 薑能助陽,茶能助陰,二者皆能消散,又且調平陰陽,况於暑毒、酒食毒皆能解之也。不問赤白冷熱通用之。老生薑切如豆許,與茶葉等分,用新水煎服。東坡醫文潞公作效。

④ 搜神記:**《御覽》卷867"茗"** 《續搜神記》曰……又曰:桓宣武有一督將,因時行病后虚熱,更能飲複茗,必一斛二斗乃飽。裁减升合,便以爲大不足。非復一日,家貧。后有客造之,正遇其飲複茗。亦先聞世有此病,仍令更進五升,乃大吐,有一物出如升大,有口,形質縮縐,狀如牛肚。客乃令置之於盆中,以一斛二斗複茗澆之,此物噏之都盡,而止覺小腹。又增五升,便悉混然從口中涌出,既吐此物,病遂差。苦問之此何病,答云:此病名斛茗瘕。

⑤ 雜録:**《御覽》卷867"茗"** 壺居士《食忌》曰:苦茶久食羽化。與韮同食,令人身重。/陶弘景《新録》曰:茗茶輕身换骨。古丹邱子、黄山君服之。

⑥ 茶序:**《唐新语》卷11"褒錫第二十三"** 右補闕毋煚,博學有著述才……性不飲茶,製《代茶飲序》。其略曰:釋滯銷壅,一日之利暫佳。瘠氣侵精,終身之累斯大。獲益則歸功茶力,貽患則不爲茶灾,豈非福近易知,禍遠難見……(**按**:《御覽》卷867亦引《唐新語》之"代茶飲序"。此序或誤作《代茶録序》《代飲茶序》《茶飲序》等。)

⑦ 茶説:**《仇池筆記》卷上"論茶"** 除煩去膩,不可缺茶。然暗中損人不少。吾有一法,每食畢以濃茶漱口,煩膩既出,而脾胃不知,肉在齒間,消縮脱去,不煩挑刺,而齒性便濯,緣此堅密。率皆用中下茶,其上者亦不常有。數日一啜,不爲害也。此大有理。

入鹽，直入腎經，且冷脾胃，乃引賊入室也。惟飲食後濃茶漱口，既去煩膩，而脾胃不知，且苦能堅齒消蠹，深得飲茶之妙。古人呼茗爲酪奴，亦賤之也。時珍早年氣盛，每飲新茗必至數椀，輕汗發而肌骨清，頗覺痛快。中年胃氣稍損，飲之即覺爲害，不痞悶嘔惡，即腹冷洞泄。故備述諸説，以警同好焉。又濃茶能令人吐，乃酸苦涌泄爲陰之義，非其性能升也。

【附方】舊六，新十三。**氣虚頭痛**。用上春茶末調成膏，置瓦盞内覆轉，以巴豆四十粒，作二次燒烟熏之，晒乾乳細。每服一字，别入好茶末，食後煎服立效。《醫方大成》①。**熱毒下痢**。孟詵②曰：赤白下痢。以好茶一斤炙，擣末，濃煎一二盞服。久患痢者，亦宜服之。〇《直指》③用蠟茶，赤痢以蜜水煎服，白痢以連皮自然薑汁同水煎服。二三服即愈。〇《經驗良方》④用蠟茶二錢，湯點七分，入麻油一蜆殼和服。須臾腹痛大下即止。一少年用之有效。〇一方：蠟茶末，以白梅肉和丸。赤痢甘草湯下，白痢烏梅湯下，各百丸。〇一方：建茶合醋煎，熱服即止。**大便下血**。榮衛氣虚，或受風邪，或食生冷，或啖炙煿，或飲食過度，積熱腸間，使脾胃受傷，糟粕不聚，大便下利清血，臍腹作痛，裏急後重，及酒毒一切下血，並皆治之。用細茶半斤碾末，川百藥煎五個燒存性。每服二錢，米飲下，日二服。《普濟方》⑤。**産後秘塞**。以葱涎調蠟茶末，丸百丸，茶服自通。不可用大黄利藥，利者百無一生。郭稽中《婦人方》⑥。**久年心痛**。十年、五年者，煎湖茶，以頭醋和匀，服之良。《兵部手集》⑦。**腰痛難轉**。煎茶五合，投醋二合，頓服。孟詵《食療》⑧。**嗜茶成癖**。一人病此，一方士令以新鞋盛茶令滿，任意食盡，再盛一鞋，如此三度，自不

① 醫方大成：**《醫方大成》卷5"頭痛"** 秘方：立效散：專治氣虚頭痛。右用上春茶末，調成膏，置瓦盞内覆轉，以巴豆四十粒，作二次燒烟薰之，曬乾，用乳缽研爛爲末，每服一字，别入好茶末，食后點服。

② 孟詵：**《證類》卷13"茗、苦樣"** 《食醫心鏡》：主赤白痢及熱毒痢：好茶一斤，炙擣末，濃煎一二盞喫，差。如久患痢，亦宜服。（**按**：非出"孟詵"，乃見《食醫心鏡》。）

③ 直指方：**《直指方》卷2"簡徑治痢"** ……又法：熱痢，舊年白梅並好茶、蜜水各半煎服。冷痢，生薑汁、蜜水各半煎服……

④ 經驗良方：**《普濟方》卷209"諸痢"** 治痢方：用蠟茶細末，不拘多少，白梅和丸。赤痢甘草湯下，白痢烏梅湯下。泄瀉不止，陳米飲下。每服二十丸。團茶尤佳。（**按**：未檢得《經驗良方》有此三方。今録《普濟方》"治痢方"，與此三方中間一方合。）

⑤ 普濟方：**《普濟方》卷24"飲食勞倦"** 當歸臘茶散：治榮衛氣虚，風邪冷氣進襲臟腑之内。或食生冷，或啖炙煿，或飲食過度，積熱腸間，致使腸胃虚弱，糟粕不聚，大便下利鮮血，臍腹疼痛，裏急後重。久患酒毒便血諸疾，一切大便下血證，並皆治之。細芽茶（半斤）、川百藥煎（五個，燒存性），右爲細末，每服二錢，用米湯飲調下。或烏梅湯亦可。

⑥ 婦人方：**《産育保慶集》卷上** 第十二論曰……陳言評曰：産後不得利，利者百無一生。去血過多，藏燥，大便秘澀，則固當滑之。大黄似難輕用，惟葱涎調蠟茶爲丸，復以葱茶下之，必通。

⑦ 兵部手集：**《證類》卷13"茗苦樣"** 《兵部手集》：治心痛不可忍，十年、五年者。煎湖州茶，以頭醋和，服之良。

⑧ 孟詵食療：**《證類》卷13"茗苦樣"** 《食醫心鏡》……又主氣壅暨腰痛轉動不得：煎茶五合，投醋二合，頓服。（**按**：非出《食療》，乃見於《食醫心鏡》。）

喫也。男用女鞋，女用男鞋，用之果愈也。《集簡方》。**解諸中毒**。芽茶、白礬等分，碾末，冷水調下。《簡便方》①。**痘瘡作痒**。房中宜燒茶烟恒熏之。**陰囊生瘡**。用蠟面茶爲末，先以甘草湯洗，後貼之妙。《經驗方》②。**脚椏濕爛**。茶葉嚼爛，傅之有效。《攝生方》③。**蠼螋尿瘡**。初如糁粟，漸大如豆，更大如火烙漿(炮)〔皰〕，疼痛至甚者，速以草茶并蠟茶俱可，以生油調傅。藥至，痛乃止。《勝金方》④。**風痰顛疾**。茶芽、巵子各一兩，煎濃汁一椀服。良久探吐。《摘玄方》⑤。**霍亂煩悶**。茶末一錢煎水，調乾薑末一錢，服之即安。《聖濟總録》⑥。**月水不通**。茶清一瓶，入沙糖少許，露一夜服。雖三個月胎亦通，不可輕視。鮑氏⑦。**痰喘欬嗽**，不能睡卧。好末茶一兩，白僵蠶一兩，爲末，放盌内蓋定，傾沸湯一小盞。臨卧，再添湯點服。《瑞竹堂方》⑧。

茶子。【氣味】苦，寒，有毒。【主治】喘急欬嗽，去痰垢。擣仁洗衣，除油膩。時珍。

【附方】新三。**上氣喘急**，時有欬嗽。茶子、百合等分，爲末，蜜丸梧子大。每服七丸，新汲水下。《聖惠方》⑨。**喘嗽齁㖆**。不拘大人、小兒，用糯米泔少許磨茶子，滴入鼻中，令吸入口服之。口咬竹筒，少頃涎出如線。不過二三次絶根，屢驗。《經驗良方》⑩。**頭腦鳴響**，狀如蟲

① 簡便方：**《奇效單方》卷下"廿三雜治"** 治中諸毒，以：白礬、芽茶（末，等分），冷水調下。

② 經驗方：**《證類》卷13"茗苦樣"** 《經驗方》：治陰囊上瘡。用蠟麵茶爲末，先以甘草煎水，洗後用貼，妙。

③ 攝生方：**《攝生衆妙方》卷7"脚氣門"** 治脚指縫爛瘡，及因暑手抓兩脚爛瘡。用細茶，口嚼爛，敷之立愈。

④ 勝金方：**《證類》卷13"茗苦樣"** 《勝金方》：治蠼螋尿人成瘡，初如糁粟，漸大如豆，更大如火烙漿皰，疼痛至甚。速用草茶並蠟茶俱可，以生油調傅上，其痛藥至立止，妙。

⑤ 摘玄方：**《丹溪摘玄》卷3"癇風門"** 治風癲狂……又法：大梔子、茶芽（各一兩），煎湯二三碗，服過良久，探吐之。

⑥ 聖濟總録：**《聖濟總録》卷40"霍亂後煩躁卧不安"** 治霍亂後煩躁卧不安，薑茶散方：乾薑（炮，爲末，炒，二錢匕）、好茶末（一錢匕），右二味以水一盞，先煎茶水令熟，即調乾薑末服之。

⑦ 鮑氏：**《普濟方》卷333"月水不通"** 治通經（出鮑氏方）。用砂糖少許，和茶清露天一夜，服之即通。雖三箇月胎亦通，不可輕服。

⑧ 瑞竹堂方：**《瑞竹堂方》卷6"喘嗽門"** 僵蠶湯：治喘嗽，喉中如鋸，不能睡卧。好末茶（一兩）、白僵蠶（一兩），右爲細末，放碗内，用盞蓋定，傾沸湯一小盞，臨卧再添湯點服。

⑨ 聖惠方：**《聖惠方》卷47"治上氣喘急諸方"** 治上氣喘促，時有咳嗽……又方：芥子（二兩）、百合（二兩），右件藥擣羅爲末，煉蜜和圓如梧桐子大，不計時候以新汲水下七圓。（**按**：此方"芥子"，時珍引作"茶子"，恐誤。）

⑩ 經驗良方：**《普濟方》卷163"喘嗽"** 治大人小兒喘嗽齁船（出《經驗良方》）：右用糯米泔少許，磨茶子，滴入鼻中，令吸入口服之。口横咬竹管片時，則口只與鼻中涎出如線，當日即愈，不過三二次，絶其根源，屢試驗。

蛀,名(大)〔天〕白蟻。以茶子爲末,吹入鼻中,取效。楊拱《醫方摘要》①。

皋蘆《拾遺》②【校正】自木部移入此。

【釋名】瓜蘆弘景③、苦𦶜。【藏器④曰】《南越志》云:龍川縣有皋蘆,一名瓜蘆,葉似茗。土人謂之過羅,或曰物羅,皆夷語也。

【集解】【弘景⑤"苦菜"註曰】南方有瓜蘆,亦似茗。若摘取其葉,作屑煮飲,即通夜不睡。煮鹽人惟資此飲,而交、廣最所重,客來先設,乃加以香芼之物。【李珣⑥曰】按此木即皋蘆也。生南海諸山中,葉似茗而大,味苦澀,出新平縣。南人取作茗飲,極重之,如蜀人飲茶也。【時珍曰】皋蘆葉狀如茗,而大如手掌。挼碎泡飲,最苦而色濁,風味比茶不及遠矣。今廣人用之,名曰苦𦶜。

葉。【氣味】苦,平,無毒。【時珍曰】寒。胃冷者不可用。【主治】煮飲,止渴,明目,除煩,令人不睡,消痰利水。藏器⑦。通小腸,治淋,止頭痛煩熱。李珣⑧。噙嚥,清上膈,利咽喉。時珍。

① 醫方摘要:**《醫方摘要》卷3"頭痛"**　頭内有蟲蛀響聲,名天白蟻。用茶子細末吹入鼻中,效。

② 拾遺:**《證類》卷12"二十六種陳藏器餘·皋蘆葉"**　味苦,平。作飲止渴,除痰,不睡,利水,明目。出南海諸山。葉似茗而大。南人取作當茗,極重之。《廣州記》曰:新平縣出皋蘆。皋蘆,茗之别名也。葉大而澀。又《南越志》曰:龍川縣出皋蘆。葉似茗,味苦澀,土人爲飲。南海謂之過羅,或曰物羅,皆夷語也。

③ 弘景:**《集註》見《證類》卷27"苦菜"**　陶隱居云……又南方有瓜蘆木,亦似茗……/**《證類》卷14"二十六種陳藏器餘·爪蘆"**　苦菜注,陶云:又有爪蘆木,似茗……(**按**:"瓜""爪"易混。據以上原文,當以"瓜"字爲正。)

④ 藏器:見本頁注②/**《證類》卷14"二十六種陳藏器餘·瓜蘆"**　……《南越志》云:龍川縣有皋蘆,葉似茗,土人謂之過羅。(**按**:此文凡兩見,前《拾遺》"皋蘆葉"亦見此文。)

⑤ 弘景:**《集注》見《證類》卷27"苦菜"**　陶隱居云……又南方有瓜蘆木,亦似茗,苦澀,取其葉作屑煮飲汁,即通夜不睡。煮鹽人惟資此飲,而交廣最所重,客來先設,乃加以香芼(音耄)輩……

⑥ 李珣:**《海藥》見《證類》卷12"二十六種陳藏器餘·皋蘆葉"**　謹按《廣州記》云:出新平縣。狀若茶樹,闊大,無毒……彼人用代茶,故人重之如蜀地茶也。

⑦ 藏器:見本頁注②。(**按**:《拾遺》"皋蘆葉""瓜蘆"二藥之下功效均同。)

⑧ 李珣:**《海藥》見《證類》卷12"二十六種陳藏器餘·皋蘆葉"**　……主煩渴熱悶,下痰,通小腸淋,止頭痛……

本草綱目果部目録第三十三卷

果之五　蓏類九種

甜瓜《嘉祐》○瓜蒂　西瓜《日用》　葡萄《本經》　蘡薁《綱目》○即野葡萄
獼猴桃《開寶》○即藤梨　甘蔗《别録》　沙餹《唐本》　石蜜《唐本》
刺蜜《拾遺》○翻齊附

右附方舊十二,新四十。

果之六　水果類六種附録二十三種

蓮藕《本經》　紅白蓮花《拾遺》　芰實《别録》○即菱
芡實《本經》○即雞頭　烏芋《别録》○即葧臍　慈姑《日華》

附録諸果《綱目》二十一種,《拾遺》一種

津符子　必思荅　甘劍子　楊摇子
海梧子　木竹子　櫓罟子　羅晃子
𣑯子　夫編子　白緣子　繫彌子
人面子　黄皮果　四味果　千歲子
侯騷子　酒杯藤子　蕳子　山棗
隈支　靈牀上果子

諸果有毒《拾遺》

右附方舊十五,新六十三。

互考

楮實　梧桐子　枸杞子　金櫻子　山茱萸　桑椹
木半夏　胡頽子　松花　桂花　櫟實　已上果部
黄精　葳蕤　已上①　蒲黄　菰首　蒟醬
豆蔻　益智子　使君子　燕覆子　蓬虆　覆盆子

① 已上:此二字文義不全,疑衍。

本草綱目果部第三十三卷

果之五　蓏類九種

甜瓜宋嘉祐①【校正】自菜部移入此，併入《本經②·瓜蒂》。

【釋名】甘瓜《唐本》③、果瓜。【時珍曰】瓜字篆文，象瓜在鬚蔓間之形。甜瓜之味甜于諸瓜，故獨得甘、甜之稱。舊列菜部，誤矣。按王禎④云：瓜類不同，其用有二。供果者爲果瓜，甜瓜、西瓜是也；供菜者爲菜瓜，胡瓜、越瓜是也。在木曰果，在地曰蓏。大曰瓜，小曰瓞。其子曰瓤，其肉曰瓣。其跗曰環，謂脱花處也。其蒂曰疐，謂繫蔓處也。《禮記》爲天子削瓜及瓜祭，皆指果瓜也。本草瓜蒂，亦此瓜之蒂也。

【集解】【《别録》⑤曰】瓜蒂生嵩高平澤，七月七日采，陰乾。【頌⑥曰】瓜蒂即甜瓜蒂也，處處有之。園圃所蒔，有青、白二種，子色皆黄。入藥當用早青瓜蒂爲良。【時珍曰】甜瓜，北土、中州種蒔甚多。二三月下種，延蔓而生，葉大數寸，五六月花開黄色，六七月瓜熟。其類最繁。有團，有長，有尖，有扁。大或徑尺，小或一捻。其稜或有或無，其色或青或緑，或黄斑、糝斑，或白路、黄路。

---

① 瓜蒂：**《嘉祐》見《證類》卷27"甜瓜"**　寒，有毒。止渴，除煩熱，多食令人陰下濕癢生瘡，動宿冷病，發虚熱，破腹。又令人惙惙弱，脚手無力。少食即止渴，利小便，通三膲間擁塞氣，兼主口鼻瘡。（臣禹錫等謹按日華子云：無毒。）葉：治人無髮，擣汁塗之，即生。（已上二種新補，見《千金方》及孟詵、陳藏器、日華子。）

② 本經：**《本經》《别録》見《證類》卷27"瓜蒂"**　味苦，寒，有毒。主大水，身面、四肢浮腫，下水，殺蠱毒，欬逆上氣，及食諸果病在胸腹中，皆吐下之。去鼻中息肉，療黄疸。花：主心痛，欬逆。生嵩高平澤。七月七日採，陰乾。

③ 唐本：**《唐本草》見《證類》卷27"白瓜子"**　《唐本》注云……若其不是甘瓜，何因一名白瓜？此即甘瓜不惑……瓜蒂與甘瓜共條。

④ 王禎：**《農書》卷29"甜瓜"**　……爲種不一，而其用有二：供果爲果瓜，供菜爲菜瓜。菜瓜則胡瓜、越瓜是也。果瓜品類甚多，不可枚舉……

⑤ 别録：見本頁注②。

⑥ 頌：**《圖經》見《證類》卷27"瓜蒂"**　瓜蒂，即甜瓜蒂也。生嵩高平澤，今處處有之，亦園圃所蒔。舊説瓜有青、白二種，入藥當用青瓜蒂……

其瓤或白或紅,其子或黄或赤,或白或黑。按王禎《農書》①云:瓜品甚多,不可枚舉。以狀得名,則有龍肝、虎掌、兔頭、貍首、羊髓、蜜筒之稱;以色得名,則有烏瓜、白團、黄㼌、白㼌、小青、大斑之别。然其味不出乎甘香而已。《廣志》惟以遼東、燉煌、廬江之瓜爲勝。然瓜州之大瓜,陽城之御瓜,西蜀之温瓜,永嘉之寒瓜,未可以優劣論也。甘肅甜瓜,皮、瓤皆甘勝糖蜜,其皮暴乾猶美。浙中一種陰瓜,種于陰處,熟則色黄如金,膚皮稍厚,藏之至春,食之如新。此皆種藝之功,不必拘以土地也。甜瓜子曝裂取仁,可充果食。凡瓜最畏麝氣,觸之甚至一蒂不收。

瓜瓤。【氣味】甘,寒,滑,有小毒。【大明②曰】無毒。【思邈③曰】多食發黄疸,令人虚羸多忘。解藥力。病後食多,或反胃。脚氣人食之,患永不除也。【詵④曰】多食令人陰下濕痒生瘡,動宿(令)〔冷〕癥癖病,破腹,發虚熱,令人惙惙氣弱,脚手無力。少食則可。《龍魚河圖》云:凡瓜有兩鼻、兩蒂者,殺人。五月瓜沉水者,食之得冷病,終身不瘥。九月被霜者,食之冬病寒熱。與油餅同食,發病。○多食瓜作脹者,食鹽花即化。【弘景⑤曰】食瓜多即入水自漬,便消。【時珍曰】張華《博物志》⑥言:人以冷水漬至膝,可頓啖瓜至數十枚。漬至項,其啖轉多,水皆作瓜氣也。則水浸消瓜,亦物性也。瓜最忌麝與酒,凡食瓜過多,但飲酒及水服麝香,尤勝於食鹽、漬水也。

【主治】止渴,除煩熱,利小便,通三焦間壅塞氣,治口鼻瘡。《嘉祐》⑦。暑月食之,永不中暑。宗奭⑧。

---

① 農書:**《農書》卷29"甜瓜"** ……瓜果品類甚多,不可枚舉。以狀得名者,則有龍肝、虎掌、兔頭、貍頭、密筩之稱。以色得名者,則有烏瓜、黄㼌、白㼌、小青、大斑之别。然其味不出乎甘香,故不復具録。《廣志》以瓜之所出,惟遼東、廬江、燉煌者爲勝。然瓜州之大瓜,陽城之御瓜,蜀之温食,永嘉之襄瓜,第未可以優劣論,是又不必拘以土地所宜,顧種藝之法何如耳。愚嘗聞甘肅等處,其甜瓜大如頭枕,割去其皮,其肉與瓤甘勝糖蜜。所割膚皮暴之稍乾,柔韌,賫之中土,以爲贈送,甘而有味,蓋風土所宜。其實大而味甘,非他種可比。又嘗見浙間一種,謂之陰瓜,宜於陰地種之,秋熟,色黄如金,膚皮稍厚,藏之可歷冬,春食之如新……/**《埤雅》卷16"釋草·瓜"** 瓜性惡香,尤忌聞麝。麝氣觸之,乃至一蒂不收……

② 大明:見2230頁注①。

③ 思邈:**《證類》卷27"甜瓜"** 《孫真人食忌》:患脚氣人勿食甜瓜,其患永不除……又,多食發黄疸病,動冷疾,令人虚羸,解藥力……

④ 詵:見2230頁注①。/**《食療》見《證類》卷27"瓜蒂"** ……多食令人陰下濕癢,生瘡。動宿冷病。癥癖人不可食之。若食之飽脹,入水自消。多食令人惙惙虚弱,脚手無力。/**《證類》卷27"瓜蒂"** 《龍魚河圖》云:瓜有兩鼻者殺人,沉水者殺人。食多腹脹,可食鹽花成水。/**《證類》卷27"甜瓜"** 《孫真人食忌》……又,五月甜瓜沉水者殺人……兩蒂者殺人。(**按**:此條乃綜合數説而成。)

⑤ 弘景:**《集注》見《證類》卷27"瓜蒂"** 陶隱居云……若覺多,即入水自漬便即消……

⑥ 博物志:**《博物志》卷9** 人以冷水自漬至膝,可頓啖數十枚瓜。漬至腰,啖轉多。至頸,可啖百餘枚。所漬水皆作瓜氣味。此事未試……

⑦ 嘉祐:見2230頁注①。

⑧ 宗奭:**《衍義》卷19"甜瓜"** 暑月服之,永不中暑氣。多食未有不下利者。貧下多食,至深秋作痢爲難治,爲其消損陽氣故也。亦可以如白甜瓜煎漬收。

【發明】【宗奭[①]曰】甜瓜雖解暑氣而性冷，消損陽氣，多食未有不下利者。貧下多食，深秋作痢，最爲難治。惟以皮蜜浸收之良，皮亦可作羹食。【弘景[②]曰】凡瓜皆冷利，早青者尤甚。熟瓜除瓤食之，不害人。【時珍曰】瓜性最寒，曝而食之尤冷。故《稽聖賦》[③]云：瓜寒於曝，油冷於煎。此物性之異也。王冀《洛都賦》[④]云：瓜則消暑蕩悁，解渴療飢。又《奇效良方》[⑤]云：昔有男子病膿血惡痢，痛不可忍。以水浸甜瓜食數枚，即愈。此亦消暑之驗也。

瓜子仁。【修治】【斅[⑥]曰】凡收得曝乾杵細，馬尾篩篩過成粉，以紙三重裹壓去油用。不去油，其力短也。西瓜子仁同。【氣味】甘，寒，無毒。【主治】腹内結聚，破潰膿血，最爲腸胃脾内壅要藥。《别録》[⑦]。止月經太過，研末去油，水調服。藏器[⑧]。○《炮炙論·序》[⑨]曰：血泛經過，飲調瓜子。炒食，補中宜人。孟詵[⑩]。清肺潤腸，和中止渴。時珍。

【附方】舊一，新二。口臭。用甜瓜子杵末，蜜和爲丸。每旦漱口後含一丸。亦可貼齒。《千金》[⑪]。腰腿疼痛。甜瓜子三兩，酒浸十日，爲末。每服三錢，空心酒下，日三。《壽域神方》[⑫]。腸癰已成，小腹腫痛，小便似淋，或大便難澀下膿。用甜瓜子一合，當歸炒一兩，蛇退皮一條，㕮咀。每服四錢，水一盞半，煎一盞，食前服，利下惡物爲妙。《聖惠》[⑬]。

---

① 宗奭：見前頁注⑧。

② 弘景：**《集注》見《證類》卷27“瓜蒂”** 陶隱居云……今瓜例皆冷利，早青者尤甚。熟瓜乃有數種，除瓤食之，不害人……

③ 稽聖賦：**《埤雅》卷16“釋草·瓜”** 《稽聖賦》曰：瓜寒於曝，油冷於煎。

④ 洛都賦：**《御覽》卷978“瓜”** 王廙《洛都賦》曰：瓜則桂枝、括蔞，緑瓤青肌，消暑湯餶，解渴療飢。

⑤ 奇效良方：**《奇效良方》卷13“痢疾通治方”** 治男子病膿血惡痢，痛不可忍，積毒熱：昔有人忽見水浸甜瓜，心酷喜之，連皮食數枚，膿血皆已……

⑥ 斅：**《炮炙論》見《證類》卷27“瓜蒂”** 雷公……瓜子，凡使勿用瓜子實，恐誤。採得後，便於日中曝令内外乾，便杵，用馬尾篩篩過，成粉末了用。其藥不出油，其效力短。若要出油，生杵作膏，用三重紙裹，用重物覆壓之，取無油用。

⑦ 别録：**《别録》見《證類》卷27“白瓜子”** 《唐本》注云……《别録》云：甘瓜子，主腹内結聚，破潰膿血，最爲腸胃脾内壅要藥。

⑧ 藏器：**《拾遺》見《證類》卷27“甜瓜”** 陳藏器序云：甘瓜子，止月經太過，爲末去油，水調服。

⑨ 炮炙論序：**《證類》卷1“雷公炮炙論序”** ……血泛經過，飲調瓜子。

⑩ 孟詵：**《食療》見《證類》卷27“瓜蒂”** ……其子熱，補中宜人……

⑪ 千金：**《千金方》卷6“口病第三”** 主口香，去臭方……又方：甜瓜子作末，蜜和。每日空心洗漱訖，含一丸如棗核大。亦敷齒。

⑫ 壽域神方：**《延壽神方》卷2“腰部”** 無故腰腿疼痛者，用甜瓜子三兩，酒浸十日，曝乾爲末，每服三錢，空心温酒調下，日三服。

⑬ 聖惠：**《聖惠方》卷61“治腸癰諸方”** 治腸癰壯熱惡寒，微汗氣急，小腹腫痛，小便澀似淋，或大便難，如刀刺痛，及背(脾)〔胛〕疼，腸中已成腫，或大便有膿，宜服此方：甜瓜子(一合)、蛇蜕皮(一尺)、當歸(一兩，剉，微炒)，右件藥擣篩，以水一大盞，煎至七分，去滓，食前分温二服，以利下惡物爲效。

瓜蒂《本(結)〔經〕》[①]上品。【**釋名**】**瓜丁**《千金》[②]、**苦丁香**象形。【**修治**】【斆[③]曰】凡使勿用白瓜蒂,要取青緑色瓜,氣足時,其蒂自然落在蔓上。采得繫屋東有風處,吹乾用。【宗奭[④]曰】此甜瓜蒂也。去瓜皮用蒂,約半寸許,曝極乾,臨時研用。【時珍曰】按唐瑶[⑤]云:甜瓜蒂以團而短瓜、團瓜者良。若香甜瓜及長如瓠子者,皆供菜之瓜,其蒂不可用也。【**氣味**】**苦,寒,有毒**。【大明[⑥]曰】無毒。【**主治**】**大水,身面四肢浮腫,下水殺蠱毒,欬逆上氣,及食諸果,病在胸腹中,皆吐下之**。《本經》[⑦]。**去鼻中瘜肉,療黄疸**。《别録》[⑧]。**治腦塞,熱齆,眼昏,吐痰**。大明[⑨]。**吐風熱痰涎,治風眩頭痛,癲癇喉痺,頭目有濕氣**。時珍。**得麝香、細辛,治鼻不聞香臭**。好古[⑩]。

【**發明**】【張機[⑪]曰】病如桂枝證,頭不痛,項不强,寸脉微浮,胸中痞(哽)〔硬〕,氣上衝咽喉,不得息者,此爲胸中有寒也,當吐之;太陽中暍,(神)〔身〕熱疼重而脉微弱,此夏月傷冷水,水行皮中也,宜吐之;少陽病,頭痛發寒熱,脉緊不大,是膈上有痰也,宜吐之;病胸上諸實,鬱鬱而痛,不能食,欲人按之,而反有濁唾,下利日十餘行,寸口脉微弦者,當吐之;懊憹煩躁不得眠,未經汗下者,謂之實煩,當吐之;宿食在上管者,當吐之,並宜以瓜蒂散主之。惟諸亡血虚家,不可與瓜蒂散也。【成無己[⑫]曰】高者越之,在上者涌之。故越以瓜蒂、香豉之苦,涌以赤小豆之酸,酸苦涌泄爲陰也。

---

① 本經:見 2230 頁注②。

② 千金:**《千金翼方》卷 18“黄疸第三”** 論曰:凡遇時行熱病,多必内瘀著黄,但用瓜丁散納鼻中……

③ 斆:**《炮炙論》見《證類》卷 27“瓜蒂”** 雷公:凡使,勿用白瓜蒂,要採取青緑色瓜,待瓜氣足,其瓜蒂自然落在蔓莖上。採得未用時,使椰椰葉裹,於東牆有風處,掛令吹乾用……

④ 宗奭:**《衍義》卷 19“瓜蒂”** 此即甜瓜蒂也。去瓜皮,用蒂,約半寸許,暴極乾,不限多少。

⑤ 唐瑶:(**按**:唐氏之書佚,無可溯源。)

⑥ 大明:**《日華子》見《證類》卷 27“瓜蒂”** 無毒……

⑦ 本經:見 2230 頁注②白字。

⑧ 别録:見 2230 頁注②。

⑨ 大明:**《日華子》見《證類》卷 27“瓜蒂”** ……治腦塞熱齆,眼昏,吐痰。

⑩ 好古:**《湯液本草》卷 6“瓜蒂”** 《本草》云……與麝香、細辛爲使,治久不聞香臭……

⑪ 張機:**《傷寒論·辨可吐》** 病如桂枝證,頭不痛,項不强,寸脉微浮,胸中痞鞕,氣上撞咽喉,不得息者,此爲有寒,當吐之。/**《金匱·痓濕暍病脉證》** 太陽中暍,身熱疼重,而脉微弱,此以夏月傷冷水,水行皮中所致也。一物瓜蒂湯主之。/**《傷寒論·辨可吐》** 病胸上諸實,胸中鬱鬱而痛,不能食,欲使人按之,而反有涎唾,下利日十餘行,其脉反遲,寸口脉微滑,此可吐之。吐之,利則止。/宿食在上管者,當吐之。/**《傷寒論·辨太陽病脉證並治》** 諸亡血虚家,不可與瓜蒂散。(**按**:本條“少陽病,頭痛發寒熱,脉緊不大,是膈上有痰也,宜吐之;”“懊憹煩躁不得眠,未經汗下者,謂之實煩,當吐之”,未能溯得其源。)

⑫ 成無己:**《註解傷寒論》卷 4“辨太陽脉證博治法下第七”** 瓜蒂散方……(其高者越之,越以瓜蒂、豆豉之苦。在上者涌之,涌以赤小豆之酸。《内經》曰:酸苦涌泄爲陰。)

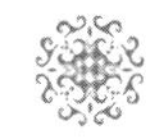

【杲①曰】《難經》云:上部有脉,下部無脉,其人當吐不吐者,死。此飲食内傷填塞胸中,食傷太陰,風木生發之氣伏于下,宜瓜蒂散吐之,《素問》所謂木鬱則達之也。吐去上焦有形之物,則木得舒暢,天地交而萬物通矣。若尺脉絶者,不宜用此,恐損真元,令人胃氣不復也。【宗奭②曰】此物吐涎,甚不損人,全勝石緑、硇砂輩也。【震亨③曰】瓜蒂性急,能損胃氣,胃弱者宜以他藥代之。病後、産後,尤宜深戒。【時珍曰】瓜蒂乃陽明經除濕熱之藥,故能引去胸脘痰涎,頭目濕氣,皮膚水氣,黄疸濕熱諸證。凡胃弱人及病後、産後用吐藥,皆宜加慎,何獨瓜蒂爲然哉?

【附方】舊七,新十四。**瓜蒂散**。治證見上。其方用瓜蒂二錢半,熬黄,赤小豆二錢半,爲末。每用一錢,以香豉一合,熱湯七合,煮糜去滓,和服。少少加之,快吐乃止。仲景《傷寒論》④。**太陽中暍**。身熱頭痛而脉微弱,此夏月傷冷水,水行皮中所致。瓜蒂二七個,水一升,煮五合,頓服取吐。《金匱要略》⑤。**風涎暴作**,氣塞倒仆。用瓜蒂爲末,每用一二錢,膩粉一錢匕,以水半合調灌,良久涎自出。不出,含沙糖一塊,下咽即涎出也。寇氏《衍義》⑥。**諸風諸癇**。諸風膈痰,諸癇涎涌。用瓜蒂炒黄爲末,量人以酸虀水一盞,調下取吐。風癇,加蠍稍半錢。濕氣腫滿,加赤小豆末一錢。有蟲,加狗油五七點,雄黄一錢;甚則加芫花半錢,立吐蟲出。東垣《活法機要》⑦。**風癇喉風**,欬嗽及遍身風疹,急中涎潮等證,不拘大人、小兒。此藥不大吐逆,只出涎水。瓜蒂爲末,壯年服一字,老少半字,早辰井華水下。一食頃,含沙糖一塊。良久涎如水出,年深者出墨涎,有

① 杲:**《内外傷辨惑論》卷下"吐法宜用辨上部有脉下部無脉"** ……上部有脉,下部無脉,其人當吐,不吐者死……此所謂木鬱也。飲食過飽,填塞胸中……食傷太陰,故曰木郁則達之,吐者是也。瓜蒂散……兩手尺脉絶無,不宜便用此藥,恐損元氣,令人胃氣不復……吐去上焦陰土之物,木得舒暢,則鬱結去矣……天地交而萬物通也。

② 宗奭:**《衍義》卷19"瓜蒂"** 瓜蒂……此物甚不損人,全勝石碌、硇砂輩。

③ 震亨:**《衍義補遺·苦丁香》** 性急,損胃氣。吐藥不爲不多,胃弱者勿用。設有當吐之證,以他藥代之可也。病後、産後宜深戒之。仲景有云:諸亡血、諸虚家,不可與瓜蒂。

④ 傷寒論:**《傷寒論·辨太陽病脉證並治下》** 病如桂枝證,頭不痛,項不强,寸脉微浮,胸中痞鞕,氣上冲喉咽,不得息者,此爲胸有寒也,當吐之,宜瓜蒂散。瓜蒂散方:瓜蒂(一分,熬黄)、赤小豆(一分),右二味各别擣篩,爲散已,合治之,取一錢匕,以香豉一合,用熱湯七合,煮作稀糜,去滓,取汁和散,温頓服之。不吐者,少少加,得快吐乃止。諸亡血虚家,不可與瓜蒂散。

⑤ 金匱要略:**《金匱·痓濕暍病脉證》** 太陽中暍,身熱疼重,而脉微弱,此以夏月傷冷水,水行皮中所致也。一物瓜蒂湯主之。一物瓜蒂湯方:瓜蒂二七個,右剉,以水一升,煮取五合,去滓頓服。

⑥ 衍義:**《衍義》卷19"瓜蒂"** 瓜蒂……不限多少,爲細末,量疾,每用一二錢匕,膩粉一錢匕,以水半合同調匀,灌之,治風涎暴作,氣塞倒卧。服之良久,涎自出,或覺有涎。用諸藥行化不下,但如此服,涎即出。或服藥良久涎未出,含沙糖一塊,下嚥即涎出

⑦ 活法機要:**《保命集》卷中"中風論第十"** 獨聖散:治諸風膈痰,諸癇痰涎,津液涌溢。雜病亦然。瓜蒂一兩,右剉如麻豆大,炒令黄色,爲細末,每服量虚實久新,或三錢藥末,茶一錢,酸齏汁一盞調下。若用吐法,天氣清明,陰晦無用。如病卒暴者,不拘於此法,吐時辰午巳前……如吐風癇病者,加全蝎半錢,微炒。如有蟲者,加狗油五七點,雄黄末一錢,甚者加芫花末半錢,立吐其蟲。如濕腫滿者,加赤小豆末一錢。

塊布水上也。涎盡食粥一兩日。如吐多，人困甚，即以麝香泡湯一盞飲之，即止。《經驗後方》①。**急黄喘息**，心上堅硬，欲得水喫者。瓜蒂二小合，赤小豆一合，研末。暖漿水五合，服方寸匕。一炊久當吐，不吐再服。吹鼻取水亦可。《傷寒類要》②。**遍身如金**。瓜蒂四十九枚，丁香四十九枚，甘鍋内燒存性，爲末。每用一字，吹鼻取出黄水。亦可揩牙追涎。《經驗方》③。**熱病發黄**。瓜丁爲末，以大豆許吹鼻中。輕則半日，重則一日，流取黄水乃愈。《千金翼》④。**黄疸癊黄**。並取瓜蒂、丁香、赤小豆各七枚，爲末。吹豆許入鼻，少時黄水流出。隔日一用，瘥乃止。孟詵《食療》⑤。**身面浮腫**。方同上。**十種蠱氣**。苦丁香爲末，棗肉和丸梧子大。每服三十丸，棗湯下，甚效。《瑞竹堂方》⑥。**濕家頭痛**。瓜蒂末一字，嗃入鼻中，口含冷水，取出黄水，愈。《活人書》⑦。**瘧疾寒熱**。瓜丁二枚，水半盞，浸一宿，頓服，取吐愈。《千金》⑧。**發狂欲走**。瓜蒂末，井水服一錢，取吐即愈。《聖惠方》⑨。**大便不通**。瓜蒂七枚，研末，綿裹，塞入下部即通。《必效方》⑩。

---

① 經驗後方：**《證類》卷27“瓜蒂”**　《經驗後方》：治大人、小兒久患風癇，纏喉風，嗄嗽，遍身風疹，急中涎潮等。此藥不大吐逆，只出涎水。小兒服一字，瓜蒂不限多少，細碾爲末，壯年一字，十五以下，老怯半字，早晨井花水下。一食頃，含沙糖一塊。良久涎如水出，年深涎盡，有一塊如涎布，水上如鑑矣。涎盡食粥一兩日。如吐多困甚，即咽麝香湯一盞，即止矣。麝細研，温水調下。昔天平尚書覺昏眩，即服之取涎，有效。

② 傷寒類要：**《證類》卷27“瓜蒂”**　《傷寒類要》：治急黄，心上堅硬，渴欲得水喫，氣息喘粗，眼黄。但有一候相當，則以瓜蒂二小合，熬赤小豆二合，爲末，暖漿水五合，服方寸匕。一炊久當吐，不吐再服五分匕，亦減之。若吹鼻中，兩三黑豆許，黄水出歇。

③ 經驗方：**《證類》卷27“瓜蒂”**　《經驗方》：治遍身如金色。瓜蒂四十九箇，須是六月六日收者，丁香四十九箇，用甘鍋子燒煙盡爲度，細研爲末。小兒用半字，吹鼻内及揩牙，大人只用一字，吹鼻内，立差。

④ 千金翼：**《千金翼方》卷18“黄疸第三”**　黄疸，目黄不除，瓜丁散方：瓜丁細末，如一大豆許，内鼻中，令病人深吸取入，鼻中黄水出，差。

⑤ 食療：**《食療》見《證類》卷27“瓜蒂”**　瓜蒂，主身面、四肢浮腫，殺蠱，去鼻中息肉，陰黄黄疸及暴急黄。取瓜蒂、丁香各七枚，小豆七粒，爲末，吹黑豆許於鼻中，少時黄水出，差。

⑥ 瑞竹堂方：**《瑞竹堂方》卷4“積滯門”**　香棗丸：治蠱氣病，蠱有十種。苦丁香，右爲細末，用熟棗肉爲丸如梧桐子大，每服三十九丸，煎棗湯送下，空心服之立效，三服必愈。

⑦ 活人書：**《類證活人書》卷9“問頭疼”**　……此屬濕家，頭中寒濕，故鼻塞而頭疼也。（内瓜蒂末鼻中，則愈。法在發黄門中。）

⑧ 千金：**《千金方》卷10“温瘧第六”**　治瘧無問新久者方……又方：瓜蒂二七枚，搗，水漬一宿服之。

⑨ 聖惠方：**《永類鈐方》卷13“癲癇”**　《經驗》：治一婦人心疾癲狂，因驚憂之極，痰犯心包所致：以苦丁香（即瓜蒂，一味半兩），爲末，每服一錢重，井花水調滿一盞，投之，隨得大吐後，熟睡勿驚之，自是遂安……（**按**：《聖惠方》無此方，另溯其近似方以備參。）

⑩ 必效散：**《外臺》卷27“大便不通方”**　《必效》療大便不通方……又方：濕瓜蒂七枚，綿裹，内下部。如非時，醬瓜亦得。

鼻中瘜肉。《聖惠》①用陳瓜蒂末吹之,日三次,瘥乃已。〇又方:瓜蒂末、白礬末各半錢,綿裹塞之,或以猪脂和挺子塞之。日一换。〇又方:青甜瓜蒂二枚,雄黄、麝香半分,爲末。先抓破,後貼之,日三次。〇《湯液》②用瓜蒂十四個,丁香一個,黍米四十九粒,研末。口中含水,嗃鼻,取下乃止。風熱牙痛。瓜蒂七枚炒研,麝香少許和之,綿裹咬定,流涎。《聖濟總録》③。雞屎白秃。甜瓜蔓連蒂不拘多少,以水浸一夜,砂鍋熬取苦汁,去滓再熬如餳,盛收。每剃去痂疕洗浄,以膏一盞,加半夏末二錢,薑汁一匙,狗膽汁一枚,和匀塗之,不過三上。忌食動風之物。《儒門事親》④。齁喘痰氣。苦丁香三個,爲末。水調服,吐痰即止。《朱氏集驗方》⑤。

蔓陰乾。【主治】女人月經斷絶,同使君子各半兩,甘草六錢,爲末,每酒服二錢。

花。【主治】心痛欬逆。《别録》⑥。

葉。【主治】人無髮,擣汁塗之即生。《嘉祐》⑦。補中,治小兒疳,及打傷損折,爲末酒服,去瘀血。孟詵⑧。

【附方】新一。面上黶子。七月七日午時,取瓜葉七枚,〔直〕入北堂中,向南立,逐枚拭黶,即滅去也。《淮南萬畢術》⑨。

---

① 聖惠:**《聖惠方》卷37"治鼻中生瘜肉諸方"** 治鼻中瘜肉,傅鼻瓜蒂膏方:右用陳瓜蒂(一分),擣羅爲末,以羊脂和,以少許傅瘜肉上,日三用之。/**《聖惠方》卷37"治鼻齆諸方"** 治鼻齆氣息不通,又方:右用瓜蒂、白礬(等分),擣羅爲末,以豬脂和,撚如棗核大,綿裹塞鼻中,經日再易之,以差爲度。/治齆鼻中結肉,方:青甜瓜蒂(二枚,曬乾爲末)、雄黄(半錢,細研)、麝香(半錢,細研),右件藥都研令勾,用時先將指甲掐破中肉,然後貼藥在上,日三用之。

② 湯液:**《湯液本草》卷6"瓜蒂"** ……去鼻中息肉……仲景鈐方:瓜蒂一十四箇,丁香一箇,黍米四十九粒,爲末,含水嗃一字,取下。

③ 聖濟總録:**《聖濟總録》卷119"牙齒疼痛"** 治牙齒痛,瓜蒂散方:瓜蒂(七枚),右一味炒黄碾散,以麝香相和,新綿裹,病牙處咬之。

④ 儒門事親:**《儒門事親》卷5"白秃瘡九十六"** 夫小兒白秃瘡者,俗呼爲雞糞秃者是也。可用甜瓜蔓龍頭,不以多少,河水浸之一宿,以砂鍋熬取極苦汁,濾去瓜蔓,以文武慢火熬成如稀糖狀,盛於瓷器中。可先剃頭,去盡瘡痂,死血出盡,著河水洗浄。却用熬下瓜蔓膏子一水盞,加半夏末二錢,生薑自然汁一兩匙,狗膽一枚,同調,不過三兩上立可。大忌雞、豬、魚、兔,動風發熱之物。

⑤ 朱氏集驗方:**《朱氏集驗方》卷15"拾遺門"** 治齁喘:甜瓜蒂(七枚,研爲粗末),用冷水少許,調澄取清汁,呷一小呷,如其吐,才飲竟即吐痰,若膠黐狀,胸次既寬。齁亦定,少再作又服之,隨手而愈。

⑥ 别録:見2230頁注②。

⑦ 嘉祐:見2230頁注①。

⑧ 孟詵:**《食療》見《證類》卷27"瓜蒂"** ……葉生擣汁,生髮。又,補中,打損折,碾末酒服,去瘀血,治小兒疳……

⑨ 淮南萬畢術:**《御覽》卷31"時序部·七月七日"** 《淮南子》曰:七月七日午時,取生瓜葉七枚,直入北堂中,向南立,以拭面黶,即當滅矣。(**按**:時珍所標出處與《御覽》所引不合。)

西瓜《日用》[1]

【釋名】寒瓜見下。

【集解】【瑞[2]曰】契丹破回紇,始得此種,以牛糞覆而種之。結實如斗大而圓如匏,色如青玉,子如金色,或黑麻色。北地多有之。【時珍曰】按胡嶠《陷(盧)〔虜〕記》[3]言:嶠征回紇,得此種歸,名曰西瓜。則西瓜自五代時始入中國,今則南北皆有,而南方者味稍不及,亦甜瓜之類也。二月下種,蔓生,花、葉皆如甜瓜。七八月實熟,有圍及徑尺者,長至二尺者。其稜或有或無,其色或青或緑,其瓤或白或紅,紅者味尤勝。其子或黄或紅,或黑或白,白者味更劣。其味有甘、有淡、有酸,酸者爲下。陶弘景註"瓜蒂"言:永嘉有寒瓜甚大,可藏至春者即此也。蓋五代之先,瓜種已入浙東,但無西瓜之名,未遍中國爾。其瓜子曝裂取仁,生食、炒熟俱佳。皮不堪啖,亦可蜜煎、醬藏。【穎[4]曰】一種楊溪瓜,秋生冬熟,形略長扁而大,瓤色如臙脂,味勝。可留至次年,云是異人所遺之種也。

瓜瓤。【氣味】甘、淡,寒,無毒。【瑞[5]曰】有小毒。多食作吐利,胃弱者不可食。同油餅食,損脾。【時珍曰】按《延壽書》[6]云:北人稟厚,食之猶慣。南人稟薄,多食易至霍亂、冷病終身也。〇又按《相感志》[7]云:食西瓜後食其子,即不噫瓜氣。以瓜劃破,曝日中,少頃食,即冷如冰也。得酒氣,近糯米即易爛。貓踏之,即易沙。【主治】消煩止渴,解暑熱。吴瑞[8]。療喉痺。汪穎[9]。寬中下氣,利小水,治血痢,解酒毒。寧原[10]。含汁治口瘡。震亨[11]。

---

① 日用:**《日用本草》卷6"西瓜"** 色如青玉,子如金色,或黑麻色。北地多有之。契丹破回紇,得此種,以牛糞覆而種之,大圓如匏。

② 瑞:見上注。

③ 陷虜記:**《新五代史》卷73"四夷附録"** ……有同州郃陽縣令胡嶠……居外域七年,當周廣順三年,亡歸中國,略能道其所見云……西望平地,松林鬱然數十里,遂入平川,多草木,始食西瓜。云契丹破回紇,得此種,以牛糞覆棚而種,大如中國冬瓜而味甘……嶠歸,録以爲《陷虜記》云。(**按**:《陷虜記》佚。據《新五代史》所載,時珍云"嶠征回紇,得此種歸"當誤。)

④ 穎:**《食物本草》卷2"果類"** 西瓜:一種名楊溪瓜,秋生冬熟,形略長匾而大,瓤色臙紅,味勝西瓜。可留至次年夏間。或曰是異人所遺之種也。

⑤ 瑞:**《日用本草》卷6"西瓜"** 味甘極淡,性寒,有毒。可生食……多食喜作吐痢。同油餅食損胃。

⑥ 延壽書:**《延壽書》卷3"果實"** 西瓜甚解暑毒,北人稟厚食慣,南人稟薄不宜。多食至於霍亂,冷病人終身不除。

⑦ 相感志:**《物類相感志·飲食》** 喫西瓜喫子不噯。(**按**:除"不噯"之外,其餘文字均未溯及其源。)

⑧ 吴瑞:**《日用本草》卷6"西瓜"** ……主壓煩渴,消暑毒……

⑨ 汪穎:**《食物本草》卷2"果類"** 西瓜:味淡甘,寒。壓煩熱,消暑毒,療喉痹,有天生白虎湯之號。多食作泄痢,與油餅之類同食損胃……

⑩ 寧原:**《食鑑本草》卷下"西瓜"** 消暑熱,解煩渴,寬中下氣,利小水。治血痢。(**按**:"解酒毒"未能溯及其源。)

⑪ 震亨:**《丹溪心法》卷4"口齒七十八"** 一方,治口瘡甚者,用西瓜漿水,徐徐飲之……

【發明】【頴①曰】西瓜性寒解熱,有天生白虎湯之號。然亦不宜多食。【時珍曰】西瓜、甜瓜皆屬生冷。世俗以爲醍醐灌頂,甘露洒心,取其一時之快,不知其傷脾助濕之害也。真西山《衛生歌》②云:"瓜、桃生冷宜少飱,免致秋來成瘧痢",是矣。又李(廷)〔鵬〕飛《延壽書》③云:防州太守陳逢原,避暑食瓜過多,至秋忽腰腿痛,不能舉動。遇商助教療之乃愈。此皆食瓜之患也,故集書于此,以爲鑑戒云。又洪忠宣《松漠紀聞》④言:有人苦目病。或令以西瓜切片暴乾,日日服之,遂愈。由其性冷降火故也。

皮。【氣味】甘,凉,無毒。【主治】口、舌、唇内生瘡,燒研噙之。震亨⑤。

【附方】新二。閃挫腰痛。西瓜青皮陰乾爲末,鹽酒調服三錢。《攝生衆妙方》⑥。食瓜過傷。瓜皮煎湯解之。諸瓜皆同。《事林廣記》⑦。

瓜子仁。【氣味】甘,寒,無毒。【主治】與甜瓜仁同。時珍。

葡萄《本經》⑧上品

【釋名】蒲桃古字、草龍珠。【時珍曰】葡萄,《漢書》⑨作蒲桃,可以造酒,人酺飲之,則醄然而醉,故有是名。其圓者名草龍珠,長者名馬乳葡萄,白者名水晶葡萄,黑者名紫葡萄。《漢書》言張騫使西域還,始得此種。而《神農本草》已有葡萄,則漢前隴西舊有,但未入關耳。

【集解】【《别録》⑩曰】葡萄生隴西、五原、燉煌山谷。【弘景⑪曰】魏國使人多賫來南方。狀如五味子而甘美,可作酒,云用藤汁殊美。北人多肥健耐寒,蓋食斯乎?不植淮南,亦如橘之變

---

① 頴:見前頁注⑨。
② 衛生歌:**《衛生歌》見《修真十書》卷 8** 瓜茹生菜不宜人,豈獨秋來多瘧痢。
③ 延壽書:**《延壽書》卷 3"果實"** ……防州太守陳逢原,避暑食瓜至秋,忽腰腿痛不能舉動,遇商助教療之,更生。
④ 松漠紀聞:**《松漠紀聞續》** 西瓜……鄱陽有久苦目疾者,曝乾,服之而愈。蓋其性冷故也。
⑤ 震亨:**《丹溪心法》卷 4"口齒七十八"** 一方,治口瘡甚者……冬月無此,用西瓜皮燒灰敷之。
⑥ 攝生衆妙方:**《攝生衆妙方》卷 7"腰痛門"** 治閃挫腰疼,不能屈伸者……又方:用西瓜皮青,爲片陰乾,爲細末,以鹽酒調,空心服,尤妙。
⑦ 事林廣記:**《事林廣記》戊集卷下"解菓菜毒"** 瓜毒,瓜皮湯解。(鹽湯亦可)。
⑧ 本經:**《本經》《别録》見《證類》卷 23"葡萄"** 味甘,平,無毒。主筋骨濕痺,益氣倍力,强志,令人肥健,耐飢,忍風寒。久食輕身不老延年。可作酒。逐水,利小便。生隴西五原、敦煌山谷。
⑨ 漢書:**《御覽》卷 972"蒲萄"** 《漢書》曰:李廣利爲貳師将軍,破大宛,得蒲萄種歸漢。/又曰:太宗時,葉護獻馬乳蒲萄,一房長二丈餘,子亦稍大,其色紫。/《廣志》曰:蒲萄有黄、黑、白三種。/又曰:張騫使西域還,得蒲萄。/……又以爲酒,甘於麴糵,善醉而易醒……
⑩ 别録:見本頁注⑧。
⑪ 弘景:**《集注》見《證類》卷 23"葡萄"** 陶隱居云:魏國使人多賫來,狀如五味子而甘美,可作酒,云用其藤汁殊美好。北國人多肥健耐寒,蓋食斯乎?不植淮南,亦如橘之變於河北矣。人説即此間蘡薁,恐如彼人枳類橘耶?

(千)〔于〕河北也。人説即是此間蘡(奥)〔薁〕,恐亦如枳之與橘耶?【恭①曰】蘡薁即山葡萄,苗、葉相似,亦堪作酒。葡萄取子汁釀酒,陶云用藤汁,謬矣。【頌②曰】今河東及近汴州郡皆有之。苗作藤蔓而極長,太盛者一二本綿被山谷間。花極細而黄白色。其實有紫、白二色,有圓如珠者,有長似馬乳者,有無核者,皆七月、八月熟,取汁可釀酒。按《史記》云:大宛以葡萄釀酒,富人藏酒萬餘石,久者十數年不敗。張騫使西域,得其種還,中國始有。蓋北果之最珍者,今太原尚作此酒寄遠也。其根、莖中空相通,暮溉其根,而晨朝水浸子中矣。故俗呼其苗爲木通,以利小腸。江東出一種,實細而酸者,名蘡薁子。【宗奭③曰】段成式言:葡萄有黄、白、黑三種。《唐書》言:波斯所出者,大如雞卵。此物最難乾,不乾不可收。不問土地,但收皆可釀酒。【時珍曰】葡萄折藤壓之最易生。春月萌苞生葉,頗似栝樓葉而有五尖。生鬚延蔓,引數十丈。三月開小花成穗,黄白色。仍連着實,星編珠聚,七、八月熟,有紫、白二色。西人及太原、平陽皆作葡萄乾,貨之四方。蜀中有緑葡萄,熟時色緑。雲南所出者,大如棗,味尤長。西邊有瑣瑣葡萄,大如五味子而無核。按《物類相感志》④云:甘草作釘,鍼葡萄立死。以麝香入葡萄皮内,則葡萄盡作香氣。其愛憎異于他草如此。又言:其藤穿過棗樹,則實味更美也。《三元延壽書》⑤言葡萄架下不可飲酒,恐蟲屎傷人。

實。【氣味】甘,平,濇,無毒。【詵⑥曰】甘,酸,温。多食,令人卒煩悶、眼暗。【主治】筋骨濕痺,益氣,倍力,强志,令人肥健,耐飢,忍風寒。久食輕身,不老延年。可作酒。《本經》⑦。逐水,利小便。《别録》⑧。除腸間水,調中治淋。甄權⑨。

---

① 恭:**《唐本草》見《證類》卷 23"葡萄"** 《唐本》注云:蘡薁與葡萄相似,然蘡薁是千歲虆。葡萄作酒法,總收取子汁釀之自成酒。蘡薁、山葡萄,並堪爲酒。陶云用藤汁爲酒,謬矣。

② 頌:**《圖經》見《證類》卷 23"葡萄"** 葡萄,生隴西五原,敦煌山谷,今河東及近京州郡皆有之。苗作藤蔓而極長大,盛者,一二本綿被山谷間。花極細而黄白色。其實有紫、白二色,而形之圓鋭亦二種。又有無核者。皆七月、八月熟。取其汁,可以釀酒。謹按《史記》云:大宛以葡萄爲酒,富人藏酒萬余石,久者十數歲不敗。張騫使西域,得其種而還,種之,中國始有。蓋北果之最珍者……今(大)〔太〕原尚作此酒,或寄至都下,猶作葡萄香。根、苗中空相通,圃人將貨之,欲得厚利,暮溉其根,而晨朝水浸子中矣。故俗呼其苗爲木通,逐水利小腸尤佳……江東出一種,實細而味酸,謂之蘡薁子。

③ 宗奭:**《衍義》卷 18"葡萄"** ……波斯國所出,大者如雞卵。/**《圖經》見《證類》卷 23"葡萄"** 孟詵云:葡萄,不問土地,但收之釀酒,皆得美好……/**《酉陽雜俎》卷 18"木篇"** 蒲萄……張騫所致,有黄、白、黑三種……(**按**:此條雜合諸家之言,又添《唐書》之名,殊失宗奭之真。)

④ 物类相感志:**《物類相感志·花竹》** 蒲萄樹用麝香入其皮,則蒲萄盡作香味……蒲萄以甘草作針,針之立死。/**《格物粗談》卷上"樹木"** ……其藤穿過棗樹,則實味更美。

⑤ 三元延壽書:**《延壽書》卷 3"果實"** 葡萄酒過,昏人眼。架下飲酒,防蟲屎傷人。

⑥ 詵:**《食療》見《證類》卷 23"葡萄"** 孟詵云……或云子不堪多食,令人卒煩悶,眼暗……/**《藥性論》見《證類》卷 23"葡萄"** 葡萄,君,味甘、酸……(**按**:此條糅合二家之説而成。)

⑦ 本經:見 2238 頁注⑧白字。

⑧ 别録:見 2238 頁注⑧。

⑨ 甄權:**《藥性論》見《證類》卷 23"葡萄"** ……除腸間水氣,調中,治淋,通小便。

時氣痘瘡不出,食之,或研酒飲,甚效。蘇頌①。

【發明】【頌②曰】按魏文帝詔群臣曰:蒲桃當夏末涉秋,尚有餘暑,醉酒宿酲,掩露而食。甘而不飴,酸而不酢,冷而不寒,味長汁多,除煩解悁。又釀爲酒,甘于麴(糵)〔蘖〕,善醉而易醒。他方之果,寧有匹之者乎。【震亨③曰】葡萄屬土,有水與木火。東南人食之多病熱,西北人食之無恙。蓋能下走滲道,西北人稟氣厚故耳。

【附方】新三。除煩止渴。生葡萄擣濾取汁,以瓦器熬稠,入熟蜜少許同收。點湯飲甚良。《居家必用》④。熱淋澀痛。葡萄擣取自然汁、生藕擣取自然汁、生地黄擣取自然汁、白沙蜜各五合。每服一盞,石器温服。《聖惠方》⑤。胎上衝心。葡萄煎湯,飲之即下。《聖惠方》⑥。

根及藤、葉。【氣味】同實。【主治】煮濃汁細飲,止嘔噦及霍亂後惡心,孕婦子上衝心,飲之即下,胎安。孟詵⑦。治腰脚肢腿痛,煎湯淋洗之,良。又飲其汁,利小便,通小腸,消腫滿。時珍。

【附方】新一。水腫。葡萄嫩心十四個,螻蛄七個,去頭尾,同研,露七日,曝乾爲末。每服半錢,淡酒調下。暑月尤佳。潔古《保命集》⑧。

蘡薁音嬰郁○《綱目》【校正】原附"葡萄"下,今分出。

【釋名】燕薁《毛詩》⑨、嬰舌《廣雅》⑩、山葡萄唐註⑪、野葡萄俗名。藤名木

---

① 蘇頌:**《圖經》見《證類》卷23"葡萄"** ……魏文帝詔群臣説葡萄云:醉酒宿酲,掩露而食。甘而不飴,酸而不酢。冷而不寒,味長汁多。除煩解悁,他方之果,寧有匹之者……今醫家多暴收其實,以治時氣。發瘡疹不出者,研酒飲之甚效……

② 頌:見上注。

③ 震亨:**《衍義補遺·葡萄》** 屬土而有水與木、火。東南食之多病熱,西北食之無恙。蓋性能下走滲道,西北氣厚,人之稟厚耳……

④ 居家必用:**《居家必用》己集"渴水"** 蒲萄渴汁:生蒲萄不計多少,擂碎,濾去滓令净,以慢火熬,以稠濃爲度,取出收貯净磁器中。熬時切勿犯鋼鐵器。蒲萄熟者不可用,止可造酒。臨時斟酌入煉過熟蜜,及檀末、腦麝少許。

⑤ 聖惠方:**《聖惠方》卷96"食治五淋諸方"** 治熱淋,小便澀少,碜痛瀝血,宜服葡萄煎方:葡萄(絞取汁五合)、藕汁(五合)、生地黄汁(五合)、蜜(五兩),右相和煎如稀餳,每於食前服二合。

⑥ 聖惠方:**《普濟方》卷342"安胎"** 妊娠子上衝心:飲葡萄湯即下,其胎安。一方用葡萄根濃煮汁飲之。(**按**:《聖惠方》無此方,另溯其源。)

⑦ 孟詵:**《食療》見《證類》卷23"葡萄"** 孟詵云……根濃煮汁,細細飲之,止嘔噦及霍亂後噁心。妊孕人,子上衝心,飲之即下,其胎安。

⑧ 潔古保命集:**《保命集》卷下"腫脹論第二十四"** 治水腫:螻蛄去頭尾,与葡萄心同研,露七日,曝乾,爲細末,淡酒調下。暑月濕用尤佳。

⑨ 毛詩:**《詩·豳風·七月》** 六月食鬱及薁……/**《御覽》卷974"燕薁"** 《魏王花木志》……此名燕薁。

⑩ 廣雅:**《廣雅》卷10"釋草"** 燕薁(奥),蘡舌也。

⑪ 唐註:**《蜀本草》見《證類》卷23"葡萄"** 《蜀本》:《圖經》云:蔓生,苗葉似蘡薁而大……謹按:蘡薁是山葡萄,亦堪爲酒。(**按**:詳文義,"謹按"當爲《蜀本草》注釋之文,不當爲"唐註"。)

龍。【時珍曰】名義未詳。

【集解】【恭①曰】蘡薁蔓生。苗、葉與葡萄相似而小,亦有莖大如椀者。冬月惟葉凋而藤不死。藤汁味甘,子味甘酸,即千歲蘽也。【頌②曰】蘡薁子生江東,實似葡萄,細而味酸,亦堪爲酒。【時珍曰】蘡薁野生林墅間,亦可插植。蔓、葉、花、實與葡萄無異。其實小而圓,色不甚紫也。《詩》云"六月食薁"即此。其莖吹之,氣出有汁,如通草也。

【正誤】【藏器③曰】蘇恭註千歲蘽即是蘡薁,妄言也。千歲蘽藤如葛而葉背白,子赤可食。蘡薁藤斫斷通氣,更無甘汁。詳見草部"千歲蘽"下。【時珍曰】蘇恭所説蘡薁形狀甚是,但以爲千歲蘽則非矣。

實。【氣味】甘、酸,平,無毒。【主治】止渴,悦色,益氣。蘇恭④。

藤。【氣味】甘,平,無毒。【主治】噦逆,傷寒後嘔噦,搗汁飲之良。蘇恭⑤。止渴,利小便。時珍。

【附方】新三。嘔啘厥逆。蘡薁藤煎汁,呷之。《肘後方》⑥。目中障翳。蘡薁藤,以水浸過,吹氣取汁,滴入目中,去熱翳、赤白障。《拾遺本草》⑦。五淋血淋。木龍湯:用木龍即野葡萄藤也、竹園荽、淡竹葉、麥門冬連根苗、紅棗肉、燈心草、烏梅、當歸各等分,煎湯代茶飲。《百〔一〕選方》⑧。

根。【氣味】同藤。【主治】下焦熱痛淋閟,消腫毒。時珍。

【附方】新四。男婦熱淋。野葡萄根七錢,葛根三錢,水〔一〕鍾,煎七分,入童子小便三

---

① 恭:**《唐本草》見《證類》卷 23"葡萄"**　《唐本》注云:蘡薁與葡萄相似……/**卷 7"千歲蘽"**　《唐本》注云:即蘡(音纓)薁(音隩)藤汁也。此藤有得千歲者,莖大如碗,冬惟葉凋,莖終不死。藤汁味甘,子味甘、酸,苗似葡萄……

② 頌:**《圖經》見《證類》卷 23"葡萄"**　……江東出一種,實細而味酸,謂之蘡薁子。(**按**:"亦堪爲酒"不見於《圖經》。)

③ 藏器:**《拾遺》見《證類》卷 7"千歲蘽"**　《陳藏器本草》云:千歲蘽……唐本注即云蘡薁藤得千歲者,汁甘,子酸。按蘡薁是山蒲桃,斫斷藤,吹氣出一頭如通草。以水浸,吹取氣,滴目中,去熱翳赤障,更無甘汁。《本經》云汁甘,明非蘡薁也……故云千歲蘽謂蘡薁者,深是妄言。

④ 蘇恭:**《别録》見《證類》卷 7"千歲蘽"**　味甘,平,無毒。主補五藏,益氣……/《日華子》云:味甘、酸。止渴,悦色。(**按**:此非出"蘇恭",乃綜合《别録》《日華子》之文而成。)

⑤ 蘇恭:**《唐本草》見《證類》卷 7"千歲蘽"**　……其莖主噦逆大善,傷寒後嘔噦更良。

⑥ 肘後方:**《肘後方》卷 4"治卒胃反嘔啘方第三十"**　治卒嘔啘,又厥逆方……又方:蘡薁藤斷之當汁出,器承取,飲一升。

⑦ 拾遺本草:見本頁注③。

⑧ 百一選方:**《百一選方》卷 15"第二十三門"**　治血淋及五淋等疾……又方:鄭愠云屢以治人,甚效。淡竹葉、燈心、當歸(去蘆)、紅棗、竹猥綏、麥門冬(並根苗用)、烏梅、甘草、木龍(又名野葡萄藤),右等分,或多少亦不妨,煎湯作熟水,患此疾者多渴,隨意飲之。

分,空心温服。《乾坤秘韞》①。女人腹痛。方同上。一切腫毒。赤龍散:用野葡萄根,晒研爲末,水調塗之,即消也。《儒門事親》②方。赤遊風腫。忽然腫痒,不治則殺人。用野葡萄根擣如泥,塗之即消。《通變要法》③。

獼猴桃宋《開寶》④

【釋名】獼猴梨《開寶》⑤、藤梨同上、陽桃《日用》⑥、木子。【時珍曰】其形如梨,其色如桃,而獼猴喜食,故有諸名。閩人呼爲陽桃。

【集解】【志⑦曰】生山谷中。藤着樹生,葉圓有毛。其實形似雞卵大,其皮褐色,經霜始甘美可食。皮堪作紙。【宗奭⑧曰】今陝西永興軍南山甚多。枝條柔弱,高二三丈,多附木而生。其子十月爛熟,色淡緑,生則極酸。子繁細,其色如芥子。淺山傍道則有(子)〔存〕者,深山則多爲猴所食矣。

實。【氣味】酸、甘,寒,無毒。【藏器⑨曰】鹹、酸,無毒。多食冷脾胃,動洩澼。【宗奭⑩曰】有實熱者宜食之。太過則令人臟寒作洩。【主治】止暴渴,解煩熱,壓丹石,下(淋石)〔石淋〕熱壅。《開寶》⑪。【詵⑫曰】並宜取瓤和蜜作煎食。調中下氣,主骨節風,癱緩不隨,長年白髮,野雞内痔病。藏器⑬。

---

① 乾坤秘韞:**《乾坤秘韞·淋》** 治男子婦人淋證,及女人腹痛,並皆治之:野葡萄根(二分)、葛根(一分),右二味㕮咀,用水一鍾,煎至二分,童子小便三分,温服。

② 儒門事親:**《儒門事親》卷15"瘡瘍癰腫第一"** 赤龍散:消散一切腫毒。用野葡桃根,紅者,去粗皮,爲末,新水調塗腫上,頻掃新水。

③ 通變要法:**《世醫通變要法》卷上"赤遊風九十四"** 治赤遊風手足忽然腫痛,色赤是也。諸方不載,不治殺人。用野葡萄根細搗如泥,貼腫處即消。

④ 開寶:**《開寶》見《證類》卷23"獼猴桃"** 味酸,甘,寒,無毒。止暴渴,解煩熱,冷脾胃,動洩辟,壓丹石,下石淋。熱壅反胃者,取汁和生薑汁服之。一名藤梨,一名木子,一名獼猴梨。生山谷。藤生著樹,葉圓有毛。其形似雞卵大,其皮褐色,經霜始甘美可食。枝、葉殺蟲,煮汁飼狗,療㾊也。

⑤ 開寶:見上注。(**按**:"釋名"項下"同上"同此。)

⑥ 日用:**《日用本草》卷6"藤梨"** 一名獼猴桃,一名楊桃。

⑦ 志:見本頁注④。

⑧ 宗奭:**《衍義》卷18"獼猴桃"** 今永興軍南山甚多……十月爛熟,色淡緑,生則極酸,子繁細,其色如芥子,枝條柔弱,高二三丈,多附木而生。淺山傍道則有存者,深山則多爲猴所食。

⑨ 藏器:**《拾遺》見《證類》卷23"獼猴桃"** 陳藏器:味鹹,温,無毒……/見148頁注⑥開寶。(**按**:此條合二家之説而成。)

⑩ 宗奭:**《衍義》卷18"獼猴桃"** ……食之解實熱,過多則令人藏寒泄……

⑪ 開寶:見本頁注④。

⑫ 詵:**《食療》見《證類》卷23"獼猴桃"** 候熟收之,取瓤和蜜煎作煎,去人煩熱……

⑬ 藏器:**《拾遺》見《證類》卷23"獼猴桃"** 陳藏器……主骨節風,癱緩不隨,長年變白,野雞肉痔病,調中下氣。皮中作紙,藤中汁至滑,下石淋。主胃閉,取汁和生薑汁,服之佳。

藤中汁。【氣味】甘，滑，寒，無毒。【主治】反胃，和生薑汁服之。又下石淋。藏器①。

枝、葉。【主治】殺蟲。煮汁飼狗，療瘑疥。《開寶》②。

甘蔗音柘○《别録》③中品

【釋名】竿蔗《草木狀》④、藷音遮。○【時珍曰】按野史⑤云：吕惠卿言，凡草皆正生嫡出，惟蔗側種，根上庶出，故字從庶也。嵇含作竿蔗，謂其莖如竹竿也。《離騷》《漢書》⑥皆作柘，字通用也。藷字出許慎《説文》⑦，蓋蔗音之轉也。

【集解】【弘景⑧曰】蔗出江東爲勝，廬陵亦有好者。廣州一種，數年生皆大如竹，長丈餘，取汁爲沙糖，甚益人。又有荻蔗，節疏而細，亦可噉也。【頌⑨曰】今江、浙、閩、廣、湖南、蜀川所生，大者亦高丈許，其葉似荻，有二種。荻蔗莖細短而節疏，但堪生噉，亦可煎稀糖。竹蔗莖粗而長，可笮汁爲沙糖，泉、福、吉、廣諸州多作之。鍊沙糖和牛乳爲乳糖，惟蜀川作之。南人販至北地者，荻蔗多而竹蔗少也。【詵⑩曰】蔗有赤色者名崑崙蔗，白色者名荻蔗。竹蔗以蜀及嶺南者爲勝，江東雖有而劣于蜀産。會稽所作乳糖殆勝于蜀。【時珍曰】蔗皆畦種叢生，最困地力。莖似竹而内實，大者圍數寸，長六七尺，根下節密，以漸而疏。抽葉如蘆葉而大，長三四尺，扶疏四垂。八九月收莖，可留過

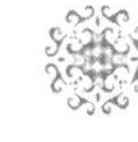

---

① 藏器：見前頁注⑬。

② 開寶：見前頁注④。

③ 别録：**《别録》見《證類》卷23“甘蔗”** 味甘，平，無毒。主下氣和中，助脾氣，利大腸。

④ 草木狀：**《南方草木狀》卷上** 諸蔗，一曰甘蔗，交趾所生者，圍數寸，長丈餘，頗似竹……又名干蔗……/**《古今韻會舉要》卷23** 柘（……《風俗通》：荆州出竿蔗。）（**按**：今所見《南方草木狀》無“竿蔗”名。此名出現甚早。《三國志・魏志》卷2裴注引《典論》即有“方食竿蔗”語。《古今韻會》亦有此名。）

⑤ 野史：**《全芳備祖・後集》卷4“甘蔗”** ……神宗問惠卿曰：何草不庶，獨于蔗庶何也？對曰：凡草種之則正生，此側出也，所謂庶出也。（《野史》。）

⑥ 離騷、漢書：**《御覽》卷974“甘蔗”** 《漢書・禮樂志・郊祀歌》曰：百末旨酒布蘭生，泰尊柘漿析朝酲。（應劭曰：柘漿，取柘汁以爲飲也。）/《楚詞》曰：胹（奴到切），鼈炮羔有柘漿。（**按**：時珍或轉引自《御覽》。）

⑦ 説文：**《説文・艸部》** 藷，藷蔗也。从艸諸聲。

⑧ 弘景：**《集注》見《證類》卷23“甘蔗”** 陶隱居云：今出江東爲勝，廬陵亦有好者。廣州一種，數年生，皆如大竹，長丈餘，取汁以爲沙糖，甚益人。又有荻蔗，節疏而細，亦可噉也。

⑨ 頌：**《圖經》見《證類》卷23“甘蔗”** 甘蔗，舊不著所出州土……今江、浙、閩、廣、蜀川所生大者，亦高丈許。葉有二種，一種似荻，節疏而細短，謂之荻蔗。一種似竹，粗長，榨其汁以爲沙糖，皆用竹蔗。泉、福、吉、廣州多作之。煉沙糖和牛乳爲石蜜（即乳糖也），惟蜀川作之。荻蔗但堪噉，或云亦可煎稀糖，商人販貨至都下者，荻蔗多而竹蔗少也。

⑩ 詵：**《開寶》見《證類》卷23“甘蔗”** 今按《别本》注云：蔗有兩種，赤色名昆侖蔗，白色名荻蔗。出蜀及嶺南爲勝，並煎爲沙糖。今江東甚多，而劣於蜀者，亦甚甘美，時用煎爲稀沙糖也。今會稽作乳糖，殆勝於蜀……（**按**：非出“孟詵”，乃見《開寶》。）

春充果食。按王灼《糖霜譜》①云：蔗有四色。曰杜蔗，即竹蔗也，緑嫩薄皮，味極醇厚，專用作霜。曰西蔗，作霜色淺。曰艻蔗，亦名蠟蔗，即荻蔗也，亦可作沙糖。曰紅蔗，亦名紫蔗，即崑崙蔗也，止可生啖，不堪作糖。凡蔗榨漿飲固佳，又不若咀嚼之味雋永也。

蔗。【氣味】甘，平，濇，無毒。【大明②曰】冷。【詵③曰】共酒食，發痰。【瑞④曰】多食，發虚熱，動衄血。○《相感志》⑤云：同榧子食，則渣軟。【主治】下氣和中，助脾氣，利大腸。《别録》⑥。利大小腸，消痰止渴，除心胸煩熱，解酒毒。大明⑦。止嘔噦反胃，寛胸膈。時珍。

【發明】【時珍曰】蔗，脾之果也。其漿甘寒，能瀉火熱，《素問》所謂甘温除大熱之意。煎鍊成糖，則甘温而助濕熱，所謂積温成熱也。蔗漿消渴解酒，自古稱之。故《漢書·郊祀歌》⑧云：百(味)〔末〕旨酒布蘭生，泰尊柘漿(拆朝酲)〔析朝酲〕。唐·王維《櫻桃詩》⑨云"飽食不須愁内熱，大官還有蔗漿寒"是矣。而孟詵乃謂共酒食發痰者，豈不知其有解酒除熱之功耶？日華子大明又謂沙糖能解酒毒，則不知既經煎鍊，便能助酒爲熱，與生漿之性異矣。按《晁氏客(話)〔語〕》⑩云：甘草遇火則熱，麻油遇火則冷。甘蔗煎飴則熱，水成湯則冷。此物性之異，醫者可不知乎？又野史⑪云：盧絳中病痁疾疲瘵，忽夢白衣婦人云：食蔗可愈。及旦買蔗數挺食之，翌日疾愈。此亦助脾和中之驗與？

【附方】舊三，新五。發熱口乾，小便赤澀。取甘蔗去皮，嚼汁嚥之。飲漿亦可。《外臺

---

① 糖霜譜：**《糖霜譜·原委》**　……蔗有四色：曰杜蔗，曰西蔗，曰艻蔗，《本草》所謂荻蔗也；曰紅蔗，《本草》所謂崑崙蔗也。紅蔗止堪生噉，艻蔗可作沙糖。西蔗可作霜，色淺，土人不甚貴。杜蔗紫嫩，味極厚，專用作霜……

② 大明：**《日華子》見《證類》卷23"甘蔗"**　冷……

③ 詵：**《食療》見《證類》卷23"甘蔗"**　……不可共酒食，發痰。

④ 瑞：(**按**：《日用本草》此節内容殘脱，無可溯源。)

⑤ 相感志：**《物類相感志·飲食》**　榧子與甘蔗同食，其查自軟如紙一般。

⑥ 别録：見2243頁注③。

⑦ 大明：**《日華子》見《證類》卷23"甘蔗"**　……利大小腸，下氣痢，補脾，消痰止渴，除心煩熱。作沙糖，潤心肺，殺蟲，解酒毒……

⑧ 漢書：**《漢書·禮樂志·天門》**　……百末旨酒布蘭生，泰尊柘漿析朝酲……

⑨ 櫻桃詩：**《全芳備祖·後集》卷9"櫻桃"**　昨日南園新雨後，櫻桃花發舊時枝。飽食不須愁内熱，大官還有蔗漿寒。(王維。)

⑩ 晁氏客語：**《晁氏客語》**　釋氏謂火行爲變化性，如甘草遇火則熱，油麻入火則冷，甘蔗煎爲沙糖則熱，水成湯則冷。

⑪ 野史：**《江南野史》卷10**　盧絳，字晉卿……又一夕往入，見長人先立囷中，絳於是奮搏而束之，乃爲一柱，冷若冰鐵，頃之失所據，乃懼而出，遂中痁疾。逾月，既乏資給，疲瘵且極。忽夢一白衣婦人，頗姿態，謂之曰：子之疾當食蔗即愈。詰朝見鬻蔗者……遂貽數挺。絳喜而食之，至旦疾損……

秘要》①。痰喘氣急。方見"山藥"。反胃吐食。朝食暮吐,暮食朝吐,旋旋吐者。用甘蔗汁七升,生薑汁一升,和勻,日日細呷之。《梅師方》②。乾嘔不息。蔗汁温服半升,日三次。入薑汁更佳。《肘後方》③。痁瘧疲瘵。見前。眼暴赤腫,磣澀疼痛。甘蔗汁二合,黄連半兩,入銅器内慢火養濃,去滓,點之。《普濟》④。虚熱欬嗽,口乾涕唾。用甘蔗汁一升半,青粱米四合,煮粥。日食二次,極潤心肺。《董氏方》⑤。小兒口疳。蔗皮燒研,摻之。《簡便方》⑥。

滓。【主治】燒存性,研末,烏桕油調,塗小兒頭瘡白秃,頻塗取瘥。燒烟勿令入人目,能使暗明。時珍。

沙糖《唐本草》⑦

【集解】【恭⑧曰】沙糖出蜀地、西戎,江東並有之。笮甘蔗汁煎成,紫色。【瑞⑨曰】稀者爲蔗糖,乾者爲沙糖,毬者爲毬糖,餅者爲糖餅。沙糖中凝結如石,破之如沙,透明白者,爲糖霜。【時珍曰】此紫沙糖也。法出西域,唐太宗始遣人傳其法入中國。以蔗汁過樟木槽,取而煎成。清者爲蔗餳,凝結有沙者爲沙糖。漆甕造成,如石、如霜、如冰者,爲石蜜、爲糖霜、爲冰糖也。紫糖亦可煎化,印成鳥獸果物之狀,以充席獻。今之貨者,又多雜以米餳諸物,不可不知。

【氣味】甘,寒,無毒。【恭⑩曰】冷利過于石蜜。【詵⑪曰】性温不冷。多食令人心痛,生長蟲,消肌肉,損齒,發疳𧏾。與鯽魚同食,成疳蟲;與葵同食,生流澼;與笋同食,不消成癥,身重不能行。【主治】心腹熱脹,口乾渴。《唐本》⑫。潤心肺大小腸熱,解酒毒。臘

---

① 外臺秘要:《外臺》卷38"石發大小便澀不通兼小便淋方" 又若發熱,口乾小便澀方:取甘蔗,去皮盡,足吃之,咽汁。若口痛,擣取汁服之。

② 梅師方:《證類》卷23"甘蔗" 《梅師方》:主胃反,朝食暮吐,暮食朝吐,旋旋吐者。以甘蔗汁七升,生薑汁一升,二味相和,分爲三服。

③ 肘後方:《肘後方》卷4"治卒胃反嘔啘方第三十" 葛氏治卒乾嘔不息方……又方:一云蔗汁,温令熱,服一升,日三。一方生薑汁,服一升。

④ 普濟:《普濟方》卷74"目赤磣痛赤腫" 黄連煎:治眼目暴赤,磣澀疼痛。甘蔗汁(二合)、黄連(擣碎,爲末,半兩),右於銅器,以慢火養令汁涸去半,以綿濾去滓,每日兩度點之。

⑤ 董氏方:(按:或出《董炳集驗方》,書佚,無可溯源。)

⑥ 簡便方:《奇效單方》卷下"廿二小兒" 一用甘蔗皮燒灰,油調搽。濕則乾摻上。

⑦ 唐本草:《唐本草》見《證類》卷23"沙糖" 味甘,寒,無毒。功、體與石蜜同,而冷利過之。笮甘蔗汁,煎作。蜀地、西戎、江東並有之。

⑧ 恭:同上注。

⑨ 瑞:《日用本草》卷8"蔗糖" 蔗汁煎成,乾者爲沙糖,球者名球糖,稀者爲蔗糖……糖霜:沙糖中凝結如石,破之如沙,透明、白。性味同沙糖。

⑩ 恭:見本頁注⑦。

⑪ 詵:《食療》見《證類》卷23"沙糖" 孟詵云:沙糖,多食令人心痛。不與鯽魚同食,成疳蟲。又,不與葵同食,生流澼。又,不與笋同食,使笋不消,成癥,身重不能行履耳。

⑫ 唐本:《唐本草》見《證類》卷23"石蜜" ……主心腹熱脹,口乾渴。

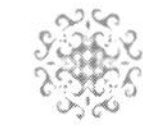

月瓶封窖糞坑中,患天行熱狂者,絞汁服,甚良。大明①。和中助脾,緩肝氣。時珍。

【發明】【宗奭②曰】蔗汁清,故費煎鍊致紫黑色。今醫家治暴熱,多用爲先導。兼啖駝、馬,解熱。小兒多食則損齒生蟲者,土制水,倮蟲屬土,得甘即生也。【震亨③曰】糖生胃火,乃濕土生熱,故能損齒生蟲,與食棗病齲同意,非土制水也。【時珍曰】沙糖性温,殊於蔗漿,故不宜多食。與魚、筍之類同食,皆不益人。今人每用爲調和,徒取其適口,而不知陰受其害也。但其性能和脾緩肝,故治脾胃及瀉肝藥用爲先導。本草言其性寒,蘇恭謂其冷利,皆昧此理。

【附方】舊一,新五。下痢禁口。沙糖半斤,烏梅一個,水二椀,煎一椀,時時飲之。《摘玄方》④。腹中緊脹。白糖以酒三升,煮服之。不過再服。《子母秘録》⑤。痘不落痂。沙糖調新汲水一盃,服之,白湯調亦可,日二服。劉提點方⑥。虎傷人瘡。水化沙糖一椀服,並塗之。《摘玄方》⑦。上氣喘嗽,煩熱,食即吐逆。用沙糖、薑汁等分相和,慢煎二十沸。每噏半匙,取效。食韭口臭。沙糖解之。《摘要方》⑧。

石蜜《唐本草》⑨

【釋名】白沙糖。【恭⑩曰】石蜜即乳糖也,與蟲部石蜜同名。【時珍曰】按萬震《凉州異物志》⑪云:石蜜非石類,假石之名也。實乃甘蔗汁煎而曝之,則凝如石而體甚輕,故謂之石蜜也。

---

① 大明:**《日華子》見《證類》卷23"甘蔗"** ……作沙糖,潤心肺,殺蟲,解酒毒。臘月窖糞坑中,患天行熱狂人,絞汁服,甚良也。

② 宗奭:**《衍義》卷18"沙糖"** 又次石蜜。蔗汁清,故費煎煉,致紫黑色。治心肺大腸熱,兼啖駝馬。今醫家治暴熱,多以此物爲先導。小兒多食則損齒,土制水也。及生蟯蟲,裸蟲屬土,故因甘遂生。

③ 震亨:**《衍義補遺·糖》** 多食能生胃中之火,此損齒之因也,非土制水,乃濕土生火熱也。食棗多者齒病齲,亦此意也。

④ 摘玄方:**《丹溪摘玄》卷8"痢疾門"** 噤口痢……又方:砂糖(半斤)、烏梅(一斤,去皮),用水二碗,煎一碗,時常服之。

⑤ 子母秘録:**《證類》卷23"沙糖"** 《子母秘録》:治腹緊:白糖以酒二升煮服,不過再差。

⑥ 劉提點方:(**按**:未能溯及其源。)

⑦ 摘玄方:**《丹溪摘玄》卷19"唇門"** 虎傷……又方:砂糖入少□,俱成膏,傅之。再以一碗飲下。

⑧ 摘要方:(**按**:查《醫方摘要》無此方,未能溯得其源。)

⑨ 唐本草:**《唐本草》見《證類》卷23"石蜜"** 石蜜(乳糖也):味甘,寒,無毒。主心腹熱脹,口乾渴,性冷利。出益州及西戎。煎煉沙糖爲之,可作餅塊,黄白色。

⑩ 恭:見上注。(**按**:同藥《開寶》注云:"此石蜜其实乳糖也。前卷已有石蜜之名,故注此条为乳糖。"可見《證類》此石蜜名後小字"乳糖也"乃《開寶》所補,非出"恭"也。)

⑪ 凉州異物志:**《御覽》卷857"蜜"** 《凉州異物志》曰:石蜜之味,甜於浮萍。非石之類,假石之名,實出甘柘,變而凝輕。(甘柘似竹,味甘,煮而曝之,則凝如石而甚輕。)

【集解】【志约①曰】石蜜出益州及西戎,煎鍊沙糖爲之,可作餅塊,黄白色。【恭②曰】石蜜用水、牛乳、米粉和煎成塊,作餅堅重。西戎來者佳,江左亦有,殆勝于蜀。【詵③曰】自蜀中、波斯來者良。東吴亦有,不及兩處者。皆煎蔗汁、牛乳,則易細白耳。【宗奭④曰】石蜜,川、浙者最佳,其味厚,他處皆次之,煎鍊以(銅)〔鍘〕象物,達京師。至夏月及久陰雨,多自消化。土人先以竹葉及紙裹包,外用石(夾)〔灰〕埋之,不得見風,遂可免。今人謂之乳糖。其作餅黄白色者謂之捻糖,易消化,入藥至少。【時珍曰】石蜜,即白沙糖也。凝結作餅塊如石者爲石蜜,輕白如霜者爲糖霜,堅白如冰者爲冰糖,皆一物有精粗之異也。以白糖煎化,模印成人物獅象之形者爲饗糖,《後漢書》⑤註所謂猊糖是也。以石蜜和諸果仁,及橙橘皮、縮砂、薄荷之類作成餅塊者爲糖纏。以石蜜和牛乳、酥酪作成餅塊者爲乳糖。皆一物數變也。《唐本草》明言石蜜煎沙糖爲之,而諸註皆以乳糖即爲石蜜,殊欠分明。按王灼《糖霜譜》⑥云:古者惟飲蔗漿,其後煎爲蔗餳,又曝爲石蜜,唐初以蔗爲酒。而糖霜則自大曆間有鄒和尚者,來住蜀之遂寧繖山,始傳造法。故甘蔗所在植之,獨有福唐、四明、番禺、廣漢、遂寧有冰糖,他處皆顆碎、色淺、味薄。惟竹蔗绿嫩味厚,作霜最佳,西蔗次之。凡霜一甕,其中品色亦自不同。惟疊如假山者爲上,團枝次之,甕鑑次之,小顆塊又次之,沙脚爲下。紫色及如水晶色者爲上,深琥珀色次之,淺黄又次之,淺白爲下。

【氣味】甘,寒,冷利,無毒。【主治】心腹熱脹,口乾渴。《唐本》⑦。治目中熱膜,明目。和棗肉、巨勝末爲丸噙之,潤肺氣,助五臟,生津。孟詵⑧。潤心肺燥熱,治嗽消痰,解酒和中,助脾氣,緩肝氣。時珍。

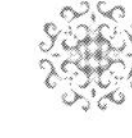

---

① 志約:見前頁注⑨。(**按**:"志約"即"孔志約",《唐本草》編修人員之一。)

② 恭:**《唐本草》見《證類》卷 23"石蜜"**　《唐本》注云:用水牛乳、米粉和煎,乃得成塊。西戎來者佳。江左亦有,殆勝蜀者。云用牛乳汁和沙糖煎之,並作餅,堅重。

③ 詵:**《食療》見《證類》卷 23"石蜜"**　孟詵云:石蜜……蜀中、波斯者良。東吴亦有,並不如兩處者。此皆煎甘蔗汁及牛乳汁,則易細白耳……

④ 宗奭:**《衍義》卷 18"石蜜"**　川、浙最佳,其味厚,其他次之。煎煉成,以鍘象物,達京都。至夏月及久陰雨,多自消化。土人先以竹葉及紙裹,外用石灰埋之,仍不得見風,遂免,今人謂乳糖。其作餅黄白色者,今人又謂之撚糖,易消化,入藥至少。

⑤ 後漢書:**《類説》卷 23"博物志・猊糖"**　後漢顯宗紀注:以糖作狻猊形,號猊糖。(**按**:已查《後漢書・顯宗紀》注,無"猊糖"二字。)

⑥ 糖霜譜:**《糖霜譜・原委第一》**　糖霜,一名糖冰……先是唐大歷間,有僧號鄒和尚,不知所從來,跨白驢登繖山,結茅以居,須鹽米薪菜之屬,即書付紙繫錢,遣驢負至市區,人知爲鄒也。取平直挂物於鞍,縱驢歸。一日,驢犯山下黄氏者蔗苗,黄請償於鄒。鄒曰:汝未知窨蔗糖爲霜,利當十倍,吾語女塞責可乎? 試之,果信,自是就傳其法。糖霜户近山或望繖山者,皆如意……

⑦ 唐本:見 2246 頁注⑨。

⑧ 孟詵:**《食療》見《證類》卷 23"石蜜"**　孟詵云:石蜜,治目中熱膜,明目……和棗肉及巨勝末丸,每食後含一兩丸,潤肺氣,助五藏津。

【發明】【震亨①曰】石蜜甘喜入脾，食多則害必生于脾。西北地高多燥，得之有益；東（北）〔南〕地下多濕，得之未有不病者，亦兼氣之厚薄不同耳。【時珍曰】石蜜、糖霜、冰糖，比之紫沙糖性稍平，功用相同，入藥勝之。然不冷利，若久食則助熱，損齒、生蟲之害同也。

刺蜜《拾遺》②【校正】自草部移入此。

【釋名】草蜜《拾遺》③、給教羅。

【集解】【藏器④曰】交河沙中有草，頭上有毛，毛中生蜜。胡人名爲給教羅。【時珍曰】按李延壽《北史》⑤云：高昌有草名羊刺，其上生蜜，味甚甘美。又《梁四公（子）記》⑥云：高昌貢刺蜜。杰公云：南平城羊刺無葉，其蜜色白而味甘；鹽城羊刺葉大，其蜜色青而味薄也。高昌即交河，在西番，今爲火州。又段成式《酉陽雜俎》⑦云：北天竺國有蜜草，蔓生大葉，秋冬不死，因受霜露，遂成蜜也。又《大明一統志》⑧云：西番撒馬兒罕地，有小草叢生，葉細如藍，秋露凝其上，味甘如蜜，可熬爲餳，土人呼爲達即古賓，蓋甘露也。按此二説，皆草蜜也，但不知其草即羊刺否也。又有䕷齊樹，亦出蜜，云可入藥而不得其詳，今附于左。

【附録】**䕷齊**音别。○按段成式⑨云：䕷齊出波斯國，拂林國亦有之，名䍡勃梨佗，䍡音奪。樹長丈餘，皮色青薄光凈。葉似阿魏，生于枝端，一枝三葉。八月伐之，臘月更抽新條。七月斷其枝，有黄汁如蜜，微香，可以入藥療病也。

【氣味】甘，平，無毒。【主治】骨蒸發熱，痰嗽，暴痢下血，開胃止渴除

---

① 震亨：**《衍義補遺·石蜜》** 甘喜入脾。其多之害，必生於脾。而西北人得之有益，東南人得之未有不病者，亦氣之厚薄不同耳。雖然東南地下多濕，宜乎其得之爲害也。西北地高多燥，宜乎其得之爲益也。

② 拾遺：**《證類》卷7"一十種陳藏器餘·刺蜜"** 味甘，無毒。主骨熱，痰嗽，痢暴下血，開胃，止渴除煩。生交河沙中，草頭有刺，上有毛，毛中生蜜，一名草蜜。胡人呼爲給勃羅。

③ 拾遺：見上注。

④ 藏器：見上注。

⑤ 北史：**《北史》卷97"列傳第八十五·西域"** 高昌者，車師前王之故地，漢之前部地也……有草名羊刺，其上生蜜，而味甚佳。

⑥ 梁四公記：**《御覽》卷857"蜜"** 《梁四公記》曰：高昌國遣使貢刺蜜。帝命杰公迓之，謂其使曰：刺蜜是鹽城所生，非南平城者。使者曰：其年風災，刺蜜不熟，故爾。帝問杰公何得知。對曰：南平城羊刺無葉，其蜜色明白而味甘，鹽城羊刺葉大，其蜜色青而味薄，以是知蜜之僞耳。

⑦ 酉陽雜俎：**《酉陽雜俎》卷19"草篇"** 蜜草，北天竺國出蜜草，蔓生，大葉，秋冬不死，因重霜露遂成蜜，如塞上蓬鹽。

⑧ 明一統志：**《明一統志》卷89"西蕃·賽瑪爾堪"** 土産……甘露（小草，叢生，葉細如藍，秋露凝其上，味如蜜，可熬爲餳，俗呼爲達喇呼必。蓋甘露也。）

⑨ 段成式：**《酉陽雜俎》卷18"木篇"** 䕷齊，出波斯國，拂林呼爲頊勃梨咃，長一丈餘，圍一尺許，皮色青薄而極光凈，葉似阿魏，每三葉生於條端，無花實。西域人常八月伐之，至臘月更抽新條，極滋茂。若不翦除，反枯死。七月斷其枝，有黄汁，其狀如蜜，微有香氣，入藥療病。

煩。藏器①。

果之六　水果類六種

蓮藕《本經》②上品

【釋名】其根藕《爾雅》③,其實蓮同上,其莖葉荷。【韓保昇④曰】藕生水中,其葉名荷。按《爾雅》云:荷,芙蕖。其莖茄,其葉蕸,其本蔤,其華菡萏,其實蓮,其根藕,其中菂,菂中薏。邢昺註云:芙蕖,總名也。别名芙蓉,江東人呼爲荷。菡萏,蓮花也。菂,蓮實也。薏,菂中青心也。郭璞註云:蔤乃莖下白蒻在泥中者。蓮乃房也,菂乃子也,薏乃中心苦薏也。江東人呼荷花爲芙蓉,北人以藕爲荷,亦以蓮爲荷,蜀人以藕爲茄,此皆習俗傳誤也。陸機《詩疏》云:其莖爲荷。其花未發爲菡萏,已發爲(美)〔芙〕蕖。其實蓮,蓮之皮青裏白。其子菂,菂之殼青肉白。菂内青心二三分,爲苦薏也。【時珍曰】《爾雅》以荷爲根名,韓氏以荷爲葉名,陸機以荷爲莖名。按莖乃負葉者也,有負荷之義,當從陸説。蔤乃嫩蒻,如竹之行鞭者。節生二莖,一爲葉,一爲花,盡處乃生藕,爲花、葉、根、實之本。顯仁藏用,功成不居,可謂退藏于密矣,故謂之蔤。花葉常偶生,不偶不生,故根曰藕。或云藕善耕泥,故字從耦,耦者耕也。茄音加,加于蔤上也。蕸音遐,遠于蔤也。菡萏,函合未發之意。芙蓉,敷布容艷之意。蓮者連也,花實相連而出也。菂者的也,子在房中點點如的也。的乃凡物點注之名。薏猶意也,含苦在内也。古詩云"食子心無棄,苦心生意存"是矣。

【集解】【《别録》⑤曰】藕實莖生汝南池澤。八月采。【當之⑥曰】所在池澤皆有,豫章、汝南者良。苗高五六尺,葉團青大如扇,其花赤,子黑如羊矢。【時珍曰】蓮藕,荆、揚、豫、益諸處湖澤陂

---

① 藏器:見前頁注②。

② 本經:《本經》《别録》見《證類》卷23"藕實莖"　味甘,平、寒,無毒。主補中養神,益氣力,除百疾。久服輕身耐老,不飢延年。一名水芝丹,一名蓮。生汝南池澤。八月採。

③ 爾雅:**《爾雅·釋草》(郭注)**　荷,芙蕖。(别名芙蓉,江東呼荷。)……其實蓮(蓮謂房也。)其根藕……(**按**:"釋名"項下"同上"同此。)

④ 韓保昇:**《蜀本草》見《證類》卷23"藕實莖"**　《蜀本》:《圖經》云:此生水中。葉名荷,圓徑尺餘。《爾雅》云:荷,芙蕖。其莖茄,其葉蕸,其本蔤,其華菡萏,其實蓮,其根藕,其中的,的中薏是也。《爾雅》釋曰:芙蕖,其總名也,别名芙蓉,江東人呼荷。菡萏,蓮葉也。的,蓮實也。薏,中心也。郭云:蔤,莖下白蒻在泥中者。今江東人呼荷葉爲芙蓉,北方人便以藕爲荷,亦以蓮爲荷。蜀人以藕爲茄,或用其母爲華名,或用根子爲母葉號。此皆名相錯,習俗傳誤,失其正體也。陸機疏云:蓮,青皮裹白,子爲的,的中有青爲薏,味甚苦,故里語云苦如薏是也。

⑤ 别録:見本頁注②。

⑥ 當之:**《御覽》卷999"芙蕖"**　《神農本草》注曰:血藕實莖,一名水芝,所在地澤皆有生,豫章、汝南郡者良。苗高五六尺,葉團青,大如扇,其花赤,名蓮荷,子黑,狀如羊矢。(**按**:《御覽》并未記載其作者。時珍云出李當之,不知所據。)

池皆有之。以蓮子種者生遲,藕芽種者最易發。其芽穿泥成白蒻,即蔤也。長者至丈餘,五六月嫩時没水取之,可作蔬茹,俗呼藕絲菜。節生二莖:一爲藕荷,其葉貼水,其下旁行生藕也;一爲芰荷,其葉出水,其旁莖生花也。其葉清明後生。六七月開花,花有紅、白、粉紅三色。花心有黄鬚,蕊長寸餘,鬚内即蓮也。花褪蓮房成菂,菂在房如蜂子在窠之狀。六七月采嫩者,生食脆美。至秋房枯子黑,其堅如石,謂之石蓮子。八九月收之,斫去黑殼,貨之四方,謂之蓮肉。冬月至春掘藕食之,藕白,有孔有絲,大者如肱臂,長六七尺,凡五六節。大抵野生及紅花者,蓮多藕劣;種植及白花者,蓮少藕佳也。其花白者香,紅者艷,千葉者不結實。别有合歡,並頭者;有夜舒荷,夜布晝卷;睡蓮,花夜入水;金蓮,花黄;碧蓮,花碧;繡蓮,花如繡。皆是異種,故不述。《相感志》①云:荷梗塞穴鼠自去,煎湯洗鑞垢自新。物性然也。

蓮實。【釋名】藕實《本經》②、菂《爾雅》③、薂音吸,同上、石蓮子《别録》④、水芝《本經》、澤芝《古今注》⑤。

【修治】【弘景⑥曰】藕實即蓮子,八九月采黑堅如石者,乾擣破之。【頌⑦曰】其菂至秋黑而沉水,爲石蓮子,可磨爲飯食。【時珍曰】石蓮剁去黑殼,謂之蓮肉。以水浸去赤皮、青心,生食甚佳。入藥須蒸熟去心,或晒或焙乾用。亦有每一斤,用豶豬肚一個盛貯,煮熟擣焙用者。今藥肆一種石蓮子,狀如土石而味苦,不知何物也。【氣味】甘,平,濇,無毒。【《别録》⑧曰】寒。【大明⑨曰】蓮子、石蓮性俱温。【時珍曰】嫩菂性平,石蓮性温。得伏苓、山藥、白术、枸杞子良。【詵⑩曰】生食過多,微動冷氣脹人。蒸食甚良。大便燥濇者,不可食。【主治】補中養神,益氣力,除百疾。久服輕身耐老,不飢延年。《本經》⑪。主五臟不足,傷中,益十二經脉血氣。孟詵⑫。止渴去熱,安心止痢,治腰痛及泄精。多食令人歡喜。

---

① 相感志:**《物類相感志·雜著》** 荷花梗塞鼠穴,自去。荷花葉煎湯洗鑞器。或用荷梗。一方用糟醋。

② 本經:見2249頁注②白字。(**按**:"釋名"項下"本經"同此。)

③ 爾雅:**《爾雅·釋草》(郭注)** 荷,芙蕖。(……其中的,(蓮中子也。)的中薏,(中心苦。)/的,薂(即蓮實)(**按**:"釋名"項下"同上"同此。)

④ 别録:見本頁注⑦(**按**:"石蓮"一名實出《圖經》。)

⑤ 古今注:**《爾雅翼》卷8"芙蕖"** ……《古今注》一名水芝,一名澤芝,一名水花……(**按**:查今本《古今注》無此名。)

⑥ 弘景:**《集注》見《證類》卷23"藕實莖"** 陶隱居云:此即今蓮子,八月、九月取堅黑者,乾擣破之……

⑦ 頌:**《圖經》見《證類》卷23"藕實莖"** ……其的至秋表皮黑而沉水者,謂之石蓮。陸璣云:可磨爲豉,如米飯,輕身益氣,令人强健……

⑧ 别録:見2249頁注②。

⑨ 大明:**《日華子》見《證類》卷23"藕實莖"** ……又云:蓮子,温,并石蓮……

⑩ 詵:**《食療》見《證類》卷23"藕實莖"** ……又云:蓮子,性寒……生食微動氣,蒸食之良……

⑪ 本經:見2249頁注②白字。

⑫ 孟詵:**《食療》見《證類》卷23"藕實莖"** 孟詵云……又云:蓮子,性寒,主五藏不足,傷中氣絶,利益十二經脉血氣……

大明①。交心腎，厚腸胃，固精氣，强筋骨，補虚損，利耳目，除寒濕，止脾泄久痢，赤白濁，女人帶下崩中，諸血病。時珍。擣碎和米作粥飯食，輕身益氣，令人强健。蘇頌②。○出《詩疏》。安靖上下君相火邪。嘉謨③。

【發明】【時珍曰】蓮産于淤泥而不爲泥染；居于水中而不爲水没。根莖花實，凡品難同；清净濟用，群美兼得。自蒻密而節節生莖，生葉，生花，生藕；由菡萏而生蕊，生蓮，生菂，生薏。其蓮菂則始而黄，黄而青，青而緑，緑而黑，中含白肉，内隱青心。石蓮堅剛，可歷永久，薏藏生意，藕伏萌芽，展轉生生，造化不息。故釋氏用爲引譬，妙理具存；醫家取爲服食，百病可却。蓋蓮之味甘氣温而性嗇，稟清芳之氣，得稼穡之味，乃脾之果也。脾者黄宫，所以交媾水、火，會合木、金者也。土爲元氣之母，母氣既和，津液相成，神乃自生，久視耐老，此其權輿也。昔人治心腎不交，勞傷白濁，有清心蓮子飲；補心腎，益精血，有瑞蓮丸，皆得此理。【藏器④曰】經秋正黑，〔名〕石蓮子。入水必沉，惟煎鹽鹵能浮之。此物居山海間，經百年不壞，人得食之，令髮黑不老。【詵⑤曰】諸鳥、猿猴取得不食，藏之石室内，人得三百年者，食之永不老也，又雁食之，糞于田野山巖之中，不逢陰雨，經久不壞。人得之，每旦空腹食十枚，身輕，能登高涉遠也。

【附方】舊四，新十。服食不飢。【詵⑥曰】石蓮肉蒸熟去心，爲末，煉蜜丸梧子大。日服三十丸。此仙家方也。清心寧神。【宗奭⑦曰】用蓮蓬中乾石蓮子肉，於砂盆中擦去赤皮，留心，同爲末，入龍腦點湯服之。補中强志，益耳目聰明。用蓮實半兩去皮心，研末，水煮熟，以粳米三合作粥，入末攪勻食。《聖惠方》⑧。補虚益損。水芝丹：用蓮實半升，酒浸二宿，以牙豬肚一個洗净，入蓮在内，縫定煮熟，取出晒乾爲末，酒煮米糊丸梧子大。每服五十丸，食前温酒送下。《醫

---

① 大明：《日華子》見《證類》卷 23“藕實莖” ……益氣止渴，助心，止痢。治腰痛，治泄精，安心，多食令人喜，又名蓮的……

② 蘇頌：《圖經》見《證類》卷 23“藕實莖” ……陸璣云：可磨爲豉，如米飯，輕身益氣，令人强健……

③ 嘉謨：《本草蒙筌》卷 7“蓮子” ……利益十二經脉血氣，安靖上下君相火邪。禁精泄清心，去腰痛，止痢。

④ 藏器：《拾遺》見《證類》卷 23“藕實莖” ……經秋正黑者名石蓮，入水必沉，惟煎鹽鹵能浮之。石蓮，山海間經百年不壞，取得食之，令髮黑不老……

⑤ 詵：《食療》見《證類》卷 23“藕實莖” 孟詵云……又熟去心，爲末，蠟蜜和丸，日服三十丸，令人不饑。此方仙家用爾。又雁腹中者，空腹食十枚，身輕，能登高涉遠。雁食，糞于田野中，經年尚生。又或於山岩之中止息，不逢陰雨，經久不壞。又諸鳥、猿猴不食，藏之石室内，有得三百餘年者，逢此食，永不老矣……

⑥ 詵：見上注。

⑦ 宗奭：《衍義》卷 18“藕實” 就蓬中乾者爲石蓮子，取其肉，於砂盆中乾，擦去浮上赤色，留青心爲末，少入龍腦爲湯點，寧心志，清神……

⑧ 聖惠方：《聖惠方》卷 97“食治眼痛諸方” 益耳目，聰明，補中强志，蓮實粥方：嫩蓮實（半兩，去皮，細切）、粳米（三合），右先煮蓮實令熟，次以粳米作粥，候熟入蓮實攪令勻，熱食之。

學發明》①。小便頻數。下焦真氣虚弱者,用上方,醋糊丸服。白(精)〔濁〕遺精②。石蓮肉、龍骨、益智仁等分,爲末。每服二錢,空心米飲下。○《普濟》③用蓮肉、白伏苓等分,爲末。白湯調服。心虚赤濁。蓮子六一湯:用石蓮肉六兩,炙甘草一兩,爲末。每服一錢,燈心湯下。《直指方》④。久痢禁口。石蓮肉炒,爲末。每服二錢,陳倉米〔湯〕調下,便覺思食,甚妙。加入香連丸,尤妙。《丹溪心法》⑤。脾泄腸滑。方同上。噦逆不止。石蓮肉六枚,炒赤黄色,研末。冷熟水半盞和服便止。蘇頌《圖經》⑥。産後欬逆,嘔吐,心忡目運。用石蓮子兩半,白茯苓一兩,丁香五錢,爲末。每米飲服二錢。《良方補遺》⑦。眼赤作痛。蓮實去皮研末一盞,粳米半升,以水煮粥,常食。《普濟方》⑧。小兒熱渴。蓮實二十枚炒,浮萍二錢半,生薑少許,水煎,分三服。《聖濟總録》⑨。反胃吐食。石蓮肉爲末。入少肉豆蔻末,米湯調服之。《直指方》⑩。

藕。【氣味】甘,平,無毒。【大明⑪曰】温。【時珍曰】《相感志》⑫云:藕以鹽水供食,則不損口;同油煠麪米果食,則無渣。煮忌鐵器。【主治】熱渴,散留血,生肌。久服令

---

① 醫學發明:**《醫學發明》卷 7“損其腎者益其精”** 水芝丸:蓮實去皮,不以多少,用好酒浸一宿,入大豬肚内,用水煮熟,取出焙乾。右爲極細末,酒糊爲丸如雞頭大。每服五七十丸,温酒送下,食前。

② 白濁遺精:**《衛生家寶方》卷 4“治諸虚”** 蓮肉散:治小便白濁,夢遺泄精等疾。益智肉、石蓮肉、五色龍骨,右等分,爲末,每服二錢,空心清米飲下。(**按**:原無出處,今溯得其源。)

③ 普濟:**《普濟方》卷 33“腎虚漏濁遺精”** 蓮肉丸(《海上良方》):治夢泄白濁。蓮肉(去心)、白茯苓(各等分),右爲末,白湯空心調下。

④ 直指方:**《直指方》卷 10“漏濁證治”** 蓮子六一湯:治心熱赤濁。石蓮肉(連心,用六兩)、甘草(炙,一兩),右末,每服二錢,食後燈心一小撮煎湯調下。

⑤ 丹溪心法:**《丹溪心法》卷 2“痢九”** 噤口痢:石蓮肉(日乾),右爲末,服二錢,陳倉米湯調下,便覺思食。使以日照東方壁土炒真橘皮,爲末,薑棗略煎,佐之。

⑥ 圖經:**《圖經》見《證類》卷 23“藕實莖”** ……又治噦逆,以實人六枚,炒赤黄色,研末,冷熟水半盞,和服,便止……

⑦ 良方補遺:**《〈婦人良方〉校注補遺》卷 22“産後咳噫方論第六”** 〔原方〕石蓮散:治氣吃噫,又治吐逆,心怔目暈,不思飲食。(出《婦人經驗方》)。石蓮肉(炒,兩半)、白茯苓(一兩)、丁香(半兩),右爲細末,每服三錢,社飲調下,無時候。

⑧ 普濟方:**《普濟方》卷 73“目赤痛”** 蓮實粥:治眼赤痛。蓮實(去皮,研一盞許)、粳米(半升),右先煎蓮實,下米煮粥,如常法食之。

⑨ 聖濟總録:**《聖濟總録》卷 168“小兒熱渴”** 治小兒熱渴不止,蓮實湯方:蓮實(三十枚,炒黄,椎碎)、浮萍(一分),右二味同用水一盞,生薑少許,煎五分去滓,分温三服,量兒大小,臨時加減。

⑩ 直指方:**《直指方》卷 7“嘔吐證治”** 蓮子散:治翻胃。石蓮子肉爲末,入些肉豆蔻末,米湯乘熱調服。

⑪ 大明:**《日華子》見《證類》卷 23“藕實莖”** 藕,温……

⑫ 相感志:**《格物粗談·果品》** 藕以鹽水供食,則不損口。同油煠麪米果食,則無渣。(**按**:查《物類相感志》無此文,另溯其源。)

人心懽。《别録》①。止怒，止洩，消食，解酒毒及病後乾渴。藏器②。擣汁服，止悶除煩，開胃，治霍亂，破産後血悶。擣膏罯金瘡并傷折，止暴痛。蒸煮食之，大能開胃。大明③。生食治霍亂後虚渴。蒸食甚補五臟，實下焦。同蜜食，令人腹臟肥，不生諸蟲，亦可休糧。孟詵④。汁：解射菵毒、蟹毒。徐之才⑤。擣浸澄粉服食，輕身益年。臞仙⑥。

【發明】【弘景⑦曰】根入神仙家。宋時太官作血峆，音勘，庖人削藕皮誤落血中，遂散涣不凝。故醫家用以破血多效也。峆者，血羹也。【詵⑧曰】産後忌生冷物，獨藕不同生冷者，爲能破血也。【時珍曰】白花藕大而孔扁者，生食味甘，煮食不美；紅花及野藕，生食味澀，煮蒸則佳。夫藕生于卑污，而潔白自若。質柔而穿堅，居下而有節。孔竅玲瓏，絲綸内隱。生于嫩蒻，而發爲莖、葉、花、實，又復生芽，以續生生之脉。四時可食，令人心懽，可謂靈根矣。故其所主者，皆心脾血分之疾，與蓮之功稍不同云。

【附方】舊四，新六。時氣煩渴。生藕汁一盞，生蜜一合，和匀，細服。《聖惠》⑨。傷寒口乾。生藕汁、生地黄汁、童子小便各半盞，煎温，服之。龐安時《傷寒論》⑩。霍亂煩渴。

---

① 别録：**《唐本草》見《證類》卷23“藕實莖”** 《唐本》注云：《别録》云：藕，主熱渴，散血，生肌。久服令人心歡。（**按**：非出《别録》，乃見於《唐本草》。）

② 藏器：**《拾遺》見《證類》卷23“藕實莖”** 陳藏器云……藕，本功外，消食止泄，除煩解酒毒，壓食，及病後熱渴……（**按**：時珍引“止怒”見於同藥《日華子》，非出“藏器”。）

③ 大明：**《日華子》見《證類》卷23“藕實莖”** ……止霍亂，開胃消食，除煩止悶，口乾渴疾。止怒，令人喜。破産後血悶，生研服亦不妨。擣罯金瘡并傷折，止暴痛。蒸煮食，大開胃……

④ 孟詵：**《食療》見《證類》卷23“藕實莖”** 孟詵云：藕，生食之，主霍亂後虚渴煩悶，不能食……又蒸食甚補五藏，實下焦。與蜜同食，令人腹藏肥，不生諸蟲。亦可休糧……

⑤ 徐之才：**《本草經集注》卷1“解毒”** 射罔毒……藕、菱汁並解之。/**《集注》見《證類》卷1“解百藥及金石等毒例”** 食蟹中毒：生藕汁、煮乾蒜汁、冬瓜汁（一云：生紫蘇汁，藕屑及乾蘇汁。）（**按**：非出“徐之才”，乃見於《集注》。）

⑥ 臞仙：**《神隱》卷上“山居飲食”** 藕粉：取粗者洗浄，截斷碓中搥爛，布絞，取出，以密布再濾，澄去上清水，如汁稠難澄，添水攪即澄爲粉。服之輕身延年。

⑦ 弘景：**《集注》見《證類》卷23“藕實莖”** 陶隱居云……花及根並入神仙用。今云莖，恐即是根，不爾不應言甘也。宋帝時，太官作血峆（音勘），皰人削藕皮誤落血中，遂皆散不凝，醫乃用藕療血多效也。

⑧ 詵：**《食療》見《證類》卷23“藕實莖”** 孟詵云……其産後忌生冷物，惟藕不同生冷，爲能破血故也……

⑨ 聖惠：**《聖惠方》卷16“治時氣煩渴諸方”** 治時氣煩渴不止，方：右取生藕搗絞取汁一中盞，入生蜜一合攪令匀，不計時候分爲二服。

⑩ 龐安時傷寒論：**《傷寒總病論》卷6“妊娠雜方”** 傷寒産後，惡血冲心，悶亂口乾，生薑小便飲子：生地黄汁、藕汁、小便（各一盞），和匀，煎三兩沸，温熱分作三服。

生藕汁一鍾，薑汁半鍾，和匀飲。《聖濟總録》①。霍亂吐利。藕擣汁服。《聖惠》②。上焦痰熱。藕汁、梨汁各半盞，和服。《簡便》③。産後悶亂，血氣上衝，口乾腹痛。《梅師方》④用生藕汁三升，飲之。○龐安時⑤用藕汁、生地黄汁、童子小便等分，煎服。小便熱淋⑥。生藕汁、生地黄汁、葡萄汁各等分，每服一盞，入蜜温服。墜馬血瘀，積在胸腹，唾血無數者。乾藕根爲末，酒服方寸匕，日二次。《千金方》⑦。食蟹中毒。生藕汁飲之。《聖惠》⑧。凍脚裂坼。蒸熟藕，擣爛塗之。塵芒入目。大藕洗搗，綿裹，滴汁入目中，即出也。《普濟方》⑨。

藕蔤。【釋名】藕絲菜。五六月嫩時，采爲蔬茹，老則爲藕梢，味不堪矣。【氣味】甘，平，無毒。【主治】生食，主霍亂後虚渴煩悶不能食，解酒食毒。蘇頌⑩。功與藕同。時珍。解煩毒，下瘀血。汪穎⑪。

藕節。【氣味】澀，平，無毒。【大明⑫曰】冷。伏硫黄。【主治】擣汁飲，主吐血不止，及口鼻出血。甄權⑬。消瘀血，解熱毒。産後血悶，和地黄研汁，入

① 聖濟總録：**《聖濟總録》卷39"霍亂煩渴"**　治霍亂吐不止，兼渴，薑藕飲方：生藕（一兩，洗切）、生薑（一分，洗切），右二味研絞取汁，分三服，不拘時。

② 聖惠：**《日華子》見《證類》卷23"藕實莖"**　日華子云：藕，温。止霍亂……破産後血悶，生研服亦不妨。（**按**：《聖惠方》無此方。《普濟方》卷201"霍亂吐利"有以蓮藕生研治主霍亂方，云出《本草》。疑即據《日華子》擬此方。）

③ 簡便：**《奇效單方》卷下"十三痰飲"**　治痰喘，一用梨、藕汁各半杯，調匀服之，尤妙。

④ 梅師方：**《證類》卷23"藕實莖"**　《梅師方》治産後餘血不盡，奔上冲心，煩悶腹痛：以生藕汁二升飲之。

⑤ 龐安時：**《傷寒總病論》卷6"妊娠雜方"**　傷寒産後，惡血冲心，悶亂口乾，生薑小便飲子：生地黄汁、藕汁、小便（各一盞），和匀，煎三兩沸，温熱分作三服。

⑥ 小便熱淋：**《聖濟總録》卷98"熱淋"**　治熱淋，小便赤澀疼痛，四汁飲方：蒲萄（自然汁）、蜜、生藕（自然汁）、生地黄（自然汁，各五合），右四味和匀，每服七分一盞，銀石器内慢火煎沸，温服，不拘時候。（**按**：原無出處，今溯得其源。）

⑦ 千金方：**《千金方》卷25"被打第三"**　治墮落車馬，心腹積血，唾吐無數方：乾藕根末，以酒服方寸匕，日三。如無，取新者搗汁服。

⑧ 聖惠：**《聖惠方》卷39"治食蟹中毒諸方"**　治食蟹中毒方：生藕汁……服之並佳。（**按**：《證類》卷23"藕實莖"引《聖惠方》有此方。）

⑨ 普濟方：**《普濟方》卷82"外物傷目"**　物落眼方：治麥芒及塵土並物入眼不出。右爲大藕一截，浄洗爛搗，以帛子裹於眼上，挹取汁，落眼中立出……

⑩ 蘇頌：**《圖經》見《證類》卷23"藕實莖"**　……藕，生食其莖，主霍亂後虚渴煩悶，不能食，及解酒食毒……

⑪ 汪穎：**《食物本草》卷2"果類"**　藕……主熱渴煩悶，産後血悶，散血生肌……

⑫ 大明：**《日華子》見《證類》卷23"藕實莖"**　……節，冷。（**按**：時珍云"伏硫黄"，未能溯得其源。）

⑬ 甄權：**《藥性論》見《證類》卷23"藕實莖"**　……節搗汁，主吐血不止，口鼻並皆治之。

熱酒、小便飲。大明①。能止欬血唾血，血淋溺血，下血血痢，血崩。時珍。

【發明】【時珍曰】一男子病血淋，痛脹祈死。予以藕汁調髮灰，每服二錢，服三日而血止痛除。按趙溍《養疴漫筆》②云：宋孝宗患痢，衆醫不效。高宗偶見一小藥肆，召而問之。其人問得病之由，乃食湖蟹所致。遂診脉，曰：此冷痢也。乃用新采藕節擣爛，熱酒調下，數服即愈。高宗大喜，就以搗藥金杵臼賜之，人遂稱爲金杵臼嚴防禦家，可謂不世之遇也。大抵藕能消瘀血，解熱開胃，而又解蟹毒故也。

【附方】新五。鼻衄不止③。藕節擣汁飲，并滴鼻中。卒暴吐血。雙荷散：用藕節、荷蒂各七個，以蜜少許擂爛，用水二鍾，煎八分，去滓，温服。或爲末丸服亦可。《聖惠》④。大便下血。藕節晒乾研末，人參、白蜜煎湯，調服二錢，日二服。《全幼心鑑》⑤。遺精白濁，心虚不寧。金鎖玉關丸：用藕節、蓮花鬚、蓮子肉、芡實肉、山藥、白伏苓、白伏神各二兩，爲末。用金櫻子二斤搥碎，以水一斗，熬八分，去滓，再熬成膏，入少麪和藥，丸梧子大。每服七十丸，米飲下。鼻淵腦瀉。藕節、芎藭焙研，爲末。每服二錢，米飲下。《普濟》⑥。

蓮薏即蓮子中青心也。【釋名】苦薏。【氣味】苦，寒，無毒。【藏器⑦曰】食蓮子不去心，令人作吐。【主治】血渴，産後渴，生研末，米飲服二錢，立愈。士良⑧。止霍亂。大明⑨。清心去熱。時珍。〇出《統旨》⑩。

【附方】新二。勞心吐血。蓮子心七個，糯米二十一粒，爲末，酒服。此臨安張上舍方

---

① 大明：**《日華子》見《證類》卷23“藕實莖”** ……節，冷。解熱毒，消瘀血，産後血悶，合地黄生研汁，熱酒并小便服，並得。

② 養疴漫筆：**《養疴漫筆》** 孝宗嘗患痢，衆醫不效。德壽憂之，過宫偶見小藥肆，遣中使詢之曰：汝能治痢否？對曰：專科。遂宣之至。請問得病之由，語以食湖蟹多，故致此疾。遂令診脉，曰：此冷痢也。其法用新采藕節，細研，以熱酒調服。如其法，杵細酒調，數服即愈。德壽大喜，就以杵藥金杵臼賜之。至今呼爲金杵臼嚴防御家，可謂不世之遇。

③ 鼻衄不止：**《普濟方》卷189“鼻衄”** 治鼻衄，出血兩孔不止，謂之血汗……又方：用藕節，取汁服之。或滴入鼻中。（**按**：原無出處，今溯得其源。）

④ 聖惠：**《普濟方》卷188“卒吐血”** 雙荷散，治卒暴吐血：藕節七個、荷葉頂七個，右同蜜少許擂細，水二盞，煎至八分，去滓温服。或乾研爲末，調服亦可。（**按**：《聖惠方》無此方，另溯其源。）

⑤ 全幼心鑑：**《全幼心鑑》卷4“大便下血”** 治嬰孩小兒吐下血……又方：藕節曬乾，爲極細末，用人参去蘆，白蜜同煎，湯調化，食遠服，能消瘀血。

⑥ 普濟：**《普濟方》卷57“鼻淵”** 治鼻濕不已，並治腦瀉。用藕節、芎藭，焙乾爲末，每服二錢，米飲調下。

⑦ 藏器：**《拾遺》見《證類》卷23“藕實莖”** 陳藏器云……中薏，令人吐，食之當去之……

⑧ 士良：**《食性》見《證類》卷23“藕實莖”** 陳士良云：蓮子心，生取爲末，以米飲調下三錢，療血渴疾。産後渴疾，服之立愈。

⑨ 大明：**《日華子》見《證類》卷23“藕實莖”** ……蓮子心止霍亂。

⑩ 統旨：**《醫學統旨》卷8“菓部”** 蓮子……心，治血渴疾，清心去熱。産後渴服之立愈。

也。《是齋百一方》①。小便遺精。蓮子心一撮,爲末,入辰砂一分。每服一錢,白湯下,日二。《醫林集要》②。

蓮蕊鬚。【釋名】佛座鬚。花開時采取,陰乾。亦可充果食。【氣味】甘,濇,温,無毒。【大明③曰】忌地黄、葱、蒜。【主治】清心通腎,固精氣,烏鬚髮,悦顔色,益血,止血崩、吐血。時珍。

【發明】【時珍曰】蓮鬚本草不收,而《三因》諸方,固真丸、巨勝子丸各補益方中,往往用之。其功大抵與蓮子同也。

【附方】新一。久近痔漏。三十年者,三服除根。用蓮花蕊、黑牽牛頭末各一兩半,當歸五錢,爲末。每空心酒服二錢。忌熱物。五日見效。孫氏《集效方》④。

蓮花。【釋名】芙蓉《古今注》⑤、芙蕖同上、水華。【氣味】苦、甘,温,無毒。忌地黄、葱、蒜。【主治】鎮心益色。駐顔(身輕)〔輕身〕。大明⑥。○【弘景⑦曰】花入神仙家用,入香尤妙。

【附方】舊二,新二。服食駐顔。七月七日采蓮花七分,八月八日采根八分,九月九日采實九分,陰乾擣篩。每服方寸匕,温酒調服。○《太清草木方》⑧。天泡濕瘡。荷花貼之。《簡便方》⑨。難産催生。蓮花〔一〕葉,書人字,吞之,即易産。《肘後方》⑩。墜損嘔血。墜跌積血心胃,嘔血不止。用乾荷花爲末,每酒服方寸匕,其效如神。楊拱《醫方摘要》⑪。

蓮房。【釋名】蓮蓬殼。陳久者良。【氣味】苦,濇,温,無毒。【主治】破

---

① 是齋百一方:**《百一選方》卷6"第七門"** 治勞心吐血:孫仲盈説,臨安張上舍曾以此治一人得效。蓮子心(七箇)、糯米(二十一粒),右爲細末,酒調服。

② 醫林集要:**《醫林集要》卷15"遺泄"** 一方,治失精洩漏久虚,用蓮子心一撮,辰砂一分,爲末,每服二錢,空心白湯調下。

③ 大明:**《日華子》見《證類》卷23"藕實莖"** 蓮花……忌地黄、蒜。

④ 集效方:**《萬應方》卷3"瘡科"** 治痔瘡方:不問遠年近日痔瘻,若三十年只用三服,五年者一服除根。黑牽牛、蓮蕊(各两半)、當歸(五錢),右爲細末,每服三錢,空心好酒送下。忌煎煿热物,五日見效。

⑤ 古今注:**《古今注》卷下"草木第六"** 芙蓉,一名荷華……

⑥ 大明:**《日華子》見《證類》卷23"藕實莖"** 蓮花,暖,無毒。鎮心輕身,益色駐顔。入香甚妙……

⑦ 弘景:**《集注》見《證類》卷23"藕實莖"** 陶隱居云……花及根並入神仙用……(**按**:"入香尤妙"乃《日華子》之文。)

⑧ 太清草木方:**《證類》卷23"藕實莖"** 《太清諸草木方》:七月七日採蓮花七分,八月八日採根八分,九月九日採實九分,陰乾擣篩,服方寸匕,令人不老。

⑨ 簡便方:**《奇效單方》卷上"十二瘡瘍"** 一以荷花貼上……

⑩ 肘後方:**《證類》卷23"藕實莖"** 《肘後方》:令易産:蓮華一葉,書"人"字吞之,立産。(**按**:今本《肘後方》無此方。)

⑪ 醫方摘要:**《醫方摘要》卷6"血證"** 一方:治墜馬積血心胃,嘔血不止,用乾荷花爲末,酒調方寸匕,神效。

血。孟詵①。治血脹腹痛，及産後胎衣不下，酒煮服之。水煮服之，解野菌毒。藏器②。止血崩、下血、溺血。時珍。

【發明】【時珍曰】蓮房入厥陰血分，消瘀散血，與荷葉同功，亦急則治標之意也。

【附方】新六。經血不止。瑞蓮散：用陳蓮蓬殼燒存性，研末。每服二錢，熱酒下。《婦人經驗方》③。血崩不止。不拘冷熱，用蓮蓬殼、荆芥穗各燒有性，等分爲末。每服二錢，米飲下。《聖惠方》④。産後血崩。蓮蓬殼五個，香附二兩，各燒存性，爲末。每服二錢，米飲下，日二。《婦人良方》⑤。漏胎下血。蓮房燒研，麪糊丸梧子大。每服百丸，湯、酒任下，日二。《朱氏集驗方》⑥。小便血淋。蓮房燒存性，爲末，入麝香少許。每服二錢半，米飲調下，日二。《經驗方》⑦。天泡濕瘡。蓮蓬殼燒存性，研末，井泥調塗，神效。《海上方》⑧。

荷葉。【釋名】嫩者荷錢象形，貼水者藕荷生藕者，出水者芰荷生花者，蒂名荷鼻。【修治】【大明⑨曰】入藥並(多)〔炙〕用。【氣味】苦，平，無毒。【時珍曰】畏桐油。伏白銀，伏硫黄。【主治】止渴，落胞破血，治産後口乾，心肺躁煩。大明⑩。治血脹腹痛，産後胎衣不下，酒煮服之。荷鼻：安胎，去惡血，留好血，止血痢，殺菌蕈毒，並煮水服。藏器⑪。生發元氣，裨助脾胃，澀精滑，散瘀血，消水腫癰腫，發痘瘡，治吐血、咯血、衄血、下血、溺血、血淋、崩中、産後惡血、

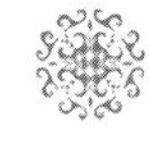

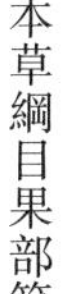

---

① 孟詵：**《食療》見《證類》卷23"藕實莖"** 孟詵云……其房、荷葉皆破血。

② 藏器：**《拾遺》見《證類》卷23"藕實莖"** 陳藏器云……又葉及房，主血脹腹痛，産後胎衣不下，酒煮服之。又主食野菌毒，水煮服之……

③ 婦人經驗方：**《婦人良方》卷1"月水不斷方論第十三"** 療經血不止。歌曰：（出《婦人經驗方》，已試有效。）婦人經血正淋漓，舊瑞蓮蓬燒作灰；熱酒一杯調八字，自然安樂更無疑。（**按**："八字"爲劑量。時珍折合成二錢。）

④ 聖惠方：**《普濟方》卷329"崩中漏下"** 治室女血崩，不以冷熱皆可服：荆芥、蓮房殼（等分，各燒令焦），右爲細末，每服二錢，空心米飲調下。（**按**：《聖惠方》無此方，另溯其源。）

⑤ 婦人良方：**《〈婦人良方〉校注補遺》卷22"産後血崩方論第七"** 〔熊附〕産後血崩：香附子（二兩，炒赤）、蓮蓬殼（五個，燒存性），右爲末，米飲調下。

⑥ 朱氏集驗方：**《朱氏集驗方》卷10"胎前"** 治漏胎……又方：用蓮子房消化，以麵糊丸，湯酒任下。

⑦ 經驗方：**《普濟方》卷215"血淋"** 治男子血淋（出《經驗良方》）：用蓮房燒存性，入麝香少許，每服二錢，空心米飲調下。

⑧ 海上方：（**按**：查温氏《海上方》及以《海上方》爲名之書，未能溯及其源。）

⑨ 大明：**《日華子》見《證類》卷23"藕實莖"** ……荷葉止渴，落胞，殺蕈毒。并産後口乾，心肺燥煩悶。入藥炙用之。

⑩ 大明：見上注。

⑪ 藏器：**《拾遺》見《證類》卷23"藕實莖"** 陳藏器云……又云：荷鼻，味苦，平，無毒。主安胎，去惡血，留好血，血痢，煮服之。即荷葉蒂也……（**按**："殺菌蕈毒"乃《日華子》荷葉之功效，誤入此處。）

損傷敗血。時珍。

【發明】【杲①曰】潔古張先生口授枳术丸方,用荷葉燒飯爲丸。當時未悟其理,老年味之始得。夫震者,動也。人感之生足少陽甲膽,是屬風木,爲生化萬物之根蒂。人之飲食入胃,營氣上行,即少陽甲膽之氣,與手少陽三焦元氣,同爲生發之氣。《素問》云:履端于始,序則不愆。荷葉生于水土之下,汙穢之中,挺然獨立。其色青,其形仰,其中空,象震卦之體。食藥感此氣之化,胃氣何由不升乎?用此爲引,可謂遠識合道矣。更以燒飯和藥,與白术協力滋養,補令胃厚,不致内傷,其利廣矣、大矣。世之用巴豆、牽牛者,豈足語此。【時珍曰】"燒飯"見穀部"飯"下。按東垣《試效方》②云:雷頭風證,頭面疙瘩腫痛,憎寒發熱,狀如傷寒,病在三陽,不可過用寒藥重劑,誅伐無過。一人病此,諸藥不效,余處清震湯治之而愈。用荷葉一枚,升麻五錢,蒼术五錢,水煎温服。蓋震爲雷,而荷葉之形象震體,其色又青,乃涉類象形之義也。又案聞人規《痘疹八十一論》③云:痘瘡已出,復爲風寒外襲,則竅閉血凝,其點不長,或變黑色,此爲倒靨,必身痛,四肢微厥。但温肌散邪,則熱氣復行而斑自出也。宜紫背荷葉散治之。蓋荷葉能升發陽氣,散瘀血,留好血,僵蠶能解結滯之氣故也。此藥易得而活人甚多,勝于人牙、龍腦也。又戴原禮《證治要訣》④云:荷葉服之,令人瘦劣,故單服可以消陽水浮腫之氣。

---

① 杲:**《内外傷辯惑論》卷下"辯内傷飲食用藥所宜所禁"** ……易水張先生嘗戒不可用峻利食藥……當時説下一藥,枳實一兩,麸炒黄色爲度,白术二兩,只此二味,荷葉裹,燒飯爲丸……當是之時,未悟用荷葉燒飯爲丸之理,老年味之始得,可謂神奇矣。荷葉之一物,中央空虚,象震卦之體。震者,動也,人感之生足少陽甲膽也。甲膽者,風也,生化萬物之根蒂也。《左傳》云:履端於始,序則不愆。人之飲食入胃,營氣上行,即少陽甲膽之氣也。其手少陽三焦經,人之元氣也。手足經同法,便是少陽元氣生發也。胃氣、元氣、穀氣、甲膽上升之氣,一也,異名雖多,止是胃氣上升者也。荷葉之體生於水土之下,其下出於穢汙之中,而不爲穢汙所染,挺然獨立,其色青,形乃空清,而象風木者也。食藥感此氣之化,胃氣何由不上升乎?其主意用此一味爲引用,可謂遠識深慮,合於道者也。更以燒飯和藥,與白术協力滋養穀氣,而補令胃厚,再不至内傷,其利廣矣,大矣……

② 試效方:**《東垣試效方》卷9"雜方門·時毒治驗"** 泰和二年,先師以進納監濟源稅。時四月,民多疫癘,初覺憎寒體重,次傳頭面腫盛,不能開,上喘,咽喉不利,舌乾口燥,俗云大頭天行。親戚不相訪問,如染之,多不救……先師曰:夫身半以上,天之氣,身半以下,地之氣也。此邪熱客於心肺之間,上攻頭目而爲腫盛,以承氣下之,瀉胃中之實熱,是誅罰無過,殊不知適其所至爲故……/**《普濟方》卷46"首風"** 治雷頭風出(濟生拔萃方),一名清震湯。):夫雷頭風者,震卦主之,諸藥不效,爲與證不相對也。震,仰盂,故予製藥内荷葉,謂象其震之形,其色又青,乃類象形也。升麻(研,一兩)、蒼术(一兩)、荷葉(全一箇),右爲細末,每服五錢,水煎。或燒荷葉一箇,研細,用前藥調服亦可。(**按**:時珍或糅合上二書之文而成此條。)

③ 痘疹八十一論:**《痘疹論》卷3"遍身發青紫紋者何第四十"** 紫背荷葉殭蠶散(即南金散。治瘡疹已出而復𤸷,其勢甚危,諸藥不效者,萬無一失,出奇效良方。)紫背荷葉(霜後塔水紫背者)、白僵蠶(直者,炒去絲),右爲細末,各壹錢匕,小兒半錢,研胡荽汁和酒下,米飲亦得。本家在處貼印施人,其全活者甚衆。蓋藥有用龍腦、人牙齒者,卒難得之。唯此藥無毒而效速。荷葉卒難得,可於鹽鋪内尋之。

④ 證治要訣:**《證治要訣》卷3"諸氣門·腫"** 治陽水浮腫,敗荷葉燒存性,碾末,米飲調下。荷葉灰服之,令人瘦劣,今假病欲容體瘦以示人者,一味服荷葉灰,故可以退腫。

【附方】舊四,新二十二。陽水浮腫。敗荷葉燒存性,研末。每服二錢,米飲調下,日三服。《證治要訣》①。脚膝浮腫。荷葉心、藁本等分,煎湯,淋洗之。《永類方》②。痘瘡倒靨。紫背荷葉散,又名南金散,治風寒外襲、倒靨勢危者,萬無一失。用霜後荷葉貼水紫背者炙乾,白殭蠶直者炒去絲,等分爲末。每服半錢,用胡荽湯或温酒調下。聞人規《痘疹論》③。諸般癰腫。拔毒止痛,荷葉中心蒂如錢者,不拘多少,煎湯淋洗,拭乾,以飛過寒水石,同臘猪脂塗之。又治癰腫,柞木飲方中亦用之。《本事方》④。打撲損傷。惡血攻心,悶亂疼痛者。以乾荷葉五片燒存性,爲末。每服(錢)〔三錢匕〕,童子熱尿一盞,食前調下,日三服,利下惡物爲度。《聖惠方》⑤。産後心痛,惡血不盡也。荷葉炒香爲末。每服方寸匕,沸湯或童子小便調下。或燒灰,或煎汁,皆可。《救急方》⑥。胎衣不下。方同上。傷寒産後,血運欲死。用荷葉、紅花、薑黄等分,炒,研末。童子小便調服二錢。龐安常《傷寒論》⑦。孕婦傷寒,大熱煩渴,恐傷胎氣。用嫩卷荷葉焙半兩,蚌粉二錢半,爲末。每服三錢,新汲水入蜜調服,并塗腹上。名罩胎散。《鄭氏方》⑧。妊娠胎動,已見黄水者。乾荷蒂一枚炙,研爲末。糯米淘汁一鍾,調服即安。唐氏《經驗方》⑨。吐血不止⑩。嫩荷葉七個,擂水服之,甚佳。○又方:乾荷葉、生蒲黄等分,爲末。每服

---

① 證治要訣:見前頁注④。

② 永類方:**《永類鈐方》卷 7"雜病脚氣"** 脚氣浮腫:用荷葉、藁本,或甘松煎湯淋洗。

③ 痘疹論:見 2258 頁注③。

④ 本事方:**《本事方》卷 6"金瘡癰疽打撲諸瘡破傷風"** 治癰疽止痛,拔毒七寶散:乾荷葉心當中如錢片,不計多少,爲粗末,每用三匙,水二椀,漫火煎至一椀半,放温淋洗,揩乾,乙太白膏敷。/治諸般癰腫發背,柞木散:柞木葉(四兩,乾)、乾荷葉、金嬰根(萱草也)、甘草節、地榆(各一兩),右同剉,搗爲煮散,每服半兩,水二椀,煎至一椀。分兩服,早晚各一。並滓再煎一服。膿血者自乾,未成者自消。忌飲食毒。

⑤ 聖惠方:**《聖惠方》卷 67"治一切傷折惡血不散諸方"** 治撲打墜損,惡血攻心悶亂疼痛……又方:大乾荷葉(五片),右件藥燒令烟盡,細研爲末,每於食前用童子熱小便一小盞,調下三錢,日三服,利下惡物爲效。

⑥ 救急方:**《證類》卷 23"藕實莖"** 《救急方》:治産後血不盡,疼悶心痛:荷葉熬令香,爲末,煎水下方寸匕。

⑦ 龍安常傷寒論:**《傷寒總病論》卷 6"妊娠雜病"** 傷寒産後,血運欲絶,紅花散:紅花、荷葉、薑黄(等分),末之,炒生薑,小便調下二錢。凡傷寒小産,夏月宜少用醋炭,多有煩悶運死者。

⑧ 鄭氏方:**《普濟方》卷 339"傷寒"** 罩胎散:治傷寒大熱悶亂,燥渴,恐傷胎。嫩卷荷葉(焙乾一兩)、蚌粉(半兩),右爲末,每服二錢,蜜少許,新汲水調下,食前。研家園生葛汁服,亦安。(**按**:或出《鄭氏家傳方》,今佚。《普濟》存其佚文,但不明此方是否出鄭氏。)

⑨ 唐氏經驗方:(**按**:書佚,無可溯源。)

⑩ 吐血不止:**《普濟方》卷 190"諸失血"** 秋蓮散(一名恩袍散):治吐血嘔血咯血。蒲黄、敗荷葉(曬乾,各一兩),右爲細末,每服三二錢,桑(柏)〔白〕皮湯調下。(**按**:原無出處,今溯得第二方之源。)

三錢，桑白皮煎湯調下。○《肘後方》①用經霜敗荷燒存性，研末。新水服二錢。**吐血咯血**②。荷葉焙乾，爲末。米湯調服二錢，一日二服，以知爲度。○《聖濟總録》③用敗荷葉、蒲黄各一兩，爲末。每服二錢，麥門冬湯下。**吐血衄血**。陽乘于陰，血熱妄行，宜服四生丸。陳日華云屢用得效。用生荷葉、生艾葉、生柏葉、生地黄等分，擣爛，丸雞子大。每服一丸，水三盞，煎一盞，去滓服。《濟生方》④。**崩中下血**。荷葉燒研半兩，蒲黄、黄芩各一兩，爲末。每空心酒服三錢。**血痢不止**。荷葉蒂，水煮汁服之。《普濟方》⑤。**下痢赤白**。荷葉燒研。每服二錢，紅痢蜜、白痢沙餹湯下。**脱肛不收**。貼水荷葉焙研，酒服二錢，仍以荷葉盛末坐之。《經驗良方》⑥。**牙齒疼痛**。青荷葉剪取錢蒂七個，以濃米醋一盞，煎半盞，去滓，熬成膏，時時抹之，妙。唐氏《經驗方》⑦。**赤遊火丹**。新生荷葉擣爛，入鹽塗之。《摘玄方》⑧。**漆瘡作痒**。乾荷葉煎湯，洗之良。《集驗方》⑨。**偏身風癘**。荷葉三十枚，石灰一斗，淋汁合煮。漬之半日乃出。數日一作，良。《聖惠方》⑩。**偏頭風痛**。升麻、蒼术各一兩，荷葉一個，水二鍾，煎一鍾，食後温服。或燒荷葉一個，爲

---

① 肘後方：**《普濟方》卷188"吐血"** 青金散（出《肘後方》）：治吐血咯血。用乾蓮葉（即經霜敗荷葉最佳），燒灰爲末，二錢，飯飲或井花水調下，食後及臨卧服。一方焙乾爲末。（**按**：今本《肘後方》無此方。）

② 吐血咯血：**《證類》卷23"藕實莖"** 《經驗後方》：主吐血咯血：以荷葉焙乾爲末，米湯下二錢匕。（**按**：原無出處，今溯得其源。）

③ 聖濟總録：**《普濟方》卷190"諸失血"** 秋蓮散，一名恩袍散，治吐血嘔血咯血。蒲黄、敗荷葉（曬乾，各一兩），右爲細末，每服三二錢，桑（柏）〔白〕皮湯調下。（**按**：《聖濟總録》無此方，另溯其源。）

④ 濟生方：**《婦人良方》卷7"婦人吐血方論第六"** 四生丸：療吐血。凡吐血衄血，陽乘于陰，血熱妄行，宜服此藥。生荷葉、生艾葉、生柏葉、生地黄，右等分爛研，丸如雞子大。每服一丸，水三盞，煎至一盞，去滓温服，無時候。陳日華云：先公紹興初遊福清靈石寺，主僧留飲食。將竟，侍者赴堂，齋罷來侍立，見桌子不穩，急罄折極之，舉首即嘔血，蓋食飽拗破肺也。明年再到寺，因問去年嘔血者無恙否？其主僧答曰：得四生丸服之遂愈。自得此方，屢救人有效。（**按**：《嚴氏濟生方》無此方，另溯其源。）

⑤ 普濟方：**《普濟方》卷212"血痢"** 治血痢：用荷葉蒂水煮服之。

⑥ 經驗良方：**《普濟方》卷40"脱肛"** 治脱肛（出《經驗良方》）：用貼水荷葉焙，爲細末，好酒調下二錢。又將荷葉一片，將藥末二錢放在葉上，令病人在葉上坐，即入。

⑦ 唐氏經驗方：（**按**：書佚，無可溯源。）

⑧ 摘玄方：**《丹溪摘玄》卷18"大丹門"** 火丹……又方：胎葉荷（瓦松也），以搗爛，入鹽涂之，亦可。（**按**：原書"胎葉荷"注云"瓦松"，即非蓮荷，疑收方有誤。）

⑨ 集驗方：**《外臺》卷29"漆瘡方"** 《删繁》療漆瘡方：取蓮葉乾者一斤，以水一斗，煮取五升，洗瘡上，日再。（《肘後》、崔氏、文仲、《千金》同。）（**按**：此方當出崔元亮《海上集驗方》。）

⑩ 聖惠方：**《普濟方》卷110"大風癩病"** 又療通身癩瘡方：用蓮荷（二十枚）、石灰（一斗），淋取汁，合煮令極濃，以漬瘡半日許。可數爲之。（**按**：《聖惠方》無此方，另溯其源。）

末,以前汁調服。《簡便方》[1]。**刀斧傷瘡**。荷葉燒研,搽之。《集簡方》。**陰腫痛痒**。荷葉、浮萍、蛇牀等分煎水,日洗之。《醫壘元戎》[2]。

紅白蓮花《拾遺》[3]【校正】自草部移入此。

【集解】【藏器[4]曰】紅蓮花、白蓮花,生西國,胡人將來也。【時珍曰】此不知即蓮花否?而功與蓮同,以類相從,姑移入此。

【氣味】甘,平,無毒。【主治】久服,令人好顔色,變白却老。藏器[5]。

芰實音妓○《别録》[6]上品

【釋名】蔆《别録》[7]、水栗《風俗通》[8]、沙角。【時珍曰】其葉支散,故字從支。其角棱峭,故謂之蔆,而俗呼爲菱角也。昔人多不分别,惟王安貧《武陵記》[9]以三角、四角者爲芰,兩角者爲蔆。《左傳》[10]"屈到嗜芰"即此物也。《爾雅》[11]謂之厥攈,音眉。又許慎《説文》[12]云:蔆,楚謂之芰,秦謂之薢茩。楊氏《丹鉛録》[13]以芰爲雞頭,引《離騷》"緝芰、荷以爲衣",言蔆葉不可緝衣,皆誤

---

① 簡便方:**《奇效單方》卷上"十一諸痛"** 治偏頭風疼:升麻、蒼术(各一兩)、荷葉(一個全用),右㕮咀,水二鐘,煎一鐘,食後温服。

② 醫壘元戎:**《醫壘元戎》卷9"天門冬例"** 乾荷葉散:治陰腫痛及陰痿囊濕痒,又陰下濕痒。若熱,則梔子金華丸。蛇床子、乾荷葉浮萍葉(各等分),右粗末,每服三大錢,水一碗,煎三五沸,去查淋渫。避風寒。

③ 拾遺:**《證類》卷6"四十六種陳藏器餘·紅蓮花、白蓮花"** 味甘,平,無毒。久服令人好顔色,變白却老。生西國,胡人將來至中國也。

④ 藏器:見上注。

⑤ 藏器:見上注。

⑥ 别録:**《别録》見《證類》卷23"芰實"** 味甘,平,無毒。主安中,補五藏,不飢輕身,一名菱。

⑦ 别録:見上注。

⑧ 風俗通:**《酉陽雜俎》卷19"草篇"**……《武陵記》言……芰,一名水栗……(**按**:查《風俗通義》無此説,另溯其源。)

⑨ 武陵記:**《酉陽雜俎》卷19"草篇"** 芰,今人但言菱芰。諸解草木書亦不分别,唯王安貧《武陵記》言四角、三角曰芰,兩角曰菱……

⑩ 左傳:**《禮記·祭義》** ……《春秋傳》曰:屈到嗜芰。(……《楚語》云:屈到嗜芰,有疾,召其宗老而屬之曰,祭我必以芰。)/**《丹鉛總録》卷4"花木類·菱芰辨"** 又《國語》"屈到嗜芰"。(**按**:《左傳》無此文。然此典多見諸書所載,聊載數例。)

⑪ 爾雅:**《爾雅·釋草》(郭注)** 蔆,蕨攈。(蔆蕨,水中菱。)

⑫ 説文:**《説文·艸部》** 蔆,芰也。從艸淩声。楚謂之芰,秦謂之薢茩。

⑬ 丹鉛録:**《丹鉛總録》卷4"花木類"** 菱芰辨……今按:菱,今之菱角。芰,今之雞頭。《楚辭》緝芰荷以爲衣。若是菱葉,不可爲衣也。緣楚人名菱爲芰,所以致後世解二物不分……

矣。案《爾雅》①薢茩乃决明之名，非厥攈也。又《埤雅》②芰荷乃藕上出水生花之莖，非雞頭也。與蔆同名異物。許、楊二氏失于詳考，故正之。

【集解】【弘景③曰】芰實，廬、江〔間〕最多，皆取火燔以爲米充粮，今多蒸暴食之。【頌④曰】蔆，處處有之。葉浮水上，花黄白色，花落而實生，漸向水中乃熟。實有二種：一種四角，一種兩角。兩角中又有嫩皮而紫色者，謂之浮蔆，食之尤美。江、〔淮〕及山東人暴其實以爲米，代粮。【時珍曰】芰蔆，有湖濼處則有之。蔆落泥中，最易生發。有野蔆、家蔆，皆三月生蔓延引。葉浮水上，扁而有尖，光面如鏡。葉下之莖有股如蝦股，一莖一葉，兩兩相差如蝶翅狀。五六月開小白花，背日而生，晝合宵炕，隨月轉移。其實有數種：或三角、四角，或兩角、無角。野蔆自生湖中，葉、實俱小。其角硬直刺人，其色嫩青、老黑。嫩時剥食甘美，老則蒸煮食之。野人暴乾剁米，爲飯，爲粥，爲餻，爲果，皆可代粮。其莖亦可暴收，和米作飯，以度荒歉，蓋澤農有利之物也。家蔆種于陂塘，葉、實俱大。角耎而脆，亦有兩角，彎卷如弓形者，其色有青、有紅、有紫。嫩時剥食，皮脆肉美，蓋佳果也。老則殼黑而硬，墜入江中，謂之烏菱。冬月取之，風乾爲果，生、熟皆佳。夏月以糞水澆其葉，則實更肥美。案段成式《酉陽雜俎》⑤云：蘇州折腰蔆，多兩角。荆州郢城蔆，三角無刺，可以〔挼〕莎。漢武帝昆明池有浮根蔆，亦曰青水蔆，葉没水下，蔆出水上。或云：玄都有雞翔蔆，碧色，狀如雞飛，仙人鳧伯子常食之。

【氣味】甘，平，無毒。【詵⑥曰】生食，性冷利。多食，傷人臟腑，損陽氣，痿莖，生蟯蟲。水族中此物最不治病。若過食腹脹者，可暖薑酒服之即消，亦可含吴茱萸咽津。【時珍曰】《仇池筆記》⑦言：蔆花開背日，芡花開嚮日，故蔆寒而芡暖。《别録》言芰實性平，豈生者性冷，而乾者則性平與？

---

① 爾雅：**《爾雅・釋草》(郭注)**　薢茩，芵茪。(芵明也……)

② 埤雅：**《埤雅》卷 17"釋草・荷"**　……芰荷無蕅，卷荷也，與華偶生，出乎水上，亭亭如繖者是……

③ 弘景：**《集注》見《證類》卷 23"芰實"**　陶隱居云：廬江間最多，皆取火燔以爲米充糧。今多蒸暴，蜜和餌之，斷谷長生……

④ 頌：**《圖經》見《證類》卷 23"芰實"**　芰，菱實也。舊不著所出州土，今處處有之。葉浮水上，花黄白色，花落而實生，漸向水中乃熟。實有二種，一種四角，一種兩角。兩角中又有嫩皮而紫色者，謂之浮菱，食之尤美。江淮及山東人曝其實人以爲米，可以當糧……

⑤ 酉陽雜俎：**《酉陽雜俎》卷 19"草篇"**　……今蘇州折腰菱多兩角。成式曾於荆州，有僧遺一斗郢城菱，三角而無芒(一曰刺)，可以節(一曰挼)莎……漢武昆明池中有浮根菱，根出水上，葉淪没波下，亦曰青水芰。元都有菱，碧色，狀如雞飛，名翻雞芰。仙人鳧伯子常採之。

⑥ 詵：**《食療》見《證類》卷 23"芰實"**　孟詵云：菱實，仙家蒸作粉，蜜和食之，可休糧。水族之中，此物最不能治病。又云：令人藏冷，損陽氣，痿莖。可少食。多食令人腹脹滿者，可暖酒和薑飲一兩盞，即消矣。

⑦ 仇池筆記：**《仇池筆記》卷上"論物理"**　舒州醫人李惟熙，善論物理，云：菱芡皆水物，菱寒而芡暖者，菱花開背日，芡花開向日故也……

【主治】安中補五臟,不飢輕身。《别録》①。蒸暴,和蜜餌之,斷穀長生。弘景②。解丹石毒。蘇頌③。鮮者解傷寒積熱,止消渴,解酒毒、射罔毒。〔時珍〕。〔擣〕爛(登)〔澄〕粉食,補中延年。臞仙④。

芰花。【氣味】澀。【主治】入染鬚髮方。時珍。

烏蔆殻。【主治】入染鬚髮方,亦止泄痢。時珍。

芡實音儉○《本經》⑤上品

【釋名】雞頭《本經》⑥、雁喙同、雁頭《古今注》⑦、鴻頭韓退之⑧、雞雍《莊子》⑨、卯蔆《管子》⑩、蔿子音唯、水流黄。【弘景⑪曰】此即今蔿子也。莖上花似雞冠,故名雞頭。【頌⑫曰】其苞形類雞、雁頭,故有諸名。【時珍曰】芡可濟儉歉,故謂之芡。雞雍見《莊子·〔徐〕無鬼篇》,卯蔆見《管子·五行篇》。揚雄《方言》⑬云:南楚謂之雞頭,幽、燕謂之雁頭,徐、青、淮、泗謂之芡子。其莖謂之蔿,亦曰葰。鄭樵《通志》⑭以鉤芙爲芡,誤矣。鉤芙,陸生草也。其莖可食。"水流黄"見下。

【集解】【《别録》⑮曰】雞頭實生雷(池)〔澤〕池澤。八月采之。【保昇⑯曰】苗生水中,葉大

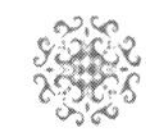

---

① 别録:見2261頁注⑥。
② 弘景:見2262頁注③。
③ 蘇頌:**《圖經》見《證類》卷23"芰實"** ……水果中此物最治病,解丹石毒。然性冷,不可多食。
④ 臞仙:**《神隱》卷上"山居飲食"** 藕粉:取粗者洗浄,截斷碓中搥爛,布絞,取出,以蜜布再濾,澄去上清水,如汁稠難澄,添水攪即澄爲粉。服之輕身延年。
⑤ 本經:**《本經》《别録》見《證類》卷23"雞頭實"** 味甘,平,無毒。主濕痺,腰脊膝痛,補中除暴疾,益精氣,强志,令耳目聰明。久服輕身,不飢耐老神仙。一名雁喙實,一名芡。生雷澤池澤。八月採。
⑥ 本經:見上注白字。(**按**:"釋名"項下"同"同此。)
⑦ 古今注:**《古今注》卷下"草木第六"** 芡,雞頭也,一名雁頭……
⑧ 韓退之:**《昌黎先生集》卷8** ……鴻頭排刺芡(愈補注:芡……今公云鴻頭。鴻即雁也。)
⑨ 莊子:**《證類》卷23"雞頭實"** 《莊子·徐無鬼篇》有雞雍……
⑩ 管子:**《管子·五行》** ……贖蟄蟲卵菱(贖,猶去也。卵,皀。菱,芡也。皆早春而生也。)……
⑪ 弘景:**《集注》見《證類》卷23"雞頭實"** 陶隱居云:此即今蔿子,形上花似雞冠,故名雞頭……
⑫ 頌:**《圖經》見《證類》卷23"雞頭實"** ……花下結實,其形類雞頭,故以名之……
⑬ 方言:**《方言》卷3** 葰芡音儉,雞頭也。北燕謂之葰(今江東亦呼葰耳)青,徐淮泗之間謂之芡,南楚江湘之間謂之雞頭,或謂之雁頭,或謂之烏頭(狀似烏頭故轉以名之。)
⑭ 通志:**《通志·昆蟲草木略·果類》** 芡:曰蔿子,曰鉤,曰芙,曰雁喙實,曰雁·頭實,曰雞雍實。《本草》曰雞頭實。《爾雅》鉤芙……莖謂之蔿葴,亦堪爲茹。
⑮ 别録:見本頁注⑤。
⑯ 保昇:**《蜀本草》見《證類》卷23"雞頭實"** 《蜀本》:《圖經》云:此生水中,葉大如荷,皺而有刺,花、子若拳大,形似雞頭,實若石榴,皮青黑,肉白,如菱米也。

如荷，皺而有刺。花子若拳大，形似雞頭。實若石榴，其皮青黑，肉白如菱米也。【頌①曰】處處有之，生水澤中。其葉俗名雞頭盤，花下結實。其莖嫩者名蔿菽，亦名莈菜，人采爲蔬茹。【宗奭②曰】天下皆有之。臨水居人采子去皮，擣仁爲粉，蒸爍作餅，可以代粮。【時珍曰】芡莖三月生葉貼水，大于荷葉，皺文如縠，蹙衄如沸，面青背紫，莖、葉皆有刺。其莖長至丈餘，中亦有孔有絲，嫩者剥皮可食。五六月生紫花，花開向日。結苞外有青刺如蝟刺及栗毬之形。花在苞頂，亦如雞喙及蝟喙。剥開内有斑駁軟肉裹子，累累如珠璣。殼内白米，狀如魚目。深秋老時，澤農廣收，爛取芡〔子〕，藏至囷石，以備歉荒。其根狀如三棱，煮食如芋。

【修治】【詵③曰】凡用蒸熟，烈日晒裂取仁，亦可舂取粉用。【時珍曰】新者煮食良。入澀精藥，連殼用亦可。案陳彦和《暇日記》④云：芡實一斗，以防風四兩煎湯浸過用，且經久不壞。

【氣味】甘，平，濇，無毒。【弘景⑤曰】小兒多食，令不長。【詵⑥曰】生食多動風冷氣。【宗奭⑦曰】食多不益脾胃，兼難消化。【主治】濕痺，腰脊膝痛，補中，除暴疾，益精氣，强志，令耳目聰明。久服輕身不飢，耐老神仙。《本經》⑧。開胃助氣。《日華》⑨。止渴益腎，治小便不禁，遺精白濁，帶下。時珍。

【發明】【弘景⑩曰】仙方取此合蓮實餌之，甚益人。【恭⑪曰】作粉食，益人勝于菱也。【頌⑫曰】取其實及中子，擣爛暴乾，再擣篩末，熬金櫻子煎和丸服之，云補下益人，謂之水陸丹。【時

---

① 頌：**《圖經》見《證類》卷 23“雞頭實”** 雞頭實，生雷澤，今處處有之，生水澤中。葉大如荷，皺而有刺，俗謂之雞頭盤。花下結實，其形類雞頭，故以名之。其莖菽之嫩者，名蔿菽，人采以爲菜茹……

② 宗奭：**《衍義》卷 18“雞頭實”** 今天下皆有之。河北沿溏濼居人采得，舂去皮，搗仁爲粉，蒸渫作餅，可以代糧。

③ 詵：**《食療》見《證類》卷 23“雞頭實”** 孟詵云……生食動風冷氣。蒸之，於烈日曬之，其皮即開。亦可舂作粉。

④ 陳彦和暇日記：**《説郛》弓 27《暇日記》** 雞頭一斗，用防風四兩，换水浸之，久久益佳。他果煮，以防風水浸之，經月不壞。陳彦和每用之。(**按**：《暇日記》作者爲“劉跂”。“陳彦和”乃書中提及之人。)

⑤ 弘景：**《集注》見《證類》卷 23“雞頭實”** ……仙方取此并蓮實合餌，能令人小兒不長。正爾食之，亦當益人。

⑥ 詵：見本頁注③。

⑦ 宗奭：**《衍義》卷 18“雞頭實”** 食多不益脾胃氣，兼難消化。

⑧ 本經：見 2263 頁注⑤白字。

⑨ 日華：**《日華子》見《證類》卷 23“雞頭實”** 雞頭，開胃助氣。根可作蔬菜食。

⑩ 弘景：見本頁注⑤。

⑪ 恭：**《唐本草》見《證類》卷 23“雞頭實”** 《唐本》注云：此實去皮作粉，與菱(音陵)粉相似，益人勝菱。

⑫ 頌：**《圖經》見《證類》卷 23“雞頭實”** ……八月採實。服餌家取其實并中子，擣爛暴乾，再擣下篩，熬金櫻子煎和丸服之。云補下益人，謂之水陸丹。經傳謂其子爲芡。

珍曰】案《孫升談圃》[①]云：芡本不益人，而俗謂之水流黄，何也？蓋人之食芡，必咀嚼之，終日嗫嗫。而芡味甘平，腴而不膩，食之者能使華液流通，轉相灌溉，其功勝于乳石也。《淮南子》[②]云：貍頭愈癙，雞頭已瘻。註者云，即芡實也。

【附方】舊一，新三。雞頭粥。益精氣，强志意，利耳目。雞頭實三合，煮熟去殼，粳米一合煮粥，日日空心食。《經驗》[③]。玉鎖丹。治精氣虚滑。用芡實、蓮蕊。方見"藕節"下。四精丸。治思慮、色慾過度，損傷心氣，小便數，遺精。用秋石、白伏苓、芡實、蓮肉各二兩，爲末，蒸棗和丸梧子大。每服三十丸，空心鹽湯送下。《永類方》[④]。分清丸。治濁病。用芡實粉、白伏苓粉，黄蠟化，蜜和丸梧桐子大。每服百丸，鹽湯下。《摘玄方》[⑤]。

雞頭菜，即葰菜。芡莖也。【氣味】鹹、甘，平，無毒。【主治】止煩渴，除虚熱，生熟皆宜。時珍。

根。【氣味】同莖。【主治】小腹結氣痛，煮食之。士良[⑥]。

【附方】新一。偏墜氣塊。雞頭根切片煮熟，鹽、醋食之。《法天生意》[⑦]。

烏芋《别録》[⑧]中品

【釋名】鳧茈音疵、鳧茨音瓷、葧臍《衍義》[⑨]、黑三棱《博濟方》[⑩]、芍音曉、地栗鄭樵《通志》[⑪]。【時珍曰】烏芋，其根如芋而色烏也。鳧喜食之，故《爾雅》[⑫]名鳧茈，後遂訛爲鳧茨，

---

① 孫升談圃：**《孫公談圃》卷中** ……水産之芡，其甘滑可食，則名爲水硫黄。豈二物亦性之煖歟？不然徒盗其名也……

② 淮南子：**《淮南子·説山訓》** 狸頭愈鼠，雞頭已瘻。（鼠齧人瘡，狸愈之。瘻，頸腫疾。雞頭，水中芡……）

③ 經驗：**《證類》卷23"雞頭實"** 《經驗後方》：治益精氣，强志意，聰利耳目：以雞頭實三合，煮令熟，去殼，研如膏，入粳米一合煮粥，空心食之。

④ 永類鈐方：**《永類鈐方》卷13"諸虚勞極、五臟虚寒實熱"** 經驗四精丸：治思慮色欲過度，損傷心氣，遺精，小便頻數。白茯苓、秋石（各四兩）、蓮肉（去心）、水雞頭（生沼中，粉紅色，在上結子垂下，各二兩），細末，蒸棗肉杵丸梧子大，鹽酒、鹽湯下三十丸。

⑤ 摘玄方：（**按**：查《丹溪摘玄》無此方，未能溯得其源。）

⑥ 士良：**《食性》見《證類》卷23"雞頭實"** 陳士良云：此種雖生於水，而有軟根名葰菜。主小腹結氣痛宜食。

⑦ 法天生意：（**按**：書佚，無可溯源。）

⑧ 别録：**《别録》見《證類》卷23"烏芋"** 味苦，甘，微寒，無毒。主消渴，痺熱，温中益氣。一名藉姑，一名水萍。二月生葉如芋，三月三日採根，暴乾。

⑨ 衍義：**《衍義》卷18"烏芋"** 今人謂之葧臍……

⑩ 博濟方：（**按**：今本《博濟方》無此名。《普濟方》卷184"冷氣"下"金鎖丸"（出王氏《博濟方》）謂"……黑三棱（乾芙茈是也）"。）

⑪ 通志：**《通志·昆蟲草木略·果類》** 烏芋，曰藉姑，曰水萍，曰白地栗……

⑫ 爾雅：**《爾雅·釋草》（郭注）** 芍，鳧茈。（生下田，苗似龍須而細，根如指頭，黑色，可食。）

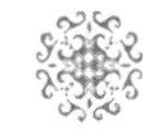
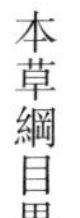

又訛爲葧臍。蓋《切韻》①凫、葧同一字母,音相近也。三棱、地栗,皆形似也。【瑞②曰】小者名凫茈,大者名地栗。

【集解】【頌③曰】烏芋,今凫茨也。苗似龍鬚而細,色正青。根如指頭大,黑色,皮厚有毛。又有一種皮薄無毛者亦同。田中人並食之。【宗奭④曰】皮厚色黑,肉硬而白者,謂之猪葧臍。皮薄澤,色淡紫,肉軟而脆者,謂之羊葧臍。正二月,人采食之。此二等藥中罕用,荒歲人多采以充粮。【時珍曰】凫茈生淺水田中。其苗三四月出土,一莖直上,無枝葉,狀如龍鬚。肥田栽者,粗近葱、蒲,高二三尺。其根白蒻。秋後結顆,大如山查、栗子,而臍有聚毛,累累下生入泥底。野生者,黑而小,食之多滓。種出者,紫而大,食之多毛。吴人以沃田種之,三月下種,霜後苗枯,冬春掘收爲果,生食、煮食皆良。

【正誤】【《别録》⑤曰】烏芋,一名藉姑。二月生葉如芋。三月三日采根,暴乾。【弘景⑥曰】藉姑生水田中。葉有椏,狀如澤瀉,不正似芋。其根黄,似芋子而小。疑有烏者,根極相似,細而美。葉狀如莧草,呼爲凫茨,恐即此也。【恭⑦曰】烏芋,一名槎丫,一名茨菰。【時珍曰】烏芋、慈姑原是二物。慈姑有葉,其根散生。烏芋有莖無葉,其根下生。氣味不同,主治亦異。而《别録》誤以藉姑爲烏芋,謂其葉如芋。陶、蘇二氏因凫茨、慈姑字音相近,遂致混註,而諸家説者因之不明。今正其誤。

根。【氣味】甘,微寒,滑,無毒。【詵⑧曰】性冷。先有冷氣人不可食,令人腹脹氣滿。小兒秋月食多,臍下結痛也。【主治】消渴痺熱,温中益氣。《别録》⑨。下丹石,消風毒,除胸中實熱氣。可作粉食,明耳目,消黄疸。孟詵⑩。開胃下食。大

---

① 切韻:(**按**:書佚,無可溯源。)

② 瑞:(**按**:《日用本草》此條内容原脱,無可溯源。)

③ 頌:**《圖經》見《證類》卷23"烏芋"** 烏芋,今凫茨也。舊不著所出州土。苗似龍鬚而細,正青色,根黑,如指大,皮厚有毛。又有一種,皮薄無毛者亦同。田中人並食之……

④ 宗奭:**《衍義》卷18"烏芋"** ……皮厚色黑,肉硬白者,謂之豬葧臍。皮薄,澤色淡紫,肉軟者,謂之羊葧臍。正、二月人採食之。此二等藥罕用。荒歲,人多采以充糧。

⑤ 别録:見2265頁注⑧。

⑥ 弘景:**《集注》見《證類》卷23"烏芋"** 陶隱居云:今藉姑生水田中,葉有椏,狀如澤瀉,不正似芋。其根黄,似芋子而小,煮之亦可噉。疑其有烏者,根極相似,細而美,葉乖異,狀如莧草,呼爲葃茨,恐此也。

⑦ 恭:**《唐本草》見《證類》卷23"烏芋"** 《唐本》注云:此草一名槎牙,一名茨菰……

⑧ 詵:**《食療》見《證類》卷23"烏芋"** ……若先有冷氣,不可食。令人腹脹氣滿。小兒秋食,臍下當痛。

⑨ 别録:見2265頁注⑧。

⑩ 孟詵:**《食療》見《證類》卷23"烏芋"** ……又云:葃茨,冷。下丹石,消風毒,除胸中實熱氣。可作粉食。明耳目,止渴,消疸黄……

明[①]。作粉食，厚人腸胃，不飢，能解毒，服金石人宜之。蘇頌[②]。療五種膈氣，消宿食，飯後宜食之。治誤吞銅物。汪機[③]。主血痢，下血，血崩，辟蠱毒。時珍。

【發明】【機[④]曰】烏芋善毁銅，合銅錢嚼之，則錢化，可見其爲消堅削積之物。故能化五種膈疾而消宿食，治誤吞銅也。【時珍曰】按王氏《博濟方》[⑤]治五積，冷氣攻心，變爲五膈諸病，金鎖丸中用黑三稜。註云：即凫茈乾者。則汪氏所謂消堅之説，蓋本于此。又董炳《集驗方》[⑥]云：地栗晒乾爲末，白湯每服二錢，能辟蠱毒。傳聞下蠱之家，知有此物，便不敢下。此亦前人所未知者。

【附方】新五。大便下血。葧臍搗汁大半鍾，好酒半鍾，空心温服。三日見效。《神秘方》[⑦]。下痢赤白。午日午時取完好葧臍，洗浄拭乾，勿令損破，於瓶内入好燒酒浸之，黄泥密封收貯。遇有患者，取二枚細嚼，空心用原酒送下。《唐瑶經驗方》[⑧]。婦人血崩。凫茈一歲一個，燒存性，研末，酒服之。李氏方[⑨]。小兒口瘡。用葧臍燒存性，研末，摻之。楊起《簡便方》[⑩]。誤吞銅錢。生凫茈研汁，細細呷之，自然消化成水。王璆《百一選方》[⑪]。

慈姑《日華》[⑫]【校正】原混"烏芋"下，今分出。仍併入《圖經[⑬]·外類》"剪刀草"。

【釋名】藉姑《别録》[⑭]、水萍《别録》、河凫茈《圖經》[⑮]、白地栗同上。苗名剪刀

---

① 大明：**《日華子》**見**《證類》卷 23"烏芋"**　……開胃下食……

② 蘇頌：**《圖經》**見**《證類》卷 23"烏芋"**　……亦以作粉，食之厚人腸胃，不飢。服丹石人尤宜，蓋其能解毒爾……

③ 汪機：（**按**：或出《本草會編》。書佚，無可溯源。）

④ 機：（**按**：或出《本草會編》。書佚，無可溯源。）

⑤ 博濟方：**《普濟方》卷 184"冷氣"**　金鏁丸（出王氏《博濟方》）：治五積冷氣，攻心臟腑，變爲五膈腎虚風勞疾。雞爪三稜（一兩，補根是也）、白三稜（枯根是也）、黑三稜（乾芙茈是也，二味各一兩）……（**按**：今《博濟方》輯本無此方。）

⑥ 董炳集驗方：（**按**：書佚，無可溯源。）

⑦ 神秘方：（**按**：或出《服食神秘方》。書佚，無可溯源。）

⑧ 唐瑶經驗方：（**按**：書佚，無可溯源。）

⑨ 李氏方：（**按**：書目不明，待考。）

⑩ 簡便方：**《奇效單方》卷下"廿二小兒"**　治小兒口瘡，一用荸薺燒灰，研末摻上。

⑪ 百一選方：**《百一選方》卷 10"第十三門"**　誤吞錢：生凫茈取汁，呷喫，錢自然消化。即荸薺也。

⑫ 日華：**《日華子》**見**《證類》卷 23"烏芋"**　……又云：茨菰，冷，有毒。葉研傅蛇蟲咬。多食發虚熱及腸風痔瘻，崩中帶下，瘡癤。煮以生薑禦之佳。懷孕人不可食。又名燕尾草及烏芋矣。

⑬ 圖經：**《證類》卷 30"外草木類·剪刀草"**　……一名慈菰，一名白地栗，一名河凫茨……

⑭ 别録：**《别録》**見**《證類》卷 23"烏芋"**　……一名藉姑，一名水萍。二月生葉如芋，三月三日採根，暴乾。（**按**："釋名"項下"别録"同此。）

⑮ 圖經：見本頁注⑬。（**按**："釋名"項下"圖經"皆同此。）

草《圖經》、箭搭草《救荒》①、槎丫草蘇恭②、燕尾草大明③。○【時珍曰】慈姑，一根歲生十二子，如慈姑之乳諸子，故以名之。作茨菰者非矣。河鳧茈、白地栗，所以别烏芋之鳧茈、地栗也。剪刀、箭搭、槎丫、燕尾，並象葉形也。

【集解】【《别録》④曰】藉姑，三月三日采根，暴乾。【弘景⑤曰】藉姑生水田中。葉有椏，狀如澤瀉。其根黄，似芋子而小，煮之可啖。【恭⑥曰】慈姑生水中。葉似錍箭之（族）〔鏃〕，澤瀉之類也。【頌⑦曰】剪刀草，生江、湖及汴、洛近水河溝沙磧中。葉如剪刀形。莖幹似嫩蒲，又似三稜。苗甚軟，其色深青緑。每叢十餘莖，内抽出一兩莖，上分枝，開小白花，四瓣，蕊深黄色。根大者如杏，小者如栗，色白而瑩滑。五、六、七月采葉，正、二月采根，即慈姑也。煮熟味甘甜，時人以作果子。福州别有一種，小異，三月開花，四時采根，功亦相似。【時珍曰】慈姑生淺水中，人亦種之。三月生苗，青莖中空，其外有稜。葉如燕尾，前尖後岐。霜後葉枯，根乃練結。冬及春初，掘以爲果。須灰湯煮熟，去皮食，乃不麻澀戟人咽也。嫩莖亦可煠食。又取汁，可制粉霜、雌黄。又有山慈姑，名同實異，見草部。

根。【氣味】苦、甘，微寒，無毒。【大明⑧曰】冷，有毒。多食發虚熱，及腸風痔漏，崩中帶下，瘡癤。以生姜同煮佳。懷孕人不可食。【詵⑨曰】吴人常食之，令人發脚氣、癱緩風，損齒、失顔色，皮肉乾燥。卒食之，使人乾嘔也。【主治】百毒，産後血悶，攻心欲死，産難胞衣不出，擣汁服一升。又下石淋。大明⑩。

葉。【主治】諸惡瘡腫，小兒遊瘤丹毒，擣爛塗之，即便消退，甚佳。蘇

---

① 救荒：**《救荒》卷上之後"草部"** 水慈菰：俗呼爲剪刀草，又名箭搭草……

② 蘇恭：**《唐本草》見《證類》卷23"烏芋"** 《唐本》注云：此草一名槎牙……

③ 大明：見2267頁注⑫。

④ 别録：見2265頁注⑧。

⑤ 弘景：**《集注》見《證類》卷23"烏芋"** 陶隱居云：今藉姑生水田中，葉有椏，狀如澤瀉，不正似芋。其根黄，似芋子而小，煮之亦可噉……

⑥ 恭：**《唐本草》見《證類》卷23"烏芋"** 《唐本》注云……生水中，葉似錍箭鏃，澤瀉之類也……

⑦ 頌：**《證類》卷30"外草木類·剪刀草"** 生江湖及京東近水河溝沙磧中。味甘、微苦，寒，無毒。葉如剪刀形。莖杆似嫩蒲，又似三棱。苗甚軟，而色深青緑。每叢十餘莖，内抽出一兩莖，上分枝，開小白花，四瓣，蘂深黄色。根大者如杏，小者如杏核，色白而瑩滑。五月、六月、七月採葉，正月、二月採根。一名慈菰，一名白地栗，一名河鳧茨……根煮熟，味甚甘甜。時人作果子常食，無毒。福州别有一種小異，三月生花，四時採根、葉，亦治癰腫。

⑧ 大明：見2267頁注⑫。

⑨ 詵：**《食療》見《證類》卷23"烏芋"** 孟詵云：茨菰不可多食。吴人常食之，令人患脚。又，發脚氣，癱緩風。損齒，令人失顔色，皮肉乾燥。卒食之，令人嘔水。

⑩ 大明：**《唐本草》見《證類》卷23"烏芋"** 《唐本》注云……主百毒。産後血悶攻心欲死，産難，衣不出，搗汁服一升……《千金方》云：下石淋。（**按**：非出"大明"，乃見《唐本草》。）

頌①。治蛇、蟲咬，擣爛封之。大明②。調蚌粉，塗瘙疿。時珍。

附録諸果《綱目》二十一種，《拾遺》③一種

【時珍曰】方册所記諸果，名品甚多，不能詳其性、味、狀。既列于果，則養生者不可不知，因略采附以俟。

津符子。【時珍曰】孫真人《千金方》④云：味苦，平，滑。多食令人口爽，不知五味。

必思荅。【又曰】忽必烈《飲膳正要》⑤云：味甘，無毒。調中順氣。出回回田地。

甘劍子。【又曰】范成大《桂海志》⑥云：狀似巴欖子，仁附肉，有白靨，不可食，發人病。北人呼爲海胡桃是也。

楊摇子。【又曰】沈瑩《臨海異物志》⑦云：生閩、越。其子生樹皮中，其體有脊，形甚異而味甘無奇，色青黄，長四五寸。

海梧子。【又曰】嵇含《南方草木狀》⑧云：出林邑。樹似梧桐，色白。葉似青桐。其子如大栗，肥甘可食。

木竹子。【又曰】《桂海志》⑨云：皮色形狀全似大枇杷，肉味甘美，秋冬實熟。出廣西。

櫓罟子。【又曰】《桂海志》⑩云：大如半升盌，數十房攢聚成毬，每房有〔縫〕。冬生青，至夏紅。破其瓣食之，微甘。出廣西。

羅晃子。【又曰】《桂海志》⑪云：狀如橄欖，其皮七重。出廣西。顧玠《海槎録》⑫云：横州出九層皮果，至九層方見肉也。夏熟，味如栗。

---

① 蘇頌：**《證類》卷30“外草木類・剪刀草”** ……土人爛擣其莖、葉如泥，塗傅諸惡瘡腫，及小兒游瘤丹毒，以冷水調此草膏，化如糊，以雞羽掃上，腫便消退，其效殊佳……

② 大明：見2267頁注⑫。

③ 拾遺：見後“靈牀上果子”條。

④ 千金方：**《千金方》卷26“果實第二”** 津符子：味苦、平、滑。多食令人口爽，不知五味。

⑤ 忽必烈飲膳正要：**《飲膳正要》卷3“果品・必思答”** 味甘，無毒。調中順氣。（其果出回回田也。）（**按**：“忽必烈”乃誤名，當爲“忽思慧”。）

⑥ 桂海志：**《桂海虞衡志・志果》** 甘劍，似巴欖子仁，附肉有白靨，不可食，發病。北人呼爲海胡桃。

⑦ 臨海異物志：**《齊民要術》卷10“五穀果蓏菜茹非中國物者第九十二・果蓏”** 《臨海異物志》曰：楊摇有七脊，子生樹皮中，其體雖異，味則無奇，長四五寸，色青黄，味甘。

⑧ 南方草木狀：**《南方草木狀》卷下** 海梧子：樹似梧桐，色白，葉似青桐，有子如大栗，肥甘可食。出林邑。

⑨ 桂海志：**《桂海虞衡志・志果》** 木竹子，皮色形狀全似大枇杷，肉甘美，秋冬間實。

⑩ 桂海志：**《桂海虞衡志・志果》** 櫓罟子，大如半升椀，諦視之數十房，攢聚成毬，每房有縫，冬生青，至夏紅，破其瓣食之，微甘。

⑪ 桂海志：**《桂海虞衡志・志果》** 羅晃子，如橄欖，其皮七重。

⑫ 海槎録：（**按**：《海槎餘録》無此文，未能從他書溯得其源。）

榿子。【又曰】徐表《南州記》①云：出九真、交趾。樹生子如桃實，長寸餘。二月開花，連着子，五月熟，色黄。鹽藏食之，味酸似梅。

夫編子。【又曰】《南州記》②云：樹生交趾山谷。三月開花，仍連着子，五六月熟。入雞、魚、猪、鴨羹中，味美，亦可鹽藏。

白緣子。【又曰】劉欣期《交州記》③云：出交趾。樹高丈餘，實味甘美如胡桃。

繫彌子。【又曰】郭義恭《廣志》④云：狀圓而細，赤如軟棗。其味初苦後甘，可食。

人面子。【又曰】《草木狀》⑤云：出南海。樹似含桃。子如桃實，無味，以蜜漬之可食。其核正如人面，可玩。祝穆《方輿勝覽》⑥云：出廣中。大如梅、李。春花、夏實、秋熟，蜜煎甘酸可食。其核兩邊似人面，口、目、鼻皆具。

黄皮果。【又曰】《海槎録》⑦云：出廣西横州。狀如楝子及小棗而味酸。

四味果。【又曰】段成式《酉陽雜俎》⑧云：出祁連山。木生如棗。剖以竹刀則甘，鐵刀則苦，木刀則酸，蘆刀則辛。行旅得之，能止飢渴。

千歲子。【又曰】《草木狀》⑨云：出交趾。蔓生。子在根下，鬚緑色，交加如織。一苞恒二百餘顆，皮殼青黄色。殼中有肉如栗，味亦如之。乾則殼肉相離，撼之有聲。《桂海志》⑩云：狀似青黄李，味甘。

---

① 南州記：**《齊民要術》卷 10“五穀果蓏菜茹非中國物者第九十二・榿”** 《南方記》曰：榿樹子如桃實，長寸餘，二月花，包連著實，五月熟，色黄。鹽藏味酸似白梅。出九真。

② 南州記：**《齊民要術》卷 10“五穀果蓏菜茹非中國物者第九十二・夫編”** 《南方草物狀》曰：夫編樹野生，三月花，包仍連著實，五六月成子及握。煮投下魚、雞、鴨羹中好，亦中鹽藏。出交趾武平。（**按**：《南州記》《南方草木狀》無此文。不明《南方草物狀》是否爲一佚書。）

③ 交州記：**《齊民要術》卷 10“五穀果蓏菜茹非中國物者第九十二・白緣”** 《交州記》曰：白緣樹高丈，實味甘美於胡桃。

④ 廣志：**《齊民要術》卷 10“五穀果蓏菜茹非中國物者第九十二・繫彌”** 《廣志》曰：繫彌樹子赤如㮕棗，可食。

⑤ 草木狀：**《南方草木狀》卷下** 人面子，樹似含桃，結子如桃實，無味，其核正如人面，故以爲名。以蜜漬之稍可食。以其核可玩，於席間飣餖餜客。出南海。

⑥ 方輿勝覽：**《方輿勝覽》卷 39“鬱林州”** 土産……人面木（春花，夏實，秋熟，兩邊似人面。）/**《桂海虞衡志・志果》** 人面子如大梅李，核如人面，兩目、鼻、口皆具。肉甘酸，宜蜜煎。

⑦ 海槎録：**《桂海虞衡志・志果》** 黄皮子如小棗。（**按**：《海槎餘録》無此文。另溯其源。）

⑧ 酉陽雜俎：**《酉陽雜俎》卷 18“木篇”** 仙樹，祁連山上有仙樹實，行旅得之，止饑渴。一名四味木。其實如棗，以竹刀剖則甘，鐵刀剖則苦，木刀剖則酸，蘆刀剖則辛。一木五香。根旃檀，節沉。花雞舌，葉藿，膠薰陸。

⑨ 草木狀：**《南方草木狀》卷下** 千歲子有藤蔓出土，子在根下，鬚緑色，交加如織，其子一苞恒二百餘顆，皮殼青黄色，殼中有肉如栗味亦如之，乾者殼肉相離，撼之有聲，似肉豆蔻。出交趾。

⑩ 桂海志：**《桂海虞衡志・志果》** 千歲子，如青黄李，味甘。

侯騷子。【又曰】《酉陽雜俎》①云：蔓生。子大如雞卵，既甘且冷，消酒輕身。王太僕曾獻之。

酒杯藤子。【又曰】崔豹《古今註》②云：出西域。藤大如臂。花堅硬，可以酌酒，文章映澈。實大如指，味如豆蔻，食之消酒。張騫得其種于大宛。

蕳音間子。【又曰】賈〔思〕勰《齊民要術》③云：藤生交趾、合浦。緣樹木，正二月花，四五月熟，〔實〕如梨，赤如雞冠。核如魚鱗。生食，味淡泊。

山棗。【又曰】《寰宇志》④云：出廣西肇慶府。葉似梅，果似荔枝，九月熟，可食。

隈支。【又曰】宋祁《益州方物圖》⑤云：生邛州山谷中。樹高丈餘，枝修而弱。開白花。實大若雀卵，狀似荔枝，肉黄膚甘。

靈牀上果子《拾遺》⑥。藏器云：人夜譫語，食之即止。

諸果有毒《拾遺》⑦

凡果未成核者，食之令人發癰癤及寒熱。

凡果落地有惡蟲緣過者，食之令人患九漏。

凡果雙仁者，有毒殺人。

凡瓜雙蒂者，有毒殺人。沉水者，殺人。

凡果忽有異常者，根下必有毒蛇，食之殺人。

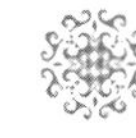

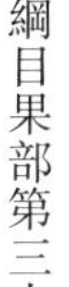

---

① 酉陽雜俎：**《酉陽雜俎》卷 18“木篇”**　侯騷蔓生，子如雞卵。既甘且冷，輕身消酒。《廣志》言因王太僕所獻。

② 古今注：**《古今注》卷下“草木第六”**　酒杯藤出西域，藤大如臂，葉似葛，花實如梧桐，實花堅，皆可以酌酒。自有文章，暎徹可愛。實大如指，味如荳蔻，香美消酒，土人提酒來至藤下，摘花酌酒，仍以實銷酲。國人寶之，不傳中土。張騫出大宛得之，事出張騫出關志。

③ 齊民要術：**《齊民要術》卷 10“五穀果蓏菜茹非中國物者第九十二・藤”**　蕳子藤生，緣樹木，正月二月華，青色，四月五月熟，實如棗，赤如雄雞冠，核如魚鱗。取生食，淡泊甘苦。出交趾合浦。

④ 寰宇記：**《太平寰宇記》卷 159“嶺南道三・端州”**　土産：有厨榆子，江東謂之山棗，葉似梅，九月熟，有果子似荔枝及似胡桃……

⑤ 益州方物圖：**《益部方物略記》**　挺榦既脩，結蘤兹白，戟外澤中，甘可以食。右隈枝（生邛州山谷中，樹高丈餘，枝脩弱，花白，實似荔枝，肉黄，膚甘味，可食，大若爵卵。）

⑥ 拾遺：**《證類》卷 23“一十三種陳藏器餘・靈床上果子”**　主人夜卧讝語，食之差也。

⑦ 拾遺：**《證類》卷 23“一十三種陳藏器餘・諸果有毒”**　桃、杏人雙有毒。五月食未成核果，令人發癰癤及寒熱。又秋夏果落地爲惡蟲緣，食之令人患九漏。桃花食之，令人患淋。李人不可和雞子食之，患内結不消。（**按**：引文與原文差别較大。）

本草綱目木部目録第三十四卷

李時珍曰:木乃植物,五行之一。性有土宜,山谷原隰。肇由氣化,爰受形質。喬條苞灌,根葉華實。堅脆美惡,各具太極。色香氣味,區辨品類。食備果蔬,材充藥器。寒温毒良,宜有考彙。多識其名,奚止讀《詩》?埤以本草,益啓其知。乃肆蒐獵,萃而類之。是爲木部,凡一百八十種,分爲六類。曰香,曰喬,曰灌,曰寓,曰苞,曰雜。舊本木部三品,共二百六十三種。今併入二十五種,移一十四種入草部,二十九種入蔓草,三十一種入果部,三種入菜部,一十六種入器用部,二種入蟲部。自草部移入二種,外類有名未用移入十一種。

《神農本草經》四十四種梁·陶弘景註　《名醫别録》二十三種梁·陶弘景註
《唐本草》二十二種唐·蘇恭　《本草拾遺》三十九種唐·陳藏器
《海藥本草》五種唐·李珣　《蜀本草》一種蜀·韓保昇
《開寶本草》一十五種宋·馬志　《嘉祐本草》六種宋·掌禹錫
《圖經本草》一種宋·蘇頌　《日華本草》一種宋人大明
《證類本草》一種宋·唐慎微　《本草補遺》一種元·朱震亨
《本草綱目》二十一種明·李時珍

【附註】魏·李當之　《藥録》《吴普本草》　宋·雷斆《炮炙》
齊·徐之才《藥對》　唐·甄權《藥性》　孫思邈《千金》
唐·孟詵《食療》　楊損之《删繁》　蕭炳《四聲》
南唐·陳士良《食性》　宋·陳承《别説》　寇宗奭《衍義》
金·張元素《珍珠囊》　元·李杲《法象》　王好古《湯液》
元·吴瑞《日用》　明·汪穎《食物》　汪機《會編》
周(憲)〔定〕王《救荒》　王綸《集要》　寧原《食鑑》
陳嘉〔謨〕《蒙筌》

木之一　香木類三十五種

柏《本經》　松《别録》　杉《别録》○丹桎木附　桂《本經》

菌桂《本經》　天竺桂《海藥》　月桂《拾遺》　木蘭《本經》
辛夷《本經》　沈香《别録》　蜜香《拾遺》　丁香《開寶》○即雞舌香
檀香《别録》　降真香《證類》　楠《别録》　樟《拾遺》
釣樟《别録》　烏藥《開寶》○研藥附　櫰香《綱目》○即兜婁香
必栗香《拾遺》　楓香脂《唐本》○即白膠香　薰陸香乳香《别録》
没藥《開寶》　騏驎竭《唐本》○即血竭　質汗《開寶》
安息香《唐本》　蘇合香《别録》　詹糖香《别録》○結殺附
篤耨香《綱目》○膽八香附　龍腦香《唐本》○元慈勒附
樟腦《綱目》　阿魏《唐本》　盧會《開寶》　胡桐淚《唐本》
返魂香《唐本》○兜木香附
右附方舊五十七,新一百九十八。

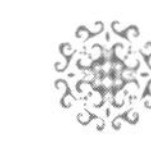

本草綱目木部第三十四卷

木之一　香木類三十五種

柏《本經》①上品

【釋名】椈音菊、側柏。【李時珍曰】按魏子才《六書精藴》②云：萬木皆向陽，而柏獨西指。蓋陰木而有貞德者，故字從白。白者，西方也。陸佃《埤雅》③云：柏之指西，猶鍼之指南也。柏有數種，入藥惟取葉扁而側生者，故曰側柏。【寇宗奭④曰】予官陝西，登高望柏，千萬株皆一一西指。蓋此木至堅，不畏霜雪，得木之正氣，他木不及。所以受金之正氣所制，一一西指也。

【集解】【《别録》⑤曰】柏實生太山山谷，柏葉尤良。四時各依方面采，陰乾。【陶弘景⑥曰】處處有柏，當以太山爲佳爾。並忌取塚墓上者。其葉以秋夏采者良。【蘇恭⑦曰】今太山無復采子，惟出陝州、宜州爲勝。八月采之。【蘇頌⑧曰】柏實以乾州者爲最。三月開花，九月結子成熟，取采蒸曝，舂礧取仁用。其葉名側柏，密州出者尤佳。雖與他柏相類，而其葉皆側向而生，功效殊别。古

---

① 本經：**《本經》《别録》(《藥對》)見《證類》卷12"柏實"**　**味甘，平，**無毒。**主驚悸，安五藏，益氣，除風濕痺，**療恍惚，虚損吸吸，歷節腰中重痛，益血，止汗。**久服令人潤澤美色，耳目聰明，不飢不老，輕身延年。**生太山山谷。柏葉尤良。柏葉：味苦，微温，無毒。主吐血衄血痢血，崩中赤白，輕身益氣，令人耐寒暑，去濕痺，止飢。四時各依方面採，陰乾。柏白皮，主火灼，爛瘡，長毛髮。(牡蠣及桂、瓜子爲之使，畏菊花、羊蹄、諸石及麵麴。)

② 六書精藴：**《六書精蘊》卷6"草木"**　柏……卍木皆向昜，惟柏西指。蓋侌木而有貞悳者，故持从白。禀西方嚴凝之氣。

③ 埤雅：**《埤雅》卷14"釋木・柏"**　……世云柏之指西，猶磁之指南也。

④ 寇宗奭：**《衍義》卷13"柏"**　嘗官陝西，每登高望之，雖千萬株，皆一一西指。蓋此木爲至堅之木，不畏霜雪，得木之正氣，他木不逮也。所以受金之正氣所制，故一一向之。

⑤ 别録：見本頁注①。

⑥ 陶弘景：**《集注》見《證類》卷12"柏實"**　陶隱居云：柏葉、實，亦爲服餌所重，服餌别有法。柏處處有，當以太山爲佳，並忌取塚墓上者。雖四時俱有，秋夏爲好……

⑦ 蘇恭：**《唐本草》見《證類》卷12"柏實"**　……今子人惟出陝州、宜州爲勝，太山無復採者。

⑧ 蘇頌：**《圖經》見《證類》卷12"柏實"**　柏實，生泰山山谷，今處處有之，而乾州者最佳。三月開花，九月結子，候成熟收採，蒸暴乾，舂礧取熟人子用。其葉名側柏，密州出者尤佳，雖與他柏相類，而其葉皆側向而生，功效殊别……古柏葉尤奇。今益州諸葛孔明廟中有大柏木，相傳是蜀世所植，故人多採收以作藥，其味甘，香於常柏也。

柏葉尤奇，益州諸葛孔明廟中有大柏木，相傳是蜀世所植，故人多采以作藥，其味甘，香于常柏也。【雷斅①曰】柏葉有花柏葉、叢柏葉及有子圓葉。其有子圓葉成片，如大片雲母，葉皆側，葉上有微赤毛者，宜入藥用。花柏葉，其樹濃葉成朵，無子。叢柏葉，其樹緑色，並不入藥。【陳承②曰】陶隱居説柏忌塚墓上者，而今乾州者皆是乾陵所出，他處皆無大者，但取其州土所宜，子實氣味豐美可也。其柏異于他處，木之文理大者多爲菩薩雲氣、人物鳥獸，狀極分明可靚。有盜得一株徑尺者，值萬錢，宜其子實爲貴也。【時珍曰】《史記》③言：松、柏爲百木之長。其樹聳直，其皮薄，其肌膩，其花細瑣，其實成梂，狀如小鈴，霜後四裂，中有數子，大如麥粒，芬香可愛。柏葉松身者，檜也。其葉尖硬，亦謂之栝。今人名圓柏，以別側柏。松葉柏身者，樅也。松、檜相半者，檜柏也。峨眉山中一種竹葉柏身者，謂之竹柏。

柏實。【修治】【斅④曰】凡使先以酒浸一宿，至明漉出，曬乾，用黄精自然汁於日中煎之，緩火煮成煎爲度。每煎柏子仁三兩，用酒五兩浸。【時珍曰】此法是服食家用者。尋常用，只蒸熟曝烈，舂簸取仁，炒研入藥。

【氣味】甘，平，無毒。【甄權⑤曰】甘、辛。畏菊花、羊蹄草。【徐之才⑥曰】見葉下。

【主治】驚悸益氣，除風濕，安五臟。久服令人潤澤美色，耳目聰明，不饑不老，輕身延年。《本經》⑦。療恍惚，虚損吸吸，歷節腰中重痛，益血止汗。《別録》⑧。治頭風，腰腎中冷，膀胱冷膿宿水，興陽道，益壽，去百邪鬼魅，小兒驚癎。甄權⑨。潤肝。好古⑩。養心氣，潤腎燥，安魂定魄，益智寧神。燒瀝，澤頭髮，治疥癬。時珍。

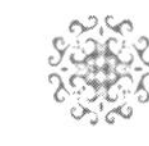

---

① 雷斅：**《炮炙論》見《證類》卷12“柏實”** 雷公……又云：凡使，勿用花柏葉并叢柏葉。有子圓葉，其有子圓葉成片，如大片雲母，葉葉皆側，葉上有微赤毛。若花柏葉，其樹濃葉成朵，無子。叢柏葉，其樹緑色，不入藥中用……

② 陳承：**陳承“别説”見《證類》卷12“柏實”** 謹按陶隱居説，柏忌取塚墓上者，今云出乾州者最佳。則乾州柏茂大者，皆是乾陵所出，他處皆無大者，但取其州土所宜，子實氣味豐美可也。乾陵之柏，異於他處，其木未有無文理者，而其文多爲菩薩雲氣、人物鳥獸，狀極分明可觀。有盜得一株徑尺者，可直萬錢，關陝人家，多以爲貴，宜其子實最佳也……

③ 史記：**《史記·龜策列傳》** ……松柏爲百木長，而守門閭……

④ 斅：**《炮炙論》見《證類》卷12“柏實”** 雷公云：凡使，先以酒浸一宿，至明漉出，曬乾，却用黄精自然汁於日中煎，手不住攪，若天久陰，即於鐺中著水，用瓶器盛柏子人，著火緩緩煮成煎爲度。每煎三兩柏子人，用酒五兩浸乾爲度……

⑤ 甄權：**《藥性論》見《證類》卷12“柏實”** 柏子人，君，惡菊花，畏羊蹄草。味甘，辛……

⑥ 徐之才：**古本《藥對》** 見2274頁注①括號中七情文。

⑦ 本經：見2274頁注①白字。

⑧ 別録：見2274頁注①。

⑨ 甄權：**《藥性論》見《證類》卷12“柏實”** ……能治腰腎中冷，膀胱冷，膿宿水，興陽道，益壽，去頭風，治百邪鬼魅，主小兒驚癎……

⑩ 好古：**《湯液大法》卷3“肝”** 不足則燥，燥則宜潤氣(柏子仁……)

【發明】【王好古①曰】柏子仁，肝經氣分藥也。又潤腎，古方十精丸用之。【時珍曰】柏子仁性平而不寒不燥，味甘而補，辛而能潤，其氣清香，能透心腎，益脾胃，蓋仙家上品藥也，宜乎滋養之劑用之。《列仙傳》②云：赤松子食柏實，齒落更生，行及奔馬。諒非虚語也。

【附方】舊二，新四。**服柏實法**。八月連房取實暴收，去殼研末。每服二錢，温酒下，一日三服。渴即飲水，令人悦澤。一方：加松子仁等分，以松脂和丸。一方：加菊花等分，蜜丸服。○《奇效方》③用柏子仁二斤，爲末，酒浸爲膏，棗肉三斤，白蜜、白术末、地黄末各一斤，擣匀，丸彈子大。每嚼一丸，一日三服。百日，百病愈。久服延年壯神。**老人虚秘**。柏子仁、松子仁、大麻仁等分，同研，溶蜜蠟丸梧子大。以少黄丹湯食前調服二三十丸，日二服。寇宗奭④。**腸風下血**。柏子十四箇，搥碎，囊貯浸好酒三盞，煎八分服，立止。《普濟方》⑤。**小兒躽啼**，驚癇腹滿，大便青白色。用柏子仁末，温水調服一錢。《聖惠方》⑥。**黄水濕瘡**。真柏油二兩，香油二兩，熬稠搽之如神。陸氏《積德堂方》⑦。

柏葉。【修治】【斅⑧曰】凡用，揀去兩畔并心枝了，用糯泔浸七日，以酒拌蒸一伏時。每一斤，用黄精自然汁十二兩浸焙，又浸又焙，待汁乾用之。【時珍曰】此服食治法也。常用或生或炒，各從本方。

---

① 王好古：**《湯液本草》卷5“柏子仁”** 本草云……用之則潤腎之藥也。/柏子仁，古方十精丸用之。/**《湯液大法》卷3“肝”** 不足則燥，燥則宜潤。氣(柏子仁……)(**按**：時珍糅合二書而爲此條。)

② 列仙傳：**《御覽》卷954“柏”** 《列仙傳》曰：赤松子好食柏實，齒落更生。(**按**：今本《列仙傳》無此文。)

③ 奇效方：**《奇效良方》卷21“諸虚通治方”** 服柏實方：用柏實于八月合房取，乃曝令折，其子自脱，用清水淘洗，沉者控乾，輕搥取仁，擣羅爲細末，每服二錢匕，酒調下。冬月温酒下，早晨日午近晚各一服，稍增至四五錢。若絶穀者，取飽爲度。渴即飲水，令人悦澤。一方：用煉成松脂及白蜜丸如梧桐子大，每服十丸，或二十丸，日三服。又方：與松子等分，松脂和丸，酒下。又方：加菊花末等分，蜜丸如梧桐子大，每服十丸至二十丸，酒下，日三服。/服柏實法：柏子仁(二斤，擣羅爲末，以酒浸，攪如膏)、棗肉(三斤)、白蜜、乾地黄(末)、白术(已上各一斤)，右和令匀，丸如棗大，每服三丸，以水研服之，日三服。一月百病瘉，久服延年。

④ 寇宗奭：**《衍義》卷13“柏”** 老人虚秘：柏子仁、大麻子仁、松子仁(等分)，同研，溶白蠟，丸桐子大，以少黄丹湯服二三十丸，食前。

⑤ 普濟方：**《得效方》卷7“失血”** 單方：治腸風下血，百藥不效……又方：柏子十四枚，撚破，紗囊貯，以好酒三盞，煎至八分服之。初服反覺加多，再服立止。非飲酒而致斯疾，以艾葉煎湯服之，神效勝於它藥。(**按**：《普濟方》卷38“臟毒下血”引同方，云出《危氏方》。)

⑥ 聖惠方：**《聖惠方》卷82“治小兒躽啼諸方”** 治小兒躽啼，驚癇，腹滿，不乳食，大便青白色……又方：右取柏子人末，温水調半錢服之。

⑦ 積德堂方：(**按**：僅見《綱目》引録。未能溯得其源。)

⑧ 斅：**《炮炙論》見《證類》卷12“柏實”** ……若修事一斤，先揀去兩畔并心枝了，用糯泔浸七日後漉出，用酒拌蒸一伏時，却用黄精自然汁浸了焙乾，又浸又焙，待黄精汁乾盡，然後用之。如修事一斤，用黄精自然汁十二兩。

【氣味】苦,微温,無毒。【權[1]曰】苦、辛、性濇。與酒相宜。【頌[2]曰】性寒。【之才[3]曰】瓜子、牡蠣、桂爲之使。畏菊花、羊蹄、諸石及麪麴。伏砒、硝。【弘景[4]曰】柏之葉、實,服餌所重。此云惡麴,而人以釀酒無妨,恐酒、米相和,異單用也。【主治】吐血,衄血,痢血,崩中赤白,輕身益氣,令人耐寒暑,去濕痺,生肌。《别録》[5]。治冷風歷節疼痛,止尿血。甄權[6]。炙罯凍瘡。燒取汁塗頭,黑潤鬢髮。大明[7]。傅湯火傷,止痛滅瘢。服之療蠱痢。作湯常服,殺五臟蟲,益人。蘇頌[8]。

【發明】【震亨[9]曰】柏屬陰與金,善守。故采其葉,隨月建方,取其多得月令之氣。此補陰之要藥,其性多燥,久得之大益脾土,以滋其肺。【時珍曰】柏性後凋而耐久,禀堅凝之質,乃多壽之木,所以可入服食。道家以之點湯常飲,元旦以之浸酒辟邪,皆有取於此。麝食之而體香,毛女食之而體輕,亦其證驗矣。毛女者,秦王宫人。關東賊至,驚走入山,饑無所食。有一老公教喫松柏葉,初時苦澀,久乃相宜,遂不復饑,冬不寒,夏不熱。至漢成帝時,獵者於終南山見一人,無衣服,身生黑毛,跳坑越澗如飛,乃密圍獲之,去秦時二百餘載矣。事出葛洪《抱朴子》[10]書中。

---

① 權:**《藥性論》見《證類》卷12"柏實"** ……又云:側柏葉,君,與酒相宜,止尿血。味苦、辛,性澀。能治冷風,歷節疼痛。

② 頌:**《圖經》見《證類》卷12"柏實"** ……然云性寒……

③ 之才:**古本《藥對》** 見2274頁注①括號中七情文。(**按**:"伏砒、硝"未能溯得其源。)

④ 弘景:**《集注》見《證類》卷12"柏實"** 陶隱居云:柏葉、實,亦爲服餌所重……其脂亦入用。此云惡麴,人有以釀酒無妨。恐酒米相和,異單用也。

⑤ 别録:見2274頁注①。

⑥ 甄權:**《藥性論》見《證類》卷12"柏實"** 又云:側柏葉,君,與酒相宜,止尿血。味苦、辛,性澀。能治冷風歷節疼痛。

⑦ 大明:**《日華子》見《證類》卷12"柏實"** ……又云:柏葉炙罯凍瘡,燒取汁塗頭,黑潤鬢髮……

⑧ 蘇頌:**《圖經》見《證類》卷12"柏實"** ……性寒,止痛。其方採葉入臼中,濕擣,令極爛如泥,冷水調作膏,以治大人及小兒湯火燒,塗傅於傷處,用帛子系定,三二日瘡當斂,仍滅瘢。又取葉焙乾爲末,與川黄連二味,同煎爲汁服之,以療男子、婦人、小兒大腹,下黑血茶脚色,或膿血如淀色,所謂蠱痢者,治之有殊效。又能殺五臟蟲。道家多作柏葉湯,常點益人……

⑨ 震亨:**《衍義補遺·柏》** 屬陰與金,性善守,故採其葉,隨月建方,以取得月令之氣也。此補陰之要藥,其性多燥,久得之大益脾土,以澀其肺。其柏子仁出乾州者佳。

⑩ 抱朴子:**《抱朴子内篇》卷11"仙藥"** ……又漢成帝時,獵者於終南山中見一人,無衣服,身生黑毛。獵人見之,欲逐取之,而其人踰坑越谷,有如飛騰,不可逮及。於是乃密伺候其所在,合圍得之,定是婦人。問之,言我本是秦之宫人也。聞關東賊至,秦王出降,宫室燒燔,驚走入山,飢無所食,垂餓死,有一老翁教我食松葉、松實,當時苦澀,後稍便之,遂使不飢不渴,冬不寒,夏不熱。計此女定是秦王子嬰宫人,至成帝之世二百許歲。乃将歸,以穀食之。初聞穀臭,嘔吐,累日乃安。如是二年許,身毛乃脱落,轉老而死。向使不爲人所得,便成仙人矣……

【附方】舊十,新九。**服松柏法**。孫真人《枕中記》①云:嘗以三月、四月采新生松葉,長三四寸許,并花蕊陰乾;又於深山巖谷中,采當年新生柏葉,長二三寸者,陰乾,爲末,白蜜丸如小豆大。常以日未出時,燒香東向,手持八十一丸,以酒下。服一年,延十年命;服二年,延二十年命。欲得長肌肉,加大麻、巨勝。欲心力壯健者,加伏苓、人參。此藥除百病,益元氣,滋五臟六腑,清明耳目,强壯不衰老,延年益壽,神驗。用七月七日露水丸之,更佳。服時仍祝曰:神仙真藥,體合自然。服藥入腹,天地同年。祝畢服藥,斷諸雜肉、五辛。**神仙服餌**。五月五日,采五方側柏葉三斤,遠志去心二斤,白伏苓去皮一斤,爲末,煉蜜和丸梧子大。每以仙靈脾酒下三十丸,日再服。並無所忌。勿示非人。**中風不省**,涎潮口禁,語言不出,手足嚲曳。得病之日,便進此藥,可使風退氣和,不成廢人。柏葉一握去枝,葱白一握連根,研如泥,無灰酒一升,煎一二十沸,温服。如不飲酒,分作四五服,方進他藥。《楊氏家藏方》②。**時氣瘴疫**。社中西南柏樹東南枝,取暴乾研末。每服一錢,新水調下,日三四服。《聖惠方》③。**霍亂轉筋**。柏葉擣爛,裹脚上,及煎汁淋之。《聖惠方》④。**吐血不止**。張仲景⑤柏葉湯用青柏葉一把,乾薑二片,阿膠一挺炙,三味,以水二升,煮一升,去滓,别絞馬通汁一升合煎,取一升,綿濾,一服盡之。○《聖惠方》⑥用柏葉,米飲服二錢。或蜜丸、或水煎服並良。**憂恚嘔血**,煩滿少氣,胸中疼痛。柏葉爲散,米飲調服二方寸匕。《聖

---

① 枕中記:**《證類》卷12"柏實"**　孫真人《枕中記》:採松柏法:嘗以三月、四月採新生松葉,可長三四寸許,並花蘂,取陰乾,細擣爲末。其柏葉,取深山岩谷中,採當年新生,可長三二寸者,陰乾,細擣爲末,用白蜜丸如小豆大。常以月一十五日,日未出時,燒香東向,手持藥八十一丸,以酒下。服一年,延十年命。服二年,延二十年命。欲得長肌肉,加大麻、巨勝。欲心力壯健者,加茯苓、人參。此藥除百病,益元氣添五藏六腑,清明耳目,强壯不衰老,延年益壽,神驗。用七月七日露水丸之,更佳。服時乃咒曰:神仙真藥,體合自然。服藥入腹,天地同年。咒訖服藥。斷諸雜肉、五辛。最切忌,慎之。

② 楊氏家藏方:**《家藏方》卷1"中風方"**　神柏散:治中風不省人事,涎潮口噤,語言不出,手足嚲曳。得病之日便服此藥,可使風退氣和,不成廢人。柏葉(壹握,去枝)、葱白(連根,壹握),右貳味同研如泥,用無灰酒壹(勝)〔升〕,同煎壹貳拾沸,去滓温服,不拘時候。(雖不能飲酒人,須當分作四五次服,盡劑乃效。次服前方起廢丹。)

③ 聖惠方:**《聖惠方》卷16"治時氣瘴疫諸方"**　治時氣瘴疫,單行方:社中西南柏樹東南枝,取曝乾,擣羅爲末,以水調一錢,日三四服。

④ 聖惠方:**《證類》卷12"柏實"**　《經驗後方》:治霍亂轉筋。先以暖物裹脚,然後以柏樹木細剉,煮湯淋之。(**按**:《聖惠方》無此方。《普濟方》卷203"霍亂轉筋"引近似方,云出《本草》。今考原方乃出《經驗後方》。)

⑤ 張仲景:**《金匱・驚悸吐衄下血胸滿瘀血病脉證治》**　吐血不止者,柏葉湯主之。柏葉湯方:柏葉、乾薑(各三兩)、艾(三把),右三味以水五升,取馬通汁一升,合煮取一升,分温再服。

⑥ 聖惠方:**《聖惠方》卷37"治卒吐血諸方"**　治卒吐血不止……又方:柏葉(半斤,洗净),右件藥擣碎,以水三大盞,煎取一盞半去滓,分爲三服。

惠方》①。**衄血不止**。柏葉、榴花，研末吹之。《普濟方》②。**小便尿血**。柏葉、黄連焙研，酒服三錢。《濟急方》③。**大腸(一)〔下〕血**。隨四時方向，采側柏葉燒研。每米飲服二錢。王涣之舒州病此，陳宜父大夫傳方，二服愈。《百一選方》④。**酒毒下血**，或下痢。嫩柏葉九蒸九晒二兩，陳槐花炒焦一兩，爲末，蜜丸梧子大。每空心温酒下四十丸。《普濟方》⑤。**蠱痢下血**。男子、婦人、小兒大腹，下黑血茶脚色，或膿血如淀色。柏葉焙乾爲末，與黄連同煎爲汁，服之。《本草圖經》⑥。**小兒洞痢**。柏葉煮汁，代茶飲之。《經驗後方》⑦。**月水不斷**。側柏葉炙、芍藥等分。每用三錢，水、酒各半，煎服。〇室女用側柏葉、木賊炒微焦，等分爲末。每服二錢，米飲下。《聖濟總録》⑧。**湯火燒灼**。柏葉生擣塗之，繫定二三日，止痛滅瘢。《本草圖經》⑨。**鼠瘻核痛**。未成膿。以柏葉擣塗，熬鹽熨之，氣下即消。〇姚僧坦《集驗方》⑩。**大風癘疾**，眉髮不生。側柏葉九蒸九晒爲末，煉蜜丸梧子大。每服五丸至十丸，日三、夜一服。百日即生。《聖惠方》⑪。**頭髮不生**。側柏葉陰乾作末，和麻油塗之。《孫真人食忌》⑫。**頭髮黄赤**。生柏葉末一升，豬膏一斤，和丸彈子大，每以布裹一丸，納泔汁中化開，沐之。一月，色黑而潤矣。《聖惠方》⑬。

---

① 聖惠方：**《聖惠方》卷 37“治嘔血諸方”** 治憂恚嘔血，煩滿少氣，胸中疼痛……又方：右以柏葉擣羅爲散，不計時候以粥飲調下二錢。

② 普濟方：**《普濟方》卷 189“鼻衄”** 吹鼻方：治鼻衄吐血。用柏葉、石榴花爲細末，每用少許吹鼻中。

③ 濟急方：**《仙傳外科》卷 10“救解諸毒傷寒雜病一切等證”** 治便紅……一方：黄連、柏葉焙，二味爲末，空心酒調。

④ 百一選方：**《百一選方》卷 14“第二十二門”** 治腸風：《泊宅編》云……王涣之知舒州，下血不止，郡人朝議大夫陳宜父，令隨四時取其方柏葉，如春取東枝，夏取南枝之類，燒灰調，二服而愈……

⑤ 普濟方：**《普濟方》卷 38“臟毒下血”** 側柏散：治腸風，臟毒酒痢，下血不止。嫩柏葉(九蒸九曬，二兩)、陳槐花(一兩，炒半黑色)，右爲末，煉蜜丸梧桐子大，每服四五十丸，空心温酒下。

⑥ 本草圖經：見 2277 頁注⑧。

⑦ 經驗後方：**《證類》卷 12“柏實”** 《經驗後方》……又云：小兒洞下痢，煮柏葉服之。

⑧ 聖濟總録：**《聖濟總録》卷 151“婦人月水不斷”** 治婦人月水久不斷，芍藥湯方：芍藥、柏葉(炙，各一兩)，右二味粗擣篩，每服三錢匕，水酒各半盞，煎至七分，去滓，温服。/**卷 151“室女月水不調”** 治室女月水不斷，側柏散方：側柏(去枝)、木賊(剉，炒微焦，各一兩)，右二味擣羅爲散，每服二錢匕，温酒調下，米飲亦得。

⑨ 本草圖經：見 2277 頁注⑧。

⑩ 姚僧坦集驗方：**《證類》卷 12”柏實”** 《姚氏方》：治鼠瘻腫核痛，未成膿：以柏葉傅著腫上，熬鹽著腫上熨，熨令熱氣下，即消。

⑪ 聖惠方：**《聖惠方》卷 24“治大風鬢眉墮落諸方”** 治大風疾，令眉鬢再生，側柏葉圓方：側柏葉不計多少，右件藥九蒸九曝，擣羅爲末，煉蜜和圓如梧桐子大，每日三服，夜一服，以熱水下五十圓，百日即生。

⑫ 孫真人食忌：**《證類》卷 12“柏實”** 《孫真人食忌》：生髮方：取側柏葉陰乾作末，和油塗之。

⑬ 聖惠方：**《聖惠方》卷 41“治髮黄令黑諸方”** 治髮鬢黄赤令黑方：生柏葉(切，一升)、豬膏(一斤)，右件藥擣柏葉爲末，以豬膏和爲二十圓，用布裹一圓内泔汁中化破沐之，日一用，一月後漸黑光潤。

枝節。【主治】煮汁釀酒,去風痺、歷節風。燒取湍油,療瘑疥及蟲癩良。蘇恭①。

【附方】舊二,新一。霍亂轉筋。以煖物裹脚,後以柏木片煮湯淋之。《經驗方》②。齒䘌腫痛。柏枝燒熱,拄孔中。須臾蟲緣枝出。《聖惠》③。惡瘡有蟲。久不愈者,以柏枝節燒瀝取油傅之。三五次,無不愈。亦治牛馬疥。陳承《本草别説》④。

脂。【主治】身面疣目,同松脂研匀塗之,數夕自失。《聖惠》⑤。

根白皮。【氣味】苦,平,無毒。【主治】火灼爛瘡,長毛髮。《别録》⑥。

【附方】舊一。熱油灼傷。柏白皮,以臘猪脂煎油,塗瘡上。《肘後方》⑦。

松别録⑧上品

【釋名】【時珍曰】按王安石《字説》⑨云:松柏爲百木之長。松猶公也,柏猶伯也。故松從公,柏從白。

【集解】【《别録》⑩曰】松脂生太山山谷。六月采。【頌⑪曰】松處處有之。其葉有兩鬣、五鬣、七鬣。歲久則實繁。中原雖有,不及塞上者佳好也。松脂以通明如薰陸香顆者爲勝。【宗奭⑫

---

① 蘇恭:**《唐本草》見《證類》卷12"柏實"** 《唐本》注云:柏枝節煮以釀酒,主風痺,歷節風,燒取湍,療瘑疥及癩瘡良……

② 經驗方:**《證類》卷12"柏實"** 《經驗後方》:治霍亂轉筋。先以暖物裹脚,然後以柏樹木細剉,煮湯淋之。(**按**:出處脱"後"字。)

③ 聖惠:(**按**:《聖惠方》無此方。《普濟方》卷67"治齲齒"有方與此方主治同,唯所用乃"松枝"。)

④ 本草别説:**陳承"别説"見《證類》卷12"柏實"** ……又以其枝節燒油膏,傅惡瘡久不差有蟲者。牛馬畜産有瘡疥,名爲重病,以傅之三五次,無不愈也。

⑤ 聖惠:**《聖惠方》卷91"治小兒疣目諸方"** 治小兒疣目……又方:右松脂、柏脂擣末,以石灰汁調點少許於疣上,自落。

⑥ 别録:見2274頁注①。

⑦ 肘後方:**《千金方》卷25"火瘡第四"** 治火瘡敗壞方:柏白皮切,以臘月豬膏合淹相得,煮四五沸,色變去滓,敷瘡上。(**按**:今本《肘後方》無此方。)

⑧ 别録:**《本經》《别録》見《證類》卷12"松脂"** 味苦、甘,温,無毒。主疽,惡瘡,頭瘍白秃,疥瘙風氣,安五藏,除熱,胃中伏熱,咽乾,消渴,及風痺死肌。煉之令白。其赤者主惡痺。久服輕身,不老延年,一名松膏,一名松肪。生太山山谷。六月採。(**按**:非出《别録》,當出《本經》。)

⑨ 字説:(**按**:《字説》今佚,未見有"松猶公""柏猶伯"之佚文。"松柏爲百木之長"一句,可見於《史記·龜策列傳》,云"松柏爲百木之長而守門閭"。)

⑩ 别録:見本頁注⑧。

⑪ 頌:**《圖經》見《證類》卷12"松脂"** 松脂,生泰山山谷,今處處有之。其用以通明如熏陸香顆者爲勝……方書言松爲五粒,字當讀爲鬣、音之誤也,言每五鬣爲一葉,或有兩鬣七鬣者……

⑫ 宗奭:**《衍義》卷13"松黄"** 一如蒲黄,但味差淡……松子,多海東來,今關右亦有,但細小味薄。與柏子人同治虚秘……

曰】松黄一如蒲黄，但味差淡。松子多海東來，今關右亦有，但細小味薄也。【時珍曰】松樹磥砢修聳多節，其皮粗厚有鱗形，其葉後凋。二三月抽蕤生花，長四五寸，采其花蕊爲松黄。結實狀如豬心，疊成鱗砌，秋老則子長鱗裂然。葉有二針、三針、五針之别。三針者爲栝子松，五針者爲松子松。其子大如柏子，惟遼海及雲南者，子大如巴豆可食，謂之海松子。詳見“果部”。孫思邈①云：松脂以衡山者爲良。衡山東五百里，滿谷所出者，與天下不同。蘇軾②云：鎮定松脂亦良。《抱朴子》③云：凡老松皮内自然聚脂爲第一，勝于鑿取及煮成者。其根下有傷處，不見日月者爲陰脂，尤佳。老松餘氣結爲伏苓。千年松脂化爲琥珀。《玉策記》④云：千年松樹四邊枝起，上杪不長如偃蓋。其精化爲青牛、青羊、青犬、青人、伏龜，其壽皆千歲。

松脂。【别名】松膏《本經》⑤、松肪同、松膠《綱目》、松香同、瀝青。

【修治】【弘景⑥曰】采鍊松脂法，並在服食方中。以桑灰汁或酒煮軟，挼納寒水中數十過，白滑則可用。【頌⑦曰】凡用松脂，先須鍊治。用大釜加水置甑，用白茅藉甑底，又加黄砂于茅上，厚寸許。然後布松脂于上，炊以桑薪，湯減頻添熱水。候松脂盡入釜中，乃出之，投于冷水，既凝又蒸。如此二過，其白如玉，然後入用。【氣味】苦、甘，温，無毒。【權⑧曰】甘，平。【震亨⑨曰】松脂屬陽金。伏汞。【主治】癰疽惡瘡，頭瘍白秃，疥瘙風氣，安五臟，除熱。久服輕身，不老延年。《本經》⑩。除胃中伏熱，咽乾消渴，風痺死肌，鍊之令白。其赤者主惡痺。《别録》⑪。煎膏，生肌止痛，排膿抽風。貼諸瘡膿血瘻爛。塞

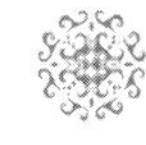

① 孫思邈：**《千金方》卷27“服食法第六”** 服松脂方……凡取松脂……惟衡山東行五百里，有大松皆三四十圍，乃多脂……

② 蘇軾：**《仇池筆記》卷下“服松脂”** 松脂以鎮定者爲良……

③ 抱朴子：**《千金方》卷82“服食法第六”** 服松脂方：……凡取松脂，老松皮自有聚脂者，最第一。其根下有傷折處，不見日月者，得之名曰陰脂，彌良……/**《御覽》卷888“妖異部四·變化下”**《抱朴子》曰……又曰：案《老子玉策》云：松脂入地千年變爲伏苓，伏苓千年變爲虎魄，虎魄千年變爲石膽……（**按**：此條乃綜合二書之説而成。）

④ 玉策記：**《抱朴子内篇》卷3“對俗”** ……按《玉策記》及《昌宇經》，不但此二物之壽也，云千歲松樹四邊枝起，上杪不長，望而視之有如偃蓋，其中有物，或如青牛，或如青羊，或如青犬，或如青人，皆壽千歲……

⑤ 本經：見2280頁注⑧白字。（**按**：“釋名”項下“松肪”同此。）

⑥ 弘景：**《集注》見《證類》卷12“松脂”** 陶隱居云：採煉松脂法，並在服食方中，以桑灰汁或酒煮軟，挼内寒水中數十過，白滑則可用……

⑦ 頌：**《圖經》見《證類》卷12“松脂”** ……道人服餌……皆先煉治。其法用大釜加水置甑，用白茅藉甑底，又加黄砂于茅上，厚寸許可矣。然後布松脂於上，炊以桑薪，湯減即添熱水，常令滿。候松脂盡入釜中，乃出之，投於冷水，既凝又蒸，如此三過，其白如玉，然後入藥……

⑧ 權：**《藥性論》見《證類》卷12“松脂”** 松脂，使，味甘，平……

⑨ 震亨：**《衍義補遺·松》** 屬陽金……（**按**：查丹溪諸書，未能溯得“伏汞”説之源。）

⑩ 本經：見2280頁注⑧白字。

⑪ 别録：見2280頁注⑧。

牙孔，殺蟲。甄權①。除邪下氣，潤心肺，治耳聾。古方多用辟穀。大明②。强筋骨，利耳目，治崩帶。時珍。

【發明】【弘景③曰】松、柏皆有脂潤，凌冬不凋，理爲佳物，服食多用，但人多輕忽之爾。【頌④曰】道人服餌，或合伏苓、松柏實、菊花作丸，亦可單服。【時珍曰】松葉、松實，服餌所須；松節、松心，耐久不朽。松脂則又樹之津液精華也。在土不朽，流脂日久，變爲琥珀，宜其可以辟穀延齡。葛洪《抱朴子》⑤云：上黨趙瞿病癩歷年，垂死，其家棄之，送置山穴中。瞿怨泣經月，有仙人見而哀之，以一囊藥與之。瞿服百餘日，其瘡都愈，顔色豐悦，肌膚玉澤。仙人再過之，瞿謝活命之恩，乞求其方。仙人曰：此是松脂，山中便多。此物汝鍊服之，可以長生不死。瞿乃歸家長服，身體轉輕，氣力百倍，登危涉險，終日不困。年百餘歲，齒不墜，髮不白。夜卧忽見屋間有光，大如鏡，久而一室盡明如晝。又見面上有采女二人，戲于口鼻之間。後入抱犢山成地仙。于時人聞瞿服此脂，皆競服之，車運驢負，積之盈室。不過一月，未覺大益，皆輒止焉。志之不堅如此。張杲《醫説》⑥有服松丹之法。

【附方】舊七，新十七。服食辟穀。《千金方》⑦用松脂十斤，以桑薪灰汁一石，煮五七沸，漉出，冷水中(旋)〔凝〕，復煮之，凡十遍乃白，細研爲散。每服一二錢，粥飲調下，日三服。服至

---

① 甄權：**《藥性論》見《證類》卷12"松脂"**　……殺蟲用之。主耳聾。牙有蚛孔，少許咬之，不落，蟲自死，能貼諸瘡膿血，煎膏生肌止痛，抽風。

② 大明：**《日華子》見《證類》卷12"松脂"**　松脂，潤心肺，下氣，除邪，煎膏治瘻爛，排膿……(**按**：時珍所引"治耳聾"出《藥性論》，"辟穀"之功，乃《别録》"松根白皮"之功效。)

③ 弘景：**《集注》見《證類》卷12"松脂"**　……松、柏皆有脂潤，又凌冬不凋，理爲佳物，但人多輕忽近易之爾。

④ 頌：**《圖經》見《證類》卷12"松脂"**　……道人服餌，或合茯苓、松柏實、菊花作丸……亦可單服。

⑤ 抱朴子：**《抱朴子内篇》卷11"仙藥"**　……又聞上黨有趙瞿者，病癩歷年，衆治之不愈，垂死，或云不及活流棄之，後子孫轉相注易。其家乃賫粮，将之送置山穴中。瞿在穴中，瞿自怨不幸，晝夜悲歎涕泣。經月，有仙人行經過穴，見而哀之，具問訊之。瞿知其異人，乃叩頭自陳乞哀，於是仙人以一囊藥賜之，教其服法。瞿服之百許日，瘡都愈，顔色豐悦，肌膚玉澤。仙人又過視之。瞿謝受更生活之恩，乞丐其方。仙人告之曰：此是松脂耳。此山中更多此物，汝鍊之服，可以長生不死。瞿乃歸家，家人初謂之鬼也，甚驚愕。瞿遂長服松脂，身體轉輕，氣力百倍，登危越險，終日不極。年百七十，齒不墮，髮不白。夜卧忽見屋間有光，大如鏡者。以問其左右，皆云不見。久而漸大，一室盡明如晝日。又夜見面上有綵女二人，長二三寸，面體皆具，但爲小耳，遊戲其口鼻之間。如是且一年，此女漸長大，出在其側，又常聞琴瑟之音，欣然獨笑，在人間三百許年，色如小童。乃入抱犢山去，必地仙也。余時聞瞿服松脂如此，於是競服。其多役力者，乃車運驢負，積之盈室。服之遠者，不過一月，未覺大有益輒止。有志者難得如是也。

⑥ 醫説：(**按**：此書卷8有"服松脂"篇，取《東坡大全集》之服法。)

⑦ 千金方：**《千金方》卷27"服食法第七"**　服松脂方：百煉松脂下篩，以蜜和納筒中，勿令中風日。服如博棋一枚。博棋長二寸，方一寸。日三，漸漸月别服一斤，不飢延年。亦可淳酒和白蜜如餳，日服一二兩至半斤……《仙經》云：常以三月入衡山之陰，取不見日月松脂，煉而餌之，即不召而自來。服之百日，耐寒暑；二百日五臟補益；服之五年，即見西王母。/煉松脂法：松脂七斤，以桑灰汁一石，煮脂三沸，接置冷水中凝，復煮之，凡十遍，脂白矣，可服……

十兩以上,不飢,飢再服之。一年以後,夜視目明。久服,延年益壽。〇又法:百鍊松脂治下篩,蜜和納(角)〔筒〕中,勿見風日。每服一團,一日三服。服至百日,耐寒暑;二百日,五臟補益;五年,即見西王母。〇伏虎禪師[①]服法:用松脂十斤,鍊之五度,令苦味盡。每一斤入伏苓四兩。每旦水服一刀圭,能令不食,而復延齡,身輕清爽。**强筋補益**。四聖不老丹:用明松脂一斤,以無灰酒沙鍋内桑柴火煮數沸,竹枝攪稠乃住火,傾入水内結塊,復以酒煮九遍,其脂如玉,不苦不澀乃止,爲細末。用十二兩,入白伏苓末半斤,黄菊花末半斤,柏子仁去油取霜半斤,鍊蜜丸如梧子大。每空心好酒送下七十二丸。須擇吉日修合,勿令婦人、雞、犬見之。〇松梅丸:用松脂以長流水、桑柴煮拔三次,再以桑灰滴汁煮七次,扯拔,更以好酒煮二次,仍以長流水煮二次,色白不苦爲度。每一斤,入九蒸地黄末十兩,烏梅末六兩,鍊蜜丸梧子大。每服七十丸,空心鹽米湯下。健陽補中,强筋潤肌,大能益人。白飛霞《方外奇方》[②]。**揩齒固牙**。松脂出鎮定者佳,稀布盛,入沸湯煮,取浮水面者投冷水中,不出者不用,研末,入白伏苓末和勾。日用揩齒漱口,亦可嚥之。固牙駐顔。蘇東坡《仇池筆記》[③]。**歷節諸風**,百節酸痛不可忍。松脂三十斤,鍊五十遍。以鍊酥三升,和脂三升,攪令極稠。每旦空心酒服方寸匕,日三服。數食麪粥爲佳,慎血腥、生冷、酢物、果子,一百日瘥。《外臺秘要》[④]。**肝虚目淚**[⑤]。鍊成松脂一斤,釀米二斗,水七斗,麴二斗,造酒,頻飲之。**婦人白帶**。松香五兩,酒二升煮乾,木臼杵細,酒糊丸如梧子大。每服百丸,温酒下。《摘玄方》[⑥]。**小兒禿瘡**。《簡便方》[⑦]用松香五錢,猪油一兩熬,搽,一日數次,數日即愈。〇《衛生寶鑑》[⑧]用瀝青二兩,

---

① 伏虎禪師:**《證類》卷12"松脂"** 《野人閒話·伏虎尊師篇》煉松脂法:十斤松脂,五度以水煮過,令苦味盡,取得後,每一斤煉了松脂,入四兩伏苓末。每晨水下一刀圭,即終年不食,而復延齡,身輕清爽。(**按**:原無出處,今溯得其源。)

② 方外奇方:(**按**:書佚,無可溯源。)

③ 仇池筆記:**《仇池筆記》卷下"服松脂"** 松脂以鎮定者爲良。細布袋盛,漬水中,沸湯煮之,浮水面者,罩籬掠取,投新水中,久煮不出者棄不用。入白茯苓末,杵羅爲末。每日取三錢匕著口中,用少熟水漱,仍如常法揩齒,更啜少熟水咽之,仍漱齒。牢牙,駐顔,烏須也。(**按**:此即前《醫説》轉載《東坡大全集》服松脂法。)

④ 外臺秘要:**《外臺》卷14"歷節風方"** 又療歷節諸風,百節酸疼不可忍方:松脂三十斤(練五十遍,不能五十遍,二十遍亦可用),右一味以煉(蘇)〔酥〕三升,温和松脂三升,熟攪令極調,旦空腹以酒服方寸匕,日三,數數食麺粥爲佳。慎血腥、生冷、酢物、果子。百日差。

⑤ 肝虚目淚:**《千金方》卷11"肝虚實第二"** 補肝酒:治肝虚寒,或高風眼淚等雜病,釀松膏酒方。松脂十斤,細剉,以水淹浸一周日,煮之,細細接取上膏,水竭更添之,脂盡,更水煮如前,煙盡去火停冷,脂當沉下。取一斤,釀米一石,水七斗,好麴末二斗,如家常釀酒法。仍冷下飯,封一百日,脂米麴並消盡,酒香滿一室,細細飲之。此酒須一倍加麴。(**按**:原無出處,今溯得其源。)

⑥ 摘玄方:(**按**:《丹溪摘玄》無此方,未能溯得其源。)

⑦ 簡便方:**《奇效單方》卷上"十二瘡瘍"** 治小兒頭上禿瘡,用松香(五錢)、豬油(一兩),熬,搽一日數次,三五日愈。

⑧ 衛生寶鑑:**《衛生寶鑒》卷19"雜證諸方"** 千金膏:治臁姑如神。(一名螻蛄。)又治多日諸般惡瘡。瀝青(四兩)、黄蠟(三兩)、銅緑(三錢,研),右先用小油三兩熬温,入瀝青、黄蠟化開,攪勾,入銅緑,取下火,攪勾,濾入水中,瓷器内收之。每用時將藥入水,撚作餅,於緋綿上貼之。

黄蠟一兩半,銅緑一錢半,麻油一兩半,文武熬收。每攤貼之,神效。**小兒緊唇**。松脂炙化,貼之。《聖惠方》①。**風蟲牙痛**。刮松上脂,滚水泡化,一漱即止,已試驗。《集簡方》。**齲齒有孔**。松脂紝塞,須臾蟲從脂出也。《梅師方》②。**久聾不聽**。鍊松脂三兩,巴豆一兩,和搗成丸。薄綿裹塞,一日二度。《梅師方》③。**一切瘻瘡**。鍊成松脂末,填令滿,日三四度。《聖惠方》④。**一切腫毒**。松香八兩,銅青二錢,蓖麻仁五錢,同搗作膏,攤貼甚妙。《李樓奇方》⑤。**軟癤頻發**⑥。翠玉膏:用通明瀝青八兩,銅緑二兩,麻油三錢,雄猪膽汁三箇。先溶瀝青,乃下油、膽,傾入水中扯拔,器盛。每用緋帛攤貼,不須再换。**小金絲膏**。治一切瘡癤腫毒。瀝青、白膠香各二兩,乳香二錢,没藥一兩,黄蠟三錢,又以香油三錢,同熬至滴下不散,傾入水中,扯千遍收貯。每捻作餅,貼之。**疥癬濕瘡**。松膠香研細,少入輕粉。先以油塗瘡,糁末(有)〔在〕上。一日便乾,頑者三二度愈。《劉涓子鬼遺方》⑦。**陰囊濕痒**欲潰者。用板兒松香爲末,紙卷作筒。每根入花椒三粒,浸燈盞内三宿,取出點燒,淋下油搽之。先以米泔洗過。《簡便方》⑧。**金瘡出血**。瀝青末,少加生銅屑末,糁之,立愈。唐瑶《經驗方》⑨。**豬嚙成瘡**。松脂鍊作餅,貼之。《千金》⑩。**刺入肉中**,百理不瘥。松脂流出如乳頭香者傅上,以帛裹。三五日當有根出,不痛不痒,不覺自安。《兵部手集》⑪。

---

① 聖惠方:**《聖惠方》卷 90“治小兒緊唇諸方”** 治小兒緊唇,是五藏熱毒氣上冲,唇腫反粗是也……又方:右炙松脂貼之。

② 梅師方:**《外臺》卷 22“齲齒方”** 《集驗》療齲齒方:取松脂鋭如錐,注齲孔内,須臾齲蟲緣松脂出。《梅師方》同。

③ 梅師方:**《證類》卷 12“松脂”** 《梅師方》:治耳久聾。松脂三兩,煉巴豆一兩,相和熟擣,可丸通過,以薄綿裹,内耳孔中塞之,日一度易。

④ 聖惠方:**《聖惠方》卷 66“治一切瘻諸方”** 治一切瘻……又方:右取成煉松脂末,填瘡孔滿,日三四度,七日差,大驗。

⑤ 李樓奇方:**《怪證奇方》卷下** 耳後軟癤,愈而復發:松香八分、銅青二分、天麻子同搗爲膏,紙攤貼妙。

⑥ 軟癤頻發:**《外科精義》卷下** 翠玉膏:治輭癤膿水逼流,愈後復發。明瀝青(四兩)、銅碌(二兩)、芝蔴油(三錢)、豮豬膽(三箇),右先於炭火上溶開瀝青,入油令沸,下膽汁攪匀,入水中,用手搏搦,磁盒内收貯用。於緋光帛上,量瘡大小攤貼之。不須再换,一上便痊可,自落爲度。(**按**:原無出處,今溯得其源。)

⑦ 鬼遺方:**《證類》卷 12“松脂”** 《鬼遺方》:治疥癬。松膠香研細,約酌入少輕粉兖令匀,凡疥癬上先用油塗了,錯末一日便乾,頑者三兩度。

⑧ 簡便方:**《奇效單方》卷上“十二瘡瘍”** 治陰囊濕癢欲潰者,用:板兒松香(不拘多少),爲末,撚入紙撚内,每根加花椒三粒,浸燈盞内三宿取出,點燒,淋下油以磁器盛之。先以米泔洗净後,搽油。

⑨ 唐瑶經驗方(**按**:書佚,無可溯源。)

⑩ 千金:**《千金方》卷 25“蛇毒第二”** 治豬齧方:松脂煉作餅子,貼上。

⑪ 兵部手集:**《證類》卷 12“松脂”** 《兵部手集》:療刺入肉疼悶,百理不差方:松脂流出如細乳頭香者,傅瘡上以帛裹三五日,當有根出,不痛不癢,不覺自落。

松節。【氣味】苦,温,無毒。【主治】百邪久風,風虚脚痺疼痛。《别録》①。釀酒,主脚弱,骨節風。弘景②。炒焦,治筋骨間病,能燥血中之濕。震亨③。治風蛀牙痛,煎水含漱,或燒灰日揩,有效。時珍。

【發明】【時珍曰】松節,松之骨也。質堅氣勁,久亦不朽,故筋骨間風濕諸病宜之。

【附方】舊三,新四。歷節風痛,四肢如解脱。松節酒:(有)〔用〕二十斤,酒五斗,浸三七日。每服一合,日五六服。《外臺》④。轉筋攣急。松節一兩,剉如米大,乳香一錢,銀石器慢火炒焦,存一二分性,出火毒,研末。每服一二錢,熱木瓜酒調下。一應筋病皆治之。孫用和《秘寶方》⑤。風熱牙病。《聖惠方》⑥用油松節如棗大一塊,碎切,胡椒七顆,入燒酒,須二三盞,乘熱入飛過白礬少許。噙嗽三五口,立瘥。〇又:用松節二兩,槐白皮、地骨皮各一兩,漿水煎湯。熱漱冷吐,瘥乃止。反胃吐食。松節煎酒,細飲之。《百一方》⑦。陰毒腹痛。油松木七塊,炒焦,冲酒二鍾,熱服。《集簡方》。顛撲傷損。松節煎酒服。《談埜翁方》⑧。

松㵢。音詣,火燒松枝取液也。【主治】瘡疥及馬牛瘡。蘇恭⑨。

松葉。【别名】松毛。【氣味】苦,温,無毒。【主治】風濕瘡,生毛髮,安五臟,守中,不饑延年。《别録》⑩。細切,以水及麪飲服之,或擣屑丸服,可斷穀及治惡疾。弘景⑪。灸罯凍瘡風瘡,佳。大明⑫。去風痛脚痺,殺米蟲。時珍。

---

① 别録:**《别録》見《證類》卷 12"松節"**　温。主百節久風,風虚,脚痺疼痛。

② 弘景:**《集注》見《證類》卷 12"松脂"**　……比來苦脚弱人,釀松節酒亦皆愈……

③ 震亨:**《衍義補遺·松》**　……其節炒焦,治筋骨間病,能燥血中之濕也……

④ 外臺:**《外臺》卷 14"歷節風方"**　主歷節風,四肢疼痛,猶如解落方:松葉三十斤,酒二石五斗,漬三七日,服一合,日五六。

⑤ 秘寶方:**《證類》卷 12"松脂"**　孫尚藥治脚轉筋,疼痛攣急者。松節一兩,細剉如米粒,乳香一錢,右件藥用銀、石器内慢火炒令焦,只留一二分性,出火毒研細。每服一錢至二錢,熱木瓜酒調下。應是筋病,皆治之。

⑥ 聖惠方:**《聖惠方》卷 34"治齒風疼痛諸方"**　治齒風疼痛不止,槐白皮散方:槐白皮、地骨皮(各一兩)、松節(二兩,剉),右件藥擣篩爲散,每用五錢,以漿水二中盞,煎五七沸去滓,熱含冷吐。(**按**:此條前一方未見《聖惠方》收載,亦未能從他書溯得其源。)

⑦ 百一方:(**按**:已查今本《肘後方》,未能溯得其源。)

⑧ 談埜翁方:(**按**:未見原書,待考。)

⑨ 蘇恭:**《唐本草》見《證類》卷 12"松脂"**　《唐本》注云……松取枝燒其上,下承取汁名㵢。主牛馬瘡疥佳……

⑩ 别録:**《别録》見《證類》卷 12"松脂"**　松葉:味苦,温。主風濕瘡,生毛髮,安五藏,守中,不飢延年。

⑪ 弘景:**《集注》見《證類》卷 12"松脂"**　……其實不可多得,惟葉止是斷穀所宜,細切如粟,以水及麵飲服之。亦有陰乾擣爲屑,丸服者。人患惡病,服此無不差……

⑫ 大明:**《日華子》見《證類》卷 12"松脂"**　……又云:松葉,暖,無毒。灸罯凍瘡,風濕瘡佳。

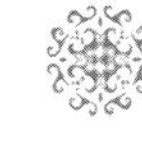

【附方】舊六,新三。服食松葉。松葉細切更研,每日食前以酒調下二錢,亦可煮汁作粥食。初服稍難,久則自便矣。令人不老,身生緑毛,輕身益氣。久服不已,絶穀,不饑不渴。《聖惠方》①。天行温疫。松葉細切,酒服方寸匕,日三服。能辟五年瘟。《傷寒類要》②。中風口喎。青松葉一斤,搗汁,清酒(口升)〔一斗〕,浸二宿,近火一宿。初服半升,漸至一升,頭面汗出即止。《千金方》③。二年中風。松葉一斤,細切,以酒一斗,煮取三升。頓服,汗出立瘥。《千金方》④。歷節風痛。松葉搗汁一升,以酒三升,浸七日。服一合,日三服。《千金方》⑤。脚氣風痺。松葉酒:治十二風痺不能行,服更生散四劑,及衆療不得力,服此一劑,便能行遠,不過兩劑。松葉六十斤,細剉,以水四石,煮取四斗九升,以米五斗,釀如常法。別煮松葉汁,以漬米并饋飯,泥釀封頭,七日發,澄飲之,取醉。得此酒力者甚衆。《千金方》⑥。風牙腫痛。松葉一握,鹽一合,酒二升煎,漱。《聖惠方》⑦。大風恶瘡。猪(肉)〔鬃〕松葉二斤,麻黄去節五兩,剉,以生絹袋盛,清酒二斗浸之,春夏五日,秋冬七日。每温服一小盞,常令醺醺,以效爲度。《聖惠方》⑧。陰囊濕痒。松毛煎湯,頻洗。《簡便方》⑨。

松花。【别名】松黄。【氣味】甘,温,無毒。【震亨⑩曰】多食,發上焦熱病。【主治】潤心肺,益氣,除風止血。亦可釀酒。時珍。

---

① 聖惠方:**《聖惠方》卷 94"神仙服松葉法方"** 神仙服松葉,令人不老,身生緑毛,益氣輕身,還年變白,久服絶穀不飢渴,可致神仙。方:右取松葉不以多少,細切如粟,更研令細,每日食前以酒調下二錢。四時皆服,然初服稍難,久即自便矣。

② 傷寒類要:**《證類》卷 12"松脂"** 《傷寒類要》:治天行病。辟温方:切松葉如米,酒服方寸匕,日三,辟五年瘟。

③ 千金方:**《千金方》卷 8"風懿第六"** 治中風,面目相引,口偏僻,牙車急,舌不可轉方……又方:青松葉一斤,搗令汁出,清酒一斗漬二宿,近火一宿。初服半升,漸至一升,頭面汗出即止。

④ 千金方:**《證類》卷 12"松脂"** 《千金方》……又方:治三年中風不效者。松葉一斤,細切之,以酒一斗,煮取三升。頓服取汗出,立差。/**《千金翼方》卷 17"中風第一"** 治三十年風方:松葉一斤,切以酒一斗,煮取二升,頓服取汗出佳。(**按**:今本《千金方》無此方。)

⑤ 千金方:**《證類》卷 12"松脂"** 《千金方》……又方:治歷節風。松葉擣取一升,以酒三升浸七日,服一合,服一合,日三服。(**按**:今本《千金方》有此方,劑量、服法有異。)

⑥ 千金方:**《千金方》卷 7"酒醴第四"** 松葉酒,主脚弱,十二内痹不能行,服更生散數劑,及衆治不得力,服此一劑,便能遠行,不過兩劑,方:松葉六十斤,㕮咀之,以水四石,煮取四斗九升,以釀五斗米如常法,别煮松葉汁以漬米並飯,泥釀封頭,七日發,澄飲之取醉,得此力者甚衆,神妙。(**按**:《證類》卷 12"松脂"亦引《千金方》此方,其文大同小異。時珍取《千金方》原方之文。)

⑦ 聖惠方:**《普濟方》卷 366"牙齒疼痛等疾"** 治齒根腫:以松葉一握,鹽一合,好酒三升,煎取一升,含之。(**按**:《聖惠方》無此方,另溯其源。)

⑧ 聖惠方:**《聖惠方》卷 24"治大風鬢眉墮落諸方"** 治大風疾,松葉浸酒方:豬鬃松葉(二斤,切)、麻黄(五兩,去根節),右件藥細剉,以生絹袋盛,以清酒二斗浸,秋冬七日,春夏五日,日滿開取,每服温一小盞服,常令醺醺,以效爲度。

⑨ 簡便方:**《奇效單方》卷上"十三疝氣"** 一附陰囊濕癢,以鮮松毛煎湯洗之。

⑩ 震亨:**《衍義補遺・松》** ……花多食能發上焦熱病……

【發明】【恭①曰】松花即松黄，拂取正似蒲黄，酒服令輕身，療病勝似皮、葉及脂也。【頌②曰】花上黄粉，山人及時拂取，作湯點之甚佳。但不堪停久，故鮮用寄遠。【時珍曰】今人收黄和白沙糖印爲餅膏，尤果餅食之，且難久收。恐輕身療病之功，未必勝脂、葉也。

【附方】舊一，新一。**頭旋腦腫**。三月收松花並薹五六寸如鼠尾者，蒸切一升，以生絹囊貯，浸三升酒中五日。空心暖飲五合。《普濟方》③。**産後壯熱**，頭痛頰赤，口乾脣焦，煩渴昏悶。用松花、蒲黄、川芎、當歸、石膏等分，爲末。每服二錢，水二合，紅花二捻，同煎七分，細呷。《本草衍義》④。

根白皮。【氣味】苦，温，無毒。【主治】辟穀不饑。《别録》⑤。**補五勞，益氣**。大明⑥。

木皮。【别名】赤龍皮。【主治】癰疽瘡口不合，生肌止血，治白秃、杖瘡、湯火瘡。時珍。

【附方】新四。**腸風下血**。松木皮，去粗皮，取裏白者，切晒焙研爲末。每服一錢，臘茶湯下。《楊氏家藏方》⑦。**三十年痢**。赤松上蒼皮一斗，爲末。麪粥和服一升，日三。不過一斗，(才)〔救〕人。《聖惠方》⑧。**金瘡杖瘡**。赤龍鱗即古松皮，煅存性，研末。搽之，最止痛。《永類鈐方》⑨。**小兒頭瘡**浸爛，名胎風瘡。古松上自脱薄皮，入豆豉少許，瓦上炒(有)〔存〕性，研末，

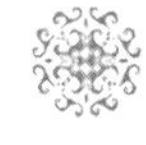
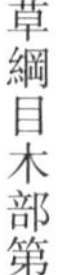

---

① 恭：**《唐本草》見《證類》卷 12“松脂”** 《唐本》注云：松花，名松黄，拂取似蒲黄正爾，酒服身輕，療病云勝皮、葉及脂……

② 頌：**《圖經》見《證類》卷 12“松脂”** ……其花上黄粉名松黄，山人及時拂取，作湯點之甚佳，但不堪停久，故鮮用寄遠……

③ 普濟方：**《聖惠方》卷 22“治風頭旋諸方”** 治風頭旋，腦皮腫痹，松花浸酒方：松花(博臺)，右件藥春三月取五六寸如鼠尾者，不計多少，蒸，細切一升，用生絹囊貯，以酒三升浸五日，每服空腹暖飲五合，晚食前再服。(**按**：《普濟方》卷 47“風頭旋”引同方，云出《聖惠方》。)

④ 本草衍義：**《衍義》卷 13“松黄”** ……治産後壯熱，頭痛頰赤，口乾脣焦，多煩燥渴，昏悶不爽：松花、川芎、當歸、石膏、蒲黄五物等同爲末，每服二錢，水二合，紅花二撚，同煎七分，去滓，粥後温温細呷……

⑤ 别録：**《别録》見《證類》卷 12“松根白皮”** 主辟穀不飢。

⑥ 大明：**《日華子》見《證類》卷 12“松脂”** ……又云：松根白皮，味苦，温，無毒。補五勞，益氣。

⑦ 楊氏家藏方：**《楊氏家藏方》卷 13“腸風痔漏方”** 松皮散：治腸風下血過多。松木皮(就木上以先刮去粗浮者，口常貼木嫩皮)，右剉細，焙令半乾，再入銚子内慢火炒乾，爲細末，每服一錢，入臘茶一錢，白湯點服，食前。

⑧ 聖惠方：**《普濟方》卷 212“久痢”** 治積久二十年常下痢：用赤松皮切一斗，爲散，麵粥和一升服之，日三服即效。服一斗永瘥，三十年痢服之百日瘥。(**按**：《聖惠方》無此方，另溯其源。)

⑨ 永類鈐方：**《永類鈐方》卷 22“風損藥”** 杖瘡，不問輕重，先逐寒邪，方治瘡口。切不可與酒，則寒邪不散，生他症，不能便愈。住痛，用一黑散，赤龍鱗煅存性，□即古松皮……並用茶調。

入輕粉，香油調，塗之。《經驗良方》①。

松實。見果部。

艾納。見草部苔類"桑花"下。

松蕈。見菜部"香蕈"下。

杉《別録》②（中）〔下〕品

【釋名】煔音杉、沙木《綱目》、檠木音敬。

【集解】【頌③曰】杉材舊不著所出州土，今南中深山多有之。木類松而徑直，葉附枝生，若刺針。郭璞注《爾雅》云：煔似松，生江南。可以爲船及棺材，作柱埋之不腐。又人家常用作桶板，甚耐水。【宗奭④曰】杉幹端直，大抵如松，冬不凋，但葉闊成枝也。今處處有之，入藥須用油杉及臭者良。【時珍曰】杉木葉硬，微扁如刺，結實如楓實。江南人以驚蟄前後取枝插種。出倭國者謂之倭木，並不及蜀、黔諸峒所産者尤良。其木有赤、白二種，赤杉實而多油，白杉虚而乾燥。有斑紋如雉者，謂之野雞斑，作棺尤貴。其木不生白蟻，燒灰最發火藥。

杉材。【氣味】辛，微温，無毒。【主治】〔漆〕瘡，煮湯洗之，無不瘥。《別録》⑤。煮水，浸捋脚氣腫滿。服之，治心腹脹痛，去惡氣。蘇恭⑥。治風毒，奔豚，霍亂，上氣，並煎湯服。大明⑦。

【發明】【震亨⑧曰】杉屑屬金有火。其節煮汁，浸捋脚氣腫滿尤效。【頌⑨曰】唐・柳柳州

---

① 經驗良方：**《普濟方》卷361"胎風"** 松豉散（出《經驗良方》）：治小兒頭瘡爛，名胎風瘡。右取古老松樹上自脱薄皮，豆豉少許，瓦器中同炒存性，爲末，入輕粉，油，調塗。

② 別録：**《別録》見《證類》卷14"杉材"** 微温，無毒。主療漆瘡。

③ 頌：**《圖經》見《證類》卷14"杉材"** 杉材，舊不載所出州土，今南中深山中多有之。木類松而勁直，葉附枝生，若刺針。《爾雅》云：被煔（與杉同）。郭璞注云：煔似松，生江南。可以爲船及棺材，作柱埋之不腐也。又人家常用作桶板，其耐水……

④ 宗奭：**《衍義》卷15"杉"** 其幹端直，大抵如松，冬不凋，但葉闊成枝……今處處有。（**按**："入藥須用油杉及臭者良"一句，乃《證類》卷14"杉材"下《日華子》之文。）

⑤ 別録：見本頁注②。

⑥ 蘇恭：**《唐本草》見《證類》卷14"杉材"** 《唐本》注云：杉材木，水煮汁，浸捋脚氣腫滿。服之療心腹脹痛，去惡氣……

⑦ 大明：**《日華子》見《證類》卷14"杉材"** 味辛。治風毒，賁豚，霍亂，止氣。並煎湯服，并淋洗。須是油杉及臭者良。

⑧ 震亨：**《衍義補遺・杉材》** 屬陽金而有火。用節作湯，洗脚氣腫。言用屑者似乎相近。

⑨ 頌：**《圖經》見《證類》卷14"杉材"** ……醫師取其節煮汁，浸捋脚氣，殊效。唐・柳柳州纂《救三死方》云：元和十二年二月得脚氣，夜半痞絶，脅有塊，大如石，且死，因大寒不知人三日，家人號哭。（榮）〔滎〕陽鄭洵美傳杉木湯，服半食頃，大下，三下氣通塊散。杉木節一大升，橘葉切一大升，北地無葉，可以皮代之，大腹檳榔七枚，合子碎之，童子小便三大升，共煮取一大升半，分兩服。若一服得快利，即停後服。已前三死，真死矣。會有教者，皆得不死。恐他人不幸有類餘病，故傳焉……

纂《救三死方》云：元和十二年二月得脚氣，夜半痞絶，脇有塊，大如石，且死，困不知人，搐搦上視三日，家人號哭。滎陽・鄭洵美傳杉木湯，服半食頃，大下三行，氣通塊散。方用杉木節一大升，橘葉切一大升，無葉則以皮代之，大腹檳榔七枚，連子碎之，童子小便三大升，共煮一大升半，分爲兩服。若一服得快，即停後服。此乃死病，會有教者，乃得不死。恐人不幸病此，故傳之云。

【附方】新四。**肺壅痰滯**，上焦不利，卒然欬嗽。杉木屑一兩，皂角去皮酥炙三兩，爲末，蜜丸梧子大。每米飲下十丸，一日四服。《聖惠方》①。**小兒陰腫**赤痛，日夜啼叫，數日退皮，愈而復作。用老杉木燒灰，入膩粉，清油調傅，效。《危氏得效方》②。**肺壅失音**。杉木燒炭入盌中，以小盌覆之，用湯淋下，去盌飲水。不愈再作，音出乃止。《集簡方》。**臁瘡黑爛**。多年老杉木節燒灰，麻油調，箬葉〔盛〕，隔〔貼〕之，絹帛包定，數貼而愈。《救急方》③。

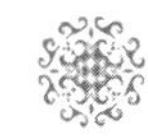

皮。【主治】金瘡血出及湯火傷灼，取老樹皮燒存性，研傅之。或入雞子清調傅。一二日愈。時珍。

葉。【主治】風蟲牙痛，同芎藭、細辛煎酒含漱。時珍。

子。【主治】疝氣痛，一歲一粒，燒研酒服。時珍。

杉菌。見菜部。

【附録】**丹桎木皮**桎音直。【藏器④曰】生江南深山。似杉木。皮，主〔癧〕瘍風。取一握，去土，打碎，煎如糖(伏)，日日塗之。

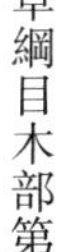

桂《别録》⑤上品**牡桂**《本經》⑥上品

【釋名】**梫**音寢。【時珍曰】按范成大《桂海志》⑦云：凡木葉心皆一縱理，獨桂有兩道如圭

---

① 聖惠方：**《聖惠方》卷46"治卒咳嗽諸方"**　治卒咳嗽，肺壅痰滯，上焦不利，方：松木屑（一兩）、皂莢（二兩，去黑皮，塗酥炙微黄焦，去子），右件藥擣羅爲末，煉蜜和圓如梧桐子大，每服以粥飲下十圓，日三四服。（**按**：原書作"松木屑"，時珍誤作"杉木屑"。）

② 危氏得效方：**《得效方》卷12"陰腫"**　遇仙方：治風熱外腎焮赤腫痛，日夜啼叫，不數日蜕皮如雞卵殼，愈而復作。用老杉木燒灰，入膩粉，清油調敷，效。

③ 救急方：**《救急易方》卷6"瘡瘍門・一百六十八"**　治脚脛骨上生瘡久爛黑，或發孔，或臭穢不可近……又方：用多年老杉木節燒灰，真清油調，箬葉盛，隔貼瘡上，以絹帛扎定，不數貼而愈矣。

④ 藏器：**《證類》卷14"二十六種陳藏器餘・丹桎木皮"**　主癧瘍風。取一握，去上黑，打碎煎如糖，塗風上，桎木似杉木。生江南深山。

⑤ 别録：**《别録》（《藥對》）見《證類》卷12"桂"**　味甘、辛，大熱，有小毒。主温中，利肝肺氣，心腹寒熱冷疾，霍亂轉筋，頭痛腰痛，出汗，止煩止唾，欬嗽鼻齆，能墮胎，堅骨節，通血脉，理疏不足，宣導百藥，無所畏。久服神仙不老。生桂陽。二月、八月、十月採皮，陰乾。（得人參、麥門冬、甘草、大黄、黄芩、調中益氣。得柴胡、紫石英、乾地黄，療吐逆。）

⑥ 本經：**《本經》《别録》見《證類》卷12"牡桂"**　味辛，温，無毒。主上氣欬逆，結氣，喉痺，吐吸，心痛，脅風脅痛，温筋通脉，止煩出汗，利關節，補中益氣。久服通神，輕身不老。生南海山谷。

⑦ 桂海志：**《桂海虞衡志・志草木》**　桂，南方奇木，上藥也……凡木葉心皆一縱理，獨桂有兩紋，形如圭，製字者，意或出此……

形，故字從圭。陸佃《埤雅》①云：桂猶圭也。宣導百藥，爲之先聘通使，如執圭之使也。《爾雅》謂之梫者，能侵害他木也。故《吕氏春秋》云：桂枝之下無雜木。《雷公炮炙論》云"桂釘木根，其木即死"是也。桂即牡桂之厚而辛烈者，牡桂即桂之薄而味淡者，《别録》不當重出。今併爲一，而分目于下。

【集解】【《别録》②曰】桂生桂陽，牡桂生南海山谷。二月、八月、十月采皮，陰乾。【弘景③曰】南海即是廣州。《神農本經》惟有牡桂、箘桂。俗用牡桂，扁廣殊薄，皮黄，脂肉甚少，氣如木蘭，味亦類桂，不(是知)〔知是〕别樹，是桂之老宿者。菌桂正圓如竹，三重者良，俗中不見，惟以嫩枝破卷成圓者用之，非真箘桂也，並宜研訪。今俗又以半卷多脂者，單名爲桂，入藥最多，是桂有三種矣。此桂廣州出者好；交州、桂州者，形段小而多脂肉，亦好；湘州、始興、桂陽縣者，即是小桂，不如廣州者。經云：桂葉如柏葉澤黑，皮黄心赤。齊武帝時，湘州送樹，植芳林苑中。今東山有桂皮，氣粗相類，而葉乖異，亦能凌冬，恐是牡桂。人多呼爲丹桂，正謂皮赤爾。北方重此，每食輒須之，蓋《禮》所云薑桂以爲芬芳也。【恭④曰】桂惟有二種。陶氏引經云似柏葉，不知此言從何所出。又於《别録》剩出桂條，爲深誤也。單名桂者，即是牡桂，乃《爾雅》所謂梫，木桂也。葉長尺許，花、子皆與箘桂同。大小枝皮俱名牡桂。但大枝皮肉理粗虚如木而肉少味薄，名曰木桂，亦云大桂，不及小嫩枝皮，肉多而半卷，中必皺起，其味辛美，一名肉桂，亦名桂枝，一名桂心。出融州、桂州、交州甚良。其箘桂葉似柿葉，中有縱文三道，表裏無毛而光澤。肌理緊薄如竹，大枝、小枝皮俱是筒。其大枝無肉，老皮堅版，不能重卷，味極淡薄，不入藥用。小枝薄而卷及二三重者良，或名筒桂，陶云小桂是

---

① 埤雅：**《埤雅》卷14"釋木・桂"**　……桂，猶圭也，久服通神。若服以祀，宣道諸藥，爲之先聘。若執以使，又謂之梫，能侵他木斃之……《吕氏春秋》云：桂枝之下無雜木，蓋桂味辛螫故也。然桂之殺草木，自是其性，不爲辛螫也。《雷公炮炙論》云：以桂爲丁，以釘木中，其木即死。一丁至微，未必能螫大木，自其性相制爾。

② 别録：見2289頁注⑤、⑥。

③ 弘景：**《集注》見《證類》卷12"桂"**　陶隱居云：按《本經》惟有菌、牡二桂，而桂用體，大同小異。今俗用便有三種。以半卷多脂者，單名桂，入藥最多。所用悉與前説相應。仙經乃並有三桂。常服食，以葱涕合和雲母，蒸化爲水者，正是此種爾。今出廣州者好，湘州、始興、桂陽縣即是小桂，亦有而不如廣州者。交州、桂州者，形段小，多脂肉，亦好。《經》云桂葉如柏葉澤黑，皮黄心赤。齊武帝時，湘州送樹以植芳林苑中。今東山有桂皮，氣粗相類，而葉乖異，亦能凌冬，恐或是牡桂，時人多呼丹桂，正謂皮赤爾。北方今重此，每食輒須之。蓋《禮》所云薑桂以爲芬芳。

④ 恭：**《唐本草》見《證類》卷12"桂"**　《唐本》注云：菌桂，葉似柿葉，中有縱文三道，表裏無毛而光澤。牡桂，葉長尺許，陶云小桂，或言其葉小者。陶引《經》云似柏葉，驗之，殊不相類，不知此言從何所出。今按桂有二種，桂皮稍不同，若菌桂，老皮堅板無肉，全不堪用。其小枝薄卷及二三重者，或名菌桂，或名筒桂。其牡桂，嫩枝皮，名爲肉桂，亦名桂枝。其老者，名木桂，亦名大桂。得人參等良。本是菌桂，剩出單桂條，陶爲深誤也。/**《唐本草》見《證類》卷12"牡桂"**　《唐本》注云：《爾雅》云：梫，木桂。古方亦用木桂，或云牡桂，即今木桂，及單名桂者是也。此桂花、子與菌桂同，惟葉倍長，大、小枝皮俱名牡桂。然大枝皮肉理粗虚如木，肉少味薄，不及小枝皮肉多，半卷。中必皺起，味辛美。一名肉桂，一名桂枝，一名桂心。出融州、桂州、交州，甚良。（**按**：時珍糅合此二條而成文。）

也。今惟出韶州。【保昇①曰】桂有三種。菌桂，葉似柿葉而尖狹光净。花白蕊黄，四月開，五月結實。樹皮青黄，薄卷若筒，亦名筒桂。其厚硬味薄者，名版桂，不入藥用。牡桂，葉似枇杷葉，狹長於菌桂葉一二倍。其嫩枝皮半卷多紫，而肉中皺起，肌理虚軟，謂之桂枝，又名肉桂。削去上皮，名曰桂心。其厚者名曰木桂。藥中以此爲善。陶氏言半卷多脂者爲桂，又引仙經云"葉似柏葉"，此則桂有三種明矣。陶雖是梁武帝時人，實生於宋孝武建元三年，歷齊爲諸王侍讀，曾見芳林苑所植之樹。蘇恭只知有二種，指陶爲誤，何臆斷之甚也。【藏器②曰】菌桂、牡桂、桂心三色，同是一物。桂林、桂嶺，因桂得名，今之所生，不離此郡。從嶺以南際海盡有桂樹，惟柳、象州最多。味既(多)〔辛〕烈，皮又厚堅。厚者必嫩，薄者必老。采者以老薄爲一色，嫩厚爲一色。嫩既辛烈，兼又筒卷。老必味淡，自然版薄。薄者即牡桂，卷者即菌桂也。桂心即是削除皮上甲錯，取其近(理)〔裏〕而有味者。【承③曰】諸家所説，幾不可考。今廣、交商人所販，及醫家見用，惟陳藏器一説最近之。【頌④曰】《爾雅》但言梫，木桂一種，本草載桂及牡桂、菌桂三種。今嶺表所出，則有筒桂、肉桂、桂心、官桂、板桂之名，而醫家用之，罕有分别。舊説菌桂正圓如竹，有二三重者，則今之筒桂也。牡桂

---

① 保昇：**《蜀本草》見《證類》卷12"桂"** 按此有三種：菌桂，葉如柿葉；牡桂，葉似枇杷葉；此乃云葉如柏葉。蘇以桂葉無似柏葉者，乃云陶爲深誤。剩出此條。今據陶注云：菌桂正圓如竹，三重者良。牡桂皮薄，色黄多脂肉，氣如木蘭，味亦辛，此桂則是半卷多脂者。此云仙經有三桂，以葱涕合和雲母，蒸化爲水服之。此則有三種明矣。陶又云：齊武帝時，湘州得樹，以植芳林苑中。陶隱居雖是梁武帝時人，實生自宋孝武建元三年，歷齊爲諸王侍讀，故得見此樹而言也。蘇恭但只知有二種，亦不能細尋事迹，而云陶爲深誤，何臆斷之甚也。

② 藏器：**《拾遺》見《證類》卷12"桂"** 《陳藏器本草》云：菌桂、牡桂、桂心，已上三色並同是一物。按桂林、桂嶺，因桂爲名，今之所生，不離此郡。從嶺以南際海盡有桂樹，惟柳、象州最多。味既辛烈，皮又厚堅，土人所採厚者必嫩，薄者必老。以老薄者爲一色，以厚嫩者爲一色。嫩既辛香，兼又筒卷。老必味淡，自然板薄。板薄者，即牡桂也，以老大而名焉。筒卷者，即菌桂也，以嫩而易卷。古方有筒桂，字似菌字，後人誤而書之，習而成俗，至於書傳，亦復因循。桂心即是削除皮上甲錯，取其近裏辛而有味。

③ 承：**陳承"别説"見《證類》卷12"菌桂"** 謹按：諸家所説桂之異同，幾不可用考。今交、廣商人所販，及醫家見用，唯陳藏器一説最近……

④ 頌：**《圖經》見《證類》卷12"桂"** 菌桂，生交趾山谷；牡桂，生南海山谷；桂，生桂陽。舊經載此三種之異，性味、功用亦别，而《爾雅》但言：梫木，桂一種……今嶺表所出，則有筒桂、肉桂、桂心、官桂、板桂之名，而醫家用之罕有分别者。舊説菌桂正圓如竹，有二三重者，則今所謂筒桂也。筒、菌字近或傳寫之誤耳，或云即肉桂也。牡桂，皮薄色黄，少脂肉，氣如木蘭，味亦相類，削去皮，名桂心，今所謂官桂，疑是此也。桂是半卷多脂者，今所謂板桂，疑是此也。今觀賓、宜、韶、欽諸州所圖上者，種類亦各不同，然皆題曰桂，無複别名。參考舊注，謂菌桂，葉似柿葉，中有三道文，肌理緊，薄如竹，大枝、小枝皮俱是筒，與今賓州所出者相類。牡桂，葉狹於菌桂而長數倍，其嫩枝皮半卷多紫，與今宜州、韶州者相類。彼土人謂其皮爲木蘭皮，肉爲桂心。此又有黄、紫兩色，益可驗也。桂，葉如柏葉而澤黑，皮黄心赤，今欽州所出者，葉密而細，亦恐是其類，但不作柏葉形爲疑耳。皮厚者名木桂，即板桂是也。蘇恭以牡桂與單名桂爲一物，亦未可據。其木俱高三四丈，多生深山蠻洞中，人家園圃亦有種者。移植於嶺北，則氣味殊少辛辣，固不堪入藥也。三月、四月生花，全類茱萸。九月結實，今人多以裝綴花果作筵具。其葉甚香，可用作飲香尤佳。二月、八月採皮，九月採花，並陰乾，不可近火……

皮薄色黄少脂肉者，則今之官桂也。桂是半卷多脂者，則今之板桂也。而今觀賓、宜、韶、欽諸州所圖上者，種類亦各不同，然總謂之桂，無復別名。參考舊注，謂菌桂葉似柿，中有三道文，肌理緊薄如竹，大小皆成筒，與今賓州所出者相類。牡桂葉狹於菌桂而長數倍，其嫩枝皮半卷多紫，與今宜州、韶州所出者相類。彼土人謂其皮爲木蘭皮，肉爲桂心。此又有黄、紫兩色，益可驗也。桂葉如柏葉而澤，皮黄心赤。(與)今欽州所出者，葉密而細，恐是其類，但不作柏葉形爲異爾。蘇恭以單桂、牡桂爲一物，亦未可據。其木俱高三四丈，多生深山蠻洞中，人家園圃亦有種者。移植于嶺北則氣味殊少辛辣，不堪入藥也。三月、四月生花，全類茱萸。九月結實，今人多以裝綴花果作筵具。其葉甚香，可用作飲尤佳。二月、八月采皮，九月采花，並陰乾，不可近火。【時珍曰】桂有數種，以今參訪，牡桂，葉長如枇杷葉，堅硬有毛及鋸齒，其花白色，其皮多脂。菌桂，葉如柿葉而尖狹光净，有三縱文而無鋸齒，其花有黄有白，其皮薄而卷。今商人所貨皆此二桂。但以卷者爲菌桂，半卷及板者爲牡桂，即自明白。蘇恭所説，正合醫家見今用者。陳藏器、陳承斷菌、牡爲一物者，非矣。陶弘景復以單字桂爲葉似柏者，亦非也。柏葉之桂，乃服食家所云，非此治病之桂也。蘇頌所説稍明，亦不當以欽州者爲單字之桂也。按《尸子》①云：春花秋英曰桂。嵇含《南方草木狀》②云：桂生合浦、交趾，生必高山之顛，冬夏常青。其類自爲林，更無雜樹。有三種：皮赤者爲丹桂，葉似柿者爲菌桂，葉似枇杷者爲牡桂。其説甚明，足破諸家之辯矣。又有巖桂，乃菌桂之類，詳"菌桂"下。韓(衆)〔終〕《采藥詩》③云：闇河之桂，實大如棗。得而食之，後天而老。此又一種也。闇河不知在何處。

【正誤】【好古④曰】寇氏《衍義》言：官桂不知緣何立名？予考《圖經》："今觀賓、宜諸州出者佳"，世人以"觀"字畫多，故寫作"官"也。【時珍曰】此誤矣。《圖經》"今觀"乃"今視"之意。嶺南無觀州。曰官桂者，乃上等供官之桂也。

桂《别録》⑤。【時珍曰】此即肉桂也。厚而辛烈，去粗皮用。其去内外皮者，即爲桂心。

【氣味】甘，辛，大熱，有小毒。【權⑥曰】桂心：苦、辛，無毒。【元素⑦曰】肉桂：氣熱，味大辛，純陽也。【杲⑧曰】桂：辛，熱，有毒。陽中之陽，浮也。氣之薄者，桂枝也；氣之厚者，桂肉

---

① 尸子：**《爾雅翼》卷12"釋木・桂"** ……《尸子》乃云：春華秋英曰桂。

② 南方草木狀：**《南方草木狀》卷中** 桂出合浦，生必以高山之巔，冬夏常青。其類自爲林，間無雜樹。交趾置桂園。桂有三種：葉如柏葉，皮赤者，爲丹桂。葉似柿葉者，爲菌桂。其葉似枇杷葉者，爲牡桂……

③ 采藥詩：**《證類》卷12"菌桂"** 《韓終採藥詩》：闇河之桂，實大如栗，得而食之，後天而老。

④ 好古：**《湯液本草》卷5"木部・桂"** 《本草》云……《衍義》所言，不知何緣而得官之名。予考《本草》有出觀、賓、宜、韶、欽諸州者佳。世人以筆劃多而懶書之，故只作官也。如寫黄檗作黄柏，薑作薑同意……

⑤ 别録：見2289頁注⑤。

⑥ 權：**《藥性論》見《證類》卷12"桂"** 桂心，君。亦名紫桂。殺草木毒，忌生葱。味苦、辛，無毒……

⑦ 元素：**《醫學啓源》卷下"藥類法象・熱浮長"** 肉桂：氣熱，味大辛……《主治秘要》云：若純陽，滲泄止渴……

⑧ 杲：**《珍珠囊・諸品藥性主治指掌》(《醫要集覽》本)"桂"** 味辛，性熱。有毒。浮也，陽中之陽也。氣之薄者，桂枝也；氣之厚者，肉桂也。氣薄則發泄，桂枝上行而發表。氣厚則發熱，肉桂下行而補腎。此天地親上親下之道也。

也。氣薄則發泄，桂枝上行而發表；氣厚則發熱，桂肉下行而補腎。此天地親上親下之道也。【好古①曰】桂枝入足太陽經，桂心入手少陰經血分，桂肉入足少陰、太陰經血分。細薄者爲枝爲嫩，厚脂者爲肉爲老。去其皮與裹，當其中者爲桂心。《别録》言有小毒，又云久服神仙不老。雖有小毒，亦從類化。與黄(岑)〔芩〕、黄連爲使，小毒何施？與烏頭、附子爲使，全取其熱性而已。與巴豆、硇砂、乾漆、穿山甲、水蛭等同用，則小毒化爲大毒。與人參、麥門冬、甘草同用，則調中益氣，便可久服也。【之才②曰】桂得人參、甘草、麥門冬、大黄、黄芩，調中益氣。得柴胡、紫石英、乾地黄，療吐逆。忌生葱、石脂。

【主治】利肝肺氣，心腹寒熱，冷(痰)〔疾〕，霍亂轉筋，頭痛腰痛，出汗，止煩止唾，欬嗽，鼻齆，墮胎，温中，堅筋骨，通血脉，理疏不足，宣道百藥，無所畏。久服神仙不老。《别録》③。補下焦不足，治沈寒痼冷之病，滲泄止渴，去營衛中風寒，表虚自汗。春夏爲禁藥，秋冬下部腹痛，非此不能止。元素④。補命門不足，益火消陰。好古⑤。治寒痺，風瘖，陰盛失血，瀉痢，驚癇。時珍。

桂心《藥性論》⑥。【斅⑦曰】用紫色厚者，去上粗皮并内薄皮，取心中味辛者用。中土只有桂草，以煮丹陽木皮，僞充桂心也。【時珍曰】按《酉陽雜俎》⑧云：丹陽山中有山桂，葉如麻，開細黄

---

① 好古：**《湯液本草》卷 5"桂"** ……入手少陰經。桂枝，入足太陽經……本草所説菌桂、牡桂、板桂，厚薄不同。大抵細薄者爲枝、爲嫩，厚脂者爲肉、爲老，處其身者爲中也。不必黄色爲桂心，但不用皮與裹，止用其身中者爲桂心……本草所言有小毒，或云久服神仙不老。雖云小毒，亦從類化。與黄芩、黄連爲使，小毒何施？與烏、附爲使，止是全得熱性……與人參、麥門冬、甘草同用，能調中益氣，則可久服……桂心，入心，則在手少陰也。若指榮字立説，止是血藥，故經言通血脉也。若與巴豆、硇砂、乾漆、穿山甲、水蛭、虻蟲如此有毒之類同用，則小毒化爲大毒，其類化可知矣……

② 之才：**古本《藥對》** 見 2289 頁注⑤括號中七情文。/(**按**："忌生葱"見於《藥性論》。忌石脂未能溯得其源。)

③ 别録：見 2289 頁注⑤。

④ 元素：**《醫學啓源》卷下"藥類法象・熱浮長"** 肉桂：氣熱，味大辛。補下焦火熱不足，治沉寒痼冷之病，及表虚自汗。春夏二時爲禁藥也。/**《潔古老人珍珠囊》** 肉桂……去衛中風邪，秋冬下部腹痛非桂不能除……

⑤ 好古：**《湯液大法》卷 3"腎"** 命門不足(……肉桂……)/八味丸加桂……益火消陰。

⑥ 藥性論：**《藥性論》見《證類》卷 12"桂"** 桂心，君。亦名紫桂。殺草木毒，忌生葱。味苦、辛，無毒。主治九種心痛，殺三蟲，主破血，通利月閉，治軟脚，痺不仁，治胞衣不下，除欬逆，結氣擁痺，止腹内冷氣，痛不可忍，主下痢，治鼻息肉。

⑦ 斅：**《炮炙論》見《證類》卷 12"桂"** 雷公云：凡使，勿薄者，要紫色厚者，去上粗皮，取心中味辛者使……其州土只有桂草，元無桂心。用桂草煮丹陽木皮，遂成桂心……

⑧ 酉陽雜俎：**《酉陽雜俎》續集卷 9"支植上"** 山桂葉如麻，細花，紫色黄，葉簇生如慎火草。出丹陽山中。

花。此即雷氏所謂丹陽木皮也。

【氣味】苦、辛,無毒。詳前"桂"下。【主治】九種心痛,腹内冷氣痛不可忍,欬逆,結氣壅痺,脚痺不仁,止下痢,殺三蟲,治鼻中息肉,破血,通利月閉,胞衣不下。甄權①。治一切風氣,補五勞七傷,通九竅,利關節,益精明目,暖腰膝,治風痺骨節攣縮,續筋骨,生肌肉,消瘀血,破痃癖癥瘕,殺草木毒。大明②。治風僻,失音喉痺,陽虚失血,内托癰疽痘瘡,能引血化汗化膿,解蛇蝮毒。時珍。

牡桂《本經》③。【時珍曰】此即木桂也。薄而味淡,去粗皮用。其最薄者爲桂枝,枝之嫩小者爲柳桂。

【氣味】辛,温,無毒。【權④曰】甘、辛。【元素⑤曰】桂枝味辛、甘,氣微熱,氣味俱薄,體輕而上行,浮而升,陽也。餘見前單"桂"下。【主治】上氣欬逆結氣,喉痺吐吸,利關節,補中益氣。久服通神,輕身不老。《本經》⑥。心痛脇痛脇風,温筋通脉,止煩出汗。《别録》⑦。去冷風疼痛。甄權⑧。去傷風頭痛,開腠理,解表發汗,去皮膚風濕。元素⑨。泄奔豚,散下焦畜血,利肺氣。成無己⑩。横行手臂,治痛風。震亨⑪。

---

① 甄權:見2293頁注⑥。

② 大明:**《日華子》見《證類》卷12"桂"** 桂心,治一切風氣,補五勞七傷,通九竅,利關節,益精明目,暖腰膝,破痃癖癥瘕,消瘀血,治風痺骨節攣縮,續筋骨,生肌肉。(**按**:"殺草木毒"見於《藥性論》,非出"大明"。)

③ 本經:見2289頁注⑥。

④ 權:**《藥性論》見《證類》卷12"牡桂"** 牡桂,君,味甘,辛……

⑤ 元素:**《醫學啓源》卷下"藥類法象·熱浮長"** 桂枝……《主治秘要》云:性温,味辛甘,氣味俱薄,體輕而上行,浮而升,陽也……

⑥ 本經:見2289頁注⑥白字。

⑦ 别録:見上注。

⑧ 甄權:**《藥性論》見《證類》卷12"牡桂"** ……能去冷風疼痛。

⑨ 元素:**《醫學啓源》卷下"藥類法象·熱浮長"** 桂枝……其用有四:治傷風頭痛一也,開腠理二也,解表三也,去皮膚風濕四也。

⑩ 成無己:**《註解傷寒論》卷3"辨太陽病脉證并治第六"** 桂枝甘草湯方……桂枝之辛,走肺而益氣……/茯苓桂枝甘草大棗湯方……茯苓以伐腎邪,桂枝能泄奔豚……/桃核承氣湯方……少腹急結,緩以桃仁之甘。下焦蓄血,散以桂枝辛熱之氣……

⑪ 震亨:**《金匱鈎玄》卷2"痛風"** 薄桂治痛風。無味而薄者,獨此能横行手臂,領南星、蒼术等治之。

【發明】【宗奭①曰】桂甘、辛,大熱。《素問》云:辛甘發散爲陽。故漢·張仲景桂枝湯治傷寒表虚,皆須此藥,正合辛甘發散之意。本草三種之桂,不用牡桂、菌桂者,此二種性止於温,不可以治風寒之病也。然本經止言桂,仲景又言桂枝者,取枝上皮也。【好古②曰】或問:本草言桂能止煩出汗,而張仲景治傷寒有當發汗凡數處,皆用桂枝湯。又云:無汗不得服桂枝,汗家不得重發汗。若用桂枝,是重發其汗。汗多者,用桂枝甘草湯,此又用桂枝閉汗也。一藥二用,與本草之義相通否乎?曰:本草言桂辛甘大熱,能宣導百藥,通血脉,止煩出汗,是調其血而汗自出也。仲景云:太陽中風,陰弱者,汗自出。衛實營虚,故發熱汗出。又云:太陽病,發熱汗出者,此爲營弱衛强。陰〔虚陽必〕凑之,故皆用桂枝發其汗。此乃調其營氣,則衛氣自和,風邪無所容,遂自汗而解。非桂枝能開(凑)〔腠〕理,發出其汗也。汗多用桂枝者,以之調和營衛,則邪從汗出而汗自止,非桂枝能閉汗孔也。昧者不知出汗、閉汗之意,遇傷寒無汗者亦用桂枝,誤之甚矣。桂枝湯下發汗字,當認作出字,汗自然發出。非若麻黄能開腠理,發出其汗也。其治虚汗,亦當逆察其意可也。【成無己③曰】桂枝本爲解肌。若太陽中風,腠理緻密,營衛邪實,津液禁固,其脉浮緊,發熱汗不出者,不可與此,必也。皮膚疏泄自汗,脉浮緩,風邪干於衛氣者,乃可投之。發散以辛甘爲主,桂枝辛熱,故以爲君。而以芍藥爲臣、甘草爲佐者,風淫所勝,平以辛苦,以甘緩之,以酸收之也。以薑、棗爲使者,辛甘能發散,

---

① 宗奭:**《衍義》卷13"桂"** 大熱。《素問》云:辛甘發散爲陽。故漢·張仲景桂枝湯,治傷寒表虚,皆須此藥,是專用辛甘之意也。《本草》第一又云:療寒以熱藥。故知三種之桂,不取菌桂、牡桂者,蓋此二種,性止温而已,不可以治風寒之病。獨有一字桂,《本經》言甘辛,大熱,此正合《素問》辛甘發散爲陽之説,尤知菌、牡二桂不及也。然《本經》止言桂,仲景又言桂枝者,蓋亦取其枝上皮,其木身粗厚處,亦不中用……

② 好古:**《此事難知》卷上"太陽證·問桂枝湯發字"** 發汗,或云當得汗解,或云當發汗,更發汗,並發汗,宜桂枝湯者數方,是用桂枝發汗也。復云:無汗不得服桂枝。又曰:汗家不得重發汗。又曰:發汗過多者,却用桂枝甘草湯,是閉汗也。一藥二用,如何説得仲景發汗與《本草》之義相通爲一?答曰:《本草》云桂味辛甘熱無毒,能爲百藥長,通血脉,止煩出汗者,是調血而汗自出也。仲景云:臟無他病,發熱自汗者,此衛氣不和也。又云:自汗者爲榮氣和,榮氣和則外不諧,衛氣不與榮氣相和諧也。榮氣和則愈。故皆用桂枝湯調和榮衛,榮衛既和,則汗自出矣,風邪由此而解,非桂枝能開腠理發出汗也。以其固閉榮血,衛氣自和,邪無容地而出矣,其實則閉汗孔也。昧者不解閉汗之意,凡見病者,便用桂枝湯發汗,若與中風自汗者合,其效桴鼓。因見其取效而病癒,則曰此桂枝發出汗也,遂不問傷寒無汗者,亦與桂枝湯,誤之甚矣。故仲景言無汗不得服桂枝,是閉汗孔也……凡桂枝條下言發字,當認作出字,是汗自然出也,非若麻黄能開腠理而發出汗也……故後人用桂治虚汗,讀者當逆察其意則可矣。

③ 成無己:**《傷寒明理論》卷4"藥方論"** 桂枝湯方:經曰:桂枝本爲解肌,若其人脉浮緊,發熱,汗不出者,不可與也。常須識此,勿令誤也。蓋桂枝湯,本專主太陽中風,其於腠理緻密,榮衛邪實,津液禁固,寒邪所勝者,則桂枝湯不能發散,必也皮膚疏凑,又自汗,風邪干於衛氣者,乃可投之也。仲景以解肌爲輕,以發汗爲重。是以發汗吐下後,身疼不休者,必與桂枝湯,而不與麻黄湯者,以麻黄湯專於發汗,其發汗吐下後,津液内耗,雖有表邪,而止可解肌,故須桂枝湯小和之也。桂,味辛熱,用以爲君……芍藥味苦酸微寒,甘草味甘平,二物用以爲臣佐者……薑棗味辛甘,固能發散,而此又不特專於發散之用,以脾主爲胃行其津液,薑棗之用,專行脾之津液而和榮衛者也。麻黄湯所以不用薑棗者,謂專於發汗,則不待行化,而津液得通矣。用諸方者,請熟究之……

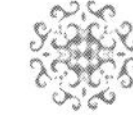

而又用其行脾胃之津液而和營衛，不專於發散也。故麻黄湯不用薑、棗，專於發汗，不待行其津液也。【承①曰】凡桂之厚實氣味重者，宜入治水臟及下焦藥；輕薄氣味淡者，宜入治頭目發散藥。故《本經》以菌桂養精神，牡桂利關節。仲景發汗用桂枝，乃枝條，非身幹也，取其輕薄能發散。又有一種柳桂，乃桂之嫩小枝條，尤宜入上焦藥用。【時珍曰】麻黄遍徹皮毛，故專於發汗而寒邪散，肺主皮毛，辛走肺也。桂枝透達營衛，故能解肌而風邪去，脾主營，肺主衛，甘走脾，辛走肺也。肉桂下行，益火之原，此東垣所謂腎苦燥，急食辛以潤之，開腠理，致津液，通其氣者也。《聖惠方》言桂心入心，引血化汗化膿。蓋手少陰君火、厥陰相火，與命門同氣者也。《别録》云桂通血脉是矣。曾世榮②言：小兒驚風及泄瀉，並宜用五苓散以瀉丙火，滲土濕。內有桂，能抑肝風而扶脾土。又《醫餘録》③云：有人患赤眼腫痛，脾虚不能飲食，肝脉盛，脾脉弱。用凉藥治肝則脾愈虚，用暖藥治脾則肝愈盛。但於温平藥中（棓）〔倍〕加肉桂，殺肝而益脾，故一治兩得之。傳云"木得桂而枯"是也。此皆與《别録》桂利肝肺氣，牡桂治脇痛脇風之義相符。人所不知者，今爲拈出。又桂性辛散，能通子宫而破血，故《别録》言其墮胎，龐安時乃云炒過則不損胎也。又丁香、官桂治痘瘡灰塌，能温托化膿，詳見"丁香"下。

【附方】舊二十，新十二。陰痺熨法。寒痺者，留而不去，時痛而皮不仁。刺布衣者，以火焠之；刺大人者，以藥熨之。熨法：用醇酒二十斤，蜀椒一斤，乾薑一斤，桂心一斤。凡四物㕮咀，漬酒中。用綿絮一斤，細白布四丈，并納酒中，置馬矢（媪）〔熅〕中，封塗勿使泄氣。五日五夜，出布、絮暴乾，復漬以盡其汁。每漬必（捽）〔晬〕其日，乃出乾之。并用滓與絮，複布爲複巾，長六七尺，爲六七巾。每用一巾，生桑炭火炙巾，以熨寒痺所刺之處，令熱入至病所。寒則復炙巾以熨之，三十遍而止。汗出以巾拭身，亦三十遍而止。起步内中，無見風。每刺必熨，如此病已矣。《靈樞經》④。足躄筋

---

① 承：**陳承"别説"見《證類》卷 12"菌桂"**　……然筒厚實，氣味重者，宜入治藏及下焦藥；輕薄者，宜入治頭目發散藥。故《本經》以菌桂養精神，以牡桂利關節，仲景《傷寒論》發汗用桂枝，桂枝者枝條，非身幹也。取真輕薄而能發散。今又有一種柳桂，乃桂之嫩小枝條也。尤宜入治上焦藥用也。

② 曾世榮：**《活幼心書》卷中"諸瀉"**　……驚瀉，糞青如苔，稠若膠黏，不可便止，但鎮心抑肝，和脾胃，消乳食，斯爲治法。先以五苓散，次用……（**按**：時珍所引，僅取原著之意，多加發揮。）

③ 醫餘録：**《醫説》卷 4"眼痛不食"**　有人患赤眼腫痛，脾胃虚弱，喫飲食不得。診其肝脉盛，脾脉弱，凉藥以治肝則損脾，愈喫飲食不得。服煖藥以益脾，則肝愈盛而加病。何以治之？但於温平藥中倍加肉桂，不得用茶調，恐損脾也。肉桂殺肝而益脾，故一治而兩得之。傳曰：木得桂而死。（出《醫餘》。）

④ 靈樞經：**《靈樞・壽夭剛柔》**　……黄帝曰：刺寒痺内熱，奈何？伯高答曰：刺布衣者，以火焠之。刺大人者，以藥熨之。黄帝曰：藥熨奈何？伯高答曰：用淳酒二十升，蜀椒一升，乾薑一斤，桂心一斤，凡四種，皆㕮咀，漬酒中，用綿絮一斤，細白布四丈，并内酒中，置酒馬矢熅中，蓋封塗，勿使泄，五日五夜出布、綿絮，曝乾之，乾復漬，以盡其汁。每漬必晬（音醉）其日，乃出乾。乾并用滓與綿絮複布爲複巾，長六七尺，爲六七巾則用之，生桑炭炙巾，以熨寒痺所刺之處，令熱入至于病所。寒復炙巾以熨之，三十遍而止。汗出以巾拭身，亦三十遍而止。起步内中，無見風，每刺必熨，如此病已矣。此所謂内熱也。（**按**：《證類》卷 12"桂"下《圖經》引此文出《甲乙經》。）

急。桂末，白酒和塗之，一日一上。皇甫謐《甲乙經》①。**中風口喎**，面目相引，偏僻頰急，舌不可轉。桂心酒煮取汁，故布蘸搨病上，正即止。左喎搨右，右喎搨左。常用大效。《千金方》②。**中風逆冷**，吐清水，宛轉啼呼。桂一兩，水一升半，煎半升，冷服。《肘後方》③。**中風失音**。桂着舌下，嚥汁。○又方：桂末三錢，水二盞，煎一盞服，取汗。《千金方》④。**喉痺不語**。方同上⑤。**偏正頭風**，天陰風雨即發。桂心末一兩，酒調，塗于額上及頂上。《聖惠方》⑥。**暑月解毒**。桂苓丸：用肉桂去粗皮不見火，伏苓去皮等分，爲細末，煉蜜丸龍眼大。每新（及）〔汲〕水化服一丸。《和劑方》⑦。**桂漿渴水**。夏月飲之，解煩渴，益氣消痰。桂末一大兩，白蜜一升，以水二斗，先煎取一斗，〔待冷〕，入新瓷瓶中，乃下二物，（打）〔攪〕二三百轉。先以油紙一重覆上，加〔七〕重封之。每日去紙一重，七日開之，氣香味美，格韻韻絶高，今人多作之。《圖經本草》⑧。**九種心痛**。《聖惠方》⑨用桂心二錢半，爲末。酒一盞半，煎半盞飲，立效。○《外臺秘要》⑩桂末，酒服方寸匕，須臾六七次。**心腹脹痛**，氣短欲絶。桂二兩，水一升二合，煮八合，頓服之。《肘後方》⑪。

---

① 甲乙經：**《圖經》見《證類》卷12"桂"** ……《甲乙經》……又治躄筋急，亦以白酒和桂塗之……

② 千金方：**《千金方》卷8"風懿第六"** 治中風，面目相引，口偏僻，牙車急，舌不可轉方……又方：酒煮桂取汁，以故布搨病上，正則止。左喎搨右，右喎搨左。秘不傳，余常用大效。

③ 肘後方：**《肘後方》卷3"治中風諸急方第十九"** 若四肢逆冷，吐清汁，宛轉啼呼者：取桂一兩，㕮咀，以水三升，煮取二升，去滓，適寒温盡服。

④ 千金方：**《證類》卷12"桂"** 《孫真人食忌》：治中風失音方：桂一尺，以水三升，煎取一升服，取汗。/**《千金方》卷8"風懿第六"** 桂湯：治卒失音方。濃煮桂汁，服一升，覆取汗。亦可末桂，著舌下，漸漸嚥汁。

⑤ 方同上：**《千金方》卷6"喉病第七"** 治喉痺卒不得語方：濃煮桂汁，服一升。亦可末桂，著舌下，漸咽之良。

⑥ 聖惠方：**《聖惠方》卷20"治風頭痛諸方"** 治風頭痛，每欲天陰先發者，方：桂心（一兩，末），右以酒調如膏，用傅頂上並額角。

⑦ 和劑方：**《局方》卷2"治傷寒"** 桂苓圓：大解暑毒。肉桂（去粗皮，不見火）、茯苓（去粗皮，各等分），右爲細末，煉蜜爲圓，每兩作八圓，每服一圓，用新汲水或熟水嚼下，化下亦得。

⑧ 圖經本草：**《圖經》見《證類》卷12"桂"** ……《續傳信方》：造桂漿法，夏月飲之，解煩渴，益氣消痰。桂末二大兩，白蜜一升，以水二斗，先煎取一斗。待冷，入新瓷瓶中，後下二物，攪二三百轉令勻。先以油單一重覆上，加紙七重，以繩封之。每日去紙一重，七日開之，藥成，氣香味美，格韻絶高。今人亦多作，故并著其法。

⑨ 聖惠方：**《聖惠方》卷43"治九種心痛諸方"** 治九種心痛妨悶方：桂心（半兩，末），右以酒一大盞煎至半盞，去滓稍熱服，立效。

⑩ 外臺秘要：**《外臺》卷7"心痛方"** 《備急》療心痛方：桂心末，温酒服方寸匕，須臾六七服。乾薑依上法服之亦佳。忌生葱。

⑪ 肘後方：**《肘後方》卷1"治心腹俱痛方第十"** 治心腹俱脹痛，短氣欲死或已絶方……又方：桂二兩，切，以水一升二合，煮取八合，去滓頓服。無桂者，著乾薑亦佳。

中惡心痛。方同上。《千金》①。寒疝心痛，四肢逆冷，全不飲食。桂心研末一錢，熱酒調下，取效。《聖惠方》②。產後心痛，惡血冲心，氣悶欲絶。桂心爲末，狗膽汁丸芡子大。每熱酒服一丸。《聖惠》③。產後瘕痛。桂末，酒服方寸匕，取效。《肘後》④。死胎不下。桂末二錢，待痛緊時，童子小便温熱調下。名觀音救生散，亦治産難横生。加射香少許，酒下，比之水銀等藥，不損人。（向）〔何〕氏方⑤。血崩不止。桂心不以多少，坩鍋内煅存性，爲末。每米飲空腹服一二錢。名神應散。《婦人良方》⑥。反腰血痛。桂末和苦酒塗之。乾再上。《肘後方》⑦。吐血下血。《肘後》⑧用桂心爲末，水服方寸匕。○王璆⑨曰：此陰乘陽之症也，不可服凉藥。南陽趙宣德暴吐血，服二次而止。其甥亦以二服而安。小兒久痢赤白。用桂去皮，以薑汁炙紫，黄連以茱萸炒過，等分，爲末。紫蘇、木瓜煎湯服之。名金鎖散。《全幼心鑑》⑩。小兒遺尿。桂末、雄雞肝等分，擣丸小豆大。温水調下，日二服。《外臺》⑪。嬰兒臍腫。多因傷濕，桂心炙熱熨之，日四五次。《姚和衆方》⑫。外腎偏腫。桂末水調方寸匕，塗之。《梅師方》⑬。食果腹脹。

① 千金：**《千金方》卷 13“心腹痛第六”** 治卒中惡心痛方……又方：桂心八兩，㕮咀，以水四升，煮取一升半，分二服。

② 聖惠方：**《聖惠方》卷 48“治寒疝心痛諸方”** 治寒疝心痛，四肢逆冷，不欲食……又方：桂心（二兩），右擣細羅爲散，不計時候以熱酒調下一錢。

③ 聖惠：**《聖惠方》卷 80“産後惡血冲心諸方”** 治産後惡血冲心痛，氣悶欲絶，宜服此方：桂心（三兩），右擣羅爲散，以狗膽汁和圓如櫻桃大，不計時候用熱酒研下二圓。

④ 肘後：**《證類》卷 12“桂”** 葛氏方……又方：治産後腹中瘕痛：末桂，温酒服方寸匕，日三。

⑤ 何氏方：**《婦人良方》卷 17“産難子死腹中方論第五”** 趙和叔傳下死胎方：桂心末，二錢、麝香當門子一個，右同研，温酒調服，須臾如手推下。比之用水銀等藥，不損血氣。何氏方無麝香，每用桂末二錢，痛陣密時，用温童子小便調下，名觀音救生散。兼治産難及横、倒生。

⑥ 婦人良方：**《婦人良方》卷 1“崩暴下血不止方論第十五”** 神應散：治婦人血崩不止。桂心（不拘多少），（甘）〔坩〕鍋内煅，微存性，爲末，每服一二錢，米飲調下。

⑦ 肘後方：**《證類》卷 12“桂”** 《肘後方》……又方：治反腰有血痛：擣桂，篩三升許，以苦酒和塗痛上，乾復塗。

⑧ 肘後：**《證類》卷 12“桂”** 葛氏方：治卒吐血，桂屑方寸匕，晝夜合二十許服，亦療下血。大神驗。

⑨ 王璆：**《百一選方》卷 6“第七門”** 治暴吐血：桂末二錢，水湯各半，濃調約半盞許，猛喫，甚者二服。南陽趙宣德患，服之如神。其甥亦吐血，二服永安。

⑩ 全幼心鑑：**《全幼心鑒》卷 4“痢”** 金鏁散：治嬰孩小兒久患赤白痢。桂（去皮，薑汁炙）、黄連（用吴茱萸同炒，去吴茱萸），右爲極細末，用紫蘇、木瓜同煎，湯調化，食前服。

⑪ 外臺：**《外臺》卷 11“睡中遺尿不自覺方”** 療少小睡中遺尿不自覺方……又方：雄雞肝、桂心，右二味等分，擣丸，服如小豆一枚，日三服。

⑫ 姚和衆：**《證類》卷 12“桂”** 姚和衆方：治小兒臍腫。取桂心炙令熱，熨之，日可四五度。

⑬ 梅師方：**《證類》卷 12“桂”** 《梅師方》……又方：治卒外腎偏腫疼痛方：桂心末和水調方寸匕，塗之。

不拘老小，用桂末，飯和丸緑豆大。吞五六丸，白湯下。未消再服。《經驗方》[①]。**打撲傷損**。瘀血溷悶，身體疼痛。辣桂爲末，酒服二錢。《直指方》[②]。**乳癰腫痛**。桂心、甘草各二分，烏頭一分，炮爲末，和苦酒塗之，紙覆住。膿化爲水，神效。《肘後方》[③]。**重舌鵝口**。桂末和薑汁塗之。《湯氏寶書》[④]。**諸蛇傷毒**[⑤]。桂心、栝樓等分，爲末，竹筒密塞。遇毒蛇傷即傅之。塞不密，即不中用也。**閉口椒毒**。氣欲絶，或出白沫，身體冷。急煎桂汁服之，多飲新汲水一二升。《梅師方》[⑥]。**中鉤吻毒、解芫青毒**[⑦]。並煮桂汁服。

葉。【主治】擣碎浸水，洗髮，去垢除風。時珍。

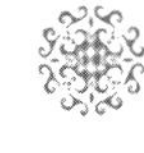

箘桂音窘○《本經》[⑧]上品

【釋名】筒桂《唐本》[⑨]、小桂。【恭[⑩]曰】箘者竹名。此桂嫩而易卷如筒，即古所用筒桂也。筒似箘字，後人誤書爲箘，習而成俗，亦復因循也。【時珍曰】今本草又作從草之菌，愈誤矣。牡桂爲大桂，故此稱小桂。

---

① 經驗方：**《證類》卷12"牡桂"**　《經驗後方》：治大人、小兒吃雜果子多。腹脹氣急方：取肉桂碾末，飯丸如緑豆大。小兒熟水下五丸，大人十丸。未痊再服。

② 直指方：**《直指方》卷26"血疾證治"**　桂枝酒：治打撲傷墜，淤血溷悶，身體疼痛。辣桂，右爲末，每二錢，温酒調下。

③ 肘後方：**《肘後方》卷5"治癰疽妒乳諸毒腫方第三十六"**　乳腫：桂心、甘草（各二分）、烏頭（一分，炮），擣爲末，和苦酒塗紙，覆之，膿化爲水，則神效。

④ 湯氏寶書：（**按**：《嬰孩寶書》原書佚，查存其佚文之《編集諸家嬰兒病證幼幼方論》無此方。）

⑤ 諸蛇傷毒：**《肘後方》卷7"治卒青蛙蝮虺衆蛇所螫方第五十三"**　徐玉治蛇毒方……又方：桂心、栝樓，右二味等分爲末，用小竹筒密塞之，以帶行。卒爲蝮蛇所螫，即敷之。此藥療諸蛇毒。塞不密，則氣歇不中用。（**按**：原無出處，今溯得其源。）

⑥ 梅師方：**《證類》卷12"桂"**　《梅師方》：蜀椒閉口者有毒。誤食之，便氣欲絶，或下白沫，身體冷急。煎桂汁服之，多飲冷水一二升，忽食飲吐漿，煎濃豉汁服之。

⑦ 解芫青毒：**《千金方》卷24"解百藥毒第二"**　治鉤吻毒，困欲死，面青口噤，逆冷身痺方……又方：煮桂汁飲之。（**按**：原無出處，今溯得"中鉤吻毒"之源。"解芫青毒"尚未溯得其源。）

⑧ 本經：**《本經》《别録》見《證類》卷12"菌桂"**　**味辛，温**，無毒。**主百病，養精神，和顏色，爲諸藥先聘通使。久服輕身不老，面生光華，媚好常如童子。**生交阯、桂林山谷岩崖間，無骨，正圓如竹。立秋採。

⑨ 唐本：**《唐本草》見《證類》卷12"菌桂"**　《唐本》注云：菌者，竹名。古方用筒桂者是……

⑩ 恭：**《拾遺》見《證類》卷12"桂"**　《陳藏器本草》云……筒卷者，即菌桂也，以嫩而易卷。古方有筒桂，字似菌字，後人誤而書之，習而成俗，至於書傳，亦復因循……（**按**：非"恭"之言，乃出《拾遺》。）

【集解】【《别録》①曰】箘桂生交趾、桂林山谷巖厓間。無骨，正圓如竹。立秋采之。【弘景②曰】交趾屬交州，桂林屬廣州。《蜀都賦》云箘桂臨巖是矣。俗中不見正圓如竹者，惟嫩枝破卷成圓，猶依桂用，非真箘桂也。仙經用箘桂，云三重者良，則明非今桂矣。别是一物，應更研訪。【時珍曰】箘桂葉似柿葉者是。詳前"桂"下。《别録》所謂正圓如竹者，謂皮卷如竹筒。陶氏誤疑是木形如竹，反謂卷成圓者非真也。今人所栽巖桂，亦是箘桂之類而稍異。其葉不似柹葉，亦有鋸齒如枇杷葉而粗澀者，有無鋸齒如巵子葉而光潔者。叢生巖嶺間，謂之巖桂，俗呼爲木犀。其花有白者名銀桂，黄者名金桂，紅者名丹桂。有秋花者，春花者，四季花者，逐月花者。其皮薄而不辣，不堪入藥。惟花可收茗、浸酒、鹽漬，及作香搽、髮澤之類耳。

皮。三月、七月采。【氣味】辛，温，無毒。【主治】百病，養精神，和顔色，爲諸藥先聘通使。久服輕身不老，面生光華，媚好常如童子。《本經》③。

【發明】見前"桂"下。【時珍曰】箘桂主治與桂心、牡桂迥然不同。昔人所服食者，蓋此類耳。

【正誤】【弘景④曰】仙經服食桂，以葱涕合和雲母蒸化爲水服之。【慎微⑤曰】《抱朴子》云：桂可合竹瀝餌之，亦可以龜腦和服之。七年能步行水上，長生不死。趙佗子服桂二十年，足下生毛，日行五百里，力舉千斤。《列仙傳》云：范蠡好食桂，飲水賣藥，世人見之。又桂父，象林人，常服桂皮葉，以龜腦和之。【時珍曰】方士謬言，類多如此。唐氏收入本草，恐誤後人，故詳記。

木犀花。【氣味】辛，温，無毒。【主治】同百藥煎、孩兒茶作膏餅噙，生津辟臭化痰，治風蟲牙痛。同麻油蒸熟，潤髮，及作面脂。時珍。

天竺桂《海藥》⑥

【集解】【珣⑦曰】天竺桂生南海山谷，功用似桂。其皮薄，不甚辛烈。【宗奭⑧曰】皮與牡桂

---

① 别録：見前頁注⑧。

② 弘景：**《集注》見《證類》卷12"菌桂"**　陶隱居：交址屬交州、桂林屬廣州，而《蜀都賦》云"菌桂臨崖"。俗中不見正圓如竹者，惟嫩枝破卷成圓，猶依桂用，非真菌桂也。仙經乃有用菌桂，云三重者良，則明非今桂矣，必當别是一物，應更研訪。

③ 本經：見2299頁注⑧白字。

④ 弘景：**《集注》見《證類》卷12"桂"**　陶隱居云……仙經乃並有三桂。常服食，以葱涕合和雲母，蒸化爲水者，正是此種爾……

⑤ 慎微：**《證類》卷12"桂"**　《抱朴子》云：桂可以合葱涕蒸作水，亦可以竹瀝合餌之，亦可以龜腦和而服之，七年能步行水上，長生不死。又云：趙他子服桂二十年，足下毛生，日行五百里，力舉千斤。/**《證類》卷12"菌桂"**　《列仙傳》：范蠡好食桂，飲水討藥，人世世見之。又曰：桂父，象林人，常服桂皮、葉，以龜腦和服之。

⑥ 海藥：**《開寶》見《證類》卷13"天竺桂"**　味辛，温，無毒。主腹内諸冷，血氣脹，功用似桂。皮薄不過烈。生西胡國。（**按**：非出《海藥》，乃出《開寶》。）

⑦ 珣：**《海藥》見《證類》卷13"天竺桂"**　謹按《廣州記》云：生南海山谷。補暖腰脚，破産後惡血，治血痢腸風，功力與桂心同，方家少用。（**按**："其皮薄不甚辛烈"乃《開寶》之語，誤作《海藥》。）

⑧ 宗奭：**《衍義》卷14**　天竺桂：與牡、菌桂同，但薄而已。

相同,但薄耳。【時珍曰】此即今閩、粤、浙中山桂也,而台州天竺最多,故名。大樹繁花,結實如蓮子狀。天竺僧人稱爲月桂是矣。詳"月桂"下。

皮。【氣味】辛,温,無毒。【主治】腹内諸冷,血氣脹痛。藏器①。破産後惡血,治血痢腸風,補暖腰脚,功與桂心同,方家少用。珣②。

月桂《拾遺》③

【集解】【藏器④曰】今江東諸處,每至四五月後晦,多于衢路間得月桂子,大于貍豆,破之辛香,古老相傳是月中下也。餘杭靈隱寺僧種得一株,近代詩人多所論述。《洞冥記》云:有遠飛雞,朝往夕還,常銜桂實歸于南土。南土月路也,故北方無之。山桂猶堪爲藥,况月桂乎?【時珍曰】吴剛伐月桂之説,起于隋唐小説。月桂落子之説,起于武后之時。相傳有梵僧自天竺鷲嶺飛來,故八月常有桂子落于天竺。《唐書》⑤亦云:垂拱四年三月,有月桂子降于台州,十餘日乃止。宋仁宗天聖丁卯八月十五夜,月明天净。杭州靈隱寺月桂子降,其繁如雨,其大如豆,其圓如珠,其色有白者、黄者、黑者,殼如芡實,味辛。拾以進呈。寺僧種之,得二十五株。慈雲式公有序記之。張君房宿錢塘月輪寺,亦見桂子紛如烟霧,回旋成穗,墜如牽牛子,黄白相間,咀之無味。據此,則月中真若有樹矣。竊謂月乃陰魄,其中婆娑者,山河之影爾。月既無桂,則空中所墜者何物耶?泛觀群史,有雨塵沙土石,雨金鉛錢汞,雨絮帛穀粟,雨草木花藥,雨毛血魚肉之類甚衆。則桂子之雨,亦妖怪所致,非月中有桂也。桂生南方,故惟南方有之。《宋史》⑥云:元豐三年六月,饒州雨木子數畝,狀類山芋子,味辛而香,即此類也。道經月桂謂之不時花,不可供獻。

---

① 藏器:見前頁注⑥。(**按**:誤注出處,當出《開寶》。)

② 珣:見前頁注⑦。

③ 拾遺:**《證類》卷13"四十五種陳藏器餘·救月杖"** ……人亦取月桂子,碎,傅耳後月蝕耳瘡。今江東諸處,每至四、五月後晦,多於衢路間得之,大如貍豆,破之辛香。古老相傳,是月中下也。山桂猶堪爲藥,况月桂乎?正應不的識其功耳。今江東處處有。不知北地何意獨無,爲當非月路耶,月感之矣。余杭靈隱寺僧云:種得一株,近代詩人多所論述。《漢武洞冥記》云:有遠飛雞,朝往夕還,常銜桂實,歸於南土,所以北方無,南方月路,所以有也。(**按**:此藥雖首見陳藏器論述,但并未單獨以"月桂"之名立條。)

④ 藏器:見上注。

⑤ 唐書:**《新唐書》卷34"五行志"** 垂拱四年三月,雨桂子于台州,旬餘乃止。占曰:天雨草木,人多死。/**《西湖遊覽志餘》卷24"委巷叢談"** 天竺桂子之説,起自唐時。然宋慈雲式公月桂詩序云:天聖丁卯秋,八月十五夜。月有濃華,雲無纖迹。靈隱寺殿堂左右天降靈實,其繁如雨,其大如豆,其圓如珠,其色白者、黄者、黑者,殼如芡實,味辛。識者曰:此月中桂子也。拾以封呈。好事者餘播種林下,越數月,移植白猿峰,凡二十五株,遂改回軒亭爲月桂亭。又張君房爲錢唐令,夜宿月輪山寺,僧報曰:桂子下,塔遶起。望之紛如烟霧,回旋成穗,散墜如牽牛子,黄白相間,咀之無味。則桂子之落,往往有之,但人不識耳……(**按**:此段文乃糅合二書所載而成。)

⑥ 宋史:**《宋史》卷65"五行志"** 元豐……三年六月已未,饒州長山雨木子數畝,狀類山芋子,味香而辛,土人以爲桂子。又曰菩提子。明道中嘗有之。

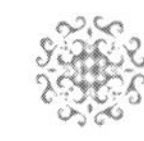
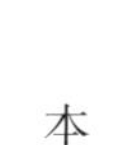

子。【氣味】辛，温，無毒。【主治】小兒耳後月蝕瘡，研碎傅之。藏器①。

木蘭《本經》②上品

【釋名】杜蘭《别録》③、林蘭《本經》④、木蓮《綱目》、黄心。【時珍曰】其香如蘭，其花如蓮，故名。其木心黄，故曰黄心。

【集解】【《别録》⑤曰】木蘭生零陵山谷及太山。皮似桂而香。十二月采皮，陰乾。【弘景⑥曰】零陵諸處皆有之。狀如楠樹，皮甚薄而味辛香。今益州者皮厚，狀如厚朴而氣味爲勝。今東人皆以山桂皮當之，亦相類。道家用合香亦好。【保昇⑦曰】所在皆有。樹高數仞。葉似菌桂葉，有三道縱文，其葉辛香不及桂也。皮如板桂，有縱横文。三月、四月采皮，陰乾。【頌⑧曰】今湖、嶺、蜀川諸州皆有之。此與桂全别，而韶州所（上）〔生〕，乃云與桂同是一種。取外皮爲木蘭，中肉爲桂心。蓋是桂中之一種爾。十一月、十二月采，陰乾。任昉《述異記》云：木蘭洲，在潯陽江中，多木蘭。又七里洲中有魯（斑）〔班〕刻木蘭舟，至今在洲中。今詩家云"木蘭舟"出于此。【時珍曰】木蘭枝葉俱疏。其花内白外紫，亦有四季開者。深山生者尤大，可以爲舟。按《白樂天集》⑨云：木蓮生巴峽山谷間，民呼爲黄心樹。大者高五六丈，涉冬不凋。身如青楊，有白紋。葉如桂而厚大，無脊。花如蓮花，香色艷膩皆同，獨房蕊有異。四月初始開，二十日即謝，不結實。此説乃真木蘭也。其花有紅、黄、白數色。其木肌細而心黄，梓人所重。蘇頌所言韶州者，是牡桂，非木蘭也。或云木蘭樹雖去皮，亦不死。羅願言其冬花，實如小柿甘美者，恐不然也。

皮。【氣味】苦，寒，無毒。【主治】身大熱在皮膚中，去面熱赤皰酒皶，

---

① 藏器：見前頁注③。

② 本經：《本經》《别録》見《證類》卷12"**木蘭**" **味苦，寒，**無毒。**主身大熱在皮膚中，去面熱赤皰酒皶，惡風癲疾，陰下癢濕，明耳目，**療中風傷寒，及癰疽水腫，去臭氣。**一名林蘭，**一名杜蘭。皮似桂而香。生零陵山谷及太山。十二月採皮，陰乾。

③ 别録：見上注。

④ 本經：見上注白字。

⑤ 别録：見上注。

⑥ 弘景：**《集注》見《證類》卷12"木蘭"** 陶隱居云：零陵諸處皆有。狀如楠樹，皮甚薄而味辛香。今益州有皮厚，狀如厚朴，而氣味爲勝。今東人皆以山桂皮當之，亦相類。道家用合香亦好。

⑦ 保昇：**《蜀本草》見《證類》卷12"木蘭"** 《蜀本》：《圖經》云：樹高數仞，葉似菌桂葉，有三道縱文，皮如板桂，有縱横文。今所在有。三月、四月採皮，陰乾。

⑧ 頌：**《圖經》見《證類》卷12"木蘭"** 木蘭，生零陵山谷及泰山，今湖、嶺、蜀、川諸州皆有之……此與桂枝全别，而韶州所生，乃云與桂同是一種。取外皮爲木蘭，中肉爲桂心。蓋是桂中之一種耳。十一月、十二月採，陰乾用。任昉《述異記》云：木蘭川，在潯陽江中，多木蘭。又七里洲中有魯班刻木蘭舟，至今在洲中。今詩家云木蘭舟，出於此。（**按**："木蘭川"，《述異記》卷下原文作"木蘭舟"。）

⑨ 白樂天集：**《白氏長慶集》卷18"律詩・東城春意"** ……木蓮樹生巴峽山谷間，巴民亦呼爲黄心樹。大者高五丈，涉冬不凋。身如青楊，有白文，葉如桂，厚大無（春）〔脊〕，花如蓮，香色豔膩皆同，獨房，蕊有異，四月初始開，自開迨謝僅二十日……

惡風癩疾，陰下癢濕，明耳目。《本經》①。療中風傷寒，及癰疽水腫，去臭氣。《别録》②。治酒疸，利小便，療重舌。時珍。

【附方】舊二，新一。小兒重舌。木蘭皮一尺，廣四寸，削去粗皮，入醋一升，漬汁噙之。《子母秘録》③。面上皶皰皯䵳。用木蘭皮一斤，細切，以三年酢漿漬之百日，晒乾擣末。每漿水服方寸匕，日三服。《肘後》④用酒漬之，巵子仁一斤。《古今録驗方》⑤。酒疸發斑，赤黑黄色，心下懊痛，足脛腫滿，小便黄，由大醉當風，入水所致。用木蘭皮一兩，黄芪二兩，爲末。酒服方寸匕，日三服。《肘後方》⑥。

花。【主治】魚哽骨哽，化鐵丹用之。時珍。

辛夷《本經》⑦上品

【釋名】辛雉《本經》⑧、侯桃同、房木同、木筆《拾遺》⑨、迎春。【時珍曰】夷者，荑也，其苞初生如荑而味辛也。楊雄《甘泉賦》⑩云：列辛雉于林薄。服虔注云：即辛夷。雉、夷聲相近也。今本草作辛矧，傳寫之誤矣。【藏器⑪曰】辛夷花未發時，苞如小桃子，有毛，故名侯桃。初發如

---

① 本經：見前頁注②白字。

② 别録：見前頁注②。

③ 子母秘録：**《證類》卷12"木蘭"**　《子母秘録》：療小兒重舌。木蘭皮一尺，廣四寸，削去粗皮，用醋一升漬取汁，注重舌上。

④ 肘後：**《外臺》卷32"面皻皰方"**　《肘後》療面及鼻病酒皻方：木蘭皮（一斤，漬酒，用三年者，百日出，暴乾。）、梔子人（一斤），右二味合擣爲散，食前以漿水服方寸一匕，日三良。（**按**：今本《肘後方》無此方。）

⑤ 古今録驗：**《外臺》卷32"面皻皰方"**　《集驗》療面上皻皰皯䵳方……又木蘭散方：木蘭皮一斤，右一味，以三年酢漿漬之，百日出，於日中暴之，擣末，服方寸匕，日三。（**按**：《證類》卷12"木蘭"引《外臺》此方，云出《集驗》，非《古今録驗》。）

⑥ 肘後：**《肘後方》卷4"治卒發黄膽諸黄病第三十一"**　酒疸者，心懊痛，足脛滿，小便黄，飲酒發赤斑黄黑，由大醉當風入水所致，治之方：黄蓍（二兩）、木蘭（一兩），末之，酒服方寸匕，日三服。

⑦ 本經：**《本經》《别録》（《藥對》）見《證類》卷12"辛夷"**　**味辛，温，**無毒。**主五藏身體寒熱，風頭腦痛，面䵟，**温中解肌，利九竅，通鼻塞涕出，治面腫引齒痛，眩冒身兀兀如在車船之上者，生鬚髮，去白蟲。**久服下氣，輕身明目，增年耐老。**可作膏藥用之，去心及外毛。毛射人肺，令人欬。**一名辛矧，一名侯桃，一名房木。**生漢中川谷。九月採實，暴乾。（芎藭爲之使。惡五石脂，畏菖蒲、蒲黄、黄連、石膏、黄環。）

⑧ 本經：見上注白字。（**按**："釋名"項下"同"皆同此。）

⑨ 拾遺：**《拾遺》見《證類》卷12"辛夷"**　……初發如筆，北人呼爲木筆……

⑩ 甘泉賦：**《漢書·揚雄傳》**　……平原唐其壇曼兮，列新雉於林薄。（……服虔曰：新雉，香草也。雉、夷聲相近……

⑪ 藏器：**《拾遺》見《證類》卷12"辛夷"**　《陳藏器本草》云：辛夷，今時所用者，是未發花時如小桃子，有毛，未折時取之。所云用花開者，及在二月，此殊誤爾。此花，江南地暖正月開，北地寒二月開。初發如筆，北人呼爲木筆。其花最早，南人呼爲迎春。

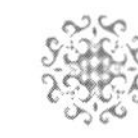
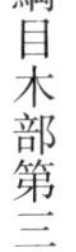

筆頭，北人呼爲木筆。其花最早，南人呼爲迎春。

【集解】【《别録》①曰】辛夷生漢中、魏興、梁州川谷。其樹似杜仲，高丈餘。子似冬桃而小。九月采實，暴乾，去心及外毛。毛射人肺，令人欬。【弘景②曰】今出丹陽近道，形如桃子小時，氣味辛香。【恭③曰】此是樹花未開時收之。正月、二月好采。云九月采實者，恐誤也。【保昇④曰】其樹大連合抱，高數仞。葉似柿葉而狹長。正月、二月花似有毛小桃，色白而帶紫。花落而無子。夏杪復着花，如小筆。又有一種，花、葉皆同，但三月花開，四月花落，子赤似相思子。二種所在山谷皆有。【禹錫⑤曰】今苑中有樹，高三四丈，其枝繁茂。正二月花開，紫白色。花落乃生葉，夏初復生花。經(伏)〔秋〕歷冬，葉花漸大，如有毛小桃，至來年正二月始開。初是興元府進來，樹纔三四尺，有花無子，經二十餘年方結實。蓋年淺者無子，非有二種也。其花開早晚，各隨方土節氣爾。【宗奭⑥曰】辛夷處處有之，人家園亭亦多種植，先花後葉，即木筆花也。其花未開時，苞上有毛，光長如筆，故取象而名。花有桃紅、紫色二種，入藥當用紫者，須未開時收之，已開者不佳。【時珍曰】辛夷花初出枝頭，苞長半寸，而尖鋭儼如筆頭，重重有青黄茸毛順鋪，長半分許。及開則似蓮花而小如盞，紫苞紅焰，作蓮及蘭花香。亦有白色者，人呼爲玉蘭。又有千葉者。諸家言苞似小桃者，比類欠當。

苞。【修治】【斆⑦曰】凡用辛夷，拭去赤肉毛了，以芭蕉水浸一宿，用漿水煮之，從巳至未，

---

① 别録：見前頁注⑦。（**按**：本條"魏興、梁州""其樹似杜仲，高丈餘"均未見《别録》。"子似冬桃而小"與陶弘景云"形如桃子小時"相似。）

② 弘景：**《集注》見《證類》卷12"辛夷"**　陶隱居云：今出丹陽近道。形如桃子小時，氣辛香。即《離騷》所呼辛夷者。

③ 恭：**《唐本草》見《證類》卷12"辛夷"**　《唐本》注云：此是樹花未開時收之。正月、二月好採。今見用者是。其九月採實者，恐誤……

④ 保昇：**《蜀本草》見《證類》卷12"辛夷"**　《蜀本》：《圖經》云：樹高數仞。葉似柿葉而狹長。正月、二月，花似著毛小桃，色白而帶紫。花落而無子。夏杪復著花，如小筆。又有一種，三月花開，四月花落，子赤似相思子。花、葉與無子者同。取花欲開者勝，所在山谷皆有……（**按**：此節當爲《蜀本草》引唐《圖經》内容。）

⑤ 禹錫：**《蜀本草》見《證類》卷12"辛夷"**　……此二種，今苑中有樹，高三四丈，花、葉一如《圖經》所説，但樹身徑二尺許，去根三尺已來便有枝柯，繁茂可愛。正月、二月花開，紫白色。花落復生葉，至夏初還生花如小筆。經秋歷冬，葉、花漸大，如有毛小桃，至來年正月、二月始開。初是興元府進來，其樹纔可三四尺，有花無子，謂之木筆花。樹種經二十餘載方結實。以此推之。即是年歲淺者無子，非有二種也。其花開早晚，應各隨其土風爾。（**按**：此節當爲《蜀本草》評述唐《圖經》内容。《蜀本草》此條乃由《嘉祐》引録，故時珍注出"嘉祐"。）

⑥ 宗奭：**《衍義》卷13"辛夷"**　先花後葉，即木筆花也。最先春以具花，未開時，其花苞有毛，(光)〔尖〕長如筆，故取象曰木筆。有紅、紫二本，一本如桃花色者，一本紫者。今入藥當用紫色者，仍須未開時收取。入藥當去毛苞。（**按**："辛夷處處有之，人家園亭亦多種植"乃蘇頌《圖經》文字，非出《衍義》。）

⑦ 斆：**《炮炙論》見《證類》卷12"辛夷"**　雷公云：凡用之，去粗皮，拭上赤肉毛了，即以芭蕉水浸一宿漉出，用漿水煮，從巳至未，出，焙乾用。若治眼目中患，即一時去皮用向裏實者。

取出焙乾用。若治眼目中患，即一時去皮，用向裹實者。【大明[①]曰】入藥微炙。**【氣味】辛，温，無毒。**【時珍曰】氣味俱薄，浮而散，陽也，入手太陰、足陽明經。【之才[②]曰】芎藭爲之使。惡五石脂，畏昌蒲、蒲黄、黄連、石膏、黄環。**【主治】五臟身體寒熱，風頭腦痛，面䵟。久服下氣，輕身明目，增年耐老。**《本經》[③]。**温中解肌，利九竅，通鼻塞涕出，治面腫引齒痛，眩冒身兀兀如在車船之上者，生鬚髮，去白蟲。**《别録》[④]。**通關脉，治頭痛憎寒，體噤瘙癢。入面脂，生光澤。**大明[⑤]。**鼻淵鼻鼽，鼻窒鼻瘡，及痘後鼻瘡，並用研末，入麝香少許，葱白蘸入數次，甚良。**時珍。

【發明】【時珍曰】鼻氣通於天。天者，頭也，肺也。肺開竅于鼻，而陽明胃脉環鼻而上行。腦爲元神之府，而鼻爲命門之竅，人之中氣不足，清陽不升，則頭爲之傾，九竅爲之不利。辛夷之辛温走氣而入肺，其體輕浮，能助胃中清陽上行通於天，所以能温中，治頭面目鼻九竅之病。軒、岐之後，能達此理者，東垣李杲一人而已。

沈香《别録》[⑥]上品

【釋名】沈水香《綱目》、蜜香。【時珍曰】木之心節置水則沈，故名沈水，亦曰水沈。半沈者爲棧香，不沈者爲黄熟香。《南越志》[⑦]言：交州人稱爲蜜香，謂其氣如蜜脾也。梵書[⑧]名阿迦嚧香。

【集解】【恭[⑨]曰】沈香、青桂、雞骨、馬蹄、煎香，同是一樹，出天竺諸國。木似欅柳，樹皮青色。葉似橘葉，經冬不凋。夏生花，白而圓。秋結實似檳榔，大如桑椹，紫而味辛。【藏器[⑩]曰】沈香

---

① 大明：**《日華子》見《證類》卷 12"辛夷"** ……入藥微炙，已開者劣，謝者不佳。

② 之才：**古本《藥對》** 見 2303 頁注⑦括號中七情文。

③ 本經：見 2303 頁注⑦白字。

④ 别録：見 2303 頁注⑦。

⑤ 大明：**《日華子》見《證類》卷 12"辛夷"** 通關脉，明目，治頭痛憎寒，體噤瘙癢……（**按**："入面脂生光澤"非"大明"語，似取《藥性論》"面脂用，主光華"改寫。）

⑥ 别録：**《别録》見《證類》卷 12"沈香"** 微温。療風水毒腫，去惡氣。

⑦ 南越志：**《證類》卷 12"沈香"** 《南越志》云：交州有蜜香樹。欲取，先斷其根，經年後外皮朽爛，木心與節堅黑，沉水者爲沉香，浮水面平者爲雞骨，最粗者爲棧香。

⑧ 梵書：**《金光明經》卷 7"大辯才天女品第十五之一"** ……沉香（惡揭嚕）/**《翻譯名義集》三"衆香第三十四"** 阿伽嚧（或云惡揭嚕，此云沉香。）

⑨ 恭：**《唐本草》見《證類》卷 12"沈香"** 《唐本》注云：沉香、青桂、雞骨、馬蹄、煎香等，同是一樹，葉似橘葉，花白。子似檳榔，大如桑椹，紫色而味辛。樹皮青色，木似欅柳。

⑩ 藏器：**《拾遺》見《證類》卷 12"沈香"** 陳藏器云：沉香，枝、葉並似椿。蘇云如橘，恐未是也。其枝節不朽，最緊實者爲沈香，浮者爲煎香。以次形如雞骨者爲雞骨香。如馬蹄者爲馬蹄香。細枝未爛緊實者爲青桂香。其馬蹄、雞骨只是煎香，蘇乃重云：深覺煩長，並堪熏衣去臭，餘無别功……

枝、葉並似椿。云似橘者,恐未是也。其枝節不朽,沈水者爲沈香;其肌理有黑脉,浮者爲煎香。雞骨、馬蹄皆是煎香,並無別功,止可熏衣去臭。【頌①曰】沈香、青桂等香,出海南諸國及交、廣、崖州。沈懷遠《南越志》云:交趾蜜香樹,彼人取之,先斷其積年老木根,經年,其外皮幹俱朽爛,木心與枝節不壞,堅黑沈水者,即沈香也。半浮半沈與水面平者,爲雞骨香。細枝緊實未爛者,爲青桂香。其幹爲棧香。其根爲黄熟香。其根節輕而大者,爲馬蹄香。此六物同出一樹,有精粗之異爾,並采無時。劉恂《嶺表録異》云:廣管羅州多棧香樹,身似柜柳,其花白而繁,其葉如橘。其皮堪作紙,名香皮紙,灰白色,有紋如魚子,沾水即爛,不及楮紙,亦無香氣。沈香、鷄骨、黄熟、棧香雖是一樹,而根、幹、枝、節,各有分别也。又丁謂《天香傳》云:此香奇品最多。四香凡四〔名〕十二狀,出于一本。木體如白楊,葉如冬青而小。海北竇、化、高、雷皆出香之地,比海南者優劣不侔。既所禀不同,復售者多而取者速,其香不待稍成,乃趍利(伐)〔戕〕賊之深也。非同瓊管黎人,非時不妄剪伐,故木無夭札之患,得必異香焉。【宗奭②曰】嶺南諸郡悉有,傍海處尤多。交幹連枝,岡嶺相接,千里不絶。葉如冬青,大者數抱,木性虚柔。山民以搆茅(蘆)〔廬〕,或爲橋梁,爲飯甑,爲狗槽,有香者百無一二。蓋木得水方結,多在折枝枯幹中,或爲沈,或爲煎,或爲黄熟。自枯死者,謂之水盤香。南(息)〔恩〕、高、竇等州惟産生結香。蓋山民入山,以刀斫曲幹斜枝成坎,經年得雨水浸漬,遂結成香。乃鋸取之,刮去白木,其香結爲斑點,名鷓鴣斑,燔之極清烈。香之良者,惟在瓊、崖等州,俗謂之角沈、黄沈,乃枯木得者,宜入藥用。依木皮而結者,謂之青桂,氣尤清。在土中歲久,不待(創)〔刓〕剔而成薄片者,謂之龍鱗。削之自卷,咀之柔韌者,謂之黄蠟沈,尤

---

① 頌:**《圖經》見《證類》卷 12"沉香"** 沉香、青桂香、雞骨香、馬蹄香、棧香同是一本。舊不著所出州土,今惟海南諸國及交、廣、崖州有之。其木類椿、欅,多節,葉似橘,花白。子似檳榔,大如桑椹,紫色而味辛。交州人謂之蜜香。欲取之,先斷其積年老木根,經年其外皮幹俱朽爛,其木心與枝節不壞者即是香也。細枝緊實未爛者,爲青桂。堅黑而沉水,爲沉香。半浮半沉與水面平者,爲雞骨。最粗者,爲棧香。又云:棧香中形如雞骨者,爲雞骨香。形如馬蹄者,爲馬蹄香。然今人有得沉香奇好者,往往亦作雞骨形,不必獨是棧香也。其又粗不堪藥用者爲生結黄熟香。其實一種,有精粗之異耳。並採無時。《嶺南録異》云:廣、管、羅州多棧香,如柜柳,其花白而繁,皮堪作紙,名爲香皮紙,灰白色,有文如魚子箋,其理慢而弱,沾水即爛,不及楮紙,亦無香氣。又云:與沉香、雞骨、黄熟雖同是一木,而根、幹、枝、節,各有分别者是也。然此香奇異,最多品,故相丁謂在海南作《天香傳》言之盡矣。云四香凡四十二狀,皆出於一本。木體如白楊,葉如冬青而小。又敘所出之地云:竇、化、高、雷,中國出香之地也,比海南者優劣不侔甚矣。既所禀不同,復售者多而取者速,是以黄熟不待其稍成,棧沉不待似是,蓋趨利戕賊之深也。非同瓊管黎人,非時不妄剪伐,故木無夭札之患,得必異香,皆其事也……

② 宗奭:**《衍義》卷 13"沉香木"** 嶺南諸郡悉有之,旁海諸州尤多。交幹連枝,崗嶺相接,千里不絶。葉如冬青,大者合數人抱,木性虚柔。山民或以構茅廬,或爲橋樑,或爲飯甑尤佳。有香者百無一二。蓋木得水方結,多在折枝枯乾中,或爲沉,或爲煎,或爲黄熟。自枯死者,謂之水盤香。今南思、高、竇等州,惟産生結香。蓋山民入山,見香木之曲幹斜枝,必以刀斫成坎,經年得雨水所漬,遂結香。復以鋸取之,刮去白木,其香結爲斑點,遂名鷓鴣斑,燔之極清烈。沉之良者,惟在瓊、崖等州,俗謂之角沉。黄沉乃枯木中得者,宜入藥用。依木皮而結者,謂之青桂,氣尤清。在土中歲久,不待刓剔而成者,謂之龍鱗。亦有削之自卷,咀之柔韌者,謂之黄蠟沉,尤難得也。

難得也。【承①曰】諸品之外，又有龍鱗、麻葉、竹葉之類，不止一二十品。要之，入藥惟取中實沈水者。或沈水而有中心空者，則是鷄骨。謂中有朽路如鷄骨中血眼也。【時珍曰】沉香品類，諸説頗詳。今考楊億《談苑》②、蔡絛《叢話》③、范成大《桂海志》④、張師正《倦游録》⑤、洪駒父《香譜》⑥、

① 承：**陳承"别説"見《證類》卷 12"沉香"**　謹按：沉香種類極多，除掌氏補注及《圖經》所載多件外，又有如龍鱗、麻葉、竹葉之類，不啻一二十品。要之可入藥者唯沉，而其中無空心者可用。若雖沉水而有空心，則是雞骨也。謂中空而有朽路，若雞骨中血眼而軟嫩也。

② 談苑：**《證類》卷 12"沉香"**　《楊文公談苑》：嶺南雷州及海外瓊崖山中多香樹，山中夷民斫採賣與人。其一樹出香三等，曰沉香、棧香、黄熟香。沉、棧皆二品，曰熟結、生結。熟結者，樹自枯爛而得之。生結者，伐仆之久，爛脱而剔取。黄熟，其破者爲黄散香。夷民以香樹爲槽，以飼鷄狗。

③ 蔡絛叢話：**《鐵圍山叢談》卷 5**　香木初一種也，膏脉貫溢，則其結沈水香。然沈水香，其類有四：謂之熟結自然其間，凝實者也。謂之脱落，因木朽而解者也，謂之生結，人以刀斧傷之，而後膏脉聚焉，故言生結也。謂之蟲漏蟲嚙，而後膏脉聚焉，故言蟲漏也。自然脱落爲上，而其氣和。生結、蟲漏則其氣烈，斯爲下矣。沈水香過四者外，則有半結半不結，爲靈水沈（《别本》竝作弄水沈）。弄水香者，番語多婆菜者是也……大凡沈水、婆菜、箋香，此三名嘗出於一種，而每自高下，其品類名號爲多爾，不謂沈水、婆菜、箋香猬各别香種也别本香種竝作有種。三者其産占城國，則不若真臘國，真臘國則不若海南諸黎峒，又皆不若萬安、吉陽兩軍之間黎母山，至是爲冠絶天下之香，無能及之矣。又海北則有高、化二郡，亦出香，然無是三者之别，第爲一種類箋之上者……

④ 桂海志：**《桂海虞衡志・志香》**　沉水香，上品出海南黎洞，亦名土沉香。少大塊，其次如繭栗，角如附子，如芝菌，如茅竹葉者皆佳。至薄如紙者，入水亦沉。香之節因久蟄土中，滋液下流，結而爲香。採時香面悉在下，其背帶木性者乃出土上。環島四郡界皆有之，悉冠諸蕃所出。又以出萬安者爲最勝。説者謂萬安在島正東，鍾朝陽之氣，香尤醖藉豐美。大抵海南香氣皆清淑，如蓮花、梅英、鵝梨、蜜脾之類。焚香一博，投許氛翳彌室，翻之四面悉香，至煤燼氣不焦，此海南香之辨也。北人多不甚識，蓋海上亦自難得……舶香往往腥烈。不甚腥者，意味又短，帶木性，尾烟必焦。其出海北者，生交趾。及交人得之海外蕃舶，而聚於欽州，謂之欽香，質重實，多大塊，氣尤酷烈，不復風味，惟可入藥。南人賤之。

⑤ 倦遊録：**《倦遊雜録》**　沉香木，嶺南諸郡悉有之，瀕海諸州尤多。交榦連枝，岡嶺相接，數千里不絶。葉如冬青，大者合數人抱，木性虚韌。山民或以構茅廬，或以爲橋梁，爲飯甑尤善。有香者百無一二。蓋木得水方結，多在折枝枯榦中。或爲沉，或爲煎，或爲黄熟。自枯死者，謂之水槃香。今南恩、高、貴等州惟産生結香。蓋山民入山，見香木之曲榦斜枝，必以刀斫之成坎，經年得雨水所漬，遂結香。復以鋸取之，刮去白木，其香結爲斑點，亦名鷓鴣斑，燔之甚佳。沉之良者，惟在瓊崖等州，俗謂角沉，乃生木中，取者宜用薰裛。黄沉乃枯木中得之，宜入藥用。依木皮而結者，謂之青桂，氣尤清。在土中歲久，不待刓剔而精者，謂之龍鱗。亦有削之自卷，咀之柔韌者，謂之黄臘沉香，尤難得。

⑥ 香譜：**《香譜》卷上"沉水香"**　《唐本草》注云：出天竺、單于二國，與青桂、雞骨、馢香同是一樹。葉似橘，經冬不彫。夏生花，白而圓細。秋結實，如檳榔，色紫似葚而味辛。療風水毒腫，去惡風。樹皮青色，木似櫸柳。重實黑色、沉水者是。今復有生黄而沉水者，謂之蠟沉。又其不沉者，謂之生結。又《拾遺・解紛》云：其樹如椿。常以水試乃知。餘見下卷《天香傳》中。（**按**：該書 2 卷，除此條以"沉水香"爲名外，尚有屬於沉香不同品種的條目，兹不贅列。）

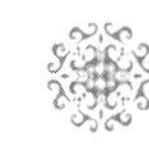

葉廷珪《香録》①諸書，撮其未盡者補之云。香之等凡三，曰沈、曰棧、曰黄熟是也。沈香入水即沈，其品凡四。曰熟結，乃膏脉凝結自朽出者；曰生結，乃刀斧伐仆，膏脉結聚者；曰脱落，乃因水朽而結者；曰蟲漏，乃因蠹隙而結者。生結爲上，熟、脱次之。堅黑爲上，黄色次之。角沈黑潤，黄沈黄潤，蠟沈柔韌，革沈紋横，皆上品也。海島所出，有如石杵，如肘如拳，如鳳雀龜蛇、雲氣人物，及海南馬蹄、牛頭、燕口、繭栗、竹葉、芝菌、梭子、附子等香，皆因形命名爾。其棧香入水半浮半沈，即沈香之半結連木者，或作煎香，番名婆木香，亦曰弄水香。其類有蝟刺香、鷄骨香、葉子香，皆因形而名。有大如〔笠〕者，爲蓬萊香。有如山石枯槎者，爲光香。入藥皆次於沈香。其黄熟香，即香之輕虚者，俗訛爲速香是矣。有生速，斫伐而取者。有熟速，腐朽而取者。其大而可雕刻者，謂之水盤頭。並不堪入藥，但可焚爇。葉廷珪②云：出渤泥、占城、真(蠟)〔臘〕者，謂之番沈，亦曰舶沈，曰藥沈，醫家多用之，以真臘爲上。蔡絛③云：占城不若真臘，真臘不若海南黎峒。黎峒又以萬安黎母山東峒者，冠絶天下，謂之海南沈，一片萬錢。海北高、化諸州者，皆棧香爾。范成大④云：黎峒出者名土沈香，或曰崖香。雖薄如紙者，入水亦沈。萬安在島東，鍾朝陽之氣，故香尤醖藉，土人亦自難得。舶沈香多腥烈，尾煙必焦。交趾、海北之香，聚於欽州，謂之欽香，氣尤(焦)〔酷〕烈。南人不甚重之，惟以入藥。

【正誤】【時珍曰】按李珣《海藥本草》⑤謂：沈者爲沈香，浮者爲檀香。梁元帝《金樓子》⑥謂：一木五香，根爲檀、節爲沈、花爲鷄舌、膠爲薰陸、葉爲藿香。並誤也。五香各是一種。所謂五香一本者，即前蘇恭所言，沈、棧、青桂、馬蹄、鷄骨者是矣。

【修治】【斅⑦曰】凡使沈香，須要不枯，如觜角硬重、沈于水下者爲上，半沈者次之。不可見火。【時珍曰】欲入丸散，以紙裹置懷中，待燥研之。或入乳鉢以水磨粉，晒乾亦可。若入煎劑，惟磨汁臨時入之。【氣味】辛，微温，無毒。【珣⑧曰】苦，温。【大明⑨曰】辛，熱。【元素⑩曰】陽也。有升有降。【時珍曰】咀嚼香甜者性平，辛辣者性熱。

---

① 香録：**《陳氏香譜》卷1"沉水香"** ……葉庭珪云：沉香所出非一，真臘者爲上，占城次之，渤泥最下。真臘之真，又分三品，緑洋最佳，三濼次之，勃羅間差弱……/一名蕃沉。葉庭珪云：出渤泥、三佛齊，氣獷而烈，價視真臘。緑洋减三分之二視，占城减半矣。治冷氣，醫家多用之。（**按**：《香録》佚。南宋·陳敬《陳氏香譜》及明·周嘉胄《香乘》均引其文，各有繁簡，兹不贅録。）

② 葉廷珪：見上注。

③ 蔡絛：見2307頁注③。

④ 范成大：見2307頁注④。

⑤ 海藥本草：**《海藥》見《證類》卷12"沉香"** ……當以水試乃知，子細没者爲沉香，浮者爲檀……

⑥ 金樓子：**《金樓子》卷5"志怪篇"** ……扶南國今衆香皆共一木，根是旃檀，節是沈香，花是雞舌，葉是霍香，膠是薰陸。

⑦ 斅：**《炮炙論》見《證類》卷12"沉香"** 雷公云：沉香，凡使須要不枯者，如觜角硬重沉於水下爲上也，半沉者次也。夫入丸散中用，須候衆藥出即入拌和用之。

⑧ 珣：**《海藥》見《證類》卷12"沉香"** 沉香……味苦，温，無毒……

⑨ 大明：**《日華子》見《證類》卷12"沉香"** 沉香，味辛，熱，無毒……

⑩ 元素：**《醫學啓源》卷下"用藥備旨·法象餘品"** 沈香：陽。補腎。（**按**：原文無"有升有降"。《湯液本草》卷5引"東垣云：能養諸氣，上而至天，下而至泉"。疑時珍據此補文。）

【主治】風水毒腫，去惡氣。《别録》①。主心腹痛，霍亂中惡，邪鬼疰氣，清人神，並宜酒煮服之。諸瘡腫，宜入膏中。李珣②。調中，補五臟，益精壯陽，暖腰膝，止轉筋吐瀉冷氣，破癥癖，冷風麻痺，骨節不任，風濕，皮膚瘙癢，氣痢。大明③。補(石)〔右〕腎命門。元素④。補脾胃，及痰涎、血出於脾。李杲⑤。益氣和神。劉完素⑥。治上熱下寒，氣逆喘急，大腸虚閉，小便氣淋，男子精冷。時珍。

【附方】新七。諸虚寒熱，冷痰虚熱。冷香湯：用沈香、附子炮等分，水一盞，煎七分，露一夜，空心温服。王好古《醫壘元戎》⑦。胃冷久呃。沈香、紫蘇、白豆蔻仁各一錢，爲末。每柿蒂湯服五七分。吴球《活人心統》⑧。心神不足。火不降，水不升，健忘驚悸。朱雀丸：用沈香五錢，伏神二兩，爲末，煉蜜和丸小豆大。每食後人參湯服三十丸，日二服。王璆《百一選方》⑨。腎虚目黑。暖水臟，用沈香一兩，蜀椒去目炒出汗四兩，爲末，酒糊丸梧子大。每服三十丸，空心鹽湯下。《普濟方》⑩。胞轉不通。非小腸、膀胱、厥陰受病，乃强忍房事，或過忍小便所致，當治其氣則愈，非利藥可通也。沈香、木香各二錢，爲末。白湯空腹服之，以通爲度。《醫壘元戎》⑪。大

---

① 别録：見 2305 注⑥。

② 李珣：**《海藥》見《證類》卷 12"沉香"** 沉香……主心腹痛。霍亂，中惡邪鬼疰，清人神，並宜酒煮服之。諸瘡腫宜入膏用……

③ 大明：**《日華子》見《證類》卷 12"沉香"** 沉香……調中，補五藏，益精壯陽，暖腰膝，去邪氣，止轉筋，吐瀉，冷氣，破癥癖，冷風麻痺，骨節不任，濕風皮膚癢，心腹痛，氣痢。

④ 元素：**《湯液本草》卷 5"沉香"** 《珍》云：補右命門。/**《本草發揮》卷 3"沉香"** 潔古云：辛熱，純陽。補右有命門。(**按**：《醫學啓源》卷下僅載沉香"補腎"。)

⑤ 李杲：(**按**：未能溯得其源。《湯液本草》卷 5、《本草發揮》卷 3 均在沉香條引東垣之論，除調中、養氣外，未涉及"痰涎、血出于脾"。)

⑥ 刘完素：**《保命集》卷下"藥略・沉香"** 益氣和神。

⑦ 醫壘元戎：**《普濟方》卷 230"虚勞寒熱"** 冷湯：主冷痰虚熱，諸勞寒热。沉香、附子(炮各等分)。右羅匀煎，露一宿，空心服。(**按**：《醫壘元戎》未見此方，另溯其源。)

⑧ 活人心統：**《活人心統》卷 3"呃門"** 沉香散：治胃冷久呃。沉香、紫蘇、白豆仁(各一錢)，右爲末，每服五七分，柿蒂湯下。

⑨ 百一選方：**《百一選方》卷 1"第二門"** 治心神不安，恍惚不樂，火不下降，時有振跳，消陰養火，全心氣，朱雀丸，蘇韜光傳：茯神(二兩，去皮)、沉香(半兩，並爲細末)，右煉蜜元如小豆大，每服三十元，食後人參湯下，甚妙。

⑩ 普濟方：**《普濟方》卷 81"目昏暗"** 椒沉丸：治目黑暗，暖水臟。沉香(一兩)、椒(去目及閉口者，炒出汁，四兩)，右爲末，無灰酒煮麵糊爲丸如梧子大，每服三十丸，空心鹽湯下。

⑪ 醫壘元戎：**《醫壘元戎》卷 10"藏用丸加減例"** 胞轉，小便不通，非小腸、膀胱、厥陰之氣也。蓋因强力房事，或過小便，以致此疾。非可利之藥所能利之也，法當治氣，宜以沉香湯方之，方：沉香、木香(各一錢)，右爲細末。煎陳皮茯苓湯調服，空心食前服。

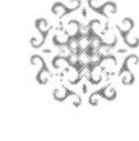

腸虚閉，因汗多，津液耗涸者。沈香一兩，肉蓯蓉酒浸焙二兩，各研末，以麻仁研汁作糊，丸梧子大。每服一百丸，蜜湯下。嚴子禮《濟生方》①。痘瘡黑陷。沈香、檀香、乳香等分，爇於盆内。抱兒於上熏之，即起。鮮于樞《鉤玄》②。

蜜香《拾遺》③

【釋名】木蜜《内典》④、没香《綱目》、多香木同、阿䕾音矬。

【集解】【藏器⑤曰】蜜香生交州。大樹節，如沈香。《法華經》注云：木蜜，香蜜也。樹形似槐而香，伐之五六年，乃取其香。《異物志》云：其葉如椿。樹生千歲，斫仆之，四五歲乃往看，已腐敗，惟中節堅貞者是香。【珣⑥曰】生南海諸山中。種之五六年便有香。《交州記》云：樹似沈香無異也。【時珍曰】按《魏王花木志》⑦云：木蜜號千歲樹，根本甚大，伐之四五歲，取不腐者爲香。觀此，則陳藏器所謂生千歲乃斫者，蓋誤訛也。段成式《酉陽雜俎》⑧云：没樹出波斯國，拂林國人呼爲阿䕾。樹長丈餘，皮青白色，葉似槐而長，花似橘花而大。子黑色，大如山茱萸，酸甜可食。《廣州志》⑨云：肇慶新興縣出多香木，俗名蜜香。辟惡氣，殺鬼精。《晉書》⑩云：太康五年，大秦國獻蜜香樹皮紙，微褐色，有紋如魚子，極香而堅韌。觀此數説，則蜜香亦沈香之類，故形狀功用兩相仿佛。

---

① 濟生方：**《濟生方》"大便門·秘結論治"** 潤腸圓：治發汗、利小便亡津液，大腑秘，老人虚人皆可服。肉蓯蓉（酒浸，焙，二兩）、沉香（别研，一兩），右爲細末，用麻子仁汁打糊爲圓，如梧桐子大，每服七十圓，空心用米飲送下。

② 鮮于樞鉤玄：（**按**：未能溯得其源。）

③ 拾遺：**《證類》卷12"二十六種陳藏器餘·蜜香"** 味辛，温，無毒。主臭，除鬼氣。生交州。大樹節如沉香。《異物志》云：蜜香，蟲名。又云：樹生千歲斫仆之，四五歲乃往看，已腐敗，惟中節堅貞是也。樹如椿。按《法華經》注云：木蜜，香蜜也。樹形似槐而香，伐之五六年，乃取其香。

④ 内典：見上注。（**按**：查《妙法蓮華經》卷1作"……栴檀及沉水，木櫁并餘材……"）

⑤ 藏器：見上注。

⑥ 珣：**《海藥》見《證類》卷12"二十六種陳藏器餘·蜜香"** ……《交州記》云：樹似沉香無異。主辟惡，去邪鬼尸注心氣。生南海諸山中。種之五六年，便有香也。

⑦ 魏王花木志：**《御覽》卷982"木蜜"** 《魏王花木志》曰：《廣志》木蜜樹號千歲樹，根甚大，伐之四五歲，乃取木腐者爲香，其枝可食。

⑧ 酉陽雜俎：**《酉陽雜俎》卷18"木篇"** 没樹出波斯國，拂林呼爲阿縒，長一丈許，皮青白色，葉似槐葉而長，花似橘花而大，子黑色，大如山茱萸，其味酸甜可食。

⑨ 廣州志：**《香乘》卷4"香品·蜜香"** 肇慶新興縣出多香木，俗名蜜香。辟惡氣，殺鬼精。（《廣州志》）。

⑩ 晉書：**《香乘》卷4"香品·蜜香紙"** 晉太康五年，大秦國獻蜜香紙三萬幅，帝以萬幅賜杜預，令寫春秋釋例，紙以蜜香樹皮葉作之，微褐色，有紋如魚子，極香而堅韌，水漬之不爛。（《晉書》。）（**按**：《晉書》無此文。《南方草木狀》卷中亦記有此事，未注出《晉書》。）

《南越志》①謂交人稱沈香爲蜜香,《交州志》②謂蜜香似沈香,《嶺表録》③言檖香皮紙似魚子,尤可互證。楊慎《丹鉛録》④言蜜樹是蜜蒙花樹者,謬也。又枳椇木亦名木蜜,不知亦同類否。詳見果部。

【氣味】辛,温,無毒。【主治】去臭,除鬼氣。藏器⑤。辟惡,去邪鬼尸注心氣。李珣⑥。

丁香宋《開寶》⑦。【校正】併入《别録⑧·雞舌香》。

【釋名】丁子香《嘉祐》⑨、鷄舌香。【藏器⑩曰】鷄舌香與丁香同種,花實叢生,其中心最大者爲鷄舌。擊破有順理而解爲兩向,如雞舌,故名,乃是母丁香也。【禹錫⑪曰】按《齊民要術》云:雞舌香俗人以其似丁子,故呼爲丁子香。【時珍曰】宋《嘉祐本草》重出雞舌,今併爲一。

【集解】【恭⑫曰】雞舌香樹葉及皮並似栗,花如梅花,子似棗核,此雌樹也,不入香用。其雄樹雖花不實,采花釀之以成香。出崑崙及交州、愛州以南。【珣⑬曰】丁香生東海及崑崙國。二月、三月花開,紫白色。至七月方始成實,小者爲丁香,大者如巴豆,爲母丁香。【志⑭云】丁香生交、廣、

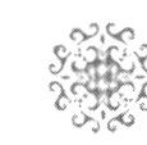

① 南越志:**《御覽》卷 982“檖香”** 《南越志》云:交州有蜜香樹,欲取先斷其根,經年後,外皮朽爛,木心與節堅黑沉水者爲沉香……(**按**:《證類》卷 12“沉香”亦引此文。)

② 交州志:**《陳氏香譜》卷上“木蜜香”** 《交州記》云樹似沉香。

③ 嶺表録:**《嶺表録異》卷中** 廣管羅州多檖香,樹身似柳,其花白而繁,其葉如橘,皮堪作紙,名爲香皮紙,灰白色,有紋如魚子……

④ 丹鉛録:**《丹鉛總録》卷 4“花木類”** 蜜蒙花紙……蜜香紙……疑今之蜜蒙花也,其皮可作紙。

⑤ 藏器:見 2310 頁注③。

⑥ 李珣:見 2310 頁注⑥。

⑦ 開寶:**《開寶》見《證類》卷 12“丁香”** 味辛,温,無毒。主温脾胃,止霍亂擁脹,風毒諸腫,齒疳䘌。能發諸香。其根療風熱毒腫。生交、廣、南蕃。二月、八月採。

⑧ 别録:**《别録》見《證類》卷 12“雞舌香”** 微温。療風水毒腫,去惡氣,療霍亂,心痛。

⑨ 嘉祐:**《嘉祐》見《證類》卷 12“雞舌香”** 禹錫等謹按……《齊民要術》云:俗人以其似丁子,故爲丁子香。(**按**:此出處當爲《齊民要術》。)

⑩ 藏器:**《圖經》見《證類》卷 12“沉香”** ……京下老醫或有謂雞舌香與丁香同種,花實叢生,其中心最大者爲雞舌香,擊破有解理如雞舌,此乃是母丁香,療口臭最良,治氣亦效。蓋出陳氏《拾遺》,亦未知的否……(**按**:非出“藏器”,當出《圖經》。)

⑪ 禹錫:見本頁注⑨。

⑫ 恭:**《唐本草》見《證類》卷 12“雞舌香”** 《唐本》注云:雞舌樹,葉及皮並似栗,花如梅花,子似棗核。此雌樹也,不入香用。其雄樹雖花不實,採花釀之以成香。出昆侖及交愛以南。

⑬ 珣:**《海藥》見《證類》卷 12“丁香”** 按《山海經》云:生東海及昆侖國。二月、三月花開,紫白色,至七月方始成實,大者如巴豆,爲之母丁香。小者實,爲之丁香……

⑭ 志:見本頁注⑦開寶。/**《開寶》見《證類》卷 12“丁香”** (今注:按廣州送丁香圖,樹高丈餘,葉似櫟葉。花圓細,黄色,凌冬不凋。醫家所用,惟用根子如釘,長三四分,紫色。中有粗大如山茱萸者,俗呼爲母丁香。可入心腹之藥爾……)/**《圖經》見《證類》卷 12“丁香”** ……又云:盛冬生花子,至次年春採之。(**按**:此條將《開寶》丁香條正文與注文糅合,又補入《圖經》之文。)

南番。按廣州圖上丁香,樹高丈餘,木類桂,葉似櫟葉。花圓細,黄色,凌冬不凋。其子出枝蕊上如釘,長三四分,紫色。其中有粗大如山茱萸者,俗呼爲母(下)〔丁〕香。二月、八月采子及根。一云:盛冬生花、子,至次年春采之。【頌①曰】雞舌香,《唐本草》言其木似栗。《南越志》言是沈香花。《廣志》言是草花蔓生,實熟貫之,可以香口。其説不定。今人皆以乳香中揀出木實似棗核者爲之,堅頑枯燥,絶無氣味,燒亦無香,用療氣與口臭,則甚乖疏,不知緣何以爲雞舌也?京下老醫言:雞舌與丁香同種,其中最大者爲雞舌,即母丁香,療口臭最良,治氣亦效。葛稚川《百一方》,治暴氣刺心痛,用雞舌香酒服。又《抱朴子》書以雞舌、黄連,乳汁煎之,注目,治百疹之在目者皆愈,更加精明。古方治瘡癰五香連翹湯用雞舌香,而孫真人《千金方》無雞舌,用丁香,似爲一物也。其采花釀成香之説,絶無知者。【慎微②曰】沈存中《筆談》云:予集《靈苑方》,據陳藏器《拾遺》,以雞舌爲丁香母。今考之尚不然,雞舌即丁香也。《齊民要術》言雞舌俗名丁子香。《日華子》言丁香治口氣,與三省故事載漢時郎官日含雞舌香,欲其奏事芬芳之説相合。及《千金方》五香湯用丁香無雞舌,最爲明驗。《開寶本草》重出丁香,謬矣。今世以乳香中大如山茱萸者爲雞舌,略無氣味,治疾殊乖。【承③曰】《嘉祐補注》及蘇頌《圖經》引諸書,以雞舌爲丁香。《抱朴子》言可注眼。但丁香恐不宜入眼,含之口中熱臭不可近。乳香中所揀者,雖無氣味,却無臭氣,有淡利九竅之理。諸方用治小兒驚癇,亦欲其達九竅也。【斅④曰】丁香有雌、雄。雄者顆小,雌者大如山萸,更名母丁香,入藥最勝。【時珍曰】雄爲丁香,雌爲雞舌,諸説甚明,獨陳承所言甚爲謬妄。不知乳香中所揀者,乃番棗核也,即無漏子之核,見果部。前人不知丁香即雞舌,誤以此物充之爾。乾薑、焰硝尚可點眼,草果、阿魏番人

---

① 頌:**《圖經》見《證類》卷 12“沉香”** ……又雞舌香……今人皆於乳香中,時時得木實似棗核者,以爲雞舌香,堅頑枯燥,絶無氣味,燒亦無香,不知緣何香名,無復有芬芳也。又葛稚川《百一方》有治暴氣刺心切痛者,研雞舌香酒服,當差。今治氣藥借雞舌香名方者至多,亦以雞舌香善療氣也。或取以療氣及口臭,則甚乖疏又何謂也。其言有采花釀成香者,今不復見……京下老醫或有謂雞舌香與丁香同種,花實叢生,其中心最大者爲雞舌香,擊破有解理如雞舌,此乃是母丁香,療口臭最良,治氣亦效。蓋出陳氏《拾遺》,亦未知的否。《千金》療瘡癰連翹五香湯方用丁香,一方用雞舌香,以此似近之。《抱朴子》云:以雞舌、黄連、乳汁煎,注之諸有百疹之在目,愈而更加精明倍常……

② 慎微:**《證類》卷 12“雞舌香”** 沈存中《筆談》:予集《靈苑方》論雞舌香,以爲丁香母,蓋出陳氏《拾遺》。今細考之,尚未然。按《齊民要術》云:雞舌香,世以其似丁子,故一名丁子香,即今丁香是也。日華子云:雞舌香治口氣。所以《三省故事》郎官口含雞舌香,欲其奏事對答,其氣芬芳,此正謂丁香治口氣,至今方書爲然。又古方五香連翹湯用雞舌香,千金五香連翹湯無雞舌香,却有丁香,此最爲明驗。《新補本草》又出丁香一條,蓋不曾深考也。今世所用雞舌香,乃乳香中得之,大如山茱萸,剉開中如柿核,略無氣味,用以治疾殊乖謬。

③ 承:**陳承“别説”見《證類》卷 12“藿香”** ……又雞舌香,《補注》引《藥性論》及《齊民要術》,《圖經》引《三省故事》及《千金》,皆謂是母丁香。又引《抱朴子》用入眼方,則其説自相矛盾。若《藥性論》謂入香中,令人身香及爲丁子香,則可以爲母丁香。若《抱朴子》爲可入眼,則丁香恐非宜入眼。若含香者,則丁香含之,口中熱臭不可近。蓋嘗試之,若以乳香中所揀者含之,雖無香味,却得口中無臭,以其無味,故有諸淡利九竅之理。諸方多用治小兒驚癇,亦欲達九竅也。

④ 斅:**《炮炙論》見《證類》卷 12“丁香”** 雷公云:凡使,有雄雌,雄顆小,雌顆大,似𣗳棗核。方中多使雌,力大。膏煎中用雄,若欲使雄,須去丁蓋乳子,發人背癰也。

以作食料,則丁香之點眼、噙口,又何害哉?

鷄舌香《别録》①。【氣味】辛,微温,無毒。【時珍曰】辛,温。【主治】風水毒腫,霍亂心痛,去惡熱。《别録》②。吹鼻,殺腦疳。入諸香中,令人身香。甄權③。同薑汁塗拔去白鬚孔中,即生(黑者異常)〔異常黑者〕。藏器④。

丁香《開寶》⑤。【氣味】辛,温,無毒。【時珍曰】辛,熱,【好古⑥曰】純陽。入手太陰、足少陰、陽明經。【敩⑦曰】方中多用雌者,力大。膏煎中若用雄,須去丁,蓋乳子發人背癰也。不可見火。畏鬱金。【主治】温脾胃,止霍亂擁脹,風毒諸腫,齒疳䘌。能發諸香。《開寶》⑧。風〔疳〕䘌骨槽勞臭,殺蟲辟惡去邪,治嬭頭花,止五色毒痢,〔療〕五痔。李珣⑨。治口氣,冷氣,冷勞,反胃,鬼疰,蠱毒,殺酒毒,消痃癖,療腎氣,奔豚氣,陰痛,腹痛,壯陽,暖腰膝。大明⑩。療嘔逆,甚驗。保昇⑪。去胃寒,理元氣。氣血盛者勿服。元素⑫。治虚噦,小兒吐瀉,痘瘡胃虚,灰白不發。時珍。

【發明】【好古⑬曰】丁香與五味子、廣茂同用,治奔豚之氣。亦能泄肺,能補胃,大能療腎。【宗奭⑭曰】《日華子》言丁香治口氣,此正是御史所含之香也。治脾胃冷氣不和,甚良。母丁香氣

---

① 别録:見 2311 頁注⑧。

② 别録:見 2311 頁注⑧。

③ 甄權:**《藥性論》見《證類》卷 12"雞舌香"** 雞舌香,使,味辛,無毒。入吹鼻散子中用,殺腦疳。入諸香中,令人身香。

④ 藏器:**《拾遺》見《證類》卷 12"丁香"** 《陳藏器本草》云:丁香於其母丁香,主變白,以生薑汁研,拔去白鬚塗孔中,即異常黑也。

⑤ 開寶:見 2311 頁注⑦。

⑥ 好古:**《湯液本草》卷 5"丁香"** ……純陽。無毒。入手太陰經、足陽明經、少陰經。

⑦ 敩:見 2312 頁注④。(**按**:時珍所引"不可見火,畏鬱金",非"雷敩"語,未能溯得其源。)

⑧ 開寶:見 2311 頁注⑦。

⑨ 李珣:**《海藥》見《證類》卷 12"丁香"** ……主風疳䘌,骨槽勞臭,治氣,烏髭髮,殺蟲,療五痔,辟惡去邪,治奶頭花,止五色毒痢,正氣,止心腹痛……

⑩ 大明:**《日華子》見《證類》卷 12"丁香"** 治口氣反胃,鬼疰蠱毒,及療腎氣、賁豚氣,陰痛,壯陽暖腰膝,治冷氣,殺酒毒。消痃癖,除冷勞。

⑪ 保昇:**《蜀本草》見《證類》卷 12"丁香"** 母丁香,擊之則順理而折兩向,療嘔逆甚驗。

⑫ 元素:**《湯液本草》卷 5"丁香"** 《珍》云:去胃中之寒。/**《湯液大法》卷 2"理元氣藥"** 丁香。(**按**:"理元氣"乃題爲王好古之《湯液大法》所載。"氣血盛者勿服"未能溯及其源。)

⑬ 好古:**《湯液本草》卷 5"丁香"** 《液》云:與五味子、廣茂同用,亦治奔豚之氣,能泄肺,能補胃,大能療腎。

⑭ 宗奭:**《衍義》卷 13"丁香"** 日華子云:治口氣。此正是御史所含之香。治胃寒及脾胃冷氣不和。有大者名母丁香,氣味尤佳。

味尤佳。【震亨①曰】口居上,地氣出焉。脾有鬱火,溢入肺中,失其清和之意,而濁氣上行,發爲口氣。若以丁香治之,是揚湯止沸爾。惟香薷治之甚捷。【時珍曰】宋末太醫陳文中②,治小兒痘瘡不光澤,不起發,或脹,或瀉,或渴,或氣促,表裏俱虚之證,並用木香散、異攻散,倍加丁香、官桂。甚者丁香三五十枚,官桂一二錢。亦有服之而愈者。此丹溪朱氏所謂立方之時,必運氣在寒水司天之際,又值嚴冬鬱遏陽氣,故用大辛熱之劑發之者也。若不分氣血虚實寒熱經絡,一概驟用,其殺人也必矣。葛洪《抱朴子》③云:凡百病在目者,以鷄舌香、黄連,乳汁煎,注之,皆愈。此得辛散苦降養陰之妙。陳承言不可點眼者,蓋不知此理也。

【附方】舊八,新十八。**暴心氣痛**。雞舌香末,酒服一錢。《肘後方》④。**乾霍亂痛**。不吐不下,丁香十四枚,研末,以沸湯一升和之,頓服。不瘥更作。孫思邈《千金方》⑤。**小兒吐瀉**。丁香、橘紅等分,煉蜜丸黄豆大。米湯化下。《劉氏小兒方》⑥。**小兒嘔吐**不止。丁香、生半夏各一錢,薑汁浸一夜,晒乾爲末,薑汁打麪糊丸黍米大。量大小,用薑湯下。《全幼心鑑》⑦。**嬰兒吐乳**。小兒百日晬内吐乳,或糞青色。用年少婦人乳汁一盞,入丁香十枚,陳皮去白一錢,石器煎一二十沸,細細與服。《陳文中小兒方》⑧。**小兒冷疳**。面黄腹大,食即吐者,母丁香七枚,爲末,乳汁和蒸三次,薑湯服之。《衛生易簡方》⑨。**胃冷嘔逆**,氣厥不通。母丁香三箇,陳橘

---

① 震亨:**《本草發揮》卷3"木部·丁香"** 丹溪云……夫人口居上,而地氣出焉。肺行清令,與脾氣相和……以其脾有鬱火,溢入肺中,失其清和甘美之意,而濁氣上干,此所謂爲口氣病也。若以丁香合之,揚湯止沸爾。惟以香薷煮汁飲之,其效甚捷。

② 陳文中:**《陳氏小兒病源方論》卷4"痘瘡引證·泄瀉用藥"** ……予曰:若與清凉飲,則耗真氣,必致喘渴而死。宜木香散(加丁香四十枚,官桂一錢),二服。又異攻散一服,至十日,其瘡蒼蠟色,咬牙喘渴皆止。至十三日,瘡痂不落,癢難忍,足指冷,咬牙,喘渴不已。予用異攻散(加丁香半錢,官桂一錢),連二服,至十七日愈。/**《陳氏小兒病源方論》卷4"痘瘡引證·瘡痘癢塌"** ……予曰:發熱腹脹,足指冷者,脾胃虚也。癢塌者,肌肉虚,咬牙飲水者,津液衰也。若熱去即死矣。經云:陰虚則發熱。宜木香散(加丁香三十枚,官桂一錢),服之可也。

③ 抱朴子:**《抱朴子内篇》卷15"雜應"** ……或以雞舌香、黄連、乳汁煎注之,諸有百疾之在目者皆愈,而更加精明倍常也。

④ 肘後方:**《圖經》見《證類》卷12"沉香"** ……又葛稚川《百一方》有治暴氣刺心切痛者,研雞舌香酒服,當差……(**按**:今本《肘後方》無此方。)

⑤ 千金方:**《證類》卷12"沉香"** 《千金方》治乾霍亂,不吐不下方:丁香十四枚末,以沸湯一升和之。頓服,不差更作服。(**按**:今本《千金方》無此方。《千金翼方》卷18"霍亂第一"有方,與之大同小異。)

⑥ 劉氏小兒方:(**按**:書目不明,查《幼幼新書》,未能溯得其源。)

⑦ 全幼心鑑:**《全幼心鑒》卷4"嘔吐"** 丁香圓:治嬰孩小兒嘔吐不止。丁香、半夏(去皮臍,生,各二錢),右用生薑汁浸一宿,曬乾,爲極細末,生薑汁煮麪糊圓如黍米大,用生薑煎湯,食遠服。

⑧ 陳文中小儿方:**《陳氏小兒病源方論》卷1"哺儿乳法"** 小兒百日晬内或嘔吐乳奶,或糞青色,用少婦人乳汁一盞,入丁香十枚,去穰,陳皮一錢,於磁器内同煎一二十沸,却去丁香、陳皮,稍熱與兒服之。

⑨ 衛生易簡方:**《衛生易簡方》卷12"五疳五軟"** 治小兒面黄肌瘦,肚大筋青,乳食入口即吐:用丁香七枚,爲末,以無病婦人生子乳汁取盞内,和末勾,蒸熟,作三次服即愈。

皮一塊,去白,焙,水煎,熱服。《十便良方》①。**反胃吐食**。《袖珍方》②用母丁香一兩爲末,以鹽梅入搗和,丸芡子大。每噙一丸。○《聖惠方》③用母丁香、神麴炒等分,爲末。米飲服一錢。**朝食暮吐**。丁香十五箇研末,甘蔗汁、薑汁和丸蓮子大。噙嚥之。《摘玄方》④。**反胃關格**,氣噎不通。丁香、木香各一兩。每服四錢,水一盞半,煎一盞。先以黄泥做成盌,(慮)〔濾〕藥汁于内,食前服。此方乃掾史吴安之傳于都事蓋耘夫有效,試之果然。土盌取其助脾也。《德生堂經驗方》⑤。**傷寒(呢逆)〔欬噫〕**及噦逆不定。丁香一兩,乾柿蒂焙一兩,爲末。每服一錢,煎人參湯下。《簡要濟衆方》⑥。**毒腫入腹**。雞舌香、青木香、薰陸香、麝香各一兩,水四升,煮二升,分二服。《肘後方》⑦。**食蟹致傷**。丁香末,薑湯服五分。《證治要訣》⑧。**婦人崩中**,晝夜不止。丁香二兩,酒二升,煎一升,分服。《梅師方》⑨。**婦人産難**。母丁香三十六粒,滴乳香三錢六分,爲末,同活兔膽和杵千下,丸作三十六丸。每服一丸,好酒化下,立驗。名如意丹。《頤真堂經驗方》⑩。**婦人陰冷**。母丁香末,紗囊盛如指大,納入陰中,病即已。《本草衍義》⑪。**鼻中息肉**。丁香綿裹納之。《聖惠方》⑫。**風牙宣露**,發歇口氣。雞舌香、射干〔各〕一兩,麝香一

---

① 十便良方:**《聖惠方》卷47"治咳癔諸方"** 治胃冷咳癔,氣厥不通……又方:丁香(一分)、陳橘皮(一兩,湯浸,去白瓤,焙),右件藥搗粗羅爲散,每服二錢,以水一小盞煎至四分,去滓,不計時候熱服。(**按**:今存《十便良方》殘卷未見此方,另溯其源。)

② 袖珍方:**《袖珍方》卷2"翻胃"** 治翻胃……又方:丁香(一兩),爲末,煉鹵梅取肉,以丁香末爲膏,噙化,即愈。

③ 聖惠方:**《普濟方》卷36"胃反"** 治逆不食及翻胃:母丁香、神麴(各等分,炒),右爲末,稀粥調下一錢。(**按**:《聖惠方》無此方,另溯其源。)

④ 摘玄方:**《丹溪摘玄》卷12"翻胃門"** 丁香爲末,同鹵梅肉同搗,噙之化,以治朝食暮吐,丁香十四粒,末,以甘蔗汁、薑汁搜芡實大。

⑤ 德生堂經驗方:**《普濟方》卷36"胃反"** 健胃丁香散:(出《德生堂》)。治反食,嘔吐氣噎,關格不通。廣木香、浄全丁香(各一两),右㕮咀,每服四錢,水一盞半,煎一盞。先用好黄土和泥,做成碗樣一個,却以藥濾去滓,盛於土碗内。食前服。越數時再煎服。此方有臺掾吴安之得傳於内臺,蓋耘夫都司自得之效。本堂試,果驗。蓋用土碗盛藥,取其有脾土生助之功。

⑥ 簡要濟衆方:**《證類》卷12"丁香"** 《簡要濟衆》:治傷寒咳噫不止及噦逆不定。丁香一兩,乾柿蒂一兩,焙乾,搗羅爲散。每服一錢,煎人參湯下,無時服。

⑦ 肘後方:**《肘後方》卷5"治癰疽妒乳諸毒腫方第三十六"** 葛氏:卒毒腫起,急痛方,又已入腹者:麝香、薰陸香、青木香、雞舌香(各一兩),以水四升,煮取二升,分爲再服。

⑧ 證治要訣:**《證治要訣》卷2"諸傷門・傷食瀉"** 食蟹太過致傷,一味丁香足以治之。

⑨ 梅師方:**《證類》卷12"丁香"** 《梅師方》……又方:治崩中晝夜不止。取丁香二兩,以酒二升,取半分服。

⑩ 頤真堂經驗方:(**按**:書佚,無可溯源。)

⑪ 本草衍義:**《衍義》卷13"丁香"** 有大者名母丁香,氣味尤佳。爲末,縫紗囊如小指,實末,内陰中,主陰冷病,中病便已。

⑫ 聖惠方:**《普濟方》卷56"鼻中生息肉"** 治鼻中息肉鈴:右用丁香末,以綿包内鼻中。(**按**:《聖惠方》無此方,另溯其源。)

分,爲末,日揩。《聖濟總録》①。齲齒黑臭。鷄舌香煮汁,含之。《外臺秘要》②。唇舌生瘡。雞舌香末,綿裹含之。《外臺》③。乳頭裂破。丁香末,傅之。《梅師方》④。妬乳乳痛。丁香末,水服方寸匕。《梅師方》⑤。癰疽惡肉。丁香末傅之,外以膏藥護之。《怪證奇方》⑥。桑蝎螫人。丁香末,蜜調塗。《聖惠方》⑦。香衣辟汗。丁香一兩爲末,川椒六十粒和之。絹袋盛〔佩〕,絶無汗氣。《多能鄙事》⑧。

丁皮。【時珍曰】即樹皮也。似桂皮而厚。【氣味】同香。【主治】齒痛。李珣⑨。心腹冷氣諸病,方家用代丁香。時珍。

枝。【主治】一切冷氣,心腹脹滿,惡心,泄瀉虚滑,水穀不消。用枝杖七斤,肉豆蔻麪煨八斤,白麪炒六斤,甘草炒十一斤,炒鹽(中)〔十〕三斤,爲末。日日點服。出《御藥院方》⑩。

根。【氣味】辛,熱,有毒。【主治】風熱毒腫。不入心腹之用。《開寶》⑪。

檀香《别録》⑫下品

【釋名】旃檀《綱目》、真檀。【時珍曰】檀,善木也,故字從亶。亶,善也。釋氏呼爲旃

---

① 聖濟總録:**《聖濟總録》卷121"齒齗宣露"** 治風冷乘於齒間,發歇疼痛,口氣宣露,雞舌香散方:雞舌香、射干(各一兩)、麝香(細研,一分),右二味擣羅爲散,入麝香再拌和令勾,每用少許揩齒良久,以温湯漱口。

② 外臺秘要:**《外臺》卷22"齲齒方"** 《集驗》療齲齒方……又方:煮雞舌香汁含之,差。

③ 外臺:**《外臺》卷22"口唇舌鼻雜療方"** 又療唇舌忽生瘡方:燒雞舌香末,綿裹傅之,取差。

④ 梅師方:**《證類》卷12"丁香"** 《梅師方》:治乳頭裂破,擣丁香末傅之。

⑤ 梅師方:**《證類》卷12"丁香"** 《梅師方》……又方:治妬乳,乳癰。取丁香擣末,水調方寸匕服。

⑥ 怪證奇方:**《怪證奇方》卷下**:治癰瘡有惡肉不能去者……又方:用丁香爲末上之,深則紝之,淺則摻之,外以膏藥護之。

⑦ 聖惠方:**《聖惠方》卷57"治諸蟲咬人諸方"** 治桑蠍咬,方:右以丁香末,蜜調塗之。

⑧ 多能鄙事:**《多能鄙事》卷5"器用類・合諸香法"** 挹汗香:右以丁香一兩,爲細末,以川椒六十粒,擘碎和之,以絹袋盛佩之,永絶汗氣。

⑨ 李珣:**《海藥》見《證類》卷12"丁香"** ……樹皮亦能治齒痛。

⑩ 御藥院方:**《普濟方》卷184"冷氣"** 豆蔻湯:治一切冷氣,心腹脹滿,胸膈痞滯,噦逆噁心,嘔吐泄瀉虚滑,水穀不消,困倦少力,不思飲食。丁香枝扙(七斤)、甘草(炒,十一斤)、白麵(六斤,炒)、肉豆蔻仁(麵裹煨,八斤),右炒鹽十三斤,同爲末,每服一錢,沸湯點服,食前。(**按**:《證類》所引及元《御藥院方》均無此方,另溯其源。)

⑪ 開寶:見2311頁注⑦。(**按**:"不入心腹之用"見於《開寶》"今注"。)

⑫ 别録:**《證類》卷12"檀香"** 陶隐居云:白檀消熱腫。(**按**:該藥在《别録》中并未單獨立條。宋《嘉祐》將《别録》"沉香"條下6種藥分别立條,其中有"香檀"一味,内容有陶弘景、陳藏器論白檀,日華子論檀香。李時珍誤認《别録》爲陶弘景撰,故出處標爲"别録"。)

檀,以爲湯沐,猶言離垢也。番人訛爲真檀。雲南人呼紫檀爲勝沈香,即赤檀也。

【集解】【藏器[1]曰】白檀出海南。樹如檀。【恭[2]曰】紫真檀出崑崙盤盤國。雖不生中華,人間遍有之。【頌[3]曰】檀香有數種,黄、白、紫之異,今人盛用之。江、淮、河朔所生檀木即其類,但不香爾。【時珍曰】按《大明一統志》[4]云:檀香出廣東、雲南,及占城、真臘、爪哇、渤泥、暹羅、三佛齊、回回等國,今嶺南諸地亦皆有之。樹、葉皆似荔枝,皮青色而滑澤。葉廷珪《香譜》[5]云:皮實而色黄者爲黄檀,皮潔而色白者爲白檀,皮腐而色紫者爲紫檀。其木並堅重清香,而白檀尤良。宜以紙封收,則不泄氣。王佐《格古論》[6]云:紫檀諸溪峒出之。性堅。新者色紅,舊者色紫,有蟹爪文。新者以水浸之,可染物。真者揩壁上色紫,故有紫檀色。黄檀最香。俱可作帶銙、扇骨等物。

白旃檀。【氣味】辛,温,無毒。【大明[7]曰】熱。【元素[8]曰】陽中微陰。入手太陰、足少陰,通行陽明經。

【主治】消風熱腫毒。弘景[9]。治中惡鬼氣,殺蟲。藏器[10]。煎服,止心腹痛,霍亂,腎氣痛。水磨,塗外腎并腰腎痛處。大明[11]。散冷氣,引胃氣上升,進飲食。元素[12]。噎膈吐食。又面生黑子,每夜以漿水洗拭令赤,磨汁塗之,

---

① 藏器:**《拾遺》見《證類》卷 12"檀香"** ……白檀樹如檀,出海南。

② 恭:**《唐本草》見《證類》卷 14"紫真檀"** 《唐本》注云:此物出昆侖盤盤國也。雖不生中華,人間遍有之也。

③ 頌:**《圖經》見《證類》卷 12"沉香"** 檀香……又有數種,黄、白、紫之異。今人盛用之……檀木生江、淮及河朔山中。其木作斧柯者,亦檀香類,但不香耳。

④ 大明一統志:**《明一統志》卷 87"廣南府"** ……土産……白檀香……/**《明一統志》卷 90"安南"** 占城國……土産……檀香……。/暹羅國……土産……檀香(樹與葉似荔支。)/三佛齊國……土産……檀香。/浡泥國……土産……檀香。/忽魯母恩國……土産……檀香。

⑤ 香譜:**《陳氏香譜》卷 1"香品·檀香"** 葉庭珪云:檀香出三佛齊國,氣清,勁而易洩,爇之能奪衆香。皮在而色黄者謂之黄檀,皮腐而色紫者謂之紫檀,氣味大率相類,而紫者差勝。其輕而脆者謂之沙檀,藥中多用之。然香樹頭長,商人截而短之,以便負販。恐其氣洩,以紙封之,欲其滋潤故也。

⑥ 格古論:**《新增格古要論》卷 8"異木論·紫檀"** 紫檀木,出交趾、廣西、湖廣。性堅,新者色紅,舊者色紫,有蟹爪紋。新者以水濕浸之,色能染物。作冠子最妙。近以真者揩粉壁上,果紫,餘者不然。黄檀木最香,今人多以作帶。

⑦ 大明:**《日華子》見《證類》卷 12"檀香"** 檀香,熱,無毒……

⑧ 元素:**《本草發揮》卷 3"檀香"** 潔古云:陽中微陰……/**《湯液本草》卷 5"檀香"** ……入手太陰經,足少陰經,通行陽明經藥。(**按**:《醫學啓源》卷下僅云"陽"。時珍綜合《本草發揮》《湯液本草》之文而成此條。)

⑨ 弘景:**《集註》見《證類》卷 12"檀香"** 陶隐居云:白檀消熱腫。

⑩ 藏器:**《拾遺》見《證類》卷 12"檀香"** 陳藏器云:主心腹霍亂,中惡鬼氣,殺蟲……

⑪ 大明:**《日華子》見《證類》卷 12"檀香"** ……治心痛霍亂,腎氣腹痛。濃煎服,水磨傅外腎並腰腎痛處。

⑫ 元素:**《醫學啓源》卷下"用藥備旨·法象餘品"** 檀香:陽。主心腹痛,霍亂中惡,引胃氣上升,進食。

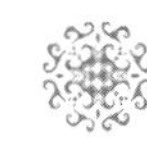

甚良。時珍。

【發明】【杲①曰】白檀調氣,引芳香之物上至極高之分。最宜橙、橘之屬,佐以薑、棗,輔以葛根、縮砂、益智、豆蔻,通行陽明之經,在胸膈之上,處咽嗌之間,爲理氣要藥。【時珍曰】《楞嚴經》②云:白旃檀塗身,能除一切熱惱。今西南諸番酋皆用諸香塗身,取此義也。杜寶《大業録》③云:隋有壽禪師妙醫術,作五香飲濟人。沈香飲、檀香飲、丁香飲、澤蘭飲、甘松飲,皆以香爲主,更加别藥,有味而止渴,兼補益人也。道書檀香謂之浴香,不可燒供上真。

紫檀。【氣味】鹹,微寒,無毒。【主治】摩塗惡毒風毒。《别録》④。刮末傅金瘡,止血止痛。療淋。弘景⑤。醋磨,傅一切卒腫。大明⑥。

【發明】【時珍曰】白檀辛温,氣分之藥也。故能理衛氣而調脾肺,利胸膈。紫檀鹹寒,血分之藥也。故能和營氣而消腫毒,治金瘡。

降真香《證類》⑦

【釋名】紫藤香《綱目》、鷄骨香。【珣⑧曰】《仙傳》:拌和諸香,燒煙直上,感引鶴降。醮星辰,燒此香,甚爲第一,度籙功力極驗。降真之名以此。【時珍曰】俗呼舶上來者爲番降,亦名雞骨,與沈香同名。

【集解】【慎微⑨曰】降真香出黔南。【珣⑩曰】生南海山中及大秦國。其香似蘇方木,燒之

① 杲:**《湯液本草》卷5"檀香"** 東垣云:能調氣而清香,引芳香之物,上行至極高之分,最宜橙橘之屬,佐以薑、棗,將以葛根、豆蔻、縮砂、益智,通行陽明之經。在胸膈之上,處咽嗌之中,同爲理氣之藥。(**按**:《本草發揮》卷3所引同。)

② 楞嚴經:(**按**:查《楞嚴經》未見此文。明·周嘉胄《香乘》卷2"香品·檀香"雖引此文,有可能是轉引《綱目》,故不取。)

③ 大業録:**《御覽》卷982"旃檀"** 杜寶《大業拾遺録》曰:壽禪師甚妙醫術,作五香,第一沉香飲,次丁香飲,次檀香飲,次澤蘭飲,次甘松飲,皆别有法。以香爲法,以香爲主,更加别藥,有味而止渴,兼於補益。

④ 别録:**《别録》見《證類》卷14"紫檀香"** 味鹹,微寒。主惡毒,風毒。

⑤ 弘景:**《集注》見《證類》卷14"紫真檀"** ……又主金瘡止血,亦療淋用之。

⑥ 大明:**《證類》卷14"紫真檀"** 《千金方》:治一切腫,以紫檀細碎,大醋和傅腫上。(**按**:"大明"及今本《千金方》均無此方。《千金翼方》卷23"處療癰疽第九"之"禁方"治遊腫,與此相類。)

⑦ 證類:**《證類》卷12"降真香"** 出黔南。伴和諸雜香,燒烟直上天,召鶴得盤旋於上。

⑧ 珣:**《海藥》見《證類》卷12"降真香"** ……又按:《仙傳》云:燒之,或引鶴降。醮星辰,燒此香甚爲第一,度籙燒之,功力極驗……

⑨ 慎微:見本頁注⑦。

⑩ 珣:**《海藥》見《證類》卷12"降真香"** 徐表《南州記》云:生南海山。又云:生大秦國……/**《説郛》弓98《香譜·香之品》** 降真香……其香如蘇方木,然之初不甚香,得諸香和之則特美。(**按**:此條糅合二家之説。)

初不甚香,得諸香和之則特美。入藥以番降紫而潤者爲良。【時珍曰】今廣東、廣西、雲南、安南、漢中、施州、永順、保靖,及占城、暹羅、渤泥、琉球諸番皆有之。朱輔(山)《溪蠻叢(話)〔笑〕》①云:雞骨香即降香,本出海南。今溪峒僻處所出者,似是而非,勁瘦不甚香。周達觀《真臘記》②云:降香生叢林中,番人頗費(坎)〔砍〕斫之功,乃樹心也。其外白皮厚八九寸,或五六寸。焚之氣勁而遠。又嵇含《草木狀》③云:紫藤香,長莖細葉,根極堅實,重重有皮,花白子黑。其莖截置烟(焰)〔臭〕中,經久成紫香,可降神。按嵇氏所説,與前説稍異,豈即朱氏所謂似是而非者乎。抑中國者與番降不同乎?

【氣味】辛,温,無毒。【主治】燒之,辟天行時氣,宅舍怪異。小兒帶之,辟邪惡氣。李珣④。療折傷金瘡,止血定痛,消腫生肌。時珍。

【發明】【時珍曰】降香,唐、宋本草失收。唐慎微始增入之,而不著其功用。今折傷金瘡家多用其節,云可代没藥、血竭。按《名醫録》⑤云:周密被海寇刃傷,血出不止,筋如斷,骨如折,用花蕊石散不效。軍士李高用紫金散掩之,血止痛定。明日結痂如鐵,遂愈,且無瘢痕。叩其方,則用紫藤香瓷瓦刮下研末爾。云即降之最佳者,曾救萬人。羅天益《衛生寶鑑》⑥亦取此方,云甚效也。

【附方】新二。金瘡出血。降真香、五倍子、銅花等分,爲末,傅之。《醫林集要》⑦。癰疽惡毒。番降末、楓、乳香,等分,爲丸,熏之,去惡氣甚妙。《集簡方》。

---

① 溪蠻叢笑:**《溪蠻叢笑·雞骨香》** 降真本出南海。今溪洞山僻處亦有,似是而非,勁瘦,不甚香,名雞骨香。

② 真臘記:**《真臘風土記·出産》** ……降真生叢林中,番人頗費砍斫之勞,蓋此乃樹之心耳。其外白木可厚八九寸,小者亦不下四五寸……

③ 草木狀:**《南方草木狀》卷中** 紫藤,葉細長,莖如竹根,極堅實,重重有皮,花白子黑。置酒中,歷二三十年亦不腐敗。其莖截置煙臭中,經時成紫香,可以降神。

④ 李珣:**《海藥》見《證類》卷 12"降真香"** ……又云……味温。平,無毒。主天行時氣,宅舍怪異,並燒悉驗……小兒帶之,能辟邪惡之氣也。

⑤ 名醫録:**《神秘名醫録》卷下"兵士愈金瘡"** 周崇班緣捕海寇,被寇以提刀斫傷,血出不止,分明筋如断,骨似折。醫有但用花蘂石散掩之,血不止,痛亦不定,更不可活。有兵士李高言:某在軍中,被人傷中欲死,見統領與藥一帖,名紫金散,掩之血即止,痛即定,明日瘡口結靨如鐵,遂安,較來瘡盤亦無。後來告統領,求此方,云只用子藤香,使甆瓦簾(鎌)刮下,石碾碾細,傅之,别不用藥。此方吾將救却萬千人也,切不可妄傳。(**按**:《醫説》卷 7"治金瘡"引此文,其后注云:"紫藤香即降之最佳者。")

⑥ 衛生寶鑑:**《衛生寶鑒》卷 13"打撲損傷從高墜下"** 治金瘡深者,若以藥速合則潰,宜用……又方:降真香一味更好。

⑦ 醫林集要:**《醫林集要》卷 14"金瘡"** 治金瘡,止瘡止血……一方:降真末、五倍子、銅末(是鍋面刮下者),三味研,敷上。

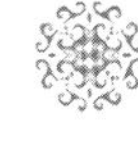

楠《别録》①下品【校正】併入《海藥②·(枏)(柟)木皮》《拾遺③·枏木枝葉》。

【釋名】枏與楠字同。【時珍曰】南方之木,故字從南。《海藥本草》柟木皮,即枏字之誤,今正之。

【集解】【藏器④曰】枏木高大,葉如桑,出南方山中。【宗奭⑤曰】楠材,今江南造船皆用之,其木性堅而善居水。久則當中空,爲白蟻所穴。【時珍曰】楠木生南方,而黔、蜀諸山尤多。其樹直上,童童若幢蓋之狀。枝葉不相礙,(茂)〔葉〕似豫章,而大如牛耳,一頭尖,經歲不凋,新陳相换。其花赤黄色。實似丁香,色青,不可食。幹甚端偉,高者十餘丈,巨者數十圍,氣甚芬芳,爲梁棟器物皆佳,蓋良材也。色赤者堅,白者脆。其近根年深向陽者,結成草木山水之狀,俗呼爲骰柏楠,宜作器。

楠材。【氣味】辛,微温,無毒。【藏器⑥曰】苦,温,無毒。【大明⑦曰】熱,微毒。【主治】霍亂吐下不止,煮汁服。《别録》⑧。煎湯洗轉筋及足腫。枝葉同功。大明⑨。

【附方】新三。水腫自足起。削楠木、桐木煮汁漬足,并飲少許,日日爲之。《肘後方》⑩。心脹腹痛,未得吐下。取楠木削三四兩,水三升,煮三沸,飲之。《肘後方》⑪。聤耳出膿。楠

---

① 别録:**《别録》見《證類》卷14"楠材"** 微温。主霍亂吐下不止。

② 海藥:**《證類》卷12"八種海藥餘·柟木皮"** 謹按:《廣志》云:生廣南山野郊漠。《爾雅》注云:柟木如桑樹,味苦,温,無毒。主霍亂吐瀉,小兒吐乳,暖胃正氣。並宜煎服。(**按**:《拾遺》引《爾雅》郭璞注云"楠,大木,葉如桑"。今本《爾雅》無此郭璞注。此見於《史記·司馬相如列傳》"楩、枏、豫、章"下裴駰《集解》云:"枏,葉似桑。"《海藥》《爾雅》注皆提到此木"葉如桑","枏""柟"形似,故時珍據此謂"柟"爲"枏"之誤。)

③ 拾遺:**《證類》卷13"四十五種陳藏器餘·楠木枝葉"** 味苦,温,無毒。主霍亂。煎汁服之。木高大,葉如桑。出南方山中。郭注《爾雅》云:楠(汝占切),大木,葉如桑也。

④ 藏器:見上注。

⑤ 宗奭:**《衍義》卷15"楠材"** 今江南等路造船場,皆此木也。緣木性堅而善居水。久則多中空,爲白蟻所穴。

⑥ 藏器:見本頁注③。

⑦ 大明:**《日華子》見《證類》卷14"楠材"** 味辛,熱,微毒。治轉筋。

⑧ 别録:見本頁注①。

⑨ 大明:見本頁注⑦。

⑩ 肘後方:**《肘後方》卷3"治卒身面腫滿方第二十四"** 若腫從脚起,稍上進者,入腹則煞人,治之方……又方:削槍或桐木,煮取汁以漬之,並飲少許,加小豆妙。(**按**:"槍"《外臺》卷20"水腫從脚起方"引同方作"楠",義長。)

⑪ 肘後方:**《肘後方》卷2"治卒霍亂諸急方第十二"** 治霍亂心腹脹痛,煩滿短氣,未得吐下方……又方:取楠若樟木,大如掌者削之,以水三升,煮三沸,去滓,令灼之也。

木燒研,以綿杖繳入。《聖惠方》①。

皮。【氣味】苦,温,無毒。【主治】霍亂吐瀉,小兒吐乳,暖胃正氣,並宜煎服。李珣②。

樟《拾遺》③

【釋名】【時珍曰】其木理多文章,故謂之樟。

【集解】【藏器④曰】江東舸船多用樟木。縣名豫章,因木得名。【時珍曰】西南處處山谷有之。木高丈餘。小葉似楠而尖長,背有黄赤茸毛,四時不凋。夏開細花,結小子。木大者數抱,肌理細而錯縱有文,宜於雕刻,氣甚芬烈。豫、章乃二木名,一類二種也。豫即(均)〔釣〕樟,見下條。

樟材。【氣味】辛,温,無毒。【主治】惡氣中惡,心腹痛,鬼疰,霍亂腹脹,宿食不消,常吐酸臭水,酒煮服,無藥處用之。煎湯,浴脚氣、疥癬、風癢。作履,除脚氣。藏器⑤。

【發明】【時珍曰】霍亂及乾霍亂須吐者,以樟木屑煎濃汁吐之,甚良。又中惡鬼氣卒死者,以樟木燒煙熏之,待甦乃用藥。此物辛烈香竄,能去濕氣,辟邪惡故也。

【附方】新一。手足痛風。(令)〔冷〕痛如虎咬者,用樟木屑一斗,急流水一石,煎極滚泡之,乘熱安足于桶上熏之。以草薦圍住,勿令湯氣入目。其功甚捷,此家傳經驗方也。虞摶《醫學正傳》⑥。

癭節。【主治】風疰鬼邪。時珍。

【附方】新一。三木節散。治風勞,面色青白,肢節沉重,膂間痛,或寒或熱,或躁或嗔,思食不能食,被蟲侵蝕,證狀多端。天靈蓋酥炙研二兩,牛黄、人中白焙各半兩,麝香二錢,爲末。别以樟木瘤節、皂莢木瘤節、槐木瘤節各爲末五兩,每以三錢,水一盞,煎半盞,去滓,調前末一錢,五更

---

① 聖惠方:**《聖惠方》卷36"治聤耳諸方"** 治聤耳通耳膿水出,日夜不止……又方:楠木(一分,燒灰)、花燕脂(一分),右件藥細研爲散,每取少許内於耳中。

② 李珣:見2320頁注②。

③ 拾遺:**《拾遺》見《證類》卷14"釣樟根皮"** 陳藏器云:樟材,味辛,温,無毒。主惡氣,中惡心腹痛,鬼注,霍亂腹脹,宿食不消,常吐酸臭水。酒煮服之。無藥處用之。江東舸船,多是樟木,斫取剖用之。彌辛烈者佳。亦作浴湯,治脚氣,除疥癬風癢,作履除脚氣,縣名豫章,因木爲名也。(**按**:《拾遺》"樟材"原由《嘉祐》附入《别録》"釣樟"下,時珍將其單立條。)

④ 藏器:見上注。

⑤ 藏器:見上注。

⑥ 醫學正傳:**《醫學正傳》卷4"痛風"** 經驗薰洗痛風法:手足冷痛如虎咬者。用樟木屑一斗,以急流水一擔,熬沸,以樟木屑置於大桶内,邊放一凳,用前沸湯泡之。桶内安一矮凳子,令人坐桶邊,放脚在内,外以草薦一領圍之。勿令湯氣入眼,恐壞眼。其功甚捷。

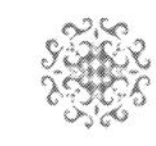

頓服，取下蟲物爲妙。《聖惠方》①。

釣樟《别録》②下品【校正】併入《拾遺③·枕材》。

【釋名】烏樟弘景④、棆音綸、枕音沈、豫《綱目》。【時珍曰】樟有大、小二種，紫、淡二色。此即樟之小者。按鄭樵《通志》⑤云：釣樟亦樟之類，即《爾雅》所謂棆無疵是也。又相如賦云：楩、楠、豫、章。顔師古⑥注云：豫即枕木，章即樟木。二木生至七年，乃可分别。觀此則豫即《别録》所謂釣樟者也。根似烏藥香，故又名烏樟。

【集解】【弘景⑦曰】釣樟出睢陽、邵陵諸處，亦呼作烏樟，方家少用而俗人多識。【恭⑧曰】生郴州山谷。樹高丈餘，葉似楠葉而尖長，背有赤毛，若枇杷葉上毛。八月、九月采根皮，日乾。【炳⑨曰】根似烏藥香。【藏器⑩曰】枕生南海山谷。作舡船，次于樟木。

根皮。【氣味】辛，温，無毒。【主治】金瘡止血，刮屑傅之，甚驗。《别録》⑪。磨服，治霍亂。(二)〔蕭〕炳⑫。治奔豚，脚氣水腫，煎湯服。亦可浴瘡痍、疥癬、風瘙，併研末傅之。大明⑬。

---

① 聖惠方：**《聖惠方》卷27"治風勞諸方"** 治風勞，羸瘦，面色青黄，肢節煩重，神思不安，臟腑虚傷，有蟲所作，令人心躁，食飲無味，宜服樟木散方：樟木瘤節（三兩，剉）、皂莢瘤節（三兩，剉）、槐木瘤節（三兩，剉）、天靈蓋（一兩，塗酥炙令黄）、牛黄（三分，細研）、麝香（半兩，細研），右件藥搗細羅爲散，入牛黄、麝香令勻，每服空心及晚食前以温酒調下二錢。

② 别録：**《别録》見《證類》卷14"釣樟根皮"** 主金瘡止血。

③ 拾遺：**《證類》卷13"四十五種陳藏器餘·枕材"** 味辛，小温，無毒。主欬嗽痰飲，積聚脹滿，鬼氣注忤，煮汁服之。亦可作浴湯，浸脚氣及小兒瘡疥。生南海山谷。作舡船次於樟木，無藥處用之也。

④ 弘景：**《集注》見《證類》卷14"釣樟根皮"** 陶隱居云：出桂陽、邵陵諸處，亦呼作烏樟，方家少用，而俗人多識此……

⑤ 通志：**《通志·昆蟲草木略·木類》** 釣樟曰棆，亦樟之類也。《爾雅》云：棆，無疵。又名無疵……

⑥ 顔師古：**《史記·司馬相如列傳》** ……其北則有陰林巨樹，楩、枏、豫、章。（……《正義》案：(温)《活人》云："豫，今之枕木也。章，今之樟木也。二木生至七年，枕、樟乃可分别。"）（**按**：此《正義》非出顔師古，乃唐·張守節撰。）

⑦ 弘景：見本頁注④。

⑧ 恭：**《唐本草》見《證類》卷14"釣樟根皮"** 《唐本》注云：釣樟，生郴州山谷。樹高丈餘。葉似楠葉而尖長，背有赤毛，若枇杷葉。八月、九月採根皮，日乾也。

⑨ 炳：**《四聲本草》見《證類》卷14"釣樟根皮"** 蕭炳云：俗人取莖葉置門上，辟天行時疾。《别録》云：似烏藥，取根摩服，治霍亂。

⑩ 藏器：見本頁注③。

⑪ 别録：見本頁注②。

⑫ 蕭炳：見本頁注⑨。

⑬ 大明：**《日華子》見《證類》卷14"釣樟根皮"** 温，無毒。治賁豚脚氣水腫，煎服并將皮煎湯洗瘡痍風瘙疥癬。

莖葉。【主治】置門上，辟天行時氣。蕭炳①。

烏藥宋《開寶》②

【釋名】旁其《拾遺》③、鰟魮《綱目》、矮樟。【時珍曰】烏以色名。其葉狀似鰟魮鯽魚，故俗呼爲鰟魮樹。《拾遺》作旁其，方音訛也。南人亦呼爲矮樟，其氣似樟也。

【集解】【藏器④曰】烏藥生嶺南邕州、容州及江南。樹生似茶，高丈餘。一葉三椏，葉青陰白。根狀似山芍藥及烏樟，根色黑褐，作車轂紋，横生。八月采根。其直根者不堪用。【頌⑤曰】今台州、雷州、衡州皆有之，以天台者爲勝。木似茶檟，高五七尺。葉微圓而尖，面青背白，有紋。四五月開細花，黄白色。六月結實。根有極大者，又似釣樟根。然根有二種：嶺南者黑褐色而堅硬，天台者白而虚軟，並以八月采。根如車轂紋、形如連珠者佳。或云：天台者香白可愛，而不及海南者力大。【承⑥曰】世稱天台者爲勝。今比之洪州、衡州者，天台香味爲劣，入藥功效亦不及。但肉色頗赤，而差細小爾。【時珍曰】吴、楚山中極多，人以爲薪。根、葉皆有香氣，但根不甚大，纔如芍藥爾。嫩者肉白，老者肉褐色。其子如冬青子，生青熟紫，核殼極薄。其仁亦香而苦。

根。【氣味】辛，温，無毒。【好古⑦曰】氣厚於味，陽也。入足陽明、少陰經。【主治】中惡心腹痛，蠱毒，疰忤鬼氣，宿食不消，天行疫瘴，膀胱腎間冷氣攻衝背膂，婦人血氣，小兒腹中諸蟲。藏器⑧。除一切冷，霍亂，反胃吐食，瀉痢，

---

① 蕭炳：見前頁注⑨。

② 開寶：**《開寶》見《證類》卷13"烏藥"** 味辛，温，無毒。主中惡心腹痛，蠱毒疰忤鬼氣，宿食不消，天行疫瘴，膀胱腎間冷氣攻冲背膂，婦人血氣，小兒腹中諸蟲。其葉及根，嫩時採作茶片，炙碾煎服，能補中益氣，偏止小便滑數。生嶺南邕、容州及江南。樹生似茶，高丈餘。一葉三椏，葉青陰白。根色黑褐，作車轂形，狀似山芍藥根，又似烏樟根。自餘直根者不堪。一名旁其，八月採根。

③ 拾遺：見上注。（**按**：非出《拾遺》，實出《開寶》。）

④ 藏器：見上注。（**按**：非出"藏器"，實出《開寶》。）

⑤ 頌：**《圖經》見《證類》卷13"烏藥"** 烏藥，生嶺南邕、容州及江南，今台州、雷州、衡州亦有之，以天台者爲勝。木似茶檟，高五、七尺。葉微圓而尖，作三椏，面青背白。五月開細花，黄白色。六月結實如山芍藥。而有極粗大者，又似釣樟根。然根有二種：嶺南者，黑褐色而堅硬；天臺者，白而虚軟，並八月採。根似作車轂形，如連珠狀者佳。或云天台出者香白可愛，而不及海南者力大。

⑥ 承：**陳承"别説"見《證類》卷13"烏藥"** 謹按：《本草圖經》及世稱以天台者爲勝。今比之衡州、洪州者，其香味唯天台者爲劣，入藥功效亦不及。但肉色頗赤，而差細小爾。用者宜廣求而比試之。

⑦ 好古：**《湯液本草》卷5"木部·烏藥"** 氣温，味辛。無毒。入足陽明經、少陰經。

⑧ 藏器：見本頁注②。（**按**：非出"藏器"，實出《開寶》。）

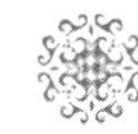
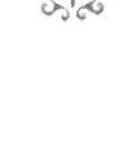

癰瘺疥癘，并解冷熱，其功不可悉載。猫、犬百病，並可磨服。大明①。理元氣。好古②。中氣，脚氣，疝氣，氣厥頭痛，腫脹喘急，止小便頻數及白濁。時珍。

【發明】【宗奭③曰】烏藥性和，來氣少，走泄多，但不甚剛猛。同沈香同磨作湯點服，治胸腹冷氣甚穩當。【時珍曰】烏藥辛温香竄，能散諸氣。故《惠民和劑局方》④治中風中氣諸證，用烏藥順氣散者，先疏其氣，氣順則風散也。嚴用和《濟生方》⑤治七情鬱結，上氣喘急，用四磨湯者，降中兼升，瀉中帶補也。其方以人參、烏藥、沉香、檳榔各磨濃汁七分，合煎，細細嚥之。《朱氏集驗方》⑥治虚寒小便頻數，縮泉丸，用同益智子等分爲丸服者，取其通陽明、少陰經也。方見草部"益智子"下。

【附方】新十一。烏沈湯。治一切氣，一切冷，補五臟，調中壯陽，暖腰膝，去邪氣，冷風麻痺，膀胱、腎間冷氣，攻衝背膂，俛仰不利，風水毒腫，吐瀉轉筋，癥癖刺痛，中惡心腹痛，鬼氣疰忤，天行瘴疫，婦人血氣痛。用天台烏藥一百兩，沈香五十兩，人參三兩，甘草爁四兩，爲末。每服半錢，薑鹽湯空心點服。《和劑局方》⑦。一切氣痛。不拘男女，冷氣、血氣、肥氣、息賁氣、伏梁氣、奔豚氣，搶心切痛，冷汗，喘息欲絶。天台烏藥小者酒浸一夜炒、茴香炒、青橘皮去白炒、良薑炒等分，爲末。温酒、童便調下。《衛生家寶方》⑧。男婦諸病。香烏散：用香附、烏藥等分，爲末。每服一二錢。飲食不進，薑、棗湯下；瘧疾，乾薑、白鹽湯下；腹中有蟲，檳榔湯下；頭風虚腫，茶湯下；婦人

---

① 大明：**《日華子》見《證類》卷13"烏藥"**　治一切氣，除一切冷，霍亂及反胃吐食瀉痢，癰瘺疥癩，並解冷熱，其功不可悉載。貓、犬百病，並可摩服。

② 好古：**《湯液大法》卷2"理元氣"**　烏藥。

③ 宗奭：**《衍義》卷14"烏藥"**　和來氣少，走泄多，但不甚剛猛。與沉香同磨作湯點，治胸腹冷氣甚穩當。

④ 惠民和劑局方：**《局方》卷1"治諸風"**　乌药顺气散……常併服，疎風順氣。

⑤ 濟生方：**《濟生方》"咳嗽痰飲門·喘論治"**　四磨湯：治七情傷感，上氣喘息，妨悶不食。人參、檳榔、沉香、天台烏藥，右肆味各濃磨水，和作七分盞，煎叁伍沸，放温服。或下養正丹尤佳。

⑥ 朱氏集驗方：**《朱氏集驗方》卷2"便數"**　縮泉圓：治丈夫小全頻數。（史越王方。）烏藥、益智（炒）、川椒（去目並合口者，出汗）、吴茱萸（九蒸九曝），右等分，酒糊圓梧桐子大。每服五十圓，臨卧鹽湯下。

⑦ 和劑局方：**《局方》卷3"治一切氣"**　烏沉湯：和一切氣，除一切冷，調中補五藏，益精，壯陽道，暖腰膝，去邪氣。治吐瀉轉筋，癥癖疼痛，風水毒腫，冷風麻痹。又主中噁心腹痛，蠱毒疰忤鬼氣，宿食不消，天行瘴疫，膀胱腎間冷氣攻冲，背膂俛仰不利，及婦人血氣攻擊，心腹撮痛，並宜服之。天臺烏（一百兩）、沉香（五十兩）、人參（三兩）、甘草（爁，四兩半），右爲末，每服半錢，入生薑三片，鹽少許，沸湯點服，空心食前。

⑧ 衛生家寶方：**《衛生家寶方》卷2"諸治氣"**　勝金散：治男子婦人本臟氣一切冷氣，血氣肥氣，息賁痞氣，奔豚、伏梁等氣疾，搶心切痛不可忍，似板築，定冷汗，喘急不語，欲絶痛，令立止。天臺烏藥（細剉，酒浸一宿，微炒）、茴香（炒）、青橘皮（去白）、良薑（各一兩），右爲末，温酒調下二錢。婦人以薑煎童子小便，空心服之。

冷氣，米飲下；産後血攻心脾痛，童便下；婦人血海痛、男子疝氣，茴香湯下。《乾坤秘韞》①。**小腸疝氣**。烏藥一兩，升麻八錢，水二鍾，煎一鍾，露一宿，空心熱服。孫天仁《集效方》②。**脚氣掣痛**。鄉村無藥，初發時即取土烏藥，不犯鐵器，布揩去土，瓷瓦刮屑，好酒浸一宿。次早空心温服，溏泄即愈。入麝少許尤佳。痛入腹者，以烏藥同鷄子瓦罐中水煮一日，取雞子切片蘸食，以湯送下，甚效。《永類鈐方》③。**血痢瀉血**。烏藥燒存性研，陳米飯丸梧子大。每米飲下三十丸。《普濟方》④。**小兒慢驚**，昏沈或搐。烏藥磨水，灌之。《濟急方》⑤。**氣厥頭痛**，不拘多少，及産後頭痛。天台烏藥、川芎藭等分，爲末。每服二錢，臘茶清調下。産後，鐵錘燒紅淬酒調下。《濟生方》⑥。**咽喉閉痛**。生烏藥即矮樟根，以酸醋二盞，煎一盞，先噙後嚥，吐出痰涎爲愈。《經驗方》⑦。**孕中有癰**。洪州烏藥軟白香辣者五錢，水一盞，牛皮膠一片，同煎至七分，温服。乃龔彦德方也。《婦人良方》⑧。**心腹氣痛**。烏藥水磨濃汁一盞，入橘皮一片，蘇一葉，煎服。《集簡方》。

嫩葉。【主治】炙碾煎飲代茗，補中益氣，止小便滑數。藏器⑨。

【發明】【時珍曰】烏藥下通少陰腎經，上理脾胃元氣。故丹溪朱氏補陰丸藥中，往往加烏藥葉也。

子。【主治】陰毒傷寒，腹痛欲死。取一合炒起黑烟，投水中，煎三五

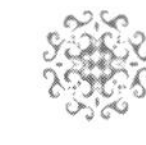

---

① 乾坤秘韞：**《乾坤秘韞·雜證》** 香烏散：治大人小兒雜病加減。香附子（炒，去鬚）、烏藥，右各等分，爲細末，每服二錢，隨引煎湯調下。食不進，生薑五片，飛鹽一捻，煎湯，病在上食後服，病在下食前服……大人腹中有蟲，小兒肚大，面黄眼陷，瘦惡等疾，檳榔煎湯，空心下。頭風虚□疼痛，川芎、細茶共煎湯，食後下。婦人産後血攻，心脾疼痛，童便下。瘧疾寒熱往來，惡心頭疼，良薑、乾薑、白鹽煎湯，修冷空心下。婦人血海小腹急痛，男子小腸膀胱腎氣攻心，遍身疼痛，茴香半錢，五靈脂半錢，空心好酒下……

② 集效方：**《萬應方》卷3"諸氣湯藥"** 治小腸氣方：烏藥（一两）、升麻（八錢），右㕮咀，水二鍾，煎一鍾，露一宿，空心熱服。

③ 永類鈐方：**《永類鈐方》卷7"雜病脚氣"** 痛入腹，杜烏藥同雞子瓦瓷中煮一日，藥透，取雞子切片，蘸鹽煎散末服，效。鄉村無藥，初發時即取杜烏藥，不犯鐵器，取到用布揩土，以瓷瓦刮屑，好酒浸一宿，次早用瓦器温熱，入麝少許尤佳，空心服，溏泄愈。

④ 普濟方：**《普濟方》卷212"血痢"** 烏金丸：治瀉血血痢。右用烏藥不以多少，炭火燒存性，搗羅爲末，陳米飲丸如梧桐子大，每服三十丸。

⑤ 濟急方：**《仙傳外科》卷11"治諸雜證品"** 小兒慢驚昏沉，時或搐掣，烏藥磨水，暖熱與服。

⑥ 濟生方：**《濟生方》"頭面門·頭痛論治"** 芎烏散：治男子氣厥頭疼，婦人氣盛頭疼，及産後頭痛，悉皆治之。川芎、天台烏藥，右等分，爲細末，每服二錢，臘茶清調服。或用葱茶湯調服，並食後。

⑦ 經驗方：**《醫方大成》卷7"咽喉"** 經驗秘方：治咽喉。用土烏藥，即矮樟根，以酸醋兩盞，煎一盞，先噙後嚥，俟吐出痰涎爲愈。（**按**：《普濟方》卷61"喉痹"引同方，云出《醫方大成》。）

⑧ 婦人良方：**《婦人良方》卷15"龔彦德孕癰方第十"** 治孕癰立效：烏藥（研，出洪州軟白，香辣者良），右用水一盞，牛皮膠一片，同煎至七分，温服。

⑨ 藏器：見2323頁注②。（**按**：非出"藏器"，實出《開寶》。）

沸,服一大盞,汗出陽回即瘥。《斗門方》①。

【附録】研藥。【珣②曰】生南海諸州小樹,葉如椒,根如烏藥而圓小。根味苦,温,無毒。主霍亂,下痢赤白,中惡蠱毒,腹内不調者。剉,水煎服。

櫰香音懷○《綱目》

【釋名】兜婁婆香。

【集解】【時珍曰】櫰香,江、淮、湖、嶺山中有之。木大者近丈許,小者多被樵采。葉青而長,有鉅齒,狀如小薊葉而香,對節生。其根狀如枸杞根而大,煨之甚香。《楞嚴經》③云:壇前安一小〔爐〕,以兜婁婆香煎水沐浴。即此香也。

根。【氣味】苦,濇,平,無毒。【主治】頭癤腫毒。碾末,麻脂調塗,七日腐落。時珍。

必栗香《拾遺》④

【釋名】花木香、詹香。

【集解】【藏器⑤曰】必栗香生高山中。葉如老椿,擣置上流,魚悉暴腮而死。木爲書軸,白魚不損書也。

【氣味】辛,温,無毒。【主治】鬼疰心氣,斷一切惡氣,煮汁服之。燒爲香,殺蟲、魚。藏器⑥。

楓香脂《唐本草》⑦

【釋名】白膠香。【時珍曰】楓樹枝弱善摇,故字從風。俗呼香楓。《金光明經》⑧謂其香

---

① 斗門方:**《證類》卷13“烏藥”** 《斗門方》:治陰毒傷寒。烏藥子一合,炒令黑煙起,投于水中,煎取三五沸,服一大盞,候汗出回陽立差。

② 珣:**《證類》卷13“四十五種陳藏器餘·研藥”** 味苦,温,無毒。主霍亂,下痢,中惡,腹内不調者。服之。出南海諸州。根如烏藥圓小。樹生也。/**《海藥》見《證類》卷13“四十五種陳藏器餘·研藥”** 葉如椒。主赤白痢,蠱毒中惡,並剉煎服之。(**按**:時珍乃將此二家之説揉合成文。)

③ 楞嚴經:**《楞嚴經》卷7** 壇前别安一小爐,以兜樓香煎取香水,沐浴其炭,然令猛熾,投是酥蜜於炎爐内,燒令煙盡,享佛菩薩。

④ 拾遺:**《證類》卷13“四十五種陳藏器餘·必栗香”** 味辛,温,無毒。主鬼氣。煮服之。並燒爲香,殺蟲魚。葉擣碎置上流,魚悉暴鰓。一名化木香,詹香也。葉如椿。生高山。堪爲書軸,白魚不損書也。

⑤ 藏器:見上注。

⑥ 藏器:見上注。

⑦ 唐本草:**《唐本草》見《證類》卷12“楓香脂”** 味辛、苦,平,無毒。主癮疹風癢,浮腫齒痛。一名白膠香。其樹皮,味辛,平,有小毒。主水腫,下水氣,煮汁用之。所在大山皆有。

⑧ 金光明經:**《金光明經》卷7“大辯才天女品第十五之一”** ……白膠(薩折羅婆)……

爲須薩折羅婆香。【頌①曰】《爾雅》謂楓爲(攝)〔欇〕欇,言風至則欇欇而鳴也。梵書②謂之薩闍羅婆香。

【集解】【恭③曰】楓香脂所在大山中皆有之。【頌④曰】今南方及關陝甚多。樹甚高大,似白楊。葉圓而作岐,有三角而香。二月有花,白色。乃連着實,大如鴨卵。八月、九月熟時暴乾可燒。《南方草木狀》云:楓實惟九真有之。用之有神,乃難得之物。其脂爲白膠香,五月斫爲坎,十一月采之。《説文解字》云:楓木,厚葉弱枝善摇。《漢》宫殿中多植之,至霜後葉丹可愛,故稱楓宸。任昉《述異記》云:南中有楓子鬼。木之老者爲人形,亦呼爲靈楓,蓋瘤癭也。至今越巫有得之者,以雕刻鬼神,可致靈異。【保昇⑤曰】王瓘《軒轅本紀》云:黄帝殺蚩尤於黎山之丘,擲其械于大荒之中,化爲楓木之林。《爾雅注》云:其脂入地,千年爲琥珀。【時珍曰】楓木枝幹修聳,大者連數圍。其木甚堅,有赤有白,白者細膩。其實成毬,有柔刺。嵇含言楓實惟出九真者,不知即此楓否。孫炎《爾雅正義》⑥云:楓子鬼乃欇木上寄生枝,高三四尺,天旱以泥塗之即雨也。荀伯子《臨川記》⑦云:嶺南楓木,歲久生瘤如人形,遇暴雷驟雨則暗長三五尺,謂之楓人。宋齊丘《化書》⑧云:老楓化爲羽人。數説不同,大抵瘿瘤之説,猶有理也。

香脂。【修治】【時珍曰】凡用以虀水煮二十沸,入冷水中,揉扯數十次,晒乾用。

【氣味】辛、苦,平,無毒。【主治】癮瘮風痒,浮腫,煮水浴之。又主齒痛。《唐本》⑨。一切癰疽瘡疥,金瘡,吐衄咯血,活血生肌,止痛解毒。燒過

---

① 頌:**《圖經》見《證類》卷12"楓香脂"** ……《爾雅》謂楓爲欇欇,言天風則鳴欇欇也。(**按**:時珍引"梵書",不見於《圖經》,參下注。)

② 梵書:**《翻譯名義集》七"統論二諦篇第六十四"** 薩闍羅婆(或薩折羅婆,此翻白膠香)。

③ 恭:見2326頁注⑦。

④ 頌:**《圖經》見《證類》卷12"楓香脂"** 楓香脂,舊不載所出州郡,云所在大山皆有,今南方及關陝多有之。似白楊,甚高大。葉圓而作岐,有三角而香。二月有花,白色。乃連著實,大如鴨卵。八月、九月熟,暴乾可燒。《南方草木狀》曰:楓實惟九真有之。用之有神,乃難得之物。其脂爲白膠香,五月斫爲坎,十一月採之。其皮性澀,止水痢。水煎飲之……《説文解字》云:楓木,厚葉弱枝善摇。漢宫殿中多植之。至霜後,葉丹可愛,故騷人多稱之。任昉《述異記》曰:南中有楓子鬼。楓木之老者爲人形,亦呼爲靈楓,蓋瘤癭也。至今越巫有得之者,以雕刻鬼神,可致靈異……

⑤ 保昇:**《蜀本草》見《證類》卷12"楓香脂"** 楓香脂、皮共三條,主治稍異。注云:按王瓘《廣軒轅本紀》云:黄帝殺同蚩尤于黎山之丘,擲其械於大荒之中,宋山之上,其械化爲楓木之林。《爾雅》:楓,欇欇,似白楊而有岐。其脂入地千年爲琥珀……

⑥ 爾雅正義:**《重修廣韻》卷1"上平聲·東"** 楓……《爾雅》云:楓有脂而香。孫炎云:欇欇生江上,有寄生枝,高三四尺,生毛。一名楓子。天旱以泥泥之即雨。(**按**:《爾雅正義》書佚,今得其佚文。)

⑦ 臨川記:**《南方草木狀》卷中** 楓人:五嶺之間多楓木,歲久則生瘤癭。一夕遇暴雷驟雨,其樹贅暗長三五尺,謂之楓人。越巫取之作術,有通神之驗。取之不以法,則能化去。(**按**:《臨川記》書佚,時珍所引可見《南方草木狀》然未言出《臨川記》。)

⑧ 化書:**《化書》卷1"老楓"** 老楓化爲羽人,朽麥化爲蝴蝶,自無情而之有情也……

⑨ 唐本:見2326頁注⑦。

指牙，永無牙疾。時珍。

【發明】【震亨[①]曰】楓香屬金，有水與火。其性疏通，故木易有蟲穴，爲外科要藥。近世不知，誤以松脂之清瑩者爲之，甚謬。【宗奭[②]曰】楓香、松脂皆可亂乳香。但楓香微白黄色，燒之可見真僞。【時珍曰】楓香、松脂皆可亂乳香，其功雖次于乳香，而亦仿佛不遠。

【附方】舊一，新十五。吐血不止。白膠香爲散。每服二錢，新汲水調下。《簡要濟衆》[③]。吐血衄血。白膠香、蛤粉等分，爲末。薑汁調服。王璆《百一選方》[④]。吐血咯血。《澹寮方》[⑤]用白膠香、銅青各一錢，爲末。入乾柹内，紙包煨熟，食之。○《聖惠方》[⑥]用白膠香切片炙黄一兩，新綿一兩燒灰，爲末。每服一錢，米飲下。金瘡斷筋。楓香末傅之。○《危氏方》[⑦]。便癰膿血。白膠香一兩，爲末。入麝香、輕粉少許，摻之。《袖珍方》[⑧]。小兒㜷疽生面上。用楓香爲膏，攤貼之。《活幼全書》[⑨]。瘰癧軟癤。白膠香一兩化開，以蓖麻子六十四粒研入，待成膏，攤貼。《儒門事親》[⑩]。諸瘡不合。白膠香、輕粉各二錢，豬脂和塗。《直指方》[⑪]。一切惡瘡。水沉金絲膏：用白膠香、瀝青各一兩，以麻油、黄蠟各二錢半，同(溶)〔熔〕化，入冷水中扯

---

① 震亨：**《衍義補遺·楓香》** 屬金而有水與火，性疏通，故木易有蟲穴，其液名曰白膠香，爲外科家要藥。近世不知，誤以松脂之清瑩者，甚失本經初意也……

② 宗奭：**《衍義》卷13"楓香"** 與松脂皆可亂乳香，尤宜區别。楓香微黄白色，燒之尤見真僞。兼能治風癮疹癢毒，水煎，熱煤洗。

③ 簡要濟衆：**《證類》卷12"楓香脂"** 《簡要濟衆》：治吐血不止。白膠香不以多少，細研爲散。每服二錢，新汲水調下。

④ 百一選方：**《百一選方》卷6"第七門"** 治吐血……又方，兼治衄血：蛤粉、白膠香，等分，以好松烟墨汁調服。

⑤ 澹寮方：**《澹寮方》卷5"失血門"** 吐血。銅青、白膠，右爲末，入乾柹内，濕紙火煨，嚼喫。(**按**：《普濟方》卷188"吐血"轉引此方，名方爲"青香柹"，另增劑量"各一錢"。時珍當轉引自《普濟方》。)

⑥ 聖惠方：**《普濟方》卷188"吐血"** 治吐血咯血：用白膠一兩，切作小片子，炙令黄，新綿一兩，燒作灰，細研，每服一錢，新米飲調下，不計年歲深遠，並宜食後卧時服。(**按**：《聖惠方》無此方，另溯其源。)

⑦ 危氏方：**《得效方》卷18"斷筋"** 小膠香散：白膠香末敷之。

⑧ 袖珍方：**《袖珍方》卷3"癰疽瘡癤"** 治便癰……又秘方：透明白膠香爲末，入輕粉、麝香少許，乾摻。乾，用油調傅。

⑨ 活幼全書：**《活幼全書》卷8"瘡毒"** 治小兒奶疽生面上：右楓香爲膏，攤排帛上，貼之。

⑩ 儒門事親：**《儒門事親》卷15"瘡瘍癰腫第一"** 玉餅子：治瘰癧，一切惡瘡軟癤。右用白膠一兩，瓷器内溶開，去滓，再於溶開後，以蓖麻子六十四個，作泥，入膠内攪勾，入小油半匙，頭柱點水中，試硬軟添減膠油，如得所，量瘡大小，以緋帛攤膏藥貼之。一膏藥可治三五癤。

⑪ 直指方：**《仁齋小兒方》卷4"瘡癬證治"** 諸瘡久不瘥方：白膠香(半兩，碾末)、輕粉(二錢，研)，和豬脂調傅。或豬筒骨髓調白膠，亦治大風。即是松脂熔煉投冷水中，爲末，水調，空心常服。

千遍，攤貼之。《儒門事親》①書。惡瘡疼痛。楓香、膩粉等分，爲末。漿水洗净，貼之。《壽親養老書》②。久近脛瘡。白膠香爲末，以酒瓶上箬葉夾末，貼之。《袖珍方》③。小兒疥癬。白膠香、黄蘗、輕粉等分，爲末。羊骨髓和，傅之。《儒門事親》④。大便不通。白膠香半棗大，鼠糞二枚，研勾，水和作挺。納入肛内，良久自通。《普濟方》⑤。年久牙疼。楓香脂爲末，以香爐内灰和勾。每旦揩擦。《危氏得效方》⑥。魚骨哽咽。白膠香細細吞之。《聖惠方》⑦。

木皮。【氣味】辛，平，有小毒。蘇恭⑧。【主治】水腫，下水氣，煮汁用之。蘇恭⑨。煎飲，止水痢爲最。藏器⑩。止霍亂。刺風冷風，煎湯浴之。大明⑪。

【正誤】【藏器⑫曰】楓皮性澀，能止水痢。蘇云下水腫，水腫非澀藥所療；又云有毒，明見其謬。

【附方】新一。大風瘡。楓子木燒存性研、輕粉等分，麻油調搽，極妙。章貢有鼓角匠病此，一道人傳方，遂愈。《經驗良方》⑬。

---

① 儒門事親：**《儒門事親》卷15“瘡瘍癰腫第一”** 水沉金絲膏：貼一切惡瘡。瀝青、白膠（以上各一兩，春秋宜用油，夏宜油蠟二錢半，冬宜用油蠟四錢），右件熔開油蠟，下瀝青、白膠，用槐枝攪勾，綿子濾過，入冷水中，扯一千餘遍。如瘡透了，吃數丸。作劑於瘡口填者，亦妙。攤紙上貼。勿令火炙。

② 壽親養老書：**《壽親養老》卷1“簡妙老人備急方第十五”** 白香散：治一切惡瘡疼痛不可忍者。楓香（一分，紙襯於地上食傾，令暖，細研）、膩粉（一分），右二味同細研令勾。每有患者，先用口内含漿水令暖，吐出洗瘡令净後，以藥末乾付子，疼痛立止，貼至差爲度。

③ 袖珍方：**《袖珍方》卷3“癰疽瘡癘”** 臁瘡（秘方）：用白膠香末，以臘酒瓶上蒻葉夾藥在内貼之。

④ 儒門事親：**《儒門事親》卷15“瘡瘍癰腫第一”** 治小兒癬雜瘡：白膠香、黄柏、輕粉，右爲細末，羊骨髓調塗癬上。

⑤ 普濟方：**《普濟方》卷39“大便秘澀不通”** 治大便旬日不通：鼠糞（二枚）、白膠香（半棗大），右爲末，水丸如棗核大，油塗内穀道中，良久便通。

⑥ 危氏得效方：**《得效方》卷17“齒病”** 秘方：治經歲牙疼。楓香脂爲末，入每焚香爐内灰，再篩過，常日洗面時用揩牙上，永無斯疾。更臨睡以温水净漱爲佳。

⑦ 聖惠方：**《普濟方》卷64“骨鯁”** 治魚骨鯁（出《經驗良方》）：用白膠香。細細吞下。（**按**：《聖惠方》無此方，另溯其源。）

⑧ 蘇恭：見2326頁注⑦。

⑨ 蘇恭：見2326頁注⑦。

⑩ 藏器：**《拾遺》見《證類》卷12“楓香脂”** 陳藏器云：楓皮本功外，性澀，止水痢。蘇云下水腫，水腫非澀藥所療，蘇爲誤爾。又云：有毒，轉明其謬。水煎止下痢爲最。

⑪ 大明：**《日華子》見《證類》卷12“楓香脂”** 楓皮，止霍亂，刺風冷風。煎湯浴之。

⑫ 藏器：見本頁注⑩。

⑬ 經驗良方：**《普濟方》卷110“大風癩病”** 治大風瘡（出《經驗良方》）：用大風子不拘多少，燒存性，研細羅過，與輕粉等分，用麻油調於瘡上，極妙。如濕，只乾摻之。《經驗方》云：昔章貢有鼓角匠面生肉瘰，因詰之，云舊害大風，得道人傳此藥，今遂愈矣。

根葉。【主治】癰疽已成，擂酒飲，以滓貼之。時珍。

菌。【氣味】有毒，食之令人笑不止，地漿解之。弘景①。

薰陸香乳香《别録》②上品

【釋名】馬尾香《海藥》③、天澤香《内典》④、摩勒香《綱目》、多伽羅香。【宗奭⑤曰】薰陸即乳香，爲其垂滴如乳頭也。鎔塌在地者爲塌香，皆一也。【時珍曰】佛書謂之天澤香，言其潤澤也。又謂之多伽羅香，又曰杜嚕香。李珣言薰陸是樹皮，乳是樹脂。陳藏器言乳是薰陸之類。寇宗奭言是一物。陳承言薰陸是總名，乳是薰陸之乳頭也。今考《香(僧)〔譜〕》，乳有十餘品，則乳乃薰陸中似乳頭之一品爾。陳承之説爲近理。二物原附"沈香"下，宋《嘉祐本草》分出二條。今據諸説，合併爲一。

【集解】【恭⑥曰】薰陸香形似白膠香，出天竺者色白，出單于者夾緑色，香亦不甚。【珣⑦曰】按《廣志》云：薰陸香是樹皮鱗甲，采之復生。乳頭香生南海，是波斯松樹脂也，紫赤如櫻桃，透明者爲上。【藏器⑧曰】乳香即薰陸之類也。【禹錫⑨曰】按《南方異物志》云：薰陸出大秦國。在海邊有大樹，枝葉正如古松，生于沙中。盛夏木膠流出沙上，狀如桃膠。夷人采取賣與商賈，無賈則自食之。【宗奭⑩曰】薰陸木葉類棠梨，南印度界阿吒釐國出之，謂之西香，南番者更佳，即乳香也。【承⑪曰】西出天竺，南出波斯等國。西者色黄白，南者色紫赤。日久重疊者，不成乳頭，雜以沙石。其成乳者，乃新出未雜沙石者也。薰陸是總名，乳是薰陸之乳頭也。今松脂、楓脂中，亦有此狀者甚多。【時珍曰】乳香今人多以楓香雜之，惟燒之可辨。南番諸國皆有。《宋史》言乳香有一十三等。

---

① 弘景：**《證類》卷12"楓香脂"** 陶隱居云：楓樹上菌，食之令人笑不止，以地漿解之。

② 别録：**《别録》見《證類》卷12"熏陸香"** 微温。療風水毒腫，去惡氣伏尸。/**《别録》見《證類》卷12"乳香"** 微温。療風水毒腫，去惡氣，療風癮疹癢毒。

③ 海藥：**《陳氏香譜》卷1"香品"** 薰陸香……《海藥本草》云……一名馬尾香，是樹皮鱗甲，採復生。

④ 内典：**《香乘》卷2"香品·薰陸香即乳香"** ……佛書謂之天澤香，言其潤澤也。又謂之多伽羅香，杜魯香，摩勒香，馬尾香。(**按**："内典"爲佛教經典泛稱。今溯其源。)

⑤ 宗奭：**《衍義》卷13"薰陸香"** 南番者更佳，此即今人謂之乳香，爲其垂滴如乳。熔塌在地者，謂之塌香，皆一也。

⑥ 恭：**《唐本草》見《證類》卷12"薰陸香"** 《唐本》注云：形似白膠。出天竺、單于國。

⑦ 珣：**《海藥》見《證類》卷12"乳香"** 乳頭香，謹按《廣志》云：生南海。是波斯松樹脂也。紫赤如櫻桃者爲上……紅透明者爲上。

⑧ 藏器：**《拾遺》見《證類》卷12"乳香"** 陳藏器云：蓋熏陸之類也……

⑨ 禹錫：**《嘉祐》見《證類》卷12"薰陸香"** 謹按《南方草木狀》云：出大秦。在海邊，自有大樹生於沙中，盛夏樹膠流出沙上。夷人採取之，賣與賈人。注：《南方異物志》同。其異者，惟云狀如桃膠。

⑩ 宗奭：**《衍義》卷13"沉香"** 薰陸香：木葉類棠梨。南印度界，阿吒釐國出，今謂之西香。

⑪ 承：**陳承"别説"見《證類》卷12"藿香"** ……又薰陸、乳香，《圖經》有云：今人無復别者。今按西出天竺、單于，南出波斯等國，西來者色黄白，南來者色赤紫。《圖經》稱木生海邊沙上，盛夏木膠出，則是日久相重迭者，不成乳頭，雜以土石，其成乳者，是新出，未雜沙石也。熏陸，總名也。乳者，是熏陸之乳頭也。今松脂、楓脂中，亦皆如是者多矣。

按葉廷珪《香録》①云：乳香一名薰陸香，出大食國南，其樹類松。以斤斫樹，脂溢於外，結而成香，聚而成塊。上品爲揀香，圓大如乳頭，透明，俗呼滴乳，又曰明乳。次爲瓶香，以瓶收者。次爲乳塌，雜沙石者。次爲黑塌，色黑。次爲水濕塌，水漬色敗氣變者。次爲斫削，雜碎不堪。次爲纏末，播揚爲塵者。觀此則乳有自流出者，有斫樹溢出者。諸説皆言其樹類松。寇氏言類棠梨，恐亦傳聞，當從前説。道書乳香、檀香謂之浴香，不可燒祀上真。

【修治】【頌②曰】乳性至粘難碾。用時以繒袋掛於窗隙間，良久取研，乃不粘也。【大明③曰】入丸散，微炒殺毒，則不粘。【時珍曰】或言乳香入丸藥，以少酒研如泥，以水飛過，晒乾用。或言以燈心同研則易細。或言以糯米數粒同研，或言以人指甲二三片同研，或言以乳鉢坐熱水中乳之，皆易細。《外丹本草》④云：乳香以韭實、葱、蒜煅伏成汁，最柔五金。《丹房鑑源》⑤云：乳香啞銅。

【氣味】微温，無毒。【大明⑥曰】乳香，辛，熱，微毒。【元素⑦曰】苦、辛，純陽。【震亨⑧曰】善竄，入手少陰經。【主治】薰陸主風水毒腫，去惡氣伏尸，癮瘮癢毒。乳香同功。《别録》⑨。乳香治耳聾，中風口噤不語，婦人血氣，止大腸洩澼，療諸瘡，令内消，能發酒，理風冷。藏器⑩。下氣益精，補腰膝，治腎氣，止霍亂，衝惡中邪氣，心腹痛疰氣。煎膏止痛長肉。大明⑪。治不眠。之才⑫。補腎，定

---

① 香録：**《陳氏香譜》卷1"香品·乳香"** ……葉庭珪云：一名薰陸香。出大食國之南數千里深山窮谷中。其樹大抵類松，以斤斫樹，脂溢於外，結而成香，聚而爲塊……而香之品十有三，其最上品者爲揀香，圓大如乳頭，俗所謂滴乳是也。次曰瓶乳，其色亞於揀香。又次曰瓶香，言收時量重，置於瓶中。在瓶香之中，又有上中下三等之别。又次曰袋香，言收時只置袋中。其品亦有三等。又次曰乳搨，蓋香在舟中，鎔搨在地，雜以沙石者。又次黑搨，香之黑色者。又次曰水濕，黑搨蓋香在舟中，爲水所浸漬，而氣變色敗者也。品雜而碎者曰斫削，簸揚爲塵者曰纏末。此乳香之别也。

② 頌：**《圖經》見《證類》卷12"沉香"** 又薰陸香……然至粘難研，用時以繒袋掛於窗隙間，良久取研之乃不粘。

③ 大明：**《日華子》見《證類》卷12"乳香"** ……入丸散微炒殺毒，得不粘。

④ 外丹本草：（**按**：未見原書，待考。）

⑤ 丹房鑑源：**《丹房鑑源》卷下"雜藥篇"** 乳香（啞銅）。

⑥ 大明：**《日華子》見《證類》卷12"乳香"** 味辛，熱，微毒……

⑦ 元素：**《本草發揮》卷3"乳香"** 潔古云：辛，熱，純陽……東垣云：乳香，味苦辛……（**按**：《醫學啓源》卷下僅云"乳香，陽"。味苦原出"東垣云"，時珍移作"元素"。）

⑧ 震亨：（**按**：未能溯得其源。待考。）

⑨ 别録：見2330頁注②。

⑩ 藏器：**《拾遺》見《證類》卷12"乳香"** 陳藏器云……其性温。療耳聾，中風口噤，婦人血氣，能發酒，理風冷，止大腸泄澼，療諸瘡令内消。

⑪ 大明：**《日華子》見《證類》卷12"乳香"** ……下氣，益精，補腰膝，治腎氣，止霍亂，冲惡中邪氣，心腹痛，疰氣。煎膏止痛長肉……

⑫ 之才：（**按**：已查《證類》，未能溯得其源。待考。）

諸經之痛。元素①。仙方用以辟穀。李珣②。消癰疽諸毒,托裏護心,活血定痛伸筋,治婦人産難,折傷。時珍。

【發明】【時珍曰】乳香香竄,能入心經,活血定痛,故爲癰疽瘡瘍、心腹痛要藥。《素問》③云:諸痛癢瘡瘍,皆屬心火,是矣。産科諸方多用之,亦取其活血之功爾。陳自明《婦人良方》④云:知蘄州施少卿,得神寢丸方于蘄州徐太丞,云婦人臨産月服之,令胎滑易生,極有效驗。用通明乳香半兩,枳殻一兩,爲末,煉(密)〔蜜〕丸梧子大,每空心酒服三十丸。李嗣立⑤治癰疽初起内托護心散,云:香徹瘡孔中,能使毒氣外出,不致内攻也。方見"穀部·緑豆"下。按葛洪《抱朴子》⑥云:浮炎洲在南海中,出薰陸香,乃樹有傷穿,木膠流墮。夷人采之,恒患狤猲獸啖之。此獸(所)〔斫〕刺不死,以杖打之皮不傷,而骨碎乃死。觀此,則乳香之治折傷,雖能活血止痛,亦其性然也。楊清叟⑦云:凡人筋不伸者,敷藥宜加乳香,其性能伸筋。

【附方】舊五,新二十六。口目喎斜。乳香燒煙熏之,以順其血脉。《證治要訣》⑧。祛風益顔。真乳香二斤,白蜜三斤,瓷器合煎如(錫)〔餳〕。每旦服二匙。《奇效〔良〕方》⑨。急慢驚風。乳香半兩,甘遂半兩,同研末。每服半錢,用乳香湯下,小便亦可。王氏《博濟方》⑩。小兒内釣腹痛。用乳香、没藥、木香等分,水煎服之。《阮氏小兒方》⑪。小兒夜啼。乳香一

---

① 元素:**《醫學啓源》卷下"用藥備旨·法象餘品"** 乳香陽,補腎。/**《本草發揮》卷3"乳香"** 潔古云……補腎,及定諸經之痛。

② 李珣:**《海藥》見《證類》卷12"乳香"** ……仙方多用辟穀。

③ 素問:**《素問·至真要大論篇》** ……帝曰:願聞病機何如。歧伯曰……諸痛痒瘡,皆屬於心……

④ 婦人良方:**《婦人良方》卷16"滑胎例第三"** 治産難神寢丸,瘦胎滑利易産,臨入月服之,極有神效。(知蘄州施少卿方。蘄州徐太丞傳。)通明乳香(半兩,别研)、枳殻(一兩),右爲細末,煉蜜丸如梧子大。空心,温酒吞下三十丸,日一服。懷孕九個月以後方可服。陸氏方名寤生丸,乳香只一分,酒糊丸。

⑤ 李嗣立:(**按**:此方見本書卷24"緑豆·附方"下"護心散"。)

⑥ 抱朴子:**《御覽》卷982"薰陸"** 《抱朴子》曰:俘焚洲在海中,薰陸香之所出。薰陸香,木膠也。樹有傷穿,膠因堕。夷人採之,以待估客。所以賈不多得者,所患狤掘獸噉之。此獸斫刺不死,投火中,薪盡不焦,以杖打之,皮不傷而骨碎,然后乃死。(**按**:今本《抱朴子》未見此文。)

⑦ 楊清叟:**《仙傳外科》卷2"用敷貼温藥第三"** 衝和仙膏……一、流注筋不伸者,可於此方加乳香敷之,其性能伸筋故也。

⑧ 證治要訣:**《證治要訣》卷1"諸中門·中風"** ……中而口眼喎斜者,先燒皂角烟薰之,以逐去外邪,次燒乳香薰之,以順其血脉。

⑨ 奇效良方:**《奇效良方》卷21"諸虚通治方"** 服乳香法:用乳香上好者三斤,白蜜三升,瓷銀器中合煎。如無好蜜,好酒亦得。以柳木篦數攪,令如餳,每日空心及晚食前服一栗殻。去風,益顔色,神效。

⑩ 博濟方:**《證類》卷12"乳香"** 《博濟方》……又方:治急慢驚風。乳香半兩,甘遂半兩同細。每服半錢,用乳香湯調下,或小便調,妙。

⑪ 阮氏小兒方:(**按**:書佚,無可溯源。)

錢，燈花七枚，爲末。每服半字，乳汁下。《聖惠方》①。**心氣疼痛**不可忍。用乳香三兩，真茶四兩，爲末，以臘月鹿血和，丸彈子大。每温醋化一丸，服之。《瑞竹堂經驗方》②。**冷心氣痛**。乳香一粒，胡椒四十九粒，研，入薑汁、熱酒調服。《潘氏經驗方》③。**陰證呃逆**。乳香同硫黄燒烟，嗅之。《傷寒藴要》④。**辟禳瘟疫**。每臘月二十四日五更，取第一汲井水浸乳香。至元旦五更温熱，從小至大，每人以乳一塊，飲水三呷，則一年無時灾。孔平仲云：此乃宣聖之方，孔氏七十餘代用之也。**夢寐遺精**。乳香一塊，拇指大，卧時細嚼，含至三更嚥下，三五服即效。《醫林集要》⑤。**淋癃溺血**。取乳香中夾(舌)〔石〕者，研細，米飲服一錢。《危氏得效方》⑥。**難産催生**。《簡要濟衆方》⑦用黄明乳香五錢。爲末，母(諸)〔猪〕血和丸梧子大。每酒服五丸。〇《經驗方》⑧用乳香，以五月五候午時，令一人在壁内奉乳鉢，一童子在壁外以筆管自壁縫中逐粒遞過，用鉢内研細，水丸芡子大。每服一丸，無灰酒下。〇《聖惠方》⑨用明乳香一豆大，爲末，新汲水一盞，入醋少許。令産婦兩手捉石燕，念"慮藥"三遍乃飲之。略行數步即下。〇《海上方》⑩用乳香、朱砂等分，爲末。麝香酒服一錢，良久自下。**咽喉骨哽**。乳香一錢，水研服之。《衛生(月筋)〔易簡〕方》⑪。**香口辟臭**。滴乳噙之。《摘玄方》⑫。**風蟲牙痛**不可忍者。《梅師方》⑬用薰陸香嚼，

---

① 聖惠方：**《聖濟總録》卷 170"小兒夜啼"**　治小兒夜啼，立效散方：乳香(一錢)、燈花(七枚)，右二味同研爲散，每服半字，塗奶母乳頭上令服。(**按**：《聖惠方》無此方，另溯其源。)

② 瑞竹堂經驗方：**《瑞竹堂方》卷 2"心氣痛門"**　應痛丸：治急心氣痛不可忍者。好茶末(四兩)、揀乳香(二兩)，右爲細末，用臘月兔血和丸如雞頭大，每服一丸，温醋送下，不拘時候。

③ 潘氏經驗方：(**按**：書佚，無可溯源。)

④ 傷寒藴要：**《傷寒藴要》卷 3"傷寒吃逆例"**　硫黄齅鼻法：治陰症吃逆不止。硫黄、乳香(各二錢)，右爲細末，用好酒一鍾煎數沸，乘熱令鼻齅之。一法：搗生薑擦胸前，亦佳。

⑤ 醫林集要：**《醫林集要》卷 15"遺泄"**　一方，治夢遺，用乳香一塊拇指大，臨卧放口中細嚼，含之，睡至三更咽下，服三五次有效。

⑥ 危氏得效方：**《得效方》卷 8"諸淋"**　乳石散：治血淋及五淋等。右揀乳香中夾石者，研細，以米飲或麥門冬湯調下。每服以飢飽適中時服，空心亦可。

⑦ 簡要濟衆方：**《證類》卷 12"乳香"**　《簡要濟衆》：催生方：乳香一分黄明者，細研爲末，取母豬血和令匀，丸梧桐子大，每服五丸，酒下。

⑧ 經驗方：**《普濟方》卷 356"産難"**　如神開骨膏：用乳香不拘多少，五月五日午時，令一人在壁背捧乳鉢在櫈上，令一童兒以筆管透壁縫内，逐粒從筆管中過入乳鉢内，研極細，以童兒面北，滴水丸如雞頭大，每服一粒，無灰酒吞下。(**按**：《經驗方》一名甚多，今循文溯及其源。)

⑨ 聖惠方：**《普濟方》卷 356"産難"**　療産婦生理不順，産育艱難：用通明乳香一塊，如皂子大，爲末。覺腰痛時，用新汲水一小盞，入醋少許，同調服。扶立，令産婦兩手捉兩燕，坐婆飼藥飲之。先令妊婦念醫靈藥聖三遍，然後服之。仍系扶行數步，須臾坐草便生，無痛楚。(**按**：《聖惠方》無此方，另溯其源。)

⑩ 海上方：**《婦人良方》卷 17"催生方論"**　《海上方》：用乳香、朱砂等分，爲細末，麝香酒調下。

⑪ 衛生易簡方：**《衛生易簡方》卷 7"骨鯁"**　治一切骨鯁……又方：用乳香二錢，研細，水調徐咽下。

⑫ 摘玄方：**《丹溪摘玄》卷 18"口門"**　口臭，一法：以滴乳香噙化。

⑬ 梅師方：**《證類》卷 12"薰陸香"**　梅師方：治齒蟲痛不可忍。嚼薰陸香，咽其汁，立差。

嚥(英)〔其〕汁,立瘥。○《朱氏集驗方》[①]用乳香豆許安孔中,燒烟筯烙化立止。○又方:乳香、川椒末各一錢,爲末,化蠟和作丸,塞乳中。○《直指方》[②]用乳香、巴豆等分,研,和蠟丸,塞之。○《聖惠方》[③]用乳香、枯礬等分,蠟丸,塞之。**大風癘疾**。摩勒香一斤,即乳頭内光明者,細研,入牛乳五升,甘草末四兩,瓷盒盛之,安(卓)〔桌〕子上,置中庭,安劍一口。夜於北極下祝禱,去盒子蓋,露一夜。次日入甑中蒸,炊三斗米熟即止。夜間依前祝露又蒸,如此三次乃止。每服一茶匙,空心及晚食前温酒調服。服後當有惡物出,至三日三夜乃愈也。《聖惠方》[④]。**漏瘡膿血**。白乳香二錢,牡蠣粉一錢,爲末,雪糕丸麻子大。每薑湯服三十丸。《直指方》[⑤]。**斑豆不快**。乳香研細,猪心血和丸芡子大。每温水化服一丸。聞人規《痘疹論》[⑥]。**瘧疸寒顫**。乳香半兩,熟水研服。顫發于脾,乳香能入脾故也。《仁齋直指方》[⑦]。**甲疽弩肉**,膿血疼痛不愈。用乳香爲末、膽礬燒研,等分,傅之,内消即愈。《靈苑方》[⑧]。**玉莖作腫**。乳香、葱白等分,擣傅。《山居四要》[⑨]。**野火丹毒**,自兩足起。乳香末,羊脂調塗。《幼幼新書》[⑩]。**癧瘍風駁**。薰陸香、白斂同研,日

---

① 朱氏集驗方:**《普濟方》卷68"蟲蝕牙齒"** 治蛀牙(出《仁存方》):用乳香如小豆大,安痛牙上,燒銅箸令熱,淬香上令溶,立止。/**《朱氏集驗方》卷9"齒"** 治蟲蛀牙痛方:紅川椒末(三錢)、明乳香(一錢),右同研,熔蠟丸麻子大。每服一丸,塞孔中。(**按**:此條首方實出《仁存方》。)

② 直指方:**《直指方》卷21"齒病證治"** 蟲蛀牙痛方:川巴豆肉(三枚)、明乳香(一錢),右同研,溶蠟,丸麻子大,每服一丸,塞孔。

③ 聖惠方:**《聖惠方》卷34"治牙齒蚛孔有蟲諸方"** 治牙齒蚛孔有蟲,疼痛不可忍……又方:乳香、白礬(燒灰,各一分),右件細研,飯和圓如緑豆大,每用一圓,以綿裹内蚛孔中。

④ 聖惠方:**《聖惠方》卷24"治大風疾諸方"** 治大風疾,摩勒香方:摩勒香(一斤,乳頭内揀光明者是),右件藥細研,入牛乳五升,甘草末四兩於甆合中盛,都攪令匀,以小桌子抬於庭中,安置卓劍一口,夜於北極下禱祝,去合子蓋露之一夜,來日却合了,入甑中蒸之,炊三斗米熟即止,夜間依前禱祝,露之又蒸,如此三遍,方可服之。每服抄一茶匙,以温酒調,空心及晚食前服之。如體上有瘡者,以數兩碩作一卧槽,令於内卧,服藥後倍有惡物出,至三日三夜當愈。

⑤ 直指方:**《直指方》卷22"漏瘡證治"** 冷漏乳香丸:白净滴乳香(一分)、牡蠣粉(半分),右細末,雪糕糊丸麻子大,每服三十丸,道地川白薑生用煎湯,空心下。

⑥ 痘疹論:(**按**:已查原書,未能溯得其源。)

⑦ 仁齋直指方:**《直指方》卷22"瘧疸證治"** 瘧疸虚證寒戰方:明乳香(研細,半兩),右每服一錢,熟水調下。戰發於肝,乳香著肝而温之,寒戰隨止。

⑧ 靈苑方:**《證類》卷12"乳香"** 《靈苑方》:治甲疽,胬肉裹甲膿血,疼痛不差,凡此疾,須剔去肉中甲,不治亦愈。或已成瘡不差用此法,乳香末,膽礬燒研,等分傅之,肉消愈。

⑨ 山居四要:**《山居四要》卷3"新增諸證雜方一類"** 治陰腫:男女陰膚腫,乳香、葱白研。將來敷腫處,即是好良緣。

⑩ 幼幼新書:**《本事方後集》卷10"治小兒諸疾"** 野火丹,從兩脚赤腫:用乳香末,羊脂調塗。(**按**:《幼幼新書》無此方,另溯其源。)

日揩之。并作末，水服。《千金方》①。杖瘡潰爛。乳香煎油，搽瘡口。《永類鈐方》②。

没藥宋《開寶》③

【釋名】末藥。【時珍曰】没、末皆梵言。

【集解】【志④曰】没藥生波斯國。其塊大小不定，黑色，似安息香。【頌⑤曰】今海南諸國及廣州或有之。木之根株皆如橄欖，葉青而密。歲久者，則有脂液流滴在地下，凝結成塊，或大或小，亦類安息香。采無時。【珣⑥曰】按徐表《南州記》云：是波斯松脂也。狀如神香，赤黑色。【時珍曰】按《一統志》⑦云：没藥樹高大如松，皮厚一二寸。采時掘樹下爲坎，用斧伐其皮，脂流於坎，旬餘方取之。李珣言乳香是波斯松脂，此又言没藥亦是松脂，蓋出傳聞之誤爾。所謂神香者，不知何物也。

【修治】同乳香。

【氣味】苦，平，無毒。【主治】破血止痛，療金瘡杖瘡，諸惡瘡，痔漏卒下血，目中翳暈痛膚赤。《開寶》⑧。破癥瘕宿血，損傷瘀血，消腫痛。大明⑨。心膽虚，肝血不足。好古⑩。墮胎，及産後心腹血氣痛，並入丸散服。李珣⑪。散血消腫，定痛生肌。時珍。

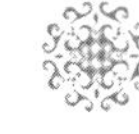

① 千金方：**《普濟方》卷107"癧瘍風"** 治癧瘍風：白斂、熏陸香，右等分爲末，水服方寸許。用揩患處亦可。（**按**：《千金方》無此方，另溯其源。）

② 永類鈐方：**《永類鈐方》卷22"風損藥"** 杖瘡，用乳香煎油，調敷，瘡口内外皆可用，仍加善應等膏藥貼。

③ 開寶：**《開寶》見《證類》卷13"没藥"** 味苦，平，無毒。主破血止痛，療金瘡杖瘡，諸惡瘡痔漏，卒下血，目中翳暈痛膚赤。生波斯國。似安息香，其塊大小不定，黑色。

④ 志：見上注。

⑤ 頌：**《圖經》見《證類》卷13"没藥"** 没藥，生波斯國，今海南諸國及廣州或有之。木之根之株皆如橄欖，葉青而密。歲久者，則有膏液流滴在地下，凝結成塊，或大或小，亦類安息香。採無時……

⑥ 珣：**《海藥》見《證類》卷13"没藥"** 謹按徐表《南州記》：生波斯國，是彼處松脂也。狀如神香，赤黑色……

⑦ 一統志：**《明一統志》卷90"安南・三佛齊國"** 土産……没藥（樹高大如松，皮厚一二寸。採時掘樹下爲坎，用斧伐其皮，脂流於坎，□餘方取之。）

⑧ 開寶：見本頁注③。

⑨ 大明：**《日華子》見《證類》卷13"没藥"** 破癥結宿血，消腫毒。

⑩ 好古：**《湯液大法》卷3"心包絡"** 虚（……没藥）/**卷3"肝"** 不足則燥。燥則宜潤……血（……没藥）

⑪ 李珣：**《海藥》見《證類》卷13"没藥"** ……主折傷馬墜，推陳置新，能生好血。凡服皆須研爛，以熱酒調服，近效。墮胎心腹俱痛及野雞漏痔，産後血氣痛，並宜丸散中服爾。

【發明】【權[①]曰】凡金刃所傷，打損踠跌墜馬，筋骨疼痛，心腹血瘀者，並宜研爛熱酒調服。推陳致新，能生好血。【宗奭[②]曰】没藥大概通滯血。血滯則氣壅瘀，氣壅瘀則經絡滿急，經絡滿急故痛且腫。凡打撲踠跌，皆傷經絡，氣血不行，瘀壅作腫痛也。【時珍曰】乳香活血，没藥散血，皆能止痛消腫生肌。故二藥每每相兼而用。

【附方】舊二，新七。歷節諸風。骨節疼痛，晝夜不止。没藥末半兩，虎脛骨酥炙爲末三兩。每服二錢，温酒調下。《圖經本草》[③]。筋骨損傷。米粉四兩炒黄，入没藥、乳香末各半兩，（西）〔酒〕調成膏，（難）〔攤〕貼之。《御藥院方》[④]。金刃所傷未透膜者。乳香、没藥各一錢，以童子小便半盞，酒半盞，温化服之。爲末亦可。《奇效良方》[⑤]。小兒盤腸氣痛。没藥、乳香等分，爲末。以木香磨水煎沸，調一錢服，立效。（楊）〔湯〕氏《嬰孩寶（鑑）〔書〕》[⑥]。婦人腹痛，内傷疞刺。没藥末一錢，酒服便止。《圖經本草》[⑦]。婦人血運。方同上。血氣心痛。没藥末二錢，水一盞，酒一盞，煎服。《醫林集要》[⑧]。産後惡血。没藥、血竭末各一錢，童子小便、温酒各半盞，煎沸服，良久再服。惡血自下，更不生痛。《婦人良方》[⑨]。女人異疾。女人月事退

---

① 權：**《藥性論》見《證類》卷 13“没藥”**　没藥單用亦得。味苦、辛。能主打搕損，心腹血瘀，傷折踒跌，筋骨瘀痛，金刃所損，痛不可忍。皆以酒投飲之。良。（**按**：“推陳致新，能生好血”非《藥性論》語，原出《海藥》，作“推陳置新，能生好血”。）

② 宗奭：**《衍義》卷 14“没藥”**　大概通滯血。打撲損疼痛，皆以酒化服。血滯則氣壅淤，氣壅淤則經絡滿急，經絡滿急故痛且腫。凡打撲著肌肉須腫脹者，經絡傷，氣血不行壅淤，故如是。

③ 圖經：**《圖經》見《證類》卷 13“没藥”**　……又治歷節諸風，骨節疼痛，晝夜不可忍者。没藥半兩，研，虎脛骨三兩塗酥，炙黄色，先擣羅爲散，與没藥同研令細。温酒調二錢，日三服，大佳。

④ 御藥院方：**《御藥院方》卷 10“治瘡腫折傷門”**　至聖黑龍膏：治一切筋骨損傷疼痛。米粉（四兩，於銀器内炒成塊子，褐色，放冷，研爲細末，後入二味）、乳香（研細）、没藥（研細，各半兩），右三味研極細，每用以好酒或醋調如膏，攤在紙花子上，貼患處。

⑤ 奇效良方：**《奇效良方》卷 56“正骨通治方”**　凡殺傷不透膜者：右用乳香、没藥（各一皂子大），研爛，以小便半盞，好酒半盞，同藥通口服，然後用花蕊石散，或烏賊魚骨，或龍骨爲末，傅瘡口上，立止。

⑥ 嬰孩寶書：**《嬰兒病證方》卷 4“盤腸”**　范元鼎歌：腹上一塊脚如冰，腰曲如弓面色青，小便頻數腹中結，四梢汗出器哭無聲。都緣冷積傷脾胃，不思乳食因沈沈，停積傳流或成痢，腹胸纔腫命難任。鈎藤膏：（漢東王氏方。）乳香（一分，細研）、没藥（一錢）、木香（一錢，炮）、薑黄（一錢）、木鱉（三個），右爲末，煉蜜爲膏，每服旋緫如皂子大，煎鈎藤湯化下，日進三服。（**按**：時珍引用藥物有删減。）

⑦ 圖經本草：**《圖經》見《證類》卷 13“没藥”**　……今方多用治婦人内傷痛楚，又治血暈及臍腹疞刺者。没藥一物，研細，温酒調一錢，便止……

⑧ 醫林集要：**《醫林集要》卷 3“心腹痛”**　歌曰：心痛無如没藥良，水磨濃煎半盞强。更浸好酒微煎服，藥到移時更復常。

⑨ 婦人良方：**《婦人良方》卷 18“産後血暈方論第五”**　奪命散：治産後血暈，血入心經，語言顛倒，健忘失志及産後百病。没藥、血竭（等分），右細研爲末。才産下，便用童子小便與（細）酒各半盞，煎一二沸，調下二錢，良久再服。其惡血自循下行，更不冲上，免生百疾。

出，皆作禽獸之形，欲來傷人。先將綿塞陰户，乃頓服没藥末一兩，白湯調下，即愈。《危氏方》①。

騏驎竭《唐本草》②

【釋名】血竭。【時珍曰】騏驎亦馬名也。此物如乾血，故謂之血竭。曰騏驎者，隱之也。舊與"紫鉚"同條，紫鉚乃此樹上蟲所造成，今分入蟲部。

【集解】【恭③曰】騏驎竭樹名渴留，紫鉚樹名渴(稟)〔廩〕，二物大同小異。【志④曰】二物同條，功效亦別。紫鉚色赤而黑，其葉大如盤，鉚從葉上出。騏驎竭色黄而赤，從木中出，如松脂。【珣⑤曰】按《南越志》云：騏驎竭，是紫鉚樹之脂也。欲驗真僞，但嚼之不爛如蠟者爲上。【頌⑥曰】今南番諸國及廣州皆出之。木高數丈，婆娑可愛。葉似櫻桃而有三角。其脂液從木中流出，滴下如膠飴狀，久而堅凝乃成竭，赤作血色。采無時。舊説與紫鉚大都相類，而别是一物，功力亦殊。【斅⑦曰】凡使勿用海母血，真相似，只是味鹹并腥氣。騏驎竭味微鹹甘，似巵子氣也。【時珍曰】騏驎竭是樹脂，紫鉚是蟲造。按《一統志》⑧云：血竭樹略如没藥樹，其肌赤色。采法亦於樹下掘坎，斧伐其樹，脂流於坎，旬日取之。多出大食諸國。今人試之，以透指甲者爲真。獨孤滔《丹房鑑源》⑨云：此物出於西胡，禀熒惑之氣而結。以火燒之，有赤汁涌出，久而灰，不變本色者爲真也。

---

① 危氏方：**《得效方》卷15"調經"** 没藥散：治月信退出，皆爲禽獸之狀，似來傷人。先將綿塞陰户，只頓服。右以没藥一兩，作丸散皆可，服即愈。

② 唐本草：**《唐本草》見《證類》卷13"紫鉚、騏驎竭"** 味甘、鹹，平，有小毒。主五藏邪氣，帶下，止痛，破積血，金瘡生肉，與騏驎竭二物大同小異。

③ 恭：**《唐本草》見《證類》卷13"紫鉚、騏驎竭"** 《唐本》注云……紫鉚樹名渴廩，騏驎竭樹名渴留，喻如蜂造蜜。斫取用之。《吴録》謂之赤膠者。

④ 志：**《開寶》見《證類》卷13"紫鉚、騏驎竭"** 今按《別本》注云：紫鉚、騏驎竭二物同條，功效全別。紫鉚色赤而黑，其葉大如盤，礦從葉上出。騏驎竭色黄而赤……葉如櫻桃，三角，成竭從木中出，如松脂。

⑤ 珣：**《海藥》見《證類》卷13"紫鉚、騏驎竭"** ……又騏驎竭，謹按《南越志》云：是紫鉚樹之脂也……欲驗真偽，但嚼之，不爛如蠟者上也。

⑥ 頌：**《圖經》見《證類》卷13"紫鉚、騏驎竭"** 騏驎竭，舊不載所出州土，今出南蕃諸國及廣州。木高數丈，婆娑可愛。葉似櫻桃而有三角。其脂液從木中流出，滴下如膠飴狀，久而堅凝乃成竭，赤作血色，故亦謂之血竭。採無時。其味鹹而氣腥者是。海母血不可用。真竭微咸而甘，作梔子氣味。舊説與紫鉚大都相類，而别是一物，功力亦殊……

⑦ 斅：**《炮炙論》見《證類》卷13"紫鉚、騏驎竭"** 雷公云：騏驎竭，凡使勿用海母血，真似騏驎竭，只是味鹹并腥氣。其騏驎竭，味微鹹、甘，似梔子氣是也。欲使，先研作粉重篩過，臨使，安於丸散或膏中，任使用。勿與衆藥同擣，化作飛塵也。

⑧ 一統志：**《明一統志》卷90"安南・三佛齊國"** 土産……血竭(樹略同没藥。採亦如之。自乳香以下諸物，多大食諸蕃出，而萃于三佛齊。)(**按**：據《明一統志》文，"今人試之以透指甲者爲真"當爲時珍所增。)

⑨ 丹房鑑源：**《雲笈七籤》卷68"九還金丹・第一章六篇"** 麒麟碣出于西胡，稟之於熒惑之氣，生於陽石之陰，結而成質如紫鉚，形若爛石。其功亦能添益陽精，消陰滯氣。拘添其煉，亦有大功。真者於火中燒之，赤汁湧流。火不易本色者，是其色真也。(**按**：《丹房鑑源》無此文，另溯其源。)

【修治】【斅[1]曰】凡使先研作粉，篩過入丸散中用。若同衆藥擣，則化作塵飛也。

【氣味】甘、鹹、平，無毒。【大明[2]曰】得蜜陀僧良。【主治】心腹卒痛，金瘡血出，破積血，止痛生肉，去五臟邪氣。《唐本》[3]。傷折打損，一切疼痛，血氣攪刺，内傷血聚，補虚，並宜酒服。李珣[4]。補心包絡、肝血不足。好古[5]。益陽精，消陰滯氣。《太清（修鍊）〔伏煉靈砂〕法》[6]。傅一切惡瘡疥癬久不合。性急，不可多使，却引膿。大明[7]。散滯血諸痛，婦人血氣，小兒瘈瘲。時珍。

【發明】【時珍曰】騏驎竭，木之脂液，如人之膏血，其味甘鹹而走血，蓋手、足厥陰藥也。肝與心包皆主血。故爾河間劉氏[8]云"（血結）〔没藥〕除血痛，爲和血之聖藥"是矣。乳香、没藥雖主血病，而兼入氣分，此則專於血分者也。

【附方】舊一，新十一。白虎風痛走注，兩膝熱腫。用騏驎竭、硫黄末各一兩，每温酒服一錢。《聖惠方》[9]。新久脚氣。血竭、乳香等分同研，以木瓜一箇，剜孔入藥在内，以麪厚裹，砂鍋煮爛，連麪擣，丸梧子大。每温酒服三十丸。忌生冷。《奇效方》[10]。慢驚瘈瘲。定魄安魂，益氣。用血竭半兩，乳香二錢半，同擣成劑，火炙溶丸梧子大。每服一丸，薄荷煎湯化下。夏月用人（多）〔參〕湯。《御藥院方》[11]。鼻出衄血。血竭、蒲黄等分爲末，吹之。《醫林集要》[12]。血痔

---

① 斅：見前頁注⑦。

② 大明：**《日華子》見《證類》卷 13"紫鉚、騏驎竭"** ……又云：騏驎竭，暖，無毒。得蜜陀僧良……

③ 唐本：見 2337 頁注②。

④ 李珣：**《海藥》見《證類》卷 13"紫鉚、騏驎竭"** ……主打傷折損一切疼痛，補虚及血氣攪刺，内傷血聚，並宜酒服。

⑤ 好古：**《湯液大法》卷 3"心包絡"** 虚（……血竭）/**卷 3"肝"** 不足則燥，燥則宜潤血（……血竭……）。

⑥ 太清伏煉靈砂法：**《證類》卷 13"紫鉚、騏驎竭"** 《太清伏煉靈砂法》：騏驎竭……其功亦能添益陽精，消陰滯氣。

⑦ 大明：**《日華子》見《證類》卷 13"紫鉚、騏驎竭"** ……治一切惡瘡疥癬，久不合者傅此藥，性急亦不可多使，却引膿。

⑧ 河間劉氏：**《保命集》卷下"藥略"** 没藥（除血痛，爲和血之勝藥。）

⑨ 聖惠方：**《聖惠方》卷 22"治白虎風諸方"** 治白虎風，走轉疼痛，兩膝熱腫……又方：騏驎竭（一兩）、硫黄（一兩，細研），右件藥擣羅爲散，研令匀，每服不計時候以温酒調下一錢。

⑩ 奇效方：**《奇效良方》卷 39"脚氣止痛方"** 乳香木瓜丸：專治遠年近日脚氣。乳香（另研）、血竭（另研，各等分），右和匀，用木瓜一個，竹刀去皮心，批取頂蓋，將藥末攪匀將滿，却用批下頂蓋合，續以麵裹之約半指厚，於砂鍋内煮熟，極爛爲度。連麵於石臼内杵如泥，丸如梧桐子大，每服三十丸，漸加至四十丸，空心温酒木瓜湯任下，乾物壓之。忌動氣、生冷、濕膩、硬物。

⑪ 御藥院方：**《御藥院方》卷 11"治小兒諸疾門"** 《九籥衛生方》薰陸香丸：治小兒虚風慢驚，潮搐瘛瘲。安神魂，益心氣。血竭（半兩）、乳香（二錢半），右件同研細，用火上炙爲丸，乾時滴水丸如酸棗大，每服一丸，薄荷酒化下，不計時候。家傳：如夏月嬰兒患上件病證，爲細末，薄荷人參湯調下，不拘時候。

⑫ 醫林集要：**《得效方》卷 7"失血"** 特效方：治鼻衄不止。右以蒲黄、血竭爲末，吹入鼻中。（**按**：《醫林集要》無此方，另溯其源。）

腸風。血竭末，傅之。《直指方》①。金瘡出血。騏驎竭末，傅之立止。《廣利方》②。產後血衝，心胸滿，喘，命在須臾。用血竭、没藥各一錢，研細，童便和酒調服。《醫林集要》③。產後血運，不知人及狂語。用騏驎竭一兩，研末。每服二錢，温酒調下。《太平聖惠方》④。收斂瘡口。血竭末一字，麝香少許，大棗燒灰半錢，同研。津調塗之。《究原方》⑤。臁瘡不合。血竭末傅之，以乾爲度。《濟急仙方》⑥。嵌甲疼痛。血竭末傅之。《醫林集要》⑦。腹中血塊。血竭、没藥各一兩，滑石牡丹皮同煮過一兩，爲末，醋糊丸梧子大，服之。《摘玄方》⑧。

質汗宋《開寶》⑨

【釋名】【時珍曰】汗，音寒，番語也。

【集解】【藏器⑩曰】質汗出西番，煎檉乳、松淚、甘草、地黄并熱血成之。番人試藥，以小兒斷一足，以藥納口中，將足蹋之，當時能走者良。

【氣味】甘，温，無毒。【主治】金瘡傷折，瘀血内損，補筋肉，消惡血，下血氣，婦人產後諸血結，腹痛内冷不下食。並以酒消服之，亦傅病處。藏器⑪。

【附方】新一。室女經閉，血結成塊，心腹攻痛。質汗、薑黄、川大黄炒各半兩，爲末。每

---

① 直指方：《直指方》卷23“諸痔證治”　止血方：明血竭末敷之。

② 廣利方：《證類》卷13“紫鉚、騏驎竭”　《廣利方》：治金瘡血不止兼痛，麟竭末傅之立止。

③ 醫林集要：《醫林集要》卷18“產後”　血竭散：治產後敗血冲心，胸滿上喘，命在須臾。真血竭、没藥（等分），右輕手研細，頻篩，再研，取盡爲度，每服二錢，童便合酒一淺盞，煎沸調藥服。

④ 太平聖惠方：《聖惠方》卷80“治產後血運諸方”　防運，才產後宜服此方：騏驎竭（一兩），右搗細羅爲散，每服二錢，以酒一小盞，煎三兩沸，和滓温服。

⑤ 究原方：《普濟方》卷291“諸瘰癧”　《救原》斂瘡口方：血竭（一錢，研）、棗（燒灰，半錢）、麝香（少許，研），右夾研，津唾調傅。（按：《普濟方》此方“救原”，時珍認定爲“究原方”，不知所據。）

⑥ 濟急仙方：《仙傳外科》卷10“救解諸毒傷寒雜病一切等證”　治臁瘡，血竭一味，研末，傅瘡上，以乾爲度。

⑦ 醫林集要：《醫林集要》卷14“金瘡”　一方，治嵌甲陷甲，用乳末滲之。一方用血竭尤妙。

⑧ 摘玄方：（按：查《丹溪摘玄》無此方，未能溯得其源。）

⑨ 開寶：《開寶》見《證類》卷11“質汗”　味甘、温，無毒。主金瘡傷折，瘀血内損，補筋肉，消惡血，下血氣，女人產後諸血結腹痛，内冷不下食。並酒消服之。亦傅病處。出西蕃，如凝血，蕃人煎甘草、松淚、檉乳、地黄并熱血成之。

⑩ 藏器：《拾遺》見《證類》卷11“質汗”　陳藏器云：蕃人試藥，取兒斷一足，以藥内口中，以足蹋之，當時能走者，至良。（按：引文前半部均爲《開寶》之文。）

⑪ 藏器：見本頁注⑨。（按：非出“藏器”，實出《開寶》。）

服一錢,温水下。《聖濟總録》①。

安息香《唐本草》②

【釋名】【時珍曰】此香辟惡,安息諸邪,故名。或云:安息,國名也。梵書③謂之拙貝羅香。

【集解】【恭④曰】安息香出西戎。狀如松脂,黄黑色,爲塊。新者亦柔韌。【珣⑤曰】生南海波斯國,樹中脂也,狀若桃膠,秋月采之。【禹錫⑥曰】按段成式《酉陽雜俎》云:安息香樹出波斯國,呼爲辟邪樹。長二三丈,皮色黄黑。葉有四角,經寒不凋。二月開花黄色,花心微碧。不結實。刻其樹皮,其膠如飴,名安息香,六七月堅凝乃取之。燒之,通神,辟衆惡。【時珍曰】今安南、三佛齊諸番皆有之。《一統志》⑦云:樹如苦楝,大而且直。葉似羊桃而長。木心有脂作香。葉廷珪《香録》⑧云:此乃樹脂,形色類胡桃穰。不宜於燒,而能發衆香,故人取以和香。今人和香有如餳者,謂之安息油。機⑨曰:或言燒之能集鼠者爲真。

【氣味】辛,苦,平,無毒。【主治】心腹惡氣,鬼疰。《唐本》⑩。邪氣魍魎,鬼胎血邪,辟蠱毒,霍亂風痛,男子遺精,暖腎氣,婦人血噤,并産後血運。大明⑪。婦人夜夢鬼交,同臭黄,燒熏丹穴,永斷。李珣⑫。燒之,去鬼來

---

① 聖濟總録:**《聖惠方》卷72"治室女月水不通諸方"** 治室女月水不通,血結成塊,多攻心腹疼痛,宜服此方:質汗、薑黄、川大黄(剉,微炒,各半兩),右件藥搗細羅爲散,每於食前以温酒調下一錢。(**按**:《聖濟總録》無此方,另溯其源。)

② 唐本草:**《唐本草》見《證類》卷13"安息香"** 味辛、苦,平,無毒。主心腹惡氣,鬼疰。出西戎。似松脂。黄黑色,爲塊。新者亦柔韌。

③ 梵書:**《翻譯名義集》三《衆香第三十四》** 拙具羅(或窶具羅,或求求羅,此云安息)。

④ 恭:見本頁注②。

⑤ 珣:**《海藥》見《證類》卷13"安息香"** 謹按《廣州記》云:生南海波斯國,樹中脂也,狀若桃膠,以秋月採之……

⑥ 禹錫:**《嘉祐》見《證類》卷13"安息香"** 《酉陽雜俎》云:安息香樹,出波斯國,波斯呼爲辟邪樹。長三丈,皮色黄黑。葉有四角,經寒不凋。二月開花黄色,花心微碧,不結實。刻其樹皮,其膠如飴,名安息香。六、七月堅凝乃取之,燒之通神,辟衆惡。

⑦ 一統志:**《明一統志》卷90"安南"** 土産……安息香(樹如苦練,大而直,葉類羊桃而長,中心有脂,作香。)

⑧ 香録:**《陳氏香譜》卷1"香品·安息香"** 葉庭珪云:出三佛齊國,乃樹之脂也。其形色類胡桃瓤而不宜於燒。然能發衆香,故多用之以和香焉。

⑨ 機:(**按**:或出《本草會編》。書佚,無可溯源。)

⑩ 唐本:見本頁注②。

⑪ 大明:**《日華子》見《證類》卷13"安息香"** 治邪氣魍魎,鬼胎血邪,辟蠱毒,腎氣,霍亂,風痛,治婦人血噤并産後血運。(**按**:"男子遺精,暖腎"乃同藥《海藥本草》語,見下注。)

⑫ 李珣:**《海藥》見《證類》卷13"安息香"** ……又方云:婦人夜夢鬼交,以臭黄合爲丸,燒熏丹穴,永斷。又主男子遺精,暖腎,辟惡氣。

神。蕭炳[①]。治中惡魘寐,勞瘵傳尸。時珍。

【附方】新四。卒然心痛,或經年頻發。安息香研末,沸湯服半錢。《危氏得效方》[②]。小兒肚痛,曲脚而啼。安息香丸:用安息香酒蒸成膏。沈香、木香、丁香、藿香、八角茴香各三錢,香附子、縮砂仁、炙甘草各五錢,爲末。以膏和煉蜜丸芡子大。每服一丸,紫蘇湯化下。《全幼心鑑》[③]。小兒驚邪。安息香一豆許,燒之自除。《奇效良方》[④]。歷節風痛。用精猪肉四兩切片,裹安息香二兩,以瓶盛灰,大火上着一銅版片隔之,安香于上燒之,以瓶口對痛處熏之,勿令透氣。《聖惠方》[⑤]。

蘇合香《别録》[⑥]上品

【釋名】【時珍曰】按郭義恭《廣志》[⑦]云:此香出蘇合國,因以名之。梵書[⑧]謂之咄魯瑟劍。

【集解】【《别録》[⑨]曰】蘇合香出中臺川谷。【恭[⑩]曰】今從西域及崑崙來。紫赤色,與紫真檀相似,堅實,極芳香,(性)〔惟〕重如石,燒之灰白者好。【頌[⑪]曰】今廣州雖有蘇合香,但類蘇木,無香氣。藥中只用如膏油者,極芬烈。陶隱居以爲獅子矢者,亦是指此膏油者言之爾。《梁書》云:

---

① 蕭炳:**《四聲本草》見《證類》卷 13"安息香"** 蕭炳云:燒之,去鬼來神。

② 危氏得效方:**《得效方》卷 4"心痛"** 治卒心痛,或經年不愈者……又方:安息香壹味爲末,沸湯調,獨效。

③ 全幼心鑑:**《全幼心鑒》卷 3"腹痛"** 安息香圓:治嬰孩小兒腹肚疼痛,曲脚而啼。安息香(酒蒸成膏)、沉香、木香、丁香、八角茴香、藿香葉(各三錢)、香附子(炒)、縮砂(去殼)、甘草(炙,各五錢),右爲極細末,煉白蜜,圓如芡實大,用紫蘇煎湯,研化,食遠服。

④ 奇效良方:**《奇效良方》卷 68"中惡通治方"** 辟諸邪祟附著,及小兒驚哭恐悸:右用安息香一皂子大,燒令烟服,邪自去。

⑤ 聖惠方:**《聖惠方》卷 22"治白虎風諸方"** 治白虎風,疼痛徹骨不可忍,宜用熏藥方:精豬肉(四兩,切作片子)、安息香(二兩),右將肉裹香,即用一瓶子内著灰火,火上著一銅片子隔之,即安香於上燒之,以瓶子口就痛處熏之,以衣遮蓋,勿令透氣,三兩上差。

⑥ 别録:**《别録》見《證類》卷 12"蘇合香"** 味甘,温,無毒。主辟惡,殺鬼精物,温瘧蠱毒,癇痓,去三蟲,除邪,令人無夢魘。久服通神明,輕身長年。生中臺川谷。

⑦ 廣志:**《御覽》卷 982"蘇合"** 《廣志》曰:蘇合出大秦,或云蘇合國。人採之,笮其汁以爲香膏……

⑧ 梵書:**《翻譯名義集》三《衆香第三十四》** 咄嚕瑟劍(此云蘇合)。

⑨ 别録:見本頁注⑥。

⑩ 恭:**《唐本草》見《證類》卷 12"蘇合香"** 《唐本》注云:此香從西域及昆侖來。紫赤色,與紫真檀相似,堅實極芬香,惟重如石,燒之灰白者好……

⑪ 頌:**《圖經》見《證類》卷 12"沉香"** ……此等廣南雖有此而類蘇木,無香氣,藥中但用如膏油者,極芬烈耳。陶隱居以爲是師子矢,亦是指此膏油者言之耳。然師子矢,今内帑亦有之。其臭極甚,燒之可以辟邪惡,固知非此也。《梁書》云:天竺出蘇合香,是諸香汁煎之,非自然一物也。又云:大秦國採得蘇合香,先煎其汁以爲香膏,乃賣其滓與諸人,是以展轉來達中國者,不大香也。然則廣南貨者,其經煎煉之餘乎?今用膏油,乃其合治成者耳。或云師子矢,亦是西國草木皮汁所爲,胡人欲貴重之,故飾其名耳……

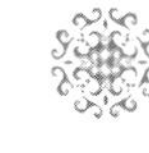

中天竺國出蘇合者,是諸香汁煎成,非自然一物也。又云:大秦國人采得蘇合香,先煎其汁以爲香膏,乃賣其滓與諸國賈人。是以展轉來達中國者,不大香也。然則廣南貨者,其經煎煮之餘乎?今用如膏油者,乃合治成者爾。【時珍曰】按《寰宇志》①云:蘇合油出安南、三佛齊諸國。樹生膏,可爲藥,以濃而無滓者爲上。葉廷珪《香譜》②云:蘇合香油出大食國,氣味皆類篤槈香。沈括《筆談》③云:今之蘇合香赤色如堅木,又有蘇合油如黐膠,人多用之。而劉夢得《傳信方》言蘇合香多薄葉,子如金色,按之即少,放之即起,良久不定,如蟲動,氣烈者佳。如此則全非今所用者,宜精(放)〔考〕之。竊按沈氏所説,亦是油也。不必致疑。

【正誤】【弘景④曰】蘇合香俗傳是獅子屎,外國説不爾。今皆從西域來,亦不復入藥,惟供合好香爾。〇【恭⑤曰】此是胡人誑言,陶不悟也。【藏器⑥曰】蘇合香色黄白,獅子屎色赤黑,二物相似而不同。獅子屎極臭。或云:獅子屎是西國草木皮汁所爲,胡人將來,欲貴重之,故飾其名爾。

【氣味】甘,温,無毒。【主治】辟惡,殺鬼精物,温瘧,蠱毒,癇痓,去三蟲,除邪,令人無夢魘。久服通神明,輕身長年。《别録》⑦。

【發明】【時珍曰】蘇合香氣竄,能通諸竅臟腑,故其功能辟一切不正之氣。按沈(栝)〔括〕《筆談》⑧云:太尉王文正公氣羸多病。宋真宗面賜藥酒一瓶,令空腹飲之,可以和氣血,辟外邪。公飲之,大覺安健。次日稱謝。上曰:此蘇合香酒也。每酒一斗,入蘇合香丸一兩同煮。極能調和五臟,却腹中諸疾。每冒寒夙興,則宜飲一盃。自此臣庶之家皆倣爲之,此方盛行於時。其方本出唐玄宗《開元廣濟方》,謂之白术丸。後人亦編入《千金》《外臺》,治疾有殊效。

---

① 寰宇志:**《寰宇通志》卷 118"安南"** 蘇合油:樹生膏,可爲藥。/**"三佛齊國"** 蘇合香油:以濃而無滓者爲上。

② 香譜:**《陳氏香譜》卷 1"香品·藴合香"** 葉庭珪云:藴合香油亦出大食國。氣味類於篤槈。以濃浄無滓者爲上。(**按**:葉庭珪《像録》佚,今輯得其佚文。)

③ 筆談:**《夢溪筆談》卷 26"藥議"** 今之蘇合香,如堅木,赤色。又有蘇合油如糯膠,今多用此爲蘇合香。按劉夢得《傳信方》用蘇合香云,皮薄,子如金色,按之即小,放之即起,良久不定,如蟲動烈者佳也。如此,則全非今所用者,更當精考之。

④ 弘景:**《集注》見《證類》卷 12"蘇合香"** 陶隱居云:俗傳云是師子屎,外國説不爾。今皆從西域來,真者雖别,亦不復入藥,惟供合好香爾。

⑤ 恭:**《唐本草》見《證類》卷 12"蘇合香"** ……云是師子屎,此是胡人誑言,陶不悟之。猶以爲疑也。

⑥ 藏器:**《拾遺》見《證類》卷 12"蘇合香"** 陳藏器云:按師子屎,赤黑色,燒之去鬼氣,服之破宿血,殺蟲。蘇合香,色黄白,二物相似而不同。人云:師子屎是西國草木皮汁所爲,胡人將來,欲人貴之,飾其名爾。

⑦ 别録:見 2341 頁注⑥。

⑧ 筆談:**《夢溪筆談》卷 9"人事一"** 王文正太尉氣羸多病,真宗面賜藥酒一注鉼,令空腹飲之,可以和氣血,辟外邪。文正飲之,大覺安健,因對稱謝。上曰:此蘇合香酒也。每一斗酒,以蘇合香丸一兩同煮,極能調五臟,却腹中諸疾。每冒寒夙興,則飲一杯。因各出數榼賜近臣。自此臣庶之家,皆倣爲之,蘇合香丸盛行於時。此方本出《廣濟方》,謂之白术丸。後人亦編入《千金》、《外臺》,治疾有殊效。予於《良方》叙之甚詳,然昔人未知用之。钱文僖公集《篋中方》蘇合香丸注云:此藥本出禁中,祥符中嘗賜近臣,即謂此也。

【附方】新二。**蘇合香丸**。治傳尸骨蒸，殗殜肺痿，疰忤鬼氣，卒心痛，霍亂吐利，時氣鬼魅瘴瘧，赤白暴痢，瘀血月閉，痃癖丁腫，小兒驚癇客忤，大人中風、中氣、狐狸等病。用蘇合油一兩，安息香末二兩，以無灰酒熬成膏，入蘇合油内。白术、香附子、青木香、白檀香、沈香、丁香、麝香、畢撥、訶梨勒煨去核、朱砂、烏犀角鎊各二兩，龍腦、薰陸香各一兩，爲末，以香膏加煉蜜和成劑，蠟紙包收。每服旋丸梧子大，早朝取井華水，溫冷任意，化服四丸。老人、小兒一丸。《惠民和劑局方》①。**水氣浮腫**。蘇合香、白粉、水銀等分，搗均，蜜丸小豆大。每服二丸，白水下。當下水出。《肘後方》②。

詹糖香《别録》③上品

【釋名】【時珍曰】詹言其粘，糖言其狀也。

【集解】【弘景④曰】出晉安、岑州。上真淳者難得，多以其皮及蠹蟲屎雜之，惟軟者爲佳。皆合香家要用，不正入藥。【恭⑤曰】詹糖樹似橘。煎枝葉爲香，似沙糖而黑。出交、廣以南，生晉安。近方多用之。【時珍曰】其花亦香，如末利花香氣。

【氣味】**苦，微温，無毒。**【主治】**風水毒腫，去惡氣伏尸**。《别録》⑥。**治惡核惡瘡**。弘景⑦。**和胡桃、青皮搗，塗髮令黑如漆**。時珍。

【附録】**結殺**。【藏器⑧曰】結殺生西國，樹之花也，極香。同胡桃仁入膏，和香油塗頭，去頭風白屑。

---

① 惠民和劑局方：**《局方》卷3“治一切氣”** 蘇合香丸：療傳屍骨蒸，殗殜肺痿，疰忤鬼氣卒心痛，霍亂吐利，時氣鬼魅，瘴瘧，赤白暴痢，瘀血月閉，痃癖疔腫，驚癇，鬼忤中人，小兒吐乳，大人狐狸等病。白术、青木香、烏犀屑、香附子（炒，去毛）、朱砂（研，水飛）、訶黎勒（煨，去皮）、白檀香、安息香（别末，無灰酒壹升熬膏）、沉香、麝香（研）、丁香、蓽撥（各貳兩）、龍腦（研）、蘇合香油（入安息香膏内，各壹兩）、薰陸香（别研，壹兩），右爲細末，入研藥勻，用安息香膏並煉白蜜和劑，每服旋丸如梧桐子大。早朝取井華水，溫冷任意，化服四丸。老人、小兒可服一丸……

② 肘後方：**《肘後方》卷4“治卒大腹水病方第二十五”** 水病之初，先目上腫起，如老蠶色，俠頭脉動，股裏冷，脛中滿，按之没指，腹内轉側有節聲，此其候也……又方：真蘇合香、水銀、白粉（等分），蜜丸，服如大豆二丸，日三，當下水，節飲好自養。無蘇合，可闕之也。

③ 别録：**《别録》見《證類》卷12“詹糖香”** 微溫。療風水毒腫，去惡氣伏尸。

④ 弘景：**《集注》見《證類》卷12“詹糖香”** 陶隱居云：此香皆合香家要用，不正入藥。惟療惡核毒腫。詹糖出晉安、岑州。上真淳者難得，多以其皮及蠹蟲屎雜之，惟軟者爲佳。

⑤ 恭：**《唐本草》見《證類》卷12“詹糖香”** 《唐本》注云：詹糖樹似橘。煎枝爲香，似沙糖而黑。出交、廣以南。云詹糖香治惡瘡，去惡氣。生晉安。（**按**：時珍於此下引“近方多用之”，乃出《圖經》見《證類》卷12“沉香”，原作“唐方多用”。）

⑥ 别録：見本頁注③。

⑦ 弘景：見本頁注④。

⑧ 藏器：**《證類》卷14“二十六種陳藏器餘・結殺”** 味香。主頭風，去白屑，生髮，入膏藥用之。生西國，樹花，胡人將香油傅頭也。

篤耨香《綱目》

【釋名】

【集解】【時珍曰】篤耨香出真臘國,樹之脂也。樹如松形。其香老則溢出,色白而透明者名白篤耨,盛夏不融,香氣清遠。土人取後,夏月以火炙樹,令脂液再溢,至冬乃凝,復收之。其香夏融冬結。以瓠瓢盛,置陰凉處,乃得不融。雜以樹皮者則色黑,名黑篤耨,爲下品。

【附録】**膽八香**。【時珍曰】膽八樹生交阯、南番諸國。樹如稚木犀。葉鮮紅,色類霜楓。其實壓油和諸香爇之,辟惡氣。

【氣味】缺。【主治】面䵟䵟黯,同白附子、冬瓜子、白及、石榴皮等分爲末,酒浸三日,洗面後傅之。久則面瑩如玉。時珍。

龍腦香《唐本草》①

【釋名】片腦《綱目》、羯婆羅香《衍義》②。膏名婆律香。【時珍曰】龍腦者,因其狀而貴重之稱也。以白瑩如冰,及作梅花片者爲良,故俗呼爲冰片腦,或云梅花腦。番中又有米腦、速腦、金脚腦、蒼龍腦等稱,皆因形色命名,不及冰片、梅花者也。清者名腦油,《金光明經》③謂之羯婆羅香。【恭④曰】龍腦是樹根中乾脂。婆律香是根下清脂。舊出婆律國,因以爲名也。

【集解】【恭⑤曰】龍腦香及膏香出婆律國。樹形似杉木,腦形似白松脂,作杉木氣,明浄者善。久經風日或如雀屎者不佳。或云:子似豆蔻,皮有錯甲,即杉脂也。今江南有杉木,未經試。或方土無脂,猶甘蕉之無實也。【頌⑥曰】今惟南海番舶賈客貨之。南海山中亦有之。相傳云:其木高

---

① 唐本草:**《唐本草》見《證類》卷13"龍腦香及膏香"**　味辛、苦,微寒(一云温)、平,無毒。主心腹邪氣,風濕積聚,耳聾,明目,去目赤膚翳。出婆律國。形似白松脂,作杉木氣,明浄者善。久經風日或如雀屎者不佳。云合糯(一作粳)米炭、相思子貯之則不耗。膏主耳聾。

② 衍義:**《衍義》卷14"龍腦"**　西方秣羅短吒國在南印度境,有羯布羅香……/**《翻譯名義集》三"衆香第三十四"**　羯布羅(此云龍腦香。羯或作劫)。

③ 金光明經:**《金光明經》卷7"大辯才天女品第十五之一"**　……婆律膏(揭罗婆)……

④ 恭:**《唐本草》見《證類》卷13"龍腦香及膏香"**　《唐本》注云:樹形似杉木。言婆律膏,是樹根下清脂。龍腦,是根中乾脂。子似豆蔻,皮有錯甲,香似龍腦。味辛。尤下惡氣,消食散脹滿,香人口。舊云:出婆律國。藥以國爲名,即杉脂也。江南有杉木,未經試。或方土無脂,猶甘蕉無實。

⑤ 恭:見上注及《唐本草》正文注。

⑥ 頌:**《圖經》見《證類》卷13"龍腦香及膏香"**　龍腦香,出婆律國,今惟南海番舶賈客貨之。相傳云:其木高七八丈,大可六七圍,如積年杉木狀,傍生枝,葉正圓而背白,結實如豆蔻,皮有甲錯,香即木中脂。似白松脂,作杉木氣。膏乃根下清液耳,亦謂之婆律膏。段成式《酉陽雜俎》説:此木有肥瘦,瘦者出龍腦香,其香在木心。波斯斷其木翦取之。肥者出婆律膏,其膏於木端流出,斫木作坎而承之。兩説大同小異。亦云:南海山中亦有此木,唐天寶中交趾貢龍腦,皆如蟬、蠶之形。彼人云:老根節方有之,然極難得。時禁中呼爲瑞龍腦,帶之衣衿,香聞十餘步外,是後不聞有此。今海南龍腦,多用火煏成片,其中亦容雜僞。入藥惟貴生者,狀若梅花瓣,甚佳也。

七八丈，大可六七圍，如積年杉木狀，旁生枝，其葉正圓而背白，結實如豆蔻，皮有甲錯，香即木中脂也。膏即根下清液，謂之婆律膏。按段成式《酉陽雜俎》云：龍腦香樹名固不婆律，無花實。其樹有肥有瘦，瘦者出龍腦，肥者出婆律膏，香在木心中。波斯國亦出之。斷其樹剪取之，其膏於樹端流出，斫樹作坎而承之。兩説大同小異。唐天寶中交趾貢龍腦，皆如蟬、蠶之形。彼人云：老樹根節方有之，然極難得。禁中呼爲瑞龍腦，帶之衣衿，香聞十餘步外，後不復有此。今海南龍腦，多用火煏成片，其中亦容雜僞。入藥惟貴生者，狀若梅花片，甚佳也。【珣[①]曰】是西海波律國波律樹中脂也，狀如白膠香。其龍腦油本出佛誓國，從樹取之。【宗奭[②]曰】《西域記》云：西方抹羅（短叱）〔矩吒〕國，在南印度境。有羯布羅香，幹如松株而葉異，花果亦異。濕時無香，木乾之後，循理折之，中有香，狀類雲母，色如冰雪，即龍腦香也。【時珍曰】龍腦香，南番諸國皆有之。葉廷珪《香録》[③]云：乃深山窮谷中千年老杉樹，其枝幹不曾損動者，則有香。若損動，則氣洩無腦矣。土人解作板，板縫有腦出，乃劈取之。大者成片如花瓣，清者名腦油。《江南異聞録》[④]云：南唐保大中貢龍腦漿，云以縑囊貯龍腦，懸於琉璃瓶中，少頃滴瀝或水，香氣馥烈，大補益元氣。按此漿與腦油稍異，蓋亦其類爾。《宋史》[⑤]熙寧九年，英州雷震，一山梓樹盡枯，中皆化爲龍腦。此雖怪異，可見龍腦亦有變成者也。

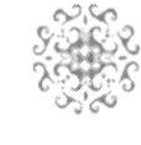

【修治】【恭[⑥]曰】龍腦香合糯米炭、相思子貯之，則不耗。【時珍曰】或言以雞毛、相思子同入小瓷罐密收之佳。《相感志》[⑦]言：以杉木炭養之更良，不耗也。今人多以樟腦升打亂之，不可不辨也。"相思子"見本條。

【氣味】辛、苦，微寒，無毒。【珣[⑧]曰】苦、辛，温，無毒。【元素[⑨]曰】熱。陽中之陽。

---

① 珣：**《海藥》見《證類》卷 13"龍腦香及膏香"** 謹按陶弘景云：生西海律國，是波律樹中脂也。如白膠香狀……/**《南海藥譜》見《證類》卷 13"龍腦香及膏香"** 龍腦油，性温，味苦。本出佛誓國。此油從樹所取，摩一切風。（**按**：時珍誤將《海藥本草》《南海藥譜》視爲一書，故糅合兩書成一條。）

② 宗奭：**《衍義》卷 14"龍腦"** 西方秣羅短吒國在南印度境，有羯布羅香，幹如松株，葉異，濕時無香，采乾之後，折之中有香，狀類雲母，色如冰雪，此龍腦香也。蓋西方亦有。（**按**：《衍義》未明示引《西域記》，然《大唐西域記》卷 10 有文與此同。）

③ 香録：**《陳氏香譜》卷 1"香品・龍腦香"** 葉庭珪云：渤泥三佛齊亦有之。乃深山窮谷千年老杉樹，枝幹不損者，若損動，則氣洩無腦矣。其土人解爲板，板傍裂縫，腦出縫中。劈而取之，大者成片，俗謂之梅花腦……又有一種如油者，謂之腦油，其氣勁於腦，可浸諸香。

④ 江南異聞録：**《白孔六帖》卷 15"漿"** 龍腦漿（《江淮異人録》：自南唐保大中，南海嘗貢龍腦漿，能補益。元宗嘗以漿調酒服之。耿先生曰未爲佳也。乃以縑囊貯龍腦，懸於琉璃瓶中。食頓曰：已漿矣。元宗聞滴瀝聲，少頃視之，一勺水矣。明日發之半瓶，香氣馥烈。）（**按**：據《宋史・藝文志》《宋史・吴淑本傳》及《白孔六帖》所引，《江南異聞》乃誤書名。）

⑤ 宋史：**《宋史》卷 65"五行志第十八"** ……熙寧元年三月，簡州木連理。是歲英州因雷震，一山梓樹盡枯而爲龍腦，價爲之賤……

⑥ 恭：見 2344 頁注①。

⑦ 相感志：**《物類相感志・文房》** 杉木烰炭養龍腦不折。燈心亦可。

⑧ 珣：**《海藥》見《證類》卷 13"龍腦香及膏香"** ……味苦、辛，微温，無毒……

⑨ 元素：（**按**：未能溯得其源。待考。）

【主治】婦人難産，研末少許，新汲水服，立下。《别録》①。心腹邪氣，風濕積聚，耳聾，明目，去目赤膚翳。《唐本》②。内外障眼，鎮心秘精，治三蟲五痔。李珣③。散心盛有熱。好古④。入骨，治骨痛。李杲⑤。治大腸脱。元素⑥。療喉痺腦痛，鼻瘜齒痛，傷寒舌出，小兒痘陷，通諸竅，散鬱火。時珍。

蒼龍腦。【主治】風瘡䵟䵴，入膏煎良。不可點眼，傷人。李珣⑦。

婆律香膏。【主治】耳聾，摩一切風。蘇恭⑧。

【發明】【宗奭⑨曰】此物大通利關隔熱塞，大人、小兒風涎閉塞，及暴得驚熱，甚爲濟用。然非常服之藥，獨行則勢弱，佐使則有功。於茶亦相宜，多則掩茶氣味。其清香爲百藥之先，萬物中香無出其右者。【震亨⑩曰】龍腦屬火。世知其寒而通利，然未達其熱而輕浮飛越，喜其香而貴細，動輒與麝同爲桂、附之助。然人之陽易動，陰易虧，不可不思。【杲⑪曰】龍腦入骨，風病在骨髓者宜用之。若風在血脉肌肉，輒用腦、麝，反引風入骨髓，如油入麪，莫之能出也。【王綸⑫曰】龍腦大辛善走，故能散熱，通利結氣。目痛、喉痺、下疳諸方多用之者，取其辛散也。人欲死者呑之，爲氣散盡也。世人誤以爲寒，不知其辛散之性似乎凉爾。諸香皆屬陽，豈有香之至者而性反寒乎？【時珍曰】古方眼科、小兒科皆言龍腦辛凉，能入心經，故治目病、驚風方多用之。痘瘡心熱、血瘀倒靨者，用引猪血直入心竅，使毒氣宣散於外，則血活痘發。其説皆似是而實未當也。目病、驚病、痘病，皆

① 别録：**《海藥》見《證類》卷13“龍腦香及膏香”** ……《名醫别録》云：婦人難産，取龍腦研末少許，以新汲水調服，立差……（**按**：此《名醫别録》非見於《集註》。其文不見於《集註》，疑爲同名本草書。）

② 唐本：見2344頁注①。

③ 李珣：**《海藥》見《證類》卷13“龍腦香及膏香”** ……主内外障眼，三蟲，治五痔，明目，鎮心，秘精。又有蒼龍腦，主風瘡䵟䵴，入膏煎良。用點眼則有傷……

④ 好古：**《湯液大法》卷3“心”** 有餘爲熱（……龍腦……）……心盛則生熱。

⑤ 李杲：**《醫學發明》卷9“中風有三”** ……中臟，痰涎昏冒，宜至寶丹之類鎮墜。若中血脉，中腑之病，初不宜用龍、麝、牛黄。爲麝香治脾入肉，牛黄入肝治筋，龍腦入腎治骨。恐引風深入骨髓，如油入麵，莫之能出……

⑥ 元素：（**按**：查張元素諸書，未能溯得其源。）

⑦ 李珣：見本頁注③。

⑧ 蘇恭：見2344頁注①。

⑨ 宗奭：**《衍義》卷14“龍腦”** 龍腦條中，與《圖經》所説各未盡。此物大通利關鬲熱塞，其清香爲百藥之先，大人、小兒風涎閉壅及暴得驚熱，甚濟用。然非常服之藥。獨行則勢弱，佐使則有功。于茶亦相宜，多則掩茶氣味。萬物中香無出其右者。

⑩ 震亨：**《衍義補遺·龍腦》** 屬火。世知其寒而通利，然未達其暖而輕浮飛揚。《局方》喜其香而貴細，動輒與麝同用，爲桂附之助。人身陽易於動，陰易於虧，增思之。

⑪ 杲：見本頁注⑤。

⑫ 王綸：**《本草集要》卷4“龍腦香”** 愚按：龍腦性大辛，善走，故能散熱，通利結氣。古今目痛、喉痹、下疳多用之者，取辛散也。人欲死者呑之，氣散盡也。世人誤以爲寒，不知辛散性甚，似乎凉耳。諸香皆屬陽，豈有香之至者而反寒乎。

火病也。火鬱則發之，從治之法，辛主發散故爾。其氣先入肺，傳於心脾，能走能散，使壅塞通利，則經絡條達而驚熱自平，瘡毒能出。用猪心血能引龍腦入心經，非龍腦能入心也。沈存中《良方》①云：痘瘡〔稠〕密，盛則變黑者。用生豶猪血一橡斗，龍腦半分，温酒和服。潘氏云：一女病發熱腰痛，手足厥逆，日加昏悶，形證極惡，疑是痘候。時暑月，急取屠家敗血，倍用龍腦和服。得睡，須臾一身瘡出而安。若非此方則横夭矣。又宋文天祥②、賈似道皆服腦子求死不得，惟廖瑩中③以熱酒服數握，九竅流血而死。此非腦子有毒，乃熱酒引其辛香，散溢經絡，氣血沸亂而然爾。

【附方】舊二，新十二。**目生膚翳**。龍腦末一兩，日點三五度。《聖濟總録》④。**目赤目膜**。龍腦、雄雀屎各八分，爲末，以人乳汁一合調成膏。日日點之，無有不驗。《聖惠方》⑤。**頭目風熱**上攻。用龍腦末半兩，南蓬砂末一兩，頻嗃兩鼻。《御藥院方》⑥。**頭腦疼痛**。片腦一錢，紙卷作撚，燒烟熏鼻，吐出痰涎即愈。《壽域方》⑦。**風熱喉痺**。燈心一錢，黄蘗五分，並燒存性，白礬七分煅過，冰片腦三分，爲末。每以一二分吹患處。此陸一峰家傳絶妙方也。《瀕湖集簡方》。**鼻中息肉**垂下者。用片腦點之，自入。《集簡方》。**傷寒舌出**過寸者。梅花片腦半分，爲末。摻之，隨手即愈。洪邁《夷堅志》⑧。**中風牙噤**⑨。無門下藥者，開關散揩之。五月五日

---

① 良方：**《蘇沈良方》卷8“治痘瘡欲發及已發而陷伏者”**　皆宜速治。不速，毒入臟必致困。宜服此。豬血（臘月取瓶盛，挂風處令乾）。右取半棗大，加龍腦大豆許，温酒調下。潘醫加菉豆、英粉半棗塊，同研，病微有即消，甚則瘡發愈。予家小女子病傷寒，但腹痛甚，晝夜號呼，手足厥冷，形症極惡，時倒發瘡。予疑甚，爲醫以藥伏之，先不畜此藥，急就屠家買少生血。時盛暑，血至已敗惡，無可奈何。多以龍腦香和灌之。一服遂得少睡，須臾一身皆瘡點乃安。不爾，幾至不救……

② 文天祥：**《文山集》卷19“祭羅開禮諸義士”**　……予嘗服腦子二兩不死，絶食八日又不死，竟不曉其何故……（**按**：賈似道服腦子事，查《宋史·賈似道傳》，尚未索得其源。）

③ 廖瑩中：**《癸辛雜識》後集“廖瑩中仰藥”**　……廖歸舍……又命姬曰：更欲得熱酒一杯飲之。姬復以金杯進酒，仍於笈中再取片腦數握服之。姬覺其異，急前救之，則腦酒已入喉中矣……於是分付身後大概，言未既，九竅流血而斃。

④ 聖濟總録：**《普濟方》卷84“目生管”**　又方（出《聖濟總録》），治目卒生珠管：用龍腦一兩，擣羅爲散，每點少許珠管上。（**按**：《聖濟總録》無此方，另溯其源。）

⑤ 聖惠方：**《聖惠方》卷33“治眼卒生翳膜諸方”**　治眼赤痛，卒生浮白膜，宜點龍腦膏：龍腦（一分）、雄雀糞（一分），右件藥研如粉，以人乳汁一合相合調勻成膏，每以銅筯取少許點之。

⑥ 御藥院方：**《御藥院方》卷10“治眼目門”**　龍腦硼砂散：治頭目風熱。龍腦（半兩）、南硼砂（一兩），右研極細，每用少許，兩鼻内嗃之。

⑦ 壽域方：**《延壽神方》卷2“頭疼部”**　治一切頭風，一方：用片腦一錢，放紙上作卷兒，燒烟熏鼻中，吐出痰涎即瘥。

⑧ 夷堅志：**《普濟方》卷139“傷寒舌腫脹”**　治傷寒舌出寸長，連日不收，名應手方：右用梅花片腦爲末，摻舌上，隨手而收。用五錢重。（**按**：《夷堅志·丁志》卷13“臨安民”載此事，文長不録。時珍或引自《普濟方》。）

⑨ 中風牙噤：**《證類》卷13“龍腦香及膏香”**　《經驗方》：治急中風，目瞑牙噤，無門下藥者。以中指點散子，揩齒三二十，揩在牙左右，其口自開，始得下藥。龍腦、天南星等分爲末，乳鉢内研，自五月五日午時合出者，只用一錢至半錢，名開關散。（**按**：原無出處，今溯得其源。）

午時,用龍腦、天南星等分爲末。每以一字揩齒二三十遍,其口自開。**牙齒疼痛**。梅花腦、朱砂末各少許,揩之立止。《集簡方》。**痘瘡狂躁**。心煩氣喘,妄語或見鬼神,瘡色赤未透者。《經驗方》①用龍腦一錢細研,旋以猪心血丸芡子大。每服一丸,紫草湯下。少時心神便定,得睡瘡發。○《總微論》②用豮猪第二番血清半盃,酒半盃,和匀,入龍腦一分,温服。良久利下瘀血一二行,瘡即紅活。此治痘瘡黑靨候惡,醫所不治者,百發百中。**内外痔瘡**。片腦一二分,葱汁化,搽之。○《簡便方》③。**酒皶鼻赤**。腦子、真酥,頻搽。《普濟方》④。**夢漏口瘡**。經絡中火邪,夢漏恍惚,口瘡(烟)〔咽〕燥。龍腦三錢,黄蘗三兩,爲末,蜜丸梧子大。每麥門冬湯下十丸。《摘玄方》⑤。

子。【氣味】辛,温。氣似龍腦。【主治】下惡氣,消食,散脹滿,香人口。蘇恭⑥。

【附録】**元慈勒**。【藏器⑦曰】出波斯國。狀似龍腦香,乃樹中脂也。味甘,平,無毒。主心病流血,合金瘡,去腹内惡血,血痢下血,婦人帶下,明目,去翳障、風淚、弩肉。

樟腦《綱目》

【釋名】韶腦。

【集解】【時珍曰】樟腦出韶州、漳州。狀似龍腦,白色如雪,樟樹脂膏也。胡演《升鍊方》⑧云:煎樟腦法,用樟木新者切片,以井水浸三日三夜,入鍋煎之,柳木頻攪。待汁减半,柳上有白霜,即濾去滓,傾汁入瓦盆内。經宿,自然結成塊也。他處雖有樟木,不解取腦。又鍊樟腦法:用銅盆,以陳壁土爲粉糝之,却糝樟腦一重,又糝壁土,如此四五重。以薄荷安土上,再用一盆覆之,黄泥封固,於火上款款炙之。須以意度之,不可太過、不及。勿令走氣。候冷取出,則腦皆升于上盆。如此升兩三次,可充片腦也。

【修治】【時珍曰】凡用,每一兩以二盌合住,濕紙糊口,文武火熁之。半時許取出,冷定用。又法:每一兩,用黄連、薄荷六錢,白芷、細辛四錢,荆芥、密蒙花二錢,當歸、槐花一錢。以新土盌鋪

---

① 經驗方:**《證類》卷13"龍腦香及膏香"** 《經驗後方》:治時疾,發豌豆瘡及赤瘡子未透,心煩狂躁,氣喘妄語,或見鬼神,龍腦一錢,細研,旋滴豬心血,和丸如雞頭肉大。每服一丸,紫草湯下,少時心神便定得睡,瘡復發透,依常將息取安。

② 總微論:**《小兒衛生總微論》卷8"瘡疹論"** 又一方:治瘡疹黑靨惡候,醫所不治者,用豮豬第二番血清半合,酒半合,研龍腦細末少許,和攪令匀服之,利一兩行。十救十人,大驗。小者量與。

③ 簡便方:**《奇效單方》卷上"十二瘡瘍"** 治痔瘡不拘内外,用:好片腦一二分,葱汁調化,搽之。

④ 普濟方:**《普濟方》卷57"鼻皰酒皻"** 又方(出《海上方》):治酒皻鼻,赤皰注上面臉者。用腦子不以多少,真酥調塗傅之。不以度數用之,即瘥。

⑤ 摘玄方:(**按**:查《丹溪摘玄》無此方,未能溯得其源。)

⑥ 蘇恭:見2344頁注④。

⑦ 藏器:**《證類》卷13"四十五種陳藏器餘·元慈勒"** 味甘,無毒。主心病,流血,合金瘡,去腹内惡血,血痢下血,婦人帶下,明目,去障翳、風淚、努肉。生波斯國。似龍腦香。

⑧ 升鍊方:(**按**:或出《升煉丹藥秘訣》,原書未見,待考。)

杉木片於底，安藥在上，入水半盞，洒腦于上，再以一盌合住，糊口，安火煨之。待水乾取開，其腦自升于上。以翎掃下，形似松脂，可入風熱眼藥。人亦多以亂片腦，不可不辨。

【氣味】辛，熱，無毒。【主治】通關竅，利滯氣，治中惡邪氣，霍亂心腹痛，寒濕脚氣，疥癬風瘙，齲齒，殺蟲辟蠹。着鞵中，去脚氣。時珍。

【發明】【時珍曰】樟腦純陽，與焰硝同性，水中生火，其焰益熾，今丹爐及烟火家多用之。辛熱香竄，禀龍火之氣，去濕殺蟲，此其所長。故燒烟熏衣筐席簟，能辟壁虱、蟲蛀。李石《續博物志》①云：脚弱病人，用杉木爲桶濯足，排樟腦于兩股間，用帛綳定，月餘甚妙。王璽《醫林集要方》②治脚氣腫痛，用樟腦二兩，烏頭三兩，爲末，醋糊丸彈子大。每置一丸于足心踏之，下以微火烘之，衣被圍覆，汗出如涎爲效。

【附方】新二。小兒秃瘡。韶腦一錢，花椒二錢，脂麻二兩，爲末。以退猪湯洗後，搽之。《簡便方》③。牙齒蟲痛。《普濟方》④用韶腦、朱砂等分，擦之神效。○余居士《選奇方》⑤用樟腦、黄丹、肥皂去皮核等分，研匀蜜丸。塞孔中。

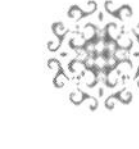

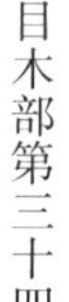

阿魏《唐本草》⑥【校正】自草部移入此。

【釋名】阿虞《綱目》、薰渠《唐本》⑦、哈昔泥。【時珍曰】夷人自稱曰阿，此物極臭，阿之所畏也。波斯國呼爲阿虞，天竺國呼爲形虞，《涅槃經》⑧謂之央匱。蒙古人謂之哈昔泥，元時食用以和料。其根名穩展，云淹羊肉甚香美，功同阿魏。見《飲膳正要》⑨。

---

① 續博物志：**《續博物志》卷 9** 脚弱病，用杉木爲桶濯足，排樟腦兩股間，以脚挪繫定，月餘即效。

② 醫林集要方：**《普濟方》卷 246“脚氣雜治膏藥淋渫等”** 足踏丸：治氣腫滿，疼連骨髓。烏頭（二兩，去皮臍，生搗末）、樟腦（三兩，細研），右再研令勾，釅醋煮糊和丸如彈子大，置藥一丸於爐子中心，踏之，衣被蓋覆，汗出如涎爲效。（**按**：《醫林類證集要》無此方，另溯其源。）

③ 簡便方：**《奇效單方》卷上“十二瘡瘍”** 治小兒頭上秃瘡，一用芝麻（二兩）、花椒（二錢）、韶腦（一錢），俱爲細末，先以退豬湯洗浄後，搽之。

④ 普濟方：**《普濟方》卷 65“牙齒疼痛”** 治牙痛（出《神效方》）：韶腦（一錢）、好朱砂（一錢），右爲末，每用少許，疼處搽。

⑤ 選奇方：**《普濟方》卷 66“牙齒疼痛”** 皂子膏（出余居士《選奇方》）：治牙疼。油皂（出皮核）、樟腦、黄丹，右三味等分，同煉蜜爲丸，塞在牙蛀中。（**按**：今本《選奇方》未見此方，今從《普濟方》輯得其佚文。）

⑥ 唐本草：**《唐本草》見《證類》卷 9“阿魏”** 味辛，平，無毒。主殺諸小蟲，去臭氣，破癥積，下惡氣，除邪鬼蠱毒。生西蕃及崑崙。

⑦ 唐本：**《唐本草》見《證類》卷 27“冬葵子”** 《唐本》注云……又熏渠者，婆羅門云阿魏是……

⑧ 涅槃經：**《外臺》卷 13“鬼氣方”** 崔氏療鬼氣，辟邪惡，阿魏藥安息香方：阿魏藥，即《涅盤經》云央匱是也……

⑨ 飲膳正要：**《飲膳正要》卷 3“料物·哈昔泥”** ……（即阿魏。）/穩展……其味與阿魏同。又云：即阿魏樹根，淹羊肉香味甚美。

【集解】【恭①曰】阿魏生西番及崑崙。苗、葉、根、莖酷似白芷。擣根汁，日煎作餅者爲上。截根穿、暴乾者爲次。體性極臭而能止臭，亦爲奇物也。又婆羅門云：薰渠即是阿魏，取根汁暴之如膠，或截根日乾，並極臭。西國持咒人禁食之。常食用之，云去臭氣。戎人重此，猶俗中貴胡椒，巴人重負蠜也。【珣②曰】按《廣志》云：生崑崙國。是木津液，如桃膠狀。其色黑者不堪，其狀黄散者爲上。雲南長河中亦有，(如)〔與〕舶上來者，滋味相似一般，只無黄色。【頌③曰】今惟廣州有之，云是木膏液滴釀結成，與蘇恭所説不同。按段成式《酉陽雜俎》云：阿魏木，生波斯國及伽闍那國，即北天竺也。木長八九(天)〔尺〕，皮色青黄。三月生葉，似鼠耳。無花實。〔斷〕其枝，汁出如飴，久乃堅凝，(各)〔名〕阿魏。摩伽陀僧言：取其汁和米、豆屑合釀而成。其説與廣州所上者相近。【承④曰】阿魏合在木部。今二浙人家亦種之，枝葉香氣皆同而差淡薄，但無汁膏爾。【時珍曰】阿魏有草、木二種。草者出西域，可晒可煎，蘇恭所説是也。木者出南番，取其脂汁，李珣、蘇頌、陳承所説是也。按《一統志》⑤所載有此二種。云出火州及沙鹿、海牙國者，草高尺許，根株獨立，枝葉如蓋，臭氣逼人，生取其汁熬作膏，名阿魏。出三佛齊及暹邏國者，樹不甚高，土人納竹筒于樹内，脂滿其中，冬月破筒取之。或云其脂最毒，人不敢近。每采時，以羊繫於樹下，自遠射之。脂之毒着羊，羊斃即爲阿魏。觀此，則其有二種明矣。蓋其樹底⑥小如枸杞、牡荆之類，西南風土不同，故或如草如木也。繫羊射脂之説，俗亦相傳，但無實據。諺云：黄芩無假，阿魏無真。以其多僞也。劉純詩⑦

---

① 恭：**《唐本草》見《證類》卷 9“阿魏”**　……生西蕃及崑崙。/《唐本》注云：苗、葉、根、莖酷似白芷。搗根汁，日煎作餅者爲上，截根穿暴乾者爲次。體性極臭而能止臭，亦爲奇物也。/**《唐本草》見《證類》卷 27“冬葵子”**　《唐本》注云……又熏渠者，婆羅門云阿魏是，言此草苗根似白芷，取根汁暴之如膠，或截根日乾，並極臭。西國持咒人禁食之。常食中用之，云去臭氣。戎人重此，猶俗中貴胡椒、巴人重負蠜等，非芸薹也。

② 珣：**《海藥》見《證類》卷 9“阿魏”**　謹按《廣志》云：生石昆侖國。是木津液，如桃膠狀。其色黑者不堪，其狀黄散者爲上……又雲南長河中亦有阿魏，與舶上來者滋味相似一般，只無黄色。

③ 頌：**《圖經》見《證類》卷 9“阿魏”**　阿魏，出西蕃及崑崙，今惟廣州有之……今廣州出者，云是木膏液滴釀結成，二説不同。謹按段成式《酉陽雜俎》云：阿魏木，生波斯國，呼爲阿虞。木長八九尺，皮色青黄。三月生葉，似鼠耳，無花實。斷其枝，汁出如飴，久乃堅凝，名阿魏。或云取其汁和米、豆屑，合釀而成，乃與今廣州所上相近耳。

④ 承：**陳承“别説”見《證類》卷 9“阿魏”**　謹按：阿魏，《補注》《圖經》所説合在木部，今二浙人家亦種，枝葉香氣皆同而差，淡薄，但無汁膏爾。

⑤ 一統志：**《明一統志》卷 89“西蕃・哈密衛”**　土産……阿魏(有草，根株獨立，枝葉如蓋，臭氣逼人。生取其汁熬膏，名阿魏。)/**《明一統志》卷 90“安南・三佛齊國”**　土産……阿魏(樹不甚高，土人納竹筒於樹梢，脂滿其中，冬月破筒取脂，即阿魏也。或曰：其脂最毒，人不敢近。每采時繫羊樹下，自遠射之，脂之毒著於羊，羊斃即爲魏。)

⑥ 底：疑爲“低”之誤。

⑦ 劉純詩：**《醫經小學》卷 1“藥性指掌九十首”**　……阿魏無真却有真，臭而止臭乃为珍。殺蟲二氣除癥積，及治傳尸更辟瘟。

云:阿魏無真却有真,臭而止臭乃爲珍。【炳[①]曰】人多言煎蒜白爲假者。【斅[②]曰】驗法有三。第一,以半銖安熟銅器中一宿,至明沾阿魏處白如銀,永無赤色。第二,將一銖置於五㪷草自然汁中一夜,至明如鮮血色。第三,將一銖安於柚樹上,樹立乾,便是真者。凡用,乳鉢研細,熱酒器上裛過,入藥。

【氣味】辛,平,無毒。【主治】殺諸小蟲,去臭氣,破癥積,下惡氣,除邪鬼蠱毒。《唐本》[③]。治風邪鬼疰,心腹中冷。李珣[④]。傳尸冷氣,辟瘟治瘧,主霍亂心腹痛,腎氣,瘟瘴,禦一切蕈、菜毒。大明[⑤]。解自死牛、羊、馬肉諸毒。汪機[⑥]。消肉積。震亨[⑦]。

【發明】【炳[⑧]曰】阿魏下細蟲,極效。【時珍曰】阿魏消肉積,殺小蟲,故能解毒辟邪,治瘧、痢、疳、勞、尸注、冷痛諸證。按王璆《百一選方》[⑨]云:夔州(譚遠)〔譚逵〕病瘧半年。故人竇藏叟授方:用真阿魏、好丹砂各一兩,研匀,米糊和丸皂子大。每空心人參湯化服一丸即愈。世人治瘧,惟用常山、砒霜毒物,多有所損。此方平易,人所不知。草窗周密[⑩]云:此方治瘧以無根水下,治痢以黄連、木香湯下,瘧、痢亦多起於積滯故爾。

【附方】新十。辟鬼除邪。阿魏棗許爲末,以牛乳或肉汁煎五六沸服之。至暮,以乳服安息香棗許,久者不過十日。忌一切菜。孫侍郎用之有效。唐·崔行功《纂要》[⑪]。惡疰腹

---

① 炳:**《四聲》見《證類》卷9"阿魏"** 蕭炳云:今人日煎蒜白爲假者……

② 斅:**《炮炙論》見《證類》卷9"阿魏"** 雷公云:凡使,多有訛偽。其有三驗:第一驗,將半銖安於熟銅器中一宿,至明,沾阿魏處白如銀,永無赤色。第二驗,將一銖置於五㪷草自然汁中一夜,至明如鮮血色。第三驗,將一銖安於柚樹上,樹立乾便是真。凡使,先於静鉢中研如粉了,於熱酒器上裛過,任入藥用。

③ 唐本:見2349頁注⑥。

④ 李珣:**《海藥》見《證類》卷9"阿魏"** ……其味辛,温。善主於風邪鬼注,并心腹中冷服餌……

⑤ 大明:**《日華子》見《證類》卷9"阿魏"** 阿魏,熱。治傳屍,破癥癖冷氣,辟温,治瘧,兼主霍亂,心腹痛,腎氣,温瘴。禦一切蕈、菜毒。

⑥ 汪機:(**按**:或出《本草會編》。書佚,無可溯源。)

⑦ 震亨:**《金匱鈎玄》卷3"小兒科·疳病"** 胡黄連丸:胡黄連(半錢,去果積)、阿魏(一錢半,去肉積)、麝香(四粒)、神麴(二錢半,去食積)、黄連(二錢半,炒,去熱積)……(**按**:時珍引文或取於此。)

⑧ 炳:**《四聲本草》見《證類》卷9"阿魏"** ……真者極臭,而去臭爲奇物。今下細蟲極效。

⑨ 百一選方:**《百一選方》卷11"第十六門"** 瘧之爲苦,異于諸瘧,世人治之不過用常山、砒霜之類,發吐取涎而已,雖安,所損和氣多矣。夔州譚逵病瘧半年,前人方術用之略盡,皆不能效。邂逅故人竇藏叟先生,口授此方遂愈。辰砂(有牆壁光明者)、阿魏(真者,各一兩),右研匀,和稀糊,元如皂子大,空心濃煎人參湯下一元。

⑩ 周密:(**按**:查周密諸書,未能溯得其源。)

⑪ 纂要:**《外臺》卷13"鬼氣方"** 崔氏療鬼氣,辟邪惡,阿魏藥安息香方:阿魏藥,即《涅盤經》云央匱是也。服法:旦取棗許大,研之爲末,又取牛乳一大升,煎之五六沸,停令熱定,取鴨子許大,和攪服之,更以餘乳盪盞飲之取盡。至暮又取安息香亦如棗許大,分如梧子,還以熟牛(转下頁注)

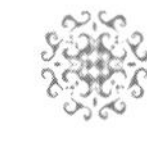
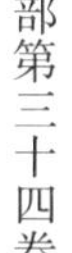

痛不可忍者。阿魏末,熱酒服一二錢,立止。《永類鈐方》①。**尸疰中惡**。近死尸,惡氣入腹,終身不愈。用阿魏三兩。每用二錢,拌麪裹作餛飩十餘枚,煮熟食之,日三。服至三七日,永除。忌五辛、油物。《聖惠方》②。**癩疝疼痛**。敗精惡血,結在陰囊所致。用阿魏二兩,醋和蕎麥麪作餅裹之煨熟,大檳榔二枚鑽孔,溶乳香填滿,亦以蕎麪裹之煨熟,入硇砂末一錢,赤芍藥末一兩,糊丸梧子大。每食前,酒下三十丸。《危氏得效方》③。**小兒盤腸**内弔,腹痛不止,用阿魏爲末,大蒜半瓣炮熟,研爛和丸麻子大。每艾湯服五丸。○《總微論》④。**脾積結塊**。雞子五箇,阿魏五分,黄蠟一兩,同煎化,分作十服。每空心細嚼,温水送下。諸物不忌,腹痛無妨。十日後大便下血,乃積化也。《保壽堂經驗方》⑤。**痞塊有積**。阿魏五錢,五靈脂炒烟盡五錢,爲末,以黄雄狗膽汁和丸黍米大。空心唾津送下三十丸。忌羊肉、醋、麪。《扶壽精方》⑥。**五噎膈氣**。方同上。**痃瘧寒熱**。阿魏、臙脂各一豆大,研勻,以蒜膏和,覆虎口上,男左女右。《聖濟總録》⑦。**牙齒蟲痛**。阿魏、臭黄等分,爲末,糊丸緑豆大。每綿裹一丸,隨左右插入耳中,立效。《聖惠方》⑧。

(接上頁注)乳服之令盡。每日旦暮常然。若無乳者,即以煮肉汁服之。患久者不過十日,近者不過五日,如過三十日不愈,便停,只得食脯肉之屬,但是一切菜不得近口,特忌特忌。禮部孫侍郎家中有此病,所在訪問,有人從梁漢來,云官人百姓服此得效者十餘家。孫侍郎即令依方進服,七八日即效。便以此法傳授,親知得驗者非一。余時任度支郎中,欲廣其效,故録之。(**按**:即崔知悌《纂要方》。)

① 永類鈐方:**《永類鈐方》卷7"屍疰"** 惡疰,腹痛不可忍:阿魏末,只以熱酒調服,立瘥。

② 聖惠方:**《聖惠方》卷56"治屍疰諸方"** 治人有親近死屍惡氣入腹,終身不愈,遂醫所不療,宜服此方:阿魏(三兩,細研),右件藥每取一分,作餛飩餡十餘枚,熟煮食之,日二服,滿七日,永差。

③ 危氏得效方:**《得效方》卷9"陰癩"** 應痛圓:治敗精惡物不去,結在陰囊成疝,疼痛不可忍,久服去病:阿魏(弍兩,醋和,用蕎麥麪作餅,厚三指,裹阿魏,慢火煨熟)、檳榔(大者弍個,刮作甕子,滿盛,滴乳香,將刮下末用蕎麥麪拌作餅子,慢火煨熟),右同研爲末,入硇砂末一錢,赤芍藥末一兩,同爲麪糊搜和圓梧子大。每服十圓至二十圓,食前温酒、鹽湯下。

④ 總微論:**《小兒衛生總微論》卷14"心腹痛論"** 阿魏丸:治盤腸吊痛,日夜叫啼不止。右以阿魏爲末,用大蒜半瓣,火炮熟,研爛,和末丸麻子大,每服五七丸,煎艾湯送下,無時。

⑤ 保壽堂經驗方:(**按**:查原書未能溯得其源。)

⑥ 扶壽精方:**《扶壽精方》卷下"痞塊門"** 治痞塊癖積,兼噎隔:五靈〔脂〕(炒烟盡,研細)、阿魏(研細,等分),用雄黄狗膽汁和丸如黍米大,空心唾津送下三十丸。忌羊肉、醋、麵。

⑦ 聖濟總録:**《聖濟總録》卷35"痃瘧"** 治痃瘧,扼虎膏方:(烟)〔胭〕脂、阿魏(各一大豆許,同研),右二味同研,以大蒜肉研和爲膏,用大桃核一枚,擘開,去仁,取一片,以藥膏子填在核内。瘧發時,用藥桃核覆在手虎口上,男左女右,令藥著肉,以緋帛系定,經宿乃去,疾更不發。

⑧ 聖惠方:**《聖惠方》卷34"治牙疼諸方"** 治牙疼……又方:阿魏、臭黄(各一分),右件藥同研如粉,以麵糊和圓如菉豆大,每用一圓,以綿裹隨患處左右插在耳門内,立效。

盧會宋《開寶》①【校正】自草部移入此。

【釋名】奴會《開寶》②、訥會《拾遺》③、象膽。【時珍曰】名義未詳。【藏器④曰】俗呼爲象膽,以其味苦如膽也。

【集解】【珣⑤曰】盧會生波斯國。狀似黑錫,乃樹脂也。【頌⑥曰】今惟廣州有來者。其木生山野中,滴脂淚而成。采之不拘時月。【時珍曰】盧會原在草部。《藥譜》及《圖經》所狀,皆言是木脂。而《一統志》⑦云:爪哇、三佛齊諸國所出者,乃草屬,狀如鱟尾,采之以玉器搗成膏。與前説不同,何哉?豈亦木質草形乎?

【氣味】苦,寒,無毒。【主治】熱風煩悶,胸膈間熱氣,明目鎮心,小兒癲癇驚風,療五疳,殺三蟲及痔病瘡瘻,解巴豆毒。《開寶》⑧。主小兒諸疳熱。李珣⑨。單用殺疳蚘。吹鼻殺腦疳,除鼻癢。甄權⑩。研末,傅䘌齒甚妙。治濕癬出黄汁。蘇頌⑪。

【發明】【時珍曰】盧會乃厥陰經藥也。其功專於殺蟲清熱。已上諸病,皆熱與蟲所生故也。【頌⑫曰】唐·劉禹錫《傳信方》云:予少年曾患癬,初在頸項間,後延上左耳,遂成濕瘡浸淫。用斑蝥、狗膽、桃根諸藥,徒令蜇螫,其瘡轉盛。偶于楚州,賣藥人教用盧會一兩,炙甘草半兩,研末,先以

---

① 開寶:**《開寶》見《證類》卷9"盧會"** 味苦,寒,無毒。主熱風煩悶,胸膈間熱氣,明目鎮心,小兒癲癇驚風,療五疳,殺三蟲及痔病瘡瘻。解巴豆毒。一名訥會,一名奴會。俗呼爲象膽,蓋以其味苦如膽故也。生波斯國,似黑錫。

② 開寶:見上注。

③ 拾遺:見上注。(**按**:本藥無陳藏器《本草拾遺》文字,此《拾遺》及本藥下藏器之文皆出《開寶》。)

④ 藏器:見上注。

⑤ 珣:**《證類》卷9"盧會"** 《南海藥譜》云:樹脂也,本草不細委之,謂是象膽,殊非也。兼治小兒諸熱。(**按**:李珣《海藥本草》與《南海藥譜》非同一書。此注云"珣",實誤。又,時珍引"狀似黑錫",乃《開寶》文。)

⑥ 頌:**《圖經》見《證類》卷9"盧會"** 盧會,出波斯國,今惟廣州有來者。其木生山野中,滴脂淚而成。採之不拘時月……

⑦ 一統志:**《明一統志》卷90"安南·三佛齊國"** 土産……蘆薈(草屬,狀如鱟尾。採之,以玉器搗研成膏,名曰蘆薈。)

⑧ 開寶:見本頁注①。

⑨ 李珣:見本頁注⑤。

⑩ 甄權:**《藥性論》見《證類》卷9"盧會"** 盧會亦可單用。殺小兒疳蛔,主吹鼻,殺腦疳,除鼻癢。

⑪ 蘇頌:**《圖經》見《證類》卷9"盧會"** ……又治䘌齒。崔元亮《海上方》云:取盧會四分,杵末,先以鹽揩齒令先净,然後傅少末於上,妙也。

⑫ 頌:**《圖經》見《證類》卷9"盧會"** ……劉禹錫著其方云:余少年曾患癬,初在頸項間,後延上左耳,遂成濕瘡。用班貓、狗膽、桃根等諸藥,徒令蜇螫,其瘡轉盛。偶于楚州,賣藥人教用盧會一兩,研,炙甘草半兩,末,相和令勻,先以温漿水洗癬,乃用舊乾帛子拭乾,便以二味合和傅之,立乾便差,神奇……

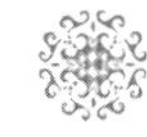

温漿水洗癬,拭净傅之,立乾便瘥。真神奇也。

【附方】新一。小兒脾疳。盧會、使君子等分,爲末。每米飲服一二錢。《衛生易簡方》①。

胡桐淚《唐本草》②【校正】自草部移入此。

【釋名】胡桐鹼《綱目》、胡桐律。【珣③曰】胡桐淚,是胡桐樹脂也,故名淚。作律字者非也,律,淚聲訛爾。【時珍曰】《西域傳》④云:車師國多胡桐。顔師古注云:胡桐似桐,不似桑,故名胡桐。蟲食其樹而汁出下流者,俗名胡桐淚,言似眼淚也。其入土石成塊如鹵鹼者,爲胡桐鹼,音減。或云:律當作瀝,非訛也,猶松脂名瀝青之義。亦通。

【集解】【恭⑤曰】胡桐淚,出肅州以西平澤及山谷中。形似黄礬而堅實。有夾爛木者,云是胡桐樹脂淪入土石鹼鹵地者。其樹高大,皮葉似白楊、青桐、桑葦,故名胡桐木,堪器用。【保昇⑥曰】凉州以西有之。初生似柳,大則似桑、桐。其津下入地,與土石相染,狀如薑石,極鹹苦,得水便消,若礬石、消石之類。冬月采之。【大明⑦曰】此有二般。木律不中入藥。惟用石律,石上采之,形如小石片子,黄土色者爲上。【頌⑧曰】今西番亦有商人貨之。【時珍曰】木淚乃樹脂流出者,其狀如膏油。石淚乃脂入土石間者,其狀成塊,以其得鹵斥之氣,故入藥爲勝。

【氣味】鹹、苦,大寒,無毒。【恭⑨曰】伏砒石。可爲金銀焊藥。【主治】大毒

---

① 衛生易簡方:**《衛生易簡方》卷12“五疳五軟”** 治小兒痹疳:用蘆薈、使君子(等分),爲末,每服一二錢,米飲調下。

② 唐本草:**《唐本草》見《證類》卷13“胡桐淚”** 味鹹、苦,大寒,無毒。主大毒熱,心腹煩滿,水和服之,取吐。又主牛馬急黄黑汗,水研三二兩灌之,立差。又爲金銀焊藥。出肅州以西平澤及山谷中。形似黄礬而堅實。有夾爛木者,云是胡桐樹滋淪入土石鹼鹵地作之。其樹高大,皮、葉似白楊、青桐、桑葦,故名胡桐木,堪器用。又名胡桐律。律,淚聲訛也。《西域傳》云:胡桐似桑而曲。

③ 珣:**《海藥》見《證類》卷13“胡桐淚”** 謹按《嶺表記》云:出波斯國。是胡桐樹脂也,名胡桐淚。又有石淚,在石上採也……作律字非也。

④ 西域傳:**《漢書·西域傳》** ……西北至車師千八百九十里,地沙鹵,少田,寄田仰穀旁國。(孟康曰……胡桐似桑而多曲。師古曰……胡桐亦似桐,不類桑也。蟲食其樹而沫出下流者,俗名爲胡桐淚,言似眼淚也……)

⑤ 恭:見本頁注②。

⑥ 保昇:**《蜀本草》見《證類》卷13“胡桐淚”** 《蜀本》:《圖經》云:凉州以西有之。初生似柳,大則似桑、桐之間。津下入地,與土石相染,狀如薑石,極鹹苦,得水便消,若礬石、消石類也。冬採之。

⑦ 大明:**《日華子》見《證類》卷13“胡桐淚”** ……有二般:木律不中入藥用,石律形如小石片子,黄土色者爲上……

⑧ 頌:**《圖經》見《證類》卷13“胡桐淚”** 胡桐淚,出肅州以西平澤及山谷中,今西蕃亦有商人貨之者……

⑨ 恭:見本頁注②。(**按**:“伏砒石”未能溯及其源。)

熱，心腹煩滿，水和服之，取吐。牛馬急黄黑汗，水研三二兩灌之，立瘥。《唐本》①。主風蟲牙齒痛，殺火毒、麪毒。大明②。風疳䘌齒，骨槽風勞。能軟一切物。多服令人吐。李珣③。瘰癧非此不能除。元素④。咽喉熱痛，水磨掃之，取涎。時珍。

【發明】【頌⑤曰】古方稀用。今治口齒家多用，爲最要之物。【時珍曰】石淚入地受鹵氣，故其性寒能除熱，其味鹹能入骨軟堅。

【附方】新六。濕熱牙疼。喜吸風，胡桐淚，入麝香，摻之。牙疼出血。胡桐淚半兩研末，夜夜貼之。或入麝香少許。《聖惠方》⑥。走馬牙疳。胡桐鹼、黄丹等分，爲末，摻之。《醫林集要》⑦。牙疳宣露，膿血臭氣者。胡桐淚一兩，枸杞根一升。每用五錢，煎水熱漱。〇又方：胡桐淚、葶藶等分，研摻。《聖惠方》⑧。牙齒蠹黑，乃腎虚也。胡桐淚一兩，丹砂半兩，麝香一分，爲末，摻之。《聖濟總録》⑨。

返魂香《海藥》⑩

【集解】【珣⑪曰】按《漢書》云：武帝時，西國進返魂香。《内傳》云：西海聚窟州有返魂樹，狀如楓、柏，花、葉香聞百里。采其根於釜中水煮取汁，鍊之如漆，乃香成也。其名有六：曰返魂、驚

① 唐本：見前頁注②。

② 大明：**《日華子》見《證類》卷13"胡桐淚"** 治風蚛牙齒痛……即中入齒藥用，兼殺火毒并麪毒。

③ 李珣：**《海藥》見《證類》卷13"胡桐淚"** ……主風疳䘌齒牙疼痛，骨槽風勞，能軟一切物。多服令人吐也……

④ 元素：**《醫學啓源》卷下"用藥備旨·法象餘品"** 梧桐淚：鹹，瘰癧非此不能除。

⑤ 頌：**《圖經》見《證類》卷13"胡桐淚"** ……古方稀用，今治口齒家爲最要之物……

⑥ 聖惠方：**《聖惠方》卷34"治齗間血出諸方"** 治齒縫忽然血出不止，方：胡桐淚半兩，研羅爲末，用貼齒縫。如血出不定，再貼神效。

⑦ 醫林集要：**《醫林集要》卷13"癰疽發背"** 一方：治走馬牙疳：胡桐堿、黄丹（各等分），右爲細末，摻瘡上。

⑧ 聖惠方：**《聖惠方》卷34"治牙齒挺出諸方"** 治牙齒根宣露挺出，膿血口氣，方：枸杞根（一升，切）、胡桐淚（一兩），右件藥和匀，分爲五度用，每度以水二大盞，煎至一盞去滓，熱含冷吐。/**《聖濟總録》卷121"齒齗宣露"** 治牙齒齗宣露有膿血出，及小兒蟲疳蝕齗方：葶藶、胡桐淚（各半兩），右二味搗羅爲散，於患處摻之，即差。（**按**："又方"不見於《聖惠方》，今另溯其源。）

⑨ 聖濟總録：**《聖濟總録》卷119"牙齒歷蠹"** 治牙齒歷蠹，齒根黯黑，胡桐淚散方：胡桐淚（一兩）、丹砂（半兩）、麝香（一分），右三味同研極細，常用揩齒。

⑩ 海藥：**《證類》卷12"八種海藥餘·返魂香"** 謹按《漢書》云：漢武帝時，西國進返魂香，《武王内傳》云：聚窟洞中，上有返魂樹，采其根，於釜中以水煮，候成汁，方去滓，重火煉之如漆，候凝則香成也。西國使云：其香名有六。帝曰：六名何？一名返魂，一名驚精，一名回生，一名震壇，一名人馬精，一名節死香。燒之一豆許，凡有疫死者，聞香再活，故曰返魂香也。

⑪ 珣：見上注。

精、回生、振靈、馬精、却死。凡有疫死者,燒豆許熏之再活,故曰返魂。【時珍曰】張華《博物志》①云:武帝時,西域月氏國度弱水貢此香三枚,大如燕卵,黑如桑椹。值長安大疫,西使請燒一枚辟之,宫中病者聞之即起,香聞百里,數日不歇。疫死未三日者,熏之皆活,乃返生神藥也。此説雖涉詭怪,然理外之事,容或有之,未可便指爲謬也。

【附録】**兜木香**。【藏器②曰】《漢武故事》云:西王母降,燒兜木香末,乃兜渠国所進,如大豆。塗宫門,香聞百里。關中大疫,死者相枕,聞此香,疫皆止,死者皆起。此乃靈香,非常物也。

---

① 博物志:**《博物志》卷 3** 漢武帝時,弱水西國有人乘毛車,以渡弱水來獻香者,帝謂是常香,非中國之所乏,不禮其使,留久之。帝幸上林苑,西使于乘輿間博奏其香,帝取之看,大如鸞卵,三枚,與棗相似。帝不悦,以付外庫。後長安中大疫,宫中皆疫病,帝不舉樂。西使乞見,請燒所貢香一枚,以辟疫氣。帝不得已,聽之,宫中病者,即日並差。長安中百里咸聞香氣,芳積九十餘日,香猶不歇。帝乃厚禮發遣餞送。一説漢制獻香,不滿斤,不得受。西使臨去,乃發香器如大豆者。拭著宫門,香氣聞長安數十里,經數月乃歇。

② 藏器:**《證類》卷 6"四十六種陳藏器餘·兜木香"** 燒去惡氣,除病疫。漢武帝故事:西王母降,上燒兜木香末。兜木香,兜渠國所獻,如大豆,塗宫門,香聞百里。關中大疾疫,死者相枕,燒此香疫則止,《内傳》云死者皆起。此則靈香,非中國所致,標其功用,爲衆草之首焉。

本草綱目木部目録第三十五卷

木之二　喬木類五十二種

檗木《本經》○即黃檗	檀桓《拾遺》	小檗《唐本》	黃櫨《嘉祐》
厚朴《本經》○浮胡爛羅勒附	杜仲《本經》	椿樗《唐本》	漆《本經》
梓《本經》	楸《拾遺》	桐《本經》	梧桐《綱目》
罌子桐《拾遺》○郢桐附	海桐《開寶》○雞桐附	楝《本經》	槐《本經》
檀《拾遺》	莢蒾《唐本》	秦皮《本經》	合歡《本經》
皂莢《本經》○鬼皂莢附	肥皂莢《綱目》	無患子《開寶》	欒華《本經》
無食子《唐本》○即没食子	訶黎勒《唐本》	婆羅得《開寶》	欅《別録》
柳《本經》	檉柳《開寶》	水楊《唐本》	白楊《唐本》
扶移《拾遺》	松楊《拾遺》	榆《本經》	槲榆《拾遺》
蕪荑《本經》	蘇方木《唐本》	烏木《綱目》	樺木《開寶》
緑木《拾遺》	櫚木《拾遺》○即花櫚	椶櫚宋《嘉祐》	橉木《拾遺》
柯樹《拾遺》	烏臼木《唐本》	巴豆《本經》	大風子《補遺》
海紅豆《海藥》	相思子《綱目》	豬腰子《綱目》	石瓜《綱目》

右附方舊一百三十五,新三百三十二。

本草綱目木部第三十五卷

木之二　喬木類五十一種

蘗木《本經》①上品

【釋名】黄蘗《别録》②。根名檀桓。【時珍曰】蘗木名義未詳。《本經》言蘗木及根，不言蘗皮，豈古時木與皮通用乎？俗作黄柏者，省寫之謬也。

【集解】【《别録》③曰】蘗木生漢中山谷及永昌。【弘景④曰】今出邵陵者，輕薄色深爲勝。出東山者，厚而色淺。其根於道家入木芝品，今人不知取服。又有一種小樹，狀如石榴，其皮黄而苦，俗呼爲子蘗，亦主口瘡。又一種小樹，多刺，皮亦黄色，亦主口瘡。【恭⑤曰】子蘗亦名山石榴，子似女貞，皮白不黄，亦名小蘗，所在有之。今云皮黄，謬矣。按今俗用子蘗皆多刺小樹，名刺蘗，非小蘗也。【禹錫⑥曰】按《蜀本》《圖經》云：黄蘗樹高數丈。葉似吴茱萸，亦如紫椿，經冬不凋。皮外白，裏深黄色。其根結塊，如松下茯苓。今所在有，本出房、商、合等州山谷中。皮緊厚二三分，鮮黄者上。二月、五月采皮，日乾。【機⑦曰】房、商者，治裏、治下用之；邵陵者，治表、治上用之。各適其

---

① 本經：**《本經》《别録》(《藥對》)見《證類》卷12"蘗木"**　(黄蘗也。)**味苦，寒**，無毒。**主五藏腸胃中結熱，黄疸，腸痔，止洩痢，女子漏下赤白，陰傷蝕瘡**，療驚氣在皮間，肌膚熱赤起，目熱赤痛，口瘡。久服通神。根：**一名檀桓。**主心腹百病，安魂魄，不飢渴。久服輕身延年，通神。生漢中山谷及永昌。(惡乾漆。)

② 别録：見上注。

③ 别録：見上注。

④ 弘景：**《集注》見《證類》卷12"蘗木"**　陶隱居云：今出邵陵者，輕薄色深爲勝。出東山者，厚而色淺，其根於道家入木芝品，今人不知取服之。又有一種小樹，狀如石榴，其皮黄而苦，俗呼爲子蘗，亦主口瘡。又一種小樹，多刺，皮亦黄，亦主口瘡。

⑤ 恭：**《唐本草》見《證類》卷12"蘗木"**　《唐本》注云：子蘗，一名山石榴，子似女貞，皮白不黄，亦名小蘗，所在有。今云皮黄，恐謬矣。按今俗用子蘗，皆多刺小樹，名刺蘗，非小蘗也。

⑥ 禹錫：**《蜀本草》見《證類》卷12"蘗木"**　《蜀本》：《圖經》云：黄蘗，樹高數丈，葉似吴茱萸，亦如紫椿，皮黄，其根如松下茯苓，今所在有。本出房、商、合等州山谷，皮緊，厚二三分，鮮黄者上。二月、五月採皮，日乾。(**按**：此條爲《嘉祐》引用，故時珍注出《嘉祐》。)

⑦ 機：(**按**：或出《本草會編》。書佚，無可溯源。)

宜爾。【頌①曰】處處有之,以蜀中出者肉厚色深爲佳。

【修治】【斅②曰】凡使蘗皮,削去粗皮,用生蜜水浸半日,漉出晒乾,用蜜塗,文武火炙,令蜜盡爲度。每五兩,用蜜三兩。【元素③曰】二制治上焦,單制治中焦,不制治下焦也。【時珍曰】黄蘗性寒而沉,生用則降實火,熟用則不傷胃,酒制則治上,鹽制則治下,蜜制則治中。

【氣味】苦,寒,無毒。【元素④曰】性寒味苦,氣味俱厚,沉而降,陰也。又云:苦厚微辛,陰中之陽。入足少陰經,爲足太陽引經藥。【好古⑤曰】黄芩、梔子入肺,黄連入心,黄蘗入腎,燥濕所歸,各從其類也。故《活人書》四味解毒湯,乃上下内外通治之藥。○【之才⑥曰】惡乾漆,伏硫黄。【主治】五臟腸胃中結熱,黄疸腸痔,止洩痢,女子漏下赤白,陰傷蝕瘡。《本經》⑦。療驚氣在皮間,肌膚熱赤起,目熱赤痛,口瘡。久服通神。《别録》⑧。熱瘡皰起,蟲瘡,血痢,止消渴,殺蛀蟲。藏器⑨。男子陰痿,及傅莖上瘡,治下血如雞鴨肝片。甄權⑩。安心除勞,治骨蒸,洗肝明目,多淚,口乾心熱,殺疳蟲,治蚘心痛,鼻衄,腸風下血,後〔分〕急熱腫痛。大明⑪。瀉膀胱相火,補腎水不足,堅腎壯骨髓,療下焦虚,諸痿癱痪,利下竅,除熱。元素⑫。瀉伏

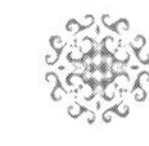

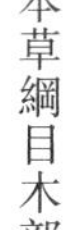

---

① 頌:**《圖經》見《證類》卷12"蘗木"**　蘗木,黄蘗也。生漢中山谷及永昌,今處處有之,以蜀中者爲佳……

② 斅:**《炮炙論》見《證類》卷12"蘗木"**　雷公曰:凡使,用刀削上粗皮了,用生蜜水浸半日,漉出曬乾,用蜜塗,文武火炙令蜜盡爲度。凡修事五兩,用蜜三兩。

③ 元素:**《醫學啓源》卷下"藥類法象·寒沉藏"**　黄柏……二制則治上焦,單制則治中焦,不制則治下焦也。

④ 元素:**《醫學啓源》卷下"藥類法象·寒沉藏"**　黄柏……《主治秘要》云:性寒味苦,氣味俱厚,沉而降,陰也……又云:苦厚微辛,陰中之陽,瀉膀胱,利下竅。去皮用。

⑤ 好古:**《湯液本草》卷5"木部·黄蘗"**　《液》云:足少陰劑。腎苦燥,故腎停濕也。梔子、黄芩入肺,黄連入心,黄蘗入腎,燥濕所歸,各從其類也。《活人書》解毒湯,上下内外通治之。惡乾漆。

⑥ 之才:**古本《藥對》**　見2358頁注①括號中七情文。(**按**:"伏硫黄"未能溯得其源。)

⑦ 本經:見2358頁注①白字。

⑧ 别録:見2358頁注①。

⑨ 藏器:**《拾遺》見《證類》卷12"蘗木"**　《陳藏器本草》云:蘗皮,主熱瘡皰起,蟲瘡,痢下血,殺蛀蟲,煎服主消渴。

⑩ 甄權:**《藥性論》見《證類》卷12"蘗木"**　黄檗,使,平。主男子陰痿,治下血如雞鴨肝片,及男子莖上瘡,屑末傅之。

⑪ 大明:**《日華子》見《證類》卷12"蘗木"**　安心除勞,治骨蒸,洗肝明目,多淚,口乾,心熱,殺疳蟲,治蛔心痛,疥癬,蜜炙治鼻洪,腸風瀉血,後分急熱腫痛……

⑫ 元素:**《醫學啓源》卷下"藥類法象·寒沉藏"**　黄柏……癱痪必用之藥也。《主治秘要》云……其用有六:瀉膀胱龍火一也,利小便熱結二也,除下焦濕腫三也,治痢先見血四也,去臍下痛五也,補腎氣不足,壯骨髓六也。

火，救腎水，治衝脉氣逆，不渴而小便不通，諸瘡痛不可忍。李杲①。得知母，滋陰降火。得蒼术，除濕清熱，爲治痿要藥。得細辛，瀉膀胱火，治口舌生瘡。震亨②。傅小兒頭瘡。時珍。

【發明】【元素③曰】黄蘗之用有六：瀉膀胱龍火，一也；利小便結，二也；除下焦濕腫，三也；〔治〕痢疾先見血，四也；臍中痛，五也；補腎不足，壯骨髓，六也。凡腎水膀胱不足，諸痿厥腰無力，於黄芪湯中加用，使兩足膝中氣力涌出，痿軟即便去也，乃癱瘓必用之藥。蜜炒研末，治口瘡如神。故《雷公炮炙論》④云：口瘡舌（拆）〔坼〕，立愈黄、酥。謂以酥炙根黄，含之也。【杲⑤曰】黄蘗、蒼

① 李杲：**《湯液本草》卷2"隨證治病藥品"** 如瘡痛不可忍者，用寒苦藥，如黄蘗、黄芩，詳上下，用根梢，及引經藥則可。/**卷5"黄蘗"** 《象》云：治腎水膀胱不足……治口瘡如神。癱瘓必用之藥。/《珍》云：瀉膀胱之熱，利下竅。/《心》云……瀉膀胱經火，補本經及腎不足……（**按**：此條主治糅合多處東垣之言。其中"治衝脉气逆，不渴而小便不通"，未能溯得其源。疑從《醫學發明》所載東垣治王善夫病中提煉此主治。）

② 震亨：**《衍義補遺·柏皮》** 屬金而有水與火，走手厥陰，而有瀉火，爲補陰之功。配細辛治口瘡有奇功。/**《丹溪治法心要》卷6"痿"** ……補腎丸、虎潛丸皆治痿，服法與大補丸同。黄柏、蒼术，治痿之要藥也。（**按**："得知母滋陰降火"一句，已查丹溪諸書，未能溯得其源。）

③ 元素：**《醫學啓源》卷下"藥類法象·寒沉藏"** 黄柏：氣寒味苦，治腎水膀胱不足，諸痿厥，腰脚無力，於黄芪湯中少加用之，使兩足膝中氣力涌出，痿軟即時去矣。蜜炒此一味，爲細末，治口瘡如神。癱瘓必用之藥也。《主治秘要》云……其用有六：瀉膀胱龍火一也，利小便熱結二也，除下焦濕腫三也，治痢先見血四也，去臍下痛五也，補腎氣不足，壯骨髓六也……

④ 雷公炮炙論：**《證類》卷1"雷公炮炙論序"** 口瘡舌坼，立愈黄蘇。（口瘡舌坼，以根黄涂蘇炙作末，含之立差。）

⑤ 杲：**《湯液本草》卷2"東垣先生用藥心法·用藥凡例"** 凡小便不利，黄蘗、知母爲君，茯苓、澤〔瀉〕爲佐。/**《蘭室秘藏》卷下"小便淋閉"** ……如渴而小便不利者，是熱在上焦肺之分，故渴而小便不利也……若肺中有熱，不能生水，是絶其水之源。《經》云"虚則補其母"，宜清肺而滋其化源也……淡味滲泄之藥是也。茯苓、澤瀉、琥珀、燈心、通草、車前子、木通、瞿麥、萹蓄之類，以清肺之氣，泄其火，資水之上源也。如不渴而小便不通者，熱在下焦血分……熱閉于下焦者，腎也，膀胱也……須用感北方寒水之化、氣味俱陰之藥以除其熱，泄其閉塞。《内經》云：無陽則陰無以生，無陰則陽無以化。/**《醫學發明》卷2"本草十劑"** ……予昔寓長安，有王善夫病小便不通，漸成中滿，腹大堅硬如石，壅塞之極，脚腿堅脹，破裂出黄水，雙睛凸出，晝夜不得眠，飲食不下，痛苦莫可名狀。其親戚輩求治……所服治中滿，利小便之藥甚多……此蓋奉養太過，膏粱積熱，損北方之陰，腎水不足，膀胱腎之室久而乾涸，小便不化，火又逆上，而爲嘔噦，非膈上所生也，獨爲關，非膈病也。潔古曰：熱在下焦，填塞不便，是治關格之法……但治下焦乃可愈。遂處以稟北方之寒水所化，大苦寒氣味者，黄蘗、知母各二兩，酒洗之，以肉桂爲之引用，所謂寒因熱用者也，同爲極細末，煎熱水爲丸如梧桐子大，焙乾，空腹令以沸湯下二百丸，少時乘熱藥之，須臾如刀刺，前陰火燒之痛，溺如暴泉湧出，卧具盡濕，牀下成流，顧盼之間，腫脹消散……/**《湯液本草》卷1"五臟苦欲補瀉藥味"** 腎苦燥，急食辛以潤之，知母、黄蘗。/**《醫學發明》卷7"小便不利有氣血之異"** 滋腎丸……上二味（黄柏、知母）氣味俱陰，以同腎氣而瀉下焦火也。桂與火邪同體，故曰"寒因熱用"。（**按**：此"杲曰"大段文字，乃糅合數書而成。其治王善夫例，完整取自《醫學發明》。然其前後之文，則分别摘取《湯液本草》《蘭室秘藏》《醫學發明》之文予以化裁。東垣《試效方》卷8"小便淋閉門"亦有相似之論。）

术，乃治痿要藥。凡去下焦濕熱作腫及痛，并膀胱有火邪，并小便不利及黄澀者，並用酒洗黄蘗、知母爲君，伏苓、澤瀉爲佐。凡小便不通而口渴者，邪熱在氣分，肺中伏熱不能生水，是絶小便之源也。法當用氣味俱薄、淡滲之藥，猪苓、澤瀉之類，瀉肺火而清肺金，滋水之化源。若邪熱在下焦血分，不渴而小便不通者，乃《素問》所謂無陰則陽無以生，無陽則陰無以化。膀胱者，州都之官，津液藏焉，氣化則能出矣。法當用氣味俱厚、陰中之陰藥治之，黄檗、知母是也。長安王善夫病小便不通，漸成中滿，腹堅如石，脚腿裂破出水，雙睛凸出，飲食不下，痛苦不可名狀。治滿、利小便、滲洩之藥服遍矣。予診之曰：此乃奉養太過，膏粱積熱，損傷腎水，致膀胱久而乾涸，小便不化，火又逆上，而爲嘔噦，《難經》所謂關則不得小便，格則吐逆者。潔古老人言：熱在下焦，但治下焦，其病必愈。遂處以北方寒水所化大苦寒之藥，黄蘗、知母各一兩，酒洗焙碾，入桂一錢爲引，熟水丸如芡子大。每服二百丸，沸湯下。少時如刀刺前陰火燒之狀，溺如瀑泉涌出，床下成流，顧盼之間，腫脹消散。《内經》云：熱者寒之。腎惡燥，急食辛以潤之。以黄蘗之苦寒瀉熱、補水潤燥爲君，知母之苦寒瀉腎火爲佐，肉桂辛熱爲使，寒因熱引也。【震亨①曰】黄蘗走至陰，有瀉火補陰之功，非陰中之火，不可用也。火有二：君火者，人火也，心火也，可以濕伏，可以水滅，可以直折，黄連之屬可以制之；相火者，天火也，龍雷之火也，陰火也，不可以水濕折之，當從其性而伏之，惟黄蘗之屬可以降之。【時珍曰】古書言知母佐黄蘗，滋陰降火，有金水相生之義。黄蘗無知母，猶水母之無蝦也。蓋黄蘗能制膀胱、命門陰中之火，知母能清肺金，滋腎水之化源。故潔古、東垣、丹溪皆以爲滋陰降火要藥，上古所未言也。蓋氣爲陽，血爲陰。邪火煎熬，則陰血漸涸，故陰虚火動之病須之。然必少壯氣盛能食者，用之相宜。若中氣不足而邪火熾甚者，久服則有寒中之變。近時虚損，及縱慾求嗣之人，用補陰藥，往往以此二味爲君，日日服餌。降令太過，脾胃受傷，真陽暗損，精氣不暖，致生他病。蓋不知此物苦寒而滑滲，且苦味久服，有反從火化之害。故葉氏《醫學統旨》②有四物加知母、黄蘗，久服傷胃，不能生陰之戒。

【附方】舊十二，新三十一。陰火爲病。大補丸：用黄蘗去皮，鹽、酒炒褐，爲末，水丸梧

---

① 震亨：**《衍義補遺·檗皮》** 走手厥陰而有瀉火爲補陰之功。/**《丹溪心法》卷1“火六”** 黄連、黄芩、梔子、大黄、黄柏降火，非陰中之火不可用。/**《玉機微義》卷10“論火豈君相五志俱有”** 火之爲病……曰君火也，猶人火也；曰相火也，猶龍火也……君火者，心火也，可以濕伏，可以水滅，可以直折，惟黄連之屬可以制之；相火者，龍火也，不可以水濕折之，從其性而伏之，惟黄柏之屬可以降之。(**按**：時珍糅合三書之説而爲此條。)

② 醫學統旨：**《醫學統旨》卷2“火熱”** 陰虚火動之説，自丹溪而始發之，厥功大矣。夫陰虚者，腎水之虚也，火動者相火，因水衰而上炎也。水衰火旺，榮血日損，故用四物湯加黄柏、知母補其陰以降其火，此治法之善者也。但黄柏、知母，苦寒之藥，脾胃虚者，非苦寒所宜。予每見夫得此病、服此藥者，反致下泄，飲食不進，正謂胃虚，不能勝苦寒而爲所傷也。五臟以胃氣爲本，胃既受傷，而求其腎陰之長，比不可得矣。是故欲試黄柏、知母者，又當視脾胃虚實而加損焉。

子大。血虚，四物湯下；氣虚，四君子湯下。丹溪方①。**男女諸虚**。孫氏《集效方》②坎離丸：治男子、婦人諸虚百損，小便淋漓，遺精白濁等證。黄蘗去皮切二斤，熟糯米一升，童子小便浸之，九浸九晒，蒸過晒研，爲末，酒煮麪糊丸梧子大。每服一百丸，温酒送下。**上盛下虚**。水火偏盛，消中等證。黄蘗一斤，分作四分，用醇酒、蜜湯、鹽水、童尿浸洗，晒炒爲末，以知母一斤，去毛切擣，熬膏和丸梧子大。每服七十丸，白湯下。《活人心統》③。**四治坎離諸丸**。方見草部"蒼术"下。**臟毒痔漏**，下血不止。孫探玄《集效方》④蘗皮丸：用川黄蘗皮刮净一斤，分作四分，三分用酒、醋、童尿各浸七日，洗晒焙，一分生炒黑色爲末，煉蜜丸梧子大。每空心温酒下五十丸。久服除根。○楊誠《經驗方》⑤百補丸：專治諸虚赤白濁。用川蘗皮刮净一斤，分作四分，用酒、蜜、人乳、糯米泔各浸透，炙乾切研，廩米飯丸。如上法服。○又陸一峰⑥蘗皮丸：黄蘗一斤，分作四分，三分用醇酒、鹽湯、童尿各浸二日，焙研，一分用酥炙研末，以豬臟一條去膜，入藥在内紥，煮熟擣丸。如上法服之。**下血數升**。黄蘗一兩去皮，雞子白塗炙爲末，水丸绿豆大。每服七丸，温水下。名金虎丸。《普濟方》⑦。**小兒下血**，或血痢。黄蘗半兩，赤芍藥四錢，爲末，飯丸麻子大。每服一二十丸，食前米飲下。閻孝忠《集效方》⑧。**妊娠下痢**白色，晝夜三五十行。根黄厚者蜜炒令焦爲末，大蒜煨熟，去皮擣爛，和丸梧子大。每空心米飲下三五十丸，日三服。神妙不可述。○《婦人良方》⑨。**小兒熱瀉**。黄蘗削皮焙爲末，用米湯和丸粟米大。每服一二十丸，米湯下。《十全博救方》⑩。**赤白濁淫**，及夢洩精滑。真珠粉丸：黄蘗炒、真蛤粉各一斤，爲末，滴水丸桐子大。每服

---

① 丹溪方：**《丹溪心法》卷3"補損五十一"**　大補丸：去腎經火，燥下焦濕，治筋骨軟。氣虚以補氣藥下，血虚以補血藥下，博不單用。川黄柏（炒褐色），右以水丸服。

② 集效方：**《萬應方》卷1"續附補養延壽諸方"**　坎離丸：專治男子婦人遺精白濁，諸虚百損，下元淋濇等症，無不應也。黄柏（二斤）、熟糯米（一升），右童子小便盛入盆内，将二味藥安下，九浸九晒，務要晒乾，復蒸過，晒乾，爲細末，酒糊爲丸如桐子大，每服一百丸，温酒送下。

③ 活人心統：**《活人心統》卷3"消渴門"**　四制黄柏丸：治上盛下虚，水火偏勝，消中等症。黄柏（一斤，作四分，一分酒浸，一分蜜炒，一分童便浸，一分鹽水炒），右爲末，用知母一斤，去毛，切碎，煎熬成膏，丸如梧桐子大。每服七十丸，白湯下。

④ 集效方：**《萬應方》卷3"瘡科"**　治痔漏瘡方：黄柏一斤，去粗分，作四分，童便、好醋、黄酒各浸七日，内一分炒黑色，爲末，煉蜜爲丸桐子大，每服五十丸，温酒送下，久服除根。

⑤ 楊誠經驗方：（**按**：書佚，無可溯源。）

⑥ 陸一峰：（**按**：僅見《綱目》收其方二首。）

⑦ 普濟方：**《普濟方》卷38"臟毒下血"**　金虎丸：治結陰便血。用黄檗一兩，去粗皮，雞子清塗，炙爲末，滴水爲丸绿豆大，每服七丸，温水下。

⑧ 閻孝忠集效方：**《小兒藥證直訣》"附方"**　治熱痢下血：黄蘗（去皮，半兩）、赤芍藥（肆錢），右同爲細末，飯和圓麻子大，每服壹貳拾圓，食前米飲下。大者加圓數。

⑨ 婦人良方：**《婦人良方》卷15"妊娠下痢赤白及黄水方論第二"**　療妊娠臍下刺痛，大便白，晝夜三五十行，根黄方：根黄（厚者，蜜煮令焦）、大蒜（煨令熟爛，去皮），右以根黄爲末，研蒜作膏爲丸如梧子大，空心粥飲下三十丸，日三服妙。

⑩ 十全博救方：**《證類》卷12"蘗木"**　《十全博救》：治小兒熱瀉。用黄蘗削皮後，焙杵爲末，用薄米飲爲丸如粟大。每服十丸，米飲下。

一百丸，空心温酒下。黄蘗苦而降火，蛤粉鹹而補腎也。又方：加知母炒、牡蠣粉煅、山藥炒，等分爲末，糊丸梧子大。每服八十丸，鹽湯下。《潔古家珍》①。**積熱夢遺**，心忪恍惚，膈中有熱，宜清心丸主之。黄蘗末一兩，片腦一錢，煉蜜丸梧子大。每服十五丸，麥門冬湯下。此大智禪師方也。許學士《本事方》②。**消渴尿多**，能食。黄蘗一斤，水一升，煮三五沸，渴即飲之，恣飲數日即止。韋宙《獨行方》③。**嘔血熱極**。黄蘗蜜塗，炙乾爲末。麥門冬湯調服二錢，立瘥。《經驗方》④。**時行赤目**。黄蘗去粗皮，爲末，濕紙包裹，黄泥固，煨乾。每用一彈子大，紗帕包之，浸水一盞，飯上蒸熟，乘熱熏洗，極效。此方有金木水火土，故名五行湯。一丸可用三二次。《龍木論》⑤。**嬰兒赤目**。在蓐内者，人乳浸黄蘗汁點之。《小品方》⑥。**眼目昏暗**。每旦含黄蘗一片，吐津洗之。終身行之，永無目疾。《普濟方》⑦。**卒喉痺痛**。黄蘗片含之。又以一斤，酒一斗，煮二沸，恣飲便愈。○《肘後方》⑧。**咽喉卒腫**，食飲不通。苦酒和黄蘗末傅之，冷即易。《肘後方》⑨。**小兒重舌**。黄蘗浸苦竹瀝點之。《千金方》⑩。**口舌生瘡**。《外臺》⑪用黄蘗含之良。○《深

---

① 潔古家珍：**《潔古家珍·雜方》** 珍珠粉丸：珍珠粉丸：治白淫，夢泄遺精，及滑出而不收。黄蘗（壹斤，新瓦上燒令通赤，炒勾）、真蛤粉（壹斤），右爲細末，滴水丸如桐子大，每服一百丸，空心温酒下。陽盛乘陰，故精泄也。黄蘗降火，蛤粉鹹而補腎陰也。

② 本事方：**《本事方》卷3"膀胱疝氣小腸精漏"** 治經絡熱，夢漏，心忪恍惚，鬲熱，清心丸：好黄蘗皮一兩，右爲細末，用生腦子一錢，同研勾，煉蜜圓梧子大，每服十元至十五元，濃煎麥門冬湯下。大智禪師方。夢遺不可全作虚冷，亦有經絡熱而得之也。

③ 獨行方：**《圖經》見《證類》卷12"蘗木"** ……唐韋宙《獨行方》：主卒消渴，小便多。黄蘗一斤，水一升，煮三五沸，渴即飲之，恣意飲，數日便止……

④ 經驗方：**《證類》卷12"蘗木"** 《經驗方》：治嘔血。黄蘗好者以蜜塗之。乾杵爲末，用麥門冬熟水調下二錢匕，立差。

⑤ 龍木論：**《得效方》卷16"熱證"** 五行湯：治眼暴赤時行，赤腫作痛。黄蘗（用刀略去粗皮，取内皮，不以多少），右以濕紙裹，黄泥包煨，候泥乾取出。每用一彈子大，紗帛包，水一盞浸，飯上蒸熟，乘熱熏洗，極效。此方有金木水火土，故以名。一圓可用二三次。（**按**：《眼科龍木論》無此方，另溯其源。）

⑥ 小品方：**《外臺》卷36"小兒眼赤痛方"** 《小品》療小兒蓐内赤眼方……又方：取黄蘗，以乳浸，點之。

⑦ 普濟方：**《普濟方》卷81"目昏暗"** 治眼暗方……又方：以黄檗爪甲許，每朝含，使津置掌中，拭目訖，以水洗之，至三百日眼明。此法可終身行之，永除眼疾。

⑧ 肘後方：**《證類》卷12"蘗木"** 葛氏方……又方：卒喉痺：取黄蘗片切含之。又黄蘗一斤，㕮咀，酒一斗，煮三沸，去滓，恣飲便愈。

⑨ 肘後方：**《證類》卷12"蘗木"** 《肘後方》：咽喉卒腫，食飲不通：黄蘗擣傅腫上，冷復易之，用苦酒和末佳。（**按**：今本《肘後方》無此方。）

⑩ 千金方：**《千金方》卷5"小兒雜病第九"** 治小兒重舌方……又方：黄柏以竹瀝漬，取細細點舌上良。

⑪ 外臺：**《外臺》卷22"口唇舌鼻雜療方"** 又療口中及舌上生瘡：爛擣黄柏含之。

師》[①]用蜜漬取汁，含之吐涎。〇寇氏《衍義》[②]治心脾有熱，舌頰生瘡。蜜炙黄蘗、青黛各一分，爲末，入生龍腦一字。摻之吐涎。〇赴筵散：用黄蘗、細辛等分爲末，摻。或用黄蘗、乾薑等分，亦良。**口疳臭爛**。緑雲散：用黄蘗五錢，銅緑二錢，爲末。摻之，漱去涎。《三因方》[③]。**鼻疳有蟲**。黄蘗二兩，冷水浸一宿，絞汁温服。《聖惠方》[④]。**鼻中生瘡**。黄蘗、檳榔末，豬脂和傅。《普濟方》[⑤]。**唇瘡痛痒**。黄蘗末，以薔薇根汁調塗，立效。《聖濟録》[⑥]。**鬈毛毒瘡**。生頭中，初生如蒲桃，痛〔甚〕。黄蘗一兩，乳香二錢半，〔爲〕末，槐花煎水調作餅，貼于瘡口。《普濟方》[⑦]。**小兒顖腫**。生下即腫者，黄蘗末水調，貼足心。《普濟方》[⑧]。**傷寒遺毒**，手足腫痛欲斷。黄蘗五斤，水三升煮，漬之。《肘後方》[⑨]。**癰疽乳發**。初起者，黄蘗末和雞子白塗之，乾即易。《梅師方》[⑩]。**癰疽腫毒**：黄蘗皮炒、川烏頭炮等分，爲末。唾調塗之，留頭，頻以米泔水潤濕。《集簡方》。**小兒臍瘡**不合者。黄蘗末塗之。《子母秘録》[⑪]。**小兒膿瘡**。遍身不乾，用黄蘗

---

① 深師：**《證類》卷 12“蘗木”**　深師方：療傷寒熱病口瘡。黄蘗皮削去上麤皮，取裹好處薄削，以崖蜜漬之一宿，唯欲令濃，含其汁良久吐，更含……

② 衍義：**《衍義》卷 13“蘗木”**　今用皮，以蜜勻炙，與青黛各一分，同爲末，入生龍腦一字，研勻，治心脾熱。舌頰生瘡，當摻瘡上，有涎即吐……/**《普濟方》卷 299“口瘡”**　赴筵散（出《海上方》）：毒熱攻口中生瘡。黄柏（蜜炙）、細辛（洗去土、葉，等分），右爲細末，每用少許摻於舌上，有涎吐出，以愈爲度。（**按**：所引“黄蘗、乾薑”方，未能溯得其源。唯《普濟方》同卷下“擲金散”，亦出《海上方》，治口瘡，乃乾薑、黄連等分。或時珍易“黄連”爲“黄柏”。）

③ 三因方：**《三因方》卷 16“口病證治”**　緑雲膏：治口瘡，臭氣瘀爛，久而不瘥。黄柏（半兩）、螺青（二錢），右研細，臨卧置一字在舌下，不妨咽津，遲明瘥。一法：以銅緑易螺青。

④ 聖惠方：**《聖濟總録》卷 116“疳蟲蝕鼻生瘡”**　治疳熱，蟲蝕鼻生瘡，黄蘗湯方：黄蘗（去粗皮，二兩），右一味細剉，以新水浸二日，絞取濃汁一盞，煎一沸温服。（**按**：《聖惠方》無此方，另溯其源。）

⑤ 普濟方：**《聖惠方》卷 37“治鼻中生瘡諸方”**　治肺壅，鼻中生瘡腫痛方…… 又方：右以黄蘗、檳榔等分，擣羅爲末，以豬脂調傅之。（**按**：《普濟方》卷 57“鼻中生瘡”引同方，云出《聖惠方》。）

⑥ 聖濟録：**《聖濟總録》卷 181“小兒緊唇”**　治小兒唇瘡方：黄蘗（去粗皮，爲細末），右一味濃煎薔薇根汁調，塗瘡上立效。

⑦ 普濟方：**《聖濟總録》卷 132“諸瘡”**　治鬈毛瘡在頭中，初生如葡萄，痛不止，黄香餅方：黄蘗（一兩）、鬱金（半兩）、乳香（一分），右三味擣研爲末，用槐花水調作餅，於瘡口貼之。（**按**：《普濟方》卷 272“諸瘡”引同方，云出《聖濟總録》。）

⑧ 普濟方：**《普濟方》卷 363“顖填陷”**　顖腫爲熱，以黄柏膏塗足心湧泉穴。陷則爲冷，以半夏塗手心妙。

⑨ 肘後方：**《證類》卷 12“蘗木”**　《肘後方》…… 又方：傷寒時氣温病，毒攻手足腫，疼痛欲斷，亦治毒攻陰腫。細剉黄蘗五斤，以水三升煮漬之。（**按**：今本《肘後方》無此方。）

⑩ 梅師方：**《證類》卷 12“蘗木”**　《梅師方》：治癰疽發背或發乳房，初起微赤，不急治之，即煞人。擣黄蘗末，和雞子白塗之。

⑪ 子母秘録：**《證類》卷 12“蘗木”**　《子母秘録》：小兒臍瘡不合，黄蘗末塗之。

末，入枯礬少許，摻之即愈。楊起《簡便方》①。**男子陰瘡**。有二種：一者陰蝕作臼膿出，一者只生熱瘡。熱瘡用黄蘗、黄芩等分，煎湯洗之。仍以黄蘗、黄連作末，傅之。○又法：黄蘗煎湯洗之，塗以白蜜。《肘後方》②。**臁瘡熱瘡**。黄蘗末一兩，輕粉三錢，豬膽汁調搽之。或只用蜜炙黄蘗一味。**火毒生瘡**。凡人冬月向火，火氣入内，兩股生瘡，其汁淋漓。用黄蘗末摻之，立愈。一婦病此，人無識者，但用此而愈。張杲《醫説》③。**凍瘡裂痛**。乳汁調黄蘗末，塗之。《儒門事親》④。**自死肉毒**。自死六畜有毒。以黄蘗末，水服方寸匕。《肘後方》⑤。**斂瘡生肌**。黄蘗末，麪糊調塗，效。《宣明方》⑥。

檀桓《拾遺》⑦

【集解】【藏器⑧曰】檀桓乃百歲蘗之根，如天門冬，長三四尺，别在一旁，小根綴之。一名檀桓芝。出《靈寶方》。【時珍曰】《本經》但言黄蘗根名檀桓。陳氏所説乃蘗旁所生檀桓芝也，與陶弘景所説同。

【氣味】苦，寒，無毒。【主治】心腹百病，安魂魄，不饑渴。久服輕身延年通神。《本經》⑨。長生神仙，去萬病。爲散，飲服方寸匕，盡一枚有驗。藏器⑩。

---

① 簡便方：**《奇效單方》卷下“廿二小兒”** 治小兒遍身生瘡，膿水不乾，用：黄柏末，加枯礬少許，摻之即愈。

② 肘後方：**《肘後方》卷5“治卒陰腫痛㿗卵方第四十二”** 又陰瘡有二種：一者作臼膿出，曰陰蝕瘡；二者但亦作瘡，名爲熱瘡。若是熱，即取黄檗(一兩)、黄芩(一兩，切)，作湯洗之。仍取黄連、黄檗作末，敷之。/**《外臺》卷26“陰瘡方”** 葛氏療男子陰瘡方：爛煮黄檗洗之，又用白蜜塗之。

③ 醫説：**《醫説》卷7“湯火金瘡・火氣入脚生瘡”** 有婦人因冬間向火，兩股上遂成瘡，其汁淋漓，人無識者，後見一人云，此皆火氣入内生此，但用黄柏皮爲末，摻之立愈。果如其言。後又再作，適無黄柏，用薄荷煎，塗之立愈。

④ 儒門事親：**《儒門事親》卷15“瘡瘍癰腫第一”** 治凍瘡……又方：以正黄柏爲細末，用乳汁調，塗瘡口上。

⑤ 肘後方：**《肘後方》卷7“治食中諸毒方第六十六”** 食自死六畜諸肉中毒方：黄柏末，服方寸匕。未解者數服。

⑥ 宣明方：**《衛生易簡方》卷8“瘰癧”** 又方：斂瘡生肌，用黄柏不拘多少，爲末，麵糊涂患處，甚妙。(**按**：《宣明論方》無此方，另溯其源。)

⑦ 拾遺：**《證類》卷12“二十六種陳藏器餘・檀桓”** 味苦，寒，無毒。主長生神仙，去萬病。末爲散，飲服方寸匕，盡一枝有驗。此百歲蘗之根，如天門冬，長三四尺，别在一旁以小根綴之。一名檀桓芝。《靈寶方》亦云。

⑧ 藏器：見上注。

⑨ 本經：**《本經》《别録》見《證類》卷12“蘗木”** ……根：一名檀桓。主心腹百病，安魂魄，不飢渴。久服輕身延年，通神。(**按**：《本經》僅提到“檀桓”之名，功效實出《别録》。)

⑩ 藏器：見本頁注⑦。

小蘗《唐本草》①

【釋名】子蘗弘景②、山石榴。【時珍曰】此與金櫻子、杜鵑花並名山石榴,非一物也。

【集解】【弘景③曰】子蘗樹小,狀如石榴,其皮黄而苦。又一種多刺,皮亦黄。並主口瘡。【恭④曰】小蘗生山石間,所在皆有,襄陽峴山東者爲良。一名山石榴。其樹枝葉與石榴無别,但花異,子細黑圓如牛李子及女貞子爾。其樹皮白,陶云皮黄,恐謬矣。今太常所貯,乃小樹多刺而葉細者,名刺蘗,非小蘗也。【藏器⑤曰】凡是蘗木皆皮黄。今既不黄,非蘗也。小蘗如石榴,皮黄,子赤如枸杞子,兩頭尖,人剉枝以染黄。若云子黑而圓,恐是别物,非小蘗也。【時珍曰】小蘗山間時有之,小樹也。其皮外白裏黄,狀如蘗皮而薄小。

【氣味】苦,大寒,無毒。【主治】口瘡疳䘌,殺諸蟲,去心腹中熱氣。《唐本》⑥。治血崩。時珍。○《婦人良方》⑦治血崩,阿茄陀丸方中用之。

黄櫨宋《嘉(佑)〔祐〕》⑧

【集解】【藏器⑨曰】黄櫨生商洛山谷,四川界甚有之。葉圓木黄,可染黄色。

木。【氣味】苦,寒,無毒。【主治】除煩熱,解酒疸目黄,水煮服之。藏器⑩。洗赤眼及湯火漆瘡。時珍。

【附方】新一。大風癩疾。黄櫨木五兩,剉,用新汲水一斗浸二七日,焙研,蘇枋木五兩,烏麻子一斗,九蒸九暴,天麻二兩,丁香、乳香〔各〕一兩,爲末。以赤黍米一升淘净,用浸黄櫨水煮

---

① 唐本草:**《唐本草》見《證類》卷 14"小蘗"** 味苦,大寒,無毒。主口瘡疳䘌,殺諸蟲,去心腹中熱氣。一名山石榴。

② 弘景:**《集注》見《證類》卷 12"蘗木"** 陶隱居……俗呼爲子蘗……

③ 弘景:**《集注》見《證類》卷 12"蘗木"** 陶隱居……又有一種小樹,狀如石榴,其皮黄而苦,俗呼爲子蘗,亦主口瘡。又一種小樹,多刺,皮亦黄,亦主口瘡。

④ 恭:**《唐本草》見《證類》卷 14"小蘗"** 《唐本》注云:其樹枝、葉與石榴無别,但花異,子細黑圓如牛李子爾。生山石間,所在皆有,襄陽峴山東者爲良。陶於蘗木附見二種,其一是此。陶云皮黄,其樹乃皮白。今太常所貯乃葉多刺者,名白刺蘗,非小蘗也。

⑤ 藏器:**《拾遺》見《證類》卷 14"小蘗"** 陳藏器《本草》云:凡是蘗木皆皮黄。今既不黄,而自然非蘗。小蘗如石榴,皮黄,子赤如枸杞子,兩頭尖,人剉枝以染黄。若云子黑而圓,恐是别物,非小蘗也。

⑥ 唐本:見本頁注①。

⑦ 婦人良方:**《婦人良方》卷 1"崩暴下血不止方論第十五"** 阿茄陁丸:胡椒、紫檀、郁金、茜根、小蘗皮(乃山石榴皮也),右等分,爲細末,滴水丸如梧桐子大,阿膠湯化下一丸。

⑧ 嘉祐:**《嘉祐》見《證類》卷 14"黄櫨"** 味苦,寒,無毒。除煩熱,解酒疸目黄,煮服之。亦洗湯火、漆瘡及赤眼。堪染黄。生商洛山谷,葉圓木黄,川界甚有之。(新補,見陳藏器、日華子。)

⑨ 藏器:見上注。

⑩ 藏器:見上注。

米粥搗和丸梧子大。每服二三十丸,食後漿水下,日二夜一。○《聖濟總録》①。

厚朴《本經》②中品【校正】併入有名未用"逐折"

【釋名】烈朴《日華》③、赤朴《别録》④、厚皮同、重皮《廣雅》⑤。樹名榛《别録》。子名逐折《别録》。○【時珍曰】其木質朴而皮厚,味辛烈而色紫赤,故有厚、朴、烈、赤諸名。【頌⑥曰】《廣雅》謂之重皮,方書或作厚皮也。

【集解】【《别録》⑦曰】厚朴生交趾、冤句。三月、九月、十月采皮,陰乾。【弘景⑧曰】今出建平、宜都。極厚、肉紫色爲好,殼薄而白者不佳。俗方多用,道家不須也。【頌⑨曰】今洛陽、陝西、江、淮、湖南、蜀川山谷中往往有之,而以梓州、龍州者爲上。木高三四丈,徑一二尺。春生葉如槲葉,四季不凋。紅花而青實。皮極鱗皺而厚,紫色多潤者佳,薄而白者不堪。【宗奭⑩曰】今伊陽縣及商州亦有,但薄而色淡,不如梓州者厚而紫色有油。【時珍曰】朴樹膚白肉紫,葉如槲葉。五六月開細花,結實如冬青子,生青熟赤,有核。七八月采之,味甘美。

皮。【修治】【斅⑪曰】凡使要紫色味辛者爲好,刮去粗皮。入丸散,每一斤用酥四兩炙熟

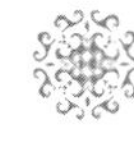

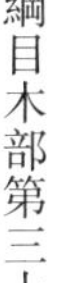

---

① 聖濟總録:**《聖濟總録》卷 18"大風癩病"** 治大風癩病,烏麻子丸方:烏麻子(一斗,九蒸九暴,别搗)、天麻(去苗,二兩)、丁香、乳香(别研,各一兩)、蘇枋木、黄櫨木(各五兩,内黄櫨木,細剉,以新汲水一斗,瓷甕内浸二七日,漉出,焙,其浸木水留之),右六味搗研爲末,拌匀,用赤黍米一升淨淘,以浸木水煮爲稠粥,研膏熟,杵爲丸如梧桐子大,每服二十丸至三十丸,食後用漿水下,日二夜一。

② 本經:**《本經》《别録》(《藥對》)見《證類》卷 13"厚朴"** **味苦,温**、大温,無毒。**主中風傷寒,頭痛,寒熱,驚悸,氣血痺,死肌,去三蟲**,温中益氣,消痰下氣,療霍亂及腹痛脹滿,胃中冷逆,胸中嘔不止,泄痢淋露,除驚,去留熱,心煩滿,厚腸胃。一名厚皮,一名赤朴。其樹名榛,其子名逐折。療鼠瘻,明目,益氣。生交阯、冤句。三、九、十月採皮,陰乾。(乾薑爲之使,惡澤瀉、寒水石、消石。)

③ 日華:**《日華子》見《證類》卷 13"厚朴"** ……又名烈朴。

④ 别録:見本頁注②。(**按**:"釋名"項下"别録"皆同此。)

⑤ 廣雅:**《廣雅》卷 10"釋木"** 重皮,厚朴也。

⑥ 頌:**《圖經》見《證類》卷 13"厚朴"** ……《廣雅》謂之重皮。方書或作厚皮……

⑦ 别録:見本頁注②。

⑧ 弘景:**《集注》見《證類》卷 13"厚朴"** 陶隱居云:今出建平、宜都。極厚、肉紫色爲好,殼薄而白者不如。用之削去上甲錯皮,俗方多用,道家不須也。

⑨ 頌:**《圖經》見《證類》卷 13"厚朴"** 厚朴,出交址、冤句,今京西、陝西、江淮、湖南、蜀川山谷中往往有之,而以梓州、龍州者爲上。木高三四丈,徑一二尺。春生葉如槲葉,四季不凋。紅花而青實。皮極鱗皴而厚,紫色多潤者佳,薄而白者不堪。三月、九月、十月採皮,陰乾……

⑩ 宗奭:**《衍義》卷 14"厚朴"** 今西京伊陽縣及商州亦有,但薄而色淡,不如梓州者厚而紫色有油……

⑪ 斅:**《炮炙論》見《證類》卷 13"厚朴"** 雷公曰:凡使,要用紫色味辛爲好,或丸散,便去粗皮。用酥炙過。每修一斤用酥四兩,炙了細剉用。若湯飲中使用,自然薑汁八兩炙一升爲度。

用。若入湯飲，用自然薑汁八兩炙盡爲度。【大明①曰】凡入藥去粗皮，用薑汁炙，或浸炒用。【宗奭②曰】味苦。不以薑制，則棘人喉舌。

【氣味】苦，温，無毒。【《别録》③曰】大温。【吴普④曰】神農、岐伯、雷公：苦，無毒。李當之：小温。【權⑤曰】苦、辛，大熱。【元素⑥曰】氣温，味苦、辛。氣味俱厚，體重濁而微降，陰中陽也。【杲⑦曰】可升可降。【之才⑧曰】乾薑爲之使。惡澤瀉、消石、寒水石。忌豆，食之動氣。【主治】中風傷寒，頭痛寒熱，驚悸，氣血痺，死肌，去三蟲。《本經》⑨。温中益氣，消痰下氣，療霍亂及腹痛脹滿，胃中冷逆，胸中嘔不止，洩痢淋露，除驚，去留熱心煩滿，厚腸胃。《别録》⑩。建脾，治反胃，霍亂轉筋，冷熱氣，瀉膀胱及五臟一切氣，婦人産前産後腹臟不安，殺腸中蟲，明耳目，調關節。大明⑪。治積年冷氣，腹内雷鳴虚吼，宿食不消，去結水，破宿血，化水穀，止吐酸水，大温胃氣，治冷痛，主病人虚而尿白。甄權⑫。主肺氣脹，滿膨而喘欬。好古⑬。

【發明】【宗奭⑭曰】厚朴平胃散中用，最調中，至今此藥盛行，既能温脾胃，又能走冷氣，爲世所須也。【元素⑮曰】厚朴之用有三：平胃，一也；去腹脹，二也；孕婦忌之，三也。雖除腹脹，若虚

---

① 大明：**《日華子》見《證類》卷 13“厚朴”**　……入藥去粗皮，薑汁炙，或薑汁炒用……

② 宗奭：**《衍義》卷 14“厚朴”**　……味苦，不以薑制，則棘人喉舌……

③ 别録：見 2367 頁注②。

④ 吴普：**《嘉祐》見《證類》卷 13“厚朴”**　吴氏云：厚朴，神農、岐伯、雷公：苦，無毒。季氏：小温……

⑤ 權：**《藥性論》見《證類》卷 13“厚朴”**　厚朴……味苦、辛，大熱……

⑥ 元素：**《醫學啓源》卷下“用藥備旨・厚朴”**　……《主治秘要》云：性温，味苦辛，氣厚味厚，體重濁而微降，陰中陽也……

⑦ 杲：**《珍珠囊・諸品藥性主治指掌》(《醫要集覽》本)“厚朴”**　……可升可降，陰中之陽也……

⑧ 之才：**古本《藥對》**　見 2367 頁注②括號中七情文。/**《藥性論》見《證類》卷 13“厚朴”**　厚朴，臣，忌豆，食之者動氣……(**按**：此合二家之説而成。)

⑨ 本經：見 2367 頁注②白字。

⑩ 别録：見 2367 頁注②。

⑪ 大明：**《日華子》見《證類》卷 13“厚朴”**　健脾，主反胃，霍亂轉筋，冷熱氣，瀉膀胱、泄五藏一切氣，婦人産前、産後腹藏不安，調關節，殺腹藏蟲，除驚，去煩悶，明耳目……

⑫ 甄權：**《藥性論》見《證類》卷 13“厚朴”**　……能主療積年冷氣，腹内雷鳴虚吼，宿食不消，除痰飲，去結水，破宿血，消化水穀，止痛，大温胃氣，嘔吐酸水，主心腹滿，病人虚而尿白。

⑬ 好古：**《湯液大法》卷 3“肺”**　是動則病肺脹滿，膨膨而喘咳(厚朴……)

⑭ 宗奭：**《衍義》卷 14“厚朴”**　……平胃散中用，最調中。至今此藥盛行，既能温脾胃氣，又能走冷氣，爲世所須也。

⑮ 元素：**《醫學啓源》卷下“用藥備旨・厚朴”**　氣温味辛，能除腹脹，若元氣虚弱，雖腹脹，宜斟酌用之，寒腹脹是也。大熱藥中，兼用結者散之，乃神藥也。誤服，脱人元氣，切禁之……《主治秘要》云……其用有三：平胃氣，一也；去腹脹，二也；孕婦忌之，三也。

弱人，宜斟酌用之，誤服脱人元氣。惟寒脹大熱藥中兼用，乃結者散之之神藥也。【震亨①曰】厚朴屬土，有火。其氣温，能瀉胃中之實也，平胃散用之。佐以蒼术，正爲瀉胃中之濕，平胃土之太過，以致於中和而已，非謂温補脾胃也。習以成俗，皆謂之補，哀哉！其治腹脹者，因其味辛以提其滯氣，滯行則宜去之。若氣實人誤服參、芪藥多補氣，脹悶或作喘，宜此瀉之。【好古②曰】本草言厚朴治中風傷寒頭痛，温中益氣，消痰下氣，厚腸胃，去腹滿，果泄氣乎？果益氣乎？蓋與枳實、大黄同用，則能泄實滿，所謂消痰下氣是也。若與橘皮、蒼术同用，則能除濕滿，所謂温中益氣是也。與解利藥同用，則治傷寒頭痛；與瀉痢藥同用，則厚腸胃。大抵其性味苦温，用苦則泄，用温則補也。故成無己云：厚朴之苦，以泄腹滿。【杲③曰】苦能下氣，故泄實滿；温能益氣，故散濕滿。

【附方】舊七，新七。**厚朴煎丸**：孫兆云：補腎不如補脾。脾胃氣壯，則能飲食。飲食既進，則益營衛，養精血，滋骨髓。是以《素問》云：精不足者補之以味，形不足者補之以氣。此藥大補脾胃虚損，温中降氣，化痰進食，去冷飲、嘔吐、泄瀉等證。用厚朴去皮剉片，用生薑二斤連皮切片，以水五升同煮乾，去薑，焙朴。以乾薑四兩，甘草二兩，再同厚朴以水五升煮乾，去草，焙薑、朴，爲末。用棗肉、生薑同煮熟，去薑，搗棗和丸梧子大。每服五十丸，米飲下。一方加熟附子。王璆《百〔一〕選方》④。**痰壅嘔逆**，心胸滿悶，不下飲食。厚朴一兩，薑汁炙黄，爲末。非時米飲調下二錢匕。《聖惠方》⑤。**腹脹脉數**。厚朴三物湯：用厚朴半斤，枳實五枚，以水一斗二升，煎取五升，

---

① 震亨：**《衍義補遺·厚朴》** 屬土而有火，氣藥之温，而能散瀉胃中之實也。而平胃散用之，佐以蒼术，正爲上焦之濕，平胃土不使之太過，而復其平，以致於和而已，非謂温補脾胃。習以成俗，皆爲之補，哀哉！又云：厚朴能治腹脹，因其味辛，以提其氣。/**《丹溪心法》卷2"喘十五"** ……氣實人因服黄芪過多用喘者，用三拗湯以瀉氣……

② 好古：**《湯液本草》卷5"厚朴"** 《本經》云：治中風傷寒頭痛，温中益氣，消痰下氣，厚腸胃，去腹脹滿。果洩氣乎？果益氣乎？若與枳實、大黄同用則能泄實滿，《本經》謂消痰下氣者是也。若與橘皮、蒼术同用，則能除濕滿，《本經》謂温中益氣者是也。與解利藥同用，則治傷寒頭痛。與痢藥同用，則厚腸胃。大抵苦温，用苦則泄，用温則補。/**《本草發揮》卷3"木部"** 厚朴：成聊攝云：厚朴之苦，以泄腹滿。又云：燥淫於内，治以苦温，厚朴之苦以下結燥。

③ 杲：**《珍珠囊·諸品藥性主治指掌》(《醫要集覽》本)"厚朴"** ……其用有二：苦能下氣，去實滿而消痰洩脹；温能益氣，除濕滿而散結調中。

④ 百一選方：**《百一選方》卷2"第三門"** 厚朴煎丸：孫兆嘗云：補腎不若補脾，脾胃既壯，則能飲食，飲食既進，能生榮衛，榮衛既壯，滋養骨髓，補益精血。是以《素問》云：精不足補之以氣，形不足補之以味。宜服厚朴煎元，温中下氣，去痰進食。厚朴(極厚者去麤皮，剉指面大片，秤生薑不去皮，净洗，作片子，二味各一斤，用水五升同煮水盡，去薑，只將厚朴焙乾)、舶上茴香(四兩，炒)、乾薑(四兩，剉骰子大)、甘草(剉半寸長，二兩，二味再用水五升，同焙乾厚朴一處煮水盡，不用甘草，只將乾薑、厚朴焙乾)、附子(二兩，炮，去皮臍)，右同爲細末，生薑煮棗肉爲元如梧桐子大，每服三五十元，空心米飲或酒下。

⑤ 聖惠方：**《證類》卷13"厚朴"** 《聖惠方》……又方：治痰壅嘔逆，心胸滿悶，不下飲食，用一兩，塗生薑汁，炙令黄，爲末，非時粥飲調下二錢匕。(**按**：《聖惠方》無此方。)

入大黄四兩,再煎三升。温服一升。轉動更服,不動勿服。張仲景《金匱要略》①。**腹痛脹滿**。厚朴七物湯:用厚朴半斤制,甘草、大黄各三兩,棗十枚,大枳實五枚,桂二兩,生薑五兩,以水一斗,煎取四升。温服八合,日三。嘔者,加半夏五合。《金匱要略》②。**男女氣脹**,心悶,飲食不下,冷熱相攻,久患不愈。厚朴薑汁炙焦黑,爲末。以陳米飲調服二錢匕,日三服。《斗門方》③。**反胃止瀉**。方同上。**中滿洞瀉**。厚朴、乾薑等分,爲末,蜜丸梧子大。每服五十丸,米飲下。《鮑氏方》④。**小兒吐瀉**。胃虚及有痰驚,梓朴散。用梓州厚朴一兩,半夏湯泡七次,薑汁浸半日晒乾一錢,以米泔三升同浸一百刻,水盡爲度。如未盡,少加火熬乾。去厚(卜)〔朴〕,只研半夏。每服半錢或一字,薄荷湯調下。錢乙《小兒直訣》⑤。**霍亂腹痛**⑥。厚朴湯:用厚朴炙四兩,桂心二兩,枳實五枚,生薑二兩,水六升,煎取二升,分三服。此陶隱居方也。唐・石泉公王方慶《廣南方》云:此方不惟治霍亂,凡諸病皆治。○《聖惠方》⑦用厚朴薑汁炙,研末。新汲水服二錢,如神。**下痢水穀**,久不瘥者。厚朴三兩,黄連三兩,水三升,煎一升,空心細服。《梅師方》⑧。**大腸乾結**。厚朴生研,豬臟煮搗和丸梧子大。每薑水下三十丸。《十便良方》⑨。**尿渾白濁**。心脾不

---

① 金匱要略:**《金匱・腹滿寒疝宿食病脉證治》** 痛而閉者,厚朴三物湯主之。厚朴三物湯方:厚朴(八兩)、大黄(四兩)、枳實(五枚),右三味以水一斗二升,先煮二味,取五升,内大黄煮取三升,温服一升,以利爲度。

② 金匱要略:**《金匱・腹滿寒疝宿食病脉證治》** 病腹滿,發熱十日,脉浮而數,飲食如故,厚朴七物湯主之。厚朴七物湯方:厚朴(半斤)、甘草、大黄(各三兩)、大棗(十枚)、枳實(五枚)、桂枝(二兩)、生薑(五兩),右七味以水一斗,煮取四升,温服八合,日三服。嘔者加半夏五合,下利去大黄,寒多者加生薑至半斤。

③ 斗門方:**《證類》卷13"厚朴"** 《斗門方》:治男子、女人久患氣脹心悶,飲食不得,因食不調,冷熱相擊,致令心腹脹滿。厚朴火上炙,令乾,又蘸薑汁炙,直待焦黑爲度,擣篩如麪。以陳米飲調下二錢匕,日三服,良。亦治反胃止瀉,甚妙。

④ 鮑氏方:**《普濟方》卷209"濡瀉"** 薑朴丸(出鮑氏方):治中寒洞泄。乾薑、厚朴(等分),右爲末,蜜丸梧子大,任下三十丸。

⑤ 小兒直訣:**《小兒藥證直訣》卷下"虚風又方"** 梓朴散:半夏(壹錢,湯洗七次,薑汁浸半日曬乾)、梓州厚朴(壹兩,細剉),右件米泔叁升,同浸壹百刻,水盡爲度,如百刻水未盡,加火熬乾,去厚朴,只將半夏研爲細末。每服半匙,壹匙薄荷湯調下,無時。

⑥ 霍亂腹痛:**《圖經》見《證類》卷13"厚朴"** ……陶隱居治霍亂厚朴湯:厚朴四兩,炙,桂心二兩,枳實五枚,生薑三兩,四物切,以水六升,煎取二升,分三服。唐石泉公王方慶《廣南方》云:此方不惟霍亂可醫,至於諸病皆療……(**按**:原無出處,今溯其源。)

⑦ 聖惠方:**《聖惠方》卷47"治霍亂諸方"** 治霍亂吐瀉如神方:厚朴(去粗皮,塗生薑汁炙令香熟),右件細羅爲散,不計時候以新汲水調下二錢。

⑧ 梅師方:**《證類》卷13"厚朴"** 《梅師方》:治水穀痢久不差:厚朴三兩,黄連三兩,剉,水三升,煎取一升,空心服。

⑨ 十便良方:**《雞峰普濟方》卷9"大便秘"** 通腸丸:治大腸乾結不通。厚朴(去皮,生薑汁和膏,焙乾,爲細末)、豬胰(等分),右用豬胰同和成膏,丸如梧子大,每服三十丸,生薑水下。湯亦得。(**按**:《十便良方》卷23"秘澀"引同方,云出《雞峰方》。)

調,腎氣渾濁,用厚朴薑汁炙一兩,白伏苓一錢,水、酒各一椀,煎一椀,温服。《經驗良方》①。月水不通。厚朴三兩炙切,水三升,煎一升,分二服,空心飲。不過三四劑,神驗。一加桃仁、紅花。《梅師方》②。

逐折。【氣味】甘,温,無毒。【主治】瘰鼠瘻,明目益氣。《别録》③。

【正誤】【《别録》④·有名未用》曰】逐折殺鼠,益氣明目。一名百合,一名厚實,生木間,莖黄,七月實,黑如大豆。【弘景⑤曰】杜仲子,亦名逐折。〇〔【時珍曰】〕《别録·厚朴》條下,已言子名逐折。而"有名未用"中復出逐折,主治相同,惟鼠瘻、殺鼠字誤,未知孰是爾？所云厚實,乃厚朴實也,故皮謂之厚皮。陶氏不知,援引杜仲爲註,皆誤矣。今正之。

【附録】浮爛羅勒。【藏器⑥曰】生康國。皮似厚朴,味酸,平,無毒。主一切風氣,開胃補心,除冷痺,調臟腑。

杜仲《本經》⑦上品

【釋名】思仲《别録》⑧、思仙《本經》⑨、木綿吴普⑩、櫋。【時珍曰】昔有杜仲服此得道,因以名之。思仲、思仙,皆由此義。其皮中有銀絲如綿,故曰木綿。其子名逐折,與厚朴子同名。

【集解】【《别録》⑪曰】杜仲生上虞山谷及上黨、漢中。二月、五月、六月、九月采皮。【弘

---

① 經驗良方:**《普濟方》卷33"腎虚漏濁遺精"** 瑩泉散(出《京邑良方》):治心脾不調,腎氣弱,成便溺白濁。厚朴(一兩,生薑汁制,微炒用)、白茯苓(一錢),右羅匀,作一服,水酒各一椀,煎至一椀,分作二服,食前温服。(**按**:未能溯得其源。今另溯其源。)

② 梅師方:**《證類》卷13"厚朴"** 《子母秘録》:治月水不通:厚朴三兩炙,水三升,煎取一升,爲三服,空心。不過三四劑差。(**按**:非出《梅師方》,實出《子母秘録》。)

③ 别録:**《本經》《别録》(《藥對》)見《證類》卷13"厚朴"** ……其樹名榛,其子名逐折。療鼠瘻,明目益氣。/**《别録》見《證類》卷30"有名未用·逐折"** 殺鼠,益氣明目。一名百合。厚實,生木間,莖黄,七月實黑如大豆。

④ 别録:同上注。

⑤ 弘景:**《集注》見《證類》卷30"有名未用·逐折"** 陶隱居云:又杜仲子,亦名逐折。

⑥ 藏器:**《證類》卷12"二十六種陳藏器餘·浮爛囉勒"** 味酸,平,無毒。主一切風氣,開胃補心,除冷痺,和調藏腑。生康國,似厚朴也。

⑦ 本經:**《本經》《别録》(《藥對》)見《證類》卷12"杜仲"** 味辛、甘、平、温,無毒。主腰脊痛,補中益精氣,堅筋骨,强志,除陰下癢濕,小便餘瀝,脚中酸疼不欲踐地。久服輕身耐老。一名思仙,一名思仲,一名木綿。生上虞山谷及上黨、漢中。二月、五月、六月、九月採皮。(惡蛇蜕皮、玄參。)

⑧ 别録:見上注。

⑨ 本經:見上注白字。

⑩ 吴普:**《御覽》卷991"杜仲"** 《吴氏本草》曰:杜仲一名木綿,一名思仲。

⑪ 别録:見本頁注⑦。

景①曰】上虞在豫州,虞虢之虞,非會稽上虞縣也。今用出建平、宜都者。狀如厚朴,折之多白絲者爲佳。【保昇②曰】生深山大谷,所在有之。樹高數丈,葉似辛夷。【頌③曰】今出商州、成州、峽州近處大山中。葉亦類柘,其皮折之,白絲相連。江南謂之櫋。初生嫩葉可食,謂之櫋芽。花、實苦澀,亦堪入藥。木可作(履)〔屐〕,益脚。

皮。【修治】【斅④曰】凡使削去粗皮。每一斤,用酥一兩,蜜三兩,和塗火炙,以盡爲度。細剉用。

【氣味】辛,平,無毒。【《别録》⑤曰】甘,温。【權⑥曰】苦,煖。【元素⑦曰】性温,味辛、甘。氣味俱薄,沈而降,陰也。【杲⑧曰】陽也,降也。【好古⑨曰】肝經氣分藥也。○【之才⑩曰】惡玄參、蛇蜕皮。【主治】腰膝痛,補中,益精氣,堅筋骨,强志,除陰下癢濕,小便餘瀝。久服輕身耐老。《本經》⑪。脚中酸疼,不欲踐地。《别録》⑫。治腎勞,腰脊攣。大明⑬。腎冷,瞖腰痛。人虚而身强直,風也。腰不利,加而用之。甄權⑭。能使筋骨相着。李杲⑮。潤肝燥,補肝經風虚。好古⑯。

【發明】【時珍曰】杜仲古方只知滋腎,惟王好古言是肝經氣分藥,潤肝燥,補肝虚,發昔人所未發也。蓋肝主筋,腎主骨。腎充則骨强,肝充則筋健。屈伸利用,皆屬于筋。杜仲色紫而潤,味甘

---

① 弘景:**《集注》見《證類》卷12"杜仲"** 陶隱居云:上虞在豫州,虞、虢之虞,非會稽上虞縣也。今用出建平、宜都者。狀如厚朴,折之多白絲爲佳。用之,薄削去上皮,横理切令絲斷也。

② 保昇:**《蜀本草》見《證類》卷12"杜仲"** 《蜀本》:《圖經》云:生深山大谷。樹高數丈,葉似辛夷……

③ 頌:**《圖經》見《證類》卷12"杜仲"** 杜仲……今出商州、成州、峽州近處大山中亦有之。木高數丈,葉如辛夷,亦類柘,其皮類厚朴,折之内有白絲相連。二月、五月、六月、九月採皮用。江南人謂之櫋。初生葉嫩時採食……木作屐,亦主益脚……

④ 斅:**《炮炙論》見《證類》卷12"杜仲"** 雷公云:凡使,先須削去粗皮,用酥蜜和作一兩炙之盡爲度,炙乾了細剉用。凡修事一斤,酥二兩,蜜三兩,二味相和,令一處用也。

⑤ 别録:見2371頁注⑦。

⑥ 權:**《藥性論》見《證類》卷12"杜仲"** 杜仲,味苦……/**《日華子》見《證類》卷12"杜仲"** 暖……

⑦ 元素:**《醫學啓源》卷下"用藥備旨·續添"** 杜仲:性温,味辛、甘。氣味俱薄,沈而降,陰也……

⑧ 杲:**《珍珠囊·諸品藥性主治指掌》(《醫要集覽》本)"杜仲"** ……降也,陽也……

⑨ 好古:**《湯液大法》卷3"肝"** 不足則燥,燥則宜潤。血(……杜仲……)(**按**:時珍據《湯液大法》,將"荆芥""柏子仁"作"肝經氣分藥",則杜仲當爲肝經血分藥。"氣"字當爲"血"字之誤。)

⑩ 之才:**古本《藥對》** 見2371頁注⑦括號中七情文。

⑪ 本經:見2371頁注⑦白字。

⑫ 别録:見2371頁注⑦。

⑬ 大明:**《日華子》見《證類》卷12"杜仲"** ……治腎勞腰脊攣。入藥炙用。

⑭ 甄權:**《藥性論》見《證類》卷12"杜仲"** ……能治腎冷瞖腰痛也。腰病人虚而身强直,風也。腰不利,加而用之。

⑮ 李杲:**《本草發揮》卷3"杜仲"** 東垣云:杜仲,能使筋骨相著。

⑯ 好古:**《湯液大法》卷3"肝"** 不足則燥,燥則宜潤血(……杜仲……)/風虚則補(……杜仲……)。

微辛，其氣温平。甘温能補，微辛能潤。故能入肝而補腎，子能令母實也。按龐元英《談藪》[①]云：一少年新娶，後得脚軟病，且疼甚。醫作脚氣治不效。路鈐孫琳診之。用杜仲一味，寸斷片拆，每以一兩，用半酒、半水一大盞煎服。三日能行，又三日全愈。琳曰：此乃腎虚，非脚氣也。杜仲能治腰膝痛，以酒行之，則爲效容易矣。

【附方】舊三，新三。**青娥丸**。方見"補骨脂"下。**腎虚腰痛**。崔元亮《〔海上〕集驗方》[②]用杜仲去皮炙黄一大斤，分作十劑。每夜取一劑，以水一大升，浸至五更，煎三分減一，取汁，以羊腎三四枚切下，再煮三五沸，如作羹法，和以椒、鹽，空腹頓服。○《聖惠方》[③]入薤白七莖。○《篋中方》[④]加五味子半斤。**風冷傷腎**，腰背虚痛。杜仲一斤切炒，酒二升，漬十日，日服三合。此陶隱居得效方也[⑤]。○《三因方》[⑥]爲末，每旦以温酒服二錢。**病後虚汗**，及目中流汁。杜仲、牡蠣等分，爲末。卧時水服五匕，不止更服。《肘後方》[⑦]。**頻慣墮胎**。或三四月即墮者，於兩月前以杜仲八兩，糯米煎湯浸透，炒去絲，續斷二兩酒浸，焙乾爲末，以山藥五六兩，爲末作糊丸梧子大。每服五十丸，空心米飲下。《肘後方》[⑧]用杜仲焙研，棗肉爲丸。糯米飲下。楊起《簡便方》[⑨]。**産後諸疾**，及胎臟不安。杜仲去皮，瓦上焙乾，木臼搗末，煮棗肉和丸彈子大。每服一丸，糯米飲

---

① 談藪：**《談藪》** ……一少年子，娶妻後得軟脚病，疼特甚。醫以爲脚氣。孫聞之曰：吾不必診視，但買杜仲一味，寸斷片析，每一兩用半酒半水合一大盞，煮六分，頻服之。三日能行。又三日，如未嘗病者。孫曰：府第寢處高明，衣履燥潔，無受濕之理。特新娶，色欲過度致然。杜仲專治腰膝，以酒行之，則爲效易矣。其伎大略如此奇驗。

② 海上集驗方：**《圖經》見《證類》卷12"杜仲"** ……《篋中方》主腰痛補腎湯：杜仲一大斤，五味子半大升，二物切，分十四劑，每夜取一劑，以水一大升，浸至五更，煎三分減一，濾取汁，以羊腎三四枚切下之，再煮三五沸，如作羹法。空腹頓服，用鹽、酢和之亦得。此亦見崔元亮《海上方》，但崔方不用五味子耳。

③ 聖惠方：**《聖惠方》卷44"治卒腰痛諸方"** 治卒腰痛補腎方：杜仲（一兩，去粗皮，炙微黄，剉），右以水二大盞，煎至一盞去滓，用羊腎一對細切，去脂膜，入藥汁中煮，次入薤白七莖，鹽花、醋、生薑、椒調和作羹，空腹食之。

④ 篋中方：見本頁注②。

⑤ 陶隱居得效方：**《肘後方》卷4"治卒患腰脅痛諸方第三十二"** 隱居效方，腰背痛方：杜仲一斤，切，酒二斗，漬十日，服三合。

⑥ 三因方：**《三因方》卷13"腰痛治法"** 杜仲酒：風冷傷腎，腰痛不能屈伸。並補腎虚。杜仲一斤，切，薑汁制，炒去絲斷，上用無灰酒三升，浸十日，每服二三合，日四五服。一方：爲末，温酒調一錢，空心服。

⑦ 肘後方：**《肘後方》卷2"治時氣病起諸勞復方第十四"** 大病瘥後多虚汗，及眠中流汗方：杜仲、牡蠣（等分），暮卧水服五匕則停。不止更作。

⑧ 肘後方：**《普濟方》卷342"安胎"** 杜仲丸（出《肘後方》）：治婦人胞胎不安，并産後諸疾。用杜仲不計多少，去麄皮，細剉，瓦上焙乾，搗羅爲末，煮棗肉和丸如彈子大，每服一丸，爛嚼，以糯米湯下。（**按**：今本《肘後方》無此方。）

⑨ 簡便方：**《奇效單方》卷下"廿一婦人"** 治妊娠半産，或三月墮者，於兩月前以：杜仲（八兩，糯米煎湯浸透，炒去絲）、續斷（二兩，酒浸，焙乾爲末），以山藥五六兩，打糊爲丸桐子大，每五十丸，空心米飲下。

下，日二服。《勝金方》①。

櫋芽。【氣味】缺。【主治】作蔬，去風毒脚氣，久積風冷，腸痔下血。亦可煎湯。蘇頌②。

椿樗《唐本草》③【校正】併入《嘉祐④·椿莢》。

【釋名】香者名椿，《集韻》⑤作櫄，《夏書》作杶，《左傳》作橁。臭者名樗。音魗居切，亦作樓。山樗名栲音考、虎目樹拾遺⑥、大眼桐。【時珍曰】椿樗易長而多壽考，故有椿、栲之稱。《莊子》⑦言"大椿以八千歲爲春秋"是矣。椿香而樗臭，故椿字又作櫄，其氣熏也。樗字從虖，其氣臭，人呵虖之也。樗亦椿音之轉爾。【藏器⑧曰】俗呼椿爲猪椿，北人呼樗爲山椿，江東呼爲虎目樹，亦名虎眼。謂葉脱處有痕，如虎之眼目。又如樗蒲子，故得此名。

【集解】【恭⑨曰】椿、樗二樹形相似，但樗木疏、椿木實爲别也。【頌⑩曰】二木南北皆有之。形幹大抵相類，但椿木實則葉香可啖，樗木疏而氣臭，膳夫亦能熬去〔其〕氣，並采無時。樗木最爲無用，《莊子》所謂"吾有大木，人謂之樗。其木擁腫，不中繩墨。小枝曲拳，不中規矩"者。《爾雅》

---

① 勝金方：**《證類》卷12"杜仲"** 《勝金方》：治婦人胎藏不安，并産後諸疾，宜服杜仲丸。瓦上乾，於木臼中擣爲末，煮棗爲丸如彈子大。每服一丸。爛嚼以糯米飲下。（**按**：此方與上治"頻慣墮胎"所"出《肘後方》者同，"）

② 蘇頌：**《圖經》見《證類》卷12"杜仲"** ……主風毒脚氣及久積風冷，腸痔下血。亦宜乾末作湯，謂之櫋芽……

③ 唐本草：**《唐本草》見《證類》卷14"椿木葉"** 味苦，有毒。主洗瘡疥，風疽。水煮葉汁用之。皮主甘䘌。樗木根、葉，尤良。

④ 嘉祐：**《嘉祐》見《證類》卷14"椿莢"** 主大便下血。今近道處處有之。夏中生莢，樗之有花者無莢，有莢者無花，常生臭樗上，未見椿上有莢者。然世俗不辨椿、樗之異，故俗中名此爲椿莢，其實樗莢耳。（新定。）

⑤ 集韻：**《集韻》卷2"平聲二·真第十七"** 杶、櫄、櫄、杻、橁（敕倫切。《説文》木也。引《夏書》杶榦栝柏，或从熏，亦作櫄。杻、橁通作椿……）/**《左傳注疏》卷33** 孟莊子斬其橁以爲公琴（……橁，木名。）

⑥ 拾遺：**《拾遺》見《證類》卷14"椿木葉"** 《陳藏器本草》云……葉似椿，北人呼爲山椿，江東人呼爲虎目。葉脱處有痕，如白樗，散木也。（**按**："又如樗蒲子故得此名"，此句見同藥《圖經》云："如樗蒱子，又如眼目，故得此名"。）

⑦ 莊子：**《莊子·逍遥遊》** ……上古有大椿者，以八千歲爲春，八千歲爲秋。

⑧ 藏器：見本頁注⑥。

⑨ 恭：**《唐本草》見《證類》卷14"椿木葉"** 《唐本》注云：二樹形相似，樗木疏、椿木實爲别也。

⑩ 頌：**《圖經》見《證類》卷14"椿木葉"** 椿木、樗木，舊並不載所出州土，今南北皆有之。二木形幹大抵相類，但椿木實而葉香可啖，樗木疏而氣臭，膳夫亦能熬去其氣……其木最爲無用，《莊子》所謂"吾有大木，人謂之樗。其本擁腫，不中繩墨。小枝曲拳，不中規矩。立於途，匠者不顧"是也。並採無時。《爾雅》云：栲，山樗。郭璞注云：栲似樗，色小白，生山中，因名，亦類漆也。俗語云：櫄、樗、栲、漆，相似如一。《詩·唐風》云：山有栲。陸機疏云：山樗與田樗無異，葉似差狹耳。吴人以其葉爲茗。許慎以栲讀爲糗。今人言栲，失其聲耳，然則樗類之别種也……

云：栲，山樗。郭璞注云：栲似樗，色小白，生山中，因名。亦類漆樹。俗語云：櫄、樗、栲、漆，相似如一。陸機《詩疏》云：山栲與田樗無異，葉差狹爾。吴人以葉爲茗。【宗奭①曰】椿、樗皆臭，但一種有花結子，一種無花不實。世以無花而木身大，其幹端直者爲椿，椿木用葉。其有花、莢而木身小，幹多迂矮者爲樗，樗用根及莢、葉。又蟲部有樗雞，不言椿雞，以顯有雞者爲樗，無雞者爲椿。古人命名其義甚明。【禹錫②曰】樗之有花者無莢，有莢者無花。其莢夏月常生臭樗上，未見椿上有莢者。然世俗不辨椿、樗之異，故呼樗莢爲椿莢爾。【時珍曰】椿、樗、栲，乃一木三種也。椿木皮細肌實而赤，嫩葉香甘可茹。樗木皮粗肌虚而白，其葉臭惡，歉年人或采食。栲木即樗之生山中者，木亦虚大，梓人亦或用之。然爪之如腐朽，故古人以爲不材之木。不似椿木堅實，可入棟梁也。

葉。【氣味】苦，温，有小毒。【詵③曰】椿芽多食動風，熏十二經脉、五藏六腑，令人神昏血氣微。若和豬肉、熱麵頻食則中滿，蓋擁經絡也。【時珍曰】椿葉無毒，樗葉有小毒。【主治】煮水，洗瘡疥風疽。樗木根葉尤良。《唐本》④。白禿不生髮，取椿、桃、楸葉心擣汁，頻塗之。時珍。嫩芽瀹食，消風祛毒。《生生編》⑤。

白皮及根皮。【修治】【斅⑥曰】凡使椿根，不近西頭者爲上。采出拌生葱蒸半日，剉細，以袋盛掛屋南畔，陰乾用。【時珍曰】椿樗木皮、根皮，並刮去粗皮，陰乾，臨時切焙入用。

【氣味】苦，温，無毒。【權⑦曰】微熱。【震亨⑧曰】凉而燥。【藏器⑨曰】樗根有小毒。【時珍曰】樗根制硫黄、砒石、黄金。

【主治】疳䘌。樗根尤良。《唐本》⑩。去口鼻疳蟲，殺蚘蟲疥䘌，鬼注傳尸，蠱毒下血及赤白久痢。藏器⑪。得地榆，止疳痢。蕭炳⑫。止女子血崩，産

---

① 宗奭：**《衍義》卷15“椿木葉”** 椿、樗皆臭。但一種有花結子，一種無花不實。世以無花不實，木身大，其幹端直者爲椿。椿用木葉。其有花而莢，木身小。幹多迂矮者爲樗。樗用根、葉、莢。故曰未見椿上有莢者，惟樗木上有。又有樗雞，故知古人命名曰不言椿雞，而言樗雞者，以顯有雞者爲樗，無雞者爲椿，其義甚明。用椿木葉，樗木根、葉，莢者，宜依此推窮。

② 禹錫：見2374頁注④。

③ 詵：**《食療》見《證類》卷14“椿木葉”** 孟詵云：椿，温。動風，熏十二經脉，五藏六腑，多食令人神昏，血氣微……/《食療》云……若和豬肉、熱麪食，則中滿，蓋壅經脉也。

④ 唐本：見2374頁注③。

⑤ 生生編：（**按**：僅見《綱目》引録。）

⑥ 斅：**《炮炙論》見《證類》卷14“椿木葉”** 雷公云：椿木根，凡使根，不近西頭者上。及不用莖、葉，只用根，採出拌生葱蒸半日，出生葱，細剉，用袋盛持屋南畔，陰乾用……

⑦ 權：**《藥性論》見《證類》卷14“椿木葉”** 樗白皮，使，味苦，微熱，無毒……

⑧ 震亨：**《衍義補遺·樗木皮》** 臭椿根，其性凉，而能澀血。/**《丹溪心法》卷5“帶下九十”** 固腸丸……椿根白皮（性凉而燥，須炒用）……

⑨ 藏器：**《拾遺》見《證類》卷14“椿木葉”** 《陳藏器本草》云：樗木，味苦，有小毒……

⑩ 唐本：見2374頁注③。

⑪ 藏器：**《拾遺》見《證類》卷14“椿木葉”** ……皮主赤白久痢，口鼻中疳蟲，去疥䘌，主鬼疰傳尸，蠱毒下血……

⑫ 蕭炳：**《四聲本草》見《證類》卷14“椿木葉”** 蕭炳云：樗皮，主疳痢，得地榆同療之，根皮尤良……

後血不止,赤帶,腸風瀉血不住,腸滑瀉,縮小便。蜜炙用。大明①。利溺澀。雷斅②。治赤白濁,赤白帶,濕氣下痢,精滑夢遺,燥下濕,去肺胃陳積之痰。震亨③。

【發明】【詵④曰】女子血崩及産後血不止,月信來多并赤帶下。宜取東引細椿根一大握洗净,以水一大升煮汁,分服便斷。小兒疳痢,亦宜多服。仍取白皮一握,粳米五十粒,葱白一握,炙甘草三寸,豉兩合,水一升,煮半升,以意服之。枝葉功用皆同。【震亨⑤曰】椿根白皮,性凉而能澀血。凡濕熱爲病,瀉痢濁帶,精滑夢遺諸證,無不用之,有燥下濕及去肺胃陳痰之功。治泄瀉,有除濕實腸之力。但痢疾滯氣未盡者,不可遽用。宜入丸散,亦可煎服,不見有害。予每用炒研糊丸,看病作湯使,名固腸丸也。【時珍曰】椿皮色赤而香,樗皮色白而臭,多服微利人。蓋椿皮入血分而性澀,樗皮入氣分而性利,不可不辨。其主治之功雖同,而澀利之效則異,正如伏苓、芍藥,赤、白頗殊也。凡血分受病不足者,宜用椿皮;氣分受病有鬱者,宜用樗皮,此心得之微也。《乾坤生意》⑥治瘡腫下藥,用樗皮以無根水研汁,服二三椀,取利數行,是其驗矣。故陳藏器言樗皮有小毒,蓋有所試也。【宗奭⑦曰】洛陽一女子,年四十六七,耽飲無度,多食魚蟹,畜毒在臟,日夜二三十謁,大便與膿血雜下,大〔腸〕連肛門痛不堪任。醫以止血痢藥不效,又以腸風藥則益〔甚〕,蓋腸風則有血無膿。如此

---

① 大明:**《日華子》見《證類》卷 14“椿木葉”** 樗皮,温,無毒。止瀉及腸風,能縮小便。入藥蜜炙用。/**《食療》見《證類》卷 14“椿木葉”** ……又,女子血崩及産後血不止,月信來多。可取東引細根一大握……)

② 雷斅:**《炮炙論》見《證類》卷 14“椿木葉”** ……偏利溺澀也。

③ 震亨:**《丹溪心法》卷 5“帶下九十”** 固腸丸:治濕氣下利,大便血,白帶,去脾胃陳積之疾,用此以燥其濕,亦不可單用,須看病作湯使。椿根白皮(性凉而燥,須炒用),右爲末,酒糊丸服。

④ 詵:**《食療》見《證類》卷 14“椿木葉”** ……又,女子血崩及産後血不止,月信來多。可取東引細根一大握,洗之,以水一大升煮,分再服,便斷。亦止赤帶下。又椿,俗名豬椿,療小兒疳痢,可多煮汁後灌之。又取白皮一握,倉粳米五十粒,葱白一握,甘草三寸,炙豉兩合,以水一升,煮取半升,頓服之,小兒以意服之。枝、葉與皮,功用皆同。

⑤ 震亨:**《衍義補遺·樗木皮》** 臭椿根,其性凉,而能澀血。/**《金匱鈎玄》卷 1“痢”** ……然固腸丸性燥,有去濕實腸之功,恐滯氣未盡者,不可遽用此藥,只宜單服此湯可也。/**《丹溪心法》卷 5“帶下九十”** 固腸丸:治濕氣下利,大便血,白帶,去脾胃陳積之疾,用此以燥其濕,亦不可單用,須看病作湯使……(**按**:時珍或由此揉合而成文。)

⑥ 乾坤生意:**《乾坤秘韞·諸瘡》** 治疗瘡……過藥用椿樹根,不用枝葉,以無根水研爛調服,但過二三次爲止,不可太多。

⑦ 宗奭:**《衍義》卷 14“椿木葉”** 洛陽一女子,年四十六七,耽飲無度,多食魚蟹,攝理之方蔑如也。後以飲啖過常,蓄毒在藏,日(液)〔夜〕二三十謁,大便與膿血雜下,大腸連肛門痛不堪任。醫以止血痢藥不效,又以腸風藥則益甚。蓋腸風則有血而無膿。凡如此已半年餘,氣血漸弱,食漸減,肌肉漸瘦。稍服熱藥,則腹愈痛,血愈下。服稍凉藥,即泄注氣羸,粥食愈減。服温平藥,則病不知。如此將期歲,醫告術窮,垂命待盡。或有人教服人參散,病家亦不敢主當,謾與服之,才一服知,二服減,三服膿血皆定,自此不拾服,其疾遂愈。後問其方,云:治大腸風虚,飲酒過度,挾熱下痢膿血,疼痛,多日不差,樗根白皮一兩,人參一兩,爲末,每用二錢匕,空心以温酒調服。如不飲酒,以温米飲代。忌油膩、濕麵、青菜、果子、甜物、雞、豬、魚、蒜等。

半年餘,氣血漸弱,食減肌瘦。服熱藥則腹愈痛,血愈下;服(令)〔凉〕藥即注泄食減,服温平藥則病不知。如此期年,垂命待盡。或人教服人參散,一服知,二服减,三服膿血皆定,遂常服之而愈。其方治大腸風虚,飲酒過度,挾熱下痢膿血痛甚,多日不瘥。用樗根白皮一兩,人參一兩,爲末。每服二錢,空心温酒調服,米飲亦可。忌油膩、濕麪、青菜、果子、甜物、雞、猪、魚、羊、蒜、薤等。

【附方】舊六,新十。去鬼氣。樗根一握細切,以童兒小便二升,豉一合,浸一宿,絞汁煎一沸。三五日一度,服之。《陳藏器本草》①。小兒疳疾。椿白皮日乾二兩爲末,以粟米淘净研濃汁和丸梧子大。十歲三四丸,米飲下,量大加减。仍以一丸納竹筒中,吹入鼻内,三度良。《子母秘録》②。小兒疳痢。困重者,用樗白皮擣粉,以水和作棗大餫飩子。日晒少時,又擣,如此三遍,以水煮熟,空肚吞七枚。重者不過七服。忌油膩、熱麪、毒物。〇又方:用樗根濃汁一蜆殻,和粟米泔等分灌下部。再度即瘥,其驗如神。大人亦宜。《外臺秘要》③。休息痢疾。日夜無度,腥臭不可近,臍腹撮痛。東垣《脾胃論》④用椿根白皮、訶黎勒各半兩,母丁香三十箇,爲末,醋糊丸梧子大。每服五十丸,米飲下。〇唐瑶《經驗方》⑤用椿根白皮東南行者,長流水内漂三日,去黄皮焙,爲末。每一兩加木香二錢,粳米飯爲丸。每服一錢二分,空腹米飲下。水穀下利,及每至立秋前後即患痢,兼腰痛。取樗根一大兩擣篩,以好麪捻作餫飩如皂子大,水煮熟。每日空心服十枚。並無禁忌,神良。劉禹錫《傳信方》⑥。下利清血,腹中刺痛。椿根白皮洗刮晒研,醋糊丸梧子大。每空心米飲下三四十丸。一加蒼术、枳殻减半。《經驗方》⑦。臟毒下痢赤白。用香椿洗刮

---

① 陳藏器本草:**《拾遺》見《證類》卷14"椿木葉"** ……根皮去鬼氣,取一握細切,以童兒小便二升,豉一合,宿浸,絞取汁,煎一沸。三五日一度服……

② 子母秘録:**《證類》卷14"椿木葉"** 《子母秘録》:治小兒疳。椿白皮日乾,二兩爲末,淘粟米去泔,研濃汁糊和丸,如梧子大。十歲三四丸,量數加减。一丸内竹筒中,吹入鼻中,三度差。服丸以飲下。

③ 外臺秘要:**《外臺》卷25"久疳痢及久痢成疳方"** 《近效》新附療久痢及疳痢,諸方不差者,此方必效:揀樗根白皮(不拘多少,當取時不宜見狗及風),右一味細切,擣如泥,取細麵撚作餛飩如小棗,勿令破,熟煮。吞七枚,重者不過七八服,皆空腹服之。又疳痢曉夜無度者方:取樗根濃汁(一雞子殻許),右一味以和粟米泔一雞子殻許,灌下部,再度即差,其驗若神。小孩兒减半用之。(醫人褚球録上。)

④ 脾胃論:**《脾胃論》卷下"論飲酒過傷"** 訶黎勒丸:治休息痢,晝夜無度,腥臭不可近,臍腹撮痛,諸藥不效。訶子(五錢,去核研)、椿根白皮(一兩)、母丁香(三十個),右爲細末,醋麵糊丸如梧桐子大,每服五十丸,陳米飯湯,入醋少許送下,五更,三日三服效。

⑤ 唐瑶經驗方:(**按**:書佚,無可溯源。)

⑥ 傳信方:**《圖經》見《證類》卷14"椿木葉"** ……唐·劉禹錫著樗根餛飩法云:每至立秋前後即患痢,或是水穀痢兼腰疼等。取樗根一大兩擣篩,以好麵撚作餛飩子,如皂莢子大,清水煮。每日空腹服十枚。並無禁忌,神良。

⑦ 經驗方:**《普濟方》卷212"血痢"** 椿根皮:治下痢青血,腹中刺痛。用椿根白皮不以多少,曬乾爲末,醋麵糊丸如梧桐子大,空心米湯下。(**按**:《普濟方》未注明出《經驗方》。"一加蒼术、枳殻减半"方,未能溯得其源。)

取皮,日乾爲末。飲下一錢,立效。《經驗方》[1]。**臟毒下血**。温白丸:用椿根白皮去粗皮,酒浸晒研,棗肉和丸梧子大。每淡酒服五十丸。或酒糊丸亦可。○《儒門事親》[2]。**下血經年**。樗根三錢,水一盞,煎七分,入酒半盞服。或作丸服。虚者加人參等分。即虎眼樹。《仁存方》[3]。**血痢下血**。臘月日未出時,取背陰地北引樗根皮,東流水洗浄,掛風處陰乾,爲末。每二兩入寒食麵一兩,新汲水丸梧子大,陰乾。每服三十丸,水煮滚,傾出,温水送下。忌見日,則無效。名如神丸。《普濟方》[4]。**脾毒腸風**。因營衛虚弱,風氣襲之,熱氣乘之,血滲腸間,故大便下血。用臭椿根刮去粗皮焙乾四兩,蒼术米泔浸焙、枳殼麸炒各一兩,爲末,醋糊丸如梧子大。每服五十丸,米飲下,日三服。《本事方》[5]。**産後腸脱**,不能收拾者。樗枝取皮焙乾一握,水五升,連根葱五莖,漢椒一撮,同煎至三升,去滓,傾盆内。乘熱熏洗,冷則再熱,一服可作五次用,洗後睡少時。忌鹽、酢、醬、麪、發風毒物,及用心勞力等事。年深者亦治之。《婦人良方》[6]。**女人白帶**。椿根白皮、滑石等分,爲末,粥丸梧子大。每空腹白湯下一百丸。○又方:椿根白皮一兩半,乾薑炒黑、白芍藥炒黑、黄蘗炒黑各二錢,爲末。如上法丸服。丹溪方[7]。**男子白濁**:方同上。

莢。【釋名】鳳眼草象形。【主治】大便下血。《嘉祐》[8]。

---

① 經驗方:**《證類》卷 14"椿木葉"** 《經驗方》:治藏毒亦白痢。香椿浄洗刷,剥取皮,日乾,爲末。飲下一錢,立效。

② 儒門事親:**《儒門事親》卷 15"腸風下血第十一"** 温白丸:治臟毒下血。椿根白皮(凡引者,去粗皮,酒浸,曬乾服),右爲末,棗肉爲丸如梧桐子大,每服三五十丸,淡酒送。或酒糊丸。

③ 仁存方:**《普濟方》卷 38"臟毒下血"** 虎目湯(出《仁存方》):治便血及臟毒下血,經年瘦者。用好樗根㕮咀,每服三錢,水一盞,煎七分,去滓,酒半盞服。或作丸子服亦可。虚極人加人參等分,極效。一方爲末,空心温酒調下,或米飲下。樗根即大眼桐,一名虎眼樹,一名山椿。

④ 普濟方:**《普濟方》卷 38"臟毒下血"** 如神丸:治腸風下血不止。用樗根皮,于臘月丙日未時取背陰地北引者,不拘多少,用東流水浄洗,剉碎,於透風處掛令乾,杵細末,每秤二兩,入寒食麵一兩拌令勻,再羅過,入新汲水,丸梧桐子大,陰乾,每服三十丸,先以水藥丸令潤,後於碟子内用白麵滚過水,煮五七沸傾出,用煮藥水温下,不拘時服。忌見日色,見日無效。此藥兼治血痢,如急要使,不及臘月,隨時采合。

⑤ 本事方:**《本事方》卷 5"腸風瀉血痔漏臟毒"** 《巢氏病源論》……又論脾毒腸風,本緣榮衛虚弱,風氣進襲,因熱乘之,便血性流散,積熱壅遏,血滲腸間,故大便下血,椿皮丸:臭椿白皮(去粗皮,焙乾,四兩)、蒼术、枳殼(各二兩),右細末,醋糊圓如梧子大,空心食前米飲下三四十圓。

⑥ 婦人良方:**《婦人良方》卷 23"産後陰脱玉門不閉方論第九"** 樗枝散:治産後子腸下出,不能收拾,不論年深者皆治之。樗枝(取皮焙乾,一握),右用水五升,連根葱五莖,漢椒一撮,同煎至三升,去滓,傾在盆内,乘熱熏,候通手淋洗。如冷,傾入五升瓶内,再煎一沸,依前用。一服可用五度用。洗了睡少時。忌鹽藏、酢醬、濕麪、發風毒物,及用心力、房勞等事。

⑦ 丹溪方:**《丹溪心法》卷 5"帶下九十"** 固腸丸:治濕氣下利,大便血,白帶……又方:椿根皮(四兩)、滑石(二兩),右爲末,粥丸桐子大。空心白湯下,一百丸。/帶下……入方:良薑、芍藥、黄柏(二錢,各炒成灰)、椿樹皮末(一兩半),右爲末,粥爲丸,每服三四十丸。

⑧ 嘉祐:**《嘉祐》見《證類》卷 14"椿莢"** 主大便下血……

【附方】新三。腸風瀉血。椿莢半生半燒，爲末。每服二錢，米飲下。《普濟方》①。誤吞魚刺。《生生編》②用椿樹子燒研，酒服二錢。○《保壽堂方》③用香椿樹子陰乾半盌，擂碎，熱酒衝服，良久連骨吐出。洗頭明目。用鳳眼草，即椿樹上叢生莢也，燒灰淋水洗頭，經一年，眼如童子。加椿皮灰尤佳。正月七日、二月八日、三月四日、（日）〔四〕月五日、五月二日、六月四日、七月七日、八月三日、九月二十日、十月二十三日、十一月二十九日、十二月十四日洗之。《衛生易簡方》④。

漆《本經》⑤上品

【釋名】桼。【時珍曰】許慎《説文》⑥云：漆本作桼，木汁可以髹物，其字象水滴而下之形也。

【集解】【《别録》⑦曰】乾漆生漢中山谷。夏至後采，乾之。【弘景⑧曰】今梁州漆最甚，益州亦有。廣州漆性急易燥。其諸處漆桶中自然乾者，狀如蜂房孔孔隔者爲佳。【保昇⑨曰】漆樹高二三丈餘，皮白，葉似椿，花似槐，其子似牛李子，木心黄。六月、七月刻取滋汁。金州者最善。漆性並急，凡取時須荏油解破，故淳者難得，可重重別制拭之。上等清漆，色黑如瑿，若鐵石者好。黄嫩若

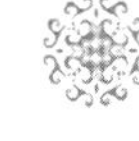

① 普濟方：**《普濟方》卷38“臟毒下血”** 椿莢散：治腸風下血。用椿莢不拘多少，將一半生用，一半燒存性，爲末，每服二錢，温米飲調下，不拘時。

② 生生編：（**按**：僅見《綱目》引録。）

③ 保壽堂方：**《保壽堂方》卷4“咽喉門”** 治骨（硬）〔哽〕，用香椿樹子陰乾半碗，擂碎，熱酒衝調服之，良久即連骨吐出。

④ 衛生易簡方：**《衛生易簡方》卷7“眼目”** 洗頭明目方：用鳳眼草（即椿樹上叢生莢也），燒灰淋水，洗頭，經一年，眼如童子。加椿皮灰尤佳。用正月七日，二月八日，三月四日，四月五日，五月二日，六月四日，七月七日，八月三日，九月二十日，十月二十三日，十一月二十九日，十二月十四日洗。

⑤ 本經：**《本經》《别録》（《藥對》）見《證類》卷12“乾漆”** **味辛，温，無毒**、有毒。**主絶傷，補中，續筋骨，填髓腦，安五藏，五緩六急，風寒濕痹，**療欬嗽，消瘀血痞結，腰痛，女子疝瘕，利小腸，去蚘蟲。**生漆：去長蟲。久服輕身耐老。**生漢中川谷。夏至後採，乾之。（半夏爲之使，畏雞子，今又忌油脂。）

⑥ 説文：**《説文・桼部》** 桼：木汁，可以髹物。象形，桼如水滴而下……

⑦ 别録：見本頁注⑤。

⑧ 弘景：**《集注》見《證類》卷12“乾漆”** 陶隱居云：今梁州漆最勝，益州亦有，廣州漆性急易燥。其諸處漆桶上蓋裹自然有乾者，狀如蜂房，孔孔隔者爲佳……

⑨ 保昇：**《蜀本草》見《證類》卷12“乾漆”** 按漆性並急。凡取時須荏油解破，淳者難得，可重重别制試之，上等清漆，色黑如瑿若鐵石者好，黄嫩若蜂窠者不佳。《圖經》云：樹高二丈餘，皮白，葉似椿樗，皮似槐，花、子若牛李，木心黄。六月、七月刻取滋汁。出金州者最善也。

蜂窠者不佳。【頌①曰】今蜀、漢、金、峽、襄、歙州皆有之。以竹筒釘入木中,取汁。崔豹《古今注》云:以剛斧斫其皮開,以竹管承之,滴汁則成漆也。【宗奭②曰】溼漆藥中未見,用者皆乾漆爾。其溼者,在燥熱及(木)〔霜〕冷時則難乾;得陰溼,雖寒月亦易乾,亦物之性也。若霑漬人,以油治之。凡驗漆,惟稀者以物蘸起,細而不斷,斷而急收,更又塗于乾竹上,蔭之速乾者,並佳。【時珍曰】漆樹人多種之,春分前移栽易成,有利。其身如柿,其葉如椿。以金州者爲佳,故世稱金漆,人多以物亂之。試訣有云:"微扇光如鏡,懸絲急似鈎。撼成琥珀色,打着有浮漚。"今廣、浙中出一種漆樹,似小榎而大。六月取汁漆物,黄澤如金,即《唐書》所謂黄漆者也。入藥仍當用黑漆。廣南漆作飴糖氣,沾沾無力。

乾漆。【修治】【大明③曰】乾漆入藥,須擣碎炒熟。不爾損人腸胃。若是溼漆,煎乾更好。亦有燒存性者。

【氣味】辛,温,無毒。【權④曰】辛、鹹。【宗奭⑤曰】苦。【元素⑥曰】辛,平,有毒。降也,陽中陰也。○【之才⑦曰】半夏爲之使。畏雞子,忌油脂。【弘景⑧曰】生漆毒烈,人以雞子和,服之去蟲,猶自齧腸胃也。畏漆人乃致死者。外氣亦能使身肉瘡腫,自有療法。【大明⑨曰】毒發,飲鐵漿並黄櫨汁、甘豆湯,喫蟹,並可制之。【時珍曰】今人貨漆多雜桐油,故多毒。《淮南子》⑩云:蟹見漆而不乾。《相感志》⑪云:漆得蟹而成水。蓋物性相制也。凡人畏漆者,嚼蜀椒塗口鼻則可免。生漆瘡者,杉木湯、紫蘇湯、漆姑草湯、蟹湯浴之,皆良。【主治】絶傷,補中,續筋骨,填髓腦,安五臟,五緩六急,風寒溼痺。生漆:去長蟲。久服輕身耐老。《本經》⑫。

---

① 頌:**《圖經》見《證類》卷 12"乾漆"** 乾漆、生漆,出漢中川谷,今蜀、漢、金、峽、襄、歙州皆有之……六月、七月以竹筒釘入木中取之。崔豹《古今注》曰:以剛斧斫其皮開,以竹管承之,汁滴則成漆是也。

② 宗奭:**《衍義》卷 13"乾漆"** 苦。溼漆藥中未見用。凡用者,皆乾漆耳。其溼者,在燥熱及霜冷時,則難乾。得陰溼,雖寒月亦易乾。亦物之性也。若沾漬人,以油治之。凡驗漆,惟稀者以物蘸起,細而不斷,斷而急收起。又塗於乾竹上,蔭之速乾者,並佳。餘如經。

③ 大明:**《日華子》見《證類》卷 12"乾漆"** ……入藥須擣碎炒熟,不爾損人腸胃,若是溼漆,煎乾更好……

④ 權:**《藥性論》見《證類》卷 12"乾漆"** 乾漆,臣,味辛、鹹……

⑤ 宗奭:見本頁注②。

⑥ 元素:**《珍珠囊·諸品藥性主治指掌》(《醫要集覽》本)"乾漆"** 味辛,平,性温。有毒。降也,陽中之陰也。其用有二:削年深堅結之沉積;破日久秘結之瘀血。(**按**:時珍所引非張元素《醫學啓源》所載藥性,乃出題爲李杲撰之《珍珠囊》。)

⑦ 之才:**古本《藥對》** 見 2379 頁注⑤括號中七情文。

⑧ 弘景:**《集注》見《證類》卷 12"乾漆"** ……生漆毒烈,人以雞子和服之去蟲,猶有齧腸胃者。畏漆人乃致死。外氣亦能使身肉瘡腫,自別有療法……

⑨ 大明:**《日華子》見《證類》卷 12"乾漆"** ……或毒發,飲鐵漿并黄櫨汁及甘豆湯,喫蟹並可制。

⑩ 淮南子:**《淮南子·説山訓》** ……漆見蠏而不乾。此類之不推者也……

⑪ 相感志:**《物類相感志·總論》** 蟹膏投漆,漆化爲水。

⑫ 本經:見 2379 頁注⑤白字。

乾漆：療欬嗽，消瘀血痞結腰痛，女人疝瘕，利小腸，去蚘蟲。《别録》①。殺三蟲，主女人經脉不通。甄權②。治傳尸勞，除風。大明③。削年深堅結之積滯，破日久凝結之瘀血。元素④。

【發明】【弘景⑤曰】仙方用蟹消漆爲水，鍊服長生。《抱朴子》⑥云：淳漆不粘者，服之通神長生。或以大蟹投其中，或以雲母水，或以玉水合之服，九蟲悉下，惡血從鼻出。服至一年，六甲行厨至也。【震亨⑦曰】漆屬金，有水與火，性急而飛補。用爲去積滯之藥，中節則積滯去後，補性内行，人不知也。【時珍曰】漆性毒而殺蟲，降而行血。所主諸證雖繁，其功只在二者而已。

【附方】舊四，新七。小兒蟲病。胃寒危惡證，與癇相似者，乾漆擣燒烟盡，白蕪荑等分，爲末。米飲服一字至一錢。杜(仁)〔壬〕方⑧。九種心痛，及腹脇積聚滯氣。筒内乾漆一兩，擣炒烟盡，研末，醋煮麪糊丸梧子大。每服五丸至九丸，熱酒下。《簡要濟衆》⑨。女人血氣。婦人不曾生長，血氣疼痛不可忍，及治丈夫疝氣、小腸氣撮痛者，並宜服二聖丸。濕漆一兩，熬一食頃，入乾漆末一兩，和丸梧子大。每服三四丸，温酒下。怕漆人不可服。《經驗方》⑩。女人經閉。《指南方》⑪萬應丸：治女人月經瘀閉不來，繞臍寒疝痛徹，及産後血氣不調，諸癥瘕等病。用乾漆一兩，打碎，炒烟盡，牛膝末一兩，以生地黄汁一升，入銀石器中慢熬，俟可丸，丸如梧子大。每服一丸，

---

① 别録：見2379頁注⑤。

② 甄權：**《藥性論》見《證類》卷12"乾漆"** ……能殺三蟲，主女人經脉不通。

③ 大明：**《日華子》見《證類》卷12"乾漆"** 治傳屍勞，除風……

④ 元素：見2380頁注⑥。

⑤ 弘景：**《集注》見《證類》卷12"乾漆"** ……仙方用蟹消之爲水。煉服長生。

⑥ 抱朴子：**《證類》卷12"乾漆"** 《抱朴子内篇》：淳漆不(枯)〔沾〕者，服之通神長生。法或以大蟹投其中，或以雲母水，或以玉水合之服，九蟲悉下，惡血從鼻出。一年，六甲、行厨至也。（**按**：《抱朴子内篇・仙藥》所載大同小異。）

⑦ 震亨：**《衍義補遺・漆》** 屬金而有水與火，性急，能飛補，用爲去積滯之藥。若有之中病，積去後補性内行，人不知也……

⑧ 杜壬方：**《證類》卷12"乾漆"** 杜壬治小兒胃寒，蟲上諸證，危惡與癎相似。乾漆擣炒煙盡，白蕪荑等分，爲細末。米飲調下一字至一錢。

⑨ 簡要濟衆：**《證類》卷12"乾漆"** 《簡要濟衆》：治九種心痛及腹脅積聚滯氣。筒子乾漆二兩，擣碎炒煙出，細研，醋煮麪糊和丸如梧桐子大。每服五丸至七丸，熱酒下，醋湯亦得，無時服。

⑩ 經驗方：**《證類》卷12"乾漆"** 《經驗方》：治婦人不曾生長血氣，藏腑疼痛不可忍，及治丈夫元氣、小腸氣撮痛者。並宜服二聖丸：乾漆一兩爲末，濕漆一兩，先將濕漆入銚子内，熬如一食飯間已來住火，與乾漆末一處拌和丸如半皂子大。每服一丸，温酒吞下，無時。如元氣、小腸、膀胱氣痛，牙關緊急，但斡開牙關，温酒化一丸灌下必安。怕漆人不可服。

⑪ 指南方：**《證類》卷12"乾漆"** 席延賞治女人經血不行及諸癥瘕等病，室女萬瘕丸：乾漆一兩爲麤末，炒令烟盡，牛膝末一兩，以生地黄汁一升，入銀器中熬，俟可丸，丸如梧子大。每服一丸，加至三五丸，酒飲下，以通利爲度。（**按**：查《普濟方》所存《指南方》佚文，未見此方。另溯其源。）

(如)〔加〕至三五丸,酒、飲任下,以通爲度。○《産寶方》[①]治女人月經不利,血氣上攻,欲嘔,不得睡。用當歸四錢,乾漆三錢,炒烟盡,爲末,煉蜜丸梧子大。每服十五丸,空心温酒下。○《千金》[②]治女人月水不通,臍下堅如盃,時發熱往來,下痢羸瘦,此爲血瘕。若生肉癥,不可治也。乾漆一斤燒研,生地黄二十斤取汁和,煎至可丸,丸梧子大。每服三丸,空心酒下。**産後青腫**疼痛,及血氣水疾。乾漆、大麥芽等分,爲末,新瓦罐相間鋪滿,鹽泥固濟,煅赤,放冷研散。每服一二錢,熱酒下。但是産後諸疾皆可服。《婦人經驗方》[③]。**五勞七傷**。補益方:用乾漆、柏子仁、山茱萸、酸棗仁各等分,爲末,蜜丸梧子大。每服二七丸,温酒下,日二服。《千金方》[④]。**喉痺欲絶**。不可針藥者,乾漆燒烟,以筒吸之。《聖濟總録》[⑤]。**解中蠱毒**。平胃散末,以生漆和丸梧子大。每空心温酒下七十丸至百丸。《直指方》[⑥]。**下部生瘡**。生漆塗之良。《肘後方》[⑦]。

漆葉。**【氣味】**缺。**【主治】五尸勞疾,殺蟲。暴乾研末,日用酒服一錢匕**。時珍。

【發明】【頌[⑧]曰】《華佗傳》載:彭城樊阿,少師事佗。佗授以漆葉青黏散方,云服之去三蟲,利五臟,輕身益氣,使人頭不白。阿從其言,年五百餘歲。漆葉所在有之。青黏生豐沛、彭城及朝

---

① 産寶方:**《婦人良方》卷1"月水不利方論第十一"** 療女人臍下憋逆,氣脹滿,月經不利,血氣上攻,欲嘔不得睡。(出《産寶方》)。當歸(四錢)、乾漆(三錢,炒令煙盡),右爲細末,煉蜜丸如梧桐子大,空心温酒下十五丸。

② 千金:**《千金方》卷4"月水不通第二"** 治月經不通,臍下堅結,大如杯升,發熱往來,下痢羸瘦,發爲氣瘕(一作血瘕)。若生肉,不可爲也。療之之方:生地黄(三十斤,取汁)、乾漆(一斤,爲末,〔一升熬〕),右二味,以漆末納地黄汁中,微火煎令可丸,每服酒下如梧子大三丸。不知加之,常以食後服。

③ 婦人經驗方:**《婦人良方》卷22"産後四肢浮腫方論第十"** 治産後遍身青腫疼痛,産後血水疾。(出《婦人經驗方》)。乾漆、大麥蘗(等分),右各爲細末,以新瓦罐子中鋪一重麥蘗、一重乾漆,如此填滿,用鹽泥固濟,火煅通赤,放冷,研爲散。但是産後諸疾,熱酒調下二錢。

④ 千金方:**《千金方》卷19"補腎第八"** 治五勞七傷,虚羸無氣力傷極方,補益方:乾漆、柏子仁、山茱萸、酸棗仁(各四分),右四味末之,蜜丸如梧子大。服二七丸,加至二十丸,日二。

⑤ 聖濟總録:**《普濟方》卷61"喉痹"** 治暴喉閉,氣欲絶:用乾漆,炒令烟,筒兒吸之。(**按**:《聖濟總録》無此方,另溯其源。)

⑥ 直指方:**《直指方》卷25"蠱毒證治"** 生漆丸:治蠱毒。正料平胃散,上用好生漆和丸桐子大,每七十粒,空腹温酒下,加至百粒。

⑦ 肘後方:**《肘後方》卷2"治傷寒時氣温病方第十三"** 毒病下部生瘡者……又方:生漆塗之,綿導之。

⑧ 頌:**《圖經》見《證類》卷12"乾漆"** ……漆葉中藥,見《華佗傳》。彭城樊阿,少師事佗,求服食法。佗授以漆葉青黏散方,云服之去三蟲,利五藏,輕身益氣,使人頭不白。阿從其言,年五百餘歲。漆葉所在有之。青黏生豐沛、彭城及朝歌。一名地節,一名黄芝。主理五藏,益精氣。本出於迷人入山者,見仙人服之,以告佗,佗以爲佳,語阿,阿秘之。近者人見阿之壽而氣力强盛,怪之,以問所服食,阿因醉亂誤説,人服多驗。其後無復有人識青黏。或云即黄精之正葉者。神仙方乃有單服淳漆法傳於世云。(**按**:《後漢書·華佗傳》"青黏"作"青黏"。)

歌。一名地節，一名黄芝。主理五臟，益精氣。本出於迷人入山，見仙人服之，以告佗。佗以爲佳，語阿。阿秘之。近者人見阿之壽而氣力强盛，問之。因醉誤説，人服多驗。後無復〔有〕人識青黏，或云即黄精之正葉者也。【時珍曰】按葛洪《抱朴子》①云：漆葉、青黏，凡藪之草也。樊阿服之，得壽二百歲，而耳目聰明，猶能持鍼治病。此近代之實事，良史所記注者也。洪説猶近於理，前言阿年五百歲者，誤也。或云青黏即葳蕤。

漆子。【主治】下血。時珍。

漆花。【主治】小兒解顱、腹脹、交脛不行方中用之。時珍。

梓《本經》②下品

【釋名】木王。【時珍曰】梓或作杍，其義未詳。按陸佃《埤雅》③云：梓爲百木長，故呼梓爲木王。蓋木莫良于梓，故《書》以梓材名篇，《禮》以梓人名匠，朝廷以梓宫名棺也。羅願④云：屋室有此木，則餘材皆不震。其爲木王可知。

【集解】【《别録》⑤曰】梓白皮生河内山谷。【弘景⑥曰】此即梓樹之皮。梓有三種，當用朴素不腐者。【頌⑦曰】今近道皆有之，宫、寺、人家園亭亦多植之。木似桐而葉小，花紫。《爾雅》云：椅，梓。郭璞注云：即楸也。《詩·鄘風》云：椅、桐、梓、漆，爰伐琴瑟。陸機注云：楸之疏理白色而生子者爲梓，梓實桐皮爲椅，大同而小異也。入藥當用有子者。又一種鼠梓，一名楰，亦楸屬也。枝葉木理皆如楸。今人謂之苦楸，江東人謂之虎梓。《詩·小雅》云"北山有楰"是也。鼠李，一名鼠梓，或云即此。然花實都不相類，恐别一物而名同爾。【藏器⑧曰】楸生山谷間，與梓樹本同末異，或

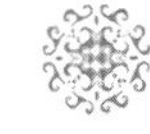

---

① 抱朴子：**《抱朴子内篇》卷5"至理"** ……漆葉、青蓁(當作莽，《三國志》作黏)，凡弊之草。樊阿服之，得壽二百歲，而耳目聰明，猶能持鍼。以治病，此近代之實事，良史所記注者也。

② 本經：**《本經》《别録》見《證類》卷14"梓白皮"** **味苦，寒**，無毒。**主熱，去三蟲**，療目中疾。**葉：擣傅豬瘡，飼豬，肥大三倍。**生河内山谷。

③ 埤雅：**《埤雅》卷14"釋木·梓"** ……今呼牡丹謂之華王，梓爲木王。蓋木莫良於梓，故《書》以梓材名篇，《禮》以梓人名匠也。

④ 羅愿：**《爾雅翼》卷9"梓"** 梓爲百木長……室屋之間有此木，則餘材皆不復震。

⑤ 别録：見本頁注②。

⑥ 弘景：**《集注》見《證類》卷14"梓白皮"** 陶隱居云：此即梓樹之皮。梓亦有三種，當用拌素不腐者……(**按**："拌"，今存《唐本草》殘卷作"柈"。用於此義不明。《綱目》改作"朴"。)

⑦ 頌：**《圖經》見《證類》卷14"梓白皮"** 梓白皮，生河内山谷，今近道皆有之。木似桐而葉小，花紫。《爾雅》云：椅，梓。郭璞注云：即楸也。《詩·鄘風》云"椅、桐、梓、漆"。陸機云：梓者，楸之疏理，白色而生子者爲梓，梓實桐皮曰椅，大同而小别也。又一種鼠梓，一名楰，亦楸之屬也。江東人謂之虎梓。《詩·小雅》云"北山有楰"。陸機云：其枝、葉、木理如楸，山楸之異者。今人謂苦楸是也。鼠李，一名鼠梓，或云即此也。然鼠李花之實都不相類，恐别一物而名同也……

⑧ 藏器：**《證類》卷14"二十六種陳藏器餘·楸木皮"** ……生山谷間，亦植園林，以爲材用。與梓樹本同末異，若柏葉之有松身，蘇敬以二木爲一誤也。其分析在解紛條中矣。

以爲一物者,誤矣。【大明[①]曰】梓有數般,惟楸梓皮入藥佳,餘皆不堪。【機[②]曰】按《爾雅翼》云:《説文》言,椅,梓也。梓,楸也。檟亦楸也。然則椅、梓、檟、楸,一物四名。而陸機《詩疏》以楸之白理生子者爲梓,梓實桐皮者爲椅。賈思勰《齊民要術》又以白色有角者爲梓,即角楸也,又名子楸。黄色無子者爲椅楸,又名荆黄楸。但以子之有無爲别。其角細長如箸,其長近尺,冬後葉落而角猶在樹。其實亦名豫章。【時珍曰】梓木處處有之。有三種:木理白者爲梓,赤者爲楸,梓之美文者爲椅,楸之小者爲榎。諸家疏注,殊欠分明。桐亦名椅,與此不同。此椅,即《尸子》所謂荆有長松、文椅者也。

梓白皮。【氣味】苦,寒,無毒。【主治】熱毒,去三蟲。《本經》[③]。療目中疾,主吐逆胃反。小兒熱瘡,身頭熱煩,蝕瘡,煎湯浴之,并擣傅。《别録》[④]。煎湯洗小兒壯熱,一切瘡疥,皮膚瘙癢。大明[⑤]。治温病復感寒邪,變爲胃啘,煮汁飲之。時珍。

【附方】新一。時氣温病。頭痛壯熱,初得一日,用生杍木削去黑皮,取裹白者切一升,水二升五合煎汁。每服八合,取瘥。《肘後方》[⑥]。

葉。【主治】擣傅豬瘡。飼豬,肥大三倍。《别録》[⑦]。療手脚火爛瘡。【弘景[⑧]曰】桐葉、梓葉肥豬之法未見,應在商丘子《養猪經》中。【恭[⑨]曰】二樹花葉飼猪,並能肥大且易養,見《李當之本草》及《博物志》。然不云傅豬瘡也。

【附方】新一。風癬疙瘩。梓葉、木綿子、羯羊屎、鼠屎等分,入瓶中合定,燒取汁塗之。

---

① 大明:**《日華子》見《證類》卷 14"梓白皮"** ……梓樹皮有數般,惟楸梓佳,餘即不堪。

② 機:**《爾雅翼》卷 9"釋木·梓"** ……《説文》亦曰:椅,梓也。梓,楸也。楸,梓也。檟,楸也。然則椅、梓、楸、檟,一物而四名。然定之方中既言椅,又言梓,故《詩義疏》曰:楸之疏理色白而生子者爲梓,梓實桐皮曰椅。而《齊民要術》稱白色有角者爲梓,或名角楸,又名子楸。黄色無子者爲柳楸,世呼荆黄楸云。然則是數者,又以有子爲辨耳……故《尸子》曰"荆有長松、文梓"……莢細如箸,其長僅尺,冬後葉落而莢猶在樹,緫緫然,其實一名豫章……(**按**:此或出《本草會編》。其書雖佚,然引文似源於《爾雅翼》。)

③ 本經:見 2383 頁注②白字。

④ 别録:見 2383 頁注②。/**《唐本草》見《證類》卷 14"梓白皮"** ……《别録》云:皮主吐逆胃反,去三蟲,小兒熱瘡,身頭熱煩,蝕瘡,湯浴之,并封傅……(**按**:《唐本草》所引《别録》不見於《集註》。未必是《集註》中《别録》之佚文。時珍合二爲一,不無疑問。)

⑤ 大明:**《日華子》見《證類》卷 14"梓白皮"** 煎湯洗小兒壯熱,一切瘡疥,皮膚瘙癢……

⑥ 肘後方:**《肘後方》卷 2"治傷寒時氣温病方第十三"** 治傷寒及時氣温病及頭痛,壯熱脉大,始得一日方……又方:取生梓木,削去黑皮,細切裹白一升,以水二升五合煎,去滓,一服八合,三服,瘥。

⑦ 别録:見 2383 頁注②白文。(**按**:非出《别録》,實見《本經》。)

⑧ 弘景:**《集注》見《證類》卷 14"梓白皮"** ……葉療手脚火爛瘡。桐葉及此以肥豬之法未見,應在商丘子《養豬經》中。

⑨ 恭:**《唐本草》見《證類》卷 14"梓白皮"** 《唐本》注云:此二樹花、葉,取以飼豬,並能肥大且易養。今見《李氏本草》《博物志》。但云飼豬使肥,今云傅豬瘡,並訛矣……

《試效録驗方》①。

楸《拾遺》②

【釋名】榎。【時珍曰】楸葉大而早脱，故謂之楸；榎葉小而早秀，故謂之榎。唐時立秋日，京師賣楸葉，婦女、兒童剪花戴之，取秋意也。《爾雅》③云：葉小而皵，榎；葉大而皵，楸。皵，音鵲，皮粗也。

【集解】見"梓"下。【周（憲）〔定〕王④曰】楸有二種。一種刺楸，其樹高大，皮色蒼白，上有黄白斑點，枝梗間多大刺。葉似楸而薄，味甘，嫩時煠熟，水淘過拌食。【時珍曰】楸有行列，莖幹直聳可愛。至秋垂條如綫，謂之楸綫，其木濕時脆，燥則堅，故謂之良材，宜作棋枰，即梓之赤者也。

木白皮。【氣味】苦，小寒，無毒。【珣⑤曰】微温。【主治】吐逆，殺三蟲及皮膚蟲。煎膏，粘傅惡瘡疽瘻，癰腫疳痔。除膿血，生肌膚，長筋骨。藏器⑥。消食澀腸下氣，治上氣欬嗽。亦入面藥。李珣⑦。口吻生瘡，貼之，頻易取效。時珍。

【附方】舊一，新一。瘻瘡。楸枝作煎，頻洗取效。《肘後方》⑧。白癜風瘡。楸白皮五斤，水五斗，煎五升，去滓，煎如稠膏。日三摩之。《聖濟總録》⑨。

葉。【氣味】同皮。【主治】擣傅瘡腫。煮湯，洗膿血。冬取乾葉用之。

---

① 試效録驗方：（**按**：書佚，無可溯源。）

② 拾遺：**《證類》卷14"二十六種陳藏器餘·楸木皮"**　味苦，小寒，無毒。主吐逆，殺三蟲及皮膚蟲。煎膏，粘傅惡瘡，疽瘻癰腫疳，野雞病。除膿血，生肌膚，長筋骨。葉，擣傅瘡腫。亦煮湯，洗膿血。冬取乾葉湯揉用之。《范汪方》諸腫癰潰，及内有刺不出者。取楸葉十重貼之。生山谷間。亦植園林，以爲材用，與梓樹本同末異，若柏葉之有松身，蘇敬以二木爲一誤也。其分析在解紛條中矣。

③ 爾雅：**《爾雅·釋木》（郭注）**　槐，小葉曰榎。（槐當爲楸，楸細葉者爲榎。）大而皵，楸。（老乃皮粗。皵者爲楸。）小而皵，榎。（小而皮粗皵者，爲榎……）

④ 周定王：**《救荒》卷下之前"刺楸樹"**　生密縣山谷中。其樹高大，皮色蒼白，上有黄白斑點，枝梗間多有大刺，葉似楸葉而薄，味甘。救饑：採嫩芽葉煠熟，水浸淘淨，油鹽調食。

⑤ 珣：**《海藥》見《證類》卷14"二十六種陳藏器餘·楸木皮"**　微温。主消食，澀腸，下氣及上氣咳嗽，並宜入面藥。

⑥ 藏器：見本頁注②。

⑦ 李珣：見本頁注⑤。

⑧ 肘後方：**《證類》卷14"二十六種陳藏器餘·楸木皮"**　《肘後方》：治瘻：煎楸枝作煎，净洗瘡子孔中，大效。

⑨ 聖濟總録：**《普濟方》卷112"紫白癜風"**　治白癜風：用楸木白皮（五斤，細剉），以水五斗，煎取五升，濾去滓，却於慢火上再煎如稠膏，用不津器收。每取膏摩於所患處，日二三上效。（**按**：《聖濟總録》無此方，另溯其源。）

諸癰腫潰及内有刺不出者,取葉十重貼之。藏器。○出《范汪方》①。

【發明】【時珍曰】楸乃外科要藥,而近人少知。葛常之《韻語陽秋》②云:有人患發背潰壞,腸胃可窺,百方不瘥。一醫用立秋日太陽未升時,采楸樹葉,熬之爲膏,傅其外,内以雲母膏作小丸,服盡四兩,不累日而愈也。東晉范汪,名醫也,亦稱楸葉治瘡腫之功。則楸有拔毒排膿之力可知。

【附方】舊一,新七。上氣欬嗽。腹滿羸瘦者,楸葉三斗,水三斗,煮三十沸,去滓,煎至可丸如棗大。以筒納入下部中,立愈。崔元亮《海上集驗方》③。一切毒腫。不問硬軟,取楸葉十重傅腫上,舊帛裹之,日三易之。當重重有毒氣爲水,流在葉上。冬月取乾葉,鹽水浸軟,或取根皮搗爛,傅之皆效。止痛消腫,食膿血,勝于衆藥。范汪《東陽方》④。瘰癧瘻瘡。楸煎神方:秋分前後早晚令人持袋摘楸葉,納袋(斤)〔中〕。秤取十五斤,以水一石,净釜中煎取三斗,又换鍋煎取七八升,又换鍋煎取二升,乃納不津器中,用時先取麻油半合,蠟一分,酥一栗子許,同消化。又取杏仁七粒,生薑少許,同研。米粉二錢,同入膏中攪勻。先塗瘡上,經二日來乃拭却,即以篦子勻塗楸煎滿瘡上,仍以軟帛裹之。且日一拭,更上新藥。不過五六上,已破者即便生肌,未破者即内消。瘥後須將慎半年。采藥及煎時,并禁孝子、婦人、僧道、雞犬見之。《篋中方》⑤。灸瘡不瘥,痒痛不瘥。楸葉頭及根皮爲末,傅之。《聖惠方》⑥。頭癢生瘡。楸葉搗汁,頻塗。《聖惠方》⑦。兒

---

① 范汪方:見前頁注②。

② 韻語陽秋:**《韻語陽秋》卷17** 楸,花色香俱佳……宣和間,立方先人知州日,聽政燕客俱在焉。一日,廉訪使周詢來訪,因云:立秋日太陽未升,採其葉,熬爲膏,傅瘡瘍立愈,謂之楸葉膏。抵晚,客使王偉來訪,因道詢語。偉曰:有人患發背,腸胃可窺,百萬不差。一醫者教用楸葉膏傅其外,又用雲母膏作小丸,服盡四兩止。不累日,雲母透出膚外,與楸葉膏相著,瘡遂差,功亦奇矣。余欲廣傳此方,以拯病苦者,故因言楸花之美而併及之。

③ 海上集驗方:**《圖經》見《證類》卷14"梓白皮"** ……崔元亮《集驗方》……又療上氣欬嗽,腹滿羸頓者。楸葉三斗,以水三斗,煮三十沸,去滓,煎堪丸如棗大。以竹筒内下部中,立愈……

④ 東陽方:**《圖經》見《證類》卷14"梓白皮"** ……崔元亮《集驗方》療毒腫不問硬軟。取楸葉十重薄腫上,即以舊帛裹之,日三易,當重重有毒氣爲水,流在葉中,如冬月取乾葉,鹽水浸良久用之。或取根皮,剉爛擣,傅之,皆效。(**按**:時珍所引《東陽方》實出《圖經》所引崔元亮《集驗方》。)

⑤ 篋中方:**《圖經》見《證類》卷14"梓白皮"** ……《篋中方》楸葉一味爲煎,療瘰癧瘻瘡神方:秋分前後平旦,令人持囊袋,枝上旋摘葉,内袋中。秤取十五斤,水一石,净釜中煎取三斗,又别换鍋煎取七八升,又换鍋煎取二升,即成煎,内不津器中。凡患者,先取麻油半合,蠟一分,酥一栗子許,同消如面脂。又取杏人七粒,生薑少許,同研令細,米粉二錢,同入膏中攪令勻。先塗瘡上,經二日來乃拭却,即以篦子勻塗楸煎滿瘡上,仍用軟帛裹却。二日一度,拭却,更上新藥。不過五六上,已作頭便生肌平復,未穴者即内消。差後須將慎半年已來。採葉及煎合時,禁孝子、婦女、僧人、雞犬見之。

⑥ 聖惠方:**《聖惠方》卷68"治灸瘡久不差諸方"** 治灸瘡多時不差,癢痛,出黄水,立效方:右取楸葉或根皮搗羅爲末,傅瘡上即差矣。

⑦ 聖惠方:**《聖惠方》卷40"治頭瘡諸方"** 治頭瘡乍發乍差,赤焮疼痛……又方:楸葉不限多少,右搗絞取汁塗之,立效。

髮不生。楸葉中心,擣汁頻塗。《千金方》①。小兒目翳。嫩楸葉三兩爛擣,紙包泥裹,燒乾去泥,入水少許,絞汁,銅器慢熬如稀餳,瓷合收之。每旦點之。《普濟方》②。小兒禿瘡。楸葉擣汁塗之。《聖惠方》③。

桐《本經》④下品

【釋名】白桐弘景⑤、黄桐《圖經》⑥、泡桐《綱目》、椅桐弘景、榮桐。【時珍曰】《本經》桐葉,即白桐也。桐華成筒,故謂之桐。其材輕虚,色白而有綺文,故俗謂之白桐、泡桐,古謂之椅桐也。先花後葉,故《爾雅》⑦謂之榮桐。或言其花而不實者,未之察也。陸機以椅爲梧桐,郭璞以榮爲梧桐,並誤矣。

【集解】【《别録》⑧曰】桐葉生桐柏山谷。【弘景⑨曰】桐樹有四種。青桐,葉、皮青,似梧而無子。梧桐,皮白,葉似青桐而有子,子肥可食。白桐,一名椅桐,人家多植之,與崗桐無異,但有花、子。二月開花,黄紫色,《禮》云"三月桐始華"者也,堪作琴瑟。崗桐,無子,是作琴瑟者。本草用桐華,應是白桐。【頌⑩曰】桐處處有之。陸機《草木疏》言白桐宜爲琴瑟。雲南牂牁人,取花中白毳

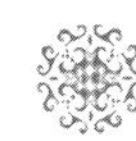

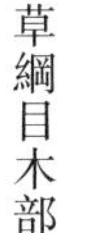

---

① 千金方:**《千金方》卷5"瘰疽瘰癧第八"** ……治少小頭不生髮,一物楸葉方:楸葉擣取汁,敷頭上,立生。

② 普濟方:**《聖惠方》卷89"治小兒眼生翳膜諸方"** 治小兒眼有障翳……又方:楸葉(三兩,嫩者),右爛擣,以紙裹,更將泥重包,著猛火燒之,候泥乾即取出,去泥,入水少許絞取汁,以銅器盛,慢火漸漸熬之,令如稀餳,即貯入瓷合中,每日一度點一菉豆許。(**按**:《普濟方》卷364"眼有翳膜"引此方,云出《聖惠方》。)

③ 聖惠方:**《聖惠方》卷89"治小兒髮不生諸方"** 治小兒頭禿不生髮,苦癢……又方:右取楸葉中心嫩者,擣絞取汁塗之。

④ 本經:**《本經》《别録》見《證類》卷14"桐葉"** 味苦,寒,無毒。主惡蝕瘡著陰。皮:主五痔,殺三蟲,療奔豘氣病。花:主傅豬瘡。飼豬,肥大三倍。生桐柏山谷。

⑤ 弘景:**《集注》見《證類》卷14"桐葉"** ……今此云花,便應是白桐。白桐堪作琴瑟,一名椅桐,人家多植之。(**按**:"釋名"項下"弘景"同此。)

⑥ 圖經:**《圖經》見《證類》卷14"桐葉"** ……白桐,有華與子,其華二月舒,黄紫色,一名椅桐,又名黄桐,則藥中所用華、葉者是也……

⑦ 爾雅:**《爾雅·釋木》(郭注)** 榮,桐木。(即梧桐。)/**《毛詩草木鳥獸蟲魚疏》卷上"梓椅梧桐"** 梓實桐皮曰椅,今人云梧桐也。

⑧ 别録:見本頁注④。

⑨ 弘景:**《集注》見《證類》卷14"桐葉"** 陶隱居云:桐樹有四種,青桐,葉、皮青,似梧而無子。梧桐,色白,葉似青桐而有子,子肥亦可食。白桐,與崗桐無異,惟有花、子爾,花二月舒,黄紫色,《禮》云:"桐,始華者也。"崗桐無子,是作琴瑟者。今此云花,便應是白桐……

⑩ 頌:**《圖經》見《證類》卷14"桐葉"** 桐,生桐柏山谷,今處處有之……陸機《草木疏》云:"白桐宜爲琴瑟。"雲南牂牁人績以爲布,似毛布。是作琴瑟宜崗桐、白桐二種也。又曰:梓實桐皮曰椅,今人云梧桐也……或云今南人作油者,乃崗桐也,此桐亦有子,頗大於梧子耳。江南有赬桐,秋開紅花,無實。有紫桐,花如百合,實堪糖煮以噉。嶺南有刺桐,葉如梧桐,花側敷如掌,枝幹有刺,花色深紅。

淹漬，績以爲布，似毛(服)〔布〕，謂之華布。椅，即梧桐也。今江南人作油者，即岡桐也，有子大于梧子。江南有赬桐，秋開紅花，無實。有紫桐，花如百合，實堪糖煮以噉。嶺南有刺桐，花色深紅。【宗奭①曰】《本經》桐葉不指定是何桐，致難執用。但四種各有治療。白桐，葉三杈，開白花，不結子。無花者爲岡桐，不中作琴，體重。荏桐，子可作桐油。梧桐，結子可食。【時珍曰】陶注桐有四種，以無子者爲青桐、岡桐，有子者爲梧桐、白桐。寇注言白桐、岡桐皆無子。蘇注以岡桐爲油桐。而賈思勰《齊民要術》②言：實而皮青者爲梧桐，華而不實者爲白桐。白桐冬結似子者，乃是明年之華房，非子也。岡桐即油桐也，子大有油。其説與陶氏相反。以今咨訪，互有是否。蓋白桐即泡桐也，葉大徑尺，最易生長。皮色粗白，其木輕虚，不生蟲蛀，作器物、屋柱甚良。二月開花，如牽牛花而白色。結實大如巨棗，長寸餘，殼内有子片，輕虚如榆莢、葵實之狀，老則殼裂，隨風飄揚。其花紫色者名岡桐。荏桐即油桐也。青桐即梧桐之無實者。按陳翥《桐譜》③分别白桐、岡桐甚明。云：白花桐，文理粗而體性慢，喜生朝陽之地。因子而出者，一年可起三四尺；由根而出者，可五七尺。其葉圓大而尖長有角，光滑而毳。先花後葉。花白色，花心微紅。其實大二三寸，内爲兩房，房内有肉，肉上有薄片，即其子也。紫花桐，文理細而體性堅，亦生朝陽之地，不如白桐易長。其葉三角而圓，大如白桐，色青多毛而不光，且硬，微赤，亦先花後葉，花色紫。其實亦同白桐而微尖，狀如訶子而粘，房中肉黄色。二桐皮色皆一，但花、葉小異，體性堅、慢不同爾。亦有冬月復花者。

桐葉。【氣味】苦，寒，無毒。【主治】惡蝕瘡着陰。《本經》④。消腫毒，生髮。時珍。

【附方】新四。手足腫浮。桐葉煮汁漬之，并飲少許。或加小豆，尤妙。《聖惠方》⑤。

---

① 宗奭：**《衍義》卷15“桐葉”** 《經》注不指定是何桐，致難執用。今具四種桐，各有治療條，其狀列於後：一種白桐，可斲琴者，葉三杈，開白花，亦不結子……一種荏桐，早春先開淡紅花，狀如鼓子花，成筒子，子或作桐油……一種梧桐……五六月結桐子。今人收炒作果……此是《月令》清明之日桐始華者。一種崗桐，無花，不中作琴，體重。

② 齊民要術：**《齊民要術》卷5“種槐柳楸梓梧柞第五十・梧桐”** 梧桐(……桐葉花而不實者曰白桐，實而皮青者曰梧桐。案今人以其皮青，號曰青桐也。)……白桐無子(冬結似子者，乃是明年之花房。)……

③ 桐譜：**《桐譜・類屬》** 桐之類非一也，今略志其所識者。一種文理粗而體性慢，葉圓大而尖長，光滑而毳稚者，三角。因子而出者，一年可拔三四尺。由根而出者，可五七尺。已伐而出於巨樁者，或幾尺圍。始小成條之時，葉皆茸毳而嫩，皮體清白，喜生於朝陽之地。其花先葉而開，白色，心赤，内凝紅。其實穟先長而大，可圍三四寸，内爲兩房。房中有肉，肉上細白而黑點者，即其子也，謂之白花桐。一種文理細而體性緊，葉三角而圓大，白花，花葉其色青，多毳而不光滑。葉硬，文微赤，擎葉柄毳而亦然。多生於向陽之地。其茂拔，但不如白花者之易長也。其花亦先葉而開，皆紫色而作穟，有類紫藤花也。其實亦穟，如乳而微尖，狀如柯子而粘。《莊子》所謂桐乳致巢正爲此。紫花桐實而中亦兩房，房中與白花實相似，但差小，謂之紫花桐。其花亦有微紅而黄色者，蓋亦白花之小異者耳。凡二桐皮色皆一類，但花葉小異，而體性緊慢不同耳。至八月俱復有花。花至葉脱盡後始開，作微黄色。今山谷平原間惟多有白花者，而紫花者尤少焉……

④ 本經：見2387頁注④白字。

⑤ 聖惠方：(**按**：《聖惠方》無此方，未能溯得其源。)

癰疽發背大如盤，臭腐不可近。桐葉醋蒸貼上。退熱止痛，漸漸生肉收口，極驗秘方也。《醫林正宗》①。髮落不生。桐葉一把，麻子仁三升，米泔煮五六沸，去滓。日日洗之則長。《肘後方》②。髮白染黑。經霜桐葉及子，多收搗碎，以甑蒸之，生布絞汁，沐頭。○《普濟方》③。

木皮。【主治】五痔，殺三蟲。《本經》④。療奔豚氣病。《别録》⑤。五淋。沐髮，去頭風，生髮滋潤。甄權⑥。治惡瘡，小兒丹毒，煎汁塗之。時珍。

【附方】新三。腫從脚起。削桐木煮汁，漬之，并飲少許。《肘後方》⑦。傷寒發狂。六七日，熱極狂言，見鬼欲走。取桐皮，削去黑，擘斷四寸一束，以酒五合，水一升，煮半升，去滓頓服。當吐下青黄汁數升即瘥。《肘後方》⑧。跌撲傷損。水桐樹皮，去青留白，醋炒搗傅。《集簡方》。

花。【主治】傅豬瘡。飼豬，肥大三倍。《本經》⑨。

【附方】新一。眼見諸物。禽蟲飛走，乃肝膽之疾。青桐子花、酸棗仁、玄明粉、羌活各一兩，爲末。每服二錢，水煎和滓，日三服。《經驗良方》⑩。

梧桐《綱目》

【釋名】櫬。【時珍曰】梧桐，名義未詳。《爾雅》⑪謂之櫬，因其可爲棺，《左傳》⑫所謂"桐

---

① 醫林正宗：**《醫林正宗》卷 7"瘡瘍"** 治癰疽發背如盤大，潰腐，十分臭，不可近前。用桐葉蒸醋，貼上，退熱止痛住疼，漸漸生肉收口，極驗秘方。

② 肘後方：**《肘後方》卷 6"治面皰髮禿身臭心惛鄙醜方第四十九"** 療人鬚鬢禿落，不生長方……又方：麻子仁（三升）、白桐葉（一把），米泔煮五六沸，去滓以洗之，數之則長。

③ 普濟方：**《聖惠方》卷 41"染髭髮及换白變黑諸方"** 染髭鬢令黑，永不白……又方：右取八九月經霜桐葉兼子，多收搗碎蒸之，以生布絞取油，先以泔洗頭净後，塗此油熟揩，經一宿，取蜀葵杆燒灰淋汁澤之，一月十度用之，永黑不變也。（**按**：《普濟方》卷 49"烏髭髮"引同方，云出《聖惠方》。）

④ 本經：見 2387 頁注④白字。

⑤ 别録：見 2387 頁注④。

⑥ 甄權：**《藥性論》見《證類》卷 14"桐葉"** 白桐皮，能治五淋。沐髮，去頭風，生髮滋潤。

⑦ 肘後方：**《肘後方》卷 3"治卒身面腫滿方第二十四"** 若腫從脚起，稍上進者，入腹則煞人，治之……又方：削櫧或桐木，煮取汁以漬之，并飲少許。加小豆妙。（**按**：《外臺》卷 20"水腫從脚起方"亦引《肘後》此方，其中"櫧"作"桐"，"加小豆妙"作"如小豆法"。）

⑧ 肘後方：**《肘後方》卷 2"治傷寒時氣温病方第十三"** 若已六七日，熱極，心下煩悶，狂言見鬼，欲起走……又方：取桐皮，削去上黑者，細擘之，長斷令四寸一束，以酒五合，以水一升，煮取一升，去滓，頓服之，當吐下青黄汁數升，即差。

⑨ 本經：見 2387 頁注④白字。

⑩ 經驗良方：**《普濟方》卷 81"目見黑花飛蠅"** 治眼前常見諸般禽蟲飛走，以手捉之則無。肝膽經爲疾（出《經驗良方》）：酸棗仁、羌活、玄明粉、青桐子花（各一兩），右爲末，每服二錢，水一大盞，煎至七分，和滓飲，一日三服。

⑪ 爾雅：**《爾雅·釋木》（郭注）** 櫬，梧。（今梧桐。）

⑫ 左傳：**《春秋左傳注疏》卷 57"哀公"** ……桐棺三寸，不設屬辟。

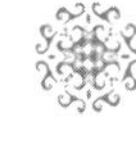

棺三寸”是矣。舊附“桐”下，今别出條。

【集解】【弘景①曰】梧桐皮白，葉似青桐而子肥可食。【頌②曰】陶氏謂：白桐一名椅桐。陸機謂：梓實桐皮爲椅，即今梧桐。是二種俱有椅名也。《遁甲書》云：梧桐可知日月正閏。生十二葉，一邊有六葉，從下(敷二)〔數一〕葉爲一月，至上十二(月)〔葉〕。有閏十三葉，小餘者，視之則知閏何月也。故曰：梧桐不生則九州異。【宗奭③曰】梧桐四月開嫩黄小花，一如棗花，枝頭出絲，墮地成油，沾漬衣履。五六月結子，人收炒食，味如菱、芡。此是《月令》“清明桐始華”者。【時珍曰】梧桐處處有之。樹似桐而皮青不皵，其本無節直生，理細而性緊。葉似桐而稍小，光滑有尖。其花細蕊，墜下如醭。其莢長三寸許，五片合成，老則裂開如箕，謂之橐鄂。其子綴於橐鄂上，多者五六，少或二三。子大如胡椒，其皮皺。羅願《爾雅翼》④云：梧桐多陰，青皮白骨，似青桐而多子。其木易生，鳥銜子墮輒生。但晚春生葉，早秋即凋。古稱鳳凰非梧桐不棲，豈亦食其實乎？《詩》⑤云：梧桐生矣，于彼朝陽。《齊民要術》⑥云：梧桐生山石間者，爲樂器更鳴響也。

木白皮。【氣味】缺。【主治】燒研，和乳汁塗鬚髮，變黄赤。時珍。治腸痔。蘇頌⑦。○《删繁方》⑧治痔，青龍五生膏中用之。

葉。【主治】發背，炙焦研末，蜜調傅，乾即易。《肘後》⑨。

子。【氣味】甘，平，無毒。【主治】擣汁塗拔去白髮，根下必生黑者。又治小兒口瘡，和雞子燒存性，研摻。時珍。

---

① 弘景：**《集注》見《證類》卷14“桐葉”**　陶隱居云：桐樹有四種……梧桐，色白，葉似青桐而有子，子肥亦可食……

② 頌：**《圖經》見《證類》卷14“桐葉”**　……舊注云……白桐……一名椅桐……陸機《草木疏》云……梓實桐皮曰椅，今人云梧桐也……是白桐、梧桐二種俱有椅名也。或曰：梧桐以知日月正閏。生十二葉，一邊有六葉，從下數一葉爲一月，至上十二葉。有閏十三葉，小餘者，視之則知閏何月也。故曰梧桐不生則九州異……

③ 宗奭：**《衍義》卷15“桐葉”**　……一種梧桐，四月開淡黄小花，一如棗花，枝頭出絲，墮地成油，沾漬衣履。五六月結桐子。今人收炒作果，動風氣。此是《月令》“清明之日桐始華”者。

④ 爾雅翼：**《爾雅翼》卷9“梧”**　梧者，植物之多陰，最可玩者。青皮而白骨，似青桐而多子……此木易生，鳥銜墜者輒隨生。殖其畦種者，是歲可高一丈。古稱鳳凰集于朝陽梧桐之上，豈亦食其實耶。

⑤ 詩：**《詩·大雅·卷阿》**　鳳凰鳴矣，于彼高岡。梧桐生矣，于彼朝陽。

⑥ 齊民要術：**《齊民要術》卷5“種槐柳楸梓梧柞第五十·白桐”**　白桐……於山石之間生者，樂器則鳴。

⑦ 蘇頌：**《圖經》見《證類》卷14“桐葉”**　……又梧桐白皮，亦主痔。

⑧ 删繁方：**《圖經》見《證類》卷14“桐葉”**　……《删繁方》療腸中生痔，肛門邊有核者，豬懸蹄青龍五生膏中用之，其膏傅瘡，并酒服之。

⑨ 肘後：**《肘後方》卷5“治癰疽妒乳諸毒腫方第三十六”**　發背欲死者……又方：取梧桐子葉，鏊上爆成灰，絹羅，蜜調敷之，乾即易之。

罌子桐《拾遺》①

【釋名】虎子桐《拾遺》②、荏桐《衍義》③、油桐。【時珍曰】罌子,因實狀似罌也。虎子,以其毒也。荏者,言其油以荏油也。

【集解】【藏器④曰】罌子桐生山中,樹似梧桐。【頌⑤曰】南人作油者,乃岡桐也。有子大于梧子。【宗奭⑥曰】荏桐,早春先開淡紅花,狀如鼓子花,成筒子。子可作桐油。【時珍曰】岡桐即白桐之紫花者。油桐枝、幹、花、葉並類岡桐而小,樹長亦遲,花亦微紅。但其實大而圓,每實中有二子或四子,大如大風子。其肉白色,味甘而吐人。亦或謂之紫花桐。人多種蒔收子,貨之爲油,入漆家及艌船用,爲時所須。人多僞之,惟以篾圈蘸起如鼓面者爲真。

桐子油。【氣味】甘、微辛,寒,有大毒。【大明⑦曰】冷,微毒。【時珍曰】桐油吐人,得酒即解。【主治】摩疥癬蟲瘡毒腫。毒鼠至死。藏器⑧。傅惡瘡,及宣水腫,塗鼠咬處。能辟鼠。大明⑨。塗脛瘡、湯火傷瘡。吐風痰喉痺及一切諸疾,以水和油,掃入喉中探吐;或以子研末,吹入喉中取吐。又點燈燒銅箸頭,烙風熱爛眼,亦妙。時珍。

【附方】新七。癧腫初起。桐油點燈,入竹筒内薰之,得出黄水即消。《醫林正宗》⑩。血風臁瘡。胡粉煅過,研,桐油調作隔紙膏,貼之。〇又方:用船上陳桐油石灰煅過,又以人髮拌桐油炙乾爲末,仍以桐油調作膏,塗紙上,刺孔貼之。〇楊起《簡便方》⑪。脚肚風瘡如癩。桐油、人乳等分,掃之。數次即愈。《集簡方》。酒皶赤鼻。桐油入黄丹、雄黄,傅之。《摘玄

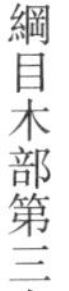

---

① 拾遺:**《證類》卷14“二十六種陳藏器餘·罌子桐子”** 有大毒。壓爲油,毒鼠主死,摩疥癬蟲瘡毒腫。一名虎子桐,似梧桐,生山中。

② 拾遺:見上注。

③ 衍義:**《衍義》卷15“桐葉”** ……一種荏桐,早春先開淡紅花,狀如鼓子花,成筒子,子或作桐油。

④ 藏器:見本頁注①。

⑤ 頌:**《圖經》見《證類》卷14“桐葉”** ……或云今南人作油者,乃崗桐也。此桐亦有子,頗大於梧子耳……

⑥ 宗奭:見本頁注③。

⑦ 大明:**《日華子》見《證類》卷14“桐葉”** 桐油,冷,微毒。傅惡瘡疥及宣水腫,塗鼠咬處,能辟鼠。

⑧ 藏器:見本頁注①。

⑨ 大明:見本頁注⑦。

⑩ 醫林正宗:**《醫林正宗》卷7“瘡瘍”** 薰癧疽法:初起用桐油燈薰之,瘡内黄水出即消。

⑪ 簡便方:**《奇效單方》卷上“十二瘡瘍”** 治血風臁瘡,用船上舊油灰,將泥作釜,火煅過,又用人發拌桐油炙乾,共爲細末,桐油調作膏,藥紙上以針刺孔,貼之。/治臁瘡,用搽臉粉煅過,桐油調,隔紙包縛效。

方》①。凍瘡皸裂。桐油一盌，髮一握，熬化瓶收。每以温水洗令軟，傅之即安。《救急方》②。解砒石毒。桐油二升，灌之。吐即毒解。華佗危病方③。

【附録】椶桐音而郢切。【藏器④曰】生山谷間。狀似青桐，葉有椏。人取皮以漚絲。木皮味甘，温，無毒。治蠶咬毒氣入腹，爲末服之。雞犬食蠶欲死者，煎汁灌之，絲爛即愈。葉：主蛇、蟲、(知)〔蜘〕蛛咬毒，搗爛封之。

海桐宋《開寶》⑤

【釋名】刺桐。【珣⑥曰】生南海山谷中，樹似桐而皮黄白色，有刺，故以名之。

【集解】【頌⑦曰】海桐生南海及雷州，近海州郡亦有之。葉大如手，作三花尖。皮若梓白皮，而堅韌可作繩，入水不爛。不拘時月采之。又云：嶺南有刺桐，葉如梧桐。其花附幹而生，側敷如掌，形若金鳳，枝幹有刺，花色深紅。江南有赬桐，紅花無實。【時珍曰】海桐皮有巨刺，如黿甲之刺，或云即刺桐皮也。按嵇含《南方草木狀》⑧云：九真有刺桐，布葉繁密。三月開花，赤色照映，三五房凋，則三五復發。陳翥《桐譜》⑨云：刺桐生山谷中。文理細緊而性喜折裂。體有巨刺如欓樹，

---

① 摘玄方：**《丹溪摘玄》卷18“鼻門”**　丹溪云：酒齇鼻，乃血熱入肺也……又方：以桐油入黄丹、雄黄，末之，調服。

② 救急方：**《救急易方》卷6“瘡瘍門·一百七十”**　治冬月手足開裂……又方：用頭髮一大握，桐油一碗，於瓦器内熬，候油沸，頭髮炫爛，出火攤冷，以瓦器收貯，勿令灰入。每用百沸湯泡洗皸裂令軟，拭乾，傅上即安。

③ 華佗危病方：**《丹溪心法附餘》卷24“華佗十件危病方”**　中砒霜毒……如無藍，用清油二升許灌服，其毒即解。(**按**：“清油”與時珍所引“桐油”不合，疑爲時珍所改。)

④ 藏器：**《證類》卷14“二十六種陳藏器餘·椶桐皮”**　味甘，温，無毒。主爛絲，葉擣封蛇蟲，蜘蛛咬。皮爲末服之，亦主蠶咬毒入肉者。雞、犬食欲死。煮汁灌之，絲爛即差。樹似青桐，葉有椏。生山谷。人取皮以漚絲也。

⑤ 開寶：**《開寶》見《證類》卷13“海桐皮”**　味苦，平，無毒。主霍亂中惡，赤白久痢，除甘䘌疥癬，牙齒蟲痛，並煮服及含之。水浸洗目，除膚赤。堪作繩索，入水不爛。出南海已南山谷。似梓，一作桐，白皮。

⑥ 珣：**《海藥》見《證類》卷13“海桐皮”**　謹按《廣志》云：生南海山谷中。似桐皮，黄白色，故以名之……

⑦ 頌：**《圖經》見《證類》卷13“海桐皮”**　海桐皮，出南海已南山谷，今雷州及近海州郡亦有之。葉如手大，作三花尖。皮若梓白皮而堅韌，可作繩，入水不爛。不拘時月採之……/**《圖經》見《證類》卷14“桐葉”**　……江南有赬桐，秋開紅花，無實。有紫桐，花如百合，實堪糖煮以噉。嶺南有刺桐，葉如梧桐，花側敷如掌，枝幹有刺，花色深紅……(**按**：“形如金鳳”等語，乃時珍所增。)

⑧ 南方草木狀：**《南方草木狀》卷中**刺桐其木爲材。三月三時布葉繁密，後有花赤色，間生葉間，旁照他物皆朱殷然，三五房凋，則三五復發，如是者竟歲。九真有之。

⑨ 桐譜：**《桐譜·類屬第二》**　……一種文理細緊而性喜裂，身體有巨刺，其形如欓樹，其葉如楓。多生於山谷中。謂之刺桐……一種身青、葉圓大而長，高三四尺便有花，如真紅色，甚可愛。花成朵而繁，葉尤疎。宜植於堦壇庭榭，以爲夏秋之榮觀。厥名真桐，亦曰赬桐焉……

其實如楓。赬桐身青,葉圓大而長。高三四尺,便有花成朵而繁,紅色如火,爲夏秋榮觀。

木皮。【氣味】苦,平,無毒。【大明[①]曰】温。【主治】霍亂中惡,赤白久痢,除疳䘌疥癬,牙齒蟲痛,並煮服及含之。水浸洗目,除膚赤。《開寶》[②]。主腰脚不遂,血脉頑痺,腿膝疼痛,赤白瀉痢。李珣[③]。去風殺蟲。煎湯洗赤目。時珍。

【發明】【頌[④]曰】古方多用浸酒治風蹷。南唐・筠州刺史王紹顔撰《續傳信方》云:頃年予在姑孰,得(捼)〔腰〕膝痛不可忍。醫以腎臟風毒攻刺諸藥莫療。因覽劉禹錫《傳信方》,備有此驗。修服一劑,便减五分。其方用海桐皮二兩,牛膝、芎藭、羌活、地骨皮、五加皮各一兩,甘草半(錢)〔兩〕,薏苡仁二兩,生地黄十兩,並浄洗焙乾剉,以綿包裹,入無灰酒二斗浸之,冬二七,夏一七。空心飲一盞,每日早、午、晚各一次,長令醺醺。此方不得添减,禁毒食。【時珍曰】海桐皮能行經絡,達病所。又入血分,及去風殺蟲。

【附方】新三。**風癬有蟲**。海桐皮、蛇牀子等分,爲末,以臘豬脂調,搽之。艾元英《如宜方》[⑤]。**風蟲牙痛**。海桐皮煎水漱之。《聖惠方》[⑥]。**中惡霍亂**。海桐皮煮汁服之。《聖濟總録》[⑦]。

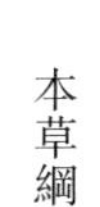

刺桐花。【主治】止金瘡血,殊效。蘇頌[⑧]。

【附録】**雞桐**。【時珍曰】生嶺南山間,其葉如楝。用葉煮湯,洗渫足膝風濕痺氣。

---

① 大明:**《日華子》見《證類》卷13"海桐皮"** 温……

② 開寶:見2392頁注⑤。

③ 李珣:**《海藥》見《證類》卷13"海桐皮"** ……主腰脚不遂頑痺,腿膝疼痛,霍亂,赤白瀉痢,血痢,疥癬。

④ 頌:**《圖經》見《證類》卷13"海桐皮"** ……古方多用浸酒治風蹷。南唐筠州刺史王紹顔撰《續傳信方》著其法云:頃年予在姑熟之日,得腰膝痛不可忍。醫以腎藏風毒攻刺,諸藥莫療。因覽《傳信方》備有此驗。立修制一劑,便减五分。步履便輕,故録之耳。海桐皮二兩,牛膝、芎藭、羌活、地骨皮、五加皮各一兩,甘草半兩,薏苡人二兩,生地黄十兩,八物浄洗焙乾細剉,生地黄以蘆刀子切,用綿一兩都包裹,入無灰酒二斗浸,冬二七日,夏一七日,候熟。空心食後,日午晚卧時時一盃,長令醺醺。合時不用添减,禁毒食。

⑤ 如宜方:**《如宜捷録》卷上"瘡疥"** 如濕癬,宜韭菜煎湯洗,蛇床子、海桐皮爲末,臘豬油調傅。

⑥ 聖惠方:(**按**:《聖惠方》無此方,未能溯得其源。)

⑦ 聖濟總録:**《普濟方》卷202"中惡霍亂"** 治霍亂中惡:用海桐皮煮汁服之。(**按**:《聖濟總録》無此方,另溯其源。)

⑧ 蘇頌:**《圖經》見《證類》卷14"桐葉"** ……嶺南有刺桐……花色深紅。主金瘡止血,殊效。

楝《本經》①下品

【釋名】苦楝《圖經》②。實名金鈴子。【時珍曰】按羅願《爾〔雅〕翼》③云:楝葉可以練物,故謂之楝。其子如小鈴,熟則黄色。名金鈴,象形也。

【集解】【《别録》④曰】楝實生荆山山谷。【弘景⑤曰】處處有之。俗〔人〕五月五日取葉佩之,云辟惡也。【恭⑥曰】此有雌雄兩種。雄者無子,根赤有毒,服之使人吐不能止,時有至死者。雌者有子,根白微毒。入藥當用雌者。【頌⑦曰】楝實以蜀川者爲佳。木高丈餘,葉密如槐而長。三四月開花,紅紫色,芬香滿庭。實如彈丸,生青熟黄,十二月采之。根采無時。【時珍曰】楝長甚速,三五年即可作椽。其子正如圓棗,以川中者爲良。王禎《農書》⑧言鵷雛食其實。應劭《風俗通》⑨言獬豸食其葉。宗懔《歲時記》⑩言蛟龍畏楝。故端午以葉包粽,投江中祭屈原。

實。【修治】【斅⑪曰】凡采得(熬)〔曬〕乾,酒拌令透,蒸待皮軟,刮去皮,取肉去核用。凡使肉不使核,使核不使肉。如使核,搥碎,用漿水煮一伏時,晒乾。其花落子,謂之石茱萸,不入藥

---

① 本經:《本經》《别録》見《證類》卷 14“楝實” 味苦,寒,有小毒。主温疾傷寒,大熱煩狂,殺三蟲,疥瘍,利小便水道。根:微寒。療蚘蟲,利大腸。生荆山山谷。

② 圖經:**《圖經》見《證類》卷 14“楝實”** 楝實,即金鈴子也……當用雌者,俗間謂之苦楝子……

③ 爾雅翼:**《爾雅翼》卷 9“楝”** ……其實如小鈴,至熟則黄,俗謂之苦楝子,亦曰金鈴子。可以練,故名楝……

④ 别録:見本頁注①。

⑤ 弘景:**《集注》見《證類》卷 14“楝實”** 陶隱居云:處處有。俗人五月五日皆取葉佩之,云辟惡……

⑥ 恭:**《唐本草》見《證類》卷 14“楝實”** 《唐本》注云:此有兩種:有雄有雌,雄者根赤,無子,有毒,服之多使人吐,不能止,時有至死者。雌者根白,有子,微毒。用當取雌者。

⑦ 頌:**《圖經》見《證類》卷 14“楝實”** 楝實,即金鈴子也。生荆山山谷,今處處有之,以蜀川者爲佳。木高丈餘,葉密如槐而長。三、四月開花,紅紫色,芬香滿庭間。實如彈丸,生青熟黄,十二月採實。其根採無時……

⑧ 農書:**《農書》卷 35“柞(楝附)”** 楝……鵷雛食其實……

⑨ 風俗通:**《爾雅翼》卷 9“楝”** ……宗懔引《風俗通》,以爲獬豸食楝,原將以信其志也。然則鳳凰獬豸皆食楝,而蛟龍畏之,是亦異矣。

⑩ 歲時記:**《爾雅翼》卷 9“楝”** ……荆楚之俗,五月五日,民並斷新竹筍爲筒糉,楝葉插頭,纏五絲縷,江水中以爲辟水厄。士女或楝葉插頭,五絲纏臂,謂爲長命縷。俗言屈原以此日投水,百姓競以食祭之。漢建武中,長沙人有見人自稱三閭大夫者,謂之曰所祭甚善,常苦爲蛟龍所竊。蛟龍畏楝葉,五色絲。自今見祭,宜以五色絲合楝葉縛之,所以俗並事之……(**按**:《荆楚歲時記》僅載“人并以新竹爲筒,糉、楝葉爲插五彩繫臂,謂爲長命縷”。無“蛟龍畏楝”説。恐時珍轉引自《爾雅翼》。)

⑪ 斅:**《炮炙論》見《證類》卷 14“楝實”** 雷公云:凡採得後曬乾,酒拌浸令濕,蒸待上皮軟,剥去皮,取肉去核。勿單用。其核碎槌,用漿水煮一伏時了用。如使肉,即不使核,使核即不使肉。又花落子,謂之石茱萸。

用。【嘉謨①曰】石茱萸亦入外科用。【氣味】苦,寒,有小毒。【元素②曰】酸、苦,平。陰中之陽。【時珍曰】得酒煮,乃寒因熱用也。茴香爲之使。【主治】温疾傷寒,大熱煩狂,殺三蟲,疥瘍,利小便水道。《本經》③。主中大熱狂,失心躁悶,作湯浴,不入湯使。甄權④。入心及小腸,止上下部腹痛。李杲⑤。瀉膀胱。好古⑥。治諸疝蟲痔。時珍。

【發明】【元素⑦曰】熱厥暴痛,非此不能除。【時珍曰】楝實導小腸、膀胱之熱,因引心包相火下行,故心腹痛及疝氣爲要藥。甄權乃言不入湯使,則《本經》何以有治熱狂、利小便之文耶?近方治疝,有四治、五治、七治諸法,蓋亦配合之巧耳。

【附方】舊三,新八。熱厥心痛。或發或止,身熱足寒,久不愈者。先灸太溪、崑崙,引熱下行。内服金鈴散:用金鈴子、玄胡索各一兩,爲末。每服三錢,温酒調下。潔古《活法機要》⑧。小兒冷疝氣痛,膚囊浮腫。金鈴子去核五錢,吴茱萸二錢半,爲末。酒糊丸黍米大。每鹽湯下二三十丸。《全幼心鑑》⑨。丈夫疝氣。本臟氣傷,膀胱連小腸等氣。金鈴子一百箇,温湯浸過去皮,巴豆二百箇,微打破,以麪二升,同於銅鐺内炒至金鈴子赤爲度。放冷取出,去核爲末,巴、麪不用。每服三錢,熱酒或醋湯調服。一方入鹽炒茴香半兩。《經驗方》⑩。㿗疝腫痛。《澹寮

---

① 嘉謨:**《蒙筌》卷4"楝實"** 又石茱萸(即花落子),外科亦用,醫者當知。

② 元素:**《醫學啓源》卷下"用藥備旨·金鈴子"** 酸、苦,陰中之陽。心暴痛,非此不能除。即川楝子。(**按**:《潔古老人珍珠囊》(《拔粹》本)"金鈴子"、《湯液本草》卷下"金鈴子"引"珍云"同。)

③ 本經:見2394頁注①白字。

④ 甄權:**《藥性論》見《證類》卷14"楝實"** 楝實,亦可單用。主人中大熱狂,失心躁悶,作湯浴,不入湯服。

⑤ 李杲:**《湯液本草》卷5"川楝子"** 《珍》云:入心,主上下部腹痛。/**《本草發揮》卷3"楝實"** 潔古云:楝實,入心經。止下部腹痛。(**按**:本條功效,《湯液本草》《本草發揮》均引作張元素,時珍恐誤。)

⑥ 好古:**《湯液大法》卷3"小腸"** 小便自利……求責餘症……壬(……苦實……)。(**按**:此條乃"小腸"之末,與"膀胱"之首相接。疑時珍誤把"小腸"作"膀胱"。故"瀉膀胱"或當爲"利小腸"。"苦實"或爲"苦楝實"筆誤。)

⑦ 元素:見本頁注②。

⑧ 活法機要:**《保命集》卷中"心痛论第二十"** 有熱厥心痛者,身熱足寒……當灸大谿及崑崙,謂表裏俱瀉之,是謂熱病汗不出,引熱下行。表汗通身而出者,愈也。灸畢,服金鈴子散……治熱厥心痛,或發或止,久不愈者,當用金鈴子散。金鈴子、玄胡(各一兩),右爲細末,每服三錢,酒調下。

⑨ 全幼心鑑:**《全幼心鑒》卷4"疝"** 金茱圓:治嬰孩小兒冷疝氣痛,及膚囊浮腫。金鈴子肉(五錢)、吴茱萸(二錢半),右爲極細末,酒煮麵糊圓如黍米大,用鹽湯食前服。

⑩ 經驗方:**《證類》卷14"楝實"** 《經驗方》……又方:治丈夫本臟氣傷,膀胱連小腸等氣。金鈴子一百箇,湯温浸過去皮,巴豆二百箇,槌微破,麸二升,同於銅鐺内炒,金鈴子赤熟爲度,放冷取出,去核爲末。每服三錢,非時熱酒、醋湯調並得,其麸、巴豆不用也。

方》①楝實丸：治釣腎偏墜，痛不可忍。用川楝子肉五兩，分作五分。一兩用破故紙二錢炒黄，一兩用小茴香三錢、食鹽半錢同炒，一兩用萊菔子一錢同炒，一兩用牽牛子三錢同炒，一兩用斑蝥七枚去頭足同炒。揀去食鹽、萊菔、牽牛、斑蝥，只留故紙、茴香，同研爲末，以酒打麪糊丸梧子大。每空心酒下五十丸。〇《得效方》②楝實丸：治一切疝氣腫痛，大有神效。用川楝子酒潤取肉一斤，分作四分。四兩用小麥一合，斑蝥四十九箇，同炒熟，去蝥；四兩用小麥一合，巴豆四十九枚，同炒熟，去豆；四兩用小麥一合，巴戟肉一兩，同炒熟，去戟；四兩用小茴香一合，食鹽一兩，同炒熟，去鹽。加破故紙酒炒一兩，廣木香不見火一兩，爲末，酒煮麪糊丸梧子大。每服五十丸，鹽湯空心下，日三服。〇《直指方》③楝實丸：治外腎脹大，麻木痛破，及奔豚疝氣。用川楝子四十九箇，分七處切取肉。七箇用小茴香五錢同炒，七箇用破故紙二錢半同炒，七箇用黑牽牛二錢半同炒，七箇用食鹽二錢同炒，七箇用蘿蔔子二錢半同炒，七箇用巴豆十四箇同炒，七箇用斑蝥十四箇去頭足同炒。揀去蘿蔔子、巴豆、斑蝥三味不用。入青木香五錢，南木香、官桂各二錢半，爲末，(酉)〔酒〕煮麪糊丸(糊)〔桐〕子大。每服三十丸，食前用鹽湯下，一日三服。**臟毒下血**。苦楝子炒黄爲末，蜜丸梧子大。米飲每吞十丸至二十丸。《經驗方》④。**腹中長蟲**。楝實以淳苦酒漬一宿，綿裹，塞入穀道中三寸許，日二易之。《外臺秘要》⑤。**耳卒熱腫**。楝實五合擣爛，綿裹塞之，頻換。《聖惠方》⑥。**腎消**

---

① 澹寮方：**《淡寮集驗方》卷6“疝氣門”** 金鈴子圓：治腎氣膀胱偏墜疼痛，釣腎。川楝子(伍兩，剉作伍分，製)，壹分用(斑貓一個，去頭足同炒，去斑貓)，壹分用(茴香三錢，鹽半錢，炒熱，去鹽，留茴香入藥)，壹分用(黑牽牛三錢同炒，去牽牛)，壹分用(蘿蔔子一錢，炒，去蘿蔔子)，壹分(破故止三錢同炒，留故止入藥)，右將楝子去核，同破故紙、茴香焙乾，爲細末，酒糊圓如梧子大，每服叁拾圓，温酒食前吞下。

② 得效方：**《得效方》卷3“諸疝”** 川楝子圓：治疝氣。一切下部之疾，悉皆治之。腫痛縮小，雖多年，服此藥永去根本。川楝子(壹斤，净肉四兩，用麸壹合；斑猫肆拾玖个，同炒，麸黄色，去麸、斑猫不用，肆兩用麸一合；巴豆肆拾玖粒，同炒，麸黄色，去麸、巴豆不用，肆兩用麸壹合；巴戟壹兩，同炒，麸黄色，去麸、巴戟不用，肆兩用鹽壹兩；茴香壹合，同炒，黄色爲度，去鹽及茴香不用)、木香(壹兩，不見火)、破故紙(壹兩，炒香爲度)，右爲末，酒糊圓如梧子大，每服五十圓，鹽湯下。甚者，日進三兩服，空心食前。

③ 直指方：**《直指方》卷18“木腎證治”** 川楝散：治外腎脹大，麻木痛硬，及奔豚、疝氣、偏墜諸證。川楝子(不蛀者，四十九個，先切七個，取肉，以茴香二錢半，慢火同炒，並留茴香；又切七個，以破故紙二錢半，同炒，並留故紙；又切七個，以黑牽牛二錢半同炒，並留牽牛；又切七個，以鹽一錢同炒，並留鹽；又切七個，以斑蝥十四個，去翅同炒，去斑蝥不用；又切七個，以巴豆肉十四個，作兩斷，同炒，去巴豆不用；又切七個，以蘿蔔子二錢半同炒，去蘿蔔子不用，外更别入)、茴香(炒)、青木香(各半兩)、辣桂、南木香(各二錢半)，右並爲末，酒調稀麵糊丸桐子大，每服三十丸，食前鹽湯下，積日計功。打墜瘀血證，本方加延胡索半兩，略炒入藥，以没藥研爲末，調酒下。

④ 經驗方：**《證類》卷14“楝實”** 《經驗方》……又方：治臟毒小血。以苦楝子炒令黄，爲末蜜丸。米飲下十丸至二十丸，甚妙。

⑤ 外臺秘要：**《外臺》卷26“長蟲方”** 《集驗》療長蟲……又方：取楝實，以淳苦酒中漬再宿，以綿裹内下部中，令入三寸許，一日易之。

⑥ 聖惠方：**《聖濟總録》卷115“耳腫”** 治耳卒腫，楝實塞耳方：楝實(五合)，右一味爛擣，每用綿裹，如棗核大，塞耳中。(**按**：《聖惠方》無此方，另溯其源。)

膏淋。病在下焦。苦楝子、茴香等分,炒爲末。每温酒服一錢。《聖惠方》①。小兒五疳。川楝子肉、川芎藭等分,爲末。豬膽汁丸。米飲下。《摘玄方》②。

根及木皮。【氣味】苦,微寒,微毒。【大明③曰】雄者根赤有毒,吐瀉殺人,不可誤服。雌者入服食,每一兩可入糯米五十粒同煎,殺毒。若瀉者,以冷粥止之。不瀉者,以熱葱粥發之。【主治】蚘蟲,利大腸。《别録》④。苦酒和,塗疥癬甚良。弘景⑤。治遊風熱毒,風癮,惡瘡疥癩,小兒壯熱,並煎湯浸洗。大明⑥。

【附方】舊二,新八。消渴有蟲。苦楝根白皮一握切焙,入麝香少許,水二椀,煎至一椀,空心飲之,雖困頓不妨。下蟲如蚘而紅色,其渴自止。消渴有蟲,人所不知。洪邁《夷堅志》⑦。小兒蚘蟲。楝木皮削去蒼皮,水煮汁,量大小飲之。○《斗門方》⑧用爲末,米飲服二錢。○《集簡方》用根皮同雞卵煮熟,空心食之。次日蟲下。○《經驗方》⑨抵聖散:用苦楝皮二兩,白蕪荑半兩,爲末。每以一二錢,水煎服之。○《簡便方》⑩用楝根白皮去粗二斤切,水一斗,煮取汁三升,沙鍋成膏。五更初,温酒服一匙,以蟲下爲度。小兒諸瘡。惡瘡、秃瘡、蠼螋瘡、浸淫瘡,並宜楝樹皮或枝燒灰傅之。乾者,豬脂調。《千金方》⑪。口中瘻瘡。東行楝根細剉,水煮濃汁,日日含漱,吐

① 聖惠方:**《普濟方》卷 178“消腎”** 茴香湯,治腎消病在下焦,初證小便如膏油之狀:茴香(炒)、苦楝(炒,各等分),右爲細末,每服三錢,温酒一盞,食前調服。(**按**:《聖惠方》無此方,另溯其源。)

② 摘玄方:(**按**:查《丹溪摘玄》無此方,未能溯得其源。)

③ 大明:**《日華子》見《證類》卷 14“楝實”** ……服食須是生子者。雌樹皮一兩,可入五十粒糯米煎煮,殺毒。瀉多,以冷粥止,不瀉者以熱葱粥發。無子雄樹,能吐瀉殺人,不可誤服。

④ 别録:見 2394 頁注①。

⑤ 弘景:**《集注》見《證類》卷 14“楝實”** ……其根以苦酒摩塗疥,甚良。煮汁作糜食之,去蚘蟲。

⑥ 大明:**《日華子》見《證類》卷 14“楝實”** 楝皮,苦,微毒。治遊風熱毒,風疹惡瘡疥癩,小兒壯熱,並煎湯浸洗……

⑦ 夷堅志:**《直指方》卷 17“消渴證治”** 煞蟲方(出《夷堅志》):治消渴有蟲。苦練根取新白皮一握,切焙,入麝少許,水二椀,煎至一椀,空心飲之。雖困頓不妨,自後下蟲三四條,狀如蛔蟲,其色真紅,而渴頓止。乃知消渴一證,有蟲耗其津液。(**按**:《夷堅志·庚志》卷 8“道人治消渴”記有此事,文長不録。時珍或引自《直指方》。)

⑧ 斗門方:**《證類》卷 14“楝實”** 《斗門方》:治蛔蟲咬心,用苦楝皮煎一大盞服下。又方:治五種蟲。以楝皮去其蒼者,焙乾爲末。米飲下二錢匕。

⑨ 經驗方:**《證類》卷 14“楝實”** 《經驗方》:小兒殺蟲,定疼痛。抵聖散:以苦楝二兩,白蕪荑半兩,爲末,水一盞,末一錢,煎取二分,放冷,待發時服之。

⑩ 簡便方:**《奇效單方》卷上“十一諸痛”** 治蛔蟲日夜咬人,腹痛,用苦楝根白者二斤,去粗皮,切碎,水一斗,煎至三升,去查,沙鍋内慢火熬成膏,五更初温酒調下半匙,蟲下爲度。

⑪ 千金方:**《千金方》卷 22“瘭疽第六”** 瘡表裏相當,名浸淫瘡方……又方:取苦楝皮若枝,燒作灰敷。乾者豬膏和塗。並治小兒秃瘡及諸惡瘡。

去勿嚥。《肘後方》①。**蜈蚣蜂傷**。楝樹枝、葉汁，塗之良。○楊起《簡便方》②。**疥瘡風蟲**。楝根皮、皂角去皮子等分，爲末。豬脂調塗。《奇效方》③。

花。【主治】熱痱，焙末摻之。鋪席下，殺蚤、虱。時珍。

葉。【主治】疝入囊痛，臨發時煎酒飲。時珍。

槐《本經》④上品【校正】併入《嘉祐⑤》"槐花""槐膠"。

【釋名】櫰音懷。【時珍曰】按《周禮》⑥外朝之法，面三槐，三公位焉。吴澄注云：槐之言懷也，懷來人於此也。王安石⑦釋云：槐〔華〕黄，中懷其美，故三公位之。《春秋元命包》⑧云：槐之言歸也。古者樹槐，聽訟其下，使情歸實也。

【集解】【《别録》⑨曰】槐實生河南平澤。可作神燭。【頌⑩曰】今處處有之。其木有極高大者。按《爾雅》槐有數種：葉大而黑者名櫰槐，晝合夜開者名守宫槐，葉細而青緑者但謂之槐。其功用不言有别。四月、五月開黄花，六月、七月結實。七月七日采嫩實，搗汁作煎。十月采老實入藥。皮、根采無時。醫家用之最多。【時珍曰】槐之生也，(李)〔季〕春五日而兔目，十日而鼠耳，更旬而

---

① 肘後方：**《肘後方》卷5"治卒得蟲鼠諸瘻方第四十一"** 葛氏：若著口裹。東行楝根，細剉水煮，取清汁含之。數吐，勿咽。

② 簡便方：**《奇效單方》卷下"廿三雜治"** 一用(練)〔楝〕樹枝、葉汁，塗之。亦治毒蜂咬傷。

③ 奇效方：**《奇效良方》卷54"瘡科通治方"** 《備急》葛氏療疥瘡方：右取楝根，削去上皮，切皂角去皮子，等分，熟搗下篩，脂膏和。搔疥去痂，以塗之。護風，勿使女人、小兒、雞犬見。

④ 本經：**《本經》《别録》(《藥對》)見《證類》卷12"槐實"** 味苦、酸、鹹，寒，無毒。主五内邪氣熱，止涎唾，補絶傷，五痔，火瘡，婦人乳瘕，子藏急痛。以七月七日取之，擣取汁，銅器盛之，日煎令可作丸，大如鼠屎，内竅中，三易乃愈。又墮胎。久服明目，益氣，頭不白，延年。枝：主洗瘡，及陰囊下濕癢。皮：主爛瘡。根：主喉痺，寒熱。生河南平澤。可作神燭。(景天爲之使。)

⑤ 嘉祐：**《嘉祐》見《證類》卷12"槐花"** 味苦，平，無毒。治五痔，心痛，眼赤，殺腹藏蟲及熱，治皮膚風并腸風瀉血，赤白痢，並炒服。葉：平，無毒。煎湯治小兒驚癇壯熱，疥癬及疔腫。皮、莖同用。(新補，見日華子。)/**《嘉祐》見《證類》卷12"槐膠"** 主一切風，化涎，治肝藏風，筋脉抽掣，及急風口噤，或四肢不收，頑痺或毒風，周身如蟲行，或破傷風，口眼偏斜，腰脊强硬。任作湯散丸煎，雜諸藥用之，亦可水煮，和諸藥爲丸，及作湯下藥。(新定。)

⑥ 周禮：**《周禮注疏》卷35** 朝士掌建邦外朝之灋……面三槐，三公位焉，州長衆庶在其後……(樹棘以爲位者，取其赤心。而外刺象以赤心三刺也。槐之言懷也，懷来人於此，欲與之謀……)

⑦ 王安石：**《周官新義》卷15"秋官"** ……槐，三公位焉……(……槐之爲木也，其華黄，中德之暢也。其實元，至道之復也。文在中，含章之義也……(**按**：未搜得王安石有此語，另溯其源。)

⑧ 春秋元命包：**《御覽》卷639"聽訟"** 《春秋元命苞》曰：樹棘槐，聽訟於下。棘赤心有刺，言治人者，原其心不失赤，實事所以刺人，其情令各歸實。槐之言歸也，情見歸實也。

⑨ 别録：見本頁注④。

⑩ 頌：**《圖經》見《證類》卷12"槐實"** 槐實，生河南平澤，今處處有之。其木有極高大者。謹按《爾雅》槐有數種，葉大而黑者名櫰槐，晝合夜開者名守宫槐，葉細而青緑者，但謂之槐，其功用不言有别。四月、五月開花，六月、七月結實，七月七日採嫩實，擣取汁作煎，十月採老實入藥。皮、根採無時。今醫家用槐者最多……

始規,二旬而葉成。初生嫩芽可煤熟,水淘過食,亦可作飲代茶。或采槐子種畦中,采苗食之亦良。其木材堅重,有青黄白黑色。其花未開時,狀如米粒,炒過煎水染黄甚鮮。其實作莢連珠,中有黑子,以子連多者爲好。《周禮》①秋取槐、檀之火。《淮南子》②老槐生火。《天玄主物簿》③云:老槐生丹。槐之神異如此。【藏器④曰】子上房,七月收之。堪染皂。

槐實。【修治】【斅⑤曰】凡采得,去單子并五子者,只取兩子、三子者,以銅鎚鎚破,用烏牛乳浸一宿,蒸過用。

【氣味】苦,寒,無毒。【《别録》⑥曰】酸、鹹。【之才⑦曰】景天爲之使。【主治】五内邪氣熱,止涎唾,補絶傷,火瘡,婦人乳瘕,子藏急痛。《本經》⑧。久服明目益氣,頭不白,延年。治五痔瘡瘻,以七月七日取之,擣汁,銅器盛之,日煎令可丸如鼠屎,納竅中,日三易乃愈。又墮胎。《别録》⑨。治大熱難産。甄權⑩。殺蟲去風,合房陰乾煮飲,明目,除熱淚,頭腦心胸間熱風煩悶,風眩欲倒,心頭吐涎如醉,瀁瀁如船車上者。藏器⑪。治丈夫、女人陰瘡濕痒。催生,吞七粒。大明⑫。疏導風熱。宗奭⑬。治口齒風,凉大腸,潤肝燥。李杲⑭。

---

① 周禮:**《周禮注疏》後集卷15"夏官"** 司爟掌行火之令……(……春取榆、柳之火,夏取棗、杏之火,季夏取桑、柘之火,秋取柞、楢之火,冬取槐、檀之火。)

② 淮南子:**《淮南子·氾論訓》** ……老槐生火,久血爲燐,人弗怪也。

③ 天玄主物簿:**《埤雅》卷13"釋木·槐"** ……《天玄主物簿》曰:槐木生丹,不復凋殘也。木身潤滑,常有香氣,如焚松風。由是觀之,内丹之益,豈虚言哉。

④ 藏器:**《拾遺》見《證類》卷12"槐實"** ……花堪染黄,子上房七月收之,染皂。木爲灰,長毛髮。

⑤ 斅:**《炮炙論》見《證類》卷12"槐實"** 雷公云:凡使採得後,去單子并五子者,只取兩子、三子者。凡使,用銅錘搥之令破,用烏牛乳浸一宿,蒸過用。

⑥ 别録:見2398頁注④。

⑦ 之才:**古本《藥對》** 見2398頁注④括號中七情文。

⑧ 本經:見2398頁注④白字。

⑨ 别録:見2398頁注④。(**按**:"治五痔瘡瘻"乃《唐本草》所引《别録》文。)

⑩ 甄權:**《藥性論》見《證類》卷12"槐實"** 槐子,臣,主治大熱,難産……

⑪ 藏器:**《拾遺》見《證類》卷12"槐實"** 陳藏器云:槐實本功外,殺蟲去風。合房折取陰乾煮服,味一如茶,明目,除熱淚,頭腦、心胸間熱風煩悶,風眩欲倒,心頭吐涎如醉,漾漾如船車上者……

⑫ 大明:**《日華子》見《證類》卷12"槐實"** 槐子,治丈夫、女人陰瘡濕癢。催生,吞七粒。

⑬ 宗奭:**《衍義》卷13"槐實"** ……今本條不析出莢子與莢中,蓋其用各别,皆疏導風熱。

⑭ 李杲:**《本草發揮》卷3"槐實"** 東垣云:槐實……治口齒風……治大腸熱,婦人乳瘕。○槐花……凉大腸熱……/**《湯液大法》卷3"肝"** 不足則燥,燥則宜潤……血……槐莢……(**按**:"潤肝燥"當出王好古。時珍糅合之。)

【發明】【好古①曰】槐實純陰,肝經氣分藥也。治證與桃仁同。【弘景②曰】槐子以十月巳日采相連多者,新盆盛,合泥百日,皮爛爲水,核如大豆。服之令腦滿,髮不白而長生。【頌③曰】折嫩房角作湯代茗,主頭風,明目補腦。水吞黑子,以變白髮。扁鵲明目使髮不落法:十月上巳日,取槐子去皮,納新瓶中,封口二七日。初服一枚,再服二枚,日加一枚。至十日,又從一枚起,終而復始。令人可夜讀書,延年,益氣力,大良。【時珍曰】按《太清草木方》④云:槐者,虚星之精。十月上巳日采子服之,去百病,長生通神。《梁書》⑤言:庾肩吾常服槐實,年七十餘,髮鬢皆黑,目看細字,亦其驗也。古方以子入冬月牛膽中漬之,陰乾百日,每食後吞一枚。云久服明目通神,白髮還黑。有痔及下血者,尤宜服之。

【附方】舊一,新四。**槐角丸**。治五種腸風瀉血。糞前有血名外痔,糞後有血名内痔,大腸不收名脱肛,穀道四面弩肉如嬭名舉痔,頭上有孔名瘻瘡,内有蟲名蟲痔,並皆治之。槐角去梗炒一兩,地榆、當歸酒焙、防風、黄芩、枳殼麸炒各半兩,爲末,酒糊丸梧子大。每服五十丸,米飲下。《和劑局方》⑥。**大腸脱肛**。槐角、槐花各等分,炒爲末,用羊血蘸藥,炙熟食之,以酒送下。猪腰子去皮,蘸炙亦可。《百一選方》⑦。**内痔外痔**。《許仁則方》用槐角子一斗,搗汁晒稠,取地膽

---

① 好古:**《湯液本草》卷5“槐實”** 《珍》云:與桃仁治證同。槐花苦薄,陰也。/**《湯液大法》卷3“肝”** 不足則燥,燥則宜潤。血(……槐莢……)(**按**:時珍據《湯液大法》,將“荆芥”“柏子仁”作“肝經氣分藥”,則槐莢當爲肝經血分藥。“氣”字當爲“血”字之誤。)

② 弘景:**《集注》見《證類》卷12“槐實”** 陶隱居云:槐子,以相連多者爲好,十月巳日採之。新盆盛,合泥百日,皮爛爲水,核如大豆。服之令腦滿,髮不白而長生……

③ 頌:**《圖經》見《證類》卷12“槐實”** ……折取嫩房角作湯以當茗。主頭風,明目,補腦。煮白皮汁以治口齒及下血,水吞黑子以變白髮。木上耳,取末服方寸匕,治大便血及五痔,脱肛等。皆常用有殊效者。葛洪著扁鵲明目使髮不落方:十月上巳日,取槐子去皮,内新罌中,封口三七日。初服一枚,再二枚,至十日十枚,還從一枚始,大良……

④ 太清草木方:**《證類》卷12“槐實”** 《太清草木方》:槐者,虚星之精,以十月上巳日採子服之。去百病,長生通神。

⑤ 梁書:**《御覽》卷954“槐”** 《梁書》曰:庾肩吾常服槐實,年七十餘,目看細字,鬚鬢皆黑。離亂之際,奔于江陵。

⑥ 和劑局方:**《局方》卷8“治雜病”** 槐角丸:治五種腸風瀉血:糞前有血名外痔,糞後有血名内痔,大腸不收名脱(釭)〔肛〕,穀道四面弩肉如乳名舉痔;頭上有孔名瘻,並皆治之。槐莢(去枝梗,炒,一兩)、地榆、當歸(酒浸一宿,焙)、防風(去蘆,各八兩)、黄芩、枳殼(去瓤,麸炒,各半斤),右爲末,酒糊丸如梧桐子大,每服三十丸,米飲下,不拘時候。此藥治腸風,瘡内小蟲,裏急下膿血,止癢痛,消腫聚,驅濕毒,久服永除病源。

⑦ 百一選方:**《百一選方》卷14“第二十二門”** 治脱肛(禹錫侄):槐花、槐角,右二味等分,炒香黄,爲細末,用羊血蘸藥,炙熱食之,以酒送下。或云以豬膔去皮,蘸藥炙服。

爲末，同煎，丸梧子大。每飲服十丸。兼作挺子，納下部。或以苦參末代地膽亦可。《外臺秘要》①。目熱昏暗。槐子、黄連二兩，爲末，蜜丸梧子大。每漿水下二十丸，日二服。《聖濟總録》②。大熱心悶。槐子燒末，酒服方寸匕。《千金方》③。

槐花。【修治】【宗奭④曰】未開時采收，陳久者良，入藥炒用。染家以水煮一沸出之，其稠滓爲餅，染色更鮮也。

【氣味】苦，平，無毒。【元素⑤曰】味厚氣薄，(紙)〔純〕陰也。【主治】五痔，心痛眼赤，殺腹臟蟲，及皮膚風熱，腸風瀉血，赤白痢，並炒研服。大明⑥。凉大腸。元素⑦。炒香頻嚼，治失音及喉痺，又療吐血衄，崩中漏下。時珍。

【發明】【時珍曰】槐花味苦、色黄、氣凉，陽明、厥陰血分藥也。故所主之病，多屬二經。

【附方】舊一，新二十。衄血不止。槐花、烏賊魚骨等分，半生半炒，爲末吹之。《普濟方》⑧。舌衄出血。槐花末傅之即止。《朱氏集驗》⑨。吐血不止。槐花燒存性，入射香少許研匀，糯米飲下三錢。《普濟方》⑩。咯血唾血。槐花炒研。每服三錢，糯米飲下。仰卧一時

---

① 外臺秘要：**《外臺》卷26"諸痔方"** 許仁則曰：此病有内痔，有外痔。内但便即有血，外有異。外痔下部有孔，每出血從孔中出。内痔每便即有血，下血甚者，下血擊地成孔，出血過多，身體無復血色。有痛者，有不痛者。有此候者，宜依後藥方：生槐子一斗(候未堅硬時采)，右一味搗令碎，絞取汁，日暴取稠，取地膽暴乾，搗篩爲散，和槐子煎作丸，以飲服十丸，日再，加至三十丸，如桐子大。兼以煎撚作丸如棗核大，内下部中，日夜三四度。

② 聖濟總録：**《普濟方》卷81"目昏暗"** 槐子丸，治眼熱目暗：槐子、黄連(去須，各二兩)，右爲末，煉蜜丸如梧子大，每於食後以温漿水下二十丸，夜臨卧再服。(**按**：《聖濟總録》無此方，另溯其源。)

③ 千金方：**《證類》卷12"槐實"** 《傷寒類要》：大熱心悶者，槐子燒末，酒服方寸匕。(**按**：今本《千金方》無此方，另溯其源。)

④ 宗奭：**《衍義》卷13"槐花"** 今染家亦用。收時折其未開花，煮一沸，出之釜中，有所澄下稠黄滓，滲漉出餅，染色更鮮明……

⑤ 元素：**《醫學啓源》卷下"用藥備旨·法象餘品"** 槐花：苦，陰，氣薄。凉大腸熱。/**《湯液本草》卷5"槐花"** 苦、薄，陰也。《珍》云：凉大腸熱。/**《本草發揮》卷3"槐花"** 東垣云……味苦，平，純陰。凉大腸熱，去皮膚風，腸風瀉血。(**按**：時珍所引"純陰"，與《本草發揮》引"東垣"同，然非出"元素"。)

⑥ 大明：見2398頁注⑤。

⑦ 元素：見本頁注⑤。

⑧ 普濟方：**《普濟方》卷189"鼻衄"** 治鼻衄，及膈上盛熱……又方(出《危氏方》)：槐花、烏賊魚骨(各等分)，右半生半炒，爲末，吹入鼻。(**按**：《世醫得效方》卷7"失血"亦有此方而文略異。)

⑨ 朱氏集驗：**《朱氏集驗方》卷9"舌"** 舌無故出血方：一士人無故舌出血，仍有小穴，醫不能曉何疾。偶曰：此名衄。炒槐花爲末，摻之而愈。

⑩ 普濟方：**《聖濟總録》卷68"吐血不止"** 治吐血不止，槐香散方：槐花(不拘多少)，右一味火燒存性，研細，入麝香少許，每服三錢匕，温糯米飲調下，立效。(**按**：《普濟方》卷188"吐血不止"引同方，云出《聖濟總録》。)

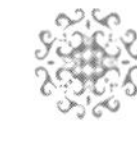

取效。朱氏①。**小便尿血**。槐花炒、鬱金煨各一兩,爲末。每服二錢,淡豉湯下,立效。《篋中秘(密)〔寶〕方》②。**大腸下血**。《經驗方》③用槐花、荆芥穗等分,爲末。酒服一錢匕。〇《集簡方》用柏葉三錢,槐花六錢,煎湯日服。〇《袖珍》④用槐花、枳殼等分,炒存性爲末。新汲水服二錢。**暴熱下血**。生猪臟一條,洗净控乾,以炒槐花末填滿扎定,米醋砂鍋内煮爛,擂丸彈子大,日乾。每服一丸,空心當歸煎酒化下。《永類鈐方》⑤。**酒毒下血**。槐花半生半炒一兩,山巵子焙五錢,爲末。新汲水服二服。《經驗良方》⑥。**臟毒下血**。新槐花炒研,酒服三錢,日二服。或用槐白皮煎湯服。《普濟方》⑦。**婦人漏血**不止。槐花燒存性,研。每服二三錢,食前温酒下。《聖惠方》⑧。**血崩不止**。槐花三兩,黄芩二兩,爲末。每服半兩,酒一盌,銅秤錘一枚,桑柴火燒紅,浸入酒内,調服。忌口。《乾坤秘韞》⑨。**中風失音**。炒槐花,三更後仰卧嚼咽。《危氏得效方》⑩。**癰疽發背**。凡人中熱毒,眼花頭運,口乾舌苦,心驚背熱,四肢麻木,覺有紅暈在背後者。即取槐花子一大抄,鐵杓炒褐色,以好酒一盌(汗之)〔滚過〕。乘熱飲酒,一汗即愈。如未退,再炒一服,極

---

① 朱氏:**《朱氏集驗方》卷7“失血評”** 槐花散:治咯血失聲。槐花炒,爲末,用糯米飲調服,二服,仰卧。

② 篋中秘寶方:**《普濟方》卷215“小便出血”** 槐金散:治小便出血。槐花(炒)、鬱金(剉,各一兩),右爲散,每服二錢,煎木通湯調下,不拘時。(**按**:原出處來源不明,另溯其源。)

③ 經驗方:**《證類》卷12“槐實”** 《經驗方》……又方:治下血。槐花、荆芥穗等分爲末,酒調下一錢匕。

④ 袖珍方:**《袖珍方》卷3“痔漏”** 治腸風下血,又方:槐花、枳殼,右等分,炒存性,爲末,新井水爲丸,飲下。

⑤ 永類鈐方:**《永類鈐方》卷4“腸風下血”** 有腸風下血,或以爲有熱,爲寒,爲暑,爲脾弱,血滲大腸,皆不效。又生豬臟,入炒槐花末其中,兩頭紮定,用好米醋於瓷器内爛煮,細切,擂爲彈丸,日乾,空心一丸,細嚼,當歸煎酒下。

⑥ 經驗良方:**《普濟方》卷38“臟毒下血”** 槐花散(《經驗良方》):治臟毒,酒病便血。槐花(半兩炒,半兩生)、山梔子(一兩,去皮,炒),右爲末,每服二錢,新汲水調下,食前服。

⑦ 普濟方:**《普濟方》卷38“臟毒下血”** 黄花散:治臟毒大便下血,腹痛。用槐花二兩,新净者,炒黄,爲末,每服二三錢,温酒調下三服。一方用陳久者爲末,飲服。亦以槐白皮煮汁服。

⑧ 聖惠方:**《證類》卷12“槐花”** 《簡要濟衆》:治婦人漏下血不絶。槐花鵝不以多少燒作灰,細研。食前温酒服二錢匕。(**按**:《聖惠方》卷73“治婦人漏下諸方”此方用“槐子”。似以《簡要濟衆》更合時珍所引。)

⑨ 乾坤秘韞:**《乾坤秘韞·濟陰》** 一方:治婦人血崩。槐花(三兩,炒黄色)、黄芩(二兩,去粗皮),右二味共爲細末,每服五錢,好酒一碗,用銅秤錠一枚桑柴火燒紅,浸入酒内,將前藥末調服,不拘時候。忌生冷、油膩之物。

⑩ 危氏得效方:**《得效方》卷17“舌病”** 治失音:槐花新瓦上炒香熟,三更后床上仰卧,隨意而食。亦治咯血。

效。縱成膿者，亦無不愈。彭幸庵云：此方三十年屢效者。劉松石《保壽堂方》①。楊梅毒瘡。乃陽明積熱所生。槐花四兩略炒，入酒二盞，煎十餘沸，熱服。胃虚寒者勿用。《集簡方》。外痔長寸。用槐花煎湯，頻洗并服之。數日自縮。《集簡方》。疔瘡腫毒。一切癰疽發背，不問已成未成，但焮痛者皆治。槐花微炒、核桃仁二兩，無灰酒一鍾，煎十餘沸，熱服。未成者二三服，已成者一二服見效。《醫方摘要》②。發背散血。槐花、綠豆粉各一升，同炒象牙色，研末。用細茶一兩，煎一盌，露一夜，調末三錢傅之，留頭。勿犯婦女手。《攝生妙用方》③。下血血崩。槐花一兩，椶灰五錢，鹽一錢，水三鍾，煎減半服。《摘玄方》④。白帶不止。槐花炒、牡蠣煅等分，爲末。每酒服三錢，取效。同上⑤。

葉。【氣味】苦，平，無毒。【主治】煎湯，治小兒驚癇壯熱，疥癬及丁腫。皮、莖同用。大明⑥。邪氣産難絶傷，及癮疹牙齒諸風〔疼〕，采嫩葉食。孟詵⑦。

【附方】舊二，新一。霍亂煩悶。槐葉、桑葉各一錢，炙甘草三分，水煎服之。《聖惠方》⑧。腸風痔疾。用槐葉一斤，蒸熟晒乾研末，煎飲代茶。久服明目。《食醫心鏡》⑨。鼻氣窒塞。以水五升煮槐葉，取三升，下葱、豉調和，再煎飲。《千金方》⑩。

枝。【氣味】同葉。【主治】洗瘡及陰囊下濕痒。八月斷大枝，候生嫩

---

① 保壽堂方：**《保壽堂方》卷 2“諸瘡門”** 治發背方：彭幸菴傳。凡人中熱毒，眼花頭暈，口乾舌苦，心驚背熱，四肢麻木，覺有紅暈在背後。即取槐子一大抄，揀净鐵杓炒茶褐色，以好酒一碗滚過，逼去槐子止。乘熱服酒，一汗即愈。如仍未退，再揀槐子一抄，如前炒煮，服之極效。縱成膿者，亦無不愈。此方三十年屢驗其方也。

② 醫方摘要：**《醫方摘要》卷 9“癰疽”** 槐花酒：治發背及一切疔瘡、癰疽腫毒，不問已成未成，但焮痛者皆治。槐花（四兩，微炒黄色）、核桃肉（四兩），分作二劑，無灰酒二鍾，煎十餘沸，去渣，熱服。未成者二三服，已成者一二服即消。

③ 攝生妙用方：**《攝生衆妙方》卷 8“諸瘡門”** 治發背方……又方：用槐花、菉豆粉各一升，炒作象牙色，研爲末，次用細茶一兩，煎一大碗，露一宿，將藥三錢調匀。有頭留頭，無頭盡敷。莫犯婦人手。

④ 摘玄方：（**按**：查《丹溪摘玄》無此方，未能溯得其源。）

⑤ 同上：同上“按”。

⑥ 大明：見 2398 頁注⑤。

⑦ 孟詵：**《食療》見《證類》卷 12“槐實”** 主邪氣産難絶傷。春初嫩葉亦可食。主癮疹，牙齒諸風疼。

⑧ 聖惠方：**《聖惠方》卷 47“治霍亂心煩諸方”** 治霍亂吐瀉，心煩悶亂……又方：甘草（一分，炙微赤，剉）、槐葉（一兩）、桑葉（一兩），右件藥擣篩爲散，每服三錢，以水一中盞，煎至六分，去滓，不計時候温服。

⑨ 食醫心鏡：**《證類》卷 12“槐實”** 《食醫心鏡》：治野雞痔下血、腸風。明目方：嫩槐葉一斤，蒸如造炙法，取葉碾作末，如茶法煎呷之。

⑩ 千金方：**《千金方》卷 6“鼻病第二”** 治鼻窒，氣息不通方……又方：槐葉（五升）、葱白（切、一升）、豉（一合），右三味，以水五升，煮取三升，分温三服。

蘖,煮汁釀酒,療大風痿痺甚效。《别録》①。炮熱,熨蠍毒。恭②。青枝燒瀝,塗癬。煅黑,揩牙去蟲。煎湯,洗痔核。頌③。燒灰,沐頭長髮。藏器④。治赤目、崩漏。時珍。

【發明】【頌⑤曰】劉禹錫《傳信方》,著硤州王及郎中槐湯灸痔法甚詳。以槐枝濃煎湯先洗痔,便以艾灸其上七壯,以知爲度。王及素有痔疾,充西川安撫使判官,乘騾入駱谷,其痔大作,狀如胡瓜,熱氣如火,至驛僵仆。郵吏用此法灸至三五壯,忽覺熱氣一道入腸中,因大轉瀉,先血後穢,其痛甚楚。瀉後遂失胡瓜所在,登騾而馳矣。

【附方】舊五,新一。風熱牙痛。槐枝燒熱烙之。《聖惠方》⑥。胎赤風眼⑦。槐木枝如馬鞭大,長二尺,作二段齊頭。麻油一匙,置銅鉢中。晨使童子一人,以其木研之,至暝乃止。令仰卧以塗目,日三度瘥。九種心痛。當太歲上取新生槐枝一握,去兩頭,用水三大升,煎服一升,頓服。《千金》⑧。崩中赤白。不問遠近,取槐枝燒灰,食前酒下方寸匕,日二服。《(冞)〔梅〕師方》⑨。胎動欲産。日月未足者,取槐樹東引枝,令孕婦手把之,即易生。《子母秘録》⑩。陰瘡濕痒。槐樹北面不見日枝,煎水洗三五徧。冷再暖之。孟詵《必效方》⑪。

---

① 别録:見 2398 頁注④。/**《唐本草》見《證類》卷 12"槐實"** 《唐本》注云:《别録》云:八月斷槐大枝,使生嫩蘖,煮汁釀酒,療大風痿痹,甚效。(**按**:《唐本草》所引《别録》不明是否與《集註》中《别録》屬同一書。)

② 恭:**《唐本草》見《證類》卷 12"槐實"** 《唐本》注云……枝:炮熨止蝎毒。

③ 頌:**《圖經》見《證類》卷 12"槐實"** ……春採嫩枝,煅爲黑灰,以揩齒去蚛。燒青枝取瀝以塗癬……以槐枝濃煎湯,先洗痔……

④ 藏器:**《拾遺》見《證類》卷 12"槐實"** ……木爲灰,長毛髮。

⑤ 頌:**《圖經》見《證類》卷 12"槐實"** ……劉禹錫《傳信方》著硤州王及郎中槐湯灸痔法:以槐枝濃煎湯,先洗痔,便以艾灸其上七壯,以知爲度。及早充西川安撫使判官,乘騾入駱谷,及宿有痔疾,因此大作,其狀如胡瓜,貫於腸頭,熱如煻灰火,至驛僵僕。主郵吏云:此病某曾患來,須灸即差。及命所使作槐湯洗熱瓜上,令用艾灸至三五壯,忽覺一道熱氣入腸中,因大轉瀉,先血後穢,一時至痛楚,瀉後遂失胡瓜所在,登騾而馳。

⑥ 聖惠方:**《聖濟總録》卷 119"牙齒疼痛"** 治牙齒疼痛,槐枝烙方:槐枝燒令熱,右於痛處齒縫中烙之,即差。(**按**:《聖惠方》無此方,另溯其源。)

⑦ 胎赤風眼:**《千金方》卷 6"目病第一"** 治胎赤眼方:取槐木枝如馬鞭大,長二尺,齊頭,油麻一匙,置銅鉢中,旦使童子以水研之,至暝止。夜卧時洗目,傅眦,日三,良。(**按**:原無出處,今溯得其源。)

⑧ 千金:**《千金方》卷 13"心腹痛第六"** 治九種心痛方:取當太歲右新生槐枝一握,去兩頭,㕮咀,以水三升,煮取一升頓服。

⑨ 梅師方:**《證類》卷 12"槐實"** 《梅師方》:治崩中或赤白,不問年月遠近:取槐枝燒灰,食前酒下方寸匕。

⑩ 子母秘録:**《證類》卷 12"槐實"** 《子母秘録》:日月未足而欲産者,槐樹東枝令孕婦手把,即易産。

⑪ 必效方:**《證類》卷 12"槐實"** 《必效方》:療陰瘡及濕癢。槐樹北面不見日處一大握,水二升,煮取一升洗之三五遍,冷復煖。若涉遠恐冲風,即以米粉粉之,即效。

木皮、根白皮。【氣味】苦，平，無毒。【主治】爛瘡，喉痺寒熱。《别録》①。煮汁，淋陰囊墜腫氣痛。煮漿水，漱口齒風疳䘌血。甄權②。治中風皮膚不仁，浴男子陰疝卵腫，浸洗五痔，一切惡瘡，婦人産門痒痛及湯火瘡。煎膏，止痛長肉，消癰腫。大明③。煮汁服，治下血。蘇頌④。

【附方】舊四，新二。中風身直，不得屈申反復者。取槐皮黄白者切之，以酒或水六升，煮取二升，稍稍服之。《肘後方》⑤。破傷中風。避陰槐枝上皮，旋刻一片，安傷處，用艾灸皮上百壯。不痛者灸至痛，痛者灸至不痛，用火摩之。《普濟》⑥。風蟲牙痛。槐樹白皮一握切，以酪一升煮，去滓，入鹽少許，含漱。《廣濟方》⑦。陰下濕痒。槐白皮炒，煎水日洗。《生生方》⑧。痔瘡有蟲，作痒，或下膿血。多取槐白皮濃煮汁，先熏後洗。良久欲大便，當有蟲出，不過三度即愈。仍以皮爲末，綿裹納下部中。《梅師方》⑨。蠼螋惡瘡。槐白皮醋浸半日，洗之。孫真人《千金翼》⑩。

槐膠。【氣味】苦，寒，無毒。【主治】一切風，化涎，肝臟風，筋脉抽掣，及急風口噤，或四肢不收，頑痺，或毒風周身如蟲行，或破傷風，口眼偏斜，腰背强硬。任作湯、散、丸、煎，雜諸藥用之。亦可水煮和藥爲丸。《嘉祐》⑪。煨熱，綿裹塞耳，治風熱聾閉。時珍。

---

① 别録：見 2398 頁注④。

② 甄權：**《藥性論》見《證類》卷 12“槐實”** ……皮煮汁，淋陰囊墜腫氣痛。又云：槐白皮，味苦，無毒。能主治口齒風疳䘌血。以煎漿水煮含之。又煎淋浴男子陰疝卵腫。

③ 大明：**《日華子》見《證類》卷 12“槐實”** ……又云：槐皮草，治中風皮膚不仁，喉痺，浸洗五痔并一切惡瘡，婦人産門癢痛及湯火瘡。煎膏，止痛長肉，消癰腫。

④ 蘇頌：**《圖經》見《證類》卷 12“槐實”** ……煮白皮汁以治口齒及下血……

⑤ 肘後方：**《證類》卷 12“槐實”** 《百一方》：治中風，身直不得屈伸反復者。取槐皮黄白者切之，以酒或水六升，煮取二升。去滓，適寒温，稍稍服之。

⑥ 普濟：**《普濟方》卷 113“破傷風”** 治破傷風，迷悶不省人危急者，但氣絶心腹温可治。用避陰槐樹枝皮，旋用刀刻取一塊，連粗皮在外安在破傷處，用艾蘸于槐皮上，灸百炷不妨。如瘡口痛者，灸至不痛，不痛者灸至痛，然後用火摩，不拘時候。

⑦ 廣濟方：**《證類》卷 12“槐實”** 《廣濟方》：又療牙疼齒痛，取槐樹白皮一握，切，以酪一升煮，去滓，用鹽少許，適寒温含之，日三易之。（**按**：“以酪一升”，《外臺》卷 22“牙齒疼痛方”有同方，作“以酢一升”。）

⑧ 生生方：（**按**：僅見《綱目》引録。未能溯得其源。）

⑨ 梅師方：**《證類》卷 12“槐實”** 《梅師方》……又方：治痔有蟲咬穀道癢，或下膿血多。取槐白皮濃煮汁，安盆坐湯之虚其穀道，令更煖，良久欲大便，當蟲出，不過三度即愈。如用末，綿裹内下部。

⑩ 千金翼：**《千金翼方》卷 20“沙虱第六”** 蠼螋瘡方……又方：取槐白皮半斤，切，醋浸半日，去痂洗之，日五六。

⑪ 嘉祐：見 2398 頁注⑤。

槐耳見菜部"木耳"。

檀《拾遺》①

【釋名】【時珍曰】朱子②云:檀,善木也。其字從亶以此。亶者,善也。

【集解】【藏器③曰】按蘇恭言:檀似秦皮。其葉堪爲飲。樹體細,堪作斧柯。至夏有不生者,忽然葉開,當有大水。農人候之以占水旱,號爲水檀。又有一種葉如檀,高五六尺,生高原,四月開花正紫,亦名檀樹,其根如葛。【頌④曰】江淮、河朔山中皆有之。亦檀香類,但不香爾。【時珍曰】檀有黄、白二種,葉皆如槐,皮青而澤,肌細而膩,體重而堅,狀與梓榆、荚蒾相似。故俚語云:斫檀不諦得荚蒾,荚蒾尚可得駁馬。駁馬,梓榆也。又名六駁,皮色青白,多癬駁也。檀木宜杵、楤、鎚器之用。

皮及根皮。【氣味】辛,平,有小毒。【主治】皮:和榆皮爲粉食,可斷穀救荒。根皮:塗瘡疥,殺蟲。藏器⑤。

荚蒾《唐本草》⑥

【釋名】擊迷《詩疏》⑦、羿先同⑧。

---

① 拾遺:**《證類》卷14"二十六種陳藏器餘・檀"**　秦皮注,蘇云檀似秦皮。按檀樹,取其皮和榆皮食之,可斷穀。《爾雅》云:檀,苦茶。其葉堪爲飲。樹體細,堪作斧柯,至夏有不生者,忽然葉開,當有大水,農人候之,以則水旱,號爲水檀。又有一種,葉如檀,高五六尺。生高原,花四月開,色正紫,亦名檀,根如葛,極主瘡疥,殺蟲,有小毒也。《爾雅》無檀,苦茶,唯言檟,苦茶,郭注:樹小似梔子,冬生葉,可煮作羹。今早採者爲茶,晚採者爲茗。一名荈。蜀人呼名之苦茶,前面已有茗、苦茶。又引《爾雅》,疑此誤矣。

② 朱子:(**按**:未能溯得其源。)

③ 藏器:見本頁注①。

④ 頌:**《圖經》見《證類》卷12"沉香"**　……檀木生江、淮及河朔山中。其木作斧柯者,亦檀香類,但不香耳……

⑤ 藏器:見本頁注①。

⑥ 唐本草:**《唐本草》見《證類》卷14"荚蒾"**　味甘、苦,平,無毒。主三蟲,下氣消穀。

⑦ 詩疏:**《毛詩草木鳥獸蟲魚疏》卷上"爰有樹檀"**　檀木皮正青滑澤,與繫迷相似,又似駁馬。駁馬,梓榆……(**按**:《爾雅翼》卷9"六駁"論"駁馬"云:"檀木皮正青而澤,與荚蒾及此木相似"。故知羅愿將"繫迷"作"荚蒾"。陸機《詩疏》"爰有樹檀"無"羿先"一名。時珍或轉引自《證類》卷14"荚蒾"條"《唐本》注"。參下注。)

⑧ 同:**《唐本草》見《證類》卷14"荚蒾"**　《唐本》注云……陸機《草木疏》名擊迷。一名羿先。(**按**:陸機《詩疏》并無"羿先"名,此名當出《唐本草》。)

【集解】【恭①曰】莢蒾葉似木槿及榆,作小樹,其子如(疏溲)〔溲疏〕,兩兩相對,而色赤味甘。陸機《詩疏》云"檀、榆之類"也。所在山谷有之。【藏器②曰】生北土山林中。皮堪爲索。

枝、葉。【氣味】甘、苦,平,無毒。【主治】三蟲,下氣消穀。煮汁和米作粥,飼小兒甚美。《唐本》③。作粥,灌六畜瘡中生蛆,立出。藏器④。

秦皮《本經》⑤中品【校正】併入《拾遺⑥·梣木》。

【釋名】梣皮音岑、梣木音尋、石檀《别録》⑦、樊槻弘景⑧、盆桂《日華》⑨、苦樹蘇恭⑩、苦櫪。【時珍曰】秦皮,本作梣皮。其木小而岑高,故以爲名。人訛爲梣,又訛爲秦。或云本出秦地,故得秦名也。高誘注《淮南子》⑪云:梣,苦櫪木也。【恭⑫曰】樹葉似檀,故名石檀。俗因味苦,呼爲苦樹。

【集解】【《别録》⑬曰】秦皮生廬江川谷及冤句水邊。二月、八月采皮,陰乾。【弘景⑭曰】俗

---

① 恭:**《唐本草》見《證類》卷14"莢蒾"** 味甘、苦,平,無毒。主三蟲,下氣消穀。/《唐本》注云:葉似木槿及似榆,作小樹,其子如溲疏,兩兩相並,四四相對,而色赤味甘。煮樹枝汁和作粥,甚美,以飼小兒。殺蛔蟲。不入方用。陸機《草木疏》名擊迷。一名羿先。蓋檀、榆之類也。所在山谷有之。(**按**:"一名羿先"及其後文不見於陸機《草木疏》,當屬《唐本》注評述之語。時珍引述有誤。)

② 藏器:**《拾遺》見《證類》卷14"莢蒾"** 《陳藏器本草》云:莢蒾,主六畜瘡中蛆,煮汁作粥灌之,蛆立出。皮堪爲索。生北土山林間。

③ 唐本:見本頁注①。

④ 藏器:見本頁注②。

⑤ 本經:**《本經》《别録》(《藥對》)見《證類》卷13"秦皮"** **味苦,微寒**、大寒,無毒。**主風寒濕痺,洗洗寒氣,除熱,目中青翳白膜,**療男子少精,婦人帶下,小兒癇,身熱。可作洗目湯。**久服頭不白,輕身,**皮膚光澤,肥大有子。一名岑皮,一名石檀。生廬江川谷及冤句。二月、八月採皮,陰乾。(大戟爲之使,惡吴茱萸。)

⑥ 拾遺:**《證類》卷14"二十六種陳藏器餘·梣木皮"** 葉:煮洗蛇咬,亦可作屑傅之。梣,大木也。出江南也。

⑦ 别録:見本頁注⑤。

⑧ 弘景:**《集注》見《證類》卷13"秦皮"** 陶隱居云:俗云是樊槻皮……

⑨ 日華:**《日華子》見《證類》卷13"秦皮"** ……一名盆桂。

⑩ 蘇恭:**《唐本草》見《證類》卷13"秦皮"** ……俗見味苦,名爲苦樹……以葉似檀,故名石檀也。

⑪ 淮南子:**《淮南子·俶真訓》(高誘注)** ……夫梣(尋)木色青……(梣木,青皮……)。(**按**:《淮南子》高誘注無"苦櫪木"一説。此説始於《綱目》,非高誘。)

⑫ 恭:見本頁注⑩。

⑬ 别録:見本頁注⑤。

⑭ 弘景:**《集注》見《證類》卷13"秦皮"** 陶隱居云:俗云是樊槻皮,而水漬以和墨書,色不脱,微青……

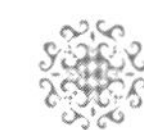

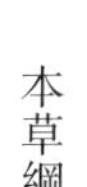

云是樊槻皮,而水漬以和墨書,色不脱,微青。【恭①曰】此樹似檀,葉細,皮有白點而不粗錯,取皮漬水便碧色,書紙看之,皆青色者是真。【頌②曰】今陝西州郡及河陽亦有之。其木大都似檀,枝幹皆青緑色。葉如匙頭(虚)〔許〕大而不光。並無花實,根似槐根。俗呼爲白樳木。

皮。【氣味】苦,微寒,無毒。【《别録》③曰】大寒。【普④曰】神農、雷公、黄帝、岐伯:酸,無毒。李當之:小寒。【權⑤曰】平。惡苦瓠、防葵。【之才⑥曰】惡吴茱萸。大戟爲之使。【主治】風寒濕痺,洗洗寒氣,除熱,目中青瞖白膜。久服頭不白,輕身。《本經》⑦。療男子少精,婦人帶下,小兒癇,身熱。可作洗目湯。久服皮膚光澤,肥大有子。《别録》⑧。明目,去目中久熱,兩目赤腫疼痛,風淚不止。作湯浴小兒身熱。煎水澄清,洗赤目極效。甄權⑨。主熱痢下重,下焦虚。好古⑩。同葉煮湯洗蛇咬,并研末傅之。藏器⑪。

【發明】【弘景⑫曰】秦皮俗方惟以療目,道家亦有用處。【大明⑬曰】秦皮之功,洗肝益精,明目退熱。【元素⑭曰】秦皮沉也,陰也。其用有四:治風寒濕邪成痺,青白幻(醫)〔翳〕遮睛,女子

---

① 恭:**《唐本草》見《證類》卷13"秦皮"** 《唐本》注云:此樹似檀,葉細,皮有白點而不粗錯,取皮水漬便碧色,書紙看皆青色者是……

② 頌:**《圖經》見《證類》卷13"秦皮"** 秦皮,生廬江川谷及冤句,今陝西州郡及河陽亦有之。其木大都似檀,枝幹皆青緑色。葉如匙頭許大而不光。並無花實,根似槐根。二月、八月採皮,陰乾。其皮有白點而不粗錯,俗呼爲自樳木……(**按**:"自樳木",《大觀證類》宋刊、《政和證類》元刊本均同。《湯液本草》有"白樳木",時珍從改。)

③ 别録:見2407頁注⑤。

④ 普:**《御覽》卷992"秦皮"** 《吴氏本草》曰:梣皮,一名秦皮。神農、雷公、黄帝、岐伯:酸,無毒。李氏:小寒……

⑤ 權:**《藥性論》見《證類》卷13"秦皮"** 秦白皮,平。惡苦瓠、防葵……

⑥ 之才:**古本《藥對》** 見2407頁注⑤括號中七情文。

⑦ 本經:見2407頁注⑤白字。

⑧ 别録:見2407頁注⑤。

⑨ 甄權:**《藥性論》見《證類》卷13"秦皮"** ……主明目,去肝中久熱,兩目赤腫疼痛,風淚不止。治小兒身熱,作湯浴差。皮一升,水煎澄清,冷洗赤眼極效。

⑩ 好古:**《湯液本草》卷5"木部·秦皮"** 《液》云:主熱利下重,下焦虚。

⑪ 藏器:見2407頁注⑥。

⑫ 弘景:**《集注》見《證類》卷13"秦皮"** ……俗方惟以療目,道家亦有用處。

⑬ 大明:**《日華子》見《證類》卷13"秦皮"** 洗肝益精明目,小兒熱驚,皮膚風痹,退熱……

⑭ 元素:**《珍珠囊·諸品藥性主治指掌》(《醫要集覽》本)"秦皮"** 味苦,性寒。無毒。沉也,陰也。其用有四:風寒濕合而成痺;青白翳幻遮睛;女子崩中帶下;小兒風熱癇驚。(**按**:《珍珠囊》在《綱目》中多被標爲"李杲",此云出"元素",疑誤。)

崩中帶下，小兒風熱驚癇。【好古[①]曰】痢則下焦虚，故張仲景白頭翁湯，以黄蘗、黄連、秦皮同用，皆苦以堅之也。秦皮浸水青藍色，與紫草同用，治目病以增光暈，尤佳。【時珍曰】梣皮，色青氣寒，味苦性濇，乃是厥陰肝、少陽膽經藥也。故治目病、驚癇，取其平木也。治下痢、崩帶，取其收濇也。又能治男子少精，益精有子，皆取其濇而補也。故《老子》[②]云：天道貴（嗇）〔濇〕。此藥乃服食及驚癇、崩、痢所宜，而人止知其治目一節，幾於廢棄，良爲可惋。《淮南子》[③]云：梣皮色青，治目之要藥也。又《萬畢術》[④]云：梣皮止水，謂其能收淚也。高誘[⑤]解作致水，言能使水沸者，謬也。

【附方】舊三，新三。赤眼生瞖。秦皮一兩，水一升半，煮七合，澄（青）〔清〕。日日温洗。一方加滑石、黄連等分。《外臺秘〔要〕》[⑥]。眼暴腫痛。秦皮、黄連各一兩，苦竹葉半升，水二升半，煮取八合，食後温服。此乃謝道人方也。《外臺秘要》[⑦]。赤眼睛瘡。秦皮一兩，清水一升，白盌中浸，春夏一食頃以上，看碧色出，即以筯頭纏綿，仰卧點令滿眼，微痛勿畏，良久瀝去熱汁。日點十度以上，不過兩日瘥也。《外臺秘要》[⑧]。眼弦挑鍼。乃肝脾積熱。剉秦皮，夾沙糖，水煎，調大黄末一錢，微利佳。《仁齋直指方》[⑨]。血痢連年。秦皮、鼠尾草、薔薇根等分，以水煎取汁，銅器重釜煎成，丸如梧子大。每服五六丸，日二服。稍增，以知爲度。亦可煎飲。《千金方》[⑩]。天蛇毒瘡。似癩非癩，天蛇，乃草間花蜘蛛也，人被其螫，爲露水所濡，乃成此疾。以秦皮煮汁一

---

① 好古：**《湯液本草》卷5“秦皮”** 《液》云：主熱利下重，下焦虚。《經》云“以苦堅之”。故用白頭翁、黄蘗、秦皮，苦之劑也……宜作湯洗目，俗呼爲白桪木。取皮漬水，浸出青藍色，與紫草同用，以增光暈尤佳……

② 老子：**《老子道德經·河上公·守道》** 治人事天莫若嗇。

③ 淮南子：**《淮南子·俶真訓》** ……夫梣（尋）木色青……此皆治目之藥也。

④ 萬畢術：**《御覽》卷992“秦皮”** 《淮南萬畢術》曰：岑皮致水。

⑤ 高誘：（**按**：未能溯得《淮南子》高誘注有“致水”“使水沸”之説。）

⑥ 外臺秘要：**《外臺》卷21“暈翳方”** 又療眼因赤差後翳暈方……又方：秦皮一兩，右一味以水一升五合，煮取七合，澄清，决明用漬散，内目中，一如前法。/**《局方》卷7“治眼目疾”** 秦皮散，治大人、小兒風毒，赤眼腫痛，癢澀眵淚，昏暗羞明：秦皮、滑石（桂府者，搗碎）、黄連（去須，各十兩），右爲細末，每用半錢，沸湯泡，去滓，温熱頻洗。（**按**：《外臺》無所引“一方”。）

⑦ 外臺秘要：**《外臺》卷21“眼暴腫痛方”** 療眼暴腫痛方……又方：秦皮、黄連（各一兩）、苦竹葉（一升），右三味，切，以水五升，煮取八合，洗眼，與前方相類。眼忽腫痛盲，須煮秦皮作湯洗，是主療也。忌豬肉。

⑧ 外臺秘要：**《外臺》卷21“目赤痛方”** 《近效》又療赤眼及眼睛上瘡方：秦皮一大兩，以清水一大升，于白瓷碗中浸，春夏一食久以上，看碧色出，即以筯頭纏綿，點下碧汁，仰卧點所患眼中，仍先從大眦中滿眼著，微痛不畏，量久三五度飯間，即側卧瀝却熱汁，每日十度以上著，不過兩日差。忌酢、蘿蔔。

⑨ 仁齋直指方：**《直指方》卷20“眼目證治”** 治偷針方：脾間積熱，兼宿食不消則偷針。秦皮剉細，夾砂糖水煎，調大黄末少許，利之。

⑩ 千金方：**《千金方》卷15“熱痢第七”** 治下赤連年方……又方：鼠尾草、薔薇根、秦皮（如無，用槲皮代之），右三味等分，㕮咀，以水淹煎，去滓，銅器重釜煎，成丸如梧子。服五六丸，日三，稍增，瘥止。亦可濃汁服半升。

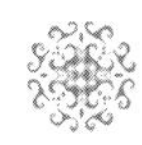

斗，飲之即瘥。《寇宗奭本草》①。

合歡《本經》②中品

【釋名】合昏《唐本》③、夜合《日華》④、青裳《圖經》⑤、萌葛《綱目》、烏賴樹。【頌⑥曰】崔豹《古今注》云：欲蠲人之忿，則贈以青裳。青裳，合歡也。植之庭除，使人不忿。故嵇康《養生論》云：合歡蠲忿，萱草忘憂。【藏器⑦曰】其葉至暮即合，故云合昏。【時珍曰】按王璆《百一選方》⑧云：夜合俗名萌葛，越人謂之烏賴樹。又《金光明經》⑨謂之尸利灑樹。

【集解】【《本經》⑩曰】合歡生豫州山谷。樹如狗骨樹。【《别録》⑪曰】生益州山谷。【弘景⑫曰】俗間少識，當以其非療病之功也。【恭⑬曰】此樹葉似皂莢及槐，極細。五月花發，紅白色，上有絲茸。秋實作莢，子極薄細。所在山谷有之，今東、西京第宅山池間亦有種者，名曰合昏。【頌⑭曰】今汴、洛間皆有之，人家多植於庭除間。木似梧桐，枝甚柔弱。葉似皂角，極細而繁密，互

---

① 寇宗奭本草：**《證類》卷 13"秦皮"** 沈存中：秦皮治天蛇毒，似癩而非癩也。天蛇即草間黄花蜘蛛是也，人被其螫，仍爲露水所濡，乃成此疾，遂煮汁一斗，飲之差。（**按**：《衍義》無此方，另溯其源。沈括《夢溪筆談》卷 25"雜誌二"有此文。）

② 本經：**《本經》《别録》見《證類》卷 13"合歡"** **味甘、平**，無毒。**主安五藏，利心志，令人歡樂無憂。久服輕身明目，得所欲。**生益州山谷。

③ 唐本：**《唐本草》見《證類》卷 13"合歡"** ……名曰合歡，或曰合昏……

④ 日華：**《日華子》見《證類》卷 13"合歡"** 夜合……又名合歡樹。

⑤ 圖經：**《圖經》見《證類》卷 13"合歡"** ……青裳，合歡也……

⑥ 頌：**《圖經》見《證類》卷 13"合歡"** ……崔豹《古今注》曰：欲蠲人之憂，則贈以丹棘。丹棘一名忘憂。欲蠲人之忿，則贈以青裳。青裳，合歡也。故嵇康種之舍前是也……/**《集注》見《證類》卷 13"合歡"** 陶隱居云：按嵇康《養生論》云：合歡蠲忿，萱草忘憂也。

⑦ 藏器：**《拾遺》見《證類》卷 13"合歡"** ……葉至暮即合，故云合昏也。

⑧ 百一選方：**《百一選方》卷 13"第二十一門"** 治打撲傷損骨折，此藥專接骨。護國長老用仁傳：夜合樹，俗謂之萌葛，即合歡也……越州人謂之烏顆樹。

⑨ 金光明經：**《金光明經》卷 7"大辯才天女品第十五之一"** ……合昏樹（尸利洒）……（**按**：陳明《漢譯佛經中的天竺藥名札記（五）》見《中醫藥文化》第 13 卷 5 期 18－22 頁，對合歡佛經中名"尸利沙""尸利洒"等有詳論。）

⑩ 本經：**《御覽》卷 960"合歡"** 《神農本草》曰：合歡生豫州河内川谷，其樹似狗骨樹。

⑪ 别録：見本頁注②。

⑫ 弘景：**《集注》見《證類》卷 13"合歡"** ……至於合歡，俗間少識之者，當以其非療病之功……

⑬ 恭：**《唐本草》見《證類》卷 13"合歡"** 《唐本》注云：此樹生葉似皂莢、槐等，極細。五月花發紅白色。所在山澗中有之，今東、西京第宅山池間亦有種者，名曰合歡，或曰合昏……

⑭ 頌：**《圖經》見《證類》卷 13"合歡"** 合歡，夜合也。生益州山谷，今近京雍、洛間皆有之，人家多植於庭除間。木似梧桐，枝甚柔弱。葉似皂莢、槐等，極細而繁密，互相交結。每一風來，輒似相解了，不相牽綴。其葉至暮而合，故一名合昏。五月花發紅白色，瓣上若絲茸，然至秋而實作莢，子極薄細。採皮及葉用，不拘時月……

相交結。每一風來,輒自相解了,不相牽綴。采皮及葉用,不拘時月。【宗奭[①]曰】合歡花,其色如今之醮暈(緑)〔線〕,上半白,下半肉紅,散垂如絲,爲花之異。其緑葉至夜則合也。嫩時煠熟水淘,亦可食。

木皮去粗皮炒用。【氣味】甘,平,無毒。【主治】安五臟,和心志,令人歡樂無憂。久服輕身明目,得所欲。《本經》[②]。煎膏,消癰腫,續筋骨。大明[③]。殺蟲。擣末,和鐺下墨,生油調,塗蜘蛛咬瘡。用葉洗衣垢。藏器[④]。折傷疼痛,研末,酒服二錢匕。宗奭[⑤]。和血消腫止痛。時珍。

【發明】【震亨[⑥]曰】合歡屬土,補陰之功甚捷。長肌肉,續筋骨,概可見矣。與白蠟同入膏用神效,而外科家未曾録用,何也?

【附方】舊二,新三。肺癰唾濁,心胸(男)〔甲〕錯。取夜合皮一掌大,水三升,煮取一半,分二服。韋宙《獨行方》[⑦]。撲損折骨。夜合樹皮即合歡皮,去粗皮,炒黑色,四兩,芥菜子炒一兩,爲末。每服二錢,温酒卧時服,以滓傅之,接骨甚妙。王璆《百一選方》[⑧]。髪落不生。合歡木灰二合,墻衣五合,鐵精一合,水萍末二合,研勾,生油調塗,一夜一次。《普濟方》[⑨]。小兒撮口。夜合花枝濃煮汁,拭口中,并洗之。《子母秘録》[⑩]。中風攣縮。夜合枝酒:夜合枝、柏枝、槐枝、桑枝、石榴枝各五兩,並生剉。糯米五升,黑豆五升,羌活二兩,防風五錢,細麴七斤半。先以水五斗煎五(枚)〔枝〕,取二斗五升,浸米、豆蒸熟,入麴與防風、羌活,如常釀酒法,封三七日,壓汁。

---

① 宗奭:**《衍義》卷14“合歡”** 花,其色如今之醮暈線,上半白,下半肉紅,散垂如絲,爲花之異。其緑葉至夜則合,又謂之夜合花。陳藏器、日華子皆曰皮殺蟲,又曰續筋骨。《經》中不言。/**《救荒本草》卷下之前”** 夜合樹”《本草》名合歡……採嫩葉煠熟,水浸淘淨,油鹽調食。曬乾煠食尤好。

② 本經:見2410頁注②白字。

③ 大明:**《日華子》見《證類》卷13“合歡”** 夜合皮殺蟲,煎膏消癰痛,並續筋骨……

④ 藏器:**《拾遺》見《證類》卷13“合歡”** 《陳藏器本草》云:合歡皮殺蟲,擣爲末,和鐺下墨,生油調塗蜘蛛咬瘡。及葉並去垢……

⑤ 宗奭:**《證類》卷13“合歡”** 《子母秘録》……又方:打搕損疼痛。夜合花末酒調,服二錢匕,妙。(**按**:《衍義》無此方,另溯其源。)

⑥ 震亨:**《衍義補遺·合歡》** 屬土而有水與金,補陰之有捷功也。長肌肉,續筋骨,概可見矣。而外科家未曾録用,何也?(**按**:“與白蠟同入膏用神效”疑時珍所添。)

⑦ 獨行方:**《圖經》見《證類》卷13“合歡”** ……韋宙《獨行方》:胸心甲錯,是爲肺癰,黄昏湯治。取夜合皮掌大一枚,水三升,煮取半分,再服。

⑧ 百一選方:**《百一選方》卷13“第二十一門”** 治打撲傷損骨折,此藥專接骨。護國長老用仁傳。夜合樹(俗謂之萌葛,即合歡也,去麤皮,取白皮剉碎,炒令黄微黑色,肆兩)、芥菜子(炒,一兩),右爲細末,酒調,臨夜服。麤滓罨瘡上,紥縛之,神驗。越州人謂之烏顆樹。

⑨ 普濟方:**《聖惠方》卷41“治眉髮鬚不生諸方”** 治眉髮髭不生,牆衣散方:牆衣(五合,曝乾,搗羅爲末)、鐵精(一合)、合歡木灰(二兩)、水萍末(一合),右件藥相和研令極細,旋以生油調如膏,塗於不生處,日夜再塗即生,極妙。(**按**:《普濟方》卷50“令髮生長”引同方,云出《聖惠方》。)

⑩ 子母秘録:**《證類》卷13“合歡”** 《子母秘録》:小兒撮口病:夜合花枝濃煮汁,拭口并洗。

每飲五合，勿過醉致吐，常令有酒氣也。《奇效良方》①。

皂莢《本經》②中品

【釋名】皂角《綱目》、雞栖子《綱目》、烏犀《綱目》、懸刀。【時珍曰】莢之樹皂，故名。《廣志》③謂之雞栖子，《曾氏方》④謂之烏犀，《外丹本草》⑤謂之懸刀。

【集解】【《别録》⑥曰】皂莢生雍州山谷及魯鄒縣，如豬牙者良。九月、十月采莢，陰乾。【弘景⑦曰】處處有之，長尺二者良。俗人見其有蟲孔而未嘗見蟲形，皆言不可近，令人惡病，殊不爾也。其蟲狀如草葉上青蟲，〔莢〕微黑便出，所以難見。【恭⑧曰】此物有三種。豬牙皂莢最下，其形曲戾薄惡，全無滋潤，洗垢不去。其尺二者，粗大長虚而無潤。若長六七寸，圓厚節促直者，皮薄多肉，味濃大好。【頌⑨曰】所在有之，以懷、孟者爲勝。木極有高大者。本經用如豬牙者，陶用尺二者，蘇用六寸圓厚者。今醫家作疏風氣丸煎多用長皂莢，治齒及取積藥多用牙皂莢，所用雖殊，性味不甚相遠。其初生嫩芽，以爲蔬茹，更益人。【時珍曰】皂樹高大。葉如槐葉，瘦長而尖。枝間多刺。夏開細黄花。結實有三種：一種小如豬牙；一種長而肥厚，多脂而粘；一種長而瘦薄，枯燥不粘。以多脂者爲佳。其樹多刺難上，采時以篾箍其樹，一夜自落，亦一異也。有不結實者，樹鑿一孔，入

---

① 奇效良方：**《奇效良方》卷2"夜合枝醖酒"** 治中風手足不隨，攣縮，屈伸艱難。夜合枝、桑枝、槐枝、柏枝（並生用，剉，五兩）、糯米（五升）、石榴枝（生剉，五兩）、羌活（去心，二兩）、黑豆（緊小者，五升）、防風（去叉，五錢）細麯（七斤半），右先以水五斗，將五枝同煎，取二斗五升，去滓，浸米、黑豆兩宿，蒸熟入麯，與防風、羌活二味拌和，造酒依常醖法，封三七日，壓去糟滓，取清酒三合至五合飲之。常令有酒氣，無令過醉，恐致吐，即悖亂正氣。

② 本經：**《本經》《别録》（《藥對》）見《證類》卷14"皂莢"** 味辛、鹹，温，有小毒。主風痺死肌邪氣，風頭淚出，利九竅，殺精物，療腹脹滿，消穀，除欬嗽，囊結，婦人胞不落，明目益精。可爲沐藥，不入湯。生雍州川谷及魯鄒縣，如豬牙者良。九月、十月採莢，陰乾。（柏實爲之使，惡麥門冬，畏空青、人參、苦參。）

③ 廣志：**《御覽》卷960"皂莢"** 《廣志》曰：雞栖子，皂莢也。

④ 曾氏方：**《活幼心書》卷下"圓膏門・圓類"** 烏犀圓……烏犀皂莢……

⑤ 外丹本草：（**按**：未見該書存世，待考。）

⑥ 别録：見本頁注②。

⑦ 弘景：**《集注》見《證類》卷14"皂莢"** 陶隱居云：今處處有，長尺二者良。俗人見其皆有蟲孔而未嘗見蟲形，皆言不可近，令人惡病，殊不爾。其蟲狀如草菜上青蟲，莢微欲黑便出，所以難見爾。但取青莢生者，看自知之。

⑧ 恭：**《唐本草》見《證類》卷14"皂莢"** 《唐本》注云：此物有三種：豬牙皂莢最下，其形曲戾薄惡，全無滋潤，洗垢不去。其尺二寸者，粗大長虚而無潤。若長六七寸，圓厚節促直者，皮薄多肉，味濃大好。

⑨ 頌：**《圖經》見《證類》卷14"皂莢"** 皂莢，出雍州川谷及魯鄒縣，今所在有之，以懷、孟州者爲勝。木極有高大者。此有三種：《本經》云：形如豬牙者良，陶注云長尺二者良，唐注云長六寸，圓厚節促直者，皮薄多肉味濃，大好。今醫家作疏風氣丸、煎多用長皂莢，治齒及取積藥多用豬牙皂莢，所用雖殊，大抵性味不相遠。九月、十月採莢，陰乾用……其初生嫩葉芽，以爲蔬茹更益人……

生鐵三五斤，泥封之，即結莢。人以鐵砧搥皂莢，即自損。鐵碾碾之，久則成孔。鐵鍋爨之，多爆片落。豈皂莢與鐵有感召之情耶？

皂莢。【修治】【斅①曰】凡使，要赤肥并不蛀者，以新汲水浸一宿，用銅刀削去粗皮，以酥反復炙透，搥去子、弦用。每莢一兩，用酥五錢。【好古②曰】凡用有蜜炙、酥炙、絞汁、燒灰之異，各依方法。

【氣味】辛、鹹，温，有小毒。【好古③曰】入厥陰經氣分。【時珍曰】入手太陰、陽明經氣分。【之才④曰】柏實爲之使。惡麥門冬。畏空青、人參、苦參。【機⑤曰】伏丹砂、粉霜、硫黄、硇砂。【主治】風痺，死肌邪氣，風頭淚出，利九竅，殺精物。《本經》⑥。療腹脹滿，消穀，除欬嗽囊結，婦人胞不落，明目益精，可爲沐藥，不入湯。《别録》⑦。通關節，〔除〕頭風，消痰殺蟲，治骨蒸，開胃，中風口噤。大明⑧。破堅癥，腹中痛，能墮胎。又將浸酒中，取盡其精，煎成膏塗帛，貼一切腫痛。甄權⑨。溽暑久雨時，合蒼术燒烟，辟瘟疫邪濕氣。宗奭⑩。燒烟，熏久痢脱肛。汪機⑪。搜肝風，瀉肝氣。好古⑫。通肺及大腸氣，治咽喉痺塞，痰氣喘欬，風癘疥癬。時珍。

【發明】【好古⑬曰】皂莢，厥陰之藥。《活人書》治陰毒正氣散内用皂莢，引入厥陰也。【時珍曰】皂莢屬金，入手太陰、陽明之經。金勝木，燥勝風，故兼入足厥陰，治風木之病。其味辛而性燥，氣浮而散。吹之導之，則通上下諸竅；服之，則治風濕痰喘腫滿，殺蟲；塗之，則散腫消毒，搜風治

① 斅：**《炮炙論》見《證類》卷14"皂莢"**　雷公云：凡使，須要赤膩肥并不蚛者，然用新汲水浸一宿了，用銅刀削上粗皮，用酥反復炙，酥盡爲度。然出搥之，去子擣篩。皂莢一兩，酥二分……

② 好古：**《湯液本草》卷5"木部·皂莢"**　《活人書》云……用之有蜜炙、酥炙、燒灰之異，等分依方。

③ 好古：**《湯液本草》卷5"木部·皂莢"**　氣温，味辛、鹹。有小毒。引入厥陰經藥。

④ 之才：**古本《藥對》**　見2412頁注②括號中七情文。

⑤ 機：（**按**：或出《本草會編》。書佚，無可溯源。）

⑥ 本經：見本頁注②白字。

⑦ 别録：見2412頁注②。

⑧ 大明：**《日華子》見《證類》卷14"皂莢"**　皂莢，通關節，除頭風，消痰，殺勞蟲，治骨蒸，開胃及中風口噤……

⑨ 甄權：**《藥性論》見《證類》卷14"皂莢"**　皂莢，使。主破堅癥，腹中痛，能墮胎。又曰：將皂莢於酒中，取盡其精，於火内煎之成膏，塗帛，貼一切腫毒，兼能止疼痛。

⑩ 宗奭：**《衍義》卷15"皂莢"**　又暑中濕熱時，或久雨，合蒼术燒，辟温疫邪濕氣。

⑪ 汪機：（**按**：或出《本草會編》。書佚，無可溯源。）

⑫ 好古：**《湯液大法》卷3"肝"**　有餘則聚，聚則宜通。氣（……皂莢……）/風實則泄（……皂莢。）

⑬ 好古：**《湯液本草》卷5"皂莢"**　《活人書》云：治陰毒，正陽散内用皂莢，引入厥陰也……

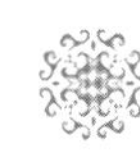

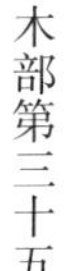

瘡。按龐安時《傷寒總病論》①云:元祐五年,自春至秋,蘄、黄二郡人患急喉痹,十死八九,速者半日、一日而死。黄州推官潘昌言得黑龍膏方,救活數十人也。其方治九種喉痹:急喉痹、纏喉風、結喉、爛喉、遁蟲、蟲(蝶)〔喋〕、重舌、木舌、飛絲入口。用大皂莢四十挺切,水三斗,浸一夜,煎至一斗半。入人參末半兩,甘草末一兩,煎至五升,去滓。入無灰酒一升,釜煤二匕,煎如餳,入瓶封,埋地中一夜。每温酒化下一匙,或掃入喉内,取惡涎盡爲度。後含甘草片。又孫用和《家傳秘寶方》②云:凡人卒中風,昏昏如醉,形體不收,或倒或不倒,或口角流涎出,斯須不治,便成大病。此證風涎潮于上,胸痹氣不通,宜用急救稀涎散吐之。用大皂莢肥實不蛀者四挺,去黑皮,白礬光明者一兩,爲末。每用半錢,重者三字,温水調灌。不大(區)〔嘔〕吐,只是微微稀冷涎,或出一升、二升。當待惺惺,乃用藥調治。不可便大吐之,恐過劑傷人。累效不能(書)〔盡〕述。【宗奭③曰】此法用皂莢末一兩,生礬末半兩,膩粉半兩,水調一二錢,過(因)〔咽〕即吐涎。用礬者,分膈下涎也。

【附方】舊二十,新三十六。中風口噤不開,涎潮壅上。皂角一挺去皮,豬脂塗炙黄色,爲末。每服一錢,温酒調下。氣壯者二錢,以吐出風涎爲度。《簡要濟衆方》④。中風口喎。皂角五兩,去皮爲末,三年大醋和之。左喎塗右,右喎塗左,乾更上之。《外臺秘要》⑤。中暑不省。皂莢一兩燒存性,甘草一兩微炒,爲末。温水調一錢,灌之。《澹寮方》⑥。鬼魘不寤。皂莢末刀

---

① 傷寒總病論:**《傷寒總病論》卷3"發汗吐下後雜病證"** 古方黑龍煎,治咽喉腫痛九種疾。人參(半兩)、甘草(一兩)、無灰酒(一升)、不蚛皂角(四十條),水三斗,浸皂角一宿,浄鐺内煎,令水減半,次下人參、甘草,細切,又同煎,三分耗二,布絞取滓,下酒,更入釜煤一匕半,攪煎如餳稀,入瓷合内,埋地中一宿。若用時,取一丸如雞頭大,盞中以温酒一呷化之,先以水漱口,以鵝毛點藥入喉中掃之,有惡涎或自出,或下腹,可兩三度……九般名:急喉閉、纏喉風、結喉、爛喉、重舌、木舌、遁蟲、蚛喋、飛糸入喉。元祐五年,自春至夏秋,蘄黄二郡人患急喉閉,十死八九,速者半日、一日而死。黄州潘推官昌言親族中亦死數口,後得黑龍膏,救活者數十人。

② 家傳秘寶方:**《證類》卷14"皂莢"** 孫尚藥治卒中風,昏昏若醉,形體昏悶,四肢不收,或倒或不倒,或口角似利,微有涎出,斯須不治,便爲大病,故傷人也。此證風涎潮於上,膈痹氣不通,宜用救急稀涎散。豬牙皂角四挺,須是肥實不蚛,削去黑皮,晉礬一兩,光明通瑩者,二味同擣羅爲細末。再研爲散。如有患者,可服半錢,重者三字匕,温水調灌下。不大嘔吐,只是微微涎稀冷,出或一升、二升。當時惺惺次緩而調治。不可便大段吐之,恐過傷人命。累經效不能盡述。

③ 宗奭:**《衍義》卷15"皂莢"** ……其莢不蚛肥者,微炙,爲末一兩,入生白礬末半兩,膩粉半兩,風涎潮塞氣不通,水調灌一二錢,但過咽則須吐涎。凡用白礬者,分隔下涎也。

④ 簡要濟衆方:**《證類》卷14"皂莢"** 《簡要濟衆》:治中風口噤不開,涎潮吐方:用皂角一挺去皮,塗豬脂炙令黄色,爲末。每服一錢匕,非時温酒服。如氣實脉盛,調二錢匕。如牙關不開,用白梅揩齒,口開即灌藥,以吐出風涎差。

⑤ 外台秘要:**《千金方》卷8"風懿第六"** 治卒中風口喎方:又方:大皂莢一兩,去皮子,不篩,以三年大醋和,左喎塗右,右喎塗左,乾更塗之。(**按**:《證類》卷14"皂莢"附方出《外臺》,《綱目》轉引之。此方見《外臺》卷14"風口喎方",注出《千金》。)

⑥ 澹寮方:**《澹寮方》卷1"中暑門"** 治中暑不省人事:皂莢(壹兩,燒灰)、甘草(□兩,微炒),右爲細末,每服貳錢,温熟水調下。

圭吹之，能起死人。《千金方》①。**自縊將絶**。皂角末吹鼻中。《外（一）〔臺〕》②方。**水溺卒死**。一宿者，尚可活。紙裹皂莢末納下部，須臾出水即活。《外（一）〔臺〕秘要》③。**急喉痺塞**④。逡（逑）〔巡〕不救，皂莢生研末。每以少許點患處，外以醋調厚封項下。須臾便破，出血即愈。或挼水灌之，亦良。○《直指方》⑤用皂角肉半截，米醋一大盞，煎七分，破出膿血即愈。**咽喉腫痛**。牙皂一挺去皮，米醋浸炙七次，勿令太焦，爲末。每吹少許入咽，吐涎即止。《聖濟總録》⑥。**風癇諸痰**。五癇膏：治諸風，取痰如神。大皂角半斤去皮、子，以蜜四兩塗上，慢火炙透搥碎，以熱水浸一時，挼取汁，慢火熬成膏。入麝香少許，攤在夾綿紙上，晒乾，剪作紙花。每用三四片，入淡漿水一小盞中洗淋下，以筒吹汁入鼻内。待痰涎流盡，吃脂麻餅一個，涎盡即愈，立效。《普濟方》⑦。**風邪癇疾**。皂莢燒存性四兩，蒼耳根、莖、葉日乾四兩，密佗僧一兩，爲末，（成）〔糊〕丸梧子大，朱砂爲衣。每服三四十丸，棗湯下，日二服。稍退，只服二十丸。名抵住丸。《永類方》⑧。**一切痰氣**。皂莢燒存性、蘿蔔子炒等分，薑汁入煉蜜丸梧子大。每服五、七十丸，白湯下。《簡便方》⑨。**胸中痰結**。皂莢三十挺去皮切，水五升浸一夜，挼取汁，慢熬至可丸，丸如梧子大。每食後，鹽漿水下十丸。○又鈞痰膏：用半夏醋煮過，以皂角膏和勻，入明礬少許，以柿餅搗

---

① 千金方：**《千金方》卷25"卒死第一"** 治鬼魘不悟方……又方：末皂莢如大豆許，吹鼻中，嚏則氣通，起死人。

② 外臺：**《肘後方》卷1"救卒中惡死方第一"** 亦治自縊死。與此扁鵲方同……又方：取皂莢如大豆，吹其兩鼻中，嚏則氣通矣。（**按**：《外臺》卷28"自縊死方"下有此方，云出《肘後》并《千金》《備急》，文仲同。）

③ 外臺秘要：**《外臺》卷28"溺死方"** 《肘後》療溺死一宿者，尚可活方：以皂莢末綿裹，内下部中，須臾出水則活。（**按**：今本《肘後方》無此方。）

④ 急喉痺塞：**《證類》卷14"皂莢"** 《靈苑方》：治急喉閉，逡巡不救方：以皂莢去皮、子，生半兩爲末。每服少許，以筯頭點腫處，更以醋調藥末，厚傅項下，須臾便破，少血出，即愈。（**按**：原無出處，今溯得其源。）

⑤ 直指方：**《直指方》卷21"咽喉證治"** 喉風喉痹方……又方：皂角肉半挺，剉細，以米醋一大盞，煎至七分，濾清咽。

⑥ 聖濟總録：**《普濟方》卷63"咽喉腫痛"** 治喉腫痛，飲食不可入者：用豬牙皂角（一梃，去黑皮並核），米醋浸，炭火上炙令乾，再浸再炙七遍，黄色則止，莫令太焦。爲細末，每用少許，以管吹入喉内，吐出痰涎即止。（**按**：《聖濟總録》無此方，另溯其源。）

⑦ 普濟方：**《普濟方》卷116"諸風雜治"** 五癇風膏：治諸風取痰如神。用好肥皂角半斤，去皮弦取浄，用蜜四兩塗於皂角上，用慢火炙透，捶碎，以熱水浸一時辰，洗手浄搓成汁，漉出滓，慢火熬成膏子爲度，攪冷入麝香少許，又攪勻，攤夾綿紙上曬乾，剪作四方紙花，每用二三片，入温淡漿水約一小盞浸之，須臾洗淋下藥汁，用細蘆筒灌病人鼻中，隨時痰涎流出。待痰涎盡，吃芝麻餅子一枚，灌藥，緩慢細細灌之，令病人仰卧于床邊，側身出痰快便也。涎盡即愈，立效。

⑧ 永類方：**《永類鈐方》卷6"雜病癲癇"** 風癇，抵住丸：皂角（燒存性）、蒼耳根莖葉（日乾，四兩）、密陀僧（末，一兩），爲末糊丸，朱砂爲衣，三四十丸，棗湯下，日二服。稍退，作二十丸。

⑨ 簡便方：**《奇效單方》卷下"痰飲"** 治痰火，用：蘿蔔子（炒，爲末）、皂角（燒存性），生薑汁加煉蜜爲丸如桐子大，每服五七十丸，不拘時白湯送下。

膏，丸如彈子，噙之。《聖惠方》①。**欬逆上氣**，唾濁不得卧。皂莢丸：用皂莢炙，去皮、子，研末，蜜丸梧子大。每服一丸，棗膏湯下，日三、夜一服。張仲景方②。**痰喘欬嗽**。長皂莢三條去皮子，一莢入巴豆十粒，一莢入半夏十粒，一莢入杏仁十粒。用薑汁制杏仁，麻油制巴豆，蜜制半夏，一處火炙黄色，爲末。每用一字安手心，臨卧以薑汁調之，喫下神效。余居士《選奇方》③。**卒寒欬嗽**。皂莢燒研，豉湯服二錢。《千金方》④。**（牙）〔痔〕病喘息**，喉中水鷄鳴。用肥皂莢兩挺酥炙，取肉爲末，蜜丸豆大。每服一丸，取微利爲度。不利更服，一日一服。《必效方》⑤。**腫滿入腹**脹急。皂莢去皮、子〔三升〕，炙黄爲末，酒一斗，石器煮沸。服一（斗）〔升〕，日三服。《肘後方》⑥。**二便關格**。《千金方》⑦用皂莢燒研，粥飲下三錢，立通。○《宣明方》⑧鐵脚丸：用皂莢炙，去皮、子，爲末，酒麪糊丸。每服五十丸，酒下。○《聖惠方》⑨用皂莢燒烟于桶内，坐上熏之，即通。**食氣黄腫**，氣喘胸滿。用不蛀皂角，去皮、子，醋塗炙焦爲末，一錢，巴豆七枚，去油、膜，以

---

① 聖惠方：**《聖惠方》卷51“治痰結實諸方”** 治痰實，胸中結聚不散，宜服此方：半夏（五兩）、皂莢（五梃，打破），右件藥同於大鼎子内用水煮一日，去皂莢，只取半夏，曬乾，搗細羅爲散，每服一錢，以水一中盞，入生薑半分，葱白七寸，煎至六分，去滓，不計時候温服。/又方：皂莢（三十梃，不蚛者，去黑皮，搥碎），右以水五升浸一宿，揉取汁，去滓，於鍋内以慢火熬令可圓，即圓如梧桐子大，每於食後以鹽漿水下十圓。

② 張仲景方：**《金匱·肺痿肺癰咳嗽上氣病脉證治》** 咳逆上氣，時時唾濁，但坐不得眠，皂莢丸主之。皂莢丸方：皂莢（八兩，刮去皮，用酥炙），右一味末之，蜜丸梧子大，以棗膏和湯，服三丸，日三，夜一服。

③ 選奇方：**《選奇方後集》卷3“喘嗽諸方”** 治喘嗽，七七散（江西李道人傳）：長皂角（三條，去黑皮，破開兩邊，去子，一莢入巴豆拾粒，一莢説半夏拾個，一莢入杏仁拾枚，用生薑汁製杏仁，麻油製巴豆，蜜製半夏），右件一處火炙黄色，碾爲細末，每服用一字，安在手掌中，臨睡用生薑汁調，舌點喫，立有神效。

④ 千金方：**《證類》卷14“皂莢”** 孫真人治咳嗽：皂莢燒研碎二錢匕，豉湯下之。（**按**：今本《千金方》無此方。）

⑤ 必效方：**《外臺》卷10“上氣喉中水雞鳴方”** 《必效》療痔病喘息氣急，喉中如水雞鳴者。無問年月遠近方：肥皂莢（两挺）、好酥（用大秤一兩），右二位於火上炙，去火高一尺許，以酥細細塗之。數翻覆，令得所酥盡止。以刀輕刮去黑皮，然後破之。去子皮筋脉，擣篩，蜜和爲丸。每日食後服一丸如熟豆。一服訖，取一行微利。如不利，明旦細細量加，以微利爲度。日止一服。忌如藥法。

⑥ 肘後方：**《肘後方》卷3“治卒身面腫滿方第二十四”** 治腫入腹，苦滿急，害飲食方……又方：皂莢（剥，炙令黄，剉，三升），酒一斗漬，石器煮令沸，服一升，日三，服盡更作。

⑦ 千金方：**《證類》卷14“皂莢”** 孫真人……又方：治大小便不通，關格不利，燒皂莢細研，粥飲下三錢，立通。（**按**：今本《千金方》無此方。）

⑧ 宣明方：**《宣明論方》卷15“瘡疹總論”** 鐵脚丸：治大小便不通。皂角（炙，不以多少，去皮，去却子），右爲末，酒麵糊爲丸如桐子大，每服三十丸，酒下。

⑨ 聖惠方：（**按**：《聖惠方》卷58治關格有用皂莢燒灰末飲方，并無此熏方。未能溯得其源。）

淡醋研好墨和丸麻子大。每服三丸，食後陳橘皮湯下，日三服。隔一日增一丸，以愈爲度。○《經驗方》①。**胸腹脹滿**欲令瘦者。猪牙皂角相續量長一尺，微火煨，去皮、子，擣篩，蜜丸大如梧子。服時先(契)〔喫〕羊肉兩臠，汁三兩口，後以肉汁吞藥十丸，以快利爲度。覺得力，更服，以利清水即止藥。瘥後一月，不得食肉及諸油膩。崔元亮《海上集驗方》②。**身面卒腫**洪滿。用皂莢去皮炙黄，剉三升，酒一斗，漬透煮沸。每服一升，一日三服。《肘後方》③。**卒熱勞疾**。皂莢續成一尺以上，酥一大兩微塗緩炙，酥盡擣篩，蜜丸梧子大。每日空腹飲下十五丸，漸增(主)〔至〕二十丸。重者不過兩劑愈。崔元亮《海上方》④。**急勞煩熱**體瘦。三皂丸：用皂莢、皂莢樹皮、皂莢刺各一斤，同燒灰，以水三斗，淋汁再淋，如此三五度，煎之候少凝，入麝香末一分，以童子小便浸蒸餅，丸小豆大。每空心温水下七丸。《聖惠方》⑤。**脚氣腫痛**。皂角、赤小豆爲末，酒、醋調，貼腫處。《永類方》⑥。**傷寒初得**。不問陰陽，以皂角一挺肥者，燒赤爲末，以水五合和，頓服之。陰病極效。《千金方》⑦。**時氣頭痛**煩熱。用皂角燒研，新汲水一中盞，薑汁、蜜各少許，和二錢服之。先以煖水淋浴後服藥，取汗即愈。《聖惠》⑧。**卒病頭痛**。皂角末吹鼻取嚏。《斗門方》⑨。**腦宣不止**。不蛀皂角去皮、子，蜜炙搥(辟)〔碎〕，入水挼取濃汁，熬成膏。嗃鼻，口内咬箸，良久涎

---

① 經驗方：**《證類》卷14"皂莢"**　《經驗方》：治食氣遍身黄腫，氣喘，食不得，心胸滿悶。不蛀皂角，去皮及子，塗好醋炙令焦，爲末，一錢匕，巴豆七枚，去油、膜，二件以淡醋及研好墨，爲丸如麻子大，每服三丸，食後陳橘皮湯下，日三服。隔一日增一丸，以利爲度。如常服，消酒食。

② 海上集驗方：**《圖經》見《證類》卷14"皂莢"**　……崔元亮《海上方》療腹脹滿欲瘦病者。豬牙皂角相續量長一尺，微火煨，去皮、子，搗篩，蜜丸大如梧子。欲服藥先吃煮羊肉兩臠，呷汁三兩口，後以肉汁下藥十丸，以快利爲度。覺得力，更服，以利清水即停。差後一月已來，不得食肉及諸油膩……

③ 肘後方：**《肘後方》卷3"治卒身面腫滿方第二十四"**　治腫入腹，苦滿急，害飲食方……又方：皂莢(剥，炙令黄，剉，三升)，酒一斗漬，石器煮令沸，服一升，日三，服盡更作。

④ 海上方：**《圖經》見《證類》卷14"皂莢"**　……崔元亮《海上方》……又治熱勞。以皂莢長一尺續成者亦可，須無孔成實者，以上酥一大兩微微塗，於火上緩炙之，不得令酥下，待酥盡即搗篩，蜜丸如梧子大。每日空腹飲下十五丸，漸增至二十丸。重者不過兩劑差。

⑤ 聖惠方：**《聖惠方》卷27"治急勞諸方"**　治急勞，煩熱體瘦，三皂圓方：皂莢(十斤)、皂莢樹皮(一斤)、皂莢刺(一斤)，右件藥都燒爲灰，以水三升淋取汁，更於灰上再淋，如此三五度即煎之，候稍凝，入研了麝香一分，用童子小便浸，蒸餅和圓如小豆大，每日空心以温水下七圓。

⑥ 永類方：**《永類鈐方》卷7"雜病脚氣"**　浮腫：赤小豆、皂角，爲末，酒醋調，貼腫處。

⑦ 千金方：**《證類》卷14"皂莢"**　孫真人……又方：傷寒無問陰陽神驗方：以皂角一挺肥者，燒令赤，爲末，以水五合和，頓服。陰陽傷寒以酒和服。(**按**：今本《千金方》無此方。)

⑧ 聖惠：**《聖惠方》卷15"治時氣頭痛諸方"**　治時氣二三日，壯熱，頭痛甚者，宜服此方：右以不蚛皂莢一梃，去皮子，以濕紙裹煨令焦黑，搗細羅爲散，每服二錢，以熱酒下，衣覆取汗。仍先以白礬湯密室中浴後服之。

⑨ 斗門方：**《證類》卷14"皂莢"**　《斗門方》：治卒頭痛。以皂角末，吹入鼻中，令嚔則止。

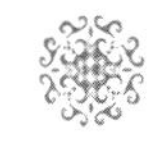

出爲度。張子和《(需)〔儒〕門事親》①。**齆鼻不通**。皂角末吹之。《千金方》②。**風熱牙痛**。皂角一挺去子,入鹽滿殼,仍加白礬少許,黄泥固濟,煅研。日擦之。(相)〔楊〕誠《經驗方》③。**風蟲牙痛**。《外臺秘要方》④用皂莢末塗齒上,有涎吐之。〇《十全方》⑤用豬牙皂角、食鹽等分,爲末。日揩之。**揩牙烏鬚**。大皂角二十挺,以薑汁、地黄汁蘸炙十遍,爲末。日用揩牙甚妙。《普濟方》⑥。**霍亂轉筋**。皂角末,吹豆許入鼻,取嚏即安。《〔梅師〕方》⑦。**腸風下血**。用長尺皂角五挺,去皮、子,酥炙三次,研末,精羊肉十兩,細切擣爛和丸梧子大。每温水下二十丸。《聖惠》⑧。**大腸脱肛**。不蛀皂角五挺碎搥,水挼取汁二升。浸之,自收上。收後以湯盪其腰肚上下,令皂角氣行,則不再作。仍以皂角去皮,酥炙爲末,棗肉和丸,米飲下三十丸。〇《聖惠方》⑨。**下部䘌瘡**。皂莢燒研,綿裹導之。《肘後方》⑩。**外腎偏疼**。皂角和皮爲末,水調傅之良。《梅師方》⑪。**便毒腫痛**。皂角炒焦、水粉炒,等分,研末,以熱醋調,攤貼患處,頻以水潤之,即效。〇又方:用豬牙皂角七片煨黄,去皮、弦,出火毒,爲末。空心温酒服五錢。《袖珍方》⑫。**便**

---

① 儒門事親:**《儒門事親》卷15"頭面風疾第四"** 腦宣方:皂角不蛀者,去皮弦子,蜜炙捶碎,水中揉成濃汁,熬成膏子。鼻内嗅之,口中咬箸,良久涎出爲度。

② 千金方:**《千金方》卷6"鼻病第二"** 治鼻齆方……又方:炙皂莢,末之如小豆,以竹管吹鼻。

③ 楊誠經驗方:(**按**:書佚,無可溯源。)

④ 外臺秘要方:**《外臺》卷22"齲齒方"** 《備急》齲齒方:皂莢炙,去皮子,末少許,著齒痛上,差。

⑤ 十全方:**《證類》卷14"皂莢"** 《十全博救方》:治牙痛。用豬牙皂角、鹽等分燒爲末,揩疼處良。

⑥ 普濟方:**《聖濟總録》卷101"髭髮門・烏髭髮"** 揩牙烏髭方:皂莢(懷州者,十條),右以地黄自然汁,生薑自然汁,各半盞和勾,旋刷皂莢於火上炙,以二藥汁盡爲度,碾細爲末,入青鹽拌勾,逐日如齒藥用,經旬見功。(**按**:《普濟方》卷49"烏鬚髮"引同方,云出《聖濟總録》。)

⑦ 梅師方:**《證類》卷14"皂莢"** 《梅師方》:治霍亂轉筋:皂莢末,吹一小豆入鼻中,得嚏便差。

⑧ 聖惠:**《聖惠方》卷60"治腸風下血諸方"** 治大腸風毒,瀉血不止……又方:皂莢(五梃,不蚛,可長一尺者,去黑皮,塗酥炙,用酥三兩,炙盡爲度)、白羊精肉(十兩,細研),右件藥先擣皂莢爲末,後與肉同擣令熟,圓如梧桐子大,每於食前以温水下二十圓。

⑨ 聖惠方:**《普濟方》卷38"腸毒下血"** 治腸風,及脱肛不收有血,下部腫悶疼痛(出《聖惠方》):用不蛀皂角五莖,捶碎,水一碗,揉令皂角消盡,絹二重濾過,取十分清汁,將脱肛腸浸在藥中,其腸自收,不用手蕩。如大腸收了,更用湯蕩其腰肚上下,令皂角氣行,則不再作。一方去黑皮,塗酥炙爲末,棗肉丸梧桐子大,每服一十五丸,食前粥飲下。(**按**:《聖惠方》無此方,另溯其源。)

⑩ 肘後方:**《肘後方》卷7"治卒中溪毒方第六十一"** 若下部生瘡,已決洞者……又方:皂莢燒末,綿裹導之,亦佳。

⑪ 梅師方:**《證類》卷14"皂莢"** 《梅師方》……又方:治卒外腎偏疼。皂莢和皮爲末,水調傅之良。

⑫ 袖珍方:**《袖珍方》卷3"癰疽瘡癤"** 治便癰,又方,皂角膏:皂角(炒焦)、水粉(炒),右等分,和勾,以熱醋調,仍以紙攤患處貼,頻頻以水潤之,即效。/治偏癰(《經驗方》):又名魯氣瘡,俗名旗癰,欲發之時服之,立愈。右用豬牙皂角七片,灰火煨黄,去皮弦,爲末,地上去火毒,酒調五錢,空心服。

毒癧疽。皂角一條，醋熬膏，傅之。屢效。《直指方》①。婦人吹乳。《袖珍方》②用豬牙皂角去皮，蜜炙爲末。酒服一錢。○又詩云：婦人吹嬭法如何？皂角燒灰蛤粉和。熱酒一盃調八字，管教時刻笑呵呵。丁腫惡瘡。皂角去皮，酥炙焦，爲末，入麝香少許，人糞少許，和塗。五日後根出。《普濟方》③。小兒頭瘡。粘肥及白禿，用皂角燒黑爲末，去痂傅之，不過三次即愈。鄧筆峰《衛生雜興》④。小兒惡瘡。〔先以〕皂莢水洗，拭乾。以少（麻由）〔油麻〕搗爛，塗之。《肘後方》⑤。足上風瘡，作痒甚者。皂角炙熱，烙之。潘氏方⑥。大風諸癩。長皂角二十條炙，去皮、子，以酒煎稠，濾過候冷，入雪糕丸梧子大。每酒下五十丸。《直指方》⑦。積年疥瘡。豬肚内放皂角煮熟，去皂角，食之。《袖珍方》⑧。射工水毒，生瘡。皂莢長尺二者，苦酒一升煎汁，熬如飴。塗之。《肘後方》⑨。咽喉骨哽。豬牙皂角二條切碎，生絹袋盛縫滿，線縛項中，立消。《簡便方》⑩。魚骨哽咽。皂角末吹鼻取嚏。《聖惠方》⑪。九里蜂毒。皂莢鑽孔，貼叮處，艾灸孔上三五壯即安。《救急方》⑫。腎風陰痒。以稻草燒皂角，烟熏十餘次即止。《濟急仙方》⑬。

---

① 直指方：**《直指方》卷 22“癧疽證治”** 皂角膏：癧疽腫結通用。不蛀皂角（滿尺者，捶碎，去弦核），右以法醋煮爛研膏，敷之自消。

② 袖珍方：**《袖珍方》卷 4“産後衆疾”** 治吹乳（秘方）：用豬牙皂角去皮弦，蜜炙，爲末，酒調服之。/**《婦人良方》卷 23“産後吹嬭方論第十三”** 皂角散方：歌曰：婦人吹嬭意如何，皂角燒灰蛤粉和。熱酒一盃調八字，須臾揉散笑呵呵。（**按**：“又詩”非出《袖珍方》，今溯其源。）

③ 普濟方：**《普濟方》卷 273“諸疔瘡”** 治惡腫疔瘡及雜瘡方：皂莢（一兩，去黑皮）、麝（一兩，研），右爲細散，入麝和匀，以人糞少許和如泥，塗封五日後開之，根自出矣。

④ 衛生雜興：（**按**：書佚，無可溯源。）

⑤ 肘後方：**《證類》卷 14“皂莢”** 《肘後方》……又方：小兒身上惡瘡，先以皂莢水洗，拭乾，以少油麻擣爛傅燋，即瘥。（**按**：《肘後方》卷 5“治瘑癬疥漆瘡諸惡瘡方”下有此方，主治爲“白禿”。）

⑥ 潘氏方：（**按**：或出《潘氏經驗方》。書佚，無可溯源。）

⑦ 直指方：**《直指方》卷 24“癩風方論”** 皂角丸：治大風諸癩。肥長皂角（二十條，先炙透，後去皮，弦，其核自脱），右以皂角肉多用酒，慢火煎得稠粘，濾出清稠者，候冷，入雪糕，杵爲丸桐子大，每五十丸，不飢飽酒送下。

⑧ 袖珍方：**《袖珍方》卷 3“癧疽瘡瘍”** 治疥藥方，又秘方：豬肚内放皂角，煮熟，去皂角，食之效。

⑨ 肘後方：**《肘後方》卷 7“治卒中射工水弩毒方第六十二”** 若見身中有此四種瘡處，便急療之……又方：取皂莢一梃，尺二者，捶碎，苦酒一升，煎如飴，去滓，敷之痛處，瘥。

⑩ 簡便方：**《奇效單方》卷下“雜治”** 一用豬牙皂角二條，切碎，生絹袋盛滿，縫口，線縛項中，立消。

⑪ 聖惠方：**《普濟方》卷 64“誤吞諸物”** 治誤食物落鼻中，及入眼不出（出《聖惠方》）：用皂角末，吹取嚏即出。（**按**：《聖惠方》無此方，另溯其源。）

⑫ 救急方：**《急救良方》卷 1“諸蟲蛇傷第六”** 解九里蜂毒：用皂莢鑽孔，貼在蜂叮處，就皂莢孔上用艾灸三五壯，即安。

⑬ 濟急仙方：**《仙傳外科》卷 10“救解諸毒傷寒雜病一切等證”** 治腎風，陰囊癢，手又白……又用糯草將皂角在草内燒煙薰之，十餘遍即愈。吃藥可服清心蓮子飲。

子。【修治】【斅[1]曰】揀取圓滿堅硬不蛀者,以瓶煮熟,剥去硬皮一重,取向裏白肉兩片,去黄,以銅刀切,晒用。其黄消人腎氣。【氣味】辛,温,無毒。【主治】炒,舂去赤皮,以水浸軟,煮熟,糖漬食之,疏導五臟風熱壅。宗奭[2]。核中白肉,入治肺藥。核中黄心,嚼食,治膈痰吞酸。蘇頌[3]。仁,和血潤腸。李杲[4]。治風熱大腸虚秘,瘰癧腫毒瘡癬。時珍。

【發明】【機[5]曰】皂角核燒存性,治大便燥結。其性得濕則滑,滑則燥結自通也。【時珍曰】皂莢味辛屬金,能通大腸陽明燥金,乃辛以潤之之義,非得濕則滑也。

【附方】舊三,新十一。腰脚風痛,不能履地。皂角子一千二百箇洗净,以少酥熬香,爲末,蜜丸梧子大。每空心以蒺(恭)〔藜〕子、酸棗仁湯下三十丸。《千金方》[6]。大腸虚秘[7]。風人、虚人、脚氣人,大腸或秘或利。用上方服至百丸,以通爲度。下痢不止。諸藥不效,服此三服,宿垢去盡,即變黄色,屢驗。皂角子,瓦焙爲末,米糊丸梧子大。每服四五十丸,陳茶下。《醫方摘要》[8]。腸風下血。皂莢子、槐實〔各〕一兩,用穀糠炒香,去糠爲末。陳粟米飲下一錢。名神效散。○《聖惠方》[9]。裏急後重。不蛀皂角子米糠炒過、枳殼炒等分,爲末,飯丸梧子大。每米飲下三十丸。《普濟方》[10]。小兒流涎。脾熱有痰。皂莢子仁半兩,半夏薑湯泡七次一錢二分,

---

① 斅:**《炮炙論》見《證類》卷14"皂莢"** ……子收得,揀取圓滿堅硬不蛀者,用瓶盛下水於火畔煮,待泡熟,剥去硬皮一重了,取向裏白嫩肉兩片,去黄,其黄消人腎氣。將白兩片用銅刀細切,於日中乾用。

② 宗奭:**《衍義》卷15"皂莢"** 其子炒,舂去赤皮、仁,將骨浸軟,煮熟,以糖漬之,可食。甚疏導五藏風熱壅。

③ 蘇頌:**《圖經》見《證類》卷14"皂莢"** ……核中白肉亦入治肺藥。又,炮核取中黄心嚼餌之,治膈痰吞酸……

④ 李杲:**《脾胃論》卷上"用藥宜禁論"** ……大便秘澀,以……皂角仁,和血潤腸。(**按**:李杲《東垣試效方》《蘭室秘藏》亦多用皂角仁,多治風燥氣澀,腸燥大便不通,此獨云可和血潤腸。)

⑤ 機:(**按**:或出《本草會編》。書佚,無可溯源。)

⑥ 千金方:**《證類》卷14"皂莢"** 孫真人……又方:治腰脚不覆地,取子一千二百個,净洗令乾,少酥熬令香,爲末,蜜丸如梧子大,空心以蒺藜子、酸棗子湯下三十丸。(**按**:今本《千金方》無此方。)

⑦ 大腸虚秘:**《婦人良方》卷8"婦人風入腸間或秘或利方論第七"** 治婦人、脚氣人,大便或秘或利,虚人尤宜方。皂莢子(三百枚,破作兩片,慢火炒燥甚,即入酥一棗大,又炒至燥,又入酥,至焦黑,爲細末),右煉蜜丸如梧桐子大。每服三十丸,煎蒺藜酸棗仁湯下,空腹服。兩時久未利,再進一服。漸加至百丸不妨,以通爲度。(**按**:原無出處,今溯得其源。)

⑧ 醫方摘要:**《醫方摘要》卷4"痢"** 皂角丸:治痢諸藥不效,服此三服,宿垢盡出,遂成本色黄糞,屢效。皂角子(不拘多少,瓦上焙),右爲末,米糊爲丸,每服四五十丸,陳茶送下。

⑨ 聖惠方:**《普濟方》卷38"臟毒下血"** 神效散,治腸風:槐實、皂莢子(各一兩),右用穀糠同炒令香熟,去糠爲末,每服一錢,煎陳粟米飲調下,空心食前服。(**按**:《聖惠方》無此方,另溯其源。)

⑩ 普濟方:**《普濟方》卷213"下痢裹急後重"** 又方,治裹急後重:枳殼、皂莢子,右等分,炒令乾燥,爲末,米飲爲丸如梧桐子大,每服三十丸,空心米飲下。

爲末，薑汁丸麻子大。每温水下五丸。《聖濟總録》①。**惡水入口**，及皂莢水入口，熱痛不止。以皂莢子燒存性一分，沙糖半兩，和膏，含之。《博濟方》②。**婦人難産**。皂角子二枚，吞之。《千金方》③。**風蟲牙痛**。皂角子末，綿裹彈子大兩顆，醋煮熱，更互熨之，日三五度。《聖惠方》④。**粉滓面䵟**。皂角子、杏仁等分，研匀。夜以津和，塗之。《聖惠方》⑤。**預免瘡癤**。凡小兒每年六月六日，照年歲吞皂莢子，可免瘡癤之患。大人亦可吞七枚，或二十一枚。林静(齊)〔齋〕所傳方也。吴旻《扶壽方》⑥。**便癰初起**。皂角子七箇研末，水服，效。一方照年歲吞之。《儒門事親》⑦方。**一切丁腫**。皂角子仁作末，傅之。五日愈。《千金方》⑧。**年久瘰癧**。阮氏《經驗方》⑨用不蛀皂角子一百粒，米醋一升，硇砂二錢，同煮乾，炒令酥。看癧子多少，如一箇服一粒，十箇服十粒，細嚼米湯下。酒浸煮服亦可。○《聖濟總録》言虚人不可用硇砂也。

刺一名天丁。【氣味】辛，温，無毒。【主治】米醋熬嫩刺作煎，塗瘡癬有奇效。蘇頌⑩。治癰腫妬乳，風癘惡瘡，胎衣不下，殺蟲。時珍。

【發明】【楊士瀛⑪曰】皂莢刺能引諸藥性上行，治上焦病。【震亨⑫曰】能引至癰疽潰處，甚

---

① 聖濟總録：**《聖濟總録》卷181"小兒涎液不收"** 治小兒脾熱，乳食不下，胸膈多涎，半夏丸方：半夏(半分，生薑湯洗七遍，去滑)、皂莢子人(半兩)，右二味擣羅爲末，用生薑汁和丸如麻子大，不計時候，以温水下三丸，隨兒大小，以意加減。

② 博濟方：**《證類》卷14"皂莢"** 《博濟方》：治皂莢水并惡水入口内，熱痛不止。以皂莢子燒存性一分，沙糖半兩，先殺研皂子令細，續入沙糖匀和如膏，含之。(**按**：今本《博濟方》卷5"瘡科"下此方名"烏犀膏"，但爲"貼瘡"，而非"含之"。時珍乃轉引自《證類》。)

③ 千金方：**《千金方》卷2"産難第五"** 治産難方：吞皂莢子二枚。

④ 聖惠方：**《聖惠方》卷34"治齒疼諸方"** 治齒疼立效方……又方：右以皂角子爲末，以帛裹如彈圓大，於釅醋中煮熱徹，即於齒痛處咬之，冷即易之，神效。

⑤ 聖惠方：**《聖惠方》卷40"治面䵟黯諸方"** 治䵟黯斑點，方：皂莢子(末，半兩)、杏人(半兩，湯浸，去皮尖，研如膏)，右件藥都研令匀，每夜用津唾調塗之。

⑥ 扶壽方：**《扶壽精方》卷下"小兒門"** 小兒于六月六日，吞皂莢子，論歲每一歲一枚。每年至此日，白湯吞一次，歲以爲常，可免瘡患。嘗見大人亦于此日吞七枚，或二十一枚，一年免瘡癤之患，有驗。(林静齋方。)

⑦ 儒門事親：**《儒門事親》卷15"瘡瘍癰腫第一"** 便癰方(本名血疝)：又皂角子七個，水調服之，亦效。

⑧ 千金方：**《千金方》卷22"疔腫第一"** 治一切疔腫方……又方：皂莢子取仁作末，敷之，五日内瘥。

⑨ 阮氏經驗方：**《聖濟總録》卷126"瘰癧結核"** 治瘰癧滿項不破，及結核腫痛者，皂子丸方：不蛀皂子(三百粒)，右一味用酒一升半，化硇砂一兩，同浸七日，以慢火熬酒盡爲度，每服三粒，臨卧含化，半月必差。(**按**：《阮氏經驗方》書佚，無可溯源。今檢得《聖濟總録》近似方以備參。"虚人不可用硇砂"一句未能溯得其源。)

⑩ 蘇頌：**《圖經》見《證類》卷14"皂莢"** ……又，米醋熬嫩刺針作濃煎，以傅瘡癬，有奇效。

⑪ 楊士瀛：**《直指方》卷22"癰疽證治"** 發頤方……皂莢刺性上行，主上焦病……

⑫ 震亨：**《衍義補遺·皂角刺》** 治癰疽已潰，能引至潰處，甚驗……

驗。【時珍曰】皂莢刺治風殺蟲，功與莢同，但其鋭利直達病所爲異耳。《神仙傳》①云：左親騎軍崔言，一旦得大風惡疾，雙目昏盲，眉髮自落，鼻梁崩倒，勢不可救。遇異人傳方，用皂角刺三斤，燒灰，蒸一時久，日乾爲末。食後濃煎大黄湯調一匕，飲之。一旬眉髮再生，肌潤目明。後入山修道，不知所終。又劉守真《保命集》②云：癘風乃營氣熱，風寒客于脉而不去。宜先用樺皮散服五七日，後灸承漿穴七壯。三灸後，每旦早服樺皮散，午以升麻葛根湯下錢氏瀉青丸。晚服(一)〔二〕聖散，用大黄末半兩煎湯，調皂角刺灰三錢。乃緩疏泄血中之風熱也。仍戒房室三年。樺皮散見"樺皮"下。又追風再造散，即二聖散，云服之便出黑蟲爲驗。數日再服，直候蟲盡爲絶根也。新蟲觜赤，老蟲嘴黑。

【附方】新十二。**小兒重舌**。皂角刺灰，入朴硝或腦子少許，漱口，滲入舌下，涎出自消。《聖惠方》③。**小便淋閉**。皂角刺燒存性、破故紙等分，爲末。無灰酒服。《聖濟總録》④。**腸風下血**。便前近腎肝，便後近心肺。皂角刺灰二兩，胡桃仁、破故紙炒、槐花炒各一兩，爲末。每服一錢，米飲下。《普濟方》⑤。**傷風下痢**。風傷久不已，而下痢膿血，日數十度。用皂角刺、枳實麩炒、槐花生用各半兩，爲末，煉蜜丸梧子大。每服三(中)〔十〕丸，米湯下，日二服。《袖珍方》⑥。**胎衣不下**。皂角棘燒爲末。每服一錢，温酒調下。熊氏《補遺》⑦。**婦人乳癰**。皂角刺燒存性一兩，蚌粉一錢，和研。每服一錢，温酒下。《直指方》⑧。**乳汁結毒**。産後乳汁不

---

① 神仙傳：**《證類》卷14"皂莢"**　《感應神仙傳》：崔言者，職隸左親騎軍，一旦得疾，雙眼昏，咫尺不辨人物，眉髮自落，鼻樑崩倒，肌膚有瘡如癬，皆爲惡疾，勢不可救。因爲洋州駱谷子歸寨，使遇一道流自谷中出，不言名姓，授其方曰：皂角刺一二斤爲灰，蒸久曬研爲末。食上濃煎大黄湯調一錢匕，服。一旬鬢髮再生，肌膚悦潤，愈，眼目倍常明。得此方後却入山，不知所之……

② 保命集：**《保命集》卷中"癘風論"**　……《内經》曰：癘者，有榮氣熱胕，其氣不清，故使其鼻柱壞而色敗，皮膚瘍潰。風寒客於脉而不去，名曰癘風……先樺皮散，从少至多，服五七日後，灸承漿穴七壯。灸瘡輕再灸，瘡愈再灸。後服二聖散泄熱祛血之風邪，戒房室三年……當以藥缓疏泄之，煎局方内升麻湯，下錢氏内瀉青丸，餘各随經言之。故病風者，陽气先受傷也……二聖散治大風癘疾。大黄(半兩)、皂角刺(三錢燒灰)，右將皂角刺一二斤，燒灰研细，煎大黄半兩，湯調下二錢。早服樺皮散，中煎升麻汤下瀉青丸，晚服二聖散。此數等之藥，皆爲緩疏泄血中之風熱也。

③ 聖惠方：**《普濟方》卷59"重舌"**　治重舌：皂角刺(燒灰爲末)、朴硝(少許，細碾爲末)，右先以手蘸水揉口内，並舌上下，將藥摻在舌上規劃，涎出自愈。(**按**：《聖惠方》無此方，另溯其源。)

④ 聖濟總録：**《普濟方》卷214"總論"**　皂角酒，治淋方：皂角刺、破故紙等分，右件爲細末，以無灰酒調下。(**按**：《聖濟總録》無此方，另溯其源。)

⑤ 普濟方：**《普濟方》卷37"腸風下血"**　止血散：治腸風下血，或在便前，或在便後。在便前血者，其血近，腎肝血也。在便後血者，其血遠，心肺血也。皂角刺(燒灰，二兩)、胡桃仁(去皮)、破故紙(炒)、槐花(各一兩半)，右爲末，每服二錢，清米飲點下。温酒亦得。

⑥ 袖珍方：**《袖珍方》卷1"痢"**　枳實三百丸：治傷風久不已而下痢膿血，日數十度。枳實、槐花(生，各五錢)、皂角刺，右爲末，煉蜜圓梧桐子大，每服三十圓，米湯下。酒亦可。

⑦ 熊氏補遺：**《〈婦人良方〉校注補遺》卷18"胞衣不出方論第四"**　〔熊附〕又方：皂角棘燒，爲末，每一錢温酒調下。

⑧ 直指方：**《直指方》卷22"乳癰證治"**　乳癰方：皂莢刺(半燒帶生，半兩)、真蚌粉(三錢)，右研細，每一錢，酒調下。

泄,結毒者。皂角刺、蔓荆子各燒存性,等分,爲末。每温酒服二錢。《袖珍方》①。**腹内生瘡**,在腸臟不可藥治者。取皂角刺不拘多少。好酒一椀,煎至七分,温服。其膿血悉從小便中出,極效。不飲酒者,水煎亦可。《(籣)〔藺〕氏經驗方》②。**瘡腫無頭**。皂角刺燒灰,酒服三錢。嚼葵子三五粒。其處如針刺爲效。《儒門事親》③。**癌瘭惡瘡**。皂角刺燒存性研,白及少許,爲末,傅之。《直指方》④。**大風癘瘡**。《選奇方》用黄蘗末、皂角刺灰各三錢,研勾,空心酒服。取下蟲物,並不損人。食白粥兩三日,服補氣藥數劑。名神效散。如四肢腫,用鍼刺出水再服。忌一切魚、肉、發風之物。取下蟲大小長短,其色不一,約一二升,其病乃愈也。《仁存方》⑤。**發背不潰**。皂角刺麥麸炒黄一兩,綿黄芪焙一兩,甘草半兩,爲末。每服一大錢,酒一盞,乳香一塊,煎七分,去滓温服。《普濟本事方》⑥。

木皮、根皮。【氣味】辛,温,無毒。【主治】風熱痰氣,殺蟲。時珍。

【附方】新二。**肺風惡瘡**瘙痒。用木乳即皂莢根皮,秋冬采如羅紋者,陰乾炙黄,白蒺藜炒、黄芪、人參、枳殼炒、甘草炙,等分爲末。沸湯每服一錢。《普濟方》⑦。**産後腸脱**不收。用皂角樹皮半斤,皂角核一合,川楝樹皮半斤,石蓮子炒去心一合,爲粗末,以水煎湯,乘熱以物圍定,坐熏洗之。挹乾,便喫補氣丸藥一服,仰睡。《婦人良方》⑧。

葉。【主治】入洗風瘡渫用。時珍。

① 袖珍方:**《袖珍方》卷4"産後衆疾"** 二滅散(《聖惠方》):治産後乳汁不泄,結滯不消。蔓荆子(燒)、皂刺(燒),右各等分,爲末,每服二錢,温酒調下……

② 藺氏經驗方:(**按**:書佚,無可溯源。)

③ 儒門事親:**《儒門事親》卷15"瘡瘍癰腫第一"** 治瘡無頭者……又方:皂角刺(燒灰陰乾),右爲末,每服三錢,酒調,嚼葵菜子三五個,前藥送下,大效。

④ 直指方:**《直指方》卷22"發瘭證治"** 癰疽、癌、瘭、惡瘡妙方……又方:皂莢(刺燒帶生)、白及(少許),右爲細末摻。諸瘡通用。

⑤ 仁存方:**《普濟方》卷110"大風癩病"** 神效散(出《仁存方》,一名黄柏散):治大風癩疾,肌肉瘍潰,鼻柱蝕爛。黄柏(三錢)、皂角刺(燒灰,三錢),右研勾,作一服,用温酒調,空心服。晚勿飲此藥,至二更後取下蟲,或大小長短如黑,顔色不一,約一二升,其病癒。利下惟是蟲,更無别物,並不損人。利後三兩日内,惟進白粥,及補氣血藥。忌食麵、豬、雞、動風等物。如四肢腫,用針刺出水,再服之。(**按**:此方有前後兩個出處。今取《普濟方》所引。)

⑥ 普濟本事方:**《本事方》卷6"金瘡癰疽打撲諸瘡破傷風"** 令發背自潰,黄芪散:綿黄芪(細者,洗焙,一兩)、甘草(半兩)、皂角刺(擇紅紫者,剉,麸炒黄,一兩),右細末,每服一大錢,酒一盞,乳香一塊,煎七分,去滓服。

⑦ 普濟方:**《普濟方》卷28"肺臟風毒生瘡"** 木乳散:治肺臟風毒。木乳(皂角根皮,是秋冬開採者,取皮如羅絞,陰乾炙黄)、蒺藜子(炙,去角)、黄耆(剉)、人參、枳殼(去瓤,麸炒)、甘草(炮,等分),右爲散,每服一錢,沸湯點服,不拘時候。

⑧ 婦人良方:**《婦人良方》卷23"産後陰脱玉門不閉方論第九"** 皂角散:治産後𩪃。皂角樹皮、川楝樹皮(各半斤)、皂角核(一合)、石蓮(一合,炒,去心),右爲粗末,用水煎湯,乘熱以物圍定熏,通手洗于浄房中,就熏洗處鋪薦席,才熏洗了,以帛挹乾,便吃玉露通真丸,熱酒下二丸,便仰睡。

【附録】鬼皂莢。【藏器①曰】生江南澤畔。狀如皂莢,高一二尺。作湯浴,去風瘡疥癬。挼葉,去衣垢,沐髮令長。

肥皂莢《綱目》

【集解】【時珍曰】肥皂莢生高山中。其樹高大,葉如檀及皂莢葉。五六月開白花,結莢長三四寸,狀如雲實之莢而肥厚多肉。内有黑子數顆,大如指頭,不正圓,其色如漆而甚堅。中有白仁如栗,煨熟可食。亦可種之。十月采莢煮熟。搗爛和白麪及諸香作丸,澡身面,去垢而膩潤,勝於皂莢也。《相感志》②言:肥皂莢水,死金魚,辟馬蝗,𢾅見之則不就,亦物性然耳。

莢。【氣味】辛,温,微毒。【主治】去風濕下痢便血。瘡癬腫毒。時珍。

【附方】新九。腸風下血。獨子肥皂燒存性,一片爲末,〔糕〕糊丸成,米飲下。《普濟方》③。下痢禁口。肥皂莢一枚,以鹽實其内,燒存性,爲末。以少許入白米粥内,食之即效。《乾坤生意》④。風虚牙腫。老人腎虚,或因凉藥擦牙致痛。用獨子肥皂,以青鹽實之,燒存性。研末摻之。或入生樟腦十五文。《衛生家寶方》⑤。頭耳諸瘡。眉癬、燕窩瘡。並用肥皂煅存性一錢,枯礬一分,研勾,香油調,塗之。《摘玄方》⑥。小兒頭瘡。因傷湯水成膿,出水不止。用肥皂燒存性,入膩粉,麻油調搽。《海上方》⑦。臘梨頭瘡。不拘大人、小兒。用獨核肥皂去核,填入沙糖,入巴豆二枚扎定,鹽泥包,煅存性,入檳榔、輕粉五七分,研勾,香油調搽。先以灰汁洗過。温水再洗,拭乾乃搽。一宿見效,不須再洗。《普濟方》⑧。癬瘡不愈。以川槿皮煎湯,用肥皂去

---

① 藏器:**《拾遺》見《證類》卷14"皂莢"** 陳藏器云:鬼皂莢作浴湯,去風瘡疥癬,挼葉去衣垢,沐頭長髮。生江南澤畔,如皂莢,高一二尺。

② 相感志:**《物類相感志·總論》** 𢾅見肥皂則不就。/**"禽魚"** 肥皂水能死金魚。/**"雜著"** 蜜煎舖内,用肥皂洗抹布,拭盒子櫃上,則螻蟻不來。

③ 普濟方:**《普濟方》卷38"臟毒下血"** 治腸風:用肥皂獨牙者,燒灰存性,以一片研末,糕糊丸,一片爲末,飲湯調吞下。

④ 乾坤生意:**《乾坤生意》卷上"瀉痢"** 治禁口痢……一方:用獨子肥皂一枚,去核,用鹽實其内,火燒存性,爲細末,先煮白米粥,用少許入在粥内,即食,立效。

⑤ 衛生家寶方:**《衛生家寶方》卷5"烏髭鬚"** 治牙齒浮動,牢牙散:肥朱子(一個,獨子者爲妙,去子,以鹽實中,以鹽泥固濟,火煅過),右研細,如齒藥揩牙,大效。(**按**:"肥朱子"爲無患子之别名。疑本方所用主藥有誤。)

⑥ 摘玄方:(**按**:《丹溪摘玄》無此方,未能溯得其源。)

⑦ 海上方:(**按**:温氏《海上方》無此方。其餘《海上方》同名書或存或佚,均未溯得其源。)

⑧ 普濟方:**《普濟方》卷48"白秃"** 治大人小兒秃刺梨溜膿:用獨核肥皂去核,用砂糖填滿,中放巴豆二枚,麻繩紥定,鹽泥固之,火煅,青烟起,存性,去泥,入檳榔末、輕粉五七分,研勾,用香油調傅。先用熱湯泡灰汁洗浄,再用温水洗去,軟帛挹乾,傅藥一宿便見效。傅後不須再洗。

核及内膜浸湯,時時搽之。〔楊〕起《簡便方》①。便毒初起。肥皂搗爛傅之,甚效。《簡便方》②。玉莖濕癢。肥皂一箇,燒存性,香油調搽即愈。《攝生方》③。

核。【氣味】甘,腥,温,無毒。【主治】除風氣。時珍。

無患子宋《開寶》④

【釋名】桓《拾遺》⑤、木患子《綱目》、噤婁《拾遺》、肥珠子《綱目》、油珠子《綱目》、菩提子《綱目》、鬼見愁。【藏器⑥曰】桓,患字聲訛也。崔豹《古今注》云:昔有神巫曰瑤㲋,能符劾百鬼。得鬼則以此木爲棒,棒殺之。世人相傳以此木爲器用,以厭鬼魅,故號曰無患。人又訛爲木患也。【時珍曰】俗名爲鬼見愁。道家禳解方中用之,緣此義也。釋家取爲數珠,故謂之菩提子,與薏苡同名。《纂文》⑦言其木名盧鬼木。山人呼爲肥珠子、油珠子,因其實如肥油而子圓如珠也。

【集解】【藏器⑧曰】無〔患子〕,〔深〕山大樹也。子黑如漆珠。《博物志》云:桓葉似欅柳葉。〔核堅〕正黑如瑿,可作香纓及浣垢。【宗奭⑨曰】今釋子取爲念珠,以紫紅色、小者佳。入藥亦少。西洛亦有之。【時珍曰】生高山中。樹甚高大,枝葉皆如椿,特其葉對生。五六月開白花。結實大如彈丸,狀如銀杏及苦楝子,生青熟黄,老則文皺。黄時肥如油煠之形,味辛氣膻且硬。其蒂下有二小子,相粘承之。實中一核,堅黑似肥皂莢之核,而正圓如珠。殼中有仁如榛子仁,亦辛膻,可炒食。

---

① 楊起簡便方:**《奇效單方》卷上"瘡瘍"** 治癬瘡,用:川槿皮煎湯,以肥皂去核並内膜,浸湯内,不時擦之。

② 簡便方:**《奇效單方》卷上"瘡瘍"** 治腿便疙瘩,一名横痃……或用肥皂搗爛敷上。

③ 攝生方:**《攝生衆妙方》卷3"濕門"** 一方,治玉莖有時受濕癢甚,以肥皂一箇,燒灰存性,用香油調塗於上,即愈。

④ 開寶:**《開寶》見《證類》卷14"無患子皮"** 有小毒。主澣垢,去面䵟。喉痺,研,内喉中,立開。又主飛尸。子中人,燒令香,辟惡氣,其子如漆珠。生山谷大樹。一名噤婁,一名桓。

⑤ 拾遺:**《拾遺》見《證類》卷14"無患子皮"** ……一名噤婁,一名桓……(**按**:"釋名"項下"拾遺"同此。)

⑥ 藏器:**《拾遺》見《證類》卷14"無患子皮"** 陳藏器云……桓、患字聲訛也……《古今注》云:程稚問木曰:無患何也?答曰:昔有神巫曰瑤㲋,能符劾百鬼,得鬼則以此木爲棒,棒殺之。世人相以爲器,用猒鬼,故曰無患也……

⑦ 纂文:**《御覽》卷959"無患"** 《纂文》曰:無患,木名也,一名曰楺(女收反)婁。實可去垢。(**按**:未能查得"盧鬼木"之最早出處。)

⑧ 藏器:**《拾遺》見《證類》卷14"無患子皮"** 陳藏器云……子黑如漆珠子。深山大樹……《博物志》云:桓葉似柳,子核堅,正黑,可作香纓用,辟惡氣,浣垢……

⑨ 宗奭:**《衍義》卷15"無患子"** 今釋子取以爲念珠,出佛經。惟取紫紅色小者佳。今入藥絶少,西洛亦有之。

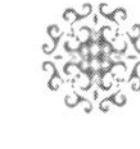

十月采實，煮熟去核，搗和麥麪或豆麪作澡藥，去垢同於肥皂，用洗真珠甚妙。《山海經》①云：袟(周)〔簡〕之山，其木多桓。郭璞注云：葉似柳，皮黄不錯。子似楝，着酒中飲之，辟惡氣，浣(之)〔衣〕去垢，核堅正黑。即此也。今武當山中所出鬼見愁，亦是樹莢之子，其形正如刀豆子而色褐，彼人亦以穿數珠。别又是一物，非無患也。

子皮即核外肉也。【氣味】微苦，平，有小毒。【主治】澣垢，去面䵟。喉痺，研納喉中，立開。又主飛尸。藏器②。

【附方】新二。洗頭去風明目。用槵子皮、皂角、胡餅、菖蒲同搥碎，漿水調作彈子大。每用泡湯洗頭，良。《多能鄙事》③。洗面去䵟。槵子肉皮搗爛，入白麪和，丸大丸。每日用洗面，去垢及䵟甚良。《集簡方》。

子中仁。【氣味】辛，平，無毒。【主治】燒之，辟邪惡氣。藏器④。煨食，辟惡，去口臭。時珍。

【附方】新一。牙齒腫痛。肥珠子一兩，大黄、香附各一兩，青鹽半兩，泥固煅研。日用擦牙。《普濟方》⑤。

欒華《本經》⑥下品

【集解】【《别録》⑦曰】欒華生漢中川谷。五月采。【恭⑧曰】此樹葉似木槿而薄細。花黄似槐而稍長大。子殼似酸漿，其中有實如熟豌豆，圓黑堅硬，堪爲數珠者是也。五月、六月花可收，南

---

① 山海經：**《山海經》卷5"中山經"(郭注)**　又東北五十里曰族簡之山……其上多松柏、机桓(柏葉似柳，皮黄不措，子似楝，著酒中飲之，辟惡氣，浣衣去垢，核堅正黑，可以間香纓，一名栝樓也……)(**按**：其"柏葉似柳"，似與"桓"無關。然據其"子似楝""浣衣去垢，核堅正黑"，又確似無患子。)

② 藏器：見2425頁注④。/**《拾遺》見《證類》卷14"無患子皮"**　陳藏器云：有小毒。主澣垢，去面皯，喉閉，飛尸，研，内喉中，立開。子中人，燒令香，辟邪惡氣……

③ 多能鄙事：**《多能鄙事》卷6"百藥類·經效方"**　洗頭方：胡餅、菖蒲、槵子皮、皂角，右同搥碎，漿水調團如毬子大，每用炮湯洗頭，去風，清頭目。

④ 藏器：見2425頁注⑧。

⑤ 普濟方：**《普濟方》卷66"牙齒疼痛"**　治諸般牙痛……又方：用香附子一兩，青鹽半兩，大黄一兩，獨子肥皂一兩，四味用黄泥固濟，同煅，爲末，每日作牙藥擦之。(**按**："獨子肥皂"似非"無患子"别名，時珍作"肥珠子"，未知何據。)

⑥ 本經：**《本經》《别録》(《藥對》)見《證類》卷14"欒華"**　**味苦，寒**，無毒。**主目痛淚出，傷眦，消目腫。**生漢中川谷。五月採。(决明爲之使。)

⑦ 别録：見上注。

⑧ 恭：**《唐本草》見《證類》卷14"欒華"**　《唐本》注云：此樹，葉似木槿而薄細，花黄似槐而小長大。子殼似酸漿，其中有實如熟豌豆，圓黑堅硬，堪爲數珠者是也。五月、六月花可收，南人取合黄連作煎，療目赤爛，大效。花以染黄色，甚鮮好。

人以染黄甚鮮明,又以療目赤爛。【頌[①]曰】今南方及汴中園圃間或有之。【宗奭[②]曰】長安山中亦有之。其子謂之木欒子,携至京都爲數珠,未見入藥。

華。【氣味】苦,寒,無毒。【之才[③]曰】决明爲之使。【主治】目痛淚出傷眦,消目腫。《本經》[④]。合黄連作煎,療目赤爛。蘇恭[⑤]。

無食子《唐本草》[⑥]

【釋名】没石子《開寶》[⑦]、墨石子《炮炙論》[⑧]、麻荼澤。【珣[⑨]曰】波斯人每食以代果,故番胡呼爲没食子。梵書無與没同音。今人呼爲墨石、没石,轉傳訛矣。

【集解】【恭[⑩]曰】無食子生西戎沙磧間。樹似檉。【禹錫[⑪]曰】按段成式《酉(湯)〔陽〕雜俎》云:無食子出波斯國,呼爲摩澤樹。高六七丈,圍八九尺。葉(以)〔似〕桃而長。三月開花白色,心微(工)〔红〕。子圓如彈丸,初青,熟乃黄白。蟲蝕成孔者入藥用。其樹一年生無食子。一年生拔屢子,大如指,長三寸,上有殼,中仁如栗黄,可啖。【時珍曰】按《方輿志》[⑫]云:大食國有樹,一年生如栗子而長,名曰蒲盧子,可食。次年則生麻荼澤,即没石子也。間歲互生,一根異産如此。《一統志》[⑬]云:没石子出大食諸番。樹如樟,實如中國茅栗。

子。【修治】【斅[⑭]曰】凡使勿犯銅鐵,并被火驚。用顆小、無(杴)〔枕〕米者(炒)〔妙〕。用漿水於砂盆中研令盡,焙乾再研,如烏犀色入藥。

---

① 頌:**《圖經》見《證類》卷14"欒華"** 欒華,生漢中川谷,今南方及都下園圃中或有之……

② 宗奭:**《衍義》卷15"欒華"** 今長安山中亦有。其子即謂之木欒子,攜至京都爲數珠。未見其入藥。

③ 之才:**古本《藥對》** 見2426頁注⑥括號中七情文。

④ 本經:見2426頁注⑥白字。

⑤ 蘇恭:見2426頁注⑧。

⑥ 唐本草:**《唐本草》見《證類》卷14"無食子"** 味苦,温,無毒。主赤白痢,腸滑,生肌肉。出西戎。

⑦ 開寶:**《開寶》見《證類》卷14"無食子"** 今注:一名没石子……

⑧ 炮炙論:**《炮炙論》見《證類》卷14"無食子"** 雷公云:墨石子……

⑨ 珣:**《海藥》見《證類》卷14"無食子"** ……波斯每食以代果,番胡呼爲没食子。今人呼墨食子,轉謬矣。

⑩ 恭:**《唐本草》見《證類》卷14"無食子"** 《唐本》注云:生沙磧間。樹似檉。

⑪ 禹錫:**《嘉祐》見《證類》卷14"無食子"** 謹按段成式《酉陽雜俎》云:無石子出波斯國,波斯呼爲摩賊樹。高六七丈,圍八九尺。葉似桃而長。三月開花,白色,心微紅。子圓如彈丸,初青,熟乃黄白。蟲蝕成孔者入藥用。其樹一年生無食子,一年生跋屢,大如指,長三寸,上有殼,中人如栗黄,可啖之。

⑫ 方輿志:(**按**:已查《方輿勝覽》,未能溯得其源。)

⑬ 一統志:**《明一統志》卷90"安南·三佛齊國"** 土産……没石子(樹如樟,開花結實,如中國茅栗。)

⑭ 斅:**《炮炙論》見《證類》卷14"無食子"** 雷公云:墨石子,凡用勿令犯銅、鐵,並被火驚者。顆小、文細,上無杴米者妙。用漿水於砂盆中,或硬青石上研令盡,却焙乾研了用,勿搗,能爲烏犀色。

【氣味】苦，温，無毒。【主治】赤白痢，腸滑，生肌肉。《唐本》①。腸虚冷痢，益血生精，和氣安神，烏髭髮，治陰毒痿，燒灰用。李珣②。温中，治陰瘡陰汗，小兒疳䘌，冷滑不禁。馬志③。

【發明】【宗奭④曰】没石子，合他藥染鬚。造墨家亦用之。【珣⑤曰】張仲景用治陰汗，燒灰，先以湯浴了，布裹灰撲之，甚良。

【附方】舊三，新五。血痢不止。没石子一兩爲末，飯丸小豆大。每食前米飲下五十丸。《普濟方》⑥。小兒久痢。没石子二箇，熬黄研末，作餛飩食之。《宫氣方》⑦。産後下痢。没石子一箇，燒存性，研末，〔冷即〕酒服，熱即用飲下，日二。○《子母秘録》⑧。牙齒疼痛。綿裹無食子末一錢，咬之，涎出吐去。《聖濟總録》⑨。鼻面酒皶。南方没石子有孔者，水磨成膏。夜夜塗之，甚妙。《危氏得效方》⑩。口鼻急疳。没石子末吹下部，即瘥。《千金方》⑪。大小口瘡。没石子炮三分，甘草一分，研末摻之。月内小兒生者，少許置乳上吮之，入口即啼，不過三次。《聖惠方》⑫。足趾肉刺。無食子三枚，肥皂莢一挺，燒存性，爲末。醋和傅之，立效。《奇效方》⑬。

---

① 唐本：見前頁注⑥。

② 李珣：**《海藥》見《證類》卷 14“無食子”**　謹按徐表《南州記》云：波斯國，大小如藥子。味温、平，無毒。主腸虚冷痢，益血生精，烏髭髮，和氣安神，治陰毒痿。燒灰用。張仲景使治陰汗，取燒灰，先以微温浴了，即以帛微裹後傅灰囊上，甚良……

③ 馬志：**《開寶》見《證類》卷 14“無食子”**　……主小兒疳䘌，能黑髭髮，治陰瘡，陰汗，温中和氣。

④ 宗奭：**《衍義》卷 15“無石子”**　今人合他藥染髭。

⑤ 珣：見本頁注②。

⑥ 普濟方：**《普濟方》卷 212“血痢”**　治血痢百方無效，不問遠近……又方：右用没石子一兩，細研，以軟飯和丸如小豆大，每服於食前以粥飲下十丸。

⑦ 宫氣方：**《證類》卷 14“無食子”**　《宫氣方》：治小兒久痢不效。没石子二個切，熬令黄色，研作餛飩食之。

⑧ 子母秘録：**《證類》卷 14“無食子”**　《子母秘録》：治産後痢：没石子一個，燒爲末。和酒服方寸匕，冷即酒服，熱即飲下。

⑨ 聖濟總録：**《聖濟總録》卷 119“牙齒疼痛”**　治牙齒疼痛，無食子散方：無食子（不拘多少），右一味擣羅爲散，以綿裹一錢，當痛處咬之即定，有涎吐之。

⑩ 危氏得效方：**《得效方》卷 10“鼻病”**　治酒渣鼻，不三次可去根。但藥差寒，量虚實用……又方：南番没石子有竅者，水研成膏，手指蘸塗，甚妙。

⑪ 千金方：**《證類》卷 14“無食子”**　《千金方》：治急疳蝕口鼻者，没石子爲末，吹下部即瘥。（**按**：今本《千金方》無此方。）

⑫ 聖惠方：**《聖惠方》卷 90“治小兒口瘡諸方”**　治小兒一切口瘡，止疼痛，方：没石子（三分，微火炙令虚脹）、甘草（一分），右件藥擣細羅爲散，每于瘡上薄摻，蓋令遍。

⑬ 奇效方：**《奇效良方》卷 54“瘡科通治方”**　無食膏：治肉刺。無食子（三枚）、肥皂莢（一梃），右燒令烟盡，細研，以釅醋於砂盆内，別磨皂莢如糊，和末傅之，立效。

訶黎勒《唐本草》①

【釋名】訶子。【時珍曰】訶黎勒,梵言②天主持來也。

【集解】【恭③曰】訶黎勒生交州、愛州。【頌④曰】今嶺南皆有,而廣州最盛。樹似木梡,花白。子形似巵子、橄欖,青黄色,皮肉相着。七月、八月實熟時采,六路者佳。《嶺南異物志》云:廣州法性寺有四五十株,子極小而味不濇,皆是六路。每歲州貢,只以此寺者。寺有古井,木根蘸水,水味不鹹。每子熟時,有佳客至,則院僧煎湯以延之。其法:用新摘訶子五枚,甘草一寸,破之,汲井水同煎,色若新茶。今其寺謂之乾明古寺,尚在,舊木猶有六七株。南海風俗尚貴此湯,然煎之不必盡如昔時之法也。訶子未熟時,風飄墮者,謂之隨風子,暴乾收之,益小者佳,彼人尤珍貴之。【(蘭)〔蕭〕炳⑤曰】波斯舶上來者,六路黑色肉厚者良。六路即六稜也。【斅⑥曰】凡使勿用毗黎勒,個個毗頭也。若訶黎勒文只有六路。或多或少,並是雜路勒,皆圓而露。文或八路至十三路,號曰榔精勒,澀不堪用。

【修治】【斅⑦曰】凡用訶黎勒,酒浸後蒸一伏時,刀削去路,取肉剉焙用。用核則去肉。

【氣味】苦,温,無毒。【權⑧曰】苦、甘。【炳⑨曰】苦、酸。【珣⑩曰】酸,濇,温。【好古⑪曰】

---

① 唐本草:**《唐本草》見《證類》卷14"訶梨勒"** 味苦,温,無毒。主冷氣,心腹脹滿,下食。生交、愛州。

② 梵言:**《翻譯名義集》三"五果第三十二"** 訶梨勒(新云訶梨怛雞。此云天主持來。此果爲藥,功用至多,無所不入)。

③ 恭:見本頁注①。

④ 頌:**《圖經》見《證類》卷14"訶梨勒"** 訶梨勒,生交、愛州,今嶺南皆有,而廣州最盛。株似木梡,花白。子似梔子,青黄色,皮肉相著。七月、八月實熟時採,六路者佳。《嶺南異物志》云:廣州法性寺佛殿前有四五十株,子極小而味不澀,皆是六路。每歲州貢,只以此寺者。寺有古井,木根蘸水,水味不鹹。每子熟時,有佳客至,則院僧煎湯以延之。其法用新摘訶子五枚,甘草一寸,皆碎破,汲木下井水同煎,色若新茶。今其寺謂之乾明,舊木猶有六七株。古井亦在。南海風俗尚貴此湯,然煎之不必盡如昔時之法也……其子未熟時,風飄墮者,謂之隨風子,暴乾收之。彼人尤珍貴,益小者益佳……

⑤ 蕭炳:**《四聲本草》見《證類》卷14"訶梨勒"** 蕭炳云……波斯舶上來者,六路,黑色,肉厚者良。

⑥ 斅:**《炮炙論》見《證類》卷14"訶梨勒"** 雷公云:凡使,勿用毗梨勒、庵梨勒、榔精勒、雜路勒,若訶梨勒文只有六路。或多或少,並是雜路勒,毗路勒箇箇毗,雜路勒皆圓露,文或八露至十三路,號曰榔精勒,多澀,不入用。凡修事,先於酒内浸,然後蒸一伏時。其訶梨勒,以刀削路,細剉焙乾用之。

⑦ 斅:見上注。

⑧ 權:**《藥性論》見《證類》卷14"訶梨勒"** 訶梨勒,使,亦可單用,味苦、甘……

⑨ 炳:**《四聲本草》見《證類》卷14"訶梨勒"** 蕭炳云:訶梨勒,苦、酸……

⑩ 珣:**《海藥》見《證類》卷14"訶梨勒"** 按徐表《南州記》云:生南海諸國。味酸、澀,温,無毒……

⑪ 好古:**《湯液本草》卷5"木部·訶黎勒"** 氣温,味苦。苦而酸,性平,味厚,陰也,降也。苦重酸輕。無毒。

苦、酸,平。苦重酸輕,味厚,陰也,降也。【主治】冷氣,心腹脹滿,下食。《唐本》①。破胸膈結氣,通利津液,(上)〔止〕水道,黑髭髮。甄權②。下宿物,止腸澼久洩,赤白痢。蕭炳③。消痰下氣,化食開胃,除煩治水,調中,止嘔吐霍亂,心腹虚痛,奔豚腎氣,肺氣喘急,五膈氣,腸風瀉血,崩中帶下,懷孕漏胎,及胎動欲生,脹悶氣喘。并患痢人肛門急痛,産婦陰痛,和蠟燒烟熏之,及煎湯熏洗。大明④。治痰嗽咽喉不利,含三數枚殊勝。蘇恭⑤。實大腸,斂肺降火。震亨⑥。

【發明】【宗奭⑦曰】訶黎勒,氣虚人亦宜緩緩煨熟少服。此物雖濇腸而又泄氣,其味苦濇故爾。【杲⑧曰】肺苦氣上逆,急食苦以泄之,以酸補之。訶子苦重瀉氣,酸輕不能補肺,故嗽藥中不用。【震亨⑨曰】訶子下氣,以其(殊)〔味〕苦而性急。肺苦急,急食苦以瀉之,謂降而下走也,氣實者宜之。若氣虚者,似難輕服。又治肺氣因火傷極,遂鬱遏脹滿。其味酸苦,有收斂降火之功也。【時珍曰】訶子同烏梅、五倍子用則收斂,同橘皮、厚朴用則下氣,同人參用則能補肺治咳嗽。東垣言嗽藥不用者,非矣。但欬嗽未久者,不可驟用爾。嵇含《草木狀》⑩言:作飲久服,令髭髮白者變黑。亦取其濇也。【珣⑪曰】訶黎皮主嗽,肉主眼濇痛。波斯人將訶黎勒、大腹等在舶上,用防不虞。

---

① 唐本:見前頁注①。

② 甄權:**《藥性論》見《證類》卷 14"訶梨勒"** ……能通利津液,主破胸膈結氣,止水道,黑髭髮。

③ 蕭炳:**《四聲本草》見《證類》卷 14"訶梨勒"** ……下宿物,止腸澼久泄,赤白痢……

④ 大明:**《日華子》見《證類》卷 14"訶梨勒"** 消痰下氣,除煩治水,調中,止瀉痢,霍亂,賁豘腎氣,肺氣喘急,消食開胃,腸風瀉血,崩中帶下,五膈氣,懷孕未足月人漏胎,及胎動欲生,脹悶氣喘。并患痢人後分急痛,并産後陰痛,和蠟燒熏及熱煎湯熏,通手後洗。

⑤ 蘇恭:**《圖經》見《證類》卷 14"訶梨勒"** ……治痰嗽,咽喉不利。含三數枚,殊勝。(**按**:非出"蘇恭",實見《圖經》。)

⑥ 震亨:**《衍義補遺·訶子》** ……此物雖澀腸,又泄氣,蓋其味苦澀…… 蓋其味酸苦,有收斂降火之功也。

⑦ 宗奭:**《衍義》卷 15"訶黎勒"** 氣虚人亦宜,緩緩煨熟,少服。此物雖澀腸,而又洩氣,蓋其味苦澀。

⑧ 杲:**《湯液本草》卷 5"訶黎勒"** 《心》云:經曰"肺苦氣上逆,急食苦以泄之,以酸補之"。苦重瀉氣,酸輕不能補肺,故嗽藥中不用……

⑨ 震亨:**《衍義補遺·訶子》** 下氣,以其味苦而性急喜降。《經》曰:肺苦急,急食苦以瀉之。謂降而下走也。氣實者宜之,若氣虚者似難輕服…… 又云:治肺氣因火傷極,遂鬱遏脹滿,蓋其味酸苦,有收斂降火之功也。

⑩ 草木狀:**《南方草木狀》卷中** 訶梨勒……可作飲,變白髭髮令黑……

⑪ 珣:**《海藥》見《證類》卷 14"訶梨勒"** ……主五鬲氣結,心腹虚痛,赤白諸痢,及嘔吐,咳嗽。並宜使皮其主嗽,肉炙治眼澀痛。方家使陸路訶梨勒,即六棱是也。按波斯將訶梨勒、大腹等舶上,用防不虞。或遇大魚放涎滑水中,數里不通船也,遂乃煮此洗其涎滑,尋化爲水,可量治氣功力者乎……

或遇大魚放涎滑水中數里，船不能通，乃煮此洗其涎滑，尋化爲水，則其治氣消痰功力可知矣。○【慎微①曰】《金光明經》言“流水長者除病品”云：熱病下藥，服訶黎勒。又《廣異記》云：高仙芝在大食國得訶黎勒，長三寸，置抹肚下，便覺腹中痛，因(人)〔大〕利十餘行，疑訶黎勒爲祟。後問(火)〔大〕食長老。云：此物人帶一切病消，利者乃出惡物爾。仙芝寶之，後被誅，失所在。○【頌②曰】訶黎主痢，《唐本草》不載。張仲景治氣痢有方。唐劉禹錫《傳信方》云：予曾苦赤白下，諸藥服遍久不瘥，轉爲白膿。令狐將軍傳此(下)〔法〕：用訶黎勒三枚，兩炮一生，並取皮末之，以沸漿水一合服之。若只水痢，加一錢匕甘草末；若微有膿血，加三匕；血多，亦加三匕。

【附方】舊九，新六。**下氣消食**。訶黎一枚爲末，瓦器中水一大升，煎三兩沸，下藥更煎三五沸，如麴塵色，入少鹽，飲之。○《食醫心鏡》③。**一切氣疾**，宿食不消。訶黎一枚，入夜含之，至明嚼嚥。○又方：訶黎三枚，濕紙包，煨熟去核，細嚼，以牛乳下。《千金方》④。**氣嗽日久**。生訶黎一枚，含之嚥汁。瘥後口爽，不知食味，却煎檳榔湯一盌服，立便有味。此知連州成密方也。《經驗方》⑤。**嘔逆不食**。訶黎勒皮二兩，炒研，糊丸梧子大。空心湯服二十丸，日三服。《廣濟方》⑥。**風痰霍亂**。食不消，大便澁，訶黎三枚，取皮爲末。和酒頓服。三五次妙。《外臺秘要》⑦。**小兒霍亂**。訶黎一枚，爲末。沸湯服一半，未止再服。《子母秘録》⑧。**小兒風痰**壅閉，語音不出，氣促(喘)〔喘〕悶，手足動〔搖〕。訶子半生半炮去核、大腹皮等分，水煎服。名二聖

---

① 慎微：**《證類》卷14“訶梨勒”** 《廣異記》云：高仙芝，大食得訶梨勒，長五寸，初置抹肚中，便覺腹中痛，因大利十餘行，初爲訶梨爲祟。待欲棄之。後問大食長老。云：此物人帶一切病消，利者出惡物耳。仙芝甚保，天寶末被誅，遂失所在。/《金光明經》：流水長者，子除病品云：熱病下藥，服訶梨勒。

② 頌：**《圖經》見《證類》卷14“訶梨勒”** ……訶梨勒主痢，《本經》不載。張仲景治氣痢……唐劉禹錫《傳信方》云：予曾苦赤白下，諸藥服遍久不差，轉爲白膿。令狐將軍傳此法：用訶梨勒三枚上好者，兩枚炮取皮，一枚生取皮，同末之，以沸漿水一兩合服之，淡水亦得。若空水痢，加一錢匕甘草末；苦微有膿血加二匕；若血多加三匕，皆效……

③ 食醫心鏡：**《證類》卷14“訶梨勒”** 《食醫心鏡》：下氣消食。并茶青色訶梨一枚，打碎爲末，銀器中水一大升，煎三兩沸，後下訶梨更煎三五沸，候如麴塵色，著少鹽服。

④ 千金方：**《證類》卷14“訶梨勒”** 孫真人治常患氣，以訶梨三枚，濕紙裹煨，紙乾即剥去核，細嚼，以生乳一升，下之，日三服。又方：治一切氣，宿食不消，訶梨一枚，入夜含之，至明嚼咽。

⑤ 經驗方：**《證類》卷14“訶梨勒”** 《經驗方》：治嗽氣嗽久者亦主之。生訶梨一枚，含之咽汁。差後口爽，不知食味，却煎檳榔湯一椀服之，立便有味。此知連州銀坑官成密方。

⑥ 廣濟方：**《證類》卷14“訶梨勒”** 《廣濟方》：治嘔逆不能食。訶梨勒皮二兩，去核，熬爲末，蜜和丸如梧桐子大。空心服二十丸，日二服。

⑦ 外臺秘要：**《外臺》卷6“雜療霍亂方”** 《近效》訶梨勒散，療一切風氣痰冷，霍亂食不消，大便澀方：取訶梨勒三顆，擣取皮，和酒頓服，三五度則差。

⑧ 子母秘録：**《證類》卷14“訶梨勒”** 《子母秘録》：治小兒霍亂。訶梨一枚，末。沸湯研一半，頓服，未差再服。

散。《全幼心鑑》①。風熱衝頂熱悶。訶黎二枚爲末,芒硝一錢,同入醋中,攪令消,磨塗熱處。《外臺秘要》②。氣痢水瀉。訶黎勒十枚麪裹,煻火煨熟,去核研末,粥飲頓服。亦可飯丸服。一加木香。○又長服方:訶黎勒、陳橘皮、厚朴各三兩,搗篩,蜜丸大如梧子。每服二三十丸,白湯下。《圖經本草》③。水瀉下痢。訶黎勒炮二分,肉豆蔻一分,爲末。米飲每服三錢。《聖惠方》④。下痢轉白。訶子三箇,二炮一生,爲末,沸湯調服。水痢,加甘草末一錢。《普濟方》⑤。赤白下痢。訶子十二箇,六生六煨,去核焙爲末。赤痢,生甘草湯下;白痢,炙甘草湯下。不過再服。趙原陽《濟急方》⑥。妬精下疳。大訶子燒灰,入麝香少許,先以米泔水洗,後搽之。或以荆芥、黄蘗、甘草、馬〔鞭〕草、葱白煎湯洗亦可。昔方士周守真醫唐靖爛莖一二寸,用此取效也。洪邁《夷堅志》⑦。

核。【主治】磨白蜜注目,去風赤〔澀〕痛,神良。蘇頌⑧。止欬及痢。時珍。

葉。【主治】下氣消痰,止渴及洩痢,煎飲服,功同訶黎。時珍。○唐·包佶有⑨"病中謝李吏部惠訶黎勒葉"詩。

---

① 全幼心鑑:**《全幼心鑒》卷3"驚風證"** 二聖散:治嬰孩小兒風痰壅閉,語音不出,氣促喘悶,手足動摇似搐。訶子(大者,半炮半生,去核)、大腹皮(各三錢),右㕮咀,用水煎,不拘時候服。

② 外臺秘要:**《外臺》卷15"風熱方"** 《近效》療熱風冲頂,熱悶方:訶梨勒(一枚,取大者)、芒消(三合)、醋(一升),右三味搗訶梨勒爲細末,並芒消於醋中,攪令消,摩塗熱處,日一二度。

③ 圖經本草:**《圖經》見《證類》卷14"訶梨勒"** ……訶梨勒主痢,《本經》不載。張仲景治氣痢。以訶梨勒十枚,麪裹煻灰火中煨之,令麪黄熟,去核細研爲末,和粥飲頓服。又,長服方:訶梨勒、陳橘皮、厚朴各三大兩,擣篩蜜丸,大如梧子。每服二十丸至三十丸……

④ 聖惠方:**《聖惠方》卷59"治水谷痢諸方"** 治水穀痢久不止,腹脅妨悶,不欲飲食,方:訶梨勒(二兩,煨,用皮)、草豆蔻(二兩,去皮),右件藥搗篩爲散,每服三錢,以水一中盞,煎至五分,去滓,不計時候温服。

⑤ 普濟方:**《普濟方》卷211"下赤痢白痢"** 治下痢赤白,轉爲白膿:用訶子三個,二炮一生,取皮爲末,漿水沸熱調服。淡水亦得。若水痢加甘草末一錢,有膿血加二錢,血多加三錢,立效。

⑥ 濟急方:**《仙傳外科》卷10"救解諸毒傷寒雜病一切等證"** 治赤白痢方:右訶子六個,煨熟,六個生用,去核取肉,焙乾爲末。赤痢用生甘草煎湯調下,白痢用炙甘草煎湯下,只空心服之,甚者不過再進。

⑦ 夷堅志:**《醫説》卷10"治下疳瘡"** 有富家子唐靖,年十八九,未娶,忽於陰頭上生瘡,初只鍼眼來大小,畏疼不敢洗刮,日久攻入皮肉,連莖爛一二寸許。醫者止用膏藥貼之,愈疼,亦無人識此瘡。有貧道周守真曰:此謂下疳瘡,亦名妬精瘡……守真曰:若欲治此疾,須是断房事數日,先用荆芥、黄皮、馬鞭草、甘草,剉,入葱煎湯洗之,去膿靨,以訶子燒灰,入麝香乾摻患處,令睡,睡醒服冷水兩三口,勿令陽道興起,脹断瘡靨,靨斷即敗。(出《庚志》。)

⑧ 蘇頌:**《圖經》見《證類》卷14"訶梨勒"** ……又取其核,入白蜜研,注目中,治風赤澀痛,神良……

⑨ 包佶:**《全唐詩》卷205"包佶"** 抱疾謝李吏部贈訶黎勒葉:一葉生西徼,齎来上海查。歲時經水府,根本别天涯。方士真難見,商胡輒自誇。此香同異域,看色勝仙家。茗飲暫調氣,梧丸喜伐邪。幸蒙袪老疾,深願駐韶華。

婆羅得宋《開寶》①

【釋名】婆羅勒。【時珍曰】婆羅得,梵言②重生果也。

【集解】【珣③曰】婆羅得生西海波斯國。樹似中(葉)〔華〕柳樹,子如草麻子,方家多用之。【時珍曰】按王(壽)〔燾〕《外臺秘要》④婆羅勒似蓖麻子,但以指甲爪之,即有汁出。即此物也。

子。【氣味】辛,温,無毒。【主治】冷氣塊,温中,補腰腎,破痃癖,可染髭髮令黑。藏器⑤。

【附方】新一。拔白生黑。婆羅勒十顆去皮取汁,熊脂二兩,白馬鬐膏煉過一兩,生薑炒一兩,母丁香半兩,爲末,和煎。每拔白點之,揩令入肉,即生黑者。此嚴中丞所用方也。孟詵《近效方》⑥。

欅《别録》⑦下品

【釋名】欅柳《衍義》⑧、鬼柳。【時珍曰】其樹高舉,其木如柳,故名。山人訛爲鬼柳。郭璞注《爾雅》⑨作柜柳,云似柳,皮可煮飲也。

【集解】【弘景⑩曰】欅樹山中處處有之。皮似檀、槐,葉如櫟、槲。人多識之。【恭⑪曰】所

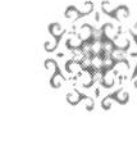

① 開寶:**《開寶》見《證類》卷 14"婆羅得"** 味辛,温無毒。主冷氣塊,温中,補腰腎,破痃癖,可染髭髮令黑。樹如柳,子如草麻。生西國。

② 梵言:**《翻譯名義集》三"百花第三十三"** 波羅羅。此云重生華。。(**按**:此名近似時珍所引。原文乃言花之名及形,未見有"重生果"一物。)

③ 珣:**《海藥》見《證類》卷 14"婆羅得"** **按**:徐氏云:生西海波斯國。似中華柳樹也,方家多用。

④ 外臺秘要:**《外臺》卷 32"變白髮染髮方"** 《近效》换白髮及有髭方……婆羅勒(十顆,其狀似尖齊子,去皮取汁,但以指甲掐之,即有汁……)

⑤ 藏器:見本頁注①。(**按**:非出"藏器",實見《開寶》。)

⑥ 近效方:**《外臺》卷 32"變白髮染髮方"** 《近效》换白髮及髭方。(嚴中書處得,云驗。)熊脂(二大兩,臘月者佳)、白馬鬐脂(一兩,細切,熬之,以綿濾,絞汁)、婆羅勒(十顆,其狀似尖齊子,去皮取汁,但以指甲掐之即有汁)、生薑(一兩,亦鐺中熬之)、母丁香(半大兩),右五味,二味擣爲末,其脂鍊,濾之,以藥末相和令勾,取一小槐枝,左攪數千遍,少傾即凝或似膏。即拔白髮,以辰日良,以槐枝點藥,拔一條即以藥令入髮眼孔中,以措頭熟揩之,令藥入,十餘日便黑髮生,此方妙。

⑦ 别録:**《别録》見《證類》卷 14"欅樹皮"** 大寒。主時行頭痛,熱結在腸胃。

⑧ 衍義:**《衍義》卷 15"欅木皮"** 今人呼爲欅柳……

⑨ 爾雅:**《爾雅·釋木》(郭注)** 椴,柜柳。(未詳。或曰:柳當爲柳。柜柳似柳,皮可煮作飲。)

⑩ 弘景:**《集注》見《證類》卷 14"欅樹皮"** 陶隱居云:山中處處有。皮似檀、槐,葉如櫟、槲。人亦多識……

⑪ 恭:**《唐本草》見《證類》卷 14"欅樹皮"** 《唐本》注云:此樹所在皆有,多生溪澗水側。葉似樗而狹長。樹大者連抱,高數仞,皮極粗厚。殊不似檀……

在皆有，多生溪澗水側。葉似樗而狹長。樹大者連抱，高數仞，皮極粗厚。殊不似檀。【宗奭①曰】欅木今人呼爲欅柳。其葉謂柳非柳，謂槐非槐。最大者，木高五六丈，合二三人抱。湖南、北甚多，然亦不材也，不堪爲器，嫩皮取以緣栲栳及箕唇。【時珍曰】欅材紅紫，作箱、案之類甚佳。鄭樵《通志》②云：欅乃榆（須）〔類〕而（枚）〔杕〕烈，其實亦如榆錢之狀。鄉人采其葉爲甜茶。

木皮。【修治】【斅③曰】凡使勿用三四年者無力，用二十年以來者。心空，其樹只有半邊，向西生者良。剥下去粗皮，細剉蒸之，從巳至未出，焙乾用。

【氣味】苦，大寒，無毒。【主治】時行頭痛，熱結在腸胃。《别録》④。夏日煎飲，去熱。弘景⑤。俗用煮汁服，療水氣，斷痢。蘇恭⑥。安胎，止妊婦腹痛。山欅皮性平，治熱毒風熁腫毒。大明⑦。

【附方】舊一，新四。通身水腫。欅樹皮煮汁，日飲。《聖惠方》⑧。毒氣攻腹，手足腫痛。欅樹皮和槲皮煮汁，煎如飴糖，以樺皮煮（農）〔濃〕汁化飲。《肘後方》⑨。蠱毒下血。欅皮一尺，蘆根五寸，水二升，煮一升，頓服。當下蠱出。《千金方》⑩。小兒痢血。梁州欅皮二十分炙，犀角十二分，水三升，煮取一升，分三服，取瘥。《古今録驗方》⑪。飛血赤眼。欅皮去粗皮切二兩，古錢七文，水一升半，煎七合，去（宰熱先）〔滓熱洗〕，日二次。《聖濟總録》⑫。

葉。【氣味】苦，冷，無毒。【主治】挼貼火爛瘡，有效。蘇恭⑬。治腫爛

---

① 宗奭：**《衍義》卷15"欅木皮"** 今人呼爲欅柳。然葉謂柳非柳，謂槐非槐。木最大者高五六十尺，合二三人抱。湖南、北甚多，然亦下材也，不堪爲器用。嫩皮，取以緣栲栳與箕唇。

② 通志：**《通志・昆蟲草木略・木類》** 欅，榆類也而杕烈。其實亦如榆筴，似錢之狀。

③ 斅：**《炮炙論》見《證類》卷14"欅樹皮"** 雷公云：凡使，勿用三四年者無力，用二十年已來者心空，其樹只有半邊，向西生者是。斧剥下去上粗皮，細剉蒸，從巳至未出，焙乾用。欅牛，凡採得，用銅刀取作兩片，去兩翅，用紙袋盛，於舍東掛，待乾用。

④ 别録：見2433頁注⑦。

⑤ 弘景：**《集注》見《證類》卷14"欅樹皮"** ……用之削取裹皮，去上甲，煎服之。夏日作飲去熱。

⑥ 蘇恭：**《唐本草》見《證類》卷14"欅樹皮"** ……俗人取煮汁，以療水及斷痢……

⑦ 大明：**《日華子》見《證類》卷14"欅樹皮"** 欅樹皮，味苦，無毒。下水氣，止熱痢，安胎，主妊娠人腹痛……又云：山欅樹皮，平，無毒。治熱毒風熁腫毒……

⑧ 聖惠方：**《普濟方》卷192"水氣"** 療水，及斷利：以欅樹皮煮汁服之。（**按**：《聖惠方》無此方，另溯其源。）

⑨ 肘後方：**《證類》卷14"欅樹皮"** 《肘後方》：治毒氣攻手足腫疼：以〔欅〕樹皮和槲皮合煮汁如飴糖，以樺皮濃煮汁絞，飲之。（**按**：今本《肘後方》無此方。）

⑩ 千金方：**《千金方》卷24"蠱毒第四"** 治蠱吐下血方：欅皮（廣五寸，長一尺）、蘆荻根（五寸，如足大趾，《小品方》用薔薇根），右二味，㕮咀，以水二升，煮取一升，頓服，極下蠱。

⑪ 古今録驗方：**《外臺》卷36"小兒蠱毒血痢方"** 《古今録驗》又療小兒痢血，犀角欅皮煎方：犀角（十二分，屑）、梁州欅皮（二十分，炙切），右二味以水三升，煮取一升，量大小服之，神良。

⑫ 聖濟總録：**《聖濟總録》卷105"目飛血赤脉"** 治飛血赤脉，欅皮洗眼方：欅皮（去粗皮，切，二兩）、古錢（七文），右二味，以水一升半，煎取七合，去滓熱洗，冷則再暖。

⑬ 蘇恭：**《唐本草》見《證類》卷14"欅樹皮"** ……取嫩葉挼貼火爛瘡，有效。

惡瘡，鹽擣罯之。大明①。

柳《本經》②下品

【釋名】小楊《説文》③、楊柳。【弘景④曰】柳即今水楊柳也。【恭⑤曰】柳與水楊全不相(以)〔似〕。水楊葉圓闊而尖，枝條短硬。柳葉狹長而青緑，枝條長軟。陶以柳爲水楊，非也。【藏器⑥曰】江東人通名楊柳，北人都不言楊。楊樹枝葉短，柳樹枝葉長。【時珍曰】楊枝硬而揚起，故謂之楊；柳枝弱而垂流，故謂之柳，蓋一類二種也。蘇恭所説爲是。按《説文》⑦云：楊，蒲柳也。從木，(易)〔昜〕聲。柳，小楊也。從木，丣聲。昜，音陽；丣，音酉。又《爾雅》⑧云：楊，蒲柳也。旄，澤柳也。檉，河柳也。觀此，則楊可稱柳，柳亦可稱楊，故今南人猶併稱楊柳。俞宗本《種樹書》⑨言：順插爲柳，倒插爲楊。其説牽强，且失揚起之意。【宗奭⑩曰】釋家謂柳爲尼俱律陀木。

【集解】【《别録》⑪曰】柳華生琅邪川澤。【頌⑫曰】今處處有之，俗所謂楊柳者也。其類非一。蒲柳，即水楊也，枝勁韌可爲箭笴，多生河北。杞柳，生水旁，葉粗而白，木理微赤，可爲車轂。今人取其細條，火逼令柔，屈作箱篋，《孟子》所謂"杞柳爲桮棬"者，魯地及河朔尤多。檉柳，見本條。【時珍曰】楊柳，縱、横、倒、順，插之皆生。春初生柔荑，即開黄蕊花。至春晚葉長成後，花中結細黑子，蕊落而絮出，如白絨，因風而飛。子着衣物能生蟲，入池沼即化爲浮萍。古者春取榆、柳之

---

① 大明：**《日華子》見《證類》卷14"櫸樹皮"** ……又云：葉，冷，無毒。治腫爛惡瘡，鹽擣罯……鄉人採葉爲甜茶。

② 本經：**《本經》《别録》見《證類》卷14"柳華"** **味苦，寒，**無毒。**主風水黄疸，面熱黑，痂疥惡瘡，金瘡。一名柳絮。葉：主馬疥痂瘡。**取煎煮以洗馬疥，立愈。又療心腹内血，止痛。**實：主潰癰，逐膿血。**子汁：療渴。**生琅邪川澤。**

③ 説文：**《説文·木部》** 桺，小楊也。

④ 弘景：**《集注》見《證類》卷14"柳華"** 陶隱居云：柳，即今水楊柳也……

⑤ 恭：**《唐本草》見《證類》卷14"柳華"** 《唐本》注云：柳與水楊全不相似。水楊葉圓闊而赤，枝條短硬；柳葉狹長，青緑，枝條長軟……此人間柳樹是也。陶云水楊，非也。

⑥ 藏器：**《拾遺》見《證類》卷14"柳華"** ……江東人通名楊柳，北人都不言楊。楊樹葉短，柳樹枝長。

⑦ 説文：**《説文·木部》** 楊，木也。从木昜聲。与章切。桺，小楊也。从木丣聲。丣，古文酉。(**按**：未見《説文》有"楊，蒲柳也"之文。)

⑧ 爾雅：**《爾雅·釋木》(郭注)** ……檉，河柳。(今河旁赤莖小楊。)旄，澤柳。(生澤中者。)楊，蒲柳。(可以爲箭。《左傳》所謂董澤之蒲。)……

⑨ 種樹書：**《種樹書·木》** 順插爲柳，倒插爲楊。

⑩ 宗奭：**《衍義》卷15"柳華"** 釋氏謂柳爲尼俱律陀木……

⑪ 别録：見本頁注②。(**按**：實乃《本經》文。)

⑫ 頌：**《圖經》見《證類》卷14"柳華"** 柳華、葉、實生琅邪川澤，今處處有之，俗所謂楊柳者也……按楊、柳異類，今人謂柳爲楊柳，非也。《説文》：楊，蒲柳也；柳，小楊也。其類非一。蒲柳其枝勁韌，可爲箭笴。《左傳》所謂董澤之蒲，又謂之雚符，即上條水楊是也。今河北沙地多生此，又生水傍，葉粗而白，木理微赤，白杞柳。《鄭詩》云：無伐我樹杞。陸機云：杞，柳也，其木人以爲車轂……今人取其細條，火逼令柔韌，屈作箱篋，河朔尤多……

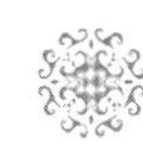

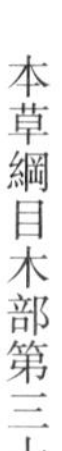

火。陶朱公①言"種柳千樹,可足柴炭"。其嫩芽可作飲湯。

柳華。【釋名】柳絮《本經》②。【正誤】見下。【氣味】苦,寒,無毒。【主治】風水黄疸,面熱黑。《本經》③。痂疥、惡瘡、金瘡。柳實:主潰癰逐膿血。子汁:療渴。《别録》④。華:主止血,治濕痺,四肢攣急,膝痛。甄權⑤。

【發明】【弘景⑥曰】柳華熟時,隨風狀如飛雪,當用其未舒時者。子亦隨花飛止,應水漬汁爾。【藏器⑦曰】《本經》以柳絮爲花,其誤甚矣。花即初發時黄蕊,其子乃飛絮也。【承⑧曰】柳絮可以捍氈,代羊毛爲茵褥,柔軟性凉,宜與小兒卧尤佳。【宗奭⑨曰】柳花黄蕊乾時絮方出,收之貼灸瘡良。絮之下連小黑子,因風而起,得水濕便生,如苦蕒、地丁之花落結子成絮。古人以絮爲花,謂花如雪者,皆誤矣。藏器之説爲是。又有實及子汁之文,諸家不解,今人亦不見用。【時珍曰】《本經》主治風水黄疸者,柳花也。《别録》主治惡瘡、金瘡、潰癰逐膿血,《藥性論》止血療痺者,柳絮及實也。花乃嫩蕊,可擣汁服。子與絮連,難以分析,惟可貼瘡止血裹痺之用。所謂子汁療渴者,則連絮浸漬,研汁服之爾。又崔寔《四民月令》⑩言三月三日及上除日,采絮愈疾,則入藥多用絮也。

【附方】新六。吐血咯血。柳絮焙研,米飲服一錢。《經驗方》⑪。金瘡血出。柳絮封之,即止。《外臺秘要》⑫。面上膿瘡。柳絮、膩粉等分,以燈盞油調塗。《普濟方》⑬。走馬

---

① 陶朱公:**《齊民要術》卷5"種槐柳楸梓梧柞第五十"** 陶朱公術曰:種柳千樹則足柴……

② 本經:見2435頁注②白字。

③ 本經:見2435頁注②白字。

④ 别録:見2435頁注②。

⑤ 甄權:**《藥性論》見《證類》卷14"柳華"** 苦柳華,使。主止血,治濕痺,四肢攣急,膝痛。

⑥ 弘景:**《集注》見《證類》卷14"柳華"** 陶隱居云:柳,即今水楊柳也。花熟,隨風狀如飛雪。陳元方以爲譬,當用其未舒時。子亦隨花飛,正應水漬汁爾……

⑦ 藏器:**《拾遺》見《證類》卷14"柳華"** 陳藏器云:柳絮,《本經》以絮爲花,花即初發時黄蘂。子爲飛絮,以絮爲花,其誤甚矣……

⑧ 承:**陳承"别説"見《證類》卷14"柳華"** ……又多積,可以捍作氈,以代羊毛,極柔軟,宜與小兒卧,益佳,以性凉也。

⑨ 宗奭:**《衍義》卷15"柳華"** 《經》曰:味苦。即是初生有黄蕊者也。及其華幹,絮方出,又謂之柳絮。收之,貼灸瘡及爲茵褥。絮之下連小黑子,因風而起,得水濕處便生,如地丁之類,多不因種植,於人家庭院中自然生出,蓋亦如柳絮兼子而飛。陳藏器之説是。然古人以絮爲花,陶隱居亦曰花隨風,狀如飛雪。誤矣。《經》中有實及子汁,諸家不解,今人亦不見用。

⑩ 四民月令:**《御覽》卷957"楊柳下"** 崔寔《四民月令》曰:三月三日以及上除,採柳絮、柳葉浴瘡。

⑪ 經驗方:**《普濟方》卷188"吐血"** 柳花散(出《經效良方》):治吐血。用柳絮不拘多少,焙乾,碾爲細末,温米飲下。

⑫ 外臺秘要:**《千金方》卷25"火瘡第四"** 治金瘡血出不止方……又方:柳絮封之。(**按**:《外臺》無此方,另溯其源。)

⑬ 普濟方:**《普濟方》卷52"面瘡"** 柳絮散:治面露瘡,作釀窠如香瓣。柳絮(擣末)、膩粉,右等分,研勻,燈盞中油調塗之。

牙疳。楊花燒存性，入麝香少許，搽。《保幼大全》①。大風癘瘡。楊花四兩，搗成餅，貼壁上，待乾取下，米泔水浸一時取起，瓦焙研末二兩，白花蛇、烏蛇各一條，去頭尾，酒浸取肉，全蠍、蜈蚣、蟾酥、雄黄各五錢，苦參、天麻各一兩，爲末，水煎麻黄取汁熬膏，和丸梧子大，朱砂爲衣。每服五十丸，温酒下。一日三服，以愈爲度。孫氏《集效良方》②。脚多汗濕。楊花着鞋及襪内穿之。《摘玄方》③。

葉。【氣味】同華。【主治】惡疥痂瘡。馬疥，煎煮洗之，立愈。又療心腹内血，止痛。《别録》④。煎水，洗漆瘡。弘景⑤。天行熱病，傳尸，骨蒸勞，下水氣。煎膏，續筋骨，長肉止痛。主服金石人發大熱悶，湯火瘡毒入腹熱悶，及丁瘡。《日華》⑥。療白濁，解丹毒。時珍。

【附方】舊一，新五。小便白濁。清明柳葉煎湯代茶，以愈爲度。《集簡方》。小兒丹煩。柳葉一斤，水一斗，煮取汁三升。搨洗赤處，日七八度。《子母秘録》⑦。眉毛脱落。垂柳葉陰乾爲末，每薑汁於鐵器中調，夜夜摩之。《聖惠方》⑧。卒得惡瘡不可名識者。柳葉或皮，水煮汁，入少鹽，頻洗之。《肘後方》⑨。面上惡瘡。方同上。痘爛生蛆。嫩柳葉鋪席上卧之，蛆盡出而愈也。《李樓奇方》⑩。

枝及根白皮。【氣味】同華。【主治】痰熱淋疾。可爲浴湯，洗風腫瘙

---

① 保幼大全：**《小兒衛生總微論》卷20"疳瘡論"** 治小兒走馬疳，蝕牙斷損爛……以楊花少許，燒存性，入麝研勾，傅之。

② 集效良方：**《萬應方》卷3"瘡科"** 治諸癘風等方：白花蛇（用尾）、烏蛇（一条）、楊花（二兩），搗成餅，貼於壁上，乾取下，入米泔水再浸一時，取起瓦上焙乾，爲末，二两。全蝎、蜈蚣、蟾酥、雄黄（各五錢）、苦参、羊角天麻（各一两），右爲細末，麻黄煎膏爲丸，硃砂爲衣，梧桐子大，日服三次，每服五十丸，温酒送下。

③ 摘玄方：**《丹溪摘玄》卷2"痛風門"** 治脚汗，楊花著鞋中，刻時汗不出。入靸襪内尤佳。

④ 别録：見2435頁注②。

⑤ 弘景：**《集注》見《證類》卷14"柳華"** ……柳花亦宜貼灸瘡。皮、葉療漆瘡。

⑥ 日華：**《日華子》見《證類》卷14"柳華"** 葉治天行熱病，丁瘡，傳尸骨蒸勞，湯火瘡，毒入腹熱悶，服金石藥人發大熱悶，并下水氣。煎膏，續筋骨，長肉止痛。牙痛煎含，枝煎汁可消食也。

⑦ 子母秘録：**《證類》卷14"柳華"** 《子母秘録》：小兒丹煩：柳葉一斤，水一斗，煮取三升，去滓，搨洗赤處，日七八度。

⑧ 聖惠方：**《聖惠方》卷41"令生眉毛諸方"** 治眉癢毛落方……又方：右取垂柳葉陰乾，搗羅爲末，以母生薑汁於生鐵器中調，夜間塗之，漸以手摩令熱爲妙。

⑨ 肘後方：**《肘後方》卷5"治卒發丹火惡毒瘡方第三十八"** 葛氏：大人小兒卒得惡瘡，不可名識者……又方：煮柳葉若皮，洗之亦可，納少鹽。此又療面上瘡。

⑩ 李樓奇方：**《怪證奇方》卷上** 治小兒痘爛生蛆，以柳條帶葉鋪地，將兒卧其上，蛆盡出而愈。

痒。煮酒，漱齒痛。蘇恭①。小兒一日、五日寒熱，煎枝浴之。藏器②。煎服，治黄疸白濁。酒煮，熨諸痛腫，去風止痛消腫。時珍。

【發明】【頌③曰】柳枝皮及根亦入藥。葛洪《肘後方》治癰疽、腫毒、妬乳等多用之。韋宙《獨行方》主丁瘡及反花瘡，並煎柳枝葉作膏塗之。今人作浴湯、膏藥、牙齒藥，亦用其枝爲最要之藥。【時珍曰】柳枝去風消腫止痛。其嫩枝削爲牙杖，滌齒最妙。

【附方】舊十，新八。黄疸初起。柳枝煮濃汁半升，頓服。《外臺秘要》④。脾胃虚弱。不思飲食，食下不化，病似翻胃噎膈。清明日取柳枝一大把熬湯，煮小米作飯，洒麪滚成珠子，晒乾，袋懸風處。每用燒滚水隨意下米，米沉住火，少時米浮，取看無硬心則熟，可頓食之。久則麪散不粘矣。名曰絡索米。楊起《簡便方》⑤。走注氣痛。氣痛之病，忽有一處如打撲之狀，不可忍，走注不定，静時，其處冷如霜雪，此皆暴寒傷之也。以白酒煮楊柳白皮，暖熨之。有赤點處，鑱去血妙。凡諸卒腫急痛，熨之皆即止。姚僧坦《集驗方》⑥。風毒卒腫。方同上。陰卒腫痛。柳枝三尺長二十枚，細剉，水煮極熱，以故帛裹包腫處，仍以熱湯洗之。《集驗方》⑦。項下癭氣。水涯露出柳根三十斤，水一斛，煮取五升，以糯米三斗，如常釀酒，日飲。《范汪方》⑧。齒䶗腫痛。垂柳枝、槐白皮、桑白皮、白楊皮等分，煎水，熱含冷吐。○又方：柳枝、槐枝、桑枝煎水熬膏，入

---

① 蘇恭：**《唐本草》見《證類》卷14"柳華"** ……枝皮味苦，寒，無毒。主痰熱淋，可爲吐湯。煮洗風腫癢。酒煮含，主齒痛。木中蟲屑可爲浴湯，主風瘙癢癮疹。大效……

② 藏器：**《拾遺》見《證類》卷14"柳華"** 陳藏器云：絮主止血。治小兒一日、五日寒熱，煎柳枝浴。

③ 頌：**《圖經》見《證類》卷14"柳華"** ……其枝皮及根亦入藥。葛洪治癰疽腫毒，妬乳等多用之。韋宙《獨行方》主丁瘡及反花瘡，並煎柳枝，葉作膏塗之。今人作浴湯、膏藥，齒牙藥亦用其枝，爲最要之藥……

④ 外臺秘要：**《外臺》卷4"諸黄方"** 崔氏療黄，貧家無藥者，可依此方：取柳枝三大升，以水一斗，煮取濃汁，搦半升，一服令盡。

⑤ 簡便方：**《奇效單方》卷上"六諸血"** 治脾胃虚弱，不思飲食，食下亦不消化，病與翻胃噎塞相似。清明日取柳枝一大把，熬成緑湯，用北方小米煮乾飯，撈起置篋中，以白麵漸灑漸和，使采皆成面珠，方曬乾，置布袋中，懸通風處聽用。煮絡索米法：先燒滚水，隨意多少，候湯沸時以米投下，米沉住火，少時米浮，取看無硬心，則熟可食。久煮則麵散不粘米矣。病者頻食尤妙。

⑥ 集驗方：**《普濟方》卷278"氣腫"** 凡身中痛處，忽如打撲之狀，名曰氣痛。痛不可忍，遊走不住，發作有時，痛則小熱，痛定則寒。此皆由冬時受温氣，至春暴寒，風來折之不成温病，乃作氣痛。宜先服五香連翹湯、摩丹參膏。又以白酒煎楊柳皮，及暖熨之。有赤氣點點者，即刺出血也……/**《聖惠方》卷64"治風腫諸方"** 治卒風毒腫起，急痛，方……又方：柳白皮（一斤，剉），右以酒煮令熱，以帛裹，熨腫上，冷即再煮用之。（**按**：以上2書之方均與時珍所引近似，雖無《集驗方》之名，録之備參。）

⑦ 集驗方：**《證類》卷14"柳華"** 《集驗方》：治腫：柳枝如脚指大，長三尺，二十枚，水煮令極熱，以故布裹腫處，取湯熱洗之，即差。

⑧ 范汪方：**《外臺》卷23"癭病方"** 《集驗》療癭酒方：是水雨經露出柳根三十斤，右以水一斛，煮得五斗，同米三斗釀之，酒成，先食服一升，日三。（范汪同。）

薑汁、細辛、芎藭末,每用擦牙。《聖惠方》①。**風蟲牙痛**。楊柳白皮卷如指大,含咀,以汁漬齒根,數過即愈。○又方:柳枝一握剉,入少鹽花,漿水煎含,甚驗。○又方:柳枝剉一升,大豆一升,合炒,豆熟,瓷器盛之,清酒三升,漬三日。頻含漱涎,三日愈。《古今録驗》②。**耳痛有膿**。柳根細切,熟擣封之,燥即易之。《斗門方》③。**漏瘡腫痛**。柳根紅鬚,煎水日洗。○《摘玄方》④用楊柳條罐内燒烟熏之,出水即效。**乳癰妬乳**,初起堅紫,衆療不瘥。柳根皮熟擣火温,帛裹熨之。冷更易,一宿消。《肘後方》⑤。**反花惡瘡**,肉出如飯粒,根深膿潰。柳枝葉三斤,水五升,煎汁二升,熬如餳。日三塗之。《聖惠方》⑥。**天竈丹毒**,赤從背起。柳木灰,水調塗之。《外臺秘要》⑦。**湯火灼瘡**。柳皮燒灰塗之。亦可以根白皮煎猪脂,頻傅之。《肘後方》⑧。**痔瘡如瓜**,腫痛如火。柳枝煎濃湯洗之,艾灸三五壯。王及郎中病此,驛吏用此方灸之,覺熱氣入腸,大下血穢至痛,一頃遂消,馳馬而去。《本事方》⑨。

柳膠。【主治】惡瘡。及結砂子。時珍。

柳寄生見後寓木類。

柳耳見菜部"木耳"。

---

① 聖惠方:**《聖惠方》卷 34"治齒斷腫痛諸方"** 治齒齗腫,連耳腦腫疼,柳枝湯方:垂柳枝、槐白皮、桑白皮、白楊皮(各一握),右件藥細剉,每用半兩,以水一大盞,煎至七分,去滓,入鹽一錢攪令匀,熱含冷吐。

② 古今録驗:**《證類》卷 14"柳華"** 《古今録驗》:治齒痛。以楊柳白皮,卷如指許大,含嚼之,以汁漬痛齒根,數過即差也。又方:治牙齒風齲。以柳枝剉一升,大豆一升,合炒豆炮盡,于瓷器盛之,清酒三升漬之,經三日,含之頻吐。

③ 斗門方:**《證類》卷 14"柳華"** 《斗門方》:治耳痛。有膿不出及癰已結聚。柳根細切熟槌,封之以帛掩,燥即易之。

④ 摘玄方:**《丹溪摘玄》卷 5"痔漏門"** 治痔,以無骨蟲背黑者,擣爛,入白鹽少許,敷痔上。如不可,瓦同二個,用楊柳葉燒灰在内,令坐於圈上,於烟熏,又水出即效。(**按**:《綱目》所引"柳根紅須煎洗"未能溯得其源。)

⑤ 肘後方:**《肘後方》卷 5"治癰疽妒乳諸毒腫方第三十六"** 葛氏婦女乳癰妒腫:削柳根皮熟擣,火温,帛囊貯,熨之,冷更易,大良。

⑥ 聖惠方:**《普濟方》卷 274"反花瘡"** 治反花瘡方:以柳枝葉三斤,剉,水五升,煎至二升,去滓,再煎如餳,塗敷瘡上,日三五度……(**按**:《聖惠方》無此方,另溯其源。)

⑦ 外臺秘要:**《本事方後集》卷 10"治小兒諸疾"** 天竈丹從兩臂赤腫黄色:用柳木燒灰,水調塗。(**按**:《外臺》無此方,另溯其源。)

⑧ 肘後方:**《外臺》卷 29"湯火所灼未成瘡及已成瘡方"** 《備急》療湯火灼瘡方:柳皮,燒灰如粉,敷之。(《肘後》同。)(**按**:今本《肘後方》無此方。)

⑨ 本事方:**《本事方》卷 7"雜病"** 唐硤州王及郎中充西路安撫使判官,乘騾入駱谷,及宿,有痔疾因此大作,其狀如胡瓜貫於腸頭,熱如煻灰火,至驛僵僕。主驛吏云:此病某曾患來,須灸即瘥。用槐枝濃煎湯,先洗痔,便以艾炷灸其上,連灸三五壯,忽覺一道熱氣入腸中,因大轉瀉,先血後穢,一時至痛楚,瀉後遂失胡瓜,登騾而馳。(**按**:此原出《證類》卷 12"槐"條"劉禹錫傳信方"作"槐",《證類》卷 9"艾"條附方"經驗方"用"槐柳"。時珍重引改作"柳"。)

柳蠹見蟲部。

檉柳音偵○宋《開寶》①

【釋名】赤檉《日華》②、赤楊《古今注》③、河柳《爾雅》④、雨師《詩疏》⑤、垂絲柳《綱目》、人柳《綱目》、三眠柳《衍義》⑥、觀音柳。【時珍曰】按羅願《爾雅翼》⑦云：天之將雨，檉先知之，起氣以應，又負霜雪不凋，乃木之聖者也。故字從聖，又名雨師。或曰得雨則垂垂如絲，當作雨絲。又《三輔故事》⑧云：漢武帝苑中有柳，狀如人，號曰人柳，一日三起三眠。則檉柳之聖，又不獨知雨、負雪而已。今俗稱長壽仙人柳。亦曰觀音柳，謂觀音用此洒水也。【宗奭⑨曰】今人謂之三春柳，以其一年三秀故名。

【集解】【志⑩曰】赤檉木生河西沙地。皮赤色。細葉。【禹錫⑪曰】《爾雅》：檉，河柳也。郭璞注云：今河旁赤莖小楊也。陸機《詩疏》云：生水旁，皮赤如絳，枝葉如松。【時珍曰】檉柳小幹弱枝，插之易生。赤皮，細葉如絲，婀娜可愛。一年三次作花，花穗長三四寸，水紅色如蓼花色。南齊時，益州獻蜀柳，條長，狀若絲縷者，即此柳也。段成式《酉陽雜俎》⑫言：《凉州》有赤白檉，大者爲炭，其灰汁可以煮銅。故沈炯賦⑬云：檉似柏而香。王禎《農書》⑭云：山柳赤而脆，河柳白而明。則

---

① 開寶：**《開寶》見《證類》卷14"赤檉木"**　無毒。主剥驢馬血入肉毒。取火炙用熨之。亦可煮汁浸之。其木中脂，一名檉乳，入合質汗用之。生河西沙地。皮赤色，葉細。

② 日華：**《日華子》見《證類》卷14"赤檉木"**　赤檉木温。

③ 古今注：**《古今注》卷下"草木第六"**　又有赤楊，霜降則葉赤，材理亦赤也。

④ 爾雅：**《爾雅·釋木》(郭注)**　檉，河柳。(今河旁赤莖小楊。)

⑤ 詩疏：**《毛詩草木鳥獸蟲魚疏》卷上"其檉其椐"**　檉，河柳，生水旁，皮正赤如絳，一名雨師……

⑥ 衍義：**《衍義》卷15"赤檉木"**　又謂之三春柳……

⑦ 爾雅翼：**《爾雅翼》卷9"檉"**　檉……天之將雨，檉先起氣以應之，故一名雨師。而字從聖。《字説》曰：知雨而應，與於天道木性雖仁聖矣。猶未離夫木也，小木既聖矣。仁不足以名之，音赬，則赤之貞也，神降而爲赤云。檉非獨能知雨，亦能負霜雪，大寒不彫，有異餘柳……

⑧ 三輔故事：**《韻府群玉》卷12"上聲·二十五有"**　三眠柳(漢苑中柳，狀如人形，號人柳，一日三眠三起。《三輔故事》)。(**按**：《三輔故事》書佚，今溯得其佚文一條，不見於該書清末輯本。)

⑨ 宗奭：**《衍義》卷15"赤檉木"**　又謂之三春柳，以其一年三秀也。花肉紅色，成細穗。

⑩ 志：見本頁注①。

⑪ 禹錫：**《嘉祐》見《證類》卷14"赤檉木"**　謹按《爾雅疏》云：檉，一名河柳。郭云：今河傍赤莖小楊。陸機云：生水傍，皮正赤如絳，一名雨師。枝、葉似松。

⑫ 酉陽雜俎：**《酉陽雜俎》卷18"廣動植之三·木篇"**　赤白檉出凉州，大者爲炭。復(一曰傷)入灰汁，可以煮銅爲銀。

⑬ 沈炯賦：**《爾雅翼》卷9"檉"**　……《南都賦》注：檉似柏而香。今檉中有脂，號檉乳。/《南都賦》見《六臣注文選》卷其木則檉……(善曰：檉似柏而香。)(**按**：此句出唐·李善注漢·張衡《南都賦》，非南梁·沈炯所爲。)

⑭ 農書：**《農書》卷35"柳"**　……於山陂河坎之旁，刈取箕柳，三寸截之，漫散即勞，勞訖引水，停之至秋，收刈任爲箕箱之類。(山柳赤而脆，河柳白而韌。)憑柳可以爲楯車輞、雜材及椀……

檉又有白色者也。【宗奭①曰】汴京甚多。河西〔戎〕人取滑枝爲鞭。

木。【氣味】甘、鹹，温，無毒。【主治】剥驢馬血入肉毒，取木片火炙熨之，并煮汁浸之。《開寶》②。枝葉：消痞，解酒毒，利小便。時珍。

【附方】新三。腹中痞積。觀音柳煎湯，露一夜，五更空心飲數次，痞自消。《衛生易簡方》③。一切諸風，不問遠近。檉葉半斤切，枝亦可，荆芥半斤，水五升，煮二升，澄清，入白蜜五合，竹瀝五合，新瓶盛之，油紙封，入重湯煮一伏時。每服一小盞，日三服。《普濟方》④。酒多致病。長壽仙人柳，晒乾爲末。每服一錢，温酒調下。《衛生易簡方》⑤。

檉乳即脂汁。【主治】合質汗藥，治金瘡。《開寶》⑥。

水楊《唐本草》⑦

【釋名】青楊《綱目》、蒲柳《爾雅》⑧、蒲楊《古今注》⑨、蒲移音移、移柳《古今注》、雚苻音丸蒲。【時珍曰】楊枝硬而揚起，故謂之楊。多宜水涘蒲、雚之地，故有水楊、蒲柳、雚苻之名。

【集解】【恭⑩曰】水楊葉圓闊而尖，枝條短硬，與柳全别。柳葉狹長，枝條長軟。【頌⑪曰】

---

① 宗奭：**《衍義》卷15"赤檉木"** 河西者，戎人取滑枝爲鞭，京師亦甚多。

② 開寶：見2440頁注①。

③ 衛生易簡方：**《衛生易簡方》卷5"積聚癥瘕"** 治痞……又方：用觀音柳煎湯，露一宿，至五更飲數次，痞自消。

④ 普濟方：**《普濟方》卷116"諸風雜治"** 檉葉煎：治一切風，不問遠近。檉葉（半斤，細剉，如無葉，枝亦得）、荆芥（半斤，細剉），以上二味以水五升，煮取二升，濾去滓，澄清。白蜜（五合）、梨汁（五合）、竹瀝（五合），右相和，以新瓷瓶盛，用油單子蓋緊，系於釜中，以重湯煮，勿令水入，從初五更煮至日出後即住。每服一小盞，日三服。

⑤ 衛生易簡方：**《衛生易簡方》卷5"酒病"** 治酒病：用長壽仙人柳曬乾爲末，每服一錢，酒調下。

⑥ 開寶：見2440頁注①。

⑦ 唐本草：**《唐本草》見《證類》卷14"水楊葉"** 嫩枝，味苦，平，無毒。主久痢赤白，搗和水絞取汁，服一升，日二，大效。

⑧ 爾雅：**《爾雅·釋木》(郭注)** 楊，蒲柳。（可以爲箭。《左傳》所謂董澤之蒲。）

⑨ 古今注：**《古今注》卷下"草木第六"** 移楊，亦曰移柳，亦曰蒲移。水楊，蒲楊也……（**按**："釋名"項下"古今注"同此。）

⑩ 恭：**《唐本草》見《證類》卷14"柳華"** 《唐本》注云：柳與水楊全不相似。水楊葉圓闊而赤，枝條短硬；柳葉狹長，青緑，枝條長軟……（**按**：《證類》卷14"水楊"條《開寶》所注與本條《唐本》注多同。）

⑪ 頌：**《圖經》見《證類》卷14"柳華"** ……《説文》：楊，蒲柳也；柳，小楊也。其類非一。蒲柳其枝勁韌，可爲箭笴。《左傳》所謂董澤之蒲，又謂之雚苻，即上條水楊是也。今河北沙地多生此……/**《圖經》見《證類》卷14"白楊樹皮"** ……崔豹《古今注》曰：白楊葉圓，青楊葉長，柳葉亦長細，移楊圓葉弱蒂，微風則大摇。一名高飛，一曰獨摇。蒲柳生水邊，葉似青楊，亦曰蒲楊，亦曰移柳，亦曰蒲移焉。水楊即蒲楊也。枝莖勁韌作矢用。又有赤楊，霜降葉赤，材理亦赤也。然今人鮮能分别之，餘並見柳華條……

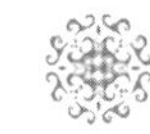
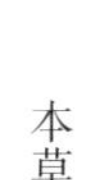

《爾雅》楊,蒲柳也。其枝勁韌,可爲箭笴。《左傳》所謂董澤之蒲,又謂之雚苻。今河北沙地多生之。楊柳之類亦多。崔豹《古今注》云:白楊葉圓,青楊葉長,柳葉長而細,移楊葉圓而弱。水楊即蒲柳,亦曰蒲楊,葉似青楊,莖可作矢。赤楊霜降則葉赤,材理亦赤。然今人鮮能分别。【機[①]曰】蘇恭説水楊葉圓闊,崔豹説蒲楊似青楊,青楊葉長,似不相類。【時珍曰】按陸機《詩疏》[②]云:蒲柳有二種,一種皮正青,一種皮正白。可爲矢,北土尤多,花與柳同。

枝、葉。【氣味】苦,平,無毒。【主治】久痢赤白,擣汁一升服,日二,大效。《唐本》[③]。主癰腫痘毒。時珍。

【發明】【時珍曰】水楊根治癰腫,故近人用枝葉治痘瘡。魏直《博愛心鑑》[④]云:痘瘡數日陷頂,漿滯不行,或風寒所阻者。宜用水楊枝葉,無葉用枝,五斤,流水一大釜,煎湯温浴之。如冷添湯,良久照見纍起有暈絲者,漿行也。如不滿,再浴之。力弱者,只洗頭、面、手、足。如屢浴不起者,氣血敗矣,不可再浴。始出及痒塌者,皆不可浴。痘不行漿,乃氣澀血滯,腠理固密,或風寒外阻而然。浴令暖氣透達,和暢鬱蒸,氣血通徹,每隨暖氣而發,行漿貫滿,功非淺也。若内服助氣血藥,藉此升之,其效更速,風寒亦不得而阻之矣。直見一嫗在村中用此有驗,叩得其方,行之百發百中,慎勿易之,誠有燮理之妙也。蓋黄鍾一動而蟄蟲啓户,東風一吹而堅冰解腹,同一春也。群書皆無此法,故詳著之。

木白皮及根。【氣味】同華[⑤]。【主治】金瘡痛楚,乳癰諸腫,痘瘡。時珍。

---

① 機:(**按**:或出《本草會編》。書佚,無可溯源。)

② 詩疏:**《毛詩草木鳥獸蟲魚疏》卷上"揚之水不流束蒲"** 蒲柳有兩種,皮正青者曰小楊。其一種皮紅正白者曰大楊。其葉皆長廣,似柳葉,皆可以爲箭幹……

③ 唐本:見2441頁注⑦。

④ 博愛寶鑑:**《博愛心鑒》篇下** 水楊湯:專治痘出陷頂,漿滯不行,或爲風寒久尅者,如初出收斂時,俱不宜癢塌破損,亦如之。水楊柳(五斤,浄洗,春冬用枝,秋夏用枝葉,剉斷用。)右用長流水一大釜,入楊枝在内,煎六七沸,先將三分中一分置浴盆内,手試不甚熱,亦不可太温,先服宜用湯藥,然後浴洗患者,漸漸添湯,不可太冷。浴洗久許,乃以油紙捻燈照之,累累然有起勢,陷處暈暈有絲,此漿影也。漿必滿足。如不滿,又浴如前法。若力弱者,只浴洗頭面、手足可也。若不赤體,不厭其多洗。少壯亦然。燈照如無起勢,氣血敗,則津液枯矣,可以輟洗。(論曰:痘毒不能行漿,乃陰陽二分氣澀血滯,腠理固密,精氣雖盛,不易疏通,所以有是患也。須以水楊湯浴洗,待其閉塞之處煖氣透過,發泄和暢,鬱蒸氣血,斯其漿可易成也。洗浴之間,燈照影之下,觀其痘不覺隨手而發,功效豈淺淺哉?且服藥不過助氣血以成功耳……且洗之法,必添湯久沃,使其暖透骨肉,通理内外,斯毒氣隨煖氣而發,行漿貫滿,豈不如反掌也耶。彼風寒尚可得而中乎?予曾行醫村落民家,見一老嫗抱患痘小兒,以此湯沃之,其痘頂陷,初未漿足,至次日又往觀之,則漿行已滿矣。予因扣之,彼已忘其所來,至家數里,轉行轉悟,其理遂得,殆即黄鍾一動,而凍蟄啓户,東風一吹,而堅冰解腹,始雖二物,竟則同一春也。及觀群書,皆無此法,其後以是行之,百發百中,遂著爲外治之法,傳告於世,少補救急之一助云,治者恒勿易而廢之,誠可謂有燮理調和之妙道也。)

⑤ 華:本條未言"華"之氣味,疑爲"葉"之誤。

【發明】【時珍曰】按李仲南《永類鈐方》①云：有人治乳癰，持藥一根，生擂貼瘡，其熱如火，再貼遂平。求其方，乃水楊柳根也。葛洪《肘後方》治乳癰用柳根。則楊與柳性氣不遠，可通用也。

【附方】新一。金瘡苦痛。楊木白皮熬燥碾末，水服方寸匕，仍傅之，日三次。《千金方》②。

白楊《唐本草》③

【釋名】獨摇。【宗奭④曰】木身似楊微白，故曰白楊，非如粉之白也。【時珍曰】鄭樵《通志》⑤言，白楊一名高飛，與移楊同名。今俗通呼移楊爲白楊，且白楊亦因風獨摇，故得同名也。

【集解】【恭⑥曰】白楊取葉圓大，蒂小，無風自動者。【藏器⑦曰】白楊北土極多，人種墟墓間，樹大皮白。其無風自動者，乃移楊，非白楊也。【頌⑧曰】今處處有之，北土尤多。株甚高大，葉圓如梨葉，皮白色，木似楊，采無時。崔豹《古今注》云：白楊葉圓，青楊葉長，是也。【宗奭⑨曰】陝西甚多，永、耀間居人修蓋，多此木也。其根不時碎札，入土即生根，故易繁植，土地所宜爾。風纔至，葉如大雨聲。謂無風自動，則無此事。但風微時，其葉孤絶處，則往往獨摇，以其蒂〔細〕長，葉重大，勢使然也。【時珍曰】白楊木高大。葉圓似梨而肥大有尖，面青而光，背甚白色，有鋸齒。木肌細白，性堅直，用爲梁栱，終不撓曲。與移楊乃一類二種也，治病之功，大抵仿佛。嫩葉亦可救荒，老葉可作酒麴料。

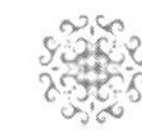

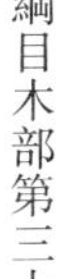

---

① 永類鈐方：**《永類鈐方》卷7“乳癰”** 有人治乳癰，持藥一根，生擂貼瘡，熱如火，再貼已失。後傳方，乃用水楊柳根也。葛真人治癰腫妬乳，正用柳根。《肘後方》用柳根皮温熨腫處，一夕即消。

② 千金方：**《千金方》卷25“火瘡第四”** 治金瘡苦痛方：楊木白皮熬令燥，末之，服方寸匕，日三。又末敷瘡中，愈。

③ 唐本草：**《唐本草》見《證類》卷14“白楊樹皮”** 味苦，無毒。主毒風脚氣腫，四肢緩弱不隨，毒氣游易在皮膚中，痰癖等，酒漬服之。（取葉圓大，蒂小，無風自動者。）

④ 宗奭：**《衍義》卷15“白楊”** ……其葉面青光，背白，木身微白，故曰白楊，非如粉之白。

⑤ 通志：**《通志·昆蟲草木略·木類》** 楊之類亦多。白楊曰高飛，曰獨摇……崔豹云：移楊圓葉弱蒂，微風大摇，故又曰：一名高飛，一名獨摇，與白楊之名相近，故郭璞云：移似白楊。

⑥ 恭：見本頁注③。

⑦ 藏器：**《拾遺》見《證類》卷14“白楊樹皮”** 《陳藏器本草》云：白楊去風痺宿血，折傷，血瀝在骨肉間，痛不可忍，及皮膚風瘙腫，雜五木爲湯，捋浸損處。北土極多，人種墟墓間，樹大皮白。或云葉無風自動，此是移（音移）楊，非白楊也。

⑧ 頌：**《圖經》見《證類》卷14“白楊樹皮”** 白楊，舊不載所出州土，今處處有之，北土尤多，人種於墟墓間。株大葉圓如梨，皮白，木似楊，故名白楊。採其皮無時……崔豹《古今注》曰：白楊葉圓，青楊葉長，柳葉亦長細，移楊圓葉弱蒂，微風則大摇……

⑨ 宗奭：**《衍義》卷15“白楊”** 陝西甚多，永、耀間居人修蓋，多此木也。然易生根，斫木時碎札入土即下根，故易以繁植，非止墟墓間，於人家舍前後及夾道，往往植之，土地所宜爾。風才至，葉如大雨聲，葉梗故如是。又謂無風自動，則無此事。嘗官永、耀間，熟見之。但風微時，當風徑者，其葉孤絶處，則往往獨摇。以其蒂細長，葉重大，微風雖過，故往來卒已，時勢使然也。

木皮。【修治】【斅①曰】凡使,銅刀刮去粗皮,蒸之,從巳至未。以布袋盛,掛屋東角,待乾用。

【氣味】苦,寒,無毒。【大明②曰】酸,冷。【主治】毒風脚氣腫,四肢緩弱不隨,毒氣游易在皮膚中,痰癖等,酒漬服之。《唐本》③。去風痺宿血,折傷,血瀝在骨肉間,痛不可忍,及皮膚風瘙腫,雜五木爲湯,浸損處。藏器④。治撲損瘀血,並煎酒服。煎膏,可續筋骨。大明⑤。煎湯日飲,止孕痢。煎醋含漱,止牙痛。煎漿水入鹽含漱,治口瘡。煎水釀酒,消癭氣。時珍。

【附方】舊一,新一。妊娠下痢。白楊皮一斤,水一斗,煮取二升,分三服。《千金方》⑥。項下癭氣。秫米三斗炊熟,取圓葉白楊皮十兩,勿令見風,切,水五升,煮取二升,漬麴末五兩,如常釀酒。每旦一盞,日再服。《崔氏方》⑦。

枝。【主治】消腹痛,治吻瘡。時珍。

【附方】舊二,新一。口吻爛瘡。白楊嫩枝,鐵上燒灰,和脂傅之。《外臺秘要》⑧。腹滿癖堅如石,積年不損者。《必效方》用白楊木東枝去粗皮,辟風細剉五升,熬黄,以酒五升淋訖,用絹袋盛滓,還納酒中,密封再宿。每服一合,日三服。○《外臺秘要》⑨。面色不白。白楊皮十八兩,桃花一兩,白瓜子仁三兩,爲末。每服方寸匕,日三服。五十日,面及手足皆白。《聖濟總録》⑩。

① 斅:**《炮炙論》見《證類》卷14"白楊樹皮"** 雷公云:凡使,以銅刀刮粗皮,蒸從巳至未出。用布袋盛,於屋東掛乾用。

② 大明:**《日華子》見《證類》卷14"白楊樹皮"** 味酸,冷……

③ 唐本:見2443頁注③。

④ 藏器:**《拾遺》見《證類》卷14"白楊樹皮"** 《陳藏器本草》云:白楊去風痺宿血,折傷,血瀝在骨肉間,痛不可忍,及皮膚風瘙腫,雜五木爲湯,捋浸損處……

⑤ 大明:**《日華子》見《證類》卷14"白楊樹皮"** ……治撲損瘀血,並須酒服。煎膏,可續筋骨……

⑥ 千金方:**《千金方》卷2"妊娠諸病第四"** 治妊娠下痢方:白楊皮一斤,㕮咀,以水一大升,煮取二小升,分三服。

⑦ 崔氏方:**《外臺》卷23"癭病方"** 崔氏海藻散,療癭方……又方:秫米(三升,依酒法炊),右一味取圓葉白楊皮十兩,去上蒼者,慎勿令見風,細切,以水五升,煮取二升濃汁,漬麯末五兩,用前件秫米依酒法酘之熟訖,封塞一七日,然後空腹服一大盞,日再服,三日内即效,神驗無比。

⑧ 外臺秘要:**《證類》卷14"白楊樹皮"** 《外臺秘要》:治口吻瘡,以嫩枝於鐵上燒作灰,脂傅之。(**按**:《外臺》卷22"口吻瘡方"、《千金方》卷6"口病第三"下均有此方,所用爲"白楊枯枝"。)

⑨ 外臺秘要:**《外臺》卷12"癖硬如石腹滿方"** 《必效》療腹滿癖堅如石,積年不損方:取白楊木東南枝,去蒼皮,護風細剉五升,熬令黄,酒五升淋訖,即以絹袋盛滓,還内酒中,蜜封再宿,每服一合,日二。

⑩ 聖濟總録:**《普濟方》卷52"面瘡"** 白楊皮散,治面與手足黑,令光澤潔白:白楊皮(半升)、桃花、白瓜子仁(各一升),右擣篩,温酒服方寸匕,日三。欲白加瓜子,欲紅加桃花,三十日面白,五十日手足俱白。一方有橘皮三分,無楊皮。(**按**:《聖濟總録》無此方,另溯其源。)

葉。【主治】齲齒,煎水含漱。又治骨疽久發,骨從中出,頻擣傅之。時珍。

扶移音夫移○《拾遺》①

【釋名】移楊《古今注》②、唐棣《爾雅》③、高飛崔豹④、獨搖。【時珍曰】移乃白楊同類,故得楊名。按《爾雅》:唐棣,移也。崔豹曰:移楊,江東呼爲夫移,圓葉弱蒂,微風則大搖,故名高飛,又曰獨搖。陸機⑤以唐棣爲郁李者,誤矣。郁李乃常棣,非唐棣也。

【集解】【藏器⑥曰】扶移木生江南山谷。樹大十數圍,無風葉動,花反而後合,《詩》云"棠棣之華,偏其反而"是也。【時珍曰】移楊與白楊是同類二種,今南人通呼爲白楊,故俚人有"白楊葉,有風掣,無風掣"之語。其入藥之功大抵相近。

木皮。【氣味】苦,平,有小毒。【主治】去風血脚氣疼痺,踠損瘀血,痛不可忍,取白皮火炙,酒浸服之。和五木皮煮湯,捋脚氣,殺瘃蟲風瘙。燒作灰,置酒中,令味正,經時不敗。藏器⑦。

【發明】【時珍曰】白楊、移楊皮,並雜五木皮煮湯,浸捋損痺諸痛腫。所謂五木者,桑、槐、桃、楮、柳也,並去風和血。

【附方】新一。婦人白崩。扶楊皮半斤,牡丹皮四兩,升麻、牡蠣煅各一兩。每用一兩,酒二鍾,煎一鍾,食前服。《集簡方》。

松楊《拾遺》⑧【校正】併入《唐本草⑨·椋子木》。

【釋名】椋子木音凉。【時珍曰】其材如松,其身如楊,故名松楊。《爾雅》⑩云:椋即來

---

① 拾遺:**《嘉祐》見《證類》卷14"扶移木皮"** 味苦,平,有小毒。去風血,脚氣疼痺,踠損瘀血,痛不可忍。取白皮火炙,酒浸服之,和五木皮煮作湯,捋脚氣疼腫,殺瘃蟲風瘙。燒作灰置酒中,令味正,經時不敗。生江南山谷。樹大十數圍,無風葉動,華反而後合。《詩》云:"棠棣之華,偏其反而"。鄭注云:"棠棣,移也,亦名移楊。"崔豹云:"移楊,圓葉弱蒂,微風大搖。"(新補,見陳藏器。)

② 古今注:**《古今注》卷下"草木第六"** 移楊,圓葉弱蒂,微風大搖。一名高飛,一名獨搖。

③ 爾雅:**《爾雅·釋木》** 唐棣,移。

④ 崔豹:見本頁注②。

⑤ 陸璣:**《毛詩草木鳥獸蟲魚疏》卷上"唐棣之華"** 唐棣,奧李也。一名雀梅,亦曰車下李……

⑥ 藏器:見本頁注①。(**按**:其中"棠棣之華,偏其反而"非出《詩經》,乃見《論語》。)

⑦ 藏器:見本頁注①。

⑧ 拾遺:**《證類》卷13"四十五種陳藏器餘·松楊木皮"** 味苦,平,無毒。主水痢,不問冷熱。取皮濃煎令黑,服一升。生江南林落間大樹。葉如梨,江西人呼爲凉木,松楊縣以此樹爲名也。

⑨ 唐本草:**《唐本草》見《證類》卷13"椋子木"** 味甘,鹹,平,無毒。主折傷,破惡血,養好血,安胎止痛,生肉。

⑩ 爾雅:**《爾雅·釋木》** 椋,即棶。

也。其陰可蔭涼,故曰椋木。【藏器[①]曰】江西人呼爲涼木。松楊縣以此得名。

【集解】【藏器[②]曰】松楊生江南林落間。大樹,葉如梨。【志[③]曰】椋子木,葉似柿,兩葉相當。子細圓如牛李,生青熟黑。其木堅重,煮汁色赤。郭璞云:椋材中車輞。八月、九月采木,日乾用。

木。【氣味】甘、鹹,平,無毒。【主治】折傷,破惡血,養好血,安胎止痛生肉。《唐本》[④]。

木皮。【氣味】苦,平,無毒。【主治】水痢,不問冷熱,濃煎令黑,服一升。藏器[⑤]。

榆俞、由二音○《本經》[⑥]上品

【釋名】零榆《本經》[⑦]。白者名枌。【時珍曰】按王安石《字説》[⑧]云:榆瀋俞柔,故謂之榆。其枌,則有分之之道,故謂之枌。其莢飄零,故曰零榆。

【集解】【《别録》[⑨]曰】榆皮生(潁)〔潁〕川山谷。二月采皮,取白暴乾。八月采實。並勿令中濕,濕則傷人。【弘景[⑩]曰】此即今之榆樹,取皮刮去上赤皮,亦可臨時用之,性至滑利。初生莢仁,以作糜羹,令人多睡,嵇康所謂"榆令人瞑"也。【恭[⑪]曰】榆三月實熟,尋即落矣。今云八月采

---

① 藏器:見前頁注⑧。
② 藏器:見前頁注⑧。
③ 志:**《唐本草》見《證類》卷13"椋子木"** 《唐本》注云:葉似柿,兩葉相當。子細圓如牛李子,生青熟黑。其木堅重,煮汁赤色。《爾雅》云:椋,即來是也。郭注云:椋材中車輞。八月、九月採木,日乾。(**按**:非出"馬志",實出《唐本草》。)
④ 唐本:見2445頁注⑨。
⑤ 藏器:見2445頁注⑧。
⑥ 本經:**《本經》《别録》見《證類》卷12"榆皮"** 味甘,平,無毒。主大小便不通,利水道,除邪氣,腸胃邪熱氣,消腫。性滑利。久服輕身不飢,其實尤良。療小兒頭瘡痂疕。花:主小兒癇,小便不利,傷熱。一名零榆。生潁川山谷。二月採皮,取白暴乾,八月採實,並勿令中濕,濕則傷人。
⑦ 本經:見上注白字。
⑧ 字説:**《埤雅》卷14"釋木·枌"** ……《字説》曰:榆瀋滑,故謂之俞……
⑨ 别録:見本頁注⑥。
⑩ 弘景:**《集注》見《證類》卷12"榆皮"** 陶隱居云:此即今榆樹,剥取皮,刮除上赤皮,亦可臨時用之,性至滑利。初生莢人以作糜羹,令人多睡。嵇公所謂"榆令人瞑"也。斷穀乃屑其皮並檀皮服之,即令人不飢。
⑪ 恭:**《唐本草》見《證類》卷12"榆皮"** 《唐本》注云:榆,三月實熟,尋即落矣。今稱八月採實,恐本經誤也。

實,恐誤也。【藏器①曰】江東無大榆,有刺榆,秋實。故經云八月采者,誤也。刺榆,皮不滑利。【頌②曰】榆處處有之。三月生莢,古人采仁以爲糜羹,今無復食者,惟用陳老實作醬耳。按《爾雅疏》云:榆類有數十種,葉皆相似,但皮及木理有異耳。刺榆,有鍼刺如柘,其葉如榆,瀹爲蔬羹,滑於白榆,即《爾雅》所謂樞、荎,《詩經》所謂"山有樞"是也。白榆,先生葉,却着莢,皮白色,二月剥皮,刮去粗皵,中極滑白,即《爾雅》所謂"榆白,枌"是也。荒歲農人取皮爲粉,食之當粮,不損人。四月采實。【宗奭③曰】榆皮,初春先生莢者是也。嫩時收貯爲羹茹。嘉祐中,豐、沛人缺食多用之。【時珍曰】邢昺《爾雅疏》④云:榆有數十種,今人不能盡别,惟知莢榆、白榆、刺榆、榔榆數者而已。莢榆、白榆皆大榆也。有赤、白二種。白者名枌,其木甚高大。未生葉時,枝條間先生榆莢,形狀似錢而小,色白成串,俗呼榆錢。後方生葉,似山茱萸葉而長,尖艄潤澤。嫩葉煠浸,淘過可食。故《内則》⑤云:堇、荁、枌、榆、免、薧,滫瀡以滑之。三月采榆錢可作羹,亦可收至冬釀酒。瀹過晒乾可爲醬,即榆仁醬也。崔寔《月令》⑥謂之醔醶,音牟偷者是也。山榆之莢名蕪荑,與此相近,但味稍苦耳。諸榆性皆扇地,故其下五穀不植。古人春取榆火。今人采其白皮爲榆麪,水調和香劑,粘滑勝於膠漆。【承⑦曰】榆皮濕擣如糊,用粘瓦石極有力。汴、洛人以石爲碓嘴,用此膠之。

白皮。【氣味】甘,平,滑利,無毒。【主治】大小便不通,利水道,除邪氣。久服斷穀輕身不饑。其實尤良。《本經》⑧。療腸胃邪熱氣,消腫,治小

---

① 藏器:**《拾遺》見《證類》卷12"榆皮"** ……江東有刺榆,無大榆。皮入用,不滑。刺榆秋實,故陶錯誤也。

② 頌:**《圖經》見《證類》卷12"榆皮"** 榆皮,生潁川山谷,今處處有之。三月生莢人,古人採以爲糜羹,今無復食者,惟用陳老實作醬耳。然榆之類有十數種,葉皆相似,但皮及木理有異耳。白榆先生葉,却著莢,皮白色,剥之,刮去上粗皵,中極滑白,即《爾雅》所謂榆白粉也。此皮入藥,今孕婦滑胎方多用之。小兒白禿,髮不生,擣末,苦酒調塗之。刺榆有針刺如柘,則古人所茹者,云美于白榆。《爾雅》所謂樞,荎。《詩·唐風》云:山有樞是也。二月採皮,取白暴乾,四月採實,並勿令中濕。榆皮,荒歲農人食之以當糧,不損人。

③ 宗奭:**《衍義》卷13"榆皮"** 今初春先生莢者是。去上皺澀乾枯者,將中間嫩處剉,乾磑爲粉,當歉歲,農將以代食。葉青嫩時收貯,亦用以爲羹茹。嘉祐年,過豐沛,人闕食,鄉民多食此。

④ 爾雅疏:**《嘉祐》見《證類》卷12"榆皮"** 謹按《爾雅疏》云:榆之類有十種,葉皆相似,皮及木理異爾。而刺榆有針刺如柘,其葉如榆,瀹爲蔬美,滑于白榆。《詩》云"山有樞"是也。

⑤ 内則:**《禮記·内則》** ……棗、栗、飴蜜以甘之,堇、荁、枌、榆、免、薧,滫瀡以滑之。脂膏以膏之。(謂用調和飲食也。荁,堇類也。冬用堇,夏用荁。榆白曰枌。免,新生者。薧,乾也。秦人溲曰滫,齊人滑曰瀡也。)

⑥ 月令:**《齊民要術》卷5"種榆白楊第四十六"** 崔寔曰:二月榆莢成,及青收,乾以爲旨蓄(旨美也,蓄積也。司部收青莢,小蒸曝之,至冬以釀酒,滑香,宜養老。《詩》云:我有旨蓄,亦以御冬也)。色變白將落,可作醔醶,隨節早晏,勿失其適。醔音牟,醶音頭,榆醬。

⑦ 承:**陳承"别説"見《證類》卷12"榆皮"** ……又濕擣治如糊,用粘瓦石極有力,京東西北人,以石爲碓觜,每用此以膠之。

⑧ 本經:見2446頁注⑥白字。

兒頭瘡疕疕。《别録》①。通經脉。擣涎傅癬瘡。大明②。滑胎,利五淋,治齁喘,療不眠。甄權③。生皮擣,和三年醋滓,封暴患赤腫,女人妒乳腫,日六七易,效。孟詵④。利竅,滲濕熱,行津液,消癰腫,時珍。

【發明】【詵⑤曰】高昌人多擣白皮爲末,和菜菹食甚美,令人能食。仙家長服,服丹石人亦服之。取利關節故也。【時珍曰】榆皮、榆葉,性皆滑利下降,手足太陽、手陽明經藥也。故(人)〔大〕小便不通,五淋腫滿,喘嗽不眠,經脉胎産諸證宜之。本草《十劑》⑥云:滑可去著,冬葵子、榆白皮之屬。蓋亦取其利竅滲濕熱,消留著有形之物爾。氣盛而壅者宜之。若胃寒而虚者,久服滲利,恐洩真氣,《本經》所謂久服輕身不饑,蘇頌所謂榆粉多食不損人者,恐非確論也。

【附方】舊九,新九。斷穀不饑。榆皮、檀皮爲末,日服數合。《救荒本草》⑦。齁喘不止。榆白皮陰乾焙爲末。每日旦夜用水五合,末二錢,煎如膠服。《食療本草》⑧。久嗽欲死。許明(則)有效方,用厚榆皮削如指大,長尺餘,納喉中頻出入,當吐膿血而愈。《古今録驗》⑨。虚勞白濁。榆白皮二升,水二斗,煮取五升,分五服。《千金方》⑩。小便氣淋。榆枝、石燕子煎水,日服。《普濟方》⑪。五淋澀痛。榆白皮陰乾焙研。每以二錢,水五合,煎如膠,日二服。《普濟方》⑫。渴而尿多,非淋也。用榆皮二(片)〔斤〕,去黑皮,以水一斗,煮取五升,

① 别録:見前頁注⑥。
② 大明:**《日華子》見《證類》卷12"榆皮"** 榆白皮,通經脉,涎傅癬。
③ 甄權:**《藥性論》見《證類》卷12"榆皮"** 榆白皮,滑。能主利五淋,治不眠,療齁。取白皮陰乾後,焙杵爲末。每日朝夜用水五合,末二錢,煎如膠服,差。
④ 孟詵:**《食療》見《證類》卷12"榆皮"** 孟詵云:生皮主暴患赤腫,以皮三兩擣,和三年醋滓封之,日六七易。亦治婦人妒乳腫……
⑤ 詵:**《食療》見《證類》卷12"榆皮"** ……高昌人多擣白皮爲末,和菜菹食之,甚美,令人能食。仙家長服,服丹石人亦食之。取利關節故也……
⑥ 十劑:**《證類》卷1"序例上·右合藥分劑料理法則"** ……滑可去著,即冬葵、榆皮之屬是也……
⑦ 救荒本草:**《救荒》卷下之前"榆錢樹"** 救飢……人云:榆皮與檀皮爲末,服之令人不飢。根皮亦可搗磨爲麵食。
⑧ 食療本草:見本頁注③。(**按**:非出《食療》,乃見《藥性論》。)
⑨ 古今録驗:**《外臺》卷9"積年久咳方"** 《古今録驗》……又,許明療人久咳欲死方:取厚榆皮削如指大,去黑,克令如鋸,長尺餘,納喉中。頻出入,當吐膿血則愈。
⑩ 千金方:**《千金方》卷20"胞囊論第三"** 治虚勞尿白濁方:榆白皮切二斤,水二斗,煮取五升,分五服。
⑪ 普濟方:**《普濟方》卷214"氣淋"** 榆枝湯:治氣淋,臍下滿急切痛。榆枝(半兩)、石燕子(三枚),右搗篩,每服三錢,水一盞,煎七分,去滓温服,不拘時。
⑫ 普濟方:**《普濟方》卷214"總論"** 利五淋,治不眠,療齁。用榆白皮陰乾後焙,杵爲末,每日朝夜用水五合,末二錢,煎如膠服,瘥。

一服三合，日三服。《外臺秘要》①。**身體暴腫**。榆皮擣末，同米作粥食之。小便(良)〔利〕。《備急方》②。**臨月易産**。榆皮焙爲末。臨月，日三服方寸匕，令産極易。陳承《本草别説》③。**墮胎下血**不止。榆白皮、當歸焙各半兩，入生薑，水煎服之。《普濟方》④。**胎死腹中**，或母病欲下胎。榆白皮煮汁，服二升。《子母秘録》⑤。**身首生瘡**。榆白皮末，油和塗之，蟲當出。《子母秘録》⑥。**火灼爛瘡**。榆白皮嚼塗之。《千金髓》⑦。**五色丹毒**。俗名(油)〔遊〕腫，犯者多死，不可輕視。以榆白皮末，鷄子白和，塗之。《千金方》⑧。**小兒蟲瘡**。榆皮末和豬脂塗綿上，覆之。蟲出立瘥。《千金方》⑨。**癰疽發背**。榆根白皮切，清水洗，搗極爛，和香油傅之，留頭出氣。燥則以苦茶頻潤，不粘更换新者。將愈，以桑葉嚼爛，隨大小貼之，口合乃止。神效。《救急方》⑩。**小兒瘰癧**。榆白皮生搗如泥，封之。頻易。《必效方》⑪。**小兒禿瘡**。醋和榆白皮末塗之，蟲當出。《産乳方》⑫。

葉。【氣味】同上。【主治】嫩葉作羹及煠食，消水腫，利小便，下石淋，

---

① 外臺秘要：**《證類》卷12"榆皮"** 《外臺秘要》：治渴，小便利非淋方：榆皮二片去黑皮，以水一斗，煮取五升。一服三合，日三服。(**按**：該方見《外臺》卷11"渴利虚經脉澀成癰膿方"下，云出《千金》。今《千金方》卷21"消渴第一"有此方。)

② 備急方：**《證類》卷12"榆皮"** 《備急方》：療身體暴腫滿，榆皮擣屑，隨多少雜米作粥食，小便利。

③ 本草别説：**陳承"别説"見《證類》卷12"榆皮"** 謹按：榆白皮焙乾爲末，婦人妊娠臨月，日三服方寸匕。令産極易，産下兒身尚皆塗之，信其驗也……

④ 普濟方：**《普濟方》卷343"墮胎後血出不止"** 榆白皮煮散：治妊娠墮胎後血出不止。榆白皮(刮净，剉碎)、當歸(切焙，各半兩)，右㕮咀，每服三錢，以水一盞，入生薑三片，同煎至七分，去滓，空心服。

⑤ 子母秘録：**《證類》卷12"榆皮"** 《子母秘録》：療妊娠胎死腹中，或母病欲下胎。榆白皮煮汁服二升。

⑥ 子母秘録：**《證類》卷12"榆皮"** 楊氏《産乳》：療身體及頭悉生瘡。取榆白皮炒令黄，搗爲散，以好苦酒和塗上。又以綿裹覆上，蟲出即差。(**按**：出處有誤，源出《産乳》。)

⑦ 千金髓：**《證類》卷12"榆皮"** 《千金髓》：火灼爛瘡。榆白皮熟嚼封之，差。

⑧ 千金方：**《千金方》卷22"丹毒第四"** 五色油丹，俗名油腫，若犯者多致死，不可輕之，方……赤流腫丹毒方：取榆根白皮作末，雞子白和敷之。

⑨ 千金方：**《千金方》卷5"癰疽瘰癧第八"** 治小兒身體、頭面悉生瘡方：榆白皮隨多少，曝令燥，下篩，醋和塗綿以敷瘡上，蟲自出。亦可以豬脂和塗之。

⑩ 救急方：**《急救良方》卷2"癰疽疔毒"** 治發背：用榆樹(一名舊柳樹)根皮切碎，清水泡洗，搗極爛，和香油遍敷患處，只留瘡頭出氣。若藥乾拘急，用苦茶濕潤，藥不粘，更换新者。將愈，用桑葉嚼斷筋，隨大小貼患處，漸收漸小，口合乃止，神效。

⑪ 必效方：**《外臺》卷36"小兒瘰癧方"** 《必效》療小兒項上瘰癧方：以榆白皮爛搗如泥，封之，頻易。

⑫ 産乳方：**《證類》卷12"榆皮"** 《子母秘録》……又方：小兒白禿瘡。搗榆白皮末，醋和塗之，蟲當出。(**按**：非出《産乳》，實出《子母秘録》。)

壓丹石。藏器[①]。○【時珍曰】暴乾爲末,淡鹽水拌,或炙或晒乾,拌菜食之,亦辛滑下水氣。煎汁,洗酒皶鼻。同酸棗仁等分蜜丸,日服,治膽熱虚勞不眠。時珍。

花。【主治】小兒癇,小便不利,傷熱。《别録》[②]。

莢仁。【氣味】微辛,平,無毒。【主治】作糜羹食,令人多睡。弘景[③]。主婦人帶下,和牛肉作羹食。藏器[④]。**子醬**:似蕪荑,能助肺,殺諸蟲,下氣,令人能食,消心腹間惡氣,卒心痛,塗諸瘡癬,以陳者良。孟詵[⑤]。

榆耳見"木耳"。

榔榆[⑥]《拾遺》[⑦]

【集解】【藏器[⑧]曰】榔榆生山中。狀如榆,其皮有滑汁,秋生莢,如北榆。【時珍曰】大榆二月生莢,榔榆八月生莢,可分别。

皮。【氣味】甘,寒,無毒。【主治】下熱淋,利水道,令人睡。藏器[⑨]。治小兒解顱。時珍。

蕪荑《别録》[⑩]中品

【釋名】莁荑《爾雅》[⑪]、無姑《本經》[⑫]、蔱蘠音殿唐。木名楩音偏。【時珍曰】按

---

① 藏器:**《拾遺》見《證類》卷 12"榆皮"** ……嫩葉作羹食之,壓丹石,消水腫……/**《食療》見《證類》卷 12"榆皮"** 生榆皮,利小便,主石淋。又,取葉煮食之,時復食一頓,尤良……(**按**:此條乃合二家之説。)

② 别録:見 2446 頁注⑥。

③ 弘景:見 2446 頁注⑩。

④ 藏器:**《拾遺》見《證類》卷 12"榆皮"** 《陳藏器本草》云:榆莢,主婦人帶下,和牛肉作羹食之……

⑤ 孟詵:**《食療》見《證類》卷 12"榆皮"** ……又,榆人,可作醬食之,亦甚香美。有少辛味,能助肺氣,殺諸蟲,下氣,令人能食。又,心腹間惡氣,内消之。(塵)〔陳〕者尤良。又,塗諸瘡癬,妙。又,卒患冷氣心痛,食之差。并主小兒癇,小便不利。/……子作醬食……卒心痛,食之良。

⑥ 榔榆:(**按**:《證類》卷十二此條名"朗榆"。時珍改作"榔榆",後世通用此名。)

⑦ 拾遺:**《證類》卷 12"二十六種陳藏器餘·朗榆皮"** 味甘,寒,無毒。主下熱淋,利水道,令人睡。生山中。如榆皮,有滑汁。秋生莢如北榆。陶公只見榆,作注,爲南土無榆也。

⑧ 藏器:見上注。

⑨ 藏器:見上注。

⑩ 别録:**《本經》《别録》見《證類》卷 13"蕪荑"** 味辛,平,無毒。主五内邪氣,散皮膚、骨節中淫淫温行毒,去三蟲,化食,逐寸白,散腸中嗢嗢喘息。一名無姑,一名蔱蘠。生晉山川谷。三月採實,陰乾。(**按**:非出《别録》,當出《本經》。)

⑪ 爾雅:**《爾雅·釋木》** 莁荑,蔱蘠。

⑫ 本經:見本頁注⑩白字。

《説文》①云：梗，山枌榆也。有刺，實爲蕪荑。《爾雅》②云：無姑，其實荑。又云：蕪荑，蔱蘠。則此物乃莁樹之荑，故名也。【恭③曰】蔱蘠乃蔱蘠二字之誤。

【集解】【《别録》④曰】蕪荑生晉山川谷。三月采實，陰乾。【弘景⑤曰】今惟出高麗，狀如榆莢，氣臭如犼，彼人皆以作醬食之。性殺蟲，置物中亦辟蛀，但患其臭。【恭⑥曰】今延州、同州者甚好。【志⑦曰】河東、河西處處有之。【頌⑧曰】近道亦有之，以太原者良。大抵榆類而差小，其實亦早成，此榆乃大，氣臭。郭璞《爾雅註》云：無姑，姑榆也。生山中，葉圓而厚，剥取皮合漬之，其味辛香，所謂蕪荑也。采實陰乾用。今人又多取作屑，以芼五味，惟陳者良。人收藏之，多以鹽漬，則失氣味，但宜食品，不堪入藥。【珣⑨曰】按《廣州記》云：生大秦國，是波斯蕪荑也。【藏器⑩曰】蕪荑氣羶者良，乃山榆仁也。【時珍曰】蕪荑有大小兩種。小者即榆莢也，揉取仁，醞爲醬，味尤辛。人多以外物相和，不可不擇去之。入藥皆用大蕪荑，别有種。

【氣味】辛，平，無毒。【權⑪曰】苦，平。【珣⑫曰】辛，温。【詵⑬曰】作醬甚香美，功尤勝于榆仁。可少食之，過多發熱，爲辛故也。秋月食之，尤宜人。【主治】五内邪氣，散皮膚骨節中淫淫温行毒，去三蟲，化食。《本經》⑭。逐寸白，散腸中嗢嗢喘息。《别

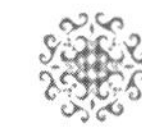

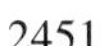

---

① 説文：**《説文·木部》** 梗：山枌榆。有朿，莢可爲蕪夷者。

② 爾雅：**《爾雅·釋木》(郭注)** 無姑，其實夷。(無姑，姑榆也。生山中。葉員而厚，剥取皮合漬之，其味辛香。所謂蕪荑。)(**按**："又云"見2450頁注⑪。)

③ 恭：**《唐本草》見《證類》卷13"蕪荑"** 《唐本》注云：《爾雅》云，蕪荑，一名蔱蘠，今名蔱蘠。字之誤也……

④ 别録：見2450頁注⑩。

⑤ 弘景：**《集注》見《證類》卷13"蕪荑"** 陶隱居云：今惟出高麗，狀如榆莢，氣臭如犼，彼人皆以作醬食之。性殺蟲，置物中亦辟蛀，但患其臭。

⑥ 恭：**《唐本草》見《證類》卷13"蕪荑"** ……今延州、同州者最好。

⑦ 志：**《開寶》見《證類》卷13"蕪荑"** 今注：蕪荑，河東、河西處處有之……

⑧ 頌：**《圖經》見《證類》卷13"蕪荑"** 蕪荑，生晉山川谷，今近道亦有之。大抵榆類而差小，其實亦早成，此榆乃大，氣臭如犼。《爾雅·釋木》云：無姑，其實夷。郭璞云：無姑，姑榆也。生山中，葉圓而厚，剥取皮合漬之，其味辛香，所謂蕪荑也……三月採實，陰乾。殺蟲方中多用之。今人又多取屑，以芼五味，其用陳者良。人收藏之，多以鹽漬，則失氣味，此等不堪入藥，但可作食品耳。秋後尤宜食之……

⑨ 珣：**《海藥》見《證類》卷13"蕪荑"** 謹按《廣州記》云：生大秦國，是波斯蕪荑也……

⑩ 藏器：**《拾遺》見《證類》卷13"蕪荑"** 陳藏器：作醬食之……其氣膻者良，此山榆仁也。

⑪ 權：**《藥性論》見《證類》卷13"蕪荑"** 蕪荑，使，味苦、辛……

⑫ 珣：**《海藥》見《證類》卷13"蕪荑"** ……味辛，温，無毒……

⑬ 詵：**《食療》見《證類》卷13"蕪荑"** ……作醬甚香美功尤勝於榆人。(塵)〔陳〕者良……/孟詵云……陳者良。可少食之，傷多發熱心痛，爲辛故也。秋天食之尤宜人……

⑭ 本經：見2450頁注⑩白字。

録》①。主積冷氣,心腹癥痛,除肌膚節中風淫淫如蟲行。《蜀本》②。五臟皮膚肢節邪氣。長食,治五痔,殺中惡蟲毒,諸病不生。孟詵③。治腸風痔瘻,惡瘡疥癬。大明④。殺蟲止痛,治婦人子宫風虚,孩子疳瀉冷痢。得訶子、豆蔻良。李珣⑤。和豬脂擣,塗熱瘡。和蜜,治濕癬。和沙牛酪或馬酪,治一切瘡。張鼎⑥。

【附方】舊三,新七。脾胃有蟲,食即作痛,面黄無色。以石州蕪荑仁二兩,和麪炒黄色爲末。非時米飲服二錢匕。《千金方》⑦。制殺諸蟲。生蕪荑、生檳榔各四兩,爲末,蒸餅丸梧子大。每服二十丸,白湯下。《本事方》⑧。疳熱有蟲。瘦悴,久服充肥。用榆仁一兩,黄連一兩,爲末,豬膽汁七枚和入盌内,飯上蒸之,一日蒸一次,九蒸乃入麝香半錢,湯浸蒸餅和丸緑豆大。每服五七丸至一二十丸,米飲下。錢氏《小兒直訣》⑨。小兒蟲癎。胃寒蟲上諸證,危惡與癎相似。用白蕪荑、乾漆燒存性等分,爲末。米飲調服一字至一錢。《杜壬方》⑩。結陰下血。蕪荑一兩擣爛,紙壓去油,爲末,以雄豬膽汁丸梧子大。每服九丸,甘草湯下,日五服。三日斷根。《普濟方》⑪。脾胃氣泄,久患不止。蕪荑五兩擣末,飯丸梧子大。每日空心、午飯前,陳米飲下三十

---

① 别録:見2450頁注⑩。

② 蜀本:**《藥性論》見《證類》卷13"蕪荑"** ……能主積冷氣,心腹症痛,除肌膚節中風,淫淫如蟲行。(**按**:非出《蜀本》,實出《藥性論》。)

③ 孟詵:**《食療》見《證類》卷13"蕪荑"** 孟詵云:主五藏、皮膚、肢節邪氣。又熱瘡,擣和豬脂塗,差。又和白蜜治濕癬,和沙牛酪療一切瘡……長食治五痔,諸病不生。/《食療》……又殺中惡蟲毒。

④ 大明:**《日華子》見《證類》卷13"蕪荑"** 治腸風痔瘻,惡瘡疥癬。

⑤ 李珣:**《海藥》見《證類》卷13"蕪荑"** ……治冷痢,心氣殺蟲止痛,又婦人子宫風虚,孩子疳瀉。得訶子、豆蔻良。

⑥ 張鼎:**《食療》見《證類》卷13"蕪荑"** 孟詵……又熱瘡,擣和豬脂塗,差。又和白蜜治濕癬,和沙牛酪療一切瘡……

⑦ 千金方:**《證類》卷13"蕪荑"** 《千金方》:主脾胃有蟲,食即痛,面黄無色,疼痛無時,《必效》以石州蕪荑仁二兩,和麪炒令黄色,爲末,非時米飲調二錢匕,差。(**按**:今本《千金方》無此方。《普濟方》卷239"諸蟲"下有同方,云出《必效方》。)

⑧ 本事方:**《本事方》卷7"諸蟲飛屍鬼疰"** 制諸蟲方:白蕪荑、檳榔(各一兩),右爲細末,蒸餅圓如梧子大,每服十五圓至二十圓,温湯下。

⑨ 小兒直訣:**《小兒藥證直訣》卷下"榆仁丸"** 治疳熱瘦瘁,有蟲,久服充肥。榆仁(去皮)、黄連(去頭,各一兩),右爲細末,用豬膽七個,破開取汁,與二藥同和入碗内,甑上蒸九日,每日一次,候日數足,研麝香五分,湯浸一宿,蒸餅同和成劑,丸如緑豆大。每服五七丸至一二十丸,米飲下,無時。

⑩ 杜壬方:**《圖經》見《證類》卷12"乾漆"** 杜壬:治小兒胃寒,蟲上諸證,危惡與癎相似。乾漆擣炒煙盡,白蕪荑等分,爲細末。米飲調下一字至一錢。(**按**:《小兒衛生總微論》卷13"諸蟲論"有方与"杜壬"方多同,然未注明原出處。)

⑪ 普濟方:**《普濟方》卷38"臟毒下血"** 蕪荑丸:治下血結陰。用蕪荑一兩,擣碎,研令細,用紙裹壓去油,再研爲末,用雄豬膽丸梧桐子大,每服九丸,甘草湯下,日五六服,連三日,可斷根。

丸。久服去三尸,益神駐顔。此方得之章鐐,曾用得力。王紹顔《續傳信方》①。**膀胱氣急**。宜下氣,用蕪荑擣,和食鹽末等分,以綿裹如棗大,納下部,或下惡汁,并下氣佳。《外臺秘要》②。**嬰孩驚瘖**。風後失瘖不能言,肥兒丸。用蕪荑炒、神麴炒、麥蘖炒、黄連炒各一錢,爲末,豬膽汁打糊丸黍米大。每服十丸,木通湯下。黄連能去心竅惡血。《全幼心鑑》③。**蟲牙作痛**。以蕪荑仁安蛀孔中及縫中,甚效。《危氏得效方》④。**腹中鼈瘕**。平時嗜酒,血入於酒則爲酒鼈;平時多氣,血凝於氣則爲氣鼈;虚勞痼冷,敗血雜痰,則爲血鼈。摇頭掉尾,如蟲之行,上侵人咽,下蝕人肛,或附脇背,或隱胸腹,大則如鼈,小或如錢。治法惟用蕪荑炒煎服之,兼用暖胃益血理中之類,可殺之。若徒事雷丸、錫灰之類,無益也。《仁齋直指方》⑤。

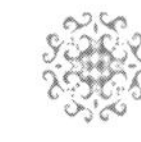

蘇方木《唐本草》⑥

【釋名】蘇木。【時珍曰】海島有蘇方國,其地産此木,故名。今人省呼爲蘇木爾。

【集解】【恭⑦曰】蘇方木自南海崑崙來,而交州、愛州亦有之。樹似菴羅,葉若榆葉而無澀,抽條長丈許,花黄,子〔生〕青熟黑。其木人用染絳色。【珣⑧曰】按徐表《南州記》云:生海畔。葉似絳,木若女貞。【時珍曰】按嵇含《南方草木狀》⑨云:蘇方樹類槐,黄花黑子,出九真。煎汁忌鐵器,則色黯。其木蠹之糞名曰紫納,亦可用。暹羅國人賤用如薪。

---

① 續傳信方:**《圖經》見《證類》卷13"蕪荑"** ……《續傳信方》治久患脾胃氣泄不止。蕪荑五兩擣末,以飯丸。每日空心、午飯前,各用陳米飲下三十丸,增至四十丸。久服去三尸,益神駐顔。云得之章鐐,曾得力。

② 外臺秘要:**《外臺》卷7"腹内諸氣及脹不下食方"** 又療氣,膀胱急妨,宜下氣方:蕪荑擣,和食鹽末令調,以綿裹如棗大,内下部,久時或下惡汁。並下氣佳。無所忌。

③ 全幼心鑑:**《全幼心鑒》卷3"驚風證"** 肥兒圓:治嬰孩小兒風後瘖不能言。蕪荑(炒)、神麯(炒)、麥蘖(炒)、黄連(去鬚,各一錢),右爲極細末,用豬膽汁糊圓如黍米大,用木通去節煎湯,食遠服。黄連能去心竅惡血。

④ 危氏得效方:**《得效方》卷17"齒病"** 治牙齒痛:右以蕪荑仁安蛀齒上,有縫就窒之,立效。

⑤ 仁齋直指方:**《直指方》卷1"男女氣血則一論"** ……然猶有所謂血鱉、氣鱉、酒鱉者,又不可不知也。蓋平時酷酒,血入於酒則爲酒鱉。平時任氣,血凝於氣則爲氣鱉。虚勞痼冷,敗血化生則爲血鱉。摇頭掉尾,如蟲之行,上侵人之喉,下蝕人之肛,或附於背脅,或隱於胸腹,其大則如鱉,其小則如錢,良可怪也。治法用蕪荑炒煎爲妙。或生硫黄爲末,老酒調下。二者可以殺其毒。嗣此則以理中湯、沉香降氣湯各半,温胃益血,常常服餌,以消勝之。如其不以温和爲主,日從事于雷丸、錫灰之劑焉,君子未保其往。

⑥ 唐本草:**《唐本草》見《證類》卷14"蘇方木"** 味甘、鹹,平,無毒。主破血。産後血脹悶欲死者,水煮,苦酒煮五兩,取濃汁服之效。

⑦ 恭:**《唐本草》見《證類》卷14"蘇方木"** 《唐本》注云:此人用染色者。出南海、昆侖來,交州、愛州亦有。樹似庵羅,葉若榆葉而無澀,抽條長丈許,花黄,子生青熟黑。

⑧ 珣:**《海藥》見《證類》卷14"蘇方木"** 謹按徐表《南海記》生海畔。葉似絳,木若女楨……

⑨ 南方草木狀:**《南方草木狀》卷中** 蘇枋,樹類槐花,黑子。出九真。南人以染絳,漬以大庾之水,則色愈深。

【修治】【斅①曰】凡使去上粗皮并節。若得中心文横如紫角者,號曰木中尊,其力倍常百等。須細剉重擣,拌細梅樹枝蒸之,從巳至申,陰乾用。【氣味】甘、鹹,平,無毒。【杲②曰】甘、鹹,凉。可升可降,陽中陰也。【好古③曰】味甘而微酸辛,其性平。【主治】破血。産後血脹悶欲死者,水煮五兩,取濃汁服。《唐本》④。婦人血氣心腹痛,月候不調及蓐勞,排膿止痛,消癰腫撲損瘀血,女人失音血噤,赤白痢,并後分急痛。大明⑤。虚勞,血癖氣壅滯,産後惡露不安,心腹攪痛,及經絡不通,男女中風,口噤不語。並宜細研乳頭香末方寸匕,以酒煎蘇方木調服。立吐惡物,瘥。《海藥》⑥。霍亂嘔逆,及人常嘔吐,用水煎服。藏器⑦。破瘡瘍死血,産後敗血。李杲⑧。

【發明】【元素⑨曰】蘇木性凉,味微辛。發散表裏風氣,宜與防風同用。又能破死血,産後血腫脹滿欲死者宜之。【時珍曰】蘇方木乃三陰經血分藥。少用則和血,多用則破血。

【附方】舊一,新五。産後血運⑩。蘇方木三兩,水五升,煎取二升,分〔再〕服。産後氣喘。面黑欲死,乃血入肺也。用蘇木二兩,水兩椀,煮一椀,入人参末一兩服。隨時加減,神效

---

① 斅:**《炮炙論》見《證類》卷14“蘇方木”**　雷公云:凡使,去上粗皮并節了。若有中心文横如紫角者,號曰木中尊色,其效倍常百等。須細剉了重擣,拌細條梅枝蒸,從巳至申出,陰乾用。

② 杲:**《珍珠囊·諸品藥性主治指掌》(《醫要集覽》本)“蘇木”**　味甘、鹹,平,性寒。無毒。可升可降,陰也。其用有二:破瘡瘍死血,非此無功;除産後敗血,有此立驗。

③ 好古:**《湯液本草》卷5“蘇木”**　氣平,味甘、鹹。甘而酸、辛,性平。甘勝於酸辛……

④ 唐本:見2453頁注⑥。

⑤ 大明:**《日華子》見《證類》卷14“蘇方木”**　治婦人血氣心腹痛,月候不調及蓐勞,排膿止痛,消癰腫,撲損瘀血,女人失音血噤,赤白痢并後分急痛。

⑥ 海藥:**《海藥》見《證類》卷14“蘇方木”**　……主虚勞血癖氣壅滯,産後惡露不安怯起,冲心腹中攪痛,及經絡不通,男女中風,口噤不語。宜此法,細研乳頭香,細末方寸匕,酒煎蘇方,去滓,調服,立吐惡物差。

⑦ 藏器:**《拾遺》見《證類》卷14“蘇方木”**　《陳藏器本草》云:蘇方,寒。主霍亂嘔逆,及人常嘔吐,用水煎服之。破血當以酒煮爲良。

⑧ 李杲:見本頁注②。

⑨ 元素:**《醫學啓源》卷下“用藥備旨·藥類法象·蘇木”**　……主破血,産後血脹悶欲死者……《主治秘要》云:性凉,味微辛。發散表裏風氣。又云……破死血。/**《湯液本草》卷5“蘇木”**　《心》云……去風,與防風同用。/**《本草发挥》卷3“蘇木”**　東垣云……去風與防風同用。(**按**:“與防風同用”當出李杲,時珍糅合之。)

⑩ 産後血運:**《證類》卷14“蘇方木”**　《肘後方》:治血運:蘇方三兩,細剉,水五升,煮取二升,分再服,差。若無蘇方,取緋衣煮汁服亦得。(**按**:原無出處,今溯得其源。今本《肘後方》無此方。)

不可言。胡氏方[1]。破傷風病。蘇方木爲散三錢,酒服立效。名獨聖散。《普濟方》[2]。脚氣腫痛。蘇方木、鷺鷥藤等分,細剉,入定粉少許,水二斗,煎一斗五升,先熏後洗。○《普濟方》[3]。偏墜腫痛。蘇方木二兩,好酒一壺,煮熟頻飲,立好。《集簡方》。金瘡接指。凡指斷及刀斧傷,用真蘇木末敷之,外以蠶繭包縛完固,數日如故。《攝生方》[4]。

烏木《綱目》

【釋名】烏樠木樠音漫、烏文木。【時珍曰】木名文木,南人呼文如樠,故也。

【集解】【時珍曰】烏木出海南、雲南、南番。葉似椶櫚。其木漆黑,體重堅緻,可爲筯及器物。有間道者,嫩木也。南人多以槧木染色僞之。《南方草物狀》[5]云:文木樹高七八尺,其色正黑,如水牛角,作馬鞭,日南有之。《古今注》[6]云:烏文木出波斯,舶上將來,烏文闐然。温、括、婺等州亦出之。皆此物也。

【氣味】甘、鹹,平,無毒。【主治】解毒,又主霍亂吐利,取屑研末,温酒服。時珍。

樺木宋《開寶》[7]

【釋名】檴。【藏器[8]曰】晉中書令王珉《傷寒身驗方》中作檴字。【時珍曰】畫工以皮燒烟熏紙,作古畫字,故名檴。俗省作樺字也。

---

① 胡氏方:《婦人良方》卷22"産後喉中氣急喘促方論第四"　參蘇飲:治婦人産後血入於肺,面黑發喘欲死者。(胡氏。)人參(一兩,别爲末)、蘇木(二兩),右以水兩碗,煮取一碗以下,去滓,調參末,隨時加減服,神效不可言。

② 普濟方:《普濟方》卷113"破傷風"　獨聖散:治破傷風。用蘇枋木不拘多少,搗羅爲細散,每服三錢匕,酒調服之立效……

③ 普濟方:《家藏方》卷4"脚氣方"　鷺鷥藤散:淋渫腿膝疼痛。鷺鷥藤、蘇方木,右件各等分,㕮咀,入定粉少許,每用一兩,水五碗,煎數沸,乘熱先熏,候通手即洗。(按:《普濟方》卷246"脚氣雜治膏藥淋渫等"引同方,云出《楊氏家藏方》。)

④ 攝生方:《攝生衆妙方》卷9"折損門"　接指方:用真正沉重蘇木爲細末,敷斷批間,外用蠶繭包縛完固,數日如故。亦治其餘皮膚刀矢傷。

⑤ 南方草物狀:《御覽》卷960"文木"　《南方草物狀》曰:文木樹高七八丈,其色正黑,如水牛角,作馬鞭。日南有之。

⑥ 古今注:《御覽》卷961"烏文"　崔豹《古今注》曰:烏文木,出波斯國。每舶上將來,就中烏文爛然。中國亦有,出温、括、婺等州。

⑦ 開寶:《開寶》見《證類》卷14"樺木皮"　味苦,平,無毒。主諸黄疸,濃煮汁飲之良。堪爲燭者,木似山桃,取脂燒辟鬼。

⑧ 藏器:《拾遺》見《證類》卷14"樺木皮"　陳藏器云:晉中書令王瑉《傷寒身驗方》中作"檴",濃煮汁冷飲。主傷寒時行,熱毒瘡特良。今之豌豆瘡也。

【集解】【藏器①曰】樺木似山桃,皮堪爲燭。【宗奭②曰】皮上有紫黑花勻者,裹鞍、弓、鐙。【時珍曰】樺木生遼東及臨洮、河州、西北諸地。其木色黄,有小斑點紅色,能收肥膩。其皮厚而輕虛軟柔,皮匠家用襯韡裏,及爲刀靶之類,謂之暖皮。胡人尤重之。以皮卷蠟,可作燭點。

木皮。【氣味】苦,平,無毒。【主治】諸黄疸,濃煮汁飲之良。《開寶》③。煮汁冷飲,主傷寒時行熱毒瘡,特良。即今豌豆瘡也。藏器④。燒灰合他藥,治肺風毒。宗奭⑤。治乳癰。《時珍》。

【附方】舊一,新四。乳癰初發。腫痛結硬欲破,一服即瘥。以北來真樺皮燒存性研,無灰酒服方寸匕,即卧,覺即瘥也。沈存中《靈苑方》⑥。乳癰腐爛。靴内年久樺皮,燒灰。酒服一錢,日一服。唐(缶)〔瑶〕《經驗方》⑦。肺風毒瘡。遍身瘡疥如癘,及癮疹瘙痒,面上風刺,婦人粉刺,並用樺皮散主之。樺皮燒灰四兩,枳殼去穰燒四兩,荆芥穗二兩,炙甘草半兩,各爲末,杏仁水煮過去皮尖二兩,研泥,同研勻。每服二錢,食後温酒調下。瘡疥甚者,日三服。《和劑方》⑧。小便熱短。樺皮濃煮汁,飲。《集簡方》。染黑鬚髮。樺皮一片,包側柏一枝,燒烟熏香油盌内成烟,以手抹在鬚鬢上,即黑也。《多能鄙事》⑨。

脂。【主治】燒之,辟鬼邪。藏器⑩。

緳木《拾遺》⑪

【釋名】【集解】【藏器⑫曰】生林澤山谷。木文側戾,故曰緳木。

---

① 藏器:見前頁注⑦。(**按**:非出"藏器",實出《開寶》。)

② 宗奭:**《衍義》卷15"樺木皮"** ……及取皮上有紫黑花勻者,裹鞍、弓、鐙。

③ 開寶:見2455頁注⑦。

④ 藏器:見2455頁注⑧。

⑤ 宗奭:**《衍義》卷15"樺木皮"** 燒爲黑灰,合他藥治肺風毒。

⑥ 靈苑方:**《證類》卷14"樺木皮"** 《靈苑方》:治乳痛,癰初發腫痛,結硬欲破膿。令一服差。以北來真樺皮,無灰酒服方寸匕,就之卧,及覺已差。

⑦ 唐瑶經驗方:(**按**:書佚,無可溯源。)

⑧ 和劑方:**《局方》卷8"治瘡腫傷折"** 樺皮散:治肺藏風毒,遍身瘡疥,及癮疹瘙癢,搔之成瘡。又治面上風刺,及婦人粉刺。杏仁(去皮尖,用水一碗,於銀銚子内熬,候水減一半以來,取出放令乾)、荆芥穗(各二兩)、枳殼(去瓤,用炭火燒存性,取出於濕紙上令冷)、樺皮(燒成灰,各四兩)、甘草(炙,半兩),右件藥除杏仁外,餘藥都搗羅爲末,却將杏仁别研令極細,次用諸藥末旋旋入研令勻。每服二錢,食後温酒調下,日進三服。瘡疥甚者,每日頻服。

⑨ 多能鄙事:**《多能鄙事》卷6"百藥類·理容體肌髮方"** 染黑鬚髮方……又方:用晝皮一片,包捲側柏枝一枝,燒煙薫在香油碗内成煙,以手抹在鬚上即黑。

⑩ 藏器:見2455頁注⑦。(**按**:非出"藏器",實出《開寶》。)

⑪ 拾遺:**《證類》卷12"二十六種陳藏器餘·緳木"** 味甘,温,無毒。主風血羸瘦,補腰脚,益陽道,宜浸酒。生林漢山谷。木文側,故曰緳木。

⑫ 藏器:見上注。(**按**:上條"漢",時珍改作"澤"。)

【氣味】甘，温，無毒。【主治】風血羸瘦，補腰脚，益陽道，宜浸酒飲。藏器①。

櫚木《拾遺》②

【集解】【藏器③曰】出安南及南海。用作床几，似紫檀而色赤，性堅好。【時珍曰】木性堅，紫紅色。亦有花紋者，謂之花櫚木，可作器皿、扇骨諸物。俗作花梨，誤矣。

【氣味】辛，温，無毒。【主治】産後惡露衝心，癥瘕結氣，赤白漏下，並剉煎服。李珣④。破血塊，冷嗽，煮汁熱服。爲枕令人頭痛，性熱故也。藏器⑤。

椶櫚宋《嘉祐》⑥

【釋名】栟櫚。【時珍曰】皮中毛縷如馬之騣鬣，故名。椶俗作棕。鬣，音閭，鬣也。栟，音并。

【集解】【頌⑦曰】椶櫚出嶺南、西川，今江南亦有之。木高一二丈，無枝條。葉大而圓，有如車輪，萃於樹杪。其下有皮重疊裹之，每皮一匝，爲一節。二旬一采，皮轉復生上。六七月生黄白花。八九月結實，作房如魚子，黑色。九月、十月采其皮用。《山海經》云：石翠之山，其木多椶，是也。【藏器⑧曰】其皮作繩，入（水）〔土〕千歲不爛。昔有人開塚得之，索已生根。嶺南有桄榔、檳榔、椰子、冬葉、虎散、多羅等木，葉皆與栟櫚相類。【時珍曰】椶櫚，川、廣甚多，今江南亦種之，最難

---

① 藏器：見前頁注⑪。

② 拾遺：**《證類》卷13"四十五種陳藏器餘・櫚木"** 味辛，温，無毒。主破血、血塊，冷嗽，並煮汁及熱服。出安南及南海。人作床几，似紫檀而色赤，爲枕令人頭痛，爲熱故也。

③ 藏器：見上注。

④ 李珣：**《海藥》見《證類》卷13"四十五種陳藏器餘・櫚木"** 謹按《廣志》云：生安南及南海山谷。胡人用爲床坐，性堅好。主産後惡露冲心，癥瘕結氣，赤白漏下，並剉煎服之。

⑤ 藏器：見本頁注②。

⑥ 嘉祐：**《嘉祐》見《證類》卷14"椶櫚子"** 平，無毒。澀腸，止瀉痢腸風，崩中帶下及養血。皮：平，無毒。止鼻洪吐血，破癥，治崩中帶下，腸風赤白痢，入藥燒灰用，不可絶過。（新補。見陳藏器、日華子。）

⑦ 頌：**《圖經》見《證類》卷14"椶櫚子"** 椶櫚，亦曰栟櫚。出嶺南及西川，江南亦有之。木高一二丈，傍無枝條。葉大而圓，岐生枝端。有皮相重，被於四傍，每皮一匝爲一節。二旬一採，轉復生上。六、七月生黄白花。八、九月結實，作房如魚子，黑色。九月、十月採其皮木用。《山海經》曰：石脆（一作翠）之山，其木多椶是也。

⑧ 藏器：**《證類》卷14"二十六種陳藏器餘・栟櫚木皮"** 味苦、澀，平，無毒。燒作灰，主破血止血。初生子黄白色，作房如魚子。有小毒。破血，但戟人喉，未可輕服。皮作繩，入土千歲不爛。昔有人開塚得之，索已生根。此木類，嶺南有虎散桄榔、冬葉蒲葵、椰子、檳榔、多羅等，皆相似。各有所用。栟櫚一名椶櫚，即今川中椶櫚。

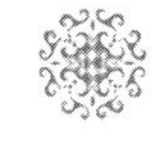

長。初生葉如白及葉,高二三尺則木端數葉大如扇,上聳,四散岐裂,其莖三稜,四時不凋。其幹正直無枝,近葉處有皮裹之,每長一層即爲一節。幹身赤黑,皆筋絡,宜爲鍾杵,亦可旋爲器物。其皮有絲毛,錯縱如織,剥取縷解,可織衣、帽、褥、椅之屬,大爲時利。每歲必兩三剥之,否則樹死,或不長也。三月於木端莖中出數黄苞,苞中有細子成列,乃花之孕也,狀如魚腹孕子,謂之椶魚,亦曰椶笋。漸長出苞,則成花穗,黄白色。結實纍纍,大如豆,生黄熟黑,甚堅實。或云南方此木有兩種。一種有皮絲,可作繩;一種小而無絲,惟葉可作帚。鄭樵《通志》①以爲王篲者,非也。王篲乃落帚之名,即地膚子。别有蒲葵,葉與此相似而柔薄,可爲扇、笠。許慎《説文》②以爲椶櫚,亦誤矣。

筍及子花。【氣味】苦,濇,平,無毒。【藏器③曰】有小毒,戟人喉,未可輕服。【珣④曰】温,有大毒,不堪食。【時珍曰】椶魚皆有毒,不可食,而廣、蜀人蜜煮、醋浸,以供佛、寄遠,蘇東坡亦有食椶筍詩,乃制去其毒爾。【主治】澀腸,止瀉痢腸風,崩中帶下,及養血。藏器⑤。

【附方】新一。大腸下血。椶筍煮熟,切片晒乾爲末,蜜湯或酒服一二錢。《集簡方》。

皮。【氣味】同子。【主治】止鼻衄吐血,破癥,治腸風,赤白痢,崩中帶下,燒存性用。大明⑥。主金瘡疥癬,生肌止血。李珣⑦。

【發明】【宗奭⑧曰】椶皮燒黑,治婦人血露及吐血,須佐以他藥。【時珍曰】椶灰性澀,若失血去多,淤滯已盡者,用之切當,所謂澀可去脱也。與亂髮同用更良。年久敗椶入藥尤妙。

【附方】新六。鼻血不止。椶櫚灰,隨左右吹之。《黎居士方》⑨。血崩不止。椶櫚皮燒存性,空心淡酒服三錢。一方加煅白礬等分。《婦人良方》⑩。血淋不止。椶櫚皮半燒半炒爲末,每服二錢,甚效。《衛生家寶方》⑪。下血不止。椶櫚皮半斤,栝樓一箇,燒灰。每服二錢,

---

① 通志:**《通志·昆蟲草木略·木類》** 椶櫚,曰栟櫚,曰蔛,曰王蔧。注云:葉可爲帚蔧。然有兩種:一種有須,可作繩,耐水。一種小而無須,葉可爲帚……

② 説文:**《御覽》卷959"栟櫚"** 《説文》曰:椶,一名蒲葵。(**按**:今本《説文》無此文。)

③ 藏器:見130頁注12藏器。

④ 珣:**《海藥》見《證類》卷14"二十六種陳藏器餘·栟櫚木皮"** 徐表《南州記》云:生嶺南山谷。平、温……其實黄白色,有大毒。不堪服食也。

⑤ 藏器:見2457頁注⑥。

⑥ 大明:見2457頁注⑥。

⑦ 李珣:**《海藥》見《證類》卷14"二十六種陳藏器餘·栟櫚木皮"** ……主金瘡疥癬,生肌止血,並宜燒灰使用……

⑧ 宗奭:**《衍義》卷15"椶櫚木"** 今人旋爲器。皮燒爲黑灰,治婦人血露及吐血,仍佐之他藥。

⑨ 黎居士方:**《黎居士簡易方》卷6"安榮門"** ……棕櫚燒灰,隨左右鼻搐之。此四方皆治暴衄不止。

⑩ 婦人良方:**《婦人良方》卷1"崩暴下血不止方論第十五"** 治婦人血山崩。一方:用棕櫚燒存性,爲末,湯破酒令淡,調下三錢,空心服。/一方:用棕櫚、白礬(煅),爲末,酒調三錢服。

⑪ 衛生家寶方:**《衛生家寶方》卷4"治諸淋"** 治血淋不止,清泉湯:棕櫚皮(不計多少,西川者佳),右件藥分爲兩處,一半生炒,搗爲末,一半燒灰,爲末,每服生熟各半錢,空心温酒調下,立效。

米飲調下。《百一選方》①。**水穀痢下**。椶櫚皮燒研,水服方寸匕。《近效方》②。**小便不通**。椶皮毛燒存性,以水酒服二錢即通利,累試甚驗。《攝生方》③。

橉木橉,良刃切○《拾遺》④

【釋名】橝木音覃。

【集解】【藏器⑤曰】橉木,生江南深山大樹。樹有數種,取葉厚大白花者入藥,自餘灰入染家用。【時珍曰】此木最硬,梓人謂之橉筋木是也。木入染絳用,葉亦可釀酒。

木灰。【氣味】甘,温,小毒。【主治】卒心(腸)〔腹〕癥瘕,堅滿痃癖。淋汁八升,釀米一斗,待酒熟,每温飲半合,漸增至一二盞,即愈。藏器。○出《肘後》⑥。

柯樹《拾遺》⑦

【釋名】【集解】木奴。【珣⑧曰】按《廣志》云:生廣南山谷。波斯家用木爲船舫者也。

白皮。【氣味】辛,平,有小毒。【主治】大腹水病。采皮煮汁去滓,煎令可丸如梧子大。平旦空心飲下三丸,須臾又一丸,氣、水並從小便出也。藏器⑨。

---

① 百一選方:**《聖惠方》卷60"治腸風下血諸方"** 治大腸風毒,下血不止……又方:椶櫚皮(半斤,燒灰)、菰瓤(一枚,燒灰),右件藥同研令細,每於食前以粥飲調下二錢。(**按**:《百一選方》無此方,《普濟言》卷38"臟毒下血"引同方,云出《聖惠方》。)

② 近效方:**《外臺》卷25"水穀痢方"** 《必效》療水穀痢方……又方:椶櫚皮(燒灰),右一味研,以水和,服三方寸匕。

③ 攝生方:**《攝生衆妙方》卷7"大小便不通"** 治小水不通方……又方:棕樹皮毛燒灰存性,以薄酒調下即通利,累試甚驗。

④ 拾遺:**《證類》卷14"二十六種陳藏器餘·橉木灰"** 味甘,温,小毒。主卒心腹癥瘕堅滿痃癖。燒爲白灰淋取汁,以釀酒,酒熟,漸漸從半合温服,增至一二盞,即愈。此灰入染家用。生江南深山大樹。樹有數種,取葉厚大,白花者入藥,自餘用染灰。一名橝灰。《本經》汗於病者床下灰之,勿令病人知也。

⑤ 藏器:見上注。

⑥ 肘後:見上注。/**《肘後方》卷4"治卒心腹癥堅方第二十六"** 治卒暴癥,腹中有物如石,痛如刺,晝夜啼呼。不治之,百日死方……又方:取橉木燒爲灰,淋取汁八升,以釀一斛米酒成,服之從半合始,不知稍稍增至一二升,不盡一劑皆愈……

⑦ 拾遺:**《證類》卷14"二十六種陳藏器餘·柯樹皮"** 味辛,平,有小毒。主大腹水病。取白皮作煎,令可丸如梧桐子大。平旦三丸,須臾又一丸。一名木奴。南人用作大船者也。

⑧ 珣:**《海藥》見《證類》卷14"二十六種陳藏器餘·柯樹皮"** 《廣志》云:生廣南山谷……故波斯家用爲船舫也。

⑨ 藏器:見2459頁注⑦。

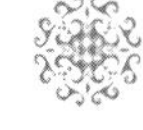

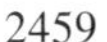

烏臼木《唐本草》①

【釋名】鵶臼。【時珍曰】烏臼,烏喜食其子,因以名之。陸龜蒙詩②云"行歇每依鵶臼影,挑頻時見鼠姑心"是矣。鼠姑,牡丹也。或云:其木老則根下黑爛成臼,故得此名。《鄭樵通志》③言烏臼即柜柳者,非矣。

【集解】【恭④曰】生山南平澤。樹高數仞,葉似梨、杏。五月開細花,黄白色。子黑色。【藏器⑤曰】葉可染皂。子可壓油,然燈極明。【宗奭⑥曰】葉如小杏葉,但微薄而緑色差淡。子八九月熟。初青後黑,分爲三瓣。【時珍曰】南方平澤甚多。今江西人種植,采子蒸煮,取脂澆燭貨之。子上皮脂,勝于仁也。

根白皮。【氣味】苦,微温,有毒。【大明⑦曰】性涼,慢火炙乾黄乃用。【主治】暴水,癥結積聚。《唐本》⑧。療頭風,通大小便。大明⑨。解蛇毒。震亨⑩。

【發明】【時珍曰】(鳥)〔烏〕臼根性沉而降,陰中之陰,利水通腸,功勝大戟。一野人病腫滿氣壯,令掘此根搗爛,水煎服一盌,連行數行而病平。氣虚人不可用之。此方出《太平聖惠方》⑪,言其功神聖,但不可多服爾。誠然。

【附方】舊一,新九。小便不通。烏臼根皮煎湯,飲之。《肘後方》⑫。大便不通。

---

① 唐本草:**《唐本草》見《證類》卷14"烏臼木根皮"** 味苦,微温,有毒。主暴水,癥結積聚。生山南平澤。

② 陸龜蒙詩:**《松陵集》卷6"今體七言詩九十二首·偶掇野蔬寄襲美有作(陸龜蒙)"** ……行歇每依鵶舅影,挑頻時見鼠姑心……

③ 通志:**《通志·昆蟲草木略·木類》** 烏臼曰楥,曰柜柳……

④ 恭:**《唐本草》見《證類》卷14"烏臼木根皮"** 《唐本》注云:樹高數仞,葉似梨、杏,花黄白,子黑色。(**按**:"生山南平澤"出《唐本草》正文。)

⑤ 藏器:**《拾遺》見《證類》卷14"烏臼木根皮"** 《陳藏器本草》云:烏臼葉好染皂。子多取壓爲油,塗頭令黑變白,爲燈極明。服一合,令人下痢,去陰下水。

⑥ 宗奭:**《衍義》卷15"烏臼"** 葉如小杏葉,但微薄而緑色差淡。子,八九月熟,初青後黑,分爲三瓣……

⑦ 大明:**《日華子》見《證類》卷14"烏臼木根皮"** 烏臼根皮,涼。治頭風,通大小便。以慢火炙令脂汁盡,黄乾後用……

⑧ 唐本:見本頁注①。

⑨ 大明:見本頁注⑦。

⑩ 震亨:**《衍義補遺·烏桕木》** 解蛇毒。

⑪ 太平聖惠方:**《聖惠方》卷58"治關格大小便不通諸方"** 治大小便關格不通,肚脹氣築,心悶絶方:右用烏臼樹東面白皮,陰乾,搗羅爲末,如五七日不通,以熟水調下二錢,如急用,火上焙乾爲妙。(**按**:《聖惠方》有此方,然無此病案。待考。)

⑫ 肘後方:**《普濟方》卷46"頭風"** 又方(出《肘後方》),治頭風,通大小便:用烏臼根皮,以慢火炙令脂汁盡,黄乾後用。(**按**:今本《肘後方》無此方。)

烏臼木根方長一寸,劈破,水煎半盞,服之立通。不用多喫,其功神聖,兼能取水。《斗門方》①。**二便關格**。二三日則殺人,烏臼東南根白皮乾,爲末,熱水服二錢。先以芒硝二兩,煎湯服,取吐甚效。《肘後方》②。**水氣虚腫**,小便澀。烏臼皮,檳榔、木通〔各〕一兩,爲末。每服二錢,米飲下。《聖惠方》③。**脚氣濕瘡**,極痒有蟲。烏臼根爲末,傅之。少時有涎出,良。《摘玄方》④。**尸注中惡**,心腹痛刺,沉默錯亂。用烏臼根皮煎濃汁一合,調朱砂末一錢,服之。《肘後方》無朱砂。《永類方》⑤。**暗疔昏狂**,瘡頭凸紅。柏樹根經行路者,取二尺許,去皮搗爛,井華水調一盞服。待瀉過,以三角銀杏仁浸油,搗盦患處。《聖濟總録》⑥。**嬰兒胎瘡**滿頭。用水邊烏臼樹根晒研,入雄黄末少許,生油調搽。《經驗良方》⑦。**鼠莽、砒毒**。烏臼根半兩,擂水服之。《醫方大成》⑧。**鹽齁痰喘**。柏樹皮去粗搗汁,和飛麪作餅烙熟。早辰與兒喫三四箇,待吐下鹽涎乃佳。如不行,熱茶催之。《摘玄方》⑨。

葉。【氣味】同根。【主治】食牛馬六畜肉,生疔腫欲死者。搗自然汁一二盌,頓服得大利,去毒即愈。未利再服。冬用根。時珍。

柏油。【氣味】甘,涼,無毒。【主治】塗頭,變白爲黑。服一合,令人下

---

① 斗門方:**《證類》卷14"烏臼木根皮"** 《斗門方》:治大便不通。用烏臼木方停一寸來,劈破,以水煎取小半盞,服之立通。不用多吃。其功神聖,兼能取水。

② 肘後方:**《外臺》卷27"大便失禁並關格大小便不通方"** 《集驗》療關格之病,腸中轉痛,不得大小便,一日一夜不差欲死方:芒消三兩,紙三重裹,於炭火内燒令沸,安一升水中,盡服之。當先飲温湯一二升以來,吐出,乃飲芒消汁也。(《肘後》同。)/**《聖惠方》卷58"治關格大小便不通諸方"** 治大小便關格不通,肚脹氣築,心悶絶,方:右用烏臼樹東面白皮,陰乾,搗羅爲末,如五七日不通,以熟水調下二錢,如急用,火上焙乾爲妙。(**按**:今本《肘後方》無此方。時珍或將此二方揉合而成。)

③ 聖惠方:**《聖惠方》卷54"治水氣小便澀諸方"** 治水氣,小便澀,身體虚腫,宜服此方:烏桕皮(二兩)、木通(一兩,剉)、檳榔(一兩),右件藥搗細羅爲散,每服不計時候以粥飲調下二錢。

④ 摘玄方:**《丹溪摘玄》卷11"諸風門"** 治脚腿濕氣瘡,極癢,有蟲:烏柏樹根搗細,附瘡上片時,涎出,藥涂瘡邊。轉覺身病,五積散去麻黄,加松節、木瓜煎服。

⑤ 永類方:**《永類鈐方》卷7"屍疰"** 諸屍疰中惡,又:烏柏根皮,濃煎汁一合,調下朱砂末一錢。(**按**:《肘後方》卷1"治卒中五屍方第六"有烏臼單方,恐即時珍所云"《肘後方》無朱砂"。)

⑥ 聖濟總録:**《普濟方》卷274"諸疔瘡"** 治水疔,瘡色黄黑,麻木不疼:用刀刺四畔,將柜樹根經行路者取二尺許,去皮搗細,井花水調一盞服,待瀉。用三角銀杏去殼,浸在油水年久者,搗敷患處。亦治暗疔瘡,頭凸紅色,使人昏夢狂惶者。(**按**:《聖濟總録》無此方。今查《普濟方》此方與時珍所引幾同,唯用"柜樹根"。"柜""柏"形似,不明何字爲正。"柜"或即"櫸"。録以供參。)

⑦ 經驗良方:**《普濟方》卷361"胎風"** 烏雄散(出《經驗良方》):治小兒胎風瘡。右用烏柏根(水邊者),曬乾爲末,雄黄生用,油調傅之。

⑧ 醫方大成:**《醫方大成》卷8"急救諸方"** 解砒毒、鼠莽毒……又有用烏柏根擂水好。

⑨ 摘玄方:(**按**:《丹溪摘玄》無此方,未能溯得其源。)

利，去陰下水氣。炒子作湯亦可。藏器①。塗一切腫毒瘡疥。時珍。

【附方】新二。膿泡疥瘡。柏油二兩，水銀二錢，樟腦五錢，同研，頻入唾津，不見星乃止。以温湯洗净瘡，以藥填入。唐瑶《經驗方》②。小兒蟲瘡。用舊絹作衣，化柏油塗之，與兒穿着。次日蟲皆出油上，取下，燃之有聲是也。别以油衣與穿，以蟲盡爲度。《瀕湖集簡方》。

巴豆《本經》③下品

【釋名】巴菽《本經》④、剛子《炮炙》⑤、老陽子。【時珍曰】此物出巴蜀而形如菽豆，故以名之。《宋本草》⑥一名巴椒，乃菽字傳訛也。雷斅《炮炙論》又分緊小色黄者爲巴，有三稜色黑者爲豆，小而兩頭尖者爲剛子。云巴與豆可用，剛子不可用，殺人。其説殊乖。蓋緊小者是雌，有稜及兩頭尖者是雄。雄者峻利，雌者稍緩也。用之得宜，皆有功力。用之失宜，參、术亦能爲害，况巴豆乎？

【集解】【《别録》⑦曰】巴豆生巴郡川谷。八月采，陰乾用之，去心、皮。【頌⑧曰】今嘉州、眉州、戎州皆有之。木高一二丈。葉如櫻桃而厚大，初生青色，後漸黄赤，至十二月葉漸（稠）〔凋〕，二月復漸生。四月舊葉落盡，新葉齊生，即花發成穗，微黄色。五六月結實作房，生青，至八月熟而黄，類白豆蔻，漸漸自落，乃收之。一房有（二）〔三〕瓣，一瓣乙子，（或）〔共〕三子。子仍有殼，用之去殼。戎州出者，殼上有縱文，隱起如線，一道至兩三道。彼土人呼爲金線巴豆，最爲上等，他處亦稀有。【時珍曰】巴豆房似大風子殼而脆薄，子及仁皆似海松子。所云似白豆蔻者，殊不類。

---

① 藏器：見2460頁注⑤。

② 唐瑶經驗方：（**按**：書佚，無可溯源。）

③ 本經：**《本經》《别録》（《藥對》）見《證類》卷14"巴豆"** **味辛，温**，生温熟寒，有大毒，**主傷寒温瘧寒熱，破癥瘕結聚堅積，留飲痰癖，大腹水脹，蕩練五藏六腑，開通閉塞，利水穀道，去惡肉，除鬼毒蠱疰邪物，殺蟲魚，**療女子月閉，爛胎，金瘡膿血，不利丈夫陰，殺班貓毒。可練餌之，益血脉，令人色好，變化與鬼神通。**一名巴椒。**生巴郡川谷。八月採，陰乾。用之去心、皮。（芫花爲之使，惡蘘草，畏大黄、黄連、藜蘆。）

④ 本經：見上注白字。

⑤ 炮炙：**《炮炙論》見《證類》卷14"巴豆"** 雷公云：凡使巴之與豆及剛子，須在仔細認，勿誤用，殺人。巴顆小緊實，色黄；豆即顆有三稜，色黑；若剛子，顆小似棗核，兩頭尖。巴與豆即用，剛子勿使……

⑥ 宋本草：（**按**：《宋本草》指《證類》，即該書所録《本經》文有"一名巴椒"之説。）

⑦ 别録：見本頁注③。

⑧ 頌：**《圖經》見《證類》卷14"巴豆"** 巴豆，出巴郡川谷。今嘉、眉、戎州皆有之。木高一二丈。葉如櫻桃而厚大，初生青，後漸黄赤，至十二月葉漸凋，二月復漸生，至四月舊葉落盡，新葉齊生，即花發成穗，微黄色。五、六月結實作房，生青，至八月熟而黄，類白豆蔻，漸漸自落，即收之。一房有三瓣，一瓣有實一粒，一房共實三粒也。戎州出者，殼上有縱文，隱起如線，一道至兩三道。彼土人呼爲金線巴豆，最爲上等，它處亦稀有。

【修治】【弘景[1]曰】巴豆最能瀉人，新者佳，用之去心、皮，熬令黄黑，擣如膏，乃和丸散。【斅[2]曰】凡用巴與豆敲碎，以麻油并酒等煮乾研膏用。每一兩，用油、酒各七合。【大明[3]曰】凡入丸散，炒用不如去心、膜，换水煮五度，各一（弗）〔沸〕也。【時珍曰】巴豆有用仁者，用殻者，用油者，有生用者，麩炒者，醋煮者，燒存性者。有研爛以紙包壓去油者，謂之巴豆霜。

【氣味】辛，温，有毒。【《别録》[4]曰】生温熟寒，有大毒。【普[5]曰】神農、岐伯、桐君：辛，有毒。黄帝：甘，有毒。李當之：熱。【元素[6]曰】性熱味苦，氣薄味厚，體重而沉降，陰也。【杲[7]曰】性熱味辛，有大毒，浮也，陽中陽也。【時珍曰】巴豆氣熱味辛，生猛熟緩，能吐能下，能止能行，是可升可降藥也。《别録》言其熟則性寒，張氏言其降，李氏言其浮，皆泥于一偏矣。蓋此物不去膜則傷胃，不去心則作嘔，以沉香水浸則能升能降，與大黄同用瀉人反緩，爲其性相畏也。王充《論衡》[8]云：萬物含太陽火氣而生者皆有毒。故巴豆辛熱有毒。【之才[9]曰】芫花爲之使。畏大黄、黄連、蘆筍、菰筍、藜蘆、醬、豉、冷水。得火良。惡蘘草，與牽牛相反。中其毒者，用冷水、黄連汁、大豆汁解之。【主治】傷寒温瘧寒熱，破癥瘕結聚堅積，留飲痰癖，大腹〔水脹〕，蕩練五臟六腑，開通閉塞，利水穀道，去惡肉，除鬼毒蠱疰邪物，殺蟲魚。《本經》[10]。療女子月閉爛胎，金瘡膿血，不利丈夫〔陰〕，殺斑蝥、蛇虺毒。可練餌之，益血脉，令人色好，變化與鬼神通。《别録》[11]。治十種水腫，痿痺，落胎。《藥性》[12]。通宣一切病，泄壅滯，除風，補勞，健脾開胃，消痰，破血，排

---

① 弘景：**《集注》見《證類》卷 14“巴豆”** 陶隱居云：出巴郡。似大豆，最能瀉人。新者佳，用之皆去心皮乃秤。又熬令黄黑，别擣如膏，乃和丸散爾……

② 斅：**《炮炙論》見《證類》卷 14“巴豆”** ……凡修事巴豆，敲碎，以麻油并酒等可煮巴豆了，研膏後用。每修事一兩，以酒、麻油各七合，盡爲度。

③ 大明：**《日華子》見《證類》卷 14“巴豆”** ……凡合丸散，炒不如去心膜煮五度，换水各煮一沸。

④ 别録：見 2462 頁注③。

⑤ 普：**《御覽》卷 993“巴豆”** 《吴氏本草經》曰：巴豆，一名菽。神農、岐伯、桐君：辛，有毒。黄帝：甘，有毒。李氏：主温熱寒。葉如大豆。八月採。

⑥ 元素：**《醫學啓源》卷下“用藥備旨・續添”** 巴豆：性熱味苦，氣薄味厚，體重而沉降，陰也。

⑦ 杲：**《珍珠囊・諸品藥性主治指掌》（《醫要集覽》本）“巴豆”** 味辛，性熱。有大毒。浮也，陽中之陽也……

⑧ 論衡：**《論衡》卷 23“言毒篇”** ……天下萬物，含太陽氣而生者，皆有毒……在草則爲巴豆、冶（一作野字）葛……

⑨ 之才：**古本《藥對》** 見 2462 頁注③括號中七情文。/**《藥性論》見《證類》卷 14“巴豆”** 巴豆，使。中其毒，用黄連汁、大豆汁解之。忌蘆筍、醬、豉、冷水，得火良……（**按**：此條糅合二家之説。）

⑩ 本經：見 2462 頁注③白字。

⑪ 别録：見 2462 頁注③。

⑫ 藥性：**《藥性論》見《證類》卷 14“巴豆”** ……能主破心腹積聚結氣，治十種水腫，痿痺，大腹，能落胎。

膿,消腫毒,殺腹臟蟲,治惡瘡息肉及疥癩丁腫。《日華》①。導氣消積,去臟腑停寒,治生冷硬物所傷。元素②。治瀉痢驚癇,心腹痛疝氣,風喎耳聾,喉痺牙痛,通利關竅。時珍。

【發明】【元素③曰】巴豆乃斬關奪門之將,不可輕用。【震亨④曰】巴豆去胃中寒積。無寒積者勿用。【完素⑤曰】世以巴豆熱藥治酒病膈氣,以其辛熱能開腸胃鬱結也。但鬱結雖開而亡血液,損其真陰。【從正⑥曰】傷寒風濕,小兒瘡痘,婦人産後,用之下膈,不死亦危。奈何庸人畏大黄而不畏巴豆,以其性熱而劑小耳。豈知以蠟匱之,猶能下後使人津液枯竭,胸熱口燥,耗却天真,留毒不去,他病轉生。故下藥(官)以爲禁。【藏器⑦曰】巴豆主癥瘕痃氣,痞滿積聚,冷氣血塊,宿食不消,痰飲吐水,取青黑大者,每日空腹服一枚,去殼勿令白膜破,乃作兩片,并四邊不得有損缺,吞之,以飯壓令下。少頃腹内熱如火,利出惡物。雖利而不虚,若久服亦不利(人)。白膜破者不用。【好古⑧曰】若急治爲水穀道路之劑,去皮、心、膜、油,生用。若緩治爲消堅磨積之劑,炒去烟令紫黑用,可以通腸,可以止瀉,世所不知也。張仲景治百病客忤備急丸用之。【時珍曰】巴豆峻用則有戡亂劫病之功,微用亦有撫綏調中之妙。譬之蕭、曹、绛、灌,乃勇猛武夫,而用之爲相,亦能輔治太平。王海藏言其可以通腸,可以止瀉,此發千古之秘也。一老婦年六十餘,病溏泄已五年,肉食、油物、生冷犯之即作。偏服調脾、升提、止澀諸藥,入腹則泄反甚。延余診之,脉沈而滑,此乃脾胃久傷,冷積凝滯所致。王太僕所謂大寒凝内,久利溏泄,愈而復發,綿歷歲年者。法當以熱下之,則寒去利止。遂用蠟匱巴豆丸藥五十丸與服,二日大便不通亦不利,其泄遂愈。自是每用治泄痢積滯諸病,皆不

① 日華:**《日華子》見《證類》卷14"巴豆"** 通宣一切病,泄壅滯,除風補勞,健脾開胃,消痰破血,排膿消腫毒,殺腹藏蟲,治惡瘡息肉及疥癩丁腫……

② 元素:**《醫學啓源》卷下"用藥備旨·續添"** 巴豆……其用有三:導氣消積一也,去臟腑停寒二也,消化寒凉及生冷硬物所傷三也……

③ 元素:**《李東垣藥性賦·諸品藥性主治指掌》** 巴豆……通閉塞,利水穀之道路,斬關奪門之將,不可輕用。

④ 震亨:**《衍義補遺·巴豆》** 去胃中寒積,無寒積者勿用。

⑤ 完素:(**按**:查張元素諸書,及其弟子李杲、王好古諸書,皆未能溯得其源。)

⑥ 從正:**《儒門事親》卷2"凡在下者皆可下式十六"** ……若備急丸,治傷寒風温,中酒冒風,及小兒瘡疹,産後滿悶,用之下膈,不死則危。及夫城郭之人,富貴之家,用此下藥,亦不死則危矣。奈何庸人畏大黄而不畏巴豆,粗工喜巴豆而不喜大黄。蓋庸人以巴豆性熱而不畏,以大黄性寒而畏之,粗工以巴豆劑小而喜,以大黄劑大而不喜,皆不知理而至是也。豈知諸毒中,惟巴豆爲甚。去油匱之蠟,猶能下後使人津液涸竭,留毒不去,胸熱口燥,他病轉生,故下藥以巴豆爲禁……

⑦ 藏器:**《拾遺》見《證類》卷14"巴豆"** 《陳藏器本草》云:巴豆,主癥症痃氣,痞滿,腹内積聚,冷氣血塊,宿食不消,痰飲吐水。取青黑大者,每日空腹服一枚,去殼,勿令白膜破,乃作兩片,并四邊不得有損缺,吞之,以飲壓令下。少間腹内熱如火,痢出惡物。雖痢不虚,若久服亦不痢。白膜破者棄之。

⑧ 好古:**《湯液本草》卷5"巴豆"** 《雷公》云:得火則良。若急治爲水穀道路之劑,去皮心膜油,生用。若緩治,爲消堅磨積之劑,炒烟去,令紫黑,研用。可以通腸,可以止泄,世所不知也。仲景治百病客忤,備急圓主之。

瀉而病愈者近百人。妙在配合得宜，藥病相對耳。苟用所不當用，則犯輕用損陰之戒矣。

【正誤】【弘景[①]曰】道家亦有鍊餌法，服之云可神仙。人吞一枚便死，而鼠食之三年重三十斤，物性乃有相耐如此。○【時珍曰】漢時方士言巴豆鍊餌，令人色好神仙，《名醫别録》采入本草。張華《博物志》言：鼠食巴豆重三十斤。一謬一誣，陶氏信爲實語，誤矣。又言人吞一枚即死，亦近過情，今並正之。

【附方】舊十三，新二十六。**一切積滯**。巴豆一兩，蛤粉二兩，黄蘗三兩，爲末，水丸緑豆大。每水下五丸。《醫學切問》[②]。**寒澼宿食**不消，大便閉塞。巴豆仁一升，清酒五升，煮三日三夜，研熟，合酒微火煎令可丸如豌豆大。每服一丸，水下。欲吐者，二丸。《千金方》[③]。**水蠱大腹**，動摇水聲，皮膚色黑。巴豆九十枚，去心、皮，熬黄，杏仁六十枚，去皮、尖，熬黄，擣丸小豆大。水下一丸，以利爲度。勿飲酒。張文仲《備急方》[④]。**飛尸鬼擊**中惡，心痛腹脹，大便不通。走馬湯：用巴豆二枚，去皮、心，熬黄，杏仁二枚，以綿包椎碎，熱(易)〔湯〕一合，捻取白汁服之，當下而愈。量老小用之。《外臺》[⑤]。**食瘧積瘧**。巴豆去皮心二錢，皂莢去皮子六錢，擣丸緑豆大。一服一丸，冷湯下。《肘後方》[⑥]。**積滯泄痢**，腹痛裏急。杏仁去皮尖、巴豆去皮心各四十九個，同燒存性，研泥，熔蠟和丸緑豆大。每服二三丸，煎大黄湯下，間日一服。一加百草霜三錢。劉守真《宣明方》[⑦]。**氣痢赤白**。巴豆一兩去皮心，熬研，以熟豬肝丸緑豆大。空心米飲下三四丸，量人用。此乃鄭獬侍御所傳方也。《經驗方》[⑧]。**瀉血不止**。巴豆一個去皮，以雞子開一孔納入，紙

---

① 弘景：**《集注》見《證類》卷14"巴豆"**　……道方亦有練餌法，服之乃言神仙。人吞一枚便欲死，而鼠食之三年，重三十斤，物性乃有相耐如此爾。

② 醫學切問：**《普濟方》卷169"積聚"**　三倍丸(出《醫學切問》方)：取積。巴豆(一兩)、蛤粉(二兩)、黄柏(三兩)，右爲細末，滴水爲丸，每服五丸，如梧桐子大，井水下。(**按**：《醫學切問》書佚，今查得其佚文。)

③ 千金方：**《千金方》卷15"秘澀第六"**　巴豆丸，主寒澼宿食，久飲飽不消，大秘不通方：巴豆仁一升，清酒五升，煮三日三夕，碎，大熟，合酒微火煎，令可丸如胡豆。欲取吐下者，服二丸。

④ 備急方：**《外臺》卷20"水蠱方"**　文仲療苦唯腹大，動摇水聲，皮膚黑，名曰水蠱方……又方：巴豆(九十枚，去心皮，熬令黄)、杏仁(六十枚，去皮尖，熬令黄)，右二味擣相和，服如小豆一枚，以水下爲度。勿飲酒佳。忌豬肉、蘆笋。

⑤ 外臺：**《千金方》卷13"心腹痛第六"**　治中惡心痛腹脹，大便不能，走馬湯方：巴豆(兩粒)、杏仁(二枚)，右二味綿裹，椎令細，以熱湯二合著小杯中，以兩指搦取白汁令盡，頓服，一食頃下去即愈。老小量之。亦治卒疝飛屍鬼擊。(**按**：《外臺》卷13"飛尸"引此同方，云出"《備急》、張仲景"。未見張仲景方有此方。今以《千金》爲源。)

⑥ 肘後方：**《肘後方》卷3"治寒熱諸瘧方第十六"**　治瘧病方……又方：皂莢(三兩，去皮，炙)、巴豆(一兩，去心皮)，搗丸如大豆大，一服一枚。

⑦ 宣明方：**《宣明論方》卷10"泄痢總論"**　杏仁丸：治一切赤白瀉痢，腹痛裏急後重者。杏仁(四十九個)、巴豆(四十九個，去皮)，右二藥同燒存性，研細如泥，用蠟熔和，旋丸如桐子大，每服一二丸，煎大黄湯下，間日一服。

⑧ 經驗方：**《證類》卷14"巴豆"**　《經驗方》：鄭獬侍御傳治氣痢。巴豆一兩，去皮、心，熬細研，取熟豬肝和丸。空心米飲下，量力加減服之。牛肝尤佳。如食素人，以蒸餅丸服。

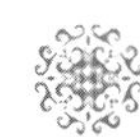

封煨熟，去豆食之，其病即止。虚人分作二服，决效。《普濟方》[1]。**小兒下痢**赤白。用巴豆煨熟去油一錢，百草霜二錢，研末，飛羅麪煮糊丸黍米大，量人用之。赤用甘草湯，白用米湯，赤白用薑湯下。《全幼心鑑》[2]。**夏月水瀉**不止。巴豆一粒，針頭燒存性，化蠟和作一丸。倒流水下。《危氏得效方》[3]。**小兒吐瀉**。巴豆一個，針穿燈上燒過，黄蠟一豆大，燈上燒，滴入水中，同杵丸黍米大。每用五七丸，蓮子、燈心湯下。同上。**伏暑霍亂**。傷冷，吐利煩(濕)〔渴〕，水浸丹。用巴豆二十五個，去皮心及油，黄丹炒研一兩二錢半，化黄蠟和丸緑豆大。每服五七丸，水浸少頃，别以新汲水吞下。《和劑方》[4]。**乾霍亂病**[5]。心腹脹痛，不吐不利，欲死。巴豆一枚，去皮心，熱水研服，得吐利即定也。**二便不通**。巴豆連油、黄連各半兩，擣作餅子。先滴葱、鹽汁在臍内，安餅于上，灸二七壯，取利爲度。《楊氏家藏》[6]。**寒痰氣喘**。青橘皮一片，展開，入剛子一個，麻紥定，火上燒存性，研末。薑汁和酒一鍾，呷服。天台李翰林用此治莫秀才，到口便止，神方也。張杲《醫説》[7]。**風濕痰病**。人坐密室中，左用滚水一盆，右用炭火一盆，前置一桌，書一册。先將無油新巴豆四十九粒研如泥，紙壓去油，分作三餅。如病在左，令病人將右手仰置書上，安藥于掌心，以盌安藥上，傾熱水入盌内。水凉即换，良久汗出，立見神效。病在右安左掌心。一云隨左右安之。

---

① 普濟方：**《普濟方》卷38"臟毒下血"** 决效方：治瀉血不止。用巴豆一枚，去皮，以雞子開一小竅，内巴豆一枚雞子竅中，以紙塞定，别以濕紙裹，用火煨熟透，去殼並巴豆，一味吃盡雞子，其病即止。不得生氣。若虚人分作二服。

② 全幼心鑑：**《全幼心鑑》卷4"痢"** 駐車圓：治嬰孩小兒赤白痢不止。百草霜(二錢)、巴豆(煨熟去殼、心膜、油，一錢)，右爲極細末，飛羅麵煮糊，圓如黍米大。赤痢用甘草煎湯，白痢米飲，紅白痢生薑煎湯，食前服。

③ 危氏得效方：**《得效方》卷5"泄瀉"** 针頭圓：治夏月水瀉不止：大巴豆(一粒，去殼)，右以針刺定，灯上燒存性，不可過，研細，用蠟如小豆大，蘸些油，灯上炙令鎔，圓巴豆灰作一圓，倒流水吞服，食前一服，效。

④ 和劑方：**《局方》卷2"治傷寒"** 水浸丹：治伏暑傷冷，冷熱不調，霍亂吐利，口乾煩渴，並宜服之。巴豆(大者，二十五個，去皮心膜，研，取油盡如粉)、黄丹(炒，研，羅過，取一兩一分)，右同研勾，用黄蠟鎔作汁，别爲丸如梧桐子大。每服五丸，以水浸少頃，别以新汲水吞下，不拘時候。

⑤ 乾霍亂病：**《聖惠方》卷47"治乾霍亂諸方"** 治乾霍亂，不吐不利，煩悶不知所爲，方：巴豆(一枚，去皮心)，右以熟水研服之，當快利三兩行，即以漿水粥止，立定。(**按**：原無出處，今溯得其源。)

⑥ 楊氏家藏：**《家藏方》卷4"秘澀方一十道"** 聖餅子：治小便不通。黄連末(半兩)、巴豆(半兩，去殼不去油)，右件同搗爲膏，撚作餅子，大小厚薄如錢，先以葱汁拌鹽，滴在臍内，次以餅子蓋之，上用大艾炷於餅上，炙二七壯，再换餅子重炙，以利爲度。

⑦ 醫説：**《神秘名醫録》卷下"李翰林治喘疾"** 李翰林，天台人。有相識莫生患喘病，久治不效，因見翰林求治。翰林與診脉中，曰："汝此病日久矣，我與治之。"乃取青橘皮一片，展開，入梔子一個，將麻線縛定，火上燒煙盡，留性爲末，生薑汁酒一大盞，服之過口便定，實治喘之神方也。(**按**：《醫説》卷4"喘病"録此病案，注出《名醫録》，然"梔子"作"江子"。據方中製法須火上燒煙盡，當以"江子"爲正。)

《保壽堂經驗方》①。**陰毒傷寒**,心結,按之極痛,大小便閉,但出氣稍暖者。急取巴豆十粒研,入麪一錢,捻作餅,安臍内,以小艾炷灸五壯,氣達即通。此太師陳北山方也。《仁齋直指方》②。**解中藥毒**。巴豆去皮不去油、馬牙消等分,研丸。冷水服一彈丸。《廣利方》③。**喉痺垂死**,止有餘氣者。巴豆去皮,線穿,内入喉中,牽出即甦。《千金》④。**纏喉風痺**。巴豆兩粒,紙卷作角,切斷兩頭,以針穿作孔子,入喉中,氣透即通。《勝金方》⑤。**傷寒舌出**。巴豆一粒,去油取霜,以紙撚卷,内入鼻中。舌即收上。《普濟方》⑥。**舌上出血**如(著)〔簪〕孔。巴豆一枚,亂髮雞子大,燒研,酒服。《聖惠》⑦。**中風口喎**。巴豆七枚去皮研,左喎塗右手心,右喎塗左手心,仍以暖水一盞安藥上。須臾即正,洗去。《聖惠方》⑧。**小兒口瘡**,不能食乳。剛子一枚連油研,入黄丹少許,剃去顖上髮,貼之。四邊起粟泡,便用温水洗去,乃以菖蒲湯再洗,即不成瘡,神效。《瑞竹堂方》⑨。**風蟲牙痛**。《聖惠》⑩用巴豆一粒,煨黄去殼,蒜一瓣,切一頭,剜去中心,入豆在内蓋定,

---

① 保壽堂經驗方:**《保壽堂方》卷1"諸風門"** 專治風濕痰疾秘方:人在無風静室中,左用滚水一盆,右用炭火一盆,以椅坐居其中,前置一棹,上置書一本。先將一碗好巴豆,揀擇無油者四十九粒,搗爛如泥,用紙展去油,分作三餅。如病在左,令病人將右手仰置書上,將一餅安置右掌心,上用碗足蓋定。碗内傾熱水,如水凉另换滚水,良久汗出,風邪徹透一身手足,立見神效。病在右,則安置左掌心。治亦如之。一方病在右即安右掌心,病在左則安左掌心。

② 仁齋直指方:**《仁齋傷寒類書》卷6"陰毒陽毒"** 太師陳北山方訣:治陰毒心下結伏,按之極痛,大小便秘澀,累日用藥不下,但出氣稍换暖,亦可療治。急取巴豆肉十粒,研爛,入麴一錢許,撚作一餅,堅實安頓臍心,立小艾炷灸五七壯,覺腹中鳴,良久自通利……

③ 廣利方:**《證類》卷14"巴豆"** 初虞方:治藥毒秘效。巴豆去皮,不出油、馬牙消等分,合研成膏。冷水化一彈子許,服差。(**按**:"初虞"或爲宋初人初虞世之略稱。初氏撰《必效方》,非《廣利方》。)

④ 千金:**《千金方》卷6"喉病第七"** 治喉痹方……又方:巴豆去皮,針線穿,咽入牽出。

⑤ 勝金方:**《證類》卷14"巴豆"** 《勝金》:治喉閉,纏喉風。巴豆兩粒,紙緊,角可通得入鼻,用刀子切斷兩頭,殼子將針穿作孔子,内鼻中,久即差。(**按**:時珍引時改"鼻"爲"喉"。)

⑥ 普濟方:**《普濟方》卷59"舌腫强"** 巴豆方(出《經驗良方》):治傷寒後不能轉攝,舌出不收者。用巴豆一枚,去油取霜,用紙撚卷之,内入鼻中,其舌即收。

⑦ 聖惠:**《聖惠方》卷37"治舌上出血諸方"** 治舌上忽出血如簪孔者……又方:巴豆(一枚,燒灰)、亂髮(如雞子大,燒作灰),右件藥同研令匀,以酒調下,頓服之。

⑧ 聖惠方:**《聖惠方》卷19"治中風口面喎斜諸方"** 治中風口喎,立效方:右取巴豆七枚,去皮爛研,喎左塗右手心,喎右塗左手心,仍以暖水一盞安向手心,須臾即正,便洗去藥。並頻抽掣中指,立效。

⑨ 瑞竹堂方:**《瑞竹堂方》卷15"小兒門"** 如聖散:治小兒口瘡,不能吃乳者。江子(一粒或二粒),右研爛,不去油,入朱砂或黄丹、赤土少許,剃開小兒囟門,貼在囟上,如四邊起粟米泡,便用温水洗去藥,恐成瘡,便用菖蒲水洗便安,其效如神。

⑩ 聖惠:**《聖惠方》卷34"治牙疼諸方"** 治牙疼……又方:右以巴豆一粒,煨至黄熟,去殼,用蒜一瓣,切一頭作蓋,剜去中心,可按巴豆在内,以蓋子合之,用新綿裹,隨患處左右塞耳中。

綿裹,隨左右塞耳中。○《經驗方》[①]用巴豆一粒研,綿裹咬之。○又方:針刺巴豆,燈上燒令烟出,熏痛處三五次,神效。**天絲入咽**。凡露地飲食,有飛絲入上,食之令人咽喉生(范)〔泡〕。急以白(凡)〔礬〕、巴豆燒灰,吹入即愈。《瑣碎録》[②]。**耳卒聾閉**。巴豆一粒蠟裹,針刺孔通氣,塞之取效。《經驗》[③]。**風瘙隱疹**,心下迷悶。巴豆五十粒去皮,水七升,煮一升,以帛染拭之,隨手愈。《千金翼》[④]。**疥瘡搔痒**。巴豆十粒,炮黄去皮心,右順手研入酥少許,膩粉少許,抓破點上,不得近目并外腎上。如熏目著腎,則以黄丹塗之,甚妙。《千金方》[⑤]。**荷錢癬瘡**。巴豆仁三個,連油杵泥,以生絹包擦,日一二次,三日痊好。邵以正《經驗方》[⑥]。**一切惡瘡**。巴豆三十粒,麻油煎黑,去豆,以油調流黄、輕粉末,頻塗取效。《普濟》[⑦]。**癰疽惡肉**。烏金膏:解一切瘡毒,及腐化瘀肉,最能推陳致新。巴豆仁炒焦,研膏,點痛處則解毒,塗瘀肉上則自化。加乳香少許亦可。若毒深不能收斂者,宜作撚紝之,不致成(痛)〔瘡〕。《外科精義》[⑧]。**疣痣黑子**。巴豆一錢,石灰炒過,人言一錢,糯米五分炒,研,點之。《怪症方》[⑨]。**箭鏃入肉**,不可拔出者。用新巴豆仁略熬,與蜣螂同研塗之,斯須痛定,微痒忍之,待極痒不可忍,便撼拔動之,取出,速以生肌膏傅之而痊。亦治瘡腫。夏侯鄲在潤州得此方,後至洪州,旅舍主人妻病背瘡,呻吟不已,(鄆)〔鄲〕用此方試之,

① 經驗方:**《普濟方》卷66"牙齒疼痛"** 治牙疼(出《神效方》):以巴豆去皮,用針刺,於燈煙上炙令煙出,薰於痛處,三五次止。(**按**:"用巴豆一粒研,綿裹絞之"一方,未能溯得其源。)

② 瑣碎録:**《醫説》卷7"食忌·飲食不可露天"** 凡飲食不可放在露天,恐飛絲墮飲食中,食之令人咽喉生泡。急以白礬、巴豆燒灰,吹入口内,或急擦,即差。(《瑣碎録》。)

③ 經驗:**《證類》卷14"巴豆"** 《經驗方》……又方:治耳卒聾。巴豆一粒,蠟裹,針刺令通透用,塞耳中。

④ 千金翼:**《千金翼方》卷11"小兒雜治法第二"** 治小兒手足身體腫方……又方:並治癮疹:巴豆五十枚,去心皮,右一味以水三升,煮取一升,以綿内湯中,拭病上,隨手滅,神良。

⑤ 千金方:**《證類》卷14"巴豆"** 《十全方》:治疥瘡。巴豆十粒,火炮過黄色,去皮膜,右順手研如麵,入酥少許,膩粉少許,同研勾,爪破,以竹篦子點藥,不得落眼裹及外腎上。如熏刻著外腎,以黄丹塗,甚妙。(**按**:《千金方》無此方,另溯其源。)

⑥ 邵以正經驗方:**《秘傳經驗方》** 又方:治癬得效。用巴豆三箇,搗爛,不去油,以生小絹包之,於癬瘡上擦一二遭,三日已痊矣。

⑦ 普濟:**《普濟方》卷272"諸瘡"** 治身上一切瘡……又方:用巴豆三四十粒,麻油半盞,煎候乾,巴豆黑,去之不用,以油調硫黄、輕粉塗之。搽令熱爲佳。

⑧ 外科精義:**《外科理例·附方》** 烏金膏:解一切瘡毒,及腐化瘀肉,最能推陳致新。用巴豆去殼,炒焦,研如膏,點腫處則解毒,塗瘀肉則自化。加乳香少許亦可。如紝瘡内,能搜膿化毒,加香油少許,調稀可用。若餘毒深伏,不能收斂者,宜此紝之,不致成瘡。(**按**:《外科精義》無此方,另溯其源。)

⑨ 怪症方:**《怪證奇方》卷下** 點痣方:巴豆(一錢,入石灰同炒,去石灰)、人言(一錢)、糯米(五分,炒),和勾點之。如有痔丁,點之得爛,唾調醫痔藥傅上,以紙封之,則氣閉而易愈。

即痛止也。《經驗方》①。小兒痰喘。巴豆一粒杵爛,綿裹塞鼻,男左女右,痰即自下。龔氏《醫鑑》②。

牛疫動頭。巴豆二粒研,生麻油三兩,漿水半升,和灌之。賈相公《牛經》③。

油。【主治】中風痰厥氣厥,中惡喉痺,一切急病,咽喉不通,牙關緊閉。以研爛巴豆綿紙包,壓取油作撚點燈,吹滅熏鼻中,或用熱煙刺入喉内,即時出涎或惡血便甦。又舌上無故出血,以熏舌之上下,自止。時珍。

殼。【主治】消積滯,治瀉痢。時珍。

【附方】新二。一切瀉痢。脉浮洪者,多日難已;脉微小者,服之立止。名勝金膏。巴豆皮、楮葉同燒存性研,化蠟丸绿豆大。每甘草湯下五丸。劉河間《宣明方》④。痢頻脱肛,黑色堅硬。用巴豆殼燒灰,芭蕉自然汁煮,入朴硝少許,洗軟,用真麻油點火滴于上,以枯礬、龍骨少許爲末,摻肛頭上,以芭蕉葉托入。《危氏得效方》⑤。

樹根。【主治】癰疽發背,腦疽鬢疽大患。掘取洗擣,敷患處,留頭,妙不可言。收根陰乾,臨時水搗亦可。時珍。○出楊誠《經驗方》⑥。

大風子《補遺》⑦

【釋名】【時珍曰】能治大風疾,故名。

【集解】【時珍曰】大風子,今海南諸番國皆有之。按周達觀《真臘記》⑧云:大風乃大樹之子,狀如椰子而圓。其中有核數十枚,大如雷丸子。中有仁白色,久則黄而油,不堪入藥。

仁。【修治】【時珍曰】取大風子油法:用子三斤,去殼及黄油者,研極爛,瓷器盛之,封口

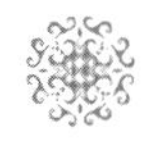

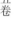

① 經驗方:**《證類》卷14"巴豆"** 《經驗方》……又方:治箭鏃入骨不可拔。取巴豆微熬,與蜣螂同研,塗所傷處,斯須痛定,微癢忍之,待極癢不可忍,便撼動箭鏃,即拔之,立出。夏候鄲云:初在潤州得方,箭鏃出後,速以生肌膏傅之。説者云:兼治瘡。鄲得方,後至洪州,旅舍主人妻患背瘡呻吟,鄲遽用此方試之,愈。

② 醫鑑:**《古今醫鑑》卷7"痰嗽"** 一方,治小兒喉中痰壅喘急,用巴豆一枚,去殼,搗爛,作一丸,以綿花包裹,男左女右塞鼻中,痰即□下。

③ 牛經:**《證類》卷14"巴豆"** 賈相公進過《牛經》,牛有卒疫,動頭打肋者。以巴豆兩箇,去皮擣末,生油二兩,淡漿水半升,灌之差。

④ 宣明方:**《宣明論方》卷10"泄痢總論"** 胜金膏:治一切泻痢不已,胃脉浮洪者,反多日不已者,泻小者立止。巴豆皮、楮实(同烧存性,等分),右为末,熔蜡丸如绿豆大,每服五丸,煎甘草汤下。

⑤ 危氏得效方:**《得效方》卷12"脱肛"** 痢頻脱肛,黑色生殼方:右用巴豆殼燒灰,芭蕉自然汁煮,入朴消少許,洗軟,用真清油點三滴,放三角,白礬煅過,研爛,真龍骨少許同研,摻肛頭,用芭蕉葉托上。勿令便去,出入令大兒抱定。

⑥ 楊誠經驗方:(**按**:書佚,無可溯源。)

⑦ 補遺:(**按**:《衍義補遺》無此藥,然朱丹溪《丹溪纂要》提及"大風子油",疑時珍誤記書名。)

⑧ 真臘記:**《真臘風土記·出産》** ……大風子油乃大樹之子,狀如椰子而圓,中有子數十枚。

入滚湯中，蓋鍋密封，勿令透氣，文武火煎至黑色如膏，名大風油，可以和藥。

【氣味】辛，熱，有毒。【主治】風癬疥癩，楊梅諸瘡，攻毒殺蟲。時珍。

【發明】【震亨①曰】粗工治大風病，佐以大風油。殊不知此物性熱，有燥痰之功而傷血，至有病將愈而先失明者。【時珍曰】大風油治瘡，有殺蟲劫毒之功，蓋不可多服。用之外塗，其功不可没也。

【附方】新五。大風諸癩。大風子油一兩，苦參末三兩，入少酒，糊丸梧子大。每服五十丸，空心温酒下。仍以苦參湯洗之。《普濟方》②。大風瘡裂。大風子燒存性，和麻油、輕粉研塗。仍以殼煎湯洗之。《嶺南衛生方》③。楊梅惡瘡。方同上。風刺赤鼻。大風子仁、木鼈子仁、輕粉、硫黄爲末，夜夜唾調塗之。手背皴裂。大風子搗泥，塗之。《壽域》④。

海紅豆《海藥》⑤

【釋名】【集解】【珣⑥曰】按徐表《南州記》云：生南海人家園圃中。大樹而生，葉圓有莢。近時蜀中種之亦成。【時珍曰】樹高二三丈，葉似梨葉而圓。按宋祁《益部方物圖》⑦云：紅豆葉如冬青而圓澤，春開花白色，結莢枝間。其子累累如綴珠，若大紅豆而扁，皮紅肉白，以似得名，蜀人用爲果飣。

豆。【氣味】微寒，有小毒。【主治】人黑皮鼾黵，花癬，頭面遊風。宜入面藥及澡豆。李珣⑧。

相思子《綱目》

【釋名】紅豆。【時珍曰】按《古今詩話》⑨云：相思子圓而紅。故老言：昔有人殁於邊，其

---

① 震亨：**《丹溪纂要》卷 4“第七十五癘風”** 近見粗工用藥佐以大風子油，不知此藥性熱有燥痰之功而傷血，至有病將愈而先失明者。

② 普濟方：**《普濟方》卷 110“大風癩病”** 换肌丸：治諸癩大風疾。苦參（三兩）、大楓油（一兩），右將苦參爲細末，入大楓油及少酒糊爲丸如梧桐子大，每服五十丸，無時用温酒送下。仍將苦參煎湯，帶熱洗之爲佳。

③ 嶺南衛生方：**《嶺南衛生方》卷中** 治楊梅瘡方（一名木棉疔，一名天皰瘡），敷藥方又方：大楓子（三錢）、輕粉（一錢），右二味爲末，塗瘡上即愈。

④ 壽域：**《延壽神方》卷 4“手瘡部”** 如手背皴裂，大楓子搗敷。

⑤ 海藥：**《證類》卷 12“八種海藥餘・海紅豆”** 謹按徐表《南州記》云：生南海。人家園圃中大樹而生，葉圓，有英，微寒，有小毒。主人黑皮鼾黵，花癬，頭面遊風。宜入面藥及藻豆，近右蜀中種亦成也。

⑥ 珣：見上注。

⑦ 益州方物圖：**《益部方物略記》** 葉圓以澤，素蘤春敷。子生莢間，纍纍綴珠。右紅豆（花白色，實若大紅豆，以似得名。葉如冬青，蜀人以爲果飣。）

⑧ 李珣：見本頁注⑤。

⑨ 古今詩話：**《詩話總龜》卷 21“咏物門”** 相思樹，其狀尤佳，子員而紅。故老云：昔有人北没于邊，其妻追思之，泣於樹下而卒，因號相思樹……

妻思之，哭於樹下而卒，因以名之。此與韓憑冢上相思樹不同，彼乃連理梓木也。或云即海紅豆之類，未審的否？

【集解】【時珍曰】相思子生嶺南。樹高丈餘，白色。其葉似槐，其花似皂莢，其莢似扁豆。其子大如小豆，半截紅色，半截黑色，彼人以嵌首飾。段公路《北户録》①言有蔓生者。用子收龍腦香相宜，令香不耗也。

【氣味】苦，平，有小毒，吐人。【主治】通九竅，去心腹邪氣，止熱悶頭痛，風痰瘴瘧，殺腹臟及皮膚内一切蟲，除蠱毒。取二七枚研服，即當吐出。時珍。

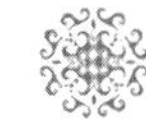

【附方】新三。瘴瘧寒熱。相思子十四枚，水研服，取吐立瘥。《千金方》②。貓鬼野道。眼見貓貍，及耳有所聞。用相思子、蓖麻子、巴豆各一枚，朱砂末、蠟各四銖，合擣，丸如麻子大，服之。即以灰圍患人，面前着一斗灰火，吐藥入火中，沸即畫十字于火上，其貓鬼皆死也。《千金方》③。解中蠱毒。《必效方》用未鑽相思子十四枚，杵碎爲末。温水半盞，和服。欲吐抑之勿吐，少頃當大吐。輕者但服七枚，非常神效。《外臺秘要》④。

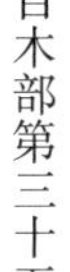

豬腰子《綱目》

【集解】【時珍曰】豬腰子生柳州。蔓生結莢，内子大若豬之内腎，狀酷似之，長三四寸，色紫而肉堅。彼人以充土宜，饋送中土。

【氣味】甘、微辛，無毒。【主治】一切瘡毒及毒箭傷。研細，酒服一二錢，并塗之。時珍。

石瓜《綱目》

【集解】【時珍曰】石瓜出四川峨眉山中及芒部地方。其樹修幹，樹端挺葉，肥滑如冬青，狀似桑。其花淺黄色。結實如綴，長而不圓，殼裂則子見，其形似瓜，其堅如石，煮液黄色。

【氣味】苦，平，微毒。【主治】心痛。煎汁，洗風痺。時珍。

---

① 北户録：**《北户録》卷3“相思子蔓”** 相思子有蔓生者，其子窮紅，葉如合歡，依籬障而生，與龍腦相宜，能令香不耗……

② 千金方：（**按**：《千金方》無此方，未能溯得其源。）

③ 千金方：**《千金方》卷25“蛇毒第二”** 治貓鬼、眼見貓狸及耳雜有所聞方：相思子、蓖麻子、巴豆（各一枚，去心、皮）、朱砂（末）、蠟（各四銖），右五味合擣作丸。先取麻子許大含之，即以灰圍患人，前頭著一斗灰火，吐藥火中，沸即畫火上作十字，其貓鬼並皆死矣。

④ 外臺秘要：**《外臺》卷28“中蠱毒方”** 《必效》療蠱毒，大神驗方……又方：取未鑽相思子二七枚，擣碎爲末，暖水半盞和攪，頓服之令盡，即當欲吐，抑之勿吐，若耐不得，即大張口吐之，其毒即出。出訖，服稀粥，勿食諸肉。輕者但服七枚，差。無問年月深淺，非常神效，勿輕之。

本草綱目木部目録第三十六卷

木之三　灌木類五十種

右附方舊八十七，新二百零七。

本草綱目木部第三十六卷

木之三　〔灌〕木類五十種

桑《本經》①中品

【釋名】子名椹。【時珍曰】徐鍇《説文字解》②云：叒，音若，東方自然神木之名，其字象形。桑乃蠶所食葉之神木，故加木于叒下而别之。《典術》③云：桑乃箕星之精。

【集解】【頌④曰】方書稱桑之功最神，在人資用尤多。《爾雅》云：桑辨有葚者梔。又云：女桑，桋桑。檿桑，山桑。郭璞云：辨，半也。葚與椹同。一半有椹，一半無椹，名梔。俗間呼桑之小而條長者，者爲女桑。其山桑似桑，材中弓弩；檿桑絲中琴瑟，皆材之美者也。他木鮮及之。【時珍曰】桑有數種：有白桑，葉大如掌而厚；雞桑，葉花而薄；子桑，先椹而後葉；山桑，葉尖而長。以子種者，不若壓條而分者。桑生黄衣，謂之金桑。其木必將槁矣。《種樹書》⑤云：桑以構接則桑大。桑根下埋龜甲，則茂盛不蛀。

桑根白皮。【修治】【《别録》⑥曰】采無時。出土上者殺人。【弘景⑦曰】東行桑根乃易得，而江邊多出土，不可輕。【時珍曰】古本草言桑根見地上者名馬領，有毒殺人。旁行出土者名伏

---

① 本經：**《本經》《别録》**（**《藥對》**）**見《證類》卷13"桑根白皮"**　味甘，寒，無毒。主傷中，五勞六極，羸瘦，崩中脉絶，補虚益氣，去肺中水氣，唾血熱渴，水腫腹滿臚脹，利水道，去寸白，可以縫金瘡。採無時。出土上者殺人。（續斷、桂心、麻子爲之使。）

② 説文字解：**《説文繫傳》卷12"通釋"**　叒：日初出東方暘谷，所登榑桑。木也，象形。凡桑之屬者，皆從叒。臣鍇曰：叒木即榑桑……/桑：蠶所食葉，本從木，叒聲。臣鍇曰：此蠶所食，異於東方自然之神木，加木以别之。自然桑字象形而簡也。斯郎反。

③ 典術：**《藝文類聚》卷88"桑"**　《典術》曰：桑木者，箕星之精，神木……

④ 頌：**《圖經》見《證類》卷13"桑根白皮"**　……方書稱桑之功最神，在人資用尤多。《爾雅》云：桑辨有葚（與椹同），梔。郭璞云：辨，半也。一半有葚，半無名曰梔。又云：女桑，桋桑。俗間呼桑木之小而條長者爲女桑。又山桑木堪弓弩，檿桑絲中琴瑟，皆材之美者也，他木鮮及焉。

⑤ 種樹書：**《種樹書·桑》**　穀上接桑，其葉肥大。桑上接梨，脆美……（**按**：所引"桑根下埋龜甲……"一句未能溯得其源。）

⑥ 别録：見本頁注①。

⑦ 弘景：**《集注》見《證類》卷13"桑根白皮"**　陶隱居云：東行桑根乃易得，而江邊多出土，不可輕信……

蛇,亦有毒而治心痛。故吴淑《事類賦》①云:伏蛇〔療〕痛,馬領殺人。【斅②曰】凡使,采十年以上向東畔嫩根,銅刀刮去青黄薄皮一重,取裏白皮切。焙乾用。其皮中涎勿去之,藥力俱在其上也。忌鐵及鉛。或云,木之白皮亦可用。煮汁染褐色,久不落。

【氣味】甘,寒,無毒。【權③曰】平。【大明④曰】温。【元素⑤曰】苦、酸。【杲⑥曰】甘、辛,寒。可升可降,陽中陰也。【好古⑦曰】甘厚而辛薄,入手太陰經。○【之才⑧曰】續斷、桂心、麻子爲之使。

【主治】傷中,五勞六極,羸瘦,崩中絶脉,補虚益氣。《本經》⑨。去肺中水氣,唾血熱渴,水腫腹滿臚脹,利水道,去寸白,可以縫金瘡。《别録》⑩。治肺氣喘滿,虚勞客熱頭痛,内補不足。甄權⑪。煮汁飲,利五臟。入散用,下一切風氣水氣。孟詵⑫。調中下氣,消痰止渴,開胃下食,殺腹蟲,止霍亂吐瀉。研汁,治小兒天弔驚癇客忤,及傅鵝口瘡,大驗。大明⑬。瀉肺,利大小腸,降氣散血。時珍。

【發明】【杲⑭曰】桑白皮,甘以固元氣之不足而補虚,辛以瀉肺氣之有餘而止嗽。又云:桑

---

① 事類賦:**《事類賦》卷25"木部·桑"** 復有馬領殺人(《本草》曰:桑根白皮出見地上,名馬領,勿取,毒殺人)。伏蛇療疾(《本草》曰:桑根旁行出土上者,名伏蛇,治心痛。)

② 斅:**《炮炙論》見《證類》卷13"桑根白皮"** 雷公云:凡使,十年已上向東畔嫩根,採得後,銅刀剥上青黄薄皮一重,只取第二重白嫩青涎者,於槐砧上用銅刀剉了,焙令乾。勿使皮上涎落,涎是藥力。此藥惡鐵并鉛也。/**《食療》見《證類》卷13"桑根白皮"** ……又云:桑皮煮汁,楞以染褐色,久不落……(**按**:"或云"乃出《食療》。)

③ 權:**《藥性論》見《證類》卷13"桑根白皮"** 桑白皮,使,平……

④ 大明:**《日華子》見《證類》卷13"桑根白皮"** 桑白皮,温……

⑤ 元素:**《醫學啓源》卷下"用藥備旨·桑白皮"** 氣寒,味苦酸……

⑥ 杲:**《珍珠囊·諸品藥性主治指掌》(《醫要集覽》本)"桑白皮"** 味甘,性寒。無毒。可升可降,陽中之陰也……

⑦ 好古:**《湯液本草》卷5"桑白皮"** 氣寒,味苦、酸,甘而辛,甘厚辛薄。無毒。入手太陰經。

⑧ 之才:**古本《藥對》** 見2473頁注①括號中七情文。

⑨ 本經:見2473頁注①白字。

⑩ 别録:見2473頁注①。

⑪ 甄權:**《藥性論》見《證類》卷13"桑根白皮"** ……能治肺氣喘滿,水氣浮腫,主傷絶,利水道,消水氣,虚勞客熱頭痛,内補不足……

⑫ 孟詵:**《食療》見《證類》卷13"桑根白皮"** 桑根白皮煮汁飲,利五藏。又入散用,下一切風氣水氣。

⑬ 大明:**《日華子》見《證類》卷13"桑根白皮"** ……調中下氣,益五藏,消痰止渴,利大小腸,開胃下食,殺腹藏蟲,止霍亂吐瀉,此即出桑根皮。又云:家桑東行根,暖,無毒。研汁治小兒天吊驚癇,客忤,及傅鵝口瘡,大驗……

⑭ 杲:**《珍珠囊·諸品藥性主治指掌》(《醫要集覽》本)"桑白皮"** ……其用有二:益元氣不足而補虚;瀉肺氣有餘而止咳。/**《湯液本草》卷5"桑白皮"** 《心》云:甘以固元氣,辛以瀉肺氣之有餘。(**按**:時珍所引"又云"以下文字,未能溯得其源。待考。)

白皮瀉肺，然性不純良，不宜多用。【時珍曰】桑白皮長于利小水，乃實則瀉其子也。故肺中有水氣及肺火有餘者宜之。《十劑》[①]云：燥可去濕，桑白皮、赤小豆之屬是矣。宋醫錢乙[②]治肺氣熱盛，欬嗽而後喘，面腫身熱瀉白散，用桑白皮炒一兩，地骨皮焙一兩，甘草炒半兩。每服一二錢，入粳米百粒，水煎，食後温服。桑白皮、地骨皮皆能瀉火從小便去，甘草瀉火而緩中，粳米清肺而養血。此乃瀉肺諸方之準繩也。元醫羅天益[③]言其瀉肺中伏火而補正氣。瀉邪所以補正也。若肺虚而小便利者，不宜用之。【頌[④]曰】桑白皮作線縫金瘡腸出，更以熱雞血塗之。唐·安金藏剖腹，用此法而愈。

【附方】舊八，新六。**欬嗽吐血**，甚者殷鮮。桑根白皮一斤，米泔浸三宿，刮去黄皮，剉細，入糯米四兩，焙乾爲末。每服一錢，米飲下。《經驗方》[⑤]。**消渴尿多**。入地三尺桑根，剥取白皮炙黄黑，剉，以水煮濃汁，隨意飲之。亦可入少米。勿用鹽。《肘後方》[⑥]。**産後下血**。炙桑白皮，煮水飲之。《肘後方》[⑦]。**血露不絶**。鋸截桑根，取屑五指撮，以淳酒服之。日三服。《肘後方》[⑧]。**墜馬拗損**。桑根白皮五斤，爲末，〔水〕一升煎膏，傅之便止。已後亦無宿血，終不發動。○《經驗後方》[⑨]。**金刃傷瘡**。新桑白皮燒灰，和馬糞塗瘡上，數易之。亦可煮汁服之。《廣利方》[⑩]。**雜物眯眼**。新桑根〔白〕皮洗净，搥爛入眼，撥之自出。《聖惠方》[⑪]。**髮鬢墮**

---

① 十劑：**《證類》卷1"序例上·右合藥分劑料理法則"**　諸藥有宣、通、補、洩、輕、重、澀、滑、燥、濕，此十種者，是藥之大體……燥可去濕，即桑白皮、赤小豆之屬是也……

② 宋醫錢乙：**《小兒藥證直訣》卷下"瀉白散"**　（又名瀉散散）：治小兒肺盛氣急喘嗽。地骨皮、桑白皮（炒，各壹兩）、甘草（炙，壹錢），右剉散，入粳米壹撮，水貳小盞，煎七分，食前服。

③ 元醫羅天益：**《衛生寶鑒》卷12"盛則爲喘治驗"**　加減瀉白散……故言盛者，非言肺氣盛也，言肺中之火盛。言有餘者，非言肺氣有餘也，言肺中之火有餘也。故瀉肺用苦寒之劑者，非瀉肺也，瀉肺中之火，實補肺氣也。用者不可不知。

④ 頌：**《圖經》見《證類》卷13"桑根白皮"**　……白皮作線，以縫金創腸出者，更以熱雞血塗之。唐·安金藏剖腹用此法，便愈……

⑤ 經驗方：**《證類》卷13"桑根白皮"**　經驗方：治欬嗽甚者，或有吐血殷鮮。桑根白皮一斤，米泔浸三宿，净刮上黄皮，剉細，入糯米四兩，焙乾。一處擣爲末。每服米飲調下一兩錢。

⑥ 肘後方：**《外臺》卷11"卒消渴小便多太數方"**　《肘後》卒消渴，小便多方，又療日飲水一斛者方：桑根白皮新掘入地三尺者佳，炙令黄黑色，切，以水煮之，無多少，但令濃，隨意飲之，無多少亦可。内少粟米，勿與鹽。（**按**：今本《肘後方》無此方。）

⑦ 肘後方：**《證類》卷13"桑根白皮"**　葛氏方……又方：産後下血不止，炙桑白皮煮水飲之。

⑧ 肘後方：**《外臺》卷34"産後惡露不絶方"**　文仲、葛氏療血露不絶方：以鋸截桑木，取屑五指撮，酒服，日三，差。（**按**：今本《肘後方》無此方。）

⑨ 經驗後方：**《證類》卷13"桑根白皮"**　《經驗後方》……又方：墜馬拗損。以桑根白皮五斤爲末，水一升煎成膏，傅於損處，便止。已後亦無宿血，終不發動。

⑩ 廣利方：**《證類》卷13"桑根白皮"**　《廣利方》……又方：治金瘡。取新桑白皮燒灰，和馬糞塗瘡上，數易之。

⑪ 聖惠方：**《聖惠方》卷33"治眯目諸方"**　治雜物眯目不出方：右取桑根白皮一片新者，如筯大，削一頭令薄，搥令軟滑，漸漸令人於目中粘之，須臾自出。

落。桑白皮剉二升。以水淹浸，煮五六沸，去滓，頻頻洗沐，自不落也。○《聖惠方》①。髪槁不澤。桑根白皮、柏葉各一斤，煎汁沐之即潤。《聖惠(乃)〔方〕》②。小兒重舌。桑根白皮煮汁，塗乳上飲之。《子母秘録》③。小兒流涎。脾熱也，胸膈有痰。新桑根白皮擣自然汁塗之，甚效。乾者煎水。○《聖惠方》④。小兒天弔。驚癇客忤。家桑東行根取研汁服。《聖惠方》⑤。小兒火丹。桑根白皮煮汁浴之。或爲末，羊膏和塗之。《千金方》⑥。石癰堅硬，不作膿者。蜀桑白皮陰乾爲末，烊膠和酒調傅，以軟爲度。○《千金方》⑦。

皮中白汁。【主治】小兒口瘡白漫，拭净塗之便愈。又塗金刃所傷燥痛，須臾血止，仍以白皮裹之，甚良。蘇頌⑧。塗蛇、蜈蚣、蜘蛛傷有驗。取枝燒瀝，治大風瘡疥，生眉、髪。時珍。

【附方】舊一，新三。小兒鵝口。桑皮汁和胡粉塗之。《子母秘録》⑨。小兒唇腫。桑木汁塗之。即愈。○《聖惠方》⑩。解百毒氣。桑白汁一合服之，須臾吐利自出。《肘後方》⑪。

---

① 聖惠方：**《千金方》卷13“頭面風第八”** ……治脉極虚寒，髪墮落，令髪潤澤，沐頭方：桑根白皮切，三升，以水五升淹漬，煮五六沸，去滓，洗沐髪，數數爲之，自不復落。(**按**：《聖惠方》無此方。追溯《證類》卷13“桑根白皮”所引《外臺》原方，實出《千金》。)

② 聖惠方：**《聖惠方》卷41“令髪潤澤諸方”** 治血脉虚極，髪鬢不得潤澤，宜用此方：桑根白皮(剉，一升)、柏葉(剉，一升)，右以水三斗，淹浸煮五六沸，去滓沐頭，數數爲之，髪即潤澤。

③ 子母秘録：**《證類》卷13“桑根白皮”** 《子母秘録》……又方：小兒重舌。桑白皮煮汁，塗乳飲之。

④ 聖惠方：**《聖惠方》卷89“治小兒重舌諸方”** 治小儿重舌，及口中生疮，涎出……又方：右取桑根白皮汁，涂口中差。/**《聖濟總録》卷181“小兒涎液不收”** 治小兒脾熱，乳食不下，胸膈痞悶，涎溢不收，桑白汁方：新桑根白皮(不以多少，細剉)，右一味取自然汁，塗于兒口内，立效。如無新桑根白皮，取乾桑根白皮一兩，細剉，用水一盞，煎至半盞放温，塗兒口内，極妙。(**按**：時珍似删節《聖濟總録》方。)

⑤ 聖惠方：**《日華子》見《證類》卷13“桑根白皮”** ……又云：家桑東行根，暖，無毒。研汁治小兒天吊驚癇，客忤，及傅鵝口瘡，大驗。(**按**：《聖惠方》無此方，另溯其源。)

⑥ 千金方：**《千金方》卷22“丹毒第四”** 治小兒尿竈丹，初從兩股起，及臍間走入陰頭，皆赤色者方：水二升，桑皮切，二升，煮取汁浴之良。

⑦ 千金方：**《千金方》卷22“癰疽第二”** 治石癰堅如石，不作膿者方……又方：蜀桑根白皮陰乾擣末，烊膠以酒和藥敷腫，即拔出根。

⑧ 蘇頌：**《圖經》見《證類》卷13“桑根白皮”** ……皮中白汁主小兒口瘡，傅之便愈。又以塗金刃所傷燥痛，須臾血止，更剥白皮裹之，令汁得入瘡中，良……

⑨ 子母秘録：**《證類》卷13“桑根白皮”** 《子母秘録》……又方：小兒鵝口，桑白皮汁和胡粉傅之。

⑩ 聖惠方：**《聖惠方》卷90“治小兒唇瘡諸方”** 治小兒唇腫生瘡，及口中生白瘡欲爛，方：右于清旦取桑樹白皮中汁，塗之效。

⑪ 肘後方：**《肘後方》卷7“治中蠱毒方第六十”** 又有解百毒散，在後藥毒條中，亦療方：桑白汁一合，服之，須臾吐利，蠱出。

破傷中風。桑瀝、好酒，對和温服，以醉爲度。醒服消風散。《摘玄方》①。

桑椹一名文武實。【主治】單食，止消渴。蘇恭②。利五臟、關節，（痛）〔通〕血氣，久服不飢，安魂鎮神，令人聰明，變白不老。多收暴乾爲末。蜜丸日服。藏器③。擣汁飲，解中酒毒。釀酒服，利水氣消腫。時珍。

【發明】【宗奭④曰】《本經》言桑甚詳，然獨遺烏椹，桑之精英盡在于此。（禾）〔采〕摘微研，以布濾汁，石器熬成稀膏，量多少入蜜熬稠，貯瓷器中。每抄一二錢，食後、夜卧，以沸湯點服。治服金石發熱口渴，生精神，及小腸熱，其性微凉故也。仙方日乾爲末，蜜和爲丸，酒服亦良。【時珍曰】椹有烏、白二種。《楊氏産乳》⑤云：孩子不得與桑椹，令兒心寒。而陸機《詩疏》⑥云：鳩食桑椹多則醉，傷其性。何耶？《四民月令》⑦云：四月宜飲桑椹酒，能理百種風熱。其法：用椹汁三斗，重湯煮至一斗半，入白蜜二合，酥油一兩，生薑一合，煮令得所，瓶收。每服一合，和酒飲之。亦可以汁熬燒酒，藏之經年，味力愈佳。史言⑧魏武帝軍乏食，得乾椹以濟飢。金末大荒，民皆食椹，獲活者不可勝計，則椹之乾濕皆可救荒，平時不可不收采也。

【附方】舊一，新六。水腫脹滿。水不下則滿溢，水下則虚竭還脹，十無一活，宜用桑椹酒治之。桑心皮切，以水二半，煮汁一斗，入桑椹再煮，取五升，以糯飯五升，釀酒飲。《普濟方》⑨。瘰癧結核。文武膏：用文武實即桑葚子二斗，黑熟者，以布取汁，銀、石器熬成膏。每白湯調服一匙，日三服。《保命集》⑩。諸骨哽咽。紅椹子細嚼，先嚥汁，後嚥滓，新水送下。乾者亦可。

---

① 摘玄方：**《丹溪摘玄》卷3“破傷風門”** 治破傷風，煮好酒，〔桑瀝〕對和燙熱服之，以醉爲度，醉醒毒消風散。

② 蘇恭：**《唐本草》見《證類》卷13“桑根白皮”** ……桑椹，味甘，寒，無毒。單食主消渴……

③ 藏器：**《拾遺》見《證類》卷13“桑根白皮”** ……椹，利五藏、關節，通血氣。久服不飢。多收暴乾。搗末蜜和爲丸。每日服六十丸，變白不老……

④ 宗奭：**《衍義》卷14“桑根白皮”** 條中桑之用稍多，然獨遺烏椹，桑之精英盡在於此。採摘，微研，以布濾去滓，石器中熬成稀膏，量多少入蜜，再熬成稠膏，貯瓷器中。每抄一二錢，食後、夜卧以沸湯點服。治服金石發熱渴，生精神，及小腸熱，性微凉。

⑤ 楊氏産乳：**《證類》卷13“桑根白皮”** 凡子不得與桑椹子食，令兒心寒。

⑥ 詩疏：**《毛詩注疏》卷5“國風·衛·氓”** ……鳩鶻，鳩也，食桑葚過，則醉而傷其性，耽樂也……（**按**：查陸機《詩疏》無此文，此爲《毛詩注疏》中的鄭玄箋注。）

⑦ 四民月令：（**按**：書佚，未能溯得其源。

⑧ 史言：**《農書》卷33“桑葚”** 嘗考之，史傳三國魏武軍乏食，乃得乾葚以濟飢……故老云：前金之末飢歉，民多餓莩，至夏初青黄未接，其桑葚已熟，民皆食葚，獲活者不可勝計……（**按**：原未明言出何書，今溯其源。）

⑨ 普濟方：**《普濟方》卷192“諸腫”** 桑椹方：專治水脹，或不下則滿溢。若水下則虚竭還脹，十無一活。用桑椹子並楮皮二件，先將楮皮細切，以水二斗，煮取一斗，去滓，入桑椹重煮五升，以好糯米五升釀爲酒，每服一升。（**按**：未能溯得其源。今録近似方以備參。）

⑩ 保命集：**《保命集》卷下“瘰癧論第二十七”** 文武膏：桑椹也，治瘰疬。文武实（二斗，黑熟者），右以布袋取汁，银石器中熬成薄膏，白汤点一匙，日三服。

《聖惠方》①。小兒赤秃。桑椹取汁，頻服。《千金方》②。小兒白秃。黑葚入罌中曝三七日，化爲水，洗之，三七日神效。《聖濟録》③。拔白變黑。黑葚一斤，科蚪一斤，瓶盛封閉，縣屋東頭一百日，盡化爲黑泥，以染白髪如漆。《陳藏器本草》④。髪白不生：黑熟桑椹，水浸日晒，搽塗，令黑而復生也。《千金方》⑤。陰證腹痛。桑椹絹包風乾，過伏天，爲末。每服三錢，熱酒下，取汗。《集簡方》。

葉。【氣味】苦、甘，寒，有小毒。【大明⑥曰】家桑葉：煖，無毒。

【主治】除寒熱，出汗。《(經木)〔本經〕》⑦。汁：解蜈蚣毒。《(録別)〔別録〕》⑧。煎濃汁服，除脚氣水腫，利大小腸。蘇恭⑨。炙熟煎飲，代茶止渴。孟(洗)〔詵〕⑩。煎飲，利五臟，通關節，下氣。嫩葉煎酒服，治一切風。蒸熟擣罯風痛出汗，并撲損瘀血。挼爛，塗蛇、蟲傷。大明⑪。研汁，治金瘡及小兒吻瘡。煎汁服，止霍亂腹(吐痛)〔痛吐〕下，亦可以乾葉煮之。雞桑葉煮汁熬膏服，去老風及宿血。藏器⑫。治勞熱欬嗽，明目長髪。時珍。

---

① 聖惠方：**《聖濟總録》卷124"骨鯁"** 治諸骨鯁在喉不出，紅椹咽方：椹子(將紅者，不拘多少)，右一味卧時細嚼，先以咽津，後盡咽滓，用新水吞下。如無新者，只欲紅陰乾爲末用之。(**按**：《聖惠方》無此方，另溯其源。)

② 千金方：**《千金方》卷13"頭面風第八"** 治赤秃方：擣黑椹，取三升服之，日三。

③ 聖濟録：**《千金方》卷13"頭面風第八"** 治髪秃者方：黑桑椹子二升，納罌中，日中曝三七日，化爲水，洗瘡上，三七日即生髪，神效。(**按**：《聖濟總録》無此方，另溯其源。)

④ 陳藏器本草：**《拾遺》見《證類》卷13"桑根白皮"** 椹……取黑椹一升，和科斗子一升，瓶盛封閉懸屋東頭，一百日盡化爲黑泥，染白鬢如漆。

⑤ 千金方：**《千金方》卷13"頭面風第八"** 秃無髪者方：黑熟椹二升，納器中，日中曝三七日，化爲水，洗瘡上三七日，髪生神效。

⑥ 大明：**《日華子》見《證類》卷13"桑根白皮"** ……又云：家桑葉，暖，無毒……

⑦ 本經：**《本經》《別録》見《證類》卷13"桑根白皮"** **葉：主除寒熱，出汗。**汁解蜈蚣毒。

⑧ 別録：見上注。(**按**：原作"録別"。今據改同上。)

⑨ 蘇恭：**《唐本草》見《證類》卷13"桑根白皮"** ……葉，味苦、甘，寒，有少毒。水煎取濃汁，除脚氣水腫，利大小腸……

⑩ 詵：**《食療》見《證類》卷13"桑根白皮"** 孟詵云……又云：桑葉炙煎，飲之止渴，一如茶法。

⑪ 大明：**《日華子》見《證類》卷13"桑根白皮"** ……又云：家桑葉，暖，無毒。利五藏，通關節，下氣。煎服，除風痛出汗，并撲損瘀血，並蒸後罯蛇蟲、蜈蚣咬，鹽挼傅上。春葉未開，枝可作煎，酒服治一切風。

⑫ 藏器：**《拾遺》見《證類》卷13"桑根白皮"** 《陳藏器本草》云：桑葉汁，主霍亂腹痛吐下。冬月用乾者濃煮服之，研取白汁合金瘡，又主小兒吻瘡。細剉，大釜中煎，取如赤糖，去老風及宿血。葉椏者名雞桑，最堪入用。

【發明】【頌①曰】桑葉可常服。神仙服食方:以四月桑茂盛時采葉。又十月霜後三分、二分已落時,一分在者,名神仙葉,即采取。與前葉同陰乾擣末,丸、散任服。或煎水代茶飲之。又霜後葉煮湯,淋渫手足,去風痺殊勝。又微炙和桑衣煎服,治痢及金瘡諸損傷,止血。【震亨②曰】經霜桑葉研末,米飲服,止盗汗。【時珍曰】桑葉乃手、足陽明之藥,汁煎代茗,能止消渴。

【附方】舊二,新十一。**青盲洗法**。昔武勝軍(宋)〔朱〕仲孚患此二十年,用此法,二年目明如故。新(研)〔斫〕青桑葉(所)〔晒〕乾,逐月按日就地上燒存性,每以一合,於瓷器内煎減二分,傾出澄清,温熱洗目,至百度,屢試有驗。正月初八,二月初八,三月初六,四月初四,五月初(五)〔六〕,六月初二,七月初七,八月二十,九月十二,十月十三,十一月初二,十二月三十。《普濟方》③。**風眼下淚**。臘月不落桑葉煎湯,日日温洗。或入芒硝。《集簡方》。**赤眼澀痛**。桑葉爲末,紙卷燒烟熏鼻取效。《海上方》也。《普濟方》④。**頭髮不長**。桑葉、麻葉煮泔水,沐之七次,可長數尺。《千金方》⑤。**吐血不止**。晚桑葉焙研,凉茶服三錢,只一服止。後用補肝肺藥。《聖濟總録》⑥。**小兒渴疾**。桑葉不拘多少,逐片染生蜜,(綿)〔線〕繫蒂上綳,陰乾細切,煎汁,日飲代茶。《勝金方》⑦。**霍亂轉筋**,入腹煩悶。桑葉一握,煎飲,一二服立定。《聖惠方》⑧。**大腸脱肛**。黄皮桑樹葉三升,水煎過。帶温罨納之。《仁齋直指方》⑨。**肺毒風瘡**,狀如大

---

① 頌:**《圖經》見《證類》卷13"桑根白皮"** ……桑葉可常服。神仙服食方:以四月桑茂盛時採葉,又十月霜後,三分二分已落時,一分在者,名神仙葉,即採取。與前葉同陰乾,擣末,丸散任服。或煎以代茶飲……又炙葉,令微乾。和桑衣煎服。治痢,亦主金創及諸損傷,止血……

② 震亨:**《丹溪心法》卷3"盗汗五十一"** 又青桑第二葉,焙乾,爲末,空心米飲調服,最止盗汗。

③ 普濟方:**《普濟方》卷86"一切眼疾雜治"** 經進洗眼方(出《海上方》):昔武勝軍朱仲孚患目二十年,依此法治之,二年而目明如故。用廣其傳。以白乾青桑葉,乃新斫曬乾,非自乾者,逐月按日就浄地上燒灰存性,先以水一合於新瓷器内煎減二分,傾出澄清,再以建盞就火上温熱,用手撐開眼,洗百度。一方按月收,如正月一日,二月二日,三月三日等類,最佳。以水内碗浸,飯上蒸,洗之亦妙。此方屢試有驗,時時洗之尤佳。逐月日列于左:正月初八日,二月初八日,三月初六日,四月初四日,五月初五日,六月初二日,七月初七日,八月二十日,九月十二日,十月十三日,十一月初二日,十二月三十日。

④ 普濟方:**《普濟方》卷74"暴赤眼"** 治暴赤眼腫:用桑葉爲末,裹紙内,燒烟薰鼻效。

⑤ 千金方:**《千金方》卷13"頭面風第八"** 髮墮落,令生長方……又方:麻葉、桑葉,右二味以泔煮,去滓,沐髮七遍,長六尺。

⑥ 聖濟總録:**《聖濟總録》卷68"吐血"** 治吐血,獨聖散方:晚桑葉微(焙,不計多少),右十一味擣羅爲細散,每服三錢匕,冷臘茶調如膏,入麝香少許,夜卧含化咽津,只一服止,後用補肺藥。

⑦ 勝金方:**《證類》卷13"桑根白皮"** 《勝金方》:治小兒渴。用桑葉不拘多少,用生蜜逐葉上傅過,將線系葉蒂上綳,陰乾細切,用水煎汁。服之差。

⑧ 聖惠方:**《聖惠方》卷47"治霍亂煩渴諸方"** 治霍亂已吐利後,煩渴不止,方:桑葉(一握,切),右以水一大盞,煎至五分,去滓,不計時候温服。

⑨ 仁齋直指方:**《直指方》卷14"脱肛證治"** 桑葉方:黄皮桑樹,取葉三升,煎帶温,上以布盛,罨小兒肛門,輕手按入,次用門臼中細塵,綿包撲之。

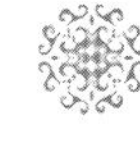

風。緑雲散:用好桑葉浄洗,蒸熟一宿,日乾爲末。水調二錢匕服。《經驗〔後〕方》①。癰口不斂。經霜黄桑葉爲末,傅之。《直指方》②。穿掌腫毒。新桑葉研爛,盒之即愈。《通玄論》③。湯火傷瘡。經霜桑葉燒存性,爲末。油和傅之,三日愈。○《醫學正傳》④。手足麻木,不知痛痒。霜降後桑葉煎湯,頻洗。《救急方》⑤。

枝。【氣味】苦,平。【主治】偏體風癢乾燥,水氣,脚氣,風氣,四肢拘攣,上氣眼運,肺氣欬嗽,消食,利小便。久服輕身,聰明耳目,令人光澤。療口乾,及癰疽後渴,用嫩條細切一升,熬香煎飲,亦無禁忌。久服,終身不患偏風。蘇頌⑥。○出《近效方》,名桑枝煎。一法:用花桑枝寸剉,炒香,瓦器煮減一半,再入銀器。重湯熬減一半。或入少蜜亦可。

【發明】【頌⑦曰】桑枝不冷不熱,可以常服。《抱朴子》言:仙經云,一切仙藥,不得桑煎不服。【時珍曰】煎藥用桑者,取其能利關節,除風寒濕痺諸痛也。觀《靈樞經》⑧治寒痺内熱,用桂酒法,以桑炭炙布巾,熨痺處。治口僻用馬膏法,以桑鈎鈎其口,及坐桑灰上。皆取此意也。又癰疽發

---

① 經驗後方:**《證類》卷13"桑根白皮"** 《經驗後方》:治肺毒瘡如大風疾,緑雲散;以桑葉好者,浄洗過,熟蒸一宿,候日乾爲末。水調二錢匕服。

② 直指方:**《直指方》卷22"癰疽證治"** 又瘡口大窟方,專以大桑葉曬乾,上末之,頻摻,效。經霜黄桑葉尤好,摻敷、煎湯皆可用。

③ 通玄論:**《急救仙方》卷5"雜瘡"** 治穿掌毒,新桑葉(一把),右件研爛,用絹包合上即愈。(**按**:未見《通玄論》載此方。另溯其源。)

④ 醫學正傳:**《醫學正傳》卷6"瘡瘍"** 治火燒及湯泡瘡,用經霜桑葉焙乾,燒存性,爲細末,香油調敷,或乾敷,二三日結痂平復。

⑤ 救急方:**《救急易方》卷1"濕門·二十三"** 治麻木不知痛癢……又方:用霜降後採桑葉,煎湯洗之。

⑥ 蘇頌:**《圖經》見《證類》卷13"桑根白皮"** ……桑條作煎見《近效方》。云桑煎療水氣,肺氣,脚氣,癰腫兼風氣。桑條二兩,用大秤七兩,一物細切如豆,以水一大升,煎取三大合,如欲得多造,准此增加,先熬令香,然後煎。每服肚空時吃,或茶湯、或羹粥,每服半大升,亦無禁忌也。本方云:桑枝,平。不冷不熱,可以常服。療遍體風癢乾燥,脚氣風氣,四肢拘攣,上氣眼暈,肺氣嗽,銷食,利小便。久服輕身,聰明耳目,令人光澤,兼療口乾……

⑦ 頌:**《圖經》見《證類》卷13"桑根白皮"** ……本方云:桑枝,平。不冷不熱,可以常服……《仙經》云:一切仙藥,不得桑煎不服。出《抱朴子》……

⑧ 靈樞經:**《靈樞·壽夭剛柔》** 黄帝曰.刺寒痹内熱奈何?伯高答曰……用淳酒二十斤,蜀椒一升,乾薑一斤,桂心一斤,凡四種皆㕮咀,漬酒中,用綿絮一斤,細白布四丈,并内酒中,置酒馬矢熅中,蓋封塗,勿使泄,五日五夜出布、綿絮,曝乾之。乾復漬,以盡其汁。每漬必晬其日,乃出乾。乾并用滓與綿絮,復布爲復巾,長六七尺,爲六七巾則用之。生桑炭炙巾,以熨寒痹所刺之處,令熱入至于病所,寒復炙巾以熨之,三十遍而止,汗出。以巾拭身,亦三十遍而止。起步内中,無見風。每刺必熨,如此病已矣。此所謂内熱也。/**《靈樞·經筋》** ……卒口僻,急者目不合,熱則筋縱,目不開,頬筋有寒,則急引頬移口,有熱則筋弛縱緩不勝收,故僻。治之以馬膏,膏其急者。以白酒和桂,以塗其緩者。以桑鈎鈎之,即以生桑灰,置之坎中,高下以坐等,以膏熨急頬,且飲美酒,噉美炙肉。不飲酒者自强也。爲之三拊而已。

背不起發，或瘀肉不腐潰，及陰瘡、瘰癧、流注、臁瘡、頑瘡、惡瘡久不愈者，用桑木炙法①，未潰則拔毒止痛，已潰則補接陽氣，亦取桑通關節，去風寒，火性暢達，出鬱毒之意。其法以乾桑木劈成細片，紮作小把，然火吹息，炙患處。每次炙片時，以瘀肉腐動爲度。内服補托藥，誠良方也。又按趙溍《養疴漫筆》②云：越州一學録少年苦嗽，百藥不效。或令用南向柔桑條一束。每條寸折納鍋中，以水五盌，煎至一盌，盛瓦器中，渴即飲之。服一月而愈。此亦桑枝煎變法爾。

【附方】舊一，新五。服食變白。久服通血氣，利五臟。雞桑嫩枝，陰乾爲末，蜜和作丸。每日酒服六十丸。《聖惠方》③。水氣脚氣。桑條二兩炒香，以水一升，煎二合，每日空心服之，亦無禁忌。《聖濟總録》④。風熱臂痛。桑枝一小升切炒，水三升，煎二升，一日服盡。許叔微云：常病臂痛，諸藥不效，服此數劑尋愈。觀《本草》切用及《圖經》，言其不冷不熱，可以常服。《抱朴子》言一切仙藥，不得桑枝煎不服。可知矣。《本事方》⑤。解中蠱毒。令人腹内堅痛，面黄青色，淋露骨立，病變不常。桑木心剉一斛，着釜中，以水淹三斗，煮取二斗澄清，微火煎得五升，空心服五合，則吐蠱毒出也。○《肘後方》⑥。刺傷手足，(氾)〔犯〕露水腫痛，多殺人。以桑枝三條，煻火炮熱斷之。以頭柱瘡上令熱，冷即易之，盡(二)〔三〕條則瘡自爛。仍取韭白或薤白傅上，急以帛裹之。有腫更作。《千金方》⑦。紫白癜風。桑枝十斤，益母草三斤，水五斗，(漫)〔慢

① 桑木炙法：**《癰疽神秘驗方》"癰疽十段關"** 桑木灸法：治發背癰疽，瘀肉不腐潰，或不起發，陰瘡、瘰癧、流注、臁瘡、頑瘡、惡瘡久不愈者，須多灸爲佳。此法未潰則拔毒止痛，已潰則補接陽氣，誠良方也。用桑木燃著，吹熄焰，用火灸患處，每次灸片時，以瘀肉腐動爲度。丹溪云：火以暢達，拔引鬱毒。此從治之意也。

② 養疴漫筆：**《養疴漫筆》** 治嗽方甚多……又越州某學録云：少時苦嗽，百藥不療。或教用向南柔桑條一束，每條寸折，内鍋中，大約用水五碗，煎至一碗，於盛暑中遇渴飲之，服一月而愈。

③ 聖惠方：**《普濟方》卷50"鬚髮黄白"** 治年衰髮白：用桑葉丫枝，名雞桑，最堪入用。椹，利五臟關節，通血氣，久服不飢。多收曝乾，擣末，蜜和爲丸，每日服六十丸，變白不老。(**按**：《聖惠方》上方爲桑枝、桑椹合方，疑時珍將其刪并成一方。)

④ 聖濟總録：**《普濟方》卷192"水氣"** 桑煎，專療水氣，肺氣癰腫，風氣：以桑條二兩，用大腹檳榔一兩，二物細切如豆，以水一大升，煎取二大合。如欲得多造，准此增加。每服肚空時吃，服後食茶湯或熱粥半大升。亦無禁忌也。(**按**：《聖済總録》無此方。今查得一近似方以備參。)

⑤ 本事方：**《本事方》卷7"雜病"** 服桑枝法：桑枝一小升，細切炒香，以水三大升，煎取二升，一日服盡。無時。《圖經》之桑枝平，不冷不熱，可以常服。療體中風癢乾燥，脚氣風氣，四肢拘攣，上氣眼暈，肺氣嗽，消食，利小便。久服輕身，聰明耳目，令人光澤。兼療口乾。仙經云一切仙藥，不得桑煎不服。出《抱朴子》。政和間予嘗病兩臂痛，服諸藥不效，依此作數劑，臂痛尋愈。

⑥ 肘後方：**《證類》卷13"桑根白皮"** 葛氏方……又方：飲食中蠱毒。令人腹内堅痛，面黄青，淋露骨立，病變無常。取桑木心，剉得一斛，著釜中以水淹之，令上有三斗水，煮取二斗，澄取清，微火煎，得五升。宿勿食，旦服五合，則吐蠱毒出。(**按**："桑木心"，《外臺》28引文仲方同。《肘後方》卷7"治中蠱毒方"、《綱目》卷29"棗"引同方均作"棗木心"。"以水淹三斗"，《肘後方》作"令上有三寸水"，義長。)

⑦ 千金方：**《千金方》卷25"被打第三"** 凡八月九月中刺，手足犯惡露腫，殺人，不可輕也，治之方：生桑枝三枝，納灰中，推引之令極熱，斫斷，正以頭柱瘡口上，熱盡即易之，盡三枝則瘡自爛。仍取薤白擣，綿裹著熱灰中，使極熱，去綿，取薤白薄瘡上，以布帛急裹之。若有腫者便取之，用薤白第一佳。(**按**："薤"，真本《千金方》作"韭"。)

火〕煮至五斤,去滓再煎成膏,每卧時温酒調服半合,以愈爲度。《聖惠方》①。

桑柴灰。【氣味】辛,寒,有小寒。【詵②曰】淋汁入鍊五金家用,可結汞,伏硫、硇。

【主治】蒸淋取汁爲煎,與冬灰等分,同滅痣疵黑子,蝕惡肉。煮小豆食,大下水脹。傅金瘡,止血生肌。蘇恭③。桑霜:治噎食積塊。時珍。

【附方】舊六,新六。目赤腫痛。桑灰一兩,黄(蓮)〔連〕半兩,爲末。每以一錢泡湯,澄清洗之。《聖濟總録》④。洗青(育)〔盲〕眼。正月八,二月八,三月六,四月四,五月五,六月二,七月七,八月二十,九月十二,十月十七,十一月二十六,十二月三十日,每遇上件神日,用桑柴灰一合,煎湯沃之。於瓷器中,澄取極清,稍(熟)〔熱〕洗之。如冷即重湯頓温。不住手洗。久久視物如鷹鶻也。一法以桑灰、童子小便和作丸。每用一丸,泡湯澄洗。《龍木論》⑤。尸注鬼注。其病變動,乃有三十六種至九十九種,使人寒熱淋瀝,恍惚默默,不的知所苦,累年積月,以至于死,復傳親人,宜急治之。用桑樹白皮曝乾,燒灰二斗,着甑中蒸透,以釜中湯三四斗,淋之又淋,凡三度極濃。澄清止取二斗,以漬赤小豆二斗一宿,曝乾復漬,灰汁盡乃止。以豆蒸熟,或羊肉或鹿肉作羹,進此豆飯,初食一升至二升,取飽。微者三四斗愈,極者七八斗愈。病去時,體中自覺疼痒淫淫。若根本不盡,再爲之。神效方也。《肘後方》⑥。腹中癥瘕。方見介部"鱉"下。身面水腫,坐卧不得。取東引花桑枝,燒灰淋汁,煮赤小豆。每饑即飽食之,不得喫湯飲。《梅師方》⑦。面上

---

① 聖惠方:**《聖惠方》卷24"治紫癜風諸方"** 治紫癜風,桑枝煎方:桑枝(十斤,剉)、益母草(三斤,剉),右件藥以水五斗,慢火煮至五升,濾去滓,入小鐺内熬爲膏,每夜卧時用温酒調服半合。

② 詵:**《食療》見《證類》卷13"桑根白皮"** ……柴燒灰淋汁入煉,五金家用。

③ 蘇恭:**《唐本草》見《證類》卷13"桑根白皮"** ……蒸淋取汁爲煎,與冬灰等同滅志疵黑子,蝕惡肉,煮小豆,大下水脹。傅金瘡,止血生肌也。

④ 聖濟總録:**《聖濟總録》卷103"目赤痛"** 治赤眼昏澀腫痛,神錦散方:桑灰(一兩)、黄連(半兩),右二味爲末,每用一錢匕,沸湯浸,澄清洗之。

⑤ 龍木論:**《證類》卷13"桑根白皮"** 《經驗方》…… 又方:治青盲,此一法當依而用之,視物如鷹鶻,有此效。正月八、二月八、三月六、四月六、五月五、六月二、七月七、八月二十五、九月十二、十月十二、十一月二十六、十二月晦,每遇上件神日,用桑柴灰一合,以煎湯沃之,於瓷器中澄令極清,以藥汁稍熱洗之。如覺冷,即重湯煮令得所,不住手洗,遇上件日不得不洗,緣此神日本法也。(**按**:《龍木論》卷10"桑葉"條《經驗方》亦同,僅"神日"小異。)

⑥ 肘後方:**《肘後方》卷1"治屍尸注鬼注方第七"** 尸注鬼注病者,葛云即是五屍之中尸注,又挾諸鬼邪爲害也。其病變動乃有三十六種至九十九種,大略使人寒熱淋瀝,恍恍默默,不的知其所苦,而無處不惡,累年積月,漸就頓滯,以至於死,死後復傳之旁人,乃至滅門。覺知此候者,便宜急治之,方:取桑樹白皮,曝乾,燒爲灰,得二斗許,著甑中蒸,令氣浹便下,以釜中湯三四斗,淋之,又淋,凡三度,極濃止,澄清取二斗,以漬赤小豆二斗一宿,曝乾,乾復漬灰,汁盡止。乃濕蒸令熟,以羊肉若鹿肉作羹,進此豆飯,初食一升至二升,取飽滿,微者三四斗愈,極者七八斗。病去時體中自覺疼癢淫淫。或若根本不拔,重爲之,神驗也。

⑦ 梅師方:**《證類》卷13"桑根白皮"** 《梅師方》:治水腫,坐卧不得,頭面身體悉腫。取東引花桑枝,燒灰淋汁,煮赤小豆。空心食令飽,飢即食盡,不得吃飲。

痣疵。寒食前後，取桑條燒灰淋汁，入石灰熬膏，以自己唾調點之，自落也。《皆效方》①。**白癜駁風**。桑柴灰二斗，甑内蒸之，取釜内熱湯洗。不過五六度瘥。○《聖惠方》②。**大風惡疾**，眉髮脱落。以桑柴灰熱湯淋取汁，洗頭面。以大豆水研漿，解澤灰味，彌佳。次用熟水，入緑豆麪濯之。三日一洗頭，一日一洗面。不過十度良。《聖惠方》③。**狐尿刺人**，腫痛欲死。桑灰汁漬之。冷即易。○《肘後方》④。**金瘡作痛**。桑柴灰篩細，傅之。○《梅師方》⑤。**瘡傷風水**，腫痛入腹則〔殺〕人。以桑灰淋汁漬之，冷復易。○《梅師方》⑥。**頭風白屑**。桑灰淋汁沐之，神良。《聖惠方》⑦。

桑耳桑黄見菜部"木耳"。

桑花見草部苔類。

桑寄生見後寓木類。

桑柴火見火部。

桑螵蛸見蟲部。

桑蠹見蟲部。

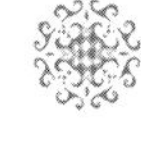

柘宋《嘉祐》⑧

【釋名】【時珍曰】按陸佃《埤雅》⑨云：柘宜山石，柞宜山阜。柘之從石，其取此義與？

---

① 皆效方：**《皆效方》**　取痣：治面上黑痣，用寒食前後取桑條燒灰淋汁，入石灰熬成膏，用自己唾調，點涂痣，自落。

② 聖惠方：**《聖惠方》卷24"治白癜風諸方"**　治白癜風……又方：桑柴灰（二斗），右於大甑内蒸使氣溜，取釜中湯淋汁熱洗，不過五六度差。

③ 聖惠方：**《聖惠方》卷24"治大風鬢眉墮落諸方"**　治大風疾，頸面生瘡，眉髮髭脱落，宜用此沐浴方：桑柴灰（熱湯淋取汁），右用洗頭面，以大豆水研取漿，解澤灰味，彌佳，次用熱水入菉豆麵濯之取净，甚良。不過十度，大效。三日一沐頭，一日一洗面，甚良。

④ 肘後方：**《肘後方》卷7"治卒毒及狐溺棘所毒方第五十二"**　狐尿棘刺刺人，腫痛欲死方……又方：以熱桑灰汁漬，冷復易，取愈。

⑤ 梅師方：**《證類》卷13"桑根白皮"**　《梅師方》……又方：治金瘡止痛。取桑柴灰研傅瘡上，佳。

⑥ 梅師方：**《證類》卷13"桑根白皮"**　葛氏方……又方：因瘡而腫者，皆因中水浸，中風寒所作，其腫入腹則殺人。多以桑灰淋汁漬，冷復易，取愈。《梅師方》同。

⑦ 聖惠方：**《聖惠方》卷41"治頭風白屑諸方"**　治白屑立效方……又方：右用桑柴灰汁洗頭，甚效。

⑧ 嘉祐：**《嘉祐》見《證類》卷14"柘木"**　味甘，温，無毒。主補虚損。取白皮及東行根白皮，煮汁釀酒，主風虚耳聾，勞損虚羸瘦，腰腎冷，夢與人交接泄精者。取汁服之，無刺者良。木主婦人崩中血結，及主瘧疾，兼堪染黄。（新補，見陳藏器、日華子。）

⑨ 埤雅：**《埤雅》卷14"釋木・柘"**　柘宜山石，柞宜山阜，楮宜澗谷，柳宜下田，竹宜高平之地……

【集解】【宗奭[1]曰】柘木裏有紋，亦可旋爲器。其葉可飼蠶，曰柘蠶，然葉硬不及桑葉。入藥以無刺者良。【時珍曰】處處山中有之。喜叢生，幹疏而直，葉豐而厚，團而有尖。其葉飼蠶，取絲作琴瑟，清響勝常。《爾雅》[2]所謂棘繭，即此蠶也。《考工記》[3]云：弓人取材以柘爲上。其實狀如桑子，而圓粒如椒，名隹子。隹，音錐。其木染黄赤色，謂之柘黄，天子所服。《相感志》[4]云：柘木以酒、醋調礦灰塗之一宿，則作間道烏木文。物性相伏也。

木白皮、東行根白皮。【氣味】甘，温，無毒。【主治】婦人崩中血結，瘧疾。大明[5]。煮汁釀酒服，主風虚耳聾，補勞損虚羸，腰腎冷，夢與人交接洩精者。藏器[6]。

【發明】【時珍曰】柘能通腎氣，故《聖惠方》[7]治耳鳴耳聾一二十年者，有柘根酒，用柘根二十斤，菖蒲五斗，各以水一石，煮取汁五斗。故鐵二十斤煅赤，以水五斗浸取清。合水一石五斗，用米二石，麴二斗，如常釀酒成。用真磁石三斤爲末，浸酒中三宿，日夜飲之。取小醉而眠。聞人聲乃止。

【附方】新二。飛絲入目。柘漿點之。以緜蘸水拭去。《醫學綱目》[8]。洗目令明。柘木煎湯，按日温洗。自寅至亥乃止，無不效者。正月初二，二月初二，三月不洗，四月初五，五月十五，六月十一，七月初七，八月初二，九月初二，十月十九，十一月不洗，十二月十四日。徐神翁方也。《海上方》[9]。小兒鵝口、重舌。柘根五斤剉，水五升，煮二升，去滓，煎取五合，頻塗之。無根，弓

① 宗奭：**《衍義》卷15"柘木"** 柘木裹有紋，亦可旋爲器。葉飼蠶，曰柘蠶。葉梗然，不及桑葉。東行根及皮，煮計釀酒，治風虚耳聾有驗。餘如經。（**按**："入藥以無刺者良"原出"嘉祐"。）

② 爾雅：**《爾雅·釋蟲》(郭注)** 棘繭(食棘葉)……皆蠶類……

③ 考工記：**《考工記》卷下**弓人爲弓……凡取幹之道七，柘爲上，檍次之，檿桑次之，橘次之，木瓜次之，荆次之，竹爲下。/**《御覽》卷958"柘"** 崔寔《四民月令》曰：柘色黄赤，人君所服……

④ 相感志：**《物類相感志·器用》** 柘木以酒醋調礦灰塗之，一宿則作間道烏木。

⑤ 大明：見2483頁注⑧。

⑥ 藏器：見2483頁注⑧。

⑦ 聖惠方：**《聖惠方》卷36"治耳久聾諸方"** 治耳久聾鳴，或有汁出，皆由腎虚，致多年不差，宜服鐵漿酒方：故鐵（二十斤，燒令赤，以水五斗漬鐵三宿，澄清）、菖蒲（五升，切，以水一石煮取五斗，去滓澄清）、柘根（三十斤，以水一石煮取五斗，去滓澄清），右件藥合成一石五斗，用米二石，並麯三斗，釀如常法，候酒熟即開，用磁石三斤搗羅爲末，内酒中漬三宿，日夜恒飲之，取醉爲度，候聽聞人語乃止。

⑧ 醫學綱目：**《醫學綱目》卷13"目疾門·飛絲塵垢入目"** 飛絲入眼，用柘樹漿點了，綿裹筯頭，蘸水於眼上，繳拭涎毒。

⑨ 海上方：**《普濟方》卷86"一切眼疾雜治"** 徐神翁洗眼方（出《海上方》）：以柘樹煎湯洗眼，遇洗日，自寅洗至亥，一日洗十個時，無不效。洗眼良日列於下：正月初八日、二月初八日、三月初六日、四月初四日、五月初五日、六月初二日、七月初七日、八月二十日、九月十二日、十月十三日、十一月初二日、十二月三十日。（**按**：此洗眼日與前桑條下"桑葉洗眼日"同，未知"柘""桑"孰是。）

材亦可。《千金方》①。

柘黄見菜部"木耳"。

奴柘《拾遺》②

【集解】【藏器③曰】生江南山野。似柘,節有刺,冬不彫。【時珍曰】此樹似柘而小,有刺。葉亦如柞葉而小,可飼蠶。

刺。【氣味】苦,小温,無毒。【主治】老婦血瘕,男子痃癖悶痞。取刺和三稜草、馬鞭草作煎如稠糖。病在心,食後;在臍,空心服。當下惡物。藏器④。

楮《别録》⑤上品

【釋名】穀音媾。亦作構、穀桑。【頌⑥曰】陸機《詩疏》云:構,幽州謂之穀桑,或曰楮桑。荆、揚、交、廣謂之穀。【時珍曰】楮本作柠,其皮可績爲紵故也。楚人呼乳爲穀,其木中白汁如乳,故以名之。陸佃《埤雅》⑦作穀米之穀,訓爲善者。誤矣。或以楮、構爲二物者,亦誤矣。詳下文。

【集解】【《别録》⑧曰】楮實生少室山,所在有之。八月、九月采實,日乾,四十日成。【弘景⑨

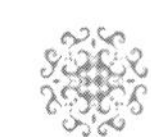

---

① 千金方:**《千金方》卷5"小兒雜病第九"** 治小兒心熱,口爲生瘡,重舌口方:柘根剉五升,無根弓材亦佳,以水五升,煮取二升,去滓更煎,取五合,細細敷之,數數爲之良。

② 拾遺:**《證類》卷13"四十六種陳藏器餘·奴柘"** 味苦,小温,無毒。主老血瘕,男子痃癖閃痞。取刺和三棱草、馬鞭草作煎如稠糖,病在心,食後。在臍,空心服,當下惡物。生江南山野。似柘,節有刺,冬不凋。

③ 藏器:見上注。

④ 藏器:見上注。

⑤ 别録:**《别録》見《證類》卷12"楮實"** 味甘,寒,無毒。主陰痿,水腫,益氣充肌膚,明目。久服不飢不老,輕身。生少室山。一名穀實。所在有之。八月、九月採實,日乾,四十日成。葉:味甘,無毒。主小兒身熱,食不生肌,可作浴湯。又主惡瘡,生肉。樹皮:主逐水,利小便。莖:主瘾疹癢。單煮洗浴。皮間白汁,療癬。

⑥ 頌:**《圖經》見《證類》卷12"楮實"** ……《詩·小雅》云:"爰有樹檀,其下惟穀"。陸機疏云:幽州謂之穀桑,或曰楮桑。荆、楊、交、廣謂之穀……

⑦ 埤雅:**《埤雅》卷13"釋木·穀"** 穀,惡木也。而取名於穀者,穀善也。惡木謂之穀,則甘草謂之大苦之類也……

⑧ 别録:見本頁注⑤。

⑨ 弘景:**《集注》見《證類》卷12"楮實"** 陶隱居云:此即今穀(音構)樹也……南人呼穀紙,亦爲楮紙,武陵人作穀皮衣,又甚堅好爾。

曰】此即今構樹也。南人呼穀紙亦爲楮紙。武陵人作穀皮衣。甚堅好。【恭①曰】此有二種：一種皮有班花文，謂之斑穀，今人用皮爲冠者；一種皮白無花，枝葉大相類。但取其葉似葡萄葉作瓣而有子者爲佳。其實初夏生，大如彈丸，青緑色，至六七月(斬)〔漸〕深紅色，乃成熟。八九月采，水浸去皮、穰，取中子。段成式《酉陽雜俎》云：穀田久廢必生構。葉有瓣曰楮，無曰構。陸氏《詩疏》云：江南人績其皮以爲布。又擣以爲紙，長數丈，光澤甚好。又食其嫩芽，以當菜茹。今楮紙用之最博，楮布不見有之。醫方但貴楮實，餘亦稀用。【大明曰】②皮斑者是楮，皮白者是穀。【時珍曰】按許慎《説文》③言，楮、穀乃一種也。不必分別，惟辨雌雄耳。雄者皮斑而葉無椏叉，三月開花成長穗，如柳花狀，不結實，歉年人采花食之。雌者皮白而葉有椏叉，亦開碎花。結實如楊梅，半熟時水操去子，蜜煎作果食。二種樹並易生，葉多澀毛。南人剥皮擣煮造紙，亦緝練爲布，不堅易朽。裴淵《廣州記》④言：蠻夷取穀皮熟搥爲揭裏罽布，以擬氈，甚煖也。其木腐後生菌耳，味甚佳好。

楮實。亦名(穀)〔穀〕實《别録》⑤、楮桃《綱目》。

【修治】【斅⑥曰】采得後，水浸三日，攪，旋投水，浮者去之。晒乾。以酒浸一伏時了，蒸之。從巳至亥，焙乾用。○《經驗〔後〕方》⑦煎法：六月六日，取穀子五升，以水一斗，煮取五升，去滓，微火煎如餳用。

【氣味】甘，寒，無毒。

【主治】陰痿水腫，益氣充肌明目。久服不飢不老，輕身。《别録》⑧。壯筋骨，助陽氣，補虚勞，健腰膝，益顔色。大明⑨。

【發明】【弘景⑩曰】仙方采擣取汁和丹用，亦乾服，使人通神見鬼。【頌⑪曰】仙方單服，其

---

① 恭：**《圖經》見《證類》卷 12"楮實"**　楮實……此有二種：一種皮有斑花文，謂之斑穀，今人用爲冠者；一種皮無花，枝葉大相類。但取其葉似葡萄葉作瓣而有子者爲佳。其實初夏生，如彈丸，青緑色，至六、七月漸深紅色，乃成熟。八月、九月採，水浸去皮，穰，取中子……一説：穀田久廢必生構，葉有瓣曰楮，無曰構。《詩・小雅》云："爰有樹檀，其下惟穀"。陸機疏云……江南人績其皮以爲布。又擣以爲紙，長數丈，光澤甚好。又食其嫩芽，以當菜茹……今楮紙用之最博……楮布不見有之，醫方但貴楮實，餘亦稀用。(**按**：非"恭"曰，乃出《圖經》。)

② 大明：**《日華子》見《證類》卷 12"楮實"**　……皮斑者是楮，皮白者是穀。

③ 説文：**《説文・木部》**　穀：楮也……/楮：穀也……

④ 廣州記：**《御覽》卷 960"穀"**　裴淵《廣州記》曰：蠻夷取榖皮，熟搥爲楬裏髻布，鋪以擬氈。

⑤ 别録：見 2485 頁注⑤。

⑥ 斅：**《炮炙論》見《證類》卷 12"楮實"**　雷公云：凡使，採得後用水浸三日，將物攪旋投水，浮者去之，然後曬乾，却用酒浸一伏時了，便蒸，從巳至亥，出，焙令乾用。

⑦ 經驗後方：**《證類》卷 12"楮實"**　《經驗後方》：煉穀子煎法：取穀子五升，六月六日采，以水一石，煮取五升去滓，微火煎如餳，即堪用。

⑧ 别録：見 2485 頁注⑤。

⑨ 大明：**《日華子》見《證類》卷 12"楮實"**　楮實，壯筋骨，助陽氣，補虚勞，助腰膝，益顔色……

⑩ 弘景：**《集注》見《證類》卷 12"楮實"**　……仙方採擣取汁和丹用，亦乾服，使人通神見鬼……

⑪ 頌：**《圖經》見《證類》卷 12"楮實"**　……仙方單服，其實正赤時收取中子，陰乾，篩末，水服二錢匕，益久乃佳……

實正赤時,收子陰乾,篩末,水服二錢匕,益久乃佳。《抱朴子》①云:柠木實赤者服之,老者成少。令人徹視見鬼神。道士梁須年七十,服之更少壯,到百四十歲,能行及走馬。【時珍曰】《别録》載楮實功用大補益,而《修真秘旨》②書言久服令人成骨軟之痿。《濟生秘覽》③治骨哽,用楮實煎湯服之。豈非軟骨之徵乎?按《南唐書》④云:烈祖食飴喉中噎,國醫莫能愈。吴廷紹獨請進楮實湯,一服疾失去。群醫他日取用皆不驗。扣廷紹。答云:噎因甘起,故以此治之。愚謂此乃治骨(硬)〔哽〕軟堅之義爾。群醫用治他噎,故不驗也。

【附方】新六。水氣蠱脹。楮實子丸,以潔净府。用楮實子一斗,水二斗,熬成膏,伏苓三兩,白丁香一兩半,爲末,以膏和丸梧子大。從少至多,(脹)〔服〕至小便清利,脹減爲度。後服治中湯養之。忌甘苦峻補及發動之物。(絜)〔潔〕古《活法機要》⑤。肝熱生翳。楮實子研細,食後蜜湯服一錢,日再服。《直指方》⑥。喉痺喉風。五月五日,或六月六日、七月七日,采楮桃陰乾。每用一箇,爲末。井華水服之。重者以兩箇。《集簡方》。身面石疽,狀如痤(癤)〔癤〕而皮厚。穀子擣,傅之。○《外臺秘要》⑦。金瘡出血。穀子擣,傅之。《外臺秘要》⑧。目昏難視。楮桃、荆芥穗各五百枚,爲末,煉蜜丸彈子大。食後嚼一丸,薄荷湯送下,一日三服。《衛生易簡方》⑨。

葉。【氣味】甘,凉,無毒。【主治】小兒身熱,食不生肌。可作浴湯,又

---

① 抱朴子:**《證類》卷12"楮實"** 《抱朴子》:楮實赤者服之,老者成少,令人夜應徹視見鬼神。道士梁頓,年七十乃服之,更少壯,到百四十歲,能夜出行及走馬。/**《抱朴子》卷11"仙藥"** 柠(一作楮)木實之赤者,餌之一年,老者還少,令人徹視見鬼。昔道士梁須,年七十乃服之,轉更少。至年百四十歲,能夜書,走及奔馬。(**按**:《證類》所引"梁頓"當爲"梁須"之誤。)

② 修真秘旨:**《證類》卷12"楮實"** 《修真秘旨》:服楮實者,輒爲骨軟疾。

③ 濟生秘覽:(**按**:書佚,無可溯源。)

④ 南唐書:**《南唐書》卷24"吴廷紹傳"** 吴廷紹爲太醫令,不甚知名。烈祖喉中癢澀,進藥無驗。廷紹進楮實湯,服之頓愈……群醫默志其方,他日以楮實治喉癢,以蓳豆治腦痛,皆無效。或問其故,廷紹曰:列祖常服餌金石,吾故以木之陽實勝之,木王則金絶矣……群醫大服。

⑤ 活法機要:**《保命集》卷下"腫脹論"** 治水氣蠱脹,潔净府,楮實子丸:楮實子(一斗,水二斗,熬成膏子)、白丁香(一兩半)、茯苓(三兩,去皮),右二味爲細末,用楮實子膏爲丸如桐子大,不計丸數,從少至多,服至小便清利,及腹脹減爲度,後服中治藥、末治藥、調養藥,疏啓其中。忌甘苦酸補其下,五補七宣。

⑥ 直指方:**《直指方》卷20"眼目證治"** 楮實散:治肝熱生翳。亦治氣翳細點者。楮實子(研細),右以蜜湯調下,食後服。亦治小兒翳眼。

⑦ 外臺秘要:**《千金方》卷22"瘭疽第六"** 治石疽,狀如痤癤而皮厚方:擣穀子敷之。亦治金瘡。(**按**:《外臺》無此方,另溯其源。)

⑧ 外臺秘要:同上注。

⑨ 衛生易簡方:**《衛生易簡方》卷7"眼目"** 治目昏不見物:用楮桃、荆芥穗(各五百枚),爲末,煉蜜丸如彈子大。食後嚼一丸,日三服,薄荷湯下。

主惡瘡生肉。《别録》①。治刺風身癢。大明②。治鼻衄數升不斷者,搗汁三升,再三服之,良久即止。嫩〔芽〕茹之。去四(肞)〔肢〕風痺,赤白下痢。蘇頌③。炒研搜麪作(□餅飩)〔餺飥〕食之。主水痢。甄權④。利小便,去風濕,腫脹,白濁,疝氣,癬瘡。時珍。

【附方】舊五,新十二。水穀下痢。見果部"橡實"下。老少瘴痢,日夜百餘度者。取乾楮葉三兩熬,擣爲末,每服方寸匕,烏梅湯下,日再服。取羊肉裹末,納肛中,利出即止。楊炎《南行方》⑤。小兒下痢赤白,作渴,得水又嘔逆者。構葉炙香,以飲漿半升浸至水緑,去葉,以木瓜一箇切,納汁中,煮二三沸,,細細飲之。《子母秘録》⑥。脱肛不收。五花構葉陰乾爲末。每服二錢,米飲調下。兼塗腸頭。《聖惠方》⑦。小便白濁。構葉爲末,蒸餅丸梧子大。每服三十丸,白湯下。《經驗良方》⑧。通身水腫。楮枝葉煎汁如餳,空腹服一匕,日三服。《聖惠方》⑨。虚肥面腫。積年氣上如水病,但脚不腫,用穀楮葉八兩,以水一斗,煮取六升,去(宰)〔滓〕,納米煮粥,常食勿絶。《外臺秘要》⑩。卒風不語。穀枝葉剉細,酒煮沫出,隨多少,日日飲之。《肘後方》⑪。人眈睡卧。花穀葉晒,研末。湯服一二錢,取瘥止。○楊堯輔方⑫。吐血鼻血。

---

① 别録:見 2485 頁注⑤。

② 大明:**《日華子》見《證類》卷 12"楮實"** ……又云:楮葉,凉,無毒。治刺風身癢,此是斑穀樹……

③ 蘇頌:**《圖經》見《證類》卷 12"楮實"** ……又食其嫩芽,以當菜茹,主四肢風痺,赤白下痢。其葉主鼻洪。《小品》云:鼻衄數升不斷者,取楮葉擣取汁飲三升,不止再三飲,神良。久衄亦差……

④ 甄權:**《藥性論》見《證類》卷 12"楮實"** ……葉乾炒末,搜麪作餺飥食之,主水痢。

⑤ 南行方:**《圖經》見《證類》卷 12"楮實"** ……楊炎《南行方》治瘴痢無問老少,日夜百餘度者,取乾楮葉三兩,熬擣爲末,煎烏梅湯服方寸匕,日再服,取羊肉裹末,内穀道,痢出即止。

⑥ 子母秘録:**《證類》卷 12"楮實"** 《子母秘録》:小兒赤白痢,渴及得水吃又嘔逆方:炙構葉令香黄,以飲漿半升浸構葉,使水緑色,然後去葉,以木瓜一箇切,内葉汁中,煮三二沸,去木瓜,使煖細細服,渴停。

⑦ 聖惠方:**《聖惠方》卷 60"治脱肛諸方"** 治脱肛不縮……又方:五花構葉(不限多少,陰乾),右擣細羅爲散,每於食前以粥飲調下二錢,兼塗腸頭亦差。

⑧ 經驗良方:(**按**:書佚,未能溯得其源。)

⑨ 聖惠方:**《聖濟總録》卷 80"水蠱"** 治蠱病水腫,楮枝煎方:楮枝(剉,半升),右一味,以水五升煎至二升半,去滓取汁,入黑豆末半升煎成煎,每用一匙,空腹服之。(**按**:《聖惠方》無此方,另溯其源。)

⑩ 外臺秘要:**《千金翼方》卷 19"水腫第三"** 有人虚肌積年,氣上似水,病眼似腫而脚不腫方:穀楮葉八兩,右一味以水一斗,煮取六升,去滓,内米煮粥,亦以當水煮羹等皆用之……(**按**:《外臺》卷 20"水病雜療方"引此方,云出《千金翼》。)

⑪ 肘後方:**《肘後方》卷 3"治卒風喑不得語方第二十"** 治卒不得語方……又方:剉穀枝葉,酒煮熱灰中,沫出,隨多少飲之。

⑫ 楊堯輔方:**《證類》卷 12"楮實"** 楊堯輔説:患人耽睡,擣花穀葉服驗。

楮葉擣汁一二升，旋旋温飲之。《聖惠(之)〔方〕》①。**一切眼瞖**。三月收穀木軟葉，曬乾爲末，入麝香少許，每以黍米大注眦内，其翳自落。《聖惠方》②。**木腎疝氣**。楮葉、雄黄等分，爲末，(酉)〔酒〕糊丸梧子大。每鹽酒下五十丸。《醫學集成》③。**疝氣入囊**。五月五日采穀樹葉，陰乾爲末。每服一二匙，空心温酒下。○《簡便方》④。**癬瘡濕痒**。(擣葉傷)〔楮葉擣〕傅。《聖惠方》⑤。**痔瘻腫痛**。楮葉半斤，擣爛封之。《集簡方》。**蝮蛇螫傷**。楮葉、麻葉合擣，取汁漬之。《千金方》⑥。**魚骨哽咽**。楮葉擣汁啜之。《十便良方》⑦。

枝、莖。【主治】癮瘮痒，煮湯洗浴。《别録》⑧。擣濃汁飲半升，治小便不通。時珍。

【附方】舊一，新一。**頭風白屑**。楮木作枕，六十日一易新者。《外臺秘要》⑨。**暴赤眼痛**碜澀者。嫩楮枝去葉放地，火燒，以盌覆之。一日取灰泡湯，澄清温洗。《聖惠方》⑩。

樹白皮。【氣味】甘，平，無毒。【主治】逐水，利小便。《别録》⑪。治水腫氣滿。甄權⑫。喉痺。吴普⑬。煮汁釀酒飲，治水腫入腹，短氣欬嗽。爲散服，治下血血崩。時珍。

---

① 聖惠方：**《聖惠方》卷37"治吐血衄血諸方"**　治吐血衄血，積日不止……又方：楮葉，右擣絞取汁，不計時候服一小盞。

② 聖惠方：**《普濟方》卷86"一切眼疾雜治"**　治一切眼疾：以春三月收穀木軟葉，曝乾爲細散，一兩，入麝香一大豆許，重研爲細末，以小杖子挑取如黍米，注目眦，注眼内，其翳自然漸消落。(**按**：《聖惠方》無此方，另溯其源。)

③ 醫學集成：**《醫學集成》卷7"疝癩五十九"**　木腎：雄黄、楮葉，爲末，酒糊丸桐子大，鹽酒下五十丸。

④ 簡便方：**《奇效單方》卷下"十九疝氣"**　治疝氣入腎，用五月五日采穀樹葉，陰乾，爲末，每以一二匙，空心温酒調下。

⑤ 聖惠方：**《聖惠方》卷65"治濕癬諸方"**　治癬濕癢不可忍……又方：右取楮葉半斤，細切擣令極爛，傅於癬上，無不差者。

⑥ 千金方：**《千金方》卷25"蛇毒第二"**　治蝮蛇毒方……又方：生麻、楮葉合擣，以水絞去滓，漬之。

⑦ 十便良方：**《普濟方》卷64"骨鯁"**　治魚骨鯁(出《十便良方》)：用楮桃葉研細，取自然汁，水調服。(**按**：《十便良方》無此方，另溯其源。)

⑧ 别録：見2485頁注⑤。

⑨ 外臺秘要：**《證類》卷12"楮實"**　《外臺秘要》……又方：頭風白屑如麩糠方：竪截楮木作枕，六十日一易新者。(**按**：《外臺》無此方，另溯其源。)

⑩ 聖惠方：**《普濟方》卷74"暴赤眼"**　洗目方，治暴赤眼，疼痛碜澀：用楮樹嫩梢，盡去葉並細毛，放地上火燒，著椀覆入一日，置灰爲末，置椀内，以沸湯浸，澄清，乘温以脂指蘸洗。(**按**：《聖惠方》無此方，另溯其源。)

⑪ 别録：見2485頁注⑤。

⑫ 甄權：**《藥性論》見《證類》卷12"楮實"**　穀木皮亦可單用。味甘，平，無毒。能治水腫氣滿……

⑬ 吴普：**《御覽》卷960"穀"**　《吴氏本草》曰：穀樹皮治喉閉、痺，一名楮。

【附方】舊一，新六。腸風下血。秋采楮皮，陰乾爲末，酒服三錢。或入麝香少許，日二。《普濟方》①。血痢血崩。楮樹皮、荆芥等分，爲末。冷醋調服一錢，血崩以煎匕服，神效不可具述。《危氏得效方》②。男婦腫疾。不拘久近，暴風入腹，婦人新産上圊，風入臟内，腹中如馬鞭，短氣。楮皮枝葉一大束，切，煮汁釀酒，不斷飲之。不過三四日即退，可常服之。《千金方》③。風水腫浮。一身盡浮，楮皮散。用楮白皮、豬苓、木通各二錢，桑白皮三錢，陳（皮）橘皮一錢，生薑三片，水二鍾煎服。日一劑。《聖濟總録》④。膀胱石水。四肢瘦削，小腹脹滿。構根白皮、桑根白皮各二升，白术四兩，黑大豆五升，流水一斗，煮四升，入清酒二升，再煮至三升，日二、（一）〔夜〕一服之。《集驗方》⑤。目中翳膜。楮白皮暴乾，作一繩子如釵股大，燒灰細研。每點少許，日三五次，瘥乃止。《崔氏方》⑥。魚骨哽咽。楮樹嫩皮搗爛爲丸，水下二三十丸。○《衛生易簡方》⑦。

皮間白汁。【釋名】構膠《綱目》、五金膠漆。【大明⑧曰】能合朱砂爲團，故名五金膠漆。【時珍曰】構汁最粘。今人用粘金薄。古法粘經書，以楮樹汁和白及、飛麪調糊，接紙永不脱解，過于膠漆。

【氣味】甘，平，無毒。

---

① 普濟方：**《普濟方》卷38“臟毒下血”**　治腸風下血不止：用秋後採楮皮陰乾，不拘多少，爲末，酒調三錢，空心服，入麝香少許。

② 危氏得效方：**《得效方》卷6“下痢”**　荆芥湯：治白痢，血痢，或婦人血崩：荆芥、楮樹皮，右等分，剉散。治血崩，每服式錢，水一盞，煎至七分，去滓，放温服。如血痢，則爲末，冷醋調，徐徐呷服。白痢，熱醋調下。神效，不可具述。

③ 千金方：**《千金方》卷21“水腫第四”**　治男子、女人新久腫，得暴惡風入腹，婦人新産上圊，風入臟，腹中如馬鞭者，嘘吸短氣，咳嗽……又方：楮皮枝葉一大束，切，煮取汁，隨多少釀酒，但服醉爲佳，不過三四日腫減，瘥後可常服之。

④ 聖濟總録：**《聖惠方》卷54“治風水腫諸方”**　治風水毒氣，遍身腫滿，宜服此方：楮白皮（一兩，剉）、桑根白皮（三兩，剉）、陳橘皮（一兩，湯浸，去白瓤，焙）、紫蘇莖葉（三兩）、豬苓（二兩，去黑皮）、木通（二兩，剉），右件藥搗篩爲散，每服五錢，以水一大盞，入生薑半分，煎至五分，去滓，不計時候温服。（**按**：《聖濟總録》無此方，另溯其源。）

⑤ 集驗方：**《千金方》卷21“水腫第四”**　治膀胱石水，四肢瘦，腹腫方：桑白皮（切）、構白皮、澤漆葉（各三升）、大豆（五升）、防已、射干、白术（各四兩），右七味㕮咀，以水一斗五升，煮取六升，去滓，納好酒三升，更煮取五升，每日二服，夜一服，餘者明日更服。（《集驗》無澤漆、防已、射干，只四味。）

⑥ 崔氏方：**《外臺》卷21“目膚翳方”**　崔氏療翳五十年不瘥方……又翳如重者方：取楮白皮曝乾，合作小繩子如粗釵脚許，火燒作灰，待冷，隨便以灰點翳上，不過三五度，翳自當爛。張右司送。

⑦ 衛生易簡方：**《衛生易簡方》卷7“骨鯁”**　治魚鯁……又方：用楮樹嫩皮搗爛爲丸（或楮子研碎。），水下二三十丸。

⑧ 大明：**《日華子》見《證類》卷12“楮實”**　……又云：穀樹汁，傅蛇蟲蜂犬咬。能合朱砂爲團，名曰五金膠漆。

【主治】療癖。《别録》①。傅蛇、蟲、蜂、蠍、犬咬。大明②。

【附方】舊一。天行病後脹滿。兩脇刺脹，臍下如水腫，以構樹枝汁隨意服之，小便利即消。《外臺秘要》③。

楮皮紙④。

楮耳見菜部"木耳"。

枳《本經》⑤中品【校正】併入《開寶⑥・枳〔殼〕》。

【釋名】子名枳實《本經》⑦、枳殼宋《開寶》⑧。【宗奭⑨曰】枳實、枳殼一物也。小則其性酷而速，大則其性詳而緩。故張仲景治傷寒倉卒之病，承氣湯中用枳實，皆取其疏通、决泄、破結實之義。他方但導敗風壅之氣，可常服者，故用枳殼，其義如此。【恭⑩曰】既稱枳實，須合核穰，今殊不然。【時珍曰】枳乃木名。從(枳)〔只〕枳，諧聲也。實乃其子，故曰枳實。後人因小者性速，又呼老者爲枳殼。生則皮厚而實，熟則殼薄而虚。正如青橘皮、陳橘皮之義。宋人復出枳殼一條，非矣。寇氏以爲破結實而名，亦未必然。

【集解】【《别録》⑪曰】枳實生河内川澤，九月、十月采，陰乾。【志⑫曰】枳殼生商州川谷。

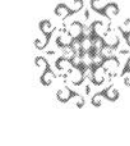

---

① 别録：見2485頁注⑤。

② 大明：見2490頁注⑧。

③ 外臺秘要：**《外臺》卷3"天行大小便不通脹滿及澀方"** 《近效》主天行後兩脅脹滿……如水腫，以穀枝汁服愈，大效。

④ 楮皮紙：(**按**：文見服器部"紙"條。)

⑤ 本經：**《本經》《别録》見《證類》卷13"枳實"** 味苦、酸，寒、微寒，無毒。主大風在皮膚中如麻豆苦癢，除寒熱結，止痢，長肌肉，利五藏，益氣輕身，除胸脅痰癖，逐停水，破結實，消脹滿，心下急痞痛逆氣，脅風痛，安胃氣，止溏泄，明目。生河内川澤。九月、十月採，陰乾。

⑥ 開寶：**《開寶》見《證類》卷13"枳殼"** 味苦、酸，微寒，無毒。主風癢麻痺，通利關節，勞氣欬嗽，背膊悶倦，散留結胸膈痰滯，逐水，消脹滿，大腸風，安胃，止風痛。生商州川谷。九月、十月採，陰乾。(用當去瓤核乃佳。此與枳實主療稍别，故特出此條。)

⑦ 本經：見本頁注⑤白字。

⑧ 開寶：見本頁注⑥。

⑨ 宗奭：**《衍義》卷14"枳實"** 枳殼，一物也。小則其性酷而速，大則其性詳而緩。故張仲景治傷寒倉卒之病，承氣湯中用枳實，此其意也。皆取其疏通决泄，破結實之義。他方但導敗風壅之氣，可常服者，故用枳殼，其意如此。

⑩ 恭：**《唐本草》見《證類》卷13"枳實"** ……若稱枳實，須合核瓤用者，殊不然也。

⑪ 别録：見本頁注⑤。

⑫ 志：見本頁注⑥。

九月、十月采，陰乾。【藏器①曰】本經枳實用九月、十月，不如七月、八月，既厚且辛。舊云江南爲橘，江北爲枳。《周禮》亦云：橘逾淮而北爲枳。今江南枳、橘俱有，江北有枳無橘。此自别種，非關變易也。【頌②曰】今洛西、江、湖州郡皆有之，以商州者爲佳。木如橘而小，高五七尺。葉如橙，多刺。春生白花，至秋成實。七月、八月采者爲實，九月、十月采者爲殼。今醫家以皮厚而小者爲枳實，完大者爲枳殼，皆以翻肚如盆口狀、陳久者爲勝。近道所出者，俗呼臭橘，不堪用。

【脩治】【弘景③曰】枳實采，破，令乾，除核，微炙令(乾)〔香〕用。以陳者爲良，俗方多用，道家不須。【斅④曰】枳實、枳殼性效不同。若使枳殼，取辛苦腥并有隟油者，要塵久年深者爲佳。並去穰核，以小麥麩炒至麩焦，去麩用。

枳實。【氣味】苦，寒，無毒。【《别録》⑤曰】酸，微寒。【(音)〔普〕⑥曰】神農：苦。雷公：酸，無毒。李當之：大寒。【權⑦曰】辛、苦。【元素⑧曰】性寒味苦，氣厚味薄，浮而升微降，陰中陽也。【杲⑨曰】沉也。陰也。

【主治】大風在皮膚中，如麻豆苦痒，除寒熱結，止痢，長肌肉，利五臟，益氣輕身。《本經》⑩。除胸脇痰癖，逐停水，破結實，消脹滿，心下急痞痛逆氣，脇風痛，安胃氣，止溏泄，明目。《别録》⑪。解傷寒結胸，主上氣喘欬，腎

---

① 藏器：**《拾遺》見《證類》卷 13“枳實”** 《陳藏器本草》云：枳實根皮主痔，末服方寸匕。《本經》採實用，九月、十月，不如七月、八月，既厚且辛。舊云江南爲橘，江北爲枳。今江南俱有枳、橘，江北有枳無橘。此自是種别，非關變也。/**《周禮注疏》卷 39“冬官考工記第六”** ……橘踰淮而北爲枳……此地氣然也……

② 頌：**《圖經》見《證類》卷 13“枳實”** 枳實，生河内川澤，枳殼，生商州川谷。今京西、江湖州郡皆有之，以商州者爲佳。如橘而小，高亦五、七尺。葉如棖，多刺。春生白花，至秋成實。九月、十月採，陰乾。舊説七月、八月採者爲實，九月、十月採者爲殼。今醫家多以皮厚而小者爲枳實，完大者爲殼，皆以翻肚如盆口唇狀，須陳久者爲勝。近道所出者，俗呼臭橘，不堪用……

③ 弘景：**《集注》見《證類》卷 13“枳實”** 陶隱居云：今處處有採，破令乾用之。除中核，微炙令香。亦如橘皮以陳者爲良……枳實，俗方多用，道家不須。

④ 斅：**《炮炙論》見《證類》卷 13“枳實”** 雷公云：凡使，勿使枳實，緣性效不同。若使枳殼，取辛苦腥并有隟油，能消一切瘴，要塵久年深者爲上。用時先去瓤，以麩炒過，待麩焦黑遂出，用布拭上焦黑，然後單擣如粉用。

⑤ 别録：見 2491 頁注⑤。

⑥ 普：**《御覽》卷 992“枳實”** 《吴氏本草》曰：枳實：苦。雷公：酸、無毒。季氏：大寒。九月、十月採，陰乾。

⑦ 權：**《藥性論》見《證類》卷 13“枳實”** 枳實，臣，味苦、辛……

⑧ 元素：**《醫學啓源》卷下“用藥備旨・燥降收”** 枳殼……《主治秘要》云：性寒味苦，氣厚味薄，浮而升，微降，陰中陽也……/枳實……《主治秘要》云：氣味升降，與枳殼同。

⑨ 杲：**《珍珠囊・諸品藥性主治指掌》(《醫要集覽》本)“枳實”** ……無毒。沉也，陰也。

⑩ 本經：見 2491 頁注⑤白字。

⑪ 别録：見 2491 頁注⑤。

内傷冷，陰痿而有氣，加而用之。甄權①。消食，散敗血，破積堅，去胃中濕熱。元素②。

【發明】【震亨③曰】枳實瀉痰，能衝墻倒壁，滑竅破氣之藥也。【元素④曰】心下痞及宿食不消，並宜枳實、黄連。【杲⑤曰】以蜜炙(則)〔用〕，則破水積以泄氣，除内熱。潔古用(云)〔去〕脾經積血。脾無積血，則心下不痞也。【好古⑥曰】益氣則佐之以人參、白术、乾薑，破氣則佐之以大黄、牽牛、芒硝，此本經所以言益氣而復言消痞也。非白术不能去濕，非枳實不能除痞。故潔古制枳术丸方，以調胃脾。張仲景治心下〔堅大〕如盤，水飲所作，枳實白术湯，用枳實七枚，术三兩，水壹斗，煎三升，分三服。腹中軟即消也。餘見"枳殼"下。

【附方】舊九，新四。卒胸痺痛。枳實擣末。湯服方寸匕，日三夜一。《肘後方》⑦。胸痺結胸。胸痺，心下痞堅，留氣結胸，脇下逆氣搶心，枳實薤白湯主之。陳枳實四枚，厚朴四兩，薤白半斤，栝樓一枚，桂一兩，以水五升，先煎枳、朴，取二升，去滓，納餘藥，煎三兩沸，分温三服，當愈。張仲景《金匱要略》⑧。傷寒胸痛。傷寒後卒胸膈閉痛。枳實麩炒爲末。米飲服二錢，日二服。嚴子礼《濟生方》⑨。産後腹痛。枳實麩炒、芍藥酒炒各二錢，水一盞煎服。亦可爲末

---

① 甄權：**《藥性論》見《證類》卷13"枳實"** ……解傷寒結胸。入陷胸湯用，主上氣喘欬，腎内傷冷，陰痿而有氣，加而用之。

② 元素：**《醫學啓源》卷下"用藥備旨·燥降收"** 枳實……其用有四：主心下痞一也，化心胸痰二也，消宿食三也，破堅積四也。又云：純陽。去胃中濕。去瓤，麩炒用。

③ 震亨：**《衍義補遺·枳實》** 瀉痰，能冲墻倒壁，滑竅瀉氣之藥。

④ 元素：**《醫學啓源》卷下"主治心法·隨證治病用藥"** 心下痞，用枳實、黄連……宿水不消，用黄連、枳殼。（**按**："宿水不消"，《本草發揮》卷4"隨證治病藥品"作"宿食不消"。卷1"黄連"亦作"宿食不消"，當以"食"字爲正。）

⑤ 杲：**《湯液本草》卷5"枳實"** 《心》云：潔古用去脾經積血，故能去心下痞。脾無積血，則心下不痞……炙用，破水積以泄裏除氣。

⑥ 好古：**《湯液本草》卷5"枳實"** 《本草》云：……益氣則佐之以人參、乾薑、白术，破氣則佐之以大黄、牽牛、芒硝，此本經所以言益氣，而復言消痞也。非白术不能去濕，非枳實不能除痞……仲景治心下堅大如盤，水飲所作，枳實白术湯主之。枳實七枚，术三兩，水一斗，煎取三升，分三服。腹中軟即消。（**按**：時珍引"故潔古製枳术丸方以調胃脾"，不見原文，乃自添也。）

⑦ 肘後方：**《肘後方》卷4"治卒患胸痹痛方第二十九"** 胸痹之病，令人心中堅痞急痛，肌中苦痹，絞急如刺，不得俯仰，其胸前及背皆痛，手不得犯，胸滿短氣，咳嗽引痛，煩悶自汗出，或徹引背膂，不即治之，數日害人。治之方……又方：枳實搗末，宜服方寸匕，日三夜一服。

⑧ 金匱要略：**《金匱·胸痹心痛短氣病脉證治》** 胸痹，心中痞留，氣結在胸，胸滿，脅下逆搶心，枳實薤白桂枝湯主之，人參湯亦主之。枳實薤白桂枝湯方：枳實（四枚）、厚朴（四兩）、薤白（半斤）、桂枝（一兩）、括蔞（一枚，搗），右五味以水五升，先煮枳實、厚朴，取二升，去滓，内諸藥煮數沸，分温三服。

⑨ 嚴子礼濟生方：**《證類》卷13"枳實"** 《濟衆方》：治傷寒後，卒胸膈閉痛：枳實一味，剉，麩炒黄，爲末，服二錢，米飲調下，一日二服。（**按**：嚴氏《濟生方》無此方，另溯其源。）

服。○《聖惠方》①。**奔豚氣痛**。枳實炙，爲末，飲下方寸匕，日三夜一。《外臺秘要》②。**婦人陰腫**堅痛。枳實半斤碎炒，帛裹熨之，冷即易。《子母秘録》③。**大便不通**。枳實、皂莢等分，爲末，飯丸，米飲下。《危氏得效方》④。**積痢脱肛**。枳實石上磨平，蜜炙黄，更互熨之，縮乃止。《千金方》⑤。**小兒久痢**，水穀不調。枳實擣末，飲服一二錢。○《廣利方》⑥。**腸風下血**。枳實半斤麩炒，黄芪半斤，爲末。米飲非時服二錢匕。糊丸亦可。《經驗方》⑦。**小兒五痔**。不以年月，枳實爲末，煉蜜丸梧子大，空心飲下三十丸。《集驗方》⑧。**小兒頭瘡**。枳實燒灰，猪脂調塗。《聖惠方》⑨。**皮膚風瘮**。枳實醋浸，火炙熨之即消。《外臺秘要》⑩。

枳殼。【氣味】苦、酸，微寒，無毒。【權⑪曰】苦，辛。【元素⑫曰】氣味升降，與枳實同。【杲⑬曰】沉也，陰也。

【主治】風(痺淋)〔瘙麻〕痺，通利關節，勞氣欬嗽，背膊悶倦，散留結胸膈痰滯，逐水，消脹滿大(脇)〔腸〕風，安胃，止風痛。《開寶》⑭。遍身風

---

① 聖惠方：**《普濟方》卷 351“腹痛”** 枳實芍藥散，治産後腹痛，煩滿不得卧：枳實（燒令黑，勿太過）、芍藥（各等分），右爲散，每服方寸匕，日三服……（**按**：《聖惠方》無此方，另溯其源。）

② 外臺秘要：**《外臺》卷 12“胸痹咳唾短氣方”** 《肘後》論胸痺之病，令人心中堅痞急痛，肌中苦痺，絞急如刺，不得俛仰，其胸前及背皆痛，手不得犯，胸滿短氣，欬唾引痛，煩悶，白汗出，或徹引背膂，不即療，數日殺人……又方：枳實（炙），右一味擣篩，以米汁先食服方寸匕，日三夜一。（**按**：此方與 2493 頁注⑦肘後方同，皆未涉治“奔豚”。）

③ 子母秘録：**《證類》卷 13“枳實”** 《子母秘録》：治婦人陰腫堅痛：用半斤，碎炒令熟，故帛裹熨，冷即易之。

④ 危氏得效方：**《得效方》卷 6“秘澀”** 治腸胃氣壅風盛，大便秘實……又方：只用枳實、皂角等分，爲末，飯飲爲圓，亦妙。

⑤ 千金方：**《千金方》卷 24“脱肛第六”** 治積冷利脱肛方：枳實一枚，石上磨令滑澤，鑽，安柄，蜜塗，炙令暖，熨之，冷更易之，取縮入止。

⑥ 廣利方：**《證類》卷 13“枳實”** 《廣利方》：治小兒久痢淋瀝，水穀不調。枳實六分擣末，以飲汁調二錢匕，二歲服一錢。

⑦ 經驗方：**《證類》卷 13“枳實”** 《經驗方》：治腸風下血：枳實半斤，麩炒，去瓤綿黄耆半斤，洗剉，爲末，米飲非時下二錢匕。若難服，以糊丸湯下三、五十丸，效。

⑧ 集驗方：**《證類》卷 13“枳實”** 《集驗方》：治五痔不以年月日久新。枳實爲末，煉蜜丸如桐子大，空心飲下二十丸。

⑨ 聖惠方：**《普濟方》卷 363“頭瘡”** 治頭瘡不瘥，汁出不止方：用枳實燒灰，豬脂調，塗瘡上。（**按**：《聖惠方》無此方，另溯其源。）

⑩ 外臺秘要：**《外臺》卷 15“癮疹風疹一十”** 《延年》塗風疹……又方：取枳實以醋漬令濕，火炙令熱，適寒温用熨上，即消。

⑪ 權：**《藥性論》見《證類》卷 13“枳殼”** 枳殼，使，味苦、辛……

⑫ 元素：**《醫學啓源》卷下“用藥備旨・枳實”** 《主治秘〔要〕》云：氣味升降，與枳殼同。

⑬ 杲：**《珍珠囊・諸品藥性主治指掌》(《醫要集覽》本)“枳殼”** ……無毒。沉也，陰也。

⑭ 開寶：見 2491 頁注⑥。

瘮，肌中如麻豆惡(瘡)〔癢〕，腸風痔疾，心腹結氣，兩脇脹虚，關膈壅塞。甄權①。健脾開胃，調五臟，下氣，止嘔逆，消痰，治反胃霍亂瀉痢，消食，破癥結痃癖五膈氣，及肺氣水腫，〔利〕大小腸，除風明目。炙熱，熨痔腫。大明②。泄肺氣，除胸痞。元素③。治裏急後重。時珍。

【發明】【元素④曰】枳殼破氣，勝濕化痰，泄肺走大腸，多用損胸中至高之氣，止可二三服而已。稟受素壯而氣刺痛者，看在何部經分，以别經藥導之。【杲⑤曰】氣血弱者不可服，以其損氣也。【好古⑥曰】枳殼主高，枳實主下；高者主氣，下者主血。故殼主胸膈皮毛之病，實主心腹脾胃之病，大同小異。朱肱《活人書》言：治痞宜先用桔梗枳殼湯。非用此治心下痞也，果知誤下，氣將陷而成痞，故先用此，使不致於痞也。若已成痞而用此，則失之晚矣。不惟不能消痞，反損胸中之氣，“先”之一字有謂也。【時珍曰】枳實、枳殼氣味功用俱同，上世亦無分别。魏、晉以來，始分實、殼之用。潔古張氏、東垣李氏又分治高治下之説。大抵其功皆能利氣，氣下則痰喘止，氣行則痞脹消，氣通則痛刺止，氣利則後重除。故以枳實利胸膈，枳殼利腸胃。然張仲景治胸痺痞滿，以枳實爲要藥；諸方治下血痔痢、大腸秘塞、裏急後重，又以枳殼爲通用。則枳實不獨治下，而殼不獨治高也。蓋自飛門至魄門，皆肺主之，三焦相通，一氣而已。則二物分之可也。不分亦無傷。《杜壬方》⑦載湖陽公主苦難産，有方士進瘦胎飲。方用枳殼四兩，甘草二兩，爲末。每服一錢，白湯點服。自五月後一日一

① 甄權：**《藥性論》見《證類》卷13“枳殼”** ……治遍身風疹，肌中如麻豆惡癢，主腸風痔疾，心腹結氣，兩脅脹虚，關膈擁塞……

② 大明：**《日華子》見《證類》卷13“枳殼”** 健脾開胃，調五藏，下氣止嘔逆，消痰，治反胃，霍亂瀉痢，消食，破癥結痃癖，五膈氣，除風，明目及肺氣水腫，利大小腸，皮膚癢，痔腫可炙熨，入藥浸軟，剉炒令熟。

③ 元素：**《醫學啓源》卷下“用藥備旨・枳殼”** ……治胸中痞塞，泄肺氣。

④ 元素：**《醫學啓源》卷下“主治心法・隨證治病用藥”** 氣刺痛，用枳〔殼〕，看何經，分以引經藥導之……破滯氣，用枳殼(高者用之，能損胸中至高之氣，三二服而已)。/**《湯液本草》卷5“枳殼”** 《心》云：利胸中氣，勝濕化痰。勿多用，損胸中至高之氣。/**《本草發揮》卷3“枳殼”** 潔古云：治胸中痞塞，泄肺氣。凡氣刺痛，用枳殼，看何經，分以引經藥導之。破滯氣，亦用枳殼，高者用之。然能損胸中至高之氣，止可二三服而已。

⑤ 杲：**《本草發揮》卷3“枳殼”** 東垣云：氣血弱者，不可服枳殼，以其損氣也。

⑥ 好古：**《湯液本草》卷5“枳實”** 《本草》云：……殼主高而實主下。高者主氣；下者主血。主氣者在胸膈，主血者在心腹……/**“枳殼”** 《藥性論》云……殼，高，主皮毛、胸膈之病。實，低，主心胃之病。其主治大同小異。/**《此事難知》卷下“桔梗枳殼湯”** 《活人書》言：治痞當知是痞，宜先用桔梗枳殼湯，非用此以治心下痞也。審知錯下，必成痞證。是氣將陷而過於胸中，故先用此，使不致於痞也。若已成痞而用此，則失之晚矣，不惟不能消痞，胸中之氣反病矣。先之一字，預早之意也……(**按**：時珍合王好古二書之文以成此條。)

⑦ 杜壬方：**《證類》卷13“枳殼”** 《杜壬方》：瘦胎散：昔胡陽公主難産，方士進枳殼四兩，甘草二兩，爲末。每服空心大錢匕，如茶點服。自五月後一日一服，至臨月不惟易産，仍無胎中惡病。忌登高厠。

服,至臨月,不惟易産,仍無胎中惡病也。張潔古《活法機要》[①]改以枳术丸日服,令胎瘦易生,謂之束胎丸。而寇宗奭《衍義》[②]言,胎壯則子有力易生,令服枳殼藥反致無力,兼子亦氣弱難養,所謂縮胎易産者,大不然也。以理思之,寇氏之説似覺爲優。或胎前氣盛壅滯者宜用之,所謂八九月胎,必用枳殼、蘇梗以順氣,胎前無滯,則産後無虚也。若氣禀弱者,即大非所宜矣。【震亨[③]曰】難産多見于鬱悶安逸之人,富貴奉養之家。古方瘦胎飲,爲湖陽公主作也。予妹苦于難産,其形肥而好坐,予思此與公主正相反也。彼奉養之人,其氣必實,故耗其氣使平則易産。今形肥則氣虚,久坐則氣不運,當補其母之氣。以紫蘇飲加補氣藥,十數貼服之,遂快産。

【附方】舊三,新十五。**傷寒呃噫**。枳殼半兩,木香一錢,爲末。每白湯服一錢,未知再服。《本事方》[④]。**老幼腹脹**。血氣凝滯,用此寬腸順氣,名四炒丸。商州枳殼厚而緑背者,去穰四兩,分作四分,一兩用蒼术一兩同炒,一兩用蘿蔔子一兩同炒,一兩用乾漆一兩同炒,一兩用茴香一兩同炒黄。去四味,只取枳殼爲末。以四味煎汁煮麪糊和丸梧子大。每食後米飲下五十丸。王氏《簡易方》[⑤]。**消積順氣**。治五積六聚,不拘男婦老小,但是氣積,並皆治之,乃仙傳方也。枳殼三斤去穰,每箇入巴豆仁一箇,合定扎煮,慢火水煮一日。湯減再加熱湯,勿用冷水。待時足汁盡,去巴豆,切片晒乾勿炒,爲末。醋煮麪糊丸梧子大。每服三四十丸,隨病湯使。邵真人《經驗方》[⑥]。**順氣止痢**。枳殼炒二兩四錢,甘草六錢,爲末,每沸湯服二錢。《嬰童

---

① 活法機要:**《保命集》卷下"婦人胎産論第二十九"** 束胎丸:白术、枳殼(去穰,炒,等分),右爲末,燒飯爲丸如桐子大,入月一日食前服三五十丸,温熟水下。胎瘦易生也,服至産則已。

② 衍義:**《醫説》卷 8"服餌並藥忌・枳殼散之戒"** 每人家婦女有孕則服枳殼散,謂能束胎,令人易産。乃大不然。凡胎壯則子有力,故易産。村婦平日健啖,其産特易,令服枳殼,反致無力,兼子亦氣弱難養也。(《本草衍義》。)(**按**:《衍義》無此説,《醫説》誤注。)

③ 震亨:**《格致餘論・難産論》** 世之難産者,往往見於鬱悶安佚之人,富貴奉養之家。若貧賤辛苦者無有也。方書止有瘦胎飲一論,而其方爲湖陽公主作也,實非極至之言。何者?見有此方,其難自若。予族妹苦於難産,後遇胎孕,則觸而去之,余甚憫焉。視其形肥而勤於針指,構思旬日,忽自悟曰:此正與湖陽公主相反。彼奉養之人,其氣必實,耗其氣使和平,故易産。今形肥知其氣虚,久坐知其不運,而其氣愈弱。久坐胞胎因母氣不能自運耳。當補其母之氣,則兒健而易産。今其有孕至五六個月,遂于《大全方》紫蘇飲加補氣藥,與十數帖,因得男而甚快……

④ 本事方:**《本事方》卷 8"傷寒時疫"** 治傷寒汗後吃噫……又方:枳殼(半兩)、木香(一錢),右細末,每服一錢,白湯調下。未知再與。

⑤ 簡易方:**《百一選方》卷 12"第十八門"** 治蠱脹:十四弟婦曾服作效。枳殼四兩,去穰,切作兩指面大塊,分四處。一兩用蒼术一兩同炒黄色,去蒼术。一兩用蘿蔔子一兩同炒黄色,去蘿蔔子。一兩用乾漆一兩同炒黄色,去乾漆。一兩用茴香一兩同炒黄色,去茴香。右取枳殼爲細末,却用元炒藥蒼术等四味,用水二椀,煎至一椀,去滓,煮麪糊爲元如梧桐子大,每服三十元至五十元,食後米飲下。(**按**:此方非出《簡易方》,另溯其源。)

⑥ 邵真人經驗方:**《秘傳經驗方》** 消積順氣丸:此方仙傳,治諸疾病,五積六聚……應是氣積,並皆治之。枳殼(三斤半,箇全者,去穰浄),右枳殼每一合内,去殼巴豆一箇,却以線十字扎定,入鍋内,用水熳火煮一日,若湯減,再添熱湯,不可添冷水,勿令乾焦,待汁將盡取出,去巴豆不用,却將枳殼薄切,曬乾,不可炒焙,爲細末,用醋煮,并原煮藥餘汁打糊爲丸如梧桐子。每服三四十丸,加至五六十丸。小兒服丸如麻子大十丸、十五丸,量虚實用之……

百問》①。**疏導脚氣**。即上方,用木瓜湯服。《直指方》②。**小兒秘澀**。(积)〔枳〕殼煨去穰、甘草各一錢,以水煎服。《全幼心鑑》③。**腸風下血**,不拘遠年近日。《博濟方》④用枳殼燒黑存性五錢,羊脛炭爲末三錢,五更空心米飲服。如人行五里,再一服,當日見效。○《簡便方》⑤用枳殼一兩,黄連五錢,水一鍾,煎半鍾,空心服。**痔瘡腫痛**。《必效方》⑥用枳殼煨熟熨之,七枚立定。○《本事方》⑦用枳殼末入瓶中,水煎百沸,先(重)〔熏〕後洗。**懷胎腹痛**。枳殼三兩麸炒,黄芩一兩,〔爲粗末〕,每服五錢,水一盞半,煎一盞服。若脹滿身重,加白术一兩。《活法機要》⑧。**産後腸出**不收。枳殼煎湯浸之,良久即入也。《袖珍方》⑨。**小兒驚風**。不驚丸:治小兒因驚氣吐逆作搐,痰涎壅塞,手足掣瘲,眼睛斜視。枳殼去穰麸炒、淡豆豉等分,爲末。每服一字,甚者半錢。急驚,薄荷自然汁下。慢驚,荆芥湯入酒三五點下。日三服。陳文中《小兒方》⑩。**牙齒疼痛**。枳殼浸酒含漱。《聖惠方》⑪。**風㾓作癢**。枳殼三兩麸炒,爲末。每服二錢,水一盞,煎六分,去滓温服。仍以汁塗。《經驗〔後〕方》⑫。**小兒軟癤**。大枳殼一箇去白,磨口平,以麪糊抹

---

① 嬰童百問:**《嬰童百問》卷7“諸色痢第七十問”** 寬腸枳殼散:順氣止痢。甘草(炙,六錢)、枳殼(炒,二兩四錢),右爲細末,每服一錢,空心沸湯點服。

② 直指方:**《直指方》卷4“脚氣證治”** 枳殼散:疏導毒氣。枳殼(制,五兩)、甘草(炙,一兩半),右末,每服二錢,濃煎木瓜湯調下。如要快利,更加麻仁。

③ 全幼心鑑:**《全幼心鑑》卷2“大便秘澀”** 甘枳湯:甘草、枳殼(煨,去穰,各一錢),右㕮散,水煎,食前服。

④ 博濟方:**《證類》卷13“枳殼”** 《博濟方》:治遠年日近腸風下血不止。枳殼燒成黑灰存性,羊脛炭爲末,枳殼末五錢,炭末三錢,和勻。用濃米飲一中盞調下,空心服,五更初一服。如人行五里,再服。當日見效。

⑤ 簡便方:**《奇效單方》卷上“六諸血”** 治大便下血:枳殼(一兩)、黄連(五錢),右㕮咀,水一鐘,飯鍋内頓至半鐘,空心温服。

⑥ 必效方:**《證類》卷13“枳殼”** 《必效方》:熨痔。痔頭出,或痛不可忍。枳殼於煻灰中煨熱微熨,盡七枚立定。發即熨之。

⑦ 本事方:**《本事方後集》卷7“治諸痔疾”** 熏洗痔方:枳殼不拘多少,右爲末,每服二錢,水一大碗,砂瓶内煎百沸,先去瓶上坐熏,後却瀉出,通手熱洗妙。

⑧ 活法機要:**《保命集》卷下“婦人胎産論第二十九”** 枳殼湯:治婦人懷胎腹脹。枳殼(三兩,炒)、黄芩(一兩),右爲粗末,每服半兩,水一盞半,煎一盞,去滓温服。治産前脹滿,身體沉重,枳殼湯中加白术一兩。

⑨ 袖珍方:**《袖珍方》卷4“産後衆疾”** 治産後生腸不收(《經驗方》):右用枳殼三兩,去穰煎湯,温浸良久,即入。

⑩ 陳文中小兒方:**《小兒病源方》卷3“驚風門·方藥”** 不驚丸:治小兒因驚氣而吐逆作搐,痰涎壅塞,手足掣瘲,眼睛斜視。枳殼(去穰,麸炒)、淡豆豉,右爲末,每服一字,病甚者服半錢,不拘時候服,日三服。急驚者薄荷自然汁調下。慢驚者荆芥湯入酒三五點調下。

⑪ 聖惠方:**《普濟方》卷66“牙齒疼痛”** 枳殼方:以枳殼根浸酒煎含,治齒痛消痰,有氣加而用之。(**按**:《聖惠方》無此方,另溯其源。)

⑫ 經驗後方:**《證類》卷13“枳殼”** 《經驗後方》:治風疹癢不止。以枳殼三兩,麸炒微黄,去瓤爲末。每服二錢,非時水一中盞,煎至六分,去滓服。

邊合瘺上。自出膿血盡,更無痕也。《危氏得效方》①。利氣明目。枳殼麸炒一兩,爲末,點湯代茶。○《普濟方》②。下早成痞。傷寒陰證,下早成痞,心下滿而不痛,按之虚軟。枳殼、檳榔等分,爲末。每服三錢,黄連湯調下。○《宣明方》③。脇骨疼痛,因驚傷肝者。枳殼一兩麸炒,桂枝生半兩,爲細末。每服二錢。薑棗湯下。《本事方》④。

枳茹樹皮也。或云:枳殼上刮下皮也。【主治】中風身直,不得屈申反復,及口僻眼斜。刮皮一升,酒三升,漬一宿,每温服五合,酒盡再作。蘇頌⑤。樹莖及皮:主水脹暴風,骨節疼急。弘景⑥。

根皮。【主治】浸酒,漱齒痛。甄權⑦。煮汁服,治大便下血。末服,治野雞病有血。藏器⑧。

嫩葉。【主治】煎湯代茶,去風。時珍。○出《茶譜》⑨。

枸橘《綱目》

【釋名】臭橘。

【集解】【時珍曰】枸橘處處有之,樹、葉並與橘同,但幹多刺。三月開白花,青蕊不香。結實大如彈丸,形如枳實而殼薄,不香。人家多收種爲藩蘺,亦或收小實,僞充枳實及青橘皮售之,不可不辨。

葉。【氣味】辛,温,無毒。

【主治】下痢膿血後重,同萆薢等分炒存性研,每茶調二錢服。又治喉瘻,消腫導毒。時珍。

【附方】新一。咽喉怪證.咽喉生瘡,層層如疊,不痛,日久有竅出臭氣,廢飲食。用臭橘

---

① 危氏得效方:**《得效方》卷12“軟瘺”** 治軟瘺愈而再作……又方:大枳殼一枚,去穰令空,地上磨令口平,以稠麪糊搽四唇,罨在瘺上,自破,膿溜出盡,更無瘢痕。

② 普濟方:**《普濟方》卷86“一切眼疾雜治”** 枳殼方:明目。用枳殼一兩,杵末,如茶法煎呷之。

③ 宣明方:**《宣明方論》卷6“傷寒門”** 檳榔散:治傷寒陰病,下之太早成痞,心下痞滿而不痛,按之軟虚者。檳榔、枳殼(等分),右爲末,每服三錢,煎黄連湯調下,不計時候,温服。

④ 本事方:**《本事方》卷7“腹脅疼痛”** 治因驚傷肝,脅骨裹疼痛不已,桂枝散:枳殼(一兩,小者)、桂枝(半兩),右細末,每服二錢,薑棗湯調下。

⑤ 蘇頌:**《圖經》見《證類》卷13“枳實”** ……又治卒中急風,身直不得,屈伸反覆者。刮取枳木皮屑,謂之枳茹一升,酒一升,漬一宿,服五合,至盡再作良。

⑥ 弘景:**《集注》見《證類》卷13“枳實”** ……枳樹莖及皮,療水脹,暴風骨節疼急……

⑦ 甄權:**《藥性論》見《證類》卷13“枳殼”** ……根,浸酒煎含,治齒痛,消痰,有氣加而用之。

⑧ 藏器:**《拾遺》見《證類》卷13“枳殼”** 陳藏器云:根皮主野雞病。末服方寸匕……

⑨ 茶譜:**《茶譜》見《事類賦》卷17** 茶之别者,枳殼牙、枸杞牙、枇杷牙,皆治風疾。又有皂角牙、槐牙、柳牙,乃上春摘其牙,和茶作之。(**按**:《茶譜》佚,今索得其佚文。)

葉煎湯連服。必愈。夏子益《奇病方》①。

刺。【主治】風蟲牙痛,每以一合煎汁含之。時珍。

橘核。【主治】腸風下血不止。同樗根白皮等分炒研,每服一錢,皂莢子煎湯調服。時珍。

【附方】新一。白疹瘙痒遍身者。小枸橘細切,麥麩炒黄爲末。每服二錢,酒浸少時,飲酒,初以枸橘煎湯洗患處。○《救急方》②。

樹皮。【主治】中風强直,不得屈申。細切一升,酒二升,浸一宿。每日温服半升。酒盡再作。時珍。

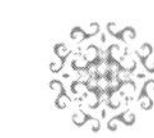

巵子《本經》③中品

【釋名】木丹《本經》④、越桃《别録》⑤、鮮支《綱目》。花名薝蔔。【時珍曰】巵,酒器也。巵子象之,故名。俗作梔。司馬相如賦⑥云:鮮支黄(爍)〔礫〕。註云:鮮支即支子也。佛書⑦稱其花爲薝蔔,謝靈運⑧謂之林蘭,曾端伯⑨呼爲禪友。或曰⑩:薝蔔金色,非巵子也。

【集解】【《别録》⑪曰】巵子生南陽川谷。九月采實,暴乾。【弘景⑫曰】處處有之。亦兩三

---

① 奇病方:**《傳信適用方》卷下"夏子益治奇疾方三十八道"** 第九:咽喉間生肉,層層相疊,五色,漸漸腫起,不痛,多日乃有竅子,臭氣自出,遂退飲食。治用橘葉煎湯,吃五盞愈。(**按**:上方用"橘葉"。《雞峰普濟方》所引作"石楠葉"。時珍引作"臭橘",不知所本。)

② 救急方:**《救急易方》卷6"瘡瘍門·一百五十一"** 治遍身白疹,瘙癢不止,用小枸橘不拘多少,切作片,麩皮炒黄,爲末,每服二錢,酒浸少時,去枸橘,但飲酒最妙。仍以枸橘煎湯洗患處,立愈。

③ 本經:**《本經》《别録》見《證類》卷13"梔子"** 味苦,寒、大寒,無毒。主五内邪氣,胃中熱氣,面赤酒皰皶鼻,白癩赤癩,瘡瘍,療目熱赤痛,胸心大小腸大熱,心中煩悶,胃中熱氣。一名木丹,一名越桃。生南陽川谷。九月採實,暴乾。

④ 本經:見上注白字。

⑤ 别録:見上注。

⑥ 司馬相如賦:**《史記·司馬相如列傳》** 鮮枝黄礫(……司馬彪云:鮮支,即今支子……

⑦ 佛書:**《全芳備祖·前集》卷22"薝蔔花"** ……如人入薝蔔林中,(問)〔聞〕薝蔔香,不聞他香。(佛書。)

⑧ 謝靈運:**《全芳備祖·前集》卷22"薝蔔花"** 林蘭近雪而揚猗。(注:林蘭,梔子也。)(謝靈運賦。)

⑨ 曾端伯:**《全芳備祖·前集》卷7"海棠"** 曾端伯《十友調笑令》,取友於十花……禪友,薝蔔也……(《詞話》。)

⑩ 或曰:**《爾雅翼》卷4"巵"** ……或曰:薝蔔者,金色,花小而香,西方甚多,非巵也。(**按**:原無出處,今溯其源。)

⑪ 别録:見本頁注③。

⑫ 弘景:**《集注》見《證類》卷13"梔子"** ……處處有。亦兩三種小異,以七棱者爲良,經霜乃取之,今皆入染,用於藥甚稀……

種小異,以七稜者爲良。經霜乃取,入染家用,於藥甚稀。【頌①曰】今南方及西蜀州郡皆有之。木高七八尺。葉似李而厚硬,又似樗蒲子。二三月生白花,花皆六出。甚芬香,俗説即西域薝蔔也。夏秋結實如訶子狀,生青熟黄,中仁深紅。南人競種以售利。《史記・貨殖傳》云:巵、茜千石,與千户侯等。言獲利博也。入藥用山巵子,方書所謂越桃也,皮薄而圓小,刻房七稜至九稜者爲佳。其大而長者,雷斆《炮炙論》謂之伏尸巵子,入藥無力。【時珍曰】巵子葉如兔耳,厚而深緑,春榮秋瘁。入夏開花,大如酒盃,白瓣黄蕊。隨即結實,薄皮細子有鬚,霜後收之。蜀中有紅巵子,花爛紅色,其實染物則赭紅色。

【脩治】【斆②曰】凡使須要如〔雀〕腦,并鬚長有九路赤色者爲上。先去皮鬚取仁,以甘草水浸一宿,漉出焙乾,搗篩爲末用。【震亨③曰】治上焦、中焦連殼用,下焦去殼,洗去黄漿,炒用。治血病,炒黑用。【好古④曰】去心胸中熱,用仁;去肌表熱,用皮。

【氣味】苦,寒,無毒。【《别録》⑤曰】大寒。【元素⑥曰】氣薄味厚,輕清上行,氣浮而味降,陽中陰也。【杲⑦曰】沉也,陰也。入手太陰肺經血分。《丹書》⑧:巵子柔金。

【主治】五内邪氣,胃中熱氣,面赤酒皰皶鼻,白癩赤癩,瘡瘍。《本經》⑨。療目赤熱痛,胸心、大小腸大熱,心中煩悶。《别録》⑩。去熱毒風,除時疾熱,解五種黄病,利五淋,通小便,解消渴,明目。主中惡,殺䗪蟲毒。甄權⑪。解

① 頌:**《圖經》見《證類》卷 13"梔子"**　梔子,生南陽川谷,今南方及西蜀州郡皆有之。木高七八尺。葉似李而厚硬,又似樗蒲子。二、三月生白花,花皆六出,甚芬香,俗説即西域詹匐也。夏秋結實如訶子狀,生青熟黄,中人深紅。九月採實,暴乾。南方人競種以售利。《貨殖傳》云:巵茜千石,亦比千乘之家。言獲利之博也。此亦有兩三種,入藥者山梔子,方書所謂越桃也。皮薄而圓小,刻房七棱至九棱者爲佳。其大而長者,乃作染色。又謂之伏尸梔子,不堪入藥用。

② 斆:**《炮炙論》見《證類》卷 13"梔子"**　雷公曰:凡使,勿用顆大者,號曰伏尸梔子,無力。須要如雀腦,并鬚長有九路赤色者上。凡使,先去皮、鬚了,取人,以甘草水浸一宿,漉出焙乾,擣篩如赤金末用。

③ 震亨:(**按**:查朱震亨相關書,未能溯得其源。)

④ 好古:**《湯液本草》卷 5"木部・梔子"**　用仁,去心胸中熱。用皮,去肌表熱。

⑤ 别録:見 2499 頁注③。

⑥ 元素:**《醫學啓源》卷下"用藥備旨・寒沉藏"**　梔子:性寒味苦,氣薄味厚,輕清上行,氣浮而味降,陽中陰也。

⑦ 杲:**《珍珠囊・諸品藥性主治指掌》(《醫要集覽》本)"梔子"**　沉也,陰也……/**《湯液本草》卷 5"梔子"**　入手太陰經。

⑧ 丹書:**《證類》卷 13"梔子"**　《丹房鏡源》:梔子柔金。

⑨ 本經:見 2499 頁注③白字。

⑩ 别録:見 2499 頁注③。

⑪ 甄權:**《藥性論》見《證類》卷 13"梔子"**　山梔子,殺䗪蟲毒。去熱毒風,利五淋,主中惡,通小便,解五種黄病,明目,治時疾,除熱及消渴口乾,目赤腫病。

玉支毒。弘景①。○羊躑躅也。主痞痓，紫癜風。孟詵②。治心煩懊憹不得眠，臍下血滯而小便不利。元素③。瀉三焦火，清胃脘血，治熱厥心痛，解熱鬱，行結氣。震亨④。治吐血，衄血，血痢，下血，血淋，損傷瘀血，及傷寒勞復，熱厥頭痛，疝氣，湯火傷。時珍。

【發明】【元素⑤曰】巵子輕飄而象肺，色赤而象火，故能瀉肺中之火。其用有四：心經客熱，一也；除煩燥，二也；去上焦虚熱，三也；治風，四也。【震亨⑥曰】巵子瀉三焦之火，及痞塊中火邪，最清胃（腕）〔脘〕之血。其性屈曲下行，能降火從小便中泄去。凡心痛稍久，不宜温散，反助火邪。故古方多用巵子以導熱藥，則邪易伏而病易退。【好古⑦曰】本草不言巵子能吐，仲景用爲吐藥。巵子本非吐藥，爲邪氣在上，拒而不納，食令上吐，則邪因以出，所謂其高者因而越之也。或用爲利小便藥，實非利小便，乃清肺也。肺清則化行，而膀胱津液之府得此氣化而出也。本草言治大小腸熱，乃辛與庚合，又與丙合，又能泄戊，先入中州故也。仲景治煩燥用巵子豉湯，煩者氣也，躁者血也。氣主肺，躁主血，故用巵子以治肺煩，香豉以治腎躁。【杲⑧曰】仲景以巵子色赤味苦，入心而治煩；香豉色黑味鹹，入腎而治躁。【宗奭⑨曰】仲景治傷寒發汗吐下後，虚煩不得眠，若劇者，必反覆顛倒，心中懊憹，巵子豉湯治之。因其虚，故不用大黄，有寒毒故也。巵子雖寒而無毒，治胃中熱氣，既亡

---

① 弘景：**《集注》見《證類》卷13"梔子"** 陶隱居云：解玉支毒……玉支、即羊躑躅也。

② 孟詵：**《食療》見《證類》卷13"梔子"** 主喑啞，紫癜風，黄疸，積熱心躁。

③ 元素：**《本草發揮》卷3"梔子"** 潔古云……治心煩懊憹，煩不得眠，心神顛倒欲絶，血滯，小便不利。/**《珍珠囊·諸品藥性主治指掌》（《醫要集覽》本）"梔子"** ……其用有三：療心中懊憹，顛倒而不得眠；臍下血滯，小便而不得利……

④ 震亨：（**按**：查朱震亨相關書，未能溯得其源。）

⑤ 元素：**《湯液本草》卷下"木部·梔子"** ……故易老云：輕飄而象肺，色赤而象火，故能瀉肺之火也……**《醫學啓源》卷下"用藥備旨·寒沉藏"** 梔子……其用有四：去心經客熱一也，除煩躁二也，去上焦虚熱三也，治風熱四也……

⑥ 震亨：**《衍義補遺·梔子》** 屈曲下行，降火，又能治塊中之火。/**《金匱鉤玄》卷2"心痛"** 大凡心膈之痛，須分新久……若曰病得之稍久，則成鬱矣。鬱則蒸熱，熱則久必生火。《原病式》中備言之矣。若欲行温散，寧無助火添病耶。由是古方中多以山梔爲熱藥之向導，則邪伏而病易退，正易復而病易安……

⑦ 好古：**《湯液本草》卷5"木部·梔子"** 《本草》云……《本草》不言吐，仲景用此爲吐藥。梔子本非吐藥，爲邪氣在上，拒而不納，故令上吐，邪因得以出。《經》曰：其高者因而越之，此之謂也。或用梔子利小便，實非利小便，清肺也。肺氣清而化，膀胱爲津液之府，小便得此氣化而出也。《本經》謂治大小腸熱，辛與庚合，又與丙合，又能泄戊，其先入中州故也。入手太陰。梔子豉湯治煩躁，煩者氣也，躁者血也。氣主肺，血主腎。故用梔子以治肺煩，用香豉以治腎躁……

⑧ 杲：**《湯液本草》卷5"梔子"** 本草云……氣主肺，血主腎。故用梔子以治肺煩，用香豉以治腎躁。（**按**：此條與時珍所引不盡相合。完全符合之文尚未溯得其源。）

⑨ 宗奭：**《衍義》卷14"梔子"** 仲景治發汗吐下後，虚煩不得眠。若劇者，必反復顛倒，心中懊憹，梔子豉湯治之。虚，故不用大黄，有寒毒故也。梔子雖寒無毒，治胃中熱氣，既亡血、亡津液，腑藏無潤養，内生虚熱，非此物不可去，張仲景《傷寒論》已著。又治心經留熱，小便赤澀，去皮山梔子火炮，大黄，連翹，甘草炙，等分末之，水煎三二錢匕，服之無不效。

血亡津液，腑臟無潤養，内生虚熱，非此物不可去也。又治心經留熱，小便赤澀，用去皮巵子火煨、大黄、連翹、炙甘草等分，末之，水煎三錢服，無不利也。【頌①曰】張仲景及古今名醫治發黄，皆用巵子、茵蔯、甘草、香豉四物作湯飲。又治大病後勞復，皆用巵子、鼠矢等湯，利小便而愈。其方極多，不可悉(戴)〔載〕。

【附方】舊十，新十七。鼻中衄血。山巵子燒灰吹之，屢用有效。黎居士《(易簡)〔簡易〕方》②。小便不通。巵子仁十四個，獨頭蒜一個，滄鹽少許，搗貼臍及囊，良久即通。《普濟方》③。血淋澁痛。生山巵子末、滑石等分，葱湯下。○《經驗良方》④。下利鮮血。巵子仁燒灰，水服一錢匕。《食療本草》⑤。酒毒下血。老山巵子仁焙研，每新汲水服一錢匕。《聖惠方》⑥。熱毒血痢。巵子十四枚，去皮搗末，蜜丸梧子大。每服三丸，日三服，大效。亦可水煎服。○《肘後方》⑦。臨産下痢。巵子燒研，空心熱酒服一匙，甚者不過五服。《勝金方》⑧。婦人胎腫。屬濕熱，山巵子一合炒研，每服二三錢，米飲下。丸服亦可。丹溪方⑨。熱水腫疾。山巵子仁炒研，米飲服三錢。若上焦熱者，連殼用。《丹溪(纂)〔纂〕要》⑩。霍亂轉筋，心腹脹滿，未得吐下。巵子二七枚燒研，熟(酒)〔水〕服之立愈。《肘後方》⑪。冷熱腹痛，㽲刺，不思飲

① 頌：**《圖經》見《證類》卷13“梔子”**　……張仲景《傷寒論》及古今諸名醫治發黄，皆用梔子、茵蔯、香豉、甘草等四物作湯飲。又治大病起勞復，皆用梔子、鼠矢等湯，並小利而愈。其方極多，不可悉載……

② 黎居士簡易方：**《黎居士簡易方》卷6“安榮門”**　治衄，梔子不拘多少，燒存性爲末，搐入鼻中，立愈……

③ 普濟方：**《普濟方》卷216“小便不通”**　獨蒜塗臍腹方：治小便不通。梔子仁(二七枚)、鹽花(少許)、獨顆蒜(一枚)，右爛搗，攤紙花上貼臍，良久即通。塗陰囊上立通。

④ 經驗良方：**《普濟方》卷215“血淋”**　治血淋(出《經驗良方》)：用山梔子(不見火)，爲細末，加滑石、葱湯調下。一方温酒調下。

⑤ 食療本草：**《食療》見《證類》卷13“梔子”**　……又方：治下鮮血。梔子人燒灰，水和一錢匕，服之，量其大小多少服之。

⑥ 聖惠方：**《普濟方》卷38“臟毒下血”**　水調散(出《肘後方》)，治多酒腸風及瀉鮮血：用老山梔子，不拘多少，不去皮研細如油，出成團即擘開，猛火焙乾，手擦細羅取末，瓷器盛貯，臨發時新汲水調服……(**按**：《聖惠方》及今本《肘後方》皆無此方，另溯其源。)

⑦ 肘後方：**《外臺》卷25“熱毒痢方”**　《肘後》若下色黄者，協毒熱下也，療之方：梔子十四枚，去皮，右一味搗篩，蜜和丸如梧子，飲服三丸，日再服。(**按**：今本《肘後方》無此方。)

⑧ 勝金方：**《證類》卷13“梔子”**　《勝金方》：治婦人臨産痢。不限多少燒灰，細末。空心熟水調一匙頭，甚者不過五服。

⑨ 丹溪方：**《丹溪纂要》卷4“第七十七婦人證”**　胎腫，乃有孕而手足或頭面通身浮腫者是也。屬濕多。(或用山梔子一合，炒，爲末，米飲下。丸服亦可。)

⑩ 丹溪纂要：**《丹溪纂要》卷2“第廿五腫脹”**　水腫，用山梔仁炒，爲末，米飲送下。若胃脘熱，病在上焦，帶皮用。

⑪ 肘後方：**《肘後方》卷2“治卒霍亂諸急方第十二”**　治霍亂心腹脹痛，煩滿短氣，未得吐下方，若轉筋方……又方：燒梔子二七枚，研末服之。

食。山巵子、川烏頭等分，生研爲末，酒糊丸如梧子大。每服十五丸，生薑湯下。小腹痛，茴香湯下。《博濟方》①。**胃脘火痛**。大山巵子七枚或九枚炒（蕉）〔焦〕，水一盞，煎七分，入生薑汁飲之，立止。復發者必不效。用玄明粉一錢服，立止。《丹溪纂要》②。**五臟諸氣**。益少陰血，用巵子炒黑研末，生薑同煎，飲之甚捷。《丹溪纂要》③。**五尸注病**。冲發心脅刺痛，纏綿無時，巵子三七枚燒末，水服。《肘後方》④。**熱病食復**，及交〔接〕後發動，欲死，不能語。巵子三十枚，水三升，煎一升服，令微汗。《梅師方》⑤。**小兒狂躁**。畜熱在下，身熱狂躁，昏迷不食。巵子仁七枚，豆豉五錢，水一盞，煎七分，服之。或吐或不吐，立效。閻孝忠《集效方》⑥。**盤腸釣氣**。越桃仁〔半〕兩，草烏頭少許，同炒過。去草烏，入白芷一錢，爲末。每服半錢，茴香葱白酒下。《普濟方》⑦。**赤眼腸秘**。山巵子七箇，鑽孔煨熟，水一升，煎半升，去滓，入大黄末三錢，温服。《普濟方》⑧。**喫飯直出**。巵子二十箇，微炒去皮，水煎服。《怪證奇方》⑨。**風痰頭痛**不可忍。巵子末和蜜，濃傅舌上，吐即止。《兵部手集》⑩。**鼻上酒皶**。巵子炒研，黄蠟和丸彈子大。每服一丸，嚼細茶下，日二服。忌酒、麩、煎炙。許學士《本事方》⑪。**火焰丹毒**。巵子擣，和水塗之。《梅師

---

① 博濟方：**《博濟方》卷2“諸氣”** 勝金丸：治冷熱氣不和，不思飲食，或腹痛疞刺。小梔子、川烏頭（各等分），右同生杵爲細末，酒糊丸如梧桐子大，每服十五丸，炒生薑湯下。如小腸氣痛，炒茴香、葱酒下二十丸。

② 丹溪纂要：**《丹溪纂要》卷3“第卅六心痛”** 須分久新……若欲行温散，寧無助火爲病乎？由是古方多以山梔爲主，加熱藥爲向導，則邪易伏，病易退，正氣復而愈矣。山梔子十五枚，大者凡九枚，去皮炒，濃煎，佐以薑汁，令辣服之……山梔并劫藥止之又發，前藥必不效，玄明粉一服立止。

③ 丹溪纂要：**《丹溪纂要》卷3“第四十諸氣”** 解五臟諸氣，益少陰經血，用梔子炒令將黑，爲末，以薑汁入湯同煎飲，其效甚捷。

④ 肘後方：**《肘後方》卷1“治卒中五屍方第六”** 凡五屍，即身中死鬼接引也，共爲病害……又方：梔子二七枚，燒末服。

⑤ 梅師方：**《證類》卷13“梔子”** 《梅師方》……又方：治傷寒差後交接發動，因欲死，眼不開，不能語。梔子三十枚，水三升，煎取一升服。

⑥ 集效方：**《小兒藥證直訣》“附方”** 治畜熱在中，身熱狂躁，昏迷不食。豆豉（半兩）、大梔子人（柒箇，搥破），右共用水叁盞，煎至貳盞，看多少服之無時，或吐，或不吐，立效。

⑦ 普濟方：**《普濟方》卷361“盤腸氣瘹啼”** 越桃散：治小兒盤腸氣瘹痛。越桃（去殼，半兩，入草烏少許同炒，去草烏）、白芷（一錢），右爲細末，每服半錢或一錢，炒茴香葱白酒下。

⑧ 普濟方：**《普濟方》卷73“目赤痛”** 梔子湯：治目赤。右取山梔子七枚，鑽透入糖灰火煨熟，以水一升半，煎至八合，去滓，入大黄末三錢，絞匀，食後旋旋温服。

⑨ 怪證奇方：**《怪證奇方》卷下** 吃飯直出：梔子二十個，微炒，去殼，入水煎服。

⑩ 兵部手集：**《證類》卷13“梔子”** 《兵部手集》：治頭痛不可忍，是多風痰所致。梔子末和蜜濃傅舌上，吐即止。

⑪ 本事方：**《本事方》卷5“眼目頭面口齒鼻舌唇耳”** 治肺風鼻赤疱目：老山梔爲末，溶黄蠟等分，和爲圓彈子大，空心茶酒嚼下。半月效。忌酒炙煿。

方》①。火瘡未起。巵子仁燒研，麻油和，封之。已成瘡，燒白糖灰粉之。《千金方》②。眉中練癬。巵子燒研，和油傅之。《保幼大全》③。折傷腫痛。巵子、白麪同擣，塗之甚效。《集簡方》。猘犬(吠)〔咬〕傷：巵子皮燒研、石硫黄等分，爲末傅之。日三。《梅師方》④。湯盪火燒。巵子末和雞子清，濃掃之。《救急方》⑤。

花。【主治】悦顔色。《千金翼》面膏用之。時珍。

【附录】木戟。【《别録·有名未用》⑥曰】生山中，葉如巵子。味辛温，無毒。主痃癖氣在臟腑。

酸棗《本經》⑦上品

【釋名】樲《爾雅》⑧、山棗。

【集解】【《别録》⑨曰】酸棗生河東川澤。八月采實，陰乾，四十日成。【弘景⑩曰】今出東山間，云即山棗樹。子似武昌棗而味極酸，東人噉之以醒睡，與經文療不得眠正相反。【恭⑪曰】此即樲棗也。樹大如大棗，實無常形，但大棗中味酸者是。今醫以棘實爲酸棗，大誤矣。【藏

---

① 梅師方：**《證類》卷13"梔子"** 《梅師方》：治火丹毒，搗和水調傅之。

② 千金方：**《千金方》卷25"火瘡第四"** 治火瘡方：末熬油麻和梔子仁塗之，惟厚爲佳。已成瘡者，燒白糖灰粉之，即燥立瘥。

③ 保幼大全：**《小兒衛生總微論》卷19"疥癬論"** 又方：治如前(治上練癬常在頭上)。右以大梔子不限多少，燒存性，爲末，好油調傅之。

④ 梅師方：**《證類》卷13"梔子"** 《梅師方》……又方：治猘犬咬：梔子皮燒末、石硫黄等分，同研爲末，傅瘡上，日三二傅之差。

⑤ 救急方：**《救急易方》卷5"折傷門·九十七"** 治湯盪火燒，痛不可忍……又方：用山梔子末，調雞子清，以鵝毛輕拂上。

⑥ 别録有名未用：**《證類》卷13"四十五種陳藏器餘·木戟"** 味辛，温，無毒。主痃癖氣在藏府。生山中。葉如梔子也。(**按**：出處有誤，另溯其源。)

⑦ 本經：**《本經》《别録》(《藥對》)見《證類》卷12"酸棗"** **味酸，平**，無毒。**主心腹寒熱，邪結氣聚，四肢酸疼，濕痺，**煩心不得眠，臍上下痛，血轉久洩，虚汗煩渴，補中，益肝氣，堅筋骨，助陰氣，令人肥健。**久服安五藏，輕身延年。**生河東川澤。八月採實，陰乾，四十日成。(惡防己。)

⑧ 爾雅：**《爾雅·釋木》** 樲，酸棗。

⑨ 别録：見本頁注⑦。

⑩ 弘景：**《集注》見《證類》卷12"酸棗"** 陶隱居云：今出東山間，云即是山棗樹。子似武昌棗而味極酸，東人啖之以醒睡，與此療不得眠，正反矣。

⑪ 恭：**《唐本草》見《證類》卷12"酸棗"** 《唐本》注云：此即樲棗實也，樹大如大棗，實無常形，但大棗中味酸者是……今醫以棘實爲酸棗，大誤。

器①曰】酸棗既是大棗中之酸,此即是真棗,何復名酸? 既名酸,又云小。今棗中酸者未必即小,小者未必即酸。惟嵩陽子云:余家于滑臺。今酸棗縣即滑之屬邑也。其樹高數丈,徑圍一二尺,木理極細,堅而且重,可爲車軸及匙、筯等。其樹皮亦細而硬,文似蛇鱗。其棗圓小而味酸,其核微圓而仁稍長,色赤如丹。此醫之所重,居人不易得。今市人賣者皆棘子也。又云:山棗樹如棘,其子如生棗,其核如骨,其肉酸滑好食,山人以當果。【頌②曰】今近汴、洛及西北州郡皆有之。野生多在坡〔坂〕及城壘間,似棗木而皮細,其木心赤色,莖葉俱青,花似棗花。八月結實,紫紅色,似棗而圓小味酸。當月采實,取核中仁。《孟子》曰"養其樲棘"是也。嵩陽子言酸棗縣所出爲真。今之貨者皆是棘實,用者尤宜詳辨。【志③曰】酸棗即棘實,更非他物。若云是大棗味酸者,全非也。酸棗小而圓,其核中仁微扁;其大棗仁大而長,不相類也。【宗奭④曰】天下皆有之,但以土産宜與不宜爾。嵩陽子言酸棗木高大,今貨者皆棘子,此説未盡。蓋不知小則爲棘,大則爲酸棗。平地則易長,居崖塹則難生。故棘多生崖塹上,久不樵則成幹,人方呼爲酸棗,更不言棘,其實一本也。此物纔及三尺,便開花結子。但科小者氣味薄,木大者氣味厚。今陝西臨潼山野所出亦好,乃土地所宜也。後有"白棘"條。乃酸棗未長大時枝上刺也。及至長成,其實大,其刺亦少。故棗取大木,刺取小科,不必强分别焉。

酸棗。【氣味】酸,平,無毒。【宗奭⑤曰】微熱。【時珍曰】仁:味甘,氣平。【斅⑥曰】

---

① 藏器:**《拾遺》見《證類》卷12"酸棗"**　陳藏器云:按酸棗,既是棗中之酸,更無他異,此即真棗,何復名酸,既云其酸,又云其小,今棗中酸者,未必即小,小者未必即酸……嵩陽子曰:余家於滑台。今酸棗縣,即滑之屬邑也。其地名酸棗焉,其樹高數丈,徑圍一二尺,木理極細,堅而且重,其樹皮亦細文似蛇鱗。其棗圓小而味酸,其核微圓,其人稍長,色赤如丹。此醫之所重,居人不易得。今市之賣者,皆棘子爲之。又云:山棗樹如棘,子如生棗,裹有核如骨,其肉酸滑好食,山人以當果。

② 頌:**《圖經》見《證類》卷12"酸棗"**　……酸棗,生河東川澤,今近京及西北州郡皆有之。野生多在坡坂及城壘間。似棗木而皮細,其木心赤色,莖葉俱青,花似棗花。八月結實,紫紅色,似棗而圓小味酸。當月採實,取核中人,陰乾,四十日成……《孟子》曰:"養其樲棗"。趙歧注:所謂酸棗是也。一説惟酸棗縣出者爲真……亦不易得。今市之貨者,皆棘實耳,用之尤宜詳辨也……

③ 志:**《開寶》見《證類》卷12"酸棗"**　……此乃棘實,更非他物。若謂是大棗味酸者,全非也。酸棗小而圓,其核中人微扁。大棗人大而長,不類也。

④ 宗奭:**《衍義》卷13"酸棗"**　酸棗,微熱,《經》不言用人,仍療不得眠。天下皆有之,但以土産宜與不宜。嵩陽子曰:酸棗縣,即滑之屬邑。其木高數丈,味酸,醫之所重。今市人賣者皆棘子,此説未盡。殊不知小則爲棘,大則爲酸棗,平地則易長,居崖塹則難生。故棘多生崖塹上,久不樵則成幹。人方呼爲酸棗,更不言棘,徒以世人之意如此,在物則曷若是也,其實一本。以其不甚爲世所須,及礙塞行路,故成大木者少,多爲人樵去。然此物才及三尺,便開花結子,但窠小者氣味薄,木大者氣味厚,又有此别。今陝西臨潼山野所出者亦好,亦土地所宜也,並可取仁。後有白棘條,乃是酸棗未長大時,枝上刺也。及至長成,其刺亦少,實亦大。故棗取大木,刺取小窠也,亦不必强分别爾。

⑤ 宗奭:見上注。

⑥ 斅:**《炮炙論》見《證類》卷12"酸棗"**　雷公云:酸棗人,凡使,採得後曬乾,取葉重拌酸棗人蒸半日了,去尖皮了,任研用。

用仁，以葉拌蒸半日，去皮、尖。【之才①曰】惡防己。【主治】心腹寒熱，邪結氣聚，四肢酸痛濕痺。久服安五臟，輕身延年。《本經》②。煩心不得眠，臍上下痛，血轉久洩，虚汗煩渴，補中，益肝氣，堅筋骨，助陰氣，能令人肥健。《别録》③。筋骨風，炒仁研湯服。甄權④。

【發明】【恭⑤曰】《本經》用實療不得眠，不(用言)〔言用〕仁，今方皆用仁。補中益肝，堅筋骨，助陰氣，皆酸棗仁之功也。【宗奭⑥曰】酸棗，經不言用仁，而今天下皆用之。【志⑦曰】按《五代史》後唐《刊石藥驗》云：酸棗仁，睡多生使，不得睡炒熟。陶云食之醒睡，而經云療不得眠。蓋其子肉味酸，食之使不思睡；核中仁服之，療不得眠。正如麻黄發汗，根節止汗也。【時珍曰】酸棗實味酸性收，故主肝病，寒熱結氣，酸痺久洩，臍下滿痛之證。其仁甘而潤，故熟用療膽虚不得眠，煩渴虚汗之證。生用療膽熱好眠，皆足厥陰、少陽藥也。今人專以爲心家藥，殊昧此理。

【附方】舊五，新二。膽風沉睡。膽風毒氣，虚實不調，昏沉多睡，用酸棗仁一兩，生用，(全)〔金〕挺蠟茶二兩，以生薑汁塗，炙微焦，爲散。每服二錢，水七分，煎六分，温服。《簡要濟衆方》⑧。膽虚不眠⑨，心多驚悸。用酸棗仁一兩炒香，擣爲散。每服二錢，竹葉湯調下。○《和劑局方》⑩加人參一兩，辰砂半兩，乳香二錢半，煉蜜丸服。振悸不眠。《胡洽方》酸棗仁湯：用酸

① 之才：**古本《藥對》**　見2504頁注⑦括號中七情文。

② 本經：見2504頁注⑦白字。

③ 别録：見2504頁注⑦。

④ 甄權：**《藥性論》見《證類》卷12“酸棗”**　酸棗人，主筋骨風，炒末作湯服之。

⑤ 恭：**《唐本草》見《證類》卷12“酸棗”**　……《本經》惟用實，療不得眠，不言用人。今方用其人，補中益氣，自補中益肝已下，此爲酸棗人之功能……

⑥ 宗奭：**《衍義》卷13“酸棗”**　……《經》不言用仁，仍療不得眠。天下皆有之……

⑦ 志：**《開寶》見《證類》卷12“酸棗”**　今注：陶云醒睡，而《經》云療不得眠。蓋其子肉味酸，食之使不思睡。核中人，服之療不得眠，正如麻黄發汗，根節止汗也……/**《嘉祐》見同上《五代史》**後唐《刊石藥驗》云：酸棗人睡多生使，不得睡炒熟。(**按**：時珍糅合二家之説。)

⑧ 簡要濟衆方：**《證類》卷12“酸棗”**　《簡要濟衆》：治膽風毒氣，虚實不調，昏沉睡多。酸棗人一兩生用，金挺臈茶二兩，以生薑汁塗，炙令微焦，擣羅爲散。每服二錢，水七分，煎六分，無時温服。

⑨ 膽虚不眠：**《聖惠方》卷3“治膽虚不得眠睡諸方”**　治膽虚睡卧不安，心多驚悸……又方：酸棗人(一兩，炒令香熟)，右件藥擣細羅爲散，每服二錢，以竹葉湯調下，不計時候。(**按**：原無出處，今溯得其源。)

⑩ 和劑局方：**《局方》卷5“治諸虚”**　寧志膏：治心臟虧虚，神志不守，恐怖驚惕，常多恍惚，易於健忘，睡卧不寧，夢涉危險，一切心疾，並皆治之。酸棗仁(微炒，去皮)、人參(各一兩)、辰砂(研細水飛，半兩)、乳香(以乳鉢坐水盆中研，一分)，右四味研和停，煉蜜丸如彈子大。每服一粒，温酒化下，棗湯亦得，空心臨卧服。

棗仁二升，茯苓、白术、人參、甘草各二兩，生薑六兩，水八升，煮三升，分服。《圖經》①。**虚煩不眠**。《深師方》酸棗仁湯：用酸棗仁二升，蝭母、乾薑、茯苓、芎藭各二兩，甘草炙一兩，以水一斗，先煮棗仁，減三升，乃同煮取三升，分服。《圖經本草》②。**骨蒸不眠**，心煩。用酸棗仁一兩，水二盞研絞取汁，下粳米二合煮粥，候熟，下地黄汁一合，再煮匀食。○《太平聖惠方》③。**睡中汗出**。酸棗仁、人參、伏苓等分，爲末。每服一錢，米飲下。《簡便方》④。**刺入肉中**。酸棗核燒末，水服，立出。《外臺秘要》⑤。

白棘《本經》⑥中品【校正】併入《别録⑦・棘刺花》。

【釋名】棘刺《别録》⑧、棘鍼《别録》⑨、赤龍爪《綱目》。花名刺原《别録》、菥蓂《别録》、馬朐音劬。【時珍曰】獨生而高者爲棗，列生而低者爲棘。故重朿爲棗，平朿爲棘，二物觀名即可辨矣。朿即刺字。菥蓂與大薺同名，非一物也。

【集解】【《别録》⑩曰】白棘生雍州川谷，棘刺花生道旁，冬至後一百二十日采之，四月采實。

---

① 圖經：**《圖經》見《證類》卷12"酸棗"** ……《本經》主煩心不得眠。今醫家兩用之，睡多生使，不得睡炒熟。生熟便爾頓異。而胡洽治振悸不得眠，有酸棗人湯：酸棗人二升，茯苓、白术、人參、甘草各二兩，生薑六兩，六物切，以水八升，煮取三升，分四服。深師主虚不得眠，煩不可寧，有酸棗人湯：酸棗人二升，蝭母、乾薑、茯苓、芎藭各二兩，甘草一兩炙，並切，以水一斗，先煮棗，減三升後，内五物，煮取三升，分服。

② 圖經本草：見上注。

③ 太平聖惠方：**《聖惠方》卷97"食治骨蒸勞諸方"** 治骨蒸，心煩不得眠卧，酸棗人粥方：酸棗人（二兩），以水二大盞半研濾取汁，以米二合煮作粥，候臨熟入地黄汁一合，更微煮過，不計時候食之。

④ 簡便方：**《奇效單方》卷上"七諸虚"** 治睡中汗出，用酸棗仁、人參、茯苓（各等分），爲末，每服一錢，食遠米飲下。

⑤ 外臺秘要：**《千金方》卷25"被打第三"** 治刺在人肉中不出方……又方：酸棗核燒末服之。（**按**：《外臺》卷29"竹木刺不出方"有此方，云出《千金》。）

⑥ 本經：**《本經》《别録》見《證類》卷13"白棘"** 味辛，寒，無毒。主心腹痛，癰腫潰膿，止痛，决刺結，療丈夫虚損，陰痿精自出，補腎氣，益精髓。一名棘鍼，一名棘刺。生雍州川谷。

⑦ 别録：**《别録》見《證類》卷13"棘刺花"** 味苦，平，無毒。主金瘡内漏。冬至後百二十日採之。實：主明目，心腹痿痹，除熱，利小便。生道傍，四月採。一名菥蓂，一名馬朐，一名刺原。又有棗針，療腰痛，喉痹不通。

⑧ 别録：見本頁注⑦。（**按**："釋名"項下"别録"皆同此。）

⑨ 别録：見本頁注⑥白字。（**按**：誤注出處。）

⑩ 别録：見本頁注⑦。/見本頁注⑥。

【當之①曰】白棘是酸棗樹鍼。今人用天門冬苗代之，非真也。【恭②曰】棘有赤、白二種，白棘莖白如粉。子、葉與赤棘同，棘中時復有之，亦爲難得。其刺當用白者爲佳。然刺有鈎、直二種：直者宜入補益，鈎者宜療瘡腫。花即其花，更無别物。天門冬一名顛棘，南人以代棘鍼，非矣。【保昇③曰】棘有赤、白二種。《切韻》云：棘，小棗也。田野間皆有之，叢高三二尺，花、葉、莖、實俱似棗也。【宗奭④曰】本文白棘一名棘鍼、棘刺，如此分明。諸家强生疑惑，今不取之。白棘乃是肥盛紫色枝〔上〕自有皺薄白膜先剥起者，故白棘取白之義，不過如此爾。

白棘。【氣味】辛，寒，無毒。【主治】心腹痛，癰腫潰膿，止痛，决刺結。《本(結)〔經〕》⑤。療丈夫虚損，陰痿精自出，補腎氣，益精髓。**棗鍼**：療腰痛，喉痺不通。《别録》⑥。

【附方】舊五，新七。小便尿血。棘刺三升，水五升，煮二升，分三服。《外臺秘要》⑦。腹脇刺痛。因腎臟虚冷，不可忍者。棘鍼鈎子一合焙，檳榔二錢半，水一盞，煎五分，入好酒半盞，更煎三五沸，分二服。《聖(驗)〔惠〕方》⑧。頭風疼痛。倒鈎棘鍼四十九箇，燒存性，丁香一箇，麝香一皂子，爲末。隨左右㗜鼻。《聖惠方》⑨。眼睫拳毛。赤龍爪，倒鈎棘也，一百二十箇，地龍二條，木賊一百二十節，木鱉子仁二箇，炒，爲末。摘去睫毛，每日以此㗜鼻三五次。《普濟

① 當之：**《集注》見《證類》卷13"白棘"** 陶隱居云：李云此是酸棗棘針，今人用天門冬苗代之，非是真也。

② 恭：**《唐本草》見《證類》卷13"白棘"** 《唐本》注云：白棘，莖白如粉，子、葉與赤棘同，棘中時復有之，亦爲難得也。/**《圖經》見《證類》卷13"白棘"** 白棘……然有鈎、直二種：直者宜入補藥，鈎者入癰腫藥。

③ 保昇：**《蜀本草》見《證類》卷13"棘刺花"** 棘有赤白二種。《切韻》曰：棘，小棗也。田野間多有之，叢高三二尺，花、葉、莖、實俱似棗也。

④ 宗奭：**《衍義》卷14"白棘"** 一名棘針，一名棘刺，按《經》如此甚明。諸家之意，强生疑惑，今掠不取，求其《經》而可矣。其白棘，乃是取其肥盛，紫色，枝上有皺薄白膜先剥起者，故曰白棘。取白之意，不過如此。其棘刺花，乃是棘上所開花也，餘無他義。

⑤ 本經：見2507頁注⑥白字。

⑥ 别録：見2507頁注⑦。/見2507頁注⑥。

⑦ 外臺秘要：**《外臺》卷27"尿血方"** 蘇澄療尿血方……又方：棘刺二升，水三升，煮取二升，分三服，差。

⑧ 聖惠方：**《聖惠方》卷7"治腎臟冷氣卒攻臍腹疼痛諸方"** 治腎臟冷氣卒攻，臍腹疼痛撮撮甚者，宜服此方：檳榔（一分）、棘針鈎子（一合，微炒），右件藥搗粗羅爲散，都作一服，以水一大盞煎至五分，又入好酒半中盞，更煎三五沸，去滓，不計時候稍熱分爲二服。

⑨ 聖惠方：**《聖濟總録》卷16"偏頭痛"** 治偏頭痛，丁香散方：丁香（一粒大者，研）、棘針（倒鈎者，四十九枚，燒灰存性，爲末）、麝香（一皂子大，研），右三味再同研勻，以紙拈搵藥，隨痛左右搐之。（**按**：《聖惠方》無此方，另溯其源。）

方》①。**齲齒**。腐朽棘鍼二百枚，即棗樹刺朽落地者，水三升，煮一升，含漱。〇或燒瀝，日塗之。後傅雄黄末即愈。《外臺秘要》②。**小兒喉痺**。棘鍼燒灰，水服半錢。《聖惠方》③。**小兒口噤**，驚風不乳。白棘燒末，水服一錢。《聖惠方》④。**小兒丹毒**。水煮棘根汁，洗之。《千金方》⑤。**瘻疽痔漏**。方同上。**丁瘡惡腫**。刺鍼倒鈎爛者三枚，丁香七枚，同入瓶燒存性，以月内孩子糞和塗，日三上之。〇又方：曲頭棘刺三百枚，陳橘皮二兩，水五升，煎一升半，分服。〇《聖惠方》⑥。**諸腫有膿**。棘鍼燒灰，水服一錢，一夜頭出。《千金方》⑦。**小兒諸疳**。棘鍼、瓜蒂等分，爲末。吹入鼻中，日三次。《聖惠方》⑧。

枝。【主治】燒油塗髮，解垢膩。宗奭⑨。

棘刺花《别録》⑩。【氣味】苦，平，無毒。【主治】金瘡内漏。《别録》⑪。

實。【主治】心腹痿痺，除熱，利小便。《别録》⑫。

葉。【主治】脛臁瘡，擣傅之。亦可晒研，麻油調傅。時珍。

---

① 普濟方：**《普濟方》卷84"倒睫拳攣"** 又方（出《神效方》）：治倒睫拳毛。木鱉子（二個，令炒）、木賊（一百二十節）、地龍（二條，去土）、赤龍爪（一百二十個，倒鈎針刺也），右爲細末，摘去倒睫，每日以紙撚蘸藥嗃之，一日三五次。

② 外臺秘要：**《外臺》卷22"齒蟲方"** 《小品》療齒蟲，腐棘刺漱湯方：腐爛棘針二百枚（即是棗木刺朽落地者），用一物以水二升，煎取一升，含之即差。日四五度，以差爲度。（**按**："腐朽"，原作大字，與"齲齒"共作病名。今據改。"或燒瀝……"一句，未能溯源。）

③ 聖惠方：**《聖濟總録》卷180"小兒喉痹"** 治小兒喉痹方：棘刺，右一味燒灰，水調服半錢匕。（**按**：《聖惠方》無此方，另溯近似方以備參。）

④ 聖惠方：**《普濟方》卷360"臍風撮口"** 治小兒口噤，乳不下（出《聖惠方》）：用白棘燒末，水服一錢匕。或塗乳上。（**按**：《聖惠方》無此方，轉引誤注出處。）

⑤ 千金方：**《證類》卷13"白棘"** 《子母秘録》……又方：瘻疽痔漏瘡及小兒丹，水煮棘根汁洗之。（出《千金》。）（**按**：《千金方》卷22"丹毒第四"下有治小兒丹一方，無治瘻疽痔漏之方。）

⑥ 聖惠方：**《普濟方》卷273"諸疔瘡"** 治疔腫毒氣，二灰散塗方：棘針（三枚）、丁香（七枚），右同於瓶内燒令烟斷，研末，以滿月孩子糞和塗腫上，日三兩度，瘥。/疔腫塗敷諸藥後如觸者：棘刺（剉）、陳橘皮（二兩），右以水五升，煎至一升半，去滓，分温三服，空心白酒，日午晚間各一，以瘥爲度。（**按**：《聖惠方》無此2方，另溯其源。）

⑦ 千金方：**《證類》卷13"白棘"** 《千金方》：治諸惡腫，失治有膿：燒棘針作灰，水服之，經宿頭出。（**按**：今本《千金方》無此方。）

⑧ 聖惠方：**《聖惠方》卷87"治小兒一切疳吹鼻散諸方"** 治小兒一切疳，吹鼻散方：右取棘針、瓜蒂（等分），擣細羅爲散，每用黍粒大吹入鼻中，日二度佳。

⑨ 宗奭：**《衍義》卷14"白棘"** ……今人燒枝取油，塗垢髮，使垢解。

⑩ 别録：見2507頁注⑦。

⑪ 别録：見2507頁注⑦。

⑫ 别録：見2507頁注⑦。

蕤核蕤，儒誰切。○《本經》①上品

【釋名】白桵音蕤。【時珍曰】《爾雅》②：棫，白桵。即此也。其花實蕤蕤下垂，故謂之桵，後人作蕤。（祚）〔柞〕木亦名棫而物異。

【集解】【《别録》③曰】蕤核生函谷川谷及巴西。【弘景④曰】今出彭城。大如烏豆，形圓而扁，有文理，狀似胡桃核。今人皆合殼用，此應破取仁秤之。【保昇⑤曰】今出雍州。樹生，葉細似枸杞而狹長，花白。子附莖生，紫赤色，大如五味子。莖多細刺。五月、六月熟。采實日乾。【頌⑥曰】今河東并州亦有之。木高五七尺，莖間有刺。【時珍曰】郭璞⑦云：白桵，小木也。叢生有刺，實如耳璫，紫赤可食。即此也。

仁。【修治】【斅⑧曰】凡使蕤核仁，以湯浸去皮、尖，擘作兩片。每四兩，用芒硝一兩，木通草七兩，同水煮一伏時，取仁研膏入藥。

【氣味】甘，温，無毒。【《别録》⑨曰】微寒。【普⑩曰】神農、雷公：甘，無毒。生平地，八月采之。【主治】心腹邪熱結氣，明目，目赤痛傷淚出，目腫眦爛。久服輕身益氣不饑。《本經》⑪。强志，明耳目。吴普⑫。破心下結痰痞氣，齆鼻。《别録》⑬。治鼻衄。甄權⑭。生治足睡，熟治不眠。藏器⑮。

---

① 本經：**《本經》《别録》見《證類》卷12"蕤核"**　**味甘，温、**微寒，無毒。**主心腹邪結氣，明目，目赤，痛傷淚出，**目腫眦爛，齆鼻，破心下結痰痞氣。**久服輕身益氣，不飢。**生函谷川谷及巴西。

② 爾雅：**《爾雅·釋木》（郭注）**　棫，白桵。（桵，小木，叢生，有刺，實如耳璫，紫赤，可啖。）

③ 别録：見本頁注①。

④ 弘景：**《集注》見《證類》卷12"蕤核"**　陶隱居云：今從北方來，云出彭城間。形如烏豆大，圓而扁，有文理，狀似胡桃桃核。今人皆合殼用爲分兩，此乃應破取人秤之……

⑤ 保昇：**《蜀本草》見《證類》卷12"蕤核"**　樹生，葉細似枸杞而狹長。花白，子附莖生，紫赤色，大如五味子。莖多細刺。六月熟。今出雍州。五月、六月採，日乾。

⑥ 頌：**《圖經》見《證類》卷12"蕤核"**　蕤核，生函谷川谷及巴西，今河東亦有之。其木高五、七尺，莖間有刺。

⑦ 郭璞：見本頁注②。

⑧ 斅：**《炮炙論》見《證類》卷12"蕤核"**　雷公云：凡使，先湯浸去皮、尖，擘作兩片。用芒消、木通草二味，和蕤人同水煮一伏時後瀝出，去諸般藥，取蕤人研成膏，任加減入藥中使。每修事四兩，用芒消一兩，木通草七兩。

⑨ 别録：見本頁注①。

⑩ 普：**《御覽》卷992"蕤核"**　《吴氏本草》曰：棻核，一名䓨。神農、雷公：甘，無毒，平。生池澤，八月採。補中强志，明耳目，久服不飢。

⑪ 本經：見本頁注①白字。

⑫ 吴普：見本頁注⑩。

⑬ 别録：見本頁注①。

⑭ 甄權：**《藥性論》見《證類》卷12"蕤核"**　蕤人，使。一名曰椹。能治鼻衄。

⑮ 藏器：**《拾遺》見《證類》卷12"蕤核"**　陳藏器：蕤子，生熟足睡不眠。

【發明】【弘景①曰】醫方惟以療眼，仙經以合守中丸也。【頌②曰】按劉禹錫《傳信方》所著治眼法最奇。云：眼風痒，或生瞖，或赤眦，一切皆主之。宣州黄連末、蕤核仁去皮研膏，等分和勾，取無蚛乾棗二枚，割下頭，去核，以二物填滿，却以割下頭合定，用少薄緜裹之，以大茶盌量水半碗于銀器中，文武火煎取一雞子大，以緜濾罐收，點眼萬萬不失。前後試驗數十人皆應，今醫家亦多用得效也。

【附方】新七。**春雪膏**。治肝虚，風熱上攻，眼目昏暗，痒痛隱澀，赤腫羞明，不能遠視，迎風有淚，多見黑花。用蕤仁去皮，壓去油，二兩，腦子二錢半，研勾，生蜜六錢和收，點眼。《和劑局方》③。**百點膏**。治一切眼疾。蕤仁去油三錢，甘草、防風各六錢，黄連五錢，以三味熬取濃汁，次下蕤仁膏，日點。孫氏《集效方》④。**撥雲膏**。取下瞖膜。蕤仁去油五分，青鹽一分，猪脏子五錢，共擣二千下如泥，罐收，點之。○又方：蕤仁一兩去油，入白蓬砂一錢，麝香二分，研勾收之。去瞖，妙不可言。**飛血眼**。蕤仁一兩，去皮，細辛半兩，苦竹葉三握洗，水二升，煎一升，濾汁，頻濕洗之。《聖濟總録》⑤。**赤爛眼**。《近效方》⑥用蕤仁四十九箇去皮，胡粉煅如金色一雞子大，研勾，入酥一杏仁許，龍腦三豆許，研勾，油紙裹收。每以麻子許，塗大小眦上，頻用取效。○《經驗良方》⑦用蕤仁、杏仁各一兩，去皮研勾，入膩粉少許，爲丸。每用熱湯化洗。

---

① 弘景：**《集注》見《證類》卷12"蕤核"** ……醫方惟以療眼。《仙經》以合守中丸也。

② 頌：**《圖經》見《證類》卷12"蕤核"** ……劉禹錫《傳信方》所著法最奇。云：眼風淚癢，或生翳，或赤眦，一切皆主之。宣州黄連擣篩末，蕤核人去皮碾爲膏，緣此性稍濕，末不得故耳。與黄連等分和合，取無蚛病乾棗三枚，割頭少許留之，去却核，以二物滿填於中，却取所割下棗頭，依前合定，以少綿裹之，惟薄綿爲佳。以大茶椀量水半椀於銀器中，文武火煎取一雞子以來，以綿濾，待冷點眼，萬萬不失。前後試驗數十人皆應，今醫家亦多用得效，故附也。

③ 和劑局方：**《局方》卷7"治眼目疾"** 春雪膏：治肝經不足，内受風熱，上攻眼目，昏暗癢痛，隱澀難開，昏眵赤腫，怕日羞明，不能遠視，迎風有淚，多見黑花，並皆療之。腦子（研，二錢半）、蕤仁（去皮殼，壓去油，二兩），右用生蜜六錢重，將腦子、蕤仁同搜和，每用銅箸子或金銀釵股，大小眦時復少許點之。及治連眶赤爛，以油紙塗藥貼。

④ 集效方：**《萬應方》卷4"眼科"** 經驗眼藥方：百點膏。蕤仁（去油，三分）、甘草、防風（各六錢）、黄連（五錢），右三味熬汁，次下蕤仁，熬膏收貯，每日點五七次。

⑤ 聖濟總録：**《聖濟總録》卷105"目飛血赤脉"** 治飛血赤脉，及發痛，蕤人洗眼湯方：蕤人（去皮，研，一兩）、苦竹葉（洗，細切，三握）、細辛（去苗葉，半兩），右三味，以水二升，煎取一升，濾去滓，微洗眼，冷即再暖，以差爲度。

⑥ 近效方：**《外臺》卷21"眼雜療方"** 《近效》療熱風暴赤瞼爛生瘡……又療眼睛不疼亦不痛，上下瞼赤風痒，生瘡，淚多者，宜點此藥方：蕤仁（四十九枚，去赤皮研）、胡粉（如碁子許大，上火燒，看赤變如金色），右二味各别研，取好真酥如杏核許大，都一處和研令勾，入龍腦香如大豆許大三粒，研令消，宜油帛裹，或銅合子盛之，勿泄氣傷風，則不堪用……塗眼大小眦……不經三日内，其赤便差，視物漸明……

⑦ 經驗良方：**《普濟方》卷73"目赤爛"** 治風爛瞼風眼（出《經驗良方》）：蕤仁肉、杏仁（各一兩，湯浸去皮尖），右同研，入膩粉少許爲丸，熱湯化洗。

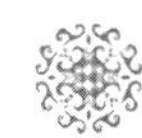

山茱萸《本經》①中品

【釋名】蜀酸棗《本經》②、肉棗《綱目》、鬾實《別録》③、雞足吴普④、鼠矢吴普。【宗奭⑤曰】山茱萸與吴茱萸甚不相類,治療大不同,未審何緣命此名也?【時珍曰】《本經》一名蜀酸棗,今人呼爲肉棗,皆象形也。

【集解】【《别録》⑥曰】山茱萸生漢中山谷及瑯琊、冤句、東海承縣。九月、十月采實,陰乾。【頌⑦曰】葉如梅,有刺〔毛〕。二月開花如杏。四月實如酸棗,赤色。五月采實。【弘景⑧曰】出近道諸山中,大樹。子初熟未乾,赤色,如胡頹子,亦可噉。既乾,皮甚薄,當合核用也。【頌⑨曰】今海州、兗州亦有之。木高丈餘,葉似榆,花白色,雷斆《炮炙論》言一種雀兒蘇,真相似,只是核八稜,不入藥用。【時珍曰】雀兒蘇,即胡頹子也。

實。【修治】【斆⑩曰】凡使以酒潤,去核取皮,一斤只取四兩已來,緩火熬乾方用。能壯元氣,秘精。其核能滑精,不可服。

【氣味】酸,平,無毒。【《别録》⑪曰】微温。【普⑫曰】神農、黄帝、雷公、扁鵲:酸,無毒。

---

① 本經:《本經》《别録》(《藥對》)見《證類》卷13“山茱萸” 味酸,平、微温,無毒。主心下邪氣寒熱,温中,逐寒濕痺,去三蟲,腸胃風邪,寒熱疝瘕,頭風,風氣去來,鼻塞,目黄,耳聾,面皰,温中下氣,出汗,强陰益精,安五藏,通九竅,止小便利。久服輕身,明目,强力長年。一名蜀棗,一名雞足,一名鬾(音妓)實。生漢中山谷及琅邪、冤句、東海承縣。九月、十月採實,陰乾。(蓼實爲之使,恶桔梗、防風、防己。)

② 本經:見上注白字。

③ 别録:見上注。

④ 吴普:《御覽》卷991“山茱萸” 《吴氏本草》曰:山茱萸,一名鬾(音伎)實,一名鼠矢,一名雞足……(**按**:“釋名”項下“吴普”同此。)

⑤ 宗奭:《衍義》卷14“山茱萸” 與吴茱萸甚不相類……得名則一,治療又不同,未審當日何緣如此命名……

⑥ 别録:見本頁注①。(**按**:“承縣”疑爲西漢東海郡之“丞縣”。)

⑦ 頌:《圖經》見《證類》卷13“山茱萸” 山茱萸,生漢中山谷及琅邪、冤句、東海承縣,今海州亦有之。木高丈餘,葉似榆,花白……吴普云:一名鼠矢。葉如梅,有刺毛。二月花如杏。四月實如酸棗,赤。五月採實……而雷斆《炮炙論》云……其核八稜者名雀兒蘇,别是一物,不可用也。

⑧ 弘景:《集注》見《證類》卷13“山茱萸” 陶隱居云:出近道諸山中大樹。子初熟未乾,赤色,如胡頹子,亦可啖。既乾,皮甚薄,當以合核爲有爾。

⑨ 頌:見本頁注⑦。

⑩ 斆:《炮炙論》見《證類》卷13“山茱萸” 雷公云……使山茱萸,須去内核。每修事去核了,一斤取肉皮用,只秤成四兩已來,緩火熬之方用。能壯元氣,秘精。核能滑精。

⑪ 别録:見本頁注①。

⑫ 普:《御覽》卷991“山茱萸” 《吴氏本草》曰……神農、黄帝、雷公、扁鵲:酸,無毒。岐伯:辛。一經:酸……

岐伯:辛。【權①曰】鹹、辛,大熱。【好古②曰】陽中之陰。入足厥陰、少陰經氣分。【之才③曰】蓼實爲之使。惡桔梗、防風、防己。【主治】心下邪氣寒熱,温中,逐寒濕痺,去三蟲。久服輕身。《本經》④。腸胃風邪,寒熱疝瘕,頭風風氣去來,鼻塞,目黄,耳聾,面皰,下氣出汗,强陰益精,安五臟,通九竅,止小便利。久服明目,强力,長年。《别録》⑤。治腦骨痛,療耳鳴,補腎氣,興陽道,堅陰莖,添精髓,止老人尿不節,治面上瘡,能發汗,止月水不定。甄權⑥。煖腰膝,助水臟,除一切風,逐一切氣,破癥結,治酒皶。大明⑦。温肝。元素⑧。

【發明】【好古⑨曰】滑則氣脱,濇劑所以收之。山茱萸止小便利,秘精氣,取其味酸濇以收滑也。仲景八味丸用之爲君,其性味可知矣。

【附方】新一。草還丹。益元陽,補元氣,固元精,壯元神,乃延年續嗣之至藥也。山茱萸酒浸取肉一斤,破故紙酒浸焙乾半斤,當歸四兩,麝香一錢,爲末,煉蜜丸梧子大。每服八十一丸,臨卧鹽酒下。○吴旻《扶壽方》⑩。

胡頽子《拾遺》⑪

【釋名】蒲頽子《綱目》、盧都子《綱目》、雀兒酥《炮炙》⑫、半含春《綱目》、黄婆

---

① 權:《藥性論》見《證類》卷13"山茱萸" 山茱萸,使,味鹹、辛,大熱……

② 好古:《湯液本草》卷5"山茱萸" ……入足厥陰經、少陰經。/《醫學啓源》卷下"用藥備旨·法象餘品" 山茱萸:酸。陽中之陰……(按:此條摻入張元素之論。)

③ 之才:古本《藥對》 見2512頁注①括號中七情文。

④ 本經:見2512頁注①白字。

⑤ 别録:見2512頁注①。

⑥ 甄權:《藥性論》見《證類》卷13"山茱萸" ……治腦骨痛,止月水不定,補腎氣,興陽道,堅長陰莖,添精髓,療耳鳴,除面上瘡,主能發汗,止老人尿不節。

⑦ 大明:《日華子》見《證類》卷13"山茱萸" 暖腰膝,助水藏,除一切風,逐一切氣,破癥結,治酒皶。

⑧ 元素:《潔古老人珍珠囊》 山茱萸:酸,陰中之陽。温肝,又能强陰益精……

⑨ 好古:《湯液本草》卷5"木部·山茱萸" 《聖濟經》云:滑則氣脱,澀劑所以收之。山茱萸之澀以收其滑。仲景八味丸用爲君主,如何澀劑以通九竅?

⑩ 扶壽方:《扶壽精方》卷上"諸虚門" 草還丹:益元陽,補元氣,固元精,壯元神,此延年續嗣之至藥也。山茱萸(酒浸,取肉一斤)、破故紙(酒浸一日,焙乾,半斤)、當歸(四兩)、麝(一錢),右爲細末,煉蜜丸梧桐子大,每服八十一丸,臨卧酒鹽湯下。

⑪ 拾遺:《拾遺》見《證類》卷13"山茱萸" 陳藏器云:胡蘈子,熟赤,酢澀。小兒食之當果子。止水痢。生平林間,樹高丈餘,葉陰白,冬不凋,冬花春熟,最早諸果。莖及葉煮汁飼狗,主瘑。又有一種大相似,冬凋春實夏熟,人呼爲木半夏,無别功。根,平,無毒。根皮煎湯,洗惡瘡疥并犬馬瘑瘡。

⑫ 炮炙:《炮炙論》見《證類》卷13"山茱萸" 雷公云:凡使,勿用雀兒蘇,真似山茱萸,只是核八棱,不入藥用……

嬭。【時珍曰】陶弘景注山茱萸及櫻桃，皆言似胡頽子，凌冬不凋，亦應益人。陳藏器又於山茱萸下詳著之，別無識者。今考訪之，即雷斆《炮炙論》所謂雀兒酥也。雀兒喜食之。越人呼爲蒲頽子。南人呼爲盧都子。吴人呼爲半含春，言早熟也。襄漢人呼爲黄婆嬭，象乳頭也。劉績《霏雪録》①言：安南有小果，紅色，名盧都子。則盧都乃蠻語也。

【集解】【藏器②曰】胡頽子生平林間，樹高丈餘，冬不凋，葉陰白，冬花，春熟最早，小兒食之當果。又有一種大相似，冬凋春實夏熟，人呼爲木半夏，無别功效。【時珍曰】胡頽即盧都子也。其樹高六七尺，其枝柔軟如蔓，其葉微似棠梨，長狹而尖，面青背白，俱有細點如星，老則星起如麩，經冬不凋。春前生花朵如丁香，蒂極細，倒垂，正月乃敷白花。結實小長，儼如山茱萸，上亦有細星斑點，生青熟紅，立夏前采食，酸濇，核亦如山茱萸，但有八稜，軟而不堅。核内白綿如絲，中有小仁。其木半夏，樹、葉、花、實及星斑、氣味並與盧都同。但枝强硬，葉微團而有尖，其實圓如櫻桃而不長爲異耳。立夏後始熟，故吴、楚人呼爲四月子，亦曰野櫻桃，其核亦八稜，大抵是一類二種也。

子。【氣味】酸，平，無毒。【弘景③曰】寒熱病不可用。【主治】止水痢。藏器④。

根。【氣味】同子。【主治】煎湯洗惡瘡疥并犬馬瘑瘡。藏器⑤。吐血不止，煎水飲之；喉痺痛塞，煎酒灌之，皆效。時珍。

葉。【氣味】同子。【主治】肺虚短氣喘欬劇者，取葉焙研，米飲服二錢。時珍。

【發明】【時珍曰】蒲頽葉治喘欬，方出《中藏經》⑥，云甚者亦效如神。云有人患喘三十年，服之頓愈。甚者服藥後，胸上生小隱瘮作痒，則瘥也。虚甚，加人參等分，名清肺散。大抵皆取其酸濇，收斂肺氣耗散之功耳。

---

① 霏雪録：（**按**：查《霏雪録》，未能溯得其源。）

② 藏器：見2513頁注⑪。

③ 弘景：**《集注》見《證類》卷23“櫻桃”**　陶隱居云……又胡頽子，凌冬不凋，子亦應益人。或云寒熱病不可食……

④ 藏器：見2513頁注⑪。

⑤ 藏器：見2513頁注⑪。

⑥ 中藏經：**《普濟方》卷27“肺氣喘急”**　清肺散：治肺喘氣短。蒲頽葉，右爲細末，每服二錢，温水調下，發時服。有人患喘三十年者，服之皆愈。甚者服藥後，胸上生小癮胗癢者，其疾則瘥。一方用人參等分。/**《普濟方》卷163“喘嗽”**　治喘嗽上氣（華佗《中藏經》方）。蒲頽葉治一切肺喘劇甚者，效如神。焙碾爲末，米飲調服二錢匕，並服取瘥。氣味清香，其實酸澀，夏紅可食。核如棗核，類山茱萸。揀葉背白者用。江西謂之盧都子（**按**：疑時珍揉合此二方而成文。）

金櫻子《蜀本草》①

【釋名】刺梨子《開寶》②、山石榴《綱目》、山雞頭子。【時珍曰】金櫻當作金罌，謂其子形如黄罌也。石榴、雞頭皆象形。又杜鵑花、小蘗並名山石榴，非一物也。【斅③曰】林檎向(裹)〔裹〕子亦曰金櫻子，與此同名而異物。

【集解】【韓保昇④曰】金櫻子在處有之。花白，子形似榲桲而小，色黄有刺，方術多用之。【頌⑤曰】今南中州郡多有，而以江西、劍南、嶺外者爲勝。叢生郊野中，大類薔薇，有刺，四月開白花。夏秋結實，亦有刺，黄赤色，形似小石榴，十一月、十二月采。江南、蜀中人熬作煎，酒服，云補治有殊效。宜州所供，云本草謂之營實。今校之，與營實殊别也。【時珍曰】山林間甚多。花最白膩，其實大如指頭，狀如石榴而長。其核細碎而有白毛，如營實之核而味甚濇。

子。【氣味】酸，濇，平，無毒。【主治】脾洩下痢，止小便利，濇精氣。久服令人耐寒輕身。《蜀本》⑥。

【發明】【頌⑦曰】洪州、昌州皆煮其子作煎，寄餽人。服食家用煎和雞頭實粉爲丸服，名水陸丹，益氣補真最佳。【慎微⑧曰】沈存中《筆談》云：金櫻子止遺泄，取其温且濇也。世人待紅熟時取汁熬膏，味甘，全斷濇味，都(全)失本性，大誤也。惟當取半黄者，乾，擣末用之。【宗奭⑨曰】九月、十月霜熟時采用。不爾，反令人利。【震亨⑩曰】經絡隧道，以通暢爲平和。而味者取濇性爲快，熬金櫻爲煎食之。自不作靖，咎將誰執？【時珍曰】無故而服之，以取快慾則不可。若精氣不固者

---

① 蜀本草：**《開寶》見《證類》卷 12"金櫻子"** 味酸、澀，平、温，無毒。療脾洩下痢，止小便利，澀精氣。久服令人耐寒輕身。方術多用。云是今之刺梨子。形似榲桲而小，色黄有刺，花白。在處有之。(**按**：非出《蜀本草》，實出《開寶》。)

② 開寶：見上注。

③ 斅：**《炮炙論》見《證類》卷 12"金櫻子"** 林檎向裹子名金櫻子，與此同名而已。醫方中亦用林檎子者。

④ 韓保昇：**《蜀本草》見《證類》卷 12"金櫻子"** 〔方〕術多用，言是今之刺榆子，形如榲桲而小。今醫家用之甚驗。

⑤ 頌：**《圖經》見《證類》卷 12"金櫻子"** 金櫻子，舊不載所出州土，云在處有之，今南中州郡多有，而以江西、劍南、嶺外者爲勝。叢生郊野中，大類薔薇，有刺。四月開白花。夏秋結實，亦有刺，黄赤色，形似小石榴，十一月、十二月採。江南、蜀中人熬作煎，酒服，云補治有殊效。宜州所供，云《本草》謂之營實。其注稱白花者善，即此也。今校諸郡所述，與營實殊别也。洪州、昌州皆能煮其子作煎，寄至都下。服食家用和雞頭實作水陸丹，益氣補真甚佳。

⑥ 蜀本：見本頁注①。(**按**：當出《開寶》。)

⑦ 頌：見本頁注⑤。

⑧ 慎微：**《證類》卷 12"金櫻子"** 沈存中：金櫻子，止遺泄，取其温且澀。世之用者，待紅熟取汁熬膏，大誤也。紅熟則却失本性，今取半黄時採用，妙。

⑨ 宗奭：**《衍義》卷 12"金櫻子"** 經九月、十月熟時采。不爾，復令人利。

⑩ 震亨：**《衍義補遺·金櫻子》** 屬土而有金與水。經絡隧道，以通暢爲和平，昧者取澀性爲快，遂熬爲煎食之。自不作靖，咎將誰執……

服之,何咎之有?

【附方】舊一,新二。金櫻子煎。霜後用竹夾子摘取,入木臼中杵去刺,擘去核。以水淘洗過,擣爛。入大鍋,水煎,不得絶火。煎减半,濾過,仍煎似稀餳。每服一匙,用煖酒一盞調服。活血駐顔,其功不可備述。《孫真人食忌》①。補血益精。金櫻子即山石榴,去刺及子,焙,四兩,縮砂二兩,爲末。陳蜜和丸梧子大。每服五十丸,空心温酒服。《奇效良方》②。久痢不止。嚴緊絶妙方:罌粟殼醋炒、金櫻花、葉及子等分,爲末。蜜丸芡子大。每服五七丸,陳皮煎湯化下。《普濟方》③。

花。【氣味】同子。【主治】止冷熱痢,殺寸白蟲。和鐵粉研匀,拔白髮塗之,即生黑者。亦可染鬚。大明④。

葉。【主治】癰腫,嫩葉研爛,入少鹽塗之,留頭洩氣。又金瘡出血,五月五日采。同桑葉、苧葉等分,陰乾研末傅之,血止口合,名軍中一捻金。時珍。

東行根。【氣味】同子。【主治】寸白蟲,剉二兩,入糯米三十粒,水二升,煎五合,空心服,須臾瀉下,神驗。其皮炒用,止瀉血及崩中帶下。大明。止滑痢,煎醋服,化骨(硬)〔哽〕。時珍。

郁李《本經》⑤下品

【釋名】薁李《詩疏》⑥、鬱李、車下李《别録》⑦、爵李《本經》⑧、雀梅《詩疏》、棠

---

① 孫真人食忌:**《證類》卷12“金櫻子”** 《孫真人食忌》:金櫻子煎,經霜後,以竹夾子摘取,於大木臼中,轉杵却刺,勿損之,擘爲兩片,去其子。以水淘洗過,爛擣入大鍋,以水煎,不得絶火。煎約水耗半,取出澄濾過,仍重煎似稀餳。每服取一匙,用暖酒一盞調服。其功不可具載。

② 奇效良方:**《奇效良方》卷21“諸虚通治方”** 金櫻丸:補血益精。金櫻子(一名山石榴,乾了以草鞋篩内擦刺令净,搥破去子,切焙,四兩)、縮砂(二兩),右爲細末,煉蜜和丸如梧桐子大,每服五十丸,空心用温酒或鹽湯送下。

③ 普濟方:**《普濟方》卷209“諸痢”** 治痢,緊嚴絶妙。金櫻花葉及子、罌粟殼(去瓤及蒂萼,醋炒),右爲末,用蜜丸手指頭大。五花痢用春茶、陳皮煎湯。如痢,用蜜一匙,春茶、烏梅煎湯服下。

④ 大明:**《日華子》見《證類》卷12“金櫻子”** 金櫻花,平。止冷熱痢,殺寸白、蚘蟲等。和鐵粉研,拔白髮,傅之,再出黑者。亦可染髮。

⑤ 本經:**《本經》《别録》見《證類》卷14“郁李人”** 味酸,平,無毒。主大腹水腫,面目四肢浮腫,利小便水道。根:主齒齗腫,齲齒,堅齒,去白蟲。一名爵李,一名車下李,一名棣。生高山川谷及丘陵上。五月、六月採根。

⑥ 詩疏:**《毛詩草木鳥獸蟲魚疏》卷上“唐棣之華”** 唐棣,奥李也,一名雀梅,亦曰車下李……(**按**:“釋名”項下“詩疏”同此。)

⑦ 别録:見本頁注⑤。

⑧ 本經:見本頁注⑤白字。

棣。【時珍曰】郁,《山海經》①作栯,馥郁也。花、實俱香,故以名之。陸機《詩疏》作薁字,非也。《爾雅》②棠棣即此。或以爲唐棣,誤矣。唐棣乃枎栘,白楊之類也。

【集解】【《别録》③曰】郁李生高山川谷及丘陵上。五月、六月采(棋)〔根〕。【弘景④曰】山野處處有之。子熟赤色,亦可噉。【保昇⑤曰】樹高五六尺,葉、花及樹並似大李。惟子小若櫻桃,甘酸而香,有少澁味也。【禹錫⑥曰】按郭璞云:棠棣生山中,子如櫻桃,可食。《詩·小雅》云:常棣之華,鄂不韡韡。陸機注云:白棣樹也,如李而小,正白,今官園種之。一名薁李。又有赤棣,樹亦似白棣,葉如刺榆葉而微圓,子正赤如郁李而小,五月始熟,關西、天水、隴西多有之。【宗奭⑦曰】郁李子如御李子,紅熟堪啗,微澁,亦可蜜煎,陝西甚多。【時珍曰】其花粉紅色,實如小李。【頌⑧曰】今汴、洛人家園圃植一種,枝莖作長條,花極繁密而多葉者,亦謂之郁李,不堪入藥。

核仁。【脩治】【斅⑨曰】先以湯浸,去皮、尖,用生蜜浸一宿,漉出陰乾,研如膏用之。

【氣味】酸,平,無毒。【權⑩曰】苦、辛。【元素⑪曰】辛、苦,陰中之陽,脾經氣分藥也。

【主治】大腹水腫,面目四肢浮腫,利小便水道。《本經》⑫。腸中結氣,關格不通。甄權⑬。〔通〕泄五臟,膀胱急痛,宣腰胯冷膿,消宿食下氣。大明⑭。破癖

---

① 山海經:**《山海經》卷5“中山經”** 又東三十里曰泰室之山……其上有木焉,葉狀如梨而赤理,其名曰栯木……

② 爾雅:**《爾雅·釋木》(郭注)** ……唐棣,栘。(似白楊,江東呼夫栘。)常棣,棣。(今山中有棣樹,子如櫻桃,可食。)

③ 别録:見2516頁注⑤。

④ 弘景:**《集注》見《證類》卷14“郁李人”** 陶隱居云:山野處處有。子熟赤色,亦可噉之。

⑤ 保昇:**《蜀本草》見《證類》卷14“郁李人”** 甚甘香,有少澀味也。又《圖經》云:樹高五六尺,葉、花及樹並似大李,惟子小若櫻桃,甘、酸。

⑥ 禹錫:**《嘉祐》見《證類》卷14“郁李人”** ……《爾雅疏》云:常棣,一名棣。郭云:今山中有棣樹,子如櫻桃,可食。《詩·小雅》云:常棣之華。陸機云:許慎曰白棣樹也,如李而小如櫻桃,正白,今官園種之。又有赤棣樹,亦似白棣,葉如刺榆葉而微圓,子正赤,如郁李而小,五月始熟,關西、天水、隴西多有之。

⑦ 宗奭:**《衍義》卷15“郁李仁”** 其子如御李子,至紅熟堪啖,微澀……陝西甚多。根煎湯,漱風蚛牙。

⑧ 頌:**《圖經》見《證類》卷14“郁李人”** ……今近京人家園圃植一種,枝莖作長條,花極繁密而多葉,亦謂之郁李,不堪入藥用……

⑨ 斅:**《炮炙論》見《證類》卷14“郁李人”** 雷公云:凡採得,先湯浸,然削上尖、去皮令净,用生蜜浸一宿,漉出陰乾,研如膏用。

⑩ 權:**《藥性論》見《證類》卷14“郁李人”** 郁李人,臣,味苦、辛……

⑪ 元素:**《醫學啓源》卷下“用藥備旨·法象餘品”** 郁李仁:苦,辛,陰中之陽……

⑫ 本經:見2516頁注⑤白字。

⑬ 甄權:**《藥性論》見《證類》卷14“郁李人”** ……能治腸中結氣,關格不通……

⑭ 大明:**《日華子》見《證類》卷14“郁李人”** 郁李人。通泄五藏,膀胱急痛,宣腰胯冷膿,消宿食,下氣。

氣,下四肢水。酒服四十九粒,能瀉結氣。孟詵①。破血潤燥。元素②。專治大腸氣滯,燥濇不通。李杲③。研和龍腦,點赤眼。宗奭④。

【發明】【時珍曰】郁李仁甘苦而潤,其性降,故能下氣利水。按《宋史·錢乙傳》⑤云:一乳婦因悸而病,既愈,目張不得瞑。乙曰:煮郁李,酒飲之使醉,即愈。所以然者,目系内連肝膽,恐則氣結,膽横不下。郁李能去結,隨酒入膽,結去膽下,則目能瞑矣。此蓋得肯(胷)〔綮〕之妙者也。【頌⑥曰】《必效方》療癖,取車下李仁,湯潤去皮及並仁者,與乾麪相拌,擣如餅。若乾,入水少許,作麪餅,大小一如病人掌。爲二餅,微炙使黄,勿令至熟。空腹食一餅,當快利。如不利,更食一餅,或飲熱米湯,以利爲度。利不止,以醋飯止之。利後當虚。若病未盡,一二日量力更進一服,以病盡爲(艮)〔限〕。不得食酪及牛、馬肉等。累試神驗,但須量病輕重,以意加減,小兒亦可用。

【附方】舊四,新二。小兒多熱。熟湯研郁李仁如杏酪,一日服二合。姚和衆《至寶方》⑦。小兒閉結。襁褓小兒,大小便不通,并驚熱痰實,欲得溏動者。大黄酒浸炒、郁李仁去皮研各一錢,滑石末一兩,擣和丸黍米大。二歲小兒三丸,量人加減,白湯下。錢乙《直訣》⑧。腫滿氣急,不得卧。用郁李仁一大合擣末,和麪作餅喫。入口即大便通,泄氣便愈。○《楊氏産乳》⑨。脚氣浮腫,心腹滿,大小便不通,氣急喘息者。郁李仁十二分擣爛,水研絞汁,(苡薏)〔薏苡〕擣

---

① 孟詵:**《食療》見《證類》卷14"郁李人"** 氣結者,酒服人四十九粒,更瀉尤良。又破癖氣,能下四肢水。

② 元素:**《醫學啓源》卷下"用藥備旨·法象餘品"** 郁李仁……破血潤燥。

③ 李杲:**《本草發揮》卷3"郁李仁"** 東垣云……治大便氣結燥,澀滯不通。七聖丸中用之,專治氣燥。

④ 宗奭:**《衍義》卷15"郁李仁"** ……其仁,湯去皮,研極爛,入生龍腦,點赤目……

⑤ 錢乙傳:**《宋史》卷462"方技下·錢乙"** ……又乳婦因悸而病,既痛,目張不得瞑。乙曰:煮郁李酒飲之使醉,即愈。所以然者,目系内連肝膽,恐則氣結,膽衡不下。郁李能去結,隨酒入膽,結去膽下,則目能瞑矣。飲之果驗。

⑥ 頌:**《圖經》見《證類》卷14"郁李人"** ……《必效方》療癖。取車下李人,微湯退去皮及並人者,與乾麪相拌,擣之爲餅。如猶乾,和淡水,如常搜麪作餅,大小一如病人掌。爲二餅,微炙使黄,勿令至熟。空腹食一枚,當快利。如不利,更食一枚,或飲熱粥汁,以利爲度。若至午後痢不止,即以醋飯止之。利後當虚。病未盡者,量力一二日更進一服,以病盡爲限。小兒亦以意量之,不得食酪及牛、馬肉等。無不效。但病重者,李人與麪相半,輕者以意減之,病減之後,服者亦任量力,累試神驗。

⑦ 至寶方:**《證類》卷14"郁李人"** 姚和衆治小兒多熱不痊後。熟湯研郁李人如杏酪,一日服二合。

⑧ 錢乙直訣:**《小兒藥證直訣》卷下"郁李仁圓"** 治繈褓小兒,大小便不通,驚熱痰實,欲得溏動者。郁李仁(去皮)、川大黄(去粗皮,取實者剉,酒浸半日,控乾,炒爲末,各一兩)、滑石(半兩,研細),右先將郁李仁研成膏,和大黄、滑石丸如黍米大。量大小與之,以乳汁或薄荷湯下,食前。

⑨ 楊氏産乳:**《證類》卷14"郁李人"** 《楊氏産乳》:療身體腫滿水氣急,卧不得。郁李人一大合擣爲末。和麥麪搜作餅子與喫,入口即大便通,利氣便差。

如栗大，三合，同煮粥食之。韋宙《獨行方》①。卒心痛刺。郁李仁三七枚嚼爛，以新汲水或温湯下。須臾痛止，却〔熱〕呷薄(荷)鹽湯。姚和衆《至寶方》②。皮膚血汗。郁李仁去皮研一錢，鵝梨搗汁調下。《聖濟總録》③。

根。【氣味】酸，凉，無毒。

【主治】齒齗腫，齲齒，堅齒。《本經》④。去白蟲。《别録》⑤。治風蟲牙痛，濃煎含漱。治小兒身熱，作湯浴之。大明⑥。宣結氣，破積聚。甄權⑦。

鼠李《本經》⑧下品

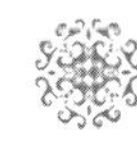

【釋名】楮李錢氏⑨、鼠梓《别録》⑩、山李子《圖經》⑪、牛李《别録》、皂李蘇恭⑫、趙李蘇恭、牛皂子《綱目》、烏槎子《綱目》、烏巢子《圖經》、椑音卑。【時珍曰】鼠李方音亦作楮李，未詳名義。可以染緑，故俗稱皂李及烏巢。巢、槎、趙，皆皂子之音訛也。一種苦楸，亦名鼠梓，與此不同。見"梓"下。

【集解】【《别録》⑬曰】鼠李生田野，采無時。【頌⑭曰】即烏巢子也。今蜀川多有之，枝葉如

---

① 獨行方：**《圖經》見《證類》卷14"郁李人"** ……韋宙《獨行方》療脚氣浮腫，心腹滿，大小便不通，氣急喘息者。以郁李人十二分，擣碎，水研取汁，薏苡人(擣碎如粟米)取三合，以汁煮米作粥。空腹飡之，佳……

② 至寶方：**《證類》卷14"郁李人"** 姚和衆……又方：治卒心痛。郁李人三七枚爛嚼，以新汲水下之，飯温湯尤妙。須臾痛止，却煎薄鹽湯熱呷之。

③ 聖濟總録：**《聖濟總録》卷69"汗血"** 治血汗，如聖散方：郁李人(去皮尖)，右一味研細，每服一錢匕，研鵝梨汁調下。

④ 本經：見2516頁注⑤白字。

⑤ 别録：見2516頁注⑤。

⑥ 大明：**《日華子》見《證類》卷14"郁李人"** ……又云：根，凉，無毒。治小兒熱發，作湯浴，風蚛牙，濃煎含之。

⑦ 甄權：**《藥性論》見《證類》卷14"郁李人"** ……根治齒痛，宣結氣，破結聚。

⑧ 本經：**《本經》《别録》見《證類》卷14"鼠李"** 主寒熱，瘰癧瘡。其皮：味苦，微寒，無毒。主除身皮熱毒。一名牛李，一名鼠梓，一名椑。生田野，採無時。

⑨ 錢氏：(**按**：未能溯得其源。考此下時珍僅謂"方音亦作楮李，未詳名義"，不言出處。且本條引文中"錢"姓唯有錢乙，其書用"牛李子"而非"楮李"。疑此出處標註有誤。)

⑩ 别録：見本頁注⑧。(**按**："釋名"項下"别録"同此。)

⑪ 圖經：**《圖經》見《證類》卷14"鼠李"** 鼠李，即烏巢子也……用山李子根，亦名牛李子……(**按**："釋名"項下"圖經"同此。)

⑫ 蘇恭：**《唐本草》見《證類》卷14"鼠李"** 《唐本》注云：此藥一名趙李，一名皂李，一名烏槎……(**按**："釋名"項下"蘇恭"同此。)

⑬ 别録：見本頁注⑧。

⑭ 頌：**《圖經》見《證類》卷14"鼠李"** 鼠李，即烏巢子也。《本經》不載所出州土，但云生田野，今蜀川多有之。枝、葉如李。子實若五味子，色蘩黑，其汁紫色，味甘、苦，實熟時採，日乾。九蒸，酒漬服，能下血。其皮採無時……

李,其實若五味子,色𪑾黑,其汁紫色,熟時采,日乾用。皮采無時。【宗奭[①]曰】即牛李也。木高七八尺,葉如李,但俠而不澤。子於條上四邊生,生時青,熟則紫黑色。至秋葉落,子尚在枝。是處皆有,今關陝及湖南、江南、北甚多。【時珍曰】生道路邊。其實附枝如穗。人采其嫩者,取汁刷染緑色。

子。【氣味】苦,凉,微毒。【主治】寒熱瘰癧瘡。《本經》[②]。水腫腹脹滿。大明[③]。下血及碎肉,除疝瘕積冷,九蒸酒漬,服三合,日再服。又擣傅牛馬六畜瘡中生蟲。蘇恭[④]。痘瘡黑陷及疥癬有蟲。時珍。

【發明】【時珍曰】牛李治痘瘡黑陷及出不快,或觸穢氣黑陷。古昔無知之者,惟錢乙《小兒直訣》[⑤]必勝膏用之。云牛李子即鼠李子,九月後采黑熟者,入砂盆擂爛,生絹捩汁,用銀石器熬成膏,瓷瓶收貯,常令透風。每服一皂子大,煎桃膠湯化下。如人行二十里,再進一服,其瘡自然紅活。入麝香少許尤妙。如無生者,以乾者爲末,水熬成膏。又《九籥衛生方》[⑥]亦云:痘瘡黑陷者,用牛李子一兩炒研,桃膠半兩。每服一錢,水七分,煎四分,温服。

【附方】新二。諸瘡寒熱毒痺,及六畜蟲瘡。鼠李生搗傅之。《聖惠方》[⑦]。齒䘌腫痛。牛李煮汁,空腹飲一盞,仍頻含漱。《聖濟録》[⑧]。

皮。【氣味】苦,微寒,無毒。【恭[⑨]曰】皮、子俱有小毒。○忌鐵。【主治】身皮

---

① 宗奭:**《衍義》卷15"鼠李"**　即牛李子也。木高七八尺,葉如李,但狹而不澤。子於條上四邊生,熟則紫黑色,生則青。葉至秋則落,子尚在枝。是處皆有,故經不言所出處。今關陝及湖南、江南北甚多。木皮與子兩用。

② 本經:見2519頁注⑧白字。

③ 大明:**《日華子》見《證類》卷14"鼠李"**　味苦,凉,微毒。治水腫。皮主風痺。

④ 蘇恭:**《唐本草》見《證類》卷14"鼠李"**　……子主牛馬六畜瘡中蟲,或生擣傅之,或和脂塗,皆效。子味苦,採取日乾,九蒸。酒漬服三合,日再,能下血及碎肉,除疝瘕積冷氣,大良……

⑤ 小兒直訣:**《小兒藥證直訣》卷下"牛李膏"**　(一名必勝膏):治瘡疹倒壓黑陷。牛李子,上杵汁,石器内密封,每服皂子大,煎杏膠湯化下。

⑥ 九籥衛生方:**《幼幼新書》卷18"瘡疹倒黶第七"**　……《九籥衛生方》同。但用桃膠半兩,牛李子一兩,炒,爲粗末,每服一錢,水七分,煎至四五分,去滓温服,治療亦同。(**按**:《九籥衛生方》書佚。《幼幼新書》出其書目并引其方。)

⑦ 聖惠方:**《普濟方》卷272"諸瘡"**　治諸瘡寒熱毒痹,牛馬六畜瘡,口生蟲:生搗鼠李敷之。或和脂塗皆效……(**按**:《聖惠方》無此方,另溯其源。)

⑧ 聖濟録:**《證類》卷14"鼠李"**　《食療》云……其根有毒。煮濃汁含之治䘌齒,并疳蟲蝕人脊骨者,可煮濃汁灌之良。/**《普濟方》卷67"齒䘌"**　治䘌齒,脊骨有疳蟲(出《本草》):以牛李煮汁濃,含之。更空服一盞,可灌此汁於有蟲處。(**按**:《普济方》云此方"出《本草》",当指據《食療》化裁。)

⑨ 恭:**《唐本草》見《證類》卷14"鼠李"**　……皮、子俱有小毒。

熱毒。《别録》①。風痺。大明②。諸瘡寒熱。蘇恭③。口疳齲齒,及疳蟲蝕人脊骨者,煮濃汁灌之,神良。孟詵④。

【發明】【頌⑤曰】劉禹錫《傳信方》:治大人口中疳瘡、發背,萬不失一。用山李子根一名牛李子、薔薇根野外者,各細切五升,水五大斗,煎半日,汁濃,即于銀、銅器中盛之,重湯煎至一二升,待稠,瓷瓶收貯。每少少含嚥,必瘥。忌醬、醋、油膩、熱麪及肉。如發背,以帛塗貼之,神效。襄州軍事柳岸妻竇氏,患口疳十五年,齒盡落斷,不可近,用此而愈。

女貞《本經》⑥上品

【釋名】貞木《山海經》⑦、冬青《綱目》、蠟樹。【時珍曰】此木淩冬青翠,有貞守之操,故以貞女狀之。《琴操》⑧載魯有處女見女貞木而作歌者,即此也。蘇彦⑨"頌序"云:"女貞之木,一名冬青。負霜葱翠,振柯凌風。故清士欽其質,而貞女慕其名。"是矣。别有冬青與此同名。今方書所用冬青,皆此女貞也。近時以放蠟蟲,故俗呼爲蠟樹。

【集解】【《别録》⑩曰】女貞實生武陵川谷。立冬采。【弘景⑪曰】諸處時有。葉茂盛,凌冬不凋,皮青肉白,與秦皮爲表裏。其樹以冬生可愛,仙方亦服食之。俗方不復用,人無識者。【恭⑫

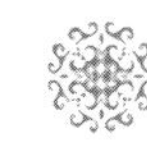
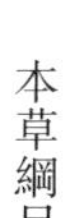

---

① 别録:見2519頁注⑧。

② 大明:見2520頁注③。

③ 蘇恭:**《唐本草》見《證類》卷14"鼠李"** ……樹皮主諸瘡,寒熱毒痺……

④ 孟詵:**《食療》見《證類》卷14"鼠李"** 微寒。主腹脹滿。其根有毒。煮濃汁含之治䘌齒。并疳蟲蝕人脊骨者,可煮濃汁灌之良……

⑤ 頌:**《圖經》見《證類》卷14"鼠李"** ……劉禹錫《傳信方》主大人口中疳瘡并發背,萬不失一。用山李子根,亦名牛李子,薔薇根野外者佳。各細切五升,以水五大斗,煎至半日已來,汁濃,即於銀、銅器中盛之,重湯煎至一二升,看稍稠,即於瓷瓶子中盛。少少温含咽之,必差。忌醬、醋、油膩、熱麪,大約不宜食肉。如患發背,重湯煎令極稠,和如膏,以帛塗之瘡上,神效。襄州軍事柳岸妻竇氏患口疳十五年,齒盡落,齦亦斷壞,不可近,用此方遂差。

⑥ 本經:**《本經》《别録》見《證類》卷12"女貞實"** 味苦、甘,平,無毒。主補中,安五藏,養精神,除百疾。久服肥健,輕身不老。生武陵川谷,立冬採。

⑦ 山海經:**《山海經》卷4"東山經"** ……又東二百里,曰太山,上多金玉、楨木(女楨也,葉冬不凋……)

⑧ 琴操:**《琴操》卷上"貞女"** 貞女引者,魯漆(一作次)室女所作也……入山林之中,見女貞之木,喟然歎息,援琴而弦,歌以女貞之辭……

⑨ 蘇彦:**《藝文類聚》卷89"女貞"** 頌:晉·蘇彦《女貞頌》曰……女貞之樹,一名冬生。負霜葱翠,振柯凌風。故清士欽其質,而貞女慕其名。或樹之於雲堂,或植之於階庭。

⑩ 别録:見本頁注⑥。

⑪ 弘景:**《集注》見《證類》卷12"女貞實"** 陶隱居云:葉茂盛,凌冬不凋,皮青肉白,與秦皮爲表裏。其樹以冬生而可愛。諸處時有。《仙經》亦服食之。俗方不復用,市人亦無識者。

⑫ 恭:**《唐本草》見《證類》卷12"女貞實"** 《唐本》注云:女貞,葉似枸骨及冬青樹等。其實九月熟,黑似牛李子。陶云與秦皮爲表裏,誤矣。然秦皮葉細冬枯,女貞葉大冬茂,殊非類也。

曰】女貞葉似冬青樹及枸骨。其實九月熟,黑似牛李子。陶言與秦皮爲表裏,誤矣。秦皮葉細冬枯,〔女〕貞葉大冬茂,殊非類也。【頌①曰】女貞處處有之。《山海經》云"泰山多貞木"是也。其葉似枸骨及冬青木,凌冬不凋。五月開細花,青白色。九月實成,似牛李子。或云即今冬青樹也。而冬青木理肌白,文如象齒,實亦治病。嶺南一種女貞,花極繁茂而深紅色,與此殊異,不聞入藥。【時珍曰】女貞、冬青、枸骨,三樹也。女貞即今俗呼蠟樹者,冬青即今俗呼凍青樹者,枸骨即今俗呼猫兒刺者。東人因女貞茂盛,亦呼爲冬青,與冬青同名異物,蓋一類二種爾。二種皆因子自生,最易長。其葉厚而柔,長緑色,面青背淡。女貞葉長者四五寸,子黑色。凍青葉微團,子紅色爲異。其花皆繁,子並纍纍滿樹,冬月鸜鵒喜食之,木肌皆白膩。今人不知女貞,但呼爲蠟樹。立夏前後取蠟蟲之種子,裹置枝上。半月其蟲化出,延緣枝上,造成白蠟,民間大獲其利。詳見蟲部"白蠟"下。枸骨詳本條。

實。【氣味】苦,平,無毒。【時珍曰】温。

【主治】補中,安五臟,養精神,除百病。久服肥健輕身不老。《本經》②。强陰,健腰膝,變白髮,明目。時珍。

【發明】【時珍曰】女貞實乃上品無毒妙藥,而古方罕知用者,何哉?《典術》③云:女貞木乃少陰之精,故冬不落葉。觀此則其益腎之功,尤可推矣。世傳女貞丹方云:女貞實即冬青樹子,去梗葉,酒浸一日夜,布袋擦去皮,晒乾爲末。待旱蓮草出,多取數石,擣汁熬濃,和丸梧子大。每夜酒送百丸。不旬日間,膂力加倍,老者即不夜起。又能變白髮爲黑色,强腰膝,起陰氣。

【附方】新二。虚損百病。久服髮白再黑,返老還童。用女貞實,十月上巳日收,陰乾,用時以酒浸一日,蒸透晒乾,一斤四兩,旱蓮草五月收,陰乾,十兩,爲末,桑椹子三月收,陰乾,十兩,爲末,煉蜜丸如梧子大。每服七八十丸,淡鹽湯下。若四月收桑椹擣汁和藥,七月收旱蓮擣汁和藥,即不用蜜矣。《簡便方》④。風熱赤眼。冬青子不以多少,擣汁熬膏,净瓶收固,埋地中七日。每用點眼。《濟急仙方》⑤。

葉。【氣味】微苦,平,無毒。【主治】除風散血,消腫定痛,治頭目昏

---

① 頌:**《圖經》見《證類》卷12"女貞實"** 女貞實,生武陵川谷,今處處有之。《山海經》云:泰山多真木,是此木也。其葉似枸骨及冬青,木極茂盛,陵冬不凋,花細青白色。九月而實成,似牛李子。立冬採實,暴乾。其皮可以浸酒。或云:即今冬青木也。而冬青木肌理白,文如象齒,道家取以爲簡,其實亦浸酒,去風補血。其葉燒灰,面膏塗之。治瘴瘃殊效,兼滅瘢疵……又嶺南有一種女貞,花極繁茂而深紅色,與此殊異,不聞中藥品也……

② 本經:見2521頁注⑥白字。

③ 典術:**《藝文類聚》卷89"女貞"** 《典術》曰:女貞木者,少陰之精,冬葉不落。

④ 簡便方:**《奇效單方》卷上"七諸虚"** 治虚損百病,久服髮白再黑,返老還童:豬牙草(即旱蓮蓬取汁)、桑椹子(取汁,各以磁片曬爲膏)、冬青子(酒浸,九蒸九曬,爲末,各等分),煉蜜爲丸桐子大,每服六七十丸,空心淡鹽湯送下。

⑤ 濟急仙方:**《奇效單方》卷上"七諸虚"** 治虚損百病,久服髮白再黑,返老還童:豬牙草(即旱蓮蓬取汁)、桑椹子(取汁,各以磁片曬爲膏)、冬青子(酒浸,九蒸九曬,爲末,各等分),煉蜜爲丸桐子大,每服六七十丸,空心淡鹽湯送下。(**按**:《濟急仙方》無此方,另溯其源。)

痛。諸惡瘡腫，胻瘡潰爛久者，以水煮乘熱貼之，頻頻换易，米醋煮亦可。口舌生瘡，舌腫脹出，擣汁含浸吐涎。時珍。

【附方】新三。風熱赤眼。《普濟方》①用冬青葉五斗搗汁，浸新磚數片，五日掘坑，架磚于内蓋之，日久生霜，刮下，入腦子少許，點之。○《簡便方》②用雅州黄（蓮）〔連〕二兩，冬青葉四兩，水浸二日夜，熬成膏收，點眼。一切眼疾。冬青葉研爛，入朴硝貼之。《海上方》也。《普濟方》③。

冬青《綱目》【校正】原附"女貞"下，今分出。

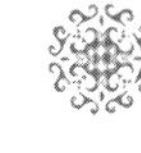

【釋名】凍青。【藏器④曰】冬月青翠，故名冬青。江東人呼爲凍青。

【集解】【藏器⑤曰】冬青木肌白，有文作象齒笏。其葉堪染緋。李邕云：冬青出五臺山，〔葉〕似椿，子赤如郁李，微酸性熱。與此小異，當是兩種冬青。【時珍曰】凍青亦女貞别種也，山中時有之。但以葉微團而子赤者爲凍青，葉長而子黑者爲女貞。按《救荒本草》⑥云：凍青樹高丈許，樹似枸骨子樹而極茂盛。又葉似（櫨）〔樝〕子樹葉而小，亦似椿葉微窄而頭頗（园）〔圓〕，不尖。五月開細白花，結子如豆大，紅色。其嫩芽煠熟，水浸去（有）〔苦〕味，淘洗，五味調之可食。

子及木皮。【氣味】甘、苦，凉，無毒。【主治】浸酒，去風虚，補益肌膚。皮之功同。藏器⑦。

葉。【主治】燒灰，入面膏，治瘅瘃，滅瘢痕，殊效。蘇頌⑧。

【附方】新一。痔瘡。冬至日取凍青樹子，鹽酒浸一夜，九蒸九晒，瓶收。每日空心酒吞七十粒，卧時再服。《集簡方》。

---

① 普濟方：**《普濟方》卷73"目赤痛"** 冬青方（出《海上方》）：治赤眼。以新磚二片，冬青葉五斗，搗自然汁，浸磚數日令透取出，掘地坑，架磚於内，四下空，覆之日久後，磚上粉霜起，取霜，入腦子少許無亦得，點眼大妙。

② 簡便方：**《奇效單方》卷下"瘡瘍"** 治内有風熱積熱發于眼目，用：雅州黄連（二兩）、冬青葉（四兩），水浸三晝夜，待黄緑色，熬成膏，不時點眼四角。

③ 普濟方：**《普濟方》卷86"一切眼疾雜治"** 又方（出《海上方》）：治一切眼疾，以生冬青葉研細，入朴硝水調，罨貼之。

④ 藏器：**《拾遺》見《證類》卷12"女貞實"** 陳藏器……又云：冬青，其葉堪染緋，子浸酒去風血補益，木肌白有文作象齒笏，冬月青翠，故名冬青。江東人呼爲凍生。李邕又云：出五臺山。葉似椿，子赤如郁李，微酸，性熱。與此亦小有異同，當是兩種冬青。

⑤ 藏器：見上注。

⑥ 救荒本草：**《救荒》卷下之前"凍青樹"** 生密縣山谷間。樹高丈許，枝葉似枸骨子樹，而極茂盛，凌冬不凋。又似樝（音祖）子樹葉而小，亦似穪芽葉微窄，頭頗圓而不尖，開白花，結子如豆粒大，青黑色。葉味苦。救飢：采芽葉煠熟，水浸去苦味，淘洗净，油鹽調食。

⑦ 藏器：見本頁注④。

⑧ 蘇頌：**《圖經》見《證類》卷12"女貞實"** ……或云：即今冬青木也。而冬青木肌理白，文如象齒，道家取以爲簡，其實亦浸酒，去風補血。其葉燒灰，面膏塗之。治瘅瘃殊效，兼滅瘢疵……

枸骨《綱目》【校正】原附"女貞"下,今分出。

【釋名】貓兒刺。【藏器①曰】此木肌白,如狗之骨。【時珍曰】葉有五刺,如猫之形,故名。又衛矛亦名枸骨,與此同名。

【集解】【藏器②曰】枸骨樹如杜仲。《詩》③云"南山有枸""是也。陸機《詩疏》④云:山木也。其狀如櫨,木理白滑,可爲函板。有木寅在葉中,卷之如子,羽化爲寅。【頌⑤曰】多生江、浙間。南人取以旋盒器甚佳。【時珍曰】狗骨樹如女貞,肌理甚白。葉長二三寸,青翠而厚硬,有五刺角,四時不凋。五月開細白花。結實如女貞及菝葜子,九月熟時緋紅色,皮薄味甘,核有四瓣。人采其木皮煎膏,以粘鳥雀,謂之粘(穓)〔黐〕。

木皮。【氣味】微苦,凉,無毒。【主治】浸酒,補腰脚令健。藏器⑥。

枝葉。【氣味】同皮。【主治】燒灰淋汁或煎膏,塗白癜風。藏器⑦。

衛矛《本經》⑧中品

【釋名】鬼箭《别録》⑨、神箭。【時珍曰】劉熙《釋名》⑩言:齊人謂箭羽爲衛。此物幹有

---

① 藏器:**《拾遺》見《證類》卷 12"女貞實"** 陳藏器云:女貞似枸骨。按枸骨樹如杜仲……木肌白似骨,故云枸骨。《詩・義疏》云:木杞,其樹似栗。一名枸骨。理白滑,其子爲木寅子。可合藥,木寅在葉中卷葉,如子羽化爲寅,非木子……

② 藏器:見上注。

③ 詩:**《詩・小雅・南山有臺》** 南山有枸,北山有楰……

④ 陸機詩疏:**《毛詩草木鳥獸蟲魚疏》卷上"北山有枸"** 枸樹,山木也。其狀如櫨,一名枸骨。高大如白楊,所在山中皆有。理白可爲函板。枝柯不直,子著枝端,大如指,長數寸,噉之甘美如飴。八九月熟,江南特美。今官園種之,謂之木蜜……/**《拾遺》見《證類》卷 12"女貞實"** 陳藏器云:女貞……《詩・義疏》云:木杞,其樹似栗。一名枸骨。理白滑,其子爲木寅子。可合藥,木寅在葉中卷葉,如子羽化爲寅,非木子。(**按**:今未溯得陳藏器所引《詩・義疏》之源。今陸機《詩疏》注"枸",音 jü,其形態描述乃鼠李科植物枳椇,非冬青科植物枸骨。時珍所引糅合陳藏器所引及陸機《詩疏》之文,故混淆兩種植物。)

⑤ 頌:**《圖經》見《證類》卷 12"女貞實"** ……枸骨木多生江、浙間,木體白似骨,故以名。南人取以旋作合器甚佳……

⑥ 藏器:**《拾遺》見《證類》卷 12"女貞實"** 陳藏器云……按枸骨樹如杜仲,皮堪浸酒,補腰脚令健。枝、葉燒灰淋取汁,塗白癜風。亦可作稠煎傅之……

⑦ 藏器:見上注。

⑧ 本經:**《本經》《别録》見《證類》卷 13"衛矛"** 味苦,寒,無毒。主女子崩中下血,腹滿汗出,除邪,殺鬼毒蠱疰,中惡腹痛,去白蟲,消皮膚風毒腫,令陰中解。一名鬼箭。生霍山山谷。八月採。陰乾。

⑨ 别録:見上注白字。(**按**:非出《别録》,實出《本經》。)

⑩ 釋名:**《釋名》卷 7"釋兵"** ……矢,指也。言其有所指向,迅疾也。又謂之箭,前進也……其旁曰羽,如鳥羽也。鳥須羽而飛,矢須羽而前也。齊人曰衛,所以導衛矢也……

直羽,如箭羽、矛刃自衛之狀,故名。張揖《廣雅》①謂之神箭。寇宗奭《衍義》②言:人家多燔之遺(祟)〔祟〕。則三名又或取此義也。

【集解】【《别録》③曰】衛矛生霍山山谷。八月采,陰乾。【普④曰】葉如桃,箭如羽,正月、二月、七月采,陰乾。或生田野。【弘景⑤曰】山野處處有之。削取皮、羽入藥,爲用甚稀。【頌⑥曰】今江、淮州郡亦或有之。三月以後生莖,莖長四五尺許。其幹有三羽,狀如箭翎羽。葉似山茶,青色。八月、十一月、十二月采條莖,陰乾。其木亦名狗骨。【宗奭⑦曰】所在山谷皆有,平陸未嘗見也。葉絶少。其莖黄褐色,若蘗皮,三面如鋒刃。人家多燔之遺祟,方藥少用。【時珍曰】鬼箭生山石間,小株成叢。春長嫩條,條上四面有羽如箭羽,視之若三羽爾。青葉狀似野茶,對生,味酸澀。三四月開碎花,黄緑色。結實大如冬青子。山人不識,惟樵采之。【斅⑧曰】凡使勿用石茆,根頭真相似,只是上葉不同,味各别耳。

【脩治】【斅⑨曰】采得只使箭頭用,拭去赤毛,以酥拌緩炒,每一兩,用酥二錢半。

【氣味】甘,寒,無毒。【普⑩曰】神農、黄帝:苦,無毒。【大明⑪曰】甘,澀。【權⑫曰】有小毒。【主治】女子崩中下血,腹滿,汗出,除邪,殺鬼毒蠱疰。《本經》⑬。中惡腹痛,去白蟲,消皮膚風毒腫,令陰中解。《别録》⑭。療婦人血氣,大效。蘇

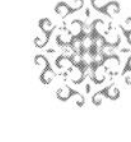

本草綱目木部第三十六卷

① 廣雅:**《廣雅》卷10"釋草"** 鬼箭,神箭也。)(**按**:箭,古之箭字。)

② 衍義:**《衍義》卷14"衛矛"** 衛矛,所在山谷皆有之,然未嘗于平陸地見也。葉絶少,其莖黄褐色,若蘗皮,三面如鋒刃。人家多燔之遺祟。方家用之亦少。

③ 别録:見2524頁注⑧。

④ 普:**《御覽》卷993"鬼箭"** 《吴氏本草經》曰……葉如桃如羽。正月、二月、七月採,陰乾。或生野田。

⑤ 弘景:**《集注》見《證類》卷13"衛矛"** 陶隱居云:山野處處有。其莖有三羽,狀如箭羽,俗皆呼爲鬼箭,而爲用甚稀,用之削取皮羽……

⑥ 頌:**《圖經》見《證類》卷13"衛矛"** 衛矛,鬼箭也。出霍山山谷,今江淮州郡或有之。三月以後生莖,苗長四五尺許。其幹有三羽,狀如箭翎。葉亦似山茶,青色。八月、十一月、十二月採條莖,陰乾。其木亦名狗骨……

⑦ 宗奭:見本頁注②。

⑧ 斅:**《炮炙論》見《證類》卷13"衛矛"** 雷公云:凡使,勿用石茆,根頭真似鬼箭,只是上葉不同,味各别。採得後只使箭頭用,拭上赤毛,用酥緩炒過用之。每修事一兩,和酥一分,炒酥盡爲度。

⑨ 斅:見上注。

⑩ 普:**《御覽》卷993"鬼箭"** 《吴氏本草經》曰:鬼箭,一名衛(與)〔矛〕。神農、黄帝、桐君:苦,無毒……

⑪ 大明:**《日華子》見《證類》卷13"衛矛"** 鬼箭羽,味甘、澀……

⑫ 權:**《藥性論》見《證類》卷13"衛矛"** 鬼箭,使,一名衛矛,有小毒……

⑬ 本經:見2524頁注⑧白字。

⑭ 别録:見2524頁注⑧。

恭①。破陳血，能落胎，主百邪鬼魅。甄權②。通月經，破癥結，止血崩帶下，殺腹臟蟲及産後血咬腹痛。大明③。

【發明】【頌④曰】古方崔氏療惡疰在心，痛不可忍，有鬼箭羽湯。姚僧坦《集驗方》療卒暴心痛，〔或〕中惡氣毒痛，大黄湯亦用之。並大方也。見《外臺秘要》《千金》諸書中。【時珍曰】一婦人産後血運血結，血聚于胸中，或偏于少腹，或連于脇肋者，四物湯四兩，倍當歸，加鬼箭、紅花、玄胡索各一兩，爲末，煎服。

【附方】新二。産後敗血，兒枕塊硬，疼痛發歇，及新産乘虚，風寒内搏，惡露不快，臍腹堅脹。當歸散：用當歸炒、鬼箭去中心木、紅藍花各一兩。每服三錢，酒一大盞，煎七分，食前温服。《和劑局方》⑤。鬼瘧日發。鬼箭羽、鯪鯉甲燒灰〔各〕二錢半，爲末。每以一字，發時嗃鼻。○又法：鬼箭羽末一分，砒霜一錢，五靈脂一兩，爲末。發時冷水服一錢。○並《聖濟總録》⑥。

山礬《綱目》

【釋名】芸香音云、椗花音定、柘花柘音鄭、瑒花音暢、春桂俗、七里香。【時珍曰】芸，盛多也。《老子》⑦曰：（方）〔夫〕物芸芸。是也。此物山野叢生甚多，而花繁香馥，故名。按周必大⑧云：柘，音陣，出《南史》。荆俗訛柘爲鄭，呼爲鄭礬，而江南又訛鄭爲瑒也。黄庭堅⑨云：江南野中椗花極多。野人采葉燒灰，以染紫爲黝，不借礬而成。予因以易其名爲山礬。

【集解】【時珍曰】山礬生江、淮、湖、蜀野中，樹（者）〔有〕大者高丈許。其葉似卮子，葉生不對節，光澤堅强，略有齒，凌冬不凋。三月開花繁白如雪，六出，黄蕊，甚芬香。結子大如椒，青黑色，

---

① 蘇恭：**《開寶》見《證類》卷13“衛矛”**　今注：醫家用鬼箭療婦人血氣大效。（**按**：非出“蘇恭”，實出《開寶》。）

② 甄權：**《藥性論》見《證類》卷13“衛矛”**　……能破陳血，能落胎，主中惡腰腹痛及百邪鬼魅。

③ 大明：**《日華子》見《證類》卷13“衛矛”**　……通月經，破癥結，止血崩帶下，殺腹藏蟲及産後血咬肚痛。

④ 頌：**《圖經》見《證類》卷13“衛矛”**　……《崔氏方》療惡疰在心，痛不可忍，有鬼箭羽湯。《集驗方》療卒暴心痛，或中惡氣毒痛，大黄湯亦用鬼箭，皆大方也。

⑤ 和劑局方：**《局方》卷9“治婦人諸疾”**　當歸散：治産後敗血不散，兒枕塊硬，疼痛發歇，及新産乘虚，風寒内搏，惡露不快，臍腹堅脹（一本作堅痛）。紅藍花、鬼箭（去中心木）、當歸（去苗，炒，各一兩），右爲粗散，每服三錢，酒一大盞，煎至七分，去滓，粥食前温服。

⑥ 聖濟總録：**《聖濟總録》卷35“鬼瘧”**　治鬼瘧，一字散方：鬼箭羽、鯪鯉甲（燒存性，各一分），右二味擣羅爲細散，每服一字，搐在鼻中，臨發時用。/治鬼瘧，寒熱日發，鬼箭羽散方：鬼箭羽（一分，爲細末）、砒霜（研，一錢）、五靈脂（研，一兩），右三味再同研爲細散，每服半錢匕，臨發時冷茶清調下。

⑦ 老子：**《道德經·河上公·歸根》**　……夫物芸芸，各復歸其根。

⑧ 周必大：**《文忠集》卷184“跋語”**　……栕音陣。《南史·劉杳傳》所爲栕酒者，予嘗得醖法，芳烈異常。山谷似不以杳傳爲據，循俗訛柘作鄭，而江南鄉音又呼鄭爲瑒。

⑨ 黄庭堅：**《山谷集》卷11“題高節亭邊山礬花二首博引”**　江湖南野中有一種小白花，本高數尺，春開極香，野人謂之鄭花。王荆公嘗欲作詩，而陋其名。予請名，曰山礬。野人採鄭花葉以染黄，不借礬而成色，故名山礬……

熟則黄色，可食。其葉味澁，人取以染黄及收豆腐，或雜入茗中。按沈括《筆談》①云：古人藏書辟蠹用芸香，謂之芸草，即今之七里香也。葉類（豌）〔豌〕豆，作小叢生，啜嗅之極芬香。秋間葉上微白如粉污，辟蠹殊驗。又按《（蒼）〔倉〕頡解詁》②云：芸香似邪蒿，可食，辟紙蠹。許慎《説文》③云：芸，似苜蓿。成公綏《芸香賦》④云：莖類秋竹，枝象青松。郭義恭《廣志》⑤有芸香膠。《杜陽編》⑥云：芸香，草也，出于闐國。其香潔白如玉，入土不朽。元載造芸暉堂，以此爲屑塗壁也。據此數説，則芸香非一種。沈氏指爲七里香者，不知何據？所云葉類豌豆，啜嗅芬香，秋間有粉者，亦與今之七里香不相類，狀頗似烏藥葉，恐沈氏亦自臆度爾。曾端伯以七里香爲玉蕊花，未知的否。

葉。【氣味】酸，澁、微甘，無毒。【主治】久痢，止渴，殺蚤、蠹。用三十片，同老薑三片，浸水蒸熱，洗爛弦風眼。時珍。

桯木《拾遺》⑦

【集解】【藏器⑧曰】桯木生江東林筤間。樹如石榴，葉細，高丈餘。四月開花，白如雪。【時珍曰】此木今無識者，其狀頗近山礬，恐古今稱謂不同爾，姑附其後。

【氣味】苦，平，無毒。【主治】破産後血，煮汁服之。其葉煎汁洗瘡癬，搗碎封蛇傷。藏器⑨。

南燭宋《開寶》⑩

【釋名】南天燭《圖經》⑪、南燭草木《隱訣》⑫、男續同上、染菽同上、猴菽草同

---

① 筆談：**《夢溪筆談》卷3“辯證一”** 古人藏书辟蠹用芸。芸，香草也，今人謂之七里香者是也。葉類豌豆，作小叢生，其葉極芬香。秋後葉間微白如粉污，辟蠹殊驗……

② 倉頡解詁：**《香譜》卷上“香之品·芸香”** 《倉頡解詁》曰：芸蒿似邪蒿，可食魚豢。《典略》云：芸香辟紙魚蠹，故藏書臺稱芸臺。

③ 説文：**《説文·艸部》** 芸，艸也。似目宿。

④ 芸香賦：**《御覽》卷982“芸香”** 成公綏《芸香賦》曰……莖類秋竹，枝象春松。

⑤ 廣志：**《御覽》卷982“芸香”** 《廣志》曰：芸膠，有安息膠，有黑膠。

⑥ 杜陽編：**《杜陽雜編》卷上** ……元載末年，造蕓輝堂於私第。蕓輝，香草名也。出于闐國。其香潔白如玉，入土不朽爛。舂之爲屑，以塗其壁，故號蕓輝焉。

⑦ 拾遺：**《證類》卷13“四十五種陳藏器餘·桯木”** 味苦，平，無毒。破産後血，煮服之。葉搗辟封蛇咬，亦洗瘡癬。樹如石榴，葉細，高丈餘。四月開花白如雪。生江東林筤間。

⑧ 藏器：見上注。

⑨ 藏器：見上注。

⑩ 開寶：**《開寶》見《證類》卷14“南燭枝葉”** 味苦，平，無毒。止泄除睡，强筋益氣力。久服輕身長年，令人不飢，變白去老。取莖、葉擣碎漬汁，浸粳米九浸、九蒸、九暴，米粒緊小正黑如瑿珠，袋盛之可適遠方。日進一合，不飢，益顔色，堅筋骨，能行。取汁炊飯名烏飯。亦名烏草，亦名牛筋。言食之健如牛筋也。色赤名文燭。生高山，經冬不凋。

⑪ 圖經：**《圖經》見《證類》卷14“南燭枝葉”** ……人家多植庭除間，俗謂之南天燭……

⑫ 隱訣：**《圖經》見《證類》卷14“南燭枝葉”** ……謹按陶隱居《登真隱訣》……云其種（轉下頁注）

上、草木之王同上、惟那木同上、牛筋《拾遺》①、烏飯草《日華》③、墨飯草《綱目》、楊桐《綱目》。赤者名文燭。【時珍曰】南燭諸名,多不可解。【藏器③曰】取汁漬米作烏飯,食之健如牛筋,故曰牛筋。

【集解】【藏器④曰】南燭生高山,經冬不凋。【頌⑤曰】今惟江東州郡有之。株高三五尺。葉類苦楝而小,凌冬不凋。冬生紅子作穗。人家多植庭除間,俗謂之南天燭。不拘時采枝葉用。陶隱居《登真隱訣》載太極真人青精乾石䬾飯法云:其種是木而似草,故號南燭草木。一名男續,一名猴藥,一名後卓,一名惟那木,一名草木之王,凡有八名,各從其邦域所稱,而正號是南燭也。生嵩高少室、抱犢、雞頭山,江左吴、越至多。土人名曰猴菽,或曰染菽,粗與真名相仿佛也。此木至難長,初生三四年,狀若菘菜之屬,亦頗似巵子,二三十年乃成大株,故曰木而似草也。其子如茱萸,九月熟,酸美可食。葉不相對,似茗而圓厚,味小酢,冬夏常青。枝莖微紫,大者亦高四五丈,而甚肥脆,易摧折也。作飯之法,見穀部"青精乾石䬾飯"下。【時珍曰】南燭,吴、楚山中甚多。葉似山礬,光滑而味酸濇。七月開小白花。結實如朴樹子,成簇,生青,九月熟則紫色,内有細子,其味甘酸,小兒食之。按《古今詩話》⑥云:即楊桐也。葉似冬青而小,臨水生者尤茂。寒食采其葉,漬水染飯,色青而光,能資陽氣。又沈括《筆談》⑦云:南燭草木,本草及傳記所説,人少識者。北人多誤以烏臼爲之,全非矣。今人所謂南天燭是矣。莖如蒴藋有節,高三四尺,廬山有盈丈者。南方至多。葉微似楝而小,秋則實赤如丹。

枝葉。【氣味】苦,平,無毒。【時珍曰】酸、濇。【主治】止泄除睡,强筋益

(接上頁注)是木而似草,故號南燭草木。一名猴藥,一名男續,一名後草,一名惟那木,一名草木之王……土人名之曰猴菽,或曰染菽,粗與真名相髣髴也……(**按**:"釋名"項下"同上"皆同此。)

① 拾遺:見 2527 頁⑩開寶。(**按**:非出《拾遺》,實出《開寶》。)

② 日華:**《日華子》見《證類》卷 14"南燭枝葉"** 黑飯草……又名南燭也。

③ 藏器:見 2527 頁⑩。(**按**:非出《拾遺》,實出《開寶》。)

④ 藏器:見 2527 頁⑩。(**按**:非出《拾遺》,實出《開寶》。)

⑤ 頌:**《圖經》見《證類》卷 14"南燭枝葉"** 南燭,本經不載所出州土,云生高山,今惟江東州郡有之。株高三五尺。葉類苦楝而小,陵冬不凋。冬生紅子作穗。人家多植庭除間,俗謂之南天燭。不拘時采其枝、葉用。亦謂之南燭草木。謹按陶隱居《登真隱訣》載太極真人青精乾石䬾飯法……云其種是木而似草,故號南燭草木。一名猴藥,一名男續,一名後草,一名惟那木,一名草木之王。生嵩高、少室、抱犢、雞頭山,江左吴越至多。土人名之曰猴菽,或曰染菽,粗與真名相髣髴也。此木至難長,初生三四年,狀若菘菜之屬,亦頗似梔子,二三十年乃成大株,故曰木而似草也。凡有八名,各從其邦域所稱,而正號是南燭也。其子如茱萸,九月熟,酸美可食。葉不相對,似茗而圓厚,味小酢,冬夏常青。枝莖微紫,大者亦高四五丈,而甚肥脆,易摧折也……

⑥ 古今詩話:**《詩話總龜》卷 21"咏物門"** 楊桐葉細冬青,臨水生者尤茂。居人遇寒食,採其葉染飯,色青而有光,食之資陽氣,謂之楊桐飯……

⑦ 筆談:**《夢溪筆談》卷 26"藥議"** 南燭,草木記傳、本草所説多端,今少有識者。爲其作青精飯,色黑,乃誤用烏臼爲之,全非也。此木類也,又似草類,故謂之南草木,今人謂之南天燭者是也。南人多植於庭檻之間,莖如朔藋,有節,高三四尺。廬山有盈丈者,葉微似楝而小,至秋則實赤如丹,南方至多。

氣力。久服，輕身長年，令人不饑，變白却老。藏器①。

【發明】【頌②曰】孫思邈《千金月令方》南燭煎，益髭髮及容顔，兼補煖。三月三日采葉并蕊子，入大(争)〔净〕瓶中，乾盛，以童子小便浸滿瓶，固濟其口，置閑處，經一周年取開。每用一匙温酒調服，一日二次，極有效驗。《上元寶經》曰：〔子〕服草木之王，氣與神通；子食青燭之精，命不復殞。

【附方】舊二。一切風疾。久服輕身明目，黑髪駐顔。用南燭樹，春夏取枝葉，秋冬取根皮，細剉五斤，水五斗，慢火煎取二斗，去滓，净鍋慢火煎如稀飴，瓷瓶盛之。每温酒服一匙，日三服。一方入童子小便同煎。《聖惠方》③。誤吞銅鐵不下。用南燭根燒研，熟水調服一錢，即下。《聖惠方》④。

子。【氣味】酸、甘，平，無毒。

【主治】强筋骨，益氣力，固精駐顔。時珍。

青精飯見穀部。

五加《本經》⑤上品

【釋名】五佳《綱目》、五花《炮炙論》⑥、文章草《綱目》、白刺《綱目》、追風使《圖經》⑦、木骨《圖經》、金鹽仙經⑧、豺漆《本經》⑨、豺節《别録》⑩。【時珍曰】此藥以五葉交加

---

① 藏器：見2527頁注⑩。(**按**：非出《拾遺》，實出《開寶》。)

② 頌：**《圖經》見《證類》卷14"南燭枝葉"** ……《上元寶經》曰：子服草木之王，氣與神通。子食青燭之津，命不復殞。此之謂也……孫思邈《千金月令》南燭煎：益髭髮及容顔，兼補暖方。三月三日採葉并蘂子，入大净瓶中，乾盛，以童子小便浸滿瓶，固濟其口，置閑處，經一周年，取開。每日一兩次，温酒服之，每酒一盞，調煎一匙，極有效驗。

③ 聖惠方：**《聖惠方》卷25"治一切風通用煎藥諸方"** 治一切風疾，若能久服，輕健，明目黑髭，駐顔，南燭煎方：南燭樹(春夏取枝葉，秋冬取根及皮，揀擇細剉，五斤)，右以水五斗，慢火煎取二斗，去滓，别於净鍋中慢火煎如稀餳，即以甆瓶盛，每服以温酒調下一茶匙，日三服。

④ 聖惠方：**《聖惠方》卷88"治小兒誤吞物諸方"** 治小兒誤吞咽銅鐵物，在喉内不下，方：右取南燭根(燒灰細研)，以熟水調服一錢差。

⑤ 本經：**《本經》《别録》(《藥對》)見《證類》卷12"五加皮"** 味辛、苦，温、微寒，無毒。主心腹疝氣，腹痛，益氣，療躄，小兒不能行，疽瘡陰蝕，男子陰痿，囊下濕，小便餘瀝，女人陰癢及腰脊痛，兩脚疼痺風弱，五緩虚羸，補中益精，堅筋骨，强志意。久服輕身耐老。一名豺漆，一名豺節。五葉者良。生漢中及冤句。五月、七月採莖，十月採根，陰乾。(遠志爲之使，畏蛇皮，玄參。)

⑥ 炮炙論：**《炮炙論》見《證類》卷12"五加皮"** 雷公曰……五葉花是雌……

⑦ 圖經：**《圖經》見《證類》卷12"五加皮"** ……蘄州人呼爲木骨……吴中亦多，俗名爲追風使……(**按**："釋名"項下"圖經"同此。)

⑧ 仙經：**《證類》卷12"五加皮"** 《東華真人煮石經》……又異名曰金鹽……

⑨ 本經：見本頁注⑤白字。

⑩ 别録：見本頁注⑤。

者良，故名五加，又名五花。楊慎《丹鉛録》①作五佳，云一枝五葉者佳故也。蜀人呼爲白刺。譙周《巴蜀異物志》名文章草。有贊云："文章作酒，能成其味。以金買草，不言其貴。"是矣。本草犲漆、犲節之名，不知取何義也。【頌②曰】蘄州人呼爲木骨，吴中俗名追風使。

【集解】【《别録》③曰】五加皮五葉者良，生漢中及冤句。五月、七月采莖，十月采根，陰乾。【弘景④曰】近道處處有之，東間彌多。四葉者亦好。【頌⑤曰】今江、淮、湖南州郡皆有之。春生苗，莖、葉俱青，作叢。赤莖又似藤（葛）〔蔓〕，高三五尺，上有黑刺。葉生五杈作簇者良。四葉、三葉者最多，爲次。每一葉下生一刺。三四月開白花，結青子，至六月漸黑色。根若荆根，皮黄黑，肉白色，骨硬。一説今有數種。汴京、北地者，大片類秦皮、黄蘗輩，平直如板而色白，絶無氣味，療風痛頗效，餘無所用。吴中乃剥野（偆）〔樁〕根皮爲五加，柔韌而無味，殊爲乖失。今江、淮所生者，根類地骨皮，輕脆芬香。其苗莖有刺類薔薇，長者至丈餘。葉五出，香氣如橄欖。春時結實，如豆粒而扁，青色，得霜乃紫黑。俗但名爲追風使，以漬酒療風，乃不知其爲真五加皮也。今江、淮、吴中往往以爲藩蘺，正似薔（蘺）〔薇〕、金（銀）〔櫻〕輩，而北間多不知用此種。【斆⑥曰】五加皮樹本是白楸樹。其上有葉如蒲葉，三花者是雄，五花者是雌。陽人使陰，陰人使陽，剥皮陰乾。【機⑦曰】生南地者類草，故小；生北地者類木，故大。【時珍曰】春月于舊枝上抽條蘗，山人采爲蔬茹。正如枸杞生北方沙地者皆木類，南方堅地者如草類也。唐時惟取峡州者充貢。雷氏言葉如蒲者，非也。

根皮同莖。【氣味】辛，温，無毒。【之才⑧曰】遠志爲之使。惡玄參、蛇皮。

【主治】心腹疝氣腹痛，益氣療躄，小兒三歲不能行，疽瘡陰蝕。《本

---

① 丹鉛録：**《丹鉛總録》卷4"花木類・五加皮"** 五加皮，蜀中名白刺顛……又曰：寧得一把五加，不用金玉滿車。譙周《巴蜀異物志・文章草贊》曰：文章作酒，能成其味。以金買草，不言其貴。文章草，即五加皮也。

② 頌：見2529頁注⑦。

③ 别録：見2529頁注⑤。

④ 弘景：**《集注》見《證類》卷12"五加皮"** 陶隱居云：今近道處處有，東間彌多。四葉者亦好……

⑤ 頌：**《圖經》見《證類》卷12"五加皮"** 五加皮，生漢中及冤句，今江淮、湖南州郡皆有之。春生苗，莖、葉俱青，作叢。赤莖又似藤蔓，高三五尺，上有黑刺。葉生五叉作簇者良。四葉、三葉者最多，爲次。每一葉下生一刺。三、四月開白花，結細青子，至六月漸黑色。根若荆根，皮黄黑，肉白，骨堅硬……一説今所用乃有數種。京師、北地者，大片類秦皮、黄檗輩，平直如板而色白，絶無氣味，療風痛頗效，餘不入用。吴中乃剥野樁根爲五加皮，柔韌而無味，殊爲乖失。今江淮間所生乃爲真者，類地骨，輕脆芬香是也。其苗莖有刺類薔薇，長者至丈餘。葉五出，如桃花，香氣如橄欖。春時結實，如豆粒而扁，春青，得霜乃紫黑。吴中亦多，俗名爲追風使，亦白刺通。剥取酒漬以療風，乃不知其爲五加皮也。江淮、吴中往往以爲藩籬，正惟薔薇、金櫻輩，一如上所説，但北間多不知用此種耳……

⑥ 斆：**《炮炙論》見《證類》卷12"五加皮"** 雷公曰：今五加皮，其樹本是白楸樹。其上有葉如蒲葉者，其葉三花是雄，五葉花是雌。剥皮陰乾。陽人使陰，陰人使陽。

⑦ 機：（**按**：或出《本草會編》。書佚，無可溯源。）

⑧ 之才：**古本《藥對》** 見2529頁注⑤括號中七情文。

經》①。男子陰痿,囊下濕,小便餘瀝,女人陰癢,及腰脊痛,兩脚疼痺風弱,五緩虚羸,補中益精,堅筋骨,强志意。久服輕身耐老。《别録》②。破逐惡風血,四肢不遂,賊風傷人,軟脚臂腰,主多年瘀血在皮肌,治痺濕内不足。甄權③。明目下氣,治中風骨節攣急,補五勞七傷。大明④。釀酒飲,治風痺,四肢攣急。蘇頌⑤。作末浸酒飲,治目僻眼䁥。雷斆⑥。〇葉:作蔬食,去皮膚風濕。大明⑦。

【發明】【弘景⑧曰】煮根莖釀酒飲,益人。道家用此作灰煮石,與地榆並有秘法。【(債)〔慎〕微⑨曰】東華真人《煮石經》云:昔有西域真人王屋山人王常云:何以得長久?何不食石蓄金鹽?母(可)〔何〕以得長壽,何不食石用玉豉。玉豉,地榆也;金鹽,五加也。皆是煮石而餌得長生之藥也。昔孟綽子、董士固相與言云:寧得一把五加,不用金玉滿車。寧得一斤地榆,不用明月寶珠。又昔魯定公母服五加酒,以致不死,尸解而去。張子聲、楊建始、王叔(牙)〔才〕、于世彦等,皆服此酒而房室不絶,得壽三百年。亦可爲散以代湯茶。王君云:五加者,五車星之精也。(水)〔金〕應五湖,人應五德,位應五方,物應五車。故青精入莖,則有東方之液;白氣入節,則有西方之津;赤氣入華,則有南方之光;玄精入根,則有北方之飴;黄烟入皮,則有戊己之靈。五神鎮生,相轉育成。餌之者真仙,服之者反嬰。【時珍曰】五加治風濕痿痺,壯筋骨,其功良深。仙家所述,雖若過情,蓋

---

① 本經:見 2529 頁注⑤白字。

② 别録:見 2529 頁注⑤。

③ 甄權:**《藥性論》見《證類》卷 12“五加皮”** 五加皮有小毒。能破逐惡風血,四肢不遂,賊風傷人,軟脚臂腰,主多年瘀血在皮肌。治痺濕,内不足,主虚羸,小兒三歲不能行,用此便行走。

④ 大明:**《日華子》見《證類》卷 12“五加皮”** 明目,下氣,治中風,骨節攣急,補五勞七傷……

⑤ 蘇頌:**《圖經》見《證類》卷 12“五加皮”** ……亦可以釀酒,飲之治風痺、四肢攣急。

⑥ 雷斆:**《雷公炮炙論序》見《證類》卷 1** 目辟眼䁥,有五花而自正(五加皮是也。)/**《證類》卷 12“五加皮”** 陳藏器序:五加皮花者,治眼䁥人,擣末酒調服,自正。(**按**:此條乃糅合二家之説而成。)

⑦ 大明:**《日華子》見《證類》卷 12“五加皮”** ……葉治皮膚風,可作蔬菜食。

⑧ 弘景:**《集注》見《證類》卷 12“五加皮”** ……煮根莖釀酒,主益人。道家用此作灰,亦以煮石,與地榆並有秘法。

⑨ 慎微:**《證類》卷 12“五加皮”** 《東華真人煮石經》:舜常登蒼梧山,曰:厥金玉之香草,朕用偃息正道,此乃五加也。又異名曰金鹽。昔西域真人王屋山人王常言:何以得長久,何不食石蓄金鹽母?何以得長壽,何不食石用玉豉?玉豉者,即地榆也。五加、地榆皆是煮石而餌,得長生之藥也。昔尹公度聞孟綽子、董士固共相與言曰:寧得一把五加,不用金玉滿車。寧得一斤地榆,安用明月寶珠。魯定公母單服五加酒,以致不死,臨隱去佯托死,時人自莫之悟耳。張子聲、楊建始、王叔才、于世彦等,皆服此酒而房室不絶,得壽三百年,有子二十人。世世有得服五加酒散,而獲延年不死者,不可勝計。或只爲散以代湯茶而餌之,驗亦然也。大王君謂五加云:蓋天有五車之星精也。金應五湖,人應五德,位應五方,物應五車。故青精入莖,則有東方之液;白氣入節,則有西方之津;赤氣入華,則有南方之光;玄精入根,則有北方之飴;黄煙入皮,則有戊已之靈。五神鎮生,相轉育成。用之者真仙,服之者返嬰也。(**按**:此文出自《神仙服餌丹石行藥法·神仙服食餌石》,見《道藏》洞玄部玉訣類,一卷。文序有異,文長不録。)

奬辭多溢，亦常理爾。造酒之方：用五加根皮洗净，去骨、莖、葉。亦可以水煎汁，和麴釀米，酒成，時時飲之。亦可煮酒飲。加遠志爲使更良。一方：加木瓜煮酒服。《談野翁試驗方》①云：神仙煮酒法，用五加皮、地榆刮去粗皮各一斤，袋盛，入無灰好酒二斗中，大罈封固，安大鍋内，文武火煮之。罈上安米一合，米熟爲度。取出火毒，以渣晒乾爲丸。每旦服五十丸，藥酒送下，臨卧再服。能去風濕，壯筋骨，順氣化痰，添精補髓。久服延年益老，功難盡述。王綸《醫論》②云：風病飲酒能生痰火，惟五加一味浸酒，日飲數盃，最有益。諸浸酒藥，惟五加與酒相合，且味美也。

【附方】舊二，新六。**虚勞不足**。五加皮、枸杞根白皮各一斗，水一石五斗，煮汁七斗，分取四斗，浸麴一斗，以三斗拌飯，如常釀酒法，待熟任飲。《千金方》③。**男婦脚氣**。骨節皮膚腫濕疼痛，服此進飲食，健氣力，不忘事，名五加皮丸。〔五加皮〕四兩，酒浸，遠志去心四兩，酒浸，並春秋三日，夏二日，冬四日，日乾爲末，以浸酒爲糊丸梧子大。每服四五十丸，(生)〔空〕心温酒下。藥酒壞，别用酒爲糊。薩謙齋《瑞竹堂方》④。**小兒行遲**。三歲不能行者，用此便走。五加皮五錢，牛膝、木瓜二錢半，爲末。每服五分，米飲入酒二三點調服。《全幼心鑑》⑤。**婦人血勞**。憔悴困倦，喘滿虚煩，噏噏少氣，發熱多汗，口乾舌濇，不思飲食，名血風勞。油煎散：用五加皮、牡丹皮、赤芍藥、當歸各一兩，爲末。每用一錢，水一盞，用青錢一文，蘸油入藥，煎七分，温服。常服能肥婦人。《太平惠民和劑局方》⑥。**五勞七傷**。五月五日采五加莖，七月七日采葉，九月九日取根，治下篩。每酒服方寸匕，日三服。久服去風勞。《千金》⑦。**目(瞑息膚)〔中息肉〕**。五加皮不聞水聲者，搗末一升，和酒二升，浸七日。一日服二次，禁醋。二七日徧身生瘡，是毒出。不出，

① 談野翁試驗方：(**按**：未見原書，待考。)

② 醫論：**《明醫雜著》卷4“風症”** 問：酒飲數杯，則手足和軟如無病者，醫勸煮酒藥服之何如？答：酒温行氣活血，故飲少覺好，但濕熱之味生痰助火，實能增病。又此等病多有因酒後毛竅開，氣血熱，因爲寒風凉氣所襲而成。惟五加皮一味浸酒，日逐服數杯，于此病有益。諸藥浸酒，惟五加皮與酒相合，且味美。煮酒時入五加皮於内，泥之盈月後可服。

③ 千金方：**《千金方》卷12“風虚雜補酒煎第五”** 治虚勞不足，五加酒方：五加皮、枸杞根皮各一斗，右二味，㕮咀，以水一石五斗，煮取汁七斗，分取四斗，浸麴一斗，餘三斗用拌飯，下米多少如常釀法，熟壓取服之，多少任性。禁如藥法，倍日將息。

④ 瑞竹堂方：**《瑞竹堂方》卷7“羨補門”** 五加皮丸：治男子婦人脚氣，骨節皮膚腫濕疼痛，進飲食，行有力，不忘事。五加皮(四兩，酒浸，春秋三日，夏二日，冬四日)、遠志(去心用皮，四兩，春秋三日，夏二日，冬四日，用酒浸，浸透易爲剥皮)，右曝乾，爲末，春秋冬止用浸藥酒爲糊，夏别酒爲糊，丸如梧桐子大，每服四五十丸，空心温酒送下。

⑤ 全幼心鑑：**《全幼心鑑》卷4“行遲”** 五加皮散：治嬰孩小兒三歲不能行。五加皮(二錢半)、木瓜(一錢二分半)，右爲極細末，用粥飲入酒二點調化，食前服。(**按**：《綱目》引文中多一味“牛膝”，且脱劑量。)

⑥ 和劑局方：**《局方》卷9“治婦人諸疾”** 油煎散：治婦人血風勞，形容憔悴，肢節困倦，喘滿虚煩，噏噏少氣，發熱汗多，口乾舌濇，不思飲食。五加皮、牡丹皮、赤芍藥、當歸(去蘆，各一兩)，右爲末，每服一錢，水一盞，將青銅錢一文，蘸油入藥，煎七分，温服，煎不得攪，吃不得吹，日三服。常服能肥婦人，其效甚妙。

⑦ 千金：**《千金方》卷19“補腎第八”** 補五勞方：五月五日采五加莖，七月七日采葉，九月九日取根，治下篩。服方寸匕，日三。

以生熟湯浴之,取瘡愈。《千金方》①。**服石毒發**。或熱噤,向冷地卧。五加皮二兩,水四升,煮二升半,發時便服。《外臺(必)〔秘〕要》②。**火竈丹毒**。從兩脚起,〔赤〕如火燒。五加根葉燒灰五兩,取煅鐵家槽中水和,塗之。○《楊氏産乳》③。

枸杞地骨皮《本經》④上品

【釋名】枸檵《爾雅》⑤音計,《别録》⑥作枸忌、枸棘《衍義》⑦、苦杞《詩疏》⑧、甜菜《圖經》⑨、天精《抱朴》⑩、地骨《本經》⑪、地節《本經》、地仙《日華》⑫、却老《别録》⑬、羊乳《别録》、仙人杖《别録》、西王母杖。【時珍曰】枸、杞二樹名。此物棘如枸之刺,莖如杞之條,故兼名之。道書言千載枸杞,其形如犬,故得枸名,未審然否。【頌⑭曰】仙人杖有三種:一是枸杞;一是菜類,葉似苦苣;一是枯死竹竿之黑者也。

【集解】【《别録》⑮曰】枸杞生常山平澤,及諸丘陵阪岸。【頌⑯曰】今處處有之。春生苗,葉

---

① 千金方:**《千金方》卷6"目病第一"** 治目中息肉方……又方:五加不聞水聲者根,去土取皮,擣末一升,和上酒二升,浸七日外,一日兩時服之。禁醋。二七日遍身生瘡。若不出,未得藥力,以生熟湯浴之,取毒瘡出瘥。

② 外臺秘要:**《外臺》卷38"乳石發動熱氣上衝諸形候解壓方"** 又療服諸藥石後,或熱不禁,多向冷地卧,又不得食諸熱麵、酒等方:五加根皮二兩,右一味切,以水四升,煮取二升半,候石發之時便服,未定更作服。

③ 楊氏産乳:**《證類》卷12"五加皮"** 《楊氏産乳》:療竈丹,從兩脚赤如火燒。五加葉、根燒作灰五兩,取煅鐵家糟中水,和塗之。

④ 本經:**《本經》《别録》見《證類》卷12"枸杞"** 味苦,寒。根大寒,子微寒,無毒。主五内邪氣,熱中消渴,周痺,風濕,下胸脅氣,客熱頭痛,補内傷大勞嘘吸,堅筋骨,强陰,利大小腸。久服堅筋骨,輕身不老,耐寒暑。一名杞根,一名地骨,一名枸忌,一名地輔,一名羊乳,一名却暑,一名仙人杖,一名西王母杖。生常山平澤及諸丘陵阪岸。冬采根,春夏采葉,秋采莖、實,陰乾。

⑤ 爾雅:**《爾雅·釋木》(郭注)** 杞,枸檵。(今枸杞也。)

⑥ 别録:見本頁注④白字。(**按**:非出《别録》,實見《本經》。)

⑦ 衍義:**《衍義》卷13"枸杞"** ……後人徙勞分别,又爲之枸棘,兹强生名耳……

⑧ 詩疏:**《毛詩草木鳥獸蟲魚疏》卷上"集于苞杞"** 杞,其樹如樗。一名苦杞,一名地骨……

⑨ 圖經:**《圖經》見《證類》卷12"枸杞"** ……俗呼爲甜菜……

⑩ 抱朴:**《抱朴子内篇》卷11"仙藥"** 《神農四經》曰:上藥……或名仙人杖,或云西王母杖,或名天精,或名却老,或名地骨,或名苟杞也……

⑪ 本經:見本頁注④白字。(**按**:"釋名"項下"本經"同此。)

⑫ 日華:**《日華子》見《證類》卷12"枸杞"** 地仙苗……

⑬ 别録:見本頁注④。(**按**:"釋名"項下"别録"皆同此。)

⑭ 頌:**《圖經》見《證類》卷12"枸杞"** ……又按:枸杞一名仙人杖,而陳藏器《拾遺》别有兩種仙人杖,一種是枯死竹竿之色黑者,一種是菜類,并此爲三物而同一名也……

⑮ 别録:見本頁注④。

⑯ 頌:**《圖經》見《證類》卷12"枸杞"** 枸杞,生常山平澤及丘陵阪岸,今處處有之。春生苗,葉如石榴葉而軟薄,堪食,俗呼爲甜菜。其莖幹高三五尺,作叢。六月、七月生小紅紫花。(轉下頁注)

如石榴葉而軟薄堪食,俗呼爲甜菜。其莖幹高三五尺,作叢。六月、七月生小紅紫花。隨便結紅實,形微長如棗核。其根名地骨。《詩·小雅》云:集于苞杞。陸機《詩疏》云:一名苦杞。春生,作羹茹微苦。其莖似莓。其子秋熟,正赤。莖、葉及子服之,輕身益氣。今人相傳謂枸杞與枸棘二種相類。其實形長而枝無刺者,真枸杞也。圓而有刺者,枸棘也,不堪入藥。馬志注"溲疏"條云:溲疏有刺,枸杞無刺,以此爲别。溲疏亦有巨骨之名,如枸杞之名地骨,當亦相類,用之宜辨。或云:溲疏以高大者爲别,是不然也。今枸杞極有高大者,入藥尤神良。【宗奭①曰】枸杞、枸棘,徒勞分别。凡杞未有無刺者,雖大至于成架,尚亦有棘。但此物小則刺多,大則刺少,正如酸棗與棘,其實一物也。【時珍曰】古者枸杞、地骨取常山者爲上,其他丘陵阪岸者皆可用。後世惟取陝西者良,而又以甘州者爲絶品。今陝之蘭州、靈州、九原以西枸杞,並是大樹,其葉厚根粗。河西及甘州者,其子圓如櫻桃,暴乾緊小少核,乾亦紅潤甘美,味如葡萄,可作果食,異于他處者。沈存中《筆談》②亦言:陝西極邊生者高丈餘,大可作柱。葉長數寸,無刺。根皮如厚朴。則入藥大抵以河西者爲上也。《種樹書》③言:收子及掘根種于肥壤中,待苗生,剪爲蔬食,甚佳。

【氣味】枸杞:苦,寒,無毒。【《别録》④曰】根:大寒。子:微寒,無毒。冬采根,春、夏采葉,秋采莖、實。【權⑤曰】枸杞:甘,平。子、葉同。【宗奭⑥曰】枸杞當用梗皮,地骨當用根皮,子當用紅實。其皮寒,根大寒,子微寒。今人多用其子爲補腎藥,是未曾考竟經意。當量其虚實冷熱用之。【時珍曰】今考《本經》止云枸杞,不指是根、莖、葉、子。《别録》乃增"根大寒、子微寒"字,似以枸杞爲苗。而甄氏《藥性論》乃云枸杞甘、平,子、葉皆同,似以枸杞爲根。寇氏《衍義》又以枸杞爲梗皮,皆是臆説。按陶弘景言枸杞根實爲服食家用。西河女子服枸杞法,根、莖、葉、花、實俱采用。則《本經》所列氣〔味〕主治,蓋通根、苗、花、實而言,初無分别也。後世以枸杞子爲滋補藥,地骨皮爲退熱藥,始岐而二之。竊謂枸杞苗葉味苦甘而氣涼,根味甘淡氣寒,子味甘氣平。氣味既殊,

---

(接上頁注)隨便結紅實,形微長如棗核。其根名地骨……《詩·小雅·四牡》云:集於苞杞。陸機《疏》云:一名苦杞,一名地骨。春生,作羹茹微苦。其莖似莓,子秋熟,正赤。莖、葉及子服之,輕身益氣……今人相傳謂枸杞與枸棘二種相類。其實形長而枝無刺者,真枸杞也。圓而有刺者,枸棘也,不堪入藥……今注云:雖相似,然溲疏有刺,枸杞無刺,以此爲别。是三物相似,而二物又有刺。溲疏亦有巨骨之名,如枸杞謂之地骨,當亦相類,用之宜細辨耳。或云:溲疏以高大爲别,是不然也。今枸杞極有高大者,其入藥乃神良……

① 宗奭:**《衍義》卷13"枸杞"** 當用梗皮,地骨當用根皮,枸杞子當用其紅實,是一物有三用。其皮寒,根大寒,子微寒,亦三等。此正是《孟子》所謂"性由杞柳"之杞。後人徒勞分别,又爲之枸棘,兹强生名耳。凡杞,未有無棘者,雖大至有成架,然亦有棘。但此物小則多刺,大則少刺,還如酸棗及棘,其實皆一也。今人多用其子,直爲補腎藥,是曾未考究經意。當更量其虚實冷熱用之。

② 筆談:**《夢溪筆談》卷26"藥議"** 枸杞:陝西極邊生者高丈餘,大可作柱,葉長數寸,無刺,根皮如厚朴,甘美異於他處者……

③ 種樹書:**《種樹書·菜》** 種枸杞法:秋冬間收子,於水盆中挼取曝乾,春熟地作畦,畦中去五寸土勾作壟,壟中縛草稕如臂長,與壟等,即以泥塗草稕上,以枸杞子布於泥上,以細土蓋令遍,又以爛牛糞一重,又以土一重,令畦平,待苗出,水澆,堪吃便翦。

④ 别録:見2533頁注④。

⑤ 權:**《藥性論》見《證類》卷12"枸杞"** 枸杞,臣,子、葉同説,味甘,平……

⑥ 宗奭:見本頁注①。

則功用當别。此後人發前人未到之處者也。

【主治】枸杞：主五内邪氣，熱中消渴，周痺風濕。久服，堅筋骨，輕身不老，耐寒暑。《本經》①。下胸脇氣，客熱頭痛，補内傷大勞嘘吸，强陰，利大小腸。《别録》②。補精氣諸不足，易顔色，變白，明目安神，令人長壽。甄權③。

【發明】【時珍曰】此乃通指枸杞根、苗、花、實並用之功也。其單用之功，今列于左。

苗。【氣味】苦，寒。【權④曰】甘，平，【時珍曰】甘，凉。伏砒、砂。

【主治】除煩益志，補五勞七傷，壯心氣，去皮膚骨節間風，消熱毒，散瘡腫。大明⑤。和羊肉作羹，益人，除風明目。作飲代茶，止渴，消熱煩，益陽事，解麪毒，與乳酪相惡。汁注目中，去風障赤膜昏痛。甄權⑥。去上焦心肺客熱。時珍。

地骨皮。【修治】【斅⑦曰】凡使根，掘得以東流水浸，刷去土，捶去心，以熟甘草湯浸一宿，焙乾用。

【氣味】苦，寒。【《别録》⑧曰】大寒。【權⑨曰】甘，平。【時珍曰】甘，淡，寒。【杲⑩曰】苦，平，寒。升也，陰也。【好古⑪曰】入足少陰、手少陽經。制硫黄、丹砂。

【主治】細剉，拌麪煮熟，吞之，去腎家風，益精氣。甄權⑫。去骨熱消渴。

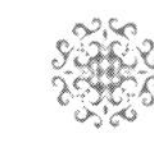

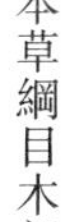

---

① 本經：見2533頁注④白字。

② 别録：見2533頁注④。

③ 甄權：**《藥性論》**見**《證類》**卷12**"枸杞"**　枸杞，臣，子、葉同説，味甘，平。能補益精，諸不足，易顔色，變白，明目安神，令人長壽……

④ 權：見上注。

⑤ 大明：**《日華子》**見**《證類》**卷12**"枸杞"**　地仙苗，除煩益志，補五勞七傷，壯心氣，去皮膚、骨節間風，消熱毒，散瘡腫，即枸杞也。

⑥ 甄權：**《藥性論》**見**《證類》**卷12**"枸杞"**　……葉和羊肉作羹，益人，甚除風，明目。若渴，可煮作飲，代茶飲之。白色無刺者良。與乳酪相惡。發熱諸毒，煩悶，可單煮汁解之。能消熱麪毒……又，益精氣法：取葉上蟲窠子，暴乾爲末，入乾地黄中爲丸，益陽事。主患眼風障，赤膜昏痛，取葉擣汁注眼中，妙。

⑦ 斅：**《炮炙論》**見**《證類》**卷12**"枸杞"**　雷公云：凡使根，掘得後使東流水浸，以物刷上土了，然後待乾，破去心，用熟甘草湯浸一宿，然後焙乾用……

⑧ 别録：見2533頁注④。

⑨ 權：見本頁注③。

⑩ 杲：**《珍珠囊·諸品藥性主治指掌》**(**《醫要集覽》**本)**"地骨皮"**　味苦，平，性寒。無毒。升也，陰也。其用有二：療在表無定之風邪，主傳尸有汗之骨蒸。

⑪ 好古：**《湯液本草》**卷5**"地骨皮"**　……足少陰經，手少陽經。(**按**："制硫黄、丹砂"未能溯得其源。)

⑫ 甄權：**《藥性論》**見**《證類》**卷12**"枸杞"**　……又，根皮細剉，麪拌熟煮吞之，主治腎家風，良……

孟詵①。解骨蒸肌熱消渴,風濕痺,堅筋骨,凉血。元素②。治在表無定之風邪,傳尸有汗之骨蒸。李杲③。瀉腎火,降肺中伏火,去胞中火。退熱,補正氣。好古④。治上膈吐血。煎湯嗽口,止齒血,治骨槽風。吴瑞⑤。治金瘡神驗。陳承⑥。去下焦肝腎虚熱。時珍。

枸杞子。【脩治】【時珍曰】凡用揀净枝梗,取鮮明者洗净,酒潤一夜,擣爛入藥。

【氣味】苦,寒。【權⑦曰】甘,平。【主治】堅筋骨,耐老,除風,去虚勞。補精氣。孟詵⑧。主心病嗌乾心痛,渴而引飲,腎病消中。好古⑨。滋腎潤肺。榨油點燈,明目。時珍。

【發明】【弘景⑩曰】枸杞葉作羹,小苦。俗諺云:去家千里,勿食蘿摩、枸杞。此言二物補益精氣,强盛陰道也。枸杞根實爲服食家用,其説甚美,名爲仙人之杖,遠有旨乎?【頌⑪曰】莖、葉及子,服之輕身益氣。《淮南枕中記》載西河女子服枸杞法:正月上寅采根,二月上卯治服之;三月上辰采莖,四月上巳治服之;五月上午采其葉,六月上未治服之;七月上申采花,八月上酉治服之;九月

---

① 孟詵:**《食療》見《證類》卷12"枸杞"** ……根主去骨熱,消渴……

② 元素:**《醫學啓源》卷下"用藥備旨·地骨皮"** ……解骨蒸肌熱,主消渴、風濕痹,堅筋骨。《主治秘〔要〕》云:陰,凉血。

③ 李杲:見2535頁注⑩。

④ 好古:**《此事難知》卷上"太陽六傳·少陽證"** 日晡潮熱……熱在行陰之分,腎氣主之,故用地骨皮飲以瀉血中之火……地骨皮瀉腎火,總治熱在外……牡丹皮治胞中火,無汗而骨蒸。(**按**:"降肺中伏火"尚未能溯得其源。"去胞中火"乃牡丹皮之功。)

⑤ 吴瑞:**《日用本草》卷7"枸杞"** 根爲末,煎湯漱口,止齒血,〔食後〕吃,治上膈吐血爲妙。(**按**:"食後"疑脱,今據《證類》卷12"枸杞"引"孫真人備急方"補。)

⑥ 陳承:**陳承"别説"見《證類》卷12"枸杞"** ……又用根去上浮粗皮一重近白者,一重色微紫極薄陰乾,治金瘡有神驗。

⑦ 權:見2535頁注③。

⑧ 孟詵:**《食療》見《證類》卷12"枸杞"** 寒,無毒。葉及子並堅筋能老,除風,補益筋骨,能益人去虚勞……

⑨ 好古:**《湯液大法》卷3"心"** 是动則病嗌乾心痛,渴而欲飲……(……枸杞子……)/**卷3"腎"** 消中(調中……枸杞子……)。

⑩ 弘景:**《集注》見《證類》卷12"枸杞"** 陶隱居云……其葉可作羹,味小苦。俗諺云:去家千里,勿食蘿摩、枸杞。此言其補益精氣,强盛陰道也……枸杞根、實,爲服食家用,其説甚美,仙人之杖,遠有旨乎?

⑪ 頌:**《圖經》見《證類》卷12"枸杞"** ……莖、葉及子服之,輕身益氣。《淮南枕中記》著西河女子服枸杞法:正月上寅採根,二月上卯治服之。三月上辰採莖,四月上巳治服之。五月上午採葉,六月上未治服之。七月上申採花,八月上酉治服之。九月上戌採子,十月上亥治服之。十一月上子採根,十二月上醜治服之。又有并花、實、根、莖、葉作煎,及單笮子汁煎膏服之,其功並等……世傳蓬萊縣南丘村多枸杞,高者一二丈,其根蟠結甚固,故其鄉人多壽考,亦飲食其水土之品使然耳。潤州州寺大井傍生枸杞,亦歲久。故土人目爲枸杞井,云飲其水甚益人……

上戊采子，十月上亥治服之；十一月上子采根，十二月上丑治服之。又有花、實、根、莖、葉作煎，或單榨子汁煎膏服之者，其功並同。世傳蓬萊縣南丘村多枸杞，高者一二丈，其根盤結甚固。其鄉人多壽考，亦飲食其水土之氣使然。又潤州開元寺大井旁生枸杞，歲久，土人目爲枸杞井，云飲其水甚益人也。【斅①曰】其根似物形狀者爲上。【時珍曰】按劉禹錫《枸杞井詩》②云："僧房藥樹依寒井，井有清泉藥有靈。翠黛葉生籠石甃，殷紅子熟照銅瓶。枝繁本是仙人杖，根老能成瑞犬形。上品功能甘露味，還知一勺可延齡。"又《續仙傳》③云：朱孺子見溪側二花犬，逐入于枸杞叢下。掘之得根，形如二犬。烹而食之，忽覺身輕。周密《浩然齋日鈔》④云：宋徽宗時，順州築城，得枸杞于土中，其形如獒狀，馳獻闕下，乃仙家所謂千歲枸杞，其形如犬者。據前數説，則枸杞之滋益不獨子，而根亦不止于退熱而已。但根、苗、子之氣味稍殊，而主治亦未必無别。蓋其苗乃天精，苦甘而涼，上焦心肺客熱者宜之；根乃地骨，甘淡而寒，下焦肝腎虚熱者宜之。此皆三焦氣分之藥，所謂熱淫于内，瀉以甘寒也。至于子則甘平而潤，性滋而補，不能退熱，止能補腎潤肺，生精益氣。此乃平補之藥，所謂精不足者，補之以味也。分而用之，則各有所主；兼而用之，則一舉兩得。世人但知用黄芩、黄連，苦寒以治上焦之火；黄蘗、知母，苦寒以治下焦陰火。謂之補陰降火，久服致傷元氣。而不知枸杞、地骨甘寒平補，使精氣充而邪火自退之妙，惜哉！予嘗以青蒿佐地骨退熱，屢有殊功，人所未喻者。兵部尚書劉松石，諱天和，麻城人。所集《保壽堂方》⑤載地仙丹，云：昔有異人赤脚張，傳此方于猗氏縣一老人，服之壽百餘，行走如飛，髮白反黑，齒落更生，陽事强健。此藥性平，常服能除邪熱，明目輕身。春采枸杞葉，名天精草；夏采花，名長生草；秋采子，名枸杞子；冬采根，名地骨皮。並陰乾，用無灰酒浸一夜，晒露四十九晝夜，取日精月華氣，待乾爲末，鍊蜜丸如彈子大。每早晚各用一丸細嚼，以隔夜百沸湯下。此藥采無刺味甜者，其有刺者服之無益。

---

① 斅：《炮炙論》見《證類》卷 12"枸杞"　……其根若似物命形狀者上……

② 枸杞井詩：《劉賓客文集·外集》卷 1"楚州開元寺北院枸杞臨井繁茂可觀羣賢賦詩因以繼和"　僧房藥樹依寒井，井有香泉樹有靈。翠黛葉生籠石甃，殷紅子熟照銅瓶。枝繁本是仙人杖，根老新成瑞犬形。上品功能甘露味，還知一勺可延齡。

③ 續仙傳：《續仙傳》卷上"朱孺子"　……一日，就溪濯蔬，忽見岸側有二花犬相趁。孺子異之，乃尋逐入苟杞叢下……元正與孺子共尋掘，乃得二苟杞根，形狀如花犬，堅若石，洗澤挈歸，煮之。而孺子益薪著火，三晝夜不離竈側，試嘗其汁，味最甘美，喫不已。及見根爛，以告元正來共取食之。俄頃，孺子忽然飛昇在峯上，元正驚異。久之，孺子謝别元正，昇雲而去……

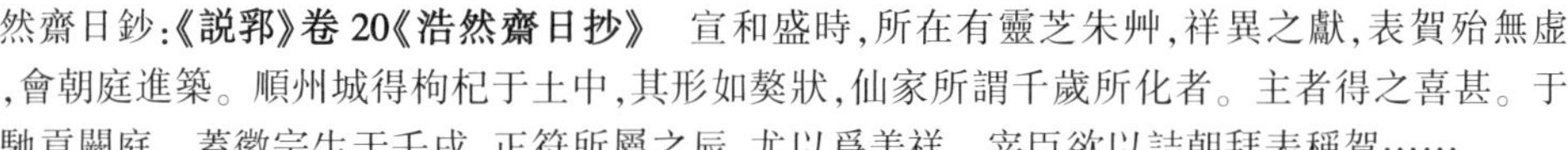

④ 浩然齋日鈔：《説郛》卷 20《浩然齋日抄》　宣和盛時，所在有靈芝朱艸，祥異之獻，表賀殆無虚日，會朝庭進築。順州城得枸杞于土中，其形如獒狀，仙家所謂千歲所化者。主者得之喜甚。于是馳貢闕庭。蓋徽宗生于壬戌，正符所屬之辰，尤以爲美祥。宰臣欲以詰朝拜表稱賀……

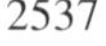

⑤ 保壽堂方：《保壽堂方》卷 1"小兒門"　秘傳地仙丹：昔日赤脚張，授山西猗氏縣一老人，年六十，服此藥壽百餘，行走如飛，飲食强增，氣力倍加，髮白返黑，齒落更生，陽事强犍。此藥性平，常服能除邪热，伐木不怠，目視十里，認物至真，不可轻傳，秘之秘之。/春採郊野無茨枸杞叶，名天精草，陰乾聽用。枝上有茨者名白棘，即非枸杞……；/夏採花，名长生草，陰乾聽用；/秋採子，名枸杞子，陰乾聽用；/冬採根，名地骨皮，陰乾聽用。以上採法俱同。採藥切不可採有茨者，傷人無益有損，但嘗味甜者即良。/右四味，俱揀净，用無灰酒浸一宿，曬露四十九晝夜，受日精月華之氣，令乾則爲極細末，煉蜜爲丸如彈子大。每早晚各用一丸細嚼，以經宿寄鍋百沸湯送下，或化下……

【附方】舊十,新十九。**枸杞煎**。治虚勞,退虚熱,輕身益氣,令一切癰疽永不發。用枸杞三十斤,春夏用莖、葉,秋冬用根、實,以水一石,煮取五斗,以滓再煮取五斗,澄清去滓,再煎取二斗,入鍋煎如(錫)〔餳〕收之。每早酒服一合。《千金方》①。**金髓煎**。枸杞子逐日摘紅熟者,不拘多少,以無灰酒浸之,蠟紙封固,勿令洩氣。兩月足,取入沙盆中擂爛,濾取汁,同浸酒入銀鍋内,慢火熬之。不住手攪,恐粘住不匀。候成膏如(錫)〔餳〕,净瓶密收。每早温酒服二大匙,夜卧再服。百日身輕氣壯,積年不輟,可以羽化也。《經驗》②。**枸杞酒**。《外臺秘要》③云:補虚,去勞熱,長肌肉,益顔色,肥健人,治肝虚衝風下淚。用生枸杞子五升搗破,絹袋盛,浸好酒二斗中,密封勿洩氣,二七日。服之任性,勿醉。○《經驗〔後〕方》④枸杞酒:變白,耐老輕身。用枸杞子二升,十月壬癸日,面東采之,以好酒二升,瓷瓶内浸三七日。乃添生地黄汁三升,攪匀密封。至立春前三十日,開瓶。每空心煖飲一盞,至立春後髭髮却黑。勿食蕪荑、葱、蒜。**四神丸**。治腎經虚損,眼目昏花,或雲瞖遮睛。甘州枸杞子一升,好酒潤透。分作四分:四兩用蜀椒一兩炒,四兩用小茴香一兩炒,四兩用脂麻一兩炒,四兩用川楝肉一兩炒。揀出枸杞,加熟地黄、白术、白伏苓各一兩,爲末,煉蜜丸,日服。《瑞竹堂方》⑤。**肝虚下淚**。枸杞子二升,絹袋盛,浸一斗酒中,密封三七日,飲之。

---

① 千金方:**《千金方》卷22“癰疽第二”**　枸杞煎:主虚勞,輕身益氣,令人有力,一〔切〕癰疽永不發方:枸杞三十斤,剉。葉生至未落可用莖葉,落至未生可用根。以水一石,煮取五斗,去滓澱。將滓更入釜,與水依前,煮取五斗,並前爲一斛,澄之去澱,釜中煎之,取二斗許。更入小銅鍋子煎。令加連如餳去,或器盛,重湯煮更好。每日早朝服一合半,日再。初服一合,漸漸加之。

② 經驗:**《證類》卷12“枸杞”**　《經驗方》:金髓煎:枸杞子,不計多少。逐日旋採摘紅熟者,去嫩蒂子揀令潔净,便以無灰酒於净器浸之,須是甕,用酒浸以兩月爲限,用蠟紙封閉緊密,無令透氣,候日數足漉出,於新竹器内盛貯,旋于沙盆中研令爛細,然後以細布濾過,候研濾皆畢,去滓不用,即並前漬藥酒及濾過藥汁攪匀,量銀鍋内多少升斗作番次,慢火熬成膏,切須不住手用物攪,恐粘底不匀,候稀稠得所,待冷,用净瓶器盛之,勿令洩氣。每早辰温酒下二大匙頭,夜卧服之,百日中身輕氣壯,積年不廢,可以羽化。

③ 外臺秘要:**《聖惠方》卷95“枸杞酒方”**　生枸杞子酒:主補虚,長肌肉,益顔色,肥健,能去勞熱,方:生枸杞子五斤,右以好酒二斗,搦勿碎,浸七日漉去滓,飲之,初以三合爲始,後即任性飲之。(**按**:《外臺》無此方,另溯其源。)

④ 經驗後方:**《證類》卷12“枸杞”**　《經驗後方》……又方:變白輕身。枸杞子二升,十月壬癸日採,採時面東摘,生地黄汁三升,以好酒二升,於瓷瓶内浸二十一日了,開封,添地黄汁同浸,攪之,却以紙三重封其頭了,更浸,候至立春前三十日開瓶,空心暖飲一杯,至立春後,髭鬢却黑。勿食蕪荑、葱,服之耐老輕身無比。

⑤ 瑞竹堂方:**《瑞竹堂方》卷7“羨補門”**　四神丸:治腎經虚損,眼目昏花,補虚益損,及兩眼雲翳遮睛。甘州杞子(一斤,揀去白醭、青焦者,分作四份),一份四兩,川椒一兩炒;一份四兩,用小茴香一兩炒;一份四兩,用鹽炒;一份四兩,用芝麻一合炒。比及炒時,先用好酒一盞將枸杞子潤過,不然,恐炒過藥性也。上件炒過,將川椒等四味篩去不用,止用枸杞子,加熟地黄、白术、白茯苓各一兩,同枸杞子爲細末,煉蜜爲丸如梧桐子大,每服五七十丸,空心温酒送下。加甘菊花一兩,炒。

《龍木論》①。**目赤生翳**。枸杞子搗汁，日點三五次，神驗。《肘後方》②。**面䵟皯皰**。枸杞子十斤，生地黄三斤，爲末。每服方寸匕，温酒下，日三服。久則童顔。《聖惠方》③。**注夏虚病**。枸杞子、五味子研細，滚水泡，封三日，代茶飲，效。《攝生方》④。**地骨酒**。壯筋骨，補精髓，延年耐老。枸杞根、生地黄、甘菊花各一斤，搗碎，以水一石，煮取汁五斗，炊糯米五斗，細麴拌匀，入甕如常封釀。待熟澄清，日飲三盞。《聖濟總録》⑤。**虚勞客熱**。枸杞根爲末，白湯調服。有痼疾人勿服。《千金方》⑥。**骨蒸煩熱**，及一切虚勞煩熱，大病後煩熱，并用地仙散。地骨皮二兩，防風一兩，甘草炙半兩。每用五錢，生薑五片，水煎服。《濟生方》⑦。**熱勞如燎**。地骨皮二兩，柴胡一兩，爲末。每服二錢，麥門冬湯下。《聖濟總録》⑧。**虚勞苦渴**，骨節煩熱，或寒。用枸杞根白皮切五升，麥門冬三升，小麥二升，水二斗，煮至麥熟，去滓。每服一升，口渴即飲。《千金方》⑨。**腎虚腰痛**。枸杞根、杜仲、萆（薢）〔藓〕各一斤，好酒三斗漬之，罌中密封，鍋中煮一日。飲之任意。《千金方》⑩。**吐血不止**。枸杞根、子、皮爲散，水煎。日日飲之。《聖濟總録》⑪。**小便**

---

① 龍木論：**《證類》卷12"枸杞"**　《千金方》……又方：治肝虚或當風眼淚等新病方：枸杞子取肥者二升擣破，内絹袋置罐中，以酒一斗浸訖，密封勿洩氣，三七日，每旦飲之，任性勿醉。（**按**：《龍木論》卷10"木部"引同方，出《千金方》。《千金方》卷11"肝虚實第二"有此方，劑量有異。）

② 肘後方：**《外臺》卷21"目中風腫方"**　《集驗》療目中腫痛方：搗枸杞汁洗之，日六七度。（深師療眼有熱生翳。《肘後》同。）（**按**：今本《肘後方》無此方。）

③ 聖惠方：**《普濟方》卷51"面皯皰"**　治面皰方：生地（三斤）、枸杞根（一十斤），右先擣枸杞，次擣地黄，曝乾合篩，空心酒服方寸匕，日三。久服顔如童子。此秘方也。（**按**：《聖惠方》無此方，另溯其源。）

④ 攝生方：（**按**：查《攝生衆妙方》，未能溯得其源。）

⑤ 聖濟總録：**《聖惠方》卷95"菊花酒方"**　菊花酒：壯筋骨，補髓，延年益壽耐老。方：菊花（五斤）、生地黄（五斤）、枸杞根（五斤），右三味都擣碎，以水一碩煮取汁五斗，炊糯米五斗，細麴碎，同拌令匀，入甕密封，候熟澄清。每温飲一盞，日三杯。（**按**：《聖濟總録》無此方，另溯其源。）

⑥ 千金方：**《證類》卷12"枸杞"**　《千金方》……又方：治虚勞客熱，用枸杞根末調服。有固疾人不得喫。（**按**：今本《千金方》無此方。）

⑦ 濟生方：**《濟生方》"諸虚門・癆瘵論治"**　地仙散：治骨蒸肌熱，一切虚勞煩躁，生津液。地骨皮（去木，二兩）、防風（去蘆，一兩）、甘草（炙，半兩），右㕮咀，每服四錢，水一盞半，生薑五片，煎至八分，去滓温服，不拘時候。

⑧ 聖濟總録：**《聖濟總録》卷87"熱勞"**　治熱勞，地骨皮散方：地骨皮（二兩）、茈胡（去苗，一兩），右二味擣羅爲散，每服二錢匕，用麥門冬去心煎湯調下，不計時候。

⑨ 千金方：**《千金方》卷21"消渴第一"**　治虚勞，口中苦渴，骨節煩熱或寒，枸杞湯方：枸杞根白皮（切，五升）、麥門冬（三升）、小麥（二升），右三味，以水二斗，煮麥熟藥成，去滓，每服一升，日再。

⑩ 千金方：**《千金方》卷19"腰痛第七"**　治腰痛方：萆薢、杜仲、枸杞根（各一斤），右三味㕮咀，好酒二斗漬之，納罌中，密封頭，於銅器中煮一日，服之無節度，取醉。

⑪ 聖濟總録：**《普濟方》卷188"吐血"**　治吐下血：用枸杞根、皮、子爲散，煎服。（**按**：《聖濟總録》無此方，另溯其源。）

出血。新地骨皮洗浄，搗自然汁，無汁則以水煎汁。每服一盞，入酒少許，食前温服。《簡便方》①。帶下脉數。枸杞根一斤，生地黄五斤，酒一斗，煮五升。日日服之。《千金方》②。天行赤目暴腫。地骨皮三斤，水三斗，煮三升，去滓，入鹽一兩，取二升。頻頻洗點。龍上謝道人《天竺經》③。風蟲牙痛。枸杞根白皮，煎醋漱之，蟲即出。亦可煎水飲。《肘後方》④。口舌糜爛。地骨皮湯：治膀胱移熱于小腸，上爲口糜，生瘡潰爛，心胃壅熱，水穀不下。用柴胡、地骨皮各三錢，水煎服之。東垣《蘭室秘藏》⑤。小兒耳疳。生于耳後，腎疳也。地骨皮一味，煎湯洗之。仍以香油調末搽之。○高文虎《蓼花（州）〔洲〕閑録》⑥。氣瘻疳瘡。多年不愈者，應效散，又名托裏散。用地骨皮冬月者，爲末。每用紙撚蘸入瘡内。頻用，自然生肉。更以米飲服二錢，一日三服。《外科精義》⑦。男子下疳。先以漿水洗之，後搽地骨皮末。生肌止痛。《衛生寶鑑》⑧。婦人陰腫或生瘡。枸杞根煎水，頻洗。《永類方》⑨。十三種疔。春三月上〔建日〕采葉，名天精；夏三月上建日采枝，名枸杞；秋三月上建〔日采子〕，〔名却老〕；冬三月上建日采根，名地骨。並暴乾爲末。如不得依法采，但得一種亦可。用緋繒一片裹藥。牛黄一梧子大，（及）〔反〕鈎棘針三七枚，赤小豆七粒，爲末。先于繒上鋪亂髮雞子大，乃鋪牛黄等末，捲作團，以髮束定，熨斗中（炒）〔熬〕令沸，〔沸〕定，刮搗爲末。以一方寸匕，合前枸杞末二匕，空心（酉）〔酒〕服二錢半，日

---

① 簡便方：**《奇效單方》卷下“十八五疸”**　治小便出血，用新地骨皮洗浄，搗自然汁。無汁以水煎濃汁。每服一盞，加酒少許，食前温服。

② 千金方：**《千金方》卷3“赤白帶下、崩中漏下第三”**　治帶下方：枸杞根（一斤）、生地黄（五斤），右二味㕮咀，以酒一斗，煮取五升，分爲三服。水煮亦得。

③ 天竺經：**《外臺》卷21“眼暴腫痛方”**　《天竺經》……又療眼天行暴腫痒痛方：地骨皮（三斤，切），右一味以水三斗，煮取三升，絞去滓，更内鹽二兩，煎取一升，傅目。或加乾薑一兩。（**按**：《天竺經》書佚，《外臺》存其佚文。）

④ 肘後方：**《證類》卷26“醋”**　《肘後方》……又方：齒痛漱方：大醋一升，煮枸杞白皮一升，取半升，含之即差。（**按**：今本《肘後方》無此方。）

⑤ 蘭室秘藏：**《宣明論方》卷1“口糜證”**　膀胱移熱於小腸，膈腸不便，上爲口糜，心肺壅熱，水穀不化，轉下小腸，柴胡地骨皮湯主之。治口糜生瘡損爛，小腸有熱，脹滿不便，宜服之。柴胡（去苗）、地骨皮（各等分），右爲末，每服三錢，水一大盞，煎至八分，去滓，食後。如有病人大段實者，加大黄、朴硝，可瀉熱甚。（**按**：《蘭室秘藏》無此方，另溯其源。）

⑥ 蓼花洲閑録：**《蓼花洲閑録》**　小兒耳後瘡，腎疳也。地骨皮一味，爲末，粗者熱湯洗，細者香油調搽，良。（已上神秘方。）

⑦ 外科精義：**《外科精義》卷下**　應效散：治氣瘻疳瘡多年不效者。地骨皮不以多少，冬月自取，只要皮，陰乾，右杵爲細末，每用紙撚蘸紝瘡口内，頻用，自然生肉。更用米飲調二錢，無時日進三服。又名托裏散。

⑧ 衛生寶鑑：**《衛生寶鑑》卷13“瘡腫門”**　……又方：加地骨皮爲末，先口噙温漿水洗瘡口上，乾貼藥。及治下疳瘡神效。

⑨ 永類方：**《永類鈐方》卷17“陰腫或癢、陰挺下脱”**　陰癢……又方……或枸杞根，煎湯洗。

再服。○《千金方》①。**癰疽惡瘡**，膿血不止。地骨皮不拘多少，洗净，刮去粗皮，取細白穰。以粗皮同骨煎湯洗，令膿血盡。以細穰貼之，立效。有一朝士，腹脇間病疽經歲。或以地骨皮煎湯淋洗，出血一二升。家人懼，欲止之。病者曰：疽似少快。更淋之，用五升許，血漸淡乃止。以細穰貼之，次日結痂愈。《唐慎微本草》②。**瘭疽出（汗）〔汁〕**，着手、足、肩、背，累累如赤豆。用枸杞根、葵根葉煮汁，煎如飴。隨意服之。《千金方》③。**足趾雞眼**，作痛作瘡。地骨皮同紅花研細傅之，次日即愈。《閨閣事宜》④。**火赫毒瘡**。此患急防毒氣入心腹。枸杞葉搗汁服，立瘥。《肘後方》⑤。**目濇有翳**。枸杞葉，車前葉二兩，挼汁，以桑葉裹，懸陰地一夜。取汁點之，不過三五度。《十便良方》⑥。**五勞七傷**。庶事衰弱，枸杞葉半斤切，粳米二合，豉汁和，煮作粥。日日食之良。《經驗〔後〕方》⑦。**澡浴除病**。正月一日，二月二日，三月三日，四月四日，以至十二月十二日，皆用枸杞葉煎湯洗澡。令人光澤，百病不生。《洞天保生録》⑧。

---

① 千金方：**《千金方》卷 22“疔腫第一”** 治十三種疔方：用枸杞。其藥有四名：春名天精，夏名枸杞，秋名却老，冬名地骨。春日月上建日采葉，夏三月上建日采枝，秋三月上建日采子，冬三月上建日采根。凡四時初逢建日，取枝、葉、子、根等四味，並曝乾。若得五月五日午時合和大良。如不得依法采者，但得一種亦得。用緋繒一片以裹藥，取匝爲限，亂髮雞子大，牛黄梧子大，反鈎棘針二十七枚末，赤小豆七粒，末，先于緋右薄布亂髮，以牛黄末等布髮上，即卷緋繒作團，以髮作繩十字縛之，熨斗中急火熬之令沸，沸定後自乾。即刮取搗作末，絹篩，以一方寸匕，取枸杞四味合搗，絹篩取二匕，和合前一匕，共爲三匕，令相得，又分二份，早朝空腹酒服一份，日三。

② 唐慎微本草：**《證類》卷 12“枸杞”** 治疽：凡患癰疽惡瘡，出膿血不止者。取地骨皮不拘多少，净洗，先刮上面粗皮留之，再刮取細白穰，取粗皮同地骨一處煎湯，淋洗病令膿血净，以細穰貼之，立效。有一朝士，腹脅間病疽，經歲不差。人燒灰傅貼之，初淋洗出血一二升，其家人輩懼，欲止，病者曰：疽似少寬，更淋之，再用五升許，血漸淡，遂止，以細穰貼之，次日結痂，遂愈。

③ 千金方：**《千金方》卷 22“瘭疽第六”** 治瘭疽著手足肩背，忽發累累如赤豆，剥之汁出者方……又方：枸杞根葵根葉煮汁，煎如糖，服之隨意。

④ 閨閣事宜：**《居家必用》庚集《閨閣事宜》** 金蓮穩步膏：地骨皮同紅花爛研極細。如雞眼痛處付之。成瘡者次日結掩。

⑤ 肘後方：**《證類》卷 12“枸杞”** 《肘後方》：治大赫瘡。此患急，宜防毒氣入心腹：飲枸杞汁至差。（**按**：今本《肘後方》無此方。“火赫”，《證類》作“大”，且“大赫瘡”凡兩見，義不明。）

⑥ 十便良方：**《十便良方》卷 22“眼目”** 治眼澀痛兼有翳者，宜用點之。枸杞煎：枸杞葉（二兩）、車前葉（一兩），右藥二件熟挼之，使汁欲出，又别取大桑葉兩三重裹之，懸于陰地，經宿乃輕壓取汁，點目中，不過三五度差。

⑦ 經驗後方：**《證類》卷 12“枸杞”** 《經驗後方》：治五勞七傷，庶事衰弱。枸杞葉半斤切，粳米二合，以豉汁中相和，煮作粥，以五味末，葱白等調和食之。

⑧ 洞天保生録：（**按**：書佚，無可溯源。）

溲疏《本經》①下品

【釋名】巨骨《别録》②。

【集解】【《别録》③曰】溲疏生熊耳川谷，及田野故坵墟地。四月采。【當之④曰】溲疏，一名楊櫨，一名牡荆，一名空疏。皮白中空，時時有節。子似枸杞子，冬月熟，赤色，味甘苦。末代乃無識者。此〔非〕人籬援之楊櫨也。【恭⑤曰】溲疏形似空疏，樹高丈許，白皮。其子八九月熟，赤色，似枸杞，必兩兩相對，味苦，與空疏不同。空疏即楊櫨，其子爲莢，不似溲疏。【志⑥曰】溲疏、枸杞雖則相似，然溲疏有刺，枸杞無刺，以此爲别。【頌⑦曰】溲疏亦有巨骨之名，如枸杞之名地骨，當亦相類。方書鮮用，宜細辨之。【機⑧曰】按李當之但言溲疏子似枸杞子，不曾言樹相似。馬志因其子相似，遂謂樹亦相似，以有刺、無刺爲别。蘇頌又因巨骨、地骨之名，疑其相類。殊不知枸杞未嘗無刺，但小則刺多，大則刺少耳。本草中異物同名甚多，况一骨字之同耶？以此爲言，尤見穿鑿。【時珍曰】汪機所斷似矣，而自亦不能的指爲何物也。

【氣味】辛，寒，無毒。【《别録》⑨曰】苦，微寒。【之才⑩曰】漏蘆爲之使。【主治】皮膚中熱，除邪氣，止遺溺，利水道。《本經》⑪。除胃中熱，下氣，可作浴湯。《别録》⑫。○【時珍曰】按孫真人《千金方》⑬，治婦人下焦三十六疾〔承〕澤丸中用之。

---

① 本經：**《本經》《别録》(《藥對》)見《證類》卷14“溲疏”**　味辛、苦，寒、微寒，無毒。主身皮膚中熱，除邪氣，止遺溺，通利水道，除胃中熱，下氣。可作浴湯。一名巨骨。生熊耳川谷及田野故丘墟地。四月採。(漏蘆爲之使。)

② 别録：見上注。

③ 别録：見上注。

④ 當之：**《集注》見《證類》卷14“溲疏”**　陶隱居云：李云，溲疏一名楊櫨，一名牡荆，一名空疏。皮白中空，時時有節。子似枸杞子，冬月熟，色赤，味甘、苦。末代乃無識者。此實真也，非人籬援之楊櫨也。李當之此説，于論牡荆，乃不爲大乖，而濫引溲疏，恐斯誤矣……

⑤ 恭：**《唐本草》見《證類》卷14“溲疏”**　《唐本》注云：溲疏，形似空疏，樹高丈許，白皮。其子八九月熟，色赤，似枸杞子，味苦，必兩兩相並，與空疏不同。空疏一名楊櫨，子爲莢，不似溲疏。

⑥ 志：**《開寶》見《證類》卷14“溲疏”**　今注：溲疏、枸杞，雖則相似，然溲疏有刺，枸杞無刺，以此爲别爾。

⑦ 頌：**《圖經》見《證類》卷12“枸杞”**　……溲疏亦有巨骨之名，如枸杞謂之地骨，當亦相類，用之宜細辨耳。或云：溲疏以高大爲别，是不然也……

⑧ 機：(**按**：或出《本草會編》。書佚，無可溯源。)

⑨ 别録：見本頁注①。

⑩ 之才：**古本《藥對》**　見本頁注①括號中七情文。

⑪ 本經：見本頁注①白字。

⑫ 别録：見本頁注①。

⑬ 千金方：**《千金方》卷2“求子第一”**　承澤丸：治婦人下焦三十六疾，不孕絶産方。梅核仁、辛夷(各一升)、葛上亭長(七枚，去足翼，微炒)、溲疏(三兩)、藁本(一兩)、澤蘭子(五合)，右六味爲末，蜜和丸如大豆，先食，服二丸，日三。不知稍增。若腹中無堅癖積聚者，去亭長，加通草一兩。惡甘草。和藥先以苦酒搜散，乃納少蜜和爲丸。

楊櫨《唐本草》①

【集解】【恭②曰】楊櫨一名空疏,所在皆有,生籬垣間,其子爲莢。

葉。【氣味】苦,寒,有毒。【主治】疽瘻惡瘡,水煮汁洗之,立瘥。《唐本》③。

木耳見〔菜部〕。

石南《本經》④下品

【釋名】風藥。【時珍曰】生于石間向陽之處,故名石南。桂陽呼爲風藥,充茗及浸酒飲能愈頭風,故名。按《范石(明)〔湖〕集》⑤云:脩江出欒茶,治頭風。今南人無所謂欒茶者,豈即此物耶?

【集解】【《别録》⑥曰】石南生華陰山谷,三月、四月采葉,八月采實,陰乾。【弘景⑦曰】今東間皆有之,葉如枇杷葉,方用亦稀。【恭⑧曰】葉似㨗草,凌冬不凋。關中者葉細爲好。江山以南者,葉長大如枇杷葉,無氣味,殊不任用。【保昇⑨曰】終南斜谷有石處甚饒。今市人以石韋爲之,誤

---

① 唐本草:**《唐本草》見《證類》卷14"楊櫨木"** 味苦,寒,有毒。主疽瘻惡瘡,水煮葉汁洗瘡,立差。生籬垣間。一名空疏。所在皆有。

② 恭:見上注。

③ 唐本:見上注。

④ 本經:**《本經》《别録》(《藥對》)見《證類》卷14"石南"** 味辛、苦,平,有毒。主養腎氣,内傷陰衰,利筋骨皮毛,療脚弱,五藏邪氣,除熱。女子不可久服,令思男。實:殺蠱毒,破積聚,逐風痺。一名鬼目。生華陰山谷。二月、四月採葉,八月採實,陰乾。(五加皮爲之使。)

⑤ 范石湖集:**《石湖詩集》卷14"食罷書字"** ……捫腹蠻茶快,扶頭老酒中。荒隅經歲客,土俗漸相通。(蠻茶出修仁,大治頭風。老酒,數年酒,南人珍之。)(**按**:"脩江出欒茶",然古無"脩江"地名,或爲"修仁"之誤。"修仁"即今廣西荔浦縣西南。"欒茶"當爲"蠻茶"之誤。)

⑥ 别録:見本頁注④。

⑦ 弘景:**《集注》見《證類》卷14"石南"** 陶隱居云:今廬江及東間皆有之。葉狀如枇杷葉,方用亦稀。

⑧ 恭:**《唐本草》見《證類》卷14"石南"** 《唐本》注云:葉似㨗草,凌冬不凋。以葉細者爲良,關中者好。爲療風邪丸散之要。其江山已南者,長大如枇杷葉,無氣味,殊不任用。今醫家不復用實。

⑨ 保昇:**《蜀本草》見《證類》卷14"石南"** 終南斜谷近石處甚饒。今市人多以瓦韋爲石韋,以石韋爲石南,不可不審之。

矣。【頌[①]曰】今南北皆有之。生于石上,株極有高大者。江、湖間出者,葉如枇杷,上有小刺,凌冬不(周)〔凋〕。春生白花成簇。秋結細紅實。關、隴間出者,葉似莽草,青黄色,背有紫點,雨多則併生,長及二三寸。根横,細紫色。無花實,葉至茂密。南北人多移植亭院間,陰翳可愛,不透日氣。入藥以關中葉細者爲良。《魏王花木志》云:南方石南樹野生。二月開花,連着實。實如燕(覆)子,八月熟。民采取核,和魚羹尤美。今無用者。【宗奭[②]曰】石南葉似枇杷葉之小者,而背無毛,光而不皺。正二月間開花。冬有二葉爲花苞,苞既開,中有十五餘花,大小如椿花,甚細碎。每一苞約彈許大,成一毬。一花六葉,一朵有七八毬,淡白緑色,葉末微淡赤色。花既開,蕊滿花,但見蕊不見花。花纔罷,去年緑葉盡脱落,漸生新葉。京洛、河北、河東、山東頗少,人故少用。湖南北、江〔東〕西、二(折)〔浙〕甚多,故人多用。

葉。【氣味】辛、苦,平,有毒。【之才[③]曰】五加皮爲使。惡小薊。

【主治】養腎氣,内傷陰衰,利筋骨皮毛。《本經》[④]。療脚弱,五臟邪氣,除熱。女子不可久服,令思男。《别録》[⑤]。能添腎氣,治軟脚煩悶疼,殺蟲,逐諸風。甄權[⑥]。浸酒飲,治頭風。時珍。

【發明】【恭[⑦]曰】石南葉爲療風邪丸散之要,今醫家不復用其實矣。【權[⑧]曰】雖能養腎,亦令人陰痿。【時珍曰】古方爲治風痺腎弱要藥。今人絶不知用,識者亦少,蓋由甄氏《藥性論》有令陰痿之説也。殊不知服此藥者,能令腎强,嗜欲之人籍此放恣,以致痿弱。歸咎于藥,良可嘅也。毛

---

① 頌:**《圖經》見《證類》卷 14“石南”** 石南,生華陰山谷,今南北皆有之。生於石上,株極有高大者。江湖間出,葉如枇杷葉,有小刺,陵冬不凋。春生白花成簇。秋結細紅實。關、隴間出者,葉似莽草,青黄色,背有紫點,雨多則併生,長及二三寸。根横細,紫色,無花實,葉至茂密。南北人多移以植庭宇間,陰翳可愛,不透日氣。入藥以關中葉細者良。二月、四月採葉,四月採實,陰乾。《魏王花木記》曰:南方石南木,取皮中作魚羹,和之尤美。今不聞用之……/**《御覽》卷 961“木部十·石南”** 《魏王花木志》曰:《南方記》石南樹野生。二月花,仍連着實。實如鷰子。八月熟。民採之,取核,乾取皮,皮作魚羹,和之尤美。出九真。(**按**:時珍補充引録《魏王花木志》某些内容。)

② 宗奭:**《衍義》卷 15“石南葉”** 狀如枇杷葉之小者,但背無毛,光而不皺。正二月間開花。冬有二葉爲花苞,苞既開,中有十五餘花,大小如椿花,甚細碎。每一苞約彈許大,成一球。一花六葉,一朵有七八球,淡白緑色,葉末微淡赤色。花既開,蕊滿花,但見蕊,不見花。花才罷,去年緑葉盡脱落,漸生新葉。治腎衰脚弱最相宜。但京洛、河北、河東、山東頗少,人以此故少用。湖南北、江東西、二浙甚多,故多用。南實,今醫家絶可用。

③ 之才:**古本《藥對》** 見 2543 頁注④括號中七情文。

④ 本經:見 2543 頁注④白字。

⑤ 别録:見 2543 頁注④。

⑥ 甄權:**《藥性論》見《證類》卷 14“石南”** 石南,臣。主除熱。惡小薊,無毒。能添腎氣,治軟脚,煩悶疼,殺蟲,能逐諸風。雖能養腎内,令人陰痿。

⑦ 恭:見 2543 頁注⑧。

⑧ 權:見本頁注⑥。

文錫《茶譜》①云：湘人四月采楊桐草，搗汁浸米蒸，作(鳥)〔烏〕飯食；必采石南芽爲茶飲，乃去風也。暑月尤宜。楊桐即南燭也。

【附方】新三。鼠瘻不合。石南、生地黄、(伐)〔伏〕苓、黄(伏)〔連〕、雌黄等分，爲散。日再傅之。《肘後方》②。小兒通睛。小兒誤跌，或打着頭腦受驚，肝系受風，致瞳人不正，觀東則見西，觀西則見東。宜石南散，吹鼻通頂。石南一兩，藜蘆三分，瓜丁五七箇，爲末。每吹少許入鼻，一日三度。内服牛黄平肝藥。《普濟方》③。乳石發動。煩熱，石南〔葉〕爲末，新汲水服一錢。○《聖惠方》④。

實一名鬼目。【主治】(蟲蟲)〔殺蠱〕毒，破積聚，逐風痺。《本經》⑤。

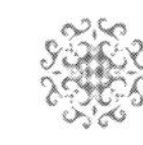

牡荆《别録》⑥上品【校正】併入《别録⑦・有名未用・荆莖》。

【釋名】黄荆《(圓)〔圖〕經》⑧，小荆《本經》⑨，楚。【弘景⑩曰】既是牡荆，不應有子。小荆應是牡荆。牡荆子大于蔓荆子，而反呼小荆，恐以樹形爲言。不知蔓荆樹亦高大也。【恭⑪曰】牡荆作樹，不爲蔓生，故稱爲牡，非無實之謂也。蔓荆子大，牡荆子小，故呼小荆。【時珍曰】古者刑杖以荆，故字從刑。其生成叢而疏爽，故又謂之楚，從林從疋，疋即疏字也，濟楚之義取此。荆楚之地，因多産此而名也。

---

① 茶譜：**《茶譜》見《事類賦》卷17"飲食部・茶"**　却兹煩暑(《茶譜》曰：長沙之石楠，採芽爲茶。湘人以四月四日摘楊桐草，搗其汁拌米而蒸，猶餻糜之類。必啜此茶，乃去風也。尤宜暑月飲之。)(**按**：《茶譜》佚，今搜得其佚文一條。)

② 肘後方：**《肘後方》卷5"治卒得蟲鼠諸瘻方第四十一"**　鼠瘻方：石南、生地黄、雌黄、茯苓、黄連(各二兩)，爲散，敷瘡上，日再。

③ 普濟方：**《普濟方》卷364"目偏視通睛"**　治嬰兒雙眼睛通者，欲觀東邊則見西，若振掉頭腦則睛方轉。此肝受驚風，宜服通頂石南散：石南(一兩)、藜蘆黄(三分)、瓜蒂(五七個)，右爲細末，每用一錢，粳米少許，一日兩度，通頂爲妙。

④ 聖惠方：**《聖惠方》卷38"治乳石發動煩悶諸方"**　治乳石發動煩悶，及諸風熱……又方：右以石南葉搗末，以新汲水調一錢服之效。

⑤ 本經：見2543頁注④白字。

⑥ 别録：**《别録》(《藥對》)見《證類》卷12"牡荆實"**　味苦，温，無毒。主除骨間寒熱，通利胃氣，止欬逆，下氣。生河間、南陽、冤句山谷，或平壽、都鄉高岸上及田野中。八月、九月採實，陰乾。(得术、柏實、青葙，共療頭風。防風爲之使，惡石膏。)

⑦ 别録：**《别録》見《證類》卷30"有名未用・荆莖"**　療灼爛。八月、十月採，陰乾。

⑧ 圖經：**《圖經》見《證類》卷12"牡荆實"**　……俗名黄荆是也……

⑨ 本經：**《本經》見《證類》卷12"蔓荆實"**　……小荆實亦等。/**《唐本草》見《證類》卷12"蔓荆實"**　小荆實，今人呼爲牡荆子是也……

⑩ 弘景：**《集注》見《證類》卷12"蔓荆實"**　小荆即應是牡荆，牡荆子大於蔓荆子，而反呼爲小荆，恐或以樹形爲言，復不知蔓荆樹若高大爾。

⑪ 恭：**《唐本草》見《證類》卷12"牡荆實"**　《唐本》注云：此即作棰杖荆是也。實細，黄色，莖勁作樹，不爲蔓生，故稱之爲牡，非無實之謂也……/**《唐本草》見《證類》卷12"蔓荆實"**　……其蔓荆子大，故呼牡荆子爲小荆實亦等者，言其功用與蔓荆同也……

【集解】【《别録》①曰】牡荆實生河間、南陽、冤句山谷,或平壽都鄉高岸上及田野中。八月、九月采實,陰乾。【弘景②曰】論蔓荆即應是(即)〔今〕作〔杖〕棰之荆。其子殊細,正如小麻子,色青黄。牡荆乃出北方,(始如)〔如烏〕豆大,正圓黑。仙術多用牡荆,今人都無識者。李當之《藥録》言:溲疏,一名楊櫨,一名牡荆,理白中虚,斷植即生。按今溲疏主療與牡荆都不同,形類乖異。而仙方用牡荆,云能通神見鬼,非惟其實,枝葉並好。又云:荆樹必枝葉相對者是牡荆,不對者即非牡荆也。並莫詳虚實,更須博訪。【恭③曰】牡荆即作棰杖者,所在皆有之。實細黄色,莖勁作樹生。《漢書·郊祀志》以牡荆莖爲幡竿,則明知非蔓荆也。有青、赤二種,以青者爲佳。今人相承多以牡荆爲蔓荆,此極誤也。【頌④曰】牡荆,今眉州、蜀州及近汴京亦有之,俗名黄荆是也。枝莖堅勁,作科不作蔓,葉如蓖麻,更疏瘦。花紅作穗。實細而黄如麻子大。或云即小荆也。按陶隱居《登真隱訣》云:荆木之葉、華,通神見鬼精。注云:荆有三種。荆木即今作(箠)〔棰〕杖者,葉香,亦有花、子,子不入藥。方術則用牡荆,其子入藥,北人無識其木者。天監三年,天子將合神仙(飲)〔飯〕。奉敕論牡荆曰:荆,花白多子,子粗者。歷歷疏生,不過三兩莖,多不能圓,或扁或異,或多似竹節。葉與餘荆不殊。蜂多采牡荆,牡荆汁冷而甜。餘荆被燒,則烟火氣苦。牡荆〔體〕慢質實,烟火不入其中,主治心風第一。于時遠近尋覓,遂不值也。【保昇⑤曰】陶氏不惟不别蔓荆,亦不識牡荆。蔓荆蔓生,牡荆樹生,理自明矣。【時珍曰】牡荆處處山野多有,樵采爲薪。年久不樵者,其樹大如盌也。其木心方,其枝對生,一枝五葉或七葉。葉如榆葉,長而尖,有鋸齒。五月杪間開花成穗,紅紫色。

---

① 别録:見前頁注⑥。

② 弘景:**《集注》見《證類》卷12"牡荆實"** 陶隱居云:河間、冤句、平壽並在北,南陽在西。論蔓荆,即應是今作杖棰之荆,而復非見。其子殊細,正如小麻子,色青黄。荆子實小大如此也。牡荆子(及)〔乃〕出北方,如烏豆大,正圓黑。仙術多用牡荆,今人都無識者。李當之《藥録》乃注溲疏下云:溲疏一名陽櫨,一名牡荆,一名空疏。皮白中空,時有節。子似枸杞子,赤色. 味甘、苦,冬月熟。俗(仍)〔乃〕無識者。當此實是真,非人籬(域)〔垣〕陽櫨也。按如此説,溲疏主療與牡荆都不同,其形類乖異,恐乖實理。而仙方用牡荆,云能通神見鬼,非惟其實,乃枝葉並好。又云有荆樹,必枝枝相對,此是牡荆,有不對者即非牡荆。既爲牡,則不應有子,如此,並莫詳虚實,須更博訪乃詳之爾。

③ 恭:**《唐本草》見《證類》卷12"牡荆實"** 《唐本》注云:此即作棰杖荆是也。實細,黄色,莖勁作樹……按《漢書·郊祀志》以牡荆莖爲幡竿,此則明蔓不堪爲竿……有青、赤二種,以青者爲佳。出《類聚方》。今人相承,多以牡荆爲蔓荆,此極誤也。

④ 頌:**《圖經》見《證類》卷12"牡荆實"** 牡荆……今眉州、蜀州及近京亦有之,此即作棰杖者,俗名黄荆是也。枝莖堅勁,作科不爲蔓生,故稱牡。葉如篦麻,更疏瘦。花紅作穗。實細而黄,如麻子大,或云即小荆也。八月、九月采實,陰乾。此有青、赤二種,以青者爲佳。謹按陶隱居《登真隱訣》云:荆木之華、葉,通神見鬼精。注云:尋荆有三種。直云荆木,即是今可作棰杖者,葉香,亦有花、子,子不入藥。方術則用牡荆,牡荆子入藥,北方人略無識其木者……天監三年,上將合神仙飯。奉敕論牡荆曰:荆,花白多子,子粗大。歷歷疏生,不過三兩莖,多不能圓,或褊或異,或多似竹節,葉與餘荆不殊。蜂多採牡荆,牡荆汁冷而甜。餘荆被燒,則煙火氣苦。牡荆體慢汁實,煙火不入其中,主治心風第一。于時即遠近尋覓,遂不值……

⑤ 保昇:**《蜀本草》見《證類》卷12"蔓荆實"** 今據陶,匪惟不别蔓荆,亦不知牡荆爾。以理推之,即蔓生者爲蔓荆,作樹生者爲牡荆。蔓生者大如梧子,樹生者細如麻子,則牡荆爲小荆明矣……

其子大如胡荽子，而有白膜皮裹之。蘇頌云葉似蓖麻者，誤矣。有青、赤二種：青者爲荆，赤者爲楛。嫩條皆可爲筥箇。古者貧婦以荆爲釵，即此二木也。按裴淵《廣州記》①云：荆有三種，金荆可作枕，紫荆可作牀，白荆可作履。與他處牡荆、蔓荆全異。寧浦有牡荆，指病自愈。節不相當者，月暈時刻之，與病人身齊等，置牀下，病雖危亦無害也。杜寶《拾遺録》②云：南方林邑諸地，在海中。山中多金荆，大者十圍，盤屈瘤蹙，文如美錦，色如真金。工人用之，貴如沈、檀。此皆荆之别類也。《春秋運斗樞》③云：玉衡星散而爲荆。

實。【氣味】苦，温，無毒。【時珍曰】辛，温。【之才④曰】防（己）〔風〕爲之使，（畏）〔惡〕石膏。【主治】除骨間寒熱，通利胃氣，止欬逆，下氣。《别録》⑤。得柏實、青葙、术，療風。之才⑥。炒焦爲末，飲服，治心痛及婦人白帶。震亨⑦。用半升炒熟，入酒一盞，煎一沸，熱服，治小腸疝氣，甚效。浸酒飲，治耳聾。時珍。

【附方】新一。濕痰白濁。牡荆子炒爲末。每酒服二錢。《集簡方》。

葉。【氣味】苦，寒，無毒。【主治】久（病）〔痢〕，霍亂轉筋，血淋，下部瘡，濕䘌薄脚，主脚氣腫滿。《别録》⑧。

【發明】（集）〔崔〕元亮《海上集驗方》⑨治腰脚〔風濕痛〕蒸法：用荆葉不限多少，蒸，置大甕中，其下着火温之。以病人置葉中，須臾當汗出。蒸時常旋旋喫飯，稍倦即止。便以被蓋避風，仍進葱豉酒及豆酒亦可，以瘥爲度。【時珍曰】蒸法雖妙，止宜施之野人。李仲南《永類方》⑩云：治脚氣

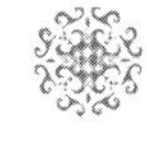

---

① 廣州記：**《藝文類聚》卷89"荆"** 顧微《廣州記》：撫納縣出金荆。又曰白荆堪爲履，紫荆堪爲床。萬南杜荆，指病自愈，節不相當者，月暈時剋之，養病。/**《南方草木狀》卷中"荆"** 荆：寧浦有三種，金荆可作枕，紫荆堪作牀，白荆堪作履。與他處牡荆、蔓荆全異。又彼境有牡荆，指病自愈。節不相當者，月暈時刻之，與病人身齊等，置牀下，雖危困亦愈。（**按**：時珍所引，更近似《南方草木狀》。）

② 拾遺録：**《御覽》卷959"荆"** 杜寶《大業拾遺録》曰：五年，南方置北景、林邑、海陰三郡。北景在林邑南大海中，與海陰接境……有金荆，生於高山峻阜，大者十圍，盤屈瘤蹙，文如美錦，色艷於真金。中夏時，有於海際得之。工人數用，甚精妙，貴於沉檀。

③ 春秋運斗樞：**《爾雅翼》卷11"楚"**……《春秋運斗樞》曰：玉衡星散爲荆。

④ 之才：**古本《藥對》** 見2545頁注⑥括號中七情文。

⑤ 别録：見2545頁注⑥。

⑥ 之才：**古本《藥對》** 見上注括號中七情文。

⑦ 震亨：**《金匱鈎玄》卷2"心痛"** 治心痛……又方：黄荆子炒焦，爲末，米湯調下。亦治白帶。

⑧ 别録：**《唐本草》見《證類》卷12"牡荆實"** 《唐本》注……《别録》云：荆葉，味苦，平，無毒。主久痢，霍亂轉筋，血淋，下部瘡濕䘌。薄脚，主脚氣腫滿……（**按**：此《别録》乃《唐本草》所引。）

⑨ 海上集驗方：**《圖經》見《證類》卷12"牡荆實"** ……崔元亮《集驗方》治腰脚蒸法：取荆葉不限多少，蒸令熟熱，置於甕中，其下著火温之。以病人置於葉中，剩著葉蓋，須臾當汗出藥中旋旋喫飯，稍倦即止。便以綿衣蓋，避風，仍進葱豉酒及豆酒並得，以差爲度……

⑩ 永類方：**《永類鈐方》卷7"雜病脚氣"** 熏法：荆柴葉，壇中炸藥庫煙，熏涌泉及痛處，使汗出愈。

諸病,用荆莖于壜中燒烟,熏涌泉穴及痛處,使汗出則愈。此法貴賤皆可用者。又談埜翁《試驗方》①:治毒蛇、望板歸螫傷,滿身洪腫發泡。用黄荆嫩頭搗汁塗泡上,渣盦咬處,即消。此法乃出于葛洪《肘後方》②治諸蛇,以荆葉搗爛袋盛,薄于腫上者也。《物類相感志》③云:荆葉逼蝨。

【附方】舊一,新一。九竅出血。荆葉搗汁,酒和,服二合。《千金方》④。小便尿血。荆葉汁,酒服二合。○《千金方》⑤。

根。【氣味】甘、苦,平,無毒。【時珍曰】苦、微辛。【主治】水煮服,治心風頭風,肢體諸風,解肌發汗。《别録》⑥。

【發明】【時珍曰】牡荆苦能降,辛温能散。降則化痰,散則祛風,故風痰之病宜之。其解肌發汗之功,世無知者。按《王氏(寄)〔奇〕方》⑦云:一人病風數年。予以七葉黄荆根皮、五加根皮、接骨草等分,煎湯日服,遂愈。蓋得此意也。

荆莖。【《别録》⑧·有名未用》云】八月、十月采,陰乾。【藏器⑨曰】即今荆杖也。煮汁堪染。

【主治】灼爛。《别録》⑩。治灼瘡(發)〔及〕熱焱瘡,有效。藏器⑪。同荆芥、蓽撥煎水,漱風牙痛。時珍。

【附方】新一。青盲内障。春初取黄荆嫩頭,九蒸九暴,半斤,用烏雞一隻,以米飼五日,安净板上,飼以大麻子,二三日,收糞,乾,入瓶内熬黄,和荆頭爲末,煉蜜丸梧子大。每服十五丸至二十丸,陳米飲下,日二。《聖濟總録》⑫。

荆瀝。【脩治】【時珍曰】取法:用新采荆莖,截尺五長,架于兩磚上,中間燒火炙之,兩頭以器承取,熱服,或入藥中。又法:截三四寸長,束入瓶中,仍以一瓶合住,固外,以糠火煨燒,其汁瀝

---

① 談埜翁試驗方:(**按**:未見原書,待考。)

② 肘後方:**《肘後方》卷7"治卒青蛙蝮虺衆蛇所螫方第五十三"** 蛇毒……又方:荆葉,袋貯,薄瘡腫上。

③ 物類相感志:**《物類相感志·總論》** 荆葉逼蚊蟲,臺葱逼蠅子。

④ 千金方:**《千金方》卷12"吐血第六"** 治九孔出血方:搗荆葉汁,酒服二合。(一作荆芥。)

⑤ 千金方:**《千金方》卷21"尿血第三"** 治小便去血方……又方:搗荆葉取汁,酒服二合。

⑥ 别録:**《唐本草》見《證類》卷12"牡荆實"** ……《别録》云……其根,味甘、苦,平,無毒。水煮服,主心風頭風,肢體諸風,解肌發汗……(**按**:此《别録》乃《唐本草》所引。)

⑦ 王氏奇方:(**按**:書佚,無可溯源。)

⑧ 别録:見2545頁注⑦。

⑨ 藏器:**《拾遺》見《證類》卷30"有名未用·荆莖"** 陳藏器云:即今之荆樹也,煮汁堪染。其洗灼瘡及熱焱瘡,有效。

⑩ 别録:見2545頁注⑦。

⑪ 藏器:見本頁注⑨。

⑫ 聖濟總録:**《聖濟總録》卷112"目青盲"** 治青盲,烏雞丸方:右用黄荆嫩頭,春初取之,九蒸九暴,取半斤,用烏雞一隻純黑者,以米飼五日,安净版上,飼以大麻子,又一二日,旋收糞暴乾,取半净瓷瓶子内,糞熬令香黄,然後和荆頭搗成末,煉蜜和丸如梧桐子大,每服十五丸,陳米飲下,加至二十丸,日二服。

入下瓶中,亦妙。

【氣味】甘,平,無毒。【主治】飲之,去心悶煩熱,頭風旋運目眩,心頭漾漾欲吐,卒失音,小兒心熱驚癇,止消渴,除痰唾,令人不睡。藏器①。除風熱,開經絡,導痰涎,行血氣,解熱痢。時珍。

【發明】【時珍曰】荆瀝氣平味甘,化痰去風爲妙藥。故孫思邈《千金翼》②云:凡患風人多熱,常宜以竹瀝、荆瀝、薑汁(合)〔各〕五合,和匀熱服,以瘥爲度。陶弘景亦云:牡荆汁治心風爲第一。《延年秘録》③云:熱多用竹瀝,寒多用荆瀝。【震亨④曰】二汁同功,並以薑汁助送,則不凝滯。但氣虚不能食者用竹瀝,氣實能食者用荆瀝。

【附方】舊六,新一。中風口噤。荆瀝,每服一升。《范汪方》⑤。頭風頭痛。荆瀝,日日服之。《集驗方》⑥。喉痺瘡腫。荆瀝細細嚥之。或以荆一握,水煎服之。《千金翼》⑦。目中卒痛。燒荆木,取黄汁點之。《肘後方》⑧。心虚驚悸羸瘦者。荆瀝二升,火煎至一升六合,分作四服,日三夜一。《小品方》⑨。赤白下痢五六年者。荆瀝,每日服五合。《外臺秘要》⑩。濕瘑瘡癬。荆木燒取汁,日塗之。《深師方》⑪。

---

① 藏器:**《拾遺》見《證類》卷 12"牡荆實"** 《陳藏器本草》云:荆木取莖截,於火上燒,以物承取瀝,飲之去心悶煩熱,頭風旋目眩,心頭漾漾欲吐,卒失音,小兒心熱驚癇,止消渴,除痰唾,令人不睡。

② 千金翼:**《千金翼方》卷 17"中風第一"** 凡患風人多熱,宜服荆瀝方:荆瀝、竹瀝、生薑汁(各五合),右三味相和,温爲一服,每日旦服煮散,午後當服此荆瀝,常作此將息。

③ 延年秘録:**《外臺》卷 14"偏風方"** 《延年》……又急療偏風,膈上風熱,經心藏恍惚神情,天陰心中惛惛,如醉不醉方:淡竹瀝(三升,若熱多用竹瀝,冷多用荆瀝)……

④ 震亨:**《金匱鈎玄》卷 1"中風"** 治痰,氣實能食用荆瀝,氣虚少食用竹瀝。此二味用開經絡,行血氣。入四物湯中,必用薑汁助之。

⑤ 范汪方:**《外臺》卷 14"風口噤方"** 又療中風,口噤不能言者方……又方:服荆瀝一升。(**按**:原著未注明出"范汪方"。)

⑥ 集驗方:**《證類》卷 12"牡荆實"** 《外臺秘要》:頭風頭痛,取荆瀝不限多少服。《集驗方》同。(**按**:《千金方》卷 13"頭面風第八"有同方,未言出"集驗方"。)

⑦ 千金翼:**《千金翼方》卷 11"齒病第七"** 治喉卒腫不下食方……又方:含荆瀝,稍稍咽之。

⑧ 肘後方:**《外臺》卷 21"目暴卒赤方"** 《肘後》葛氏療目卒赤痛方……又方:燒荆木出黄汁,傅之。

⑨ 小品方:**《證類》卷 12"牡荆實"** 《千金方》……又方:治心虚驚悸不定羸瘦方:荆瀝二升以火煮至一升六合,分服四合,日三夜一。《集驗方》同。(**按**:《千金方》卷 14"風虚驚悸第六"有同方,亦未言出《小品方》。)

⑩ 外臺秘要:**《外臺》卷 25"久赤白痢方"** 文仲療赤白痢五六年者方:燒大荆,右一味取瀝,服五六合即差。

⑪ 深師方:**《證類》卷 12"牡荆實"** 《深師方》:療瘡方:荆木燒取汁傅之,差。

蔓荆《本經》①上品

【釋名】【恭②曰】蔓荆苗蔓生,故名。

【集解】【恭③曰】蔓荆生水濱。苗莖蔓延長丈餘。春因舊枝而生小葉,五月葉成,似杏葉。六月有花,紅白色,黄蕊。九月有實,黑斑,大如梧子而虚輕。冬則葉凋,今人誤以小荆爲蔓荆,遂將蔓荆爲牡荆也。【大明④曰】海鹽亦有之。大如豌豆,蒂有輕軟小蓋子,六、七、八月采之。【頌⑤曰】近汴京及秦、隴、明、越州多有之。苗莖高四五尺,對節生枝。葉類小楝,至夏盛茂。有花作穗淡紅色,蕊黄白色,花下有青萼。至秋結子。舊説蔓生,而今所有並非蔓也。【宗奭⑥曰】諸家所解蔓荆、牡荆紛糺不一。經既言蔓荆明是蔓生,即非高木也;既言牡荆,則自木上生,又何疑焉?【時珍曰】其枝小弱如蔓,故名蔓生。

實。【脩治】【斅⑦曰】凡使,去蒂子下白膜一重,用酒浸一伏時,蒸之從巳至未,熬乾用。【時珍曰】尋常只去膜,打碎用之。

【氣味】苦,微寒,無毒。【《别録》⑧曰】辛,平,温。【元素⑨曰】味辛温,氣清,陽中之

---

① 本經:**《本經》**《别録》(《藥對》)見《證類》卷12"蔓荆實"　**味苦**、辛,**微寒**、平、温,無毒。**主筋骨間寒熱,濕痺拘攣,明目堅齒,利九竅,去白蟲**,長蟲,主風頭痛,腦鳴,目淚出,益氣。**久服輕身耐老**,令人光澤,脂緻。**小荆實亦等。**(惡烏頭、石膏。)

② 恭:**《唐本草》見《證類》卷12"蔓荆實"**　《唐本》注云:小荆實,今人呼爲牡荆子者是也。其蔓荆子大,故呼牡荆子爲小荆實。亦等者。言其功用與蔓荆同也。蔓荆苗蔓生,故名蔓荆。生水濱。葉似杏葉而細,莖長丈餘。花紅白色。今人誤以小荆爲蔓荆,遂將蔓荆子爲牡荆子也。

③ 恭:**《蜀本草》見《證類》卷12"蔓荆實"**　……《圖經》云:蔓荆蔓生水濱,苗莖蔓延,春因舊枝而生小葉,五月葉成如杏葉,六月有花淺紅色,蘂黄,九月有實黑斑,大如梧子而虚輕,冬則葉凋。(**按**:本條僅末句"今人誤以小荆爲蔓荆,遂將蔓荆子爲牡荆子也"爲"蘇恭"之言,主體見於《蜀本草》。)

④ 大明:**《日華子》見《證類》卷12"蔓荆實"**　……注云:海鹽亦有大如豌豆,蒂有小輕軟蓋子。六七、八月採。

⑤ 頌:**《圖經》見《證類》卷12"蔓荆實"**　蔓荆實,舊不載所出州土,今近京及秦、隴、明、越州多有之。苗莖高四尺,對節生枝。初春因舊枝而生,葉類小楝,至夏盛茂。有花作穗淺紅色,蘂黄白色,花下有青萼。至秋結實,斑黑。如梧子許大而輕虚。八月、九月採。一説作蔓生,故名蔓荆。而今所有並非蔓也。

⑥ 宗奭:**《衍義》卷13"蔓荆實"**　諸家所解,蔓荆、牡荆紛糾不一。《經》既言蔓荆,明知是蔓生,即非高木也。既言牡荆,則自是木上生者。况《漢書・效祀志》所言,以牡荆莖爲幡竿。故知蔓荆即子大者是,又何疑焉?

⑦ 斅:**《炮炙論》見《證類》卷12"蔓荆實"**　雷公云:凡使,去蒂子下白膜一重,用酒浸一伏時後蒸,從巳至未,出曬乾用。

⑧ 别録:見本頁注①。

⑨ 元素:**《醫學啓源》卷下"用藥備旨・蔓荆子"**　氣清,味辛温。治太陽頭痛,頭沉昏悶,除目暗,散風邪之藥也。胃虚人不可服,恐生痰疾。《主治秘要》云:苦、甘,陽中之陰。凉諸經之血熱,主頭痛,除頭昏暗。/**《湯液本草》卷5"蔓荆子"**　氣清,味辛温苦、甘,陽中之陰。太陽經藥。/《象》云:治太陽經頭痛,頭昏悶,除目暗,散風邪藥,胃虚人勿服,恐生痰疾……/《珍》云:凉諸〔經〕血,止頭痛,主目睛内痛。

陰,入太陽經。胃虚人不可服,恐生痰疾。【之才①曰】惡烏頭、石膏。【主治】筋骨間寒熱,濕痺拘攣,明目堅齒,利九竅,去白蟲。久服,輕身耐老。小荆實亦等。《本經》②。風頭痛,腦鳴,目淚出。益氣,令人光澤脂緻。《别録》③。治賊風,長鬚髮。甄權④。利關節,治癇疾,赤眼。大明⑤。太陽頭痛,頭沉昏悶,除昏暗,散風邪,凉諸經血,止目睛内痛。元素⑥。搜肝風。好古⑦。

【發明】【恭⑧曰】小荆實即牡荆子,其功與蔓荆同,故曰亦等也。【時珍曰】蔓荆氣清味辛,體輕而浮,上行而散。故所主者,皆頭面風虚之證。

【附方】新三。令髮長黑。蔓荆子、熊脂等分,醋調塗之。《聖惠方》⑨。頭風作痛。蔓荆子一升,爲末,絹袋〔盛〕,浸一斗酒中七日,温飲,日三次。《千金方》⑩。乳癰初起。蔓荆子炒,爲末。酒服方寸匕,渣傅之。《危氏得效方》⑪。

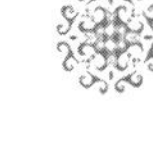

欒荆《唐本草》⑫

【釋名】頑荆《圖經》⑬。

【集解】【恭⑭曰】欒荆莖、葉都似石南,乾亦反卷,經冬不死,葉上有細黑點者真也。今雍州所用者是。而洛州乃用石荆當之,非也。俗方大用,而本草不載,亦無别名。但有欒華,功用又别,

---

① 之才:**古本《藥對》** 見前頁注①括號中七情文。

② 本經:見前頁注①白字。

③ 别録:見前頁注①。

④ 甄權:**《藥性論》見《證類》卷12"蔓荆實"** 蔓荆子,臣。治賊風,能長鬚髮。

⑤ 大明:**《日華子》見《證類》卷12"蔓荆實"** 利關節,治赤眼,癇疾……

⑥ 元素:見2550頁注⑨。

⑦ 好古:**《湯液大法》卷3"肝"** 有餘則聚,聚則宜通。氣(蔓荆子……)

⑧ 恭:**《唐本草》見《證類》卷12"蔓荆實"** 《唐本》注云:小荆實,今人呼爲牡荆子者是也。其蔓荆子大,故呼牡荆子爲小荆實。亦等者。言其功用與蔓荆同也。

⑨ 聖惠方:**《聖惠方》卷41"生髮令長諸方"** 令髮易長方……又方:熊脂(一兩)、蔓荆子(一兩,末),右件藥相和令勾,以醋調塗之,髮即漸長。

⑩ 千金方:**《千金方》卷13"頭面風第八"** 治頭風方……又方:末蔓荆子二升,酒一斗,絹袋盛,浸七宿。温服三合,日三。

⑪ 危氏得效方:**《得效方》卷19"乳癰"** 乳勞癰……又方:蔓京子擂爛炒,酒服。滓貼患處。

⑫ 唐本草:**《唐本草》見《證類》卷14"欒荆"** 味辛、苦,温,有小毒。主大風,頭面手足諸風,癲癇狂痓,濕痺寒冷疼痛。俗方大用之,而本草不載,亦無别名。但有欒花,功用又别,非此花也。

⑬ 圖經:**《圖經》見《證類》卷14"欒荆"** ……亦名頑荆。

⑭ 恭:見本頁注⑫。/**《唐本草》見《證類》卷14"欒荆"** 《唐本》注云:按其莖、葉都似石南,乾亦反卷,經冬不死,葉上有細黑點者,真也,今雍州所用者是。而洛州乃用石荆當之,非也。

非此物花也。【頌①曰】欒荆今生東海及淄州、汾州。所上者皆枝莖白，葉小圓而青色，頗似榆葉而長，冬夏不凋。六月開花，花有紫、白二種。子似大麻。四月采苗葉，八月采子。【宗奭②曰】欒荆即牡荆也，子青色如茱萸，不合更立此條。蘇恭又稱石荆當之，轉見穿鑿。【時珍曰】按許慎《説文》③云：欒，似木蘭。木蘭葉似桂，與蘇恭所説葉似石南者相近。蘇頌所圖者即今牡荆，與《唐本草》者不合。欒荆是蘇恭收入本草，不應自誤。蓋後人不識，遂以牡荆充之，寇氏亦指爲牡荆耳。

子。【氣味】辛、苦，温，有小毒。【權④曰】甘、辛，微熱，無毒。决明爲之使。惡石膏。【主治】大風，頭面手足諸風，癲癇狂痓，濕痺寒冷疼痛。《唐本》⑤。四肢不遂，通血脉，明目，益精光。甄權⑥。合柏油同熬，塗人畜瘡疥。蘇頌⑦。

石荆《拾遺》⑧

【集解】【藏器⑨曰】石荆似荆而小，生水旁，《廣濟方》一名水荆是也。蘇（頌）〔恭〕言洛人以當欒荆者，非也。

【主治】燒灰淋汁浴頭，生髮令長。藏器⑩。

紫荆宋《開寶》⑪【校正】併入《拾遺⑫・紫珠》。

【釋名】紫珠《拾遺》⑬。皮名肉紅《綱目》、内消。【時珍曰】其木似黄荆而色紫，故

---

① 頌：**《圖經》見《證類》卷14“欒荆”**　欒荆，舊不著所出州郡，今生東海及淄州、汾州……今諸郡所上者，枝莖白，葉小圓而青色，頗似榆葉而長，冬夏不枯。六月開花，花有紫、白二種。子似大麻。四月採苗葉，八月採子……

② 宗奭：**《衍義》卷13“蔓荆實”**　後條有欒荆，此即便是牡荆也，子青色，如茱萸，不合更立欒荆條。故文中云：《本草》不載，亦無别名。但有欒花，功用又别，斷無疑焉。注中妄稱石荆當之，其説轉見穿鑿。

③ 説文：**《説文・木部》**　欒：木，似欄……（**按**：時珍拆“欄”爲“木蘭”。）

④ 權：**《藥性論》見《證類》卷14“欒荆”**　欒荆子，君，惡石膏，味甘、辛，微熱，無毒。能治四肢不遂，主通血脉，明目，益精光。决明爲使。

⑤ 唐本：見2551頁注⑫。

⑥ 甄權：見本頁注④。

⑦ 蘇頌：**《圖經》見《證類》卷14“欒荆”**　……與柏油同熬，塗駝畜瘡疥或淋渫藥中用之……（**按**：時珍改“柏油”爲“柏油”。）

⑧ 拾遺：**《證類》卷14“二十六種陳藏器餘・石荆”**　欒荆注蘇云：用當欒荆。非也。按石荆似荆而小。生水傍，作灰汁沐頭生髮。《廣濟方》云：一名水荆，主長髮是也。

⑨ 藏器：見上注。

⑩ 藏器：見上注。

⑪ 開寶：**《開寶》見《證類》卷14“紫荆木”**　味苦，平，無毒。主破宿血，下五淋，濃煮服之。今人多於庭院間種者，花豔可愛。

⑫ 拾遺：**《拾遺》見《證類》卷14“紫荆木”**　陳藏器云：紫珠，寒。主解諸毒物，癰疽喉痺，飛尸蠱毒，腫下瘻，蛇虺、蟲、蠶、狂犬等毒，並煮汁服。亦煮汁洗瘡腫，除血長膚。一名紫荆。樹似黄荆，葉小無椏，非田氏之荆也。至秋子熟，正紫，圓如小珠。生江東，林澤間有之。

⑬ 拾遺：見上注。

名。其皮色紅而消腫，故瘍科呼爲肉紅，又曰内消，與何首烏同名。

【集解】【頌①曰】紫荆處處有之，人多種于庭院間。木似黄荆，葉小無椏，花深紫可愛。【藏器②曰】即田氏之荆也。至秋子熟，正紫，圓如小珠，名紫珠。江東林澤間尤多。【宗奭③曰】春開紫花甚細碎，共作朵生，出無常處，或生于木身之上，或附根上枝下，直出花。花罷葉出，光緊微圓。園圃多植之。【時珍曰】高樹柔條，其花甚繁，歲二三次。其皮入藥，以川中厚而紫色味苦如膽者爲勝。

木并皮。【氣味】苦，平，無毒。【藏器④曰】苦，寒。【大明⑤曰】皮、梗及花，氣味功用並同。【主治】破宿血，下五淋，濃煮汁服。《開寶》⑥。通小腸。大明⑦。解諸毒物，癰疽喉痺，飛尸蠱毒，腫下瘻，蛇、虺、蟲、蠶、狂犬毒，並煮汁服。亦以汁洗瘡腫，除血長膚。藏器⑧。活血行氣，消腫解毒，治婦人血氣疼痛，經水凝澀。時珍。

【發明】【時珍曰】紫荆氣寒味苦，色紫性降，入手、足厥陰血分。寒勝熱，苦走骨，紫入營，故能活血消腫，利小便而解毒。楊清叟《仙傳方》⑨有冲和膏，以紫荆爲君，蓋亦得此意也。其方治一切癰疽發背流注諸腫毒，冷熱不明者。紫荆皮炒三兩，獨活去節炒三兩，赤芍藥炒二兩，生白(木)〔芷〕一兩，木蠟炒一兩，爲末。用葱湯調，熱敷。血得熱則行，葱能散氣也。瘡不甚熱者，酒調之。痛甚者，加乳香。筋不伸者，亦加乳香。大抵癰疽流注，皆是氣血凝滯所成。遇温則散，遇凉則凝。此方温平。紫荆皮乃木之精，破血消腫。獨活乃土之精，止風動血，引拔骨中毒，去痺濕氣。芍藥乃火之精，生血止痛。木蠟乃水之精，消腫散血，同獨活能破石腫堅硬。白(木)〔芷〕乃金之精，去風

---

① 頌：**《圖經》見《證類》卷14"紫荆木"** 紫荆，舊不著所生州郡，今處處有之，人多於庭院間種植。木似黄荆，葉小無椏，花深紫可愛……

② 藏器：見2552頁注⑫。(**按**："非田氏"，時珍作"即田氏"，義正相反。)

③ 宗奭：**《衍義》卷15"紫荆木"** 春開紫花，甚細碎，共作朵生，出無常處。或生於木身之上，或附根土之下，直出花，花罷葉出，光緊微圓。園圃間多植之。

④ 藏器：見2552頁注⑫。

⑤ 大明：**《日華子》見《證類》卷14"紫荆木"** 紫荆木，通小腸。皮、梗同用。花功用亦同。

⑥ 開寶：見2552頁注⑪。

⑦ 大明：見本頁注⑤。

⑧ 藏器：見2552頁注⑫。

⑨ 仙傳方：**《仙傳外科》卷2"用敷貼温藥第三"** 衝和仙膏一名黄雲膏，又名仙膏：治冷熱不明者用之，茶酒隨證。川紫荆皮(五兩重，炒。又名紅肉，又曰内消)、赤芍藥(二兩重，炒)、獨活(三兩重，炒，不用節)、白芷(一兩重，不見火)、木臘(又名望見消，陽春雪，隨加减，炒用，即石菖蒲)，右五件並爲細末，用法詳見於後。夫癰疽流注雜病，莫非氣血凝滯所成。遇温則生，遇凉即死。生則散，死則凝。此藥是温平。紫荆皮，木之精，能破氣逐血消腫。獨活，土之精，能止風動血，引氣拔骨中毒，去痹濕氣，更能與木臘破石腫堅硬。芍藥，火之精，微能生血住痛，去風。木臘，水之精，能生血住痛，消腫散血。白芷，金之精，能去風生肌止痛。蓋血生則不死，血動則流通，肌生則不爛，痛止則不掀作。風去則血自散，氣破則硬可消，毒自散。五者交攻，病安有不愈者乎？

生肌止痛。蓋血生則不死，血動則流通，肌生則不爛，痛止則不焮，風去則血自散，氣破則硬可消，毒自除。五者交治，病安有不愈者乎？

【附方】新九。婦人血氣。紫荆皮爲末，醋糊丸櫻桃大。每酒化服〔一〕丸。熊氏《補遺》①。鶴膝風攣。紫荆皮三錢，老酒煎服，日二次。《直指方》②。傷眼青腫。紫荆皮，小便浸七日，晒研，用生地黄汁、薑汁調傅。不腫用葱汁。《永類方》③。猘犬咬傷。紫荆皮末，沙糖調塗留口，退腫，口中仍(爵燕)〔嚼〕杏仁去毒。《仙傳外科》④。鼻中疳瘡。紫荆花陰乾爲末，貼之。《衛生易簡方》⑤。發背初生。一切癰疽皆治。單用紫荆皮爲末，酒調箍住，自然撮小不開。内服柞木飲子。乃救貧良劑也。《仙傳外科》⑥。癰疽未成。用白芷、紫荆皮等分爲末，酒調服。外用紫荆皮、木蠟、赤芍藥等分爲末，酒調作箍藥。同上⑦。痔瘡腫痛。紫荆皮五錢，新水食前煎服。《直指方》⑧。産後諸淋。紫荆皮五錢，半酒半水煎，温服。熊氏《補遺》⑨。

木槿《日華》⑩

【釋名】椴音徒亂切、櫬音襯、蕣音舜、日及《綱目》、朝開暮落花《綱目》、藩籬草《綱目》、花奴、王蒸。【時珍曰】此花朝開暮落，故名日及。曰槿，曰蕣，猶僅榮一瞬之義也。《爾雅》⑪云：椴，木槿。(襯)〔櫬〕，木槿。郭璞注云：别二名也。云：白曰椴，赤曰櫬。齊、魯謂之王

① 熊氏補遺：**《〈婦人良方〉校注補遺》卷7"婦人血氣小腹疼痛方論第十六"**　〔熊附〕余嘗用紫金皮爲細末，醋糊丸如櫻桃大。又治婦人血氣，小腹疼痛，以温酒磨下一丸。及有心腹痛者亦良。

② 直指方：**《直指方》卷3"諸風證治"**　鶴膝風攣方：真紫金皮，老酒煎，候温常服。

③ 永類方：**《永類鈐方》卷22"風損藥"**　傷紫眼：紫金皮小便浸一七，曬作末，眼青腫黑紫色，用生地黄、薑汁調。不腫用葱汁。

④ 仙傳外科：**《仙傳外科》卷2"用藥貼温藥第三"**　猘犬咬人，單用紫交沙糖調塗，留口，金丹退腫，嚼杏仁置口中去毒。

⑤ 衛生易簡方：**《衛生易簡方》卷7"鼻疾"**　治鼻疳及鼻中生瘡……又方：用紫荆花乾爲末，貼之。

⑥ 仙傳外科：**《仙傳外科》卷2"用藥貼温藥第三"**　發背初生未成，單用紫荆皮末酒調箍住，自然撮細不開。服藥只用柞木飲子，乃救貧良劑也。

⑦ 同上：**《仙傳外科》2"用藥貼温藥第三"**　一方用白芷、紫荆皮酒調，以内消初生癰腫，名一勝膏……又方只用赤芍、木臘、紫荆皮作箍藥，名三勝膏。

⑧ 直指方：**《直指方》卷23"諸痔證治"**　治痔方：紫荆皮，新水煎，食前服。

⑨ 熊氏補遺：**《〈婦人良方〉校注補遺》卷23"産後諸淋方論第五"**　〔熊附〕治産後諸淋，用紫金皮，半酒半水煎，温服。

⑩ 日華：**《嘉祐》見《證類》卷14"木槿"**　平，無毒。止腸風瀉血，又主痢後熱渴，作飲服之，令人得睡，入藥炒用。取汁度絲，使得易絡。花：凉，無毒。治腸風瀉血，并赤白痢，炒用。作湯代茶喫，治風。(新補，見陳藏器、日華子。)

⑪ 爾雅：**《爾雅·釋草》(郭注)**　椴，木槿。櫬，木槿。(别二名也。似李樹，華朝生夕隕，可食。或呼日及，亦曰王蒸。)

蒸，言其美而多也。《詩》①云“顔如舜華”，即此。

【集解】【宗奭②曰】木槿花如小葵，淡紅色，五葉成一花，朝開暮斂。湖南北人家多種植爲籬障。花與枝兩用。【時珍曰】槿，小木也。可種可插，其木如李。其葉末尖而有椏齒。其花小而艷，或白或粉紅，有單葉、千葉者。五月始開，故《逸書·月令》③云：仲夏之月木槿榮，是也。結實輕虚，大如指頭，秋深自裂，其中子如榆莢、泡桐、馬兜鈴之仁，種之易生。嫩葉可茹，作飲代茶。今瘍醫用皮治瘡癬，多取川中來者，厚而色紅。

皮并根。【氣味】甘，平，滑，無毒。【大明曰】凉④。【主治】止腸風瀉血，痢後熱渴，作飲服之，令人得睡，並炒用。藏器⑤。治赤白帶下，腫痛疥癬，洗目令明，潤燥活血。時珍。

【發明】【時珍曰】木槿皮及花，並滑如葵花，故能潤燥。色如紫荆，故能活血。川中來者，氣厚力優，故尤有效。

【附方】新六。赤白帶下。槿根皮二兩，切，以白酒一碗半，煎一碗，空心服之。白帶用紅酒，甚妙。《纂要奇方》⑥。頭面錢癬。槿樹皮爲末，醋調，重湯頓如膠，内傅之。王仲勉《經效方》⑦。牛皮風癬。川槿皮一兩，大風子仁十五箇，半夏五錢，剉，河水、井水各一盌，浸露七宿，入輕粉一錢，入水中，秃筆掃塗，覆以青衣，數日有臭涎出妙。忌浴澡。夏月用尤妙。《扶壽方》⑧。癬瘡有蟲。川槿皮煎，入肥皂浸水，頻頻擦之。或以槿皮浸汁磨雄黄，尤妙。《簡便方》⑨。痔瘡腫痛。藩蘺草根煎湯，先熏後洗。《直指方》⑩。大腸脱肛。槿皮或葉煎湯熏

---

① 詩：**《詩·鄭風·有女同車》** 有女同車，顔如舜華……/**《毛詩草木鳥獸蟲魚疏》卷上“顔如舜華”** 舜，一名木槿，一名櫬，一名曰椴。齊魯之間謂之王蒸，今朝生暮落者是也。五月始花，故《月令》：仲夏木槿榮。

② 宗奭：**《衍義》卷15“木槿”** 如小葵，花淡紅色，五葉成一花，朝開暮斂。花與枝兩用。湖南、北人家多種植爲籬障。餘如經。

③ 逸書月令：**《御覽》卷999“蕣”** 《禮記·月令》：仲夏之月木槿榮。

④ 大明：見2554頁注⑩。

⑤ 藏器：見2554頁注⑩。

⑥ 纂要奇方：（**按**：書佚，無可溯源。）

⑦ 王仲勉經效方：（**按**：書佚，無可溯源。）

⑧ 扶壽方：**《扶壽精方》卷下“瘡瘍門”** 治牛皮癬：以秃筆蘸塗瘡上，覆以青衣。夏月治尤妙，但忌浴數日，水有臭涎更效。川槿皮（一兩）、半夏（五錢）、大楓子仁（十五個），右剉片，河井水各一碗，浸露七宿，取加輕粉一錢，任水中。

⑨ 簡便方：**《奇效單方》卷上“十二瘡瘍”** 治癬瘡，用：川槿皮煎湯，以肥皂去核並内膜，浸湯内，不時擦之。一以川槿皮水浸濃汁，磨雄黄搽之。

⑩ 直指方：**《直指方》卷23“諸痔證治”** 熏洗方……又：藩蘺草根煎湯，先熏後洗。藩蘺花似小芙蓉。

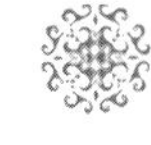

洗,後以白礬、五倍末傅之。《救急方》①。

花。【氣味】同皮。【主治】腸風瀉血,赤白痢,並焙入藥。作湯代茶,治風。大明②。消瘡腫,利小便,除濕熱。時珍。

【附方】新一。下痢噤口。紅木槿花去蒂,陰乾爲末。先煎麪餅二箇,蘸末食之。趙宜真《濟急方》③。風痰擁逆。木槿花晒乾焙研。每服一二匙,空心沸湯下。白花尤良。《簡便方》④。反胃吐食。千葉白槿花,陰乾爲末,陳糯米湯調送三五口。不轉再服。《袖珍方》⑤。

子。【氣味】同皮。【主治】偏正頭風,燒烟熏患處。又治黄水膿瘡,燒存性,猪骨髓調塗之。時珍。

扶桑《綱目》

【釋名】佛桑《霏雪録》⑥、朱槿《草木狀》⑦、赤槿同、日及。【時珍曰】東海日出處有扶桑樹。此花光艷照日,其葉似桑,因以比之。後人訛爲佛桑。乃木槿别種,故日及諸名亦與之同。

【集解】【時珍曰】扶桑産南方,乃木槿别種。其枝柯柔弱,葉深緑,微澁如桑。其花有紅、黄、白三色,紅者尤貴,呼爲朱槿。嵇含《草木狀》⑧云:朱槿,一名赤(僅)〔槿〕,一名日及,出南凉郡。花、莖、葉皆如桑。其葉光而厚。木高四五尺,而枝葉婆娑。其花深紅色,五出,大如蜀葵,重敷柔澤。有蕊一條,長(如)〔于〕花葉,上綴金屑,日光所爍,疑若焰生。一叢之上,日開數百朵,朝開暮落。自(一)〔二〕月始,至中冬乃歇。插(尌)〔枝〕即活。

葉及花。【氣味】甘,平,無毒。【主治】癰疽腮腫,取葉或花,同白芙蓉葉、牛旁葉、白蜜研膏傅之,即散。時珍。

---

① 救急方:**《急救良方》卷2“諸瘡”** 治脱肛……又方:用槿樹葉煎湯熏洗,後以生五倍子、白礬等分爲末,敷上。

② 大明:見2554頁注⑩。

③ 濟急方:**《仙傳外科》卷10“救解諸毒傷寒雜病一切等證”** 治噤口痢,其證有冷有熱,有冷熱不調,皆須先發散表裏……又方:用紅木槿花,不用蒂,陰乾爲末,先用麵煎餅兩個,以花末糝其上食之。食時先以湯灌開口爲末。

④ 簡便方:**《奇效單方》卷下“痰飲”** 治風痰,一用木槿花曬乾,焙爲末,每服一二匙,空心沸湯調下。花白者尤妙。

⑤ 袖珍方:**《袖珍方》卷2“翻胃”** 治翻胃,槿花散:千葉白槿花,陰乾,爲末,陳米湯調送三五口。不轉再將飲調陳飲藥送之。

⑥ 霏雪録:**《嶺表録異》卷下** 《嶺表》朱槿花,莖葉皆如桑樹,葉光而厚。南人謂之佛桑。(出《酉陽雜俎》。)(**按**:查《霏雪録》無此名,另溯其源。)

⑦ 草木狀:**《南方草木狀》卷中** 朱槿花,莖葉皆如桑,葉光而厚,樹高止四五尺,而枝葉婆娑。自二月開花,至中冬即歇,其花深紅色,五出,大如蜀葵,有蘂一條,長於花葉,上綴金屑,日光所爍,疑若焰生。一叢之上,日開數百朵,朝開暮落,插枝即活。出高凉郡。一名赤槿,一名日及。

⑧ 草木狀:見上注。

木芙蓉《綱目》【校正】併入《圖經①·地芙蓉》。

【釋名】地芙蓉《圖經》②、木蓮《綱目》、華木《綱目》、桃木音化、拒霜。【時珍曰】此花艷如荷花,故有芙蓉、木蓮之名。八九月始開,故名拒霜。俗呼爲桃皮樹。相如賦③謂之華木。注云:皮可爲索也。蘇東坡詩④云:"喚作拒霜猶未稱,看來却是最宜霜。"蘇頌《圖經本草》⑤有地芙蓉,云:出鼎州,九月采葉,治瘡腫。蓋即此物也。

【集解】【時珍曰】木芙蓉處處有之,插條即生,小木也。其幹叢生如荆,高者丈許。其葉大如桐,有五尖及七尖者,冬凋夏茂。秋半始着花,花類牡丹、芍藥,有紅者、白者、黄者、千葉者,最耐寒而不落。不結實。山人取其皮爲索。川、廣有添色拒霜花,初開白色,次日稍紅,又明日則深紅,先後相間如數色。霜時采花,霜後采葉,陰乾入藥。

葉并花。【氣味】微辛,平,無毒。【主治】清肺凉血,散熱解毒,治一切大小癰疽,腫毒惡瘡,消腫排膿止痛。時珍。

【發明】【時珍曰】芙蓉花并葉,氣平而不寒不熱,味微辛而性滑涎粘,其治癰腫之功,殊有神效。近時瘍醫秘其名爲清凉膏、清露散、鐵箍散,皆此物也。其方治一切癰疽發背,乳癰惡瘡,不拘已成未成,已穿未穿。並用芙蓉葉,或根皮,或花,或生研,或乾研末,以蜜調塗于腫處四圍,中間留頭,乾則頻換。初起者,即覺清凉,痛止腫消。已成者,即膿聚毒出。已穿者,即膿出易斂。妙不可言。或加生赤小豆末,尤妙。

【附方】新十。久欬羸弱。九尖拒霜葉爲末,以魚酢蘸食,屢效。《危氏得效方》⑥。赤眼腫痛。芙(容)〔蓉〕葉末,水和,貼太陽穴。名清凉膏。《〔鴻飛〕集》⑦。經血不止。拒霜花、蓮蓬殼等分,爲末。每用米飲下二錢。《婦人良方》⑧。偏墜作痛。芙蓉葉、黄蘗各三錢,爲

---

① 圖經:**《圖經》見《證類》卷30"外草類·地芙蓉"** 生鼎州。味辛,平,無毒。花主惡瘡。葉以傅貼腫毒。九月採。

② 圖經:見上注。

③ 相如賦:**《史記·司馬相如列傳》** ……華氾檘櫨(《集解》徐廣曰:氾一作楓。駰案:《漢書·音義》曰:華木皮可以爲索也……)

④ 蘇東坡詩:**《東坡全集》卷4"和陳述古拒霜花"** 千林掃作一番黄,只有芙蓉獨自芳。喚作拒霜知未稱,細思却是最宜霜。

⑤ 圖經本草:見本頁注①。

⑥ 危氏得效方:**《得效方》卷5"咳嗽"** 又方:治羸弱久嗽,屢效。九尖拒霜葉爲末,用魚鮓蘸服。

⑦ 鴻飛集:**《普濟方》卷363"目赤腫"** 治小兒赤目腫痛多淚,一名清凉膏:用芙蓉葉,焙乾爲末,每用半錢,水調太陽穴。(**按**:《鴻飛集論》無此方,另溯其源。)

⑧ 婦人良方:**《婦人良方》卷1"月水不斷方論第十三"** 療經血不止……又一方:蓮蓬殼、拒霜花,右二味等分,爲末。每服二錢,空心米飲調服。

末。以木鼈子仁一箇磨醋,調塗陰囊,其痛自止。《簡便方》①。**杖瘡腫痛**。芙蓉花葉研末,入皂角末少許,雞子清調塗之。方廣《附餘》②。**癰疽腫毒**。重陽前取芙蓉葉研末,端午前取蒼耳燒存性研末,等分,蜜水調,塗四圍,其毒自不走散。名鐵井闌。○《簡便方》③。**疔瘡惡腫**。九月九日采芙蓉葉陰乾爲末,每以井水調貼。次日用蚰蜒螺一箇,搗塗之。《普濟方》④。**頭上癩瘡**。芙蓉根皮爲末,香油調傅。先以松毛、柳枝煎湯洗之。傅滋《醫學集成》⑤。**湯火灼瘡**。油調芙蓉末,傅之。《奇效方》⑥。**灸瘡不愈**。芙蓉花研末,傅之。《奇效方》⑦。**一切瘡腫**:木芙容葉、菊花葉同煎水,頻熏洗之。《多能鄙事》⑧。

山茶《綱目》

【釋名】【時珍曰】其葉類茗,又可作飲,故得茶名。

【集解】【時珍曰】山茶産南方。樹生,高者丈許,枝幹交加。葉頗似茶葉而厚硬有稜,中闊頭尖,面緑背淡。深冬開花,紅瓣黄蕊。《格古論》⑨云:花有數種,寶珠者,花簇如珠,最勝。海榴茶花蒂青,石榴茶中有碎花,躑躅茶花如杜鵑花,宫粉茶、串珠茶皆粉紅色。又有一捻紅、千葉紅、千葉

---

① 簡便方:**《奇效單方》卷下“疝氣”** 治偏墜,大小子痛不可忍,取:芙蓉葉、黄柏(各三錢),共爲末,用木鱉子一個取肉,磨醋成稀膏,調敷腎囊,其痛即退。

② 方廣附餘:**《丹溪心法附餘》卷16“火鬱门·疥瘡”** 鐵箍散:治諸瘡發背、瘡癤腫毒,杖瘡。用芙蓉花及葉,曬乾,爲細末,以好醋調敷貼患處。如杖瘡赤腫,用雞彈清調貼,冷水凉。可加皂角少許尤妙。

③ 簡便方:**《奇效單方》卷上“瘡瘍”** 治發背癰疽及諸瘡毒,不問已潰未潰……一法:用重陽前取芙蓉葉,端午前取蒼耳葉,燒存性,等分,爲末,蜜水調敷,用圍其毒,不復走散。名鐵井欄。

④ 普濟方:**《普濟方》卷274“諸疔瘡”** 治疔瘡方:用九月九日采芙蓉花葉陰乾,研細。如遇有瘡兒,用井水調,銀釵打成膏,厚紙攤貼瘡上,次日用蚰蜒螺(即鬼丁螺)一個,用銀器盛,打破,依前調藥,却將蚰蜒螺放在瘡上。貼待過周日揭起,其疔自出,立效。其藥不用要攤闊。

⑤ 醫學集成:**《醫學集成》卷11“癩頭”** 或芙蓉根爲末,香油調付。須先用松毛、柳枝煎湯洗。

⑥ 奇效方:**《奇效良方》卷54“瘡科通治方”** 治湯火傷:右用霜後芙蓉葉、桑葉(等分),陰乾,研爲細末,用蜜調塗傅之。濕則乾摻。

⑦ 奇效方:**《奇效良方》卷54“瘡科通治方”** 緑雲散:治灸瘡止痛。柏葉、芙蓉葉(並端午日午時采,不拘多少),陰乾,右爲細末。每遇灸瘡,黑蓋子脱了,即用水調少許,如膏藥攤楮紙上,貼之養膿,更無痛楚。

⑧ 多能鄙事:**《多能鄙事》卷6“百藥類·經效方”** 洗瘡腫方:以木芙蓉葉、菊花葉同煎水,薰洗之。

⑨ 格古論:**《古今合璧事類》别集卷39“花卉門·山茶花”** 格物總論(山茶花樹高者丈餘,低者三二尺許,枝幹交加,葉硬有稜,稍厚,中闊寸餘,兩頭尖,長三寸許,面深緑光滑,背淺緑。花有數種,寶珠茶、雲茶、石榴茶、海榴茶、躑躅茶、茉莉茶、真珠茶、串珠茶,正宫粉、塞宫粉、一捻紅、照殿紅、千葉紅、千葉白者,不可勝數,葉各不同。海榴茶花青蒂而小,石榴茶中有碎花,躑躅茶山躑躅樣,宫粉茶、串珠茶皆粉紅色。其中最佳者,寶珠茶也。或又言此花品中有黄者,然亦鮮矣。)

白等名,不可勝數,葉各小異。或云亦有黄色者。《虞衡志》①云:廣中有南山茶,花大倍中州者,色微淡,葉薄有毛。結實如梨,大如拳,中有數核,如肥皂子大。周(憲)〔定〕王《救荒本草》②云:山茶嫩葉煠熟水淘可食,亦可蒸晒作飲。

花。【氣味】缺。

【主治】吐血衄血,腸風下血,並用紅者爲末,入童溺、薑汁及酒調服,可代鬱金。震亨③。湯火傷灼,研末,麻油調塗。時珍。

子。【主治】婦人髮膇,研末摻之。時珍。○《摘玄方》④。

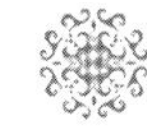

蠟梅《綱目》

【釋名】黄梅花。【時珍曰】此物本非梅類,因其與梅同時,香又相近,色似蜜蠟,故得此名。

【集解】【時珍曰】蠟梅小樹,叢枝尖葉。種凡三種:以子種出不經接者,臘月開小花而香淡,名狗蠅梅;經接而花疏,開時含口者,名磬口梅;花密而香濃,色深黄如紫檀者,名檀香梅,最佳。結實如垂鈴,尖長寸餘,子在其中。其樹皮浸水磨黑,有光采。

花。【氣味】辛,温,無毒。【主治】解暑生津。時珍。

伏牛花宋《開寶》⑤【校正】併入《圖經⑥·虎刺》。

【釋名】隔虎刺花未詳。

【集解】【頌⑦曰】伏牛花生蜀地,所在皆有,今惟益州蜀地(上)〔有〕之,多生川澤中。葉青細,似黄蘗葉而不光,莖(亦)〔赤〕有刺,開花淡黄色作穗,似杏花而小。三月采,陰乾。又睦州所(上)〔生〕虎刺,云凌冬不凋。彼人無時采根、葉,治風腫疾。

---

① 虞衡志:**《桂海虞衡志·志花》** 南山茶,葩萼大倍中州者,色微淡,葉柔薄,有毛。別自有一種,如中州所出者。

② 救荒本草:**《救荒》卷下"木部"** 山茶科……救飢:採嫩葉煠熟,水淘洗浄,油鹽調食。亦可蒸晒者,做茶煮飲。

③ 震亨:**《丹溪心法》卷2"嘔血二十"** 嘔血,火載血上,錯經妄行……又方:山茶花、童便、薑汁,酒服……又方:治吐血或衄血上行,用鬱金無,用山茶花代,薑汁、童便和好酒調服,即止。

④ 摘玄方:(**按**:《丹溪摘玄》無此方,未能溯得其源。)

⑤ 開寶:**《開寶》見《證類》卷13"伏牛花"** 味苦、甘,平,無毒。療久風濕痺,四肢拘攣,骨肉疼痛。作湯,主風眩頭痛,五痔下血。一名隔虎刺花。花黄色,生蜀地,所在皆有。三月採。

⑥ 圖經:**《圖經》見《證類》卷30"外草類·刺虎"** 生睦州。味甘。其葉凌冬不凋。采無時。彼土人以其根、葉、枝杆細剉,焙乾,擣羅爲末。暖酒調服一錢匕,理一切腫痛風疾。

⑦ 頌:**《圖經》見《證類》卷13"伏牛花"** 伏牛花,生蜀地,所在皆有,今惟益、蜀近郡有之,多生川澤中。葉青細,似黄檗葉而不光。莖赤有刺。花淡黄色,作穗,似杏花而小。三月採,陰乾。(**按**:"又睦州"一下参上注。)

花。【氣味】苦、甘，平，無毒。【主治】久風濕痺，四肢拘攣，骨肉疼痛。作湯，治風眩頭痛，五痔下血。《開寶》①。

【發明】【時珍曰】伏牛花治風濕有名，而用者頗少。楊子建《護命方》②有伏牛花散，治男女一切頭風，發作有時，甚則大腑熱秘。用伏牛花、山因蔯、桑寄生、白牽牛、川芎藭、白殭蠶、蝎梢各二錢，荆芥穗四錢，爲末。每服二錢，水煎一沸，連滓服。

根、葉、枝。【主治】一切腫痛風疾，細剉焙研，每服一錢匕，用温酒調下。頌③。

密蒙花宋《開寶》④【校正】慎微⑤曰：自草部移入木部。

【釋名】水錦花《炮炙論》⑥。【時珍曰】其花繁密蒙茸如簇錦，故名。

【集解】【頌⑦曰】密蒙花，蜀中州郡皆有之。樹高丈餘。葉似冬青葉而厚，背白有細毛，又似橘葉。花微紫色。二月、三月采花，暴乾用。【宗奭⑧曰】利州甚多。葉冬不凋，亦不似冬青，柔而不光潔，不深緑。其花細碎，數十房成一朵，冬生春開。

花。【修治】【(效)〔斅〕⑨曰】凡使揀净，酒浸一宿，漉出候乾，拌蜜令潤，蒸之，從卯至酉，日乾。再拌蒸，如此三度，日乾用。每一兩用酒八兩，蜜半兩。【氣味】甘，平、微寒，無毒。【主治】青盲膚瞖，赤腫多眵淚，消目中赤脉，小兒麩豆及疳氣攻眼。

---

① 開寶：見前頁注⑤。

② 護命方：**《普濟方》卷46“首風”** 治男女一切頭風，發作有時，甚則頭痛，大腑熱宜服此方（出《護命方》）。荆芥穗（半兩）、防風、蝎稍、伏牛花、川芎、殭蠶（去絲）、桑寄生、山茵陳、牽牛（各一分），右爲細末，每服二錢半，用水一盞，先煎令沸，入藥末攪一攪，便急傾出，食後和滓喫。

③ 頌：見2559頁注⑥。

④ 開寶：**《開寶》見《證類》卷13“蜜蒙花”** 味甘，平、微寒，無毒。主青盲膚翳，赤澀多眵淚，消目中赤脉，小兒麩豆及疳氣攻眼。生益州川谷。樹高丈餘。葉似冬青葉而厚，背色白有細毛。二月、三月採花。

⑤ 慎微：**《圖經》見《證類》卷13“蜜蒙花”** ……此木類而在草部，不知何至於此。（**按**：據《圖經》所言，及《衍義》卷10“密蒙花”居草部，可知唐慎微之前該藥原在草部。《證類》卷13本部分目録“密蒙花”下注“自草部今移”，故時珍判斷爲慎微所移，誠是。）

⑥ 炮炙論：**《炮炙論》見《證類》卷13“蜜蒙花”** ……此元名小錦花。

⑦ 頌：**《圖經》見《證類》卷13“蜜蒙花”** 蜜蒙花，生益州川谷，今蜀中州郡皆有之。木高丈餘。葉似冬青葉而厚，背白色有細毛，又似橘葉。花微紫色。二月、三月採花，暴乾用。

⑧ 宗奭：**《衍義》卷10“密蒙花”** 利州路甚多。葉，冬亦不凋，然不似冬青，蓋柔而不光潔，不深緑。花細碎，數十房成一朵，冬生春開……

⑨ 斅：**《炮炙論》見《證類》卷13“蜜蒙花”** 雷公云：凡使，先揀令净，用酒浸一宿，漉出候乾，却拌蜜令潤，蒸從卯至酉出，日乾。如此拌蒸三度，又却日乾用。每修事一兩，用酒八兩浸，待色變，用蜜半兩蒸爲度。

《開寶》①。羞明怕日。劉守真②。入肝經氣、血分,潤肝燥。好古③。

【附方】新一。目中障瞖。密蒙花、黄檗根各一兩,爲末,水丸梧子大。每卧時湯服十丸至十五丸。《聖濟録》④。

木綿《綱目》

【釋名】古貝《綱目》、古終。【時珍曰】木綿有二種:似木者名古貝,似草者名古終。或作吉貝者,乃古貝之訛也。梵書⑤謂之睒婆,又曰迦羅婆劫。

【集解】【時珍曰】木綿有草、木二種。交、廣木綿,樹大如抱。其枝似桐。其葉大,如胡桃葉。入秋開花,紅如山茶花,黄蕊,花片極厚,爲房甚繁,短側相比。結實大如拳,實中有白綿,綿中有子。今人謂之斑枝花,訛爲攀枝花。李延壽《南史》⑥所謂林邑諸國出古貝花,中如鵝毳,抽其緒,紡爲布;張勃《吴録》⑦所謂交州、永昌木綿樹高過屋,有十餘年不换者,實大如盃,花中綿軟白,可爲緼絮及毛布者,皆指似木之木綿也。江南、淮北所種木綿,四月下種,莖弱如蔓。高者四五尺,葉有三尖如楓葉,入秋開花黄色如葵花而小。亦有紅紫者,結實大如桃,中有白綿,綿中有子,大如梧子。亦有紫綿者,八月采梂,謂之綿花。李延壽《南史》⑧所謂高昌國有草,實如繭,中絲爲細纑,名曰白疊,取以爲帛,甚軟白;沈懷遠《南越志》⑨所謂桂州出古終藤,結實如鵝毳,核如珠珣,治出其核,紡

① 開寶:見前頁注④。

② 劉守真:**《宣明論方》卷14"眼目門·藥證方"** 石膏羌活散……密蒙花(治羞明怕日……)

③ 好古:**《湯液大法》卷3"肝"** 不足則燥,燥則宜潤。氣(……蜜蒙花……)

④ 聖濟録:**《聖濟總録》卷111"翳膜遮障"** 治眼障翳,密蒙花丸方:密蒙花、黄蘗根(洗剉,各一兩),右二味搗羅爲末,煉蜜和丸如梧桐子大,每服十丸至十五丸,食後、臨卧熟水下,或煎餳湯下。

⑤ 梵書:**《翻譯名義集》七"沙門服相篇第六十一"** 睒婆(上式染切。此云木綿)。/劫波育(或言劫貝。即木綿也。《正言》:迦波羅。此樹華名也,可以爲布……)(**按**:時珍據《南史》《南州異物志》,謂"吉貝"乃"古貝"之誤,且將"刼"字粘於"迦波羅"名後,均誤。《宛委餘録》引《翻譯名義集》作"刼貝",《説略》引作"吉貝"。"吉""劫"音近,均可證"古貝"當誤。)

⑥ 南史:**《南史》卷78"列傳第六十八·夷貊上·海南諸國"** ……古貝者,樹名也。其華成時如鵝毳,抽其緒,紡之以作布。布與紵布不殊,亦染成五色,織爲斑布……

⑦ 吴録:**《丹鉛總録》卷21"詩話類"** 木綿……張勃《吴録》云:交趾安定縣有木綿樹,實如酒杯,口有綿,可作布。按此即今之斑枝花,雲南阿迷州有之,嶺南尤多。註:廣洋有斑枝花曲。

⑧ 南史:**《南史》卷79"列傳第六十九·夷貊下·東夷"** 高昌國,初闞氏爲主……多草木,有草實如繭,繭中絲如細纑,名曰白疊子,國人取織以爲布,布甚軟白,交市用焉……

⑨ 南越志:**《御覽》卷820"布"** 《南越志》曰:桂州豐水縣有古終藤,俚人以爲布。《南州異物志》曰:五色班衣以絲布,古貝木所作。此木熟時狀如鵝毳,中有核如珠珣(公後切),細過絲綿。人將用之,則治出其核,但紡不織,任意小抽相牽引,無有斷絶。欲爲班布,則染之五色,織以爲布,弱軟厚緻,上毳毛,外徼人以班布文最煩縟,多巧者名曰□城,其次小粗者名曰文辱,又次粗者名曰烏驎。

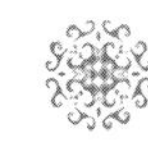

如絲綿,染爲斑布者,皆指似草之木綿也。此種出南番,宋末始入江南,今則徧及江北與中州矣。不蠶而綿,不麻而布,利被天下,其益大哉。又《南越志》①言:南詔諸蠻不養蠶,惟收娑羅木子中白絮,紉爲絲,織爲幅,名娑羅籠段。祝穆《方輿志》②言:平緬出娑羅樹,大者高三五丈,結子有綿,紉綿織爲白氎兜羅綿。此亦斑枝花之類,各方稱呼不同耳。

白綿及布。【氣味】甘,温,無毒。【主治】血崩金瘡,燒灰用。時珍。

子油用兩瓶合燒取瀝。【氣味】辛,熱,微毒。【主治】惡瘡疥癬。然燈損目。時珍。

柞木宋《嘉祐》③

【釋名】鑿子木。【時珍曰】此木堅忍,可爲鑿柄,故俗名鑿子木。方書皆作柞木,蓋昧此義也。柞乃橡櫟之名,非此木也。

【集解】【藏器④曰】柞木生南方,細葉,今之作梳者是也。【時珍曰】此木處處山中有之,高者丈餘。葉小而有細齒,光滑而韌。其木及葉丫皆有針刺,經冬不凋。五月開碎白花,不結子。其木心理皆白色。

木皮。【氣味】苦,平,無毒。【時珍曰】酸,澀。【主治】黄疸病,燒末,水服方寸匕,日三。藏器⑤。治鼠瘻,難産,催生利竅。時珍。

【附方】新二。鼠瘻。柞木皮五升,水一斗,煮汁二升,服,當有宿肉出而愈。乃張子仁方也。《外臺秘要》⑥。

婦人難産。催生柞木飲:不拘横生倒産,胎死腹中,用此屢效,乃上蔡張不愚方也。用大柞木枝一尺,洗浄,大甘草五寸,並寸折。以新汲水三升半,同入新沙瓶内,以紙三重緊封,文武火煎至一升半。待腰腹重痛,欲坐草時,温飲一小盞,便覺〔心〕下開豁。如渴,又飲一盞,至三四盞,〔覺〕下重便生,更無諸苦。切不可坐草太早,及坐婆亂爲也。昝殷《産寶》⑦。

---

① 南越志:**《蠻書》卷7"雲南管内物産第七"**　……蕃蠻種並不養蠶,唯收娑羅樹子,破其殼,中白如柳絮,組織爲方幅,裁之籠頭,男子婦女通服之。驃國、彌臣、諸悉皆披羅段。

② 方輿志:(**按**:已查原書,未能溯得其源。)

③ 嘉祐:**《嘉祐》見《證類》卷14"柞木皮"**　味苦,平,無毒。治黄疸病,皮燒末,服方寸匕。生南方,葉細,今之作梳者是。(新補,見陳藏器、日華子。)

④ 藏器:見上注。

⑤ 藏器:見上注。

⑥ 外臺秘要:**《外臺》卷23"九瘻方"**　又張子仁療鼠瘻要方:柞木皮五升,右一味以水一斗,煮熟去皮,煎令汁得二升,稍稍服盡,當有宿肉出,即愈。

⑦ 昝殷産寶:**《婦人良方》卷17"催生方論第三"**　催生柞木飲子:治産難,或横或倒,死胎爛脹於腹中,此方屢用神妙。生大柞木枝(一大握,長一尺,浄洗寸剉)、甘草(大者五寸,剉作五段),右用新汲水三升半,同入新沙瓶内,以紙三重緊封之,文武火煎至一升半,令香。覺腹痛便準備候産。婦腰重痛欲坐草時,温温飲一小盞,便覺心下開豁。如覺再渴,又飲一盞,至三四(轉下頁注)

葉。【主治】腫毒癰疽。時珍。

【附方】新一。柞木飲。治諸般癰腫發背。用乾柞木葉,乾荷葉中心蒂、乾萱草根、甘草節、地榆各四兩,細剉。每用半兩,水二盌,煎一盌,早晚各一服。已成者其膿血自漸乾涸,未成者其毒自消散也。忌一切飲食毒物。許學士《(本事普救)〔普濟本事〕方》①。

黄楊木《綱目》

【集解】【時珍曰】黄楊生諸山野中,人家多栽插之。枝葉攢簇上聳,葉似初生槐芽而青厚,不花不實,四時不凋。其性難長,俗説歲長一寸,遇閏則退。今試之,但閏年不長耳。其木堅膩,作梳剜印最良。按段成式《酉陽雜俎》②云:世重黄楊,以其無火也。用水試之,沉則無火。凡取此木,必以陰晦,夜無一星,伐之則不裂。

葉。【氣味】苦,平,無毒。【主治】婦人難産,入達生散中用。又主暑月生癤,搗爛塗之。時珍。

不彫木《拾遺》③

【集解】【藏器④曰】生太白山巖谷。樹高二三尺,葉似槐,莖赤有毛如棠梨,四時不凋。

【氣味】苦,温,無毒。【主治】調中補衰,治腰脚,去風氣,却老變白。藏器⑤。

賣子木《唐本草》⑥

【釋名】買子木。

(接上頁注)盞,覺下重便生,更無諸苦。切不可坐草早,及坐婆亂下手。如催生藥只消一服,此方至驗,乃上蔡張不愚方也。(**按**:《婦人良方》未見注出《産寶》。)

① 普濟本事方:**《本事方》卷6"金瘡癰疽打撲諸瘡破傷風"** 治諸般癰腫發背,柞木散:柞木葉(四兩,乾)、乾荷葉、金嬰根(萱草也)、甘草節、地榆(各一兩),右同剉,搗爲煮散,每服半兩,水二椀,煎至一椀,分兩服,早晚各一。並滓再煎一服。膿血者自乾,未成者自消。忌飲食毒。

② 酉陽雜俎:**《酉陽雜俎》卷18"木篇"** 黄楊木性難長,世重黄楊,以無火。或曰:以水試之,沉則無火。取此木必以陰晦夜無一星,則伐之,爲枕不裂。

③ 拾遺:**《證類》卷12"二十六種陳藏器餘·不雕木"** 味苦,温,無毒。主調中補衰,治腰脚,去風氣,却老變白。生太白山巖谷。樹高二三尺,葉似槐,莖赤有毛,如棠梨。

④ 藏器:見上注。

⑤ 藏器:見上注。

⑥ 唐本草:**《唐本草》見《證類》卷14"賣子木"** 味甘、微鹹,平,無毒。主折傷血内溜,續絶,補骨髓,止痛,安胎。生山谷中。

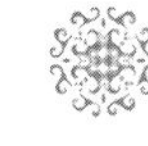

【集解】【恭①曰】賣子木出嶺南、邛州山谷中。其葉似柿。【頌②曰】今惟川西、渠州歲貢，作買子木。木高五七尺，徑寸許。春生嫩枝條，葉尖，長一二寸，俱青緑色，枝梢淡紫色。四五月開碎花，百十枝圍攢作大朵，焦紅色。隨花便生子如椒目，在花瓣中黑而光潔，每株花裁三五大朵爾。五月采其枝葉用。【時珍曰】《宋史》③渠州貢買子木并子，則子亦當與枝葉同功，而本草缺載，無從考訪。

木。【脩治】【斅④曰】凡采得粗擣，每一兩用酥五錢，同炒乾入藥。

【氣味】甘、微鹹，平，無毒。【主治】折傷，血内溜，續絶，補骨髓，止痛，安胎。《唐本》⑤。

木天蓼《唐本草》⑥【校正】併入《拾遺⑦·小天蓼》。

【釋名】【時珍曰】其樹高而味辛如蓼，故名。又馬蓼亦名天蓼而物異。

【集解】【恭⑧曰】木天蓼所在皆有，生山谷中。今安州、申州作藤蔓，葉似柘，花白，子如棗許，無定形。中瓤似茄子，味辛，(敢)〔噉〕之以當薑、蓼。【藏器⑨曰】木蓼，今時所用出山南鳳州。

---

① 恭：**《唐本草》見《證類》卷 14“賣子木”** 《唐本》注云：其葉似柿。出劍南、邛州。

② 頌：**《圖經》見《證類》卷 14“賣子木”** 賣子木，本經不載所出州土，注云出劍南、邛州，今惟渠州有之，每歲土貢，謂之買子木。株高五、七尺，木徑寸許。春生嫩枝條，葉尖，長一二寸，俱青緑色，枝梢淡紫色。四、五月開碎花，百十枝圍簇作大朵，焦紅色。隨花便生子如椒目，在花瓣中黑而光潔，每株花裁三五大朵耳。五月採其枝、葉用。

③ 宋史：**《宋史》卷 89“地理五·成都府路”** 渠州……貢綿紬、買子木。

④ 斅：**《炮炙論》見《證類》卷 14“賣子木”** 雷公云：凡採得後粗擣，用酥炒令酥盡爲度，然入用。每一兩用酥二分爲度。

⑤ 唐本：見 2563 頁注⑥。

⑥ 唐本草：**《唐本草》見《證類》卷 14“木天蓼”** 味辛，温，有小毒。主癥結積聚，風勞虚冷。生山谷中。

⑦ 拾遺：**《開寶》見《證類》卷 14“小天蓼”** 味甘，温，無毒。主一切風虚羸冷，手足疼痺，無論老幼輕重，浸酒及煮汁服之。十許日，覺皮膚間風出如蟲行。生天目山、四明山。樹如梔子，冬不凋，野獸食之。更有木天蓼，出山南。大樹。今市人貨之云久服促壽，當是其逐風損氣故也。本經有木天蓼，即是此也。蘇注云：藤生，子辛。與木又異，應是復有藤天蓼。江淮南山間，有木天蓼。作藤著樹，葉如梨，光而薄，子如棗，辛、甘。大主風血羸痺，腰脚疼冷。取皮釀酒即是蘇引爲天蓼注者。夫如是，則有三天蓼，俱能逐風，其中優劣，小者最爲勝。(**按**：非出《拾遺》，實出《開寶》。)

⑧ 恭：**《唐本草》見《證類》卷 14“木天蓼”** 《唐本》注云：作藤蔓，葉似柘，花白，子如棗許，無定形，中瓤似茄子，味辛，噉之以當薑、蓼。其苗藤，切以酒浸服，或以釀酒，去風冷癥癖，大效。所在皆有，今出安州、申州。

⑨ 藏器：**《拾遺》見《證類》卷 14“木天蓼”** 《陳藏器本草》云：木天蓼，今時所用出鳳州。樹高如冬青，不凋。出深山。人云多服損壽，以其逐風損氣故也。不當以藤天蓼爲注，既云木蓼，豈更藤生？自有藤蓼爾。(**按**：“又有小天蓼”以下文乃見《開寶》，參本頁注⑦。)

樹高如冬青，不凋。不當以藤天蓼爲注，既云木蓼，豈是藤生？自有藤蓼耳。藤蓼生江南、淮南山中，藤着樹生，葉如梨，光而薄，子如棗，即蘇恭以爲木天蓼者。又有小天蓼，生天目山、四明山，樹如巵子，冬月不凋，野獸食之。是有三天蓼，俱能逐風，而小者爲勝。【頌①曰】木天蓼今出信陽。木高二三丈。三月、四月開花似柘花。五月采子，子作毬形似檾麻，子可藏作果食。蘇恭所説自是藤天蓼也。【時珍曰】天蓼雖有三種，而功用仿佛，蓋一類也。其子可爲燭，其芽可食。故陸機②云：木蓼爲燭，明如胡麻。薛田《咏蜀》③詩有"地丁葉嫩和嵐采，天蓼芽新入粉煎"之句。

枝葉。【氣味】辛，温，有小毒。【主治】癥結積聚，風勞虚冷，細切釀酒飲。《唐本》④。

【附方】舊一，新二。**天蓼酒**。治風，立有奇效。木天蓼一斤，去皮細剉，以生絹盛，入好酒三斗浸之，春夏一七，秋冬二七日。每空心、日午、下晚各温一盞飲。若常服，只飲一次。老幼臨時加減。《聖惠方》⑤。**氣痢不止**。寒食一百五日，采木蓼暴乾。用時爲末，粥飲服一錢。《聖惠方》⑥。**大風白癩**。天蓼刮去粗皮剉四兩，水一斗，煎汁一升，煮糯米作粥，空心食之。病在上吐出，在中汗出，在下泄出。避風。〇又方：天蓼三斤，天麻一斤半，生剉，以水三斗五升，煎一斗，去滓，石器慢煎如餳。每服半匙，荆芥、薄荷酒下，日二夜一，一月見效。《聖惠方》⑦。

小天蓼。【氣味】甘，温，無毒。【主治】一切風虚羸冷，手足疼痺，無論老幼輕重，浸酒及煮汁服之。十許日，覺皮膚間風出如蟲行。藏器⑧。

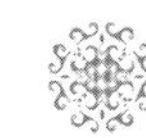

① 頌：**《圖經》見《證類》卷14"木天蓼"**　木天蓼……生山谷中。木高二三丈。三月、四月開花，似柘花。五月採子，子作球形似檾，其球子可藏，作果噉之。亦治諸冷氣。蘇恭云作藤蔓生者，自是藤天蓼也……（**按**："今出信陽"不見於《圖經》正文，然附圖有"信陽軍木天蓼"，故時珍添入此語。）

② 陸機：**《毛詩草木鳥獸蟲魚疏》卷上"樹之榛栗"**　榛，栗屬，有兩種……其一種枝葉如木蓼……山有榛之榛枝，葉似栗樹，子似橡子，味似栗枝，莖可以爲燭……"/**《初學記》卷25"器用部"**　燭第十四……陸士衡《毛詩草木疏》曰：木蓼擣爲燭，明如胡麻。（**按**：時珍或引自《初學記》。）

③ 詠蜀：**《成都文類》卷2"成都書事百韻詩（并序）"**　……地丁葉嫩和嵐採，天蓼牙新入粉煎……

④ 唐本：見2564頁注⑥。

⑤ 聖惠方：**《聖惠方》卷25"治一切風通用浸酒藥諸方"**　治風，立有奇效，天蓼木浸酒方：天蓼木（一斤，去皮，細剉），右以生絹袋盛，以好酒二斗浸之，春夏七日，秋冬二七日即開，每日空心、日中、初夜各温飲一小盞，老小臨時加減。如若長服，只可每朝一盞。

⑥ 聖惠方：**《聖惠方》卷59"治氣痢諸方"**　治氣痢久不止……又方：右取寒食一百五日，預采木蓼曝乾，用時擣羅爲末，食前粥飲調下一錢。

⑦ 聖惠方：**《聖惠方》卷24"治大風疾諸方"**　治大風疾，天蓼粥方：右取天蓼（刮去粗皮，碎剉，四兩），以水一斗，煎取一升，去滓，將汁煮糯米爲粥，空心食之。如病在膈上即吐出，在中膈即汗出，在膈下即轉出。宜避外風。/**《聖惠方》卷24"治白癩諸方"**　治白癩風，天麻煎方：天麻（一斤）、天蓼木（三斤），右件藥剉如大豆粒，用水三斗，入銀鍋或石鍋中煎至一斗二升，濾去滓，却於慢火上煎如稀餳，每於食前用荆芥薄荷酒調下半匙。

⑧ 藏器：見2564頁注⑦。（**按**：非出"藏器"，實出《開寶》。）

【發明】【藏器①曰】木天蓼出深山中，人云久服損壽，以其逐風損氣故也。藤天蓼、小天蓼三者，俱能逐風。其中優劣，小者爲勝。

子。【氣味】苦、辛，微熱，無毒。【主治】賊風口面喎斜，冷痃癖氣塊，女子虛勞。甄權②。

根。【主治】風蟲牙痛，搗丸塞之，連易四五次，除根。勿嚥汁。時珍。○出《普濟》③。

放杖木《拾遺》④

【釋名】

【集解】【藏器⑤曰】生温、括、睦、婺諸州山中。樹如木天蓼。老人服之，一月放杖，故以爲名。

【氣味】甘，温，無毒。【主治】一切風血，理腰脚，輕身，變白不老，浸酒服之。藏器⑥。

接骨木《唐本草》⑦

【釋名】續骨木《綱目》、木蒴藋。【頌⑧曰】接骨以功而名。花、葉都類蒴藋、陸英、水芹輩，故一名木蒴藋。

【集解】【恭⑨曰】所在皆有之。葉如陸英，花亦相似。但作樹高一二丈許，木體輕虛無心。斫枝扦之便生，人家亦種之。

---

① 藏器：見 2564 頁注⑦。（**按**：非出“藏器”，實出《開寶》。）

② 甄權：**《藥性論》見《證類》卷 14“木天蓼”** 天蓼子，使，味苦、辛，微熱，無毒。能治中賊風，口面喎斜，主冷痃癖氣塊，女子虛勞。

③ 普濟：**《普濟方》卷 68“蟲蝕牙齒”** 治蛀牙疼（出《海上方》）：用天蓼根搗碎，隨蛀孔大小爲丸，綿裹塞之，連换四次，除根。不可嚥此汁。

④ 拾遺：**《證類》卷 12“二十六種陳藏器餘・放杖木”** 味甘，温，無毒。主一切風血，理腰脚，輕身變白不老。浸酒服之。生温、括、睦、婺山中，樹如木天蓼，老人服之一月放杖，故以爲名也。

⑤ 藏器：見上注。

⑥ 藏器：見上注。

⑦ 唐本草：**《唐本草》見《證類》卷 14“接骨木”** 味甘、苦，平，無毒。主折傷，續筋骨，除風癢，齲齒，可作浴湯。

⑧ 頌：**《圖經》見《證類》卷 14“接骨木”** 接骨木，舊不載所出州土，今近京皆有之。木高一二丈許。花、葉都類陸英、水芹輩，故一名木蒴藋……

⑨ 恭：**《唐本草》見《證類》卷 14“接骨木”** 葉如陸英，花亦相似。但作樹高一二丈許，木輕虛無心。斫枝插便生，人家亦種之。一名木蒴藋。所在皆有之。

【氣味】甘、苦，平，無毒。【藏器①曰】擣汁亦吐人，有小毒。【主治】折傷，續筋骨，除風痺齲齒，可作浴湯。《唐本》②。根皮：主痰飲，下水腫及痰瘧，煮汁服之。當利下及吐出。不可多服。藏器③。打傷淤血及産婦惡血，一切血不行，或不止，並煮汁服。時珍。○出《千金》④。

【附方】舊一，新一。折傷筋骨。接骨木半兩，乳香半錢，芍藥、當歸、芎藭、自然銅各一兩，爲末。化黄蠟四兩，投藥攪勻，衆手丸如芡子大。若止傷損，酒化一丸。若碎折筋骨，先用此傅貼，乃服。《衛生易簡》⑤。

産後血運，五心煩熱，氣力欲絶，及寒熱不禁。以接骨木破如算子一握，用水一升，煎取半升，分服。或小便頻數，惡血不止，服之即瘥。此木煮之三次，其力一般。乃起死妙方。《産書》⑥。

葉。【主治】痰瘧，大人七葉，小兒三葉，生擣汁服，取吐。藏器⑦。

靈壽木《拾遺》⑧

【釋名】扶老杖孟康⑨、椐。

【集解】【藏器⑩曰】生劍南山谷，圓長皮紫。《漢書》⑪：孔光年老，賜靈壽杖。顔師古注云：木似竹有節，長不過八九尺，圍三四寸，自然有合杖制，不須削理。作杖，令人延年益壽。【時珍曰】

---

① 藏器：**《拾遺》見《證類》卷14“接骨木”** 陳藏器云：接骨木，有小毒。根皮主痰飲，下水腫及痰瘧。煮服之，當痢下及吐，不可多服。葉主瘧。小兒服三葉，大人服七葉，並生擣絞汁服，得吐爲度。《本經》云無毒，誤也。

② 唐本：見2566頁注⑦。

③ 藏器：見本頁注①。

④ 千金：**《千金方》卷25“被打第三”** 凡被折及産後惡血，及一切血，皆煮續骨木汁三升飲之。

⑤ 衛生易簡：**《衛生易簡方》卷9“折傷”** 治骨折……又方：用接骨木（半兩）、乳香（半錢）、芍藥、當歸、川芎、自然銅（各一兩），爲末，以黄蠟四兩熔開，投藥末攪勻，候温，衆手丸如龍眼大。瘀血傷損疼痛，好酒一盞，浸化一丸熱服。若碎折筋骨，先用此藥敷貼，然後服之。

⑥ 産書：**《證類》卷14“接骨木”** 《産書》云：治産後心悶，手脚煩熱，氣力欲絶，血運連心頭硬，及寒熱不禁。接骨木破之如筭子一握，以水一升，煎取半升，分温兩服。或小便數，惡血不止，服之即差。此木煮之三遍，其力一般。此是起死人方。

⑦ 藏器：見本頁注①。

⑧ 拾遺：**《證類》卷12“二十六種陳藏器餘·靈壽木根皮”** 味苦，平。止水。作杖，令人延年益壽。生劍南山谷，圓長，皮紫。《漢書》孔光年老賜靈杖，顔注曰：木似竹有節，長不過八九尺，圍可三四寸，自然有合杖之制，不須削理也。

⑨ 孟康：見下漢書注⑪。

⑩ 藏器：見本頁注⑧。

⑪ 漢書：**《漢書·匡張孔馬傳》** 孔光……賜太師靈壽杖。（孟康曰：“扶老杖也。”服虔曰：“靈壽，木名。”師古曰：“木似竹，有枝節，長不過八九尺，圍三四寸，自然有合杖制，不須削治也。”）

陸氏《詩疏》①云:椐即樻也。節中腫,似扶老,即今靈壽也。人以作杖及馬鞭。弘農郡北山有之。

根皮。【氣味】苦,平。【主治】止水。藏器②。

楤木音忽○《拾遺》③

【集解】【藏器④曰】生江南山谷。高丈餘,直上無枝,莖上有刺。山人折取頭茹食,謂之吻頭。【時珍曰】今山中亦有之。樹頂(業)〔叢〕生葉,山人采食。謂之鵲不踏,以其多刺而無枝故也。

白皮。【氣味】辛,平,有小毒。【主治】水癊,煮汁服一盞,當下水。如病已困,取根擣碎,坐之取氣,水自下。又能爛人牙齒,有蟲者取片許内孔中,當自爛落。藏器⑤。

木麻《拾遺》⑥

【集解】【藏器⑦曰】生江南山谷林澤。葉似胡麻相對,山人取以釀酒飲。

【氣味】甘,温,無毒。【主治】老血,婦人月閉,風氣羸瘦,癥瘕。久服令人有子。藏器⑧。

大空《唐本草》⑨

【集解】【恭⑩曰】大空生襄州,所在山谷中亦有之。秦隴人名獨空。作小樹,抽條高六七尺。葉似楮,小圓厚。根皮赤色。【時珍曰】小樹大葉,似桐葉而不尖,深緑而皺文。根皮虚軟,山

---

① 詩疏:**《毛詩草木鳥獸蟲魚疏》卷上"其檉其椐"** ……椐,樻。節中腫,以扶老,今靈壽是也。今人以爲馬鞭及杖。弘農共北山甚有之。

② 藏器:見2567頁注⑧。

③ 拾遺:**《證類》卷14"二十六種陳藏器餘·楤根"** 一作楤。味辛,平,小毒。主水癊。取根白皮煮汁服之,一盞,當下水,如病已困,取根擣碎,坐其取氣,水自下。又能爛人牙齒,齒有蟲者,取片子許大内孔中,當自爛落。生以南山谷。高丈許,直上無枝,莖上有刺。山人折取頭茹食之,亦治冷氣。一名吻頭。

④ 藏器:見上注。

⑤ 藏器:見上注。

⑥ 拾遺:**《證類》卷12"二十六種陳藏器餘·木麻"** 味甘,無毒。主老血,婦人月閉,風氣羸瘦,癥瘕。久服令人有子。生江南山谷林澤。葉似胡麻相對,山人取以用釀酒也。

⑦ 藏器:見上注。

⑧ 藏器:見上注。

⑨ 唐本草:**《唐本草》見《證類》卷14"大空"** 味辛、苦,平,有小毒。主三蟲,殺蟣虱。生山谷中。取根皮作末,油和塗,蟣虱皆死。

⑩ 恭:**《唐本草》見《證類》卷14"大空"** 《唐本》注云:根皮赤。葉似楮,小圓厚。作小樹,抽條高六七尺。出襄州山谷,所在亦有,秦隴人名爲獨空。

人采,殺虱極妙。擣葉篩蔬圃中,殺蟲。

根皮。【氣味】苦,平,有小毒。

【主治】殺三蟲。作末和油塗髮,蟣虱皆死。藏器①。

① 藏器:見前頁注⑨。(**按**:非出"藏器",實出《唐本草》。)

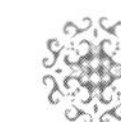

本草綱目木部目録第三十七卷

木之四　寓木類一十二種

伏苓《本經》　琥珀《别録》　蠒《嘉祐》　豬苓《本經》
雷丸《本經》　桑上寄生《本經》　松蘿《本經》　楓柳《唐本》
桃寄生《綱目》　柳寄生《綱目》　占斯《别録》　石刺木《拾遺》
右附方舊十五,新四十。

木之五　苞木類四種

竹《本經》　天竹黄《開寶》　仙人杖《嘉祐》　鬼齒《拾遺》
右附方舊十七,新二十。

木之六　雜木類七種附録一十九種

淮木《本經》　城東腐木《别録》　東家雞栖木《拾遺》
古厠木《拾遺》　古櫬板《拾遺》　震燒木《拾遺》　河邊木《拾遺》
右附方新一

【附録】《别録》八種,《海藥》二種,《拾遺》九種。

新雉木　合新木　俳蒲木　遂陽木　學木核
栒核　木核　荻皮　栅木皮　乾陀木
馬瘍木　角落木　芙樹　白馬骨　慈母
黄屑　那耆悉　帝休　大木皮

本草綱目木部第三十七卷

木之四　寓木類一十二種

茯苓《本經》①上品

【釋名】伏靈《綱目》、伏菟《本經》②、松腴、不死麪《記事(味)〔珠〕》③。抱根者名伏神《别録》④。【宗奭⑤曰】多年樵斫之松根之氣味，抑鬱未絶，精英未淪。其精氣盛者，發泄于外，結爲茯苓。故不抱根，離其本體，有零之義也。津氣不盛，止能附結本根，既不離本，故曰伏神。【時珍曰】茯苓，《史記・龜策傳》⑥作伏靈。蓋松之神靈之氣，伏結而成，故謂之伏靈、伏神也。仙經言伏靈大如拳者，佩之令百鬼消滅，則神靈之氣，益可徵矣。俗作苓者，傳寫之訛爾。下有伏靈，上有兔絲，故又名伏兔。或云其形如兔故名，亦通。

【集解】【《别録》⑦曰】伏苓、伏神生太山山谷大松下。二月、八月采，陰乾。【弘景⑧曰】今出鬱州。大者如三四升器，外皮黑而細皺，内堅白，形如鳥、獸、龜、鼈者良。虚赤者不佳。性無朽

---

① 本經：**《本經》《别録》(《藥對》)見《證類》卷12"茯苓"**　"**味甘，平**，無毒。**主胸脅逆氣，憂恚驚邪恐悸，心下結痛，寒熱煩滿，欬逆，口焦舌乾，利小便**，止消渴，好睡，大腹淋瀝，膈中痰水，水腫淋結，開胸府，調藏氣，伐腎邪，長陰，益氣力，保神守中。**久服安魂養神，不飢延年。一名茯菟。**其有抱根者，名茯神。茯神：平。主辟不詳，療風眩風虚，五勞口乾，止驚悸，多恚怒，善忘，開心益智，安魂魄，養精神。生太山山谷大松下。二月、八月採，陰乾。(馬間爲之使，得甘草、防風、芍藥、紫石英、麥門冬共療五藏。惡白斂，畏牡蒙、地榆、雄黄、秦艽、龜甲。)

② 本經：見上注白字。

③ 記事珠：**《記事珠》卷3"花木門・藥草"**　茯苓……不死麪。

④ 别録：見本頁注①。

⑤ 宗奭：**《衍義》卷13"茯苓"**　乃樵斫訖多年松根之氣所生。此蓋根之氣味，噎鬱未絶，故爲是物。然亦由土地所宜與不宜，其津氣盛者，方發泄於外，結爲茯苓，故不抱根而成物。既離其本體，則有苓之義。茯神者，其根但有津氣而不甚盛，故止能伏結於本根。既不離其本，故曰茯神……

⑥ 龜策傳：**《史記・龜策列傳》**　……傳曰：下有伏靈，上有兔絲。上有擣蓍，下有神龜。所謂伏靈者，在兔絲之下，狀似飛鳥之形……伏靈者，千歲松根也，食之不死……

⑦ 别録：見本頁注①。

⑧ 弘景：**《集注》見《證類》卷12"茯苓"**　……今出鬱州，彼土人乃假研松作之，形多小，虚赤不佳。自然成者，大如三四升器，外皮黑，細皺，内堅白，形如鳥獸、龜鱉者良。作丸散者，皆先煮之兩三沸乃切，暴乾。白色者補，赤色者利，俗用甚多……嘗掘地得昔人所埋一塊，計應三十許年，而色理無異，明其貞全不朽矣……

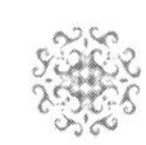

蛀，埋地中三十年，猶色理無異也。【恭①曰】今太山亦有伏苓，（實而理）〔白實而塊〕小，不復采用。第一出華山，形極粗大。雍州南山亦有，不如華山。【保昇②曰】所在大松處皆有，惟華山最多。生枯松樹下，形塊無定，以似龜、鳥形者爲佳。【禹錫③曰】《范子計然》言：茯苓出嵩山及三輔。《淮南子》言：千年之松，下有茯苓，上有兔絲。《典術》言：松脂入地，千歲爲伏苓，望松樹赤者〔下〕有之。廣志言：伏神乃松汁所作，勝于伏苓。或云，即伏苓貫着松根者。生朱提、濮陽縣。【頌④曰】今太、華、嵩山皆有之。出大松下，附根而生，無苗、葉、花、實，作塊如拳在土底，大者至數斤，有赤、白二種。或云松脂變成，或云假松氣而生。今東人見山中古松久爲人斬伐，其枯折槎枿，枝葉不復上生者，謂之茯苓撥。即于四面丈餘地内，以鐵頭錐刺地。如有茯苓，則錐固不可拔，乃掘取之。其撥大者，伏苓亦大。皆自作塊，不附着根。其包根而輕虚者爲伏神，則假氣生者，其説勝矣。《龜策傳》云：茯苓在兔絲之下，狀如飛鳥之形。新雨已霽，天静無風，以（火）夜燒兔絲去之，即篝燭此地罩之，火滅即記其處。明乃掘取，入地四尺或七尺得矣。此類今不聞有之。【宗奭⑤曰】上有兔絲之説，甚爲輕信。【時珍曰】下有茯苓，則上有靈氣如絲之狀，山人亦時見之，非兔絲子之兔絲也。注《淮南子》者，以兔絲子及女蘿爲説，誤矣。伏苓有大如斗者，有堅如石者，絶勝。其輕虚者不佳，蓋年淺未堅故爾。劉宋・王微《茯苓贊》⑥云："皓苓下居，彤絲上薈。中狀雞鳧，其容龜蔡。神侔少司，保延幼艾。終志不移，柔紅可佩。"觀此彤絲，即兔絲之證矣。寇氏未解此義。

【脩治】【斅⑦曰】凡用，（皮去）〔去皮〕心，搗細，于水盆中攪濁，浮者濾去之。此是伏苓赤

---

① 恭：**《唐本草》見《證類》卷 12"茯苓"**　……今太山亦有茯苓，白實而塊小，而不復採用。第一出華山，形極粗大。雍州南山亦有，不如華山者。

② 保昇：**《蜀本草》見《證類》卷 12"茯苓"**　《蜀本》：《圖經》云：生枯松樹下，形塊無定，以似人、龜、鳥形者佳。今所在有大松處皆有，惟華山最多。

③ 禹錫：**《嘉祐》見《證類》卷 12"茯苓"**　《范子》云：茯苓出嵩高三輔。《淮南子》云：下有茯苓，上有菟絲。注云：茯苓，千歲松脂也。菟絲生其上而無根。一名女蘿也。《典術》云：茯苓者，松脂入地千歲爲茯苓，望松樹赤者下有之。《廣志》云：茯神，松汁所作，勝茯苓。或曰松根茯苓貫著之。生朱提漢陽縣。

④ 頌：**《圖經》見《證類》卷 12"茯苓"**　茯苓，生泰山山谷，今泰華、嵩山皆有之。出大松下，附根而生，無苗、葉、花、實，作塊如拳在土底，大者至數斤，似人形、龜形者佳，皮黑，肉有赤、白二種。或云是多年松脂流入土中變成，或云假松氣於本根上生。今東人採之法：山中古松，久爲人斬伐者，其枯折搓枿，枝葉不復上生者，謂之茯苓撥。見之，即於四面丈餘地内，以鐵頭錐刺地。如有茯苓，則錐固不可拔，於是掘土取之。其撥大者，茯苓亦大。皆自作塊，不附著根上。其抱根而輕虚者爲茯神。然則假氣而生者，其説勝矣。二月、八月采者良，皆陰乾。《史記・龜策傳》云：伏靈在菟絲之下，狀如飛鳥之形。新雨已，天清静無風，以夜捎（或作燒）菟絲去之，即篝燭此地（篝音溝），籠也，蓋然火而籠罩其上也。火滅即記其處，以新布四丈環置之，明乃掘取，入地四尺至七尺得矣。此類今固不聞有之……

⑤ 宗奭：**《衍義》卷 13"茯苓"**　……其上有菟絲，下有茯苓之説，甚爲輕信。

⑥ 茯苓贊：**《證類》卷 12"茯苓"**　宋・王微《茯苓讚》：皓苓下居，彤紛上薈。中狀雞鳧，具客龜蔡。神侔少司，保延幼艾。終志不移，柔紅可佩。

⑦ 斅：**《炮炙論》見《證類》卷 12"茯苓"**　雷公云：凡採得後，去皮心神了，擣令細，於水盆中攪令濁，浮者去之，是茯苓筋，若誤服之，令人眼中童子并黑眼點小，兼盲目。甚記之。

筋，若誤服餌，令人瞳子并黑睛點小，兼盲目。【弘景①曰】作丸散者，先煮二三沸乃切，暴乾用。

【氣味】甘，平，無毒。【元素②曰】性温，味甘而淡，氣味俱薄，浮而升，陽也。○【之才③曰】馬(問)〔間〕爲之使。得甘草、防風、芍藥、紫石英、麥門冬，共療五臟。惡白斂，畏牡蒙、地榆、雄黄、秦艽、龜甲，忌米醋及酸物。【弘景④曰】藥無馬間，或是馬莖也。【恭⑤曰】《李氏本草》：馬刀爲茯苓使，間字草書似刀字，傳訛爾。【志⑥曰】二注恐皆非也。當是馬藺字。【主治】胸脇逆氣，憂恚，驚邪恐悸，心下結痛，寒熱煩滿，欬逆，口焦舌乾，利小便。久服安魂養神，不饑延年。《本經》⑦。止消渴好睡⑧，大腹淋瀝，膈中痰水，水腫淋結，開胸腑，調臟氣，伐腎邪，長陰，益氣力，保神(氣)〔守中〕。《别録》⑨。開胃止嘔逆，善安心神，主肺痿痰壅，心腹脹滿，小兒驚癇，女人熱淋。甄權⑩。補五勞七傷，開心益智，止健忘，煖腰膝，安胎。大明⑪。止渴，利小便，除濕益燥，和中益氣，利腰臍間血。元素⑫。逐水緩脾，生津導氣，平火止泄，除虚熱，開腠理。李杲⑬。瀉膀胱，益脾胃，治腎積奔豚。好古⑭。

赤茯苓。【主治】破結氣。甄權⑮。瀉心、小腸、膀胱濕熱，利竅行水。時珍。

茯苓皮。【主治】水腫膚脹，開水道，開腠理。時珍。

---

① 弘景：見2571頁注⑧。

② 元素：**《醫學啓源》卷下"用藥備旨·燥降收"** 茯苓……《主治秘要》云：性温味淡，氣味俱薄，浮而升，陽也……

③ 之才：**古本《藥對》** 見2571頁注①括號中七情文。(**按**："忌米醋及酸物"乃屬《日華子》語。)

④ 弘景：**《集注》見《證類》卷12"茯苓"** 陶隱居云：按藥無馬間，或是馬莖，聲相近故也……

⑤ 恭：**《唐本草》見《證類》卷12"茯苓"** 《唐本》注云：《季氏本草》云：馬刀爲茯苓使，無名馬間者。間字草書似刀字，寫人不識，訛爲間爾。陶不悟，云是馬莖，謬矣……

⑥ 志：**《開寶》見《證類》卷12"茯苓"** 今注：馬間當是馬藺，二注皆恐非也。

⑦ 本經：見2571頁注①白字。

⑧ 睡：(**按**：《千金翼》卷3"茯苓"及《證類》某些版本作"唾"。)

⑨ 别録：見2571頁注①。

⑩ 甄權：**《藥性論》見《證類》卷12"茯苓"** 茯苓，臣，忌米醋。能開胃止嘔逆，善安心神，主肺痿痰壅，治小兒驚癇，療心腹脹滿，婦人熱淋。赤者破結氣。

⑪ 大明：**《日華子》見《證類》卷12"茯苓"** 茯苓，補五勞七傷，安胎，暖腰膝，開心益智，止健忘……

⑫ 元素：**《醫學啓源》卷下"用藥備旨·茯苓"** ……止消渴，利小便，除濕益燥，利腰臍間血，和中益氣爲主……

⑬ 李杲：**《本草發揮》卷3"茯苓"** 東垣云……補陽益脾，逐不平火……治水緩脾，生津液，止渴導氣……(**按**："除虚熱"、"開腠理"在《本草發揮》中乃"潔古云"之文。)

⑭ 好古：**《湯液大法》卷3"膀胱"** 實(……茯苓……)/**"脾"** 實有餘爲濕氣(茯苓……)/身體皆重是主脾(……茯苓)/**卷4"五積"** 賁豚腎(……茯苓……)

⑮ 甄權：見本頁注⑩。

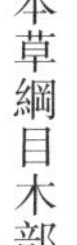

【發明】【弘景①曰】茯苓,白色者補,赤色者利。俗用甚多,仙方服食亦爲至要。云其通神而致靈,和魂而鍊魄,利竅而益肌,厚腸而開心,調營而理衛,上品仙藥也。善能斷穀不飢。【宗奭②曰】伏苓行水之功多,益心脾不可缺也。【元素③曰】伏苓赤瀉白補,上古無此説。氣味俱薄,性浮而升。其用有五:利小便也,開腠理也,生津液也,除虚熱也,止瀉也。如小便利或數者,多服則損人目。汗多人服之,亦損元氣,夭人〔壽〕,爲其淡而滲也。又云:(炎)〔淡〕爲天之陽,陽當上行,何以利水而瀉下?氣薄者陽中之陰,所以伏苓利水瀉下。不離陽之體,故入手太陽。【杲④曰】白者入壬癸,赤者入丙丁。味甘而淡,降也,陽中陰也。其用有六:利竅而除濕,益氣而和中,治驚悸,生津液,小便多者能止,小便結者能通。又云:濕淫所勝,小便不利。淡以利竅,甘以助〔陽〕。(甘)〔温〕平能益脾逐水,乃除濕之聖藥也。【好古⑤曰】白者入手太陰、足太陽經氣分,赤者入足太陰、手少陰、太陽氣分。伐腎邪,小便多能止之,小便澁能利之。與車前子相似,雖利小便而不走氣。酒浸與光明朱砂同用,能秘〔真〕元。味甘而平,如何是利小便耶?【震亨⑥曰】伏苓得松之餘氣而成,屬金,仲景利小便多用之,此暴新病之要藥也。若陰虚者,恐未爲宜。此物有行水之功,久服損人。八味

---

① 弘景:**《集注》見《證類》卷12"茯苓"** ……白色者補,赤色者利,俗用甚多。《仙經》服食,亦爲至要。云其通神而致靈,和魂而煉魄,明竅而益肌,厚腸而開心,調榮而理胃,上品仙藥也。善能斷穀不飢……

② 宗奭:**《衍義》卷13"茯苓"** ……此物行水之功多,益心脾不可闕也……

③ 元素:**《醫學啓源》卷下"用藥備旨·茯苓"** ……如小便利,或數服之,則損人目。如汗多人服之,損元氣,夭人壽。醫言赤瀉白補,上古無此説。《主治秘訣》云:性温味淡,氣味俱薄,浮而升,陽也。其用有五,止瀉一也,利小便二也,開腠理三也,除虚熱四也,生津液五也。/**《醫學啓源》卷下"用藥備旨·氣味厚薄寒熱陰陽升降之圖"** ……茯苓淡,爲天之陽,陽也。陽當上行,何謂利水而泄下?經云:氣之薄者,陽中之陰,所以茯苓利水而泄下,亦不離乎陽之體,故入手太陽也。/**《本草發揮》卷3"茯苓"** 潔古云……如小便利或數,服之則大損人目。如汗多人服之,損元氣,夭人壽。豎言赤瀉白補,上古無此説。《主治秘訣》云:性温,味淡。氣味俱薄,浮而升,陽也。其用有五:止瀉一,利小便二,開腠理三,除虚熱四,生津液五也。又云:茯苓淡,爲在天之陽也。陽當上行,何謂利水而泄下?《經》云:氣之薄者,乃陽中之陰。所以茯苓利水而泄下,亦不離乎陽之體,故入手太陽。

④ 杲:**《珍珠囊·諸品藥性主治指掌》(《醫要集覽》本)"白茯苓"** 味甘,淡,性温。無毒。降也,陽中之陰也。其用有六:利竅而除濕;益氣而和中;小便多而能止;大便結而能通;心驚悸而能保;津液少而能生。白者入壬癸,赤者入丙丁。/**《湯液本草》卷下"茯苓"** 《心》云:淡能利竅,甘以助陽,除濕之聖藥也。味甘平補陽,益脾逐水,濕淫所勝,小便不利……(**按**:《湯液本草》之"心云",《本草發揮》卷3"茯苓"引作"東垣云"。)

⑤ 好古:**《湯液本草》卷5"木部·茯苓"** 白者入手太陰經、足太陽經,少陽經;赤者入足太陰經、手太陽經、少陰經。……《液》云:入足少陰,手足太陽。色白者入辛壬癸,赤者入丙丁。伐腎邪。小便多能止之,小便澀能利之。與車前子相似,雖利小便而不走氣。酒浸,與光明朱砂同用,能秘真。味甘、平,如何是利小便?

⑥ 震亨:**《衍義補遺·茯苓》** 得松之餘氣而成,屬金。仲景利小便多用之,此暴新病之要藥也。若陰虚者,恐未相宜。(**按**:"此物有行水之功……搬運之功耳"一句,未見於丹溪諸書。時珍或將《湯液本草》"澤瀉"條下"仲景八味丸用之者,亦不過接引歸附等歸就腎經,别無他意。"借用於此。)

丸用之者，亦不過接引他藥歸就腎經，去胞中久陳積垢，爲搬運之功耳。【時珍曰】伏苓，本草又言利小便，伐腎邪。至李東垣、王海藏，乃言小便多者能止，濇者能通，同朱砂能秘真元。而朱丹溪又言陰虚者不宜用，義似相反，何哉？伏苓氣味淡而滲，其性上行，生津液，開腠理，滋水之原而下降，利小便。故張潔古謂其屬陽，浮而升，言其性也；東垣謂其爲陽中之陰，降而下，言其功也。《素問》①云：飲（食入）〔入于〕胃，遊溢精氣，上輸于肺，通調水道，下輸（胱）〔膀〕胱。觀此，則知淡滲之藥，俱皆上行而後下降，非直下行也。小便多，其源亦異。《素問》②云：肺氣盛則便數而欠；虚則欠䶗，小便遺數。心虚則少氣遺溺。下焦虚則遺溺。胞移熱于膀胱則遺溺。膀胱不利爲癃，不約爲遺。厥陰病則遺溺閉癃。所謂肺氣盛者，實熱也，其人必氣壯脉强。宜用茯苓甘淡以滲其熱，故曰小便多者能止也。若夫肺虚、心虚、胞熱、厥陰病者，皆虚熱也。其人必上熱下寒，脉虚而弱。法當用升陽之藥，以升水降火。膀胱不約、下焦虚者，乃火投于水，水泉不藏，脱陽之証。其人必肢冷脉遲。法當用温熱之藥，峻補其下，交濟坎離。二證皆非伏苓輩淡滲之藥所可治，故曰陰虚者不宜用也。仙家雖有服食之法，亦當因人而用焉。

伏神。【氣味】甘，平，無毒。

【主治】辟不祥，療風眩風虚，五勞口乾，止驚悸、多恚怒、善忘，開心益智，安魂魄，養精神。《别録》③。補勞乏，主心下急痛堅滿。人虚而小腸不利者，加而用之。甄權④。

神木。即伏神心内木也，又名黄松節。【主治】偏風，口面喎斜，毒風，筋攣不語，心神驚掣，虚而健忘。甄權⑤。治脚氣痹痛，諸筋牽縮。時珍。

【發明】【弘景⑥曰】仙方止云伏苓而無伏神，爲療既同，用應無嫌。【時珍曰】《神農本草》止言伏苓，《名醫别録》始添伏神，而主治皆同。後人治心病必用伏神。故潔古張氏⑦云：風眩心虚，非伏神不能除。然伏苓亦未嘗不治心病也。陶弘景始言伏苓赤瀉白補。李杲復分赤入丙丁，白入

---

① 素問：**《素問·經脉别論》** ……飲入於胃，游溢精氣，上輸於脾，脾氣散精，上歸於肺，通調水道，下輸膀胱，水精四布，五經並行，合於四時，五臟陰陽揆度以爲常也。

② 素問：**《靈樞·經脉》** ……主肺所生病者……氣盛有餘……小便數而欠……虚則欠䶗，小便遺數……/**《靈樞·本輸》** ……下焦實則閉癃，虚則遺溺……/**《素問·氣厥論篇》** ……胞移熱於膀胱，則溲溺血。（膀胱爲津液之府，胞爲受納之司，故熱入膀胱，胞中外熱，陰絡内溢，故不得小便而溺血也。《正理論》曰：熱在下焦則溺血，此之謂也。）（**按**：此條糅合《素問》《靈樞》及王冰注而成。）

③ 别録：見2571頁注①。

④ 甄權：**《藥性論》見《證類》卷12"茯苓"** ……又云：茯神，君，味甘，無毒。主驚癇，安神定志，補勞乏，主心下急痛堅滿，人虚而小腸不利，加而用之。其心名黄松節，偏治中偏風，口面喎斜，毒風筋攣不語，心神驚掣，虚而健忘。

⑤ 甄權：見上注。

⑥ 弘景：**《集注》見《證類》卷12"茯苓"** ……其有衔松根對度者爲茯神，是其次茯苓後結一塊也。《仙方》：惟云茯苓而無茯神，爲療既同，用之亦應無嫌。

⑦ 潔古張氏：**《醫學啓源》卷下"用藥備旨·法象餘品"** 茯神：陽。療風眩、風虚。

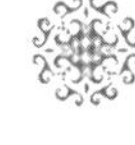

壬癸。此其發前人之秘者。時珍則謂伏苓、伏神,只當云赤入血分,白入氣分,各從其類,如牡丹、芍藥之義,不當以丙丁、壬癸分也。若以丙丁、壬癸分,則白茯神不能治心病,赤伏苓不能入膀胱矣。張元素不分赤白之説,于理欠通。《聖濟録》①松節散:用伏神心中木一兩,乳香一錢,石器炒,研爲末。每服二錢,木瓜酒下。治風寒冷濕搏于筋骨,足筋攣痛,行步艱難,但是諸筋攣縮疼痛並主之。

【附方】舊五,新二十六。服茯苓法。頌②曰:〔神〕仙方多單餌伏苓。其法:取白伏苓五斤,去黑皮,擣篩,以熟絹囊盛,于二斗米下蒸之。米熟即止,暴乾又蒸,如此三遍。乃取牛乳二斗和合,着銅器中,微火煮如膏,收之。每食以竹刀割,隨性飽食,辟穀不飢也。如欲食穀,先煮葵汁飲之。○又伏苓酥法:白伏苓三十斤,山之陽者甘美,山之陰者味苦,去皮薄切,暴乾蒸之。以湯淋去苦味,淋之不止,其汁當甜。乃暴乾篩末,用酒三石、蜜三升相和,置大甕中,攪之百匝,密封勿洩氣。冬五十日,夏二十五日,酥自浮出酒上。掠取,其味極甘美。作掌大塊,空室中陰乾,色赤如棗。飢時食一枚,酒送之,終日不食,名神仙度世之法。○又服食法:以伏苓合白菊花,或合桂心,或合朮,爲散、丸自任。皆可常服,補益殊勝。○《儒門事親》③方用伏苓四兩,頭白麪二兩,水調作餅,以黄蠟三兩煎熟。飽食一頓,便絶食辟穀。至三日覺難受,以後氣力漸生也。○《經驗後方》④服法:用華山挺子伏苓,削如棗大方塊,安新甕内,好酒浸之,紙封一重,百日乃(門)〔開〕,其色當如錫糖。可日食〔一〕塊,至百日飢體潤澤,一年可夜視物,久久腸化爲筋,延年耐老,面若童顔。○《嵩

---

① 聖濟録:**《普濟方》卷185"風冷痺"** 松節散:治風寒冷濕搏於筋骨,使筋攣掣痛,行步艱難。但是諸筋攣縮疼痛悉主之。茯苓中心木(剉如米,一兩)、乳香(研,一錢),右入銀石器内炒,候冷存性,爲末,每服二錢,木瓜酒調下。(**按**:《聖濟總録》無此方,另溯其源。)

② 頌:**《圖經》見《證類》卷12"茯苓"** ……神仙方多單餌之。其法:取白茯苓五斤,去黑皮,擣篩,以熟絹囊盛,於三斗米下蒸之,米熟即止,暴乾又蒸,如此三過。乃取牛乳二斗和合,著銅器中,微火煮如膏,收之。每食以竹刀割取,隨性任飽服之,則不飢。如欲食,先煮葵菜汁飲之,任食無礙。又茯苓(蘇)〔酥〕法云:取白茯苓三十斤,山之陽者甘美,山之陰者味苦,去皮,薄切,暴乾蒸之。以湯淋去苦味,淋之不止,其汁當甜。乃暴乾篩末,用酒三石,蜜三升相和,内末其中,并置大瓮攪之百匝,封之勿洩氣。冬五十日,夏二十五日,穌自浮出酒上,掠取之,其味極甘美。以作餅,大如手掌,空室中陰乾,色赤如棗。飢時食一枚,酒送之,終日不須食,自飽。此名神仙度世之法。又服食法:以合白菊花,或合桂心,或合朮,丸、散自任。皆可常服,補益殊勝。或云茯苓中有赤筋,最能損目,若久服者,當先杵末,水中飛澄熟挼,去盡赤滓方可服。若合他藥,則不須爾。凡藥有茯苓,皆忌米醋……

③ 儒門事親:**《儒門事親》卷15"辟穀絶食第十八"** 辟谷方……又方:茯苓餅子。白茯苓(四兩,爲末)、頭白麵(一二兩),右同調,水煎,餅麵稀調,以黄蠟代油爆成煎餅,蠟可用三兩,飽食一頓,便絶食。至三日覺難受,三日後氣力漸生……

④ 經驗後方:**《證類》卷12"茯苓"** 《經驗後方》:養老延年服茯苓方。華山挺子茯苓,斫削如棗許大,令四方有角,安于新甆瓶内,以好酒浸,以三重紙封其頭,後一百日開,其色當如錫糖。可日食一塊,百日後肌體潤澤。服一年後,可夜視物。久久食之,腸化爲筋,延年耐老,面若童顔。

高記》①用伏苓、松脂各二斤,淳酒浸之,和以白蜜。日三服之,久久通靈。〇又法:白伏苓去皮,酒浸十五日,漉出爲散。每服三錢,水調下,日三服。〇孫真人《枕中記》②云:伏苓久服,百日病除,二百日晝夜不眠,二年役使鬼神,四年後玉女來侍。〇葛洪《抱朴子》③云:(壬)〔任〕子季服伏苓十八年,玉女從之,能隱能彰,不食穀,灸瘢滅,面體玉澤。又黄初起服伏苓五萬日,能坐在立亡,日中無影。**交感丸方**。見草部"莎根"下。**吴仙丹方**:見果部"吴茱萸"下。**胸脇氣逆**,脹滿。伏苓一兩,人參半兩。每服三錢,水煎服,日三。《聖濟總録》④。**養心安神**。朱雀丸:治心神不定,恍惚,健忘不樂,火不下降,水不上升,時復振跳。常服消陰養火,全心氣。伏神二兩去皮,沉香半兩,爲末,煉蜜丸小豆大。每服三十丸,食後人參湯下。《百一選方》⑤。**血虚心汗**。别處無汗,獨心孔有汗,思慮多則汗亦多,宜養心血,以艾湯調伏苓末,日服一錢。《證治要訣》⑥。**心虚夢洩**,或白濁。白伏苓末二錢,米湯調下,日二服。蘇東坡方也。《直指方》⑦。**虚滑遺精**。白伏苓二兩,縮砂仁一兩,爲末,入鹽二錢。精羊肉批片,摻藥炙食,以酒送下。《普濟方》⑧。**漏精白濁**。方見菜部"薯蕷"下。**濁遺帶下**。威喜丸:治丈夫元陽虚憊,精氣不固,小便(不)〔白〕濁,餘瀝常流,夢寐多驚,頻頻遺洩。婦人白淫、白帶並治之。白伏苓去皮四兩作匱,以豬苓四錢半,入内煮二十余沸,取出日乾,擇去豬苓,爲末,化黄蠟搜和,丸彈子大。每嚼一丸,空心津下,以小便清爲度。忌米醋。〇李時珍曰:《抱朴子》言:伏苓千萬歲,其上生小木,狀似蓮花,名曰木威喜芝。

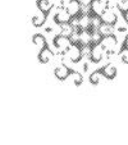

---

① 嵩高記:**《御覽》卷989"茯苓"** 《嵩高山記》曰:取松柏茯苓二斤,醇酒漬之,和以白蜜,日三服,乃通靈。(**按**:"又法"未能溯及其源。)

② 枕中記:**《證類》卷12"茯苓"** 孫真人《枕中記》:茯苓久服,百日百病除,二百日夜晝不眠,二年後役使鬼神,四年後玉女來侍。

③ 抱朴子:**《抱朴子内篇》卷11"仙藥"** ……任子季服茯苓十八年,仙人玉女往從之,能隱能彰,不復食穀,灸瘢皆滅,面體玉光……/**《御覽》卷989"茯苓"** 《神仙傳》曰:……又曰:黄初起以弟初平得道,乃棄妻子,就初平共服松脂、茯苓,至五萬日,能坐在立亡,日中無影,有童子之色。(**按**:此合二書而成。)

④ 聖濟總録:**《聖濟總録》卷67"上氣胸脅支滿"** 治胸脅逆滿脹潟,茯苓湯方:赤茯苓(去黑皮,一兩)、人參(三兩),右二味粗搗篩,以水三盞,煎取一盞半,去滓,分温三服。

⑤ 百一選方:**《百一選方》卷1"第二門"** 治心神不定,恍惚不樂,火不下降,時有振跳,消陰養火,全心氣。朱雀丸,蘇韜光傳:茯神(二兩,去皮)、沉香(半兩,並爲細末),右煉蜜元如小豆大,每服三十丸,食後人參湯下,甚妙。

⑥ 證治要訣:**《證治要訣》卷9"虚損門·盜汗自汗"** 有别處無汗,獨心孔一片有汗,思慮多則汗亦多,病在用心,宜養心血,只宜一條用藥,仍以艾湯調茯苓末服之。名曰心汗。

⑦ 直指方:**《直指方》卷10"夢泄證治"** 茯苓丸:治心虚夢泄。白茯苓,右爲末,每服四錢,粳米湯調下,間用温熟水調下,空心、食前、臨卧,日三服。

⑧ 普濟方:**《普濟方》卷33"腎虚漏濁遺精"** 茯苓散:治夢中虚滑遺精。白茯苓(二兩)、縮砂仁(一兩),右件爲細末,入鹽二錢,用精羊肉批作大片,摻藥在上,炙熟,空心服之,然後飲酒一二盞。

夜視有光,燒之不焦,帶之辟兵,服之長生。《和劑局方》①威喜丸之名,蓋取諸此。**小便頻多**。白伏苓去皮、乾山藥去皮,以白礬水淪過,焙,等分爲末。每米飲服二錢。《儒門事親》②方。**小便不禁**。伏苓丸:治心腎俱虚,神志不守,小便淋瀝不禁。用白伏苓、赤伏苓等分,爲末。以新汲水挼洗去筋,控乾,以酒煮地黄汁搗膏搜和,丸彈子大。每嚼一丸,空心鹽酒下。《三因方》③。**小便淋濁**。由心腎氣虚,神(守)〔志〕不守,或夢遺白濁。赤白伏苓等分,爲末,新汲水飛,去沫,控乾。以地黄汁同擣,酒熬作膏,和丸彈子大。空心鹽湯嚼下一丸。○《三因方》④。**下虚消渴**。上盛下虚,心火炎爍,腎水枯涸,不能交濟而成渴証。白伏苓一斤,黄連一斤,爲末,熬天花粉作糊,丸梧子大。每温湯下五十丸。《德生堂經驗方》⑤。**下部諸疾**。龍液膏:用堅實白伏苓去皮焙研,取清溪流水浸去筋膜,復焙,入瓷罐内,以好蜜和匀,入銅釜内,重湯桑柴火煮一日,取出收之。每空心白湯下二三匙,解煩鬱躁渴。壹切下部疾,皆可除。《積善堂方》⑥。**飧泄滑痢**不止。白伏苓一兩,木香煨半兩,爲末。紫蘇、木瓜湯調下二錢(錢)〔匕〕。○百一選方⑦。**妊娠水腫**,小便不利,惡寒。赤伏苓去皮、葵子各半兩,爲末。每服二錢,新汲水下。《禹講師方》⑧。**卒然耳聾**。黄蠟不拘多少,和伏苓末細嚼,茶湯下。《普濟方》⑨。**面䵟雀斑**。白伏苓末,蜜和,夜夜傅之,二

---

① 和劑局方:**《局方》卷5"治諸虚"** 威喜丸:治丈夫元陽虚憊,精氣不固,余瀝常流,小便白濁,夢寐頻泄,及婦人血海久冷,白帶白漏白淫,下部常濕,小便如米泔。或無子息。黄蠟(四兩)、白茯苓(去皮,四兩,作塊,用豬苓一分,同於瓷器内煮二十餘沸,出曬乾,不用豬苓),右以茯苓爲末,熔黄蠟搜爲丸如彈子大,空心細嚼,滿口生津,徐徐咽服,以小便清爲度。忌米醋,只吃糠醋,切忌使性氣。/**《抱朴子内篇》卷11"仙藥"** ……夫木芝者,松柏脂淪入地,千歲化爲茯苓,茯苓萬歲,其上生小木,狀似蓮花,名曰木威喜芝,夜視有光,持之甚滑,燒之不然,帶之辟兵。

② 儒門事親:**《儒門事親》卷15"諸雜方藥第十七"** 治小便多滑數不禁……又方:白茯苓(去黑皮)、乾山藥(去皮,白礬水内湛過,慢火焙乾用之,上二味各等分),爲細末,稀米飲調下,服之。

③ 三因方:**《三因方》卷12"遺尿失禁證治"** 張真君茯苓丸:治心腎氣虚,神志不守,小便淋瀝,或不禁,及遺泄白濁。赤茯苓、白茯苓(各等分),右爲末,以新汲水挼洗,澄去新沫,控乾,别取地黄汁,同與好酒銀石器内熬成膏,搜和爲丸如彈子大,空心鹽酒嚼下。常服輕身延年。

④ 三因方:見上注。主治用藥多同。

⑤ 德生堂經驗方:**《普濟方》卷176"辨六經渴病並治"** 水火既濟丸(出《德生堂方》):治上盛下虚,心火炎燥,腎水枯竭,不能交濟而成渴證,此藥主之。黄連(一斤)、白茯苓(一斤),右爲細末,熬天花粉水作麵糊,爲丸如梧桐子大,每服五十丸,温湯送下,不拘時候。

⑥ 積善堂方:**《萬氏濟世良方》卷4"服食"** 龍液膏:堅白茯苓去粗皮,焙乾爲細末,擇取上好溪流水浸去筋膜渣浄,復焙乾,貯磁罐内,和以真蜂蜜,頓銅釜中煮一日,火用桑柴,水及藥罐之半,不可没肩。製成,空心白滚湯服。煩鬱燥渴、一切下部諸疾皆可除。

⑦ 百一選方:**《百一選方》卷6"第八門"** 治飧泄,洞利不止:白茯苓(一兩)、南木香(半兩,紙裹炮),右二味爲細末,煎紫蘇、木瓜湯調下二錢匕。吴内翰母夫人服之,大有功效。

⑧ 禹講師方:**《華陀内照圖·新添長葛禹講師益之、晉陽郭教授之才三先生經驗婦人産育名方并小兒名方》** 赤茯苓湯,治妊娠小便不利及水腫,洒洒惡寒動轉。食前服之,日進三服。

⑨ 普濟方:**《普濟方》卷54"暴聾"** 治暴耳聾(出《澹寮方》):用黄蠟不拘多少,和茯苓嚼下良。一方和嚼建茶送下。

七日愈。○姚僧坦《集驗方》①。**豬雞骨哽**。五月五日,采楮子晒乾、白伏苓等分,爲末。每服二錢,乳香湯下。一方不用楮子,以所哽骨煎湯下。《經驗良方》②。**痔漏神方**。赤白伏苓去皮,没藥各二兩,破故紙四兩,石臼搗成一塊。春、秋酒浸三日,夏二日,冬五日。取出,木籠蒸熟,晒乾爲末,酒糊丸梧子大。每酒服二十丸,漸加至五十丸。(革)〔董〕炳《集驗方》③。**血餘怪病**。手十指節斷壞,惟有筋連,無節肉,蟲出如燈心,長數尺。遍身緑毛卷,名曰血餘。以伏苓、胡黄連煎湯,飲之愈。夏子益《奇疾方》④。**水腫尿濇**。伏苓皮、椒目等分,煎湯,日飲取效。《普濟方》⑤。

琥珀《别録》⑥上品

【釋名】江珠。【時珍曰】虎死則精魄入地化爲石,此物狀似之,故謂之虎魄。俗文從玉,以其類玉也。梵書⑦謂之阿濕摩揭婆。

【集解】【《别録》⑧曰】琥珀生永昌。【弘景⑨曰】舊説松脂淪入地千年所化。今燒之亦作松氣。亦有中有一蜂,形色如生者。《博物志》乃云燒蜂巢所作,恐非實也。此或蜂爲松脂所沾,因墜地淪没爾。亦有煮毈雞子及青魚魫作者,並非真。惟以手心摩熱拾芥爲真。今並從外國來,而出伏苓處並無,不知出琥珀處復有伏苓否也?【珣⑩曰】琥珀是海松木中津液,初若桃膠,後乃(疑)〔凝〕

① 集驗方:**《肘後方》卷6“治面皰髮禿身臭心昏鄙醜方第四十九”** 姚氏療鼾,白蜜和茯苓,塗上,滿七日即愈。(**按**:“姚氏”即姚僧垣,有《集驗方》。)

② 經驗良方:**《普濟方》卷64“骨鯁”** 二聖散:治魚、雞骨刺在喉中不下。取五月五日采楮子,曬乾,白茯苓各等分,爲末,每服一大錢,小兒半錢,煎乳香湯調下,温服。(**按**:未見《經驗良方》有此方,另溯其源。)

③ 董炳集驗方:(**按**:書佚,無可溯源。)

④ 奇疾方:**《傳信適用方》卷下“夏子益治奇疾方三十八道”** 第十七:手十指節斷壞,唯有筋連,無節肉,蟲出如燈心粗,長數尺,遍身綠毛卷,(多)名曰血餘。治以茯苓、胡黄連煎湯,飲兩盞愈。

⑤ 普濟方:**《普濟方》卷191“水腫”** 治水腫(出《經驗良方》):用椒目、茯苓皮二味,不拘多少,煎湯水飲。

⑥ 别録:**《别録》見《證類》卷12“琥珀”** 味甘,平,無毒。主安五藏,定魂魄,殺精魅邪鬼,消瘀血,通五淋。生永昌。

⑦ 梵書:**《翻譯名義集》三“七寶第三十五”** 阿濕摩揭婆(此云虎珀)。

⑧ 别録:見本頁注⑥。

⑨ 弘景:**《集注》見《證類》卷12“琥珀”** 陶隱居云:舊説云:是松脂淪入地千年所化,今燒之亦作松氣。俗有琥珀中有一蜂,形色如生。《博物志》又云燒蜂窠所作,恐非實。此或當蜂爲松脂所粘,因墜地淪没爾。亦有煮毈雞子及青魚枕作者,並非真。惟以拾芥爲驗……今並從外國來,而出茯苓處永無。不知出琥珀處復有茯苓以否?

⑩ 珣:**《海藥》見《證類》卷12“琥珀”** 是海松木中津液,初若桃膠,後乃凝結……復有南珀,不及舶上來者。

結。復有南珀,不及舶上來者。【保昇①曰】楓脂入地千年變爲琥珀,不獨松脂變也。大抵木脂入地千年皆化,但不及楓、松有脂而多經年歲爾。蜂巢既燒,安有蜂形尚在其間?【宗奭②曰】今西戎亦有,其色差淡而明澈。南方者色深而重濁,彼土人多碾爲物形。若謂千年伏苓所化,則其粘着蜂、蟻宛然具在,極不然也。《地理志》云:海南林邑多出琥珀,松脂淪入地所化。有琥珀則旁無草木。入土淺者五尺,深者八九尺。大者如斛,削去皮乃成。此説爲勝。但土地有所宜、不宜,故有能化、不化。燒蜂之説,不知何據。【承③曰】諸家所説伏苓、琥珀,雖有小異同,皆云松脂所化。但伏苓、伏神,乃大松摧折或斫伐,而根瘢不朽,津液下流而結成,故治心腎,通津液也。若琥珀乃是松樹枝節榮盛時,爲炎日所灼,流脂出樹身外,日漸厚大,因墮土中,津潤歲久,爲土所滲泄,而光瑩之體獨存。今可拾芥,尚有粘性。故其蟲蟻之類,乃未入土時所粘者。二物皆自松出,而所稟各異。伏苓生于陰而成于陽,琥珀生于陽而成于陰,故皆治營安心而利水也。【斅④曰】凡用須分紅松脂、石珀、水珀、花珀、物象珀、瑿珀、琥珀。其紅松脂如琥珀,只是濁,太脆,文横。水珀多無紅,色如淺黄,多皺文。石珀如石重,色黄不堪用。花珀文似新馬尾松心文,一路赤,一路黄。物象珀其内自有物命,入用神妙。瑿珀是(象)〔衆〕珀之長。琥珀如血色,以布拭熱,吸得芥子者,真也。【時珍曰】琥珀拾芥,乃草芥,即禾草也。雷氏言拾芥子,誤矣。《唐書》⑤載西域康干河松木,入水一二年化爲石,正與松、楓諸木瀋入土化珀,同一理也。今金齒、麗江亦有之。其伏苓千年化琥珀之説,亦誤傳也。按

---

① 保昇:**《蜀本草》見《證類》卷12“琥珀”** 《蜀本》注云:又據一説,楓脂入地千年變爲琥珀,乃知非因燒蜂窠成也。蜂窠既燒,安有蜂形在其間?不獨自松脂變也,松脂獨變,安有楓脂所成者。核其事而言:則琥珀之爲物,乃是木脂入地,千年者所化也。但餘木不及楓、松有脂而多經年歲,故不自其下掘得也。

② 宗奭:**《衍義》卷13“琥珀”** 今西戎亦有之,其色差淡而明澈。南方者色深而重濁,彼土人多碾爲物形。若謂千年茯苓所化,則其間有沾著蜾蠃蜂蟻,宛然完具者,是極不然也。《地(里)〔理〕志》云:林邑多琥珀,實松脂所化耳。此説爲勝。但土地有所宜不宜,故有能化有不能化者。張茂先又爲燒蜂窠所作,不知得於何處?以手摩熱,可以拾芥。餘如經。

③ 别説:**陳承“别説”見《證類》卷12“琥珀”** 謹按:諸家所説,茯苓、琥珀雖小有異同,皆云松脂入地所化,但今産茯苓處,未嘗有琥珀。采茯苓時,當尋大松摧折或因斫伐,而根瘢不朽,斫之津潤如生者,則附近掘取之,蓋松木折,不再抽芽,其根不死,津液下流,故生茯苓、茯神。因用治心腎,通津液也。若琥珀,即是松樹枝節榮盛時,爲炎日所灼,流脂出樹身外,日漸厚大,因墜土中,其津潤歲久,乃爲土所滲泄,而光瑩之體獨存。今可拾芥,尚有粘性。故其中有蚊蟲之類,此未入土時所粘著者。二物皆自松出,而所稟各異。茯苓生成于陰者也,琥珀生於陽而成于陰,故皆治榮而安心,利水也。觀下條松脂所圖之形,則可悉其理矣。

④ 斅:**《炮炙論》見《證類》卷12“琥珀”** 雷公云:凡用,紅松脂、石珀、水珀、花珀、物象珀、瑿珀、琥珀。紅松脂如琥珀,只是濁,太脆,文横。水珀多無紅,色如淺黄,多粗皮皺。石珀如石重,色黄不堪用。花珀文似新馬尾松心文,一路赤,一路黄。物象珀其内自有物命,動此使有神妙。瑿珀,其珀是衆珀之長,故號曰瑿珀。琥珀如血色,熟於布上拭,吸得芥子者,真也。夫入藥中,用水調側柏子末,安於瓷鍋子中,安琥珀於末中了,下火煮,從巳至申,别有異光,别擣如粉,重篩用。

⑤ 唐書:**《新唐書》卷217下“回鶻”** 拔野古……有川曰康干河,斷松投之,三年輒化爲石,色蒼緻,然節理猶在,世謂康干石者……

曹昭《格古論》①云：琥珀出西番、南番，乃楓木津液多年所化。色黄而明瑩者名蠟珀，色若松香紅而且黄者名明珀，有香者名香珀，出高麗、倭國者色深紅。有蜂、蟻、松枝者尤好。

【修治】【斅②曰】入藥，用水調側柏子末，安瓷鍋中，置琥珀于内煮之，從巳至申，當有異光，擣粉篩用。

【氣味】甘，平，無毒。

【主治】安五臟，定魂魄，殺精魅邪鬼，消瘀血，通五淋。《别録》③。壯心，明目磨翳，止心痛顛邪，療蠱毒，破結瘕，治産後血枕痛。大明④。止血生肌，合金瘡。藏器⑤。清肺，利小腸。元素⑥。

【發明】【震亨⑦曰】古方用爲利小便，以燥脾土有功，脾能運化，肺氣下降，故小便可通。若血少不利者，反致其燥急之苦。【弘景⑧曰】俗中多帶之辟惡。刮(削)〔屑〕服，療瘀血至驗。仙經無正用。【藏器⑨曰】和大黄、鼈甲作散，酒下方寸匕，下惡血、婦人腹内血，盡即止。宋高祖時，寧州貢琥珀枕，碎以賜軍士，傅金瘡。

【附方】舊四，新五。琥珀散。止血生肌，鎮心明目，破癥瘕氣塊，産後血運悶絶，兒枕痛，並宜餌此方。琥珀一兩，鼈甲一兩，京三稜一兩，延胡索半兩，没藥半兩，大黄六銖，熬擣爲散。空心酒服三錢匕，日再服。神驗莫及。産後即減大黄。○《海藥本草》⑩。小兒胎驚。琥珀、防風各一錢，朱砂半錢，爲末。猪乳調一字，入口中，最妙。《直指方》⑪。小兒胎癇。琥珀、朱砂各

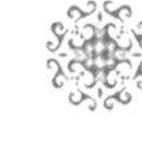

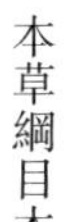

---

① 格古論：**《新增格古要論》卷6"珍寶論・琥珀"** 琥珀出西番。西番，乃楓木之精液，多年化爲琥珀。其色黄而明瑩潤澤。其色若松香色，紅而且黄者，謂之明珀，有香者謂之香珀，有鵝黄色者，謂之蠟珀，此等價輕。深紅色者出高麗、倭國，其中有蜂蟻松枝者，甚可愛……

② 斅：見2580頁注④。

③ 别録：見2579頁注⑥。

④ 大明：**《日華子》見《證類》卷12"琥珀"** 療蠱毒，壯心，明目摩翳，止心痛癲邪，破結癥。(**按**："治産後血枕痛"不見於《日華子》，乃出《海藥本草》。)

⑤ 藏器：**《拾遺》見《證類》卷12"琥珀"** 《陳藏器本草》云：琥珀，止血生肌，合金瘡……

⑥ 元素：**《醫學啓源》卷下"用藥備旨・燥降收"** 琥珀……《主治秘要》云：甘，陽。利小便，清肺。

⑦ 震亨：**《衍義補遺・琥珀》** 屬陽。今古方用爲利小便，以燥脾土有功，脾能運化，肺氣下降，故小便可通。若血少不利者，反致其燥急之苦。

⑧ 弘景：**《集注》見《證類》卷12"琥珀"** ……俗中多帶之辟惡。刮屑服，療瘀血至驗。仙經無正用，惟曲晨丹所須，以赤者爲勝……

⑨ 藏器：**《拾遺》見《證類》卷12"琥珀"** ……和大黄、鱉甲，作散子，酒下方寸匕，下惡血，婦人腹内血盡即止。宋高祖時，甯州貢琥珀枕，碎以賜軍士傅金瘡。《漢書》云：出罽賓國，初如桃膠，凝乃成焉。

⑩ 海藥本草：**《海藥》見《證類》卷12"琥珀"** ……温，主止血生肌，鎮心明目，破癥瘕氣塊，産後血暈悶絶，兒枕痛等，並宜餌此方。琥珀一兩，鱉甲一兩，京三稜一兩，延胡索半兩，没藥半兩，大黄六銖，熬擣爲散。空心酒服三錢匕，日再服校量，神驗莫及。産後即減大黄……

⑪ 直指方：**《仁齋小兒方》卷1"胎驚證治"** 豬乳散：治胎驚最妙。琥珀、防風(各一錢)、朱砂(半錢)，右爲末，豬乳調一字，拭入口中。

少許,全蝎一枚,爲末。麥門冬湯調一字服。《直指方》①。**小便轉胞**。真琥珀一兩,爲末。用水四升,葱白十莖,煮汁三升,入珀末二錢,温服。沙石諸淋,三服皆效。○《聖惠方》②。**小便淋瀝**。琥珀爲末二錢,麝香少許,白湯服之,或萱草煎湯服。老人、虚人以人參湯下。亦可蜜丸,以赤伏苓湯下。《普濟方》③。**小便尿血**。琥珀爲末。每服二錢,燈心湯下。《直指方》④。**從高墜下**。有瘀血在内。刮琥珀屑,酒服方寸匕。或入蒲黄三二匕,日服四五次。《外臺秘要》⑤。**金瘡悶絶**不識人。琥珀研粉,童子小便調一錢。三服瘥。《鬼遺方》⑥。**魚骨哽咽**。六七日不出。用琥珀珠一串,推入哽所,牽引之即出。《外臺秘要》⑦。

瑿音黟○宋《嘉祐》⑧

【釋名】瑿珀。【斅⑨曰】瑿是衆珀之長,故號瑿珀。【時珍曰】亦作䃎。其色黳黑,故名。

【集解】【恭⑩曰】古來相傳松脂千年爲伏苓,又千年爲琥珀,又千年爲瑿。二物燒之,皆有松氣,狀似玄玉而輕。出西戎,而有伏苓處無此物。今西州南三百里磧中得者,大則方尺,黑潤而輕,燒之腥臭。高昌人名爲木瑿,謂玄玉爲石〔瑿〕。〔洪〕州土石間得者,燒作松氣,功同琥珀,見風

---

① 直指方:**《仁齋小兒方》卷1"胎驚證治"** 全蠍散:治諸驚胎癇。全蠍(一個,焙)、琥珀、朱砂(各少許),右爲末,每服一字,麥門冬煎湯調下。

② 聖惠方:**《聖惠方》卷58"治脬轉諸方"** 治脬轉,不得小便……又方:琥珀(一兩,細研)、葱白(五莖,切),右件藥以水二大盞,煎取一盞半,去葱,分爲三服,不計時候服。

③ 普濟方:**《普濟方》卷216"小便不通"** 琥珀散:治小便不通,久即成淋。及治諸般淋澀似石者。一法治心中蓄熱,小便赤澀不通,淋澀作痛。一名忘憂散。用琥珀不拘多少,爲末,每服二錢,用萱草根煎湯,燈心湯、葱湯亦可。一方治老人心氣虚閉,小便不通,煎人參湯下。(**按**:《朱氏集驗方》卷6"秘結"亦有此方,以琥珀末爲蜜丸,赤茯苓湯下。)

④ 直指方:**《直指方》卷16"諸淋證治"** 琥珀飲:治尿血。琥珀爲細末,每服二錢,燈心一握,腦荷少許,煎湯調下。

⑤ 外臺秘要:**《外臺》卷29"從高墮下瘀血及折傷内損方"** 又療從高墮下,若爲重物所頓笮,得瘀血方……又方:刮琥珀屑,酒服方寸匕,取蒲黄二三匕,日四五服,良。

⑥ 鬼遺方:**《證類》卷12"琥珀"** 《鬼遺方》:治金瘡,弓弩箭中,悶絶無所識。琥珀研如粉,以童子小便調一錢,三服差。

⑦ 外臺秘要:**《外臺》卷8"雜誤吞物方"** 深師療誤吞鈎方。琥珀珠,右一物貫著鈎繩,推令前入至鈎所,又復推,以牽引出矣。若水精珠,卒無珠,堅物摩令滑用之也。

⑧ 嘉祐:**《唐本草》見《證類》卷12"瑿"** 味甘,平,無毒。古來相傳云:松脂千年爲茯苓,又千年爲琥珀,又千年爲瑿。然二物燒之,皆有松氣爲用,與琥珀同。補心安神,破血尤善。狀似玄玉而輕。出西戎來,而有茯苓處見無此物。今西州南三百里磧中得者,大則方尺,黑潤而輕,燒之腥臭。高昌人名爲木瑿,謂玄玉爲石瑿。洪州土石間得者,燒作松氣,破血生肌與琥珀同,見風拆破,不堪爲器。量此二種及琥珀,或非松脂所爲也。有此差舛,今略論也。(新見《唐本》。)(**按**:此藥非出《嘉祐》,實爲《唐本草》新增藥。)

⑨ 斅:**《炮炙論》見《證類》卷12"琥珀"** ……瑿珀,其珀是衆珀之長,故號曰瑿珀……

⑩ 恭:見本頁注⑧。

拆破，不堪爲器。恐此二種及琥珀，或非松脂所爲也。【慎微①曰】《梁公子傳》(柰)〔杰〕公云：交河之間平磧中，掘深一丈，下有瑿珀，黑逾純漆，或大如車輪。末服，攻婦人小腸癥瘕諸疾。【時珍曰】瑿即琥珀之黑色者，或因土色薰染，或是一種木瀋結成，未必是千年琥珀復化也。《玉策經》②言：松脂千年作伏苓，伏苓千年作琥珀，琥珀千年作石膽，石膽千年作威喜。大抵皆是神異之説，未可深憑。雷斆琥珀下所説諸珀可據。

【氣味】甘，平，無毒。【主治】補心安神，破血生肌，治婦人癥瘕。《唐本》③。小兒帶之辟惡，磨滴目翳赤障。藏器④。

豬苓《本經》⑤中品

【釋名】豭豬屎《本經》⑥、豕橐《莊子》⑦、地烏桃《圖經》⑧。【弘景⑨曰】其塊黑似豬屎，故以名之。司馬彪注《莊子》⑩云：豕橐，一名苓，其根似豬矢是也。【時珍曰】馬屎曰通，豬屎曰䝑，即苓字，其塊零落而下故也。

【集解】【《别録》⑪曰】豬苓生衡山山谷及濟陰宛句。二月、八月采，陰乾。【弘景⑫曰】是楓樹苓，其皮黑色，肉白而實者佳，削去皮用。【頌⑬曰】今蜀州、(習)〔眉〕州亦有之。生土底，不必楓根下始有也。【時珍曰】豬苓亦是木之餘氣所結，如松之餘氣結伏苓之義。他木皆有，楓木爲多耳。

---

① 慎微：**《證類》卷12"瑿"** 《太平廣記·梁四公子傳》曰：交河之間平磧中，掘深一丈，下有瑿珀，黑逾純漆，或大如車輪。末服之，攻婦人小腸癥瘕諸疾。(**按**：《直齋書録解題》著録《梁四公記》，與該書内容貼合。本條《綱目》載《梁公子傳》，《證類》載《梁四公子傳》均不確。)

② 玉策經：**《御覽》卷888"變化下"** 《抱朴子》曰……又曰：案《老子玉策》：松脂入地千年變爲伏苓，伏苓千年變爲虎魄，虎魄千年變爲石膽，石膽千年變爲威喜……/**《抱朴子内篇》卷11"僊藥"** ……皆石芝也。事在《太乙玉策》及《昌宇内記》，不可具稱也。及夫木芝者，松脂淪入地，千歲化爲茯苓，萬歲其上生小木，狀似蓮花……(**按**：卷一《引據古今經史百家書目》作"玉策記"。書佚，佚文存《抱朴子》《太平御覽》等書。比較以上兩條佚文，時珍似引録《御覽》之文。)

③ 唐本：見2582頁注⑧。

④ 藏器：**《拾遺》見《證類》卷12"瑿"** 陳藏器……小兒帶之辟惡，磨滴目翳赤障等。

⑤ 本經：**《本經》《别録》見《證類》卷13"豬苓"** **味甘、苦，平**，無毒。**主痎**(音皆)**瘧，解毒蠱疰不祥，利水道。久服輕身耐老。一名豭豬屎。**生衡山山谷及濟陰宛句。二月、八月採，陰乾。

⑥ 本經：見上注白字。

⑦ 莊子：**《御覽》卷989"豬苓"** 《莊子》曰：豕橐，藥也。

⑧ 圖經：**《圖經》見《證類》卷13"豬苓"** ……又名地烏桃……

⑨ 弘景：**《集注》見《證類》卷13"豬苓"** 陶隱居云：是楓樹苓，其皮至黑作塊，似豬屎，故以名之。肉白而實者佳，用之削去黑皮乃秤之。

⑩ 莊子：**《證類》卷13"豬苓"** 司馬彪注《莊子》云：豕橐，一名苓。根似豬矢，治渴。

⑪ 别録：見本頁注⑤。

⑫ 弘景：見本頁注⑨。

⑬ 頌：**《圖經》見《證類》卷13"豬苓"** 豬苓，生衡山山谷及濟陰宛句，今蜀州、眉州亦有之。舊説是楓木苓，今則不必楓根下，乃有生土底，皮黑作塊似豬糞，故以名之……

【脩治】【斅①曰】采得，銅刀削去粗皮，薄切，以東流水浸一夜。至明漉出，細切，以升麻葉對蒸一日，去葉，曬乾用。【時珍曰】豬苓取其行濕，生用更佳。

【氣味】甘，平，無毒。【普②曰】神農：甘。雷公：苦，無毒。【權③曰】微熱。【元素④曰】氣平味甘，氣味俱薄，升而微降，與伏苓同。【杲⑤曰】淡甘平，降也，陽中陰也。【好古⑥曰】甘重于苦，陽也。入足太陽、足少陰經。

【主治】痎瘧，解毒蠱疰不祥，利水道。久服，輕身耐老。《本經》⑦。解傷寒温疫大熱，發汗，主腫脹，滿腹急痛。甄權⑧。治渴除濕，去心中懊憹。元素⑨。瀉膀胱。好古⑩。開腠理，治淋腫脚氣，白濁帶下，妊娠子淋，胎腫，小便不利。時珍。

【發明】【頌⑪曰】張仲景治消渴脉浮、小便不利、微熱者，豬苓散發其汗。病欲飲水而復吐，名爲水逆，冬時寒嗽如瘧狀者，亦與豬苓〔散〕，此即五苓散也。豬苓、伏苓、术各三（分）〔兩〕，澤瀉五分，桂二分，細擣篩，水服方寸匕，日三。多飲煖水，汗出即愈。利水道諸湯劑，無若此駛，今人皆用之。【杲⑫曰】苦以泄滯，甘以助陽，淡以利竅，故能除濕利小便。【宗奭⑬曰】豬苓（引）〔行〕水之

---

① 斅：**《炮炙論》見《證類》卷13“豬苓”** 雷公云：凡採得，用銅刀削上粗皮一重，薄切，下東流水浸一夜，至明漉出，細切，以升麻葉對蒸一日，出，去升麻葉令净，曬乾用。

② 普：**《證類》卷13“豬苓”** 吴氏云：豬苓，神農：甘；雷公：苦，無毒。

③ 權：**《藥性論》見《證類》卷13“豬苓”** 豬苓，臣，微熱……

④ 元素：**《醫學啓源》卷下“用藥備旨・豬苓”** 氣平味甘……《主治秘要》云：性平味淡，氣味俱薄，升而微降，陽也。其用與茯苓同。

⑤ 杲：**《珍珠囊・諸品藥性主治指掌》（《醫要集覽》本）“豬苓”** 味淡甘，平，性温。無毒。降也，陽中之陰也……

⑥ 好古：**《湯液本草》卷5“豬苓”** 氣平，味甘、苦，甘寒。甘苦而淡，甘重於苦，陽也。無毒。入足太陽經、少陰經。

⑦ 本經：見2583頁注⑤白字。

⑧ 甄權：**《藥性論》見《證類》卷13“豬苓”** ……解傷寒温疫大熱，發汗，生腫脹滿，腹急痛。

⑨ 元素：**《醫學啓源》卷下“用藥備旨・豬苓”** ……大燥除濕……《主治秘要》云……去心中懊憹。/**《本草發揮》卷3“豬苓”** 海藏云……仲景治少陰渴者，用豬苓湯。（**按**：《醫學啓源》無豬苓治渴之説，時珍恐糅入王海藏之言。）

⑩ 好古：**《湯液大法《湯液大法》卷3“膀胱”** 實（……豬苓……）

⑪ 頌：**《圖經》見《證類》卷13“豬苓”** ……張仲景治傷寒諸病在藏加渴者，豬苓湯主之。豬苓、茯苓、澤瀉、滑石、阿膠各一兩，以水四升，煮四物，取二升，内膠。每服七合，日三。嘔而思水者亦主之。又治消渴，脉浮，小便不利，微熱者，豬苓散發其汗。病欲飲水而複吐之爲水逆，冬時寒嗽如瘧狀，亦與豬苓散，此即五苓散也。豬苓、术、茯苓各三分，澤瀉五分，桂二分，細擣篩，水服方寸匕，日三。多飲暖水，汗出即愈。利水道諸湯劑無若此駛，今人皆用之……

⑫ 杲：**《湯液本草》卷下“木部”** 豬苓：《心》云：苦以泄滯，甘以助陽，淡以利竅，故能除濕利小便。

⑬ 宗奭：**《衍義》卷14“豬苓”** 行水之功多。久服必損腎氣，昏人目。果欲久服者，更宜詳審。

功多,久服必損腎氣,昏人目。久服者,宜詳審之。【元素①曰】豬苓淡滲,大燥,亡津液,無濕證者勿服之。【時珍曰】豬苓淡滲,氣升而又能降。故能開腠理,利小便,與伏苓同功,但入補藥不如伏苓也。

【附方】舊五,新三。傷寒口渴。邪在臟也。豬苓湯主之。豬苓、伏苓、澤瀉、滑石、阿膠各一兩,以水四升,煮取二升。每服七合,日三服。嘔而思水者,亦主之。張仲景方②。小兒秘結。豬苓一兩,以水少許,煮雞屎白一錢,調服,立通。○《外臺秘要》③。通身腫滿,小便不利。豬苓五兩,爲末。熟水服方寸匕,日三服。《楊氏産乳》④。妊娠腫渴。從脚至腹,小便不利,微渴引飲。方同上法。《子母秘録》⑤。妊娠子淋。方同上法,日三夜二,以通爲度。《小品方》⑥。壯年(遺溺)〔夢遺〕。方見草部"半夏"下。消渴白濁。方見"半夏"。

雷丸《本經》⑦下品

【釋名】雷實《别録》⑧、雷矢同上、竹苓。【時珍曰】雷斧、雷楔,皆霹靂擊物精氣所化。此物生土中,無苗葉而殺蟲逐邪,猶雷之丸也。竹之餘氣所結,故曰竹苓。苓亦屎也,古者屎、矢字通用。

【集解】【《别録》⑨曰】雷丸生石城山谷及漢中土中。八月采根,暴乾。【弘景⑩曰】今出建

① 元素:**《醫學啓源》卷下"用藥備旨·豬苓"** ……大燥除濕,比諸淡滲藥,大燥亡津液,無濕證勿服……

② 張仲景方:**《傷寒論·辨陽明病脉證並治》** 若脉浮發熱,渴欲飲水,小便不利者,豬苓湯主之。豬苓湯方:豬苓(去皮)、茯苓、澤瀉、阿膠、滑石(碎,各一兩),右五味以水四升,先煮四味,取二升,去滓,内阿膠烊消,温服七合,日三服。

③ 外臺秘要:**《外臺》卷36"小兒大便不通方"** 《必效》療小兒大便不通方……又方:豬苓一兩,右一味以水少許,煮雞矢白一錢匕,與服立差。

④ 楊氏産乳:**《證類》卷13"豬苓"** 《楊氏産乳》:療通體遍身腫,小便不利。豬苓五兩,搗篩,煎水三合。調服方寸匕,加至二匕。

⑤ 子母秘録:**《證類》卷13"豬苓"** 《子母秘録》:治妊娠從脚上至腹腫,小便不利,微渴引飲:豬苓五兩,末,以熟水服方寸匕,日三服。

⑥ 小品方:**《外臺》卷33"妊娠子淋方"** 《小品》療妊娠患子淋,宜下……又方:豬苓五兩,右一味搗篩,以白湯三合,和方寸匕爲一服,漸至二匕,日三夜二盡。不差,宜轉下之,服甘遂散。

⑦ 本經:**《本經》《别録》(《藥對》)見《證類》卷14"雷丸"** 味苦、鹹,寒、微寒,有小毒。主殺三蟲,逐毒氣,胃中熱。利丈夫,不利女子。作摩膏,除小兒百病,逐邪氣惡風汗出,除皮中熱結積蠱毒,白蟲、寸白自出不止。久服令人陰痿。一名雷矢,一名雷實。赤者殺人。生石城山谷及漢中土中。八月採根,暴乾。(荔實、厚朴爲之使,惡葛根。)

⑧ 别録:見上注。

⑨ 别録:見上注。

⑩ 弘景:**《集注》見《證類》卷14"雷丸"** 陶隱居云:今出建平、宜都間。累累相連如丸……

平、宜都間。纍纍相連如丸。【恭①曰】雷丸，竹之苓也。無有苗蔓，皆零，無相連者。今出房州、金州。【時珍曰】雷丸大小如栗，狀如豬苓而圓，皮黑肉白，甚堅實。

【脩治】【斆②曰】凡使，用甘草水浸一夜，銅刀刮去黑皮，破作四五片。以甘草水再浸一宿，蒸之，從巳至未，日乾。酒拌再蒸，日乾用。【大明③曰】入藥炮用。

【氣味】苦，寒，有小毒。【《别録》④曰】鹹，微寒，有小毒。赤者殺人，白者善。【普⑤曰】神農：苦。黄帝、岐伯、桐君：甘，有毒。扁鵲：甘，無毒。李當之：大寒。【權⑥曰】苦，有小毒。【時珍曰】甘、微苦，平。【之才⑦曰】荔實、厚朴、蓄根、芫花爲之使。惡葛根。【主治】殺三蟲，逐毒氣胃中熱。利丈夫，不利女子。《本經》⑧。作摩膏，除小兒百病，逐邪氣惡風汗出，除皮中熱結積、蠱毒，白蟲、寸白自出不止。久服，令人陰痿。《别録》⑨。逐風，主癲癇狂走。甄權⑩。

【發明】【弘景⑪曰】《本經》云利丈夫，《别録》曰久服陰痿，于事相反。【志⑫曰】《經》言利丈夫不利女子，乃疏利男子元氣，不疏利女子臟氣，故曰久服令人陰痿也。【時珍曰】按陳正敏《遯齋閑覽》⑬云：〔楊〕勔中年得異疾，每發語，腹中有小聲應之，久(斬)〔漸〕聲大。有道士見之，曰：此應聲蟲也。但讀本草，取不應者治之。讀至雷丸，不應。遂頓服數粒而愈。

---

① 恭：**《唐本草》見《證類》卷14“雷丸”** 《唐本》注云：雷丸，竹之苓也。無有苗蔓，皆零，無相連者。今出房州、金州。

② 斆：**《炮炙論》見《證類》卷14“雷丸”** 雷公云：凡使，用甘草水浸一宿了，銅刀刮上黑皮，破作四五片。又用甘草湯浸一宿後蒸，從巳至未，出，日乾。却以酒拌，如前從巳至未蒸，日乾用。

③ 大明：**《日華子》見《證類》卷14“雷丸”** 入藥炮用。

④ 别録：見2585頁注⑦。

⑤ 普：**《證類》卷14“雷丸”** 吴氏云：雷丸，神農：苦。黄帝、岐伯、桐君：甘，有毒。扁鵲：甘，無毒。季氏：大寒。

⑥ 權：**《藥性論》見《證類》卷14“雷丸”** 雷丸，君，惡葛根，味苦，有小毒……

⑦ 之才：**古本《藥對》** 見213頁注⑩本經括號中七情文。/**《證類》卷2“〔七情表〕·木药下部”** 雷丸……《藥性論》云：蓄根、芫花爲使。(**按**：此條已糅合兩家之説。)

⑧ 本經：見2585頁注⑦白字。

⑨ 别録：見2585頁注⑦。

⑩ 甄權：**《藥性論》見《證類》卷14“雷丸”** ……能逐風。芫花爲使。主癲癇狂走，殺蚘蟲。

⑪ 弘景：**《集注》見《證類》卷14“雷丸”** ……《本經》云：利丈夫。《别録》云：久服陰痿，於事相反。

⑫ 志：**《開寶》見《證類》卷14“雷丸”** 今注：此物性寒。《本經》云：利丈夫，不利女子。《别録》云：久服令陰痿者，於事相反。按此則疏利男子元氣，不疏利女子藏氣，其義顯矣。

⑬ 遯齋閑覽：**《説郛》弓25《遯齋閑覽·應聲蟲》** 余友劉伯，時嘗見淮西士人楊勔，自言中年得異疾，每發聲言應答，腹中輒有小聲效之。數年間其聲浸大。有道士見而驚曰：此應聲蟲也，久不治，延及妻子。宜讀《本草》，遇蟲所不應者，當取服之。勔如言，讀至雷丸，蟲乃無聲。乃頓餌數粒，遂愈……

【附方】舊一，新二。小兒出汗有熱。雷丸四兩，粉半斤，爲末撲之。《千金方》①。下寸白蟲。雷丸，水浸去皮，切焙爲末。五更初食炙肉少許，以稀粥飲服一錢匕。須上半月服，蟲乃下。《經驗方》②。筋肉化蟲。方見石部"雄黄"下。

桑上寄生《本經》③上品

【釋名】寄屑《本經》④、寓木《本經》、宛童《本經》、蔦鳥、弔二音。【時珍曰】此物寄寓他木而生，如鳥立于上，故曰寄生、寓木、蔦木。俗呼爲寄生草。《東方朔傳》⑤云：在樹爲寄生，在地爲窶藪。

【集解】【《别録》⑥曰】桑上寄生，生弘農川谷桑樹上。三月三日采莖葉，陰乾。【弘景⑦曰】寄生松上、楊上、楓上皆有，形類是一般，但根津所因處爲異，則各隨其樹名之。生樹枝間，根在枝節之内。葉圓青赤，厚澤易折。旁自生枝節。冬夏生，四月花白。五月實赤，大如小豆。處處皆有，以出彭城者爲勝。俗呼爲續斷用之，而《本經》續斷别在上品，主療不同，市人混雜無識者。【恭⑧曰】此多生楓、槲、櫸柳、水楊等樹上。葉無陰陽，如細柳葉而厚脆。莖粗短。子黄色，大如小棗。惟虢州有桑上者，子汁甚黏，核大似小豆，九月始熟，黄色。陶言五月實赤，大如小豆，蓋未見也。江南人

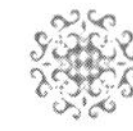

① 千金方：**《千金方》卷5"傷寒第五"**　治少小有熱不汗，二物通汗散方：雷丸（四兩）、粉（半斤），右擣和下篩，粉兒身。

② 經驗方：**《證類》卷14"雷丸"**　《經驗前方》：下寸白蟲。雷丸一味，水浸軟去皮切，焙乾爲末。每有疾者，五更初，先食炙肉少許，便以一錢匕藥，稀粥調半錢服之，服時須六衙及上半月日，蟲乃下。

③ 本經：**《本經》《别録》見《證類》卷12"桑上寄生"**　**味苦**、甘，**平**，無毒。**主腰痛，小兒背强**（巨兩切），**癰腫，安胎，充肌膚，堅髮齒，長鬚眉**，主金瘡，去痺，女子崩中，内傷不足，産後餘疾，下乳汁。**其實明目，輕身通神。一名寄屑，一名寓木，一名宛童**，一名蔦（音鳥，又音吊）。生弘農川谷桑樹上。三月三日採莖、葉，陰乾。

④ 本經：見上注白字。（**按**："釋名"項下"本經"皆同此。）

⑤ 東方朔傳：**《漢書·東方朔傳》**　……朔曰：生肉爲膾，乾肉爲脯。著樹爲寄生，盆下爲窶藪……

⑥ 别録：見本頁注③。

⑦ 弘景：**《集注》見《證類》卷12"桑上寄生"**　陶隱居云：桑上者，名桑上寄生爾。詩人云：施（音異）於松上。方家亦有用楊上、楓上者，則各隨其樹名之，形類猶是一般，但根津所因處爲異，法生樹枝間，寄根在皮節之内。葉圓青赤，厚澤易折。傍自生枝節。冬夏生，四月花白。五月實赤，大如小豆。今處處皆有，以出彭城爲勝。俗呼爲續斷用之，按《本經》續斷别在上品藥，主療不同，豈只是一物，市人混雜無識者。服食方是桑檽，與此又不同。

⑧ 恭：**《唐本草》見《證類》卷12"桑上寄生"**　《唐本》注云：此多生槲、櫸、柳、水楊、楓等樹上。子黄，大如小棗子。惟虢州有桑上者，子汁甚黏，核大似小豆，葉無陰陽，如細柳葉而厚脆，莖粗短。江南人相承用爲續斷，殊不相關。且寄生實九月始熟而黄。今稱五月實赤，大如小豆，蓋陶未見也。

相承用其莖爲續斷，殊不相關。【保昇[①]曰】諸樹多有寄生，莖、葉並相似，云是（鳥）〔烏〕鳥食一物子，糞落樹上，感氣而生。葉如橘而厚軟，莖如槐而肥脆。處處雖有，須桑上者佳。然非自采，即難以别。可斷莖視之，色深黄者爲驗。又《圖經》云：葉似龍膽而厚闊。莖短似雞脚，作樹形。三月、四月花，黄白色。六月、七月結子，黄緑色，如小豆，以汁稠粘者良也。【大明[②]曰】人多收櫸樹上者爲桑寄生。桑上極少，（從）〔縱〕有，形與櫸上者亦不同。次即楓樹上者，力與櫸樹上者相同，黄色。七月、（六）〔八〕月采。【宗奭[③]曰】桑寄生皆言處處有之。從官南北，處處難得。豈歲歲斫踐之，苦不能生耶？抑方宜不同耶？若以爲鳥食物子落枝節間感氣而生，則麥當生麥，穀當生穀，不當生此一物也。自是感造化之氣，别是一物。古人惟取桑上者，是假其氣爾。第以難得真者，真者下咽，必驗如神。向有求此于吴中諸邑者。予遍搜不可得，遂以實告之。鄰邑以他木寄生送上，服之逾月而死，可不慎哉？【震亨[④]曰】桑寄生藥之要品，而人不諳其的，惜哉。近海州邑及海外之境，其地煖而不蠶，桑無採捋之苦，氣厚意濃，自然生出也。何嘗節間可容他子耶？【時珍曰】寄生高者二三尺。其葉圓而微尖，厚而柔，面青而光澤，背淡紫而有茸。人言川蜀桑多，時有生者。他處鮮得。須自采或連桑采者乃可用。世俗多以雜樹上者充之，氣性不同，恐反有害也。按鄭樵《通志》[⑤]云：寄生有兩種。一種大者，葉如石榴葉；一種小者，葉如麻黄葉。其子皆相似。大者曰蔦，小者曰女蘿。今觀《蜀本》韓氏所説亦是兩種，與鄭説同。

---

① 保昇：**《蜀本草》見《證類》卷 12“桑上寄生”**　《蜀本》注云：按諸樹多有寄生，莖、葉並相似，云是烏鳥食一物，子、糞落樹上，感氣而生。葉如橘而厚軟，莖如槐而肥脆。今處處有，方家惟須桑上者。然非自採，即難以别。可斷莖而視之，以色深黄者爲驗。《圖經》葉似龍膽而厚闊。莖短似雞脚，作樹形。三月、四月花，黄赤色。六月、七月結子，黄緑色，如小豆，以汁稠粘者良也。

② 大明：**《日華子》見《證類》卷 12“桑上寄生”**　……採人多在櫸樹上收，呼爲桑寄生。在桑上者極少，縱有，形與櫸樹上者亦不同，次即楓樹上，力同櫸樹上者，黄色。七月、八月採。

③ 宗奭：**《衍義》卷 13“桑寄生”**　新舊書云“今處處有之”。從官南北，實處處難得。豈歲歲窠斫摘踐之，苦而不能生邪？抑方宜不同也？若以爲鳥食物，子落枝節間感氣而生，則麥當生麥，穀當生穀，不當但生此一物也。又有於柔滑細枝上生者，如何得子落枝節間？由是言之，自是感造化之氣，别是一物。古人當日惟取桑上者，實假其氣耳。又云：今醫家鮮用，此極誤矣。今醫家非不用也，第以難得真桑上者。嘗得真桑寄生，下嚥必驗如神。向承乏吴山，有求藥于諸邑者，乃通令人搜摘，卒不可得，遂以實告，甚不樂。蓋不敢以僞藥罔人。鄰邑有人，僞以他木寄生送之，服之逾月而死，哀哉！（**按**：寇宗奭云“新舊書云今處處有”，查《證類》本藥提及此言者有陶弘景《集註》、韓保昇《蜀本》、蘇頌《圖經》。故“新舊書”中，新書指宋嘉祐間所編《本草圖經》，舊書指此前成書的本草舊作。）

④ 震亨：**《衍義補遺・桑寄生》**　藥之要品也。自《圖經》以下失之，而醫人不諳其的，惜哉。以於近海州邑及海外，其地暖，其地不蠶，由是桑木得氣厚，生意濃而無採捋之苦，但葉上自然生出，且所生處皆是光燥之上，何曾有所爲節間可容化樹子也。此説得之於海南北道憲僉老的公云。

⑤ 通志：**《通志・昆蟲草木略・木類》**　寄生生于木上，有兩種：一種大者，葉如石榴，一種小者，葉如麻黄。其實皆相似，云是鳥糞感木而生……大者曰蔦，小者曰女蘿。生松上者曰松蘿。

【脩治】【斅①曰】采得,銅刀和根、枝、莖、葉細剉,陰乾用。勿見火。

【氣味】苦,平,無毒。【《别録》②曰】甘,無毒。【主治】腰痛,小兒背强,癰腫,充肌膚,堅髮齒,長鬚眉,安胎。《本經》③。去女子崩中,内傷不足,産後餘疾,下乳汁,主金瘡,去痺。《别録》④。助筋骨,益血脉。大明⑤。主懷妊漏血不止,令胎牢固。甄權⑥。

實。【氣味】甘,平,無毒。【主治】明目,輕身,通神。《本經》⑦。

【附方】新四。膈氣。生桑寄生擣汁一盞,服之。《集簡方》。胎動腹痛。桑寄生一兩半,阿膠炒半兩,艾葉半兩,水一盞半,煎一盞,去滓温服。或去艾葉。○《聖惠方》⑧。毒痢膿血,六脉微小,並無寒熱。宜以桑寄生二兩,防風、大芎二錢半,炙甘草三銖,爲末。每服二錢,水一盞,煎八分,和滓服。楊子建《護命方》⑨。下血後虚。下血止後,但覺丹田元氣虚乏,腰膝沉重少力。桑寄生爲末。每服一錢,非時白湯點服。楊子建《護命方》⑩。

松蘿《本經》⑪中品

【釋名】女蘿《别録》⑫、松上寄生。【時珍曰】名義未詳。

---

① 斅:**《炮炙論》見《證類》卷12"桑上寄生"** 雷公曰:凡使,在樹上自然生獨枝樹是也。採得後,用銅刀和根、枝、莖細剉,陰乾了任用。勿令見火。

② 别録:見2587頁注③。

③ 本經:見2587頁注③白字。

④ 别録:見2587頁注③。

⑤ 大明:**《日華子》見《證類》卷12"桑上寄生"** 助筋骨,益血脉……

⑥ 甄權:**《藥性論》見《證類》卷14"雷丸"** 桑寄生,臣。能令胎牢固,主懷妊漏血不止。

⑦ 本經:見2587頁注③白字。

⑧ 聖惠方:**《普濟方》卷342"安胎"** 治妊娠胎動不安,心腹刺痛,又方,阿膠散(出《聖惠方》):桑寄生(一兩半)、艾葉(半兩,微炒)、阿膠(一兩,搗碎,炒令黄燥),右㕮咀,以水一大盞半,煎至一盞,去滓,食前分温三服,每服四錢。(**按**:《聖惠方》無此方,另溯其源。)

⑨ 護命方:**《普濟方》卷211"冷熱痢"** 治毒痢初得病時,並無寒熱,所下之痢全是膿血,忽黯血,左右三部脉氣皆微細,宜吃此方:桑寄生(二兩)、防風、芎(各一分)、甘草(三銖,炙),右杵爲細末,每服二錢,水一盞,煎取八分,空腹和滓吃。

⑩ 護命方:**《普濟方》卷215"小便出血"** 治小便頻數,卒然下血不止,並不疼痛。此緣心中積惡,機謀艱險,長懷嫉妬,多積忿怒,傷損肝心正氣。又因氣傷,小腸氣虚,血承虚妄行,故有此疾。宜服此方(出《護命方》)……服此藥後其血以安,自覺丹田元氣之虚,腰膝沉重,多困少力者,宜吃後方藥以補之:桑寄生一味爲末,每服一錢,非時煎,點吃。

⑪ 本經:**《本經》《别録》見《證類》卷13"松蘿"** 味苦、甘,平,無毒。主嗔怒邪氣,止虚汗,頭風,女子陰寒腫痛,療痰熱温瘧,可爲吐湯,利水道。一名女蘿。生熊耳山川谷松樹上。五月採,陰乾。

⑫ 别録:見上注。

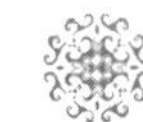

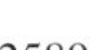

【集解】【《别録》①曰】松蘿生熊耳山谷松樹上。五月采。陰乾。【弘景②曰】東山甚多。生雜樹上,而以松上者爲真。《詩》云:"蔦與女蘿,施于松上。"蔦是寄生,以桑上者爲真,不用松上者,互有異同爾。【時珍曰】按毛萇《詩注》③云:女蘿,兔絲也。《吴普本草》④:兔絲,一名松蘿。陶弘景謂:蔦是桑上寄生,松蘿是松上寄生。陸佃《埤雅》⑤言:蔦是松柏上寄生,女蘿是松上浮蔓。又言:在木爲女蘿,在草爲兔絲。鄭樵《通志》⑥言:寄生有二種,大曰蔦,小曰女蘿。陸機《詩疏》⑦言:兔絲蔓生草上,黄赤如金,非松蘿也。松蘿蔓延松上生枝正青,與兔絲殊異。羅願《爾雅翼》⑧云:女蘿色青而細長,無雜蔓。故《山鬼》云"被薜荔兮帶女蘿",謂青長如帶也。兔絲黄赤不相類。然二者附物而生,有時相結。故古樂府云:"南山冪冪兔絲花,北陵青青女蘿樹。由來花葉同一(心)〔根〕,今日枝條分兩處。"唐樂府云:"兔絲故無情,隨風任顛倒。誰使女蘿枝,而來强縈抱。兩草猶一心,人心不如草。"據此諸説,則女蘿之爲松上蔓,當以二陸、羅氏之説爲的。其曰兔絲者,誤矣。

【氣味】苦、甘,平,無毒。【主治】瞋怒邪氣,止虚汗頭風,女子陰寒腫痛。《本經》⑨。療痰熱温瘧,可爲吐湯。利水道。《别録》⑩。治寒熱,〔吐〕胸中客痰涎,去頭瘡、項上瘤癭,令人得眠。甄權⑪。

【發明】【時珍曰】松蘿能平肝邪,去寒熱。同瓜蒂諸藥則能吐痰,非松蘿能吐人也。葛洪

---

① 别録:見前頁注⑩。

② 弘景:**《集注》見《證類》卷 13"松蘿"** 陶隱居云:東山甚多,生雜樹上,而以松上者爲真。《毛詩》云:"蔦(音鳥)與女蘿,施於松上。"蔦是寄生,以桑上者爲真。不用松上者,此互有異同爾。今詳《經》云:松蘿當用松上者。

③ 詩注:**《毛詩註疏》卷 21"小雅·頍弁"** 豈伊異人,兄弟匪他。蔦與女蘿,施于松柏。(〔毛萇〕傳……女蘿,菟絲、松蘿也。)

④ 吴普本草:**《御覽》卷 993"菟絲"** 《吴氏本草經》曰:菟絲實一名玉女,一名松蘿……

⑤ 埤雅:**《埤雅》卷 18"釋草·菟絲"** 在木爲女蘿,在草爲菟絲……《詩》曰:"蔦與女蘿,施于松柏。"言蔦之爲物寄生,而女蘿浮蔓,尚得施于松柏。

⑥ 通志:**《通志·昆蟲草木略·木類》** 寄生生於木上,有兩種……大者曰蔦,小者曰女蘿。生松上者曰松蘿。

⑦ 詩疏:**《毛詩草木鳥獸蟲魚疏》卷上"蔦與女蘿"** ……女蘿,今兔絲,蔓連草上生,黄赤如金,今合藥菟絲子是也,非松蘿。松蘿自蔓松上,生枝正青,與兔絲殊異。

⑧ 爾雅翼:**《爾雅翼》卷 2"女蘿"** ……以予考之誠然。今女蘿正青而細長,無雜蔓,故《山鬼》章云:"被薜荔兮帶女蘿。"蘿青而長如帶也,何與兔絲事?然兩者皆附木,或當有時相蔓。《古樂府》云:"南山羃羃兔絲花,北陵青青女蘿樹。由來花葉同一根,今日枝條分兩處。"《唐樂府》亦云:"兔絲故無情,隨風任傾倒。誰使女蘿枝,而來强縈抱。兩草猶一心,人心不如草。"則古今多知其爲二物者。

⑨ 本經:見 2589 頁注⑩白字。

⑩ 别録:見 2589 頁注⑩。

⑪ 甄權:**《藥性論》見《證類》卷 13"松蘿"** 松蘿,使,味苦、辛,微熱。能治寒熱,能吐胸中客痰涎,去頭瘡,主項上瘤癭。(**按**:時珍所引"令人得眠",乃摻入《日華子》文。)

《肘後方》[①]治胸中有痰,頭痛不欲食,氣壯者。用松蘿、(牡)〔杜〕蘅〔各〕三兩,瓜蒂三十枚,酒一升二合漬再宿。旦飲(五)〔一〕合,取吐。不吐,晚再服一合。孫思邈《千金方》[②]治胸膈痰(辟)〔澼〕積熱,斷膈湯,用松蘿、甘草各一兩,恒山三兩,瓜蒂二十一枚,水、酒各一升半,煮取一升。分三服,取吐。

楓柳《唐本草》[③]

【集解】【恭[④]曰】楓柳出原州。葉似槐,莖赤根黄。子六月熟,緑色而細。剥取莖皮用。【時珍曰】蘇恭言楓柳有毒,出原州。陳藏器[⑤]駁之,以爲楓柳皮即今楓樹皮,性濇能止水痢。按《斗門方》[⑥]言,即今楓樹上寄生,其葉亦可制粉霜,此説是也。若是楓樹,則處處甚多,何必專出原州耶? 陳説誤矣。楓皮見前"楓香脂"下。

皮。【氣味】辛,大熱,有毒。【主治】風齲齒痛。《唐本》[⑦]。積年痛風不可忍,久治無效者,細剉焙,不限多少,入腦、麝浸酒常服,以醉爲度。《斗門方》[⑧]。

桃寄生《綱目》

【氣味】苦,辛,無毒。【主治】小兒中蠱毒,腹内堅痛,面目青黄,淋露骨立。取二兩爲末,如茶點服,日四五服。時珍。○《聖惠方》[⑨]。

---

① 肘後方:**《肘後方》卷4"治胸膈上痰癊諸方第二十八"** 治胸中多痰,頭痛不欲飲,及飲酒則瘀阻痰方……又方:瓜蒂三十枚,松蘿三兩,杜蘅三兩,右三味切,以水酒一升二合,漬之再宿,去滓,温分再服。一服不吐,晚更一服。

② 千金方:**《千金方》卷18"痰飲第六"** 斷膈湯:治胸中痰澼方。恒山(三兩)、甘草、松蘿(各一兩)、瓜蒂(二十一枚),右四味㕮咀,以水酒各一升半,煮取一升半,分三服。後服漸減之,得快吐後,須服半夏湯。

③ 唐本草:**《唐本草》見《證類》卷14"楓柳皮"** 味辛,大熱,有毒。主風,齲齒痛。出原州。

④ 恭:**《唐本草》見《證類》卷14"楓柳皮"** 《唐本》注云:葉似槐,莖赤根黄。子六月熟,緑色而細。剥取莖皮用之。(**按**:"出原州"見於《唐本草》正文。參上注。)

⑤ 陳藏器:**《拾遺》見《證類》卷12"楓香脂"** 陳藏器云:楓皮本功外,性澀,能止水痢。蘇云下水腫。水腫非澀藥所療,蘇爲誤爾……

⑥ 斗門方:**《證類》卷14"楓柳皮"** 《斗門方》……今之寄生楓樹上者方堪用,其葉亦可制砒霜粉,尤妙矣。

⑦ 唐本:見本頁注③。

⑧ 斗門方:**《證類》卷14"楓柳皮"** 《斗門方》:治白虎風,所患不以,積年久治無效。痛不可忍者。用腦、麝不限多少,細剉焙乾。浸酒常服,以醉爲度,即差……

⑨ 聖惠方:**《聖惠方》卷56"治蠱毒諸方"** 治中蠱毒,令人腹内堅痛,面目青黄,淋露骨立,病變無常……又方:桃樹寄生(三兩),右搗羅爲末,不計時候,如茶點一錢服。

柳寄生《綱目》

【集解】【時珍曰】此即寄生之生柳上者。

【氣味】苦,平,無毒。【主治】膈氣刺痛,搗汁服一盃。時珍。

占斯《别録》①下品

【釋名】炭皮《别録》②、良無極《綱目》。【時珍曰】占斯,《范(注)〔汪〕方》③謂之良無極,《劉涓子鬼遺方》④謂之木占斯,盛稱其功,而《别録》一名炭皮,殊不可曉。

【集解】【《别録》⑤曰】占斯生太山山谷。采無時。【弘景⑥曰】李當之云:是樟樹上寄生,樹大銜枝在肌肉。今人皆以胡桃皮爲之,非是真也。按《桐君采藥録》云:生上洛。是木皮,狀如厚朴,色似桂白,其理一縱一横。今市人皆削,乃似厚朴,而無正縱横理。不知此復是何物,莫測真假也。

【氣味】苦,温,無毒。【權⑦曰】辛,平,無毒。茱萸爲之使。【主治】邪氣濕痺,寒熱疽瘡,除水,堅積血癥,月閉無子。小兒躄不能行,諸惡瘡癰腫,止腹痛,令女人有子。《别録》⑧。主脾熱,洗手足水爛傷。甄權⑨。解狼毒毒。藏器⑩。

【附方】新一。木占斯散。治發背,腸癰,疽痔,婦人乳癰,諸産癥瘕,無有不瘳。服之腫去痛止膿消,已潰者便早愈也。木占斯、甘草炙、厚朴炙、細辛、栝樓、防風、乾薑、人參、桔梗、敗醬各一兩,爲散。酒服方寸匕,晝七夜四,以多爲善。此藥入咽,當覺流入瘡中,令化爲水也。癰疽灸不

---

① 别録:**《别録》見《證類》卷30“唐本退二十種·占斯”** 味苦,温,無毒。主邪氣濕痺,寒熱疽瘡,除水堅積血癥,月閉無子,小兒躄不能行,諸惡瘡癰腫,止腹痛,令女人有子。一名炭皮。生太山山谷。採無時。

② 别録:見上注。

③ 范汪方:**《外臺》卷17“長肌膚方”** 范汪大行諧散……占斯(四兩,一名良無極)……

④ 鬼遺方:**《鬼遺方》卷4“相癰知有膿可以破未”** 治癰消膿,木占斯散方……治發背及婦人發房,并腸癰,木占斯散方……

⑤ 别録:見本頁注①。

⑥ 弘景:**《集注》見《證類》卷30“唐本退二十種·占斯”** 陶隱居云:解狼毒毒。李云:是樟樹上寄生,樹大銜枝在肌肉,今人皆以胡桃皮當之,非是真也。按《桐君録》云:生上洛,是木皮,狀如厚朴,色似桂白,其理一縱一横。今市人皆削,乃似厚朴,而無正縱横理,不知此復是何物,莫測真假,何者爲是也。

⑦ 權:**《藥性論》見《證類》卷30“唐本退二十種·占斯”** 占斯,臣。味辛,平,無毒。能治血癥,通利月水,主脾熱。茱萸爲之使。主洗手足水爛瘡。

⑧ 别録:見本頁注①。

⑨ 甄權:見本頁注⑦。

⑩ 藏器:見本頁注⑥。(**按**:非出“藏器”,實出《集註》。)

發敗壞者，尤可服之。内癰在上者，當吐膿血；在下者，當下膿血。其瘡未壞及長服者，去敗醬。一方加桂心。《劉涓子鬼遺方》①。

石刺木《拾遺》②

【集解】【藏器③曰】石刺木乃木上寄生也。生南方林(莨)〔筤〕間。其樹江西人呼靳刺，亦種爲籬院，樹(以)〔似〕棘而大，枝上有逆鈎。

根皮。【氣味】苦，平，無毒。

【主治】破血，産後餘血結瘕，煮汁服，神驗不可言。藏器④。

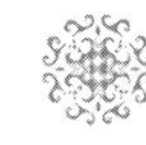

木之五苞木類四種

竹《本經》⑤中品

【釋名】【時珍曰】竹字象形。許慎《説文》⑥云：竹，冬生艸也。故字從倒艸。戴凱之《竹譜》⑦云："植物之中，有名曰竹。不剛不柔，非草非木。小異實虚，大同節目。"

【集解】【弘景⑧曰】竹類甚多，入藥用篁竹，次用淡、苦〔爾〕。又一種薄殼者，名甘竹，葉最

---

① 劉涓子鬼遺方：**《鬼遺方》卷4"相癰知有膿可以破未"** 治癰消膿，木占斯散方……入咽，覺流入瘡中。若癰及疽亦之不能發。壞者可服之。瘡未壞，去敗醬。已發膿，内入敗醬。此藥時有化癰疽成水者……/治發背及婦人發房，并腸癰，木占斯散方：木占斯、厚朴(炙)、甘草(炙)、細辛、苦蔞、防風、乾薑、人參、桔梗、敗醬(已上各一兩)，右十味擣篩，清酒服方寸匕，日七夜四，以多爲善。敗醬，草名也。病在上者當吐，在下者當下膿血，此謂腸癰之屬也。諸病在裹，惟服此藥，即覺有力，及癰疽即便復痛。長服治諸瘡及疽。痔瘡已潰，便即早愈……或長服，即去敗醬……(**按**：時珍將上二方揉合而成文。)

② 拾遺：**《證類》卷13"四十五種陳藏器餘·石刺木根皮"** 味苦，平，無毒。主破血，因産血不盡結瘕者。煮汁服。此木上寄生，破血神驗，不可得。生南方林筤間，江西人呼爲靳刺。亦種爲籬院，樹似棘而大，枝上有逆鈎也。

③ 藏器：見上注。

④ 藏器：見上注。

⑤ 本經：**《本經》《别録》見《證類》卷13"竹葉"** 篁(音謹)竹葉：**味苦，平**、大寒，無毒。**主欬逆上氣，溢筋，急惡瘍，殺小蟲**，除煩熱，風痓，喉痺，嘔吐。**根：作湯，益氣止渴，補虚下氣**，消毒。**汁主風痓**。(**按**：竹入藥部位甚多，原《本經》《别録》次第羅列。今將各部位條文分散溯源於各入藥部位之下，以免參見過多。)

⑥ 説文：**《説文·竹部》** 竹：冬生艸也。象形。下垂者，箁箬也。凡竹之屬皆从竹。

⑦ 竹譜：**《竹譜》** 植類之中，有物曰竹。不剛不柔，非草非木……小異實虚，大同節目……

⑧ 弘景：**《集注》見《證類》卷13"竹葉"** 陶隱居云：竹類甚多，此前一條云：是篁竹，次用淡、苦爾。又一種薄殼者，名甘竹，葉最勝。又有實中竹、篁竹，並以笋爲佳，於藥無用……

勝。又有實中竹、篁竹，並以筍爲佳，于藥無用。【頌①曰】竹處處有之。其類甚多，而入藥惟用篁竹、淡竹、苦竹三種，人多不能盡别。按《竹譜》：篁竹堅而促節，體圓而質勁，皮白如霜，大者宜刺船，細者可爲笛。苦竹有白有紫。甘竹似篁而茂，即淡竹也。然今之刺船者多用桂竹。作笛自有一種，亦不名篁竹。苦竹亦有二種：一出江西、閩中，本極粗大，笋味殊苦，不可噉；一出江、浙，肉厚而葉長闊，笋微有苦味，俗呼甜苦笋是也。今南人入藥燒瀝，惟用淡竹一品，肉薄，節間有粉者。【時珍曰】竹惟江河之南甚多，故曰九河鮮有，五嶺寔繁。大抵皆土中苞笋，各以時而出，旬日落籜而成竹也。莖有節，節有枝，枝有節，節有葉。葉必三之，枝必兩之。根下之枝，一爲雄，二爲雌。雌者生笋，其根鞭喜行東南，而宜死猫，畏皂刺、油麻。以五月十三日爲醉日。六十年一花，花結實，其竹則枯。竹枯曰箹，竹實曰簑，小曰篠，大曰簜。其中皆虚，而有實心竹出滇廣；其外皆圓，而有方竹出川蜀。其節或暴或無，或促或疏。暴節竹出蜀中，高節磥砢，即笻竹也；無節竹出溱州，空心直上，即通竹也。篃竹一尺數節，出荆南；笛竹一節尺餘，出吴楚；篔簹竹一節近丈，出南廣。其幹或長或短，或巨或細。交廣由吾竹長三四丈，其肉簿，可作屋柱。簹竹大至數圍，其肉厚，可爲梁棟。永昌漢竹可爲桶斛，簩竹可爲舟船。嚴州越王竹高止尺餘。辰州龍絲竹細僅如鍼，高不盈尺。其葉或細或大。鳳尾竹葉細三分，龍公竹葉若芭蕉，百葉竹一枝百葉。其性或柔或勁，或滑或澁。澁者可以錯甲，謂之簜䈽。滑者可以爲席，謂之桃枝。勁者可以爲戈刀箭矢，謂之矛竹、箭竹、筋竹、石麻。柔者可爲繩索，謂之蔓竹、弓竹、苦竹、把髮。其色有青有黄，有白有赤，有烏有紫。有斑斑者駁文點染，紫者黯色黝然，烏者黑而害母，赤者厚而直，白者薄而曲，黄者如金，青者如玉。其别種有棘竹，一名竻竹，芒刺森然，大者圍二尺，可禦盜賊。椶竹一名實竹，其葉似椶，可爲柱杖。慈竹一名義竹，叢生不散，人栽爲玩。廣人以筋竹絲爲竹布，甚脆。

篁竹葉。【**氣味**】**苦，平，無毒**。【《别録》②曰】大寒。【**主治**】**欬逆上氣，溢筋，急惡瘍，殺小蟲**。《本經》③。**除煩熱風痙，喉痺嘔吐**。《别録》④。**煎湯，熨霍亂轉筋**。時珍。

淡竹葉。【**氣味**】**辛，平、大寒，無毒**。【權⑤曰】甘，寒。【**主治**】**胸中痰熱，**

---

① 頌：**《圖經》見《證類》卷13"竹葉"** 篁竹、淡竹，苦竹《本經》並不載所出州土，今處處有之。竹之類甚多，而入藥者唯此三種，人多不能盡别，謹按《竹譜》：篁，其竹堅而促節，體圓而質勁，皮白如霜，大者宜刺船，細者可爲笛。苦竹有白有紫。甘竹似篁而茂，即淡竹也。然今之刺船者多用桂竹。作笛者有一種，亦不名篁竹。苦竹亦有二種：一種出江西及閩中，本極粗大，笋味殊苦，不可噉。一種出江浙，近地亦時有，肉厚而葉長闊，笋微有苦味，俗呼甜苦笋，食品所最貴者，亦不聞入藥用。淡竹肉薄，節間有粉，南人以燒竹瀝者，醫家只用此一品，與《竹譜》所説大同小異也。竹實今不復用，亦稀有之。（**按**："刺"，《證類》《綱目》原均作"剌"。考《莊子・漁父》"刺船"即撑船，故本藥遇此誤均正。）

② 别録：見2593頁注⑤。

③ 本經：見2593頁注⑤白字。

④ 别録：見2593頁注⑤。

⑤ 權：**《藥性論》見《證類》卷13"竹葉"** 淡竹葉，味甘，無毒……

欬逆上氣。《别録》①。吐血，熱毒風，止消渴，壓丹石毒。甄權②。消痰，治熱狂煩悶，中風失音不語，壯熱頭痛，頭風，止驚悸，温疫迷悶，妊婦頭旋倒地，小兒驚癇天弔。大明③。喉痺，鬼疰惡氣，煩熱，殺小蟲。孟詵④。凉心經，益元氣，除熱緩脾。元素⑤。煎濃汁，漱齒中出血，洗脱肛不收。時珍。

苦竹葉。【氣味】苦，冷，無毒。【主治】口瘡目痛，明目，利九竅。《别録》⑥。治不睡，止消渴，解酒毒，除煩熱，發汗，療中風瘖瘂。大明⑦。殺蟲。燒末，和豬膽，塗小兒頭瘡、耳瘡、疥癬；和雞子白，塗一切惡瘡，頻用取效。時珍。

【發明】【弘景⑧曰】甘竹葉最勝。【詵⑨曰】竹葉，篁、苦、淡、甘之外，餘皆不堪入藥，不宜人。淡竹爲上，甘竹次之。【宗奭⑩曰】諸竹笋性皆寒，故知其葉一致也。張仲景竹葉湯，惟用淡竹。【元素⑪曰】竹葉苦平，陰中微陽。【杲⑫曰】竹葉辛苦寒，可升可降，陽中陰也。其用有二：除新久風邪之煩熱，止喘促氣勝之上衝。

【附方】新二。上氣發熱，因奔趁走馬後，飲冷水所致者。竹葉三斤，橘皮三兩，水一斗煎五升，細服。三日一劑。○《肘後方》⑬。時行發黄。竹葉五升切，小麥七升，石膏三兩，水一

---

① 别録：**《本經》《别録》見《證類》卷13“竹葉”** 淡竹葉：味辛，平，大寒。主胸中痰熱，欬逆上氣。

② 甄權：**《藥性論》見《證類》卷13“竹葉”** ……主吐血，熱毒風，壓丹石毒，止消渴……

③ 大明：**《日華子》見《證類》卷13“竹葉”** 淡竹并根，味甘，冷，無毒。消痰，治熱狂煩悶，中風失音不語，壯熱頭痛，頭風，并懷妊人頭旋倒地，止驚悸，温疫迷悶，小兒驚癇天吊。莖葉同用。

④ 孟詵：**《食療》見《證類》卷13“竹葉”** 《食療》……主欬逆，消渴，痰飲，喉痺，鬼疰惡氣，殺小蟲，除煩熱……

⑤ 元素：**《醫學啓源》卷下“用藥備旨·法象餘品”** 竹葉：陰中微陽，凉心經。/**《本草發揮》卷3“淡竹葉”** 東垣云……除熱緩脾而益元氣。（**按**：時珍所引，已糅合張元素、李東垣二家之説。）

⑥ 别録：**《本經》《别録》見《證類》卷13“竹葉”** 苦竹葉及瀝：療口瘡，目痛，明目，利九竅。

⑦ 大明：**《日華子》見《證類》卷13“竹葉”** ……又云：苦竹，味苦，冷，無毒。治不睡，止消渴，解酒毒，除煩熱，發汗，治中風失音……

⑧ 弘景：見2593頁注⑧。

⑨ 詵：**《食療》見《證類》卷13“竹葉”** 《食療》云：淡竹上，甘竹次……篁，淡、苦、甘外，餘皆不堪，不宜人。

⑩ 宗奭：**《衍義》卷14“竹葉”** 凡諸竹與筍，性皆微寒，故知葉其用一致……張仲景竹葉湯，用淡竹。

⑪ 元素：**《醫學啓源》卷下“用藥備旨·法象余品”** 竹葉：陰中微陽……/**《本草發揮》卷3“淡竹葉”** 潔古云：竹葉苦，陰中微陽。凉心經。（**按**：竹葉“平”性，見於《本草發揮》引“東垣云”，非元素之文。）

⑫ 杲：**《珍珠囊·諸品藥性主治指掌》（《醫要集覽》本）“竹葉”** 味辛苦，平，性寒。無毒。可升可降，陽中之陰也。其用有二：除新舊風邪之煩熱；止喘促氣勝之上衝。

⑬ 肘後方：**《肘後方》卷3“治卒上氣咳嗽方第二十三”** 治大走馬及奔趁喘乏，便飲冷水，因得上氣發熱方：用竹葉（三斤）、橘皮（三兩），以水一斗，煮取三升，去滓，分爲三服，三日一劑，良。

斗半，煮取七升，細服，盡劑愈。《肘後方》①。

篁竹根。【主治】作湯，益氣止渴，補虚下氣。《本經》②。消毒。《别録》③。

淡竹根。【主治】除煩熱，解丹石發熱渴，煮汁服。藏器④。消痰去風熱，驚悸迷悶，小兒驚癇。大明⑤。同葉煎湯，洗婦人子宫下脱。時珍。

甘竹根。【主治】煮汁服，安胎，止産後煩熱。時珍。

苦竹根。【主治】下心肺五臟熱毒氣。剉一斤，水五升，煮汁一升，分三服。孟詵⑥。

【附方】新一。産後煩熱，逆氣。用甘（草）〔竹〕根切一斗五升，煮取七升，去滓，入小麥二升，大棗二十枚，煮三四沸，入甘草一兩，麥門冬一升，再煎至二升。每服五合。《婦人良方》⑦。

淡竹茹。【氣味】甘，微寒，無毒。【主治】嘔啘，温氣寒熱，吐血崩中。《别録》⑧。止肺痿唾血、鼻衄，治五痔。甄權⑨。噎膈。孟詵⑩。傷寒勞復，小兒熱癇，婦人胎動。時珍。

苦竹茹。【主治】下熱壅。孟詵⑪。水煎服，止尿血。時珍。

筀竹茹。【主治】勞熱。大明⑫。

【附方】舊五，新五。傷寒勞復。傷寒後交接勞復，卵腫〔腹〕痛。竹皮一升，水三升，煮

---

① 肘後方：**《肘後方》卷 2“治傷寒時氣温病方第十三”**　比歲又有膚黄病，初唯覺四體沉沉不快，須臾見眼中黄，漸至面黄及舉身皆黄，急令溺白紙，紙即如柏染者，此熱毒已入内，急治之……又方：竹葉（切，五升）、小麥（七升）、石膏（三兩，末，綿裹之），以水一斗五升，煮取七升，一服一升，盡吃即瘥也。

② 本經：見 2593 頁注⑤白字。

③ 别録：見 2593 頁注⑤。

④ 藏器：**《拾遺》見《證類》卷 13“竹葉”**　……淡竹根煮取汁，主丹石發熱渴，除煩熱。

⑤ 大明：**《日華子》見《證類》卷 13“竹葉”**　淡竹并根，味甘，冷，無毒。消痰，治熱狂煩悶，中風失音不語，壯熱頭痛，頭風，并懷妊人頭旋倒地，止驚悸，温疫迷悶，小兒驚癇天吊。莖葉同用。

⑥ 孟詵：**《食療》見《證類》卷 13“竹葉”**　……苦竹根，細剉一斤，水五升，煮取汁一升，分三服，大下心肺五藏熱毒氣……

⑦ 婦人良方：**《婦人良方》卷 20“産後虚煩方論第十四”**　竹根湯：治産後虚煩方。甘竹根（細切，一斗五升），水二斗，煮取七升，去滓，内小麥二升，大棗二十枚，復煮麥熟三四沸。内甘草一兩，麥門冬一升，湯成去滓，服五合。不差更服，取差。短氣亦服之。

⑧ 别録：**《本經》《别録》見《證類》卷 13“竹葉”**　皮茹：微寒。主嘔啘，温氣寒熱，吐血崩中，溢筋。

⑨ 甄權：**《藥性論》見《證類》卷 13“竹葉”**　……又云：青竹茹，使，味甘。能止肺痿唾血，鼻衄，治五痔。

⑩ 孟詵：**《食療》見《證類》卷 13“竹葉”**　……淡竹茹主噎膈，鼻衄……

⑪ 孟詵：**《食療》見《證類》卷 13“竹葉”**　……苦竹茹，主下熱壅……

⑫ 大明：（**按**：未見《日華子》有治“勞熱”之言。）

五沸，服汁。朱肱《南陽活人書》①。**婦人勞復**。病初愈，有所勞動，致熱氣衝胸，手足搐搦拘急，如中風狀。淡竹青茹半斤，栝樓二兩，水二升，煎一升，分二服。《活人書》②。**産後煩熱**，内虚短氣。甘竹茹湯：用甘竹茹一升，人參、伏苓、甘草各二兩，黄芩二兩，水六升，煎二升，分服，日三服。《婦人良方》③。**婦人損胎**。孕八九月，或墜傷，牛馬驚傷，心痛。用青竹茹五兩，酒一升，煎五合，服。○《子母秘録》④。**月水不斷**。青竹茹微炙，爲末。每服三錢，水一盞，煎服。《普濟方》⑤。**小兒熱痛**，口噤體熱。竹青茹三兩，醋三升，煎一升，服一合。《子母秘録》⑥。**齒血不止**。生竹皮，醋浸，令人含之，噀其背上三過。以茗汁漱之。《千金方》⑦。**牙齒宣露**。黄竹葉、當歸尾，研末，煎湯。入鹽含(敕)〔漱〕。《永類方》⑧。**飲酒頭痛**。竹茹二兩，水五升，煮三升，納雞子三枚，煮三沸，食之。《千金方》⑨。**傷損内痛**。兵杖所加，木石所迮，血在胸、背、脇下刺痛。用青竹茹、亂髮各一團，炭火炙(煎)〔焦〕，爲末。酒一升，煮三沸，服之。三服愈。○《千金方》⑩。

淡竹瀝。【脩治】【機⑪曰】將竹截作二尺長，劈開。以磚兩片對立，架竹于上。以火炙出其瀝，以盤承取。【時珍曰】一法：以竹截長五六寸，以瓶盛，倒懸，下用一器承之，周圍以炭火逼

---

① 南陽活人書：**《類證活人書》卷17“竹皮湯”**　竹皮湯：療傷寒後交接勞復，卵腫，腹中絞痛欲絶。刮竹青皮（一升），右一味以水三升，煮取一升半，絞去滓，分服立愈。

② 活人書：**《類證活人書》卷17“竹皮湯”**　續添青竹茹湯（出《百問方》）：婦人病未平復，因有所動，致熱氣上衝胸，手足拘急搐搦，如中風狀方。栝樓（無黄根者，二兩）、青竹茹（刮半升，淡竹者），右以水二升半，煮取一升二合，去滓，温温作二三服吃，立有效。

③ 婦人良方：**《婦人良方》卷20“産後虚煩方論第十四”**　甘竹茹湯：治産後虚，煩熱短氣方。甘竹茹（一升）、人參、茯苓、甘草（各一兩）、黄芩（三兩），右五味㕮咀，以水六升煮二升，去滓，分三服，日三。

④ 子母秘録：**《證類》卷13“竹葉”**　《子母秘録》……又方：治妊娠八月九月，若墮樹或牛馬驚傷，得心痛。青竹茹五兩切，以酒一升，煎取五合，頓服。不差，再服之。

⑤ 普濟方：**《聖濟總録》卷151“婦人月水不斷”**　治婦人月水不斷，竹茹湯方：青竹茹（微炒，三兩），右一味爲粗末，每服三錢匕，水一盞，煎至七分，去滓，温服。（**按**：《普濟方》卷334“月水不斷”引同方，云出《聖濟總録》。）

⑥ 子母秘録：**《證類》卷13“竹葉”**　《子母秘録》……又方：小兒痛，刮青竹茹三兩，醋三升，煎一升，去滓，服一合。兼治小兒口噤體熱病。

⑦ 千金方：**《千金方》卷6“齒病第六”**　治齒出血不止方：刮生竹皮二兩，苦酒浸之，令其人解衣坐，使人含噀其背上三過，仍取竹茹濃煮汁，勿與鹽，適寒温含嗽之，竟日爲度。

⑧ 永類方：**《永類鈐方》卷2“齒牙”**　牙宣：黄竹葉、當歸尾，同鹽煎漱。

⑨ 千金方：**《千金方》卷25“卒死第一”**　治飲酒頭痛方：竹茹五兩，以水八升，煮取五升，去滓令冷，納破雞子五枚，攪勾，更煮一沸，飲二升使盡，瘥。

⑩ 千金方：**《千金方》卷25“被打第三”**　竹皮湯，治爲兵杖所加，木石所迮，血在胸背及脅中，痛不得氣息方：青竹刮取茹（雞子大二枚）、亂髮（雞子大二枚），右二味於炭火炙令焦燥，合擣之，下篩，以酒一升煮之三沸止，一服盡之，三服愈。

⑪ 機：（**按**：或出《本草會編》。書佚，無可溯源。）

之，其油瀝于器下也。

【氣味】甘，大寒，無毒。【時珍曰】薑汁爲之使。【主治】暴中風風痺，胸中大熱，止煩悶，消渴，勞復。《别録》①。中風失音不語，養血清痰。風痰虚痰在胸膈，使人癲狂。痰在經絡四肢及皮裏膜外，非此不達不行。震亨②。治子冒風痓，解射罔毒。時珍。

篁竹瀝。【主治】風痓。别録③。

苦竹瀝。【主治】口瘡目痛。明目，利九竅。《别録》④。（同功）〔功同〕淡竹。大明⑤。治齒疼。時珍。

慈竹瀝。【主治】療熱風，和粥飲服。孟詵⑥。

【發明】【弘景⑦曰】凡取竹瀝，惟用淡、（舌）〔苦〕、篁竹者。【雷⑧曰】久渴心煩，宜投竹瀝。【震亨⑨曰】竹瀝滑痰，非助以薑汁不能行。諸方治胎産金瘡口噤，與血虚自汗，消渴小便多，皆是陰虚之病，無不用之。産後不礙虚，胎前不損子。本草言其大寒，似與石膏、黄芩同類。而世俗因大寒二字，棄而不用。經云：陰虚則發熱。竹瀝味甘性緩，能除陰虚之有大熱者。寒而能補，與薯蕷寒補義同。大寒言其功，非獨言其氣也。世人食笋，自幼至老，未有因其寒而病者。瀝即笋之液也。又假於火而成，何寒如此之甚耶？但能食者用荆瀝，不能食者用竹瀝。【時珍曰】竹瀝性寒而滑，大抵因風火燥熱而有痰者宜之。若寒濕胃虚腸滑之人服之，則反傷腸胃。笋性滑利，多食瀉人，僧家謂

---

① 别録：**《本經》《别録》見《證類》卷13“竹葉”**　大寒。療暴中風，風痺，胸中大熱，止煩悶。

② 震亨：**《金匱鈎玄》卷1“痰”**　痰在膈間，使人顛狂健忘，宜用竹瀝。風痰亦服竹瀝，又能養血。痰在四肢，非竹瀝不開。/**《本草發揮》卷3“木部·淡竹葉、竹瀝”**　丹溪云：……其又云：竹瀝，滑痰，非佐以薑汁不行經絡。痰在四肢，非竹瀝不開。痰在皮裏膜外，非竹瀝、薑汁不可除。痰在膈間，使人顛狂，宜用竹瀝。風痰亦宜用。其功又能養血。（**按**：時珍或集此二論揉合而成文。）

③ 本經：**《本經》《别録》見《證類》卷13“竹葉”**　篁竹……汁主風痓。（**按**：“篁竹”非出《本經》，實出《别録》。）

④ 别録：**《本經》《别録》見《證類》卷13“竹葉”**　苦竹葉及瀝　療口瘡目痛，明目，利九竅。

⑤ 大明：**《日華子》見《證類》卷13“竹葉”**　……又云：苦竹……作瀝功用與淡竹同。

⑥ 孟詵：**《食療》見《證類》卷13“竹葉”**　孟詵云：……又云：慈竹瀝療熱風。和食飲服之，良。

⑦ 弘景：**《集注》見《證類》卷13“竹葉”**　……凡取竹瀝，惟用淡、苦、篁竹爾……

⑧ 雷：**《證類》卷1“《雷公炮炙論》序”**　久渴心煩，宜投竹瀝。

⑨ 震亨：**《衍義補遺·竹瀝》**　《本草》大寒，泛觀其意，以與石膏、芩、連等同類，而諸方治産後胎前諸病，及金瘡口噤，與血虚自汗，消渴尿多，皆陰虚之病無不用，縮手待盡，哀哉！《内經》曰：陰虚發熱。大寒而能補，正與病對，薯蕷寒而能補，世或用之，惟竹瀝因大寒寘疑，是猶因盗嫂受金，而棄陳平之國士也。竹瀝味甘性緩，能除陰虚之有大熱者，大寒者，言其功也，非以氣言。幸相與可否？若曰不然，世人吃筍自幼至老者，可無一人因筍寒而有病，瀝即筍之液也，况假於火而成者，何寒如此之甚？/**《金匱鈎玄》卷1“中風”**　治痰，氣實能食用荆瀝，氣虚少食用竹瀝……

之刮腸篦，即此義也。丹溪朱氏謂大寒言其功不言其氣，殊悖于理。謂大寒爲氣，何害于功?《淮南子》①云：槁竹有火，不鑽不然。今猶獠人以乾竹片相戛取火，則竹性雖寒，亦未必大寒也。《神仙傳》②云：(□姜)〔離婁〕公服竹汁餌桂，得長生。蓋竹汁性寒，以桂濟之，亦與用薑汁佐竹瀝之意相同。淡竹今人呼爲水竹，有大小二種，此竹汁多而甘。沈存中③言苦竹之外皆爲淡竹，誤矣。

【附方】舊十二，新九。**中風口噤**。竹瀝、薑汁等分，日日飲之。《千金方》④。**小兒口噤**，體熱。用竹瀝二合，煖飲，分三四服。《兵部手集》⑤。**產後中風**。口噤，身直面青，手足反張。竹瀝飲一二升，即甦。《梅師方》⑥。**破傷中風**。凡閃脱折骨諸瘡，慎不可當風用扇，中風則發痓，口噤項急，殺人。急飲竹瀝二三升。忌冷飲食及酒。竹瀝卒難得，可合十許束併燒取之。《外臺秘要》⑦。**金瘡中風**。口噤欲死。竹瀝半升，微微煖服。《廣利方》⑧。**大人喉風**。筀竹油頻飲之。《集簡方》。**小兒重舌**。竹瀝漬黄蘗，時時點之。《簡便方》⑨。**小兒傷寒**。淡竹瀝、葛根汁各六合，細細與服。《千金方》⑩。**小兒狂語**，夜後便發。竹瀝夜服二合。姚和衆《至寶方》⑪。**婦人胎動**。妊娠因夫所動，困絶。以竹瀝飲一升，立愈。《產寶》⑫。**孕婦子煩**⑬。竹瀝，頻頻飲之。○《梅師方》⑭伏苓二兩，竹瀝一升，水四升，煎二升，分三服。不瘥，更作

---

① 淮南子：**《淮南子・説林訓》** ……槁竹有火，弗鑽不熯。土中有水，弗掘無泉……

② 神仙傳：**《藝文類聚》卷 89"桂"** 《神仙傳》曰：離婁公服竹汁，餌桂，得仙……

③ 沈存中：**《夢溪筆談》卷 26"藥議"** 淡竹，對苦竹爲文。除苦竹外，悉謂之淡竹，不應别有一品謂之淡竹……

④ 千金方：**《千金方》卷 8"風懿第六"** 治中風口噤不知人方……又方：服淡竹瀝一升。

⑤ 兵部手集：**《證類》卷 13"竹葉"** 《兵部手集》……又方：小兒口噤體熱者。竹瀝二合暖之，分三四服……

⑥ 梅師方：**《證類》卷 13"竹葉"** 《梅師方》：治產後身或强直，口噤面青，手足强反張。飲竹瀝一二升醒。

⑦ 外臺秘要：**《證類》卷 13"竹葉"** 《外臺秘要》：療凡脱折折骨諸瘡腫者，慎不可當風及多自扇，若中風則發痓口噤，殺人。若已中風，覺頸項强，身中急速者，急服此方，竹瀝飲二三升。若已口噤，以物强發内之。忌冷飲食及酒。竹瀝卒烦難得，可合十許束并燒中央承取，投之可活。(**按**：《外臺》卷 29"折骨方"有此方，云出《肘後》. 今本《肘後方》無此方。時珍當轉引自《證類》。)

⑧ 廣利方：**《證類》卷 13"竹葉"** 《廣利方》：治金瘡，中風口噤欲死。竹瀝半大升，微微煖服之。

⑨ 簡便方：**《奇效單方》卷下"廿二小兒"** 治重舌，用：竹瀝漬黄柏，時時點上……

⑩ 千金方：**《千金方》卷 5"傷寒第五"** 治小兒傷寒方：葛根汁、淡竹瀝(各六合)，右二味相合，二三歲兒分三服，百日兒斟酌服之。不宜生，煮服佳。

⑪ 至寶方：**《證類》卷 13"竹葉"** 姚和衆：小孩夜後狂語。竹瀝每一歲兒連夜二合，服令盡之。

⑫ 產寶：**《證類》卷 13"竹葉"** 《產寶》：治妊娠因夫所動，困絶。以竹瀝飲一升，立愈。

⑬ 孕婦子煩：**《證類》卷 13"竹葉"** 《楊氏產乳》……又方：妊娠苦煩，此子煩故也。竹瀝不限多少，細細服之。(**按**：原無出處，今溯得其源。)

⑭ 梅師方：**《證類》卷 13"竹葉"** 《梅師方》……又方：主妊娠恒若煩悶，此名子煩。竹瀝湯：茯苓三兩，竹瀝一升，水四升，合竹瀝煎取二升，分三服。不差重作，亦時時服竹瀝。

之。**時氣煩躁**，五六日不解。青竹瀝半盞，煎熱，數數飲之，厚覆取汗。《千金方》①。**消渴尿多**。竹瀝恣飲，數日愈。《肘後方》②。**欬嗽肺痿**。大人小兒欬逆短氣，胸中吸吸，欬出涕(吐)〔唾〕，嗽出臭膿。用淡竹瀝一合，服之，日三五次，以愈爲度。李絳《兵部手集》③。**産後虚汗**。淡竹瀝三合，煖服，須臾再服。昝殷《産寶》④。**小兒吻瘡**。竹瀝和黄連、黄蘗、黄丹，傅之。《全幼心鑑》⑤。**小兒赤目**。淡竹瀝點之。或入人乳。《古今録驗》⑥。**赤目眦痛**，不得開者，肝經實熱所致，或生障翳。用苦竹瀝五合，黄連二分，綿裹浸一宿。頻點之，令熱淚出。《梅師方》⑦。**卒牙齒痛**。苦竹燒一頭，其一頭汁出，熱揩之。姚僧坦《集驗方》⑧。**丹石毒發**。頭眩耳鳴，恐懼不安。淡竹瀝頻服二三升。《古今録驗》⑨。

竹筍見菜部。

慈竹籜。【主治】小兒頭身惡瘡，燒散，和油塗之。或入輕粉少許。時珍。

竹實。【主治】通神明，輕身益氣。《本經》⑩。

【發明】【《别録》⑪曰】竹實出益州。【弘景⑫曰】竹實出藍田。江東乃有花而無實，頃來斑

---

① 千金方：**《證類》卷13“竹葉”**　《千金方》……又方：治時氣五六日，心神煩躁不解。用竹瀝半盞，新水半盞，相和令勾。非時服。(**按**：今本《千金方》無此方。)

② 肘後方：**《證類》卷13“竹葉”**　《葛氏方》：卒消渴，小便多。作竹瀝恣飲，數日愈。/**《外臺》卷11“卒消渴小便多太數方”**　《肘後》卒消渴，小便多方：多作竹瀝，飲之恣口，數日差。忌麵、炙肉。(**按**：今本《肘後方》無此方。)

③ 兵部手集：**《證類》卷13“竹葉”**　《兵部手集》……又方：治小兒、大人欬逆短氣，胸中吸吸，欬出涕唾，嗽出臭膿，涕粘。淡竹瀝一合服，日三五服，大人一升。

④ 産寶：**《證類》卷13“竹葉”**　《産寶》……又方：治産後血氣，暴虚汗出。淡竹瀝三合，微煖服之，須臾再服。

⑤ 全幼心鑑：**《全幼心鑑》卷2“十種丹”**　湯氏方：用竹瀝點黄連、黄蘗、黄丹煅，爲極細末，傅。(**按**：主治不同，然出處、藥味均同。)

⑥ 古今録驗：**《外臺》卷36“小兒眼赤痛方”**　《古今録驗》療小兒眼痛方：取淡竹瀝，拭之。

⑦ 梅師方：**《證類》卷13“竹葉”**　《梅師方》……又方：治目赤眦痛如刺，不得開，肝實熱所致，或生障翳。苦竹瀝五合，黄連二分，綿裹入竹瀝内浸一宿，以點目中數度，令熱淚出。

⑧ 集驗方：**《證類》卷13“竹葉”**　姚氏方：卒齒痛。取苦竹燒一頭，一頭得汁，多揩齒上，差。

⑨ 古今録驗：**《外臺》卷37“飲酒發熱諸候將息補餌論并法一十條”**　《古今録驗》論曰……又若頭眩，耳聞空中有人語，心怯恐懼，兼憂悸不安，四肢如痺。或起眠即輒驚，如被虎狼所逐，威勢所攝者方：服淡竹瀝一二升，乃至三升，差止……

⑩ 本經：**《本經》《别録》見《證類》卷13“竹葉”**　**實：通神明，輕身益氣。**生益州。

⑪ 别録：見上注。

⑫ 弘景：**《集注》見《證類》卷13“竹葉”**　……竹實出藍田，江東乃有花而無實，而頃來斑斑有實，狀如小麥，堪可爲飯。

斑有實,狀如小麥,可爲飲食。【承[①]曰】舊有竹實,鸞鳳所食。今近道竹間,時見開花小白如棗花,亦結實如小麥子,無氣味而濇。江浙人號爲竹米,以爲荒年之兆,其竹即死,必非鸞鳳所食者。近有餘干人言:竹實大如雞子,竹葉層層包裹,味甘勝蜜,食之令人心膈清凉,生深竹林茂盛蒙密處。頃因得之,但日久汁枯乾而味尚存爾。乃知鸞鳳所食,非常物也。【時珍曰】按《陳藏器本草》[②]云:竹肉,一名竹實,生苦竹枝上,大如雞子,似肉臠,有大毒。須以灰汁煮三度,煉訖,乃依常菜茹食。煉不熟,則戟人喉出血,手爪盡脱也。此説與陳承所説竹實相似,恐即一物,但苦竹上者有毒爾。與竹米之竹實不同。

山白竹即山間小白竹也。【主治】燒灰,入腐爛癰疽藥。時珍。

爆竹。【主治】辟妖氣山魈。【慎微[③]曰】李畋《該聞集》云:仲叟者,家爲山魈所祟,擲石開户。畋令旦夜于庭中爆竹數十竿,若除夕然。其祟遂止。

竹黄宋《開寶》[④]

【釋名】竹膏。【志[⑤]曰】天竺黄生天竺國。今諸竹内往往得之。人多燒諸骨及葛粉等雜之。【大明[⑥]曰】此是南海邊竹内塵沙結成者。【宗奭[⑦]曰】此是竹内所生,如黄土着竹成片者。【時珍曰】按吴僧贊寧[⑧]云:竹黄生南海鏞竹中。此竹極大,又名天竹。其内有黄,可以療疾。本草作"天竺"者,非矣。篣竹亦有黄。此説得之。

---

① 承:**陳承"别説"見《證類》卷13"竹葉"** 謹按:舊稱竹實,鸞鳳所食。今近道竹間,時見開花小白如棗花,亦結實如小麥子,無氣味而澀。江浙人號爲竹米,以爲荒年之兆,及其竹即死,信非鸞鳳之所食也。近有江南餘千人來言:彼有竹實,大如雞子,竹葉層層包裹,味甘勝蜜,食之令人心膈清凉。生深竹林茂盛蒙密處。頃因得之,但日以汁枯乾而味尚存爾。因知鸞鳳之食必非常物也。(**按**:"餘千",時珍改作"餘干",地名,今屬江西。)

② 陳藏器本草:**《證類》卷14"二十六種陳藏器餘·竹肉"** 味鹹,温,有大毒。主殺三蟲,毒邪氣,破老血。灰汁煮三度,煉訖,然後依常菜茹食之。煉不熟者,戟人喉,出血,手爪盡脱。生苦竹枝上,如雞子,似肉臠。應别有功,人未盡識之。一名竹實也。

③ 慎微:**《證類》卷13"竹葉"** 李畋《該聞集》云:爆竹辟妖氣。鄰人有仲叟家爲山魈所祟,擲瓦石,開户牖,不自安。叟求禱之,以佛經報謝,而妖祟彌盛。畋謂其叟曰:翁旦夜於庭落中,若除夕爆竹數十竿。叟然其言,爆竹至曉,寂然安貼,遂止。

④ 開寶:**《開寶》見《證類》卷13"天竺黄"** 味甘,寒,無毒。主小兒驚風天弔,鎮心明目,去諸風熱,療金瘡止血,滋養五藏。一名竹膏。人多燒諸骨及葛粉等雜之。按《臨海志》云:生天竺國,今諸竹内,往往得之。

⑤ 志:見上注。

⑥ 大明:**《日華子》見《證類》卷13"天竺黄"** ……此是南海邊竹内塵沙結成者耳。

⑦ 宗奭:**《衍義》卷14"天竹黄"** 自是竹内所生,如黄土著竹成片……

⑧ 吴僧贊寧:**《筍譜·二之出》** 鏞竹筍:出廣州。此本竹絶大,内空,容得三升許米。交廣以來,人將此作升子量出納。其内出黄,可療風痾疾。名天竹黄。案:竹黄名天竹,言此竹大也,亦猶天麻、天蓼,言天大,如云雀麥、鼠莧,言小也。或曰天竺之竺,非也……

【氣味】甘,寒,無毒。【大明[①]曰】平。伏粉霜。【主治】小兒驚風天弔,去諸風熱,鎮心明目,療金瘡,滋養五臟。《開寶》[②]。治中風痰(壁)〔壅〕卒失音不語,小兒客忤癇疾。大明[③]。制〔石〕藥毒發熱。保昇[④]。

【發明】【宗奭[⑤]曰】天(黄竹)〔竹黄〕凉心經,去風熱。作小兒藥尤宜,和緩故也。【時珍曰】竹黄出于大竹之津氣結成,其氣味功用與竹瀝同,而無寒滑之害。

【附方】新一。小兒驚熱。天竹黄二錢,雄黄、牽牛末各一錢,研匀,麪糊丸粟米大。每服三五丸,薄荷湯下。《錢乙方》[⑥]。

仙人杖宋《嘉祐》[⑦]

【集解】【藏器[⑧]曰】此是筍欲成竹時立死者,色黑如漆,五六月收之。苦竹、桂竹多生此。别有"仙人杖草",見草部。又枸杞亦名仙人杖,與此同名。

【氣味】鹹,平,無毒。【大明[⑨]曰】冷。【主治】噦氣嘔逆,小兒吐乳,大人吐食反胃,辟痁,並水煮服之。藏器[⑩]。小兒驚癇及夜啼,置身伴睡良。又燒爲末,水服方寸匕,主痔病。忌牛肉。大明[⑪]。煮汁服,下魚骨(硬)〔鯁〕。時珍。

---

① 大明:**《日華子》見《證類》卷 13"天竺黄"**　平……(**按**:"伏粉霜"未能溯得其源。)

② 開寶:見 2601 頁注④。

③ 大明:**《日華子》見《證類》卷 13"天竺黄"**　……治中風痰壅,卒失音不語,小兒客忤及癇痰……

④ 保昇:**《蜀本草》見《證類》卷 13"竹葉"**　《蜀本》:《圖經》云:竹節間黄白者,味甘。名竹黄。尤制石藥毒發熱。

⑤ 宗奭:**《衍義》卷 14"天竹黄"**　……凉心經,去風熱,作小兒藥尤宜,和緩故也。

⑥ 錢乙方:**《小兒藥證直訣》卷下"牛黄圓"**　治小兒疳積。雄黄(研,水飛)、天竺黄(各貳錢)、牽牛(末,壹錢),右同再研,麵糊爲圓粟米大,每服叁圓至五圓,食後薄荷湯下。並治疳消積,常服尤佳。大者加圓數。(**按**:原著該方上一方治小兒驚熱,然未用天竺黄。)

⑦ 嘉祐:**《嘉祐》見《證類》卷 13"仙人杖"**　味鹹,平。(一云冷。)無毒。主噦氣嘔逆,辟痁,小兒吐乳,大人吐食,並水煮服。小兒驚癇及夜啼,安身伴睡良。又主痔病,燒爲末,服方寸匕。此是笋欲成竹時立死者,色黑如漆,五、六月收之。苦、桂竹多生此。(又别一種仙人杖,味甘,小温,無毒。久服長生,堅筋骨,令人不老。作茹食之,去痰癖,除風冷,生劍南平澤。葉似苦苣,叢生。陳子昂《觀玉篇・序》云:夏四月,次於張掖,河州草木無他異者,皆仙人杖,往往叢生。予家世代服食者,昔嘗餌之。及此行也,息意兹味,戍人有薦嘉蔬者,此物存焉,豈非將欲扶吾壽也。(新補,見陳藏器、日華子。)

⑧ 藏器:見上注。

⑨ 大明:見上注。

⑩ 藏器:見上注。

⑪ 大明:見上注。

鬼齒《拾遺》①

【釋名】鬼鍼。【藏器②曰】此腐竹根先入地者。爲其賊惡,故隱其名。草部亦有"鬼鍼"。

【氣味】苦,平,無毒。

【主治】中惡注忤,心腹痛,煮汁服之。藏器③。煮汁服,下骨鯁。燒存性,入輕粉少許,油調,塗小兒頭瘡。時珍。

【附方】新二。魚骨鯁咽。籬脚朽竹,去泥研末,蜜丸芡子大。綿裹含之,其骨自消也。王璆《百一選方》④。小便尿血。籬下竹根,入土多年者,不拘多少,洗净煎湯,併服數盌,立止。《救急良方》⑤。

① 拾遺:**《證類》卷13"四十五種陳藏器餘·鬼齒"** 無毒。主中惡注忤,心腹痛。此腐竹根先入地者,煮服之。亦名鬼針。爲其賊惡,隱其名爾。

② 藏器:見上注。

③ 藏器:見上注。

④ 百一選方:**《百一選方》卷10"第十三門"** 治骨鯁……又方:取籬脚下入土朽竹,去盡泥,以手撚細,蜜調元如龍眼大,以綿裹之含化,其骨自消,即去藥,雖咽下些津,不妨。

⑤ 救急良方:**《急救良方》卷1"諸血第十八"** 治尿血……又方:取籬下筆根斷,入土多年者,不拘多少,水净洗,煎湯并服數碗,立止。

木　部

木之六　雜木類七種,附録二十種

淮木《本經》①下品【校正】併入《别録②・有名未用・城裏赤〔柱〕》。

【釋名】百歲城中木《本經》③、城裏赤柱。【《别録》④曰】淮木生晉陽平澤。又云:城裏赤柱生晉平陽。【時珍曰】按《吴普本草》⑤:淮木生晉平陽、河東平澤。與《别録》城裏赤柱出處及主治相同,乃一物也。即古城中之木,晉人用之,故云生晉平陽及河東。今併爲一。但淮木字恐有差譌耳。

【氣味】苦,平,無毒。【《别録》⑥曰】辛。【普⑦曰】神農、雷公:無毒。【主治】久欬上氣,傷中虚羸。《本經》⑧。女子陰蝕,漏下赤白沃。〇城裏赤柱:療婦人漏血白沃,陰蝕,濕痺邪氣,補中益氣。並《别録》⑨。煮湯服,主難産。杜正(論)〔倫〕⑩。

---

① 本經:《本經》《别録》見《證類》卷30"唐本退二十種・淮木"　味苦,平,無毒。主久欬上氣,傷中虚羸,補中益氣,女子陰蝕,漏下,赤白沃。一名百歲城中木。生晉陽平澤。

② 别録:《别録》見《證類》卷30"有名未用・城裏赤柱"　味辛,平,療婦人漏血,白沃,陰蝕,濕痺,邪氣,補中益氣。生晉平陽。

③ 本經:見本頁注①白字。

④ 别録:見本頁注①。/見本頁注②。

⑤ 吴普本草:《御覽》卷993"藥部十・淮木"　《吴氏本草》曰:淮木,神農、雷公:無毒。生晉平陽河東平澤。治久欬上氣,傷中羸虚,補中益氣。

⑥ 别録:見本頁注②。

⑦ 普:見本頁注⑤。

⑧ 本經:見本頁注①白字。

⑨ 並别録:見本頁注①。/見本頁注②。

⑩ 杜正倫:《拾遺》見《證類》卷30"有名未用・城東腐木"　陳藏器云……杜正倫方云:古城任木煮湯服,主難産,此即其類也。

城東腐木《别録①·有名未用》【校正】併入《拾遺②》"腐木""地主"二條。

【釋名】地主。【藏器③曰】城東腐木,即城東古木在土中腐爛者,一名地主。城東者,猶東墻土之義也。杜正倫方用古城柱木煮湯服,治難産。即其類也。

【氣味】鹹,温,無毒。【藏器④曰】平。【主治】心腹痛,止洩便膿血。《别録》⑤。主鬼氣心痛,酒煮一合服。蜈蚣咬者,取腐木漬汁塗之,亦可研末和醋傅之。藏器⑥。凡手足掣痛,不仁不隨者,朽木煮湯,熱漬痛處,甚良。時珍。

(車)〔東〕家雞棲木《拾遺》⑦

【釋名】【時珍曰】《酉陽雜俎》⑧作東門雞棲木。

【主治】無毒。主失音不語,燒灰,水服,盡一升效。藏器⑨。

古厠木《拾遺》⑩〇厠籌附⑪

【主治】鬼魅傳尸,温疫,魍魎神祟,以太歲所在日時,當户燒熏。又熏杖瘡,令冷風不入。藏器⑫。

【附録】厠籌。主難産及霍亂身冷轉筋,中惡鬼氣,並於牀下燒取熱氣

---

① 别録:《**别録**》見《**證類**》卷 **30"有名未用·城東腐木"** 味鹹,温。主心腹痛,止洩,便膿血。

② 拾遺:《**拾遺**》見《**證類**》卷 **13"四十五種陳藏器餘·腐木"** 主蜈蚣咬。末和醋傅之。亦漬取汁傅咬處良。/《**拾遺**》見《**證類**》卷 **13"四十五種陳藏器餘·地主"** 平,無毒。主鬼氣心痛。酒煮服一合。此土中古木腐爛者也。

③ 藏器:《**拾遺**》見《**證類**》卷 **30"有名未用·城東腐木"** 陳藏器云:城東腐木,即今之城東古木,木在土中。一名地至。主心腹痛,鬼氣。城東者,猶取東牆之土也。杜正倫方云:古城任木煮湯服,主難産,此即其類也。

④ 藏器:《**拾遺**》見《**證類**》卷 **13"四十五種陳藏器餘·地主"** 平,無毒。

⑤ 别録:見本頁注①。

⑥ 藏器:見本頁注②。

⑦ 拾遺:《**拾遺**》見《**證類**》卷 **14"二十六種陳藏器餘·(車)〔東〕家雞棲木"** 無毒。主失音不語。雜方云:作灰服一升,立效也。

⑧ 酉陽雜俎:《**酉陽雜俎**》卷 **11"廣知"** 隱訣言太清外術……東家門雞栖木作灰,治失音。

⑨ 藏器:見本頁注⑦。

⑩ 拾遺:《**拾遺**》見《**證類**》卷 **13"四十五種陳藏器餘·古厠木"** 主鬼魅傳尸,温疫,魍魎,神等。取木以太歲所在日時,當户燒熏之。又熏杖瘡,冷風不入,以木於瘡上熏之。厠籌主難産及霍亂,身冷轉筋,於床下燒取熱氣徹上,亦主中惡鬼氣,此物雖微,其功可録。

⑪ 厠籌附:原爲大字,今據本書體例改小字。卷 38 另出"厠籌"一藥,故本藥下之"附録·厠籌"乃重出。

⑫ 藏器:見本頁注⑩。

徹上。此物雖微,其功可録。藏器①。

古櫬板《拾遺》②

【集解】【藏器③曰】此古塚中棺木也。彌古者佳,杉材最良。千歲者通神,宜作琴底。《爾雅注》云:杉木作棺,埋之不腐。

【主治】無毒。主鬼氣注忤中惡,心腹痛,背急氣喘,惡夢悸,常爲鬼神所祟撓者。水及酒,和東引桃〔枝煎服〕,當得吐下。藏器④。

【附方】新一。小兒夜啼。死人朽棺木,燒明照之,即止。《聖惠方》⑤。

震燒木《拾遺》⑥

【釋名】霹靂木。【時珍曰】此雷所擊之木也。方士取刻符印,以召鬼神。周日用注《博物志》⑦云:用擊鳥影,其鳥必自墮也。

【主治】火驚失心,煮汁服之。又掛門户,大厭火災。藏器⑧。

河邊木《拾遺》⑨

【主治】令人飲酒不醉。五月五日,取七寸投酒中二徧,飲之,必能飲也。藏器⑩。

① 藏器:見前頁注⑩。

② 拾遺:**《拾遺》見《證類》卷13"四十五種陳藏器餘·古櫬板"** 無毒。主鬼氣注忤中惡,心腹痛,背急氣喘,惡夢悸,常爲鬼神所祟撓者。水及酒和東引桃枝煎服,當得吐下。古塚中棺木也。彌古者佳。杉材最良。千歲者通神,作琴底。《爾雅》注云:杉生江南,作棺埋之不腐。

③ 藏器:見上注。

④ 藏器:見上注。

⑤ 聖惠方:**《聖濟總録》卷170"小兒夜啼"** 治小兒夜啼……又方:右取死人朽棺木,燒明照之,即止。(**按**:《聖惠方》無此方,另溯其源。)

⑥ 拾遺:**《拾遺》見《證類》卷12"二十六種陳藏器餘·震燒木"** 主火驚失心,煮服之。又取掛門户間,大厭火災。此霹靂木也。

⑦ 博物志:**《博物志》卷2** 江南山谿水中,有射工蟲。(……周日用曰:萬物皆有所相感。愚聞以霹靂木擊鳥影,其鳥應時落地。雖未嘗試,以是類知必有之。)

⑧ 藏器:見上注。

⑨ 拾遺:**《拾遺》見《證類》卷12"二十六種陳藏器餘·河邊木"** 令飲酒不醉。五月五日取七寸,投酒中二遍飲之,必能飲也。

⑩ 藏器:見上注。

附録諸木一十九種

新雉木。【《别録》①曰】味苦，香，温，無毒。主風眩痛，可作沐藥。七月采，陰乾。實如桃。

合新木。【《别録》②曰】味辛，平，無毒。解心煩，止瘡痛。生遼東。

俳蒲木。【《别録》③曰】味甘，平，無毒。主少氣，止煩。生陵谷。葉如柰。實赤，三(稜)〔核〕。

遂陽木。【《别録》④曰】味甘，無毒。主益氣。生山中。如白楊葉。三月實，十月熟赤，可食。

學木核。【《别録》⑤曰】味甘，寒，無毒。主脇下留飲，胃氣不平，除熱。如蕤核。五月采，陰乾。

栒音荀核。【《别録》⑥曰】味苦。療水，身面癰腫。五月采。

木核。【《别録》⑦】療腸澼。花：療不足。子：療傷中。根：療心腹逆氣，止渴。十月采。

荻皮。【《别録》⑧曰】味苦。止消渴，白蟲，益氣。生江南。如松葉，有别刺。實赤黄。十月采。

栅木皮。【珣⑨曰】味苦，温，無毒。主霍亂吐瀉，小兒吐乳，煖胃正氣，並宜水煎服。按《廣志》云：生廣南山野。其樹如桑。

---

① 别録：**《别録》見《證類》卷30"有名未用·新雉木"**　味苦，香，温，無毒。主風眩痛，可作沐藥。七月採，陰乾，實如桃。

② 别録：**《别録》見《證類》卷30"有名未用·合新木"**　味辛，平，無毒。解心煩，止瘡痛。生遼東。

③ 别録：**《别録》見《證類》卷30"有名未用·俳蒲木"**　味甘，平，無毒。主少氣，止煩。生陵谷。葉如柰，實赤，三核。

④ 别録：**《别録》見《證類》卷30"有名未用·遂陽木"**　味甘，無毒。主益氣。生山中，如白楊葉，三月實，十月熟赤，可食。

⑤ 别録：**《别録》見《證類》卷30"有名未用·學木核"**　味甘，寒，無毒。主脅下留飲，胃氣不平，除熱。如蕤核，五月採，陰乾。

⑥ 别録：**《别録》見《證類》卷30"有名未用·栒核"**　味苦。療水，身面癰腫。五月採。

⑦ 别録：**《别録》見《證類》卷30"有名未用·木核"**　療腸澼。華：療不足。子：療傷中。根：療心腹逆氣，止渴。十月採。

⑧ 别録：**《别録》見《證類》卷30"有名未用·荻皮"**　味苦，止消渴。去白蟲，益氣。生江南。如松葉有别刺，實赤黄。十月採。

⑨ 珣：**《海藥》見《證類》卷12"八種海藥餘·栅木皮"**　謹按《廣志》云：生廣南山野郊漢。《爾雅》注云：栅木如桑樹，味苦，温，無毒。主霍亂吐瀉，小兒吐乳，暖胃正氣。並宜煎服。

乾陀木皮。【珣①曰】按《西域記》云:生西國。彼人用染僧褐,故名。乾陀,褐色也。樹大皮厚,葉如櫻桃。安南亦有。温,平,無毒。主癥瘕氣塊,温腹煖胃,止嘔逆,並良。破宿血,婦人血閉,腹内血塊,酒煎服之。

馬瘍木根皮。【藏器②曰】有小毒。主惡瘡,疥癬有蟲。爲末,和油塗之。出江南山谷。樹如櫪也。

角落木皮。【藏器③曰】味苦,温,無毒。主赤白痢,煮汁服之。生江西山谷。似茱萸,獨莖也。

芙樹。【藏器④曰】有大毒。主風(痺)〔痹〕偏枯,筋骨攣縮癱(瘓)〔緩〕,皮膚不仁疼冷等。取枝葉搗碎,大甑蒸熱,鋪牀上卧之,冷更易。骨節間風盡出,當得大汗。用補藥及羹粥食之。慎風冷勞復。生江南深山。葉長厚,冬月不凋。山人識之。

白馬骨。【藏器⑤曰】無毒。主惡瘡。和黄連、細辛、白調、牛膝、雞桑皮、黄荆等,燒末淋汁。取治瘰癧惡瘡,蝕息肉,白癜風,揩破塗之。又單取莖葉煮汁服,止水痢。生江東。似石榴而短小,對節。

慈母枝葉。【藏器⑥曰】炙香作飯,下氣止渴,令人不睡。主小兒痰痞。生山林間。葉如櫻桃而小,樹高丈餘。山人並識之。

黄屑。【藏器⑦曰】味苦,寒,無毒。主心腹痛,霍亂,破血,酒煎服之。酒疸目黄及野雞病,熱痢下血,並水煮服之。從西南來者,並作屑,染黄用之。樹如檀。

---

① 珣:**《海藥》見《證類》卷 12"二十六種陳藏器餘·乾陀木皮"** 味平,無毒。主破宿血,婦人血閉,腹内血塊,酒煎服之。生安南。皮厚堪染者,葉如櫻桃。(《海藥》云:按《西域記》云:生西國。彼人用染僧褐,故名乾陀,褐色也。樹大皮厚。味平,温。主癥瘕氣塊,温腹暖胃,止嘔逆,並良也。)(**按**:此條糅合《拾遺》《海藥》二書而成。)

② 藏器:**《證類》卷 14"二十六種陳藏器餘·馬瘍木根皮"** 有小毒。主惡瘡疥癬有蟲者,爲末,和油塗之。出江南山谷,樹如櫪也。

③ 藏器:**《證類》卷 13"四十五種陳藏器餘·角落木皮"** 味苦,温,無毒。主赤白痢。皮煮汁服之。生江西山谷。似茱萸獨莖也。

④ 藏器:**《證類》卷 14"二十六種陳藏器餘·芙樹"** 有大毒。主風痺偏枯,筋骨攣縮,癱瘓,皮膚不仁,疼冷等。取枝、葉擣碎,大甑中蒸令熱,鋪著床上。展卧其中,冷更易,骨節間風盡出,當得大汗,補藥及羹粥食之,慎風冷勞復。生江南深山,葉長厚,冬月不凋,山人揔識之。

⑤ 藏器:**《拾遺》見《證類》卷 13"四十五種陳藏器餘·白馬骨"** 無毒。主惡瘡。和黄連、細辛,白調牛膝、雞、桑皮,黄荆等,燒爲末,淋汁取治瘰癧,惡瘡,蝕息肉,白癜風,以物揩破塗之。又單取莖、葉煮汁服之,止水痢。生江東。似石榴而短小對節。

⑥ 藏器:**《拾遺》見《證類》卷 13"四十五種陳藏器餘·慈母"** 無毒。取枝、葉炙黄香,作飯,下氣止渴,令人不睡,主小兒痰痞。生山林間。葉如櫻桃而小,樹高丈餘,山人並識之。

⑦ 藏器:**《拾遺》見《證類》卷 12"二十六種陳藏器餘·黄屑"** 味苦,寒,無毒。主心腹痛,霍亂,破血,酒煎服之。主酒疸目黄及野雞病,熱痢下血,水煮服之。從西南來者,並作屑,染黄用之,樹如檀。

那耆悉。【藏器[①]曰】味苦,寒,無毒。主結熱熱黄,大小便澁赤,丹毒諸熱,明目。取汁洗目,主赤爛熱障。生西南諸國。一名龍花。

帝休。【藏器[②]曰】主帶之愁自銷。生少室山、嵩高山。《山海經》云:少室山有木名帝休,其枝五衢,黄花黑實,服之不愁。今嵩山應有此木,人未識,固宜求之,亦如萱草之忘憂也。

大木皮。【頌[③]曰】生施州。四時有葉無花,樹之〔高下〕大小〔不〕定。其皮味苦,澁,性温,無毒。采無時。土人與苦桃皮、櫻桃皮,三皮刮洗净,焙乾,等分擣羅,酒服一錢,治一切熱毒氣。服食無忌。

---

① 藏器:**《拾遺》見《證類》卷12"二十六種陳藏器餘·那耆悉"** 味苦,寒,無毒。主結熱,熱黄,大小便澀赤,痏毒諸熱,明目,取汁洗目,主赤爛熱障。生西南諸國。一名龍花也。

② 藏器:**《拾遺》見《證類》卷12"二十六種陳藏器餘·帝休"** 主不愁,帶之愁自銷矣。生少室嵩高山。《山海經》曰:少室山有木名帝休,其枝五衢,黄花黑實。服之不愁。今嵩山應有此木,人未識,固可求之,亦如萱草之忘憂也。

③ 頌:**《圖經》見《證類》卷30"外木蔓類·大木皮"** 生施州。其高下、大小不定,四時有葉,無花。其皮味苦、澀,性温,無毒。採無時。彼土人與苦桃皮、櫻桃皮三味,各去粗皮,净洗焙乾,等分擣羅,酒調服一錢匕,療一切熱毒氣。服食無忌。

本草綱目服器部目録第三十八卷

李時珍曰：敝帷敝蓋，聖人不遺，木屑竹頭，賢者注意，無棄物也。中流之壺拯溺，雪窖之氈救危，無微賤也。服帛器物，雖屬尾瑣，而倉猝值用，亦奏奇功，豈可藐睬而漫不經神耶？舊本散見草、木、玉石、蟲魚、人部。今集其可備醫用者，凡七十九種，爲服器部。分爲二部：曰服帛，曰器物。草部十六種，木部十九種，玉石部二種，蟲魚部五種，人部一種，共四十三種。

《名醫别録》三種梁·陶弘景註　《唐本草》三種唐·蘇恭

《本草拾遺》三十五種唐·陳藏器　《藥性本草》一種唐·甄權

《開寶本草》一種宋·馬志　《嘉祐本草》一種宋·掌禹錫

《本草綱目》三十五種明李時珍

【附註】魏·吴普《本草》　唐·李珣《海藥》

蜀·韓保昇《重註》　宋·蘇頌《圖經》

宋·唐慎微《證類》　寇宗奭《衍義》

元·朱震亨《補遺》

服器之一　服帛類二十五種

錦《拾遺》　絹《綱目》　帛《拾遺》　布《拾遺》

綿《拾遺》　褌襠《拾遺》○月經衣附　汗衫《綱目》

孝子衫《拾遺》　病人衣《綱目》　衣帶《拾遺》　頭巾《綱目》

幞頭《綱目》　皮巾子《綱目》　皮腰袋《綱目》　繳脚布《拾遺》

敗天公《拾遺》○即笠　故蓑衣《拾遺》　氈屜《綱目》　皮鞾《綱目》

麻鞋《唐本》　草鞋《拾遺》　履屧鼻繩《唐本》

自經死繩《拾遺》　靈牀鞋《拾遺》　死人枕席《拾遺》

右附方舊七，新六十三。

服器之二　器物類五十四種

紙《綱目》　青紙《綱目》　印紙《拾遺》　桐油繖紙《綱目

歷日《綱目》　鍾馗《綱目》　桃符《藥性》　桃橛《拾遺》

救月杖《拾遺》　撥火杖《拾遺》　吹火筒《綱目》　鑿柄木《拾遺》

鐵椎柄《拾遺》　銃楔《綱目》　弓鞘《拾遺》　馬鞭《綱目》

箭笴及鏃《拾遺》　弓弩絃《別録》　紡車絃《綱目》

梭頭《拾遺》　連枷關《綱目》　楤擔尖《綱目》　梳篦《拾遺》

鍼線袋《拾遺》　蒲扇《拾遺》　蒲席《別録》　簟《綱目》

簾箔《嘉祐》　漆器《綱目》　研朱石槌《拾遺》

燈盞《綱目》　燈盞油《綱目》　車脂《開寶》　敗船茹《別録》

故木砧《拾遺》　杓《拾遺》　筯《拾遺》　甑《唐本》

鍋蓋《綱目》　飯籮《拾遺》　蒸籠《綱目》　炊單布《綱目》

故炊帚《拾遺》　弊帚《綱目》　簸箕舌《綱目》　竹籃《拾遺》

魚笱《綱目》　魚網《拾遺》　草麻繩索《綱目》

馬絆繩《綱目》　縛豬繩《綱目》　牛拳《綱目》　厠籌《拾遺》

尿桶《綱目》

右附方舊十六,新六十六。

本草綱目服器部第三十八卷

服器之一　服帛類二十五種

錦《拾遺》①

【釋名】【時珍曰】錦以五色絲織成文章，故字從帛從金，諧聲，且貴之也。《禹貢②·兖州》厥篚織文，是也。

【主治】故錦。煮汁服，療蠱毒。燒灰，傅小兒口中熱瘡。藏器③。燒灰，主失血，下血血崩，金瘡出血，小兒臍瘡濕腫。時珍。

【附方】新二。吐血不止。紅錦三寸燒灰，水服。《聖惠方》④。上氣喘急。故錦一寸燒灰，茶服，神效。《普濟方》⑤。

絹《綱目》

【釋名】【時珍曰】絹，疏帛也。生曰絹，熟曰練。入藥用黄絲絹，乃蠶吐黄絲所織，非染色也。

【主治】黄絲絹。煮汁服，止消渴，産婦脬損，洗痘瘡潰爛。燒灰，止血痢、下血、吐血、血崩。時珍。

緋絹。燒灰，入瘧藥。時珍。

【附方】新二。婦人血崩。黄絹灰五分，棕櫚灰一錢，貫衆灰、京墨灰、荷葉灰各五分，水、酒調服，即止。《集簡方》。産婦脬損，小便淋瀝不斷。黄絲絹三尺，以炭灰淋汁，煮至極爛，

① 拾遺：《拾遺》見《證類》卷 22“三十六種陳藏器餘·故錦”　燒作灰，主小兒口中熱瘡，研灰爲末，傅口瘡上。煮汁服，療蠱毒。嶺南有食錦蟲，屈如指環，食故緋帛錦，如蠶之食葉。

② 禹貢：《藝文類聚》卷 6“兖州”　《尚書·禹貢》曰：濟河惟兖州厥貢漆絲，厥篚織文。浮于濟漯達于河……

③ 藏器：見本頁注①。

④ 聖惠方：《聖惠方》卷 37“治吐血諸方”　治吐鮮血方：紅錦（三寸），右將錦燒灰，研爲末，水調服之差。

⑤ 普濟方：《普濟方》卷 163“總論”　故錦散：治喘。右燒故錦一寸，燒灰，茶清調服，神效。

清水洗净。入黄蠟半兩,蜜一兩,茅根二錢,馬勃末二錢。水一升,煎一盞,空心頓服。服時勿作聲,作聲即不效。名固脬散。〇又方:産時傷脬,終日不小便,只淋濕不斷,用生絲黄絹一尺,白牡丹根皮末、白及末各一錢,水二盌,煮至絹爛如餳,服之。不宜作聲。《婦人良方》①。

帛《拾遺》②

【釋名】【時珍曰】素絲所織,長狹如巾,故字從白巾。厚者曰繒,雙絲者曰縑。後人以染絲造之,有五色帛。

【主治】緋帛。燒研,傅初生兒臍未落時腫痛,又療惡瘡丁腫,諸瘡有根者,入膏用爲上。仍以掌大一片,同露蜂房、棘刺鉤、爛草節、亂髮等分燒研,空腹服方寸匕。藏器③。主墜馬及一切筋骨損。好古④。燒研,療血崩,金瘡出血,白駁風。時珍。

五色帛。主盜汗,拭乾訖,棄道頭。藏器⑤。

【附方】新一。肥脉癮瘮。曹姓帛拭之愈。《千金方》⑥。

布《拾遺》⑦

【釋名】【時珍曰】布有麻布、絲布、木綿布。字從手從巾,會意也。

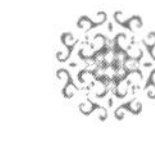

① 婦人良方:**《婦人良方》卷23“産後小便不禁方論第七”** 固脬散:治婦人臨産時傷手,胞破,小便不禁。黄絲絹(自然黄者,不用染成者,三尺,以炭灰汁煮極化爛,用清水洗去灰令盡,入黄蠟半兩,蜜一兩)、白茅根(二錢)、馬屁勃(末,二錢),上用水一升,再煎至一盞,空心頓服。服時飲氣,服之不得作聲,如作聲無效。/**《得效方》卷7“遺溺”** 補脬飲:治婦人産後傷動胞破,終日不能小便,但漏濕不乾。黄絲絹(生者,乙尺,剪碎)、白牡丹根皮末(千葉者,它無效)、白及末(乙錢),右用水壹碗,煎至絹爛如餳,空心頓服。服時不得作聲,作聲不效。(**按**:“又方”,時珍當引自薛己《校注婦人良方》卷23“産後小便不禁第七”。然其源當出自《世醫得效方》。)

② 拾遺:**《證類》卷22“三十六種陳藏器餘·故緋帛”** 主惡瘡,丁腫毒腫,諸瘡有根者,作膏用。帛如手大,取露蜂房,彎頭棘刺,爛草節二七,亂髮,燒爲末,空腹服,飲下方寸匕,大主毒腫。緋帛亦入諸膏,主丁腫用爲上,又主兒初生臍未落時,腫痛水出,燒爲末,細研傅之。又五色帛,主盜汗,拭訖棄五道頭。

③ 藏器:見上注。

④ 好古:**《湯液本草》卷6“蟲部·緋帛”** 《液》云:仲景治墜馬,及一切筋骨損方中用。

⑤ 藏器:見本頁注②。

⑥ 千金方:**《醫説》卷10“病肥脉”** 許慎云:人病肥脉癮疹,當取人姓曹氏帛布拭之則愈也。(**按**:《千金方》無此方,另溯其源。)

⑦ 拾遺:**《拾遺》見《證類》卷7“藍實”** 陳藏器……又云:青布,味鹹,寒。主解諸物毒。天行煩毒,小兒寒熱丹毒,並水漬取汁飲。燒作黑灰,傅惡瘡,經年不差者,及灸瘡止血,令不中風水。和蠟熏惡瘡,入水不爛。熏嗽殺蟲,熏虎狼咬瘡,出水毒。又於器中燒令煙出,以器口熏人中風水惡露等瘡,行下得惡汁,知痛癢,差。又入諸膏藥,療丁腫狐刺等惡瘡。又浸汁和生薑煮服,止霍亂。真者入用,假者不中。

【主治】**新麻布**。能逐淤血,婦人血閉腹痛、産後血痛。以數重包白鹽一合,煅研,温酒服之。○**舊麻布**。同旱蓮草等分,瓶内泥固煅研。日用揩齒,能固牙烏鬚。時珍。

白布。治口唇緊小,不能開合飲食,不治殺人。作大炷安刀斧上,燒令汗出,拭塗之,日三五度。仍以青布燒灰,酒服。時珍。

青布。解諸物毒,天行煩毒,小兒寒熱丹毒,并水漬取汁飲之。浸汁和生薑汁服,止霍亂。燒灰,傅惡瘡經年不瘥者,及灸瘡止血,令不傷風水。燒烟,熏嗽,殺蟲,熏虎狼咬瘡,能出水毒。入諸膏藥,療丁腫、狐尿等惡瘡。藏器①。燒灰酒服,主唇裂生瘡口臭。仍和脂塗之,與藍靛同功。時珍。

【附方】舊二,新六。惡瘡防水。青布和蠟燒烟筒中(煙)〔熏〕之,入水不爛。《陳藏器本草》②。瘡傷風水。青布燒烟于器中,以器口熏瘡。得惡汁出,則痛痒瘥。《陳藏器本草》③。臁瘡潰爛。陳艾五錢,雄黄二錢,青布卷作大炷,點火熏之。熱水流,數次愈。鄧筆峰《雜興方》④。交接違禮,女人血出不止。青布同髮燒灰,納之。僧坦《集驗方》⑤。霍亂轉筋入腹,無可柰何者。以酢煮青布,(搽)〔搨〕之。冷則易。《千金方》⑥。傷寒陽毒狂亂甚者。青布一尺,浸冷水,貼其胸前。《活人書》⑦。目痛磣澀,不得瞑。用青布炙熱,以時熨之。仍蒸大豆作枕。《聖惠方》⑧。病後目赤。有方同上。○《千金方》⑨用冷水漬青布掩之,數易。

---

① 藏器:見前頁注⑦。
② 陳藏器本草:見上注。
③ 陳藏器本草:見上注。
④ 雜興方:(**按**:書佚,無可溯源。)
⑤ 集驗方:**《外臺》卷34"童女交接他物傷方"**　《集驗》……又療童女交接,陽道違理,血出不止方:燒髮并青布,末爲粉,塗之。
⑥ 千金方:**《千金方》卷20"霍亂第六"**　治霍亂轉筋入腹,不可(柰)〔奈〕何者方……又方:以酢煮青布搨之,冷復易之。
⑦ 活人書:**《類證活人書》卷4"二十一"**　……近人治傷寒脉洪大,内外結熱,舌卷焦黑,鼻中如煙煤,則宜以水漬布薄之。疊布數重,新水漬之。稍捩去水,搭於胸上,須臾蒸熱,又漬令冷,如前薄之。仍數换新水,日數十易。熱甚者,置病人於水中,熱勢才退則已。亦良法也。
⑧ 聖惠方:**《千金方》卷6"目病第一"**　治目痛不得睡方:暮炙新青布熨。並蒸大豆,袋盛枕之,夜恒令熱。(**按**:《聖惠方》無此方,另溯其源。)
⑨ 千金方:**《千金方》卷6"目病第一"**　治毒病後,目赤痛有翳方:以青布掩目上,以冷水漬青布,數易之。

綿《拾遺》①

【集解】【時珍曰】古之綿絮，乃繭絲纏延，不可紡織者。今之綿絮，則多木綿也。入藥仍用絲綿。

【主治】**新綿**。燒灰，治五野雞病，每服酒二錢。○**衣中故綿絮**。主下血，及金瘡出血不止，以一握煮汁服。藏器②。**綿灰**。主吐血衄血，下血崩中，赤白帶下，疳瘡臍瘡，聤耳。時珍。

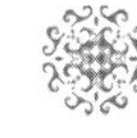

【附方】新十。霍亂轉筋腹痛。以苦酒煮絮裹之。《聖惠方》③。吐血咯血。新綿一兩，燒灰，白膠切片炙黄一兩，每服一錢，米飲下。《普濟方》④。吐血衄血。好綿燒灰，打麪糊，入清酒調服之。《普濟方》⑤。腸風瀉血。破絮燒灰、枳殼麩炒等分，麝香少許，爲末。每服一錢，米飲下。《聖惠方》⑥。血崩不止⑦。好綿及婦人頭髮共燒存性，百草霜等分，爲末。每服三錢，温酒下。或加棕灰。○東垣方⑧：用白綿子、蓮花心、當歸、茅花、紅花各一兩，以白紙裹定，黄泥固濟，燒存性，爲末。每服一錢，入麝香少許，食前好酒服。○《乾坤秘韞》⑨用舊綿絮去灰土一斤，新蠶絲一斤，陳蓮房十個，舊炊箄一枚，各燒存性。各取一錢，空心熱酒下，日三服。不過五日

---

① 拾遺：**《證類》卷15"一十種陳藏器餘·衣中故棉絮"** 主卒下血，及金瘡出血不止。取一握，煮汁温服之。新綿一兩，燒爲黑末，酒下，主五野雞病。

② 藏器：見上注。

③ 聖惠方：**《聖惠方》卷47"治霍亂轉筋諸方"** 治霍亂轉筋不止，方：右用釅醋三二升，煎五七沸，看緊慢用故綿浸醋，裹患處，微冷即换之，勿令傷冷。

④ 普濟方：**《普濟方》卷188"吐血"** 治吐血咯血：用白膠一兩，切作小片子，炙令黄，新綿一兩，燒作灰，細研，每服一錢，新米飲調下。不計年歲深遠，並宜食後卧時服。

⑤ 普濟方：**《急救良方》卷1"諸血第十八"** 治吐血並鼻中出血……又方：用好綿燒灰，麵糊爲丸，酒調下。（**按**：《普濟方》無此方，另溯其源。）

⑥ 聖惠方：**《聖濟總録》卷143"腸風下血"** 治腸風瀉血，絮灰散方：破絮（燒灰）、枳殼（去瓤，麩炒，各半兩），右二味擣羅爲散，每服二錢匕，入麝香少許，用陳米飲調下，空心食前服。（**按**：《聖惠方》無此方，另溯其源。）

⑦ 血崩不止：**《衛生易簡方》卷11"崩中"** 治崩中……又方：用綿子、棕櫚、頭髮共燒灰存性，百草霜同研爲末。每服三錢，空心酒調服。（**按**：原無出處，今溯得其源。）

⑧ 東垣方：**《蘭室秘藏》卷中"婦人門·半産誤用寒凉之藥論"** 立效散：治婦人血崩不止。當歸、蓮花心、白綿子、紅花、茅花（各一兩），右剉如豆大，白紙裹定，泥固，炭火燒灰存性，爲細末。如乾血氣，研血竭爲引，好温酒調服。加輕粉一錢。如血崩不止，加麝香爲引，好温酒調服。

⑨ 乾坤秘韞：**《乾坤秘韞·濟陰》** 治婦人血崩，久醫不痊者。用穿舊綿絮搥去灰塵，一斤，燒灰存性，又用蠶繭抽絲退下，未經穿者，一斤，燒灰存性，陳蓮蓬十枚，打去灰塵，燒灰存性，舊甑箄一枚，燒灰存性，皆爲細末，每服各一錢，空心熱酒調服，日進三服，不過五日即愈。

愈。氣結淋病不通。用好綿四兩燒灰，麝香半分。每服二錢，温葱酒連進三服。《聖惠方》①。臍瘡不乾。綿子燒灰，傅之。《傅氏活嬰方》②。聤耳出汁。故綿燒(炎)〔灰〕，綿裹塞之。《聖惠方》③。

褌襠《拾遺》④

【釋名】袴《綱目》、犢鼻《綱目》、觸衣《綱目》、小衣。【時珍曰】褌亦作裩，褻衣也。以渾複爲之，故曰褌。其當隱處者爲襠，縫合者爲袴，短者爲犢鼻。犢鼻，穴名也，在膝下。

【主治】洗褌汁，解毒箭并女勞復。《别録》⑤。陰陽易病，燒灰服之。并取所交女人衣裳覆之。藏器⑥。主女勞疸，及中惡鬼忤。時珍。

【發明】【時珍曰】按張仲景⑦云：陰陽易病，身體重，少氣，腹裏急，或引陰中拘急，熱上衝胸，頭重不欲舉，眼中生花，膝脛拘急者，燒裩散主之。取中裩近隱處燒灰，水服方寸匕，日三服。小便即利，陰頭微腫則愈。男用女，女用男。成無己解云：此以導陰氣也。童女者尤良。

【附方】新四。金瘡傷重(被)〔破〕驚者。以女人中衣舊者，炙襠熨之。李筌《太白經注》⑧。胞衣不下。以本婦裩覆井上。或以所着衣籠竈上。《千金》⑨。房勞黄病，體重不眠，眼赤如朱，心下塊起若瘕，十死一生。宜烙舌下，灸心俞、關元二七壯。以婦人内衣燒灰，酒服二

---

① 聖惠方：**《聖濟總録》卷98"氣淋"** 治氣淋結痛不通，綿灰散方：好白綿(四兩，燒灰存性，研)、麝香(研，半分)，右二味和匀，每服二錢匕，温葱酒調下，連服三服。(**按**：《聖惠方》無此方，另溯其源。)

② 傅氏活嬰方：**《普濟方》卷360"臍風撮口"** 又方(出《海上名方》)：綿不拘多少，燒灰爲末，乾摻之。《傅氏活嬰方》名綿灰散。一方，舊者亦佳。(**按**：未能溯得其源。今録近似方以備參。)

③ 聖惠方：**《聖惠方》卷36"治聤耳諸方"** 治聤耳膿血出不止……又方：右以故綿燒灰爲末，綿裹内耳中。

④ 拾遺：**《證類》卷15"一十種陳藏器餘・婦人裩襠"** 主陰易病。當陰上割取，燒末服方寸匕。童女裩益佳。若女患陰易，即須男子裩也。陰易病者，人患時行，病起後合陰陽，便即相著，甚於本病，其候小便赤澀，寒熱甚者是，服此便通利。不爾，灸陰二七壯。又婦人裩，主胞衣不出，覆井口立下，取本婦人者即佳。

⑤ 别録：**《嘉祐》見《證類》卷15"浣褌汁"** 解毒箭，并女勞復亦善。扶南國舊有奇術，能令刀斫不入，惟以月水塗刀便死。此是污穢，壞神氣也。人合藥，所以忌觸之。此既一種物，故從屎、溺之例。(新補。見陶隱居。)(**按**：非出《别録》，實出《嘉祐》引"陶隱居"。具體書名不詳。)

⑥ 藏器：見本頁注④。

⑦ 張仲景：**《註解傷寒論》卷7"辨陰陽易瘥後勞復病證并治法第十四"** 傷寒，陰陽易之爲病，其人身體重，少氣，少腹裏急，或引陰中拘攣，熱上衝胸，頭重不欲舉，眼中生花，膝脛拘急者，燒褌散主之。(大病新瘥……與燒褌散以導陰氣。)

⑧ 太白經註：**《太白陰經》卷7"治人藥方篇第八十"** 療金瘡傷中破驚方……亦用女人中衣舊者，以襠炙熨之爲愈。(**按**：《新唐書・藝文志》及《太白陰經》原書均作"太白陰經"。)

⑨ 千金：**《普濟方》卷357"胞衣不出"** 治胞衣不出……又方：以婦褌覆井口立下。取本婦人者佳。(**按**：《千金方》無此方，另溯其源。)

錢。《三十六黄方》①。**中鬼昏厥**，四肢拳冷，口鼻出血。用久污溺衣燒灰。每服二錢，沸湯下。男用女，女用男。趙原陽真人《濟急方》②。

【附録】**月經衣**。見人部"天癸"下。

汗衫《綱目》

【釋名】中單《綱目》、裲襠、羞袒。【時珍曰】古者短襦爲衫，今謂長衣亦曰衫矣。王叡《炙轂子》③云：漢王與項羽戰，汗透中單，改名汗衫。劉熙《釋名》④云：汗衣，《詩》謂之澤衣，或曰鄙袒，或曰羞袒。用六尺裁，足覆胸背。言羞鄙于袒，故衣此爾。又前當胸，後當背，故曰裲襠。

【主治】卒中忤惡鬼氣，卒倒不知人，逆冷，口鼻出清血，或胸脇腹内絞急切痛，如鬼擊之狀，不可按摩，或吐血衄血。用久垢汗衫燒灰，百沸湯或酒服二錢。男用女，女用男。中襯衣亦可。時珍。

【附方】新一。**小兒夜啼**。用本兒初穿毛衫兒，放瓶内，自不哭也。《生生編》⑤。

孝子衫《拾遺》⑥

【釋名】【時珍曰】菒麻布所爲者。

【主治】面皯，燒灰傅之。藏器⑦。

帽。主鼻上生瘡，私竊拭之，勿令人知。時珍。

病人衣《綱目》

【主治】天行疫瘟。取初病人衣服，于甑上蒸過，則一家不染。時珍。

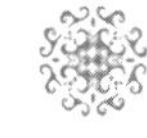

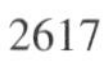

---

① 三十六黄：**《聖濟總録》卷61"三十六黄"** 房黄二十六，病人身體沉重，狀似著熱，不得睡卧，小便黄色，眼赤如朱，心下塊起，狀若癡人。如此證候，十無一生。先烙上脘及心俞，次烙舌上，灸關元、下廉百壯，宜服燒衣灰方：右取婦人内衣，燒灰細研，每服二錢匕，温酒調下。

② 濟急方：**《仙傳外科》卷10"神醫華佗云"** 六危證，中鬼氣，忽倒地，四肢冷，手握拳，鼻口出血……一方：故汗衫衣，或觸衣久染污者，男用女衣，女用男衣，燒灰，每服二錢，七沸湯調服。（觸衣，即内襯衣也。）

③ 炙轂子：**《古今事文類聚》續集卷19"朝服部・汗衫"** 燕朝衮冕有白紗中單，有明衣，皆汗衫之象，以行祭接神。至漢與項羽交戰，汗透中單，改名汗衫，貴賤通服。（《炙轂子》）

④ 釋名：**《釋名・釋衣服》** 裲襠，其一當胸，其一當背，因以名之也……汗衣，近身受汗垢之衣也。《詩》謂之澤，受汗澤也。或曰鄙袒，或曰羞袒。作之，用六尺裁，足覆胸背，言羞鄙於袒而衣此耳。

⑤ 生生編：（**按**：僅見《綱目》引録。）

⑥ 拾遺：**《證類》卷10"二十五種陳藏器餘・孝子衫"** 傅面皯。

⑦ 藏器：見上注。

衣帶《拾遺》①

【主治】婦人難産及日月未至而産。臨時取夫衣帶五寸，燒爲末，酒服之。裩帶最佳。藏器②。療小兒下痢客忤，妊婦下痢難産。時珍。

【附方】新五。小兒客忤卒中者。燒母衣帶三寸，并髮灰少許，乳汁灌之。《外臺秘要》③。小兒下痢，腹大且堅。用多垢故衣帶切一升，水五升，煮一升，分三服。《千金方》④。妊娠下痢。中衣帶三寸燒研，水服。《千金》⑤。金瘡犯内，血出不止。取所交婦人中衣帶三寸燒末，水服。《千金方》⑥。令病不復。取女中下裳帶一尺燒研，米飲服，即免勞復。《肘後方》⑦。

頭巾綱目

【釋名】【時珍曰】古以尺布裹頭爲巾。後世以紗、羅、布、葛縫合，方者曰巾，圓者曰帽，加以漆製曰冠。又束髮之帛曰帞，覆髮之巾曰幘，罩髮之絡曰網巾，近制也。

【主治】故頭巾。治天行勞復後渴。取多膩者浸汁，暖服一升。時珍。○《千金方》⑧。

【附方】新四。霍亂吐利。偷本人頭繒，以百沸湯泡汁，服一呷，勿令知之。《集玄方》⑨。卒忽心痛。三年頭帞，沸湯淋汁飲之。以盌覆帞于閑地。周時即愈。《聖惠方》⑩。惡

---

① 拾遺：**《證類》卷15“一十種陳藏器餘 · 夫衣帶”** 主難産。臨時取五寸，燒爲末，酒下。裩帶最佳。

② 藏器：見上注。

③ 外臺秘要：**《千金方》卷5“客忤第四”** 治小兒卒中忤方……又方：燒母衣帶三寸併髮，合乳汁服之。（**按**：《外臺》無此方，另溯其源。）

④ 千金方：**《千金方》卷5“癖結脹滿第五”** 治小兒不痢，腹大且堅方：以故衣帶多垢者，切一升，水三升，煮取一升，分三服。

⑤ 千金：**《千金方》卷2“妊娠諸病第四”** 治妊娠下痢方……又方：燒中衣帶三寸，末，服之。

⑥ 千金方：**《證類》卷15“夫衣帶”** 孫真人：治金瘡未愈而交接，血出不止，取與交婦人衣帶二寸，燒研末，水服之。（**按**：今本《千金方》無此方。）

⑦ 肘後方：**《肘後方》卷2“治時氣病起諸勞復方第十四”** 凡欲病患不復：取女人手足爪二十枚，又取女中下裳帶一尺燒灰，以酒若米飲服之。

⑧ 千金方：**《證類》卷15“頭垢”** 《千金方》……故膩頭巾無毒。天行勞復，渴，浸取汁，煖服一升。（**按**：今本《千金方》無此方。）

⑨ 集玄方：（**按**：僅見《綱目》引録。未能溯得其源。）

⑩ 聖惠方：**《普濟方》卷252“解食牛馬豬羊犬雞鴨魚蟹中毒”** 治食自死鳥獸肝中毒（出聖惠方）……亦治卒心痛，以沸湯取汁飲之。頭巾即髻帛也……（**按**：《聖惠方》卷39“治食六畜百獸肝中毒諸方”同方中無“亦治卒心痛……”一句。故時珍或引自《普濟方》。）

氣心痛。破綱巾燒灰一錢，猫屎燒灰五分，温酒服。馬氏方[①]。下蝕疳瘡。破絲綱燒存性、孩兒茶各五分，研末。以濃茶洗浄，摲之，三五次效。忌生酒、房事、發物。《集簡方》。

幞頭《綱目》

【釋名】【時珍曰】幞頭，朝服也。北周武帝始用漆紗製之，至唐又有紗帽之制，逮今用之。

【主治】燒烟，熏産後血運。燒灰水服，治血崩及婦人交腸病。時珍。

【發明】【時珍曰】按陳總領方[②]，治暴崩下血，琥珀散用漆紗帽灰，云取陽氣冲上之義。又夏子益《奇疾方》[③]云：婦人因生産，陰陽易位，前陰出糞，名曰交腸病。取舊幞頭燒灰，酒服。仍間服五苓散分利之。如無幞頭，凡舊漆紗帽皆可代之。此皆取漆能行敗血之義耳。

皮巾子《綱目》

【主治】下血及大風癘瘡。燒灰入藥。時珍。

【附方】新一。積年腸風。瀉血，百藥不瘥。敗皮巾子燒灰、白礬燒各一兩，人指甲燒焦、麝香各一分，乾薑炮三兩，爲末。每服一錢，米飲下。《聖惠方》[④]。

皮腰袋《綱目》

【主治】大風癘瘡。燒灰入藥。時珍。

繳脚布《拾遺》[⑤]

【釋名】【時珍曰】即裹脚布也。李斯[⑥]書云，天下之士，裹足不入秦，是矣。古名行縢。

【主治】無毒。主天行勞復，馬駿風黑汗出者，洗汁服之。多垢者佳。

---

① 馬氏方：(**按**：不明来源，待考。)

② 陳總領方：**《婦人良方》卷1"崩暴下血不止方論第十五"**　治崩暴下血(陳總領方)：赤芍藥、香附子、荷葉(枯)、男子髮(皂莢水洗)、當歸、棕櫚(炒焦)、烏紗帽(是漆紗頭巾，取陽氣衝上故也)……

③ 奇疾方：**《怪證奇方》卷上**　治小便出屎，大便出尿，名交腸。用舊幞頭燒灰，酒下五分，愈。

④ 聖惠方：**《聖惠方》卷60"治積年腸風下血不止諸方"**　治積年腸風瀉血，百藥無效，宜服此方：敗皮巾子(一兩，燒灰)、人指甲(一分，炒焦)、乾薑(三兩，炮裂，爲末)、麝香(一分)、白礬(一兩，燒灰)，右件藥相和，細研如面，每於食前以温粥飲調下一錢。

⑤ 拾遺：**《證類》卷9"一十種陳藏器餘·故繳脚布"**　無毒。主天行勞復，馬駿風黑汗。洗汁飲，帶垢者佳。

⑥ 李斯：**《史記·李斯列傳》**　……今乃棄黔首以資敵國，却賓客以業諸侯，使天下之士退而不敢西向，裹足不入秦，此所謂藉寇兵而齎盗糧者也……/**《釋名·釋衣服》**　幅，所以自逼束也，今謂之行縢。言以裹脚，行可以跳騰輕便也。

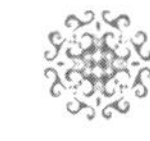
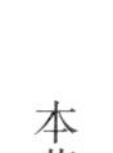

藏器①。婦人欲回乳,用男子裹足布勒住,經宿即止。時珍。

敗天公《别録》②下品

【釋名】笠。【弘景③曰】此乃人所戴竹笠之敗者。取竹燒灰用。【時珍曰】笠乃賤者禦雨之具。以竹爲胎,以箬葉夾之。《穹天論》④云:天形如笠,而冒地之表,則天公之名,蓋取于此。近代又以牛馬尾、椶毛、皂羅漆製以蔽日者,亦名笠子,乃古所謂褦襶子者也。

【主治】平。主鬼疰精魅,燒灰酒服。《别録》⑤。

故蓑衣《拾遺》⑥

【釋名】襏襫音潑適。【時珍曰】蓑草結衣,禦雨之具。《管子》⑦云:農夫首戴茅蒲,身服襏襫。即此也。

【主治】蠼螋溺瘡,取故蓑衣結燒灰,油和傅之。藏器⑧。

氈屜音替○《綱目》

【釋名】屧音替、屟音燮。【時珍曰】凡履中薦,襪下氈,皆曰屜,可以代替也。

【主治】瘰癧。燒灰五匕,酒一升和,平旦向日服,取吐良。思邈⑨。

【附方】新三。痔瘡初起,痒痛不止。用氈襪烘熱熨之。冷又易。《集玄方》⑩。一切心痛。氈襪後跟一對,燒灰酒服。男用女,女用男。《壽域方》⑪。斷酒不飲。以酒漬氈屜一

① 藏器:見前頁注⑤。

② 别録:**《别録》見《證類》卷 11"敗天公"** 平。主鬼疰精魅。

③ 弘景:**《集注》見《證類》卷 11"敗天公"** 陶隱居云:此人所戴竹笠之敗者也。取上竹燒,酒服之。

④ 穹天論:**《御覽》卷 2"天部下"** 虞昺《穹天論》曰:天形穹隆如笠,而冒地之表,浮元氣之上,譬覆奩以抑水而不没者,氣充其中也。日繞辰極,没西而還東,不入地中也。

⑤ 别録:見本頁注②。

⑥ 拾遺:**《證類》卷 10"二十五種陳藏器餘·故蓑衣結"** 燒爲灰,和油傅蠼螋溺瘡,佳。

⑦ 管子:**《御覽》卷 822"産資部二·農"** 《國語》管仲曰……時雨既至……以旦暮從事於田野。脱衣就功,首戴茅蒲,身衣襏襫……

⑧ 藏器:見本頁注⑥。

⑨ 思邈:**《千金方》卷 23"九漏第一"** 治瘰癧方……又方:故鞋内氈替燒末五匕,和酒一升,旦向日服之,强行,須臾吐鼠出,三朝服。

⑩ 集玄方:(**按**:僅見《綱目》引録。未能溯得其源。)

⑪ 壽域方:**《延壽神方》卷 2"心痛部"** 治手足厥冷,腹疼……一方:用氈襪後跟一對,男用女者,女用男者,燒灰,酒調服妙。

宿，平旦飲，得吐即止也。《千金方》①。

皮韡《綱目》

【釋名】靴。【時珍曰】韡，皮履也，所以華足，故字從革、華。劉熙《釋名》②云：韡，跨也。便於跨馬也。本胡服。趙武靈王好着短靿韡，後世乃作長靿韡，入藥當用牛皮者。

【主治】癬瘡，取舊韡底燒灰，同皂礬末摻之。先以葱椒湯洗净。時珍。

【附方】新五。牛皮癬瘡。舊皮鞋底燒灰，入輕粉少許，麻油調抹。《直指方》③。小兒頭瘡。《聖惠方》④用皮鞋底洗净煮爛，洗訖傅之。〇又方：舊皮鞋面燒灰，入輕粉少許，生油調傅。瘰癧已潰。牛皮油韡底燒灰，麻油調傅之。《集玄方》⑤。身項粉瘤。舊皮鞋底洗净，煮爛成凍子，常食之。瘤自破如豆腐，極臭。《直指方》⑥。腸風下血。皮鞋底、蠶繭退、核桃殼、紅鷄冠花等分，燒灰。每酒服一錢。《聖惠方》⑦。

麻鞋《唐本草》⑧

【釋名】履《綱目》、屝音費、靸音先立切。【時珍曰】鞋，古作鞵，即履也。古者以草爲屨，以帛爲履。周人以麻爲鞋。劉熙《釋名》⑨云：鞋者，解也，縮其上，易舒解也。履者，禮也，飾足爲禮也。靸者，襲也，履頭深襲覆足也。皮底曰屝，屝者皮也。木底曰舄，乾腊不畏濕也。入藥當用黄麻、苧麻結者。

【主治】舊底洗净煮汁服，止霍亂吐下不止，及食牛馬肉毒，腹脹吐利

---

① 千金方：**《千金方》卷25“卒死第一”** 斷酒方……又方：酒漬汗靴替一宿，旦空腹與〔飲〕，即吐，不喜見酒。

② 釋名：**《釋名·釋衣服》** 韡，跨也，兩足各以一跨騎也。

③ 直指方：**《直指方》卷24“疥癬證治”** 牛皮癬方：舊皮鞋底燒存性，麻油、輕粉調抹。

④ 聖惠方：**《普濟方》卷363“頭瘡”** 治小兒頭癢瘡：舊牛皮鞋底，净洗煮化，净洗訖敷之。/**《普濟方》卷361“胎風”** 治小兒胎風瘡，皮鞋輕粉散(出《經驗良方》)：上用舊皮鞋面，燒灰爲末，輕粉少許，濕瘡乾敷，乾瘡油敷。(**按**：《聖惠方》無此二方，另溯其源。)

⑤ 集玄方：(**按**：僅見《綱目》引録。未能溯得其源。)

⑥ 直指方：**《直指方》卷22“癭瘤證治”** 又治瘤方：舊牛皮鞋皮，洗，煎凍，常食之。瘤若破如豆腐，極臭。

⑦ 聖惠方：**《普濟方》卷37“腸風下血”** 治腸風下血：核桃殼、蠶蜕、皮鞋底、赤雞冠花(各等分)，右燒灰爲末，每服一錢，温酒調，空心下。(**按**：《聖惠方》無此方，另溯其源。)

⑧ 唐本草：**《唐本草》見《證類》卷11“故麻鞋底”** 水煮汁服之。解紫石英發毒，又主霍亂吐下不止，及解食牛馬肉毒，腹脹吐痢不止者。

⑨ 釋名：**《釋名·釋衣服》** ……履，禮也，飾足所以爲禮也。複其下曰舄。舄，腊也，行禮久立，地或泥濕，故木複其下，使乾腊也。屨，拘也，所以拘足也。齊人謂韋屨曰屝。屝，皮也，以皮作之也……鞋，解也。著時縮其上如履，然解其上則舒解也……靸，韋履，深頭者之名也。靸，襲也，以其深襲覆足也。

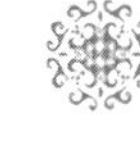

不止，又解紫石英發毒。蘇恭①。煮汁服，止消渴。時珍②。

【附方】舊五，新七。霍亂轉筋。故麻鞋底燒赤，投酒中，煮取汁服。《陳藏器本草》③。瘧疾不止。故鞋底去兩頭燒灰，井華水服之。《千金方》④。鼻塞不通。麻鞋燒灰吹之，立通。《經驗方》⑤。鼻中衄血。鞋𩌦燒灰吹之，立效。《貞元廣利方》⑥。小便遺牀。麻鞋尖頭二七枚，燒灰，歲朝井華水服之。《近效方》⑦。大腸脱肛。炙麻鞋底，頻按入。仍以故麻鞋底、鼈頭各一枚，燒研傅之，按入即不出也。《千金方》⑧。子死腹中。取本婦鞋底炙熱，熨腹上下，二七次即下。《集玄方》⑨。胎衣不下。方同上。夜卧禁魘。凡卧時，以鞋一仰一覆，則無魘及惡夢。《起居雜忌》⑩。折傷接骨。市上乞兒破鞋一隻燒灰、白麪等分，好醋調成糊，敷患處，以絹束之，杉片夾定。須臾痛止，骨節有聲，爲效。楊誠《經驗方》⑪。白駮癜風。麻鞋底燒灰，擦之。《聖惠》⑫。蜈蚣傷螫。麻履底炙熱揩之，即安。《外臺秘要》⑬。

草鞋《拾遺》⑭

【釋名】草屨《綱目》、屩音蹻、不借《綱目》、千里馬。【時珍曰】《世本》⑮言黄帝之

---

① 蘇恭：見前頁注⑧。

② 時珍：**《拾遺》見《證類》卷11“故麻鞋底”** 《陳藏器本草》云：故麻鞋底，主消渴。煮汁服之……（**按**：非出時珍，實出《拾遺》。）

③ 陳藏器本草：**《拾遺》見《證類》卷11“故麻鞋底”** ……又故麻鞋底燒令赤，投酒煮粟穀汁中服之，主霍亂轉筋。

④ 千金方：**《千金方》卷10“温瘧第六”** 治瘧無問新久者方……又方：故鞋底去兩頭，燒作灰，井華水服之。

⑤ 經驗方：**《證類》卷11“故麻鞋底”** 《經驗方》：治鼻塞。燒麻鞋灰吹鼻中，立通。一名千里馬，麻鞋名也。

⑥ 貞元廣利方：**《證類》卷11“故麻鞋底”** 《廣利方》：治鼻衄血。鞋𩌦作灰吹鼻孔中，立效。

⑦ 近效方：**《拾遺》見《證類》卷11“故麻鞋底”** 陳藏器云：取麻鞋尖頭二七，爲灰，歲朝井華水服之，又主遺溺。（**按**：非出《近效方》無此方，實出《拾遺》。）

⑧ 千金方：**《千金方》卷24“脱肛第六”** 治肛門滯出……又方：炙故麻履底按令入，頻按令入，永瘥。又方：故敗麻履底、鱉頭（各一枚），右二味，燒鱉頭擣爲散，敷肛門滯出頭，將履底按入，即不出矣。

⑨ 集玄方：（**按**：僅見《綱目》引録。未能溯得其源。）

⑩ 起居雜忌：（**按**：未見原書，待考。）

⑪ 楊誠經驗方：（**按**：書佚，無可溯源。）

⑫ 聖惠方：（**按**：《聖惠方》無此方，未能溯得其源。）

⑬ 外臺秘要：**《證類》卷11“故麻鞋底”** 《外臺秘要》……又方：治蜈蚣螫人，麻鞋履底炙以揩之，即差。（**按**：《肘後》卷7“治卒蜈蚣蜘蛛所螫”有此方，用“麻鞋履底土”。）

⑭ 拾遺：**《拾遺》見《證類》卷11“故麻鞋底”** 陳藏器云：破草鞋和人亂髮燒作灰，醋和傅小兒熱毒游腫。

⑮ 世本：**《御覽》卷697“履”** 《世本》於則作履屝。（於則，黄帝臣。草曰屝，麻曰履也。）

臣始作屨，即今草鞋也。劉熙《釋名》①云：屨者，拘也，所以拘足也。屩者，蹻也，着之蹻便也。不借者，賤而易得，不假借人也。

【主治】破草鞋，和人亂髮燒灰，醋調，傅小兒熱毒遊腫。藏器②。催生，治霍亂。時珍。

【附方】新五。產婦催生。路旁破草鞋一隻，洗浄燒灰，酒服二錢。如得左足生男，右足生女，覆者兒死，側者有驚，自然之理也。《胎產方》③。霍亂吐瀉。出路在家應急方：用路旁破草鞋，去兩頭，洗三四次，水煎湯一盌，滚服之，即愈。《事海文山》④。渾身骨痛。破草鞋燒灰，香油和，貼痛處，即止。《救急方》⑤。行路足腫，被石墊傷者。草鞋浸尿缸内半日，以磚一塊燒紅，置鞋于上，將足踏之，令熱氣入皮裹即消。《救急方》⑥。臁瘡潰爛。《海上方》⑦詩云：左脚草鞋將棒挑，水中洗浄火中燒。細研爲末加輕粉，洗以鹽湯傅即消。

屐屧鼻繩《唐本草》⑧

【釋名】木屐。【時珍曰】屐乃木履之下有齒者，其施鐵者曰𡳐，音局。劉熙《釋名》⑨云：屐者，支也，支以踏泥也。【志⑩曰】《别本》注云：(履)〔屐〕屧，江南以桐木爲底，用蒲爲鞵，麻穿其鼻，江北不識也。久着斷爛者，乃堪入藥。

【主治】(哽咽)〔噎哽〕，心痛胸滿，燒灰水服。《唐本》⑪。

【附方】新七。婦人難產。路旁破草鞋鼻子，燒灰，酒服。《集玄方》⑫。睡中尿牀。

---

① 釋名：**《釋名・釋衣服》** 屨，拘也，所以拘足也。齊人謂韋屨曰屝。屝，皮也，以皮作之。不借，言賤易有，宜各自蓄之，不假借人也……屩，蹻也，出行著之，蹻蹻輕便，因以爲名也。

② 藏器：見 2622 頁注⑭。

③ 胎產方：**《得效方》卷 14"保產"** 神驗散：產婦坐草時，取路傍舊草馬一隻，用鼻絡小耳繩燒灰，温酒調服。如得左足者男，右足者女，覆者兒死，側者有驚，自然理也。似非切要之藥，催生極驗。

④ 事海文山：(**按**：書佚，無可溯源。)

⑤ 救急方：(**按**：查《新增救急易方》及《急救良方》，未能溯得其源。)

⑥ 救急方：(**按**：同上按。)

⑦ 海上方：(**按**：未能溯得其源。)

⑧ 唐本草：**《唐本草》見《證類》卷 11"屐屧鼻繩灰"** 水服主噎哽，心痛胸滿。

⑨ 釋名：**《釋名・釋衣服》** 屐，榰也，爲兩榰以踐泥也。

⑩ 志：**《開寶》見《證類》卷 11"屐屧鼻繩灰"** 今按《别本》注云：屐屧，江南有之，北人不識，以桐木爲屐及屧也。用蒲爲屧，用麻穿其鼻也，久著脚者堪入藥用。

⑪ 唐本：見本頁注⑧。

⑫ 集玄方：(**按**：僅見《綱目》引録。未能溯得其源。)

麻鞋綱帶及鼻根等,惟不用底,七量,以水七升,煮二升,分再服。《外臺秘要》①。(户)〔尸〕咽痛痒,聲音不出。履鼻繩燒灰,水服之。葛洪《肘後方》②。燕口吻瘡。木履尾,煻火中煨熱,取拄兩吻,各二七遍。《千金方》③。小兒頭瘡。草鞋鼻子燒灰,香油調,傅之。〇《聖濟録》④。手足瘑瘡。故履系燒灰,傅之。《千金方》⑤。狐尿刺瘡。麻鞋綱繩如棗大,婦人內衣有血者手大一片,鈎頭棘針二七枚,并燒研。以豬脂調傅,當有蟲出。《陳藏器本草》⑥。

自經死繩《拾遺》⑦

【主治】卒發狂顛,燒末,水服三指撮。陳蒲煮汁服亦佳。藏器⑧。

【發明】【時珍曰】按張耒《明道〔雜〕志》⑨云:蘄水一富家子遊倡宅,驚走仆于刑人尸上,大駭發狂。明醫龐安常取絞死囚繩燒灰,和藥與服,遂愈。觀此則古書所載冷僻之物,無不可用者,在遇圓機之士耳。

靈牀下鞋《拾遺》⑩

原缺。

① 外臺秘要:**《外臺》卷27“尿床方”**　《近效》療尿床方:取麻鞋乳帶及鼻根等,唯不用底,須七量,以水七升,煮取二升,分再服。

② 肘後方:**《普濟方》卷62“尸咽喉”**　治尸咽方:用燒履鼻繩爲灰,暖水服之。(**按**:今本《肘後方》無此方。另溯其源。)

③ 千金方:**《千金方》卷6“口病第三”**　治燕吻瘡方……又方:以木履尾,納灰中令熱,取柱兩吻,各二七遍。

④ 聖濟録:**《普濟方》卷363“頭瘡”**　治小兒頭瘡:用草鞋鼻子燒灰,香油調傅。(**按**:《聖濟總録》無此方,另溯其源。)

⑤ 千金方:**《千金方》卷22“瘭疽第六”**　治瘑瘡方……又方:燒故履系末敷之。

⑥ 陳藏器本草:**《拾遺》見《證類》卷11“故麻鞋底”**　《陳藏器本草》云……鞋綱繩如棗大,婦人內衣有血者手大,鈎頭棘針二七枚,三物並燒作灰,以猪脂調傅狐刺瘡,出蟲。

⑦ 拾遺:**《證類》卷7“一十種陳藏器餘·自經死繩”**　主卒發顛狂,燒爲末,服三指撮,三年陳蒲煮服之,亦佳。

⑧ 藏器:見上注。

⑨ 明道雜志:**《明道雜志》**　蘄水縣有高醫龐安時者,治疾無不愈。其處方用意,幾似古人,自言心解,初不從人授也。蘄有富家子,竊出遊倡,鄰人有鬥者,排動屋壁,富人子方驚懼疾走出,惶惑突入市。市方陳刑尸,富人子走僕尸上,因大驚,到家發狂,性理遂錯,醫巫百方不能已。龐爲劑藥,求得絞囚繩,燒爲灰以調藥,一劑而愈……

⑩ 拾遺:**《證類》卷10“二十五種陳藏器餘·靈床下鞋履”**　主脚氣。

死人枕席《拾遺》①

【主治】尸疰、石蚘。又治疣目,以枕及席拭之二七遍令爛,去疣。藏器②。療自汗盗汗,死人席緣燒灰,煮汁浴身,自愈。時珍。○《聖惠方》③。

【發明】【藏器④曰】有嫗人患冷滯,積年不瘥。宋徐嗣伯診之,曰:此尸疰也。當以死人枕煮服之,乃愈。于是往古塚中取枕,枕已一邊腐缺。嫗服之,即瘥。張景(聲)〔年〕十五歲,患腹脹面黄,衆藥不能治,以問嗣伯。嗣伯曰:此石蚘爾,極難療,當取死人枕煮服之。得大蚘蟲,頭堅如石者五六升,病即瘥。沈僧翼患眼痛,又多見鬼物。嗣伯曰:邪氣入肝,可覔死人枕煮服之。竟可埋枕于故處。如其言,又愈。王晏問曰:三病不同,皆用死人枕而俱瘥,何也?答曰:尸疰者,鬼氣也,伏而未起,故令人沉滯。得死人枕治之,魂氣飛越,不〔復〕附體,故尸疰自瘥。石蚘者,醫療既僻,蚘蟲轉堅,世間藥不能遣,須以鬼物驅之,然後乃散,故用死人枕煮服之。邪氣入肝,則使人眼痛而見魍魎,須邪物以鉤之,故用死人枕之氣。因不去之,故令埋於故處也。【時珍曰】按謝士泰《删繁方》⑤:治尸疰,或見尸,或聞哭聲者。取死人席,斬棺内餘棄路上者一虎口,長三寸,水三升,煮一升服,立效。此即用死人枕之意也,故附之。

---

① 拾遺:**《證類》卷15"一十種陳藏器餘·死人枕及蓆"** 患疣,拭之二七遍令爛,去疣。嘗有嫗人患滯冷,積年不差。徐嗣伯爲診曰:此尸疰也,當以死人枕煮服之乃愈。於是往古塚中取枕,枕已一邊腐缺,嫗服之即差。張景年十五歲,患腹脹面黄,衆藥不能治。以問徐嗣伯,嗣伯曰:此石蚘耳,極難療,當取死人枕煮服之。得大蚘蟲,頭堅如石者五六升,病即差。沈僧翼患眼痛,又多見鬼物。嗣伯曰:邪氣入肝,可覔死人枕煮服之。竟可埋枕於故處,如其言,又愈。王晏問曰:三病不同,皆用死人枕而俱差,何也?答曰:尸疰者,鬼氣也,伏而未起,故令人沉滯,得死人枕治之,魂氣飛越,不復附體,故尸疰自差。石蚘者,醫療既癖,蚘蟲轉堅,世間藥不能遣,所以須鬼物馳之,然後乃散,故令煮死人枕服。夫邪氣入肝,故使眼痛而見魍魎,須邪物以鉤之,故用死人枕之氣,因不去之,故令埋於塚間也。

② 藏器:見上注。

③ 聖惠方:**《千金方》卷32"傷寒雜病第十"** 治盗汗及汗無時方……又方:死人席緣燒灰,煮汁洗身瘥。(**按**:《聖惠方》無此方,另溯其源。)

④ 藏器:見本頁注①。

⑤ 删繁方:**《外臺》卷13"尸疰方"** 《删繁》療尸疰損鼻,或聞哭聲,或見尸常發,死人席湯方:取死人眠席,斬棺内餘棄路者一虎口,長三寸,止一物以水三升,煮取一升,爲一服,立效。

服器部

服器之二　器物類五十四種

紙《綱目》

【釋名】【時珍曰】古者編竹炙青書字,謂之汗青,故簡策字皆從竹。至秦漢間以繒帛書事,謂之幡紙,故紙字從糸,或從巾也。從氏,諧聲也。劉熙《釋名》①云:紙者,砥也,其平如砥也。東漢和帝時,耒陽蔡倫始采樹皮、故帛、魚網、麻繒,煮爛造紙,天下乃通用之。蘇易簡《紙譜》②云:蜀人以麻,閩人以嫩竹,北人以桑皮,剡溪以藤,海人以苔,浙人以麥麹、稻稈,吴人以繭,楚人以楮爲紙。又云:凡燒藥,以墨塗紙裹藥,最能拒火。藥品中有閃刀紙,乃摺紙之際,一角叠在紙中,匠人不知漏裁者,醫人取入藥用。今方中未見用此,何歟?

【氣味】諸紙:甘,平,無毒。【主治】**楮紙**。燒灰,止吐血、衄血、血崩,金瘡出血。時珍。

竹紙。包犬毛燒末,酒服,止瘧。《聖惠》③。

藤紙。燒灰,傅破傷出血,及大人小兒内熱,衄血不止,用故藤紙瓶中燒存性二錢,入麝香少許,酒服。仍以紙撚包麝香,燒烟熏鼻。時珍。

草紙。作撚,紝癰疽,最拔膿。蘸油燃燈,照諸惡瘡浸淫濕爛者,出黄水,數次取效。時珍。

麻紙。止諸失血,燒灰用。時珍。

紙錢。主癰疽將潰,以筒燒之,乘熱吸患處。其灰止血。其烟久嗅,損

---

① 釋名:**《釋名·釋書契》**　紙,砥也,謂平滑如砥石也。

② 紙譜:**《文房四譜·紙譜·二之造》**　蜀中多以麻爲紙,有玉屑屑骨之號。江浙間多以嫩竹爲紙,北土以桑皮爲紙,剡溪以藤爲紙,海人以苔爲紙,浙人以麥莖稻稈爲之者,脆薄焉。以麥槀油藤紙爲之者,尤佳。/**《文房四譜·紙譜·三之雜説》**　藥品中有閃刀紙,蓋裁紙之際,一角疊在紙中,匠人不知漏裁者,醫人入藥用。/**《文房四譜·墨譜·三之雜説》**　今之燒藥者,言以墨塗紙裹藥,尤能拒火。

③ 聖惠:**《普濟方》卷197“諸瘧”**　治瘧疾方……又方:用竹紙包犬毛燒過,爲末,白湯送下。(**按**:《聖惠方》無此方,另溯其源。)

人肺氣。時珍。

【附方】新八。吐血不止。白薄紙五張燒灰，水服。效不可言。《普濟方》①。衄血不止。屏風上故紙燒灰，酒服一錢，即止。《普濟方》②。皮膚血濺出者。以煮酒罎上紙，扯碎如楊花，捏在出血處，按之即止。王璆《百一選方》③。血痢不止。白紙三張，裹鹽一匙，燒赤研末。分三服，米飲下。《聖惠方》④。月經不絶，來無時者。案紙三十張燒灰，清酒半升和服，頓定。冬月用煖酒服之。劉禹錫《傳信方》⑤。産後血運。上方服之立驗。已斃經一日者，去板齒灌之，亦活。諸蟲入耳。以紙塞耳鼻，留蟲入之耳不塞，閉口勿言，少頃蟲當出也。《集玄方》⑥。老小尿牀。白紙一張鋪席下，待遺于上，取紙晒燒，酒服。《集簡方》。

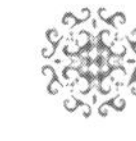

青紙《綱目》

【主治】妒精瘡，以唾粘貼，數日即愈，且護痛也。彌久者良。上有青黛，殺蟲解毒。時珍。

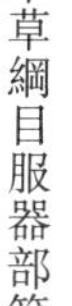

印紙《拾遺》⑦

【主治】婦人斷産無子，剪有印處燒灰，水服一錢匕，效。藏器⑧。

桐油繖紙《綱目》

【主治】蛀乾（陰）瘡。燒灰，出火毒一夜，傅之，便結痂。《袖珍》⑨。

---

① 普濟方：**《聖惠方》卷37"治吐血諸方"** 治吐血立效方：白蒲薄紙（五張，燒灰），右將紙灰以水調，頓服之立效。（**按**：《普濟方》卷188"吐血"引同方，云出《聖惠方》。）

② 普濟方：**《普濟方》卷189"鼻衄"** 治鼻衄出血，兩孔不止，謂之血汗……又方：用故屏風紙燒灰，細研，温酒調下一錢，立止。

③ 百一選方：**《百一選方》卷6"第七門"** 治血自皮膚間濺出：以煮酒瓶上紙，碎撚如楊花，用手捏在出血處，立止。

④ 聖惠方：**《聖惠方》卷59"治血痢諸方"** 治血痢，百方無效，不問遠近……又方：右以濕白紙二張，裹鹽一匙，於猛火中燒作灰，細研，分爲三服，食前以粥飲調服之。

⑤ 傳信方：**《圖經》見《證類》卷12"楮實"** ……紙亦入藥。見劉禹錫《傳信方》。治女子月經不絶，來無時者。取案紙三十張，燒灰，以清酒半升和調服之，頓定。如冬月即暖酒服。蓐中血暈，服之立驗。已斃者，去板齒灌之，經一日亦活。

⑥ 集玄方：（**按**：僅見《綱目》引録。未能溯得其源。）

⑦ 拾遺：**《證類》卷3"三十五種陳藏器餘·印紙"** 無毒。主令婦人斷産無子。剪有印處燒灰，水服之一錢匕，神效。

⑧ 藏器：見上注。

⑨ 袖珍：**《袖珍方》卷3"癧疽瘡瘍"** 《補遺》蛀乾瘡秘方：用黑油傘紙燒灰，出火毒，再傅瘡上，便結靨，甚妙。

【附方】新一。丁瘡發汗。千年石灰炒十分，舊黑傘紙燒灰一分。每用一小匙，先以齏水些少，次傾香油些少，入末攪勻。沸湯一盞，調下。厚被蓋之，一時大汗出也。《醫方捷徑》①。

曆日《綱目》

【集解】【時珍曰】太昊始作曆日，是有書。《禮記》②：十二月天子頒朔于諸侯。

【主治】邪瘧。用隔年全曆，端午午時燒灰，糊丸梧子大，發日早用無根水下五十丸。《衛生易簡方》③。

鍾馗《綱目》

【集解】【時珍曰】《逸史》④云：唐高祖時，鍾馗應舉不第，觸階而死，後明皇夢有小鬼盜王笛，一大鬼破帽藍袍捉鬼啖之。上問之。對曰：臣終南山進士鍾馗也。蒙賜袍帶之葬，誓除天下虛耗之鬼。乃命吳道子圖象，傳之天下。時珍謹按，《爾雅》⑤云：中馗，菌名也。《考工記》⑥注云：終葵，椎名也。菌似椎形，椎似菌形，故得同稱。俗畫神執一椎擊鬼，故亦名中馗。好事者因作《鍾馗傳》，言是未第進士，能啖鬼。遂成故事，不知其訛矣。

【主治】辟邪止瘧。時珍。

【附方】新二。婦人難産。鍾馗左脚燒灰，水服。楊起《簡便方》⑦。鬼瘧來去。畫鍾馗紙燒灰二錢，阿魏、砒霜、丹砂各一皂子大，爲末。寒食麪和，丸小豆大。每服一丸，發時冷水

---

① 醫方捷徑：**《醫方捷徑》卷1"膏藥方"** 發汗秘方：治疗瘡及傷寒皆用。千年石灰（炒，十分）、舊黑傘紙（燒灰，一分），右哦末，每服一小茶匙，先傾齏水些少在盞内，次傾清油些小在内，却下藥攪勻，侵沸湯一淺盞，熱服，厚被蓋之，特大汗。

② 禮記：**《周禮·大史》** ……頒告朔于邦國。（……鄭司農云：頒讀爲班，班布也。以十二月朔布告天下諸侯……）

③ 衛生易簡方：**《衛生易簡方》卷2"諸瘧"** 治瘧又方：用隔年全日歷，端午日午時燒灰，糊丸如桐子大，當發日早，以無根水送下一丸。

④ 逸史：**《古今事文類聚》前集卷6"天時部·古今事實·夢鍾馗"** 明皇開元，講武驪山翠華還宫上，不悦，因痁疾作晝。夢一小鬼，衣絳犢鼻，跣一足，履一足，腰懸一履，搢一筠扇，盜太真繡香囊及上玉笛，繞殿奔戲上前。上叱問之，小鬼奏曰：臣乃虛耗也。上曰：未聞虛耗之名。小鬼奏曰：虛者，望空虛中盜人物如戲，耗即耗人家喜事成憂。上怒，欲呼武士。俄見一大鬼，頂破帽，衣藍袍，繫角帶，靸朝靴，徑捉小鬼，先刳其目，然後擘而啖之。上問大者：爾何人也？奏曰：臣終南山進士鍾馗也。因武德中應舉不捷，羞歸故里，觸殿階而死。是時，奉旨賜緑袍以葬之，感恩發誓，與我王除天下虛耗妖孽之事。言訖，夢覺，痁疾頓瘳。乃詔畫工吳道子曰：試與朕如夢圖之。道子奉旨，恍若有睹，立筆成圖，進呈。上視久之，撫几曰：是卿與朕同夢耳。賜以百金。（《唐逸史》。）

⑤ 爾雅：**《爾雅·釋草》** ……中馗，菌。

⑥ 考工記：**《周禮註疏》卷41"冬官考工記下"（賈公彦疏）** 大圭，長三尺，杼上終葵首。天子服之。（疏……齊人謂椎爲終葵……大圭者爲終葵，六寸以下杼之也。）

⑦ 簡便方：**《奇效單方》卷下"廿一婦人"** 治難産，一剪鍾馗左脚燒灰，水調下。

下。正月十五日、五月初五日修合。《聖濟録》①。

桃符《藥性》②

【集解】【時珍曰】《風俗通》③云：東海度朔山有大桃，蟠屈千里。其北有鬼門，二神守之，曰神荼、鬱壘，主領衆鬼。黄帝因立桃板于門，畫二神以禦凶鬼。《典術》④云：桃乃西方之木，五木之精，仙木也。味辛氣惡，故能厭伏邪氣，制百鬼。今人門上用桃符辟邪，以此也。

【主治】中惡，精魅邪氣，煮汁服。甄權⑤。

【發明】【時珍曰】錢乙《小兒方》⑥有桃符圓，疏取積熱及結胸，用巴豆霜、黄蘗、大黄各一錢一字，輕粉、硇砂各半錢，爲末，麪糊丸粟米大。量大小，用桃符湯下，無則以桃枝代之。蓋桃性快利大腸，兼取厭伏邪惡之義耳。

桃橛《拾遺》⑦

【釋名】桃杙。【時珍曰】橛，音厥，即杙也，人多削桃木釘于地上，以鎮家宅。三載者尤良。許慎⑧云：羿死於桃棓。棓，杖也。故鬼畏桃，而今人以桃梗作杙橛以辟鬼也。《禮記》⑨云：王

---

① 聖濟録：**《聖濟總録》卷 35“鬼瘧”** 治鬼瘧，阿魏丸方：阿魏（研）、砒霜（研）、丹砂（研，各皂子大）、畫鍾馗紙（燒灰，二錢），右四味研爲細末，用寒食麵丸如小豆大，每服一丸，發時冷水下。宜用正月十五日，五月五日合。

② 藥性：**《藥性論》見《證類》卷 23“桃核人”** ……桃符，主中惡。

③ 風俗通：**《風俗通義》卷下“桃梗”** 謹按《黄帝書》，上古之時，有荼與鬱壘昆弟二人，性能執鬼。度朔山上章桃樹下，簡閲百鬼，無道理、妄爲人禍害，荼與鬱壘縛以葦索，執以食虎。於是縣官常以臘除夕，飾桃人，乘葦茭，畫虎於門。/**《御覽》卷 967“桃”** 《漢舊儀》曰：《山海經》稱東海之中度朔山，山上有大桃，屈蟠三千里，東北間百鬼所出入也。上有二神人，一曰神荼，二曰鬱壘，主領萬鬼，惡害之鬼，執以葦索以食虎。黄帝乃立大桃人於門户，畫神荼、鬱壘與虎葦索以禦鬼。（**按**：比較二書，時珍當引自《御覽》。）

④ 典術：**《埤雅》卷 13“釋木・桃”** ……《典術》曰：桃者，五木之精，故能厭伏邪氣，服其華令人好色，蓋仙木也……

⑤ 甄權：**《食療》見《證類》卷 23“桃核人”** 孟詵云……又，桃符及奴，主精魅邪氣。符，煮汁飲之。奴者，丸散服之。（**按**：非出“甄權”，實出《食療》。）

⑥ 小兒方：**《小兒藥證直訣》卷下“桃枝圓”** 疏取積熱及結胸，又名桃符。巴豆霜、川大黄、黄蘗（末，各壹錢壹匙）、輕粉、硇砂（各伍分），右爲細末，麪糊圓粟米〔大〕，煎桃枝湯下，壹晬兒伍柒圓，伍柒歲貳叁拾圓。桃符湯下亦得。未晬兒，叁貳圓，臨卧。

⑦ 拾遺：**《證類》卷 13“四十五種陳藏器餘・桃掘”** 無毒。主卒心腹痛。鬼疰，破血惡氣脹滿，煮服之。三載者良。桃性去惡，掘更辟邪，桃符與桃掘同功也。

⑧ 許慎：**《淮南子・詮言訓》** 羿死於桃棓。（棓，大杖，以桃木爲之，以擊殺羿。棓，音捧。）（**按**：非出“許慎”，實出《淮南子》。）

⑨ 禮記：**《周禮・喪祝》** ……王弔則與巫前。（鄭司農云：喪祝與巫，以桃厲執戈在王前。《檀弓》曰：君臨臣喪，以巫祝桃茢執戈，惡之也，所以異於生也……）

弔則巫祝以桃茢前引,以辟不祥。茢者,桃枝作帚也。《博物志》①云:桃根爲印,可以召鬼。《甄異録》②云:鬼但畏東南桃枝爾。觀諸説,則桃之辟鬼祟疰忤,其來有由矣。

【主治】卒心腹痛,鬼疰,破血,辟邪惡氣,脹滿,煮汁服之,與桃符同功。藏器③。風蟲牙痛,燒取汁,少少納孔中,以蠟錮之。時珍。

救月杖《拾遺④》

【集解】【藏器⑤曰】即月食時,救月擊物木也。

【主治】月蝕瘡及月割耳,燒爲灰,油和傅之。藏器⑥。乃治䘌之神藥。思邈⑦。

撥火杖《拾遺》⑧

【釋名】火槽頭《拾遺》⑨、火柴頭。【時珍曰】撥火之杖,燒殘之柴,同一理。

【主治】蠍螫,以横井上立愈。其上立炭,刮傅金瘡,止血生肉。帶之,辟邪惡鬼。帶火納水底,取得水銀着出。藏器⑩。止小兒驚忤夜啼。時珍。

【附方】新一。客忤夜啼。用本家厨下燒殘火柴頭一箇,削平焦處。向上朱砂書云:撥火杖,撥火杖,天上五雷公,差來作神將。捉住夜啼鬼,打殺不要放。急急如律令。書畢,勿令人知,安立床前脚下,男左女右。《岣嶁神書》⑪。

---

① 博物志:**《續博物志》卷9** 桃根爲印,可召鬼。(**按**:書名有誤。)

② 甄異録:**《藝文類聚》卷86"桃"** 《甄異傳》曰:譙郡夏侯文規亡後,見形還家,經庭前桃樹邊過,曰:此桃我昔所種,子乃美好。其婦曰:人言亡者畏桃,君何不畏?耶答曰:桃東南枝號二尺八寸,向日者憎之,或亦不畏也。

③ 藏器:見2629頁注⑦。

④ 拾遺:**《證類》卷13"四十五種陳藏器餘・救月杖"** 主月蝕瘡及月割耳。燒爲灰,油和傅之。杖,即月蝕時,救月擊物木也。人亦取月桂子,碎,傅耳後月蝕耳瘡……

⑤ 藏器:見上注。

⑥ 藏器:見上注。

⑦ 思邈:**《千金方》卷15"疳濕痢第九"** ……日月蝕時須救,不救,出行逢暴雨。其救月杖須收取,治䘌之神藥,預備患此者,施之救療。

⑧ 拾遺:**《證類》卷13"四十五種陳藏器餘・火槽頭"** 主蠍螫,横井上立愈。上立炭,主金瘡。刮取傅瘡上,止血生肉。帶之辟邪惡鬼。帶火内水底,取得水銀著出。

⑨ 拾遺:見上注。

⑩ 藏器:見上注。

⑪ 岣嶁神書:**《小兒衛生總微論》卷15"客忤論"** 治客忤夜啼禳法:右用本家厨下燒殘火柴頭一箇,以焦頭爲上,朱書云:吾是天上五雷公將,來作神將,能收夜啼鬼,一縛永不放,急急如令。書了,勿令兒知,立在兒床下,倚前脚裹廂立之,男左女右。(**按**:已查《岣嶁神書》無此文。另溯其源。)

吹火筒《綱目》

【主治】小兒陰被蚯蚓呵腫，令婦人以筒吹其腫處，即消。時珍。

鑿柄木《拾遺》①

【釋名】千椎草《綱目》。

【主治】難産，取入鐵孔中木，燒末酒服。藏器②。刺在肉中，燒末，酒服二方寸匕。思邈③。

【發明】【時珍曰】女科有千錐草散④：用鑿柄承斧處打卷者，燒灰，淋汁飲。李魁甫言其有驗，此亦取下往之義耳。

【附方】新一。反胃吐食。千槌花一枚燒研，酒服。《衛生易簡方》⑤。

鐵椎柄《拾遺》⑥

【主治】鬼打及强鬼排突人中惡者，和桃奴、鬼箭等作丸服之。藏器⑦。【時珍曰】務成子⑧治瘟疾鬼病，螢火丸中亦用之。

銃楔《綱目》

【主治】難産，燒灰酒服，又辟忤惡邪氣。時珍。

刀鞘《拾遺》⑨

【主治】鬼打卒得，取二三寸燒末，水服。腰刀者彌佳。藏器⑩。

---

① 拾遺：**《證類》卷13"四十五種陳藏器餘·鑿孔中木"** 主難産。取入鐵裹者，燒末酒服下，産也。

② 藏器：見上注。

③ 思邈：**《千金方》卷25"被打第三"** 治刺在人肉中不出方……又方：燒鑿柄灰，酒服二寸匕。

④ 千錐草散：**《普濟方》卷356"産難"** 千鎚草散：療難産。取鑿柄入孔裹者，燒末，酒服之立下。一方燒灰淋汁服。（**按**：原無出處，今録其近似方備參。）

⑤ 衛生易簡方：**《衛生易簡方》卷2"反胃"** 治反胃……又方：用千槌花一個，燒灰存性，爲末，酒調服。

⑥ 拾遺：**《證類》卷13"四十五種陳藏器餘·鐵槌柄"** 無毒。主鬼打及强鬼排突人致惡者。和桃奴、鬼箭等，丸服之。

⑦ 藏器：見上注。

⑧ 務成子：**《傷寒總病論》卷5"辟温疫論"** 務成子螢火丸：主辟疾病惡氣百鬼，虎狼蛇虺蜂蠆諸毒……螢火……鐵錘柄（入鐵處燒焦各一兩半）……

⑨ 拾遺：**《證類》卷14"二十六種陳藏器餘·刀鞘"** 無毒。主鬼打卒得，取二三寸，燒末服。水下之，此是長刀鞘也，腰刀彌佳。

⑩ 藏器：見上注。

馬鞭《綱目》

【釋名】馬策。【時珍曰】竹柄編革爲之。故鞭從革便,策從竹束,會意。

【主治】馬汗氣入瘡或馬毛入瘡,腫毒煩熱,入腹殺人,燒鞭皮末,和膏傅之。又治狐尿刺瘡腫痛,取鞭稍二寸,鼠屎二七枚,燒研,和膏傅之。時珍。

箭笴及鏃《拾遺》①

【釋名】【時珍曰】揚雄《方言》②云:自關而東謂之矢,自關而西謂之箭,江淮之間謂之鏃。劉熙《釋名》③云:矢又謂之鏑。本曰足,末曰栝。體曰幹,旁曰羽。

【主治】婦人産後腹中痒,密安所卧席下,勿令婦知。藏器④。刺傷風水,刮箭下漆塗之。又主疔瘡惡腫,刮箭笴茹作炷,灸二七壯。時珍。

【附方】一。婦人難産。《外臺秘要》⑤用箭簳三寸,弓弦三寸,燒末,酒服,方出崔氏。○《小品方》⑥治難産飛生丸用故箭羽。方見禽部"鼺鼠"下。

弓弩弦《别録》⑦下品

【釋名】【時珍曰】黄帝時始作弓,有臂者曰弩。以木爲幹,以絲爲弦。

【氣味】平,無毒。【權⑧曰】微寒。【主治】難産,胞〔衣〕不出。《别録》⑨。鼻衄及口鼻大衄不止,取折弓弦燒灰,同枯礬等分吹之,即止。時珍。

---

① 拾遺:**《證類》卷13"四十五種陳藏器餘·箭簳及鏃"** 主婦人産後腹中癢,安所卧席下勿令婦人知。

② 方言:**《方言》卷9** 箭,自關而東謂之矢,江淮之間謂之鍭(音侯),關西曰箭。(箭者,竹名,因以爲號。)

③ 釋名:**《釋名·釋兵》** ……矢……其本曰足……又謂之鏑……其體曰幹,言挺幹也。其旁曰羽,如鳥羽也……其末曰栝……

④ 藏器:見本頁注①。

⑤ 外臺秘要:**《外臺》卷33"産難方"** 《備急》療難産方……又方:弓弦(三寸)、箭簳(二寸),各燒末,酒服之。

⑥ 小品方:**《外臺》卷34"令易産方"** 《小品》又療婦人易生産,飛生丸方:飛生(一枚)、槐子、故弩箭羽(各十四枚),右三味搗末,蜜丸桐子大,以酒服二丸,即易産。

⑦ 别録:**《别録》見《證類》卷11"弓弩弦"** 主難産,胞衣不出。

⑧ 權:**《藥性論》見《證類》卷11"弓弩弦"** 弓弩弦,微寒。

⑨ 别録:見本頁注⑦。

【發明】【弘景①曰】産難,取弓弩弦以縛腰,及燒弩牙納酒中飲之,皆取發放快速之義。【時珍曰】弓弩弦催生,取其速離也。折弓弦止血,取其斷絶也。《禮》②云:男子生,以桑弧、蓬矢射天地四方。示男子之事也。巢元方③論胎教云:妊娠三月,欲生男,宜操弓矢,乘牡馬。孫思邈《千金方》④云:婦人始覺有孕,取弓弩弦一枚,縫袋盛,帶左臂上,則轉女爲男。《房(屋)〔室〕經》⑤云:凡覺有娠,取弓弩弦縛婦人腰下,滿百日解却。此乃紫宫玉女秘傳方也。

【附方】新四。胎動上逼。弩弦繫帶之立下。《醫林集要》⑥。胎滑易産。弓弩弦燒末,酒服二錢。《續十全方》⑦。胞衣不出。水煮弓弩弦,飲汁五合。或燒灰酒服。《千金方》⑧。耳中有物不出。用弓弩弦長三寸,打散一頭,塗好膠。拄着耳中,徐徐粘引出。《聖惠方》⑨。

紡車絃《綱目》

【主治】坐馬癰,燒灰傅之。時珍。凡人逃走,取其髪於緯車上逆轉之,則迷亂不知所適。藏器⑩。

梭頭《拾遺》⑪

【主治】失音不語,病吃者,刺手心令痛即語。男左女右。藏器⑫。

---

① 弘景:**《集注》見《證類》卷 11“弓弩弦”** 陶隱居云:産難。取弓弩弦以縛腰,及燒弩牙令赤,内酒中飲之。皆取發放快速之義也。

② 禮:**《禮記·射義》** ……故男子生,桑弧、蓬矢六,以射天地四方。天地四方者,男子之所有事也……

③ 巢元方:**《諸病源候論》卷 41“婦人妊娠病諸候上·妊娠候”** ……妊娠三月始胎……欲得男者,操弓矢,射雄雞,乘肥馬於田野,觀虎豹及走犬……

④ 千金方:**《千金方》卷 2“求子第一”** 丹參圓:治婦人始覺有娠,養胎,并轉女爲男方……又方:取弓弩弦一枚,絳囊盛,帶婦人左臂。一法:以繫腰下,滿百日去之。

⑤ 房室經:**《證類》卷 11“弓弩弦”** 《房室經》:憂妊娠欲得男女,覺有孕未滿月。以弓弩弦爲帶縛腰中,滿三月解却,轉女爲男。宫中秘法不傳出。

⑥ 醫林集要:**《醫林集要》卷 18“産後”** 治胎上逼心煩,又治妊娠六七月已後,胎動困篤……一方:取弩弦系帶之,立愈。

⑦ 續十全方:**《證類》卷 11“弓弩弦”** 《續十全方》:弓弩弦燒灰爲末,用酒服二錢匕,主易生。

⑧ 千金方:**《千金方》卷 2“胞衣不出第八”** 治胞衣不出方……又方:取水煮弓弩弦,飲其汁五合,即出。亦可燒灰,酒和服。

⑨ 聖惠方:**《聖惠方》卷 36“治耳耵聹諸方”** 治耳中有物不可出,方:右以弓弦長三寸,打散一頭,塗好膠,柱著耳中物處停之,令相著,徐徐引出。

⑩ 藏器:**《拾遺》見《證類》卷 15“髮髲”** 陳藏器云……又人逃走,取其髪於緯車上却轉之,則迷亂不知所適矣。

⑪ 拾遺:**《拾遺》見《證類》卷 13“四十五種陳藏器餘·梭頭”** 主失音不語,吃病者,刺手心令痛,即語。男左女右。

⑫ 藏器:見上注。

連枷關《綱目》

【主治】轉胞，小便不通，燒灰水服。時珍。〇《千金方》①。

楤擔尖《綱目》

【主治】腸癰已成，取少許燒灰，酒服，當作孔出膿。思邈②。

梳篦拾遺③

【釋名】櫛。【時珍曰】劉熙《釋名》④云：梳，其齒疏通也。篦，其齒細密相比也。櫛，其齒連節也。赫連氏始作之。

【主治】虱病，煮汁服之。虱病（及）是活虱入腹爲病成癥瘕者。藏器⑤。主小便淋瀝，乳汁不通，霍亂轉筋，噎塞。時珍。

【附方】新八。嚙虱成癥。山野人好嚙虱，在腹生長爲虱癥。用敗梳、敗篦各一枚，各破作兩分。以一分燒研，以一分用水五升，煮取一升，調服，即下出。《千金方》⑥。霍亂轉筋入腹痛。用敗木梳一枚燒灰，酒服，永瘥。《千金方》⑦。噎塞不通。寡婦木梳一枚燒灰，煎鑰匙湯調下二錢。《生生編》⑧。小便淋痛。多年木梳燒存性，空心冷水服。男用女，女用男。《救急方》⑨。髮哽咽中。舊木梳燒灰，酒服之。《集玄方》⑩。乳汁不行。内服通乳藥，外用木梳

---

① 千金方：**《千金方》卷 20“胞囊論第三”** 治胞轉，小便不得方……又方：連枷關燒灰，水服之。

② 思邈：**《千金方》卷 23“腸癰第二”** 治腸癰湯方……又方：截取擔頭尖少許，燒作灰，水和服，當作孔出膿血愈。

③ 拾遺：**《證類》卷 13“四十五種陳藏器餘・梳篦”** 無毒。主虱病者。汁服。虱病是活虱入腹爲病如癥瘕者。又梳篦垢，主小兒惡氣，霍亂，水和飲之。

④ 釋名：**《釋名・釋首飾》** 梳，言其齒疏也。數者曰比，比於梳，其齒差數也。

⑤ 藏器：見本頁注③。

⑥ 千金方：**《千金方》卷 11“堅癥積聚第五”** 山野人有齧虱，在腹生長爲虱癥病，治之方：故敗篦子（一枚）、故敗梳（一枚），右二物各破爲兩份，各取一份燒爲末。又取一份，以水五升，煮取一升，以服前燒末，頓服，斯須出矣。

⑦ 千金方：**《千金方》卷 20“零亂第六”** 治霍亂轉筋方……又方：燒故木梳灰，末之，酒服一枚小者，永瘥。

⑧ 生生編：（**按**：僅見《綱目》引録。）

⑨ 救急方：**《急救良方》卷 1“淋濁遺精遺尿第二十四”** 治五淋：以多年木梳燒存性，空心冷水調下。男用男梳，女用女梳。

⑩ 集玄方：（**按**：僅見《綱目》引録。未能溯得其源。）

梳乳,周回百餘遍,即通。《儒門事親》①方。**猘犬咬傷**。故梳,韭根各二枚,水二升,煮一升,頓服。《外臺秘要》②。**蜂蠆叮螫**。油木梳炙熱,熨之。《救急方》③。

鍼線袋《拾遺》④

【主治】痔瘡,用二十年者,取袋口燒灰,水服。又婦人産中腸痒不可忍,密安所卧褥下,勿令知之。○凡人在牢獄日,經赦得出,就於(因)〔囚〕枷上,取線爲囚縫衣,令人犯罪經恩也。藏器⑤。

蒲扇《拾遺》⑥

【釋名】箑。【時珍曰】上古以羽爲扇,故字從羽。後人以竹及紙爲箑,故字從竹。揚雄《方言》⑦云:自關而東謂之箑,自關而西謂之扇。東人多以蒲爲之,嶺南以蒲葵爲之。

【主治】敗蒲扇灰和粉,粉身止汗,彌敗者佳。新造屋柱下四隅埋之,蚊永不入。藏器⑧。燒灰酒服一錢,止盜汗,及婦人血崩,月水不斷。時珍。

蒲席别録⑨(中)〔下〕品

【釋名】薦。【弘景⑩曰】蒲席惟船家用之,狀如蒲帆。人家所用席,皆是菅草,而(席)

---

① 儒門事親:**《儒門事親》卷5“乳汁不下”** 夫婦人有天生無乳者,不治。或因啼哭悲怒鬱結,氣溢閉塞,以致乳脉不行,用精豬肉清湯,調和美食,於食後調益元散五七錢,連服三五服,更用木梳梳乳周回百餘遍,則乳汁自下也。

② 外臺秘要:**《千金方》卷25“蛇毒第二”** 治犬毒方……又方:用韭根、故梳(〔各〕二枚),以水二升,煮取一升,頓服。(**按**:《外臺》無此方,另溯其源。)

③ 救急方:**《救急易方》卷5“物傷門·一百一十”** 治胡蜂、蜜蜂螫,用使舊油木梳火上炙熱熨之。

④ 拾遺:**《證類》卷22“三十六種陳藏器餘·針線袋”** 主婦人産後腸中癢不可忍。以袋安所卧褥下,無令知之。

⑤ 藏器:見上注。/**《證類》卷22“三十六種陳藏器餘·赦日線”** 主人在牢獄日,經赦得出,候赦日,於所被囚枷上合取,將爲囚縫衣,令犯罪經恩也。(**按**:此條乃將《拾遺》“針線袋”“赦日線”二藥綴合而成。)

⑥ 拾遺:**《證類》卷14“二十六種陳藏器餘·敗扇”** 主蚊子。新造屋柱下四隅埋之,蚊永不入。燒爲末和粉粉身上,主汗。彌敗者佳。

⑦ 方言:**《方言》卷5** 扇,自關而東謂之箑(今江東亦通名扇爲箑,音篓),自關而西謂之扇。

⑧ 藏器:見本頁注⑥。

⑨ 别録:**《别録》見《證類》卷11“敗蒲席”** 平。主筋溢惡瘡。

⑩ 弘景:**《集注》見《證類》卷11“敗蒲席”** 陶隱居云:燒之蒲席,惟船家用,狀如蒲帆爾。人家所用席,皆是莞草,而薦多是蒲,方家有用也。

〔薦〕多是蒲也。方家燒用。【恭①曰】席、薦皆人所卧,以得人氣爲佳,不論薦、席也。青齊間人謂蒲薦爲蒲席,亦曰蒲篕,音合,謂藁作者爲薦。山南、〔江〕左機上織者爲席,席下重厚者爲薦。【時珍曰】席、薦皆以蒲及稻藁爲之,有精粗之異。吴人以龍鬚草爲席。

【主治】敗蒲席:平。主筋溢惡瘡。《别録》②。單用破血。從高墜下,損瘀在腹刺痛,取久卧者燒灰,酒服二錢。或以蒲黄、當歸、大黄、赤芍藥、朴硝,煎湯調服,血當下。甄權③。編薦索:燒研,酒服二指撮,治霍亂轉筋入腹。藏器④。

寡婦薦:治小兒吐利霍亂,取二七莖煮汁服。藏器⑤。

【附方】舊三,新三。霍亂轉筋:垂死者。敗蒲席一握切,漿水一盞煮汁,温服。《聖惠方》⑥。小便不利:蒲(席)灰七分,滑石二分,爲散。飲服方寸匕,日三。《金匱要略》⑦。婦人血奔。舊敗蒲席燒灰,酒服二錢。《勝金方》⑧。五色丹遊,多致殺人。蒲席燒灰,和雞子白塗之良。《千金方》⑨。瘻疽不合。破蒲席燒灰,臘月猪脂和,納孔中。○《千金方》⑩。夜卧尿牀。本人薦草燒灰,水服,立瘥。《千金方》⑪。

簟《綱目》

【釋名】籧篨、笭箵、筍席。【時珍曰】簟可延展,故字從竹、覃。覃,延長也。

---

① 恭:**《唐本草》見《證類》卷11"敗蒲席"** 《唐本》注云:席、薦一也。皆人卧之,以得人氣爲佳也。青齊間人謂蒲薦爲蒲席,亦曰蒲蓋(音合),謂藁作者爲薦爾。山南、江左機上織者爲席,席下重厚者爲薦。如《經》所説:當以人卧久者爲佳。不論薦、席也。

② 别録:見2635頁注⑨。

③ 甄權:**《藥性論》見《證類》卷11"敗蒲席"** 敗蒲席亦可單用。主破血。從高墜下,損瘀在腹刺痛,此蒲合卧破敗者良。取以蒲黄、赤芍藥、當歸、大黄、朴消煎服,血當下。

④ 藏器:**《拾遺》見《證類》卷11"敗蒲席"** 陳藏器云:編薦索,主霍亂轉筋,燒作黑灰,服二指撮,酒服佳。

⑤ 藏器:**《證類》卷7"一十種陳藏器餘·寡婦薦"** 主小兒吐痢霍亂,取二七莖,煮飲之。

⑥ 聖惠方:**《聖惠方》卷47"治霍亂欲死諸方"** 治霍亂轉筋垂死,立效方:故蒲(一握,細切),右以漿水一大盞,煮取六分,去滓,温温頻服。

⑦ 金匱要略:**《金匱·消渴小便利淋病脉證並治》** 小便不利,蒲灰散主之……蒲灰散方:蒲灰(七分)、滑石(三分),右二味杵爲散,飲服方寸匕,日三服。

⑧ 勝金方:**《證類》卷11"敗蒲席"** 《勝金方》:治婦人血奔。以舊敗蒲席燒灰,酒調下二錢匕。

⑨ 千金方:**《證類》卷11"敗蒲席"** 《千金方》:五色丹俗名遊腫,若犯多致死,不可輕之,蒲席燒灰,和雞子白塗之。(**按**:今本《千金方》無此方。方見《千金翼方》卷24"丹疹第五"。)

⑩ 千金方:**《千金方》卷22"瘻疽第二"** 治膿潰後瘡不合方……又方:燒破蒲席灰,臘月豬脂和,納孔中。

⑪ 千金方:**《千金方》卷2"妊娠諸病第四"** 治婦人遺尿,不知出時方……又方:燒遺尿人薦草灰,服之瘥。

【主治】蜘蛛尿、蠼螋尿瘡，取舊者燒灰傅之。時珍。

【附方】新一。小兒初生吐不止者。用籧篨少許，同人乳二合，鹽二粟許，煎沸，入牛黄粟許，與服。此劉五娘方也。《外臺秘要》①。

簾箔宋《嘉祐》②

【釋名】【時珍曰】其形方廉而薄，故曰簾、曰箔，以竹及葦芒編成。其吊幕曰帟。【藏器③曰】今東人多以芒草爲箔，入藥用彌久着烟者佳。

敗芒箔。【主治】無毒。主産婦血滿腹脹痛，血渴，惡露不盡，月閉，下惡血，止好血，去鬼氣疰痛癥結，酒煮服之。亦燒末，酒服。藏器④。

箔經繩。【主治】癰疽有膿不潰，燒研，和臘豬脂傅下畔，即潰，不須鍼灸。時珍。○《千金方》⑤。

厠屋户簾。【主治】小兒霍亂，燒灰，飲服一錢。時珍。○《外臺秘要》⑥。

漆器《綱目》

【主治】産後血運，燒烟熏之即甦。又殺諸蟲。時珍。

【附方】新三。血崩不止。漆器灰、椶灰各一錢，柏葉煎湯下。《集簡方》。白秃頭瘡。破朱紅漆器，剥取漆朱燒灰，油調傅之。《救急方》⑦。蠍蠆螫傷。以木椀合螫處，神驗不傳。《古今録驗方》⑧。

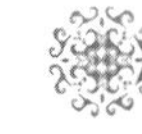

① 外臺秘要：**《外臺》卷35"小兒驚癇啼壯熱不吃奶吐不已不小便方"** 劉氏療……又療小兒初生吐不止方：人乳（二合）、蘧蒢篾（少許）、鹽（兩粟米大），右三味煎三兩沸，牛黄兩米許，研和，與服，即差止。（**按**：《外臺》無"劉五娘"記載，僅有"劉氏"，不明來歷。）

② 嘉祐：**《嘉祐》見《證類》卷11"敗芒箔"** 無毒。主産婦血滿腹脹痛，血渴，惡露不盡，月閉，止好血，下惡血，去鬼氣疰痛癥結，酒煮服之。亦燒爲末酒下，彌久著煙者佳。今東人作箔，多草爲之。《爾雅》云：芒似茅，可以爲索。（新補，見陳藏器。）

③ 藏器：見上注。

④ 藏器：見上注。

⑤ 千金方：**《千金方》卷22"癰疽第二"** 治癰有膿令潰方……又方：箔經繩燒末，臘月豬脂和敷下畔即潰，不須針灸。

⑥ 外臺秘要：**《外臺》卷35"小兒霍亂方"** 《必效》主小兒霍亂方：取厠屋户簾燒灰，研，以飲服一錢匕。

⑦ 救急方：**《救急易方》卷6"瘡瘍門·一百四十"** 治白秃……又方：用破舊朱紅漆器，剥朱漆燒灰，油粉調傅。

⑧ 古今録驗方：**《外臺》卷40"蠍螫人"** 《古今録驗》療蠍螫人方……又方：以木椀，率取此螫處，即以木椀合之便差，神驗。

研朱石鎚《拾遺》①

【主治】妬乳,煮熱熨乳上,以二鎚更互用之,數十遍,熱徹取瘥。藏器②。

燈盞《綱目③》

【釋名】缸。

【主治】上元盜取富家燈盞,置牀下,令人有子。時珍。○《韻府》④。

燈盞油《綱目》

【釋名】燈窩油。

【氣味】辛,苦,有毒。【主治】一切急病,中風、喉痺、痰厥,用鵝翎掃入喉内,取吐即效。又塗一切惡瘡疥癬。時珍。

【附方】新二。乳上生癰。脂麻炒焦擣搗爛,以燈盞内油脚調傅,即散。《集玄方》⑤。走馬喉痺。詩云:急喉腫痺最堪憂,急取盛燈盞内油。甚者不過三五呷,此方原是至人留。

車脂宋《開寶》⑥【校正】併入"(缸)〔釭〕中膏"⑦。

【釋名】車轂脂《綱目》、軸脂《綱目》、轄脂《綱目》、(缸)〔釭〕膏音公。【時珍曰】轂即軸也。轄即(缸)〔釭〕也。乃裹軸頭之鐵也,頻塗以油,則滑而不濇。《史記》⑧齊人嘲淳于髡爲炙轂輠即此,今云油滑是矣。

【氣味】辛,無毒。【主治】卒心痛,中惡氣,以熱酒服之。中風發狂,取

---

① 拾遺:**《拾遺》見《證類》卷3"三十五種陳藏器餘·研朱石槌"** 主妬乳。煮令熱,熨乳上,取二槌,更互用之,以巾覆乳上,令熱徹内,數十遍,取差爲度也。

② 藏器:見上注。

③ 綱目:**《拾遺》見《證類》卷4"四十種陳藏器餘·正月十五日燈盞"** 令人有子,夫婦共于富家局會所盜之,勿令人知之,安卧牀下,當月有娠。(**按**:非出《綱目》,實出《拾遺》。)

④ 韻府:**《韻府群玉》卷11"上聲·十五潸"** 上元燈盞(上元盜富家燈盞置床下,令人有子。《本草》。)(**按**:《韻府》所載,實出《拾遺》。)

⑤ 集玄方:(**按**:僅見《綱目》引録。未能溯得其源。)

⑥ 開寶:**《開寶》見《證類》卷5"車脂"** 主卒心痛,中惡氣,以温酒調及熱攪服之。又主婦人妬乳,乳癰,取脂熬令熱塗之,亦和熱酒服。

⑦ 釭中膏:**《開寶》見《證類》卷5"釭中膏"** 主逆産,以膏畫兒脚底即正。又主中風,發狂。取膏如雞子大,以熱醋攪令消,服之。

⑧ 史記:**《史記·孟子荀卿列傳》** 荀卿,趙人……淳于髡久與處,時有得善言。故齊人頌曰:談天衍,雕龍奭,炙轂過髡。(……《別録》曰:過字作輠。輠者,車之盛膏器也。炙之雖盡,猶有餘流者,言淳于髡智不盡,如炙輠也。左思《齊都賦》注曰:言其多智難盡,如脂膏過之有潤澤也……)

膏如鷄子大,熱醋攪消服。又主婦人妬乳乳癰,取脂熬熱塗之,併和熱酒服。《開寶》①。去鬼氣,温酒烊熱服。藏器②。治霍亂、中蠱、妊娠諸腹痛,催生,定驚,除瘧,消腫毒諸瘡。時珍。

【附方】舊七,新十。中惡蠱毒。車釭脂如鷄子大,酒化服。《千金方》③。蝦蟆蠱病及蝌斗蠱,心腹脹滿,口乾思水,不能食,悶亂大喘。用車轄脂半斤,漸漸服之,其蠱即出。《聖惠方》④。霍亂轉筋入腹痛。車轂中脂塗足心。○《千金方》⑤。少小腹脹。車轂中脂和輪下土,如彈丸,吞之立愈。《千金方》⑥。妊婦腹痛。燒車(缸)〔釭〕脂末,納酒中,隨意飲。《千金方》⑦。妊婦熱病。車轄脂隨意酒服,大良。《千金方》⑧。婦人難産,三日不出。車軸脂吞大豆許二丸。《千金方》⑨。婦人逆産。車釭膏畫兒脚底,即正。《開寶本草》⑩。産後陰脱。燒車釭頭脂,納酒中服。《子母秘録》⑪。小兒驚啼。車軸脂小豆許,納口中及臍中良。《千金方》⑫。兒臍不合。車轄脂燒灰,傅之。《外臺秘要》⑬。瘧疾不止,不拘久近。車軸垢,水洗,下麪和丸彈子大,作燒餅。未發時食一枚,發時又食一枚。《聖惠方》⑭。瘰疽已潰。車釭脂和梁上塵,傅之。《外臺秘要》⑮。灸瘡不瘥。車釭脂塗之,良。《千金方》⑯。聤耳膿

---

① 開寶:見前頁注⑥/注⑦。

② 藏器:**《拾遺》見《證類》卷5"車脂"** 陳藏器云:車脂,味辛,無毒。主鬼氣,温酒烊令熱服之。

③ 千金方:**《千金方》卷25"卒死第五"** 治中惡並蠱毒方……又方:車軖脂如雞子大,酒服之。

④ 聖惠方:**《聖惠方》卷56"治五蠱諸方"** 治蝦蟆蠱及蝌蚪蠱,得之心腹脹滿,口乾思水,不能食,悶亂,大喘而氣發,宜服此方:車轄脂半升已來,漸漸服之,其蠱即出。

⑤ 千金方:**《千金方》卷20"霍亂第六"** 治霍亂轉筋方……又方:車轂中脂塗足心下,瘥。

⑥ 千金方:**《千金方》卷5"癖結脹滿第七"** 治少小腹脹滿方……又方:車轂中脂和輪下土如彈丸,吞之立愈。

⑦ 千金方:**《千金方》卷2"妊娠諸病第四"** 治妊娠腹中痛方……又方:燒車釭脂,納酒中服。亦治妊娠咳嗽,並難産三日不出。

⑧ 千金方:**《千金方》卷3"妊娠諸病第四"** 治妊娠熱病方……又方:車轄脂酒服,大良。

⑨ 千金方:**《千金方》卷2"産難第五"** 治産難三日不出方……又方:車軸脂吞大豆許兩丸。

⑩ 開寶本草:**《開寶》見《證類》卷5"釭中膏"** 主逆産,以膏畫兒脚底即正……

⑪ 子母秘録:**《證類》卷5"釭中膏"** 《子母秘録》:治産後陰脱。燒車釭頭脂内酒中,分温三服。亦治咳嗽。

⑫ 千金方:**《千金方》卷5"客忤第四"** 治小兒驚啼方……又方:車轄脂如小豆許,納口中及臍中。

⑬ 外臺秘要:**《千金方》卷5"小兒雜病第九"** 治小兒臍不合方:大車轄燒灰,日一敷之。(**按**:《外臺》無此方,另溯其源。)

⑭ 聖惠方:**《普濟方》卷200"久瘧"** 治多年瘧……又方:取軸垢,水洗,和麵爲彈丸大,作燒餅,未發時食一枚,發時又食一枚。不問久近皆安。又以驢皮覆身,妙。(**按**:《聖惠方》無此方,另溯其源。)

⑮ 外臺秘要:**《千金方》卷22"瘭疽第六"** 治疽潰後方……又方:梁上塵和車軖中脂敷之。(**按**:《外臺》無此方,另溯其源。)

⑯ 千金方:**《千金方》卷25"火瘡第四"** 治灸瘡方……又方:塗車軖脂。

血。綿裹車轄脂塞之。《外臺秘要》①。**諸蟲入耳**。車釭脂塗孔中,自出。《梅師方》②。**鍼刺入肉**。車脂攤紙上如錢大,貼上。二日一易,三五次即出。《集玄方》③。

敗船茹音如○《别録》④下品

【集解】【弘景⑤曰】此是大艑艑刮竹茹以補漏處者。【時珍曰】古人以竹茹。今人只以麻筋和油石灰爲之。

【主治】平。療婦人崩中,吐血,痢血不止。《别録》⑥。治金瘡,刮敗船茹灰傅之,功同牛膽石灰。蘇頌⑦。

【附方】舊一,新二。**婦人遺尿**。船故茹爲末,酒服三錢。《千金方》⑧。**月水不斷**。船茹一斤净洗,河水四升半,煮二升半,分二服。《千金方》⑨。**婦人尿血**。方同上。

故木砧《拾遺》⑩

【釋名】百味《拾遺》⑪、梱几。

几上屑。【主治】吻上䶂瘡,燒末傅之。藏器⑫。

砧上垢。【主治】卒心腹痛。又凡人病後食、勞復,取當時來參病人行止脚下土一錢許,男左女右,和垢及鼠頭一枚,或鼠屎三七煮服,神效。藏

① 外臺秘要:**《肘後方》卷6"治卒耳聾諸病方第四十七"** 聤耳,膿血出:車轄脂塞耳中,膿血出盡,愈。(**按**:《外臺》卷22"聤耳方"引同方,云出《肘後》。)

② 梅師方:**《證類》卷5"釭中膏"** 《梅師方》:治諸蟲入耳。取車釭脂塗耳孔中,自出。

③ 集玄方:(**按**:僅見《綱目》引録。未能溯得其源。)

④ 别録:**《别録》見《證類》卷11"敗船茹"** 平。主婦人崩中,吐痢血不止。

⑤ 弘景:**《集注》見《證類》卷11"敗船茹"** 陶隱居云:此是大艑艑,刮竹茹以捏漏處者。取乾煮之,亦燒作屑服之。

⑥ 别録:見本頁注④。

⑦ 蘇頌:**《圖經》見《證類》卷5"石灰"** ……古方多用合百草團末,治金創殊勝。今醫家或以臘月黄牛膽,取汁搜和,却内膽中,掛之當風百日,研之,更勝草葉者。又敗船茹灰刮取用亦同。

⑧ 千金方:**《千金方》卷2"妊娠諸病第四"** 治婦人無故尿血方……又方:取故船上竹茹,曝乾,擣末,酒服方寸匕,日三。亦主遺尿。

⑨ 千金方:**《千金方》卷4"月經不調第四"** 治月經不斷方:船茹一斤,净洗,河水四升半,煮取二升,分二服。

⑩ 拾遺:**《證類》卷13"四十五種陳藏器餘·故木砧"** 一名百味。無毒。主人病後食勞複。取發當時來參病人行止,脚下土如錢許,男病左,女病右,和砧上垢,及鼠頭一枚,無即以鼠屎三七,煮服之,神效。又卒心腹痛,取砧上垢,著人鞋履底悉穿,又梱几上屑,燒傅吻上䶂瘡。

⑪ 拾遺:見上注。

⑫ 藏器:見上注。

器①。乾霍亂，不吐不利，煩脹欲死，或轉筋入腹，取屠兒几垢一雞子大，温酒調服，得吐即愈。又主唇瘡、耳瘡、蟲牙。時珍。

【附方】新二。唇緊瘡裂。屠几垢燒存性，傅之。《千金方》②。小兒耳瘡。屠几上垢，傅之。《千金方》③。

杓音妁○《拾遺》④

【釋名】【時珍曰】木曰杓，瓠曰瓢。杓者，勺也；瓢者，漂也。

【主治】人身上結筋，打之三下，自散。藏器⑤。

瓠瓢見菜部。

筯《拾遺》⑥

【釋名】箸。【時珍曰】古箸以竹，故字從竹。近人兼用諸木及象牙爲之矣。

【主治】吻上燕口瘡，取筯頭燒灰傅之。又狂狗咬者，乞取百家筯，煎汁飲。藏器⑦。咽喉痺塞，取漆筯燒烟，含嚥烟氣入腹，發欬即破。時珍。

甑《唐本草》⑧【校正】併入《拾遺⑨》"瓦甑""故甑蔽"。

【集解】【時珍曰】黄帝始作甑、釜。北人用瓦甑，南人用木甑，夷人用竹甑。術家云：凡甑鳴、釜鳴者，不得驚怖。但男作女拜，女作男拜，即止，亦無殃咎。《感應類從志》⑩云：瓦甑之契，投梟自止。注云：取甑書契字，置墻上，有梟鳴時投之，自止也。

---

① 藏器：見前頁注⑩。

② 千金方：**《普濟方》卷300"唇瘡"** 治唇生瘡，亦治唇緊，裂破成瘡（出《千金方》）：右以垢傅之，日三度。即頭垢。或屠家肉案上垢，燒灰塗之。（**按**：今本《千金方》無此方，另溯其源。）

③ 千金方：**《普濟方》卷364"耳瘡"** 治小兒耳瘡……又方：取肉几上垢，傅之良。（**按**：今本《千金方》無此方，另溯其源。）

④ 拾遺：**《證類》卷14"二十六種陳藏器餘·杓"** 打人身上結筋二下，筋散矣。

⑤ 藏器：見上注。

⑥ 拾遺：**《證類》卷14"二十六種陳藏器餘·百家筯"** 主狂狗咬。乞取煎汁飲之，又燒筯頭爲灰，傅吻上燕口瘡。

⑦ 藏器：見上注。

⑧ 唐本草：**《唐本草》見《證類》卷11"甑帶灰"** 主腹脹痛，脱肛。煮汁服，主胃反，小便失禁、不通及淋，中惡尸疰，金瘡刃不出。

⑨ 拾遺：**《拾遺》見《證類》卷4"四十種陳藏器餘·瓦甑"** 主魘寐不寤，覆人面，疾打破之。覺好魘及無夢，取火燒死者，灰著枕中、履中即止。/**卷13"四十五種陳藏器餘·故甑蔽"** 無毒。主石淋。燒灰末，服三指撮，用水下之。又主盜汗。書云：止鹹味。

⑩ 感應類從志：**《説郛》弓109《感應類從志》** 胡桃之券，令雞夜鳴。甑瓦之契，投梟自止。

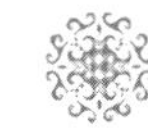

瓦甑。【主治】魘寐不寤，取覆人面，疾打破之。藏器[①]。

甑垢，一名陰膠。【主治】口舌生瘡，刮傅之。時珍。

【發明】【時珍曰】雷氏《炮炙論·序》[②]云：知瘡所在，口點陰膠。注云：取甑中氣垢少許於口中，即知臟腑所起，直徹至患處，知痛所在，可醫也。

甑帶。【氣味】辛，温，無毒。【主治】煮汁服，除腹脹痛，脱肛，胃反，小便失禁、不通及淋，中惡尸注。燒灰，封金瘡，止血，止痛，出刃。蘇恭[③]。主大小便不通，瘧疾，婦人帶下，小兒臍瘡，重舌夜啼，癜風白駁。時珍。

【發明】【志[④]曰】江南以蒲爲甑帶，取久用敗爛者用之。取其久被蒸氣，故能散氣也。

【附方】舊五，新六。小便不通。以水四升，洗甑帶取汁，煮葵子二升半，分三服。《聖惠方》[⑤]。大小便閉。甑帶煮汁，和蒲灰末方寸匕服，日三次。《千金方》[⑥]。五色帶下。甑帶煮汁，温服一盞，日二服。《千金方》[⑦]。小兒下血。甑帶灰塗乳上，飲之。《外臺秘要》[⑧]。小兒夜啼。甑帶懸户上，即止。《子母秘録》[⑨]。小兒重舌。甑帶燒灰，傅舌下。《聖惠方》[⑩]。小兒鵝口。方同上。小兒臍瘡。甑帶燒灰傅之。《子母秘録》[⑪]。五色丹毒。甑帶燒灰，鷄子白和，塗之。《衛生易簡方》[⑫]。沙芒眯目。甑帶灰，水服一錢。《外臺秘要》[⑬]。草石在咽不出。方同上。

---

① 藏器：見前頁注⑨。

② 炮炙論序：**《證類》卷1“雷公炮炙論序”**　知瘡所在，口點陰膠。（陰膠即是甑中氣垢，少許於口中，即知臟腑所起，直徹至住處知痛，足可醫也。）

③ 蘇恭：見2641頁注⑧。

④ 志：**《開寶》見《證類》卷11“甑帶灰”**　今按《别本》注云：江南以蒲爲甑帶。取久用者燒灰入藥，味辛，温，無毒。甑帶久被蒸氣，故能散氣，通氣，以灰封金瘡，止血止痛，出刃。

⑤ 聖惠方：**《千金方》卷21“淋閉第二”**　治小便不通又方：水四升洗甑帶取汁，煮葵子，取二升半，分二服。（**按**：《聖惠方》無此方，另溯其源。）

⑥ 千金方：**《千金方》卷15“秘澀第六”**　治大小便不通方……又方：甑帶煮取汁，和蒲黄方寸匕，日三服。

⑦ 千金方：**《千金方》卷4“赤白帶下、崩中漏下第三”**　治五色帶下方……又方：煮甑帶汁，服一杯良。

⑧ 外臺秘要：**《外臺》卷36“小兒大便有血方”**　《救急》療小兒大便訖，血出方……又方：燒甑帶灰，塗乳上與飲之，差。

⑨ 子母秘録：**《證類》卷11“甑帶灰”**　《子母秘録》：治小兒夜啼，甑帶懸户上。

⑩ 聖惠方：**《聖惠方》卷89“治小兒重舌諸方”**　治小兒重舌……又方：右以甑帶燒灰細研，傅舌下。

⑪ 子母秘録：**《證類》卷11“甑帶灰”**　《子母秘録》……又方：治小兒臍風瘡久不差，燒甑帶灰傅上。

⑫ 衛生易簡方：**《衛生易簡方》卷9“丹疹”**　治五色丹毒遍身散行……又方：用甑帶燒灰，爲末，以雞子白水和，塗之即效。

⑬ 外臺秘要：**《外臺》卷21“眯目方”**　《廣濟》療眯目甑帶灰方：取少許甑帶燒作灰，水服方寸匕，立出。

故甑蔽。《拾遺》①或作閉。【主治】無毒。主石淋,燒研,水服三指撮。又主盜汗。藏器②。燒灰,水服三撮,治喉閉咽痛及食復,下死胎。時珍。

【發明】【時珍曰】甑蔽通氣,理似優於甑帶。雷氏《炮炙論·序》③云:弊箄淡鹵。注云:常使舊甑中箄,能淡鹽味。此物理之相感也。

【附方】新二。胎死腹中,及衣不下者。取炊蔽,户前燒末,水服即下。《千金方》④。骨疽出骨。愈而復發,骨從孔中出,宜瘡上灸之。以烏雌雞一隻,去肉取骨,炒成炭,以三家甑蔽、三家砧木刮屑各一兩,皆燒存性,和導瘡中,碎骨當出盡而愈。《千金方》⑤。

鍋蓋《綱目》

【主治】牙疳、陰疳,取黑垢,同雞肶胵黄皮灰、蠶繭灰、枯礬等分爲末,米泔洗後頻傅之。時珍。

飯(蘿)〔籮〕《拾遺》⑥

【釋名】筐。【藏器⑦曰】以竹爲之,南方人謂之筐。

【主治】時行病後食、勞復,燒取方寸匕,水服。藏器⑧。

蒸籠《拾遺》⑨

【主治】取年久竹片,同弊帚紮縛草、舊麻鞋底繫及蛇蜕皮燒灰,擦白

---

① 拾遺:**《拾遺》見《證類》卷13"四十五種陳藏器餘·故甑蔽"** 無毒。主石淋。燒灰末,服三指撮,用水下之。又主盜汗……

② 藏器:見上注。

③ 炮炙論序:**《證類》卷1"雷公炮炙論序"** 弊箄淡鹵(常使者甑中箄,能淡鹽味。)

④ 千金方:**《千金方》卷2"胞胎不出第八"** 治子死腹中,若衣不出,欲上搶心方……又方:取炊蔽當户前燒,服之。

⑤ 千金方:**《千金方》卷22"瘰疽第六"** 凡骨疽……瘥而復發,骨從孔中出者,名爲骨疽。取先死烏雌雞一隻,去肉取骨,熬焦如炭,取三家牛棓木刮取屑,三家甑蔽各一兩,皆燒成炭,合導瘡中,碎骨當出數片瘥。

⑥ 拾遺:**《證類》卷13"四十五種陳藏器餘·飯籮"** 燒作灰,無毒。主時行病後食勞。取方寸匕服。南方人謂筐也。又籃耳,燒作灰末傅狗咬瘡。籃,竹器也。

⑦ 藏器:見上注。

⑧ 藏器:見上注。

⑨ 拾遺:(**按**:《拾遺》無"蒸籠"條。據《綱目》體例,藥名出典在藥條正文當再次出現一次或多次。此條僅示方書一方,爲首見《綱目》之例。故"拾遺"乃誤注,當出《綱目》。)

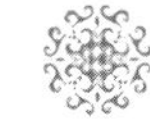

癜風。時珍。○《聖惠方》①。

炊單布《綱目》

【主治】墜馬,及一切筋骨傷損,張仲景方中用之。時珍。

【發明】【時珍曰】按王璆《百一選方》②云:一人因開甑,熱氣蒸面,即浮腫眼閉。一醫以意取久用炊布爲末,隨傅隨消。蓋此物受湯上之氣多,故用此引出湯毒。亦猶鹽水取鹹味,以類相感也。

故炊帚《拾遺》③

【主治】人面生白駁,以月食夜,和諸藥燒灰,苦酒調傅之。藏器④。

弊帚《綱目》

【釋名】篲。【時珍曰】許慎《説文》⑤云:帚,從手持巾,以掃除也。竹帚曰篲。凡竹枝、荆苕、黍秫、茭蒲、芒草、落帚之類,皆可爲帚也。

【主治】白駁癩風,燒灰入藥。時珍。

【附方】新二。白駁風。弊帚、弊帛、履底、甑帶、脯腊、蟬頸、蛇皮等分,以月食時合燒爲末。酒服方寸匕,日三服。仍以醇醋和塗之。忌食發風物。此乃徐王方也。《古今録驗》⑥。身面疣目。每月望子時,以禿帚掃疣目上,三七遍。《聖惠方》⑦。

---

① 聖惠方:**《聖惠方》卷24“治癧瘍風諸方”** 治面及項忽生白駁,狀如白癬,名之癧瘍,炊箒散方:故炊箒(半兩)、甑帶(半兩)、履底(半兩)、蛇蜕皮(半兩),右件藥四味,以月蝕夜伺候正蝕時都燒之成灰,研令細,每服不計時候以温酒調服二錢,仍以醋調藥如膏,以塗傅駁上,即消。

② 百一選方:**《百一選方》卷13“第二十一門”** 治湯火傷……又方,張德俊云:頃年和倅餘杭人將赴官,因蒸降真木犀香,自開甑,面仆甑上,爲熱氣所熏,面即浮腫,口眼皆爲之閉,更數醫不能治。最後一醫云:古無此證,請以意療之。於是取僧寺久用炊布燒灰存性,隨傅隨消,不半日而愈。蓋以炊布受湯上氣多,返用以出湯毒,亦猶以鹽水取鹹味耳,醫者之智亦可喜。

③ 拾遺:**《證類》卷10“二十五種陳藏器餘·故炊帚”** 主人面生白駁,以月蝕夜和諸藥燒成灰,和苦酒合爲泥傅之。

④ 藏器:見上注。

⑤ 説文:**《説文·巾部》** 帚,糞也。從又持巾埽冂内。古者少康初作箕、帚、秫酒。

⑥ 古今録驗:**《外臺》卷15“白駮方”** 《古今録驗》療面白駮方(出徐王):弊帛、蟬頸、箒、甑帶、脯腊、履底、蛇皮,右七味等分,以月蝕之夕,盛蝕時合燒之,擣篩,以酒服方寸匕,日二,二服止。以淳苦酒和塗白上,一抍除之。

⑦ 聖惠方:**《普濟方》卷51“面體疣目”** 治去疣目方……又方:七月十五日正中時望中,以禿條帚掃疣目上三七遍,瘥。(**按**:《聖惠方》無此方,另溯其源。)

簸箕舌《綱目》

【釋名】【時珍曰】簸揚之箕也。南人用竹，北人用杞柳爲之。

【主治】重舌出涎，燒研，酒服一錢。又主月水不斷。時珍。○《千金》①、《聖惠》②。

【附方】新一。催生。簸箕淋水一盞，飲數口。《集玄方》③。

竹籃《拾遺》④

【釋名】【藏器⑤曰】竹器也。

【主治】取耳燒灰，傅狗咬瘡。藏器⑥。

魚笱《綱目》

【釋名】【時珍曰】歐陽詢《初學記》⑦云：取魚之器，曰笱，音苟；曰𥶇，音留；曰罛，音孤；曰罩，音罩；曰（篧）〔罺〕，音抄也。

【主治】舊笱鬚。療魚骨哽，燒灰，粥飲服方寸匕。時珍。○《肘後方》⑧。

魚網《拾遺》⑨

【釋名】罟。【時珍曰】《易》⑩云：庖犧氏結繩而爲網罟，以田以魚，蓋取諸離。

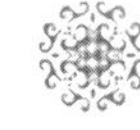

---

① 千金：**《千金方》卷5"小兒雜病第九"** 治小兒重舌方……又方：燒簸箕灰，敷舌上。/**《千金方》卷4"月經不調第四"** 治月經不斷方……又方：燒箕舌灰，酒服之。

② 聖惠：**《聖惠方》卷36"治重舌諸方"** 治重舌，口中涎出水漿不收……又方：用簸箕舌燒爲灰，細研，以温酒調下一錢。

③ 集玄方：（**按**：僅見《綱目》引録。未能溯得其源。）

④ 拾遺：**《證類》卷13"四十五種陳藏器餘·飯籮"** ……南方人謂筐也。又籃耳，燒作灰末傅狗咬瘡。籃，竹器也。

⑤ 藏器：見上注。

⑥ 藏器：見上注。

⑦ 初學記：**《初學記》卷22"武部"** 漁第十一……漁之爲事也，有釣網、罟、筌、罛、罶、罺（側交反）、罩、涔潛、罾、笱、罨、梁、罨、算、箷（力之反）、銛之類，各以用之，得魚一也。

⑧ 肘後方：**《外臺》卷8"諸骨哽方"** 《肘後》療食諸魚骨哽，百日哽者方……又方：取捕魚竹笱鬚燒末，飲之。魚網亦佳。（**按**：今本《肘後方》無此方。）

⑨ 拾遺：**《證類》卷9"一十種陳藏器餘·故魚網"** 主鯁。以網覆鯁者頸，差。如煮汁飲之，骨當下矣。

⑩ 易：**《周易集解·序》** ……故《繫辭》云：古者庖犧氏……作結繩而爲罔罟，以佃以漁，蓋取諸離。

【主治】魚骨哽者，以網覆頸，或煮汁飲之，當自下。藏器①。亦可燒灰，水服，或乳香湯服。甚者併進三服。時珍。

草麻繩索②《綱目》

【釋名】【時珍曰】小曰索，大曰繩。

【主治】大腹水病，取三十枚去皮，研水三合，旦服，日中當吐下水汁。結囊若不盡，三日後再作。未盡更作。瘥後，禁水飲、鹹物。時珍。

【附方】新二。斷瘟不染。以繩度所住户中壁，屈繩結之，即不染也。《肘後方》③。消渴煩躁。取七家井索近瓶口結處，燒灰。新汲水服二錢，不過三五服效。《聖惠方》④。

馬絆繩《綱目》

【主治】煎水，洗小兒癇。蘇恭⑤。燒灰，摻鼻中瘡。時珍。

縛豬繩《綱目》

【主治】小兒驚啼，發歇不定，用臘月者燒灰，水服少許。藏器⑥。

牛鼻拳音卷○《綱目》

【釋名】【時珍曰】穿牛鼻繩木也。

【主治】木拳主小兒癇。草拳燒研，傅小兒鼻下瘡。《别録》⑦。草拳灰吹喉風有效。木拳煮汁或燒灰酒服，治消渴。時珍。

【附方】新二。消渴飲水。牛鼻木二箇，男用牝牛，女用牡牛者，洗剉，人參、甘草〔各〕

---

① 藏器：見前頁注⑨。

② 草麻繩索：（**按**：據《綱目》華夏本校考，"草麻"當爲"草麻"。此下"主治"云出"時珍"，實沿襲《肘後方》明刻本卷4"治大腹水病方"之誤。）

③ 肘後方：**《肘後方》卷2"治瘴氣疫癘温毒諸方第十五"**　斷温病令不相染……又方：以繩度所住户中壁，屈繩結之。

④ 聖惠方：**《聖惠方》卷53"治痟渴煩躁諸方"**　治痟渴煩躁，飲水無度方：右用七家井索，近灌口結處燒爲灰，細研，不計時候以新汲水調服二錢，不過三五服效。

⑤ 蘇恭：**《唐本草》見《證類》卷17"白馬莖"**　《唐本》注云：《别録》云……絆繩，主小兒癇，并洗之。

⑥ 藏器：**《千金方》卷5"客忤第四"**　治小兒驚啼方……又方：臘月縛豬繩燒灰，服之。（**按**：非出"藏器"，實出《千金方》。）

⑦ 别録：**《唐本草》見《證類》卷17"牛角鰓"**　《唐本》注云：《别録》云：牛鼻中木卷，療小兒癇。草卷燒之爲屑，主小兒鼻下瘡……

半兩，大白梅一箇，水四盌，煎三盌，熱服，甚妙。《普濟方》①。**冬月皸裂**。牛鼻繩末，和五倍子末，填入薄紙，貼之。《救急方》②。

厠籌《拾遺③》

【主治】難産，及霍亂身冷轉筋，於牀下燒取熱氣徹上，亦主中惡鬼氣。此物最微，其功可録。藏器④。

【附方】新二。**小兒驚竄**。兩眼看地不上者，皂角燒灰，以童尿浸刮屎柴竹，用火烘乾，爲末，貼其顖門，即甦。《王氏小兒方》⑤。**小兒齒遲**。正旦，取尿坑中竹木刮塗之，即生。《聖惠方》⑥。

尿桶《綱目》

舊板。【主治】霍亂吐利，煎水服。山村宜之。時珍。○《如宜方》⑦。

舊箍。【主治】脚縫搔痒，或瘡有竅，出血不止，燒灰傅之。年久者佳。時珍。

---

① 普濟方：**《百一選方》卷12"第十九門"** 治消渴，錢有文知府方：牛鼻木（二个，洗浄，細剉，男患用雌，女患用雄）、甘草、人參（各半兩）、白梅（十个大者），右用水四盌，煎至二盌，濾去滓，熱服爲妙。（**按**：《普濟方》卷176"辨六經渴病并治"引同方，云出《百一選方》。）

② 救急方：**《救急易方》卷6"瘡瘍門·一百七十"** 治冬月手足開裂……又方：用五倍子爲末，和牛鼻繩填縫内，即愈。

③ 拾遺：**《證類》卷13"四十五種陳藏器餘·古厠木"** ……厠籌主難産及霍亂，身冷轉筋，於床下燒取熱氣徹上，亦主中惡鬼氣，此物雖微，其功可録。

④ 藏器：見上注。

⑤ 王氏小兒方：（**按**：未能溯得其源。）

⑥ 聖惠方：**《普濟方》卷366"牙齒疼痛等疾"** 療小兒齒不生：用入尿坑中竹木，以正旦刮塗之，即生。（**按**：《聖惠方》無此方，另溯其源。）

⑦ 如宜方：**《如宜捷録》卷上"霍亂"** 如山村無藥，宜舊尿桶板煎水服，立效。

(R-0038.01)

ISBN 978-7-5088-5574-5

定價:360.00圓

科学出版社 中医药出版分社

联系电话: 010-64019031 010-64037449
E-mail:med-prof@mail.sciencep.com